U. Schwabe/D. Paffrath (Hrsg.)

Arzneiverordnungs-Report 2001

Springer-Verlag Berlin Heidelberg GmbH

Ulrich Schwabe und Dieter Paffrath (Hrsg.)

# Arzneiverordnungs-Report 2001

**Aktuelle Daten, Kosten, Trends und Kommentare**

**Mit Beiträgen von**

Manfred Anlauf
J. Christian Bode
Rainer H. Böger
Volker Dinnendahl
Uwe Fricke
Judith Günther
Hans-Georg Joost
Karl-Friedrich Hamann
Knut-Olaf Haustein
Karl Hans Holtermüller
Adalbert Keseberg
Gerald Klose
Björn Lemmer
Martin J. Lohse

Klaus Mengel
Bernd Mühlbauer
Bruno Müller-Oerlinghausen
Katrin Nink
Hartmut Oßwald
Thomas Rabe
Gerhard Schmidt
Harald Schmidt
Hasso Scholz
Helmut Schröder
Ulrich Schwabe
Gisbert W. Selke
Jens Zeller
Reinhard Ziegler

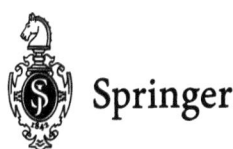

Springer

Prof. Dr. med. Ulrich Schwabe
Pharmakologisches Institut der Universität Heidelberg
Im Neuenheimer Feld 366
69120 Heidelberg

Dr. rer. soc. Dieter Paffrath
Bachstraße 29
50858 Köln

ISBN 978-3-540-42079-8    ISBN 978-3-642-56434-5 (eBook)
DOI 10.1007/978-3-642-56434-5

Dieses Werk ist urheberrechtlich geschützt. Die dadurch begründeten Rechte, insbesondere die der Übersetzung, des Nachdrucks, des Vortrags, der Entnahme von Abbildungen und Tabellen, der Funksendung, der Mikroverfilmung oder der Vervielfältigung auf anderen Wegen und der Speicherung in Datenverarbeitungsanlagen, bleiben, auch bei nur auszugsweiser Verwertung, vorbehalten. Eine Vervielfältigung dieses Werkes oder von Teilen dieses Werkes ist auch im Einzelfall nur in den Grenzen der gesetzlichen Bestimmungen des Urheberrechtsgesetzes der Bundesrepublik Deutschland vom 9. September 1965 in der jeweils geltenden Fassung zulässig. Sie ist grundsätzlich vergütungspflichtig. Zuwiderhandlungen unterliegen den Strafbestimmungen des Urheberrechtsgesetzes.

© Springer-Verlag Berlin Heidelberg 2001

Ursprünglich erschienen bei Springer-Verlag Berlin, Heidelberg, New York 2001

**Wichtiger Hinweis**
Die Erkenntnisse in der Medizin unterliegen laufendem Wandel durch Forschung und klinische Erfahrungen. Sie sind darüber hinaus vom wissenschaftlichen Standpunkt der Beteiligten als Ausdruck wertenden Dafürhaltens geprägt. Wegen der großen Datenfülle sind Unrichtigkeiten gleichwohl nicht immer auszuschließen. Alle Angaben erfolgen insoweit nach bestem Wissen aber ohne Gewähr.

Die Wiedergabe von Gebrauchsnamen, Handelsnamen, Warenbezeichnungen usw. in diesem Werk berechtigt auch ohne besondere Kennzeichnung nicht zu der Annahme, daß solche Namen im Sinne der Warenzeichen- und Markenschutz-Gesetzgebung als frei zu betrachten wären und daher von jedermann benutzt werden dürften.

Produkthaftung: Für Angaben über Dosierungsanweisungen und Applikationsformen können Autoren, Herausgeber und Verlag keine Gewähr übernehmen. Derartige Angaben müssen vom jeweiligen Anwender im Einzelfall anhand anderer Literaturstellen und anhand der Beipackzettel der verwendeten Präparate in eigener Verantwortung auf ihre Richtigkeit überprüft werden.

Herstellung: PRO EDIT GmbH, D-69126 Heidelberg
Einbandgestaltung: design & production, D-69121 Heidelberg
Satz: AM-Productions, Wiesloch

SPIN 10837637    14/3130/Re-5 4 3 2 1 0

# Vorwort der Herausgeber

Mit dem Arzneiverordnungs-Report 2001 legen wir einen weiteren Jahresbericht über die kassenärztlichen Arzneiverordnungen vor. Besondere Beachtung finden in diesem Jahr die Bestrebungen zur Abschaffung der Arzneimittelbudgets und die seitdem stark gestiegenen Arzneimittelausgaben. Vor diesem Hintergrund haben wir die pharmakologisch-therapeutische Analyse der Einsparpotentiale bei Generika, Analogpräparaten (Me-too-Präparaten) und umstrittenen Arzneimitteln vertieft. Gleichzeitig haben wir einen ersten Versuch unternommen, regionale Arzneiverordnungsprofile in den 23 Kassenärztlichen Vereinigungen darzustellen, um die Transparenz regionaler Arzneimittelbudgets zu verbessern und die regionalen Selbstverwaltungen mit zusätzlichen Informationen zu versorgen.

Die Transparenzbemühungen des Arzneiverordnungs-Reports haben auch auf einer anderen Ebene eine wichtige Unterstützung erfahren. Vier Jahre nach dem Erscheinen des Arzneiverordnungs-Reports '97 als „verfügungsbeklagte" Ausgabe hat das Oberlandesgericht Düsseldorf am 13. Juli 2001 die Klage der Pharmafirma Dr. Willmar Schwabe gegen die Spitzenverbände der Krankenkassen abgewiesen. Das Oberlandesgericht sieht in der Zusammenarbeit von Trägern des GKV-Arzneimittelindexes mit den Herausgebern und den Autoren des Arzneiverordnungs-Reports keinen widerrechtlichen Eingriff in den Wettbewerb. Mit seiner Entscheidung billigte das Oberlandesgericht Düsseldorf den Herausgebern des Arzneiverordnungs-Report '97 die Veröffentlichung einer Tabelle über umstrittene Arzneimittel mit Substitutionsvorschlägen durch therapeutische Alternativen zu. Die juristischen Interventionen der Firma Dr. Willmar Schwabe haben trotz der langen Dauer des Verfahrens nicht verhindert, daß die Verordnungen umstrittener Arzneimittel seit 1997 von 6,9 Mrd. DM auf 3,9 Mrd. DM im Jahre 2000 zurückgegangen sind.

Wir danken allen unseren Autoren für die zügige und harmonische Kooperation. Zu besonderem Dank sind wir allen Beratern der Herausgeber verpflichtet, die sich an der Durchsicht der Manuskripte beteiligt haben und uns wertvolle Anregungen zukommen ließen. Unser Dank gilt weiterhin Frau Katrin Nink und Herrn Helmut Schröder im Wissenschaftlichen Institut der AOK (WIdO) für die Erstellung des statistischen Teils und die sorgfältige Datenkontrolle des Gesamtwerks, ebenso für die Mitarbeit von Herrn Ernst-Peter Beyer, Frau Gudrun Billesfeld, Frau Gabi Brückner, Frau Dr. Judith Günther, Frau Andrea Hall, Frau Sandra Heric, Frau Manuela Steden, Frau Sylvia Stolle-Meinhardt und Frau Marie-Luise Watty. Wir danken ferner Frau Rosemarie LeFaucheur im Pharmakologischen Institut der Universität Heidelberg, die bereits seit vier Jahren die Manuskripte des Buches in vorbildlicher Weise für den Druck vorbereitet hat. Schließlich gilt unser Dank Herrn Dr. Thomas Mager vom Springer-Verlag für die kompetente Betreuung der diesjährigen Ausgabe und Herrn Bernd Reichenthaler von der Pro Edit GmbH für die gelungene Herstellung des Buches.

Heidelberg und Köln, 2. August 2001 *Ulrich Schwabe*
*Dieter Paffrath*

# Autorenverzeichnis

Prof. Dr. med. M. Anlauf, Medizinische Klinik II des Zentralkrankenhauses Reinkenheide, Postbrookstraße 18, 27574 Bremerhaven, e-mail: manfred.anlauf@zkr.de

Prof. Dr. med. J. Ch. Bode, Honoldweg 18, 70193 Stuttgart

Prof. Dr. med. Rainer H. Böger, Institut für Experimentelle und Klinische Pharmakologie und Toxikologie, Universitäts-Krankenhaus Eppendorf, Martinistraße 52, 20246 Hamburg, e-mail: boeger.rainer@gmx.de

Prof. Dr. rer. nat. V. Dinnendahl, Deutsches Apothekerhaus, Ginnheimer Straße 26, 65760 Eschborn, e-mail: v.dinnendahl@abda.aponet.de

Prof. Dr. rer. nat. U. Fricke, Institut für Pharmakologie der Universität zu Köln, Gleueler Straße 24, 50931 Köln, e-mail: Uwe.Fricke@medizin.uni-koeln.de

Dr. rer. nat. Judith Günther, Marchstraße 15, 79106 Freiburg, e-mail: Judith.Guenther@t-online.de

Prof. Dr. med. K.-F. Hamann, Hals-Nasen-Ohrenklinik und Poliklinik der Technischen Universität München, Ismaninger Straße 22, 81675 München

Prof. Dr. med. K.-O. Haustein, Institut für Nikotinforschung und Raucherentwöhnung, Johannesstraße 85–87, 99084 Erfurt, e-mail: haustein@inr-online.de

Prof. Dr. med. K. H. Holtermüller, St. Markus-Krankenhaus, 1. Medizinische Klinik, Wilhelm-Epstein-Straße 2, 60431 Frankfurt am Main, e-mail: med1.mk@diakonie-kliniken.de

Prof. Dr. med. Dr. rer. nat. Hans-Georg Joost, Institut für Pharmakologie und Toxikologie der RWTH Aachen, Wendlingweg 2, 52074 Aachen, e-mail: joost@rwth-aachen.de

**Prof. Dr. med. A. Keseberg,** Am Hahnacker 36, 50374 Erftstadt-Liblar, e-mail: Adalbert.Keseberg@t-online.de

**Prof. Dr. med. G. Klose,** Medizinische Klinik, Zentralkrankenhaus links der Weser, Senator-Weßling-Straße 1, 28277 Bremen, e-mail: postmaster@zkhldw.de

**Prof. Dr. med. Dr. h.c. B. Lemmer,** Institut für Pharmakologie und Toxikologie, Fakultät für Klinische Medizin Mannheim der Universität Heidelberg, Maybachstraße 14-16, 68169 Mannheim, e-mail: blemmer@rumms.uni-mannheim.de

**Prof. Dr. med. M. J. Lohse,** Institut für Pharmakologie und Toxikologie der Universität Würzburg, Versbacher Straße 9, 97078 Würzburg, e-mail: i-pharmakologie@toxi.uni-wuerzburg.de

**Dr. med. K. Mengel,** Höferstraße 15, 68199 Mannheim

**Prof. Dr. med. B. Mühlbauer,** Institut für Klinische Pharmakologie, Zentralkrankenhaus Sankt-Jürgen-Straße, 28205 Bremen, e-mail: b.muehlbauer@klinpharm-bremen.de

**Prof. Dr. med. B. Müller-Oerlinghausen,** Jebenstraße 3, 10623 Berlin, e-mail: bmoe@zedat.fu-berlin.de

**Frau K. Nink,** Wissenschaftliches Institut der AOK, Kortrijker Straße 1, 53177 Bonn, e-mail: katrin.nink@wido.bv.aok.de

**Prof. Dr. med. H. Oßwald,** Pharmakologisches Institut der Universität, Wilhelmstraße 56, 72074 Tübingen, e-mail: osswald@uni-tuebingen.de

**Prof. Dr. med. Dr. h.c. T. Rabe,** Universitäts-Frauenklinik, Voßstraße 9, 69115 Heidelberg, e-mail: thomas_rabe@med.uni-heidelberg.de

**Prof. Dr. med. G. Schmidt,** Institut für Pharmakologie und Toxikologie der Universität, Robert-Koch-Straße 40, 37075 Göttingen, e-mail: fvetterl@med.uni-goettingen.de

**Prof. Dr. med. H. Schmidt,** Rudolf-Buchheim-Institut für Pharmakologie, Frankfurter Straße 107, 35392 Gießen, e-mail: Harald.Schmidt@pharma.med.uni-giessen.de

**Prof. Dr. med. Dr. h.c. H. Scholz,** Institut für Experimentelle und Klinische Pharmakologie und Toxikologie, Universitäts-Krankenhaus Eppendorf, Martinistraße 52, 20246 Hamburg, e-mail: h.scholz@uke.uni-hamburg.de

**H. Schröder**, Wissenschaftliches Institut der AOK, Kortrijker Straße 1, 53177 Bonn, e-mail: helmut.schroeder@wido.bv.aok.de

**Prof. Dr. med. U. Schwabe**, Pharmakologisches Institut der Universität Heidelberg, Im Neuenheimer Feld 366, 69120 Heidelberg, e-mail: Ulrich.Schwabe@urz.uni-heidelberg.de

**G. W. Selke**, Wissenschaftliches Institut der AOK, Kortrijker Straße 1, 53177 Bonn, e-mail: gisbert.selke@wido.bv.aok.de

**Prof. Dr. W. Jens Zeller**, Deutsches Krebsforschungszentrum, Abt. Perinatale Toxikologie, Im Neuenheimer Feld 280, 69120 Heidelberg

**Prof. Dr. med. R. Ziegler**, Medizinische Universitätsklinik, Abteilung Innere Medizin I, Bergheimer Straße 58, 69115 Heidelberg, e-mail: sekretariat_ziegler@krzmail.krz.uni-heidelberg.de

# Berater der Herausgeber

Frau Dr. med. R. Alten, Schlossparkklinik, Abteilung Rheumatologie, Heubnerweg 2, 14059 Berlin

Dr. med. J. Bausch, Bad Sodener Straße 19, 63628 Bad Soden-Salmünster

Prof. Dr. med. W. Brech, Werastraße 33, 88045 Friedrichshafen

Dr. med. F. Buettner, Wulfsteert, 24340 Eckernförde

Prof. Dr. med. F. Daschner, Institut für Umweltmedizin und Krankenhaushygiene, Hugstetter Str. 55, 79106 Freiburg

Prof. Dr. med. H.C. Diener, Neurologische Universitäts-Klinik, Hufelandstr. 55, 45147 Essen

Frau Dr. rer. nat. U. Galle-Hoffmann, Heisterbacher Straße 162, 53332 Bornheim

Prof. Dr. med. R. Gugler, I. Medizinische Klinik, Städtisches Klinikum Karlsruhe, Moltkestraße 90, 76133 Karlsruhe

Dr. med. H. Harjung, Bessunger Straße 101, 64347 Griesheim

W. Hartmann-Besche, Volksgartenstraße 36, 50677 Köln

Prof. Dr. med. H. Holzgreve, Medizinische Poliklinik der Universität München, Pettenkoferstraße 8a, 80336 München

Prof. Dr. med. H. Huland, Urologische Klinik und Poliklinik, Universitätskrankenhaus Eppendorf, Martinistraße 52, 20246 Hamburg

W. Kaesbach, Saturnstr. 2 b, 45277 Essen

Prof. Dr. med. K.M. Koch, Medizinische Hochschule Hannover, Abteilung Nephrologie, Zentrum Innere Medizin und Dermatologie, Carl-Neuberg-Straße 1, 30625 Hannover

**Prof. Dr. med. M.M. Kochen**, Georg-August-Universität Göttingen, Zentrum Innere Medizin, Abteilung Allgemeinmedizin, Humboldtallee 38, 37073 Göttingen

**Prof. Dr. med. J. Köbberling**, Medizinische Klinik, Ferdinand-Sauerbruch-Klinikum, Arrenbergstraße 20, 42117 Wuppertal

**Prof. Dr. med. T. Meinertz**, Klinik und Poliklinik für Innere Medizin, Abteilung für Kardiologie, Universitätsklinikum Hamburg-Eppendorf, Martinistraße 52, 20246 Hamburg

**Prof. Dr. med. H.F. Merk**, Hautklinik, Universitätsklinikum der RWTH Aachen, Pauwelsstraße 30, 52074 Aachen

**Dr. med. W. Niebling**, Scheuerlenstraße 2, 79822 Titisee-Neustadt

**Prof. Dr. med. N. Pfeiffer**, Augenklinik der Johannes-Gutenberg-Universität Mainz, Langenbeckstraße 1, 55131 Mainz

**Prof. Dr. med. H. Rieger**, Aggertalklinik Engelskirchen, 51766 Engelskirchen

**B. Rostalski**, Kurfürstenstraße 67, 56218 Mülheim-Kärlich

**Prof. Dr. med. A. Warnke**, Klinik und Poliklinik für Kinder- und Jugendpsychiatrie, Füchsleinstraße 15, 97080 Würzburg

**Prof. Dr. med. E. Wenzel**, Universitätskliniken des Saarlandes, Abteilung für klinische Hämostaseologie und Transfusionsmedizin, Gebäude 75, 66421 Homburg/Saar

**Prof. Dr. med. R. Wettengel**, Karl-Hansen-Klinik für Atemwegserkrankungen, Allergie und Umweltmedizin, Antoniusstraße 19, 33175 Bad Lippspringe

**Prof. Dr. med. V. Wienert**, Hautklinik, Dermatologische Phlebologie, Universitätsklinikum der RWTH Aachen, Pauwelsstraße 30, 52074 Aachen

# Inhaltsverzeichnis

1. Überblick über die Arzneiverordnungen im Jahre 2000
   *U. Schwabe* .......................................... 1
2. Neue Arzneimittel  *U. Fricke, U. Schwabe* ................ 23
3. ACE-Hemmer und Angiotensinrezeptorantagonisten
   *M. Anlauf* ........................................... 72
4. Analgetika  *R.H. Böger, G. Schmidt* ...................... 89
5. Antiallergika  *U. Schwabe* ............................. 103
6. Antianämika  *K. Mengel, H. Schmidt* .................... 111
7. Antiarrhythmika  *H. Scholz* ............................ 120
8. Antibiotika und Chemotherapeutika  *U. Schwabe* ......... 126
9. Antidementiva  *U. Schwabe* ............................ 151
10. Antidiabetika  *H.-G. Joost, K. Mengel* ................. 163
11. Antiemetika und Antivertiginosa  *K.-F. Hamann* ......... 178
12. Antiepileptika  *U. Schwabe*. ........................... 185
13. Antihypertonika  *M. Anlauf* ............................ 193
14. Antikoagulantien und Thrombozytenaggregationshemmer
    *U. Schwabe* ......................................... 209
15. Antimykotika  *U. Fricke* .............................. 220
16. Antirheumatika und Antiphlogistika
    *R.H. Böger, G. Schmidt* .............................. 237
17. Antitussiva und Expektorantien  *B. Lemmer* ............. 264
18. Betarezeptorenblocker  *B. Lemmer* ..................... 287
19. Bronchospasmolytika und Antiasthmatika  *B. Lemmer* ..... 297
20. Calciumantagonisten  *H. Scholz* ....................... 316
21. Corticosteroide  *U. Schwabe* .......................... 327
22. Dermatika und Wundbehandlungsmittel  *U. Fricke* ........ 336
23. Diuretika  *H. Oßwald, B. Mühlbauer* ................... 378
24. Durchblutungsfördernde Mittel  *U. Schwabe* ............. 390
25. Gichtmittel  *G. Schmidt* .............................. 402
26. Gynäkologika  *U. Schwabe, T. Rabe* .................... 406

27. Hämorrhoidenmittel  *V. Dinnendahl* .................. 416
28. Hypnotika und Sedativa
    *M.J. Lohse, B. Müller-Oerlinghausen* ..................... 422
29. Hyphophysen- und Hypothalamushormone  *U. Schwabe* ... 437
30. Immuntherapeutika und Zytostatika
    *K.-O. Haustein, J. Zeller* ...................................... 444
31. Kardiaka  *H. Scholz* ............................................ 458
32. Koronarmittel  *H. Scholz* ..................................... 465
33. Leber- und Gallenwegstherapeutika  *J. Ch. Bode* ........... 472
34. Lipidsenkende Mittel  *G. Klose, U. Schwabe* ............... 483
35. Magen-Darm-Mittel und Laxantien  *K.H. Holtermüller* ..... 494
36. Migränemittel  *A. Keseberg* ................................. 520
37. Mineralstoffpräparate und Osteoporosemittel
    *U. Schwabe, R. Ziegler* ...................................... 528
38. Mund- und Rachentherapeutika
    *V. Dinnendahl, J. Günther* .................................. 544
39. Muskelrelaxantien  *J. Günther, U. Schwabe* ............... 556
40. Ophthalmika  *M.J. Lohse* .................................... 562
41. Parkinsonmittel  *U. Schwabe* ............................... 590
42. Psychopharmaka  *M.J. Lohse, B. Müller-Oerlinghausen* ..... 597
43. Rhinologika und Otologika  *K.F. Hamann* ................. 630
44. Schilddrüsentherapeutika  *R. Ziegler, U. Schwabe* .......... 646
45. Sexualhormone  *U. Schwabe, T. Rabe* ..................... 654
46. Spasmolytika  *U. Schwabe* .................................. 674
47. Urologika  *B. Mühlbauer, H. Oßwald* ...................... 682
48. Venenmittel  *U. Fricke* ...................................... 702
49. Vitamine und Neuropathiepräparate  *K. Mengel* ........... 716
50. Einsparpotentiale  *U. Schwabe* ............................. 729
51. Regionale Unterschiede des Arzneimittelverbrauchs
    *U. Schwabe, D. Paffrath* ..................................... 770
52. Der Arzneimittelmarkt in der Bundesrepublik Deutschland
    *K. Nink, H. Schröder, G.W. Selke* ............................ 791
53. Arzneimittelverordnungen nach Alter und Geschlecht
    *K. Nink, H. Schröder, G.W. Selke* ............................ 823
54. Arzneiverordnungen nach Arztgruppen  *K. Nink,*
    *H. Schröder, G.W. Selke* ..................................... 817
55. Ergänzende statistische Übersicht  *H. Schröder, K. Nink* .... 845

Sachverzeichnis .................................................... 931

# 1. Überblick über die Arzneiverordnungen im Jahr 2000

ULRICH SCHWABE

Die kassenärztlichen Arzneiverordnungen werden im Jahr 2000 erneut von einem starken Strukturwandel geprägt. Hohen Steigerungsraten der innovativen Arzneimittel stehen Einsparungen durch vermehrte Generikaverordnungen und starke Verordnungsrückgänge der umstrittenen Arzneimittel mit zweifelhafter Wirksamkeit gegenüber. Resultat dieser gegenläufigen Prozesse ist trotz breiter Sparerfolge ein weiterer Anstieg des Arzneimittelumsatzes der gesetzlichen Krankenversicherungen um 2,8% auf 37,8 Mrd. DM. Der Ausgabenzuwachs beträgt 1038 Mio. DM und liegt damit geringfügig unter dem Zuwachs des Jahres 1999 (1051 Mio DM, +2,9%). Auch im langjährigen Vergleich bewegt sich der Ausgabenanstieg des Jahres 2000 unter dem durchschnittlichen Zuwachs seit 1993 (Abbildung 1.1).

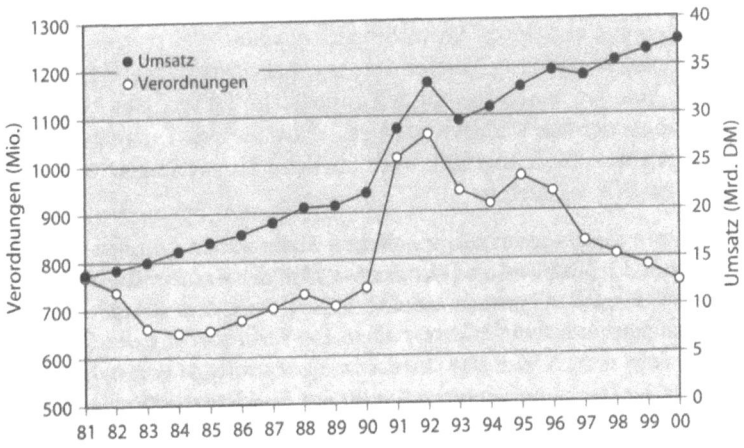

**Abbildung 1.1:** Entwicklung von Verordnungen und Umsatz 1981 bis 2000 auf dem GKV-Fertigarzneimittelmarkt, ab 1991 mit den neuen Bundesländern

Diese relativ maßvolle Ausgabenentwicklung der Arzneimittelkosten beruht zum großen Teil auf den eigenständigen Sparanstrengungen der Ärzteschaft im Zusammenwirken mit den gesetzlichen Krankenkassen, da die seit langem ausstehenden gesetzlichen Regelungen der Arzneimittelrichtlinien, der Festbeträge und der Positivliste immer noch auf sich warten lassen. Einziges Instrument war daher das aktualisierte Aktionsprogramm 2000 der Kassenärztlichen Bundesvereinigung mit einem Appell zur vermehrten Verschreibung preiswerter Generika, zur Einschränkung teurer Analogpräparate („Me-too-Präparate") ohne therapeutische Vorteile und zum Verzicht auf umstrittene Arzneimittel. Viele Ärzte reagieren jedoch inzwischen auf die ständigen Sparappelle mit einem Gefühl der Resignation oder verfestigter Protesthaltung, weil sie sich bei dem steigenden Druck des kollektiven Arzneimittelbudgets im Stich gelassen fühlen und bisher keine Unterstützung durch dringend notwendige gesetzliche Regelungen erhalten haben. Tatsächlich hat die Politik seit Jahren toleriert, daß unnötige Arzneimittelausgaben in Milliardenhöhe entstanden sind:

- Die Neufassung der Arzneimittelrichtlinien wurde bereits vor über zwei Jahren am 1. April 1999 auf Antrag von drei Pharmafirmen per einstweiliger Verfügung blockiert. Damit konnten im Jahr 2000 Einsparungen von 650 Mio. DM nicht realisiert werden.
- Das bisherige Festbetragsverfahren liegt durch erfolgreiche Klagen von Pharmafirmen auf Eis, so daß seit 2 ½ Jahren eine rechtssichere Festbetragsregelung aussteht, wodurch im Jahr 2000 Preisanpassungen von ca. 1 Mrd. DM verhindert wurden.
- Die Liste verordnungsfähiger Arzneimittel („Positivliste") soll nach Angaben der neuen Gesundheitsministerin auf das Jahr 2003 verschoben werden. Dadurch wird grundlos auf eine Qualitätsverbesserung der Arzneitherapie und jährliche Einsparungen von etwa 2 Mrd. DM verzichtet.

Allein mit diesen gesetzlich möglichen Maßnahmen könnten jährlich insgesamt 3,7 Mrd. DM und damit etwa 10% der Arzneimittelausgaben im GKV-Bereich eingespart werden. Wie wichtig dem Bundesverband der pharmazeutischen Industrie allein die Verhinderung der Positivliste ist, zeigt seine 6 Mio. DM teure Anzeigenkampagne gegen die Tätigkeit der Sachverständigenkommission des Bundesgesundheitsministeriums, die im November 2000 mit dem Titel „Erwischt" in mehreren großen deutschen Tageszeitungen gestartet wurde. Es bleibt abzuwarten, ob die aktuellen Gesetzentwürfe für das Festbetrags-Anpassungsgesetz (FBAG) und Arzneibudget-Ablösungsgesetz (ABAG) mit verbesserten Steuerungsmöglichkeiten durch Ärzte und Krankenkassen die sich abzeichnende Kostenlawine des Jahres 2001 noch aufhalten können.

Trotz der insgesamt schwierigen Rahmenbedingungen war die Ärzteschaft in vielen Bereichen mit ihren Sparanstrengungen zumindest teilweise erfolgreich. Die Zahl der Arzneimittelverordnungen betrug im Jahr 2000 nur noch 749,2 Mio. (−4,3%) und ist damit noch stärker als im Vorjahr (−3,0%) zurückgegangen. Die daraus ableitbaren Einsparmöglichkeiten werden jedoch durch die gestiegene Strukturkomponente von 6,7% (Vorjahr 5,6%) entsprechend einem Umsatzanstieg von 2.428 Mio DM (Vorjahr 1991 Mio. DM) aufgehoben (Abbildung 1.2). Die

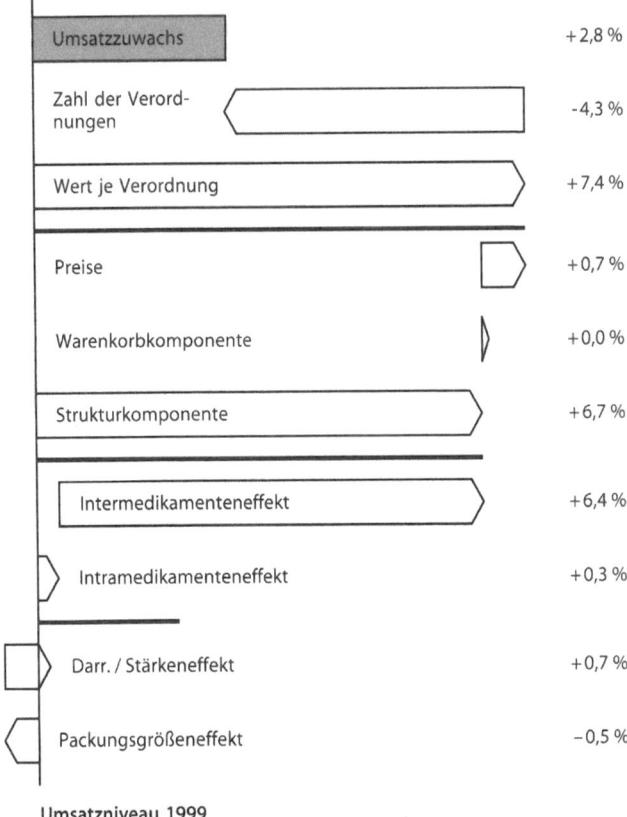

Abbildung 1.2: Komponentenanalyse der Umsatzentwicklung 1999/2000

Strukturkomponente gibt an, welcher Teil der Umsatzänderungen auf den Wechsel zu anderen Arzneimitteln („Intermedikamenteneffekt") oder bei identischen Arzneimitteln auf den Wechsel zu anderen Packungsgrößen, Darreichungsformen und Wirkstärken („Intramedikamenteneffekt") zurückzuführen ist (Einzelheiten siehe Kapitel 55). Die wirtschaftliche Verordnung ist weiterhin auch daran zu erkennen, daß im Jahr 2000 der Packungsgrößeneffekt zum ersten Mal seit vielen Jahren negativ war (−0,5%) und damit weniger Großpackungen verordnet wurden. Dadurch wurden Kosten von 177 Mio. DM eingespart und eine wesentliche Ursache früherer Kostenanstiege eingeschränkt. Diese Einsparung wurde allerdings durch den gestiegenen Preisindex (+0,7%) vollständig aufgezehrt, was größtenteils auf die bereits erwähnte Blockade der Festbetragsregelung zurückzuführen sein dürfte.

Auch die Zahl der definierten Tagesdosen (DDD) ist im Jahr 2000 mit 27,78 Mrd. (−1,0%) gegenüber dem Vorjahr (28,05 Mrd. DDD) zurückgegangen, obwohl die Zahl der Versicherten im Jahr 2000 mit 71,25 Mio. im Vergleich zum Vorjahr (71,39 Mio.) annähernd konstant geblieben ist. Der Unterschied zu dem im Vorjahr publizierten Wert von 1999 (27,75 Mrd. DDD) beruht auf der weiter vervollständigten Berechnung von DDD-Werten im Bereich der weniger häufig verordneten Arzneimittel mit Verordnungsrängen über 2500. Das gegenüber 1999 rückläufige DDD-Volumen bestätigt die Sparbemühungen der Ärzteschaft. Zugleich wird jedoch deutlich, daß die durchschnittlichen Therapiekosten einer definierten Tagesdosis im Jahr 2000 von 1,31 DM auf 1,36 DM (+3,8%) angestiegen sind. Die Arzneitherapie ist also trotz des rückläufigen Therapievolumens deutlich teurer geworden, als zunächst nach dem Anstieg der reinen Arzneimittelkosten (+2,8%) zu vermuten ist.

Trotz weiter gestiegener Ausgaben bietet die rationale Arzneitherapie hohe Wirtschaftlichkeitsreserven, die wiederholt in den Aktionsprogrammen der Kassenärztlichen Bundesvereinigung teilweise gemeinsam mit den Spitzenverbänden der Gesetzlichen Krankenversicherung dargestellt wurden. Eckpunkte zur Sicherung einer wirtschaftlichen Arzneimittelversorgung sind:

- Umstellung der Verordnung von Originalpräparaten auf preisgünstige Generika,
- Substitution teurer Analogpräparate durch bewährte, pharmakologisch-therapeutisch vergleichbare Wirkstoffe,
- Verzicht auf umstrittene Arzneimittel und ggf. Substitution durch wirksame Alternativen.

Nach den Verordnungsdaten des Jahres 2000 liegen die Einsparpotentiale in diesen drei Arzneimittelsektoren bei einem Umsatzvolumen von 8,1 Mrd. DM und haben damit einen Anteil von 21,4% an den Gesamtkosten des GKV-Arzeimittelmarkts (Tabelle 1.1). Bei der Realisierung der errechneten Einsparpotentiale ist zu berücksichtigen, daß die Bruttobeträge des GKV-Fertigarzneimittelumsatzes nicht mit den budgetrelevanten GKV-Arzneimittelausgaben identisch sind. Immerhin sind gegenüber dem Vorjahr fast 800 Mio. DM weniger für umstrittene Arzneimittel ausgegeben worden. Bei generikafähigen Wirkstoffen und Analogpräparaten haben sich die Einsparmöglichkeiten in der Summe nur wenig verändert, weil parallel zu der verstärkten Verordnung preiswerter Präparate weitere Kostenreserven durch auslaufende Patente und neue Generika hinzugekommen sind. Die Einzelheiten werden im Kapitel Einsparpotentiale (Kapitel 50) dargestellt.

Tabelle 1.1: Entwicklung der Einsparpotentiale durch Generika, Analogpräparate und umstrittene Arzneimittel im Jahr 2000

| Arzneimittelgruppe | Umsatz 1999 Mio. DM | Umsatz 2000 Mio. DM | Differenz Mio. DM |
|---|---|---|---|
| **Generikafähige Wirkstoffe** | | | |
| Gesamtumsatz | 18.170,0 | 18.742,4 | +572,4 |
| Umsatz ohne umstrittene Wirkstoffe | 14.465,2 | 14.848,2 | |
| Preisgünstigster Umsatz ohne umstrittene Wirkstoffe | 11.497,6 | 11.842,3 | |
| Einsparpotential | 2.967,6 | 3.005,9 | +38,3 |
| Umsatzanteil der Generika | 31,3% | 31,7% | |
| **Analogpräparate** | | | |
| Gesamtumsatz | 4.803,7 | 4.843,8 | +40,1 |
| Umsatz nach generischer Substitution | 4.251,7 | 4.303,2 | |
| Umsatz nach Wirkstoffsubstitution | 1.823,5 | 1.876,0 | |
| Einsparpotential | 2.428,3 | 2.427,2 | −1,1 |
| Umsatzanteil der Analogpräparate | 13,1% | 12,8% | |
| **Umstrittene Arzneimittel** | | | |
| Gesamtumsatz | 4.706,6 | 3.935,2 | −771,4 |
| Substitution durch wirksame Arzneimittel | 1.712,1 | 1.287,9 | −424,2 |
| Einsparpotential | 2.994,5 | 2.647,3 | −347,2 |
| Umsatzanteil umstrittener Arzneimittel | 12,8% | 10,4% | |
| Gesamtsumme der Einsparpotentiale | 8.390,4 | 8.080,4 | −283,2 |

## Verordnungsschwerpunkte

Die wichtigsten therapeutischen Entwicklungen der kassenärztlichen Arzneiverordnungen konzentrieren sich schwerpunktmäßig auf einen kleinen Teil der 86 Indikationsgruppen der Roten Liste. Zur schnellen Orientierung wird ein tabellarischer Überblick über die 20 verordnungsstärksten Indikationsgruppen vorangestellt, mit denen bereits 77% der Verordnungen und 67% des Umsatzes im Gesamtmarkt erfaßt werden (Tabelle 1.2). Eine vollständige Übersicht über alle Indikationsgruppen findet sich in Tabelle 55.3 in der ergänzenden statistischen Übersicht (Kapitel 55).

Anders als in den vorangehenden Jahren hat sich der ausgeprägte Strukturwandel im Jahr 2000 bereits auf die Rangfolge der führenden Indikationsgruppen ausgewirkt (Tabelle 1.2). Bei rückläufiger Ver-

**Tabelle 1.2:** Die verordnungsstärksten Indikationsgruppen 2000

| Rang 2000 | (1999) | Indikationsgruppe | Verordnungen (Mio.) | % Änd. | Umsatz (Mio. DM) | % Änd. |
|---|---|---|---|---|---|---|
| 1  | (1)  | Analgetika/Antirheumatika       | 87,5 | −4,4  | 2209,6 | 18,1  |
| 2  | (3)  | Beta-,Ca-Bl.,Angiotensin-Hemmst.| 48,2 | 2,9   | 2859,8 | 0,0   |
| 3  | (4)  | Antibiotika/Antiinfektiva       | 46,7 | 0,8   | 2282,5 | 4,8   |
| 4  | (2)  | Antitussiva/Expektorantien      | 45,6 | −15,5 | 573,5  | −17,0 |
| 5  | (5)  | Magen-Darm-Mittel               | 40,1 | −3,9  | 2199,2 | −2,5  |
| 6  | (6)  | Psychopharmaka                  | 37,9 | −3,4  | 2039,1 | 6,2   |
| 7  | (7)  | Dermatika                       | 32,1 | −3,9  | 822,0  | −2,9  |
| 8  | (9)  | Broncholytika/Antiasthmatika    | 28,6 | 0,7   | 2027,8 | 3,4   |
| 9  | (8)  | Ophthalmika                     | 27,2 | −7,9  | 597,7  | −4,8  |
| 10 | (12) | Antihypertonika                 | 24,8 | 4,5   | 2810,7 | 5,1   |
| 11 | (11) | Sexualhormone                   | 22,2 | −1,8  | 1197,7 | 0,2   |
| 12 | (10) | Rhinologika/Sinusitismittel     | 21,7 | −5,8  | 213,3  | −6,9  |
| 13 | (13) | Antidiabetika                   | 21,6 | 4,1   | 1975,9 | 11,2  |
| 14 | (15) | Diuretika                       | 17,1 | 3,4   | 654,8  | 2,5   |
| 15 | (14) | Schilddrüsentherapeutika        | 16,9 | 0,1   | 318,0  | 1,1   |
| 16 | (16) | Koronarmittel                   | 15,1 | −7,6  | 710,8  | −8,6  |
| 17 | (17) | Mineralstoffpräparate           | 11,1 | −11,7 | 343,8  | −8,8  |
| 18 | (18) | Hypnotika/Sedativa              | 11,0 | −14,0 | 221,9  | −15,0 |
| 19 | (20) | Antiallergika                   | 10,7 | −0,8  | 649,4  | 3,2   |
| 20 | (19) | Antimykotika                    | 10,6 | −4,5  | 458,4  | −7,0  |
| Summe der Ränge 1 bis 20 | | | 576,7 | −3,6 | 25165,9 | 2,4 |
| Gesamtmarkt GKV-Rezepte mit Fertigarzneimitteln | | | 749,2 | −4,3 | 37811,3 | 2,8 |

ordnungstendenz des Gesamtmarkts zeigen nur sieben Indikationsgruppen eine Zunahme der Verordnungen. Hinter den führenden Analgetika/Antirheumatika steht erstmals die Gruppe der Betarezeptorenblocker/Calciumantagonisten/Angiotensinhemmstoffe mit einem erneuten Verordnungsanstieg (+2,9%) an zweiter Stelle. Auch die Antibiotika/Antiinfektiva wurden mehr verordnet (+0,8%) und sind dadurch auf den dritten Rang gelangt. Vorgerückt sind weiterhin Broncholytika/Antiasthmatika (0,7%), Antihypertonika (+4,5%) und Diuretika (+3,4%). Der Zuwachs der Antihypertonika ist in erster Linie durch das starke Wachstum der $AT_1$-Rezeptorantagonisten zu erklären, die in der Roten Liste bei den Antihypertonika eingeordnet sind, während sie im Arzneiverordnungs-Report zusammen mit den ACE-Hemmern dargestellt werden, weil beide auf das Renin-Angiotensin-System wirken.

Die überdurchschnittlichen Verordnungsrückgänge in mehreren Indikationsgruppen sind ebenfalls pharmakologisch-therapeutisch gut erklärbar. Bei den Antitussiva/Expektorantien hat sich der bereits 1999 rückläufige Trend verstärkt. Sie weisen im Jahr 2000 die größte Abnahme (-15,5%) unter den führenden 20 Indikationsgruppen auf und sind von dem seit vielen Jahren behaupteten zweiten Rang gleich um zwei Plätze zurückgefallen. Expektorantien sind als sogenannte Bagatellarzneimittel bei geringfügigen Gesundheitsstörungen von der Verordnung für Erwachsene ausgeschlossen. Außerdem gehören sie zu den Arzneimitteln mit umstrittener Wirksamkeit. Ähnliches gilt für viele Rhinologika, die ebenfalls deutlich abgenommen haben (-5,8%). Der weitere Verordnungsrückgang der Magen-Darm-Mittel (-3,9%) betrifft vor allem Carminativa, Enzymkombinationen, Darmfloramittel und Antidiarrhoika, die größtenteils zu den umstrittenen Arzneimitteln gehören und damit therapeutisch ebenfalls entbehrlich sind. Gleiches gilt bei den Mineralstoffpräparaten (-11,7%) für die Gruppe der Magnesiumpräparate. Bei den Ophthalmika (-7,9%) haben vor allem die Verordnungen von Antikataraktika und Vitaminkombinationen abgenommen, deren Wirksamkeit ebenfalls nicht belegt ist. Auch die in der Augenheilkunde häufig eingesetzten Filmbildner waren deutlich rückläufig, weil sie offenbar zum Einsparpotential gerechnet werden. Der nochmals verstärkte Rückgang der Koronarmittel (-7,6%) beruht wohl im wesentlichen auf der erfolgreichen Behandlung der koronaren Herzkrankheit mit interventionellen Verfahren (Angioplastie, Bypass-Chirurgie) und auf dem zunehmenden Einsatz von Thrombozytenaggregationshemmern und Lipidsenkern zur

Sekundärprophylaxe. Die weitere Abnahme der Schlafmittelverordnungen (-14,0%) ist aus Gründen der Arzneimittelsicherheit zu begrüßen, weil neben den Problemen der Toleranz und Schlafmittelabhängigkeit möglicherweise immer noch mehr Menschen Schlafmittel einnehmen, als medizinisch gerechtfertigt ist (siehe Hypnotika und Sedativa, Kapitel 28).

In der Übersicht über die Aufsteiger und Absteiger sind die wichtigsten Veränderungen der 40 verordnungshäufigsten Indikationsgruppen dargestellt (Tabelle 1.3). An der Spitze der Aufsteiger stehen wie in der Auflistung des Vorjahres die Thrombozytenaggregationshemmer mit einer Verordnungszunahme von 17,1%, die auch zu einem hohen Umsatzzuwachs geführt hat. Hauptgrund ist der schnell wachsende Einsatz der sehr teuren ADP-Rezeptorantagonisten (Ticlopidin, Clopidogrel) in der interventionellen Kardiologie und bei anderen arteriellen Gefäßverschlüssen, die über die Krankenhäuser in die ambulante Patientenversorgung gelangen (siehe Abschnitt Spezialpräparate). Einen hohen Verordnungsanstieg weisen auch die Lipidsenker (+7,3%) auf. Danach folgen die bereits erwähnten Antihypertonika (+4,5%) mit ebenfalls hohen Umsatzzunahmen sowie die Antidiabetika (+4,1%), die infolge der vermehrten Anwendung von Insulin im Rahmen der intensivierten Diabetestherapie häufiger verordnet wurden, teilweise auch bedingt durch die Strukturverträge der Krankenkassen mit den Kassenärztlichen Vereinigungen zur besseren Versorgung der Diabetiker. Insgesamt hat der Umsatz der Aufsteiger um 864,2 Mio. DM zugenommen.

Eine weitaus größere Zahl von Indikationsgruppen weist 2000 auffällige Verordnungsverluste (über 3%) gegenüber dem Vorjahr auf. Bei den Antianämika, Psychopharmaka und Analgetika/Antirheumatika gehen die Verordnungsabnahmen allerdings mit hohen Umsatzzunahmen einher. Daher sind die Umsätze der Absteiger insgesamt nur um 128 Mio. DM gefallen. Hauptsächlich betroffen sind Indikationsgruppen mit einem hohen Anteil umstrittener Arzneimittel wie z. B. Venentherapeutika, Antidementiva, Anitussiva/Expektorantien, durchblutungsfördernde Mittel und Mineralstoffpräparate, die alle um mehr als 10% abgenommen haben (Abbildung 1.3). Die Umsatzrückgänge in diesen fünf Arzneimittelgruppen betragen insgesamt 335 Mio. DM, so daß damit fast die Hälfte der Gesamteinsparungen in Höhe von 787 Mio. DM im Bereich der umstrittenen Arzneimittel erzielt worden ist (siehe Einsparpotentiale, Kapitel 50 Tabelle 50.4).

**Tabelle 1.3:** Änderungen bei verordnungsstarken Indikationsgruppen nach Verordnungen 2000

| Indikationsgruppe | Verordnungsänderung % | (Tsd.) | Umsatzänderung (Mio. DM) |
|---|---|---|---|
| **Aufsteiger** | | | |
| Thrombozytenaggregationshemmer | 17,1 | 1029,8 | 59,7 |
| Lipidsenker | 7,3 | 688,0 | 181,4 |
| Antihypertonika | 4,5 | 1063,1 | 137,0 |
| Antidiabetika | 4,1 | 854,4 | 199,1 |
| Parkinsonmittel usw. | 3,4 | 149,2 | 45,5 |
| Diuretika | 3,4 | 562,8 | 15,8 |
| Beta-,Ca-Bl.,Angiotensin-Hemmst. | 2,9 | 1369,7 | 1,2 |
| Antiepileptika | 2,3 | 114,5 | 34,0 |
| Antibiotika/Antiinfektiva | 0,8 | 369,6 | 103,6 |
| Broncholytika/Antiasthmatika | 0,7 | 203,1 | 66,1 |
| Muskelrelaxanzien | 0,3 | 12,7 | 17,1 |
| Schilddrüsentherapeutika | 0,1 | 24,5 | 3,6 |
| Summe der Aufsteiger | 2,8 | 6441,4 | 864,2 |
| **Absteiger** | | | |
| Antianämika | -3,0 | -146,1 | 83,9 |
| Psychopharmaka | -3,4 | -1316,4 | 118,2 |
| Dermatika | -3,9 | -1302,9 | -24,5 |
| Magen-Darm-Mittel | -3,9 | -1648,5 | -56,4 |
| Analgetika/Antirheumatika | -4,4 | -4045,5 | 338,7 |
| Antimykotika | -4,5 | -505,9 | -34,6 |
| Rhinologika/Sinusitismittel | -5,8 | -1326,7 | -15,9 |
| Vitamine | -6,0 | -395,7 | -18,0 |
| Spasmolytika | -6,1 | -278,7 | -6,0 |
| Urologika | -6,2 | -603,0 | 9,7 |
| Mund- und Rachentherapeutika | -6,8 | -519,1 | -3,7 |
| Antiemetika/Antivertiginosa | -7,0 | -432,5 | 6,5 |
| Koronarmittel | -7,6 | -1240,6 | -66,7 |
| Gynäkologika | -7,7 | -793,8 | -18,8 |
| Ophthalmika | -7,9 | -2339,4 | -30,1 |
| Wundbehandlungsmittel | -10,3 | -716,5 | -10,5 |
| Kardiaka | -11,6 | -1228,7 | -25,9 |
| Mineralstoffpräparate | -11,7 | -1475,0 | -33,2 |
| Hypnotika/Sedativa | -14,0 | -1784,6 | -39,1 |
| Durchblutungsfördernde Mittel | -14,2 | -670,4 | -26,8 |
| Antitussiva/Expektorantien | -15,5 | -8337,9 | -117,8 |
| Antidementiva (Nootropika) | -18,4 | -1314,2 | -84,1 |
| Venentherapeutika | -31,8 | -1983,3 | -72,8 |
| Summe der Absteiger | -7,6 | -34405,4 | -128,0 |

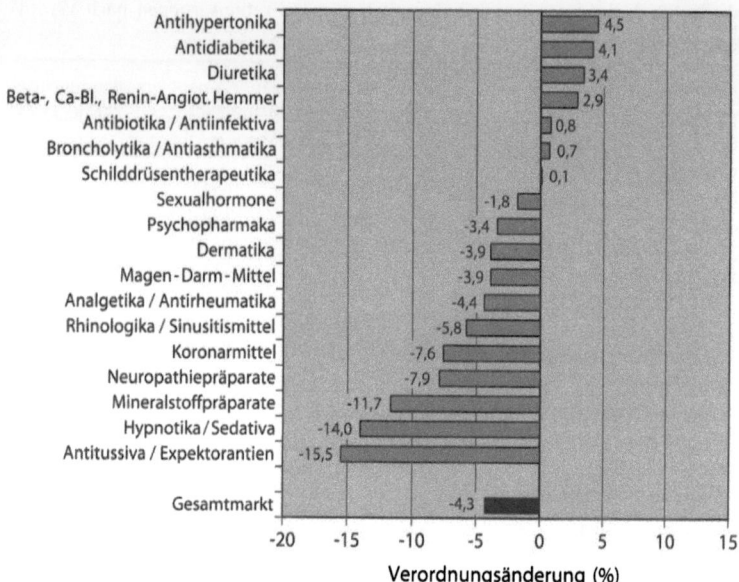

**Abbildung 1.3:** Verordnungsentwicklung verordnungsstarker Indikationsgruppen 2000

## Spezialpräparate

Spezialpräparate sind erstmals 1996 als kostenintensive Arzneimittelgruppe durch eine hohe Wachstumsdynamik mit einer Zuwachsrate von fast 200% aufgefallen. Diese Präparate werden in der Regel für spezielle Therapieverfahren in klinischen Zentren und Spezialambulanzen eingesetzt und später in der ambulanten Nachsorge weiter verordnet. Sie haben damit häufig eine Brückenfunktion zwischen klinischer und praktischer Medizin. Typische Spezialpräparate werden in der Transplantationsmedizin, in der Onkologie, bei AIDS-Patienten und in der Reproduktionsmedizin angewendet.

Das Segment der Spezialpräparate hat sich bis 1995 in einem überschaubaren Rahmen wie andere erfolgreiche Arzneimittelgruppen entwickelt. Seit 1996 sind jedoch die Verordnungen und vor allem die Umsätze explosionsartig angestiegen (Abbildung 1.4). Das Umsatzvolumen der Spezialpräparate hat im Jahr 2000 mit 5,5 Mrd. DM bereits 14,5% des Gesamtmarktes erreicht. Seit 1995 haben die Ausgaben für Spezialpräparate um 4,3 Mrd. DM zugenommen, so daß über

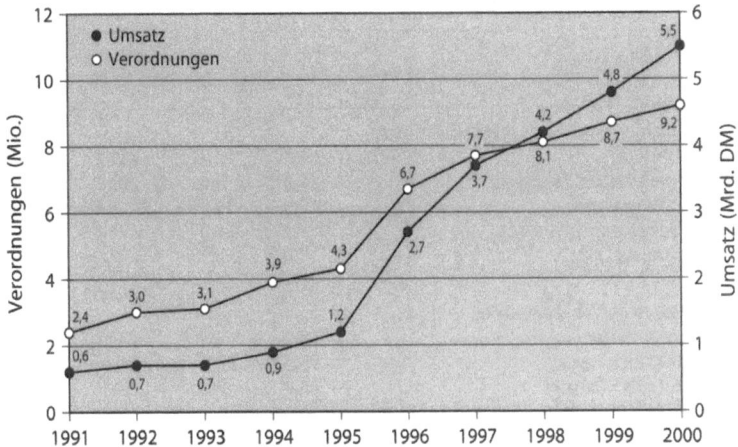

**Abbildung 1.4:** Entwicklung von Verordnungen und Umsatz der Spezialpräparate von 1991–2000.

90% des Zuwachses der gesamten Arzneimittelkosten in Höhe von 4,7 Mrd. DM allein auf diesen speziellen Therapiesektor entfallen. Die Spezialpräparate haben damit eine besondere Bedeutung für die Bewältigung der zukünftigen Kostenprobleme in der Arzneimittelversorgung.

Die Wachstumsdynamik der Spezialpräparate hat sich im Jahr 2000 nahezu unverändert fortgesetzt (Abbildung 1.4). Die Verordnungen sind um 5,5% (Vorjahr +7,4%) und der Umsatz um 14,4% (Vorjahr +15,2%) angestiegen (Tabelle 1.4). Dadurch sind Mehrkosten von 691 Mio. DM entstanden, die wiederum einen großen Anteil an den Umsatzänderungen der Strukturkomponente haben (siehe oben). Dagegen liegen die 9,2 Mio. Verordnungen dieses Bereichs nur bei 1,2% des Gesamtmarktes. Damit sind Spezialpräparate trotz der kleinen Verordnungsvolumina besonders teure Arzneimittel.

Immuntherapeutika weisen von allen Spezialpräparaten die höchsten Zuwachsraten bei den Verordnungen und vor allem bei den Umsätzen auf (Tabelle 1.4). Mit 1.862 Mio DM entfällt jetzt ein Drittel der Kosten auf die Immuntherapeutika. Besonders ausgeprägt haben Interferone und Immunsuppressiva (siehe Immuntherapeutika und Zytostatika, Kapitel 30) zugenommen, während der Anstieg bei den Hyposensibilisierungsmitteln geringer war.

**Tabelle 1.4:** Verordnungen und Umsatz von Spezialpräparaten 2000

| Arzneimittelgruppen | Verordnungen in Tsd. | Änd. % | Umsatz Mio. DM | Änd. % |
|---|---|---|---|---|
| **Blutbildungs- und Blutgerinnungsmittel** | | | | |
| Erythropoetin | 592,3 | 12,3 | 442,3 | 24,1 |
| Niedermolekulare Heparine | 1707,4 | 5,6 | 309,9 | 12,1 |
| Standardheparine | 100,5 | −24,5 | 6,0 | −20,7 |
| ADP-Rezeptorantagonisten | 1175,1 | 11,9 | 321,2 | 18,2 |
| Gerinnungsfaktoren | 17,0 | −31,7 | 35,5 | −23,0 |
| | 3592,2 | 7,2 | 1115,0 | 16,3 |
| **Antiretrovirale Therapeutika** | | | | |
| Nukleosidanaloga | 379,0 | 3,9 | 299,9 | 14,8 |
| NNRT-Inhibitoren | 96,5 | 52,0 | 84,0 | 67,1 |
| HIV-Proteasehemmer | 89,4 | −22,6 | 91,2 | −21,1 |
| | 565,0 | 3,9 | 475,0 | 11,3 |
| **Hypophysenhormone** | | | | |
| Gonadotropine | 358,1 | −12,3 | 190,6 | −21,1 |
| Wachstumshormon | 50,5 | 30,3 | 254,6 | 38,7 |
| | 408,6 | −8,6 | 445,2 | 4,7 |
| **Immuntherapeutika** | | | | |
| Interferone | 313,0 | 20,9 | 704,7 | 24,3 |
| Immunsuppressiva | 1045,1 | 16,9 | 682,9 | 28,3 |
| Hyposensibilisierungsmittel | 542,9 | 2,6 | 277,5 | 4,7 |
| Immunglobuline | 176,1 | −0,5 | 196,6 | 20,3 |
| | 2077,1 | 11,7 | 1861,7 | 21,9 |
| **Onkologische Präparate** | | | | |
| Zytostatika | 703,7 | −0,2 | 395,1 | 30,6 |
| Calciumfolinat | 41,0 | −30,1 | 44,3 | −14,6 |
| Gonadorelinanaloga | 347,7 | −8,5 | 372,4 | 1,3 |
| Gestagene, Estramustin | 62,3 | −9,6 | 58,5 | 0,1 |
| Antiöstrogene | 517,7 | 8,9 | 68,3 | −5,4 |
| Antiandrogene | 144,9 | −4,6 | 45,9 | 1,1 |
| Aromatasehemmer | 85,8 | −3,5 | 83,6 | 1,0 |
| Koloniestimulierende Faktoren | 61,0 | 3,2 | 121,3 | 1,0 |
| Bisphosphonate | 159,6 | 9,9 | 149,3 | 11,5 |
| Spezielle Antiemetika | 217,7 | 21,6 | 75,4 | 31,0 |
| Somatostatinanaloga | 24,6 | −3,2 | 64,8 | −2,8 |
| | 2366,1 | 1,2 | 1478,9 | 8,8 |
| **Weitere Spezialpräparate** | | | | |
| Acamprosat | 62,4 | 6,9 | 8,1 | 3,8 |
| Alprostadil | 34,0 | −2,3 | 28,0 | 4,0 |
| Riluzol | 28,5 | 43,6 | 29,8 | 43,2 |
| Dornase alfa | 13,8 | −15,0 | 30,6 | −15,2 |
| Ganciclovir | 9,7 | 3,6 | 25,4 | 41,8 |
| | 148,5 | 7,0 | 121,9 | 11,3 |
| Summe | 9157,4 | 5,5 | 5497,7 | 14,4 |

An zweiter Stelle folgen die Kosten der onkologischen Präparate mit insgesamt 1.479 Mio. DM. Zusammen mit den Zytostatika sind hier verschiedene Hormonpräparate (Gonadorelinanaloga, Gestagene, Estramustin, Antiöstrogene, Antiandrogene, Aromatasehemmer, Somatostatinanaloga), Calciumfolinat und Koloniestimulierende Faktoren sowie Arzneimittel für die supportive Therapie mit Bisphosphonaten und speziellen Antiemetika aus der Gruppe der 5-HT$_3$-Antagonisten zusammengefaßt worden. Die Verordnungen der onkologischen Präparate haben sich 2000 im Vergleich zum Vorjahr wieder nur geringfügig erhöht, der Umsatz ist dagegen stärker angestiegen.

An dritter Stelle der Umsatzvolumina stehen die Blutbildungs- und Blutgerinnungsmittel. Hier sind Erythropoetin, Heparine, Thrombozytenaggregationshemmer aus der Gruppe der ADP-Rezeptorantagonisten und die Gerinnungsfaktoren zusammengefaßt worden. Ein hoher Zuwachs ist wieder bei Erythropoetin eingetreten. Mögliche Ursachen werden im Kapitel Antianämika (Kapitel 6) genauer erläutert. Besonders kostenintensiv sind auch die Zunahmen von Clopidogrel-Präparaten bei den Thrombozytenaggregationshemmern (weiteres siehe Kapitel 14). Verordnungen der Gerinnungsfaktoren (Faktor-VIII-Präparate) zur Behandlung von Hämophiliepatienten sind dagegen stark rückläufig. Hier ist aber nur ein Teil der Verordnungen erfaßt, da diese Präparate häufig über Direktlieferanten abgegeben werden.

Bei den antiretroviralen Therapeutika hat sich der Schwerpunkt der Verordnungsentwicklung weiter zu den neuen Nichtnukleosid-Reverse-Transkriptase-Inhibitoren (NNRT-Inhibitoren) verlagert, während die HIV-Proteasehemmer erneut zurückgegangen sind.

In der Gruppe der Hypophysenhormone haben die Verordnungen der Gonadotropine abgenommen, die der Wachstumshormonpräparate jedoch stark zugenommen. Möglicherweise wird die Indikation zur Anwendung der sehr teuren Somatropintherapie infolge der Ausweitung der Zulassung auf Erwachsene wieder weiter gestellt (siehe auch Hypophysen- und Hypothalamushormone, Kapitel 29).

## Modernisierung der Arzneitherapie

Der größte Teil der Mehrausgaben für Arzneimittel ist im Jahr 2000 einer maßvollen Modernisierung der Arzneitherapie zugute gekommen. Mit den erwähnten Einsparungen durch Generikaverordnungen und

Einschränkungen bei Arzneimitteln mit umstrittener Wirksamkeit sind wesentliche Ressourcen erwirtschaftet worden, um neue kostenintensive Arzneimittel bei bisher noch nicht ausreichend behandelbaren Krankheiten anwenden zu können. Dazu gehören Tumorschmerzen, rheumatoide Arthritis, Bluthochdruck, Herzinfarkt, multiple Sklerose, Virushepatitis und psychische Krankheiten. In welchem Umfang die Fortschritte der Arzneitherapie den Patienten zugute kommen, zeigen die kräftigen Verordnungsanstiege der folgenden Indikationsgruppen mit innovativen Arzneimitteln, bei denen in den meisten Fällen ein therapeutischer Zusatznutzen belegt ist:

- **Cholesterinsynthesehemmer** (+18,4%), Zuwachs 199 Mio. DM für Patienten nach Herzinfarkt → *Evidenz-basiert*
- **Opioidanalgetika** (+31,9%), Zuwachs 232 Mio. DM für Tumorpatienten → *sinnvolle Therapie*
- **COX-2-Inhibitoren** (>1000%), Zuwachs 145 Mio. DM für Rheumapatienten → *Evidenz-basiert*
- **Immuntherapeutika** (+18,2%), Zuwachs 138 Mio. DM bei multipler Sklerose und Hepatitis C → *Evidenz-basiert*
- **Atypische Neuroleptika** (+17,5%), Zuwachs 69 Mio. DM bei Schizophrenie → *Evidenz-basiert*
- **Selektive Antidepressiva** (+28,3%), Zuwachs 60 Mio. DM bei Depression → *Evidenz-basiert*

- **AT$_1$-Rezeptorantagonisten** (+21,0%), Zuwachs 144 Mio. DM für Hochdruckpatienten → *ohne Langzeit-Evidenz*
- **ADP-Rezeptorantagonisten** (+18,5%), Zuwachs 50 Mio. DM nach Herzinfarkt → *ohne klare Evidenz für Überlegenheit*
- **Insulinanaloga** (+93,8%), Zuwachs 103 Mio. DM für Diabetespatienten → *ohne klare Evidenz für Überlegenheit*
- **Neue insulinotrope Antidiabetika** (+16,6%), Zuwachs 37 Mio. DM für Diabetespatienten → *ohne Evidenz für Überlegenheit*

Für diese zehn Arzneimittelgruppen betrugen die Mehrkosten 1.177 Mio. DM, die damit den gesamten Umsatzanstieg des Jahres 2000 in Höhe von 1.038 Mio. DM erklären können. Bei den ersten sechs Indikationsgruppen ist die therapeutische Wirksamkeit und Überlegenheit gegenüber der bisherigen Standardtherapie durch Belege aus zahlreichen kontrollierten Studien gesichert, d.h. diese therapeutischen Verfahren sind Evidenz-basiert. Größtenteils werden die entsprechenden Belege in den jeweiligen Kapiteln des Arzneiverordnungs-Reports erwähnt.

Bei den letzten vier Arzneimittelgruppen mit einem Kostenzuwachs von insgesamt 334 Mio. DM handelt es sich ebenfalls um therapeutisch wirksame Substanzen, die kurzfristig genauso gut wirken wie Standardtherapeutika oder auch wie im Falle der $AT_1$-Rezeptorantagonisten bei einem Teil der Patienten besser verträglich sind. Bei allen fehlt jedoch eine ausreichende Evidenz dafür, daß sie den bisher für diese Indikationen eingesetzten Arzneimitteln in der Langzeitwirkung überlegen oder wenigstens ebenbürtig sind. Bis solche Belege in den teilweise begonnenen Studien erbracht sind, sollten diese neuen Arzneimittel nur eingesetzt werden, wenn gut erprobte Standardtherapeutika nicht vertragen werden. Damit werden unnötige Gefahren durch seltene Nebenwirkungen ausgeschaltet, aber auch zusätzliche Kosten durch die fast immer erheblich teureren Innovationen vermieden.

Als Beispiel für eine maßvolle Modernisierung der Verordnungspraxis können wieder die $AT_1$-Rezeptorantagonisten zur Hochdrucktherapie herangezogen werden. Sie sind bisher bei Unverträglichkeit der ACE-Hemmer indiziert, die bei 5–20% der Patienten vorkommen (siehe Kapitel 3, ACE-Hemmer und Angiotensinrezeptorantagonisten). Seit zwei Jahren besteht jedoch nach den hohen Verordnungszuwächsen der $AT_1$-Rezeptorantagonisten der Verdacht, daß sie aufgrund der intensiven Herstellerwerbung auch bei vielen Patienten als Erstmedikation eingesetzt werden, weil sie inzwischen einen Anteil von über 20% der ACE-Hemmerverordnungen erreicht haben. Außerdem fehlt bisher eine Evidenz dafür, daß die Langzeittherapie mit $AT_1$-Rezeptorantagonisten die Sterblichkeit von Hochdruckpatienten durch Schlaganfälle oder Herzinfarkte als Spätfolgen eines Bluthochdrucks verhindert, was für die Betarezeptorenblocker und Diuretika schon vor 20 Jahren in großen klinischen Studien nachgewiesen wurde.

## Qualität der Arzneimittelversorgung

Durch die Einführung innovativer Arzneimittel ist in vielen Indikationsgebieten die Grundlage für eine qualitative Verbesserung der Arzneitherapie geschaffen worden. Dieses Angebot forschender Arzneimittelfirmen ist auch in breitem Umfang in der praktischen Arzneiverordnung genutzt worden. Der Umsatz der in den letzten zehn Jahren neu eingeführten Wirkstoffe betrug im Jahr 2000 bereits 9,2 Mrd. DM und hat einen Anteil von 24,5% an den gesamten Arzneimittelumsätzen erreicht (siehe Neue Arzneimittel, Kapitel 2, Tabelle 2.4). Damit hat sich der Neueinführungsanteil im Vergleich zu 1994 (13,8%) innerhalb von nur sechs Jahren fast verdoppelt (siehe Arzneiverordnungs-Report '95). Dieser bemerkenswerte Strukturwandel der Arzneitherapie war trotz des engen Rahmens des Arzneimittelbudgets möglich.

Eine zweite Komponente des therapeutischen Strukturwandels war die qualitative Verbesserung der Arzneitherapie durch Verzicht auf veraltete Arzneimittel mit umstrittener Wirksamkeit. Dadurch nahmen die Kosten der umstrittenen Arzneimittel von 7,1 Mrd. DM im Jahre 1994 auf 3,9 Mrd. DM im Jahr 2000 ab. Der Umsatzanteil umstrittener Arzneimittel ist seit 1994 von 22,9% auf 10,4% im Jahr 2000 zurückgegangen. Diese Einsparungen haben wesentlich dazu beigetragen, daß die notwendigen Ressourcen für die Finanzierung kostenträchtiger Arzneimittelinnovationen frei wurden. Auf dem gleichen Wege werden in diesem Sektor auch in Zukunft weitere qualitative Fortschritte möglich sein (siehe Einsparpotentiale, Kapitel 50, Tabelle 50.8).

Die Erfolge einer verbesserten Arzneimittelversorgung sind aber nicht nur an dem verstärkten Kosteneinsatz erkennbar, sondern auch an der stark gestiegenen Zahl von Patienten, denen die neuen Arzneimittel zugute gekommen sind. Bei vielen großen Volkskrankheiten sind bemerkenswerte therapeutische Fortschritte erzielt worden, die vor einigen Jahren noch in den Anfängen steckten.

### Koronare Herzkrankheit

Das beste Beispiel für die erheblich verbesserte Versorgungsqualität mit Arzneimitteln ist das Indikationsgebiet der koronaren Herzkrankheit, in dem seit zehn Jahren die Therapie mit Cholesterinsynthesehemmern (Statinen) möglich ist. Eine breite Akzeptanz erlangte dieses neue Therapieprinzip, als 1994 mit der bahnbrechenden 4S-Studie nachgewiesen wurde, daß die Gesamtsterblichkeit von Herzinfarktpatienten im Laufe von fünf Jahren um 30% und die koronare Letalität dieser Patienten sogar um 42% gesenkt wurde (Scandinavian Simvastatin Survival Study Group 1994). Damals wurden in Deutschland jedoch erst 134 Mio. definierte Tagesdosen (DDD) von Statinen verordnet, mit denen 370.000 Patienten behandelt werden konnten (siehe Lipidsenkende Mittel, Kapitel 34, Abbildung 34.1). Im Jahr 2000 erhielten bereits 1,9 Mio. Patienten die Dauertherapie mit diesen hochwirksamen Cholesterinsenkern. Insgesamt wurden 2000 in Deutschland 812

Mio. definierte Tagesdosen (DDD) von Lipidsenkern verordnet, so daß damit täglich 2,2 Mio. Patienten behandelt werden können.

Aktuelle Daten über das Herzinfarktgeschehen in Deutschland zeigen eine Lebenszeitprävalenz an Zuständen nach Herzinfarkt von 2,45% bei der 18–80jährigen Wohnbevölkerung (Wiesner et al. 1999). Wenn diese Prävalenz auf die 71,25 Mio. GKV-Versicherten des Jahres 2000 unter Berücksichtigung der Altersstruktur bezogen wird, ergibt sich eine Zahl von 1,5 Mio. Herzinfarktträgern. Das oben angegebene DDD-Volumen für die Behandlung von 2,2 Mio. Patienten reicht also nicht nur für die Sekundärprophylaxe aller Herzinfarktpatienten aus sondern noch für die Behandlung von weiteren 700.000 Patienten, die noch keinen Herzinfarkt erlitten haben, aber bereits an einer koronaren Herzkrankheit mit Herzschmerzen leiden. Da keine Prävalenzdaten über die gesamte Häufigkeit der koronaren Herzkrankheit in Deutschland verfügbar sind, können amerikanische Daten einer Prävalenz von ca. 4% herangezogen werden, woraus sich im GKV-Bereich eine Zahl von ca. 2,9 Mio Patienten mit koronarer Herzkrankheit berechnen läßt. Danach haben im Jahr 2000 bereits 76% aller Patienten mit koronarer Herzkrankheit eine lipidsenkende Sekundärprophylaxe erhalten. Diese Daten stimmen relativ gut mit den Ergebnissen einer großen europäischen Studie zur Koronarprävention überein. Danach wurde 1999/2000 in Deutschland bei 68% der Patienten mit koronarer Herzkrankheit eine lipidsenkende Medikation festgestellt, die immerhin bei 41% der Patienten eine Senkung auf einen Gesamtcholesterinwert von unter 190 mg/dl erreicht hat (EUROASPIRE I and II Group 2001). Die Behandlung von Koronarpatienten mit erhöhten Cholesterinwerten hat sich damit in Deutschland substantiell gegenüber 1994 verbessert. Behauptungen des Verbandes Forschender Arzneimittelhersteller (VFA) (2000), daß nur 4% der Koronarpatienten eine ausreichende cholesterinsenkende Therapie erhalten würden, zeigen ein erhebliches Informationsdefizit über die reale Versorgungssituation von Herzinfarktpatienten und das aktuelle Verordnungsverhalten der deutschen Ärzteschaft.

### Schmerzpatienten

Auch die Behandlung chronischer Schmerzpatienten mit stark wirkenden Opioidanalgetika vom Typ des Morphins ist seit 1994 wesentlich verbessert worden. Wichtigste Zielgruppe sind Tumorpatienten mit chronischen Schmerzen. Vor sechs Jahren wurden nur 13 Mio. DDD von Morphin und anderen stark wirkenden Opioiden verordnet, ausreichend für die tägliche Behandlung von 36.000 Patienten (siehe Arzneiverordnungs-Report '95). Im Jahr 2000 betrug das Verordnungsvolumen 67 Mio. DDD für Morphin, Fentanylpflaster und ähnliche stark wirkende Mittel, so daß damit täglich 184.000 Patienten behandelt werden können (siehe Analgetika, Kapitel 4, Tabelle 4.2). Diese Verordnungsdaten beziehen sich auf die 2500 meistverordneten Präparate. Das Verordnungsvolumen der starkwirkenden Opioide im Gesamtmarkt liegt vermutlich noch etwas höher und damit auch die Zahl der mit Opioiden behandelten Schmerzpatienten. Nach einer Schätzung der Tumorschmerzprävalenz auf der Basis des Krebsatlasses der Bundesrepublik Deutschland ergibt sich eine Zahl von 220.000 Patienten, die täglich eine Tumorschmerzbehandlung benötigen (Heidemann 1999). Bezogen auf die GKV-Versicherten (siehe oben) ergibt sich daraus eine Zahl von 191.000 Patienten. Damit sind im Jahr 2000 nunmehr stark wirkende Opioidanalgetika für 96% der Tumorschmerzpatienten verordnet worden. Hinzu kommen noch 113 Mio. Tagesdosen von weiteren morphinartigen Analgetika (Tramadol, Tilidinkombinationen), mit denen weitere 310.000 Schmerzpatienten behandelt werden können. Die Behauptungen des Verbandes Forschender Arzneimittelhersteller (VFA) (2000) über eine dramatische Unterversorgung von Schmerzpatienten, die nur in 3,6% der Fälle die erforderliche Behandlung mit stark wirkenden Opioiden erhalten würden, beruhen offenbar auf völlig veraltetem Datenmaterial.

### Diabetes

Bei der Behandlung der Zuckerkrankheit sind in den letzten Jahren von Ärzten und Krankenkassen besondere Anstrengungen unternommen worden, die Versorgungsqualität zu verbessern. Im Jahre 1994 sind insgesamt 902 Mio. Tagesdosen von Antidiabetika verordnet worden (siehe Antidiabetika, Kapitel 10, Abbildung 10.1). Im Vergleich dazu sind im Jahr 2000 die Verordnungen auf insgesamt 1191 Mio. DDD angestiegen, die ausreichen, um täglich 3,3 Mio. Diabetiker zu behandeln.

Aktuelle Daten über die Häufigkeit des Diabetes mellitus in der erwachsenen Bevölkerung (18 bis 80 Jahre) in Deutschland zeigen eine Lebenszeitprävalenz von 4,7% für Männer und 5,6% für Frauen (Thefeld 1999). Wenn diese Prävalenzdaten unter Berücksichtigung der Altersstruktur auf die 71,25 Mio. GKV-Versicherten bezogen werden, ergibt sich eine Zahl von 3,1 Mio. Diabetikern. Damit ist das Verordnungsvolumen von 1.191 Mio. DDD absolut ausreichend, um alle Diabetiker angemessen behandeln zu können, zumal in der genannten Prävalenzstudie 13% der Diabetespatienten allein mit Diät eingestellt waren. Weiterhin ist bedeutsam, daß inzwischen schon 40% der verordneten Tagesdosen auf Insulin entfallen. Von einer medikamentösen Unterversorgung der Diabetiker infolge des Arzneimittelbudgets kann also keine Rede sein.

Bei der häufigen Form des Typ-2-Diabetes, der bei über 90% der Diabetiker vorliegt, sollte vielmehr die Prävention durch nicht medikamentöse Maßnahmen stärkere Beachtung finden. Allein durch Gewichtsreduktion, eingeschränkte Fettaufnahme, insbesondere von gesättigten Fetten, ballaststoffreiche Diät und körperliche Bewegung wurde das Diabetesrisiko bei 522 Prädiabetikern in 3,2 Jahren um 58% gesenkt (Tuomilehto et al. 2001).

### Depression

Antidepressiva haben sich in den letzten zehn Jahren zur verordnungsstärksten Gruppe der Psychopharmaka entwickelt. Seit 1991 sind die Verordnungen der Antidepressiva von 198 Mio. definierten Tagesdosen kontinuierlich auf 419 Mio. im Jahr 2000 angestiegen (siehe Psychopharmaka, Kapitel 42, Abbildung 42.2). Das nunmehr erreichte DDD-Volumen reicht aus, um 1,15 Mio. Patienten zu behandeln. Nach einer neueren epidemiologischen Untersuchung in der primärärztlichen Versorgung beträgt die Prävalenz der schweren Depression 4,2% der erwachsenen Bevölkerung (15 bis 99 Jahre) in Deutschland (Wittchen et al. 2001). Bezogen auf die 71,25 Mio. GKV-Versicherten ergibt sich unter der Berücksichtigung der Altersstruktur eine Zahl von 2,5 Mio. Patienten, die für eine antidepressive Therapie in Frage kommen. Aus den Prävalenzdaten leitet sich ab, daß etwa die Hälfte der Patienten mit schwerer Depression täglich mit einem Antidepressivum behandelt wird. Die Depression ist allerdings eine Erkrankung, die schubförmig verläuft, und im depressionsfreien Intervall keine regelmäßige Dauertherapie mit Antidepressiva erfordert. Die einzige Ausnahme ist die Depressionsprophylaxe mit Lithiumsalzen, die jedoch nur bei 5% der Patienten eingesetzt werden. Nach Erkenntnissen der Weltgesundheitsorganisation wird allerdings der größere Teil depressiver Patienten immer noch nicht korrekt diagnostiziert und auch nicht adäquat behandelt. Damit besteht die Möglichkeit, daß das in den letzten zehn Jahren stark angestiegene Verordnungsvolumen von Antidepressiva immer noch nicht für die Versorgung aller depressiven Patienten ausreicht. Diese Problematik beschränkt sich jedoch nicht auf Deutschland und ist auch keine Folge von Budgetierung.

### Epilepsie

Auch die Verordnungen der Antiepileptika haben in den letzten zehn Jahren deutlich zugenommen. Seit 1991 sind die verordneten Tagesdosen von 114 Mio. auf 174 Mio. im Jahr 2000 angestiegen (siehe Antiepileptika, Kapitel 12). Daraus errechnet sich eine Zahl von 477.000 Patienten, die täglich eine Dauertherapie mit Antiepileptika erhalten. Diese Zahl entspricht 0,7% der 71,25 Mio. GKV-Versicherten und stimmt ungefähr mit der Epilepsieprävalenz von 0,4–0,8% in der Bevölkerung überein (Brodie und Dichter 1996). Neuere Antiepileptika haben einen steigenden, aber relativ geringen Anteil an den Gesamtverordnungen. Wesentlicher Grund ist die Tatsache, daß die neuen Wirkstoffe anders als die Standardantiepileptika Carbamazepin und Valproinsäure vor allem als Zusatztherapie und nur selten als Monotherapie verwendet werden.

### Demenz

Aufgrund der steigenden Zahl älterer Menschen entwickelt sich die Demenz zu einem bedeutsamen Problem der Gesundheitsversorgung. Nach einer aktuellen epidemiologischen Analyse leiden in Deutschland 900.000 Patienten an dementiellen Erkrankungen, davon 650.000 an der Alzheimerschen Demenz (Bickel 2000). Im Gegensatz zu allen anderen genannten Indikationsgebieten haben die Verordnungen von Antidementiva seit 1992 kontinuierlich abgenommen. Damals wurden noch 516 Mio. Tagesdosen von Antidementiva mit einem Umsatz von 913 Mio. DM verordnet, mit denen täglich 1,4 Mio. Patienten behandelt werden konnten. Bis zum Jahr 2000 sind die Antidementiva-DDD um etwa 60% auf 215 Mio. zurückgegangen (siehe Antidementiva, Kapitel 9, Tabelle 9.2). Damit können aber immer noch 600.000 Patienten behandelt werden. Dieses DDD-Volumen wäre normalerweise ausreichend, um die 565.000 Alzheimerpatienten aus dem Bereich der GKV zu behandeln.

Bis auf wenige Ausnahmen gehören die in Deutschland verwendeten Antidementiva jedoch zur Gruppe der Arzneimittel ohne ausreichend belegte Wirksamkeit. Das dürfte auch der wesentliche Grund dafür sein, daß die Verordnungen seit Jahren rückläufig sind. Erst im Oktober 1997 und im Mai 1998 wurden die beiden ersten Vertreter der Acetylcholinesterasehemmstoffe (Donepezil, Rivastigmin) in Deutschland eingeführt, die im Jahr 2000 erstmals in nennenswerten Mengen verordnet wurden (siehe Antidementiva, Kapitel 9, Tabelle 9.2). Mit diesen neuen Wirkstoffen ist bei leichter bis mittelschwerer Alzheimerdemenz eine geringfügige symptomatische Besserung durch Studien belegt, wodurch das Fortschreiten der Krankheit um einige Wochen bis Monate verzögert werden kann. In geringerem Umfang liegen auch Belege für einen Glutamatantagonisten (Memantin) vor. Von diesen drei Substanzen sind im Jahr 2000 insgesamt 18 Mio. Tagesdosen verordnet worden, die aber nur für ca. 50.000 Patienten ausreichen. Wenn man davon ausgeht, daß eine leichte bis mittelschwere Form der Demenz bei etwa der Hälfte der Alzheimerpatienten vorliegt, dann kämen etwa 280.000 Patienten für eine diese neuen Therapeutika in Frage. Die Kosten für Donepezil würden ca. 980 Mio. DM betragen und damit in dem Bereich wie 1992 liegen. Ob hier eine Unterversorgung vorliegt, ist nicht sicher zu beurteilen, da die Diskussion über den Einsatz dieser Stoffe wegen ihres begrenzten Zusatznutzens immer noch nicht abgeschlossen ist (siehe Antidementiva, Kapitel 9).

**Ausblick**

Die genannten sechs Beispiele zeigen, daß in den letzten Jahren die Qualität der Arzneimittelversorgung durch Einsatz innovativer Medikamente erheblich verbessert worden ist. Bei Patienten mit Tumorschmerzen, Diabetes und Epilepsie war im Jahr 2000 bundesweit praktisch eine Vollversorgung gewährleistet. Bei der Sekundärprophylaxe der koronaren Herzkrankheit mit Statinen wird dieses Ziel voraussichtlich im kommenden Jahr erreicht werden. Bei der schweren Depression ist die Zahl der Antidepressivaverordnungen in den letzten zehn Jahren verdoppelt worden. Ähnlich hat sich die Therapie mit innovativen Arzneimitteln in weiteren Indikationsgebieten entwickelt, wie z. B. bei Magen- und Duodenalulzera, Hepatitis C, Bronchialasthma, Schizophrenie, Osteoporose und vor allem in der Onkologie. Lediglich bei der Alzheimerdemenz entspricht die Arzneitherapie bisher nicht den heutigen Möglichkeiten, da hier noch viele veraltete Mittel, vor allem aus dem Bereich der Phytotherapeutika, in großem Umfang ohne nachweisbaren Nutzen eingesetzt werden.

Die Qualität der Arzneimittelversorgung ist trotz der engen Ausgabengrenzen des Arzneimittelbudgets bei vielen großen Volkskrankheiten erheblich verbessert worden. Einen wesentlichen Beitrag zur Qualitätsverbesserung hat der Verordnungsrückgang umstrittener Arzneimittel geleistet. Durch die aktuellen Daten zu den kassenärztlichen Arzneiverordnungen werden die Marketing-orientierten Behauptungen der pharmazeutischen Industrie über eine angebliche budgetbedingte Unterversorgung mit innovativen Arzneimitteln widerlegt.

## Literatur

Bickel H. (2000): Dementia syndrome and Alzheimer disease: an assessment of morbidity and annual incidence in Germany. Gesundheitswesen 62: 211–218.
Brodie M.J., Dichter M.A. (1996): Antiepileptic drugs. N. Engl. J. Med. 334: 168–175.
Euroaspire I and II Group (2001): Clinical reality of coronary prevention guidelines: a comparison of EUROASPIRE I and II in nine countries. Lancet 357: 995–1001.
Heidemann E. (1999): Tumorpatienten in Deutschland: Was wissen wir über Schmerzprävalenzen? Schmerz 13: 249–252.
Scandinavian Simvastatin Survival Study Group (1994): Randomized trial of cholesterol lowering in 4444 patients with coronary heart disease. The Scandinavian Simvastatin Survival Study (4S). Lancet 344: 1383–1389.
Thefeld W. (1999): Prävalenz des Diabetes mellitus in der erwachsenen Bevölkerung Deutschlands. Gesundheitswesen 61 (Sonderheft 2): S85–S89.
Tuomilehto J., Lindström J., Eriksson J.G., Valle T.T., Hämäläinen H., Ilanne-Parikka P. et al. (2001): Prevention of type 2 diabetes mellitus by changes in lifestyle among subjects with impaired glucose tolerance. Lancet 344: 1343–1350.
Verband Forschender Arzneimittelhersteller (2000):Die Budgets provozieren Unterversorgung. Pressemitteilung Nr. 10/2000 vom 26.6.2000.
Wiesner G., Grimm J., Bittner E. (1999): Zum Herzinfarktgeschehen in der Bundesrepublik Deutschland: Prävalenz, Inzidenz, Trend, Ost-West-Vergleich. Gesundheitswesen 61 (Sonderheft 2): S72–S78.
Wittchen H.U., Hofler M., Meister W. (2001): Prevalence and recognition of depressive syndromes in German primary care settings: poorly recognized and treated? Int. Clin. Psychopharmacol. 16: 121–135.

# 2. Neue Arzneimittel

UWE FRICKE UND ULRICH SCHWABE

Die Verordnungen neuer Arzneimittel haben in den vergangenen Jahren überdurchschnittlich stark zugenommen. Hauptgrund für diese Entwicklung dürfte der stetige Aufwärtstrend der neuen Wirkstoffe sein, die jährlich in Deutschland auf den Markt kommen (Abbildung 2.1). Die zunehmende therapeutische Bedeutung der Neueinführungen hat uns dazu veranlaßt, die neuen Wirkstoffe des Jahres 2000 und ihre Verordnungsentwicklung ausführlicher zu besprechen und in einem eigenen Kapitel darzustellen.

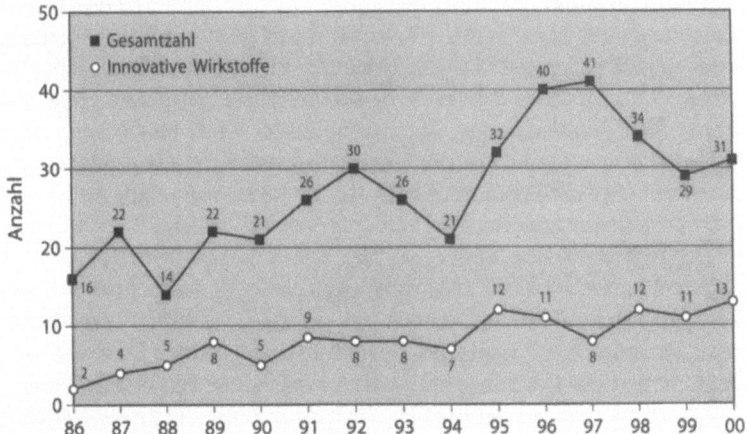

**Abbildung 2.1:** Markteinführung neuer Arzneistoffe und Anzahl innovativer Wirkstoffe in den Jahren 1986 bis 2000

## Neue Wirkstoffe des Jahres 2000

Im Jahr 2000 wurden in Deutschland 2341 Humanarzneimittel neu zugelassen (Vorjahr 1905). Darunter befinden sich 627 Fertigarzneimittel mit neuen, bisher wissenschaftlich nicht allgemein bekannten Arzneistoffen nach § 49 AMG sowie 286 Fertigarzneimittel, die die Zulassung durch die Europäische Kommission in Brüssel aufgrund eines Votums der European Medicines Evaluation Agency (EMEA) erhielten. Bei diesen Zahlen ist zu berücksichtigen, daß die EU-Zulassung nicht nur – wie von der nationalen Zulassung gewohnt – unterschiedliche Darreichungsformen und Dosisstärken als jeweils separates Fertigarzneimittel wertet, sondern auch unterschiedliche Packungsgrößen. Damit hat sich der Anteil der Fertigarzneimittel mit neuen Wirkstoffen an den insgesamt neu zugelassenen Fertigarzneimitteln mit 39% gegenüber den Vorjahren (15–20%) etwa verdoppelt. Unter den 913 Fertigarzneimitteln mit bisher nicht allgemein bekannten Wirkstoffen befinden sich 31 neue Arzneistoffe, die in Deutschland im Jahr 2000 erstmals in die Therapie eingeführt wurden (Tabelle 2.1). Davon wurden 15 Wirkstoffe EU-weit zentral zugelassen. Die pharmazeutischen Unternehmer machen damit zunehmend von diesem Verfahren Gebrauch. Seit dem 1. Januar 1998 besteht die Verpflichtung für das zentrale europäische Zulassungsverfahren, wenn ein Arzneimittel gentechnisch hergestellt oder in mehr als einem Mitgliedstaat der EU in den Verkehr gebracht werden soll. Daneben gibt es noch das nationale Zulassungsverfahren durch das Bundesinstitut für Arzneimittel und Medizinprodukte (BfArM) sowie das dezentrale Zulassungsverfahren als gegenseitiges Anerkennungsverfahren innerhalb von 90 Tagen, wenn eine Zulassung bereits in einem anderen Mitgliedsstaat der EU besteht.

Die therapeutische Bewertung der neuen Wirkstoffe zeigt, daß 13 Substanzen als wirklich innovativ (Kategorie A) bezeichnet werden können (Fricke 2000), wenn auch bei sechs Arzneistoffen (Amfebutamon, Becaplermin, Pioglitazon, Rosiglitazon, Sevelamer, Trastuzumab) nach derzeitiger Datenlage entweder ausreichende Wirksamkeitsbelege fehlen oder eine endgültige Beurteilung des Nutzen-Risiko-Verhältnisses und damit ihres therapeutischen Stellenwerts noch nicht möglich ist. Zwei weitere Wirkstoffe (Insulin glargin, Peginterferon alfa-2b) weisen gegenüber bereits verfügbaren Arzneistoffen mit gleicher Indikation Verbesserungen, im wesentlichen pharmakokinetischer Eigenschaften, auf. Bei einem Wirkstoff (Insulin glargin) sind allerdings schon seit längerem äquivalente therapeutische Alternativen verfügbar.

**Tabelle 2.1:** Arzneimittel mit neuen Wirkstoffen. Die Bewertung wurde von Fricke (2000) übernommen: A: Innovative Struktur bzw. neuartiges Wirkprinzip mit therapeutischer Relevanz, B: Verbesserung pharmakodynamischer oder pharmakokinetischer Eigenschaften bereits bekannter Wirkprinzipien, C: Analopräparat mit keinen oder nur marginalen Unterschieden zu bereits eingeführten Präparaten, D: Nicht ausreichend gesichertes Wirkprinzip oder unklarer therapeutischer Stellenwert.

| Wirkstoff | Handelsname (Einführungsdatum) | Indikation | Bewertung |
|---|---|---|---|
| Amfebutamon | Zyban (17.7.00) | Raucherentwöhnung | A/D |
| Amprenavir | Agenerase (1.11.00) | HIV-Infektion | C |
| Atosiban | Tractocile (1.6.00) | Drohende Frühgeburt | A |
| Becaplermin | Regranex (15.1.00) | Chronische diabetische Ulcera | A/D |
| Brinzolamid | Azopt (1.4.00) | Glaukom | C |
| Celecoxib | Celebrex (26.5.00) | Arthrose, rheumatoide Arthritis | C |
| Drospirenon | in Petibelle, Yasmin (15.11.00) | Kontrazeption | C |
| Esomeprazol | Nexium mups (16.10.00) | Refluxkrankheit, H. pylori-Eradikation | C |
| Etanercept | Enbrel (1.6.00) | Rheumatoide Arthritis | A |
| Etonogestrel | Implanon (15.6.00) | Kontrazeption | C |
| Exemestan | Aromasin (10.1.00) | Mammakarzinom | C |
| Gadobutrol | Gadovist (1.6.00) | NMR-Kontrastmittel | C |
| Ganirelix | Orgalutran (1.7.00) | LHRH-Antagonist | C |
| Insulinglargin | Lantus (15.6.00) | Diabetes mellitus | B/C |
| Iosarcol | Melitrast (1.6.00) | Röntgenkontrastmittel | C |
| Lercanidipin | Carmen, Corifeo (1.10.00) | Hypertonie | C |
| Levetiracetam | Keppra (1.11.00) | Epilepsie | A |
| Levodropropizin | Levopront (15.12.00) | Reizhusten | C |
| Lomefloxacin | Okacin (15.1.00) | Bakterielle Infektionen der Konjunktiva | C |
| Methacholin | Provokit (1.10.00) | Diagnostik der bronchialen Hyperreaktivität | A |
| Natriumphenylbutyrat | Ammonaps (15.5.00) | Harnstoffzyklusdefekte | A |
| Oxcarbazepin | Trileptal (25.2.00) | Epilepsie | C |
| Peginterferon alfa-2b | Pegintron (1.6.00) | Chronische Hepatits C | B |
| Pioglitazon | Actos (1.11.00) | Typ-2-Diabetes | A/D |
| Quetiapin | Seroquel (1.3.00) | Schizophrenie | C |
| Quinupristin/ Dalfopristin | Synercid (2.5.00) | Antibiotikum | A |
| Risedronsäure | Actonel (15.5.00) | Osteoporose | C |
| Rosiglitazon | Avandia (15.7.00) | Typ-2-Diabetes | A/D |
| Sevelamer | Renagel (14.3.00) | Hyperphosphatämie bei Dialysepatienten | A/D |
| Trastuzumab | Herceptin (11.9.00) | Mammakarzinom | A/D |
| Verteporfin | Visudyne (16.8.00) | Makuladegeneration | A |

Die übrigen Wirkstoffe wurden dagegen lediglich als Analogpräparate eingestuft, da sie gegenüber bereits eingeführten Präparaten keine oder nur marginale Unterschiede aufweisen. Die pharmakologisch-therapeutischen Eigenschaften der neuen Wirkstoffe werden im folgenden unter Berücksichtigung der wichtigsten kontrollierten klinischen Studien dargestellt.

### Amfebutamon

Amfebutamon (*Zyban*) ist der erste nicht-nicotinische Wirkstoff zur Raucherentwöhnung nicotinabhängiger Patienten. Ursprünglich wurde die Substanz unter der Bezeichnung Bupropion als sogenanntes atypisches Antidepressivum entwickelt (Zung 1983) und ist als solches in den USA seit 1989 auch zugelassen. Amfebutamon hemmt die Wiederaufnahme von Noradrenalin und – in höheren Dosen – auch von Dopamin im Zentralnervensystem und erhöht damit die Konzentration dieser Catecholamine im Locus coeruleus bzw. im mesolimbischen System, wodurch Entzugserscheinungen gemildert bzw. der Rauchdrang vermindert werden sollen (Shiffman et al. 2000). Auffällig ist die Strukturverwandtschaft mit dem Appetitzügler Amfepramon aus der Gruppe der Psychostimulantien vom Amphetamintyp (z. B. *Regenon*), dem zusammen mit anderen Vertretern dieser Stoffklasse wegen teilweise lebensbedrohender Nebenwirkungen und des damit verbundenen ungünstigen Risiko-Nutzen-Verhältnisses im Juni 2001 die Zulassung entzogen wurde (siehe Tabelle 2.5). Entsprechende amphetaminähnliche Wirkungen wurden bei Affen, aber auch beim Menschen nachgewiesen (De la Garza und Johanson 1987, Rush et al. 1998).

Amfebutamon erhöht die Raucherabstinenz und ist Nicotin für diese Indikation nur geringfügig überlegen. Nach einer neunwöchigen Amfebutamonbehandlung (300 mg/d) waren 60% der Raucher (vs. 41% unter Nicotin bzw. 34% unter Placebo) abstinent. Sechs bzw. 12 Monate später lag die Abstinenzrate nur noch bei 25% bzw. 18,4% (vs. 16% bzw. 9,8% unter Nicotin und 10% bzw. 5,6% unter Placebo) (Jorenby et al. 1999). Ob die Ergebnisse unter Praxisbedingungen reproduzierbar sind, wird allerdings bezweifelt, da die Studienpatienten hoch motiviert waren und drei Stunden persönliche ärztliche Beratung und 1,3 Stunden Telefonunterstützung erhielten (Harrison 2001). Hinzu kommt ein nicht unerhebliches Krampfrisiko (Häufigkeit 0,4%). Als typische amphetaminartige Nebenwirkungen treten Schlaflosigkeit, kardiovaskuläre Beschwerden (Tachykardie, Blutdruckerhöhung) und Appetithemmung auf. Kritische Stimmen stellen daher die Frage, ob ein potentiell suchterzeugendes Mittel für Patienten geeignet ist, die häufig zur Abhängigkeit neigen (Kinnell 2001). In Kanada wurden nach der Markteinführung 407 Verdachtsfälle auf Nebenwirkungen gemeldet, darunter 256 schwerwiegende Fälle (Arzneimittelkommission der deutschen Ärzteschaft 2000). In den Niederlanden wurden im ersten Jahr nach der Markteinführung sieben Fälle von tonisch-klonischen epileptischen Anfällen beschrieben (Kwan et al. 2001). In Großbritannien sind kürzlich im Zusammenhang mit der Einnahme von Amfebutamon 3457 Verdachtsfälle unerwünschter Wirkungen berichtet worden, darunter 18 Todesfälle, was allerdings von der Herstellerfirma Glaxo bestritten wird (Dobson 2001). Auch unerwünschte Wechselwirkungen, z. B. mit trizyklischen Antidepressiva, Serotonin-Rückaufnahme-Inhibitoren, Betarezeptorenblockern und Antiarrhythmika, sind aufgrund einer Hemmung des Cytochrom-P450-CYP2D6-Isoenzyms zu beachten. Die Tagestherapiekosten betragen 5,36 DM und liegen damit im gleichen Bereich wie Nicotinpräparate.

**Empfehlung:** Amfebutamon (*Zyban*) führt zwar zu einer höheren Nicotinabstinenz als Placebo, kann aber wegen der geringen Erfolgswahrscheinlichkeit (13%), amphetaminähnlicher Wirkungen und ungeklärter Todesfälle nicht für die Raucherentwöhnung empfohlen werden.

### Amprenavir

Amprenavir (*Agenerase*) ist der fünfte HIV-Proteasehemmer zur antiviralen Kombinationsbehandlung HIV-infizierter Patienten. Die Kombinationstherapie mit Amprenavir ist bei unvorbehandelten und vorbehandelten Patienten gleichermaßen wirksam und senkt die Viruslast im Plasma über einen Zeitraum von 48 bis 60 Wochen bei mehr als 50% der Patienten. Möglicher Vorteil ist eine fehlende bzw. nur teilweise (Ritonavir) Kreuzresistenz mit anderen Proteaseinhibitoren, wodurch bei Therapieversagern ein Wechsel zu Amprenavir (und umgekehrt) noch günstige Therapieergebnisse erwarten läßt. Die häufigsten unerwünschten Wirkungen sind – wie von anderen Proteaseinhibitoren bekannt – Übelkeit, Erbrechen, Diarrhoe, periorale Parästhesie, Kopfschmerzen und Müdigkeit. Im Vergleich zu anderen Proteasehemmern deutlich häufiger sind dagegen Hautreaktionen. Die lange Halbwertszeit von 7–11 Stunden ermöglicht eine zweimalige Gabe pro Tag. Die Dosierung beträgt 2mal 1200 mg täglich. Amprenavir kann als Lösung auch bei Kindern (>4 Jahre) eingesetzt werden. Mögliche Risiken durch den Lösungsvermittler Propylenglykol (Krampfanfälle, Tachykardie, Laktatazidose, Nierenschäden, Hämolyse) sind zu beachten. Der therapeutische Wert des neuen Proteasehemmers wird sich erst nach weiteren klinischen Studien genauer beurteilen lassen. In der einzigen direkten Vergleichsstudie mit einem Proteasehemmer war Amprenavir bei mit Nukleosidanaloga vorbehandelten, aber Proteaseinhibitor-naiven HIV-Patienten weniger wirksam als Indinavir (Noble und Goa 2000). Amprenavir ist mit DDD-Kosten von 57,75 DM der derzeit teuerste Vertreter der HIV-Proteasehemmer.

**Empfehlung:** Amprenavir ist nach kontrollierten klinischen Studien in Kombination mit nukleosidalen und nicht-nukleosidalen Reverse-Transkriptaseinhibitoren anderen Proteasehemmern therapeutisch weitgehend äquivalent. Ein Vorteil liegt möglicherweise in dem von anderen Proteaseinhibitoren abweichenden Resistenzmuster. So ist Amprenavir bei Versagen von Therapieschemata mit anderen Proteasehemmern noch wirksam.


### Atosiban

Atosiban (*Tractotile*) ist der erste peptidische Oxytocinrezeptorantagonist zur Wehenhemmung bei drohender Frühgeburt. Durch kompetitive Blockade uteriner Oxytocin- und Vasopressinrezeptoren werden Oxytocin-induzierte Wehen unterdrückt und die Geburt über mehrere Tage verzögert. Bisheriger Standard ist der Einsatz von Fenoterol (*Partusisten*) aus der Gruppe der $\beta_2$-selektiven Betarezeptoragonisten. Eine klinische Vergleichsstudie an 733 Patientinnen mit vorzeitigen Wehen zeigte, daß die Geburt durch Atosiban genauso wirksam wie durch Betarezeptoragonisten über einen Zeitraum von 48 Stunden (88% vs. 89%) oder von 7 Tagen (80% vs. 78%) hinausgezögert wurde (The Worldwide Atosiban versus Beta-agonists Study Group 2001). Während die Neugeborenen keine Unterschiede im peripartalen Verlauf aufwiesen, waren mütterliche Nebenwirkungen vor allem im Kreislaufbereich erheblich geringer (8% vs. 81%). Entsprechend waren Therapieabbrüche wegen unerwünschter Wirkungen unter einem Betarezeptoragonisten deutlich häufiger als unter Atosiban. Andererseits waren Behandlungsversager wegen mangelnder Wirksamkeit unter Atosiban häufiger als unter Betarezeptoragonisten (Maul et al. 2000). Atosiban ist also möglicherweise weniger wirksam, aber besser verträglich als Betarezeptoragonisten (EMEA 2000a). Exorbitant hoch sind die Therapiekosten für Atosiban, die bei maximaler Behandlung bei ca. 2000 DM (Preis für krankenhausversorgende Apotheken) liegen und damit ca. 40mal so hoch sind wie die Therapiekosten für Fenoterol.

**Empfehlung:** Atosiban ist nach vergleichenden klinischen Studien nicht wirksamer als Betarezeptoragonisten wie Fenoterol, aber besser verträglich. Wegen der außergewöhnlich hohen Therapiekosten erscheint ein Einsatz jedoch nur bei Kontraindikationen bzw. intolerablen Nebenwirkungen unter einem Betarezeptoragonisten gerechtfertigt.

## Becaplermin

Becaplermin (*Regranex*) ist der erste rekombinante Wachstumsfaktor zur Lokaltherapie chronischer diabetischer Hautgeschwüre. Wundheilungsvorgänge werden durch thrombozytäre Wachstumsfaktoren wie den Platelet-derived growth factor (PDGF) über eine vermehrte Bildung von Granulationsgewebe gefördert. Von Plättchen abgeleitete Wundheilungsfaktoren (PDWHF) wurden – von Patienten-eigenen Thrombozyten gewonnen – auch früher schon bei chronischen Ulzera als „Rezepturarzneimittel" (keine Zulassung erforderlich) eingesetzt. Ein therapeutischer Effekt ließ sich in einer Placebo-kontrollierten Studie allerdings nicht nachweisen (Reutter et al. 1999). Nach einer Metaanalyse von vier Placebo-kontrollierten Studien an insgesamt 922 Patienten führte ein 0,01%iges Becaplermin-Gel in Verbindung mit guter Wundbehandlung und initialem Debridement in einem Zeitraum von 20 Wochen bei 50% der Patienten zu einer vollständigen Abheilung chronischer diabetischer Hautgeschwüre, während in der Placebogruppe bzw. konservativ behandelten Patientengruppe nur bei jeweils 36% der Patienten eine Abheilung erreicht wurde. Auch die Zeit bis zum kompletten Wundverschluß wurde verkürzt (14,1 vs. 20,1 Wochen). Allerdings wurde nicht in jeder Einzelstudie eine statistische Signifikanz erreicht. Auch war die Rezidivrate der diabetischen Ulzera nach 3 Monaten mit 28–29% in allen Behandlungsgruppen sehr hoch (Smiell et al. 1999). Zu denken gibt ferner eine – wenn auch geringe – Erhöhung der Rate maligner Hauttumoren (0,6% vs. 0,0% unter Placebo) unter der Therapie mit Becaplermin (EMEA 1999). Neoplasien an oder in der Nähe der Applikationsstelle stellen daher eine Kontraindikation dar. *Regranex* ist mit Tagestherapiekosten von 65 DM sehr teuer, so daß eine 20wöchige Therapie ca. 9.100 DM kostet. Dabei ist zu berücksichtigen, daß nur bei 15% der behandelten Patienten die Abheilung von Hautulzera tatsächlich verbessert wird. Eine erfolgreiche Hautulkusabheilung mit *Regranex* kostet also ca. 60.000 DM. Bisher ist nicht untersucht worden, ob die Amputationsrate durch Becaplermin gesenkt wird.

**Empfehlung:** Becaplermin (*Regranex*) ist ein möglicherweise wirksames Mittel zur Lokaltherapie chronischer diabetischer Hautgeschwüre. Nicht alle (Placebo-)kontrollierten klinischen Studien erreichen jedoch statistische Signifikanz. Darüber hinaus ist die Rezidivrate mit ca. 30% sehr hoch. Die Behandlung hat insgesamt nur eine geringe absolute Erfolgsrate (15%) und ist unverhältnismäßig teuer (60.000 DM pro abgeheiltes Hautulkus).

### Brinzolamid

Brinzolamid (*Azopt*) ist ein weiterer topisch applizierbarer Carboanhydrasehemmer zur Senkung des Augeninnendrucks bei Offenwinkelglaukom. Brinzolamid hat ähnliche pharmakologische Eigenschaften wie Dorzolamid (*Trusopt*), wirkt aber stärker und länger. Brinzolamid senkt den Augeninnendruck in 1%iger Lösung genauso gut wie 2%iges Dorzolamid und kann in der Monotherapie zweimal statt dreimal täglich eingesetzt werden (Sall et al. 2000). Ein weiterer Vorteil ist die Verträglichkeit, da lokale Augenreizungen in Form von Brennen oder Stechen seltener auftraten (3% vs. 11%). Auch die Tagestherapiekosten der Monotherapie sind in der kleinsten Packungsgröße für *Azopt* mit 1,75 DM günstiger als für *Trusopt* mit 2,63 DM. Diese Vorteile haben offenbar dazu geführt, daß *Azopt* bereits im Jahr der Einführung in die Gruppe der 2500 verordnungshäufigsten Präparate gelangt ist (Tabelle 2.2).

**Empfehlung:** Der neue topisch applizierbare Carboanhydrasehemmer Brinzolamid (*Azopt*) ist für die Glaukomtherapie wegen längerer Wirksamkeit, besserer Verträglichkeit und geringerer Therapiekosten gegenüber Dorzolamid (*Trusopt*) empfehlenswert. Preiswerter und Mittel der ersten Wahl sind Betarezeptorenblocker.

**Tabelle 2.2:** Verordnungen von Arzneimitteln mit neuen Wirkstoffen 2000. Angegeben sind Verordnungen und Umsatz der Präparate mit mindestens 50.000 Verordnungen im Jahr 2000.

| Präparat | Wirkstoff | Verordnungen in Tsd. | % Änd. | Umsatz Mio. DM | % Änd. |
|---|---|---|---|---|---|
| **Antidiabetika** | | | | | |
| Avandia | Rosiglitazon | 59,1 | (neu) | 12,9 | (neu) |
| Lantus | Insulin glargin | 110,4 | (neu) | 21,1 | (neu) |
| **Antirheumatika** | | | | | |
| Celebrex | Celecoxib | 236,5 | (neu) | 21,7 | (neu) |
| **Magen-Darm-Mittel** | | | | | |
| Nexium mups | Esomeprazol | 157,2 | (neu) | 15,7 | (neu) |
| **Ophthalmika** | | | | | |
| Azopt | Brinzolamid | 106,9 | (neu) | 9,7 | (neu) |
| **Osteoporosemittel** | | | | | |
| Actonel | Risedronsäure | 53,9 | (neu) | 8,8 | (neu) |
| **Summe** | | 724,0 | (neu) | 89,9 | (neu) |

### Celecoxib

Celecoxib (*Celebrex*) ist nach Rofecoxib (*Vioxx*) der zweite Vertreter der spezifischen Inhibitoren der Cyclooxygenase-2 (COX-2) mit entzündungshemmenden und analgetischen Eigenschaften. Zugelassen ist Celecoxib zur Behandlung aktivierter Arthrosen und der rheumatoiden Arthritis. Celecoxib hemmt die durch Entzündungsvorgänge induzierbare COX-2 im Vollblutassay mit einer siebenfachen Selektivität im Vergleich zu der konstitutiven COX-1 (Chan et al. 1999). Damit erreicht Celecoxib zwar nicht die hohe COX-2-Selektivität von Rofecoxib (36fach), wirkt aber spezifischer als konventionelle nichtsteroidale Antiphlogistika vom Typ des Diclofenac (dreifach).

Hauptunterschied von Celecoxib im Vergleich zu Rofecoxib ist die erweiterte Zulassung für die rheumatoide Arthritis. In zwei kontrollierten Vergleichsstudien war Celecoxib (zweimal 200 mg/Tag) bei Patienten mit rheumatoider Arthritis genauso wirksam wie Naproxen (zweimal 500 mg/Tag) oder Diclofenac (zweimal 75 mg/Tag). Auch die Gesamtinzidenz unerwünschter Wirkungen unter Celecoxib lag mit 63% (vs. 65% unter Naproxen) bzw. 68% (vs. 73% unter Diclofenac) im Bereich der Vergleichsmedikation. Gastrointestinale Störungen sind nach diesen Studien mit 25% bzw. 36% etwas seltener als unter Naproxen (31%) bzw. Diclofenac (48%). Deutlich seltener sind mit 4% vs. 26% (Naproxen) bzw. 4% vs. 15% (Diclofenac) vor allem gastroduodenale Ulzera (Simon et al. 1999, Emery et al. 1999), obwohl andere direkt vergleichende Untersuchungen mit Inzidenzen schwerer gastrointestinaler Störungen (Ulzera, Blutungen, Perforationen) von 7% (Celecoxib) bzw. 9,5% (Diclofenac) nur marginale Unterschiede aufweisen (Clemett und Goa 2000). Über den Einsatz bei rheumatoider Arthritis hinaus wurde die Wirksamkeit von Celecoxib in mehreren Studien auch bei Gonarthrosen, Coxarthrosen und akuten Schmerzzuständen nachgewiesen (Clemett und Goa 2000).

Celecoxib ist allerdings relativ teuer. Die mittleren Therapiekosten einer definierten Tagesdosis (WHO-DDD) von 200 mg betragen 3,09 DM und liegen damit sechsfach höher als für Diclofenac (siehe Kapitel Antirheumatika und Antiphlogistika, Tabelle 16.3). Celecoxib ist damit nochmals um ein Drittel teurer als Rofecoxib, das auf der Basis der WHO-DDD 2,24 DM pro Tag kostet (Tabelle 16.5). Die realen Therapiekosten liegen jedoch doppelt so hoch, da Celecoxib in den meisten klinischen Studien mit einer Tagesdosis von 400 mg geprüft worden ist. Ein weiterer Nachteil von Celecoxib im Vergleich zu Rofecoxib ist die kürzere Halbwertszeit von elf Stunden, so daß in der Regel eine zweimalige Gabe pro Tag erforderlich ist. Rofexocib wirkt aufgrund seiner Halbwertszeit von 17 Stunden länger und braucht nur einmal täglich eingenommen zu werden. Trotz dieser Nachteile ist *Celebrex* nach der Markteinführung im Mai 2000 von allen neueingeführten Arzneimitteln am häufigsten verordnet worden.

Bei beiden COX-2-Inhibitoren ist eine abschließende Risikobewertung derzeit noch nicht möglich, da noch viele Fragen bezüglich der Langzeitanwendung ungeklärt sind. So sind bisher niereninsuffiziente Patienten nicht detailliert untersucht worden, was in Anbetracht der in der Niere konstitutiv exprimierten COX-2 bezüglich möglicher renaler Nebenwirkungen bedeutsam sein dürfte. Aus tierexperimentellen Untersuchungen ist bekannt, daß eine spezifische COX-2-Blockade Wundheilungsvorgänge blockieren kann, was im Hinblick auf eine verzögerte Abheilung von Magenulzera bedeutsam sein könnte (Jackson und Hawkey 2000). Schließlich sind bisher auch nicht die vaskulären Konsequenzen einer selektiven COX-2-Hemmung in den Gefäßendothelzellen und den Kardiomyozyten zu übersehen, wo die COX-2-abhängige Prostacyclinproduktion eine besondere Rolle für die Gefäßprotektion hat und bei (im Gegensatz zu Acetylsalicylsäure und anderen NSAR wie Naproxen) gleichzeitig fehlender Hemmung der Thromboxansynthese in den Blutplättchen durch COX-2-Inhibitoren thromboembolische Ereignisse wie Myokardinfarkt häufiger auftreten können als unter der Therapie mit nicht selektiven COX-Hemmern (Bombardier et al. 2000). COX-2-Hemmer sind trotz ihrer magenschonenden Wirkung keineswegs ein „Super-Aspirin", da ihnen die gefäßprotektive Wirkung der Acetylsalicylsäure fehlt (Peterson und Cryer 1999).

**Empfehlung:** Celecoxib (*Celebrex*) ist der zweite Vertreter der selektiven COX-2-Inhibitoren zur Behandlung aktivierter Arthrosen und der rheumatoiden Arthritis. Möglicher Vorteil gegenüber den konventionellen nichtsteroidalen Antiphlogistika ist bei gleich guter antirheumatischer Wirkung und insgesamt vergleichbarer Gesamtinzidenz unerwünschter Wirkungen eine etwas bessere Magenverträglichkeit mit – zumindest nach Kurzzeitstudien über 24 Wochen – einer Ulkusinzidenz im Placebobereich. Im Vergleich zu Rofecoxib ist Celecoxib aufgrund seiner geringeren COX-2-Selektivität, seiner kürzeren Wirkungsdauer und seiner höheren Tagestherapiekosten weniger empfehlenswert.

### Drospirenon

Drospirenon ist ein neuartiges Gestagen, das in Kombination mit Ethinylestradiol als monophasisches hormonales Kontrazeptivum eingesetzt wird. Die beiden Präparate *Petibelle* und *Yasmin* enthalten 30 µg Ethinylestradiol und 3 mg Drospirenon pro Tablette. Als Strukturanalogon von Spironolacton hat Drospirenon zusätzlich aldosteronantagonistische und antiandrogene Eigenschaften (Krattenmacher 2000). Östrogene, glucocorticoide und antiglucocorticoide Effekte fehlen. Damit verfügt Drospirenon über ein Wirkprofil, das sehr nahe an das natürliche Gestagen Progesteron heranreicht. Ein ähnliches Wirkprofil besitzt das bereits seit längerem verfügbare Gestoden (in *Femovan, Minulet*).

Klinische Vergleichsstudien haben gezeigt, daß die Drospirenonkombination eine sichere Kontrazeption (Pearl-Index 0,4) und eine zuverlässige Zykluskontrolle ermöglicht (Foidart et al. 2000). Aufgrund der aldosteronantagonistischen Komponente wirkt das neue Gestagen leicht natriuretisch und soll dadurch der Estrogen-induzierten Natrium- und Wasserretention sowie der damit verbundenen Gewichtszunahme entgegenwirken, die häufig unter hormonalen Kontrazeptiva beobachtet wird. Eine direkt vergleichende Studie gegen eine Desogestrel/Ethinylestradiol-haltige Kombination (z. B. *Marvelon*) weist nach 13 Zyklen mit 0,38 kg (vs. 1,55 kg unter der Desogestrelkombination) jedoch ebenfalls eine – wenn auch etwas geringere – Gewichtszunahme aus (Oelkers et al. 2000). Üblicherweise wird bei ausgeprägter Gewichtszunahme die Umstellung auf ein niedrig dosiertes Kontrazeptivum mit 20 µg Ethinylestradiol (z. B. *Leios*, *Miranova*) versucht. Die antiandrogene Aktivität von Drospirenon wirkt sich positiv auf Symptome einer Hyperandrogenämie (Akne, Hirsutismus) aus. Nachteilig sind die deutlich höheren Verordnungskosten (63 DM/Quartal), während vergleichbare Levonorgestrelkombinationen (z. B. *Microgynon*) weniger als die Hälfte kosten (26,30 DM/Quartal).

**Empfehlung:** Drospirenon (in *Petibelle*, *Yasmin*) verfügt über zusätzliche aldosteronantagonistische Eigenschaften und vermindert dadurch möglicherweise eine Kontrazeptiva-bedingte Gewichtszunahme. Wegen des deutlich höheren Preises ist eine Verordnung nur empfehlungswert, wenn eine Umstellung auf niedrig dosierte Kontrazeptiva (z. B. *Leios*, *Miranova*) erfolglos ist.

### Esomeprazol

Esomeprazol (*Nexium mups*) ist das S-Isomer von Omeprazol und laut Firmenwerbung „der erste Vertreter der neuen Substanzklasse der isomeren Protonenpumpenhemmer (iPPI)". Razemisches Omeprazol wurde 1989 als erster Protonenpumpenhemmer unter dem Handelsnamen *Antra* in die Therapie eingeführt. Nach Ablauf des Patentschutzes von Omeprazol sind seit April 1999 zahlreiche Omeprazolgenerika eingeführt worden, so daß der Umsatz von *Antra* im GKV-Markt von 542 Mio. DM im Jahre 1998 um mehr als 50% auf 260 Mio. DM im Jahre 2000 zurückgegangen ist (siehe Kapitel Magen-Darm-Mittel, Tabelle 35.1). In dieser Situation hat sich die Herstellerfirma AstraZeneca mit einjähriger Verspätung offenbar entschlossen, die verlorenen Marktanteile mit einem erneut patentfähigen Nachfolgeprodukt wieder zurückzugewinnen. Im Oktober 2000 wurde daher *Nexium mups* eingeführt, das nach nur 10 Wochen unter die 2500 meistverordneten Arzneimittel gelangte (Tabelle 2.2).

Anders als viele razemische Arzneistoffe haben Esomeprazol und R-Omeprazol die gleiche pharmakologische Aktivität. Beide Isomeren binden irreversibel an die als Protonenpumpe fungierende $H^+/K^+$-ATPase in den Belegzellen der Magenschleimhaut und hemmen die Salzsäureproduktion gleich stark. Was sollte also der Vorteil eines optisch reinen S-Isomers sein? Hier gibt es Hinweise auf pharmakokinetische Unterschiede der beiden Omeprazolisomeren. Bei In-vitro-Untersuchungen an menschlichen Lebermikrosomen wurde festgestellt, daß Esomeprazol langsamer als R-Omeprazol durch das Cytochrom-$P_{450}$-Enzym CYP2C19 hydroxyliert wird. Der Isomer-selektive Metabolismus ergibt eine geringfügig höhere Bioverfügbarkeit (68% vs. 60%) und eine längere Plasmahalbwertszeit (60 min vs. 40 min), was zu einem 80% höheren Plasmaspiegel für Esomeprazol führt (Hassan-Alin et al. 2000). Eine große klinische Studie an 1960 Patienten mit Refluxösophagitis zeigte allerdings nach acht Wochen nur marginale Unterschiede auf die Abheilungsrate für 20 mg Esomeprazol und 20 mg Omeprazol (90% vs. 87%) (Kahrilas et al. 2000). Mit einer Tagesdosis von 40 mg Esomeprazol war die Abheilungsrate geringfügig höher (94%), allerdings fehlt hier der Vergleich mit 40 mg Omeprazol. Die Helicobacter-Eradikation bei Patienten mit Duodenalulkus zeigt überhaupt keine Unterschiede zwischen Esomeprazol und dem Razemat (Spencer und Faulds 2000). Bei so geringen Unterschieden sieht die Herstellerfirma offenbar nur noch im Preis eine Chance für die „Evolution in der Säurehemmung" (Nexium-Werbung). Die Tagestherapiekosten (jeweils kleinste Packungsgröße) von *Nexium mups 20 mg* (3,63 DM) liegen nämlich deutlich niedriger als für *Antra mups 20 mg* (5,38 DM). Omeprazolgenerika sind aber weiterhin billiger, wie z. B. *Omep 20 mg* (3,09 DM pro Tag).

**Empfehlung:** Esomeprazol (*Nexium mups*) hat als S-Isomer von Omeprazol lediglich den Charakter einer Pseudoinnovation, da es keine klinisch relevanten Unterschiede bei der Behandlung des Duodenalulkus und der Refluxösophagitis im Vergleich zu razemischem Omeprazol zeigt. *Nexium mups* ist zwar deutlich preiswerter als *Antra mups*, verursacht aber höhere Therapiekosten als zahlreiche Omeprazolgenerika und ist daher nicht empfehlenswert.

### Etanercept

Etanercept (*Enbrel*) ist nach Infliximab (*Remicade*) der zweite Vertreter der TNF-α-Antagonisten, der bei Erwachsenen und Kindern zur Behandlung der rheumatoiden Arthritis eingesetzt werden kann. Beide

Substanzen neutralisieren die Aktivität des Tumor-Nekrose-Faktors alpha (TNF-α) und eröffnen damit neue Therapiemöglichkeiten, wenn die Patienten nicht ausreichend auf die Standardtherapie mit Remissionsinduktoren, wie z. B. Methotrexat, ansprechen. Bei der rheumatoiden Arthritis spielt TNF-α eine zentrale Rolle als lokaler Entzündungsmediator. Seine Effekte werden über die beiden membrangebundenen TNF-Rezeptoren p55 und p75 auf Granulozyten, Endothelzellen und Fibroblasten vermittelt. Die extrazelluläre Ligandenbindungsstelle des TNF-Rezeptors kann aber abgespalten werden und zirkuliert dann in löslicher Form im Serum und in der Gelenkflüssigkeit. Dieser lösliche TNF-Rezeptor bindet ebenfalls TNF-α, kann so die TNF-Wirkung auf die zellulären TNF-Rezeptoren verhindern und damit den rheumatischen Entzündungsprozeß unterbrechen. Da bei Patienten mit rheumatoider Arthritis jedoch auch TNF-α erhöht ist, reicht dieser Vorgang nicht aus, den überschüssigen TNF-α zu neutralisieren.

Etanercept ist ein Fusionsprotein aus dem $F_c$-Anteil des $IgG_1$ und zwei rekombinanten humanen p75-TNF-Rezeptoren, die genauso wie lösliche TNF-Rezeptoren TNF-α binden und dadurch biologisch inaktivieren. Das Fusionsprotein hat eine Halbwertszeit von 5 Tagen und braucht daher nur zweimal wöchentlich subkutan injiziert zu werden. Die klinische Wirksamkeit von Etanercept ist bisher in vier kontrollierten Studien untersucht worden (Seymour et al. 2001). In der größten Studie wurden 234 Patienten mit aktiver rheumatoider Arthritis ohne ausreichende Reaktion auf Remissionsinduktoren über einen Zeitraum von 6 Monaten untersucht.

Durch Etanercept (2mal 25 mg/Woche s.c.) wurde bei 40% der Patienten eine 50%ige Abnahme der Krankheitsaktivität nach dem Index des American College of Rheumatology (ACR-Index) im Vergleich zu 5% bei Placebopatienten erzielt (Moreland et al. 1999). Eine 50%ige Besserung des ACR-Index, der sich zum Goldstandard der Wirksamkeitsbeurteilung von Antirheumatika entwickelt, gilt als klinisch bedeutsam. Die Wirkung setzte nach 14 Tagen ein und ist damit deutlich schneller als unter Methotrexat, bei dem in der Regel zur Beurteilung des klinischen Erfolges 6–8 Wochen abgewartet werden müssen (Bathon et al. 2000). Auch die Zahl der befallenen Gelenke nahm deutlich (56% vs. 6%) ab. Etanerceptantikörper wurden nur bei einem Patienten beobachtet. Nach Unterbrechung der Behandlung treten die Krankheitssymptome allerdings wieder auf, so daß vermutlich eine Langzeittherapie erforderlich ist. Etanercept ist auch bei juveniler rheumatoider Arthritis (4 bis 17 Jahre) wirksam (Lovell et al. 2000). Die monatlichen

Therapiekosten liegen bei 4000 DM und sind etwa doppelt so hoch wie unter Infliximab.

Die Verträglichkeit war bis auf Hautreaktionen an der Injektionsstelle gut und wurde nicht durch dosislimitierende toxische Effekte eingeschränkt. Maligne Erkrankungen waren mit einer Inzidenz von 1,3% vs. 0,7% (Placebo) jedoch doppelt so hoch (EMEA 2000b). Die amerikanische Food and Drug Administration sah sich darüber hinaus veranlaßt, vor zwei Jahren einen Warnhinweis zu veröffentlichen, nachdem 30 Fälle von Sepsis und schweren Infektionen gemeldet worden waren (http://www.fda.gov; 12. May 1999). Am 3. Oktober 2000 teilte das European Medicines Evaluation Agency's (EMEA) Scientific Committee 10 Fälle von aplastischer Anämie und Panzytopenie, z. T. mit tödlichem Ausgang, mit (EMEA 2000c). Im November 2000 informierte die Herstellerfirma ferner über Demyelisierungserscheinungen im ZNS, einschließlich multipler Sklerose und Optikusneuritis (Arzneimittelkommission der deutschen Apotheker 2000). Ähnliche neurologische Störungen sind auch von anderen TNF-α-Antagonisten, z. B. Infliximab, bekannt (Wiendl et al. 2000). Die Postmarketingbeobachtungen haben inzwischen zumindest teilweise Eingang in die aktuelle Fachinformation gefunden.

**Empfehlung:** Etanercept (*Enbrel*) ist der zweite Vertreter der TNF-Antagonisten, die zwar als echter Fortschritt für die Behandlung der aktiven rheumatoiden Arthritis anzusehen sind, zum derzeitigen Zeitpunkt aber eher als Mittel der letzten Wahl in die Hand erfahrener Rheumatologen gehören. Ein möglicher Vorteil gegenüber Infliximab (*Remicade*) ist die geringere Antigenität. Risiken bei Patienten mit akuten oder chronischen Infektionen sowie Blutdyskrasie sind zu beachten. Darüber hinaus ist auf das Auftreten von Demyelisierungserscheinungen zu achten. Die Patienten sollten daher anamnestisch bezüglich einer multiplen Sklerose bzw. Optikusneuritis überprüft werden. Die langfristigen Effekte sind bisher nicht beurteilbar.

### Etonogestrel

Etonogestrel (*Implanon*) ist das erste langwirkende hormonale Kontrazeptivum, das als subkutanes Implantat über einen Zeitraum von drei Jahren anwendbar ist. Es gehört zur Gruppe der Gestagene und ist der biologisch aktive Metabolit des Desogestrels, das als Gestagenkomponente in oralen Kontrazeptiva (z. B. in *Lovelle*) eingesetzt wird. Das Implantat (4 cm Länge, 2 mm Durchmesser) wird unter die Haut an der Innenseite des Oberarms mit einem Einwegapplikator eingesetzt und enthält 68 mg Etonogestrel, von dem initial 60–70 µg/Tag und am Ende des dritten Jahres 25–30 µg/Tag freigesetzt werden. Ovulationshemmende Plasmaspiegel werden innerhalb eines Tages nach der Implantation erreicht. Der kontrazeptive Effekt beruht primär auf einer Hemmung der hypophysären Gonadotropinausschüttung. Dadurch wird der mittzyklische Gipfel des Luteotropins (LH) unterdrückt und die Ovulation verhindert. Die Konzentration des Follitropins (FSH) sinkt dagegen weniger, so daß die ovarielle Aktivität mit Follikelwachstum und Estradiolsynthese erhalten bleibt. Die Endometriumproliferation ist allerdings vermindert. Als zusätzliche Gestagenwirkung wird das Zervikalsekret visköser, wodurch die Passage von Spermien in die Gebärmutter erschwert wird. Die Langzeitwirkung von Etonogestrel wurde in 13 klinischen Studien an 1716 Frauen untersucht. Bei insgesamt 53.530 Zyklen trat keine Schwangerschaft auf, woraus sich ein Pearl-Index von Null berechnet (Croxatto und Mäkäräinen 1998). Die kontrazeptive Sicherheit des Implantats ist also höher als bei oralen Kontrazeptiva, weil Einnahmefehler ausgeschlossen sind. Wie bei anderen reinen Depotgestagenen (z. B. *Depot-Clinovir*) kommt es aufgrund der verminderten ovariellen Östrogensynthese zu unregelmäßigen und meist schwachen Blutungen. Bei ausgeprägter Atrophie des Endometriums bleiben die Blutungen ganz aus (ca. 1 von 5 Frauen). Auch andere unerwünschte Wirkungen (Brustschmerzen, Bauchschmerzen, verminderte Libido, Gewichtszunahme, Akne, Kopfschmerzen) entsprechen den Nebenwirkungen oraler Gestagenpräparate. Etwa ein Drittel der Frauen ließen sich in den ersten beiden Jahren das Implantat (überwiegend wegen nicht tolerierbarer Blutungsstörungen) wieder entfernen (Croxatto et al. 1999). Nach Explantation normalisierte sich der Menstruationszyklus innerhalb von drei Monaten bei fast allen Patientinnen. Ein Implantat kostet 379 DM. Damit sind die Tagestherapiekosten (0,35 DM) im Vergleich zu anderen Depotgestagenen relativ günstig. Hinzu kommen allerdings noch die Kosten für die Im- und Explantation.

**Empfehlung:** Etonogestrel (*Implanon*) ist ein reines Gestagenpräparat für eine dreijährige hormonale Kontrazeption. Wie bei anderen Depotgestagenen wird die Anwendung vor allem bei Kontraindikationen gegen Östrogene oder bei fehlender Einnahmesicherheit oraler Kontrazeptiva empfohlen.

## Exemestan

Exemestan (*Aromasin*) ist nach Formestan (*Lentaron*) der zweite irreversible steroidale Aromatasehemmer zur Behandlung des fortgeschrittenen Mammakarzinoms in der Postmenopause. Vorteil vor Formestan ist die orale Anwendung, wenn auch die Bioverfügbarkeit mit 5% sehr gering ist. Durch die Aromatasehemmung wird die Umwandlung von Androgenen in die Östrogene Estron und Estradiol gehemmt, die in der Postmenopause fast ausschließlich in peripheren Geweben (Fettgewebe, Muskulatur, Haut, Brustdrüse) stattfindet. Durch Exemestan (25 mg/Tag oral) wird die periphere Östrogensynthese fast vollständig gehemmt und der Plasmaöstrogenspiegel um mehr als 90% gesenkt. Bedeutsam scheint auch die Hemmung der lokalen Östrogenbildung im Tumorgewebe zu sein (Goss und Strasser 2001). Insgesamt sind die neuen Aromatasehemmer bei tamoxifenresistenten Patientinnen mit fortgeschrittenem Brustkrebs wirksamer als die bisherige Standardtherapie. In einer klinischen Vergleichsstudie hatte Exemestan eine höhere Ansprechrate (15% vs. 12,4%) und eine längere Gesamtdauer des Therapieerfolges (60 vs. 49 Wochen) als Megestrolacetat. Dies entspricht den klinischen Ansprechraten, die mit anderen, besser bioverfügbaren nichtsteroidalen Aromataseinhibitoren wie Anastrozol (*Arimidex*) und Letrozol (*Femara*) erzielt werden (Kaufmann et al. 2000). Direkt vergleichende klinische Studien liegen derzeit jedoch nicht vor. Häufigste Nebenwirkungen waren Hitzewallungen, Übelkeit und Müdigkeit. Nach vorläufigen Daten ist Exemestan auch bei der Primärtherapie des fortgeschrittenen Mammakarzinoms wirksam (Goss und Strasser 2001). Die Tagesbehandlungskosten für Exemestan betragen 14,71 DM und sind damit für alle drei oralen Aromatasehemmer identisch.

**Empfehlung:** Exemestan (*Aromasin*) gehört zu den neuen oral wirksamen Aromatasehemmern, die eine deutliche Überlegenheit zu der bisherigen Standardtherapie bei der Behandlung des fortgeschrittenen Mammakarzinoms mit Tamoxifen zeigen.

## Gadobutrol

Gadobutrol (*Gadovist*) ist ein weiteres paramagnetisches Kontrastmittel für die Magnetresonanztomographie (MRT) und gehört wie Gadoteridol (*ProHance*) zur Gruppe der nicht-ionischen Verbindungen.

Mögliche Vorteile – bei vergleichbar geringer Osmolarität und Viskosität wie Gadoteridol – sind die gegenüber anderen Kontrastmitteln doppelt so hohe Konzentration von Gadobutrol (Staks et al. 1994) und die damit verbundenen verbesserten kontrastgebenden Eigenschaften. Nach einer Phase-III-Studie an Patienten mit Tumoren des Neurokraniums ergab sich bei primären Hirntumoren durch eine doppelte Kontrastmitteldosis allerdings nur ein geringer zusätzlicher Informationsgewinn. Hingegen wurde bei Patienten mit Hirnfiliae, bei denen eine kumulative Kontrastmitteldosis appliziert wurde, eine höhere Anzahl von Metastasen detektiert, was bei einem Fünftel der Patienten zu einer Therapieänderung führte (Lemke et al. 1997). Unerwünschte Wirkungen waren mild bis mittelstark ausgeprägt und bildeten sich spontan zurück. Am häufigsten sind Übelkeit, Schwindel, Luftnot und Erbrechen sowie allergieähnliche Haut- und Schleimhautreaktionen. Die Kosten pro Untersuchung sind mit 168,43 DM deutlich geringer als bei Verwendung des gleichfalls nicht-ionischen MRT-Kontrastmittels Gadoteridol.

**Empfehlung:** Gadobutrol (*Gadovist*) ist ein paramagnetisches MRT-Kontrastmittel mit verbesserten kontrastgebenden Eigenschaften und möglichem zusätzlichen diagnostischen Informationsgewinn. Aufgrund der vergleichsweise geringen Kosten pro Untersuchung empfehlenswert.

## Ganirelix

Ganirelix (*Orgalutran*) ist nach Cetrorelix (*Cetrotide*) der zweite peptidische Gonadorelinantagonist zur Verhinderung eines vorzeitigen Eisprungs nach kontrollierter ovarieller Stimulation bei assistierter Reproduktionstechnik. Durch direkte Blockade der hypophysären Gonadorelinrezeptoren wird die Gonadotropinausschüttung (FSH, LH) sofort gehemmt, während Gonadorelinagonisten (z. B. Buserelin) zunächst die Bildung von Gonadotropinen stimulieren und erst nach Desensitisierung der Gonadorelinrezeptoren als funktionelle Hormonantagonisten hemmen. Die Behandlung mit Ganirelix ist daher kürzer und führt seltener zu ovarieller Überstimulation als die Gonadorelinagonisten. Die Schwangerschaftsrate ist jedoch bei beiden Verfahren annähernd gleich (31% vs. 34%) (The European and Middle East Orgalutran Study Group 2001). Ganirelix hat eine kürzere Halbwertszeit

(13–16 Std.) als Cetrorelix (30 Std.). Beide Gonadorelinantagonisten werden täglich einmal injiziert und kosten ca. 139 DM pro Tag. Sie sind damit mindestens doppelt so teuer wie Gonadorelinagonisten.

**Empfehlung:** Ganirelix (*Orgalutran*) wirkt als Gonadorelinantagonist bei der künstlichen Befruchtung schneller und benötigt eine kürzere Behandlungsdauer als Gonadorelinagonisten. Die Schwangerschaftsrate ist mit beiden Verfahren gleich.

### Insulin glargin

Insulin glargin (*Lantus*) ist ein langwirkendes Analogon des Humaninsulins. Damit wird 50 Jahre nach der Entwicklung von Protamininsulin und Lenteinsulin erstmals wieder ein neues Verzögerungsprinzip in die Insulintherapie eingeführt. Insulin glargin enthält zwei Modifikationen der nativen Insulinstruktur. In der A-Kette wurde an der Position A21 Glycin gegen Asparagin ausgetauscht, in der B-Kette wurden am aminoterminalen Ende zwei Arginin-Moleküle hinzugefügt. Infolge der daraus resultierenden pH-Verschiebung des isoelektrischen Punktes (von 5,4 auf 6,7) ist Insulin glargin im sauren pH der Injektionslösung gut löslich, aber bei physiologischem pH im Unterhautgewebe schlecht löslich. Nach der Injektion bilden sich im Gewebe Mikropräzipitate, die langsamer resorbiert werden und länger wirken. Die Wirkung setzt nach etwa 1 Stunde ein und hält 24 Stunden und länger an (Gillies et al. 2000). Durch die kontinuierliche basale Freisetzung wird ein nahezu konstanter Insulinspiegel ohne Plasmaspiegelspitzen ähnlich wie bei der natürlichen Basalsekretion ermöglicht (Heinemann et al. 2000). Das Ziel einer verbesserten Blutzuckerkontrolle wurde aber nur teilweise erreicht. In einer einjährigen Vergleichsstudie mit Protamininsulin an 426 Typ-2-Diabetikern traten mit Insulin glargin seltener nächtliche Hypoglykämien (10% vs. 24%) auf, die $HbA_{1c}$-Werte unterschieden sich jedoch nicht (8,3% vs. 8,1%) (Yki-Järvinen et al. 2000). Ein praktischer Vorteil ist die gute Löslichkeit von Insulin glargin in der Injektionslösung, so daß eine erneute Mischung vor der Injektion entfällt. Bei den als Suspension vorliegenden Protamininsulinen ist eine ungenügende Resuspension der Hauptgrund für eine erhebliche Variabilität der tatsächlich applizierten Insulinmenge. Die Therapiekosten für *Lantus* (3,81 DM/DDD) liegen 37% höher als für Protamininsuline, z. B. *Insuman Basal* (Tabelle 10.2). Trotz der deutlich höheren Kosten gelangte *Lantus* nach der Markteinführung im Juni 2000 unter die 2500 meistverordneten Arzneimittel.

Bei allen neuen Humaninsulinanaloga besteht ein erhebliches Interesse an dem mitogenen Potential infolge der Bindung an den Rezeptor des insulinähnlichen Wachstumsfaktors 1 (IGF-1). Insulin glargin hat trotz geringerer Bindung an den Insulinrezeptor eine 6–8fach höhere Affinität zum IGF-1-Rezeptor einer humanen Osteosarkomzellinie (Kurtzhals et al. 2000). Im Gegensatz zu einem anderen Insulinanalogon wirkte Insulin glargin im Tierversuch nicht karzinogen. Dennoch räumte die Europäische Arzneimittelbehörde EMEA Unsicherheiten in der Beurteilung des karzinogenen Potentials von Insulinanaloga ein (EMEA 2000d). Nicht ganz geklärt sind ferner einige Fälle progredienter Retinopathien nach längerer Behandlung mit Insulin glargin (Bolli und Owens 2000). Die amerikanische Zulassung für *Lantus* ist daher unter der Auflage für eine Retinopathiestudie erfolgt (http://www.fda.gov/cder/approval/index.htm).

**Empfehlung:** Insulin glargin (*Lantus*) ist ein langwirkendes Humaninsulinanalogon mit einer Wirkdauer von über 24 Stunden. Daraus ergeben sich mögliche Vorteile gegenüber konventionellen Verzögerungsinsulinen bei Diabetikern mit nächtlichen Hypoglykämien, wenn eine einmal tägliche Gabe erfolgen soll. Eine endgültige Beurteilung ist jedoch erst nach Abklärung potentieller mitogener Effekte und progredienter Retinopathien möglich.

## Iosarcol

Iosarcol (*Melitrast*) ist ein weiteres nicht-ionisches monomeres Röntgenkontrastmittel mit ähnlichen Eigenschaften wie bereits verfügbare Vertreter dieser Stoffgruppe. Auch klinisch-diagnostisch ergeben sich diesen gegenüber keine nennenswerten Vorteile. Iosarcol ist zur Zeit das nicht-ionische Röntgenkontrastmittel mit der höchsten Hydrophilie. Die Osmolalität und Viskosität der handelsüblichen Iosarcol-Lösung entsprechen denen anderer monomerer nicht-ionischer Kontrastmittel. Iosarcol wird unverändert und nahezu ausschließlich durch glomeruläre Filtration ausgeschieden. Es wird nicht metabolisiert und überwindet nach tierexperimentellen Untersuchungen nicht die Blut-Hirn-Schranke. Als nicht-ionisches wasserlösliches Röntgenkontrastmittel kann Iosarcol bei einem breiten Spektrum von Untersuchungstechniken eingesetzt werden. Aktuell existieren jedoch keine publizierten vergleichende Arbeiten bezüglich der diagnostischen Qualität von Iosarcol. Die Nebenwirkungsrate liegt im Bereich anderer nicht-ionischer Röntgenkontrastmittel. Die von Röntgenkontrastmitteln bekannte Histaminfreisetzung ist nach vergleichenden klinischen Studien gering. Gemeinsam mit Iohexol (*Omnipaque*) gehört Iosarcol zu den schwächsten Histaminliberatoren (Friedrich et al. 1995). Bei einer mittleren Dosierung von 50 ml ergeben sich auf der Basis der Preise für krankenhausversorgende Apotheken mittlere Kosten von 108,23 DM. Sie entsprechen in etwa anderen nicht-ionischen Röntgenkontrastmitteln mit vergleichbaren diagnostischen Indikationsspektren.

**Empfehlung:** Iosarcol (*Melitrast*) ist ein nicht-ionisches Röntgenkontrastmittel ohne nennenswerte Vorteile zu anderen Vertretern dieser Stoffgruppe.

### Lercanidipin

Lercanidipin (*Carmen*, *Corifeo*) ist der 15. Calciumantagonist auf dem deutschen Arzneimittelmarkt. Er gehört zur Gruppe der langwirkenden Dihydropyridine und wurde zur Hochdruckbehandlung zugelassen. Aufgrund hoher Lipophilie setzt die Wirkung langsam ein und hält einen Tag an. Die Bioverfügbarkeit ist gering und beträgt nach tierexperimentellen Untersuchungen etwa 17%. Quantitative Angaben für den Menschen liegen nicht vor. Einnahme mit einer fettreichen Mahlzeit erhöht die maximale Serumkonzentration um das Dreifache, weshalb die Einnahme zwei Stunden vor dem Essen empfohlen wird. Die Halbwertszeit (8–10 Stunden) liegt im mittleren Bereich. Die häufigsten Nebenwirkungen stehen im Zusammenhang mit den gefäßerweiternden Eigenschaften und bestehen aus Flush, Knöchelödemen, Herzklopfen, Kopfschmerzen, Schwindel und Schwäche. Nach einer klinischen Vergleichsstudie hat Lercanidipin eine ähnliche blutdrucksenkende Wirkung wie retardiertes Nifedipin, Nitrendipin oder Amlodipin (McClellan und Jarvis 2000). Die Therapiekosten (1,63 DM/Tag) liegen allerdings erheblich höher als z. B. für Nitrendipingenerika (0,24 DM/Tag) (siehe Kapitel Calciumantagonisten, Tabelle 20.4). Unter diesen Bedingungen dürfte das Analogpräparat trotz der kunstvollen Handelsnamen kaum große Marktchancen haben.

**Empfehlung:** Lercanidipin (*Carmen, Corifeo*) ist ein weiterer lipophiler und damit langwirkender Calciumantagonist ohne erkennbare Vorteile zu vorhandenen Präparaten. Wegen vergleichsweise hoher Therapiekosten kann eine Verordnung nicht empfohlen werden.

### Levetiracetam

Levetiracetam (*Keppra*) ist ein Antiepileptikum zur Zusatzbehandlung partieller Anfälle mit und ohne Generalisierung. Der Wirkungsmechanismus ist bisher trotz Nachweis einer Bindungsstelle nicht bekannt. Möglicherweise werden Calcium-abhängige Prozesse an neuronalen Membranen des Zentralnervensystems inhibiert. Eine Wirkung über Mechanismen etablierter Antikonvulsiva wie die Blockade von Natriumkanälen, die Erhöhung des inhibitorischen Neurotransmitters GABA und die Hemmung exzitatorischer, Glutamat-vermittelter Stimuli konnte für Levetiracetam bislang nicht belegt werden (Birnstiel et al. 1997). Auch das präklinische Wirkprofil ist nicht mit demjenigen bislang bekannter Antiepileptika vergleichbar. Besonders hervorzuheben ist die Wirksamkeit von Levetiracetam in elektrischen und chemischen Kindling-Modellen, von der eine protektive Wirkung dieser Substanz auf die Epileptogenese abgeleitet wird (Klitgaard et al. 2000). Klinisch zeigt Levetiracetam als Zusatztherapie nach verschiedenen Studien mit 23–42% deutlich höhere Ansprechraten als Placebo (10–17%) (Dooley und Plosker 2000). Einige Patienten wurden anfallsfrei (2–8%). Levetiracetam zeichnet sich durch eine gute Verträglichkeit und ein recht günstiges pharmakokinetisches Profil mit vollständiger Resorption, fehlendem hepatischen Metabolismus, renaler Elimination und fehlenden Arzneimittelinteraktionen aus. Dadurch ist es als Kombinationspartner in der Polytherapie der Epilepsie besonders gut geeignet. Das Nebenwirkungsprofil von Levetiracetam ist günstig. Lediglich Abgeschlagenheit, Kopfschmerzen und Schwindel wurden berichtet. Auffällig ist eine vermehrte Neigung zu Infekten der oberen Atemwege und des Urogenitaltraktes, die unter hohen Tagesdosen von Levetiracetam beobachtet wurden, ohne daß es zu Veränderungen der Leukozyten kam (Cereghino et al. 2000). Diese Nebenwirkungen wurden allerdings nicht als Arzneimittel-abhängig gewertet und finden sich daher nicht in der Fachinformation. Nachteilig sind die hohen Tagestherapiekosten (18,64 DM), die im oberen Bereich der neueren Antiepileptika liegen.

**Empfehlung:** Levetiracetam (*Keppra*) ist ein neues Antiepileptikum zur Zusatzbehandlung therapierefraktärer partieller Anfälle mit vergleichsweise günstigen pharmakokinetischen Eigenschaften und möglicherweise protektiven Wirkungen auf die Epileptogenese. Letzteres ist allerdings noch in entsprechenden klinischen Studien zu belegen.

## Levodropropizin

Levodropropizin (*Levopront*) ist das linksdrehende Enantiomer des nichtopioiden Antitussivums Dropropizin, das als *Larylin* bereits seit über 30 Jahren auf dem deutschen Markt vertreten ist. Auch Levodropropizin ist nicht neu, da es schon seit etwa zehn Jahren in Italien verwendet wird. Es fällt auf, daß bei Medline nur eine Placebo-kontrollierte Studie mit 20 Patienten zum Beleg der antitussiven Wirksamkeit zu finden war (Bariffi et al. 1992). Vergleichende klinische Studien gegen Dextromethorphan (*Wick Formel 44 Hustenstiller*) (Catena und Daffonchio 1997) bzw. Dropropizin (Banderali et al. 1995) weisen jedoch auf eine prinzipielle therapeutische Äquivalenz der untersuchten Antitussiva hin. Levodropropizin soll seltener sedative Nebenwirkungen als das Razemat auslösen. Die Tagestherapiekosten für 180 mg Levodropropizin betragen 6,25–7,00 DM und sind damit doppelt so hoch wie die DDD-Kosten von Dropropizin bzw. dreifach höher als mit Codein (siehe Antitussiva und Expektorantien, Tabelle 17.2).

**Empfehlung:** Levodropropizin (*Levopront*) kann als Antitussivum nicht empfohlen werden, da die Wirksamkeit ungenügend belegt ist und die Therapiekosten zu hoch sind.

## Lomefloxacin

Lomefloxacin (*Okacin*) ist ein weiteres lokal anwendbares Fluorchinolon zur Behandlung der bakteriellen Konjunktivitis. Aufgrund seiner ausgeprägten Phototoxizität wird Lomefloxacin in Deutschland nicht für die systemische Therapie verwendet, so daß ein wichtiger Grundsatz für die Lokaltherapie am Auge erfüllt ist. Hinzu kommt eine günstige okulare Pharmakokinetik. Die Tränenretentionszeit der Substanz ist lang und die transkorneale Penetration ist hoch. In einer Metaanalyse von sechs klinischen Studien war Lomefloxacin bei zweimal täglicher Gabe genauso wirksam wie fünf etablierte Standardantibiotika (Jauch et al. 1999). Außerdem zeigte es eine geringe Resistenzbildung und löste bei Applikation weniger lokale Reizerscheinungen aus. Zu beachten ist, daß auch vor Anwendung von Lomefloxacin am Auge eine Exposition von UV-Licht sicher auszuschließen ist. Die Behandlungskosten (0,64 DM/Tag) sind etwa 20% höher als die DDD-Kosten anderer in der Augenheilkunde angewendeter Fluorchinolone (siehe Kapitel Ophthalmika, Tabelle 40.2).

**Empfehlung:** Lomefloxacin (*Okacin*) ist aufgrund günstiger pharmakokinetischer Eigenschaften eine sinnvolle Ergänzung zur Behandlung bakterieller Konjunktivitiden mit Fluorchinolonen. Zu beachten ist das hohe Potential phototoxischer Reaktionen.

### Methacholin

Methacholin (*Provokit*) ist ein Acetylcholinderivat zur Diagnostik der bronchialen Hyperreaktivität. Die Verbindung wurde bereits 1911 synthetisiert und später als gefäßerweiterndes Mittel bei vasospastischen Krankheiten verwendet. Seit etwa 30 Jahren wird sie zunehmend als inhalativer Bronchokonstriktor bei Lungenfunktionsstudien benutzt, da das ebenfalls wirksame Histamin deutlich mehr systemische Nebenwirkungen hat. Pharmakologisch ist Methacholin ein Parasympathomimetikum, das vorwiegend muscarinische Acetylcholinrezeptoren stimuliert. Als β-Methylderivat des körpereigenen Neurotransmitters Acetylcholin wird es durch die Acetylcholinesterase langsamer abgebaut als Acetylcholin und wirkt dementsprechend länger. In Deutschland wird Methacholin als Inhalationslösung mit Hilfe eines Verneblers in einem fünfstufigen Provokationstest mit anschließender Messung von Lungenfunktionswerten eingesetzt. Der Methacholintest hat eine ausgezeichnete Sensitivität, aber nur einen mäßigen prädiktiven Wert für die Diagnose des Asthma, da eine bronchiale Hyperreaktivität bei vielen anderen Krankheiten (Raucherlunge, chronische Herzinsuffizienz, Mukoviszidose, Bronchitis, Heuschnupfen) beobachtet wird. In den USA wird daher die routinemäßige Anwendung des Methacholintests bei Asthmapatienten noch nicht empfohlen (American Thoracic Society 2000). Die Kosten pro Test liegen bei 38,58 DM.

**Empfehlung:** Methacholin (*Provokit*) wird seit langem als Bronchokonstriktor zur Diagnostik von Atemwegskrankheiten verwendet. Ein routinemäßiger Einsatz bei der Kontrolle von Asthmapatienten wird bisher nicht empfohlen.

### Natriumphenylbutyrat

Natriumphenylbutyrat (*Ammonaps*) wird bei angeborenen Harnstoffzyklusstörungen zur Senkung erhöhter Ammoniakspiegel eingesetzt. Zu derartigen Erkrankungen gehören der Carbamylphosphatsynthetase-(CPS)-Mangel (Vorkommen 1:62.000), der Ornithintranscarbamylase-(OTC)-Mangel (1:14.000) bzw. der Argininosuccinatsynthetase-(ASS)-Mangel (1:57.000), bei denen die Bildung von Harnstoff auf der Stufe des Carbamylphosphat, der Citrullinsynthese aus Ornithin und Carbamylphosphat bzw. der Bildung von Argininosuccinat aus Citrullin und Aspartat gehemmt ist (Brusilow und Maestri 1996). Natriumphenylbutyrat ist ein Prodrug, das im Körper zunächst in Phenylacetat umgewandelt wird. In dieser Form wird es mit Glutamin zu Phenylacetylglutamin konjugiert, das rasch über die Niere ausgeschieden wird und damit die Elimination von überschüssigem Stickstoff anstelle des fehlenden Harnstoffs übernimmt. Durch eine Dauerbehandlung mit Phenylbutyrat wurde die Häufigkeit hyperammonämischer Episoden gesenkt, so daß 90% der Patientinnen fünf Jahre überlebten (Maestri et al. 1996). Unbehandelt führt die Krankheit zu schweren Enzephalopathien mit einer Mortalität von 80%. Die Dosis beträgt tgl. 0,45–0,6 g/kg, die Tagestherapiekosten bei Erwachsenen liegen bei 260–350 DM.

**Empfehlung:** Natriumphenylbutyrat (*Ammonaps*) ermöglicht die Behandlung von seltenen angeborenen Stoffwechselstörungen des Harnstoffzyklus und wirkt dabei lebensrettend.

### Oxcarbazepin

Oxcarbazepin (*Trileptal*) ist ein weiteres Antiepileptikum zur Mono- und Kombinationstherapie fokaler Anfälle mit oder ohne sekundär generalisierten tonisch-klonischen Anfällen. Die Substanz hat als Derivat des Carbamazepin ein ähnliches Wirkungsspektrum und eine vergleichbare antiepileptische Aktivität, muß aber nach vergleichenden klinischen Studien etwa 1,2–1,5fach höher dosiert werden. Unterschiedlich ist das pharmakokinetische Profil der beiden Antiepileptika.

Anders als das oxidativ metabolisierte Carbamazepin wird Oxcarbazepin in der Leber reduziert. Dabei entsteht der aktive Metabolit 10-Hydroxycarbazepin, der primär für die antiepileptische Wirkung verantwortlich ist. Gleichzeitig führt Oxcarbazepin zu einer geringeren Induktion arzneimittelabbauender Enzyme und verursacht daher auch weniger Arzneimittelinteraktionen als Carbamazepin (McKee et al. 1994). Oxcarbazepin gilt daher als wirksame Alternative bei Patienten, die unter Carbamazepin Unverträglichkeiten oder erhebliche Wechselwirkungen mit anderen Antiepileptika entwickeln (Grant und Faulds 1992). Die Tagestherapiekosten von *Trileptal* (5,12 DM) sind allerdings etwa dreimal so hoch wie die von Carbamazepinpräparaten (siehe Kapitel Antiepileptika, Tabelle 12.2).

**Empfehlung:** Oxcarbazepin (*Trileptal*) ist ein Carbamazepinderivat mit vergleichbarer antiepileptischer Aktivität, aber abweichendem pharmakokinetischen Profil. Bei störenden Arzneimittelwechselwirkungen unter Carbamazepin kommt es ggf. als therapeutische Alternative in Betracht.

### Peginterferon alfa-2b

Peginterferon alfa-2b (*PegIntron*) ist ein Interferonderivat, das bisher zur Behandlung der chronischen Hepatitis C bei Ribavirinintoleranz zugelassen ist. Nach aktuellen Studiendaten tritt der synergistische Effekt des Ribavirin (*Rebetol*) auch bei der Kombination mit dem neuen Interferonderivat ein. Peginterferon alfa-2b ist ein kovalentes Konjugat des rekombinanten Interferon alfa-2b mit hochmolekularem Polyethylenglykol (PEG). Dadurch wird die mittlere Halbwertszeit von 6 auf 31 Stunden verlängert, so daß das neue Präparat nur einmal statt bisher dreimal pro Woche gegeben zu werden braucht. Bei der chronischen Hepatitis C hat das pegylierte Interferon eine höhere antivirale Aktivität als das nichtpegylierte Produkt (Glue et al. 2000a). Kürzlich ist weiterhin gezeigt worden, daß eine Kombinationstherapie mit Ribavirin einen synergistischen Therapieeffekt hat und der Monotherapie mit Peginterferon alfa-2b überlegen war (Glue et al. 2000b). Nach einer 24wöchigen Kombinationstherapie lagen die antiviralen Ansprechraten deutlich höher (81% vs. 50%). Die Therapiekosten von *PegIntron* betragen 52,75 DM pro Tag und sind damit etwa 40% höher als die von Interferon alfa-2b (*Intron A*).

**Empfehlung:** Die Entwicklung des langwirkenden Peginterferon alfa-2b (*PegIntron*) ist ein weiterer Fortschritt in der Behandlung der chronischen Hepatitis C. Aufgrund der ersten Studienergebnisse kann auch die Kombinationsbehandlung mit Ribavirin empfohlen werden.

## Pioglitazon

Pioglitazon (*Actos*) ist nach Rosiglitazon (*Avandia*) (siehe unten) der zweite Vertreter der Thiazolidindione, die im vergangenen Jahr als neue Stoffklasse für die Kombinationsbehandlung des Typ-2-Diabetes zugelassen wurden. Die Substanz wirkt ebenso wie Rosiglitazon (siehe S. 52) als Agonist auf den Peroxisomenproliferator-aktivierten Rezeptor-γ (PPAR-γ). In einer 16wöchigen Studie an 328 Patienten senkte eine Kombinationstherapie mit Metformin den Nüchternblutzucker (−38 mg/dl) und das $HbA_{1C}$ (−0,8%) stärker als eine Monotherapie mit Metformin (Einhorn et al. 2000). Pioglitazon wirkt länger als Rosiglitazon und wird daher nur einmal täglich dosiert. Leichte Unterschiede zeigen sich auch beim Fettstoffwechsel, da Pioglitazon zusätzlich die Plasmatriglyzeride (−18%) senkt und möglicherweise das LDL-Cholesterin nicht erhöht (King 2000). Ähnlich wie bei Rosiglitazon wurde bei der Kombinationsbehandlung ein Anstieg des Körpergewichts um 3–4 kg beobachtet (Einhorn et al. 2000). Die Therapiekosten von *Actos* sind mit 5,65 DM höher als für *Avandia*.

**Empfehlung:** Pioglitazon (*Actos*) ist in der Kombinationsbehandlung mit Metformin (oder Sulfonylharnstoffen) wirksam. Ob dadurch die Spätkomplikationen des Typ-2-Diabetes verzögert werden, ist bisher nicht beurteilbar.

## Quetiapin

Quetiapin (*Seroquel*) ist ein weiterer Vertreter der atypischen Neuroleptika aus der Gruppe der Dibenzothiazepine mit ähnlichen Eigenschaften wie Clozapin (z. B. *Leponex*). Dazu gehört auch das häufige Auftreten einer Leukopenie (> 1%). Das pharmakologische Profil zeigt eine bevorzugte Blockade von Serotoninrezeptoren ($5-HT_{2A}$) und eine niedrigere Affinität zu Dopaminrezeptoren ($D_2$). Darauf wird eine geringere Häufigkeit extrapyramidalmotorischer Störungen zurückgeführt. Die klinisch-therapeutische Beurteilung des Präparats ist kontrovers. Einerseits wird Quetiapin aufgrund guter antipsychotischer Wirksamkeit und verbesserter Verträglichkeit als Mittel der ersten Wahl für die Behandlung der Schizophrenie angesehen (Kasper und Müller-Spahn 2000). In einem Cochrane-Review wird die Verwendung von Quetiapin dagegen nicht empfohlen. Trotz einer großen Zahl klinischer Studien (42 auswertbare Publikationen) war die Behandlungsdauer in den meisten Fällen sehr kurz und die Zahl der Therapieabbrüche (36–64%) ungewöhnlich hoch (Srisurapanont et al. 2000). Nach massiver Überdosierung (25fache Erhaltungsdosis) in suizidaler Absicht wurde eine Verlängerung des QT-Intervalls beschrieben. Auf vorbestehende Überleitungsstörungen sollte geachtet werden (Gajwani et al. 2000). Die Therapiekosten von *Seroquel* (16,52 DM/Tag) liegen 2–3fach höher als für Clozapinpräparate (siehe Kapitel Psychopharmaka, Tabelle 42.6).

**Empfehlung:** Quetiapin (*Seroquel*) ist ein Analogpräparat von Clozapin (z. B. *Leponex*), aber 2–3fach teurer und kann deshalb nicht für die Verordnung empfohlen werden.

### Quinupristin/Dalfopristin

Die Kombination aus Quinupristin und Dalfopristin (*Synercid*) ist das erste injizierbare Streptograminantibiotikum aus der Gruppe zyklischer Peptidantibiotika, zu der auch die Makrolidantibiotika gehören. Jede Komponente hat eine bakteriostatische Aktivität gegen grampositive Bakterien. Die Kombination wirkt synergistisch und erreicht dadurch bakterizide Effekte bei multiresistenten grampositiven Keimen. Zugelassen ist Quinupristin/Dalfopristin zur Behandlung entsprechender Infektionskrankheiten nach Versagen anderer Antibiotika. Trotz einer kurzen Halbwertszeit (ca. 50 min) kann die Kombination wegen eines ausgedehnten postantibiotischen Effekts alle 8 Stunden gegeben werden. Klinische Infektionen mit Methicillin-resistenten Staphylococcus aureus (MRSA) oder Vancomycin-resistenten Enterococcus faecium (VREF) wurden bei 75% bzw. 60% der Patienten erfolgreich behandelt (Lamb et al. 1999). Die häufigsten Nebenwirkungen sind entzündlich bedingte Schmerzen an der Infusionsstelle. Relativ häufig sind auch Arthralgien und Myalgien. Zu beachten sind ferner eine mögliche QT-Zeitverlängerung sowie CYP3A4-vermittelte Interaktionen. Die

Therapiekosten betragen 430 DM pro Tag (Preis für krankenhausversorgende Apotheken).

**Empfehlung:** Die Antibiotikakombination Quinupristin/Dalfopristin (*Synercid*) ist ein wichtiges Reserveantibiotikum bei schweren Infektionen mit multiresistenten grampositiven Bakterien, wenn kein anderes Antibiotikum wirksam ist.

### Risedronsäure

Risedronsäure (*Actonel*) ist der dritte Vertreter aus der Gruppe der Bisphosphonate, der in Deutschland für die Behandlung und Vorbeugung der postmenopausalen Osteoporose, erstmals auch unter systemischer Langzeitbehandlung mit Glucocorticoiden, zugelassen wurde. Bisphosphonate sind metabolisch stabile Pyrophosphatanaloga und hemmen aufgrund einer hohen Affinität zu den Knochenmineralien den pathologischen Knochenabbau. Nach den Ergebnissen von sieben kontrollierten Studien senkt eine 2-3jährige Behandlung mit Risedronsäure die Häufigkeit von Wirbelkörperfrakturen und anderen Frakturen bei postmenopausalen Frauen um 50% (Crandall 2001). Auch der Glucocorticoid-induzierte Knochenverlust wird vermindert. Unbekannt ist bisher, ob Risedronsäure klinische Vorteile gegenüber anderen Bisphosphonaten, wie z. B. Alendronsäure (*Fosamax*) hat. Endoskopisch gesicherte Magenulzera waren nach einer direkt vergleichenden Kurzzeitstudie an gesunden postmenopausalen Frauen nach zwei Wochen deutlich seltener (4,1% vs. 13,2%) als unter Alendronat (Lanza et al. 2000a). Höhere Dosen (Alendronat 40 mg/die, Risedronat 30 mg/die) wiesen nach einer randomisierten, Placebo-kontrollierten Multizenterstudie nach 28tägiger Behandlung mit jeweils 3% allerdings keinen Unterschied in der Inzidenz gastroduodenaler Ulzera aus (Lanza et al. 2000b). Die mittleren Tagestherapiekosten betragen 3,62 DM und liegen damit im Bereich der DDD-Kosten für Alendronsäure (siehe Kapitel Mineralstoffe und Osteoporosemittel, Tabelle 37.4). *Actonel* gehört zu den wenigen Neueinführungen, die im Jahr 2000 auf Anhieb in die Gruppe der 2500 meistverordneten Arzneimittel gelangt sind (Tabelle 2.2).

**Empfehlung:** Risedronsäure (*Actonel*) ist ein weiteres Bisphosphonat zur Behandlung und Prophylaxe der postmenopausalen Osteoporose und kann als möglicherweise besser magenverträgliche Alternative zu Alendronsäure (*Fosamax*) für die Verordnung in Betracht gezogen werden.

### Rosiglitazon

Rosiglitazon (*Avandia*) ist der erste in Deutschland eingeführte Vertreter der Thiazolidindione (Glitazone), einer neuen Klasse oraler Antidiabetika zur Behandlung des Typ-2-Diabetes. Der blutzuckersenkende Effekt dieser Stoffgruppe beruht primär auf einer Steigerung der Insulinempfindlichkeit der Muskulatur mit der Folge einer erhöhten Glukoseaufnahme. Die Thiazolidindione werden daher auch als „Insulinsensitizer" bezeichnet. Die Wirkung wird durch die Bindung an den Peroxisomenproliferator-aktivierten Rezeptor (PPAR) vermittelt. Bedeutsam ist vor allem der PPAR-γ, ein nukleärer Rezeptor, der die Expression von Glukosetransportern und die Bildung von Fettzellen erhöht. Als erster Vertreter dieser Stoffklasse erhielt Troglitazon 1997 die Zulassung in den USA, wurde dort aber wegen zahlreicher Fälle von akutem Leberversagen (darunter 28 Todesfälle) im März 2000 wieder vom Markt genommen. Nach Rosiglitazon wurden bisher drei Fälle von Leberschädigungen berichtet, die sich jedoch nach Absetzen des Arzneimittels zurückbildeten (Forman et al. 2000, Al-Salman et al. 2000, Ravinuthala und Nori 2000). Durch eine 26wöchige Kombinationstherapie mit Metformin wurde der Nüchternblutzucker (40–53 mg/dl) und das $HbA_{1C}$ (1,0–1,2%) stärker als durch eine Monotherapie mit Metformin gesenkt (Fonseca et al. 2000). Zu dieser Studie gibt es weitere Studienarme, in denen die Monotherapie beider Substanzen bei zuvor auf Metformin eingestellten Diabetikern verglichen wurde. Dieser Teil wurde jedoch nicht publiziert. Unter Monotherapie mit Rosiglitazon kam es dabei zu einem kontinuierlichen Verlust der Blutzuckerkontrolle über 12 Wochen mit einem $HbA_{1C}$-Anstieg um ca. 2% und einem steilen Anstieg des LDL-Cholesterins (Gale 2001). Auch bei der Kombinationstherapie wurde ein dosisabhängiger Anstieg des LDL-Cholesterins, des HDL-Cholesterins und des Körpergewichts (2–3 kg) beobachtet. Möglicherweise ist das PPAR-γ-vermittelte Fettzellwachstum Ursache der Gewichtszunahme (Parulkar et al. 2001). Ähnliche Ergebnisse (Senkung des $HbA_{1C}$ gegenüber der Monotherapie mit Sulfonylharnstoffen um 1,03%) wurden auch in Kombination mit Sulfonylharnstoffen erzielt (Wolfenbuttel et al. 2000). Als Monotherapie war Rosiglitazon allerdings schwächer wirksam als Glibenclamid (EMEA 2000e). Weitere Nebenwirkungen sind Flüssigkeitsretention, Ödeme sowie in Einzelfällen Herzinsuffizienz. In Kombination mit Insulin trat letztere etwa doppelt so häufig auf (EMEA 2000e). Herzinsuffizienz NYHA I-IV (auch in der Vorgeschichte) ist eine Kontraindikation. Die Therapiekosten für *Avandia* betragen 4,24 DM pro Tag und liegen damit höher als für andere orale Antidiabetika (siehe Kapitel Antidiabetika, Tabellen 10.3 und 10.4). *Avandia* ist trotz der nachteiligen Wirkungen auf das Körpergewicht bereits im Jahr seiner Einführung in die Gruppe der 2500 meistverordneten Arzneimittel gelangt (Tabelle 2.2).

**Empfehlung:** Rosiglitazon (*Avandia*) ist in der Kombinationsbehandlung mit Metformin oder Sulfonylharnstoffen wirksam. Ob dadurch die Spätkomplikationen des Typ-2-Diabetes verzögert werden, ist bisher nicht beurteilbar.

### Sevelamer

Sevelamer (*Renagel*) ist ein Phosphatbinder zur Behandlung einer Hyperphosphatämie bei Hämodialysepatienten. Er besteht aus einem nicht resorbierbaren Polyallylaminhydrochlorid-Polymer, das Phosphationen über partiell protonierte Amine bindet und dadurch den Phosphatspiegel im Serum senkt. In einer Vergleichsstudie mit Calciumacetat kam es zu einer ähnlichen Senkung des Phosphatserumspiegels, während der Calciumserumspiegel unter Sevelamer etwas weniger als unter Calciumacetat anstieg (Bleyer et al. 1999). Langzeitstudien fehlen allerdings. Auch fehlen Hinweise auf das relative Risiko von Hyperkalzämien bei üblicher Calcium/Vitamin-D-Supplementierung. Die Zulassung wurde unter der Auflage erteilt, entsprechende Studien durchzuführen (EMEA 2000f). Die Tagestherapiekosten von *Renagel* liegen erheblich höher (10,86–21,76 DM/Tag) als die der Standardtherapie mit Calciumcarbonat oder Calciumacetat (1,43–2,86 DM/Tag).

**Empfehlung:** Sevelamer (*Renagel*) ist ein wirksamer neuer Phosphatbinder zur Behandlung der Hyperphosphatämie bei Dialysepatienten. Die Behandlung ist allerdings achtfach teurer als die Standardtherapie mit Calciumcarbonat und daher bis zur endgültigen Bewertung noch nicht empfehlenswert.

## Trastuzumab

Trastuzumab (*Herceptin*) ist der erste monoklonale Antikörper zur Immuntherapie des metastasierten Mammakarzinoms. Voraussetzung für die Anwendung ist eine Überexpression des humanen epidermalen Wachstumsfaktors 2 (HER2), die etwa 25–30% aller Mammakarzinome aufweisen. Eine HER2-Überexpression ist auch bei anderen Karzinomen, z. B. beim Ovarial-, Blasen-, Pankreas- und kleinzelligen Bronchialkarzinom, beschrieben und zieht allgemein eine schlechte Prognose und Verkürzung der Überlebenszeit nach sich (Konecny et al. 1999). Trastuzumab bindet an die extrazelluläre Domäne des HER2-Rezeptorproteins und hemmt dadurch das Wachstum der Tumorzellen. Der Antikörper hat eine Halbwertszeit von 5,8 Tagen und kann daher einmal wöchentlich intravenös infundiert werden. In der ersten großen Studie an 222 zytostatisch vorbehandelten Frauen mit metastasiertem Mammakarzinom und HER2-Überexpression war die objektive Ansprechrate nach Monotherapie mit Trastuzumab 15% (Cobleigh et al. 1999). Die Zeit bis zur Tumorprogression betrug drei Monate, die mittlere Gesamtüberlebenszeit 13 Monate. Deutlich bessere Ergebnisse erzielte eine Kombinationstherapie mit Zytostatika. Durch gleichzeitige Gabe von Paclitaxel (*Taxol*) oder Vinorelbin (*Navelbine*) und Trastuzumab wurden die Ansprechraten erheblich gesteigert und erreichten 71% bei HER2-positiven Patientinnen (Fornier et al. 2000, Burstein et al. 2000). Die Behandlung mit Trastuzumab hat aber auch erhebliche Risiken. Infusionsassoziierte Symptome wie Fieber, Schüttelfrost, Hautausschlag, Übelkeit, Erbrechen etc. sind mit ca. 40–50% die häufigsten Nebenwirkungen. Seltener (<10%), dann aber z. T. letal, sind Überempfindlichkeitsreaktionen mit Bronchospasmus, Angioödem und anaphylaktischen Schockreaktionen sowie schwere pulmonale Ereignisse (Pneumonie, akutes Lungenödem, Atemnotsyndrom). Auch Fälle von Kardiomyopathie, Herzinsuffizienz und myeloischer Leukämie sind beschrieben. In den USA sind in den 18 Monaten nach der Zulassung 62 schwere Nebenwirkungen (darunter 15 Todesfälle) bei der ersten Infusion berichtet worden (Horton 2001). Unerwartet war eine Kardiotoxizität bei Monotherapie mit Trastuzumab (7%), vor allem aber bei der Kombinationstherapie mit Paclitaxel (11%) oder Anthrazyklinen (28%). In Anbetracht der Tatsache, daß Morbidität und Mortalität der Herzinsuffizienz z. T. höher ist als die mancher Karzinome, wird daher eine strenge Beachtung der zugelassenen Indikationen gefordert. Ein Einsatz bei weniger invasiven Tumoren ist nicht indiziert (Feldman et al. 2000). Nach Wirksamkeitsnachweis beim metastasierten Mammakarzinom wird dieses neue immuntherapeutische Prinzip auch bei der adjuvanten Therapiesituation klinisch geprüft. Die Therapiekosten liegen wie bei vielen neuen Tumortherapeutika sehr hoch (1883 DM/ Woche).

**Empfehlung:** Mit Trastuzumab (*Herceptin*) steht ein innovatives und wirksames Therapieprinzip für die Behandlung des metastasierten HER2-positiven Mammakarzinoms zur Verfügung. Die Anwendung kann unter den gegebenen Voraussetzungen und bei Beachtung der Risiken und Kontraindikationen empfohlen werden. Weitere Einsatzmöglichkeiten werden derzeit klinisch geprüft.

## Verteporfin

Verteporfin (*Visudyne*) ist ein Photosensibilisator für die Behandlung der altersbedingten Makuladegeneration infolge subfovealer chorioidaler Neovaskularisation. Diese Netzhauterkrankung ist die Hauptursache der Erblindung im Alter, die bei 11-19% der Patienten über 85 Jahre vorkommt. Verteporfin ist ein lichtaktivierbares Benzoporphyrinderivat, das als Liposomenpräparation intravenös infundiert wird und nach Inkorporation in die Low-Density-Lipoproteine (LDL) selektiv in neovaskuläre Endothelzellen mit hoher LDL-Rezeptordichte aufgenommen wird. Anschließend wird die Substanz in einem zweiten Schritt durch Bestrahlung des Auges mit langwelligem Laserlicht (689 nm) photodynamisch aktiviert. Dadurch entstehende reaktive Sauerstoffradikale führen im Bereich der Makuladegeneration zu einer gezielten Endothelschädigung mit Bildung von Thromben und spezifischem Verschluß der neovaskulären Gefäße. In einer multizentrischen Studie an 609 Patienten mit altersbedingter Makuladegeneration verminderte Verteporfin den Sehschärfeverlust innerhalb eines Jahres um 15% im Vergleich zur Placebogruppe (TAP Study Group 1999). Eine Nachuntersuchung nach insgesamt zwei Jahren bestätigte den Unterschied zwischen Verteporfin und Placebo (41% vs. 55%) (TAP Study Group 2001). Der absolute Sehschärfeverlust auf der Sehprobentafel betrug nach zwei Jahren in der Verteporfingruppe 13,4 Buchstaben und in der Placebogruppe 19,6 Buchstaben, also ein Unterschied von 3,1 Buchstaben pro Jahr. Häufigste Nebenwirkungen sind Sehstörungen und Reaktionen an der Injektionsstelle. Zu beachten ist eine erhöhte

Lichtempfindlichkeit über 48 Stunden. Die Therapiekosten betragen bei etwa drei Behandlungen pro Jahr ca. 10.000 DM.

**Empfehlung:** Verteporfin (*Visudyne*) in Kombination mit langwelligem Laserlicht ist ein wirksames neues Verfahren zur Senkung des mäßigen und schweren Sehverlustes bei Patienten mit der exsudativen Form der altersbedingten Makuladegeneration. Die hohen Arzneimittelkosten limitieren die Anwendbarkeit des Verfahrens.

## Neue Wirkstoffe seit 1991

Die Fertigarzneimittel mit neuen Wirkstoffen, die seit 1991 zugelassen wurden und sich erfolgreich am Markt etabliert haben, nahmen im Durchschnitt kräftig zu. Die erfolgreichsten Neueinführungen dieses Zeitraums mit einem Umsatz von mehr als 100 Mio. DM im Jahre 2000 sind in der Tabelle 2.3 zusammengefaßt.

Der erfolgreichste Wirkstoff der seit 1991 eingeführten neuen Arzneimittel war der Lipidsenker Atorvastatin (*Sortis*), der mit einem Umsatz von 618 Mio. DM mit weitem Abstand vor allen anderen Neueinführungen lag. Auffällig an dieser Entwicklung ist die Tatsache, daß Atorvastatin erst 1997 auf den Markt kam und sich in nur drei Jahren an die Spitze der Statine setzte. Möglicherweise beruht der Markterfolg des Atorvastatins auf der relativ starken cholesterinsenkenden Wirkung, die bereits mit der niedrigsten im Handel befindlichen Dosis (10 mg) erreicht wird.

Die zweite erfolgreiche Substanz ist der Calciumantagonist Amlodipin (*Norvasc*), der 1994 neu eingeführt wurde und seit 1998 der am häufigsten verordnete Wirkstoff unter den Calciumantagonisten ist. Vermutlich beruht diese Entwicklung auf seiner besonders langen Wirkungsdauer und vor allem dem langsamen Anfluten der Substanz, wodurch reflektorische Tachykardien vermieden werden. Die bisher führenden Substanzen (z. B. Nifedipin) mit schneller und kurzer Wirkung waren in retrospektiven Analysen mit einem erhöhten Risiko eines Herztodes assoziiert (siehe auch Calciumantagonisten, Kapitel 20). Allerdings gibt es bisher im Gegensatz zu Nitrendipin keine Daten zur antihypertensiven Langzeitwirkung von Amlodipin (siehe Calciumantagonisten, Kapitel 20).

Die seit 1991 neueingeführten Wirkstoffe haben 2000 einen Umsatzanteil von 24,5% am Gesamtmarkt erreicht (Tabelle 2.4). Die Steige-

**Tabelle 2.3:** Erfolgreiche Neueinführungen 1991 bis 2000. Angegeben sind Verordnungen und Umsatz von Präparaten, die seit 1991 neu eingeführt wurden und 2000 einen Umsatz von mindestens 100 Mio. DM erreicht haben.

| Jahr | Wirkstoff | Präparat | Verordnungen in Tsd. | % Änd. | Umsatz Mio. DM | % Änd. |
|---|---|---|---|---|---|---|
| 1991 | Clarithromycin | Klacid | 1.864,1 | −11,4 | 113,6 | −10,9 |
|  | Carvedilol | Dilatrend | 775,3 | +9,6 | 102,3 | +9,1 |
|  | Pravastatin | Pravasin | 550,5 | +7,4 | 126,0 | +14,1 |
|  | Filgrastim | Neupogen | 52,0 | −1,7 | 110,6 | +0,5 |
| 1992 | Ribavirin | Rebetol | 64,8 | +52,3 | 104,0 | +88,6 |
| 1993 | Azithromycin | Zithromax | 2.117,7 | +2,5 | 100,3 | +2,8 |
| 1994 | Amlodipin | Norvasc | 2.775,1 | +9,1 | 417,2 | +10,7 |
|  | Pantoprazol | Pantozol | 1.089,6 | +11,5 | 160,9 | +5,5 |
|  | Fluticason | Flutide | 813,3 | −18,3 | 102,6 | −16,3 |
|  | Risperidon | Risperdal | 575,1 | +35,9 | 136,8 | +26,9 |
| 1995 | Losartan | Lorzaar | 619,3 | −11,6 | 102,7 | −10,1 |
|  | Tacrolimus | Prograf | 114,2 | +61,5 | 102,2 | +50,1 |
| 1996 | Glimepirid | Amaryl | 1.840,0 | +13,5 | 151,4 | +15,7 |
|  | Insulin lispro | Humalog | 544,4 | +30,6 | 127,7 | +37,7 |
|  | Olanzapin | Zyprexa | 487,3 | +36,5 | 174,6 | +32,7 |
|  | Interferon beta-1b | Betaferon | 89,3 | +53,9 | 212,4 | +53,9 |
| 1997 | Atorvastatin | Sortis | 2.816,6 | +31,2 | 617,5 | +32,8 |
|  | Cerivastatin | Lipobay | 1.113,9 | +21,6 | 214,7 | +26,1 |
|  | Interferon beta-1a | Avonex | 59,5 | +17,3 | 132,6 | +17,3 |
|  | Interferon beta-1a | Rebif | 52,2 | +111,0 | 134,2 | +118,9 |
| 1998 | Clopidogrel | Plavix | 450,4 | +40,3 | 136,5 | +41,5 |
|  | Clopidogrel | Iscover | 433,9 | +44,5 | 133,2 | +46,0 |
| 1999 | Rofecoxib | Vioxx | 1.297,5 | +3.342,6 | 125,5 | +4.762,8 |
| Summe |  |  | 20.596,0 |  | 3.839,4 |  |
| Summe aller Neueinführungen |  |  | 61.367,7 | +11,5 | 9.245,7 | +19,1 |
| Anteil aller Neueinführungen am Gesamtmarkt (%) |  |  | 8,2 |  | 24,5 |  |

rungsrate dieses Marktsegments (+19,1%) liegt deutlich höher als im Gesamtmarkt (+2,8%). Allein durch die vermehrte Verordnung von Neueinführungen sind die Arzneimittelkosten 2000 um 1483 Mio. DM gestiegen. Dieser Betrag liegt sogar noch über dem Umsatzzuwachs des Gesamtmarktes in Höhe von 1038 Mio. DM (Tabelle 1.2) (siehe S. 6).

Eine Reihe von Arzneimitteln sind wegen besonderer Risiken in dem Zeitraum von 1985 bis 2000 vom Markt genommen worden (Tabelle

**Tabelle 2.4:** Verordnung von Arzneimitteln mit neuen Wirkstoffen 2000. Angegeben sind alle Präparate, die von 1991 bis 2000 eingeführt wurden und 2000 mindestens 20.000 Verordnungen erreicht haben.

| Präparat | Wirkstoff | Verordnungen 2000 in Tsd. | Änd. % | Umsatz 2000 Mio. DM | Änd. % |
|---|---|---|---|---|---|
| **Neue Wirkstoffe 1991** | | | | | |
| Klacid | Clarithromycin | 1.864,1 | −11,4 | 113,6 | −10,9 |
| Stilnox | Zolpidem | 1.292,3 | −18,1 | 41,5 | −17,6 |
| Dilatrend | Carvedilol | 775,3 | +9,6 | 102,3 | +9,1 |
| Cynt | Moxonidin | 687,7 | +7,2 | 85,3 | +7,5 |
| Ximovan | Zopiclon | 652,4 | −39,8 | 21,5 | −38,6 |
| Pravasin | Pravastatin | 550,5 | +7,4 | 126,0 | +14,1 |
| Bikalm | Zolpidem | 532,4 | −21,1 | 17,5 | −19,2 |
| Suprax | Cefixim | 447,6 | +5,3 | 31,1 | +9,0 |
| Querto | Carvedilol | 437,2 | +5,4 | 59,3 | +8,6 |
| Modip | Felodipin | 434,5 | −10,8 | 63,9 | −9,2 |
| Orelox | Cefpodoxim | 404,7 | −2,8 | 25,8 | −3,4 |
| Accupro | Quinapril | 396,6 | −13,2 | 42,5 | −13,2 |
| Sempera | Itraconazol | 353,2 | −11,8 | 87,2 | −14,2 |
| Physiotens | Moxonidin | 305,4 | +10,8 | 39,1 | +11,3 |
| Podomexef | Cefpodoxim | 290,4 | +14,8 | 17,3 | +9,3 |
| Munobal | Felodipin | 233,1 | −14,8 | 34,8 | −12,4 |
| Cephoral | Cefixim | 213,4 | −9,0 | 15,8 | −8,0 |
| Zopiclon-ratiopharm | Zopiclon | 186,7 | +433,8 | 3,8 | +430,0 |
| Skinoren | Azelainsäure | 186,5 | −8,9 | 7,1 | −10,2 |
| Liprevil | Pravastatin | 163,9 | −16,6 | 35,6 | −12,9 |
| Aurorix | Moclobemid | 160,4 | −14,3 | 28,3 | −14,1 |
| Zofran | Ondansetron | 133,5 | +21,3 | 52,0 | +26,7 |
| Somnosan | Zopiclon | 122,5 | +73,8 | 2,8 | +65,3 |
| Biaxin HP | Clarithromycin | 119,4 | −14,5 | 17,8 | −14,1 |
| Zopiclon Stada | Zopiclon | 110,8 | +329,4 | 2,6 | +334,0 |
| Mevalotin | Pravastatin | 106,9 | +23,0 | 23,1 | +27,8 |
| Fenizolan | Fenticonazol | 87,8 | −12,9 | 1,0 | −10,4 |
| Siros | Itraconazol | 75,5 | −13,9 | 3,1 | −13,6 |
| Optidorm | Zopiclon | 69,1 | +713,2 | 1,5 | +696,9 |
| Zopidorm | Zopiclon | 67,5 | +378,5 | 1,5 | +394,1 |
| zopiclon von ct | Zopiclon | 63,5 | +941,5 | 1,2 | +861,1 |
| Zopiclon-neuraxpharm | Zopiclon | 59,1 | +1.113,8 | 1,2 | +1.165,8 |
| Neupogen | Filgrastim | 52,0 | −1,7 | 110,6 | +0,5 |
| Uro-Cephoral | Cefixim | 20,2 | +4,1 | 1,0 | +6,8 |
| | | 11.656,3 | −5,1 | 1.218,4 | −1,5 |
| **Neue Wirkstoffe 1992** | | | | | |
| Torem | Torasemid | 612,9 | +15,2 | 60,6 | +17,0 |
| Unat | Torasemid | 569,9 | +13,6 | 56,4 | +12,6 |
| Fosinorm | Fosinopril | 380,4 | −1,8 | 39,9 | −0,2 |
| Lamisil Tabletten | Terbinafin | 310,1 | −6,8 | 72,3 | −6,0 |

**Tabelle 2.4:** Verordnung von Arzneimitteln mit neuen Wirkstoffen 2000. Angegeben sind alle Präparate, die von 1991 bis 2000 eingeführt wurden und 2000 mindestens 20.000 Verordnungen erreicht haben (Fortsetzung).

| Präparat | Wirkstoff | Verordnungen 2000 in Tsd. | Änd. % | Umsatz 2000 Mio. DM | Änd. % |
|---|---|---|---|---|---|
| **Neue Wirkstoffe 1992** | | | | | |
| Psorcutan | Calcipotriol | 295,4 | −4,8 | 28,4 | −5,7 |
| Seroxat | Paroxetin | 288,0 | +28,2 | 63,0 | +29,8 |
| Loceryl | Amorolfin | 200,5 | +20,6 | 18,3 | +13,0 |
| Dynacil | Fosinopril | 179,0 | −15,4 | 17,9 | −16,9 |
| Dynorm | Cilazapril | 168,7 | −18,5 | 19,5 | −19,9 |
| Allergodil | Azelastin | 109,4 | +5,7 | 4,0 | +22,2 |
| Aredia | Pamidronsäure | 89,7 | +16,0 | 77,1 | +22,9 |
| Bambec | Bambuterol | 88,2 | −22,5 | 11,5 | −22,6 |
| Tagonis | Paroxetin | 79,6 | +3,7 | 18,5 | +6,0 |
| Lamisil Creme | Terbinafin | 76,0 | −11,7 | 1,6 | −12,4 |
| Daivonex | Calcipotriol | 74,7 | −2,5 | 7,1 | −0,2 |
| Rebetol | Ribavirin | 64,8 | +52,3 | 104,0 | +88,6 |
| Acular | Ketorolac | 64,4 | −22,0 | 2,8 | −14,2 |
| Allergodil Tabs | Azelastin | 63,4 | +57,0 | 1,8 | +68,9 |
| Nivadil | Nilvadipin | 63,0 | −26,3 | 10,0 | −23,2 |
| Sabril | Vigabatrin | 55,7 | −4,0 | 16,4 | +2,2 |
| Escor | Nilvadipin | 46,4 | +85,6 | 7,0 | +79,6 |
| Loxin | Azelastin | 46,3 | +12,9 | 1,2 | +12,9 |
| Videx | Didanosin | 40,1 | −28,8 | 20,4 | +2,2 |
| Neotigason | Acitretin | 36,2 | +3,8 | 14,1 | +13,0 |
| Liserdol | Metergolin | 26,4 | −15,1 | 1,7 | −20,0 |
| Allergodil Augentropfen | Azelastin | 23,3 | +140,8 | 0,6 | +140,8 |
| | | 4.052,5 | +3,5 | 676,1 | +13,6 |
| **Neue Wirkstoffe 1993** | | | | | |
| Zithromax | Azithromycin | 2.117,7 | +2,5 | 100,3 | +2,8 |
| Ecural | Mometason | 900,4 | +7,2 | 21,3 | +7,9 |
| Agopton | Lansoprazol | 599,2 | −25,5 | 92,0 | −19,7 |
| Keimax | Ceftibuten | 560,4 | −8,2 | 39,3 | −5,4 |
| Nasonex | Mometason | 551,4 | +148,2 | 14,5 | +157,3 |
| Cibacen | Benazepril | 444,3 | −7,1 | 47,1 | −6,3 |
| Imigran | Sumatriptan | 396,4 | −2,0 | 55,3 | −1,2 |
| Lamictal | Lamotrigin | 234,9 | +5,6 | 81,8 | +0,4 |
| Lorafem | Loracarbef | 136,3 | −30,2 | 10,8 | −32,0 |
| Parkotil | Pergolid | 134,9 | +15,4 | 46,5 | +22,5 |
| Clivarin | Reviparin | 125,3 | +11,4 | 13,2 | +14,3 |
| Innohep | Tinzaparin | 90,0 | +34,0 | 17,1 | +55,5 |
| Lanzor | Lansoprazol | 89,6 | −42,7 | 14,9 | −36,3 |
| Udrik | Trandolapril | 72,3 | −14,8 | 7,5 | −13,5 |
| Navoban | Tropisetron | 57,2 | +57,7 | 17,1 | +61,9 |
| Pilzcin | Croconazol | 42,6 | +5,0 | 0,7 | +0,8 |
| Gopten | Trandolapril | 41,9 | −6,8 | 4,5 | −5,3 |

**Tabelle 2.4:** Verordnung von Arzneimitteln mit neuen Wirkstoffen 2000. Angegeben sind alle Präparate, die von 1991 bis 2000 eingeführt wurden und 2000 mindestens 20.000 Verordnungen erreicht haben (Fortsetzung).

| Präparat | Wirkstoff | Verordnungen 2000 in Tsd. | Änd. % | Umsatz 2000 Mio. DM | Änd. % |
|---|---|---|---|---|---|
| **Neue Wirkstoffe 1993** | | | | | |
| Dysport | Botulismustoxin | 27,7 | +50,0 | 30,3 | +36,7 |
| Botox | Botulismustoxin | 25,3 | +118,4 | 18,7 | +118,4 |
| | | 6.647,7 | +1,8 | 633,1 | +1,8 |
| **Neue Wirkstoffe 1994** | | | | | |
| Norvasc | Amlodipin | 2.775,1 | +9,1 | 417,2 | +10,7 |
| Pantozol | Pantoprazol | 1.089,6 | +11,5 | 160,9 | +5,5 |
| Flutide | Fluticason | 813,3 | −18,3 | 102,6 | −16,3 |
| Advantan | Methylprednisolon-aceponat | 796,8 | +5,8 | 16,1 | +5,4 |
| Rifun | Pantoprazol | 618,3 | −12,1 | 92,8 | −16,0 |
| Risperdal | Risperidon | 575,1 | +35,9 | 136,8 | +26,9 |
| Livocab Augentropfen | Levocabastin | 511,1 | −4,4 | 22,6 | −1,8 |
| Locol | Fluvastatin | 381,8 | +17,0 | 60,0 | +20,4 |
| Cranoc | Fluvastatin | 373,3 | −16,6 | 59,8 | −10,9 |
| Atemur | Fluticason | 242,1 | −5,8 | 30,9 | +0,9 |
| Flutide Nasal | Fluticason | 141,5 | −26,1 | 6,6 | −22,2 |
| Proscar | Finasterid | 141,1 | −6,2 | 35,2 | −5,9 |
| Andante | Bunazosin | 135,9 | −21,0 | 18,2 | −20,8 |
| Livocab Nasenspray | Levocabastin | 120,5 | −14,5 | 3,8 | −11,3 |
| Fumaderm | Fumarsäurealkylester | 98,9 | +37,6 | 34,8 | +51,5 |
| Globocef | Cefetamet | 58,4 | −32,8 | 4,1 | −31,7 |
| Levophta | Levocabastin | 40,1 | −36,5 | 1,1 | −36,5 |
| | | 8.913,0 | +0,8 | 1.203,5 | +3,7 |
| **Neue Wirkstoffe 1995** | | | | | |
| Lorzaar | Losartan | 619,3 | −11,6 | 102,7 | −10,1 |
| Serevent | Salmeterol | 551,2 | −20,8 | 61,6 | −11,8 |
| Trusopt | Dorzolamid | 408,5 | −25,8 | 49,2 | −20,5 |
| Uroxatral | Alfuzosin | 248,0 | +10,2 | 30,1 | +30,0 |
| Aeromax | Salmeterol | 202,1 | −9,5 | 22,1 | +1,2 |
| Neurontin | Gabapentin | 180,8 | +67,3 | 38,7 | +62,7 |
| Urion | Alfuzosin | 143,7 | +4,6 | 17,8 | +21,0 |
| Mykosert | Sertaconazol | 139,5 | +0,2 | 3,0 | +2,5 |
| Prograf | Tacrolimus | 114,2 | +61,5 | 102,2 | +50,1 |
| Zalain | Sertaconazol | 58,0 | −15,7 | 1,3 | −17,5 |
| Erysec | Erythromycinstinoprat | 56,7 | −36,1 | 3,1 | −35,7 |
| Almirid | Dihydroergocryptinmesilat | 44,9 | +20,2 | 15,8 | +54,0 |

**Tabelle 2.4:** Verordnung von Arzneimitteln mit neuen Wirkstoffen 2000. Angegeben sind alle Präparate, die von 1991 bis 2000 eingeführt wurden und 2000 mindestens 20.000 Verordnungen erreicht haben (Fortsetzung).

| Präparat | Wirkstoff | Verordnungen 2000 in Tsd. | Änd. % | Umsatz 2000 Mio. DM | Änd. % |
|---|---|---|---|---|---|
| **Neue Wirkstoffe 1995** | | | | | |
| Dostinex | Cabergolin | 40,3 | −7,3 | 7,7 | +20,4 |
| Quinodis | Fleroxacin | 33,2 | −19,7 | 0,9 | −24,0 |
| Karex-Wolff | Erythromycinstinoprat | 21,0 | −37,7 | 1,1 | −37,5 |
| | | 2.861,4 | −9,5 | 457,2 | +7,2 |
| **Neue Wirkstoffe 1996** | | | | | |
| Amaryl | Glimepirid | 1.840,0 | +13,5 | 151,4 | +15,7 |
| Humalog | Insulin lispro | 544,4 | +30,6 | 127,7 | +37,7 |
| Zyprexa | Olanzapin | 487,3 | +36,5 | 174,6 | +32,7 |
| Diovan | Valsartan | 457,3 | +17,5 | 78,6 | +19,5 |
| Mobec | Meloxicam | 436,1 | −35,0 | 26,2 | −23,7 |
| Alna | Tamsulosin | 420,7 | +16,3 | 71,4 | +18,8 |
| Omnic | Tamsulosin | 416,5 | +22,6 | 70,7 | +23,9 |
| Remergil | Mirtazapin | 390,1 | +31,2 | 84,5 | +41,3 |
| Cipramil | Citalopram | 377,3 | +33,2 | 68,5 | +29,6 |
| Trevilor | Venlafaxin | 232,4 | +18,9 | 48,1 | +21,8 |
| Fosamax | Alendronsäure | 212,3 | −8,3 | 53,7 | −6,9 |
| Differin | Adapalen | 179,6 | +5,6 | 4,0 | +4,3 |
| Sepram | Citalopram | 100,7 | +42,6 | 18,5 | +56,1 |
| Zerit | Stavudin | 92,7 | −5,7 | 57,2 | −2,0 |
| Betaferon | Interferon beta-1b | 89,3 | +53,9 | 212,4 | +53,9 |
| Gonal | Follitropin alfa | 84,6 | −10,0 | 87,7 | −18,1 |
| Provas | Valsartan | 77,7 | +388,7 | 12,2 | +410,2 |
| Epivir | Lamivudin | 73,9 | −4,1 | 42,8 | +0,4 |
| CellCept | Mycophenolsäure | 67,9 | +12,3 | 76,8 | +14,7 |
| Campral | Acamprosat | 62,4 | +6,9 | 8,1 | +3,8 |
| Curatoderm | Tacalcitol | 59,8 | +3,1 | 6,1 | +29,5 |
| Gemzar | Gemcitabin | 46,6 | −22,9 | 21,6 | −13,4 |
| Arimidex | Anastrozol | 42,8 | −5,0 | 41,0 | −3,4 |
| Puregon | Follitropin beta | 38,2 | −12,5 | 34,6 | −19,1 |
| Casodex | Bicalutamid | 33,8 | +13,3 | 35,1 | +9,2 |
| Rilutek | Riluzol | 28,5 | +43,6 | 29,8 | +43,2 |
| Crixivan | Indinavir | 25,2 | −36,7 | 23,0 | −37,4 |
| | | 6.918,1 | +12,2 | 1.666,4 | +16,9 |
| **Neue Wirkstoffe 1997** | | | | | |
| Sortis | Atorvastatin | 2.816,6 | +31,2 | 617,5 | +32,8 |
| Lipobay | Cerivastatin | 1.113,9 | +21,6 | 214,7 | +26,1 |
| Foradil | Formoterol | 781,0 | +12,1 | 98,2 | +31,9 |
| Oxis | Formoterol | 749,1 | +10,3 | 83,5 | +32,9 |
| Telfast | Fexofenadin | 592,6 | −1,8 | 32,2 | +3,3 |
| Nebilet | Nebivolol | 547,2 | +27,0 | 66,1 | +28,7 |

**Tabelle 2.4:** Verordnung von Arzneimitteln mit neuen Wirkstoffen 2000. Angegeben sind alle Präparate, die von 1991 bis 2000 eingeführt wurden und 2000 mindestens 20.000 Verordnungen erreicht haben (Fortsetzung).

| Präparat | Wirkstoff | Verordnungen 2000 in Tsd. | Änd. % | Umsatz 2000 Mio. DM | Änd. % |
|---|---|---|---|---|---|
| **Neue Wirkstoffe 1997** | | | | | |
| Atacand | Candesartan | 528,6 | +7,2 | 94,9 | +9,6 |
| Blopress | Candesartan | 483,2 | +14,3 | 88,6 | +21,1 |
| Xalatan | Latanoprost | 469,5 | +36,9 | 61,6 | +37,7 |
| Ascotop | Zolmitriptan | 387,1 | +30,7 | 39,5 | +29,1 |
| Beofenac | Aceclofenac | 384,9 | +10,8 | 11,9 | +21,6 |
| Zoloft | Sertralin | 272,7 | +53,5 | 50,2 | +63,0 |
| Aprovel | Irbesartan | 254,6 | −4,5 | 46,4 | −4,0 |
| Karvea | Irbesartan | 241,8 | −2,2 | 44,2 | −0,1 |
| Teveten | Eprosartan | 221,2 | −15,7 | 26,8 | −1,9 |
| Quadropril | Spirapril | 182,2 | +9,5 | 18,6 | +14,0 |
| Zenas | Cerivastatin | 164,3 | +54,7 | 31,0 | +61,8 |
| Naramig | Naratriptan | 140,8 | +7,3 | 15,1 | +8,7 |
| Gladem | Sertralin | 124,6 | +31,9 | 22,3 | +35,2 |
| Parkinsan | Budipin | 103,1 | +10,2 | 25,0 | +15,6 |
| Aricept | Donepezil | 92,7 | +21,3 | 46,6 | +13,9 |
| Alomide | Lodoxamid | 91,1 | −6,4 | 1,7 | +14,1 |
| Requip | Ropinirol | 80,8 | +43,0 | 22,3 | +70,8 |
| Avonex | Interferon beta-1a | 59,5 | +17,3 | 132,6 | +17,3 |
| Rebif | Interferon beta-1a | 52,2 | +111,0 | 134,2 | +118,9 |
| Femara | Letrozol | 37,5 | −4,5 | 36,6 | +1,0 |
| Fempress | Moexipril | 28,9 | +5,8 | 2,8 | +8,9 |
| Vectavir | Penciclovir | 22,8 | −6,4 | 0,6 | −6,6 |
| Nefadar | Nefazodon | 21,8 | +5,6 | 2,6 | +4,0 |
| | | 11.046,2 | +18,3 | 2.068,3 | +28,5 |
| **Neue Wirkstoffe 1998** | | | | | |
| Tavanic | Levofloxacin | 686,8 | +18,4 | 45,5 | +21,8 |
| Plavix | Clopidogrel | 450,4 | +40,3 | 136,5 | +41,5 |
| Iscover | Clopidogrel | 433,9 | +44,5 | 133,2 | +46,0 |
| Detrusitol | Tolterodin | 386,6 | +51,6 | 50,3 | +58,4 |
| NovoNorm | Repaglinid | 384,5 | +76,5 | 35,0 | +85,9 |
| Zolim | Mizolastin | 336,9 | +53,0 | 16,2 | +50,7 |
| Singulair | Montelukast | 305,7 | +17,1 | 68,0 | +23,6 |
| Diastabol | Miglitol | 299,8 | +26,4 | 22,1 | +33,3 |
| Mizollen | Mizolastin | 284,8 | +0,2 | 14,6 | +1,1 |
| Maxalt | Rizatriptan | 246,3 | +42,5 | 25,0 | +53,2 |
| Alphagan | Brimonidin | 245,4 | +4,1 | 25,3 | +14,7 |
| Motens | Lacidipin | 211,1 | +19,4 | 25,6 | +25,2 |
| Pariet | Rabeprazol | 201,9 | −8,3 | 22,2 | +3,8 |
| Comtess | Entacapon | 99,1 | +51,2 | 23,9 | +58,2 |
| Sifrol | Pramipexol | 69,9 | +37,5 | 25,2 | +50,4 |
| Topamax | Topiramat | 64,7 | +95,4 | 18,8 | +113,2 |
| Evista | Raloxifen | 59,9 | +61,9 | 13,6 | +75,0 |

**Tabelle 2.4:** Verordnung von Arzneimitteln mit neuen Wirkstoffen 2000. Angegeben sind alle Präparate, die von 1991 bis 2000 eingeführt wurden und 2000 mindestens 20.000 Verordnungen erreicht haben (Fortsetzung).

| Präparat | Wirkstoff | Verordnungen 2000 in Tsd. | Änd. % | Umsatz 2000 Mio. DM | Änd. % |
|---|---|---|---|---|---|
| **Neue Wirkstoffe 1998** | | | | | |
| Exelon | Rivastigmin | 55,2 | +22,9 | 15,3 | +24,3 |
| Edronax | Reboxetin | 46,6 | +23,1 | 6,1 | +18,7 |
| Viramune | Nevirapin | 42,9 | +9,3 | 33,2 | +22,7 |
| Viracept | Nelfinavir | 30,0 | –3,3 | 34,3 | –5,2 |
| | | 4.942,5 | +29,3 | 789,8 | +35,8 |
| **Neue Wirkstoffe 1999** | | | | | |
| Vioxx | Rofecoxib | 1.297,5 | +3.342,6 | 125,5 | +4.762,8 |
| Avalox | Moxifloxacin | 679,5 | +336,0 | 47,4 | +348,3 |
| Sympal | Dexketoprofen | 415,4 | +57,2 | 8,2 | +66,0 |
| Micardis | Telmisartan | 190,6 | +79,9 | 32,4 | +98,8 |
| Telos | Lornoxicam | 159,8 | +28,6 | 6,2 | +32,9 |
| Liviella | Tibolon | 127,7 | +58,3 | 19,7 | +75,6 |
| NovoRapid | Insulin Aspart | 125,5 | +1.332,6 | 27,7 | +1.736,3 |
| Solian | Amisulprid | 87,6 | +115,4 | 28,0 | +140,6 |
| Sonata | Zaleplon | 81,0 | +124,3 | 1,7 | +154,6 |
| Arava | Leflunomid | 76,8 | +2.420,8 | 28,7 | +3.389,7 |
| Sustiva | Efavirenz | 53,6 | +121,2 | 50,8 | +118,9 |
| Emadine | Emedastin | 47,1 | –16,3 | 1,4 | –16,3 |
| Relenza | Zanamivir | 45,8 | +425,8 | 2,7 | +425,8 |
| Ziagen | Abacavir | 44,8 | +165,6 | 39,8 | +165,6 |
| Vexol | Rimexolon | 39,8 | +145,1 | 0,7 | +145,1 |
| Tanatril | Imidapril | 30,6 | +1.243,9 | 2,6 | +1.481,5 |
| | | 3.503,0 | +256,8 | 423,4 | +300,5 |
| **Neue Wirkstoffe 2000** | | | | | |
| Celebrex | Celecoxib | 236,5 | (neu) | 21,7 | (neu) |
| Nexium Mups | Esomeprazol | 157,2 | (neu) | 15,7 | (neu) |
| Lantus | Insulin glargin | 110,4 | (neu) | 21,1 | (neu) |
| Azopt | Brinzolamid | 106,9 | (neu) | 9,7 | (neu) |
| Avandia | Rosiglitazon | 59,1 | (neu) | 12,9 | (neu) |
| Actonel 30 | Risedronsäure | 53,9 | (neu) | 8,8 | (neu) |
| Trileptal | Oxcarbazepin | 43,6 | (neu) | 9,5 | (neu) |
| Seroquel | Quetiapin | 39,1 | (neu) | 8,0 | (neu) |
| Carmen | Lercanidipin | 20,4 | (neu) | 2,0 | (neu) |
| | | 827,0 | | 109,5 | |
| Summe | | 61.367,7 | +11,5 | 9.245,7 | +19,1 |
| Anteil am Gesamtmarkt (%) | | 8,2 | | 24,5 | |

**Tabelle 2.5:** Marktrücknahmen von Arzneimitteln 1985–2001

| Präparat | Wirkstoff | Einführung | Marktrücknahme |
| --- | --- | --- | --- |
| Pacyl | Isoxicam | 1983 | Oktober 1985 |
| Carnivora | Venusfliegenfallenpreßsaft | 1984 | Januar 1986 |
| Cronassial | Hirnganglioside | 1986 | 1989 |
| Neuralgin (u.a.) | Phenacetin | 1887 | April 1986 |
| Laxenta (u.a.) | Datron | | Januar 1987 |
| Edrul | Muzolimin | 1985 | Juli 1987 |
| Arteparon | Knorpelextrakt | 1966 | Mai 1988 |
| Tercospor | Terconazol | 1985 | Dezember 1988 |
| Mictrol | Terolidin | 1990 | August 1991 |
| Teflox | Temofloxacin | 1992 | Juni 1992 |
| Fragivix | Benzaron | 1972 | Oktober 1992 |
| Centoxin | Nebacumab | 1991 | 1993 |
| Toratex | Ketorolac | 1992 | Juni 1993 |
| Roxiam | Remoxiprid | 1991 | Dezember 1993 |
| Peroxinorm | Orgotein | 1981 | März 1994 |
| Ponderax | Fenfluramin | 1973 | September 1997 |
| Isomeride | Dexfenfluramin | 1993 | September 1997 |
| Posicor | Mibefradil | 1997 | Juni 1998 |
| Cerate | Mibefradil | 1997 | August 1998 |
| Tasmar | Tolcapon | 1997 | November 1998 |
| Serdolect | Sertindol | 1997 | Dezember 1998 |
| Trovan | Trovafloxacin | 1998 | Juni 1999 |
| Vaxar | Grepafloxacin | 1997 | Oktober 1999 |
| Alimix | Cisaprid | 1990 | Juni 2000 |
| Propulsin | Cisaprid | 1990 | Juni 2000 |
| Panorex | Edrecolomab | 1995 | August 2000 |
| Hismanal | Astemizol | 1985 | August 2000 |
| Peritrast (i.v.) | Amidotrizoesäure | ca. 1960 | September 2000 |
| Conray (u.a.) | Iotalaminsäure | ca. 1964 | September 2000 |
| Telebrix (i.v.) | Ioxitalaminsäure | ca. 1973 | September 2000 |
| Orlaam | Levacetylmethadol | 1998 | April 2001 |
| Regenon (u.a.) | Amfepramon | vor 1971 | Juni 2001 |
| Rondimen | Mefenorex | 1975 | Juni 2001 |
| Mirapront N (u.a.) | Norpseudoephedrin | vor 1974 | Juni 2001 |
| Lipobay | Cerivastatin | 1997 | August 2001 |
| Zenas | Cerivastatin | 1998 | August 2001 |

2.5). Es fällt auf, daß allein in den letzten zwei Jahren bei fünfzehn Präparaten Marktrücknahmen erforderlich waren. Im Jahre 2000 waren davon das 1990 eingeführte Prokinetikum Cisaprid (*Alimix, Propulsin*), das Zytostatikum Edrecolomab (*Panorex*) (Markteinführung 1995), das wenig sedierende $H_1$-Antihistaminikum Astemizol (*Hismanal*) (Markteinführung 1985), die Röntgenkontrastmittel Amidotrizoesäure (*Peritrast i.v.*), Iotalaminsäure (*Conray*) und Ioxitalaminsäure (*Telebrix i.v.*)

betroffen. Im April 2001 wurde das Ruhen der Zulassung für Levacetylmethadol (*Orlaam*) von der Europäischen Arzneimittelbehörde empfohlen, weil mit diesem Mittel zur Opioidsubstitutionsbehandlung über zehn Fälle von lebensbedrohlichen Herzrhythmusstörungen berichtet worden sind (Arzneimittelkommission der Deutschen Apotheker 2001). Im Juni 2001 wurde Appetitzüglern, die Amfepramon (z. B. *Regenon*), Mefenorex (*Rondimen*) oder Norpseudoephedrin (z. B. *Mirapront N*) enthalten, wegen des ungünstigen Nutzen-Risiko-Verhältnisses die Zulassung entzogen.

Am 8. August 2001 wurde Cerivastatin (*Lipobay, Zenas*) von den Herstellerfirmen vom Markt (Ausnahme Japan) genommen, da weltweit 52 Todesfälle infolge von Rhabdomyolysen im zeitlichen Zusammenhang mit der Einnahme von Cerivastatin aufgetreten sind (Ebsworth, 13.08.2001, http.//www.bayer.de). Berichte über Cerivastatin-assoziierte tödliche Rhabdomyolysen sind etwa zehnfach häufiger als mit anderen Statinen. Ursache ist vermutlich eine deutlich höhere systemische Bioverfügbarkeit von Cerivastatin (60%) im Vergleich zu anderen Statinen, wie z. B. Simvastatin (<5%), Atorvastatin (12%), Pravastin (17%) und Fluvastatin (24%), wodurch Schäden an der Skelettmuskulatur eher möglich sind.

### Literatur

Al-Salman J., Arjomand H., Kemp D.G., Mittal M. (2000): Hepatocellular injury in a patient receiving rosiglitazone. A case report. Ann. Intern. Med. 132: 121–124.
American Thoracic Society (2000): Guidelines for methacholine and exercise challenge testing – 1999. Am. J. Respir. Crit. Care Med. 161: 309–329.
Arzneimittelkommission der deutschen Ärzteschaft (2000): Vorsicht bei der Verordnung von Bupropion zur Raucherentwöhnung. Dtsch. Ärztebl. 97: A-863.
Arzneimittelkommission der deutschen Apotheker (2000): Etanercept (Enbrel®): Demyelisierung des ZNS. Pharm. Ztg. 145: 3786.
Arzneimittelkommission der deutschen Apotheker (2001): Levacetylmethadol (Orlaam®). Pharm. Ztg. 146: 1367.
Banderali G., Riva E., Fiocchi A., Cordaro C.I., Giovannini M. (1995): Efficacy and tolerability of levodropropizine and dropropizine in children with non-productive cough. J. Int. Med. Res. 23: 175–183.
Bariffi F., Tranfa C., Vatrella A., Ponticiello A. (1992): Protective effect of levodropropizine against cough induced by inhalation of nebulized distilled water in patients with obstructive lung disease. Drugs Exp. Clin. Res. 18: 113–118.
Bathon J.M., Martin R.W., Fleischmann R.M., Tesser J.R., Schiff M.H., Keystone E.C. et al. (2000): A comparison of etanercept and methotrexate in patients with early rheumatoid arthritis. N. Engl. J. Med. 343: 1586–1593.

Birnstiel S., Wulfert E., Beck S.G. (1997): Levetiracetam (ucb L059) affects in vitro models of epilepsy in CA3 pyramidal neurons without altering normal synaptic transmission. Naunyn-Schmiedebergs Arch. Phamacol. 356: 611–618.

Bleyer A.J., Burke S.K., Dillon M., Garrett B., Kant K.S., Lynch D. et al. (1999): A comparison of the calcium-free phosphate binder sevelamer hydrochloride with calcium acetate in the treatment of hyperphosphatemia in hemodialysis patients. Am. J. Kidney Dis. 33: 694–701.

Bolli G.B., Owens D.R. (2000): Insulin glargine. Lancet 356: 443–445.

Bombardier C., Laine L., Reicin A., Shapiro D., Burgos-Vargas R., Davis B. et al. for the VIGOR Study Group (2000): Comparison of upper gastrointestinal toxicity of rofecoxib and naproxen in patients with rheumatoid arthritis. N. Engl. J. Med. 343: 1520–1528.

Brusilow S.W., Maestri N.E. (1996): Urea cycle disorders: diagnosis, pathophysiology, and therapy. Adv. Pediatr. 43: 127–170.

Burstein H.J., Kuter I., Richardson P.G. et al. (2000): Herceptin and vinorelbine for HER2-positive metastatic breast cancer: a phase II study. Proc. Annu. Meet. Am. Soc. Clin. Oncol. 2000: 392a.

Catena E., Daffonchio L. (1997): Efficacy and tolerability of levodropropizine in adult patients with non-productive cough. Comparison with dextromethorphan. Pulm. Pharmacol. Ther. 10: 89–96.

Cereghino J.J., Biton V., Abou-Khalil B., Dreifuss F., Gauer L.J., Leppik I. (2000): Levetiracetam for partial seizures: results of a double-blind, randomized clinical trial. Neurology 55: 236–242.

Chan C.-C., Boyce S., Brideau C., Charleson S., Cromlish W., Ethier D. et al. (1999): Rofecoxib [Vioxx, MK-0966; 4-(4′-Methylsulfonylphenyl)-3-phenyl-2-(5H)-furanone]: a potent and orally active cyclooxygenase-2 inhibitor. Pharmacological and biochemical profiles. J. Pharmacol. Exp. Ther. 290: 551–560.

Clemett D., Goa K.L. (2000): Celecoxib. A review of its use in osteoarthritis, rheumatoid arthritis and acute pain. Drugs 59: 957–980.

Cobleigh M.A., Vogel C.L., Tripathy D., Robert N.J., Scholl S., Fehrenbacher L. et al. (1999): Multinational study of the efficacy and safety of humanized anti-HER2 monoclonal antibody in women who have HER2-overexpressing metastatic breast cancer that has progressed after chemotherapy for metastatic disease. J. Clin. Oncol. 17: 2639–2648.

Crandall C. (2001): Risedronate. A clinical review. Arch Intern. Med. 161: 353–360.

Croxatto H.B., Makarainen L. (1998): The pharmacodynamics and efficacy of Implanon. An overview of the data. Contraception 58 (Suppl. 6): 91S–97S.

Croxatto H.B., Urbancsek J., Massai R., Bennink H.C., van Beek A. and the Implanon® Study Group (1999): A multicentre efficacy and safety study of the single contraceptive implant Implanon®. Hum. Reprod. 14: 976–981.

De la Garza R., Johanson C.E. (1987): Discriminative stimulus properties of intragastrically administered d-amphetamine and pentobarbital in rhesus monkeys. J. Pharmacol. Exp. Ther. 243: 955–962.

Dobson R. (2001): Antismoking drug comes under scrutiny after deaths. Brit. Med. J. 322: 452.

Dooley M., Plosker G.L. (2000): Levetiracetam. A review of its adjunctive use in the management of partial onset seizures. Drugs 60: 871–893.

Einhorn D., Rendell M., Rosenzweig J., Egan J.W., Mathisen A.L., Schneider R.L. for the Piaglitazone 027 Study Group (2000): Pioglitazone hydrochloride in combination with metformin in the treatment of type 2 diabetes mellitus: a randomized, placebo-controlled study. Clin. Ther. 22: 1395–1409.

Emery P., Zeidler H., Kvien T.K., Guslandi M., Naudin R., Stead H. et al. (1999): Celecoxib versus diclofenac in long-term management of rheumatoid arthritis: randomised double-blind comparison. Lancet 354: 2106–2111.

European Agency for the Evaluation of Medicinal Products (EMEA) (1999): Regranex, European Public Assessment Report (EPAR), 29 March 1999.

European Agency for the Evaluation of Medicinal Products (EMEA) (2000a): Tractocile, European Public Assessment Report (EPAR), 20 January 2000.

European Agency for the Evaluation of Medicinal Products (EMEA) (2000b): Enbrel, European Public Assessment Report (EPAR), 3 February 2000.

European Agency for the Evaluation of Medicinal Products (EMEA) (2000c): EMEA public statement on etanercept (Enbrel) – serious hematological reactions –, The European Agency for the Evaluation of Medicinal Products, 3 October 2000.

European Agency for the Evaluation of Medicinal Products (EMEA) (2000d): Draft concept paper on the development of a CPMP points to consider document on the non-clinical assessment of the carcinogenic potential of human insulin analogues. 12 April 2000.

European Agency for the Evaluation of Medicinal Products (EMEA) (2000e): Avandia, European Public Assessment Report (EPAR), 11 July 2000.

European Agency for the Evaluation of Medicinal Products (EMEA) (2000f): Renagel, European Public Assessment Report (EPAR), 28 January 2000.

Feldman A.M., Lorell B.H., Reis S.E. (2000): Trastuzumab in the treatment of metastatic breast cancer: anticancer therapy versus cardiotoxicity. Circulation 102: 272–274.

Foidart J.-M., Wuttke W., Bouw G.M., Gerlinger C., Heithecker R. (2000): A comparative investigation of contraceptive reliability, cycle control and tolerance of two monophasic oral contraceptives containing either drospirenone or desogestrel. Eur. J. Contracept. Reprod. Health Care 5: 124–134.

Fonseca V., Rosenstock J., Patwardhan R., Salzman A. (2000): Effect of metformin and rosiglitazone combination therapy in patients with type 2 diabetes mellitus. JAMA 283: 1695–1702.

Forman L.M., Simmons D.A., Diamond R.H. (2000): Hepatic failure in a patient taking rosiglitazone. Ann. Intern. Med. 132: 118–121.

Fornier M., Esteva F.J., Seidman A.D. (2000): Trastuzumab in combination with chemotherapy for the treatment of metastatic breast cancer. Semin. Oncol. 27 (Suppl. 11): 38–45.

Fricke U. (2000): Neue Arzneimittel – Ein Überblick. Therapiesymposium 2000. Arzneimittelkommission der deutschen Ärzteschaft, Frankfurt am Main.

Friedrich J.M., Sergeev P.V., Shimanovskii K.L. (1995): Vergleichende Untersuchung zur Freisetzung von Histamin aus basophilen humanen Granulozyten bei ionischen und nicht-ionischen Kontrastmitteln. Radiologe 35: S24.

Gajwani P., Pozuelo L., Tesar G.E. (2000): QT interval prolongation associated with quetiapine (Seroquel) overdose. Psychosomatics 41: 63–65.

Gale E.A.M. (2001): Lessons from the glitazones: a story of drug development. Lancet 357: 1870–1875.

Gillies P.S., Figgitt D.P., Lamb H.M. (2000): Insulin glargine. Drugs 59: 253–260.

Glue P., Fang J.W., Rouzier-Panis R., Raffanel C., Sabo R., Gupta S.K. et al. for the Hepatitis C Intervention Therapy Group (2000a): Pegylyated interferon-alpha2b: pharmacokinetics, pharmacodynamics, safety, and preliminary efficacy data. Clin. Pharmacol. Ther. 68: 556–567.

Glue P., Rouzier-Panis R., Raffanel C., Sabo R., Gupta S.K., Salfi M. et al. for the Hepatitis C Intervention Therapy Group (2000b): A dose-ranging study of pegylated interferon alfa-2b and ribavirin in chronic hepatitis C. Hepatology 32: 647–653.

Goss P.E., Strasser K. (2001): Aromatase inhibitors in the treatment and prevention of breast cancer. J. Clin. Oncol. 19: 881–894.

Grant S.M., Faulds D. (1992): Oxcarbazepine. A review of its pharmacology and therapeutic potential in epilepsy, trigeminal neuralgia and affective disorders. Drugs 43: 873–888.

Harrison C. (2001): Bupropion for smokers. Bupropion may not be as good as editorial implies. Brit. Med. J. 322: 431.

Hassan-Alin M., Andersson T., Bredberg E., Röhss K. (2000): Pharmacokinetics of esomeprazole after oral and intravenous administration of single and repeated doses to healthy subjects. Eur. J. Clin. Pharmacol. 56: 665–670.

Heinemann L., Linkeschova R., Rave K., Hompesch B., Sedlak M., Heise T. (2000): Time-action profile of the long-actinig insulin analog insulin glargine (HOE901) in comparison with those of NPH insulin and placebo. Diabetes Care 23: 644–649.

Horton J. (2001): HER2 and trastuzumab in breast cancer. Cancer Control 8: 103–110.

Jackson L.M., Hawkey C.J. (2000): COX-2 selective nonsteroidal anti-inflammatory drugs. Do they really offer any advantages? Drugs 59: 1207–1216.

Jauch A., Fsadni M., Gamba G. (1999): Meta-analysis of six clinical phase III studies comparing lomefloxacin 0.3% eye drops twice daily to five standard antibiotics in patients with acute bacterial conjunctivitis. Graefe's Arch. Clin. Exp. Ophthalmol. 237: 705–713.

Jorenby D.E., Leischow S.J., Nides M.A., Rennard S.I., Johnston J.A., Hughes A.R. et al. (1999): A controlled trial of sustained-release Bupropion, a nicotine patch, or both for smoking cessation. N. Engl. J. Med. 340: 685–691.

Kahrilas P.J., Falk G.W., Johnson D.A., Schmitt C., Collins D.W., Whipple J. et al. (2000): Esomeprazole improves healing and symptom resolution as compared with omeprazole in reflux oesophagitis patients: a randomized controlled trial. Aliment. Pharmacol. Ther. 14: 1249–1258.

Kasper S., Müller-Spahn F. (2000): Review of quetiapine and its clinical applications in schizophrenia. Expert. Opin. Pharmacother. 1: 783–801.

Kaufmann M., Bajetta E., Dirix L.Y., Fein L.E., Jones S.E., Zilembo N. et al. (2000): Exemestane is superior to megestrol acetate after tamoxifen failure in postmenopausal women with advanced breast cancer: results of a phase III randomized double-blind trial. J. Clin. Oncol. 18: 1399–1411.

King A.B. (2000): A comparison in a clinical setting of the efficacy and side effects of three thiazolidinediones. Diabetes Care 23: 557.

Kinnell H.G. (2001): Bupropion for smokers. Drug is almost identical in structure to diethylpropion, a controlled drug. N. Engl. J. Med. 340: 431.

Klitgaard H., Matagne A., Gobert J., Wulfert E. (2000): Evidence for a unique profile of levetiracetam in rodent models of seizures and epilepsy. Eur. J. Pharmacol. 353: 191–206.

Konecny G., Untch M., Pegram M. (1999): Herceptin in der Therapie des metastasierten Mammakarzinoms. Gynäkologe 32: 624–631.

Krattenmacher R. (2000): Drospirenone: pharmacology and pharmacokinetics of a unique progestogen. Contraception 62: 29–38.

Kurtzhals P., Schäffer L., Sørensen A., Kristensen C., Jonassen I., Schmid C., Trüb T. (2000): Correlations of receptor binding and metabolic and mitogenic potencies of insulin analogs designed for clinical use. Diabetes 49: 999–1005.

Kwan A.L., Meiners A.P., van Grootheest A.C., Lekkerkerker J.F. (2001): Risk of convulsions due to the use of bupropion as an aid for smoking cessation. Ned. Tijdschr. Geneeskd. 145: 277–278.

Lamb H.M., Figgitt D.P., Faulds D. (1999): Quinupristin/dalfopristin: a review of its use in the management of serious gram-positive infections. Drugs 58: 1061–1097.

Lanza F.L., Hunt R.H., Thomson A.B., Provenza J.M., Blank M.A. (2000a): Endoscopic comparison of esophageal and gastroduodenal effects of risedronate and alendronate in postmenopausal women. Gastroenterology 119: 631–638.

Lanza F., Schwartz H., Sahba B., Malaty H.M., Musliner T., Reyes R., Quan H., Graham D.Y. (2000b): An endoscopic comparison of the effects of alendronate and risedronate on upper gastrointestinal mucosae. Am. J. Gastroenterol. 95: 3112–3117.

Lemke A.J., Sander B., Balzer T., Geens V., Hosten N., Felix R. (1997): Sicherheit und Nutzen von Gadobutrol bei Patienten mit zerebralen Tumoren (Phase-III-Studie). Röfo. Fortschr. Geb. Röntgenstr. Neue Bildgeb. Verfahr. 167: 591–598.

Lovell D.J., Giannini E.H., Reiff A., Cawkwell G.D., Silverman E.D., Nocton J.J. et al. (2000): Etanercept in children with polyarticular juvenile rheumatoid arthritis. N. Engl. J. Med. 342: 763–769.

Maestri N.E., Brusilow S.W., Clissold D.B., Bassett S.S. (1996): Long-term treatment of girls with ornithine transcarbamylase deficiency. N. Engl. J. Med. 335: 855–859.

Maul H., Winkler M., Rath W. (2000): Klinische Erfahrungen mit Atosiban. Neuer Oxytocin-Rezeptorantagonist zur Wehenhemmung. Dtsch. Ärztebl. 97: A3427–A3432.

McClellan K.J., Jarvis B. (2000): Lercanidipine. A review of its use in hypertension. Drugs 60: 1123–1140.

McKee P.J., Blacklaw J., Forrest G., Gillham R.A., Walker S.M., Connelly D., Brodie M.J. (1994): A double-blind, placebo-controlled interaction study between oxcarbazepine and carbamazepine, sodium valproate and phenytoin in epileptic patients. Br. J. Clin. Pharmacol. 37: 27–32.

Moreland L.W., Schiff M.H., Baumgartner S.W., Tindall E.A., Fleischmann R.M., Bulpitt K.J. et al. (1999): Etanercept therapy in rheumatoid arthritis. Ann. Intern. Med. 130: 478–486.

Noble S., Goa K.L. (2000): Amprenavir: a review of its clinical potential in patients with HIV infection. Drugs 60: 1383–1410.

Oelkers W., Helmerhorst F.M., Wuttke W., Heithecker R. (2000): Effect of an oral contraceptive containing drospirenone on the renin-angiotensin-aldosterone system in healthy female volunteers. Gynecol. Endocrinol. 14: 204–213.

Parulkar A.A., Pendergrass M.L., Granda-Ayala R., Lee T.R., Fonseca V.A. (2001): Nonhypoglycemic effects of thiazolidinediones. Ann. Intern. Med. 134: 61–71.

Peterson W.L., Cryer B. (1999): COX-1-sparing NSAIDs – is the enthusiasm justified? JAMA 282: 1961–1963.

Ravinuthala R.S., Nori U. (2000): Rosiglitazone toxicity. Ann. Intern. Med. 133: 658.

Reutter H., Bort S., Jung M.F., Klyscz T., Schippert W., Zuder D., Jünger M. (1999): Fragliche Wirksamkeit autologer thrombozytärer Wachstumsfaktoren (PDWHF) in der Behandlung venöser Beinulzera. Hautarzt 50: 859–865.

Rush C.R., Kollins S.H., Pazzaglia P.J. (1998): Discriminative-stimulus and participant-rated effects of methylphenidate, bupropion, and triazolam in d-amphetamine-trained humans. Exp. Clin. Psychopharmacol. 6: 32–44.

Sall K., the Brinzolamide Primary Therapy Study Group (2000): The efficacy and safety of brinzolamide 1% ophthalmic suspension (Azopt®) in patients with open-angle glaucoma or ocular hypertension maintained on timolol therapy. Surv. Ophthalmol. 44 (Suppl. 2): 163–168.

Seymour H.E., Worsley A., Smith J.M., Thomas S.H.L. (2001): Anti-TNF agents for rheumatoid arthritis. Br. J. Clin. Pharmacol. 51: 201–208.

Shiffman S., Johnston J.A., Khayrallah M., Elash C.A., Gwaltney C.J., Paty J.A. et al. (2000): The effect of bupropion on nicotine craving and withdrawal. Psychopharmacology 148: 33–40.

Simon L.S., Weaver A.L., Graham D.Y., Kivitz A.J., Lipsky P.E., Hubbard R.C. et al. (1999): Anti-inflammatory and upper gastrointestinal effects of celecoxib in rheumatoid arthritis. A randomized controlled trial. JAMA 282: 1921–1928.

Smiell J.M., Wieman J., Steed D.L., Perry B.H., Sampson A.R., Schwab B.H. (1999): Efficacy and safety of becaplermin (recombinant human platelet-derived growth factor-BB) in patients with nonhealing, lower extremity diabetic ulcers: a combined analysis of four randomized studies. Wound Rep. Reg. 7: 335–346.

Spencer C.M., Faulds D. (2000): Esomeprazole. Drugs 60: 321–329.

Srisurapanont M., Disayavanish C., Taimkaew K. (2000): Quetiapine for schizophrenia. Cochrane Database Syst. Rev. 3: CD000967.

Staks T., Schuhmann-Giampieri G., Frenzel T., Weinmann H.J., Lange L., Platzek J. (1994): Pharmacokinetics, dose proportionality, and tolerability of gadobutrol after single intravenous injection in healthy volunteers. Invest. Radiol. 29: 709–715.

TAP Study Group (1999): Photodynamic therapy of subfoveal choroidal neovascularization in age-related macular degeneration with verteporfin. One-year results of 2 randomized clinical trials – TAP Report 1. Arch. Ophthalmol. 117: 1329–1345.

TAP Study Group (2001): Photodynamic therapy of subfoveal choroidal neovascularization in age-related macular degeneration with verteporfin. Two-year results of 2 randomized clinical trials – TAP Report 2. Arch. Ophthalmol. 119: 198–207.

The European and Middle East Orgalutran Study Group (2001): Comparable clinical outcome using the GnRH antagonist ganirelix or a long protocol of the GnRH agonist troptorelin for the prevention of premature LH surges in women undergoing ovarian stimulation. Hum. Reprod. 16: 644–651.

The Worldwide Atosiban versus Beta-agonists Study Group (2001): Effectiveness and safety of the oxytocin antagonist atosiban versus beta-adrenergic agonists in the treatment of preterm labour. BJOG 108: 133–142.

Wiendl H., Neuhaus O., Kappos L., Hohlfeld R. (2000): Multiple Sklerose. Aktuelle Übersicht zu fehlgeschlagenen und abgebrochenen Therapiestudien. Nervenarzt 71: 597–610.

Wolffenbuttel B.H., Gomis R., Squatrito S., Jones N.P., Patwardhan R.N. (2000): Addition of low-dose rosiglitazone to sulphonylurea therapy improves glycaemic control in Type 2 diabetic patients. Diabet. Med. 17: 40–47.

Yki-Järvinen H., Dresler A., Ziemen M., the HOE 901/3002 Study Group (2000): Less nocturnal hypoglycemia and better post-dinner glucose control with bedtime insulin glargin compared with bedtime NPH insulin during insulin combination therapy in type 2 diabetes. Diabetes Care 23: 1130–1136.

Zung W.W. (1983): Review of placebo-controlled trials with bupropion. J. Clin. Psychiatry 44: 104–114.

## 3. ACE-Hemmer und Angiotensinrezeptorantagonisten

Manfred Anlauf

Die Wirkung einer medikamentösen ACE-Hemmung besteht in einer verminderten Bildung von Angiotensin II aus Angiotensin I. An dieser Bildung sind allerdings auch andere Enzymsysteme beteiligt. Ebenfalls gehemmt wird der Abbau von Bradykinin. Angiotensin II wirkt stark vasokonstringierend im arteriellen, aber auch im venösen System. Es führt zu einer vermehrten Freisetzung von Aldosteron und Catecholaminen. Nachgewiesen wurden außerdem trophische Effekte in Zellkulturen, die Bedeutung für die vaskulären und kardialen Veränderungen bei Hochdruck- und Nierenkrankheiten haben. Nachdem oral wirksame Angiotensinrezeptorantagonisten entwickelt wurden, hatte sich gezeigt, daß die Rezeptoren für Angiotensin II in mindestens zwei Gruppen, $AT_1$- und $AT_2$-Rezeptoren, mit teilweise gegensätzlichen Effekten gegliedert werden müssen. Die antihypertensive Wirkung erfolgt über $AT_1$-Rezeptorblockade, während der $AT_2$-Rezeptor weiterhin der Wirkung des Angiotensins ausgesetzt ist. Dies und der nicht gehemmte Abbau von Bradykinin gestatten nicht die ungeprüfte Annahme einer gleichen klinischen Wirksamkeit von ACE-Hemmern und Angiotensinrezeptorantagonisten oder gar die voreilige Behauptung, Angiotensinrezeptorantagonisten seien lediglich besser verträgliche ACE-Hemmer.

Im Jahre 2000 befanden sich auf dem deutschen Markt dreizehn oral anwendbare ACE-Hemmer und sechs Angiotensinrezeptorantagonisten. Unterschiede zwischen den ACE-Hemmern liegen vor allem in der Kinetik. Während Captopril und Lisinopril keine „Prodrugs" sind, müssen Benazepril, Cilazapril, Enalapril, Fosinopril, Imidapril, Moexipril, Perindopril, Spirapril, Quinapril, Ramipril und Trandolapril in der Leber in die aktive Substanz umgewandelt werden. Die Plasmahalbwertszeiten der Wirksubstanzen liegen zwischen 2 (Captopril) und 24 Stunden. Für die Dosierung bei Dauertherapie haben sie jedoch nur eine untergeordnete Bedeutung, eine ein- oder zweimal tägliche Gabe ist in der Regel ausreichend, für Captopril wird eine 2–3mal tägliche Gabe empfohlen.

Fosinopril, in geringerem Maße auch Benazepril, Moexipril, Quinapril, Ramipril, Spirapril und Trandolapril haben neben einem renalen auch einen hepatischen Ausscheidungsweg. Die Unterschiede der ACE-Hemmer in Wirkungen und Nebenwirkungen sind gering. Für die Behandlung der Hypertonie sind alle Präparate, für die Herzinsuffizienz (Fachinformationen I/99) alle Monopräparate außer Cilazapril und Spirapril, für die diabetische Nephropathie aber nur Captopril zugelassen.

Unterschiede zwischen den sechs verfügbaren und in dieser Liste vertretenen Angiotensinrezeptorantagonisten bestehen vor allem in der Pharmakokinetik. Trotz etwas unterschiedlicher Halbwertszeiten wird eine einmal (bei *Lorzaar* auch zweimal) tägliche Gabe empfohlen. Der Prozentsatz renal eliminierter Substanz liegt zwischen 2 (Telmisartan) und 59 (Candesartan). Als erster Vertreter dieser Gruppe ist Losartan zur Behandlung der Herzinsuffizienz zugelassen „zusätzlich zu Diuretika und in der Regel auch Digitalis" (Fachinformation 9/2000).

## Verordnungsspektrum

ACE-Hemmer und Angiotensinrezeptorantagonisten zeigen im Jahr 2000 eine Steigerung der Verordnungen um 248 Mio. DDD. Der Verordnungszuwachs betrifft mit 174 Mio. DDD die ACE-Hemmer und die kostenintensiveren Angiotensinrezeptorantagonisten mit 74 Mio. DDD (Abbildung 13.2). Die Umsatzsteigerung beider Stoffgruppen unter den 2500 meistverordneten Präparaten war 2000 mit ca. 120 Mio. DM weniger als halb so groß wie im Vorjahr. Hierfür sind vor allem drei Entwicklungen verantwortlich: Bei insgesamt stagnierender Captoprilverordnung werden häufig mit Computerhilfe systematisch die kostengünstigeren Präparate vorgezogen (Abbildung 3.2, Tabelle 3.2), die Einführung von Enalaprilgenerika war mit acht, die von Lisinoprilgenerika mit vier neuen Präparaten in dieser Liste äußerst erfolgreich (Tabelle 3.3), schließlich sank der Zuwachs an Verordnungen von kostenintensiven Angiotenrezeptorantagonisten von 50% im Jahr 1999 auf 20,1% im Jahr 2000 (Tabelle 3.6).

Nach verordneten DDD wurden 2000 etwa 600.000 Patienten mehr als im Vorjahr mit einem der hier genannten ACE-Hemmer-Monopräparate oder einer fixen ACE-Hemmer-Kombination behandelt. Mit Ausnahme von Imidapril (*Tanatril*) und Moexipril (*Fempress*) befan-

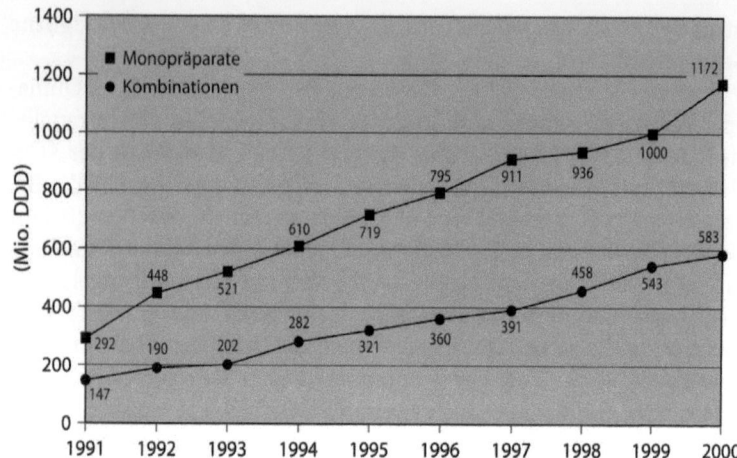

**Abbildung 3.1:** Verordnungen von ACE-Hemmern 1991 bis 2000. Gesamtverordnungen nach definierten Tagesdosen (DDD)

den sich alle ACE-hemmenden Substanzen zumindest mit einem Monopräparat in der Gruppe der meistverordneten Arzneimittel. Die mittleren Tagesbehandlungskosten für ACE-Hemmer-Monopräparate betrugen im Berichtszeitraum 0,84 DM, für Captopril 0,57 DM, für Enalapril 0,77 DM, für Lisinopril 1,01 DM und für die übrigen 1,01 (*Cibacen*) bis 1,73 (*Accupro*), im Mittel 1,20 DM.

ACE-Hemmer-Kombinationen haben 2000 weniger stark zugenommen als die Monopräparate (Abbildung 3.1). Dabei stiegen die Captopril-Diuretika-Kombinationen, stagnierten die Kombinationen der langwirkenden ACE-Hemmer mit Diuretika und nahmen die ACE-Hemmer-Calciumantagonisten-Kombinationen um 28,5% besonders stark zu, hier allerdings nur die Ramipril-Felodipin-Kombinationen (Tabellen 3.4 und 3.5). Fixe Kombinationen von ACE-Hemmern mit Diuretika verstärken die Blutdrucksenkung. Die Captoprilkombinationen sind preisgünstiger als freie Kombinationen in der gleichen Dosierung. Als Kombinationspartner für den ACE-Hemmer wurde mit einer Ausnahme (*Arelix ACE*) Hydrochlorothiazid verwendet. Bei Kombination mit kaliumsparenden Diuretika besteht die Gefahr der Hyperkaliämie. Die fixe Kombination aus einem ACE-Hemmer (Trandolapril bzw. Ramipril) und einem Calciumantagonisten (Verapamil bzw. Felodipin) ist prinzipiell sinnvoll (s. Kapitel 13, Antihypertonika).

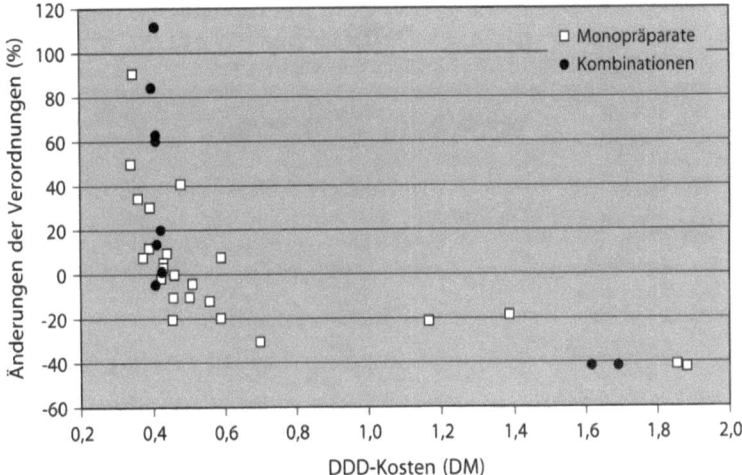

**Abbildung 3.2:** DDD-Kosten und prozentuale Änderung der Verordnungen 2000 im Vergleich zu 1999 von 34 Captopril-Präparaten (davon 10 Diuretikakombinationen). Korrelationskoeffizient (Spearman) −0.835 p< 0,0001, für Monopräparate allein −0,827

Bei der Herzinsuffizienz wurden wegen der Gefahr schwerer Hypotonie niedrige Dosisstärken z. B. als «cor»- Varianten hergestellt. Wegen ihres Preises ist deren Verordnung bei Hypertonie wenig sinnvoll und bei Herzinsuffizienz durch Teilung von Tabletten mit höherem Wirkstoffgehalt häufig vermeidbar. Aus Gründen der Konsistenz wurden alle mit einem Basiswarenzeichen bezeichneten Präparate in einem Standardaggregat zusammengeführt. Die Konsequenz ist, daß die gemittelten DDD-Kosten bei Präparaten mit einem wesentlichen Umsatz an Niedrigdosispräparaten auffällig hoch sind.

Die Tagesbehandlungskosten für Angiotensinrezeptorantagonisten-Monopräparate sind mit 1,72 DM inzwischen mehr als doppelt so hoch wie die für ACE-Hemmer-Monopräparate. Ihr jährlicher Zuwachs an Verordnungen ist von 39,2% 1999 auf 13,9% 2000, d. h. auf ein Drittel gefallen. Wegen einer deutlichen Zunahme der fixen Diuretikakombinationen fiel die Zuwachsrate von Mono- und Kombinationspräparaten von 50% lediglich auf 20% (Tabelle 3.6). Im Vergleich zum Vorjahr stieg ihr Anteil an den Gesamt-DDD von Hemmstoffen des Renin-Angiotensin-Systems von 19,7% nur gering auf 20,9%. Dies spricht jedoch nach wie vor dafür, daß sie entgegen vielen Empfehlungen nicht nur

**Tabelle 3.1:** Verordnungen von ACE-Hemmern und Angiotensinrezeptorantagonisten 2000. Angegeben sind die verordnungshäufigsten Präparate mit Verordnungsrang, Verordnungen und Umsatz 2000 im Vergleich zu 1999.

| Rang | Präparat | Verordnungen in Tsd. | Änd. % | Umsatz Mio. DM | Änd. % |
|---|---|---|---|---|---|
| 42 | Captohexal | 1684,8 | −0,2 | 42,9 | +2,3 |
| 80 | ACE-Hemmer-ratiopharm | 1231,6 | −0,1 | 30,9 | +3,4 |
| 99 | Delix/-protect | 1109,1 | +19,8 | 139,7 | +24,2 |
| 114 | Benalapril | 1029,3 | +25,2 | 50,3 | +13,8 |
| 153 | Delix plus | 825,3 | +19,0 | 124,3 | +20,9 |
| 160 | Enahexal | 811,7 | (>1000) | 40,5 | +942,8 |
| 169 | Captohexal comp. | 773,6 | +10,3 | 28,2 | +14,2 |
| 216 | Xanef | 666,7 | −55,1 | 68,8 | −55,8 |
| 231 | Lorzaar plus | 636,4 | +2,4 | 108,8 | +4,5 |
| 238 | Lorzaar | 619,3 | −11,6 | 102,7 | −10,1 |
| 256 | Acerbon | 573,7 | −29,9 | 57,8 | −28,7 |
| 267 | Captobeta | 558,1 | +3,3 | 13,0 | +4,2 |
| 288 | Accuzide | 538,1 | +3,5 | 76,2 | +12,5 |
| 297 | Atacand | 528,6 | +7,2 | 94,9 | +9,6 |
| 320 | Codiovan | 505,3 | +28,7 | 85,7 | +30,3 |
| 328 | Acercomp | 494,2 | −7,8 | 77,0 | −5,8 |
| 329 | Cibadrex | 493,7 | +2,2 | 64,2 | +7,7 |
| 342 | Blopress | 483,2 | +14,3 | 88,6 | +21,1 |
| 366 | Diovan | 457,3 | +17,5 | 78,6 | +19,5 |
| 385 | Cibacen | 444,3 | −7,1 | 47,1 | −6,3 |
| 419 | Vesdil plus | 413,2 | −2,3 | 65,8 | −0,3 |
| 440 | Accupro | 396,6 | −13,2 | 42,5 | −13,2 |
| 452 | Renacor | 389,1 | −18,9 | 58,1 | −19,1 |
| 454 | Captogamma | 388,6 | −8,3 | 10,3 | −4,2 |
| 475 | Fosinorm | 380,4 | −1,8 | 39,9 | −0,2 |
| 490 | Lopirin | 367,8 | −41,5 | 29,4 | −42,5 |
| 514 | Vesdil | 348,7 | −13,9 | 44,8 | −10,7 |
| 528 | Enalapril-ratiopharm | 339,8 | (>1000) | 15,6 | (>1000) |
| 559 | Acenorm | 325,8 | −24,7 | 21,2 | −22,2 |
| 566 | Arelix ACE | 320,4 | +4,3 | 51,9 | +4,0 |
| 681 | Captopril Heumann | 266,6 | −1,6 | 6,4 | −0,3 |
| 703 | Aprovel | 254,6 | −4,5 | 46,4 | −4,0 |
| 726 | Enalapril Stada | 246,6 | (>1000) | 11,3 | (>1000) |
| 743 | Karvea | 241,8 | −2,2 | 44,2 | −0,1 |
| 752 | capto von ct | 237,7 | +9,1 | 5,2 | +9,3 |
| 753 | Captopril AL | 237,3 | +29,8 | 4,7 | +31,9 |
| 757 | Coversum | 236,5 | +13,3 | 24,7 | +14,0 |
| 764 | Acenorm HCT | 234,1 | −4,0 | 8,7 | −0,4 |
| 769 | Coaprovel | 232,4 | +67,8 | 44,1 | +93,9 |
| 797 | Teveten | 221,2 | −15,7 | 26,8 | −1,9 |
| 814 | Pres plus | 215,4 | −17,3 | 32,6 | −17,9 |
| 845 | Adocor | 208,4 | +16,8 | 4,6 | −7,9 |

**Tabelle 3.1:** Verordnungen von ACE-Hemmern und Angiotensinrezeptorantagonisten 2000. Angegeben sind die verordnungshäufigsten Präparate mit Verordnungsrang, Verordnungen und Umsatz 2000 im Vergleich zu 1999 (Fortsetzung).

| Rang | Präparat | Verordnungen in Tsd. | Änd. % | Umsatz Mio. DM | Änd. % |
|---|---|---|---|---|---|
| 864 | Delmuno | 203,0 | +71,8 | 36,1 | +92,9 |
| 872 | Capto-Isis | 201,1 | −19,1 | 14,2 | −17,7 |
| 914 | Micardis | 190,6 | +79,9 | 32,4 | +98,8 |
| 951 | Quadropril | 182,2 | +9,5 | 18,6 | +14,0 |
| 966 | Dynacil | 179,0 | −15,4 | 17,9 | −16,9 |
| 978 | Karvezide | 175,2 | +70,1 | 33,1 | +97,5 |
| 1016 | Dynorm | 168,7 | −18,5 | 19,5 | −19,9 |
| 1039 | ACE-Hemmer-ratiopharm comp | 163,9 | +99,9 | 5,7 | +110,4 |
| 1044 | Unimax | 162,6 | +33,4 | 28,0 | +45,0 |
| 1080 | Adocomp | 157,0 | +60,5 | 5,6 | +63,3 |
| 1084 | Pres | 156,3 | −44,4 | 16,8 | −44,5 |
| 1093 | tensobon | 155,7 | −42,4 | 13,0 | −42,2 |
| 1100 | Dynorm Plus | 154,7 | −3,6 | 24,6 | −1,4 |
| 1117 | Capozide | 152,8 | −41,4 | 22,7 | −41,5 |
| 1120 | Lisinopril-ratiopharm | 152,2 | (neu) | 7,0 | (neu) |
| 1171 | Capto-ISIS plus | 145,2 | −5,2 | 5,3 | −3,8 |
| 1189 | Lisihexal | 142,5 | (neu) | 6,9 | (neu) |
| 1274 | Tarka | 130,8 | −2,0 | 20,9 | −1,1 |
| 1293 | Captopril Pfleger | 128,0 | −10,6 | 3,2 | −10,2 |
| 1326 | Captopril Stada | 124,9 | +37,8 | 3,2 | +42,5 |
| 1338 | Tensiomin | 123,0 | −26,8 | 4,2 | −22,2 |
| 1372 | Corvo | 118,1 | (>1000) | 5,8 | (>1000) |
| 1410 | Captobeta comp. | 114,5 | +80,4 | 4,0 | +86,4 |
| 1429 | Captoflux | 112,8 | +4,0 | 3,3 | +8,8 |
| 1476 | Captopril HCT comp. Stada | 109,4 | +18,7 | 4,1 | +21,1 |
| 1487 | Tensostad | 108,7 | −23,9 | 3,1 | −21,6 |
| 1522 | Enalapril AZU | 105,1 | (>1000) | 4,6 | (>1000) |
| 1560 | Fosinorm comp | 101,7 | +61,3 | 13,4 | +69,1 |
| 1576 | CORIC plus | 99,9 | −5,4 | 15,3 | −4,0 |
| 1603 | Enalagamma | 97,5 | (>1000) | 5,2 | (>1000) |
| 1621 | tensobon comp | 95,8 | −41,3 | 14,7 | −40,8 |
| 1653 | Capto AbZ | 93,2 | +30,1 | 2,0 | +42,9 |
| 1675 | Lisinopril Stada | 91,6 | (neu) | 4,5 | (neu) |
| 1693 | Capto Puren | 90,0 | −31,4 | 3,6 | −25,8 |
| 1695 | CORIC | 90,0 | −40,9 | 9,6 | −40,2 |
| 1697 | Enabeta | 89,8 | (>1000) | 4,3 | (>1000) |
| 1699 | Udramil | 89,7 | −6,3 | 14,1 | −8,2 |
| 1717 | capto comp. von ct | 88,4 | +57,2 | 3,0 | +62,1 |
| 1721 | Enadura | 88,2 | (neu) | 4,0 | (neu) |
| 1732 | Lisinopril-Azu | 87,7 | (neu) | 4,3 | (neu) |
| 1796 | Provas comp. | 83,9 | +514,6 | 12,8 | +573,2 |

**Tabelle 3.1:** Verordnungen von ACE-Hemmern und Angiotensinrezeptorantagonisten 2000. Angegeben sind die verordnungshäufigsten Präparate mit Verordnungsrang, Verordnungen und Umsatz 2000 im Vergleich zu 1999 (Fortsetzung).

| Rang | Präparat | Verordnungen in Tsd. | Änd. % | Umsatz Mio. DM | Änd. % |
|---|---|---|---|---|---|
| 1854 | enalapril von ct | 79,7 | (>1000) | 3,5 | (>1000) |
| 1855 | Capto Dura M | 79,6 | −12,4 | 2,3 | −19,8 |
| 1879 | Provas | 77,7 | +388,7 | 12,2 | +410,2 |
| 1961 | Atacand plus | 72,4 | (neu) | 14,0 | (neu) |
| 1964 | Udrik | 72,3 | −14,8 | 7,5 | −13,5 |
| 2105 | Capto-1A Pharma | 63,8 | +71,8 | 1,3 | +85,3 |
| 2220 | Coronorm | 58,3 | −1,1 | 1,5 | −25,2 |
| 2391 | Captopril Verla | 50,8 | +6,7 | 1,6 | +7,6 |
| 2495 | Captopril Basics | 46,9 | −13,1 | 1,1 | −7,9 |
| Summe | | 26873,6 | +6,6 | 2578,7 | +4,8 |
| Anteil an der Indikationsgruppe | | 55,7% | | 90,2% | |
| Gesamte Indikationsgruppe | | 48221,7 | +2,9 | 2858,7 | +0,0 |

zur Vermeidung aufgetretener oder befürchteter Nebenwirkungen von ACE-Hemmern eingesetzt werden, z. B. wenn ein störender Husten auftritt oder befürchtet wird, insbesondere bei chronisch obstruktiven Pulmonalerkrankungen. ACE-Hemmer lösen nur bei 5–20% der Patienten Husten aus (Israili und Hall 1992). Da weitere wesentliche Vorteile der $AT_1$-Rezeptorantagonisten im Vergleich zu ACE-Hemmern für den überwiegenden Teil der Patienten bisher nicht belegt werden konnten, sind sie vor allem bei Unverträglichkeit der ACE-Hemmer eine sinnvolle Alternative zur Blockade des Renin-Angiotensin-Systems (Heart Failure Society of America Practice Guidelines 1999). Diese zurückhaltende Einstellung begründet sich auch dadurch, daß bisher publizierte Endpunktstudien zur therapeutischen Wirksamkeit von Angiotensinrezeptorantagonisten fehlen. Die ersten Ergebnisse der LIFE-Studie über Losartan werden in diesem Jahr erwartet (Dahlof et al. 1998).

## Therapeutische Aspekte

### Herzinsuffizienz und koronare Herzkrankheit

Zur Behandlung der Herzinsuffizienz mit ACE-Hemmern liegen seit der ersten Studie (CONSENSUS Trial Study Group 1987) inzwischen eine

**Tabelle 3.2:** Verordnungen von Captopril 2000 (Monopräparate). Angegeben sind die 2000 verordneten Tagesdosen, die Änderungen gegenüber 1999 und die mittleren Kosten je DDD 2000.

| Präparat | Bestandteile | DDD in Mio. | Änderung in % | DDD-Kosten in DM |
|---|---|---|---|---|
| **Captopril** | | | | |
| Captohexal | Captopril | 100,2 | (+3,2) | 0,43 |
| ACE-Hemmer-ratiopharm | Captopril | 71,4 | (+5,6) | 0,43 |
| Captobeta | Captopril | 34,6 | (+8,0) | 0,37 |
| Captogamma | Captopril | 24,7 | (−1,7) | 0,42 |
| Acenorm | Captopril | 18,2 | (−21,3) | 1,17 |
| Lopirin | Captopril | 15,6 | (−42,6) | 1,88 |
| Captopril Heumann | Captopril | 14,0 | (+0,4) | 0,46 |
| Captopril AL | Captopril | 13,1 | (+34,7) | 0,36 |
| Adocor | Captopril | 11,9 | (+30,6) | 0,39 |
| capto von ct | Captopril | 11,7 | (+9,5) | 0,44 |
| Capto-Isis | Captopril | 10,2 | (−19,0) | 1,39 |
| Captoflux | Captopril | 8,4 | (+12,4) | 0,39 |
| Tensiomin | Captopril | 7,2 | (−19,3) | 0,59 |
| tensobon | Captopril | 7,0 | (−41,8) | 1,86 |
| Captopril Pfleger | Captopril | 7,0 | (−9,7) | 0,46 |
| Tensostad | Captopril | 6,8 | (−19,8) | 0,45 |
| Captopril Stada | Captopril | 6,7 | (+41,6) | 0,48 |
| Capto AbZ | Captopril | 5,9 | (+50,5) | 0,34 |
| Capto Puren | Captopril | 5,1 | (−30,2) | 0,70 |
| Capto Dura M | Captopril | 4,0 | (−12,0) | 0,56 |
| Capto-1A Pharma | Captopril | 3,8 | (+90,5) | 0,35 |
| Coronorm | Captopril | 2,9 | (−3,7) | 0,51 |
| Captopril Verla | Captopril | 2,7 | (+7,8) | 0,59 |
| Captopril Basics | Captopril | 2,3 | (−10,1) | 0,50 |
| | | 395,2 | (−2,0) | 0,57 |
| **Summe** | | 395,2 | (−2,0) | 0,57 |

Reihe weiterer Studien vor. Die in der AIRE-Studie (The Acute Infarction Ramipril Efficacy Study Investigators 1993) nachgewiesene Erhöhung der Überlebenswahrscheinlichkeit durch Ramipril bei herzinsuffizienten Patienten nach akutem Myokardinfarkt war auch fünf Jahre nach Therapiebeginn noch nachweisbar (Hall et al. 1997). Überwiegend handelte es sich um Patienten mittleren Alters mit koronarer Herzkrankheit oder dilatativer Kardiomyopathie. Dabei wurden ACE-Hemmer in der Regel als Zusatz zu einer Basistherapie mit Diuretika, Digitalisglykosiden oder Koronarmitteln verwendet. Bei guter Verträglichkeit und Zunahme der

**Tabelle 3.3:** Verordnungen von langwirkenden ACE-Hemmern 2000 (Monopräparate). Angegeben sind die 2000 verordneten Tagesdosen, die Änderungen gegenüber 1999 und die mittleren Kosten je DDD 2000.

| Präparat | Bestandteile | DDD in Mio. | Änderung in % | DDD-Kosten in DM |
|---|---|---|---|---|
| **Enalapril** | | | | |
| Enahexal | Enalapril | 73,5 | (>1000) | 0,55 |
| Benalapril | Enalapril | 69,6 | (+89,6) | 0,72 |
| Xanef | Enalapril | 48,6 | (−56,6) | 1,42 |
| Enalapril-ratiopharm | Enalapril | 26,4 | (>1000) | 0,59 |
| Enalapril Stada | Enalapril | 19,5 | (>1000) | 0,58 |
| Pres | Enalapril | 12,3 | (−44,9) | 1,37 |
| Corvo | Enalapril | 10,4 | (>1000) | 0,55 |
| Enalagamma | Enalapril | 9,8 | (>1000) | 0,53 |
| Enabeta | Enalapril | 7,7 | (>1000) | 0,56 |
| Enalapril AZU | Enalapril | 7,6 | (>1000) | 0,61 |
| Enadura | Enalapril | 6,8 | (neu) | 0,59 |
| enalapril von ct | Enalapril | 5,6 | (>1000) | 0,62 |
| | | 297,8 | (+69,3) | 0,77 |
| **Ramipril** | | | | |
| Delix/-protect | Ramipril | 129,2 | (+26,3) | 1,08 |
| Vesdil | Ramipril | 40,1 | (−9,7) | 1,12 |
| | | 169,3 | (+15,4) | 1,09 |
| **Lisinopril** | | | | |
| Acerbon | Lisinopril | 41,0 | (−27,8) | 1,41 |
| Lisihexal | Lisinopril | 12,8 | (neu) | 0,54 |
| Lisinopril-ratiopharm | Lisinopril | 12,2 | (neu) | 0,57 |
| Lisinopril Stada | Lisinopril | 8,5 | (neu) | 0,53 |
| Lisinopril-Azu | Lisinopril | 7,9 | (neu) | 0,54 |
| CORIC | Lisinopril | 6,9 | (−40,3) | 1,40 |
| | | 89,3 | (+30,8) | 1,01 |
| **Fosinopril** | | | | |
| Fosinorm | Fosinopril | 29,0 | (+0,5) | 1,38 |
| Dynacil | Fosinopril | 12,2 | (−19,0) | 1,47 |
| | | 41,1 | (−6,2) | 1,41 |
| **Andere langwirkende ACE-Hemmer** | | | | |
| Cibacen | Benazepril | 46,5 | (−5,8) | 1,01 |
| Accupro | Quinapril | 24,5 | (−13,9) | 1,73 |
| Coversum | Perindopril | 17,2 | (+14,8) | 1,44 |
| Dynorm | Cilazapril | 16,5 | (−19,7) | 1,19 |
| Quadropril | Spirapril | 15,2 | (+14,5) | 1,22 |
| Udrik | Trandolapril | 5,2 | (−13,7) | 1,44 |
| | | 125,1 | (−5,7) | 1,28 |
| **Summe** | | 722,7 | (+27,4) | 1,00 |

**Tabelle 3.4:** Verordnungen von Captopril-Kombinationen mit Diuretika 2000. Angegeben sind die 2000 verordneten Tagesdosen, die Änderungen gegenüber 1999 und die mittleren Kosten je DDD 2000.

| Präparat | Bestandteile | DDD in Mio. | Änderung in % | DDD-Kosten in DM |
|---|---|---|---|---|
| Captohexal comp. | Captopril Hydrochlorothiazid | 68,9 | (+14,0) | 0,41 |
| Acenorm HCT | Captopril Hydrochlorothiazid | 20,7 | (−0,5) | 0,42 |
| Capozide | Captopril Hydrochlorothiazid | 14,0 | (−41,7) | 1,62 |
| ACE-Hemmer-ratiopharm comp | Captopril Hydrochlorothiazid | 13,8 | (+112,4) | 0,41 |
| Adocomp | Captopril Hydrochlorothiazid | 13,7 | (+63,6) | 0,41 |
| Capto-ISIS plus | Captopril Hydrochlorothiazid | 12,9 | (−3,8) | 0,41 |
| Captobeta comp. | Captopril Hydrochlorothiazid | 9,9 | (+85,1) | 0,40 |
| Captopril HCT comp. Stada | Captopril Hydrochlorothiazid | 9,8 | (+20,6) | 0,42 |
| tensobon comp | Captopril Hydrochlorothiazid | 8,7 | (−41,4) | 1,69 |
| capto comp. von ct | Captopril Hydrochlorothiazid | 7,3 | (+60,9) | 0,41 |
| Summe | | 179,6 | (+8,0) | 0,57 |

Leistungsfähigkeit wurde eine Senkung der Morbidität erreicht. In einzelnen Studien wurde eine signifikante Senkung der Letalität beobachtet. Obgleich optimale Dosierung und sinnvolle Begleitmedikation und Behandlungsdauer weiter diskutiert werden und der Nutzen von Betarezeptorenblockern und Carvedilol bei dieser Indikation ebenfalls belegt wurde, hat als Folge der genannten Studien die ACE-Hemmergabe zu Recht einen festen Platz in der Behandlung der Herzinsuffizienz. Erfahrungen in der routinemäßigen oralen Anwendung von Captopril bei Verdacht auf einen akuten Myokardinfarkt haben zu einer Reduktion der Todesrate um 5 pro 1000 Patienten im ersten Monat geführt (ISIS-4 Collaborative Group 1995). Eine Analyse der Daten von 12.763 Patienten aus verschiedenen Studien kommt zu dem Schluß, daß die Gabe von ACE-

**Tabelle 3.5:** Verordnungen von langwirkenden ACE-Hemmer-Kombinationen 2000. Angegeben sind die 2000 verordneten Tagesdosen, die Änderungen gegenüber 1999 und die mittleren Kosten je DDD 2000.

| Präparat | Bestandteile | DDD in Mio. | Änderung in % | DDD-Kosten in DM |
|---|---|---|---|---|
| **Mit Diuretika** | | | | |
| Delix plus | Ramipril Hydrochlorothiazid | 65,2 | (+20,3) | 1,91 |
| Accuzide | Quinapril Hydrochlorothiazid | 45,9 | (+4,9) | 1,66 |
| Acercomp | Lisinopril Hydrochlorothiazid | 42,0 | (−6,0) | 1,83 |
| Cibadrex | Benazepril Hydrochlorothiazid | 39,7 | (+3,4) | 1,62 |
| Vesdil plus | Ramipril Hydrochlorothiazid | 34,5 | (−2,1) | 1,91 |
| Renacor | Enalapril Hydrochlorothiazid | 33,1 | (−19,1) | 1,75 |
| Arelix ACE | Ramipril Piretanid | 25,4 | (+3,9) | 2,04 |
| Pres plus | Enalapril Hydrochlorothiazid | 18,6 | (−18,0) | 1,75 |
| Dynorm Plus | Cilazapril Hydrochlorothiazid | 13,1 | (−1,2) | 1,88 |
| CORIC plus | Lisinopril Hydrochlorothiazid | 8,3 | (−5,5) | 1,85 |
| Fosinorm comp | Fosinopril Hydrochlorothiazid | 7,8 | (+70,3) | 1,72 |
| | | 333,5 | (+0,8) | 1,81 |
| **Mit Calciumantagonisten** | | | | |
| Delmuno | Ramipril Felodipin | 15,7 | (+92,5) | 2,29 |
| Unimax | Ramipril Felodipin | 12,1 | (+45,8) | 2,31 |
| Tarka | Trandolapril Verapamil | 10,9 | (−1,0) | 1,92 |
| Udramil | Trandolapril Verapamil | 7,3 | (−8,3) | 1,93 |
| | | 46,1 | (+29,8) | 2,15 |
| Summe | | 379,6 | (+3,6) | 1,85 |

**Tabelle 3.6:** Verordnungen von Angiotensinrezeptorantagonisten 2000. Angegeben sind die 2000 verordneten Tagesdosen, die Änderungen gegenüber 1999 und die mittleren Kosten je DDD 2000.

| Präparat | Bestandteile | DDD in Mio. | Änderung in % | DDD-Kosten in DM |
|---|---|---|---|---|
| **Monopräparate** | | | | |
| Atacand | Candesartan | 64,4 | (+12,3) | 1,47 |
| Blopress | Candesartan | 61,1 | (+24,4) | 1,45 |
| Lorzaar | Losartan | 48,8 | (−9,9) | 2,10 |
| Diovan | Valsartan | 41,1 | (+26,4) | 1,91 |
| Aprovel | Irbesartan | 26,4 | (−4,5) | 1,75 |
| Karvea | Irbesartan | 24,4 | (−1,5) | 1,81 |
| Micardis | Telmisartan | 21,6 | (+114,7) | 1,50 |
| Teveten | Eprosartan | 12,4 | (−0,1) | 2,16 |
| Provas | Valsartan | 6,7 | (+411,0) | 1,84 |
| | | 307,0 | (+13,9) | 1,72 |
| **Kombinationspräparate** | | | | |
| Lorzaar plus | Losartan Hydrochlorothiazid | 52,0 | (+4,7) | 2,09 |
| Codiovan | Valsartan Hydrochlorothiazid | 40,9 | (+30,5) | 2,10 |
| Coaprovel | Irbesartan Hydrochlorothiazid | 17,6 | (+83,1) | 2,51 |
| Karvezide | Irbesartan Hydrochlorothiazid | 13,7 | (+92,4) | 2,42 |
| Provas comp. | Valsartan Hydrochlorothiazid | 6,0 | (+580,9) | 2,12 |
| Atacand plus | Candesartan Hydrochlorothiazid | 5,0 | (neu) | 2,81 |
| | | 135,1 | (+37,1) | 2,21 |
| **Summe** | | 442,1 | (+20,1) | 1,87 |

Hemmern Teil des Routinevorgehens bei Patienten mit linksventrikulärer Dysfunktion oder Herzinsuffizienz mit oder ohne durchgemachtem Herzinfarkt sein sollte (Flather et al. 2000). Gefürchtete Nebenwirkung bei akutem Myokardinfarkt und schwerer Herzinsuffizienz ist eine ausgeprägte und anhaltende Senkung des ohnehin meist niedrigen Blutdrucks. Vorsichtsmaßnahmen sind: Vermeiden eines starken Natriumverlustes vor Therapiebeginn (Diuretika!), Beginn mit sehr niedriger Dosierung und mehrstündige ärztliche Beobachtung nach Behandlungsbeginn.

Durch eine Verbesserung der Myokardfunktion wird nicht selten eine Normalisierung zuvor erniedrigt gemessener Blutdruckwerte beobachtet.

Eine erste Vergleichsstudie zwischen Captopril und Losartan bei älteren Patienten zur Frage der Beeinflussung der Nierenfunktion ergab überraschenderweise eine Überlegenheit für Losartan bei der Behandlung der Herzinsuffizienz (Pitt et al. 1997). Diese konnte allerdings in einer Nachfolgestudie mit dem primären Endpunkt Mortalität nicht bestätigt werden (Pitt et al. 2000). Bei einer mittleren Verlaufsbeobachtung von 1,5 Jahren ergaben sich keine Unterschiede in der Gesamtmortalität von im Mittel 11%. Bei den Überlebenden waren Therapieabbrüche (14%) und Husten (2,7%) unter Captopril allerdings signifikant häufiger als unter Losartan ( 9,7% bzw. 0,3%). Kritisiert wurde die nur einmal tägliche Gabe von 50 mg Losartan im Vergleich zu dreimal 50 mg Captopril. Auf Grund der Erfahrungen aus diesen ELITE-Studien erhielt Losartan als bisher einziger Angiotensinrezeptorantagonist die Zulassung für die Indikation Herzinsuffizienz.

## Diabetische Nephropathie und andere Nierenerkrankungen

Faszination ist entstanden, nachdem gezeigt wurde, daß die Insulinresistenz, möglicherweise eine gemeinsame pathophysiologische Ursache verschiedener kardiovaskulärer Risiken, durch ACE-Hemmer vermindert werden kann. In einer Langzeitstudie an Typ-2-Diabetikern (UK Prospective Diabetes Study Group 1998) wurde allerdings keine Überlegenheit von Captopril im Vergleich zu Atenolol bei der Vermeidung diabetischer Komplikationen nachgewiesen, lediglich die Therapietreue war unter dem ACE-Hemmer besser.

Von klinischer Bedeutung ist, daß nach einigen Studien ACE-Hemmer bei Nephropathie infolge Diabetes mellitus Typ 1 (Lewis et al. 1993 mit Captopril), aber auch bei anderen Nierenerkrankungen (Maschio et al. 1996 mit Benazepril, The GISEN Group 1997 mit Ramipril) besser als andere Antihypertensiva in der Lage sind, die Progression, vielleicht sogar die Entwicklung (The EUCLID Study Group 1997 mit Lisinopril) einer Niereninsuffizienz aufzuhalten. Statistisch tritt dieser Effekt auch unabhängig von der Blutdrucksenkung auf (Kasiske et al. 1993). In der EUCLID Study wurde auch die Progression der diabetischen Retinopathie durch ACE-Hemmer vermindert.

Patienten mit Diabetes mellitus oder Niereninsuffizienz haben ein deutlich erhöhtes kardiovaskuläres Risiko. ACE-Hemmer sind offenbar in der Lage, die absolute Komplikationsrate bei diesen Patienten stärker zu senken als bei den übrigen Patienten (Mann et al. 2001, The Heart Outcomes Prevention Evaluation Study 2000a und 2000b).

Wegen der unterschiedlichen Wirkmechanismen von ACE-Hemmern und Angiotensinrezeptorantagonisten wurde bei nicht-insulinabhängigen Diabetikern mit Mikroalbuminurie der Versuch einer Kombinationsbehandlung gemacht. Dabei senkte die Kombination aus Candesartan und Lisinopril den Blutdruck stärker als die Einzelsubstanzen (Mogensen et al. 2000).

## Hypertonie

Die Attraktivität der ACE-Hemmer für die Behandlung der Hypertonie besteht in der guten subjektiven Verträglichkeit, sieht man von dem häufig (ca. 10%) auftretenden Reizhusten und anderen, sehr seltenen, aber teils lebensbedrohlichen Nebenwirkungen (s. unten) ab.

Bei der weit überwiegenden Zahl der Hypertoniepatienten, die lediglich eine primäre Hypertonie unterschiedlicher Schweregrade aufweisen, lagen lange keine Belege vor, daß eine Behandlung mit ACE-Hemmern einer Therapie mit Betarezeptorenblockern oder Diuretika in der Senkung von kardiovaskulärer Morbidität und Letalität gleichwertig oder sogar überlegen ist. Das Captopril Prevention Project (CAPPP), eine Studie mit 10.985 Patienten über 6,1 Jahre, zeigte, daß Captopril im Vergleich zu einer konventionellen Hochdrucktherapie mit Diuretika und Betarezeptorenblockern keine Unterschiede in der Morbidität und Letalität bewirkt (Hansson et al. 1999).

Inzwischen liegt eine besonders sorgfältig, bereits vor Abschluß der einbezogenen Studien geplante Metaanalyse zur ACE-Hemmer-Therapie bei Hypertonie vor (Neal et al. 2000). In den vier Placebo-kontrollierten Studien konnte während der zwei- bis fünfjährigen Behandlungszeiten die Gesamtmortalität im Mittel um 16%, die Schlaganfallrate um 30%, die Rate koronarer Ereignisse um 20% gesenkt werden. In diesen Studien wurden ACE-Hemmer bzw. Placebo jeweils lediglich als Zusatztherapie bei häufig komplexer übriger Medikation eingesetzt, so daß bereits die Ausgangsblutdruckwerte mit im Mittel unter 140/80 mm Hg im normotonen Bereich lagen (weitere Überlegungen s. unten). Die Metaanalyse der drei Vergleichsstudien (CAPPP, STOP2 und UKPDS-HDS) zwischen ACE-Hemmern einerseits und Diuretika/Betarezeptorenblockern andererseits ergab für keinen Endpunkt signifikante Unterschiede. In allen drei Studien waren die mittleren Ausgangsblutdruckwerte deutlich hyperton.

## 3 Unerwünschte Wirkungen

Seltene schwere Nebenwirkungen der ACE-Hemmer sind Angioödem im Schlundbereich, Verstärkung allergisch-anaphylaktischer Reaktionen, dialysepflichtige Niereninsuffizienz (z. B. bei Stenosen der Nierenarterien), Leukopenie (auch als Wechselwirkung mit Allopurinol), Erythema multiforme, exfoliative Dermatitis und kindliche Mißbildungen bei Nichtbeachtung der Kontraindikation Schwangerschaft. Diese Kontraindikation gilt auch für Angiotensinrezeptorantagonisten.

Das weitgehende Fehlen des Hustens nach Gabe von Angiotensinrezeptorantagonisten (s. oben) beweist, daß, wie vermutet, die Wirkung der ACE-Hemmer auf den Bradykininstoffwechsel für diese Nebenwirkung verantwortlich ist. Dies scheint für das angioneurotische Ödem nicht zuzutreffen, das auch unter Losartan beobachtet wurde, allerdings seltener als unter ACE-Hemmern.

## Ausblick

Möglicherweise muß der Stellenwert der ACE-Hemmer vor allem bei kardiovaskulären Hochrisikopatienten und unabhängig von ihrer blutdrucksenkenden Potenz gesucht werden. Die Heart Outcomes Prevention Evaluation Studie (2000) mußte vorzeitig abgebrochen werden, weil bei Hochrisikopatienten ohne Herzinsuffizienz die Gabe von 10 mg Ramipril pro Tag die Rate von Todesfällen, Herzinfarkten und Schlaganfällen deutlich reduzierte. Dabei lagen die Blutdruckwerte bei Studienbeginn im Mittel bei 139/79 mm Hg und sanken unter der Therapie lediglich auf 136/76 mm Hg.

Dies legt eine sehr breite, den Thrombozytenaggregationshemmern vergleichbare Anwendung der Präparate nahe. Um dabei die Medikalisierung der Bevölkerung zu begrenzen, richten sich die Hoffnungen auf genetische Marker zur vorzeitigen Identifikation von Therapieversagern. Bisher wurden einzelne physiologisch interessante Polymorphismen der Gene für ACE, Angiotensinogen und $AT_1$-Rezeptor beschrieben, ohne daß jedoch allgemein bedeutsame therapeutische Konsequenzen gefunden wurden.

Wahrscheinlich werden auch weitere aussagekräftige vergleichende klinische Studien in wenigen Jahren klären, ob die Angiotensinrezeptorantagonisten den ACE-Hemmern überlegen, gleichwertig oder unterlegen sind.

## Literatur

CONSENSUS Trial Study Group (1987): Effects of enalapril on mortality in severe congestive heart failure: Results of the Cooperative North Scandinavian Enalapril Survival Study (CONSENSUS). New Engl. J. Med. 316: 1429–1435.

Dahlof B., Devereux R.B., Julius S., Kjeldsen S.E., Beevers G., de Faire U. et al. (1998): Characteristics of 9194 patients with left ventricular hypertrophy: the LIFE study. Losartan Intervention For Endpoint Reduction in Hypertension. Hypertension 32: 989–997.

Flather M.D., Yusuf S., Kober L., Pfeffer M. et al. (2000): Long-term ACE-inhibitor therapy in patients with heart failure or left-ventricular dysfunction: a systematic overview of data from individual patients. Lancet 355: 1575–1581.

Hall A.S., Murray G.D., Ball S.G. (AIREX Study Group Investigators) (1997): Follow-up study of patients randomly allocated ramipril or placebo for heart failure after myocardial infarction: AIRE extension (AIREX) study. Lancet 349: 1493–1497.

Hansson L., Lindholm L.H., Niskanen L., Lanke J., Hedner T., Niklason A., Luomanmaki K., Dahlof B., de Faire U., Morlin C., Karlberg B.E., Wester P.O., Bjorck J.E. (1999): Effect of angiotensin-converting-enzyme inhibition compared with conventional therapy on cardiovascular morbidity and mortality in hypertension: the Captopril Prevention Project (CAPPP) randomised trial. Lancet 353: 611–616.

Heart Failure Society of America (HFSA) practice guidelines (1999): HFSA guidelines for management of patients with heart failure caused by left ventricular systolic dysfunction – pharmacological approaches. J. Card. Fail. 5: 357–382.

ISIS-4 Collaborative Group (1995): ISIS-4: a randomised factorial trial assessing early oral captopril, oral mononitrate and intravenous magnesium sulphate in 58050 patients with suspected acute myocardial infarction. Lancet 345: 669–685.

Israili Z.H., Hall W.D. (1992): Cough and angioneurotic edema associated with angiotensin-converting enzyme inhibitor therapy. A review of the literature and pathophysiology. Ann. Intern. Med. 117: 234–242.

Kasiske B.L., Kalili R.S.N., Ma J.Z., Liao M., Keane W.F. (1993): Effect of antihypertensive therapy on the kidney in patients with diabetes: a meta-regression analysis. Ann. Intern. Med. 118: 129–138.

Lewis E.J., Hunsicker L.G., Bain R.P., Rohde R.D. for the Collaborative Study Group (1993): The effect of angiotensin-converting-enzyme inhibition on diabetic nephropathy. N. Engl. J. Med. 329: 1456–1462.

Mann J.F., Gerstein H.C., Pogue J., Bosch J., Yusuf S. (2001): Renal insufficiency as a predictor of cardiovascular outcomes and the impact of ramipril: the HOPE randomized trial. Ann. Intern. Med. 134: 629–636.

Maschio G., Albert D., Ganin G., Locatelli F., Mann J.F.E. et al. (1996): Effect of the angiotensin-converting-enzyme inhibitor benazepril on the progression of chronic renal insufficiency. N. Engl. J. Med. 334: 939–945.

Morgensen C.E., Neldam S., Tikkanen I., Oren S., Viskoper R., Watts R.W., Cooper M.E. (2000): Randomised controlled trial of dual blockade of renin-angiotensin system in patients with hypertension, microalbuminuria, and non-insulin dependent diabetes: the Candesartan And Lisinopril Microalbuminuria (CALM) Study. Brit. Med. J. 321: 1440–1444.

Neal B., MacMahon S., Chapman N. for the Blood Pressure Lowering Treatment Trialists' Collaboration (2000): Effects of ACE inhibitors, calcium antagonists, and other blood-pressure-lowering drugs: results of prospectively designed overviews of randomised trials. Lancet 356: 1955–1964.

Pitt B., Segal R., Martinez F.A., Meurers G., Cowley A.J. et al. (Elite study investigators) (1997): Randomized trial of losartan versus captopril in patients over 65 with heart failure (Evaluation of the losartan in the elderly study, ELITE). Lancet 349: 747–752.

Pitt B., Poole-Wilson P.A., Segal R., Martinez F.A. et al. (2000): Effect of losartan compared with captopril on mortality in patients with symptomatic heart failure: randomised trial – the Losartan Heart Failure Survival Study ELITE II. Lancet 355: 1582–1587.

The Acute Infarction Ramipril Efficacy (AIRE) Study Investigators (1993): Effect of ramipril on mortality and morbidity of survivors of acute myocardial infarction with clinical evidence of heart failure. Lancet 342: 821–828.

The EUCLID Study Group (1997): Randomised placebo-controlled trial of lisinopril in normotensive patients with insulin-dependent diabetes and normoalbuminuria or microalbuminuria. Lancet 349: 1787–1792.

The GISEN Group (1997): Randomised placebo-controlled trial of effect of ramipril on decline in glomerular filtration rate and risk of terminal renal failure in proteinuric, non-diabetic nephropathy. Lancet 349: 1857–1863.

The Heart Outcomes Prevention Evaluation (HOPE) Study Investigators (2000a): Effects of an angiotensin-converting-enzyme inhibitor, Ramipril, on cardiovascular events in high-risk patients. N. Engl. J. Med. 342: 145–153.

The Heart Outcomes Prevention Evaluation (HOPE) Study Investigators (2000b): Effects of ramipril on cardiovascular and microvascular outcomes in people with diabetes mellitus: results of the HOPE study and MICRO-HOPE substudy. Lancet 355: 253–259.

UK Prospective Diabetes Study Group (1998): Efficacy of atenolol and captopril in reducing risk of macrovascular and microvascular complications in type 2 diabetes: UKPDS 39. Brit. Med. J. 317: 713–720.

# 4. Analgetika

Rainer H. Böger und Gerhard Schmidt

Für die Schmerzbehandlung werden in erster Linie Opioide und nichtopioide Analgetika eingesetzt. Die nichtopioiden Analgetika wirken zusätzlich antipyretisch, einige auch entzündungshemmend. In manchen Fällen bereitet es Schwierigkeiten, eine eindeutige Trennung von Analgetika gegenüber den Antirheumatika und Antiphlogistika vorzunehmen. So wird Acetylsalicylsäure besonders in Deutschland vorzugsweise zur Behandlung von Schmerzen eingesetzt. Sie wirkt aber in höheren Dosen auch antiphlogistisch. Seit mehreren Jahren wird das nichtsteroidale Antiphlogistikum Ibuprofen in geringerer Dosis als rezeptfreies Schmerzmittel verwendet.

## Verordnungsspektrum

Die Analgetika sind mit 79 Präparaten weiterhin eine bedeutende Arzneimittelgruppe unter den 2500 verordnungshäufigsten Präparaten (Tabelle 4.1). Die Abbildung 4.1 zeigt, daß bei den opioiden Analgetika die Verordnungen 2000 gegenüber dem Vorjahr erneut angestiegen sind. Es handelt sich um eine Tendenz, die bereits in den zurückliegenden Jahren zu beobachten war. Gründe für diese Entwicklung sind vor allem die abermals stark angestiegenen Verordnungen von Tramadol, die nach Auslaufen des Patentschutzes für *Tramal* durch zahlreiche Generika zu beobachten sind. Auch die stark wirksamen Opioide (Morphin, Fentanyl) sind in der Verordnung deutlich angestiegen. Das ist offenbar Folge der zum 1. Februar 1998 erfolgten Vereinfachung der betäubungsmittelrechtlichen Verordnungsvorschriften. Dieser Effekt hat sich erst seit 1999 deutlich bemerkbar gemacht, vermutlich deshalb, weil die Liberalisierung der Betäubungsmittel-Verschreibungsvorschriften erst langsam bekannt wurde. Von Seiten der Schmerztherapeuten ist wiederholt an die übrigen Bereiche der praktischen Medizin appelliert worden, Patienten mit

**Tabelle 4.1:** Verordnungen von Analgetika 2000. Angegeben sind die verordnungshäufigsten Präparate mit Verordnungsrang, Verordnungen und Umsatz 2000 im Vergleich zu 1999.

| Rang | Präparat | Verordnungen in Tsd. | Änd. % | Umsatz Mio. DM | Änd. % |
|---|---|---|---|---|---|
| 2 | Paracetamol-ratiopharm | 5386,3 | −12,4 | 19,2 | −12,8 |
| 12 | ASS-ratiopharm | 3072,5 | −25,5 | 16,6 | −29,2 |
| 19 | ben-u-ron | 2420,0 | −19,3 | 10,8 | −20,7 |
| 41 | Paracetamol Stada | 1686,7 | −7,8 | 5,1 | −6,2 |
| 46 | Novaminsulfon-ratiopharm | 1641,8 | +11,6 | 19,8 | +18,7 |
| 48 | Novalgin | 1545,9 | +0,5 | 16,4 | +6,7 |
| 81 | Tramal | 1215,6 | −17,4 | 78,0 | −9,5 |
| 83 | Valoron N | 1212,2 | −6,9 | 134,3 | +7,2 |
| 108 | Gelonida Schmerz | 1055,5 | −22,9 | 9,6 | −22,2 |
| 111 | Berlosin | 1046,2 | −22,3 | 5,6 | −23,6 |
| 124 | paracetamol von ct | 962,6 | −3,1 | 2,7 | −6,8 |
| 128 | Tramadolor | 953,5 | +7,6 | 43,2 | +27,2 |
| 136 | ASS Hexal | 902,5 | +24,5 | 5,0 | +25,1 |
| 139 | dolomo TN | 887,4 | −1,5 | 9,0 | +15,2 |
| 141 | Novaminsulfon Lichtenstein | 877,4 | +23,8 | 10,6 | +17,8 |
| 148 | ParaCetaMol Lichtenstein | 834,7 | −12,9 | 2,6 | −18,4 |
| 151 | Paracetamol BC | 830,3 | −8,5 | 2,2 | −8,5 |
| 165 | Paracetamol-Al Pharma | 783,3 | +37,0 | 2,7 | +39,9 |
| 183 | ASS von ct | 728,2 | +12,0 | 4,0 | +17,4 |
| 208 | Durogesic | 679,4 | +98,5 | 250,9 | +130,8 |
| 209 | Katadolon | 679,3 | +19,6 | 28,8 | +22,4 |
| 220 | Tramadol-ratiopharm | 658,8 | +2,5 | 21,6 | +10,6 |
| 271 | Paracetamol Hexal | 551,9 | −3,0 | 1,9 | −4,2 |
| 306 | talvosilen | 516,5 | −9,4 | 4,3 | −7,7 |
| 323 | Tramundin | 501,6 | −4,8 | 41,5 | +15,1 |
| 338 | Tilidin-ratiopharm plus | 484,5 | +6,4 | 31,3 | +13,9 |
| 365 | MST Mundipharma | 458,0 | +11,6 | 108,3 | +11,1 |
| 416 | Analgin | 416,6 | −20,1 | 2,2 | −22,0 |
| 433 | Paracetamol comp. Stada | 401,4 | +3,3 | 3,0 | +15,2 |
| 521 | Tilidalor Hexal | 343,6 | +10,0 | 20,8 | +14,8 |
| 644 | Nedolon P | 286,2 | −21,3 | 2,3 | −19,7 |
| 645 | ASS Stada | 285,8 | −14,0 | 1,1 | −16,1 |
| 789 | Titretta S/T | 224,9 | −19,8 | 4,8 | −17,4 |
| 816 | Trancopal Dolo | 214,2 | −19,4 | 7,2 | −17,2 |
| 824 | Morphin Merck/-retard | 212,1 | +59,7 | 14,4 | +67,1 |
| 849 | Tramadol Stada | 207,2 | +9,5 | 7,4 | −1,8 |
| 923 | Oxygesic | 188,4 | +89,1 | 50,6 | +94,6 |
| 969 | Azur compositum | 178,3 | −20,6 | 1,4 | −19,6 |
| 1022 | Combaren | 167,5 | −19,1 | 10,5 | −13,2 |
| 1027 | Temgesic | 165,7 | +36,0 | 14,0 | +29,2 |
| 1071 | Doloreduct | 158,0 | −8,0 | 0,6 | −9,4 |
| 1076 | Tramagit | 157,3 | −6,0 | 6,5 | −5,4 |
| 1085 | Paracetamol Heumann | 156,2 | +9,0 | 0,4 | +10,0 |

**Tabelle 4.1:** Verordnungen von Analgetika 2000. Angegeben sind die verordnungshäufigsten Präparate mit Verordnungsrang, Verordnungen und Umsatz 2000 im Vergleich zu 1999 (Fortsetzung).

| Rang | Präparat | Verordnungen in Tsd. | Änd. % | Umsatz Mio. DM | Änd. % |
|---|---|---|---|---|---|
| 1128 | Dolviran N | 151,3 | −10,5 | 2,2 | −10,7 |
| 1205 | Tramagetic | 140,4 | −13,8 | 4,0 | −10,5 |
| 1213 | Aspisol | 138,9 | −12,6 | 7,0 | −11,4 |
| 1268 | Tramadura | 131,4 | +9,6 | 4,2 | +20,7 |
| 1282 | L-Polamidon | 129,8 | +5,6 | 8,3 | +4,2 |
| 1310 | Tramadol AL | 126,4 | +72,5 | 3,6 | +67,9 |
| 1365 | Tramabeta | 119,0 | +39,7 | 3,4 | +74,9 |
| 1434 | Amadol | 112,6 | +24,0 | 4,0 | +91,9 |
| 1436 | Gelonida NA Saft | 112,5 | −29,3 | 1,6 | −32,3 |
| 1441 | Captin | 112,3 | −21,7 | 0,4 | −29,4 |
| 1451 | ParacetaCod-ratiopharm | 111,7 | +6,0 | 0,6 | +8,2 |
| 1549 | DHC Mundipharma | 102,7 | −20,8 | 15,0 | −0,7 |
| 1595 | Paedisup K/S | 98,6 | −3,6 | 0,7 | +2,8 |
| 1708 | Lonarid | 89,2 | −19,9 | 0,8 | −19,4 |
| 1713 | Acesal | 88,7 | −34,1 | 0,5 | −31,9 |
| 1743 | M-Dolor | 86,8 | +102,1 | 16,9 | +121,2 |
| 1751 | Trama KD | 86,2 | +18,6 | 1,6 | +25,1 |
| 1766 | Thomapyrin | 85,3 | −23,3 | 0,6 | −22,5 |
| 1784 | Sevredol | 84,1 | +59,6 | 8,0 | +68,5 |
| 1807 | Tilidin comp. Stada | 82,5 | +45,2 | 5,1 | +52,0 |
| 1863 | Optalidon N | 79,2 | −31,8 | 0,7 | −31,4 |
| 1909 | Paedialgon | 76,0 | +18,1 | 0,2 | +14,3 |
| 1919 | Neuralgin | 75,2 | −20,0 | 0,6 | −19,8 |
| 2060 | M Long | 66,9 | +19,4 | 15,3 | +34,3 |
| 2096 | Tramadol-Lichtenstein | 64,4 | +10,2 | 1,6 | +14,7 |
| 2108 | Mono Praecimed | 63,6 | −29,6 | 0,2 | −31,7 |
| 2110 | MSI Mundipharma | 63,5 | +5,4 | 6,1 | +9,3 |
| 2147 | Paracetamol 500 1A-Pharma | 62,1 | +54,1 | 0,2 | +91,0 |
| 2151 | Dipidolor | 61,8 | +22,5 | 1,3 | +22,5 |
| 2226 | Trama AbZ | 58,2 | +28,2 | 1,7 | +15,4 |
| 2275 | Delgesic | 56,1 | −33,4 | 0,7 | −28,0 |
| 2313 | paracet comp. von ct | 54,3 | +1,9 | 0,3 | +3,1 |
| 2410 | Tilidin AL comp. | 50,1 | +205,6 | 2,9 | +253,6 |
| 2425 | tramadol von ct | 49,5 | −8,1 | 1,5 | −11,2 |
| 2481 | Morphin-ratiopharm | 47,2 | +158,3 | 7,4 | +110,7 |
| 2489 | Paracetamol Saar | 47,0 | −26,0 | 0,1 | −28,7 |
| Summe | | 39501,5 | −6,1 | 1162,5 | +24,4 |
| Anteil an der Indikationsgruppe | | 45,1% | | 52,6% | |
| Gesamte Indikationsgruppe | | 87494,1 | −4,4 | 2209,6 | +18,1 |

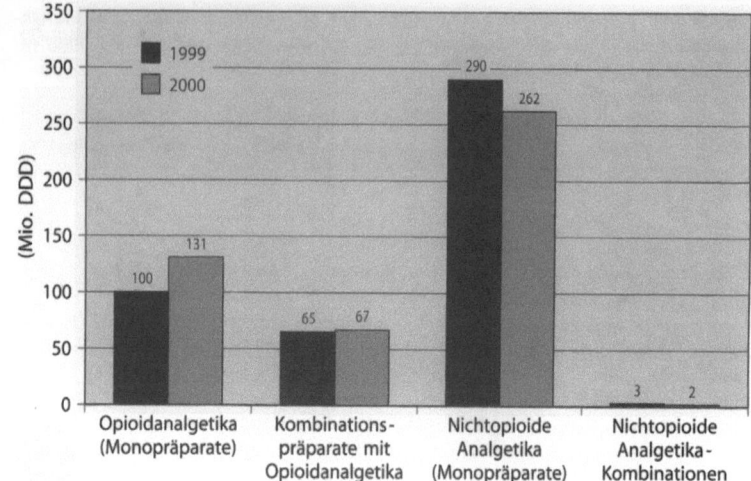

**Abbildung 4.1:** Verordnungen von Analgetika 2000. Definierte Tagesdosen (DDD) der 2500 meistverordneten Arzneimittel

schweren Schmerzen nicht aufgrund einer unbegründeten Angst vor einer Opioidabhängigkeit eine effektive Schmerztherapie vorzuenthalten.

Bei den nichtopioiden Analgetika fällt auf, daß die Verordnungszahlen im Gegensatz zu den Opioiden gegenüber dem Vorjahr erneut einen Rückgang aufweisen (Abb. 4.1). Dieser Abfall beruht seit 1997 vor allem auf einer weiteren Abnahme der Verordnungen von Acetylsalicylsäure, da viele niedrig dosierte Fertigarzneimittel aus dieser Gruppe in die Indikationsgruppe Thrombozytenaggregationshemmer eingeordnet worden sind (siehe Kapitel 14, Antikoagulantien und Thrombozytenaggregationshemmer).

## Opioidanalgetika

Bei der Verordnung von Opioiden als Monopräparate hat das von der Betäubungsmittel-Verschreibungsverordnung ausgenommene Arzneimittel Tramadol weiter zugenommen (Tabelle 4.2). Die Substanz ist durch die steigende Verordnung von Generika mit großem Abstand das am meisten verordnete Opioid. Das Erstanbieterpräparat *Tramal* führt die Verordnungsliste zwar weiter an, weist aber im Gegensatz zu den meisten Generikapräparaten wiederum einen Rückgang in den Verord-

**Tabelle 4.2:** Verordnungen von Opioidanalgetika 2000 (Monopräparate). Angegeben sind die 2000 verordneten Tagesdosen, die Änderungen gegenüber 1999 und die mittleren Kosten je DDD 2000.

| Präparat | Bestandteile | DDD in Mio. | Änderung in % | DDD-Kosten in DM |
|---|---|---|---|---|
| **Tramadol** | | | | |
| Tramal | Tramadol | 18,9 | (−9,8) | 4,13 |
| Tramadolor | Tramadol | 12,9 | (+26,1) | 3,35 |
| Tramundin | Tramadol | 9,3 | (+13,8) | 4,45 |
| Tramadol-ratiopharm | Tramadol | 8,0 | (+13,9) | 2,70 |
| Tramadol Stada | Tramadol | 2,7 | (+2,8) | 2,69 |
| Tramagit | Tramadol | 2,4 | (−0,2) | 2,74 |
| Tramadura | Tramadol | 1,6 | (+23,2) | 2,69 |
| Tramadol AL | Tramadol | 1,6 | (+78,3) | 2,29 |
| Tramagetic | Tramadol | 1,4 | (−9,0) | 2,81 |
| Amadol | Tramadol | 1,3 | (+58,9) | 3,03 |
| Trambeta | Tramadol | 1,2 | (+62,3) | 2,74 |
| Trama AbZ | Tramadol | 0,7 | (+24,5) | 2,29 |
| Tramadol-Lichtenstein | Tramadol | 0,6 | (+17,3) | 2,60 |
| Trama KD | Tramadol | 0,6 | (+25,5) | 2,59 |
| tramadol von ct | Tramadol | 0,6 | (−9,3) | 2,59 |
| | | 63,9 | (+8,3) | 3,50 |
| **Morphin** | | | | |
| MST Mundipharma | Morphin | 10,1 | (+7,7) | 10,69 |
| M-Dolor | Morphin | 2,1 | (+127,7) | 8,02 |
| M Long | Morphin | 1,7 | (+34,6) | 9,25 |
| Morphin Merck/-retard | Morphin | 1,5 | (+57,5) | 9,58 |
| Morphin-ratiopharm | Morphin | 0,9 | (+109,9) | 8,12 |
| MSI Mundipharma | Morphin | 0,8 | (+3,9) | 7,88 |
| Sevredol | Morphin | 0,5 | (+60,2) | 15,51 |
| | | 17,6 | (+25,6) | 10,02 |
| **Andere Opioide** | | | | |
| Durogesic | Fentanyl | 34,0 | (+119,9) | 7,37 |
| Oxygesic | Oxycodon | 7,7 | (+87,8) | 6,55 |
| L-Polamidon | Levomethadon | 3,9 | (+3,0) | 2,16 |
| DHC Mundipharma | Dihydrocodein | 2,3 | (−8,7) | 6,50 |
| Temgesic | Buprenorphin | 1,3 | (+25,4) | 10,73 |
| Dipidolor | Piritramid | 0,1 | (+22,5) | 12,64 |
| | | 49,3 | (+82,8) | 6,89 |
| **Summe** | | 130,8 | (+30,8) | 5,66 |

nungszahlen gegenüber dem Vorjahr auf. Nach wie vor wird die Mehrzahl der Tagesdosen in Tropfenform verordnet, obwohl für die Therapie chronischer Schmerzen grundsätzlich langwirkende Arzneiformen in Retardform gegeben werden sollten. Dagegen wird Morphin in oraler Form fast nur als Retardpräparat (z. B. *MST Mundipharma*) verschrieben. Es wird vorzugsweise in der Behandlung von Tumorschmerzen eingesetzt. Die Verordnungszahlen für Morphinpräparate sind insgesamt gegenüber 1999 um mehr als 25% angestiegen.

Besonders auffällig ist erneut der starke Zuwachs des Opioids Fentanyl (*Durogesic*) als Membranpflaster zur transdermalen Opioidzufuhr. Das besonders gut an Haut und Blut-Hirnschranke penetrierende Opioid Fentanyl eignet sich zur Dauertherapie schwerer chronischer Schmerzen. Die unerwünschten Wirkungen von Fentanyl am Gastrointestinaltrakt (spastische Obstipation) sind geringer als bei anderen Opioiden. Das liegt daran, daß aufgrund der guten Lipidlöslichkeit von Fentanyl der Anteil, welcher in das Gehirn eindringt, größer ist als bei anderen therapeutisch verwendeten Opioiden. Das Verhältnis von zentralnervöser analgetischer Wirkung zu peripherer Darmmotilitätshemmung ist deshalb bei Fentanyl besonders günstig.

Oxycodon, ein seit 80 Jahren bekanntes Opioidanalgetikum, das in Deutschland bis 1989 als *Eukodal* im Handel war und im August 1998 unter dem Namen *Oxygesic* in Retardform wieder auf den Markt gebracht wurde, tauchte 1999 erstmals unter den 2500 verordnungshäufigsten Präparaten auf und weist auch 2000 wieder einen deutlichen Zuwachs gegenüber dem Vorjahr auf. Ähnlich wie Morphin ist es für die orale Dauertherapie schwerer bis sehr schwerer Schmerzen geeignet, hat aber durch eine höhere orale Verfügbarkeit (65%) und eine längere Halbwertszeit (4–6 Stunden) pharmakokinetische Vorteile gegenüber Morphin.

Bei Levomethadon (*L-Polamidon*) ist im Jahr 2000 eine leichte Zunahme eingetreten. Wesentlich höher liegen die Verordnungsmengen von racemischem D,L-Methadon in Form von Rezepturen aus Apotheken. Mit der Verwendung von Methadon zur oralen Substitutionsbehandlung von Opioidabhängigen, die 1993 durch eine Änderung der Betäubungsmittel-Verschreibungsverordnung (BtmVV) eingeführt wurde, haben die Methadonrezepturen in den letzten fünf Jahren stark zugenommen und 1999 bereits 937 kg (1995: 353 kg) erreicht. Von Levomethadon wurden dagegen in Form des Fertigarzneimittels *L-Polamidon* nur 146 kg (1999: 156 kg) in Apotheken abgegeben (Bundesopiumstelle 2000). Wenn man diese Mengenangaben unter Zugrundelegung der definierten Tagesdosen der WHO von 25 mg für Methadon und 12,5 mg für Levomethadon

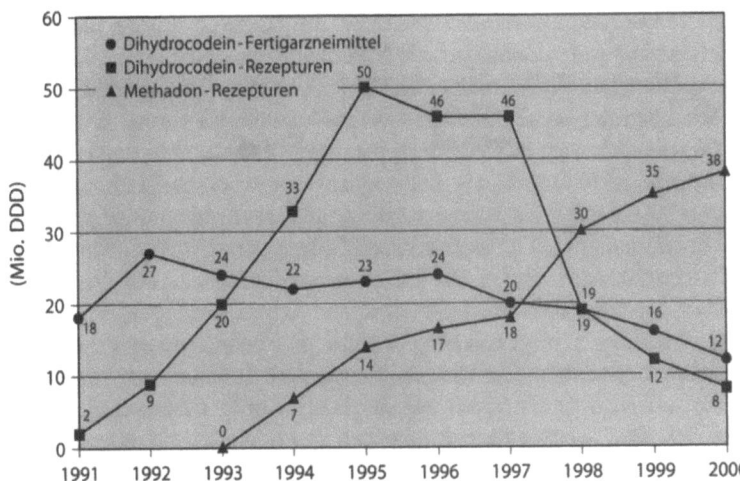

**Abbildung 4.2:** Verordnungen von Dihydrocodein und Methadon 1991 bis 2000. Gesamtverordnungen nach definierten Tagesdosen (DDD)

umrechnet, wurden im Jahr 2000 37,5 Mio. DDD von Methadon als Rezeptur (Abbildung 4.2) und 11,7 Mio. DDD von Levomethadon verordnet, von letzterem 3,9 Mio. DDD für GKV-Versicherte (Tabelle 4.2).

Der Einsatz von *DHC-Mundipharma* (Dihydrocodein) ist mit 2,3 Mio. Tagesdosen gegenüber 1999 erneut zurückgegangen (Tabelle 4.2). Wesentlich mehr Tagesdosen (9,7 Mio.) entfallen auf die beiden als Antitussiva im Handel befindlichen Dihydrocodeinpräparate *Paracodin* und *Remedacen*. Die Verordnungsmengen sind allerdings nur bedingt vergleichbar, da die nach Herstellerangaben berechnete DDD für *DHC-Mundipharma* mindestens 120 mg Dihydrocodein (als Hydrogentartrat) entspricht, während die Antitussivapräparate im Mittel nur halb so hoch dosiert sind. Am höchsten liegen die Verordnungsmengen von Dihydrocodeinrezepturen, die von 38 kg im Jahre 1990 auf 6020 kg im Jahre 1995 angestiegen sind und 2000 mit 930 kg weiter stark rückläufig waren (Goedecke et al. 1994, Bundesopiumstelle 2001). Die Relation zu den verordneten Fertigarzneimitteln wird auch hier deutlicher, wenn die Dihydrocodeinrezepturen auf eine definierte Tagesdosis von 120 mg Dihydrocodein (als Hydrogentartrat) umgerechnet werden, wie es in Abbildung 4.2 geschehen ist. Die früheren hohen Verbrauchsmengen von Dihydrocodeinrezepturen resultieren fast ausschließlich aus der nicht sachgerechten Substitutionsbehandlung von Drogenabhängigen, die mit wesentlich höheren Tagesdosen durchgeführt werden und zu einer alarmierenden Zunahme von Dihydrocodein-assoziierten Todesfällen geführt haben (Penning et al. 1993). Aus diesem Grunde ist die Betäubungsmittel-Verschreibungsverordnung (BtmVV) zum 1. Februar 1998 geändert worden. Es ist dort festgelegt, daß zur Substitution opioidabhängiger Patienten „nur Zubereitungen von Levomethadon, Methadon oder ein zur Substitution zugelassenes Arzneimittel oder in anders nicht behandelbaren Ausnahmefällen Codein oder Dihydrocodein" verschrieben werden dürfen. Die Landesbehörden können für diese nicht anders zu behandelnden Ausnahmefälle nähere Festlegungen treffen. Damit soll die häufige unkritische Substitutionsbehandlung mit Dihydrocodein unterbunden werden. Für andere Indikationen sollen die beiden Wirkstoffe wie bisher von der BtmVV ausgenommen bleiben.

Unter den Kombinationspräparaten mit Opioiden nehmen Tilidinkombinationen eine Sonderstellung insofern ein, als sie für die Bekämpfung schwerer Schmerzen in ähnlicher Weise verwendet werden können wie stark wirkende Opioide, die unter der BtmVV stehen. Durch den Zusatz von Naloxon, welches nach intravenöser Zufuhr die Wirkung von Tilidin antagonisiert, nach oraler Zufuhr jedoch infolge First-pass-Metabolismus inaktiviert wird und die analgetische Wirkung von Tilidin zuläßt, sind diese Tilidinkombinationen aus der Bestimmung der BtmVV ausgenommen. Die Verordnung aller Tilidinkombinationen einschließlich dem Originalpräparat *Valoron N* weist 2000 gegenüber dem Vorjahr wieder einen Zuwachs auf (Tabelle 4.3).

Bei den Kombinationspräparaten mit Codein und nichtopioiden Analgetika ist die Verordnungshäufigkeit weiter rückläufig (Tabelle 4.4). Nach Metaanalysen hat Codein keine zusätzlichen, klinisch relevanten Effekte auf die analgetische Wirkung von Acetylsalicylsäure (Zhang und Po 1997), während es den analgetischen Effekt von Paracetamol verstärkt (Zhang und Po 1996).

## Nichtopioide Analgetika

Bei den nichtopioiden Analgetika hat sich die Tendenz zum Einsatz von Monopräparaten weiter stabilisiert. Die Verordnung der Monopräparate ist bei Metamizol gegenüber dem Vorjahr angestiegen, bei Acetylsalicylsäure und Paracetamol dagegen rückläufig, was insgesamt zu einer Abnahme im Gesamtbereich der nichtopioiden Analgetika führt (Abbildung 4.3, Tabelle 4.5).

**Tabelle 4.3:** Verordnungen von Tilidinkombinationen 2000. Angegeben sind die 2000 verordneten Tagesdosen, die Änderungen gegenüber 1999 und die mittleren Kosten je DDD 2000.

| Präparat | Bestandteile | DDD in Mio. | Änderung in % | DDD-Kosten in DM |
| --- | --- | --- | --- | --- |
| Valoron N | Tilidin Naloxon | 27,6 | (+5,5) | 4,87 |
| Tilidin-ratiopharm plus | Tilidin Naloxon | 11,2 | (+10,3) | 2,81 |
| Tilidalor Hexal | Tilidin Naloxon | 7,1 | (+8,6) | 2,91 |
| Tilidin comp. Stada | Tilidin Naloxon | 1,8 | (+47,6) | 2,81 |
| Tilidin AL comp. | Tilidin Naloxon | 1,2 | (+255,3) | 2,45 |
| Summe | | 48,9 | (+10,1) | 3,98 |

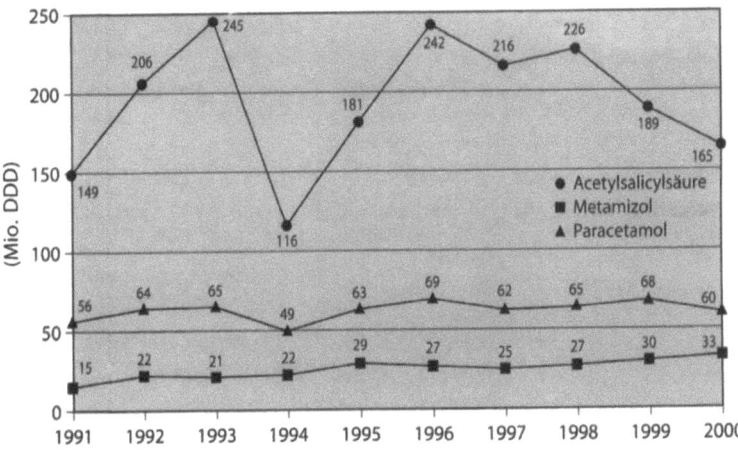

**Abbildung 4.3:** Verordnungen von Acetylsalicylsäure, Paracetamol und Metamizol 1991 bis 2000. Gesamtverordnungen nach definierten Tagesdosen (DDD)

**Tabelle 4.4:** Verordnungen von Codeinkombinationen 2000. Angegeben sind die 2000 verordneten Tagesdosen, die Änderungen gegenüber 1999 und die mittleren Kosten je DDD 2000.

| Präparat | Bestandteile | DDD in Mio. | Änderung in % | DDD-Kosten in DM |
|---|---|---|---|---|
| **Codein mit Paracetamol** | | | | |
| Gelonida Schmerz | Paracetamol Codein | 3,8 | (−23,1) | 2,51 |
| talvosilen | Paracetamol Codein | 2,1 | (−5,6) | 2,02 |
| Paracetamol comp. Stada | Paracetamol Codein | 1,7 | (+16,7) | 1,74 |
| Nedolon P | Paracetamol Codein | 0,8 | (−21,4) | 2,72 |
| ParacetaCod-ratiopharm | Paracetamol Codein | 0,3 | (+7,7) | 1,91 |
| Lonarid | Paracetamol Codein | 0,3 | (−18,8) | 2,66 |
| paracet comp. von ct | Paracetamol Codein | 0,2 | (+3,0) | 1,81 |
| | | 9,2 | (−12,3) | 2,25 |
| **Andere Codeinkombinationen** | | | | |
| dolomo TN | Acetylsalicylsäure Paracetamol Coffein/Codein | 3,9 | (+6,1) | 2,28 |
| Combaren | Diclofenac Codein | 1,9 | (−14,3) | 5,45 |
| Titretta S/T | Propyphenazon Codein | 1,8 | (−16,3) | 2,71 |
| Azur compositum | Paracetamol Codein Coffein | 0,7 | (−21,6) | 1,98 |
| Dolviran N | Acetylsalicylsäure Codein | 0,5 | (−10,3) | 4,58 |
| Gelonida NA Saft | Paracetamol Codein Natriumsalicylat | 0,4 | (−32,9) | 4,17 |
| | | 9,2 | (−8,7) | 3,20 |
| **Summe** | | 18,4 | (−10,5) | 2,72 |

### Monopräparate

Bei den Monopräparaten der Acetylsalicylsäure ist 2000 gegenüber dem Vorjahr erneut eine Abnahme bei den Verordnungszahlen eingetreten (Tabelle 4.5). Das Originalpräparat *Aspirin* taucht 2000 erstmals nicht mehr unter den 2500 verordnungshäufigsten Präparaten auf. Das hängt vornehmlich damit zusammen, daß die niedrig dosierten Arzneiformen unter einer gesonderten Bezeichnung (*Aspirin protect*) ausschließlich zur Thrombozytenaggregationshemmung angeboten werden und daher in der Roten Liste in die entsprechende Indikationsgruppe umgruppiert worden sind (siehe Kapitel 13). Auch bei anderen Acetylsalicylsäurepräparaten (*ASS-ratiopharm*, *ASS von ct*, *ASS-Hexal*) entfällt der weitaus größte Anteil der Verordnungen auf die 100 mg-Tabletten, die wohl überwiegend zur Prophylaxe des Myokardinfarkts und nach zerebralen Ischämien eingesetzt werden.

Die zweite wichtige Monosubstanz, das vorzugsweise zentral analgetisch wirksame Paracetamol, hat 2000 gegenüber dem Vorjahr um ca. 11% abgenommen (Tabelle 4.5). Einige Generikapräparate von Paracetamol weisen allerdings besonders große Zuwächse auf, die aus dem Gesamttrend zur Abnahme der Paracetamol-Verordnungen herausfallen.

Bei dem verschreibungspflichtigen Metamizol ist eine auffällige Zunahme bei den Verschreibungen eingetreten (Tabelle 4.5). Es ist immer wieder darauf hingewiesen worden, daß die Gefahr der Sensibilisierung und Auslösung von Agranulozytosen und Schockreaktionen (nach i.v. Gabe) zu einer Einschränkung der Indikation für die Verwendung von Metamizol führen muß. Die zuverlässige schmerzstillende Wirkung von Metamizol durch intravenöse Anwendung z. B. bei Steinkoliken wäre sicherer, wenn nicht durch Einsatz bei leichten Schmerz- und Fieberzuständen die Sensibilisierungsrate gegenüber Pyrazolanalgetika kritiklos gesteigert würde. Obwohl das Anwendungsgebiet von Metamizol aus diesem Grunde erheblich eingeschränkt und die Rezeptpflicht angeordnet wurde (Arzneimittelkommission 1986), und obwohl das Bundesgesundheitsamt 1987 für alle metamizolhaltigen Kombinationspräparate die Zulassung widerrufen hat, scheint der Trend zur Mehrverordnung dieser Substanz über die letzten Jahre auch 2000 anzuhalten (Abbildung 4.3).

*Katadolon* enthält den Wirkstoff Flupirtin mit einem vermutlich spinal bedingten analgetischen Effekt, der allerdings unabhängig von Opioidrezeptoren vermittelt wird. Die Wirkungsstärke liegt zwischen der von Codein und Morphin. Die Verordnungszahlen von Flupirtin haben 2000 gegenüber dem Vorjahr weiter zugenommen.

**Tabelle 4.5:** Verordnungen von nichtopioiden Analgetika 2000 (Monopräparate). Angegeben sind die 2000 verordneten Tagesdosen, die Änderungen gegenüber 1999 und die mittleren Kosten je DDD 2000.

| Präparat | Bestandteile | DDD in Mio. | Änderung in % | DDD-Kosten in DM |
|---|---|---|---|---|
| **Salicylate** | | | | |
| ASS-ratiopharm | Acetylsalicylsäure | 105,8 | (−23,0) | 0,16 |
| ASS Hexal | Acetylsalicylsäure | 26,8 | (+33,2) | 0,19 |
| ASS von ct | Acetylsalicylsäure | 21,7 | (+14,5) | 0,18 |
| ASS Stada | Acetylsalicylsäure | 4,7 | (−13,8) | 0,24 |
| Acesal | Acetylsalicylsäure | 2,4 | (−26,5) | 0,23 |
| Aspisol | Lysin-Acetylsalicylat | 0,7 | (−14,5) | 9,57 |
| Delgesic | Lysin-Acetylsalicylat | 0,4 | (−23,8) | 1,75 |
| | | 162,5 | (−12,9) | 0,22 |
| **Paracetamol** | | | | |
| Paracetamol-ratiopharm | Paracetamol | 25,1 | (−13,5) | 0,77 |
| ben-u-ron | Paracetamol | 10,8 | (−20,8) | 1,00 |
| Paracetamol Stada | Paracetamol | 5,9 | (−7,5) | 0,86 |
| Paracetamol-Al Pharma | Paracetamol | 3,7 | (+35,8) | 0,72 |
| ParaCetaMol Lichtenstein | Paracetamol | 3,3 | (−17,5) | 0,80 |
| paracetamol von ct | Paracetamol | 3,1 | (−8,2) | 0,87 |
| Paracetamol Hexal | Paracetamol | 2,6 | (−5,4) | 0,74 |
| Paracetamol BC | Paracetamol | 2,4 | (−9,3) | 0,94 |
| Doloreduct | Paracetamol | 0,8 | (−8,5) | 0,71 |
| Paracetamol Heumann | Paracetamol | 0,5 | (+9,0) | 0,83 |
| Captin | Paracetamol | 0,4 | (−26,4) | 0,98 |
| Paracetamol 500 1A-Pharma | Paracetamol | 0,3 | (+54,1) | 0,68 |
| Mono Praecimed | Paracetamol | 0,3 | (−31,8) | 0,89 |
| Paedialgon | Paracetamol | 0,3 | (+14,4) | 0,95 |
| Paracetamol Saar | Paracetamol | 0,1 | (−27,3) | 1,02 |
| | | 59,7 | (−11,6) | 0,83 |
| **Pyrazolderivate** | | | | |
| Novaminsulfon-ratiopharm | Metamizol | 12,6 | (+19,4) | 1,58 |
| Novalgin | Metamizol | 8,8 | (+6,0) | 1,87 |
| Novaminsulfon Lichtenstein | Metamizol | 6,9 | (+17,2) | 1,54 |
| Berlosin | Metamizol | 2,8 | (−21,9) | 1,96 |
| Analgin | Metamizol | 1,1 | (−20,3) | 1,90 |
| | | 32,2 | (+8,3) | 1,69 |
| **Andere Analgetika** | | | | |
| Katadolon | Flupirtin | 6,0 | (+22,0) | 4,81 |
| Trancopal Dolo | Flupirtin | 1,4 | (−17,6) | 5,17 |
| | | 7,4 | (+11,9) | 4,88 |
| **Summe** | | 261,7 | (−9,8) | 0,67 |

## Kombinationspräparate

Auf die Kombinationen von nichtopioiden Analgetika entfällt nur noch ein kleiner Teil der Verordnungen. Ihre Anwendung ist 2000 noch einmal stark zurückgegangen (Tabelle 4.6). Nach pharmakologisch-therapeutischen Kriterien gibt es keine wissenschaftliche Begründung für die hier verwendeten Kombinationspartner. Nach neueren Metaanalysen wird die analgetische Wirkung von Paracetamol oder Acetylsalicylsäure durch Coffein wenig oder gar nicht verstärkt (Zhang und Po 1996, Zhang und Po 1997). Weiterhin ist festgestellt worden, daß eine Analgetikanephropathie nach Einnahme analgetischer Monopräparate nur selten beschrieben wurde, während nach mehrjährigem Gebrauch von Kombinationsanalgetika auch nach dem Verbot von Phenacetin ein 6–8fach höheres Risiko für die Entwicklung eines Nierenversagens besteht (De Broe und Elseviers 1998).

Um dem Analgetikamißbrauch vorzubeugen, sind schon vor 27 Jahren die Grundsätze einer rationalen Analgetikatherapie formuliert worden (Kuschinsky 1974):

- Wenn irgend möglich, Einzelsubstanzen verwenden.
- Nur kurze Perioden, höchstens einige Wochen die gleiche Substanz zuführen.
- Wenn nach Ablauf dieser Periode noch Analgesie erforderlich, das Präparat einer anderen Gruppe nehmen.

Tabelle 4.6: Verordnungen von nichtopioiden Analgetikakombinationen 2000. Angegeben sind die 2000 verordneten Tagesdosen, die Änderungen gegenüber 1999 und die mittleren Kosten je DDD 2000.

| Präparat | Bestandteile | DDD in Mio. | Änderung in % | DDD-Kosten in DM |
|---|---|---|---|---|
| Optalidon N | Propyphenazon Coffein | 0,6 | (−33,4) | 1,12 |
| Paedisup K/S | Paracetamol Doxylaminsuccinat | 0,5 | (−3,6) | 1,43 |
| Thomapyrin | Acetylsalicylsäure Paracetamol Coffein | 0,4 | (−23,8) | 1,36 |
| Neuralgin | Acetylsalicylsäure Paracetamol Coffein | 0,4 | (−20,0) | 1,29 |
| Summe | | 2,0 | (−22,7) | 1,28 |

- Paracetamol und Acetylsalicylsäure sind die besten einfachen Analgetika, Acetylsalicylsäure besonders dann, wenn eine antiphlogistische Wirkung erwünscht ist.

Mit diesen therapeutischen Grundsätzen läßt sich die Schmerztherapie effektiver, risikoärmer und kostengünstiger gestalten. Die diesjährigen Verordnungsdaten zeigen, daß diese Therapieempfehlungen in der Praxis weitgehend umgesetzt worden sind, da nur noch 1% der Verordnungen auf die nicht sinnvollen Kombinationspräparate entfallen, während vor 15 Jahren noch mehr als die Hälfte der Analgetika als Kombinationspräparate verordnet wurden.

## Literatur

Arzneimittelkommission der deutschen Ärzteschaft (1986): Bundesgesundheitsamt schränkt Anwendungsgebiet von Metamizol-haltigen Monopräparaten ein. Dtsch. Ärztebl. 83: 3267.

Bundesopiumstelle (2001): Persönliche Mitteilung.

De Broe M.E., Elseviers M.M. (1998): Analgesic nephropathy. N. Engl. J. Med. 338: 446–452.

Goedecke H., Lander C., Menges K. (1994): Dihydrocodein/Codein – keine Mittel zur Substitution bei Drogenabhängigen. Bundesgesundheitsblatt 37: 207–212.

Kuschinsky G. (1974): Analgetika und Antiphlogistika. Dtsch. Ärztebl. 71: 1400–1403.

Penning R., Fromm E., Betz P., Kauert G., Drasch G., von Meyer L. (1993): Drogentodesfälle durch dihydrocodeinhaltige Ersatzmittel. Dtsch. Ärztebl. 90: C-345-346.

Sorge J., Zenz M. (1990): Analyse des Verschreibungsverhaltens niedergelassener Ärzte für Btm-Analgetika. Schmerz 4: 151–156.

Zhang W.Y., Po A.L. (1996): Analgesic efficacy of paracetamol and its combination with codeine and caffeine in surgical pain – a metaanalysis. J. Clin. Pharm. Ther. 21: 261–282.

Zhang W.Y., Po A.L. (1997): Do codeine and caffeine enhance the analgesic effect of aspirin? A systematic overview. J. Clin. Pharm. Ther. 22: 79–97.

# 5. Antiallergika

ULRICH SCHWABE

Antiallergika werden zur Behandlung der allergischen Rhinitis und Konjunktivitis, des Asthma bronchiale, allergischer Hautreaktionen (z. B. Urtikaria, Pruritus) und generalisierter allergischer Krankheiten (z. B. Insektengiftallergien, anaphylaktische Reaktionen) eingesetzt. In diesem Kapitel werden schwerpunktmäßig $H_1$-Antihistaminika und Hyposensibilisierungsmittel besprochen. Weitere Arzneimittel für allergische Indikationen werden in den Kapiteln über Bronchospasmolytika (Kapitel 19), Corticosteroide (Kapitel 21), Dermatika (Kapitel 22), Ophthalmika (Kapitel 40) und Rhinologika (Kapitel 43) dargestellt.

Die größte Gruppe der Antiallergika bilden weiterhin die wenig sedierenden $H_1$-Antihistaminika, die das Wachstum der letzten zehn Jahre nach einer kurzen Konsolidierungsphase im Jahre 1997 durch weitere Neueinführungen fortgesetzt haben (Abbildung 5.1). Dagegen ist das Verordnungsvolumen der sedierenden $H_1$-Antihistaminika und der topischen Antiallergika seit 1992 rückläufig. Die Verordnungen der gesamten Indikationsgruppe sind geringfügig zurückgegangen, der Umsatz hat sich dagegen weiter erhöht (Tabelle 5.1).

## $H_1$-Antihistaminika

Systemisch anwendbare Antihistaminika sind zur Linderung leichter Symptome der allergischen Rhinitis geeignet. Bei infektiöser Rhinitis sind sie dagegen nur von begrenztem Wert. Hauptsächlich werden die wenig sedierenden $H_1$-Antihistaminika verwendet, die deutlich geringere zentrale Effekte als die traditionellen Antihistaminika haben (Tabelle 5.2). Die beiden führenden Vertreter sind seit mehreren Jahren Cetirizin (*Zyrtec*) und Loratadin (*Lisino*). Loratadin ist chemisch mit den beiden sedierenden $H_1$-Antihistaminika Ketotifen und Azatadin verwandt, hat aber nur wenig diesbezügliche Nebenwirkungen, weil es

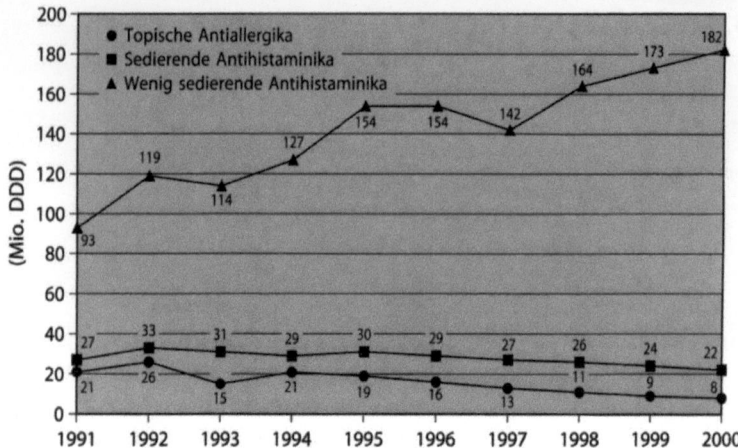

**Abbildung 5.1:** Verordnungen von Antiallergika 1991 bis 2000. Gesamtverordnungen nach definierten Tagesdosen (DDD)

kaum in das Gehirn eindringt. Cetirizin ist der Hauptmetabolit des Tranquilizers Hydroxyzin und scheint nach einigen klinischen Studien in der üblichen therapeutischen Dosis stärker sedierend zu wirken als Loratadin oder Terfenadin, aber weniger als die traditionellen Antihistaminika (Spencer et al. 1993).

Die Wirkungen und Nebenwirkungen der beiden führenden $H_1$-Antihistaminika sind in der Folgezeit mehrfach vergleichend untersucht worden. Danach bestätigt sich, daß Loratadin bezüglich Sedation mit Placebo vergleichbar ist und Cetirizin in einigen Studien Sedation oder psychomotorische Hemmung zeigte (Adelsberg 1997). Deshalb wird Loratadin insbesondere für Patienten empfohlen, die Auto fahren, Maschinen bedienen oder Flugzeugpiloten sind. Andererseits wurde in mehreren Studien zur Wirksamkeit gezeigt, daß die Symptome der allergischen Rhinitis durch Cetirizin schneller und stärker als durch Loratadin gebessert werden (Meltzer et al. 1996, Frossard et al. 1997, Day et al. 1998).

Als dritter Vertreter der wenig sedierenden $H_1$-Antihistaminika hat sich Fexofenadin (*Telfast*) etabliert. Es wurde im Dezember 1997 als Nachfolgepräparat von Terfenadin eingeführt und blieb im Jahr 2000 fast unverändert auf dem Vorjahresniveau. Fexofenadin wurde als aktiver Metabolit von Terfenadin identifiziert, der die klinische Antihistaminwirkung vermittelt, aber anders als Terfenadin nicht arrhythmogen wirkt. Weiterhin stark zugenommen hat der im Januar 1998 eingeführ-

**Tabelle 5.1:** Verordnungen von Antiallergika 2000. Angegeben sind die verordnungshäufigsten Präparate mit Verordnungsrang, Verordnungen und Umsatz 2000 im Vergleich zu 1999.

| Rang | Präparat | Verordnungen in Tsd. | Änd. % | Umsatz Mio. DM | Änd. % |
|---|---|---|---|---|---|
| 23 | Zyrtec | 2154,3 | +5,2 | 109,6 | +5,1 |
| 27 | Lisino | 2090,3 | +2,0 | 89,1 | +1,1 |
| 57 | Fenistil/-retard | 1449,6 | −4,4 | 28,0 | −6,5 |
| 224 | Fenistil Gel | 649,1 | −10,0 | 6,8 | −12,3 |
| 248 | Telfast | 592,6 | −1,8 | 32,2 | +3,3 |
| 459 | Tavegil | 386,4 | +1,4 | 7,6 | +0,6 |
| 537 | Zolim | 336,9 | +53,0 | 16,2 | +50,7 |
| 647 | Mizollen | 284,8 | +0,2 | 14,6 | +1,1 |
| 1115 | Atarax | 153,0 | −5,7 | 4,9 | −0,4 |
| 1210 | Alerid | 139,3 | +332,5 | 4,6 | +442,4 |
| 1477 | Allergodil | 109,4 | +5,7 | 4,0 | +22,2 |
| 1484 | Systral Gel/Creme | 108,9 | −20,2 | 1,0 | −21,3 |
| 1509 | Terfenadin-ratiopharm | 106,6 | +9,3 | 2,0 | +13,5 |
| 1992 | AH3 N | 70,4 | +5,8 | 2,1 | +10,8 |
| 2040 | Tavegil Gel | 67,8 | −17,8 | 0,7 | −20,0 |
| 2046 | Soventol Gel | 67,6 | −28,1 | 0,6 | −27,7 |
| 2050 | Heuschnupfenmittel DHU | 67,4 | −11,4 | 1,8 | −13,7 |
| 2114 | Allergodil Tabs | 63,4 | +57,0 | 1,8 | +68,9 |
| 2133 | Corto-Tavegil Gel | 62,7 | −27,0 | 1,4 | −12,6 |
| 2179 | Clarityne | 60,2 | +339,8 | 2,9 | +379,5 |
| 2270 | Hisfedin | 56,2 | −23,0 | 1,1 | −23,1 |
| 2377 | Stalmed | 51,5 | +12,7 | 27,5 | +8,1 |
| | Summe | 9128,5 | +2,2 | 360,7 | +5,4 |
| | Anteil an der Indikationsgruppe | 85,7% | | 55,5% | |
| | Gesamte Indikationsgruppe | 10653,5 | −0,8 | 649,4 | +3,2 |

te Wirkstoff Mizolastin (*Mizollen*, *Zolim*), der ähnliche Wirkungen wie Cetirizin und Loratadin hat.

Im Gegensatz zu 1999 haben im Jahr 2000 die Verordnungen des wenig sedierenden $H_1$-Antihistaminikum Terfenadin (z. B. *Terfenadin-ratiopharm*) wieder zugenommen (Tabelle 5.2). Nicht mehr unter den meistverordneten Präparaten ist Astemizol (*Hismanal*). Es wurde im Juli 1999 von der Herstellerfirma weltweit vom Markt genommen (Gottlieb 1999). Beide Substanzen induzieren in seltenen Fällen polytope Kammertachykardien (Torsade des pointes) infolge Repolarisationsstörungen durch Kaliumkanalblockade mit Verlängerung der QT-Zeit. Die lebensbedrohlichen proarrhythmischen Wirkungen von Ter-

**Tabelle 5.2:** Verordnungen von oralen und intranasalen Antiallergika 2000. Angegeben sind die 2000 verordneten Tagesdosen, die Änderungen gegenüber 1999 und die mittleren Kosten je DDD 2000.

| Präparat | Bestandteile | DDD in Mio. | Änderung in % | DDD-Kosten in DM |
|---|---|---|---|---|
| **Wenig sedierende Antihistaminika** | | | | |
| Zyrtec | Cetirizin | 69,7 | (+4,9) | 1,57 |
| Lisino | Loratadin | 57,0 | (+1,2) | 1,56 |
| Telfast | Fexofenadin | 22,6 | (+0,1) | 1,42 |
| Zolim | Mizolastin | 10,2 | (+50,2) | 1,60 |
| Mizollen | Mizolastin | 9,3 | (+1,4) | 1,58 |
| Alerid | Cetirizin | 2,9 | (+459,7) | 1,63 |
| Allergodil | Azelastin | 2,4 | (+23,5) | 1,64 |
| Terfenadin-ratiopharm | Terfenadin | 2,3 | (+14,1) | 0,89 |
| Clarityne | Loratadin | 2,1 | (+382,6) | 1,42 |
| Allergodil Tabs | Azelastin | 1,2 | (+71,0) | 1,54 |
| Hisfedin | Terfenadin | 0,9 | (−30,8) | 1,24 |
| | | 180,4 | (+7,3) | 1,54 |
| **Sedierende Antihistaminika** | | | | |
| Fenistil/-retard | Dimetinden | 15,1 | (−5,9) | 1,86 |
| Tavegil | Clemastin | 5,4 | (+0,3) | 1,43 |
| Atarax | Hydroxyzin | 2,5 | (+1,6) | 1,94 |
| AH3 N | Hydroxyzin | 1,0 | (+11,3) | 2,01 |
| | | 24,0 | (−3,2) | 1,78 |
| **Homöopathika** | | | | |
| Heuschnupfen-mittel DHU | Luffa operculata D4 Galphimia glauca D3 Cardiospermum D3 | 4,0 | (−15,1) | 0,45 |
| **Summe** | | 208,4 | (+5,4) | 1,55 |

fenadin können nach zu hoher Dosierung oder nach gleichzeitiger Gabe von Arzneimitteln, die den hepatischen Metabolismus dieser Substanz hemmen (Honig et al. 1993), auftreten. Allein in Großbritannien wurden 21 Todesfälle im Zusammenhang mit Terfenadin berichtet (Routledge et al. 1999). Daher sind die höher dosierten Arzneiformen von Terfenadin (120 mg/Tbl.) nach einer Entscheidung der European Medicines Evaluation Agency (EMEA) wegen ihres arrhythmogenen Potentials im September 1998 aus dem Handel genommen worden.

Wie in den vorangehenden Jahren waren die Verordnungen der sedierenden $H_1$-Antihistaminika auch im Jahr 2000 insgesamt rückläufig, was durch die Abnahme bei dem führenden Präparat Dimetinden (*Fenistil/retard*) bedingt ist (Tabelle 5.2).

**Tabelle 5.3:** Verordnungen topischer Antiallergika 2000. Angegeben sind die 2000 verordneten Tagesdosen, die Änderungen gegenüber 1999 und die mittleren Kosten je DDD 2000.

| Präparat | Bestandteile | DDD in Mio. | Änderung in % | DDD-Kosten in DM |
|---|---|---|---|---|
| **Antihistaminika** | | | | |
| Fenistil Gel | Dimetinden | 5,5 | (−13,0) | 1,23 |
| Systral Gel/Creme | Chlorphenoxamin | 0,8 | (−21,5) | 1,27 |
| Tavegil Gel | Clemastin | 0,5 | (−20,0) | 1,25 |
| Soventol Gel | Bamipin | 0,5 | (−27,9) | 1,26 |
| | | 7,4 | (−15,7) | 1,24 |
| **Antihistaminika und Corticosteroide** | | | | |
| Corto-Tavegil Gel | Clemastin Clocortolon | 0,8 | (−10,4) | 1,74 |
| **Summe** | | 8,2 | (−15,2) | 1,29 |

Abermals abgenommen haben auch die Verordnungen topischer Antiallergika (Tabelle 5.3). Die lokale Anwendung von Antihistaminika auf der Haut ist aus dermatologischer Sicht problematisch. Sie sind wenig wirksam und können bei längerer Anwendung Sensibilisierungen auslösen (O'Neill und Forsyth 1988).

## Hyposensibilisierungsmittel

Die Verordnung der Präparate zur Hyposensibilisierung hat im Jahr 2000 nach den kontinuierlichen Zunahmen der vorangehenden Jahre erstmals wieder etwas abgenommen (Tabelle 5.4). Da die Einzelpräparate bis auf *Stalmed* nicht unter den 2500 meistverordneten vertreten sind, wurden die aggregierten DDD-Werte bis zum Verordnungsrang 4000 analysiert, um die Verordnungsentwicklung dieser Präparategruppe darzustellen. Einen größeren Zuwachs erreichte im Jahr 2000 nur noch *Stalmed* (Tabelle 5.4).

Die allergenspezifische Immuntherapie (Hyposensibilisierung) wurde lange Zeit kontrovers diskutiert. Die Empfehlungen verschiedener Fachgesellschaften reichten von vorsichtiger Akzeptanz bis zu völliger Ablehnung. Neuere Metaanalysen kontrollierter Studien zeigen, daß die Immuntherapie mit Allergenen eine wirksame Behandlung für Patienten mit allergischer Rhinokonjunktivitis, allergisch bedingtem Asthma

**Tabelle 5.4:** Verordnungen von Hyposensibilisierungsmitteln 2000. Angegeben sind die 2000 verordneten Tagesdosen, die Änderungen gegenüber 1999 und die mittleren Kosten je DDD 2000.

| Präparat | Bestandteile | DDD in Mio. | Änderung in % | DDD-Kosten in DM |
|---|---|---|---|---|
| Alk-depot | Adsorbierte Allergene | 29,3 | (−9,0) | 2,66 |
| Novo-Helisen | Allergenextrakte | 11,8 | (−2,3) | 2,49 |
| Allergovit | Allergoid-Depot | 8,4 | (+7,3) | 5,31 |
| Bencard | Allergenextrakte | 5,6 | (+8,5) | 5,48 |
| Purethal | Allergoid-Depot | 5,4 | (−15,1) | 2,71 |
| Stalmed | Allergenextrakte | 4,3 | (+18,8) | 6,43 |
| BU-Pangramin | Allergenextrakte | 2,6 | (+8,6) | 4,27 |
| Stallergenes | Allergenextrakte | 0,5 | (−69,2) | 5,23 |
| Summe | | 67,9 | (−4,7) | 3,51 |

bronchiale und Insektengiftallergien darstellt (WHO Position Paper 1998, Abramson et al. 1999). Eine Indikation zur Immuntherapie mit Allergenen ist gegeben, wenn eine Arzneitherapie zur Kontrolle von Symptomen nicht ausreicht oder eine wirksame Allergenkarenz nicht möglich ist. Voraussetzung für die Anwendung ist der Nachweis spezifischer IgE-Antikörper gegen klinisch relevante Allergene und die Verfügbarkeit standardisierter Allergenextrakte. Undefinierte Allergengemische (z. B. Hausstaub, Bakterien) sollten nicht eingesetzt werden, da keine Wirksamkeit in kontrollierten Studien nachgewiesen wurde.

Die Erfolgsaussichten werden daher von der Art des Allergens geprägt. Bei IgE-vermittelten Insektengiftallergien ist eine spezifische Hyposensibilisierung bei der überwiegenden Mehrheit der Patienten wirksam, bei Wespengiftallergien ist der Schutz günstiger als bei Bienengiftallergien (Müller et al. 1992). Bei Tierhaarallergien sind Effekte nachweisbar, aber gering (Hedlin et al. 1995). Bei Graspollen-induzierter allergischer Rhinitis ist eine symptomatische Besserung nach subkutaner Immuntherapie beobachtet worden, die mehrere Jahre nach Absetzen der Immuntherapie anhält (Durham et al. 1999). Nach sublingualer Immuntherapie sind die Erfolge im allgemeinen geringer. Die Studie von Clavel et al. (1998) ergab nach 6 Monaten nur einen Rückgang des Medikationsscores und der Asthmaanfälle, aber keine signifikanten Änderungen der Rhinitis- und Konjunktivitissymptome. Pradalier et al. (1999) beschrieben nur eine signifikante Abnahme konjunktivaler Symptome ohne Veränderung der Rhinitissymptomatik und des Arzneiverbrauchs. Bei asthmatischen Kindern hatte aber auch die subkutane Immuntherapie mit Aeroallergenextrakten in einer kontrollierten Studie über 30 Monate im Vergleich zu einer adäquat durchgeführten Arzneitherapie keinen erkennbaren Nutzen (Adkinson et al. 1997). Eine Behandlung mit Allergenextrakten ist daher bei Versagen der Allergenkarenz oder der Arzneitherapie zu erwägen (Austen 2001).

Wesentliches Risiko der Immuntherapie mit Allergenen sind anaphylaktische Reaktionen. In den USA wurden von 1985 bis 1989 insgesamt 17 Todesfälle im Rahmen einer Immuntherapie berichtet (Reid et al. 1993), in Deutschland von 1977 bis 1994 28 tödliche Zwischenfälle (Lüderitz-Püchel 1996). Daher soll dieses Verfahren nur durch erfahrene Ärzte durchgeführt werden, die Anaphylaxiesymptome frühzeitig erkennen und eine geeignete Notfalltherapie einleiten können (WHO Position Paper 1998).

### Literatur

Abramson M., Puy R., Weiner J. (1999): Immunotherapy in asthma: an updated systematic review. Allergy 54: 1022–1041.

Adelsberg B.R. (1997): Sedation and performance issues in the treatment of allergic conditions. Arch. Intern. Med. 157: 494–500.

Adkinson N.F., Eggleston P.A., Eney D., Goldstein E.O., Schuberth K.C. et al. (1997): A controlled trial of immunotherapy for asthma in allergic children. N. Engl. J. Med. 336: 324–331.

Austen K.F. (2001): Allergies, anaphylaxis, and systemic mastocytosis. In: Braunwald E. et al. (eds.): Harrison's principles of internal medicine. McGraw-Hill Medical Publishing Division, New York, pp. 1913–1922.

Clavel R., Bousquet J., André C. (1998): Clinical efficacy of sublingual-swallow immunotherapy: a double-blind, placebo-controlled trial of a standardized five-grass-pollen extract in rhinitis. Allergy 53: 493–498.

Day J.H., Briscoe M., Widlitz M.D. (1998): Cetirizine, loratadine, or placebo in subjects with seasonal allergic rhinitis: effects after controlled ragweed pollen challenge in an environmental exposure unit. J. Allergy Clin. Immunol. 101: 638–645.

Durham S.R., Walker S.M., Varga E.M., Jacobson M.R., O'Brian F., Noble W., Till S.J., Hamid Q.A., Nouri-Aria K.T. (1999): Long-term clinical efficacy of grass-pollen immunotherapy. N. Engl. J. Med. 341: 468–475.

Frossard N., Lacronique J., Melac M., Benabdesselam O., Bran J.J. et al. (1997): Onset of action in the nasal antihistaminic effect of cetirizine and loratadine in patients with allergic rhinitis. Allergy 52: 205–209.

Gottlieb S. (1999): Antihistamine drug withdrawn by manufacturer. Brit. Med. J. 319: 7.

Hedlin G., Heilborn H., Lilja G., Norrlind K., Pegelow K.O. et al. (1995): Long-term follow-up of patients treated with a three-year course of cat or dog immunotherapy. J. Allergy Clin. Immunol. 96: 879–885.

Honig P.K., Wortham D.C., Zamani K., Conner D.P., Mullin J.C., Cantilena L.R. (1993): Terfenadine-ketoconazole interaction: pharmacokinetic and electrocardiographic consequences. JAMA 269: 1513–1518.

Lüderitz-Püchel U., May S., Haustein D. (1996): Zwischenfälle nach Hyposensibilisierung. Münch. Med. Wschr. 138: 129–132.

Meltzer E.O., Weiler J.M., Widlitz M.D. (1996): Comparative outdoor study of the efficacy, onset and duration of action, and safety of cetirizine, loratadine, and placebo for seasonal allergic rhinitis. J. Allergy Clin. Immunol. 97: 617–626.

Müller U., Helbling A., Berchtol E. (1992): Immunotherapy with honeybee venom and yellow jacket venom is different regarding efficacy and safety. J. Allerg. Clin. Immunol. 89: 529–535.

O'Neill S.M., Forsyth A. (1988): Urticaria. Prescribers J. 28: 14–20.

Pradalier A., Basset D., Claudel A., Couturier P., Wessel F., Galvain S., André C. (1999): Sublingual-swallow immunotherapy (SLIT) with a standardized five-grass-pollen extract (drops and sublingual tablets) versus placebo in seasonal rhinitis. Allergy 54: 819–828.

Reid M.J., Lockey R.F., Turkeltaub P.C., Platts-Mills T.A. (1993): Survey of fatalities from skin testing and immunotherapy 1985-1989. J. Allergy Clin. Immunol. 92: 6–15.

Routledge P.A., Lindquist M., Edwards I.R. (1999): Spontaneous reporting of suspected adverse reactions to antihistamines: a national and international perspective. Clin. Exp. Allergy 29 (Suppl. 3): 240–246.

Spencer C.M., Faulds D., Peters D.H. (1993): Cetirizine: a reappraisal of its pharmacological properties and therapeutic use in selected allergic disorders. Drugs 46: 1055–80.

WHO Position Paper (1998): Allergen immunotherapy: therapeutic vaccines for allergic diseases. Allergy 53 (Suppl. 1): 1–42.

# 6. Antianämika

KLAUS MENGEL UND HARALD SCHMIDT

Eine Anämie liegt vor, wenn das Hämoglobin unter definierte Normwerte abfällt. Sie kann zahlreiche Ursachen haben, die vor Beginn der Therapie mit Antianämika geklärt werden sollten. Am häufigsten ist die Eisenmangelanämie, die überwiegend durch Blutverlust infolge gastrointestinaler Blutungen oder gesteigerter Mensesblutungen, aber auch durch nutritiven Eisenmangel bedingt ist. Hinzu kommen Störungen der Eisenresorption bei älteren Patienten. Daneben gibt es sekundäre Anämien bei Leber- oder Nierenkrankheiten, Tumoren und Infektionen sowie weitere Anämieformen mit gestörter Erythrozytenbildung (z. B. aplastische Anämie) und mit gesteigertem Erythrozytenabbau (hämolytische Anämien verschiedener Art). Da es sich bei den sekundären Anämien nicht um Eisenmangelanämien handelt, ist eine klare diagnostische Abgrenzung erforderlich und eine Eisentherapie in der Regel nicht indiziert.

## Verordnungsspektrum

Unter den 2500 Präparaten, die im Jahr 2000 am häufigsten verordnet wurden, befinden sich in der Gruppe der Antianämika 13 Eisenpräparate, zwei Folsäurepräparate, sieben Kombinationspräparate und zwei Erythropoetinpräparate. Im Vergleich zum Vorjahr haben sich die Verordnungen insgesamt etwas vermindert, während die Umsätze, bedingt auch durch die weitere Zunahme der beiden Erythropoetinpräparate (*Erypo, NeoRecormon*), erneut anstiegen (Tabelle 6.1). Die Verordnungszahlen sind im Grunde genommen etwas größer als hier angegeben, weil die Vitamin $B_{12}$-Präparate von den Herstellern der Gruppe der Vitamine zugeordnet werden und daher hier nicht mit erfaßt sind, obwohl Vitamin $B_{12}$ nur bei perniziöser Anämie und ihren neurologischen Begleitsymptomen indiziert ist (American Medical Association 1986). Die seit 1992 rückläufigen Verordnungen der Kombinationsprä-

**Tabelle 6.1:** Verordnungen von Antianämika 2000. Angegeben sind die verordnungshäufigsten Präparate mit Verordnungsrang, Verordnungen und Umsatz 2000 im Vergleich zu 1999.

| Rang | Präparat | Verordnungen in Tsd. | Änd. % | Umsatz Mio. DM | Änd. % |
|---|---|---|---|---|---|
| 84 | ferro sanol/duodenal | 1205,8 | +3,2 | 35,5 | +3,3 |
| 477 | Erypo | 377,7 | +12,8 | 268,3 | +22,6 |
| 508 | Plastulen N | 355,7 | −28,9 | 10,9 | −27,4 |
| 815 | Neorecormon | 214,6 | +11,4 | 174,0 | +26,5 |
| 850 | Ferrlecit Amp. | 207,1 | +8,5 | 7,7 | +19,8 |
| 1088 | Folsan | 156,1 | +7,1 | 6,2 | +13,4 |
| 1092 | Eisendragees-ratiopharm | 155,8 | +3,8 | 2,3 | +1,8 |
| 1159 | Vitaferro Kaps. | 147,4 | −16,0 | 3,7 | −18,2 |
| 1178 | Eryfer 100 | 144,2 | −0,3 | 4,7 | −0,8 |
| 1288 | Haemoprotect | 128,6 | +20,6 | 2,6 | +22,5 |
| 1302 | Ferro-Folsan Drag. | 127,2 | −11,3 | 2,3 | −10,1 |
| 1367 | Lösferron | 118,9 | −22,7 | 2,7 | −23,7 |
| 1398 | Ferrum Hausmann Sirup/Tr. | 115,5 | −15,1 | 2,1 | −14,5 |
| 1578 | Hämatopan F | 99,7 | −20,0 | 1,5 | −19,7 |
| 1736 | Tardyferon-Fol Drag. | 87,2 | +7,6 | 2,4 | +6,6 |
| 1901 | Dreisafer | 76,7 | −7,0 | 2,1 | −7,5 |
| 2055 | Haematopan | 67,2 | −8,6 | 1,8 | −8,1 |
| 2118 | Tardyferon | 63,3 | −2,2 | 1,8 | +1,5 |
| 2196 | Lafol | 59,3 | −45,3 | 1,1 | −45,1 |
| 2199 | Ferrum Verla | 59,2 | +7,5 | 0,9 | −2,9 |
| 2205 | Eryfer comp. | 59,0 | −14,0 | 1,8 | −12,1 |
| 2223 | Plastufer | 58,2 | −22,8 | 1,9 | −19,8 |
| 2251 | ferro sanol gyn | 57,0 | +595,0 | 1,4 | +560,8 |
| 2388 | Folicombin | 51,0 | −16,7 | 1,4 | −16,7 |
| Summe | | 4192,4 | −3,5 | 541,2 | +17,8 |
| Anteil an der Indikationsgruppe | | 88,9% | | 97,1% | |
| Gesamte Indikationsgruppe | | 4713,9 | −3,0 | 557,1 | +17,7 |

parate aus Eisen und Folsäure zeigten auch im Jahr 2000 insgesamt eine weitere, deutliche Abnahme (Abbildung 6.1 und Tabelle 6.2).

## Eisenpräparate

Die Behandlung einer Eisenmangelanämie sollte möglichst auf oralem Wege und mit zweiwertigen Eisenverbindungen erfolgen. Zweiwertiges Eisen wird wesentlich besser als dreiwertiges resorbiert. Nüchterneinnahme erhöht die Bioverfügbarkeit, aber auch die Nebenwirkungen.

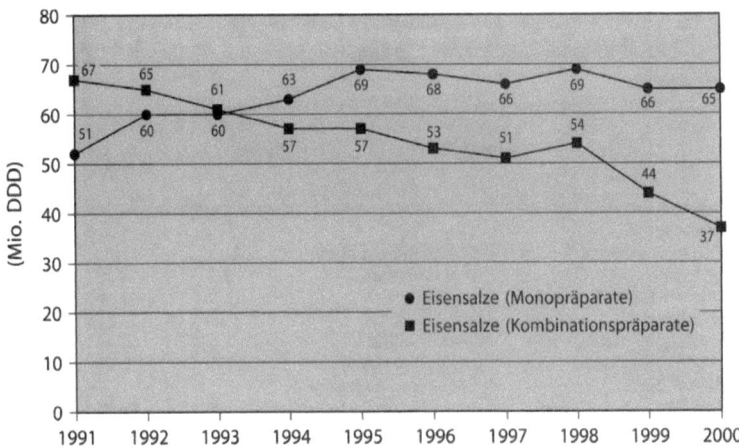

**Abbildung 6.1:** Verordnungen von Antianämika 1991 bis 2000. Gesamtverordnungen nach definierten Tagesdosen (DDD)

Wenn Nebenwirkungen auftreten, kann das Präparat auch nach dem Frühstück eingenommen werden. Da die Kapazität der Erythrozytopoese begrenzt ist, ist es zwecklos, das tägliche orale Eisenangebot von 50–100 mg zu überschreiten (Begemann und Rastetter 1993). Mit höherer Dosierung steigt meist nur noch die Unverträglichkeitsrate. Oft besteht keine ausgesprochene Eile, d. h. die Dauer der oralen Behandlung kann sich bis zur Normalisierung des Blutbildes etwa zwei Monate oder länger hinziehen. Zur Aufsättigung des Speichereisens sollte nochmals über dieselbe Zeit therapiert werden.

Die einfachste und billigste Art der Eisentherapie ist die Anwendung von anorganischem Eisen(II)-sulfat (Forth und Rummel 1996). Andere Ferrosalze wie Gluconat, Fumarat, Ascorbat, Succinat werden therapeutisch als gleichwertig angesehen (Büchner 1999). Die unterschiedlichen Verbindungen bedingen keine wesentlichen Resorptionsunterschiede im Vergleich zu dem gut resorbierbaren Sulfat. Da der Eisengehalt der einzelnen Eisensalze unterschiedlich ist, wurde die definierte Tagesdosis der Monopräparate für Erwachsene früher nach den Angaben der Preisvergleichsliste einheitlich mit 100 mg Eisen berechnet, seit 1997 jedoch auf die WHO-DDD von 200 mg umgestellt. Dies ist beim Vergleich mit den Zahlenangaben in früheren Ausgaben des Arzneiverordnungs-Reports zu berücksichtigen.

*Ferro sanol/duodenal* wird unter den Monopräparaten weitaus am häufigsten verordnet (Tabelle 6.2). Die Duodenalform setzt das Eisen

**Tabelle 6.2:** Verordnungen von Antianämika 2000. Angegeben sind die 2000 verordneten Tagesdosen, die Änderungen gegenüber 1999 und die mittleren Kosten je DDD 2000.

| Präparat | Bestandteile | DDD in Mio. | Änderung in % | DDD-Kosten in DM |
|---|---|---|---|---|
| **Eisensalze** | | | | |
| ferro sanol/duodenal | Eisen(II)-glycinsulfat | 32,2 | (+3,3) | 1,10 |
| Eryfer 100 | Eisen(II)-sulfat | 4,5 | (−0,8) | 1,06 |
| Vitaferro Kaps. | Eisen(II)-sulfat | 3,9 | (−16,9) | 0,93 |
| Haemoprotect | Eisen(II)-sulfat | 3,0 | (+21,6) | 0,86 |
| Eisendragees-ratiopharm | Eisen(II)-sulfat | 2,6 | (+1,6) | 0,89 |
| Ferrum Hausmann Sirup/Tr. | Eisen(III)-hydroxid-Polymaltose-Komplex | 2,4 | (−15,5) | 0,90 |
| Dreisafer | Eisen(II)-sulfat | 2,3 | (−10,3) | 0,91 |
| Lösferron | Eisen(II)-gluconat | 2,2 | (−23,7) | 1,20 |
| Plastufer | Eisen(II)-sulfat | 1,8 | (−18,8) | 1,07 |
| Haematopan | Eisen(II)-sulfat | 1,6 | (−10,4) | 1,15 |
| Tardyferon | Eisen (II)-sulfat | 1,5 | (+2,3) | 1,16 |
| Ferrum Verla | Eisen(II)-gluconat | 0,7 | (−4,2) | 1,24 |
| Ferrlecit Amp. | Natrium-Eisen(III)-gluconat | 0,6 | (+2,9) | 12,59 |
| | | 59,3 | (−2,0) | 1,18 |
| **Eisensulfatkombinationen** | | | | |
| Plastulen N | Eisen(II)-sulfat Folsäure | 20,2 | (−27,2) | 0,54 |
| Tardyferon-Fol Drag. | Eisen(II)-sulfat Folsäure | 4,2 | (+6,4) | 0,58 |
| Ferro-Folsan Drag. | Eisen(II)-sulfat Folsäure | 2,8 | (−9,8) | 0,81 |
| ferro sanol gyn | Eisen(II)-glycinsulfat Folsäure | 2,4 | (+552,3) | 0,59 |
| Folicombin | Ammoniumeisen(II)-sulfat Folsäure | 2,0 | (−16,7) | 0,67 |
| Eryfer comp. | Eisen(II)-sulfat Cyanocobalamin Folsäure | 1,8 | (−11,5) | 1,05 |
| Hämatopan F | Eisen(II)-sulfat Folsäure | 1,7 | (−20,1) | 0,91 |
| | | 35,1 | (−15,9) | 0,62 |
| **Folsäure** | | | | |
| Folsan | Folsäure | 5,8 | (+15,3) | 1,06 |
| Lafol | Folsäure | 4,4 | (−45,1) | 0,24 |
| | | 10,2 | (−21,9) | 0,71 |
| **Erythropoetin** | | | | |
| Erypo | Epoetin alfa | 3,5 | (+23,4) | 77,39 |
| Neorecormon | Epoetin beta | 2,3 | (+26,7) | 77,01 |
| | | 5,7 | (+24,7) | 77,24 |
| **Summe** | | 110,4 | (−8,0) | 4,90 |

erst im Duodenum frei, wodurch lokale Reizerscheinungen im Magen umgangen werden. Einige andere Präparate zeigen auch noch im Dünndarm eine verzögerte Freigabe und erreichen dadurch Darmabschnitte, die Eisen schlechter resorbieren. *Ferro sanol/duodenal* hat jedoch eine genügend hohe Resorptionsquote (Heinrich 1986).

*Lösferron* und *Ferrum Verla* enthalten Eisen(II)-gluconat, das genauso gut wirksam ist wie das Sulfat. Wegen der geringen Löslichkeit kann es bei anaziden Patienten allerdings auch unwirksam sein. *Ferrum Hausmann* (Sirup und Lösung/Tropfen) bietet den Vorteil der individuellen Dosierung bei Kindern, enthält andererseits dreiwertiges Eisen, das prinzipiell als schlecht resorbierbar gilt. Die Darreichung als Polymaltosekomplex soll eine etwas günstigere Resorption während der Nahrungsaufnahme gewährleisten, dennoch ist sie gering (Kaltwasser et al. 1987). Es gibt mehrere Eisenpräparate mit zweiwertigem Eisen in flüssigen Darreichungsformen für die Anwendung bei Kindern (z. B. *ferro sanol Tropfen*, *Vitaferro Tropfen*).

*Ferrlecit Amp.* sind das einzige Monopräparat zur parenteralen Anwendung unter den meistverordneten Präparaten. Es enthält dreiwertiges Eisen als Gluconat. Parenterales Eisen führt nicht zu einem besseren Therapieeffekt, sondern ist der oralen Applikation gleichwertig (Kaltwasser 1998). Die einzige Ausnahme bildet die Eisensubstitution bei Erythropoetintherapie der renalen Anämie (MacDougall 1999). Darüber hinaus ist die parenterale Eisentherapie wegen zahlreicher Risiken nur selten indiziert, nämlich dann, wenn die orale Therapie unwirksam oder wegen zusätzlicher irritierender Wirkungen auch bei einschleichender Dosierung mit einem Zehntel der Tagesdosis kontraindiziert ist, z. B. bei chronisch entzündlichen Darmerkrankungen.

## Folsäure

Die Verordnung von Folsäurepräparaten war im Jahr 2000 deutlich rückläufig. Das niedrig dosierte *Lafol* (0,4 mg/Kaps.) wird vor allem zur Prophylaxe bei erhöhtem Bedarf in der Schwangerschaft empfohlen. *Folsan* (5 mg/Tbl.) ist zur Behandlung klinischer Folsäuremangelzustände mehr als zehnfach höher dosiert.

Die Verordnung von Folsäure steht zum Teil vermutlich im Zusammenhang mit der Empfehlung einer präkonzeptionellen Folsäuregabe zur Prävention von Neuralrohrdefekten (Schneider und Sterzik 1992, Rinke und Koletzko 1994). Folsäuremangel oder ein genetisch bedingter Folsäurestoffwechseldefekt können eine Störung der fetalen Neuralrohrentwicklung auslösen und zu Anenzephalie, Spina bifida cystica, Enzephalozele oder Myelomeningozele führen. Bei einer Inzidenz von 1–1,5 pro 1000 Geburten ist in Deutschland mit ca. 1000 Neuralrohrdefekten pro Jahr zu rechnen. Bei Frauen mit anamnestischer Belastung durch eine vorausgegangene Schwangerschaft mit Neuralrohrdefekt wird eine Folsäuresupplementierung mit einer Dosis von 4 mg/Tag praktiziert. Darüber hinaus ist in einer kontrollierten Studie an 4156 Frauen in Ungarn gezeigt worden, daß durch eine allgemeine Folsäureprophylaxe mit täglich 0,8 mg über 4 Monate, beginnend einen Monat präkonzeptionell, das Auftreten von Neuralrohrdefekten vermindert werden kann (Czeizel und Dudas 1992). In einer amerikanischen Fallkontrollstudie wurde gezeigt, daß eine tägliche perikonzeptionelle Folsäureeinnahme von 0,4 mg das Neuralrohrdefektrisiko um 60% senkt (Werler et al. 1993). Daraus leitet sich die durch weitere Studien belegte Empfehlung ab, alle Patientinnen, die eine Schwangerschaft planen, mit 0,4 mg Folsäure oral täglich zu supplementieren (Botto et al. 1999). Neuerdings wird empfohlen, bei genetisch bedingter Hyperhomocysteinämie und bei erhöhter Neigung zu thromboembolischen Komplikationen 0,4–0,5 mg Folsäure zu verordnen (Baker und Bick 1999).

## Kombinationspräparate

Bei den Kombinationspräparaten wurden seit 1994 nur noch Zweierkombinationen aus Eisensulfat und Folsäure häufig verordnet. Durch die Ausweitung der Verordnungsanalyse auf die 2500 meistverordneten Arzneimittel ist auch wieder eine Dreierkombination mit Cyanocobalamin (*Eryfer comp.*) vertreten. Wenn auch Eisen und Folsäure für die Anämieprophylaxe in der Schwangerschaft grundsätzlich in Frage kommen, ist jedoch festzuhalten, daß gesunde Schwangere keine Eisensubstitution benötigen. Eine Routineverordnung ist daher nicht angebracht, insbesondere vor dem Hintergrund, daß eine zu hohe Eisensubstitution die Zinkresorption aus dem Darm behindern kann. Für die tägliche Aufnahme in der Schwangerschaft werden 30 mg Eisen und 400 µg Folsäure empfohlen (Marcus und Coulston 1996). Mit den in Tabelle 6.2 vertretenen Präparaten wird oft mehr Eisen (60–100 mg/Tag) als notwendig zugeführt und damit die gastrointestinale Verträglichkeit der Prophylaxe unnötig beeinträchtigt. Dieser Empfehlung entsprechend wäre Folicombin etwa richtig dosiert. Generell ist jedoch zu sagen, daß die Supplementation mit einer fixen Eisen/Folsäure-Kombination nicht sinnvoll ist. Folsäure wird im ersten Trimenon benötigt, während die Eisensubstitution erst im zweiten Trimenon nötig werden könnte, da erst zu dieser Zeit der Bedarf ansteigt und die Emesis gravidarum zurückgeht.

## Erythropoetin

Das Glykoprotein Erythropoetin (Epoetin, EPO) wird bei Erwachsenen vorwiegend in den Nieren gebildet und von dort ins Blut sezerniert. Eine Anämie ist der stärkste Anreiz für eine vermehrte Synthese und damit für eine Stimulation der Erythropoese im Knochenmark. Seit einigen Jahren steht rekombinantes humanes Erythropoetin (rHuEPO, rhEPO, *Erypo*, *NeoRecormon*) zur parenteralen Applikation zur Verfügung. Es wird zunehmend bei Dialysepatienten mit renaler Anämie verwendet (Dunn und Markham 1996). Das Präparat *Erypo* gelangte 1994 erstmals unter die meistverordneten Arzneimittel, *NeoRecormon* (ursprünglich mit der Bezeichnung *Recormon*) folgte 1997. Beide Präparate werden in großem Umfang durch die Dialysezentren direkt von den Herstellern bezogen.

Die DDD-Verordnungen von Erythropoetin haben 2000 weiter zugenommen (Tabelle 6.2). Die Verordnungskosten dieser beiden Epoetinpräparate betragen inzwischen 442 Mio. DM, also fast 80% der Antianämikakosten (Tabelle 6.1). Eine wesentliche Ursache der erhöhten Verordnung von Erythropoetin ist vermutlich auf die intensive Diskussion über das optimale Hämoglobin und den Beginn der Erythropoetintherapie bei Patienten mit chronischer Niereninsuffizienz zurückzuführen (O'Riordan und Foley 2001). Hämoglobinwerte unter 11 g/dl entsprechend einem Hämatokrit von 30% sind mit einem um 18–40% erhöhten Letalitätsrisiko assoziiert (Collins et al. 1998). Eine Normalisierung des Hämatokrits wird jedoch weiterhin nicht empfohlen, da die Letalität herzkranker Patienten mit dialysepflichtiger Niereninsuffizienz durch Erhöhung des Hämatokrits von 30% auf 42% nicht signifikant vermindert wird (Besarab et al. 1998). Von der National Kidney Foundation in den USA werden daher derzeit Hämatokritwerte von 33–36% empfohlen (Collins et al. 1998). Wegen des Risikos einer Hypertonie muß der Blutdruck überwacht werden. Seltener werden thromboembolische Komplikationen (Shuntthrombosen, tiefe Beinvenenthrombosen) beobachtet. Als Folge des erwünschten therapeutischen Effektes kann es zum sekundären Eisen- und Folatmangel kommen, falls nicht rechtzeitig mit Gabe von Eisen bzw. Folat dem zu erwartenden erhöhten Bedarf vorgebeugt wird. Die Gabe von Eisen vermindert auch die notwendige Epoetindosis (Fishbane et al. 1999).

Ein weiterer Grund für die gestiegenen Verordnungen ist vermutlich die Anwendung bei neuen Indikationen, wie z. B. Steigerung der Eigenblutgewinnung vor Operationen sowie Anämiebehandlung und Reduktion des Transfusionsbedarfs bei Tumorpatienten (Eckardt 1998). Die Pathogenese der Anämie bei Tumor- und chronisch-entzündlichen Erkrankungen ist multifaktoriell. Insbesondere platinhaltige Zytostatika führen zu einer verminderten Erythropoetinbildung. Jedoch nur ein Teil der Tumorpatienten profitiert von einer EPO-Therapie (Marsh et al. 1999). Als wichtiger prognostischer Faktor für den Erfolg einer Therapie mit rHuEPO hat sich ein relativer EPO-Mangel erwiesen. Prädiktive Parameter sollten 2 bis 4 Wochen nach rHuEPO-Gabe überprüft werden, um einen unsinnig breiten und teuren Einsatz (bis zu 14.000 DM pro Patient) zu vermeiden. Schwierig zu kontrollieren ist der Mißbrauch von Erythropoetin als Dopingmittel bei Sportlern, der mit Todesfällen bei Radrennfahrern in Zusammenhang gebracht worden ist (Gareau et al. 1996).

## Literatur

American Medical Association (1986): Drug evaluations (6th Edition). Saunders Company Philadelphia, London, p. 589–601.

Baker W.F.Jr., Bick R.L. (1999): Treatment of hereditary and acquired thrombophilic disorders. Semin. Thromb. Hemost. 25: 387–406.

Begemann H., Rastetter J. (Hrsg.) (1993): Klinische Hämatologie, Kapitel „Anämien". Georg-Thieme-Verlag Stuttgart, New York, S. 237–418.

Besarab A., Bolton W.K., Browne J.K., Egrie, J.C., Nissenson A.R. et al. (1998): The effects of normal as compared with low hematocrit values in patients with cardiac disease who are receiving hemodialysis and epoetin. N. Engl. J. Med. 339: 584–590.

Botto L.D., Moore C.A., Khoury M.J., Erickson J.D. (1999): Neural-tube defects. N. Engl. J. Med. 341: 1509–1519.

Büchner T. (1999): Therapie der Anämien. In: Therapie Innerer Krankheiten (Hrsg. Paumgartner G.). Springer-Verlag Berlin, Heidelberg, New York, 9. Aufl., S. 926–927.

Collins A.J., Ma J.Z., Xia A., Ebben J. (1998): Trends in anemia treatment with erythropoietin usage and patient outcomes. Am. J. Kidney Dis. 32 (Suppl. 4): S133–S141.

Czeizel A.E., Dudas I. (1992): Prevention of the first occurrence of neural-tube defects by periconceptional vitamin supplementation. N. Engl. J. Med. 327: 1832–1835.

Dunn C.J., Markham A. (1996): Epoetin Beta. A review of its pharmacological properties and clinical use in the management of anaemia associated with chronic renal failure. Drugs 51 (2): 299–318.

Eckardt K.U. (1998): Erythropoietin, Karriere eines Hormons. Dtsch. Ärztebl. 95: A-285–290.

Fishbane S., Mittal S.K., Maesaka J.K. (1999): Beneficial effects of iron therapy in renal failure patients on hemodialysis. Kidney Int. 55: 67–70.

Forth W., Rummel W. (1996): Pharmakotherapie des Eisenmangels. In: Allgemeine und spezielle Pharmakologie und Toxikologie (Hrsg. Forth W., Henschler D., Rummel W., Starke K.). Spektrum Akademischer Verlag Heidelberg, Berlin, Oxford, 7. Aufl., S. 503–512.

Gareau R., Audran M., Baynes R.D., Flowers C.H., Duvallet A. et al. (1996): Erythropoietin abuse in athletes. Nature 380: 113.

Heinrich H.C. (1986): Bioverfügbarkeit und therapeutischer Wert oraler Eisen(II)- und Eisen(III)-Präparate. Dtsch. Apoth. Ztg. 126: 681–690.

Kaltwasser J.P. (1998): Eisenstoffwechselstörungen. In: Classen M. et al. (Hrsg.): Innere Medizin. 4. Auflage, Urban & Schwarzenberg, München Wien Baltimore, S. 237–246.

Kaltwasser J.P., Werner E., Niechzial M. (1987): Bioavailability and therapeutic efficacy of bivalent and trivalent iron preparations. Arzneim. Forsch. 37: 122–129.

MacDougall I.C. (1999): Strategies for iron supplementation: Oral versus intravenous. Kidney Int. 55: 61–66.

Marcus R., Coulston A.M. (1996): The Vitamins. In: Goodman & Gilman's The Pharmacological Basis of Therapeutics, 9th edition. McGraw-Hill, New York, pp. 1547–1553.

Marsh W.A., Rascati K.L. (1999): Meta-analyses of the effectiveness of erythropoetin for end-stage renal disease and cancer. Clin. Ther. 21: 1443–1455.

O'Riordan E., Foley R.N. (2001): When should we start erythropoietin therapy? Nephrol. Dial. Transplant. 16: 891–892.

Rinke U., Koletzko B. (1994): Prävention von Neuralrohrdefekten durch Folsäurezufuhr in der Frühschwangerschaft. Dtsch. Ärztebl. 1/2: 30–37.

Schneider A., Sterzik K. (1992): Präkonzeptionelle Folsäuregabe zur Prävention von Neuralrohrdefekten. Dtsch. Ärztebl. 92: A-1771.

Werler M.M., Shapiro S., Mitchell A.A. (1993): Periconceptional folic acid exposure and risk of occurrent neural tube defects. JAMA 269: 1257–1261.

# 7. Antiarrhythmika

Hasso Scholz

Antiarrhythmika sind Substanzen, die zur Behandlung von bradykarden und tachykarden Rhythmusstörungen verwendet werden. Die Behandlung von Bradyarrhythmien erfolgt vorwiegend nichtmedikamentös, zur Akuttherapie sind Betasympathomimetika oder Parasympatholytika geeignet. Substanzen zur Behandlung supraventrikulärer und ventrikulärer Tachyarrhythmien werden in Anlehnung an E. M. Vaughan Williams (1975) nach ihren elektrophysiologischen Wirkungen in vier Klassen eingeteilt:

I. *Membranstabilisierende Substanzen* oder *Antifibrillantien* bewirken eine Hemmung des schnellen $Na^+$-Einstroms. Die einzelnen Substanzen unterscheiden sich vor allem in der Beeinflussung der Aktionspotentialdauer. *Chinidinartig wirkende Antifibrillantien* (Klasse I A) verbreitern das Aktionspotential, während *Antifibrillantien vom Lidocaintyp* (Klasse I B) das Aktionspotential verkürzen. *Flecainid* und *Propafenon* (Klasse I C) beeinflussen die Aktionspotentialdauer nicht wesentlich und weisen chinidin- und lidocainähnliche Eigenschaften auf. Bei Propafenon kommen noch Betarezeptor-blockierende Eigenschaften hinzu.
II. *Betarezeptorenblocker* hemmen vor allem die durch $Ca^{++}$ vermittelten arrhythmogenen und herzfrequenzsteigernden Wirkungen von Catecholaminen.
III. *Repolarisationshemmende Substanzen* verbreitern das Aktionspotential und führen dadurch zu einer Verlängerung der Refraktärzeit. In diese Gruppe gehören Amiodaron und der Betarezeptorenblocker Sotalol.
IV. *Calciumantagonisten* blockieren den langsamen $Ca^{++}$-Einstrom. Prototypen dieser Gruppe sind Verapamil und Diltiazem.

Mit ähnlicher Indikation wie Calciumantagonisten werden Herzglykoside, Adenosin und eventuell Parasympathomimetika wegen ihrer ne-

**Tabelle 7.1:** Verordnungen von Antiarrhythmika 2000. Angegeben sind die verordnungshäufigsten Präparate mit Verordnungsrang, Verordnungen und Umsatz 2000 im Vergleich zu 1999.

| Rang | Präparat | Verordnungen in Tsd. | Änd. % | Umsatz Mio. DM | Änd. % |
|---|---|---|---|---|---|
| 702 | Rytmonorm | 255,4 | −24,9 | 24,5 | −26,0 |
| 963 | Cordarex | 179,4 | −13,4 | 50,2 | −15,7 |
| 1176 | Tambocor | 144,6 | +7,7 | 26,2 | +9,9 |
| 1418 | Tachmalcor | 114,0 | −18,2 | 12,3 | −17,1 |
| 1580 | Cordichin | 99,5 | −22,6 | 14,5 | −19,3 |
| 1881 | Propafenon-ratiopharm | 77,5 | +39,4 | 3,4 | +45,2 |
| 2352 | Amiohexal | 52,7 | +64,3 | 10,0 | +61,6 |
| 2431 | Itrop | 49,3 | −26,8 | 9,3 | −23,5 |
| Summe | | 972,4 | −12,0 | 150,4 | −11,5 |
| Anteil an der Indikationsgruppe | | 26,1% | | 48,2% | |
| Gesamte Indikationsgruppe | | 3729,4 | −4,8 | 312,3 | −8,5 |

gativ dromotropen Wirkung am AV-Knoten eingesetzt. Sie bilden eine eigene Antiarrhythmika-Klasse V.

Die heute übliche Einteilung der Antiarrhythmika zur Behandlung tachykarder Rhythmusstörungen darf in ihrer Bedeutung für die klinische Differentialtherapie nicht überschätzt werden, da sich die klinische Wirksamkeit einer bestimmten Substanz bei einer bestimmten Arrhythmieform nicht vorhersagen läßt. Eine Vorbedingung jeder antiarrhythmischen Medikation ist eine eindeutige kardiologische Diagnose und eine Klassifikation der Rhythmusstörung. Aufgrund der allen Antiarrhythmika eigenen proarrhythmischen Wirkungen muß die Indikationsstellung streng erfolgen.

Wie bei der Therapie mit Herzglykosiden gilt auch beim Einsatz von Antiarrhythmika, daß eine Kombinationstherapie grundsätzlich nicht mit fixen Kombinationen durchgeführt werden soll, die eine individuelle Dosierung nicht zulassen und die Beurteilung etwaiger unerwünschter Wirkungen erschweren (Sloman 1976, Nies 1978). Für den Fall einer Kombinationstherapie in freier Form sollen nur Substanzen mit unterschiedlichen Wirkungsmechanismen aus verschiedenen Klassen kombiniert werden.

## Verordnungsspektrum

Unter den 2500 am häufigsten verordneten Präparaten befinden sich 2000 in der Gruppe der Antiarrhythmika nur sieben Monopräparate. Sie stammen überwiegend aus der Gruppe der Natriumkanalblocker (Klasse I A, I C). Die übrigen Antiarrhythmika sind mit den Klasse-III-Antiarrhythmika *Cordarex* und *Amiohexal* (gegenüber 1999 neu im Verordnungssegment), dem Parasympatholytikum *Itrop* und der Antiarrhythmikakombination *Cordichin* aus dem Natriumkanalblocker Chinidin und dem Calciumantagonisten Verapamil vertreten (Tabelle 7.2).

Auffällig ist, daß die Verordnungshäufigkeit aller Antiarrhythmika gegenüber 1999 wiederum um 4,8% abgenommen hat (Tabelle 7.1), was angesichts der kritischen Einstellung gegenüber der medikamentösen Arrhythmietherapie verständlich ist. In der Klasse I A ist nur noch das in den neuen Bundesländern verbreitete Detajmiumbitartrat (*Tachmalcor*) vertreten, das sich vom Ajmalin ableitet. Auch die Natri-

Tabelle 7.2: Verordnungen von Antiarrhythmika 2000. Angegeben sind die 2000 verordneten Tagesdosen, die Änderungen gegenüber 1999 und die mittleren Kosten je DDD 2000.

| Präparat | Bestandteile | DDD in Mio. | Änderung in % | DDD-Kosten in DM |
|---|---|---|---|---|
| **Klasse I A (Chinidintyp)** | | | | |
| Tachmalcor | Detajmiumbitartrat | 2,0 | (−16,9) | 6,06 |
| **Klasse I C** | | | | |
| Rytmonorm | Propafenon | 15,0 | (−25,8) | 1,64 |
| Tambocor | Flecainid | 6,1 | (+7,9) | 4,29 |
| Propafenon-ratiopharm | Propafenon | 4,7 | (+45,8) | 0,72 |
| | | 25,8 | (−11,3) | 2,10 |
| **Klasse III** | | | | |
| Cordarex | Amiodaron | 13,9 | (−15,8) | 3,62 |
| Amiohexal | Amiodaron | 4,0 | (+70,9) | 2,54 |
| | | 17,8 | (−5,2) | 3,38 |
| **Parasympatholytika** | | | | |
| Itrop | Ipratropiumbromid | 1,2 | (−28,7) | 7,68 |
| **Kombinationen** | | | | |
| Cordichin | Verapamil Chinidin | 4,8 | (−22,2) | 3,03 |
| **Summe** | | 51,6 | (−11,2) | 2,91 |

umkanalblocker der Klasse I C sind zurückgegangen. Allerdings macht diese Gruppe immer noch 50% des Marktsegments aus. Insgesamt gesehen ist die Verordnungshäufigkeit von Klasse-I-Antiarrhythmika angesichts der Ergebnisse der CAST-Studie weiterhin erstaunlich groß. Sie werden vermutlich überwiegend bei supraventrikulären Arrhythmien eingesetzt.

Am geringsten ist die Verordnungsabnahme bei Amiodaron (*Cordarex* und *Amiohexal*). Zur Zeit entfallen 35% aller Antiarrhythmikaverordnungen auf dieses Klasse-III-Antiarrhythmikum.

Die fixe Kombination *Cordichin* steht weiterhin auf dem fünften Rang der Verordnungstabelle (Tabelle 7.1).

## Therapeutische Gesichtspunkte

Die Gruppe der Antiarrhythmika bietet seit 1989 besondere Auffälligkeiten, weil die Zulassung zunächst für *Tambocor* erheblich eingeschränkt wurde, nachdem in den USA in der CAST-Studie bei Patienten nach Myokardinfarkt mit Flecainid oder Encainid eine größere Häufigkeit von Herzstillständen und Todesfällen als bei der Placebogruppe beobachtet worden war (Echt et al. 1991). Das ähnlich wie Flecainid wirkende Propafenon ist in der CAST-Studie nicht untersucht worden.

Zur Zeit ist Flecainid für folgende Indikationen zugelassen: Symptomatische und behandlungsbedürftige tachykarde supraventrikuläre Herzrhythmusstörungen wie z. B. AV-junktionale Tachykardien oder supraventrikuläre Tachykardien bei WPW-Syndrom oder paroxysmales Vorhofflimmern; schwerwiegend symptomatische ventrikuläre tachykarde Herzrhythmusstörungen, wenn diese nach Beurteilung des Arztes lebensbedrohend sind. Außerdem wurde folgender Hinweis in die Gebrauchsinformation aufgenommen: «Für die Dauerbehandlung von Herzrhythmusstörungen mit Klasse-I-Antiarrhythmika ist ein lebensverlängernder Effekt nicht erwiesen.» Seit 1993 gelten die gleichen Indikationsbeschränkungen auch für alle anderen Antiarrhythmika der Klassen I A und I C sowie in abgeschwächter Form für die Substanzen der Klassen I B und III.

Das arrhythmogene Potential von Amiodaron ist deutlich geringer als das anderer Antiarrhythmika. Trotz seiner unerwünschten Wirkungen auf die Schilddrüsenfunktion wegen des hohen Iodgehalts von etwa 35% und seiner Einlagerung in zahlreiche Gewebe wird dieses Mittel häufiger als früher zur Behandlung supraventrikulärer und ventrikulärer Rhythmusstörungen eingesetzt. Dies geschieht zu Recht, denn die extrakardialen Nebenwirkungen von Amiodaron sind dosisabhängig, bei den zur Zeit verwendeten niedrigen Dosen relativ selten und meist reversiebel. Außerdem hat Amiodaron keine klinisch relevante negativ inotrope Wirkung.

Das Kombinationspräparat *Cordichin* wird weiterhin unter der Vorstellung angeboten, daß sich Chinidin (Klasse I) und Verapamil (Klasse IV) in ihrem Wirkungsspektrum ergänzen und daß Verapamil der bei Chinidin möglichen unerwünschten Beschleunigung der AV-Überleitung entgegenwirken kann. Außerdem hat Verapamil bei Vorhofflimmern möglicherweise einen günstigen Einfluß auf das „Remodeling" und damit auf den Erhalt des Sinusrhythmus. Es ist jedoch zu bedenken, daß beide Substanzen auch negativ inotrope, negativ chronotrope und hypotensive Wirkungen haben, die sich addieren können (Young 1984). Außerdem kann Verapamil die Chinidin-Plasmakonzentration erhöhen, so daß bei Verwendung dieser Kombinationen insbesondere Chinidinnebenwirkungen häufiger sein können (N. N. 1987). Die weiterhin relativ häufige Verordnung dieses Präparates entspricht also nicht den üblichen Therapieempfehlungen. Bei freier Kombination beider Wirkstoffe sind additive Nebenwirkungen und störende Interaktionen einfacher zu kontrollieren als mit der fixen Kombination (Arzneimittelkommission der deutschen Ärzteschaft 1996).

Das Bundesinstitut für Arzneimittel und Medizinprodukte (BfArM) hat im Dezember 1994 ein Stufenplanverfahren eingeleitet, weil ein Widerruf der Zulassung für erforderlich gehalten wurde (Arzneimittelkommission der Deutschen Apotheker 1995). Eine entsprechende wissenschaftliche Stellungnahme der Arzneimittelkommission der deutschen Ärzteschaft über die antiarrhythmische Therapie mit *Cordichin* im Deutschen Ärzteblatt konnte aufgrund einer vom Hersteller erwirkten einstweiligen Anordnung erst 1996 in veränderter Form erscheinen (Arzneimittelkommission der deutschen Ärzteschaft 1996). Mit Wirkung vom 1. August 1996 hat das BfArM die Anwendungsgebiete von *Cordichin* folgendermaßen eingeschränkt: „Zur Kardioversion von Vorhofflimmern und -flattern, wenn eine Elektrokonversion nicht anwendbar ist. Zur Rezidivprophylaxe von chronischem Vorhofflimmern nach erfolgreicher Konversion mittels Cordichin bei Patienten, bei denen die Wiederherstellung des Sinusrhythmus zu einer Besserung schwerwiegender Symptome geführt hat." Diese Formulierung ist kritisch zu sehen. Zum einen ist eine elektrische Kardioversion immer möglich, zum anderen ist gerade die fixe Kombination nicht zur Kardioversionstherapie geeignet. Weiterhin ist diese Indikationseinschränkung so eng, daß eine Verordnung von *Cordichin* nur noch in seltenen Fällen gerechtfertigt und das nach wie vor relativ große Verordnungsvolumen erstaunlich ist. Wirksamkeit und Sicherheit von *Cordichin* bei diesen Indikationen werden derzeit in prospektiven kontrollierten Untersuchungen geprüft (PAFAC und SOPAT-Studie). Die Studien sind noch nicht abgeschlossen bzw. die Ergebnisse noch nicht ausführlich publiziert.

### Literatur

Arzneimittelkommission der deutschen Ärzteschaft (1996): Risiken der antiarrhythmischen Therapie mit Chinidin/Verapamil. Dtsch. Ärztebl. 93: A-561.

Arzneimittelkommission der Deutschen Apotheker (1995): Cordichin Filmtabletten. Pharm. Ztg. 140: 6–7, 90–92.

Echt D.S., Liebson P.R., Mitchell L.B., Peters R.W., Obias-Manno D., Barker A.H. et al. (1991): Mortality and morbidity in patients receiving encainide, flecainide, or placebo. N. Engl. J. Med. 324: 781–788.

Nies A.A. (1978): Cardiovascular disorders. In: Clinical Pharmacology (Melmon K.L., Morelli H.F., eds.), Macmillan New York, pp. 155–300.

N.N. (1987): Noch einmal: Verapamil und Chinidin. Arzneimittelbrief 21: 8.

Sloman J.G. (1976): Cardiovascular diseases. In: Drug Treatment (Avery G. S., ed.), adis Press Sydney, pp. 425–481.

Vaughan Williams E.M. (1975): Classification of antidysrhythmic drugs. Pharmac. Ther. B 1: 115–138.

Young G.P. (1984): Calcium channel blockers in emergency medicine. Ann. Emerg. Med. 13: 712–722.

## 8. Antibiotika und Chemotherapeutika

ULRICH SCHWABE

Antibiotika und antiinfektive Chemotherapeutika werden schwerpunktmäßig zur Behandlung bakterieller Infektionen eingesetzt. Einzelne Substanzen werden auch bei Protozoenerkrankungen angewendet. Daneben gewinnt seit einigen Jahren die Bekämpfung von Virusinfektionen an praktischer Bedeutung, vor allem seitdem antiretrovirale Arzneimittel für die Behandlung der HIV-Infektion zur Verfügung stehen.

Im Gesamtgebiet der Antiinfektiva bilden die Antibiotika neben den antibakteriellen Chemotherapeutika aus dem Bereich der Sulfonamide, Chinolone (Gyrasehemmer) und Nitroimidazole sowie den Virostatika weiterhin die praktisch bedeutsamste Gruppe. Bei den einzelnen Infektionskrankheiten ist die Indikation für eine antibiotische Therapie sehr unterschiedlich zu stellen. Während bei Harnwegsinfektionen die Gabe von Antibiotika oder Chemotherapeutika unabhängig von der Lokalisation der Infektion fast immer obligat ist, werden akute Atemwegsinfektionen, vor allem die akute Bronchitis, in mehr als 90% der Fälle durch Viren ausgelöst und sind daher keine primäre Indikation für Antibiotika. Atemwegsinfektionen sind in der Praxis besonders häufig (65,7%), gefolgt von Harnwegsinfektionen (18,6%), während gastroenterologische Infektionen (6,4%), Haut- und Weichteilinfektionen (6,3%) und gynäkologische Infektionen (3,0%) eine geringere Rolle spielen (Kemmerich et al. 1983). In der kinderärztlichen Praxis werden Antibiotika am häufigsten bei der Otitis media eingesetzt (Christakis et al. 2001).

Bei der Auswahl eines Antibiotikums sind neben den pharmakologischen Eigenschaften des Wirkstoffs die Art der Infektion und die klinische Situation des Patienten maßgebend. Grundsätzlich sollen daher folgende Punkte beachtet werden (Archer und Polk 2001):

- Material mit infektiösen Erregern sollte vor Beginn einer Antibiotikatherapie zur bakteriologischen Untersuchung und zur Erstellung des Antibiogramms gewonnen werden.

- Nach Erregeridentifizierung soll für eine gezielte Therapie das Antibiotikum mit dem schmalsten Spektrum ausgewählt werden.
- Dabei wird das pharmakokinetische Profil, das Nebenwirkungsprofil und die klinische Wirksamkeit aus kontrollierten Studien berücksichtigt.
- Schließlich sollte bei Gleichheit aller Faktoren das kostengünstigste Präparat ausgewählt werden.

Für die große Zahl der häufigen Atemwegs- und Harnwegsinfektionen bieten viele neuere Wirkstoffe keine wesentlichen Vorteile gegenüber den älteren, weniger kostspieligen Antibiotika (Archer und Polk 2000, Daschner 2000).

Seit 1991 hat die Gruppe der klassischen Beta-Lactamantibiotika (Penicilline, Aminopenicilline, Cephalosporine) ihre führende Position mit nur geringen Schwankungen kontinuierlich ausgebaut (Abbildung 8.1). Ihre Dominanz beruht nach über 50jähriger Anwendung auf der bisher unübertroffenen Kombination pharmakologischer Eigenschaften mit einer hohen antibakteriellen Aktivität, geringer Toxizität und der daraus resultierenden großen therapeutischen Breite. Der weitaus größte Teil der Beta-Lactamantibiotikaverordnungen entfällt auf die klassischen Penicilline und Aminopenicilline (Abbildung 8.2). Als zweite Hauptgruppe sind die Tetracycline seit 1991 überwiegend rückläufig. Im Gegensatz dazu haben sich die Makrolidantibiotika durch die Ein-

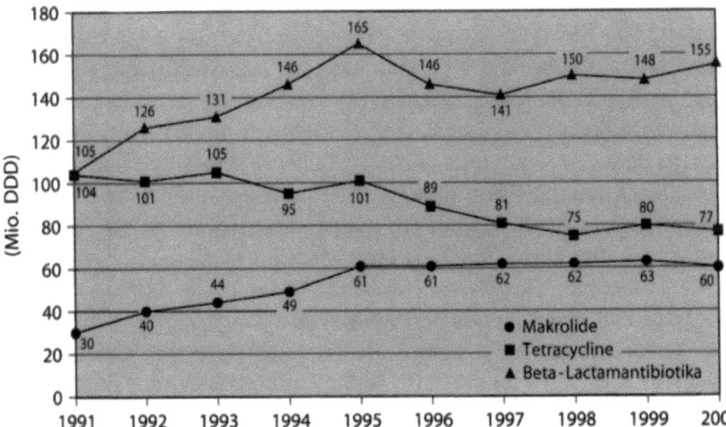

**Abbildung 8.1:** Verordnungen von Antibiotika 1991 bis 2000. Gesamtverordnungen nach definierten Tagesdosen (DDD)

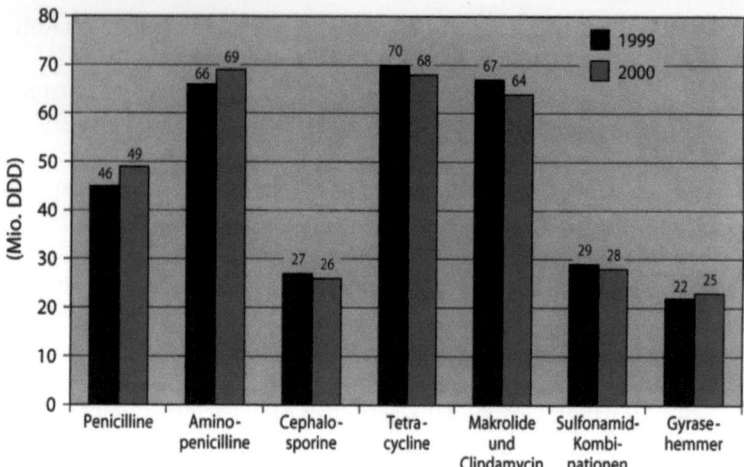

**Abbildung 8.2:** Verordnungen von Antibiotika und Chemotherapeutika 2000. Definierte Tagesdosen (DDD) der 2500 meistverordneten Arzneimittel.

führung neuer Vertreter mit höherer Wirksamkeit, besserer Verträglichkeit und günstigeren pharmakokinetischen Eigenschaften zu einer häufig verwendeten Antibiotikagruppe entwickelt.

Bemerkenswert ist die Zunahme der Antibiotikapräparate unter den 2500 meistverordneten Arzneimitteln. Im Jahre 2000 sind 149 Präparate in diesem Marktsegment vertreten (Vorjahr 140) (Tabelle 8.1). Erstmals vertreten sind 18 Präparate, die überwiegend aus der Gruppe der Generika stammen. Mit dem Ablauf des Patentschutzes von *Augmentan* sind erstmals drei Generika der Kombination aus Amoxicillin und Clavulansäure am Markt der häufig verordneten Arzneimittel vertreten (*Amoclav, Amoxicillin-ratiopharm comb., Amoxi Clavulan Stada*). Zwei Generika sind bei dem Gyrasehemmer Norfloxacin (*Firin, Norfloxal*) und dem Nitroimidazolpräparat Metronidazol (*Metronidazol-ratiopharm, Vagimid oral*) hinzugekommen. Jeweils ein weiteres Generikum ist bei Phenoxymethylpenicillin (*Penicillin-Heyl oral*), Cefaclor (*Infectocef*), Cefuroximaxetil (*Cefuhexal*), Doxycyclin (*Doxy-AbZ*), Minocyclin (*Minocyclin Stada*), Tetracyclin (*Tetracyclin Wolff*) und dem Virostatikum Aciclovir (*Virzin*) vertreten. Als neue Wirkstoffe sind erstmals das Virostatikum Ribavirin (*Rebetol*) und das HIV-Therapeutikum Efavirenz (*Sustiva*) in die Gruppe der 2500 meistverordneten Arzneimittel gelangt. Ein weiteres bisher nicht vertretenes Präparat ist das Polypeptidantibiotikum Colistin (*Colistin*), das allerdings schon seit über 35 Jahren auf dem Markt ist.

**Tabelle 8.1:** Verordnungen von Antibiotika und Chemotherapeutika 2000. Angegeben sind die verordnungshäufigsten Präparate mit Verordnungsrang, Verordnungen und Umsatz 2000 im Vergleich zu 1999.

| Rang | Präparat | Verordnungen in Tsd. | Änd. % | Umsatz Mio. DM | Änd. % |
|---|---|---|---|---|---|
| 25 | Zithromax | 2117,7 | +2,5 | 100,3 | +2,8 |
| 32 | Klacid | 1864,1 | −11,4 | 113,6 | −10,9 |
| 39 | Rulid | 1714,8 | −21,2 | 84,3 | −21,0 |
| 55 | Ciprobay | 1474,1 | −6,3 | 125,6 | −1,9 |
| 58 | Cotrim-ratiopharm | 1442,1 | −0,4 | 8,5 | −1,5 |
| 65 | Amoxicillin-ratiopharm | 1363,2 | +11,1 | 34,4 | +6,6 |
| 90 | Roxigrün | 1154,4 | +48,8 | 54,7 | +50,5 |
| 100 | Penicillin V-ratiopharm | 1102,6 | +12,7 | 16,6 | +12,3 |
| 107 | Isocillin | 1073,4 | +6,0 | 17,9 | +6,7 |
| 146 | Kepinol | 847,7 | −5,8 | 6,6 | −5,9 |
| 185 | Megacillin oral | 723,1 | −6,1 | 11,4 | −6,9 |
| 192 | Amoxypen | 705,8 | −9,4 | 16,5 | −14,6 |
| 201 | Tavanic | 686,8 | +18,4 | 45,5 | +21,8 |
| 207 | Avalox | 679,5 | +336,0 | 47,4 | +348,3 |
| 219 | Doxy Wolff | 660,4 | −6,2 | 5,7 | −13,0 |
| 222 | Locabiosol/Locabiotal | 650,4 | −14,2 | 17,4 | −14,8 |
| 251 | Doxy-ratiopharm | 581,6 | +4,7 | 4,5 | +0,6 |
| 252 | Keimax | 581,6 | −4,7 | 40,5 | −2,5 |
| 265 | Penhexal | 559,6 | +5,6 | 8,9 | +7,3 |
| 285 | Tarivid | 540,0 | −24,1 | 39,3 | −22,2 |
| 294 | Amoxihexal | 532,4 | −4,4 | 13,4 | −7,1 |
| 298 | Erythromycin-ratiopharm | 528,2 | −0,0 | 10,5 | −3,4 |
| 308 | Grüncef | 516,0 | +2,4 | 24,7 | +0,1 |
| 321 | Amoxi-Wolff | 502,8 | +3,2 | 10,9 | −4,4 |
| 324 | Sobelin | 501,1 | +8,4 | 33,3 | +4,9 |
| 326 | Eryhexal | 498,2 | −3,5 | 9,5 | −13,4 |
| 359 | cotrim forte von ct | 462,0 | +14,4 | 1,8 | +5,3 |
| 374 | Penicillat | 450,8 | +3,5 | 7,0 | +1,9 |
| 382 | Suprax | 447,6 | +5,3 | 31,1 | +9,0 |
| 391 | Elobact | 438,5 | −11,6 | 48,8 | −1,1 |
| 404 | Doxyhexal | 431,8 | −11,3 | 3,3 | −23,9 |
| 424 | Doxycyclin-ratiopharm | 407,2 | −7,9 | 2,5 | −12,3 |
| 427 | Orelox | 404,7 | −2,8 | 25,8 | −3,4 |
| 465 | CEC | 383,1 | +2,2 | 15,2 | −3,6 |
| 482 | Bactoreduct | 373,6 | +7,1 | 1,7 | +7,6 |
| 495 | Clindahexal | 364,6 | +37,4 | 16,4 | +37,8 |
| 497 | Infectocillin | 363,2 | +10,8 | 6,8 | +14,9 |
| 504 | Cefaclor-ratiopharm | 358,3 | −4,9 | 13,8 | −11,1 |
| 545 | Uro-Tarivid | 334,2 | −19,2 | 8,5 | −17,5 |
| 571 | Penicillin V Stada | 318,6 | +5,5 | 5,4 | +4,5 |
| 574 | doxy von ct | 315,9 | −5,1 | 2,8 | −23,9 |
| 580 | Amoxicillin AL | 313,2 | +14,0 | 6,9 | +11,1 |
| 581 | Doxycyclin Heumann | 312,7 | −5,1 | 2,6 | −6,5 |
| 588 | Amoxibeta | 309,5 | +4,8 | 7,0 | +0,5 |

**Tabelle 8.1:** Verordnungen von Antibiotika und Chemotherapeutika 2000. Angegeben sind die verordnungshäufigsten Präparate mit Verordnungsrang, Verordnungen und Umsatz 2000 im Vergleich zu 1999 (Fortsetzung).

| Rang | Präparat | Verordnungen in Tsd. | Änd. % | Umsatz Mio. DM | Änd. % |
|---|---|---|---|---|---|
| 596 | Arcasin | 306,2 | −7,1 | 4,7 | −10,1 |
| 613 | Baycillin | 297,7 | +5,5 | 15,9 | +8,4 |
| 633 | Penbeta Mega | 290,6 | +21,0 | 3,8 | +25,5 |
| 634 | Podomexef | 290,4 | +14,8 | 17,3 | +9,3 |
| 641 | Doxycyclin Stada | 287,5 | +18,7 | 2,3 | −4,9 |
| 651 | Umckaloabo | 281,9 | +7,1 | 6,7 | +2,6 |
| 690 | Penicillin V AL | 262,5 | +36,4 | 3,1 | +43,6 |
| 695 | Azudoxat | 259,3 | −11,1 | 2,3 | −14,0 |
| 733 | Doxycyclin AL | 243,9 | +17,0 | 1,6 | +15,9 |
| 740 | Infectomox | 242,0 | +149,4 | 3,9 | +78,2 |
| 765 | Firin | 233,8 | +856,2 | 5,1 | +654,0 |
| 771 | amoxi von ct | 232,3 | −7,3 | 6,5 | −11,0 |
| 778 | Doxymono | 230,1 | −15,4 | 1,6 | −12,2 |
| 783 | Amoxicillin Heumann | 228,6 | −3,9 | 6,3 | −6,8 |
| 788 | Infectomycin | 225,5 | +3,7 | 9,1 | +0,5 |
| 790 | Augmentan | 223,6 | −39,8 | 24,9 | −31,3 |
| 802 | Enoxor | 219,5 | −11,4 | 5,3 | −9,9 |
| 820 | Cephoral | 213,4 | −9,0 | 15,8 | −8,0 |
| 859 | Penicillin V Heumann | 205,0 | −13,9 | 3,2 | −12,2 |
| 918 | Clin-Sanorania | 189,9 | +19,5 | 7,9 | +15,7 |
| 942 | Supracyclin | 185,3 | −22,6 | 2,0 | −22,8 |
| 945 | InfectoBicillin | 184,2 | +12,6 | 7,7 | +8,9 |
| 948 | Erythromycin Wolff | 182,8 | −19,2 | 3,3 | −21,5 |
| 995 | Amoxi Lichtenstein | 172,6 | −8,9 | 4,2 | −7,4 |
| 1004 | Clindastad | 171,0 | +58,0 | 7,4 | +38,8 |
| 1047 | Paediathrocin | 161,6 | −16,1 | 3,7 | −18,9 |
| 1103 | Cotrimoxazol AL | 154,5 | +17,3 | 0,7 | +15,0 |
| 1112 | Unacid PD oral | 153,4 | +4,4 | 9,9 | +8,1 |
| 1129 | Amoxicillin Stada | 151,3 | +55,2 | 3,8 | +45,0 |
| 1132 | Skid | 151,1 | −9,5 | 4,8 | −18,8 |
| 1182 | Penicillin V Wolff | 143,6 | −1,5 | 2,2 | +2,1 |
| 1211 | Berlocombin | 139,0 | −17,2 | 1,3 | −16,6 |
| 1212 | Zinnat | 139,0 | −9,5 | 16,0 | −2,7 |
| 1227 | Erythromycin Stada | 137,0 | +13,6 | 2,6 | +13,8 |
| 1233 | Monomycin | 136,6 | −20,3 | 2,5 | −19,9 |
| 1234 | Lorafem | 136,3 | −30,2 | 10,8 | −32,0 |
| 1254 | Cotrim Hexal | 133,9 | −4,5 | 0,6 | −7,1 |
| 1271 | Doxy-1A Pharma | 131,0 | +80,8 | 0,7 | +82,1 |
| 1303 | Doxy Komb | 127,2 | +5,1 | 1,1 | +6,0 |
| 1305 | Norfloxacin Stada | 127,0 | +9,1 | 3,0 | −27,4 |
| 1335 | Cefa Wolff | 123,4 | +21,5 | 4,3 | +16,3 |
| 1363 | Biaxin HP | 119,4 | −14,5 | 17,8 | −14,1 |
| 1381 | P-Mega-Tablinen | 117,5 | +3,6 | 1,3 | +5,9 |
| 1392 | Cotrimstada | 116,4 | +31,5 | 0,8 | +27,0 |

**Tabelle 8.1:** Verordnungen von Antibiotika und Chemotherapeutika 2000. Angegeben sind die verordnungshäufigsten Präparate mit Verordnungsrang, Verordnungen und Umsatz 2000 im Vergleich zu 1999 (Fortsetzung).

| Rang | Präparat | Verordnungen in Tsd. | Änd. % | Umsatz Mio. DM | Änd. % |
|---|---|---|---|---|---|
| 1408 | Monuril | 114,6 | −4,6 | 2,2 | −4,6 |
| 1427 | Amoxillat | 113,2 | +3,7 | 2,9 | +2,6 |
| 1456 | TMS Tabletten/Kindersaft | 111,3 | −26,2 | 0,8 | −27,0 |
| 1467 | Amoxi-Diolan | 110,3 | −13,5 | 2,4 | −14,7 |
| 1492 | Staphylex | 108,4 | +11,6 | 8,0 | +21,0 |
| 1495 | Erybeta | 108,1 | +20,7 | 1,9 | +21,3 |
| 1557 | Barazan | 102,0 | −54,2 | 4,4 | −56,8 |
| 1561 | Cotrim Heumann | 101,6 | +12,0 | 0,7 | +11,5 |
| 1581 | Aciclovir-ratioph.Tabl./p.i. | 99,4 | +9,4 | 7,7 | +14,0 |
| 1586 | Eusaprim | 99,1 | −15,6 | 0,8 | −16,1 |
| 1589 | Norflosal | 98,8 | +250,7 | 2,1 | +161,8 |
| 1612 | Norflox-AZU | 96,8 | +69,9 | 2,0 | +15,7 |
| 1628 | Clinda-saar | 95,1 | +58,2 | 6,1 | +59,0 |
| 1638 | Cefallone | 93,9 | −5,5 | 4,1 | −5,6 |
| 1652 | Clont oral | 93,2 | −23,1 | 2,1 | −24,7 |
| 1663 | Doxy-Tablinen | 92,8 | −3,2 | 0,6 | −5,3 |
| 1665 | Zerit | 92,7 | −5,7 | 57,2 | −2,0 |
| 1667 | Panoral | 92,4 | −17,9 | 4,8 | −24,9 |
| 1724 | Combivir | 88,1 | +13,3 | 120,7 | +14,0 |
| 1735 | TMP-ratiopharm | 87,4 | +4,8 | 0,9 | +9,7 |
| 1759 | Amoxi Hefa | 85,8 | −3,1 | 2,1 | +0,5 |
| 1798 | Flui-Amoxicillin | 83,0 | +28,3 | 1,3 | +19,3 |
| 1865 | Doxyderma | 79,0 | +61,3 | 0,9 | +28,5 |
| 1871 | Supracombin | 78,6 | −13,6 | 0,6 | −10,8 |
| 1872 | Acic Hexal Tbl. | 78,5 | +7,8 | 5,8 | −2,0 |
| 1874 | Arilin oral | 78,2 | +11,3 | 1,4 | +9,7 |
| 1908 | Cephalexin-ratiopharm | 76,0 | −3,3 | 3,4 | +0,6 |
| 1936 | Cotrimox-Wolff | 74,3 | −13,5 | 0,7 | −8,5 |
| 1939 | Epivir | 73,9 | −4,1 | 42,8 | +0,4 |
| 1948 | Aciclostad | 73,6 | −12,4 | 5,6 | −13,0 |
| 1985 | Sanasepton | 70,9 | −25,9 | 1,8 | −24,6 |
| 2010 | Infectotrimet | 69,8 | +32,8 | 1,3 | +19,7 |
| 2048 | Ampicillin-ratiopharm | 67,6 | −10,4 | 1,9 | −14,6 |
| 2069 | Amoclav/-forte | 65,8 | (>1000) | 4,0 | (>1000) |
| 2085 | Rebetol | 64,8 | +52,3 | 104,0 | +88,6 |
| 2141 | Cotrim Diolan | 62,4 | −4,8 | 0,4 | −14,5 |
| 2193 | Cef Diolan | 59,5 | −15,4 | 2,1 | −23,4 |
| 2218 | Zovirax oral/i.v. | 58,5 | −1,0 | 7,2 | −7,5 |
| 2219 | Globocef | 58,4 | −32,8 | 4,1 | −31,7 |
| 2239 | Metronidazol-ratiopharm | 57,5 | +33,7 | 1,0 | +33,3 |
| 2247 | Amoxicillin-ratiopharm comp. | 57,2 | +353,1 | 4,0 | +377,6 |
| 2258 | Erysec | 56,7 | −36,1 | 3,1 | −35,7 |
| 2272 | Aclinda | 56,2 | −10,6 | 2,3 | −18,3 |
| 2299 | Virzin | 55,0 | +46,3 | 3,1 | +34,9 |

**Tabelle 8.1:** Verordnungen von Antibiotika und Chemotherapeutika 2000. Angegeben sind die verordnungshäufigsten Präparate mit Verordnungsrang, Verordnungen und Umsatz 2000 im Vergleich zu 1999 (Fortsetzung).

| Rang | Präparat | Verordnungen in Tsd. | Änd. % | Umsatz Mio. DM | Änd. % |
|---|---|---|---|---|---|
| 2324 | Sustiva | 53,6 | +121,2 | 50,8 | +118,9 |
| 2327 | Erythromycin Heumann | 53,5 | −18,3 | 1,2 | −20,0 |
| 2341 | Minakne | 52,9 | −21,8 | 2,1 | −20,6 |
| 2342 | Minocyclin-ratiopharm | 52,9 | +27,3 | 2,2 | +17,5 |
| 2345 | Mino-Wolff | 52,9 | −8,8 | 2,2 | −6,2 |
| 2366 | Infectocef | 52,0 | +12,5 | 2,3 | +16,1 |
| 2383 | Amoxi Clavulan Stada | 51,3 | (>1000) | 3,6 | (>1000) |
| 2396 | Doxy-AbZ | 50,6 | +6,3 | 0,2 | −0,4 |
| 2397 | Vagimid oral | 50,5 | +5,0 | 0,9 | +4,9 |
| 2400 | Lederderm | 50,4 | −30,4 | 2,6 | −29,7 |
| 2412 | Penicillin-Heyl oral | 50,0 | +21,4 | 0,6 | +16,3 |
| 2449 | Colistin | 48,7 | +30,4 | 4,8 | +29,7 |
| 2453 | Gernebcin | 48,7 | −5,0 | 9,2 | −4,1 |
| 2460 | Tetracyclin Wolff | 48,4 | +11,3 | 0,9 | +10,1 |
| 2468 | Cefuhexal | 48,0 | (neu) | 4,1 | (neu) |
| 2470 | Berlocid | 48,0 | −14,9 | 0,4 | −8,3 |
| 2499 | Turimycin | 46,8 | −13,5 | 2,5 | −20,4 |
| Summe | | 43349,3 | +1,4 | 1897,2 | +5,3 |
| Anteil an der Indikationsgruppe | | 92,8% | | 83,1% | |
| Gesamte Indikationsgruppe | | 46732,7 | +0,8 | 2282,5 | +4,8 |

Nicht mehr häufig verordnet wurden ein Metronidazolgenerikum (*Byk Metronidazol*), ein Doxycyclingenerikum (*Sigadoxin*), ein Co-trimoxazolgenerikum (*Sigaprim*), ein Amoxicillingenerikum (*Byk Amoxicillin*), eine Flucloxacillinkombination (*Flunamox*) und das HIV-Therapeutikum Didanosin (*Videx*) aus der Gruppe der antiviralen Nukleosidanaloga. Die beiden Gyrasehemmer Grepafloxacin (*Vaxar*) und Trovafloxacin (*Trovan*) wurden bereits 1999 wegen schwerwiegender Nebenwirkungen vom Markt genommen.

## Beta-Lactamantibiotika

### Oralpenicilline und Isoxazolylpenicilline

Die Gruppe der Oralpenicilline ist im Jahre 2000 mit 14 Präparaten des Phenoxymethylpenicillin (Penicillin V) vertreten. Als weitere

Oralpenicilline spielen Propicillin (*Baycillin*) und ein Benzathinpenicillinpräparat (*InfectoBicillin*) nur eine untergeordnete Rolle. Sie sind beide etwa doppelt so teuer wie Phenoxymethylpenicillinpräparate, gelten aber in therapeutischer Hinsicht als gleichwertig. Der Gesamtverbrauch der Oralpenicilline ist im Jahre 2000 leicht angestiegen. Noch stärker als im Vorjahr hat die Verordnung des penicillinasefesten Flucloxacillin (*Staphylex*) aus der Gruppe der Isoxazolylpenicilline zugenommen.

Tabelle 8.2: Verordnungen von Penicillinen 2000. Angegeben sind die 2000 verordneten Tagesdosen, die Änderungen gegenüber 1999 und die mittleren Kosten je DDD.

| Präparat | Bestandteile | DDD in Mio. | Änderung in % | DDD-Kosten in DM |
|---|---|---|---|---|
| **Phenoxymethylpenicillin** | | | | |
| Penicillin V-ratiopharm | Phenoxymethylpenicillin | 8,1 | (+15,3) | 2,06 |
| Isocillin | Phenoxymethylpenicillin | 7,1 | (+7,4) | 2,51 |
| Megacillin oral | Phenoxymethylpenicillin | 5,2 | (−4,3) | 2,18 |
| Penhexal | Phenoxymethylpenicillin | 4,5 | (+8,6) | 1,97 |
| Penicillat | Phenoxymethylpenicillin | 3,5 | (+0,8) | 2,00 |
| Infectocillin | Phenoxymethylpenicillin | 2,8 | (+15,1) | 2,47 |
| Penicillin V Stada | Phenoxymethylpenicillin | 2,5 | (+5,4) | 2,16 |
| Arcasin | Phenoxymethylpenicillin | 2,0 | (−6,9) | 2,28 |
| Penbeta Mega | Phenoxymethylpenicillin | 2,0 | (+21,8) | 1,87 |
| Penicillin V AL | Phenoxymethylpenicillin | 1,7 | (+41,4) | 1,77 |
| Penicillin V Heumann | Phenoxymethylpenicillin | 1,6 | (−12,2) | 1,94 |
| Penicillin V Wolff | Phenoxymethylpenicillin | 0,8 | (−4,3) | 2,64 |
| P-Mega-Tablinen | Phenoxymethylpenicillin | 0,8 | (+5,5) | 1,72 |
| Penicillin-Heyl oral | Phenoxymethylpenicillin | 0,3 | (+13,3) | 2,27 |
| | | 43,0 | (+6,8) | 2,16 |
| **Weitere Oralpenicilline** | | | | |
| Baycillin | Propicillin | 3,6 | (+6,6) | 4,46 |
| InfectoBicillin | Phenoxymethylpenicillin-Benzathin | 1,5 | (+6,6) | 4,98 |
| Staphylex | Flucloxacillin | 0,5 | (+12,4) | 15,87 |
| | | 5,6 | (+7,1) | 5,62 |
| **Summe** | | 48,6 | (+6,8) | 2,56 |

## Aminopenicilline

Bei den Aminopenicillinen entfällt der größte Teil der Verordnungen auf Amoxicillin. Im Vergleich zu den Penicillinen haben die Aminopenicilline ein breiteres Wirkungsspektrum im gramnegativen Bereich und sind vor allem für Bronchial- und Harnwegsinfektionen anwendbar, wenn auch zunehmend Resistenzen zu beachten sind. Die meisten Präparate sind im Jahre 2000 abermals mehr verordnet worden, so daß für die ganze Gruppe wieder eine leichte Zunahme resultiert (Tabelle 8.3). Der Durchschnittspreis der definierten Tagesdosen (1,88 DM) ist gegenüber dem Vorjahr (1,98 DM) weiter zurückgegangen. Die Verordnung von Ampicillin (*Ampicillin-ratiopharm*) ist im Vergleich zu dem deutlich besser resorbierbaren Amoxicillin erneut rückläufig.

Bei den Kombinationspräparaten mit dem Beta-Lactamasehemmer Clavulansäure waren die Verordnungen der Amoxicillin-Clavulansäure-Kombination *Augmentan* rückläufig, da erstmals drei preisgünstige Generika verfügbar waren und häufig verordnet wurden (Tabelle 8.3). Eine weitere Beta-Lactamasehemmer-Kombination ist Sultamicillin (*Unacid PD oral*). Sie besteht aus einem Ester aus Ampicillin und dem Betalactamaseinhibitor Sulbactam, der das Spektrum von Ampicillin auf betalactamasebildende Erreger verbreitert (Ausnahme Typ I-Betalactamasen). Diese relativ teure Kombination hat im Gegensatz zu 1999 nicht weiter zugenommen.

## Cephalosporine

Oralcephalosporine entsprechen in ihrem Wirkungsspektrum weitgehend den Aminopenicillinen und werden daher üblicherweise nur bei unzureichender Wirksamkeit der Penicilline oder bei Penicillinallergie eingesetzt. Wegen ihrer guten Wirkung auf grampositive Keime sind sie eine Alternative zu den penicillinasefesten Penicillinen. Aus dieser Gruppe hat sich als älterer Vertreter Cefaclor durch mehrere preisgünstige Generika und erneute Preissenkungen weiterhin als führender Wirkstoff behauptet, obwohl die Verordnungen insgesamt leicht rückläufig waren. Die mittleren Tagestherapiekosten (6,93 DM) sind gegenüber dem Vorjahr (7,25 DM) weiter zurückgegangen (Tabelle 8.4).

Die neuen Oralcephalosporine mit erweitertem Spektrum zeigen eine stärkere Aktivität gegen gramnegative Keime bei eingeschränkter

**Tabelle 8.3:** Verordnungen von Aminopenicillinen 2000. Angegeben sind die 2000 verordneten Tagesdosen, die Änderungen gegenüber 1999 und die mittleren Kosten je DDD 2000.

| Präparat | Bestandteile | DDD in Mio. | Änderung in % | DDD-Kosten in DM |
|---|---|---|---|---|
| **Amoxicillin** | | | | |
| Amoxicillin-ratiopharm | Amoxicillin | 18,0 | (+11,4) | 1,92 |
| Amoxypen | Amoxicillin | 8,0 | (−10,7) | 2,07 |
| Amoxihexal | Amoxicillin | 7,0 | (−3,3) | 1,93 |
| Amoxi-Wolff | Amoxicillin | 5,6 | (+4,6) | 1,95 |
| Amoxicillin AL | Amoxicillin | 4,2 | (+18,8) | 1,63 |
| Amoxibeta | Amoxicillin | 4,0 | (+0,4) | 1,77 |
| amoxi von ct | Amoxicillin | 3,4 | (−9,2) | 1,90 |
| Amoxicillin Heumann | Amoxicillin | 3,3 | (−4,3) | 1,90 |
| Amoxi Lichtenstein | Amoxicillin | 2,4 | (−7,7) | 1,74 |
| Infectomox | Amoxicillin | 2,4 | (+145,3) | 1,62 |
| Amoxicillin Stada | Amoxicillin | 2,0 | (+53,6) | 1,86 |
| Amoxillat | Amoxicillin | 1,6 | (+2,1) | 1,83 |
| Amoxi Hefa | Amoxicillin | 1,2 | (+2,9) | 1,72 |
| Amoxi-Diolan | Amoxicillin | 1,2 | (−13,5) | 2,01 |
| Flui-Amoxicillin | Amoxicillin | 0,7 | (+16,4) | 1,82 |
| | | 65,1 | (+4,8) | 1,88 |
| **Andere Aminopenicilline** | | | | |
| Unacid PD oral | Sultamicillin | 0,6 | (−0,5) | 17,42 |
| Ampicillin-ratiopharm | Ampicillin | 0,5 | (−13,1) | 3,57 |
| | | 1,1 | (−7,0) | 10,75 |
| **Kombinationen** | | | | |
| Augmentan | Amoxicillin Clavulansäure | 2,1 | (−21,0) | 12,07 |
| Amoclav/-forte | Amoxicillin Clavulansäure | 0,4 | (>1000) | 9,79 |
| Amoxicillin-ratiopharm comp. | Amoxicillin Clavulansäure | 0,4 | (+367,4) | 9,92 |
| Amoxi Clavulan Stada | Amoxicillin Clavulansäure | 0,4 | (>1000) | 9,88 |
| | | 3,2 | (+18,8) | 11,27 |
| Summe | | 69,5 | (+5,2) | 2,46 |

Wirkung gegen Staphylokokken. Daraus leiten sich ihre Vorteile gegenüber der Cefalexingruppe bei bakteriellen Atemwegsinfektionen ab. Hauptsächlich verwendet wird das Cefuroximderivat Cefuroximaxetil (*Elobact, Zinnat*) mit einer relativ kurzen Halbwertszeit von 1,2 Stunden. Die mittleren Tagestherapiekosten (12,70 DM) liegen fast doppelt so hoch wie die von Cefaclor, obwohl erstmals auch ein generisches Präparat (*Cefuhexal*) vertreten war.

Die beiden Cefotaximderivate Cefixim (*Cephoral, Suprax*) und Cefpodoximproxetil (*Orelox, Podomexef*) wirken ähnlich, aber länger als Cefuroximaxetil. Cefixim (Halbwertszeit 3–4 Std.) kann einmal täglich gegeben werden. Ceftibuten (*Keimax*) und Cefetamet (*Globocef*) sind weitere neue Oralcephalosporine, die ähnlich dem Cefotaxim der dritten Generation der Cephalosporine zuzurechnen sind.

**Tabelle 8.4:** Verordnungen von Cephalosporinen 2000. Angegeben sind die 2000 verordneten Tagesdosen, die Änderungen gegenüber 1999 und die mittleren Kosten je DDD 2000.

| Präparat | Bestandteile | DDD in Mio. | Änderung in % | DDD-Kosten in DM |
|---|---|---|---|---|
| **Cefaclor** | | | | |
| CEC | Cefaclor | 2,2 | (+1,0) | 6,79 |
| Cefaclor-ratiopharm | Cefaclor | 2,0 | (−6,8) | 6,81 |
| Cefa Wolff | Cefaclor | 0,7 | (+22,4) | 6,58 |
| Cefallone | Cefaclor | 0,6 | (−3,1) | 7,02 |
| Panoral | Cefaclor | 0,6 | (−25,8) | 8,63 |
| Infectocef | Cefaclor | 0,3 | (+13,6) | 6,55 |
| Cef Diolan | Cefaclor | 0,3 | (−21,7) | 6,66 |
| | | 6,7 | (−3,8) | 6,93 |
| **Cefuroximaxetil** | | | | |
| Elobact | Cefuroximaxetil | 3,8 | (−6,3) | 12,92 |
| Zinnat | Cefuroximaxetil | 1,3 | (−8,5) | 12,44 |
| Cefuhexal | Cefuroximaxetil | 0,4 | (neu) | 11,30 |
| | | 5,4 | (−0,1) | 12,70 |
| **Weitere Cephalosporine** | | | | |
| Keimax | Ceftibuten | 3,2 | (−6,2) | 12,81 |
| Grüncef | Cefadroxil | 2,6 | (+0,6) | 9,42 |
| Suprax | Cefixim | 2,5 | (+7,1) | 12,52 |
| Orelox | Cefpodoxim | 2,0 | (−3,6) | 13,03 |
| Podomexef | Cefpodoxim | 1,3 | (+12,0) | 13,30 |
| Cephoral | Cefixim | 1,3 | (−7,4) | 12,36 |
| Lorafem | Loracarbef | 0,7 | (−32,4) | 16,66 |
| Cephalexin-ratiopharm | Cefalexin | 0,4 | (+0,8) | 8,03 |
| Globocef | Cefetamet | 0,4 | (−31,6) | 10,16 |
| | | 14,3 | (−3,7) | 12,13 |
| **Summe** | | 26,5 | (−3,0) | 10,92 |

## Tetracycline

Tetracycline haben ein breites Wirkungsspektrum gegen grampositive und gramnegative Keime und werden daher vielfach bei ambulant erworbenen Infektionen eingesetzt. Bei weitgehend ähnlichem Wirkungsspektrum der einzelnen Vertreter sind seit einigen Jahren fast nur noch Doxycyclin und Minocyclin unter den häufig verordneten Arzneimitteln vertreten. Beide Wirkstoffe haben sich aufgrund ihrer pharmakokinetischen Vorteile bei der Resorption und der Wirkungsdauer durchgesetzt. Aufgrund ihrer häufigen Anwendung ist jedoch die Resistenzentwicklung bei grampositiven und gramnegativen Bakterien zu berücksichtigen. Nach wie vor sind die Resistenzquoten bei Haemophilus influenzae und Pneumokokken relativ gering, so daß sie weiterhin zu den bevorzugten Mitteln zur Behandlung der chronischen Bronchitis in der Praxis gehören. Der seit 1993 rückläufige Verordnungstrend hat sich im Jahre 2000 weiter fortgesetzt (Abbildung 8.1). Bei Doxycyclinpräparaten ist der durchschnittliche Rückgang allerdings nur gering (Tabelle 8.5).

Über 90% der verordneten Tagesdosen entfallen auf die Doxycyclinpräparate (Tabelle 8.5), die auch wegen ihrer günstigen Therapiekosten bevorzugt werden. Überdurchschnittlich zugenommen haben nicht nur besonders preisgünstige Präparate (*Doxycyclin Stada, Doxycyclin AL, Doxy-1A Pharma, Doxyderma*). Dennoch hat der Preiswettbewerb der Doxycyclingenerika dazu geführt, daß die mittleren Tagestherapiekosten im Jahre 2000 (0,55 DM) im Vergleich zu 1990 (1,17 DM) um mehr als die Hälfte abgenommen haben (siehe Arzneiverordnungs-Report '91).

Minocyclin hat ein identisches Wirkungsspektrum wie Doxycyclin, muß aber aus pharmakokinetischen Gründen doppelt so hoch wie Doxycyclin dosiert werden und ist insgesamt fünffach teurer. Minocyclin ist besonders lipophil, was als Vorteil bei der Aknebehandlung angesehen wird. Andererseits ist damit eine erhöhte Liquorgängigkeit verbunden, die zu Schwindel und Übelkeit führen kann.

Tetracyclin gehört zu den älteren Tetracyclinderivaten und hat wegen seiner unvollständigen enteralen Resorption und den damit verbundenen Nebenwirkungen für die systemische Antibiotikatherapie nur noch historische Bedeutung. Trotzdem ist Tetracyclin (*Tetracyclin Wolff*) erstmals seit 1992 wieder unter den verordnungshäufigsten Arzneimitteln vertreten. Der Grund ist vermutlich die Anwendung im Rahmen der Quadrupeltherapie (Omeprazol, Bismutsubcitrat, Tetracyclin,

Metronidazol) zur Eradikation des Helicobacter pylori bei Versagen der standardmäßigen Tripeltherapie. Aber auch bei einer primär eingeleiteten bismutbasierten Tripeltherapie (Bismutsubcitrat, Tetracyclin, Metronidazol) wurden hohe Eradikationsraten erreicht (Veldhuyzen Van Zanten et al. 2000).

**Tabelle 8.5:** Verordnungen von Tetracyclinen 2000. Angegeben sind die 2000 verordneten Tagesdosen, die Änderungen gegenüber 1999 und die mittleren Kosten je DDD 2000.

| Präparat | Bestandteile | DDD in Mio. | Änderung in % | DDD-Kosten in DM |
|---|---|---|---|---|
| **Doxycyclin** | | | | |
| Doxy Wolff | Doxycyclin | 9,3 | (−5,8) | 0,61 |
| Doxy-ratiopharm | Doxycyclin | 9,0 | (+3,5) | 0,50 |
| Doxyhexal | Doxycyclin | 6,5 | (−11,6) | 0,51 |
| Doxycyclin Heumann | Doxycyclin | 5,0 | (−6,2) | 0,51 |
| Doxycyclin-ratiopharm | Doxycyclin | 4,7 | (−7,8) | 0,52 |
| doxy von ct | Doxycyclin | 4,5 | (−4,4) | 0,62 |
| Doxycyclin Stada | Doxycyclin | 4,4 | (+23,3) | 0,53 |
| Doxycyclin AL | Doxycyclin | 3,9 | (+18,1) | 0,41 |
| Azudoxat | Doxycyclin | 3,5 | (−10,8) | 0,67 |
| Doxymono | Doxycyclin | 3,4 | (−12,5) | 0,47 |
| Supracyclin | Doxycyclin | 2,4 | (−22,7) | 0,84 |
| Doxy-1A Pharma | Doxycyclin | 1,9 | (+85,5) | 0,38 |
| Doxyderma | Doxycyclin | 1,5 | (+55,1) | 0,59 |
| Doxy-Tablinen | Doxycyclin | 1,2 | (−4,2) | 0,47 |
| Doxy Komb | Doxycyclin | 1,2 | (+6,0) | 0,92 |
| Doxy-AbZ | Doxycyclin | 0,5 | (+6,3) | 0,34 |
| | | 62,9 | (−1,2) | 0,55 |
| **Minocyclin** | | | | |
| Skid | Minocyclin | 1,7 | (−17,0) | 2,86 |
| Minakne | Minocyclin | 0,8 | (−20,3) | 2,64 |
| Minocyclin-ratiopharm | Minocyclin | 0,8 | (+21,7) | 2,77 |
| Lederderm | Minocyclin | 0,8 | (−29,7) | 3,26 |
| Mino-Wolff | Minocyclin | 0,7 | (−9,6) | 3,12 |
| | | 4,8 | (−14,6) | 2,91 |
| **Tetracyclin** | | | | |
| Tetracyclin Wolff | Tetracyclin | 0,6 | (+11,0) | 1,51 |
| **Summe** | | 68,3 | (−2,2) | 0,73 |

## Makrolidantibiotika und Clindamycin

Makrolidantibiotika haben eine breite antibakterielle Aktivität gegen grampositive Bakterien mit zusätzlichen Wirkungen gegen Legionellen, Mykoplasmen, Campylobacter und einige Chlamydienarten. Erythromycin i.v. gilt immer noch als ein Mittel der Wahl bei Legionellose.

Die Makrolidverordnungen sind bei fast allen Wirkstoffen zurückgegangen (Tabelle 8.6). Die einzige Ausnahme bildet Azithromycin. Bei Erythromycin wurden nur zwei preiswerte Präparate (*Erythromycin Stada*, *Erybeta*) entgegen dem allgemeinen Trend häufiger verordnet. Auffällig hohe Verordnungskosten haben *Infectomycin* (Erythromycinestolat) und *Erysec* (Erythromycinstinoprat), ein Acetylcysteinsalz des Erythromycinpropionats.

Roxithromycin ist nach Einführung eines etwas preiswerteren Handelspräparates (*Roxigrün*) der am häufigsten verordnete Wirkstoff der Makrolidantibiotika (Tabelle 8.6). Es hat ein ähnliches Wirkungsspektrum wie Erythromycin und ist auch bei Infektionen des Respirationstrakts sowie bei HNO- und Hautinfektionen von vergleichbarer klinischer Wirksamkeit. Pharmakokinetische Vorteile in Form höherer Bioverfügbarkeit und längerer Halbwertszeit sind weitgehend in eine fünffach geringere Tagesdosis umgesetzt worden. Trotzdem liegen die DDD-Kosten im Durchschnitt doppelt so hoch wie bei Erythromycin.

Clarithromycin (*Klacid*) hat ebenfalls ein Erythromycin-ähnliches Wirkungsspektrum. Vorteilhaft sind eine höhere Bioverfügbarkeit von 50–55% sowie 2–4fach geringere Hemmkonzentrationen bei mehreren grampositiven Erregern. Clarithromycin wird als antibiotische Komponente der Tripeltherapie für die Eradikation von Helicobacter pylori bei der Therapie peptischer Ulzera eingesetzt, auch erkennbar an dem Präparat *Biaxin HP*, das speziell in einer therapiegerechten Packungsgröße für die siebentägige Behandlung angeboten wird.

Azithromycin (*Zithromax*) ist der erste Vertreter der Azalide und wurde 1993 neu eingeführt. Die Säurestabilität und damit die orale Bioverfügbarkeit wurden durch die Einführung eines methylsubstituierten Stickstoffs erheblich verbessert. Außerdem ist das antibakterielle Spektrum im gramnegativen Bereich erweitert worden. Die Substanz hat eine ungewöhnlich hohe Gewebsaffinität und eine lange terminale Halbwertszeit (2–4 Tage), so daß sie noch bis zur vierten Woche nach der letzten Gabe im Urin ausgeschieden wird. Deshalb wirkt eine 3–5tägige Therapie genauso gut wie eine zehntägige Erythromycintherapie. Es bleibt trotz dieser Vorteile abzuwarten, ob mit der hohen Gewebspenetration

**Tabelle 8.6:** Verordnungen von Makrolidantibiotika und Clindamycin 2000. Angegeben sind die 2000 verordneten Tagesdosen, die Änderungen gegenüber 1999 und die mittleren Kosten je DDD 2000.

| Präparat | Bestandteile | DDD in Mio. | Änderung in % | DDD-Kosten in DM |
|---|---|---|---|---|
| **Erythromycine** | | | | |
| Eryhexal | Erythromycin | 3,5 | (−8,9) | 2,73 |
| Erythromycin-ratiopharm | Erythromycin | 3,4 | (−0,4) | 3,10 |
| Infectomycin | Erythromycin | 1,2 | (−1,2) | 7,85 |
| Erythromycin Stada | Erythromycin | 1,1 | (+14,1) | 2,36 |
| Erythromycin Wolff | Erythromycin | 1,1 | (−23,9) | 3,06 |
| Paediathrocin | Erythromycin | 0,9 | (−15,9) | 4,35 |
| Erybeta | Erythromycin | 0,8 | (+16,2) | 2,57 |
| Monomycin | Erythromycin | 0,6 | (−20,4) | 4,43 |
| Sanasepton | Erythromycin | 0,5 | (−20,9) | 3,52 |
| Erythromycin Heumann | Erythromycin | 0,5 | (−20,0) | 2,64 |
| Erysec | Erythromycin-stinoprat | 0,4 | (−36,1) | 7,64 |
| | | 13,7 | (−8,4) | 3,58 |
| **Roxithromycin** | | | | |
| Rulid | Roxithromycin | 11,9 | (−20,9) | 7,06 |
| Roxigrün | Roxithromycin | 7,9 | (+48,9) | 6,95 |
| | | 19,8 | (−2,8) | 7,02 |
| **Andere Makrolidantibiotika** | | | | |
| Klacid | Clarithromycin | 13,0 | (−9,7) | 8,74 |
| Zithromax | Azithromycin | 9,8 | (+1,9) | 10,19 |
| Biaxin HP | Clarithromycin | 1,7 | (−14,0) | 10,41 |
| | | 24,5 | (−5,7) | 9,44 |
| **Clindamycin** | | | | |
| Sobelin | Clindamycin | 2,2 | (+4,6) | 15,40 |
| Clindahexal | Clindamycin | 1,6 | (+38,9) | 10,21 |
| Clin-Sanorania | Clindamycin | 0,8 | (+24,7) | 10,15 |
| Clindastad | Clindamycin | 0,7 | (+57,9) | 10,21 |
| Clinda-saar | Clindamycin | 0,6 | (+65,9) | 10,71 |
| Aclinda | Clindamycin | 0,2 | (−19,1) | 10,31 |
| Turimycin | Clindamycin | 0,2 | (−21,7) | 11,78 |
| | | 6,3 | (+20,7) | 12,10 |
| **Summe** | | 64,4 | (−3,4) | 7,70 |

auch besondere Risiken verbunden sind, da bei Langzeitgaben im Tierversuch Phospholipidosen infolge Aufnahme in Gewebslysosomen beobachtet wurden. Wegen Störungen der fetalen Ossifikation darf Azithromycin in der Schwangerschaft nur bei vitaler Indikation gegeben werden.

Clindamycin hat ein ähnliches Wirkungsspektrum wie die Makrolidantibiotika, ist jedoch erheblich teurer als Makrolidantibiotika und führt zu überdurchschnittlich häufigen gastrointestinalen Nebenwirkungen (z. B. pseudomembranöse Colitis). Anwendung findet Clindamycin bei schweren Anaerobier- und Staphylokokkeninfektionen. Das Verordnungsvolumen ist vor allem durch die Zunahmen der Clindamycingenerika angestiegen (Tabelle 8.6).

## Sulfonamid-Kombinationen

Sulfonamide und Trimethoprim bewirken nach dem Prinzip der Sequentialblockade eine synergistische Hemmung der bakteriellen Folsäuresynthese und stellen ein wirksames Kombinationsprinzip mit einem breiten antibakteriellen Wirkungsspektrum dar. Auch aus pharmakokinetischen Gründen ist die Kombination sinnvoll, weil beide Komponenten nahezu gleiche Eliminationshalbwertszeiten haben und zusammen renal eliminiert werden. Sie sind Mittel der Wahl bei Harnwegsinfektionen, Salmonellosen und Pneumocystis-carinii-Pneumonien. Sie können außerdem als therapeutische Alternative bei chronischer Bronchitis und verschiedenen Enteritiden eingesetzt werden.

Die Verordnungen der Sulfonamid-Trimethoprim-Kombinationen sind nach einer fast kontinuierlichen Abnahme seit 1993 weiter leicht rückläufig (Tabelle 8.7). Lediglich preiswerte Generika (*cotrim forte von ct, Bactoreduct, Cotrimoxazol AL*) haben entgegen dem allgemeinen Trend zugenommen. Durch den Preiswettbewerb der Generika sind die durchschnittlichen Verordnungskosten für Co-trimoxazol im Jahre 2000 (0,94 DM/Tag) weiter gesunken und liegen erheblich niedriger als 1990 (1,48 DM/Tag) (siehe Arzneiverordnungs-Report '91).

## Gyrasehemmer

Gyrasehemmer (Chinolone) hemmen eine bakterielle Gyrase (DNS-Topoisomerase), die bei der Bakterienvermehrung von entscheidender Bedeutung für eine schnelle DNS-Replikation ist. Eine Hemmung

**Tabelle 8.7:** Verordnungen von Sulfonamiden 2000 (Kombinationspräparate). Angegeben sind die 2000 verordneten Tagesdosen, die Änderungen gegenüber 1999 und die mittleren Kosten je DDD 2000.

| Präparat | Bestandteile | DDD in Mio. | Änderung in % | DDD-Kosten in DM |
|---|---|---|---|---|
| Cotrim-ratiopharm | Trimethoprim Sulfamethoxazol | 9,4 | (−1,0) | 0,90 |
| Kepinol | Trimethoprim Sulfamethoxazol | 5,8 | (−7,3) | 1,14 |
| cotrim forte von ct | Trimethoprim Sulfamethoxazol | 2,8 | (+16,3) | 0,63 |
| Bactoreduct | Trimethoprim Sulfamethoxazol | 2,5 | (+5,8) | 0,70 |
| Cotrimoxazol AL | Trimethoprim Sulfamethoxazol | 1,0 | (+13,6) | 0,65 |
| Berlocombin | Trimethoprim Sulfamerazin | 0,9 | (−17,5) | 1,38 |
| Cotrim Hexal | Trimethoprim Sulfamethoxazol | 0,8 | (−5,7) | 0,73 |
| Cotrimstada | Trimethoprim Sulfamethoxazol | 0,8 | (+22,6) | 1,06 |
| TMS Tabletten/Kindersaft | Trimethoprim Sulfamethoxazol | 0,7 | (−28,0) | 1,16 |
| Eusaprim | Trimethoprim Sulfamethoxazol | 0,7 | (−13,7) | 1,18 |
| Supracombin | Trimethoprim Sulfamethoxazol | 0,6 | (−9,6) | 0,98 |
| Cotrim Heumann | Sulfamethoxazol Trimethoprim | 0,6 | (+10,0) | 1,12 |
| Cotrim Diolan | Trimethoprim Sulfamethoxazol | 0,5 | (−6,8) | 0,77 |
| Cotrimox-Wolff | Trimethoprim Sulfamethoxazol | 0,5 | (−15,4) | 1,39 |
| Berlocid | Trimethoprim Sulfamethoxazol | 0,3 | (−7,1) | 1,23 |
| Summe | | 28,1 | (−1,9) | 0,94 |

dieses Enzyms führt zum raschen bakteriellen Zelltod. Ältere Chinolone vom Typ der Nalidixinsäure sind wegen ihrer ungünstigen Pharmakokinetik, geringer Aktivität und schnellen Resistenzbildung weitgehend verlassen worden. Derzeit sind nur noch Cinoxacin (*Cinoxacin Rosen Pharma*) und Pipemidsäure (*Deblaston*) im Handel, gehören aber schon seit 1991 nicht mehr zu den häufig verordneten Arzneimitteln. Die therapeutisch wichtigsten Vertreter der Gyrasehemmer sind derzeit die Fluorchinolone mit einer guten antibakteriellen Aktivität, einem breiten Wirkungsspektrum und einer günstigen Pharmakokinetik.

Die Verordnungen der Fluorchinolone sind im Jahre 2000 weiter deutlich angestiegen, obwohl Trovafloxacin (*Trovan*) und Grepafloxacin (*Vaxar*) nach der 1999 erfolgten Marktrücknahme nicht mehr zur Verfügung standen. Die zunehmende Verwendung der Gyrasehemmer hat einen im Vergleich zu allen anderen antibakteriellen Chemotherapeutika überdurchschnittlich hohen Resistenzanstieg bei grampositiven und gramnegativen Keimen zur Folge. Die Fluorchinolone werden in einer therapeutisch ausgerichteten Klassifikation dargestellt. Als Grundlage dient die Einteilung, die von einer Expertengruppe der Paul-Ehrlich-Gesellschaft vorgeschlagen wurde (Naber und Adam 1998).

Die erste Gruppe bilden die Harnwegs-Fluorchinolone, zu denen Norfloxacin und Enoxacin (*Enoxor*) gehören (Tabelle 8.8). Der erste Vertreter dieser Gruppe war das 1984 eingeführte Norfloxacin (*Barazan*). Nach Ablauf des Patentschutzes im Jahre 1999 sind jetzt zusätzlich vier Norfloxacingenerika mit überwiegend hohen Zuwachsraten vertreten, so daß die Gesamtverordnung dieses Wirkstoffs kräftig zugenommen hat (Tabelle 8.8). Enoxacin (*Enoxor*) hat ein ähnliches Wirkungsspektrum wie Ofloxacin und Ciprofloxacin, wird jedoch aufgrund einer schwächeren antibakteriellen Wirkungsstärke im wesentlichen nur bei Harnwegsinfektionen eingesetzt (Naber und Adam 1998).

Die nächste Gruppe bilden systemisch anwendbare Fluorchinolone mit breiter Indikation, die heute auch als Standardfluorchinolone bezeichnet werden. Dazu gehören Ofloxacin (*Tarivid, Uro-Tarivid*), Ciprofloxacin (*Ciprobay*) und Levofloxacin (*Tavanic*). Levofloxacin hat seine führende Position durch einen weiteren Verordnungsanstieg ausgebaut (Tabelle 8.8). Als linksdrehende Form des als Razemat vorliegenden Ofloxacin wirkt es bereits in der Hälfte der Dosis und soll in Zukunft Ofloxacin ganz ersetzen. Zu seinem Erfolg haben möglicherweise auch die günstigen DDD-Kosten beigetragen, die allerdings im wesentlichen

**Tabelle 8.8:** Verordnungen von Gyrasehemmern 2000. Angegeben sind die 2000 verordneten Tagesdosen, die Änderungen gegenüber 1999 und die mittleren Kosten je DDD 2000.

| Präparat | Bestandteile | DDD in Mio. | Änderung in % | DDD-Kosten in DM |
|---|---|---|---|---|
| **Harnwegs-Fluorchinolone** | | | | |
| Firin | Norfloxacin | 1,3 | (+667,8) | 3,92 |
| Enoxor | Enoxacin | 0,7 | (−9,9) | 7,44 |
| Norfloxacin Stada | Norfloxacin | 0,7 | (−11,6) | 4,28 |
| Barazan | Norfloxacin | 0,6 | (−57,2) | 7,00 |
| Norflosal | Norfloxacin | 0,5 | (+210,3) | 3,92 |
| Norflox-AZU | Norfloxacin | 0,5 | (+45,6) | 4,20 |
| | | 4,4 | (+17,0) | 5,03 |
| **Standard-Fluorchinolone** | | | | |
| Tavanic | Levofloxacin | 7,3 | (+19,2) | 6,24 |
| Ciprobay | Ciprofloxacin | 5,4 | (−6,7) | 23,12 |
| Tarivid | Ofloxacin | 3,5 | (−25,3) | 11,22 |
| Uro-Tarivid | Ofloxacin | 0,5 | (−19,2) | 17,03 |
| | | 16,7 | (−3,0) | 13,09 |
| **Anaerobier-Fluorchinolone** | | | | |
| Avalox | Moxifloxacin | 4,0 | (+343,9) | 11,84 |
| Summe | | 25,1 | (+14,7) | 11,49 |

darauf beruhen, daß die Berechnung erstmals mit der neu eingeführten WHO-DDD von 250 mg erfolgte, während im Vorjahr noch eine durchschnittliche DDD von 500 mg nach Herstellerangaben eingesetzt wurde. Beim Kostenvergleich ist daher zu berücksichtigen, daß der Hersteller bei Sinusitis 500 mg, bei chronischer Bronchitis 250–500 mg und bei Pneumonien sogar 750 mg als Tagesdosis empfiehlt.

In der dritten Gruppe der Fluorchinolone mit verbesserter Aktivität gegen grampositive und atypische Erreger sowie gegen Anaerobier (Anaerobier-Fluorchinolone) ist nach der Marktrücknahme von Trovafloxacin (*Trovan*) nur noch Moxifloxacin (*Avalox*) vertreten (Tabelle 8.8). Moxifloxacin hat im Vergleich zu Ciprofloxacin eine etwa achtfach verbesserte antibakterielle Aktivität gegen Staphylokokken, Pneumokokken und Bacteroides fragilis, aber eine verminderte Aktivität gegen Pseudomonas aeruginosa (Balfour und Wisemann 1999). Ein weiterer Vorteil ist die längere Wirkungsdauer mit einmal täglicher Dosierung.

## Virostatika

Die Verordnungsentwicklung der Virostatika ist von der weiteren Zunahme der antiretroviralen Therapie bei HIV-Patienten geprägt. Als derzeitige Standardtherapie wird eine Kombination antiretroviraler Substanzen aus Nukleosidanaloga (z. B. Zidovudin, Didanosin, Stavudin, Lamivudin), nichtnukleosidischen Reverse-Transkriptase-Inhibitoren (NNRTI) (z. B. Nevirapin) und Proteaseinhibitoren (z. B. Saquinavir, Ritonavir) nach definierten Stufenschemata empfohlen (Brockmeyer 1998). Aktuelle Richtlinien (Stand April 2001) sind vom amerikanischen Department of Health and Human Services (DHHS) und der Henry J. Kaiser Family Foundation auf der HIV/AIDS Treatment Information Service Website (http://www.hivatis.org) erhältlich.

Durch eine derartige Kombinationstherapie wird die HIV-RNS-Menge im Plasma bereits nach kurzer Zeit auf 1% der Ausgangsmenge gesenkt, gefolgt von einer zweiten, langsameren Phase (Chun et al. 1997). Die Erfolge der antiretroviralen Kombinationstherapie sind beeindruckend. Während die Letalitätsrate von HIV-infizierten Patienten 1995 noch 23% betrug, sank sie in dem Zeitraum vom September 1997 bis März 1998 auf 4,1% (Mocroft et al. 1998).

Entsprechend den neuen Therapieempfehlungen hat die Verordnung von *Combivir*, einer fixen Kombination aus Zidovudin und Lamivudin, weiter zugenommen, während die Monopräparate Stavudin (*Zerit*) und Lamivudin (*Epivir*) rückläufig sind (Tabelle 8.9). Erstmals vertreten ist Efavirenz (*Sustiva*) aus der Gruppe der nichtnukleosidischen Reverse-Transkriptase-Inhibitoren (NNRTI). In der Kombination mit Zidovudin und Lamivudin zeigt Efavirenz eine höhere antivirale Aktivität und eine bessere Verträglichkeit als der Proteasehemmer Indinavir (Staszewski et al. 1999). Ein weiterer Vorteil von Efavirenz ist die lange Halbwertszeit von 40–55 Stunden, so daß die Dosis einmal täglich gegeben werden kann. Auch die HIV-Proteasehemmer werden routinemäßig eingesetzt, erreichen aber als Einzelpräparate nicht das Segment der 2500 meistverordneten Präparate. Leider kommt es auch unter der Kombinationstherapie zu Resistenzentwicklungen, die vor allem bei nebenwirkungsbedingten Therapieunterbrechungen problematisch werden.

Aciclovir ist ein Virostatikum zur Behandlung von Herpes-simplex- und Varicella-zoster-Virusinfektionen. Es hemmt nach Phosphorylierung zu Aciclovirtriphosphat die DNS-Polymerase und damit die Virus-DNS-Replikation. Die Verordnung von Aciclovir hat 2000 leicht zu-

**Tabelle 8.9:** Verordnungen von Virostatika 2000. Angegeben sind die 2000 verordneten Tagesdosen, die Änderungen gegenüber 1999 und die mittleren Kosten je DDD 2000.

| Präparat | Bestandteile | DDD in Mio. | Änderung in % | DDD-Kosten in DM |
|---|---|---|---|---|
| **Antiretrovirale Mittel** | | | | |
| Combivir | Lamivudin Zidovudin | 2,6 | (+13,3) | 45,67 |
| Zerit | Stavudin | 2,5 | (−4,9) | 22,94 |
| Epivir | Lamivudin | 2,2 | (−2,4) | 19,63 |
| Sustiva | Efavirenz | 1,6 | (+118,8) | 31,92 |
| | | 8,9 | (+12,5) | 30,48 |
| **Aciclovir** | | | | |
| Aciclovir-ratioph.Tabl./p.i. | Aciclovir | 0,5 | (+12,6) | 15,62 |
| Acic Hexal Tbl. | Aciclovir | 0,4 | (+4,2) | 15,54 |
| Aciclostad | Aciclovir | 0,4 | (−13,7) | 15,23 |
| Virzin | Aciclovir | 0,3 | (+32,6) | 12,32 |
| Zovirax oral/i.v. | Aciclovir | 0,2 | (−5,0) | 45,39 |
| | | 1,7 | (+4,1) | 17,89 |
| **Ribavirin** | | | | |
| Rebetol | Ribavirin | 1,4 | (+94,4) | 73,57 |
| Summe | | 12,0 | (+17,0) | 33,83 |

genommen, vor allem durch ein weiteres preisgünstiges Generikum (*Virzin*) (Tabelle 8.9).

Ribavirin (*Rebetol*) ist ein weiteres antivirales Mittel aus der Gruppe der Nukleosidanaloga, das nach einem hohen Verordnungszuwachs erstmals unter den meistverordneten Arzneimitteln vertreten ist (Tabelle 8.9). Das Guanosinanalogon wurde bereits Anfang der 70er Jahre synthetisiert und erhielt 1986 die Zulassung zur inhalativen Behandlung kindlicher Bronchialinfektionen durch Respiratory-Syncytial-Viren (RSV) in den USA. Im Jahre 1992 folgte die Zulassung von Ribavirin (*Virazole*) für diese Indikation auch in Deutschland. Später wurde die Anwendung von Ribavirin bei der chronischen Hepatitis C in Kombination mit Interferon alfa (*Roferon, Intron A*) wesentlich bedeutsamer. In mehreren klinischen Studien führte eine sechsmonatige Kombinationstherapie von Interferon alfa und Ribavirin bei 46–75% der Patienten mit reaktivierter Hepatitis C zu einer anhaltenden Viruselimination (Übersicht bei Cummings et al. 2001). Daraufhin wurde

Ribavirin für diese neue Indikation zugelassen und kam im Mai 1999 mit dem Handelsnamen *Rebetol* auf den deutschen Markt.

## Nitroimidazole

Hauptvertreter der Nitroimidazole ist Metronidazol, das speziell bei Trichomoniasis, Amöbenruhr und Anaerobierinfektionen wirksam ist. Weiterhin bedeutsam ist sein Einsatz bei der Tripeltherapie zur Eradikation des Helicobacter pylori bei der Therapie des Ulcus ventriculi et duodeni (siehe Kapitel 33). Die Verordnungen aller Metronidazolpräparate haben 2000 gegenüber dem Vorjahr weiter abgenommen (Tabelle 8.10).

Tabelle 8.10: Verordnungen sonstiger Chemotherapeutika und Antibiotika 2000. Angegeben sind die 2000 verordneten Tagesdosen, die Änderungen gegenüber 1999 und die mittleren Kosten je DDD 2000.

| Präparat | Bestandteile | DDD in Mio. | Änderung in % | DDD-Kosten in DM |
|---|---|---|---|---|
| **Nitroimidazole** | | | | |
| Clont oral | Metronidazol | 0,3 | (−25,5) | 6,91 |
| Arilin oral | Metronidazol | 0,2 | (+1,1) | 6,49 |
| Metronidazol-ratiopharm | Metronidazol | 0,2 | (+33,0) | 5,79 |
| Vagimid oral | Metronidazol | 0,1 | (+10,5) | 6,28 |
| | | 0,8 | (−4,9) | 6,46 |
| **Trimethoprim** | | | | |
| TMP-ratiopharm | Trimethoprim | 0,6 | (+10,0) | 1,52 |
| Infectotrimet | Trimethoprim | 0,4 | (+21,5) | 3,10 |
| | | 1,0 | (+14,5) | 2,19 |
| **Aminoglykoside** | | | | |
| Gernebcin | Tobramycin | 0,1 | (−3,9) | 62,41 |
| **Andere Mittel** | | | | |
| Locabiosol/Locabiotal | Fusafungin | 10,8 | (−14,4) | 1,61 |
| Umckaloabo | Pelargonium reniforme/sidoides | 3,7 | (+1,2) | 1,81 |
| Colistin | Colistin | 0,2 | (+29,7) | 30,01 |
| Monuril | Fosfomycin | 0,1 | (−4,6) | 19,00 |
| | | 14,8 | (−10,5) | 2,10 |
| **Summe** | | 16,8 | (−9,0) | 2,84 |

## Trimethoprim

Trimethoprim (*TMP-ratiopharm, Infectotrimet*) kann zur Behandlung unkomplizierter Harnwegsinfektionen als Alternative zu Co-trimoxazol bei Sulfonamidunverträglichkeit eingesetzt werden. Das Monopräparat wirkt jedoch schwächer als die Kombination aus Sulfamethoxazol und Trimethoprim (Co-trimoxazol) und ist etwa zweifach teurer als Co-trimoxazolpräparate (s. Tabelle 8.7).

## Aminoglykoside

Tobramycin (*Gernebcin*) ist bis auf eine stärkere Pseudomonasaktivität im Wirkungsspektrum weitgehend identisch mit Gentamicin. Die DDD-Kosten sind allerdings doppelt so hoch (Tabelle 8.10).

## Andere Mittel

*Locabiosol* (Tabelle 8.10) enthält das Staphylokokkenantibiotikum Fusafungin, das als oberflächlich wirkende Substanz nur sehr begrenzt wirksam ist und deshalb im Rahmen der Aufbereitung negativ bewertet wurde. In der vorliegenden Form handelt es sich um ein Dosieraerosol, das zur Behandlung von Atemwegsinfektionen wie Rhinitis, Pharyngitis und Laryngitis empfohlen wird. Da diese Erkrankungen in der Mehrzahl der Fälle durch Viren ausgelöst werden, ist ein Staphylokokkenantibiotikum nicht indiziert. Die Verordnungen dieses Mittels sind nach jahrelanger Kritik im Jahr 2000 weiter zurückgegangen.

*Umckaloabo* besteht aus einem Pelargoniumwurzelextrakt südafrikanischer Geranienarten, der Cumarine und Gerbsäuren enthält und schwache antibakterielle Wirkungen in Konzentrationen von 5–10 g/l hat (Kayser und Kolodziej 1997). In der Roten Liste wird das Mittel als pflanzliches Antibiotikum bezeichnet und vom Hersteller für die Behandlung von Atemwegsinfektionen in tropfenweiser Dosis empfohlen. Da *Umckaloabo* nur 8,2 mg Extrakt pro ml Lösung enthält, ist das Präparat mindestens 1000fach unterdosiert, um selbst unter optimalen Resorptionsbedingungen wirksam zu sein. Zur Wirksamkeit und Verträglichkeit des Präparates gibt es lediglich Pseudobelege aus unkontrollierten, offenen Beobachtungsstudien, die nur den üblichen

Spontanverlauf der akuten Bronchitis bei Kindern mit Abklingen der Symptome nach 7-14 Tagen bestätigten (Haidvogl et al. 1996).

Colistin (*Colistin*) ist ein Peptidantibiotikum, das zur selektiven Darmdekontamination oder bei Infektionen des Verdauungstraktes und Colidyspepsien von Säuglingen und Kindern eingesetzt wird. Das Präparat ist seit über 35 Jahren im Handel und gelangte im Jahre 2000 erstmals in die Gruppe der meistverordneten Arzneimittel.

*Monuril* (Fosfomycin) gilt als Mittel zweiter Wahl bei Staphylokokkeninfektionen. Es ist in der Regel nur indiziert, wenn eine Penicillinallergie oder Resistenz gegen andere Antibiotika vorliegt oder der Infektionsherd pharmakokinetisch schwer erreichbar ist.

### Literatur

Archer G.L., Polk R.E. (2001): Approach to therapy for bacterial diseases. Braunwald E. et al. (eds.): Harrison's principles of internal medicine. McGraw-Hill Medical Publishing Division, New York, pp. 867–882.

Balfour J.A.B., Wiseman L.R. (1999): Moxifloxacin. Drugs 57: 363–373.

Brockmeyer N. (1998). Rationale für die antiretrovirale Therapie. Dtsch. Ärztebl. 95: C-313-316.

Christakis D.A., Zimmerman F.J., Wright J.A., Garrison M.M., Rivara F.P., Davis R.L. (2001): A randomized controlled trial of point-of-care evidence to improve the antibiotic prescribing practices for otitis media in children. Pediatrics 107: E15.

Chun T.W., Carruth L., Finzi D., Shen X., DiGiuseppe J.A. et al. (1997): Quantification of latent tissue reservoirs and total body viral load in HIV-1 infection. Nature 387: 183–188.

Cummings K.J., Lee S.M., West E.S., Cid-Ruzafa J., Fein S.G., Aoki Y., Sulkowski M.S., Goodman S.N. (2001): Interferon and ribavirin vs interferon alone in the re-treatment of chronic hepatitis C previously nonresponsive to interferon: A meta-analysis of randomized trials. JAMA 285: 193–199.

Daschner F. (2000): Antibiotika am Krankenbett. 10. Aufl., Springer-Verlag, Berlin, Heidelberg, New York.

Haidvogl M., Schuster R., Heger M. (1996): Akute Bronchitis im Kindesalter. Multizenter-Studie zur Wirksamkeit und Verträglichkeit des Phytotherapeutikums Umckaloabo. Z. Phytother. 17: 300–313.

Kayser O., Kolodziej H. (1997): Antibacterial activity of extracts and constituents of Pelargonium sidoides and Pelargonium reniforme. Planta Med. 63: 508–510.

Kemmerich B., Lode H., Brückner O. (1983): Diagnostik und Antibiotikatherapie von Infektionskrankheiten in der Praxis. Ergebnisse einer Umfrage. Dtsch. Med. Wochenschr. 108: 1943–1947.

Mocroft A., Vella S., Benfield T.L., Chiesi A., Miller V. et al. (1998): Changing patterns of mortality across Europe in patients infected with HIV-1. Lancet 352: 1725–1730.

Naber K.G., Adam D. (1998): Einteilung der Fluorchinolone. Chemotherapie Journal 7: 66–68.

Staszewski S., Morales-Ramirez J., Tashima K.T., Rachlis A., Skiest D.,Stanford J. et al. for the Study 006 Team (1999): Efavirenz plus zidovudine and lamivudine, efavirenz plus indinavir, and indinavir plus zidovudine and lamivudine in the treatment of HIV-1 infection in adults. N. Engl. J. Med. 341: 1865–1873.

Veldhuyzen Van Zanten S., Farley A., Marcon N., Lahaie R., Archambault A., Hunt R. et al. (2000): Bismuth-based triple therapy with bismuth subcitrate, metronidazole and tetracycline in the eradication of Helicobacter pylori: a randomized, placebo controlled, double-blind study. Can. J. Gastroenterol. 14: 599–602.

# 9. Antidementiva

ULRICH SCHWABE

Demenzen sind Krankheiten des höheren Lebensalters, aber keine unausweichliche Folge des Alterns. Ab dem 60. Lebensjahr steigt die Prävalenz sowohl der primär degenerativen wie auch der vaskulären Demenzerkrankungen rasch an. Sie beginnt mit 3% bei den 65–74jährigen und erreicht 47% bei den über 85jährigen (Evans et al. 1989). Am häufigsten sind die Alzheimersche Krankheit und vaskuläre Demenzen. Bei 10–15% der Demenzkranken liegen potentiell reversible Grundkrankheiten vor, bei denen eine partielle oder vollständige Rückbildung durch spezifische Therapie erzielbar ist.

Die Alzheimerdemenz ist eine neurodegenerative Krankheit mit einem charakteristischen Verlust des Gedächtnisses und anderer kognitiver Fähigkeiten. Ursachen der Alzheimerdemenz sind Störungen der synaptischen Neurotransmission, degenerative Veränderungen kortikaler und subkortikaler Neurone, kortikale Ablagerungen von Amyloid sowie ein diskreter intrakortikaler entzündlicher Prozeß. Von Störungen der Neurotransmission betroffen sind sowohl cholinerge als auch verschiedene aminerge, zum Cortex führende Nervenbahnen.

Zu den am besten untersuchten Aspekten der gestörten Neurotransmission gehören degenerative Veränderungen der cholinergen, zum Cortex aszendierenden Nervenbahnen des Nucleus basalis Meynert. Auf der Basis dieser Beobachtungen wurde die Hypothese des cholinergen Defizits der Alzheimerschen Krankheit entwickelt (Perry 1986). Danach steht die kognitive Verschlechterung im Zusammenhang mit der Abnahme zentraler cholinerger Funktionen. Die Behandlungsstrategien zur Behebung des cholinergen Defizits zielen in erster Linie auf eine Hemmung des Acetylcholinabbaus durch Cholinesterasehemmstoffe.

Ein grundsätzliches Problem bei der Beurteilung von Arzneimitteln zur Behandlung der Alzheimerschen Krankheit sind allgemein akzeptierte Kriterien für den Nachweis der therapeutischen Wirksamkeit. In der Richtlinie der Europäischen Gemeinschaft werden als Hauptziele der Behandlung der Alzheimerschen Krankheit eine symptomatische Besserung, eine Progressionsverzögerung der Symptome und eine Primärprävention der Krankheit im präsymptomatischen Stadium genannt (Committee for Proprietary Medicinal Products 1998). Eine symptomatische Besserung soll in den folgenden drei Beobachtungsebenen nachgewiesen werden:

- Neuropsychologischer Status, gemessen durch objektive Teste (kognitive Endpunkte),
- Aktivitäten des täglichen Lebens (funktioneller Endpunkt),
- klinische Gesamtwirksamkeit, erfaßt durch globale ärztliche Beurteilung (globaler Endpunkt).

Für alle drei Ebenen sollen Wirksamkeitsvariable spezifiziert werden. Klinische Studien sollen signifikante Unterschiede in mindestens zwei primären Variablen zeigen. Die amerikanische Food and Drug Administration (FDA) (1989) trifft ihre Zulassungsentscheidungen derzeit nach einen Richtlinienentwurf, in dem eine Überlegenheit nach globaler klinischer Beurteilung und nach objektiver Messung kognitiver Funktionen für den Nachweis der Wirksamkeit gefordert wird (Leber 1990). An der Harmonisierung der Richtlinien verschiedener Länder wird gearbeitet (Reisberg et al. 1997).

In Deutschland konzentriert sich die praktische Arzneitherapie auf Präparate mit unspezifischen Effekten auf Hirnstoffwechsel oder Durchblutung, die im Rahmen der Aufbereitung positiv monographiert und nach dem Arzneimittelgesetz zugelassen wurden. Dazu gehören Sekalealkaloidderivate, Piracetam und Ginkgoextrakt. Nach wissenschaftlichen Kriterien und den derzeit verbindlichen Empfehlungen ist jedoch die Wirksamkeit dieser Präparate auf den seit längerem diskutierten Beobachtungsebenen nicht belegt (Bauer 1994, Benkert und Hippius 1996). In der internationalen Standardliteratur werden diese Mittel gar nicht erwähnt oder bezüglich der Wirksamkeitsbelege als wenig überzeugend bewertet (Marin und Davis 1995, Standaert und Young 1996, Small 1998, Parfitt 1999).

### Verordnungsspektrum

Die Verordnungsentwicklung der Antidementiva war im Jahr 2000 erneut rückläufig und zeigt wiederum deutliche Abnahmen bei Verordnungen und Umsatz (Tabelle 9.1). Einzige Ausnahme ist die Gruppe der Cholinesterasehemmer mit den Präparaten *Aricept* und *Exelon*, die jedoch trotz eines kräftigen Anstiegs zusammen nur 2,5% aller Antidementivaverordnungen erreichen. Insgesamt haben die DDD-Verordnungen der Antidementiva seit 1992 um über 60% abgenommen (Abbildung 9.1).

Tabelle 9.1: Verordnungen von Antidementiva 2000. Angegeben sind die verordnungshäufigsten Präparate mit Verordnungsrang, Verordnungen und Umsatz 2000 im Vergleich zu 1999.

| Rang | Präparat | Verordnungen in Tsd. | Änd. % | Umsatz Mio. DM | Änd. % |
|---|---|---|---|---|---|
| 134 | Tebonin | 907,7 | −24,2 | 70,9 | −19,6 |
| 225 | Gingium | 648,7 | −21,2 | 31,6 | −22,4 |
| 264 | Ginkobil | 566,2 | −15,9 | 30,4 | −17,2 |
| 611 | Piracetam-ratiopharm | 298,7 | −2,5 | 11,4 | +1,3 |
| 615 | Akatinol Memantine | 297,1 | −7,0 | 59,9 | −0,5 |
| 671 | Natil | 272,2 | −12,2 | 23,4 | −13,4 |
| 684 | rökan | 265,3 | −35,0 | 20,3 | −34,5 |
| 904 | Normabrain | 194,1 | −22,4 | 12,0 | −20,4 |
| 927 | Nootrop | 187,0 | −18,6 | 13,0 | −17,8 |
| 1028 | Kaveri | 165,5 | −36,6 | 9,7 | −35,9 |
| 1452 | Cinnarizin-ratiopharm | 111,5 | −12,1 | 2,0 | −13,1 |
| 1569 | piracetam von ct | 100,7 | +25,8 | 4,0 | +17,6 |
| 1602 | Hydergin | 97,7 | −26,5 | 5,5 | −29,5 |
| 1666 | Aricept | 92,7 | +21,3 | 46,6 | +13,9 |
| 1737 | Piracetam-neuraxpharm | 87,2 | −1,4 | 5,5 | −2,3 |
| 1745 | Gingopret | 86,7 | +1,1 | 3,4 | −0,8 |
| 1756 | cinna von ct | 86,0 | +3,0 | 1,2 | +8,1 |
| 1785 | Ginkgo Stada | 84,0 | −20,6 | 3,8 | −22,5 |
| 1810 | Ginkgo Syxyl | 82,4 | +4,4 | 1,8 | +1,5 |
| 1913 | Orphol | 75,8 | −30,3 | 3,9 | −29,7 |
| 1915 | Piracebral | 75,5 | −10,6 | 3,6 | −7,9 |
| 1949 | DCCK | 73,6 | −20,0 | 4,1 | −21,8 |
| 1982 | Complamin | 71,0 | −17,7 | 2,7 | −22,7 |
| 1990 | Gingobeta | 70,5 | −14,8 | 3,1 | −15,6 |
| 2087 | Ginkodilat | 64,7 | −22,7 | 3,1 | −20,9 |
| 2268 | Sermion | 56,3 | −38,0 | 9,6 | −38,6 |
| 2294 | Exelon | 55,2 | +22,9 | 15,3 | +24,3 |
| Summe | | 5174,0 | −18,0 | 401,9 | −13,8 |
| Anteil an der Indikationsgruppe | | 88,8% | | 97,7% | |
| Gesamte Indikationsgruppe | | 5827,9 | −18,4 | 411,4 | −17,0 |

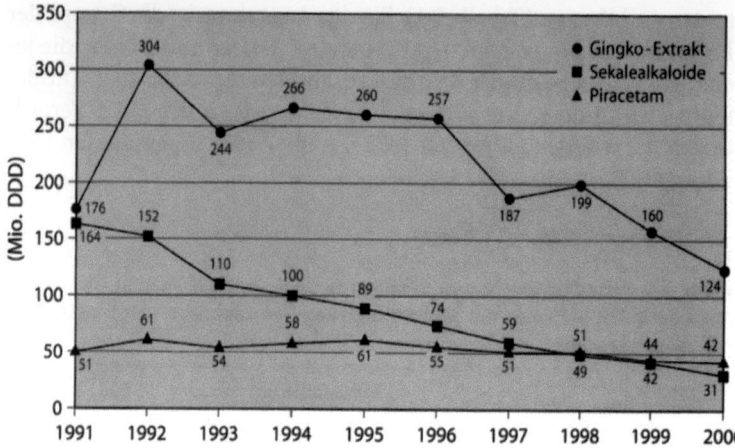

**Abbildung 9.1:** Verordnungen von Antidementiva 1991 bis 2000. Gesamtverordnungen nach definierten Tagesdosen (DDD).

## Ginkgoextrakt

Die Verordnungen der Ginkgopräparate sind erneut überdurchschnittlich zurückgegangen. Sie bleiben aber weiterhin die verordnungsstärkste Gruppe der Antidementiva (Tabelle 9.2). Die weitere Abwärtsentwicklung ist vermutlich auch auf die insgesamt mangelhafte Evidenz für Ginkgopräparate zurückzuführen. In eine erste größere Metaanalyse waren 40 kontrollierte Studien einbezogen worden, von denen jedoch nur zehn Studien, darunter acht Studien bei zerebraler Insuffizienz, als methodisch akzeptabel bewertet wurden (Kleijnen und Knipschild 1992). Auch eine weitere Ginkgostudie mit drei primären Wirksamkeitsparametern ist nicht überzeugend (Kanowski et al. 1996). Die Responderanalyse erfaßte zwei von drei Primärparametern und ergab nach 24wöchiger Behandlung einen Arzneimitteleffekt bei 18% der Patienten (Ginkgogruppe 28%, Placebogruppe 10%). Wurden alle drei Primärparameter nach den derzeitigen Prüfleitlinien ausgewertet, resultierte nur ein marginaler Arzneimitteleffekt von 8%. Weitere Mängel der Studie sind fehlende Effekte auf die Alltagsaktivität, unvollständige Subgruppenanalyse für Alzheimer- und Multiinfarktdemenz sowie fehlende Zuordnung unabhängiger Beobachter für die drei Merkmalsgruppen.

Ebenso erreichte eine in den USA durchgeführte Ginkgostudie die Vorgaben der derzeitigen Prüfleitlinien nicht (Le Bars et al. 1997). Die

**Tabelle 9.2:** Verordnungen von Antidementiva 2000. Angegeben sind die 2000 verordneten Tagesdosen, die Änderungen gegenüber 1999 und die mittleren Kosten je DDD 2000.

| Präparat | Bestandteile | DDD in Mio. | Änderung in % | DDD-Kosten in DM |
|---|---|---|---|---|
| **Ginkgo-biloba-Extrakt** | | | | |
| Tebonin | Ginkgoblätterextrakt | 46,2 | (−19,8) | 1,54 |
| Gingium | Ginkgoblätterextrakt | 21,1 | (−22,4) | 1,50 |
| Ginkobil | Ginkgoblätterextrakt | 20,9 | (−17,0) | 1,46 |
| rökan | Ginkgoblätterextrakt | 13,3 | (−34,7) | 1,53 |
| Kaveri | Ginkgoblätterextrakt | 6,6 | (−36,7) | 1,47 |
| Ginkgo Stada | Ginkgoblätterextrakt | 2,5 | (−22,6) | 1,51 |
| Gingopret | Ginkgoblätterextrakt | 2,1 | (−2,2) | 1,63 |
| Ginkodilat | Ginkgoblätterextrakt | 2,0 | (−20,7) | 1,50 |
| Gingobeta | Ginkgoblätterextrakt | 2,0 | (−15,6) | 1,50 |
| Ginkgo Syxyl | Ginkgoblätterextrakt | 1,6 | (+1,5) | 1,15 |
| | | 118,3 | (−22,5) | 1,51 |
| **Sekalealkaloide** | | | | |
| Hydergin | Dihydroergotoxin | 5,4 | (−30,5) | 1,03 |
| Sermion | Nicergolin | 4,9 | (−37,4) | 1,98 |
| DCCK | Dihydroergotoxin | 4,0 | (−22,3) | 1,02 |
| Orphol | Dihydroergotoxin | 3,7 | (−29,0) | 1,07 |
| | | 18,0 | (−30,6) | 1,29 |
| **Piracetam** | | | | |
| Piracetam-ratiopharm | Piracetam | 10,3 | (+4,0) | 1,11 |
| Normabrain | Piracetam | 7,1 | (−22,6) | 1,70 |
| Nootrop | Piracetam | 6,4 | (−16,5) | 2,01 |
| piracetam von ct | Piracetam | 3,9 | (+19,6) | 1,02 |
| Piracebral | Piracetam | 3,4 | (−5,9) | 1,03 |
| Piracetam-neuraxpharm | Piracetam | 3,3 | (+0,6) | 1,67 |
| | | 34,4 | (−6,8) | 1,43 |
| **Cholinesterasehemmer** | | | | |
| Aricept | Donepezil | 4,9 | (+17,2) | 9,60 |
| Exelon | Rivastigmin | 1,3 | (+22,5) | 12,09 |
| | | 6,1 | (+18,3) | 10,11 |
| **Andere Antidementiva** | | | | |
| Natil | Cyclandelat | 15,9 | (−13,5) | 1,47 |
| Akatinol Memantine | Memantin | 11,8 | (−8,3) | 5,07 |
| Cinnarizin-ratiopharm | Cinnarizin | 4,9 | (−13,3) | 0,41 |
| cinna von ct | Cinnarizin | 3,7 | (+8,6) | 0,31 |
| Complamin | Xantinolnicotinat | 1,6 | (−24,8) | 1,70 |
| | | 38,0 | (−10,6) | 2,35 |
| **Summe** | | 214,8 | (−18,4) | 1,87 |

kognitiven Leistungen zeigten nach 52 Wochen nur bescheidene Änderungen (1,4 Punkte Zunahme mit Ginkgoextrakt gegenüber Placebo im ADAS-Cog Score). Die klinische Globalbeurteilung ergab gar keine Unterschiede zwischen Ginkgo- und Placebogruppe. Die relativ gute Verträglichkeit von Ginkgo hatte nicht den erwarteten Vorteil, da die Abbruchquote (56%) in der einjährigen Studie ebenfalls ungewöhnlich hoch lag. Trotz dieser enttäuschenden Ergebnisse hat die Herstellerfirma mit dem Slogan „USA-Studie bestätigt erneut: Tebonin ist unbestreitbar klinisch wirksam" geworben.

In der neuesten Ginkgostudie wurde auf allen drei Beobachtungsebenen kein Unterschied zu Placebo gefunden (van Dongen et al. 2000). In Anbetracht dieser zunehmend negativen Ergebnisse stellt sich die berechtigte Frage, ob Ginkgopräparate überhaupt noch eine Zulassung als Arzneimittel beanspruchen können. In den USA dürfen Ginkgoextrakte weiterhin nur als Nahrungsergänzungsmittel (dietary supplement) vertrieben werden und tragen den Hinweis, daß diese Produkte nicht für die Diagnose, Behandlung, Heilung oder Prävention irgendeiner Krankheit bestimmt sind. Die amerikanische Vorgehensweise wird dadurch bestätigt, daß Ginkgoextrakt auch bei Tinnitusbehandlung, einer weiteren in Deutschland zugelassenen Indikation, nicht besser als Placebo wirkte (Drew und Davies 2001).

### Piracetam

Auch die Piracetamverordnungen sind weiter rückläufig (Tabelle 9.2). Auf der Basis tierexperimenteller Befunde wird Piracetam seit 25 Jahren bei Hirnleistungsstörungen älterer Patienten zur Steigerung von Lernen und Gedächtnis in Tagesdosen von 2,4–4,8 g/Tag eingesetzt. Die älteren Studien wurden an unterschiedlichen Patientengruppen durchgeführt und hatten widersprüchliche Ergebnisse (Vernon und Sorkin 1991). Eine Langzeitstudie, die nach den heutigen Empfehlungen in mehreren Beobachtungsebenen über einen Zeitraum von 12 Monaten durchgeführt wurde, zeigte trotz sehr hoher Dosierung (8 g/Tag) keine Effekte auf den globalen psychopathologischen Status sowie auf Verhalten und Alltagsaktivität (Croisile et al. 1993). Lediglich im Bereich kognitiver Leistungen ergab sich bei drei Einzel-Gedächtnistests eine Verlangsamung der Progression gegenüber Placebo. Eine häufige unerwünschte Nebenwirkung von Piracetam ist vermehrte, vor allem nächtliche Unruhe. Trotz der amtlichen Zulassung wird Piracetam daher bei der Behandlung von Demenzpatienten weiterhin als entbehrlich angesehen (Bauer 1994, Benkert und Hippius 1996, Hollister und Gruber 1996).

### Sekalealkaloidderivate

Bei den Sekalealkaloidderivaten ist im Jahr 2000 der größte Verordnungsrückgang aller Antidementiva eingetreten (Tabelle 9.2). Dihydroergotoxin (z. B. *Hydergin*) ist in zahlreichen Placebo-kontrollierten Studien an Patienten mit seniler zerebraler Insuffizienz untersucht worden. Mehrfach wurden statistisch signifikante Ergebnisse beobachtet (Gaitz et al. 1977, Kugler et al. 1978). Nach wie vor ist aber umstritten, ob das Ausmaß der beobachteten Verbesserungen eine klinisch relevante therapeutische Wirksamkeit belegen kann. Das vormalige Bundesgesundheitsamt hatte Dihydroergotoxin nur noch als unterstützende Maßnahme bei hirnorganischem Psychosyndrom mit den Leitsymptomen Niedergeschlagenheit, Schwindel, Verwirrtheit und Verhaltensstörungen zugelassen. Bei Alzheimerpatienten wurden mit Dihydroergotoxin keine signifikanten Effekte erzielt (Thompson et al. 1990).

Nicergolin (z. B. *Sermion*) wurde aus der Gruppe der durchblutungsfördernden Mittel zunächst zu den „Neurotropika" und seit 1996 zu den Antidementiva umgruppiert. Es enthält das Bromnicotinat eines Ergolinderivates, das als Alpha$_1$-Rezeptorenblocker vasodilatierend wirkt. Später wurden metabolische Effekte und neuroprotektive Eigenschaften aufgrund einer Verbesserung der Glukoseutilisation unter Hypoxie als bedeutsamer angesehen. Seit einigen Jahren wird für Nicergolin die Indikation dementielle Syndrome in den Vordergrund gestellt. Als Beleg dienen mehrere kontrollierte Untersuchungen bei Demenzpatienten. Gefunden wurden geringfügige, aber signifikante Besserungen im psychopathologischen Bereich (11–15%) sowie bei der kognitiven Leistungsfähigkeit. Daten zur Alltagsaktivität fehlen (Battaglia et al. 1989, Saletu et al. 1995). Im Vergleich zu Tacrin (Lebertoxizität) und Piracetam (Unruhe) ist Nicergolin jedoch frei von relevanten unerwünschten Nebenwirkungen.

### Cholinesterasehemmer

Die Gruppe der Cholinesterasehemmer ist im Jahr 2000 mit zwei Präparaten unter den 2500 verordnungsstärksten Arzneimitteln vertreten (Tabelle 9.2). Zu Donepezil (*Aricept*) liegen mehrere große klinische Studien vor. In einer 24wöchigen Studie bei Patienten mit leichter bis mittlerer Demenz besserte Donepezil (10 mg/Tag) den globalen klinischen Effekt (CIBIC plus) um 0,44 Punkte und die kognitiven Leistungen (ADAS-Cog) um 2,88 Punkte im Vergleich zu Placebo (Rogers et al. 1998). Damit wurde allerdings nicht die Besserung um vier Punkte erreicht, die von einer Expertengruppe als klinisch bedeutsam angesehen wurde (Food and Drug Administration 1989). In einem Cochrane-Review über vier Placebo-kontrollierte Studien fanden sich leichte Besserungen kognitiver Funktionen und eine positivere globale ärztliche Beurteilung, jedoch keine Besserung in der Lebensqualität nach der Patientenselbstbeurteilung (Birks und Melzer 2000). Die praktische Bedeutung dieser Veränderungen für Patienten und Betreuer ist unklar. Daher wird ein klinisch bedeutsamer Nutzen von Donepezil weiterhin kontrovers beurteilt (Pryse-Phillips 1999, Gauthier 1999).

Als zweiter Cholinesterasehemmer ist Rivastigmin (*Exelon*) erstmals in die Gruppe der meistverordneten Arzneimittel gelangt. Ähnlich wie Donepezil ermöglicht es eine geringe Progressionsverzögerung (Corey-Bloom et al. 1998). Dieser Wirkstoff erreichte von allen bisher untersuchten Antidementiva die größte Besserung kognitiver Leistungen, blieb aber in der Intention-to-Treat-Analyse ebenfalls unter dem Zielwert der FDA-Experten. Nach einer Cochrane-Metaanalyse über insgesamt sieben Studien verbessert Rivastigmin im Vergleich zu Placebo kognitive Funktionen, Alltagsaktivität und den Schweregrad in Dosen von 6–12 mg täglich (Birks und Melzer 2000).

Insgesamt fällt bei allen bisher geprüften Cholinesterasehemmern auf, daß die statistisch signifikanten Besserungen kognitiver und globaler Endpunkte nur selten mehr als 9–14% der Ausgangswerte erreichen. Nach einer Evidenz-basierten Übersicht der American Academy of Neurology können Cholinesterasehemmer bei Patienten mit leichter bis mäßiger Alzheimerdemenz in Betracht gezogen werden, obwohl der durchschnittliche klinische Nutzen nur gering ist (Doody et al. 2001). Auch das britische National Institute for Clinical Excellence (NICE) hat sich kürzlich dafür ausgesprochen, daß Cholinesterasehemmer für die medikamentöse Therapie von Alzheimerpatienten zur Verfügung stehen sollten, wenn die Diagnose durch einen Spezialisten gestellt wurde und vor der Verschreibung kognitive Funktion, klinischer Gesamtstatus und die Alltagsaktivitäten analysiert wurden (O'Brien und Ballard 2001).

## NMDA-Rezeptorantagonisten

Seit einiger Zeit werden N-Methyl-D-Aspartat (NMDA)-Antagonisten als weitere Arzneimittel zur Beeinflussung von Lernen und Gedächtnis diskutiert (Marin und Davis 1995). Erste Hinweise auf kognitive Verbesserungen bei Patienten mit schwerer Alzheimerdemenz zeigte der NMDA-Rezeptorantagonist Memantin in einer 12wöchigen Studie (Winblad und Poritis 1999). Diese Ergebnisse wurden durch zwei weitere Studien mit positiven Daten zu kognitiven, funktionellen und globalen Endpunkten bestätigt, die allerdings bisher nur als Abstrakts vorliegen (Orgogozo und Forette 2000, Reisberg et al. 2000).

## Calciumantagonisten und Cinnarizin

Im Bereich der Calciumantagonisten entfällt auf Cyclandelat (*Natil*) eine größere Zahl von Verordnungen (Tabelle 9.2). Dieses Mittel wird als vasoaktiver oder atypischer Calciumantagonist bezeichnet und bei verschiedenen Formen zerebraler Durchblutungsstörungen angewendet. Mehrere ältere unkontrollierte Studien erfüllen nicht die heutigen Anforderungen zum Nachweis der klinischen Wirkung bei dieser Indikation. Gleiches gilt für eine neuere Placebo-kontrollierte Studie mittels quantitativer EEG-Analyse und psychophysiologischen Testskalen an Patienten mit kognitiven Störungen (Schellenberg et al. 1997).

Cinnarizin wurde ursprünglich als Antihistaminikum entwickelt und für die Behandlung von vestibulären Störungen empfohlen. Seine Bedeutung hat weiter abgenommen, nachdem es in der Indikation Hirnleistungsstörungen von der Aufbereitungskommission beim vormaligen Bundesgesundheitsamt negativ bewertet und deshalb auf die Negativliste gesetzt wurde (Tabelle 9.2).

## Ausblick

Trotz zunehmender Kenntnisse über die Pathogenese der Alzheimerschen Krankheit ist bisher nicht abschätzbar, ob in naher Zukunft neue Therapieformen entstehen, die den Prozeß der Demenzentwicklung aufhalten können. So hatte eine einjährige Östrogensubstitution keinen Effekt auf die Krankheitsprogression bei Alzheimerpatientinnen (Mulnard et al. 2000). Es besteht jedoch kein Anlaß zu therapeutischem Nihilismus, da eine Reihe von nichtmedikamentösen und medikamentösen Maßnahmen zur symptomatischen Therapie zur Verfügung stehen. Mit der Demenz assoziierte Verhaltensstörungen, wie z. B. Depression, Unruhe und Angst, können mit milieutherapeutischen und psychotherapeutischen Maßnahmen oder mit spezifischen Psychopharmaka aus dem Bereich der Antidepressiva und Neuroleptika gelindert werden, die wegen ihrer Nebenwirkungen aber problematisch sein können (orthostatische Dysregulation, Verschlechterung der kognitiven Funktionen, extrapyramidale Symptome). Darüber hinaus werden seit einigen Jahren eine Reihe von neuen pharmakologischen Prinzipien untersucht. Viele dieser neuen Wirkstoffe haben zunächst eine symptomatische Besserung bestimmter Symptome zum Ziel, wie z. B. den typischen Verlust kognitiver Fähigkeiten der Alzheimerpatienten. Andere Therapieansätze basieren auf dem seit längerem bekannten Neurotransmitterverlust oder theoretischen Überlegungen zur Entzündungshemmung, zur Antioxidation und zur Hemmung der Amyloidbildung durch γ-Sekretaseinhibitoren.

## Literatur

Battaglia A., Bruni G., Ardia A., Sacchetti G. (1989): Nicergoline in mild to moderate dementia. A multicenter, double-blind, placebo-controlled study. J. Am. Geriatr. Soc. 37: 295–302.

Bauer J. (1994): Klinische Diagnostik und Therapiemöglichkeiten der Demenz vom Alzheimer-Typ. Fortschr. Neurol. Psychiat. 62: 417–432.

Benkert O., Hippius H. (1996): Psychiatrische Pharmakotherapie, 6. Aufl. Springer, Berlin Heidelberg New York.

Birks J., Iakovidou V., Tsolaki M. (2000): Rivastigmine for Alzheimer's disease. Cochrane Database Syst. Rev. 2: CD001191.

Birks J.S., Melzer D. (2000): Donepezil for mild and moderate Alzheimer's disease. Cochrane Database Syst. Rev. 2: CD001190.

Bundesgesundheitsamt (1991): Empfehlungen zum Wirksamkeitsnachweis von Nootropika im Indikationsbereich „Demenz" (Phase III). Bundesgesundheitsblatt 7/91: 342–350.

Committee for Proprietary Medicinal Products (CPMP) (1998): Note for guidance on medicinal products in the treatment of Alzheimer's disease.

Corey-Bloom J., Anand R., Veach J. for the ENA 713 B352 Study Group (1998): A randomized trial evaluating the efficacy and safety of ENA 713 (rivastigmine tartrate), a new acetylcholinesterase inhibitor, in patients with mild to moderately severe Alzheimer's disease. Int. J. Geriatr. Psychopharmacol. 1: 55–65.

Croisile B., Trillet M., Fondarai J., Laurent B., Mauguière F., Billardon M. (1993): Long-term and high-dose piracetam treatment of Alzheimer's disease. Neurology 43: 301–305.

Doody R.S., Stevens J.C., Beck C., Dubinsky R.M., Kaye J.A., Gwyther L. et al. (2001): Practice parameter: Management of dementia (an evidencebased review). Report of the Quality Standards Subcommittee of the American Academy of Neurology 56: 1154–1166.

Drew S., Davies E. (2001): Effectiveness of Ginkgo biloba in treating tinnitus: double blind, placebo controlled trial. Brit. Med. J. 322: 1–6.

Evans D.A., Funkenstein H.H., Albert M.S., Scherr P.A., Cook N.R., Chown M.J. et al. (1989): Prevalence of Alzheimer's disease in a community population of older persons. Higher than previously reported. JAMA 262: 2551–2556.

Food and Drug Administration (1989): Peripheral and Central Nervous System Drugs Advisory Committee Meeting, July 7, 1989. Rockville MD: Dept. of Health and Human Services, Public Health service 1989: 227.

Gaitz C.M., Varner R.V., Overall J. E. (1977): Pharmacotherapy for organic brain syndrome in late life. Evaluation of an ergot derivative vs placebo. Arch. Gen. Psychiatry 34: 839–845.

Gauthier S. (1999): Do we have a treatment for Alzheimer disease? Yes. Arch. Neurol. 56: 738–739.

Hollister L., Gruber N. (1996): Drug treatment of Alzheimer's disease. Effects on caregiver burden and patient quality of life. Drugs Aging 8: 47–55.

Kanowski S., Herrmann W.M., Stephan K., Wierich W., Hörr R. (1996): Proof of efficacy of the Ginkgo biloba special extract Egb 761 in outpatients suffering from mild to moderate primary degenerative dementia of the Alzheimer type or multi-infarct dementia. Pharmacopsychiatry 29: 47–56.

Kleijnen J., Knipschild P. (1992): Ginkgo biloba. Lancet 340: 1136–1139.

Kugler J., Oswald W.D., Herzfeld U., Seus R., Pingel J., Welzel D. (1978): Langzeittherapie altersbedingter Insuffizienzerscheinungen des Gehirns. Dtsch. Med. Wochenschr. 103: 456–462.

Le Bars P.L., Katz M.M., Berman N., Itil T.M., Freedman A.M., Schatzberg A.F. (1997): A placebo-controlled, double-blind, randomized trial of an extract of Ginkgo biloba for dementia. JAMA 278: 1327–1332.

Leber P. (1990): Guidelines for the clinical evaluation of antidementia drugs. Food and Drug Administration. Rockville, MD, USA.

Marin D.B., Davis K.L. (1995): Experimental therapeutics. In: Bloom F.E., Kupfer D.J. (eds.): Psychopharmacology: The fourth generation of progress. Raven Press Ltd., New York, pp. 1417–1426.

Mulnard R.A., Cotman C.W., Kawas C., van Dyck C.H., Sano M., Doody R. et al. (2000): Estrogen replacement therapy for treatment of mild to moderate Alzheimer disease. JAMA 283: 1007–1015.

O'Brien J.T., Ballard C.G. (2001): Drugs for Alzheimer's disease. Brit. Med. J. 323: 123–124.

Orgogozo J.M., Forette F. for the MMM 300 Group (2000): Efficacy of memantine in mild to moderate vascular dementia (the MMM 300 Trial). Sixth Int. Stockholm/Springfield Symposium on Advances in Alzheimer Therapy. April 5–8, 2000.

Parfitt K. (1999): Martindale. The complete drug reference. 32$^{nd}$ ed., Pharmaceutical Press, London, p. 1386.

Perry E.K. (1986): The cholinergic hypothesis – ten years on. Brit. Med. Bull. 42: 63–69.

Pryse-Phillips W. (1999): Do we have drugs for dementia? No. Arch. Neurol. 56: 735–737.

Reisberg B., Schneider L., Doody R., Anand R., Feldman H. et al. (1997): Clinical global measures of dementia. Alz. Dis. Assoc. Dis. 11 (Suppl. 3): 8–18.

Reisberg B., Windscheif U., Ferris S.H., Hingorani V.H., Stöffler A., Möbius H.-J. (2000): Memantine in moderately severe to severe Alzheimer's disease (AD): results of a placebo-controlled 6-month trial. Neurobiology of Aging 21 (1S): S275.

Rogers S.L., Farlow M.R., Doody R.S., Mohs R., Friedhoff L.T. and the Donepezil Study Group (1998): A 24-week, double-blind, placebo-controlled trial of donepezil in patients with Alzheimer's disease. Neurology 50: 136–145.

Saletu B., Paulus E., Linzmayer L., Anderer P., Semlitsch H.V., Grünberger J., Wicke L., Neuhold A., Podreka I. (1995): Nicergoline in senile dementia of Alzheimer type and multi-infarct dementia: a double-blind, placebo-controlled, clinical and EEG/ERP mapping study. Psychopharmacology 117: 385–395.

Schellenberg R., Todorova A., Wedekind W., Schober F., Dimpfel W. (1997): Pathophysiology and psychopharmacology of dementia – a new study design. 2. Cyclandelate treatment – a placebo-controlled double-blind clinical trial. Neuropsychobiology 35: 132–142.

Small G.W. (1998): Treatment of Alzheimer's disease: current approaches and promising developments. Am. J. Med. 104 (4A): 32S–38S.

Standaert D.G., Young A.B. (1996): Treatment of central nervous system degenerative disorders. In: Hardman J.G. et al. (eds.): Goodman & Gilman's The pharmacological basis of therapeutics, 9th ed., New York, pp. 503–519.

Thompson T.L. II, Filley C.M., Mitchell W.D., Culig K.M., LoVerde M., Byyny R.L. (1990): Lack of efficacy of hydergine in patients with Alzheimer's disease. N. Engl. J. Med. 323: 445–448.

Van Dongen M.C.J.M., van Rossum E., Kessels A.G.H., Sielhorst H.J.G., Knipschild P.G. (2000): The efficacy of ginkgo for elderly people with dementia and age-associated memory impairment: new results of a randomized clinical trial. J. Am. Ger. Soc. 48: 1183–1194.

Vernon M.W., Sorkin E.M. (1991): Piracetam. An overview of its pharmacological properties and a review of its therapeutic use in senile cognitive disorders. Drugs Aging 1: 17–35.

Winblad B., Poritis N. (1999): Memantine in severe dementia: results of the 9M-Best Study (Benefit and efficacy in severely demented patients during treatment with memantine). Int. J. Geriat. Psychiatry 14: 135–146.

# 10. Antidiabetika

Hans-Georg Joost und Klaus Mengel

Ziele der Diabetestherapie sind Symptomfreiheit, Verbesserung der Lebensqualität und Vermeidung von Spätkomplikationen. Dieses wird nach den Daten mehrerer Studien durch eine möglichst optimale Blutzuckereinstellung erreicht. Für den Typ-1-Diabetes ist die Wirkung der Blutzuckereinstellung durch die DCCT-Studie gesichert (Diabetes Control and Complications Trial Research Group 1993). Für den Typ-2-Diabetes haben die Ergebnisse der UKPDS-Studie gezeigt, daß eine intensivierte Diabetestherapie mit einem $HbA_{1c}$-Wert unter 7% über die ersten zehn Jahre nach der Diagnose die Häufigkeit mikrovaskulärer und – in geringerem Ausmaß – makrovaskulärer Komplikationen senkt (UK Prospective Diabetes Study Group 1998a, Stratton et al. 2000).

Grundlage jeder Diabetestherapie ist zunächst die Diätbehandlung des Patienten. Darüber hinaus müssen oft Antidiabetika angewendet werden. Die Gabe von Insulin ist beim Typ-1-Diabetes erforderlich sowie bei solchen Patienten vom Typ 2, bei denen auch orale Antidiabetika keine befriedigende Einstellung des Stoffwechsels ergeben. Bei übergewichtigen Typ-2-Diabetikern kann der Blutzucker häufig zunächst allein durch Diät und Normalisierung des Körpergewichts eingestellt werden. Erst bei unzureichendem Erfolg der diätetischen Maßnahmen ist die Gabe oraler Antidiabetika angezeigt.

In den letzten zehn Jahren hat die Arzneitherapie des Diabetes mit unterschiedlichen Akzenten weiter zugenommen. Dies ist vermutlich auf einen Anstieg der Diabetesprävalenz sowie auch auf eine Intensivierung der Therapie zurückzuführen. Die Insulinverordnungen haben sich ungefähr verdoppelt (Abbildung 10.1). Das Verordnungsvolumen der Biguanidpräparate ist annähernd zehnfach angestiegen, während die Sulfonylharnstoffe seit 1992 mit kleineren Schwankungen praktisch konstant geblieben sind. Die DDD-Werte sind seit 1998 auf die WHO-DDD für Glibenclamid (7 mg) und Metformin (2000 mg) umgestellt worden und in den Abbildungen mit Zeitreihen für die früheren Zeit-

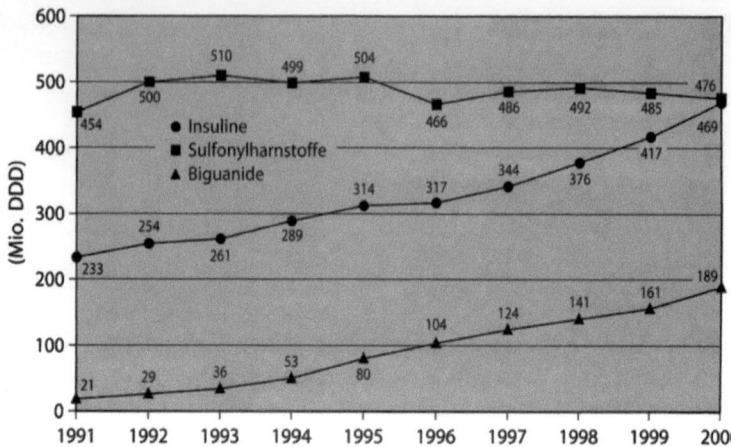

**Abbildung 10.1:** Verordnungen von Antidiabetika 1991 bis 2000. Gesamtverordnungen nach difinierten Tagesdosen (DDD).

räume auf die WHO-Werte umgerechnet worden, so daß die zeitliche Entwicklung korrekt erkennbar ist. Die Verordnungshäufigkeit der gesamten Indikationsgruppe stieg im Jahr 2000 im Vergleich zum Vorjahr geringfügig, der Umsatz sogar deutlich an (Tabelle 10.1).

## Insuline

Insulinpräparate werden bezüglich des Eintritts und der Dauer der Wirkung in drei Gruppen eingeteilt: Kurzwirkende Insuline (Normalinsulin, Insulin lispro und Insulin Aspart), Verzögerungsinsuline mit mittellanger oder langer Wirkungsdauer und Mischinsuline, die aus kurzwirkenden und verzögert wirkenden Insulinzubereitungen zusammengesetzt sind. Bei den Humaninsulinen wird bevorzugt Protamin als Depotfaktor im Sinne des NPH-Prinzips verwendet, um eine problemlose Mischung mit Normalinsulin zu ermöglichen. Als Depotfaktor bei länger wirkenden Insulinen werden auch Zinksalze eingesetzt.

In den letzten 20 Jahren sind drei grundsätzliche Neuerungen in die Insulinbehandlung des Diabetes mellitus eingeführt worden. Seit 1982 stand Humaninsulin als semisynthetisches oder gentechnisch hergestelltes Produkt zur Verfügung (Karam und Etzwiler 1983). Die Insulin-

**Tabelle 10.1:** Verordnungen von Antidiabetika 2000. Angegeben sind die verordnungshäufigsten Präparate mit Verordnungsrang, Verordnungen und Umsatz 2000 im Vergleich zu 1999.

| Rang | Präparat | Verordnungen in Tsd. | Änd. % | Umsatz Mio. DM | Änd. % |
|---|---|---|---|---|---|
| 33 | Amaryl | 1840,0 | +13,5 | 151,4 | +15,7 |
| 37 | Insuman Comb | 1736,8 | +66,0 | 285,8 | +69,3 |
| 47 | Insulin Actraphane HM | 1602,6 | +1,5 | 283,3 | +1,9 |
| 49 | Glucobay | 1533,2 | −17,5 | 122,6 | −15,6 |
| 82 | Euglucon | 1215,0 | −25,7 | 28,8 | −25,7 |
| 113 | Glucophage | 1032,0 | −14,2 | 44,3 | −14,5 |
| 123 | Glibenclamid-ratiopharm | 964,2 | −5,3 | 12,8 | −5,1 |
| 131 | Maninil | 942,2 | −13,6 | 20,6 | −14,7 |
| 156 | Insulin Actrapid HM | 815,5 | +17,9 | 137,3 | +18,7 |
| 173 | Glibenhexal | 756,1 | +1,8 | 9,6 | +1,4 |
| 191 | Insulin Protaphan HM | 706,4 | +15,3 | 114,3 | +15,2 |
| 270 | Siofor | 553,2 | +6,1 | 19,9 | −9,4 |
| 280 | Humalog | 544,4 | +30,6 | 127,7 | +37,7 |
| 310 | Insuman Rapid/−Infusat | 513,3 | +95,7 | 87,3 | +94,3 |
| 432 | Insuman Basal | 402,0 | +83,9 | 64,9 | +81,6 |
| 439 | Mediabet | 397,2 | −7,5 | 13,5 | −5,5 |
| 449 | Diabetase | 390,9 | +11,7 | 12,7 | +8,4 |
| 462 | NovoNorm | 384,5 | +76,5 | 35,0 | +85,9 |
| 491 | Meglucon | 366,8 | +15,1 | 11,5 | +4,2 |
| 609 | Diastabol | 299,8 | +26,4 | 22,1 | +33,3 |
| 622 | Metformin-ratiopharm | 293,2 | +106,8 | 9,1 | +83,1 |
| 708 | Mescorit | 253,2 | −17,4 | 11,1 | −14,7 |
| 780 | Huminsulin Basal | 229,6 | +27,2 | 35,4 | +29,5 |
| 900 | Berlinsulin H | 195,1 | +20,5 | 32,6 | +19,2 |
| 1007 | Metformin-Basics | 170,7 | +13,2 | 5,2 | +14,4 |
| 1017 | Humalog Mix | 168,6 | +128,3 | 36,2 | +131,6 |
| 1049 | Duraglucon | 161,5 | −17,4 | 3,6 | −16,8 |
| 1124 | Huminsulin Profil | 152,0 | −22,9 | 24,6 | −10,6 |
| 1131 | Metformin Stada | 151,2 | +136,5 | 4,8 | +122,2 |
| 1145 | Glukovital | 148,9 | −2,0 | 2,1 | −0,7 |
| 1150 | Diabesin | 148,6 | +46,4 | 4,7 | +41,7 |
| 1318 | NovoRapid | 125,5 | (>1000) | 27,7 | (>1000) |
| 1329 | Glibenclamid Heumann | 124,5 | +7,3 | 1,9 | +8,5 |
| 1334 | gliben von ct | 123,5 | +28,4 | 1,3 | +26,6 |
| 1356 | Glibenclamid AL | 119,9 | +28,7 | 1,2 | +26,8 |
| 1390 | H-Tronin | 116,5 | −13,5 | 19,3 | −14,2 |
| 1466 | Lantus | 110,4 | (neu) | 21,1 | (neu) |
| 1565 | Huminsulin Normal | 101,0 | −4,5 | 17,1 | +17,6 |
| 1671 | Insulin Novo Semilente | 92,2 | +27,7 | 12,0 | +27,7 |
| 1746 | Azuglucon | 86,6 | −15,0 | 1,4 | −17,7 |
| 1775 | Berlinsulin H-Normal | 84,8 | +33,5 | 14,4 | +33,6 |
| 1792 | Met | 83,3 | +156,3 | 2,6 | +149,1 |
| 1822 | Metfogamma | 81,8 | +159,4 | 2,4 | +147,1 |
| 1878 | metformin von ct | 77,9 | +155,6 | 2,4 | +140,8 |

**Tabelle 10.1:** Verordnungen von Antidiabetika 2000. Angegeben sind die verordnungshäufigsten Präparate mit Verordnungsrang, Verordnungen und Umsatz 2000 im Vergleich zu 1999 (Fortsetzung).

| Rang | Präparat | Verordnungen in Tsd. | Änd. % | Umsatz Mio. DM | Änd. % |
|---|---|---|---|---|---|
| 2072 | Glucobon | 65,6 | +107,6 | 2,0 | +104,9 |
| 2159 | Metformin-Lich | 61,4 | +355,1 | 1,9 | +362,3 |
| 2188 | Berlinsulin H Basal | 59,7 | +26,8 | 9,1 | +18,5 |
| 2190 | Metformin AL | 59,6 | +215,7 | 1,8 | +199,6 |
| 2200 | Avandia | 59,1 | (neu) | 12,9 | (neu) |
| 2322 | Glibenbeta | 53,6 | +24,7 | 0,6 | +28,5 |
| 2492 | Glimidstada | 46,9 | -16,0 | 1,1 | -14,4 |
| Summe | | 20802,6 | +10,1 | 1929,1 | +24,1 |
| Anteil an der Indikationsgruppe | | 96,5% | | 97,6% | |
| Gesamte Indikationsgruppe | | 21564,5 | +4,1 | 1975,9 | +11,2 |

therapie wurde in einem kontinuierlichen Anpassungsprozess über viele Jahre von Rinder- und Schweineinsulin auf Humaninsulin umgestellt (Abbildung 10.2). Zeitweise wurden Befürchtungen über eine verminderte Hypoglykämie-Wahrnehmung unter Humaninsulin geäußert, die sich in kontrollierten Studien jedoch nicht bestätigen ließen (Everett und Kerr 1994). Die Umstellung auf Humaninsulin ist seitdem weitgehend abgeschlossen.

Die zweite wichtige Neuerung war die Einführung der intensivierten Insulintherapie nach dem Basis-Bolus-Prinzip (Holman et al. 1983). Dabei wird für den Basalbedarf ein Verzögerungsinsulin ein- bis zweimal täglich gegeben und der nahrungsbedingte Insulinbedarf durch 3–4 zusätzliche Einzelinjektionen eines kurzwirkenden Insulins gedeckt. Die intensivierte Insulintherapie ist heute die Standardtherapie bei Typ-1-Diabetes und wird auch bei einem Teil der Typ-2-Diabetiker durchgeführt. Injektionshilfen (z. B. Novopen, Optipen) erleichtern die praktische Handhabung des Verfahrens. Als Zeichen der praktischen Umsetzung dieses Therapieprinzips hat die Verordnung der kurzwirkenden Insuline seit über zehn Jahren einen ungewöhnlich starken Aufschwung erfahren und hat auch 2000 weiter zugenommen (Tabelle 10.2). *H-Tronin* ist eine spezielle Zubereitung für die Insulinpumpentherapie (Typ H-Tron); sein Anteil ist zurückgegangen, da vermutlich vermehrt kurzwirkende Insulinanaloga (*Humalog*, *NovoRapid*) für diese Applikationsform angewendet werden.

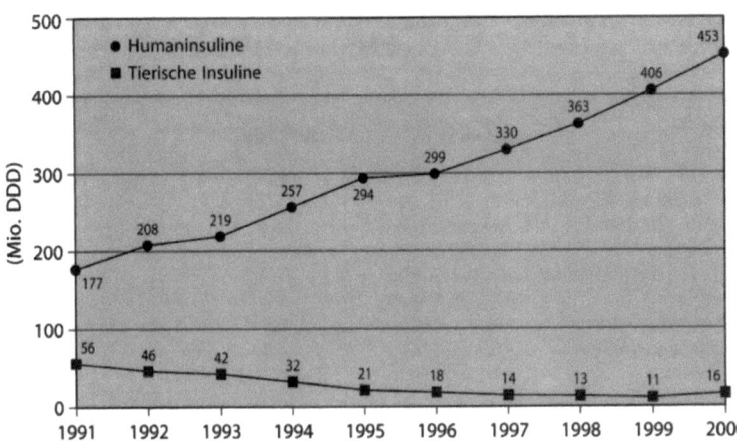

**Abbildung 10.2:** Verordnungen von Insulinen 1991 bis 2000. Gesamtverordnungen nach difinierten Tagesdosen (DDD).

Die dritte Neuerung war die Einführung der kurzwirkenden Insulinanaloga, Insulin lispro (*Humalog*) und Insulin Aspart (*NovoRapid*). Diese Analoga des Humaninsulins werden nach s.c. Injektion schneller resorbiert, d. h. die Wirkung setzt bereits nach 15 min ein, und wirken nur 2–3 Stunden. Ihr Vorteil wird darin gesehen, daß der für Normalinsuline notwendige Spritz/Eß-Abstand entfällt, die postprandialen Blutzuckerspiegel niedriger sind und Zwischenmahlzeiten zur Vermeidung von Hypoglykämien unnötig werden (Wilde und McTavish 1997). Auf die Langzeitkontrolle des Diabetes ließ sich nur in einem Teil der bisher durchgeführten kontrollierten Studien ein moderater Effekt der Analoga (Senkung der $HbA_{1c}$-Werte um 0,2–0,4%) nachweisen (Koivisto 1998, Lalli et al. 1999, Home et al. 2000, Heinemann und Heise 2001). Der Anteil der Insulinanaloga an den Verordnungen der kurzwirkenden Insuline ist seit ihrer Einführung stetig gestiegen. Im Jahr 2000 erreichte er bereits 30% (Vorjahr 23%) (Tabelle 10.2). Die Analoga sind ca. 35% teurer als Normalinsulin.

Die reinen Verzögerungsinsuline zeigten 2000 ebenfalls einen kräftigen Anstieg, während die Verordnung der Mischinsuline weniger zunahm. Mischinsuline bilden aber nach wie vor die Hauptgruppe unter den Insulinen und werden vor allem bei der konventionellen Insulintherapie (zwei tgl. Injektionen) des Typ-2-Diabetes angewendet.

Eine weitere Neuentwicklung ist das langwirkende Insulinanalogon Insulin glargin (*Lantus*) (siehe auch Neue Arzneimittel, Kapitel 2).

**Tabelle 10.2:** Verordnungen von Insulinpräparaten 2000. Angegeben sind die 2000 verordneten Tagesdosen, die Änderungen gegenüber 1999 und die mittleren Kosten je DDD 2000.

| Präparat | Bestandteile | DDD in Mio. | Änderung in % | DDD-Kosten in DM |
|---|---|---|---|---|
| **Kurzwirkende Insuline** | | | | |
| Insulin Actrapid HM | Humaninsulin | 48,2 | (+18,2) | 2,85 |
| Humalog | Insulin lispro | 34,3 | (+38,5) | 3,73 |
| Insuman Rapid/-Infusat | Humaninsulin | 31,2 | (+91,9) | 2,80 |
| NovoRapid | Insulin Aspart | 7,3 | (>1000) | 3,77 |
| Huminsulin Normal | Humaninsulin | 6,2 | (+19,1) | 2,76 |
| Berlinsulin H-Normal | Humaninsulin | 5,2 | (+33,4) | 2,79 |
| H-Tronin | Humaninsulin | 4,7 | (−13,9) | 4,14 |
| | | 137,1 | (+41,7) | 3,14 |
| **Verzögerungsinsuline** | | | | |
| Insulin Protaphan HM | Humaninsulin | 40,0 | (+15,2) | 2,86 |
| Insuman Basal | Humaninsulin | 23,3 | (+81,0) | 2,78 |
| Huminsulin Basal | Humaninsulin | 12,6 | (+28,6) | 2,81 |
| Lantus | Insulin glargin | 5,5 | (neu) | 3,81 |
| Insulin Novo Semilente | Insulin vom Schwein | 4,6 | (+27,7) | 2,61 |
| Berlinsulin H Basal | Humaninsulin | 3,2 | (+17,5) | 2,82 |
| | | 89,3 | (+40,1) | 2,88 |
| **Mischinsuline** | | | | |
| Insuman Comb | Humaninsulin | 103,6 | (+69,3) | 2,76 |
| Insulin Actraphane HM | Humaninsulin | 97,6 | (+2,0) | 2,90 |
| Berlinsulin H | Humaninsulin | 11,7 | (+19,1) | 2,79 |
| Humalog Mix | Insulin lispro | 9,6 | (+131,6) | 3,79 |
| Huminsulin Profil | Humaninsulin | 9,0 | (−10,1) | 2,75 |
| | | 231,4 | (+28,0) | 2,86 |
| **Summe** | | 457,8 | (+34,2) | 2,95 |

Durch Einführung von zwei Argininresten resultiert eine bessere Löslichkeit bei schwach saurem pH. Die Zubereitung ist eine klare Lösung, aus der der Wirkstoff nach Injektion präzipitiert und damit ein gleichmäßiger resorbiertes Depot bildet (Heinemann et al. 2000). Als Vorteil von Insulin glargin wird gesehen, daß es länger und gleichmäßiger als NPH-Insulin wirke, und daß die Häufigkeit nächtlicher Hypoglykämien etwas geringer sei. Die Datenbasis reicht jedoch zu einer endgültigen Beurteilung der Vorteile in der Langzeitkontrolle noch nicht aus (Heinemann und Heise 2001). Auch Insulin glargin ist ca. 35% teurer als die herkömmlichen Verzögerungsinsuline.

## Orale Antidiabetika

### Insulinotrope Antidiabetika

Als insulinotrope Antidiabetika werden vorwiegend Sulfonylharnstoffderivate eingesetzt. Sie steigern die Sekretion von Insulin aus den B-Zellen der Pankreasinseln. Voraussetzung für die Anwendung dieser Arzneimittel ist daher eine noch vorhandene Funktionsfähigkeit des Inselorgans. Die Wirkung setzt vor allem zu den postprandialen Blutzuckeranstiegen ein, kann aber auch bei niedrigen Blutglukosekonzentrationen auftreten. Hypoglykämien sind daher möglich. Neben der Wirkung an den Inselzellen werden seit Einführung der Sulfonylharnstoffderivate auch extrapankreatische Wirkungen diskutiert, die jedoch wahrscheinlich therapeutisch ohne oder nur von untergeordneter Bedeutung sind.

Glibenclamid ist auch 30 Jahre nach seiner Einführung in die Diabetestherapie der am häufigsten verordnete Wirkstoff unter allen oralen Antidiabetika. Die Substanz ist der bislang einzige insulinotrope Wirkstoff, für den die Wirkung auf die diabetischen Sekundärkomplikationen untersucht wurde und ein positives Langzeitergebnis nachgewiesen ist (UK Prospective Diabetes Study Group 1998a). Die Glibenclamidverordnungen haben insgesamt aber seit Jahren abgenommen und sind auch im Jahr 2000 weiter zurückgegangen. Außerdem war 2000 wie in den Vorjahren eine weitere Zunahme der Verordnung kostengünstiger Generika zu beobachten (Tabelle 10.3).

Hauptgrund für den Rückgang der Glibenclamidverordnungen ist der Markterfolg des 1996 neu eingeführten Sulfonylharnstoffs Glimepirid (*Amaryl*) (Langtry und Balfour 1998). Glimepirid verbessert die Stoffwechselkontrolle von Typ-2-Diabetikern vergleichbar wie andere Sulfonylharnstoffe, hat aber keine überlegene Wirkung auf Nüchtern-Plasmaglukose und $HbA_{1c}$-Werte (Dills und Schneider 1996, Draeger et al. 1996). Die Einführung des Glimepirids wurde begründet mit einer niedrigeren Hypoglykämieinzidenz, insbesondere bei älteren Patienten mit eingeschränkter Nierenfunktion, und der längeren Wirkungsdauer, die eine nur einmalige tägliche Gabe erlauben soll. Diese möglichen Vorteile sind jedoch nicht gut gesichert. Die Zahl der Patienten mit Hypoglykämien in der Glimepiridgruppe (60 Patienten) und in der Glibenclamidgruppe (74 Patienten) war ohne statistisch signifikanten Unterschied (Draeger et al. 1996). Die gleiche Wirksamkeit einer Einmalgabe der Tagesdosis im Vergleich zu einer zweimaligen Gabe wurde nur mit supratherapeutischen Tagesdosen von 8 mg und 16 mg nachgewie-

**Tabelle 10.3:** Verordnungen von insulinotropen Antidiabetika 2000. Angegeben sind die 2000 verordneten Tagesdosen, die Änderungen gegenüber 1999 und die mittleren Kosten je DDD 2000.

| Präparat | Bestandteile | DDD in Mio. | Änderung in % | DDD-Kosten in DM |
|---|---|---|---|---|
| **Glibenclamid** | | | | |
| Euglucon | Glibenclamid | 69,1 | (−25,6) | 0,42 |
| Glibenclamid-ratiopharm | Glibenclamid | 52,7 | (−4,9) | 0,24 |
| Maninil | Glibenclamid | 44,5 | (−14,7) | 0,46 |
| Glibenhexal | Glibenclamid | 44,5 | (+1,3) | 0,22 |
| Duraglucon | Glibenclamid | 9,2 | (−16,6) | 0,39 |
| Glukovital | Glibenclamid | 8,4 | (−2,8) | 0,25 |
| Glibenclamid Heumann | Glibenclamid | 7,4 | (+8,9) | 0,25 |
| Glibenclamid AL | Glibenclamid | 7,0 | (+28,6) | 0,17 |
| gliben von ct | Glibenclamid | 6,4 | (+25,9) | 0,20 |
| Azuglucon | Glibenclamid | 4,9 | (−15,5) | 0,28 |
| Glibenbeta | Glibenclamid | 3,2 | (+29,2) | 0,18 |
| Glimidstada | Glibenclamid | 2,7 | (−13,7) | 0,41 |
| | | 259,9 | (−11,2) | 0,33 |
| **Andere Substanzen** | | | | |
| Amaryl | Glimepirid | 194,8 | (+14,6) | 0,78 |
| NovoNorm | Repaglinid | 8,3 | (+96,6) | 4,22 |
| | | 203,1 | (+16,6) | 0,92 |
| Summe | | 463,0 | (−0,8) | 0,59 |

sen (Rosenstock et al. 1996), während der Hersteller in seiner Fachinformation festlegt, daß 6 mg Glimepirid als tägliche Maximaldosis nicht überschritten werden sollten und Tagesdosen über 4 mg nur in Einzelfällen die Wirkung verbessern. Die Vorzüge von Glimepirid werden daher nicht einheitlich beurteilt. Während viele Diabetologen Glimepirid gegenüber anderen ß-zytotropen Substanzen bevorzugen (McCall 2001), faßt eine niederländische Autorengruppe ihre Beurteilung mit dem kritischen Kommentar zusammen: „Ein neuer Stoff, ein altes Rezept" (Veneman et al. 1998).

Die Tagesdosis von Glimepirid ist ungefähr 3–4mal so teuer wie die generischer Glibenclamidpräparate. Deshalb verursachte die breite Umstellung auf *Amaryl* im Jahr 2000 Mehrkosten gegenüber preiswerten Glibenclamidgenerika von ca. 110 Mio. DM. *Amaryl* ist damit ein besonders teures Analogpräparat, dessen klinische Vorzüge unzureichend gesichert sind.

Mit dem 1999 zugelassenen Sekretionsstimulator Repaglinid (*Novo-Norm*) soll nach den Angaben des Herstellers ein neues Therapiekonzept, die Mahlzeiten-angepaßte Sekretionssteigerung (prandiale Therapie), eingeführt werden. Repaglinid hat eine Wirkdauer von 1–2 Stunden. Der Wirkstoff wird hauptsächlich hepatisch eliminiert, dennoch scheint die Clearance bei Patienten mit eingeschränkter Nierenfunktion vermindert zu sein (Fachinformation *NovoNorm*). Aufgrund der kurzen Wirkdauer könnte man erwarten, daß durch Repaglinid eine bessere Blutzuckereinstellung bei geringerer Hypoglykämiehäufigkeit als mit Glibenclamid erreicht werden kann (Moses 2000). Eine dreitägige Studie der Herstellerfirma zeigte, daß nach Auslassen der Mittagsmahlzeit in der Glibenclamidgruppe (ohne Dosisreduktion) häufiger Hypoglykämien auftraten als in der Repaglinidgruppe mit gleichzeitigem Fortfall der Mittagsdosis (Damsbo et al. 1999). Bei Patienten, die eine zeitlich flexible Nahrungsaufnahme wünschen, ist das Therapieprinzip daher vorteilhaft (Landgraf et al. 2000). Bei regelmäßiger Nahrungsaufnahme sind die Vorteile bislang nicht gesichert, da mehrere Vergleichsstudien über 3–12 Monate keine Unterschiede in Stoffwechseleinstellung oder Hypoglykämiehäufigkeit zwischen Repaglinid- und Glibenclamid-behandelten Typ-2-Diabetikern zeigten (Wolffenbuttel et al. 1999, Landgraf et al. 1999, Marbury et al. 1999). Bei der Beurteilung der Substanz sollte berücksichtigt werden, daß für dieses Therapiekonzept auch ältere Sulfonylharnstoffe mit kurzer Wirkungsdauer einsetzbar sein könnten (Gliquidon oder Glisoxepid). Die Tagestherapiekosten von *NovoNorm* sind zwanzigmal höher als die preiswerter Glibenclamidgenerika (Tabelle 10.3).

## Biguanide

Aus der Gruppe der Biguanide wird seit langer Zeit nur noch Metformin angewendet. Es senkt die hepatische Glukoseabgabe und steigert die periphere Glukoseutilisation bei erhöhter Insulinempfindlichkeit (Stumvoll et al. 1995). Im Gegensatz zu den insulinotropen Antidiabetika löst Metformin keine Hypoglykämien und keine Gewichtszunahme aus und wird daher vor allem für übergewichtige Typ-2-Diabetiker empfohlen (Dunn und Peters 1995, Bailey et al. 1996). Metformin senkte bei Typ-2-Diabetikern mit ungenügender Diätkontrolle in einer 29wöchigen Studie Blutglukose- und $HbA_{1c}$-Werte gegenüber Placebo, aber auch als Zusatztherapie zu Glibenclamid (DeFronzo und Goodman 1995). Die Laktatspiegel ändern sich unter den therapeutischen Dosierungen nicht. Bei Beachtung der Kontraindikationen (z. B. Niereninsuffizienz, Leberfunktionsstörungen, schwere Herzinsuffizienz, respiratorische Insuffizienz) ist das Auftreten einer Laktazidose daher sehr unwahrscheinlich.

Die therapeutische Aufwertung von Metformin ist durch die Ergebnisse der UKPDS-Studie zumindest teilweise bestätigt worden. In einem Zeitraum von 10 Jahren senkte die intensivierte Blutglukosekontrolle mit Metformin die Gesamtletalität von übergewichtigen Typ-2-Diabetikern um 36% im Vergleich zu Patienten, die mit Sulfonylharnstoffen (Glibenclamid, Chlorpropamid) oder Insulin behandelt wurden (UK Prospective Diabetes Study Group 1998b). Die Metformin-behandelten Patienten zeigten außerdem eine geringere Gewichtszunahme und seltener Hypoglykämien. Die Autoren schließen daraus, daß Metformin zukünftig die Therapie der ersten Wahl bei übergewichtigen Typ-2-Diabetikern werden könnte. Die Metformin-Ergebnisse der UKPDS-Studie haben allerdings auch viele Fragen aufgeworfen, weil bei dieser Gruppe von Typ-2-Diabetikern Insulin und Sulfonylharnstoffe nicht besser als eine reine Diätbehandlung waren (Nathan 1998). Unerwartet ist auch das Resultat, daß die Kombination von Metformin mit einem Sulfonylharnstoff mit einer ca. 100%igen Zunahme von Diabetes-assoziierten Todesfällen assoziiert war (UK Prospective Diabetes Group 1998b, Olsson et al. 2000). Da nicht auszuschließen ist, daß sich in der mit der Kombination behandelten Gruppe Patienten mit besonders hohem kardiovaskulärem Risiko ‚angereichert' haben, ist nicht sicher, daß die Kombination die Ursache für die erhöhte Mortalität ist. Das Ergebnis steht aber im Widerspruch zu der verbesserten Einstellung von Blutglukose und $HbA_{1c}$-Werten durch eine Kombinationstherapie von Glibenclamid und Metformin (De Fronzo und Goodman 1995).

Die Verordnung von Metformin ist seit 1991 kontinuierlich angestiegen und hat auch 2000 gegenüber dem Vorjahr deutlich zugenommen (Abbildung 10.1). Die Verordnungen des Marktführers *Glucophage* sind im Vergleich zum Vorjahr auf Kosten der Generikapräparate zurückgegangen (Tabelle 10.4).

### α-Glukosidasehemmer

Als weitere orale Antidiabetika stehen die α-Glukosidaseinhibitoren Acarbose und das 1998 eingeführte Miglitol zur Verfügung. Diese Sub-

**Tabelle 10.4:** Verordnungen von weiteren oralen Antidiabetika 2000. Angegeben sind die 2000 verordneten Tagesdosen, die Änderungen gegenüber 1999 und die mittleren Kosten je DDD 2000.

| Präparat | Bestandteile | DDD in Mio. | Änderung in % | DDD-Kosten in DM |
|---|---|---|---|---|
| **Biguanide** | | | | |
| Glucophage | Metformin | 47,7 | (−13,9) | 0,93 |
| Siofor | Metformin | 24,6 | (+7,5) | 0,81 |
| Diabetase | Metformin | 17,3 | (+15,6) | 0,74 |
| Meglucon | Metformin | 16,9 | (+14,9) | 0,68 |
| Mediabet | Metformin | 13,6 | (+4,1) | 1,00 |
| Metformin-ratiopharm | Metformin | 13,3 | (+100,0) | 0,68 |
| Mescorit | Metformin | 11,2 | (−13,6) | 0,98 |
| Metformin Stada | Metformin | 6,7 | (+133,0) | 0,72 |
| Diabesin | Metformin | 6,5 | (+50,0) | 0,72 |
| Metformin-Basics | Metformin | 6,3 | (+20,1) | 0,82 |
| Met | Metformin | 3,8 | (+159,2) | 0,68 |
| metformin von ct | Metformin | 3,5 | (+162,5) | 0,69 |
| Metfogamma | Metformin | 3,3 | (+172,5) | 0,73 |
| Glucobon | Metformin | 2,9 | (+106,5) | 0,68 |
| Metformin-Lich | Metformin | 2,7 | (+378,6) | 0,69 |
| Metformin AL | Metformin | 2,7 | (+209,3) | 0,68 |
| | | 183,1 | (+14,4) | 0,82 |
| **α-Glucosidasehemmer** | | | | |
| Glucobay | Acarbose | 46,8 | (−17,7) | 2,62 |
| Diastabol | Miglitol | 7,0 | (+31,1) | 3,17 |
| | | 53,7 | (−13,6) | 2,69 |
| **Glitazone** | | | | |
| Avandia | Rosiglitazon | 2,9 | (neu) | 4,47 |
| **Summe** | | 239,8 | (+7,9) | 1,28 |

stanzen verzögern den Abbau von Di- und Polysacchariden im Darm und hemmen damit die Resorption von Glukose. Acarbose vermindert bei Typ-2-Diabetikern postprandiale Hyperglykämien und senkt das glykosylierte Hämoglobin (Chiasson et al. 1994, Holman et al. 1999). Nachteilig sind die häufig auftretenden Nebenwirkungen in Form von Meteorismus, Flatulenz und Diarrhö, die bei ca. der Hälfte der Patienten zum Therapieabbruch führen (Holman et al. 1999). Angesichts dieser hohen Noncompliance ist eine einschleichende Dosierung besonders wichtig.

Der Einsatz von Acarbose in der Diabetestherapie wird auch nach der 1995 in den USA erfolgten Zulassung unterschiedlich bewertet.

Während viele Vertreter der deutschen Diabetologen das Mittel bereits für die Erstbehandlung von diätetisch nicht mehr einstellbaren Typ-2-Diabetikern empfehlen (Sachse 1994), wird von anderen Diabetologen die Meinung vertreten, daß man ohne Acarbose auskommen kann (Berger et al. 1996). Die Verordnung von *Glucobay* hat 2000 wie bereits in den vorangehenden Jahren abgenommen (Tabelle 10.4). Vermutlich spielen die hohen Therapiekosten eine zusätzliche Rolle. Das 1999 erstmals vertretene *Diastabol* (Miglitol) hat als zweiter Glukosidasehemmstoff diesen Rückgang nicht kompensiert.

### Glitazone

Glitazone (Thiazolidindione) sind Agonisten des Peroxisomenproliferator-aktivierten Rezeptor γ (PPARγ) und stellen ein neues Therapieprinzip dar, das die Möglichkeiten der oralen Diabetestherapie erweitern könnte. Sie bessern die Insulinresistenz des Typ-2-Diabetikers und senken Nüchternblutzucker sowie $HbA_{1c}$ im Vergleich mit Placebo (Phillips et al. 2001). Ihre Wirkung auf die diabetischen Sekundärkomplikationen ist noch unbekannt. Unerwünschte Wirkungen sind Gewichtszunahme, Ödembildung sowie eine leichte LDL-Erhöhung. Die Vorläufersubstanz Troglitazon mußte wegen ca. 50 Fällen von akutem Leberversagen zwei Jahre nach der Einführung in den USA wieder vom Markt genommen werden. Nach Rosiglitazon wurden bisher drei Fälle von Leberschädigungen berichtet (siehe Kapitel 2, Neue Arzneimittel)

Rosiglitazon (*Avandia*) ist der erste in Deutschland eingeführte Vertreter der Glitazone, der bereits im Jahr seiner Einführung in die Gruppe der 2500 meistverordneten Arzneimittel gelangt ist (siehe auch Neue Arzneimittel, Kapitel 2). Rosiglitazon ist bisher nur zur Behandlung in Kombination mit Metformin oder Sulfonylharnstoffen zugelassen. Die Tagestherapiekosten sind sehr hoch.

### Literatur

Bailey C.J., Path M.R.C., Turner R.C. (1996): Metformin. New Engl. J. Med. 334: 574–579.

Berger M., Köbberling J., Windeler J. (1996): Wirksamkeit und Wertigkeit der Acarbose. Dtsch. Ärztebl. 93: B-443–444.

Chiasson J.L., Josse R.G., Hunt J.A., Palmason C., Rodger N.W. et al. (1994): The efficacy of acarbose in the treatment of patients with non-insulin-dependent diabetes mellitus. Ann. Intern. Med. 121: 928–935.

Damsbo P., Clausen P., Marbury T.C., Windfeld K. (1999): A double-blind randomized comparison of meal-related glycemic control by repaglinide and glyburide in well-controlled type 2 diabetic patients. Diabetes Care 22: 789–794.

De Fronzo R.A., Goodman M. (1995): Efficacy of metformin in patients with non-insulin-dependent diabetes mellitus. New Engl. J. Med. 333: 541–549.

Diabetes Control and Complications Trial Research Group (1993): The effect of intensive treatment of diabetes on the development and progression of long-term complications in insulin-dependent diabetes mellitus. N. Engl. J. Med. 329: 977–986.

Dills D.G., Schneider J. (1996): Clinical evaluation of glimepiride versus glyburide in NIDDM in a double-blind comparative study. Glimepiride/Glyburide Research Group. Horm. Metab. Res. 28: 426–429.

Draeger K.E., Wernicke-Panten K., Lomp H.-J., Schüler E., Roßkamp R. (1996): Long-term treatment of type 2 diabetic patients with the new oral antidiabetic agent glimepiride (Amaryl®): a double-blind comparison with glibenclamide. Horm. Metab. Res. 28: 419–425.

Dunn C.J., Peters D.H. (1995): Metformin A review of its pharmacological properties and therapeutic use in non-insulin-dependent diabetes mellitus. Drugs 49: 721–749.

Everett J., Kerr D. (1994): Changing from porcine to human insulin. Drugs 47: 286–296.

Heinemann L., Linkeschova R., Rave K., Hompesch B., Sedlak M., Heise T. (2000): Time-action profile of the long-acting insulin analog insulin glargine (HOE 901) in comparison with those of NPH insulin and placebo. Diabetes Care 23: 644–649.

Heinemann L., Heise T. (2001): Klinische Wirkungen und Pharmakodynamik der Insulinanaloga lispro, aspart und glargin. Dtsch. Med. Wschr. 126: 597–604.

Holman R.R., Mayon White V., Orde-Peckar C., Steemson J., Smith B. et al. (1983): Prevention of deterioration of renal and sensory-nerve function by more intensive management of insulin-dependent diabetic patients: a two-year randomised prospective study. Lancet: 204–208.

Holman R.R., Cull C.A., Turner R.C. (1999): A randomized double-blind trial of acarbose in type 2 diabetes shows improved glycemic control over 3 years (U.K. Prospective Diabetes Study 44). Diabetes Care 22: 960–964.

Home P.D., Lindholm A., Riis A. (2000): Insulin aspart vs. human insulin in the management of long-term blood glucose control in type 1 diabetes mellitus: a randomized controlled trial. Diabet. Med. 17: 762–770.

Karam J.H., Etzwiler D.D. (eds.) (1983): International symposium on human insulin. Diabetes Care 6: 168.

Koivisto V.A. (1998): The human insulin analogue insulin lispro. Ann. Med. 30: 260–266.

Lalli C., Ciofetta M., del Sindaco P., Torlone E., Pampanelli S. et al. (1999): Long-term intensive treatment of type 1 diabetes with the short-acting insulin analog lispro in variable combination with NPH insulin at mealtime. Diabetes Care 22: 468–477.

Landgraf R,. Bilo H.J., Müller P.G. (1999): A comparison of repaglinide and glibenclamide in the treatment of type 2 diabetic patients previously treated with sulphonylureas. Eur. J. Clin. Pharmacol. 55: 165–171.

Landgraf R., Frank M., Bauer C., Dieken M.L. (2000): Prandial glucose regulation with repaglinide: its clinical and lifestyle impact in a large cohort of patients with type 2 diabetes. Int. J. Obes. Relat. Metab. Disord. 24 (Suppl. 3): S38–44.

Langtry H.D., Balfour J.A. (1998): Glimepiride. A review of its use in the management of Type 2 diabetes mellitus. Drugs 55: 563–584.

Marbury T., Huang W.C., Strange P., Lebovitz H. (1999): Repaglinide versus glyburide: a one-year comparison trial. Diabetes Res. Clin. Pract. 43: 155–166.

McCall A.L. (2001): Clinical review of glimepiride. Expert. Opin. Pharmacother. 2: 699–713.

Moses R. (2000): A review of clinical experience with the prandial glucose regulator, repaglinide, in the treatment of type 2 diabetes. Expert. Opin. Pharmacother. 1: 1455–1467.

Nathan D.M. (1998): Some answers, more controversy, from UKPDS. (Commentary). Lancet 352: 832–833.

Olsson J., Lindberg G., Gottsater M., Lindwall K., Sjostrand A. et al. (2000): Increased mortality in type 2 diabetic patients using sulphonylurea and metformin in combination: a population-based observational study. Diabetologia 43: 558–560.

Phillips L.S., Grunberger G., Miller E., Padwardhan R., Rappaport E.B. et al. (2001): Once- and twice-daily dosing with rosiglitazone improves glycemic control in patients with type 2 diabetes. Diabetes Care 24: 308–315.

Rosenstock J., Samols E., Muchmore D.B., Schneider J. (1996): Glimepiride, a new once-daily sulfonylurea. A double-blind placebo-controlled study of NIDDM patients. Glimepiride Study Group. Diabetes Care 19: 1194–1199.

Sachse G. (1994): Acarbose-Behandlung als neues Therapieprinzip. Dtsch. Ärztebl. 91, Suppl. 1517.

Stratton I.M., Adler A.I., Neil H.A., Matthews D.R., Manley S.E. et al. (2000): Association of glycemia with macrovascular and microvascular complications of type 2 diabetes (UKPDS 35): prospective observational study. Brit. Med. J. 321: 405–412.

Stumvoll M., Nurjhan N., Perriello G., Dailey G., Gerich J.E. (1995): Metabolic effects of metformin in non-insulin-dependent diabetes mellitus. New Engl. J. Med. 333: 550–554.

UK Prospective Diabetes Study (UKPDS) Group (1998a): Intensive glood-glucose control with sulphonylureas or insulin compared with conventional treatment and risk of complications in patients with type 2 diabetes (UKPDS 33). Lancet 352: 837–853.

UK Prospective Diabetes Study (UKPDS) Group (1998b): Effect of intensive blood-glucose control with metformin on complications in overweight patients with type 2 diabetes (UKPDS 34). Lancet 352: 854–865.

Veneman T.F., Tack C.J., van Haeften T.W. (1998): The newly developed sulfonylurea glimepiride: a new ingredient, an old recipe. Neth. J. Med. 52: 179–186.

Wilde M.I., McTavish D. (1997): Insulin Lispro. A review of its pharmacological properties and therapeutic use in the management of diabetes mellitus. Drugs 54: 597–614.

Wolffenbuttel B.H.R., Landgraf R. on behalf of the Dutch and German Repaglinide Study Group (1999): A 1-year multicenter randomized double-blind comparison of repaglinide and glyburide for the treatment of type 2 diabetes. Diabetes Care 22: 463–467.

# 11. Antiemetika und Antivertiginosa

KARL-FRIEDRICH HAMANN

Für die symptomatische Behandlung von Erbrechen und Schwindel stehen mehrere Arzneimittelgruppen zur Verfügung, die in der Regel zerebrale Rezeptoren für Neurotransmitter blockieren. Die weitaus größte Gruppe bilden die klassischen $H_1$-Antihistaminika, die neben ihren antiallergischen Wirkungen (siehe Kapitel 5) als Antiemetika bei Reisekrankheiten und symptomatisch bei Schwindelzuständen unabhängig von der Ätiologie eingesetzt werden. Weiterhin werden Dopaminantagonisten aus der Gruppe der Phenothiazine (z. B. Triflupromazin) und der Benzamide (z. B. Sulpirid) angewandt. Zu dieser Gruppe gehört auch Metoclopramid, das im Kapitel Magen-Darm-Mittel ausführlich besprochen wird. Besonders wirksame Antiemetika sind 5-$HT_3$-Antagonisten, die speziell bei der Behandlung des Zytostatika-induzierten Erbrechens indiziert sind. Die Verordnungen der Antiemetika sind gegenüber dem Vorjahr erneut leicht rückläufig, während der Gesamtumsatz geringfügig angestiegen ist (Tabelle 11.1).

## Antihistaminika

Hauptvertreter ist der Wirkstoff Dimenhydrinat, ein salzartiges Addukt des $H_1$-Antihistaminikums Diphenhydramin mit dem Xanthinderivat 8-Chlortheophyllin. Die antiemetische Wirkung wurde vor allem durch Verminderung des postoperativen Erbrechens nachgewiesen (Eberhart et al. 1999, Welters et al. 2000). Diphenhydramin und andere klassische Antihistaminika mit stark sedierenden Nebenwirkungen wie Chlorphenoxamin oder Promethazin wurden früher oft zur Kompensation ihres sedativen Effektes mit 8-Chlortheophyllin kombiniert. Nach oraler oder rektaler Gabe dissoziiert Dimenhydrinat im Blut vollständig in Diphenhydramin und 8-Chlortheophyllin. Vermutlich haben Einzeldosen von 23–46 mg 8-Chlortheophyllin, die

**Tabelle 11.1:** Verordnungen von Antiemetika 2000. Angegeben sind die verordnungshäufigsten Präparate mit Verordnungsrang, Verordnungen und Umsatz 2000 im Vergleich zu 1999.

| Rang | Präparat | Verordnungen in Tsd. | Änd. % | Umsatz Mio. DM | Änd. % |
|---|---|---|---|---|---|
| 61 | Vomex A/N | 1410,7 | −10,1 | 19,5 | −9,1 |
| 164 | Vertigoheel | 783,4 | −14,7 | 15,7 | −13,9 |
| 340 | Arlevert | 484,2 | −3,4 | 17,1 | −3,2 |
| 349 | Vomacur | 473,0 | +5,8 | 3,3 | +5,3 |
| 373 | Aequamen | 452,4 | −17,9 | 15,1 | −19,1 |
| 392 | Vertigo-Vomex S | 438,0 | −3,2 | 21,0 | −1,1 |
| 649 | Vasomotal | 283,2 | −20,8 | 11,8 | −16,9 |
| 664 | Emesan | 273,1 | −2,9 | 2,4 | −3,8 |
| 1217 | Betahistin-ratiopharm | 138,3 | +42,8 | 2,4 | +41,4 |
| 1256 | Zofran | 133,5 | +21,3 | 52,0 | +26,7 |
| 1395 | Vertigo-Neogama | 116,2 | +4,3 | 5,5 | +9,3 |
| 1426 | Betahistin Stada | 113,4 | +57,4 | 1,9 | +54,3 |
| 1783 | Diligan | 84,2 | −18,0 | 4,2 | −12,5 |
| 2117 | Psyquil | 63,3 | −8,0 | 1,8 | +1,7 |
| 2213 | Sibelium | 58,7 | −25,0 | 4,3 | −26,7 |
| 2244 | Navoban | 57,2 | +57,7 | 17,1 | +61,9 |
| 2283 | Betavert | 55,9 | +45,8 | 1,2 | +49,3 |
| 2482 | Vergentan | 47,2 | +14,4 | 1,9 | +14,0 |
| Summe | | 5465,8 | −6,3 | 198,3 | +3,5 |
| Anteil an der Indikationsgruppe | | 95,1% | | 93,8% | |
| Gesamte Indikationsgruppe | | 5748,6 | −7,0 | 211,4 | +3,2 |

in 50–100 mg Dimenhydrinat enthalten sind, keine signifikante antisedative Wirkung, zumal die pharmakologische Potenz von 8-Chlortheophyllin weitgehend unbekannt ist. Diese Überlegungen werden auch durch die unverändert starken sedativen Nebenwirkungen von Dimenhydrinat bestätigt. Es wäre also an der Zeit zu überprüfen, ob der 8-Chlortheophyllinzusatz noch gerechtfertigt ist, zumal es zu dieser Frage bis auf eine pharmakokinetische Studie keine kontrollierten Untersuchungen gibt (Gielsdorf et al. 1986). Ein Präparat (*Emesan*) enthält nur Diphenhydramin. Auffallend ist in dieser Gruppe der Rückgang der eher preisgünstigen Präparate bei einem Anstieg der teureren (Tabelle 11.2).

Flunarizin (*Sibelium*), ein Difluorderivat des Cinnarizins, hemmt calciuminduzierte Gefäßkontraktionen und wirkt zusätzlich als Antihistaminikum. Nach derzeitiger Nomenklatur wird es zusammen mit

**Tabelle 11.2:** Verordnungen von Antiemetika und Antivertiginosa 2000. Angegeben sind die 2000 verordneten Tagesdosen, die Änderungen gegenüber 1999 und die mittleren Kosten je DDD 2000.

| Präparat | Bestandteile | DDD in Mio. | Änderung in % | DDD-Kosten in DM |
|---|---|---|---|---|
| **$H_1$-Antihistaminika** | | | | |
| Vertigo-Vomex S | Dimenhydrinat | 11,6 | (−4,6) | 1,81 |
| Vomex A/N | Dimenhydrinat | 8,2 | (−7,8) | 2,38 |
| Sibelium | Flunarizin | 2,2 | (−26,7) | 1,97 |
| Vomacur | Dimenhydrinat | 1,2 | (+6,4) | 2,68 |
| Emesan | Diphenhydramin | 1,1 | (+1,9) | 2,10 |
| | | 24,3 | (−7,4) | 2,08 |
| **Histaminanaloga** | | | | |
| Aequamen | Betahistin | 18,7 | (−18,8) | 0,81 |
| Vasomotal | Betahistin | 17,9 | (−15,0) | 0,66 |
| Betahistin-ratiopharm | Betahistin | 4,1 | (+40,3) | 0,59 |
| Betahistin Stada | Betahistin | 3,0 | (+53,0) | 0,62 |
| Betavert | Betahistin | 1,4 | (+51,6) | 0,86 |
| | | 45,1 | (−9,6) | 0,72 |
| **$H_1$-Antihistaminika-Kombinationen** | | | | |
| Arlevert | Dimenhydrinat Cinnarizin | 11,4 | (−3,2) | 1,50 |
| Diligan | Meclozin Hydroxyzin | 1,7 | (−15,0) | 2,50 |
| | | 13,1 | (−4,9) | 1,63 |
| **Dopaminrezeptorantagonisten** | | | | |
| Vertigo-Neogama | Sulpirid | 2,3 | (+11,2) | 2,36 |
| Psyquil | Triflupromazin | 1,0 | (+24,5) | 1,81 |
| Vergentan | Alizaprid | 0,4 | (+10,4) | 4,64 |
| | | 3,7 | (+14,4) | 2,47 |
| **5-$HT_3$-Antagonisten** | | | | |
| Zofran | Ondansetron | 0,5 | (+30,1) | 103,54 |
| Navoban | Tropisetron | 0,3 | (+62,5) | 65,75 |
| | | 0,8 | (+39,6) | 90,63 |
| **Homöopathika** | | | | |
| Vertigoheel | Cocculus D4 Conium D3 Ambra D6 Petroleum D8 | 41,8 | (−17,5) | 0,38 |
| **Summe** | | 128,8 | (−10,8) | 1,54 |

Fendilin und Prenylamin als nichtselektiver Calciumantagonist (Gruppe IV) klassifiziert (Spedding und Paoletti 1992). Ursprünglich wurde Flunarizin als durchblutungsförderndes Mittel für ischämisch bedingte neurologische Störungen und periphere arterielle Durchblutungsstörungen eingeführt. Wegen mangelhafter Evidenz wurde die Zulassung später geändert und auf die Indikationen vestibulärer Schwindel und Migräneprophylaxe bei Kontraindikationen gegen Betarezeptorenblocker eingeschränkt. Von 1990 bis 1998 wurde Flunarizin in der Roten Liste bei den Calciumantagonisten, seit 1999 bei den Antivertiginosa eingeordnet. Flunarizin wird als wirksam bei der Behandlung des vestibulären Schwindels angesehen, obwohl sich die überprüfbare Evidenz auf zwei ältere Studien mit kleinen Patientenzahlen beschränkt (Boniver 1978, Oosterveld 1982). Wegen der sedierenden Nebenwirkungen sollte der Einsatz auf wenige Tage beschränkt bleiben, da die spontan ablaufenden vestibulären Kompensationsvorgänge sonst unterdrückt werden. Wie in den vergangenen Jahren sind die Verordnungszahlen auch 2000 zurückgegangen (Tabelle 11.2).

*Arlevert* und *Diligan* enthalten jeweils zwei Antihistaminika, die symptomatisch bei Schwindel eingesetzt werden. In der akuten Phase der Neuritis vestibularis, bei der akuten Menièreattacke und beim physiologischen Reizschwindel (Bewegungskrankheit) werden Antihistaminika als Monopräparate zur symptomatischen Unterdrückung von Übelkeit und Erbrechen empfohlen (Brandt et al. 1998, Parfitt 1999). Für eine Langzeittherapie sind sie nicht geeignet (s. o.). Kombinationen werden dagegen nicht erwähnt. Die Kombination von zwei gleichartig wirkenden Antihistaminika ist pharmakologisch nicht begründbar und damit entbehrlich.

### Histaminanaloga

Betahistin ist ein $H_3$-Histaminrezeptoragonist mit ähnlichen Wirkungen wie Histamin. Es wirkt gefäßerweiternd sowie kompensationsfördernd (Lacour und Tighilet 2000) und soll die Durchblutung im Bereich der vertebrobasilären Strombahn und des Innenohres verbessern. Betahistin ist in zwei Crossover-Studien bei Morbus Menière geprüft worden (Meyer 1985, Oosterveld et al. 1989), die nicht den heutigen Anforderungen zum Wirkungsnachweis entsprechen. Die Erfolgsquoten sind schwierig zu beurteilen, da beim Morbus Menière spontane Remissionen bei 60% der Patienten eintreten und die Attacken nach mehreren

Jahren in 80–90% der Fälle sistieren. Trotz dieser Einschränkungen wird Betahistin als prophylaktisches Mittel der Wahl bei M. Menière angesehen (Hamann und Arnold 1999).

## Neuroleptika

Sulpirid ist ein $D_2$-Dopaminrezeptorantagonist aus der Gruppe der Benzamide, der in hoher Dosierung üblicherweise als Neuroleptikum in der psychiatrischen Pharmakotherapie zur Behandlung wahnhafter Psychosen und chronisch verlaufender Schizophrenien eingesetzt wird (Benkert und Hippius 1996). Für das Präparat *vertigo-neogamma* werden akute und chronische Schwindelzustände als Indikation angegeben. Bisher wurde Sulpirid nach einer Medline-Recherche nur bei vestibulärem spontanen Nystagmus in einer Placebo-kontrollierten Studie geprüft (Mulch 1976), die jedoch keine Daten zur Beeinflussung des Schwindels enthält. Auch aus neurologischer Sicht gehört daher Sulpirid zu den Arzneimitteln, die bei Schwindelzuständen den Beweis einer signifikanten Wirkung schuldig geblieben sind (Brandt et al. 1998).

Triflupromazin (*Psyquil*) ist ein Dopaminantagonist aus der Gruppe der Phenothiazine, der vor allem als Antiemetikum in niedrigen Tagesdosen (20 mg) eingesetzt wird. Bei Cisplatin-induziertem Erbrechen wirkt Triflupromazin schwächer als Metoclopramid (Hellenbrecht und Saller 1986). Placebo-kontrollierte Studien wurden nach einer Medline-Recherche nicht publiziert. Alle Präparate dieser Gruppe sind 2000 häufiger verordnet worden (Tabelle 11.2).

## 5-HT$_3$-Antagonisten

Ondansetron (*Zofran*) wurde 1991 als erster selektiver 5-HT$_3$-Antagonist in die Therapie eingeführt. Es wirkt hervorragend gegen das akute Zytostatika-induzierte Erbrechen, weniger gut gegen das verzögerte Erbrechen. Üblicherweise wird es bei ungenügender Wirkung von Metoclopramid plus Dexamethason eingesetzt. Im Vergleich zu Metoclopramid ist Ondansetron stärker wirksam und besser verträglich, da es keine extrapyramidalmotorischen Störungen auslöst. Nachteilig sind die sehr hohen Behandlungskosten (Tabelle 11.2). Dennoch haben die beiden Präparate dieser Stoffklasse zugelegt.

## Homöopathika

Das homöopathische Komplexmittel *Vertigoheel* wird weiterhin von allen Antivertiginosa am häufigsten verordnet (Tabelle 11.2). Derartige homöopathische Mischpräparate sind nicht mit der Hahnemannschen Homöopathie zu vereinbaren und werden daher auch von den Vertretern der klassischen Homöopathie abgelehnt. Dieses Komplexmittel wird sicher häufig in guter Absicht wegen vermeintlich geringer Nebenwirkungen verordnet. Dabei wird aber nicht immer realisiert, daß *Vertigoheel* eine Mischung von Pharmaka enthält, die zum Teil hochtoxisch sind, allerdings in den angegebenen D-Potenzen zum Glück völlig ungefährlich sind. Zu den Bestandteilen gehören Kockelskörner (Cocculus) mit dem strychninähnlichen Krampfgift Picrotoxin, der gefleckte Schierling (Conium) mit dem curareartigen Gift Coniin und Petroleum mit karzinogen wirkenden, polyzyklischen Kohlenwasserstoffen. Weiterhin ist in *Vertigoheel* grauer Amber (Ambra grisea) enthalten, ein talgartiges Ausscheidungsprodukt aus den Eingeweiden des Pottwales, das früher als Riechstoff in der Parfümindustrie verwendet wurde. *Vertigoheel* wurde in einer klinischen Vergleichsstudie mit Betahistin geprüft (Weiser et al. 1998). Die beschriebene Abnahme von Schwindelanfällen ist jedoch kein ausreichender Beleg der Wirksamkeit, da die Mituntersuchung einer Placebo-Kontrollgruppe versäumt wurde.

## Literatur

Benkert O., Hippius H. (1996): Psychiatrische Pharmakotherapie, 6. Aufl., Springer-Verlag, Berlin Heidelberg New York, S. 231.

Boniver R. (1978): Vertigo, particularly of vascular origin, treated with flunarizine (R 14 950). Arneimittelforsch. 28: 1800–1804.

Brandt T., Dichgans J., Diener H.C. (Hrsg.) (1998): Therapie und Verlauf neurologischer Erkrankungen. 3. Aufl., Verlag Kohlhammer, Stuttgart Berlin Köln S. 127–156.

Eberhart L.H., Seeling W., Bopp T.I., Morin A.M., Georgieff M. (1999): Dimenhydrinate for prevention of post-operative nausea and vomiting in female in-patients. Eur. J. Anaesthesiol. 16: 284–289.

Gielsdorf W., Pabst G., Lutz D., Graf F. (1986): Pharmakokinetik und Bioverfügbarkeit von Diphenhydramin beim Menschen. Arzneimittelforschung 36: 752–756.

Hamann K.-F., Arnold W. (1999): Menière's disease. In: Büttner U. (ed.): Vestibular dysfunction and its therapy. Adv. ORL 55: 137–168.

Hellenbrecht D., Saller R. (1986): Dose-response relationships of the objective and subjective antiemetic effects and of different side effects of metoclopramide against cisplatin induced emesis. Arzneimittelforsch. 36: 1845–1849.

Lacour M., Tighilet B. (2000): Vestibular compensation in the cat: the role of the histaminergic system. Acta Otolaryngol. Suppl. 544: 15–18.

Meyer E.D. (1985): Zur Behandlung des Morbus Menière mit Betahistindimesilat (Aequamen) – Doppelblindstudie gegen Placebo (Crossover). Laryngol. Rhinol. Otol. 64: 269–272.

Mulch G. (1976): Wirkungsvergleich von Antivertiginosa im Doppelblindverfahren. Zum Einfluß von Diazepam, Dimenhydrinat und Sulpirid auf den vestibulären Spontannystagmus des Menschen. Laryngol. Rhinol. Otol. 55: 392–399.

Oosterveld W.J. (1982): Flunarizine in vertigo. A double-blind placebo-controlled cross-over evaluation of a constant-dose schedule. ORL J. Otorhinolaryngol. Relat. Spec. 44: 72–80.

Oosterveld W.J., Blijleven W., Van Elferen L.W.M. (1989): Betahistine versus placebo in paroxysmal vertigo; a double blind trial. J. Drug Therapy Res. 14: 122–126.

Parfitt K. (ed.) (1999): Antihistamines. In: Martindale. The complete drug reference. Pharmaceutical Press, London, pp. 397–401.

Spedding M., Paoletti R. (1992): Classification of calcium channels and the sites of action of drugs modifying channel functions. Pharmacol. Rev. 44: 363–376.

Weiser M., Strösser W., Klein P. (1998): Homeopathic vs. conventional treatment of vertigo. A randomized double-blind controlled clinical study. Arch. Otolaryngol. Head Neck Surg. 124: 879–885.

Welters I.D., Menges T., Graf M., Beikirch C., Menzebach A., Hempelmann G. (2000): Reduction of postoperative nausea and vomiting by dimenhydrinate suppositories after strabismus surgery in children. Anesth. Analg. 90: 311–314.

# 12. Antiepileptika

ULRICH SCHWABE

Die Arzneitherapie ist das wichtigste Verfahren zur Behandlung von Epilepsien. Maßgebend für die Auswahl von Antiepileptika sind Anfallstyp und individuelle Faktoren der Patienten (Alter, neurologische Störungen, familiäre Disposition), während die Krankheitsursache oder die pharmakologischen Eigenschaften der verwendeten Arzneimittel von geringerer Bedeutung sind.

Bei der Klassifikation epileptischer Syndrome werden vor allem aus therapeutischen Gründen die idiopathisch generalisierten Epilepsien und die Epilepsien fokalen Ursprungs unterschieden. Durch die antikonvulsive Dauertherapie wird bei 60% der idiopathisch generalisierten Epilepsien, aber nur bei knapp 50% der fokalen Epilepsien eine dauerhafte Anfallsfreiheit erreicht (Hufnagel und Noachtar 1998). Mittel der Wahl für die Einleitung einer Langzeittherapie sind Carbamazepin oder Valproinsäure, die initial als Monotherapie gegeben werden.

## Verordnungsspektrum

Entsprechend den derzeitigen Therapieempfehlungen konzentrieren sich die Verordnungen der Antiepileptika auf Carbamazepin, Valproinsäure und Phenytoin (Abbildung 12.1), während Barbiturate und Benzodiazepine eine geringere Rolle spielen. Die Gesamtzahl der verordneten Tagesdosen (DDD) betrug im Jahr 2000 bei den 25 verordnungshäufigsten Antiepileptika 155 Mio. und etwa 174 Mio. für die gesamte Indikationsgruppe. Daraus errechnet sich eine Zahl von ca. 477.000 Patienten in Deutschland, die eine Dauertherapie mit Antiepileptika erhalten. Das entspricht 0,7% der 71,25 Mio. GKV-Versicherten und stimmt ungefähr mit der Prävalenz der Epilepsien bei 0,4–0,8% der Bevölkerung überein (Brodie und Dichter 1996).

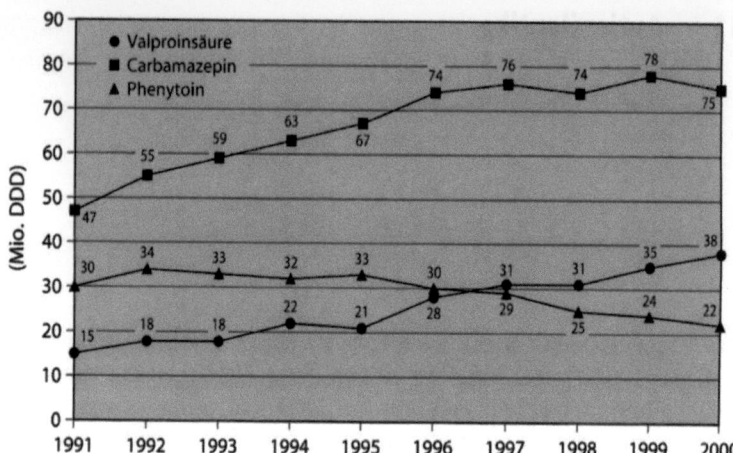

**Abbildung 12.1:** Verordnungen von Antiepileptika 1991 bis 2000. Gesamtverordnungen nach difinierten Tagesdosen (DDD).

Verordnungen und Umsatz der Antiepileptika haben in der gesamten Indikationsgruppe im Jahr 2000 weiter zugenommen (Tabelle 12.1).

### Carbamazepin

Der größte Teil der verordneten Tagesdosen aller Antiepileptika entfällt auf Carbamazepin (Tabelle 12.2). Trotz des Vordringens mehrerer preiswerter Generika hat die Summe der Carbamazepinverordnungen abgenommen, die weiterhin dominierende Stellung ist aber erhalten geblieben. Sie resultiert aus der sehr guten antiepileptischen Wirkung gegen fokale Anfälle und der zusätzlich möglichen Anwendung bei generalisierten tonisch-klonischen Anfällen (Feely 1999). Carbamazepin leitet sich von den trizyklischen Antidepressiva ab und verfügt daher über stimmungsaufhellende und antriebssteigernde Effekte, die bei depressiven epileptischen Patienten als Begleitwirkung positiv zur Geltung kommen. Darüber hinaus ist Carbamazepin das Mittel der Wahl bei Trigeminusneuralgien und kann außerdem beim Alkoholentzugssyndrom eingesetzt werden.

**Tabelle 12.1:** Verordnungen von Antiepileptika 2000. Angegeben sind die verordnungshäufigsten Präparate mit Verordnungsrang, Verordnungen und Umsatz 2000 im Vergleich zu 1999.

| Rang | Präparat | Verordnungen in Tsd. | Änd. % | Umsatz Mio. DM | Änd. % |
|---|---|---|---|---|---|
| 196 | Tegretal | 692,8 | −16,2 | 57,5 | −19,9 |
| 363 | Orfiril | 459,5 | +22,0 | 36,2 | +19,8 |
| 369 | Ergenyl | 455,5 | +11,8 | 41,8 | +12,1 |
| 425 | Timonil | 406,0 | −14,3 | 37,5 | −13,3 |
| 760 | Lamictal | 234,9 | +5,6 | 81,8 | +0,4 |
| 887 | Zentropil | 197,3 | −10,0 | 4,2 | −10,0 |
| 894 | Rivotril | 195,8 | −2,6 | 8,1 | −3,6 |
| 956 | Neurontin | 180,8 | +67,3 | 38,7 | +62,7 |
| 970 | Carbamazepin-ratiopharm | 178,3 | +52,0 | 11,2 | +51,9 |
| 1064 | Carbium | 159,2 | +26,0 | 12,1 | +25,8 |
| 1110 | Phenhydan | 153,4 | −11,6 | 2,9 | −12,7 |
| 1249 | Mylepsinum | 134,4 | −11,0 | 7,0 | −11,9 |
| 1285 | Finlepsin | 129,0 | −12,5 | 10,1 | −12,1 |
| 1517 | Maliasin | 105,5 | −2,6 | 6,1 | +8,5 |
| 1615 | Liskantin | 96,4 | −9,0 | 4,0 | −12,1 |
| 1664 | Convulex | 92,7 | −23,1 | 7,4 | −26,4 |
| 1793 | Phenytoin AWD | 83,3 | +13,9 | 1,8 | +12,0 |
| 1805 | Carbamazepin-neuraxpharm | 82,5 | +25,6 | 5,2 | +31,3 |
| 1950 | Ospolot | 73,4 | −19,1 | 5,6 | +17,0 |
| 1951 | Carbabeta retard | 73,4 | +45,9 | 5,7 | +42,9 |
| 2089 | Topamax | 64,7 | +95,4 | 18,8 | +113,2 |
| 2261 | Leptilan | 56,6 | +1,2 | 4,3 | −0,9 |
| 2285 | Sabril | 55,7 | −4,0 | 16,4 | +2,2 |
| 2297 | Lepinal/Lepinaletten | 55,1 | −9,0 | 0,4 | −8,6 |
| 2439 | Luminaletten | 49,0 | −25,8 | 0,4 | −25,9 |
| Summe | | 4465,4 | +0,6 | 425,2 | +4,9 |
| Anteil an der Indikationsgruppe | | 89,1% | | 90,7% | |
| Gesamte Indikationsgruppe | | 5013,9 | +2,3 | 468,9 | +7,8 |

## Valproinsäure

Valproinsäure ist ein Antiepileptikum mit breitem Indikationsspektrum gegen generalisierte tonisch-klonische Anfälle und fokale Anfälle. Sie hat sich vor allem als Mittel der Wahl bei Absencen und myoklonischen Krämpfen erwiesen (Feely 1999). Bei mehreren gleichzeitig bestehenden Anfallsarten kann es daher als wirksames Monotherapeutikum eingesetzt werden. Ein weiterer Vorteil besteht darin, daß Valproinsäure keine Enzyminduktion auslöst. Bei Kleinkindern wird sie we-

**Tabelle 12.2:** Verordnungen von Antiepileptika 2000. Angegeben sind die 2000 verordneten Tagesdosen, die Änderungen gegenüber 1999 und die mittleren Kosten je DDD 2000.

| Präparat | Bestandteile | DDD in Mio. | Änderung in % | DDD-Kosten in DM |
|---|---|---|---|---|
| **Carbamazepin** | | | | |
| Tegretal | Carbamazepin | 25,5 | (−20,4) | 2,25 |
| Timonil | Carbamazepin | 16,8 | (−13,2) | 2,23 |
| Carbium | Carbamazepin | 7,1 | (+26,7) | 1,70 |
| Carbamazepin-ratiopharm | Carbamazepin | 6,4 | (+52,7) | 1,74 |
| Finlepsin | Carbamazepin | 4,4 | (−12,2) | 2,28 |
| Carbabeta retard | Carbamazepin | 3,3 | (+43,1) | 1,71 |
| Carbamazepin-neuraxpharm | Carbamazepin | 3,0 | (+32,1) | 1,73 |
| | | 66,6 | (−6,0) | 2,09 |
| **Valproinsäure** | | | | |
| Ergenyl | Valproinsäure | 17,4 | (+11,9) | 2,39 |
| Orfiril | Valproinsäure | 14,3 | (+21,1) | 2,53 |
| Convulex | Valproinsäure | 3,6 | (−26,8) | 2,03 |
| Leptilan | Valproinsäure | 1,8 | (+0,1) | 2,36 |
| | | 37,2 | (+8,8) | 2,41 |
| **Phenytoin** | | | | |
| Zentropil | Phenytoin | 10,5 | (−10,0) | 0,40 |
| Phenhydan | Phenytoin | 7,2 | (−12,5) | 0,41 |
| Phenytoin AWD | Phenytoin | 4,5 | (+11,8) | 0,40 |
| | | 22,2 | (−7,2) | 0,40 |
| **Barbiturate** | | | | |
| Mylepsinum | Primidon | 4,1 | (−12,0) | 1,73 |
| Maliasin | Barbexaclon | 2,4 | (−6,9) | 2,58 |
| Liskantin | Primidon | 1,9 | (−14,9) | 2,13 |
| Lepinal/Lepinaletten | Phenobarbital | 1,3 | (−2,7) | 0,36 |
| Luminaletten | Phenobarbital | 0,7 | (−24,8) | 0,54 |
| | | 10,2 | (−11,4) | 1,75 |
| **Benzodiazepine** | | | | |
| Rivotril | Clonazepam | 3,6 | (−4,0) | 2,25 |
| **Andere Antiepileptika** | | | | |
| Lamictal | Lamotrigin | 6,8 | (−4,6) | 12,04 |
| Neurontin | Gabapentin | 3,6 | (+62,1) | 10,83 |
| Sabril | Vigabatrin | 1,8 | (−0,5) | 9,00 |
| Ospolot | Sultiam | 1,5 | (+7,5) | 3,71 |
| Topamax | Topiramat | 1,3 | (+110,3) | 14,90 |
| | | 14,9 | (+13,7) | 10,79 |
| Summe | | 154,9 | (−1,6) | 2,75 |

gen seltener, potentiell tödlicher Leberschäden mit Vorsicht und nur noch als Monotherapeutikum angewendet. Die verordneten Tagesdosen haben im Jahr 2000 weiter zugenommen. Einzige Ausnahme bildet das preisgünstige *Convulex* (Tabelle 12.2).

**Phenytoin**

Phenytoin wirkt ohne eine generelle Hemmung zerebraler Funktionen und kann für alle Epilepsieformen mit Ausnahme von Absencen eingesetzt werden. Seit einigen Jahren geht die Anwendung zurück, weil die Nebenwirkungen problematischer als mit Carbamazepin oder Valproinsäure sind (Feely 1999). Bei der Langzeittherapie sind vor allem reversible Veränderungen an Haut und Schleimhäuten störend, wie z. B. Gingivahyperplasie, Hypertrichose, Hirsutismus und Hautverdickung mit vergröberten Gesichtszügen.

**Barbiturate**

Barbiturate haben vor fast 100 Jahren wichtige Grundlagen der antiepileptischen Therapie gelegt, spielen aber schon seit längerer Zeit nur noch eine untergeordnete Rolle. Hauptvertreter der Barbiturate ist Primidon (Desoxyphenobarbital). Der Hauptteil seiner Wirkung beruht auf dem aktiven Metaboliten Phenobarbital, das auch direkt in Form der Präparate *Lepinal/Lepinaletten* und *Luminaletten* eingesetzt wird. Die beiden Barbiturate werden heute trotz geringer systemischer Toxizität nur noch selten für die initiale Therapie verwendet, weil die sedativen Nebenwirkungen die kognitiven Fähigkeiten schon bei therapeutischen Plasmaspiegeln einschränken können, die sonst keine weiteren Unverträglichkeitserscheinungen erkennen lassen.

Barbexaclon (*Maliasin*) enthält eine molekulare Verbindung aus Phenobarbital und Levopropylhexedrin, einem amphetaminartigen Sympathomimetikum. Nach der enteralen Resorption wird das Molekül bereits bei der ersten Leberpassage zum größten Teil in die beiden Einzelbestandteile aufgespalten. Durch die Kombination sollen die sedativen Barbituratwirkungen abgeschwächt werden, allerdings liegen dazu nur offene Studien ohne Vergleich mit Phenobarbital vor (Visintini et al. 1981). Levopropylhexedrin kann Abhängigkeit vom Amphetamintyp erzeugen. Bei der Risikobeurteilung der Kombination ist auch die potentiell epileptogene Wirkung zentral stimulierender Sympathomimetika zu berücksichtigen. *Maliasin* wurde auch im Jahr 2000 wieder weniger verordnet (Tabelle 12.2).

## Benzodiazepine

Clonazepam (*Rivotril*), ein Benzodiazepin mit stärker ausgeprägten krampfhemmenden Eigenschaften, ist in erster Linie bei myoklonischen und atonischen Anfällen indiziert. Bei ungenügender Wirkung von Diazepam und Phenytoin wird es auch beim Status epilepticus eingesetzt.

## Neue Antiepileptika

Lamotrigin (*Lamictal*) ist bisher das erfolgreichste Präparat in der Gruppe der neuen Antiepileptika, die in den letzten Jahren zur Zusatzbehandlung bei partiellen Anfällen eingeführt wurden. Seit 1997 ist es auch zur Monotherapie fokaler und sekundär generalisierter Anfälle zugelassen. Allerdings sind die Verordnungen im Jahr 2000 erstmals leicht zurückgegangen (Tabelle 12.2). Als Phenyltriazinderivat zeigt es strukturelle Verwandtschaft zu den Folatreduktasehemmstoffen Pyrimethamin und Trimethoprim und ist ebenfalls ein schwacher Hemmstoff dieses Enzyms. Seine Hauptwirkung besteht in der Blockade spannungsabhängiger Natriumkanäle und einer daraus resultierenden Hemmwirkung auf die Freisetzung exzitatorischer Neurotransmitter vom Typ des Glutamat. Die Zusatztherapie mit Lamotrigin senkte die Anfallsfrequenz bei 13–67% von sonst therapierefraktären Patienten um mindestens 50% (Goa et al. 1993). Als Monotherapie hat Lamotrigin eine ähnliche Wirksamkeit wie Carbamazepin oder Phenytoin, ist aber auch unter Berücksichtigung von Verträglichkeit und Nebenwirkungen deutlich teurer (Beydoun 1997, Heaney et al. 1998).

Gabapentin (*Neurontin*) ist ein weiteres neues Antiepileptikum, das 1995 als Zusatztherapie bei partiellen Anfällen mit und ohne Generalisierung eingeführt wurde und seit 1999 auch zur Monotherapie zugelassen ist. Vermutlich beruht darauf der gegenüber 1999 verstärkte Verordnungszuwachs (Tabelle 12.2). Wirksamkeit und Unbedenklichkeit von Gabapentin für die Monotherapie wurden in drei großen Multizenterstudien nachgewiesen (Beydoun 1999). Gabapentin weist eine strukturelle Ähnlichkeit zu γ-Aminobuttersäure (GABA) auf und erhöht die GABA-Freisetzung.

Vigabatrin (*Sabril*) wurde 1992 als Antiepileptikum zur Kombinationsbehandlung eines breiten Spektrums epileptischer Anfälle eingeführt, die mit der Standardtherapie nicht ausreichend behandelbar sind. Als irreversibler Hemmstoff der GABA-Transferase erhöht es die zerebrale GABA-Konzentration. In kontrollierten Studien wurde bei 24–67% der Patienten die Anfallsfrequenz um 50% gesenkt (Gidal et al. 1999). Daneben wird Vigabatrin auch als Mittel der Wahl bei infantilen Spasmen eingesetzt.

Topiramat (*Topamax*) ist im Jahr 2000 nach einem eindrucksvollen Verordnungszuwachs erstmals in die Gruppe der 2500 meistverordneten Arzneimittel gelangt (Tabelle 12.2). Es wurde 1998 in Deutschland als Zusatztherapie bei bisher therapieresistenten fokalen und sekundär generalisierten Anfällen ab dem 12. Lebensjahr eingeführt. Eine Besonderheit des pharmakologischen Profils von Topiramat ist die Hemmung der neuronalen Erregbarkeit durch Blockade von Glutamatrezeptoren vom AMPA-Typ, die neben einer Natriumkanalblockade und einer benzodiazepinähnlichen Verstärkung $GABA_A$-Rezeptor-vermittelter Hemmwirkungen zur antiepileptischen Wirkung beiträgt. Nach einem Cochrane-Review über 6 Studien mit 743 Patienten wurde bei 46% der Patienten eine mindestens 50%ige Abnahme der Anfallshäufigkeit beobachtet (Jette et al. 2000). Wegen der relativ kurzen Dauer (11–19 Wochen) sind die bisher vorliegenden Studien kein ausreichender Beleg für die Langzeitanwendung von Topiramat. Wichtigste Nebenwirkungen sind psychische und kognitive Veränderungen, manchmal mit Wortfindungsstörungen verbunden, Gewichtsabnahme und gelegentlich das Auftreten von Nierensteinen.

## Sultiam

Sultiam (*Ospolot*) ist ein älteres Antiepileptikum aus der Gruppe der Carboanhydrasehemmer, das bereits 1960 in die Therapie eingeführt wurde, aber nur eine geringe Bedeutung hatte. Neuere Studien haben gezeigt, daß es vor allem bei benignen fokalen Epilepsien des Kindesalters (z. B. Rolando-Epilepsie) gut wirksam ist (Groß-Selbeck 1995). Daraus erklärt sich vermutlich die Tatsache, daß dieses bisher wenig beachtete Antiepileptikum 1997 erstmals unter den häufig verordneten

Arzneimitteln erschienen ist und 2000 eine weitere Zunahme aufweist (Tabelle 12.2).

## Literatur

Beydoun A. (1997): Monotherapy trials of new antiepileptic drugs. Epilepsia 38 (Suppl. 9): S21–S31.

Beydoun A. (1999): Monotherapy trials with gabapentin for partial epilepsy. Epilepsia 40 (Suppl. 6): S13–S16.

Brodie M.J., Dichter M.A. (1996): Antiepileptic drugs. New Engl. J. Med. 334: 168–175.

Feely M. (1999): Drug treatment of epilepsy. Brit. Med. J. 318: 106–109.

Gidal B.E., Privitera M.D., Sheth R.D., Gilman J.T. (1999): Vigabatrin: a novel therapy for seizure disorders. Ann. Pharmacother. 33: 1277–1286.

Goa K.L., Ross S.R., Chrisp P. (1993): Lamotrigine. A review of its pharmacological properties and clinical efficacy in epilepsy. Drugs 46: 152–176.

Groß-Selbeck G. (1995): Treatment of „benign" partial epilepsies of childhood, including atypical forms. Neuropediatrics 26: 45–50.

Heaney D.C., Shorvon S.D., Sander J.W. (1998): An economic appraisal of carbamazepine, lamotrigine, phenytoin and valproate as initial treatment in adults with newly diagnosed epilepsy. Epilepsia 39 (Suppl. 3): S19–S25.

Hufnagel A., Noachtar S. (1998): Epilepsien und ihre medikamentöse Behandlung. In: Brandt T., Dichgans J., Diener H.C. (Hrsg.): Therapie und Verlauf neurologischer Erkrankungen. 3. Aufl., Kohlhammer, Stuttgart, Berlin, Köln, S. 179–203.

Jette N.J., Marson A.G., Kadir Z.A., Hutton J.L. (2000): Topiramate for drug-resistant partial epilepsy. Cochrane Database Syst. Rev. 2: CD001417.

Visintini D., Calzetti S., Mancia D. (1981): Il barbexaclone nel trattamento delle epilessie. Riv. Patol. Nerv. Ment. 102: 29–37.

# 13. Antihypertonika

Manfred Anlauf

Die arterielle Hypertonie (Blutdruckwerte von ≥140/≥90 mm Hg bei wiederholten Messungen) kommt bei etwa 30% der Erwachsenen mittleren Alters vor und begünstigt das Auftreten von Apoplexie, Herzinfarkt, Herzinsuffizienz und Nierenversagen. Bei mittelschwerer und schwerer Hypertonie ist der günstige Effekt einer konsequenten Arzneitherapie auf die Lebenserwartung des Hochdruckpatienten durch zahlreiche Studien belegt. Bei einem diastolischen Blutdruck zwischen 90 und 99 mm Hg, der in über 75% aller Fälle mit Hypertonie vorliegt, ist der Nutzen einer antihypertensiven Therapie zwar ebenfalls nachgewiesen, er ist aber deutlich geringer. Bei 65–70jährigen übersteigt die Prävalenz der Hypertonie 50%, wenn die häufig vorkommende isolierte systolische Hypertonie mit berücksichtigt wird. Kontrollierte Studien haben gezeigt, daß eine antihypertensive Therapie auch im Alter die kardiovaskuläre Morbidität und Mortalität senkt. Selbst bei isolierter systolischer Hypertonie (systolisch über 160, diastolisch unter 90 mm Hg) wird im Alter vor allem die Rate von Schlaganfällen vermindert (Übersicht bei Thijs et al. 1992, Anlauf 1994, Staessen et al. 1997).

## Behandlungsziele

Zur Frage der Indikation einer Pharmakotherapie der Hypertonie hat sich die Deutsche Liga zur Bekämpfung des hohen Blutdrucks (1999) der Empfehlung einer Risikostratifizierung (WHO/ISH 1999) vor Therapiebeginn angeschlossen. Hierbei werden neben der Blutdruckhöhe das Vorliegen von weiteren kardiovaskulären Risikofaktoren und von Endorganschäden berücksichtigt. Eine medikamentöse Therapie sollte erwogen werden, wenn eine Hypertonie bei wiederholten Messungen bestätigt und z. B. durch ambulante Blutdruck-Langzeitmessung eine „Praxishypertonie" ausgeschlossen wurde (Middeke et al. 1998). Ein unverzüglicher Beginn ist jedoch nur dann notwendig, wenn Blutdruckhöhe und die übrigen kardiovaskulären Risiken des Patienten mit einer Wahrscheinlichkeit von über 20% in den nächsten 10 Jahren ein kardiovaskuläres Ereignis erwarten lassen. Bei einem Risiko von 15–20% ist eine antihypertensive Behandlung indiziert, wenn nach 3–6 Monaten einer nichtmedikamentösen Behandlung der Blutdruck noch 140 mm Hg systolisch oder 90 mm Hg diastolisch übersteigt. Liegt das Risiko unter 15%, wird nach 6–12 Monaten nichtmedikamentöser Therapie mit einer Pharmakotherapie begonnen, wenn die Blutdruckwerte 150 mm Hg systolisch oder 95 mm Hg diastolisch übersteigen. Nichtmedikamentöse Möglichkeiten der Blutdrucksenkung sind: Eine Einschränkung der Kochsalzzufuhr (4–6 g/Tag), eine Reduktion des Körpergewichts bei übergewichtigen Patienten, eine Beschränkung des Alkoholkonsums auf unter 30 g/Tag und eine Steigerung der körperlichen Aktivität insbesondere bei sonst sitzender Lebensweise. Statt nacheinander zunächst mit einer nichtmedikamentösen und erst später mit einer medikamentösen Behandlung zu beginnen, kann die Führung des Patienten erleichtert und das Behandlungsziel früher erreicht werden, wenn gleichzeitig mit beiden Behandlungselementen begonnen wird, mit der berechtigten Aussicht, im Laufe von Monaten die medikamentöse Behandlung zu reduzieren, vielleicht sogar ganz abzusetzen. Behandlungsziel ist eine Senkung des Ruheblutdrucks unter 140 mm Hg systolisch und unter 90 mm Hg diastolisch, bei Diabetikern unter 130 bzw. 80 mm Hg. Differenziertere Angaben zum Vorgehen finden sich in den Empfehlungen der Deutschen Liga zur Bekämpfung des hohen Blutdrucks (1999, http://www.paritaet.org/hochdruckliga) und dem Bericht des Joint National Committee (1997). Sie stimmen jedoch nicht in allen Punkten überein.

Niedrigere als die oben genannten Interventionsgrenzen und neue Zielwerte des Blutdrucks werden diskutiert. Die Kombination einer Arzneitherapie mit nichtmedikamentösen Allgemeinmaßnahmen bereits bei Ausgangsblutdruckwerten von 141/91 mm Hg war weitgehend nebenwirkungsarm und einer bloßen Änderung des Lebensstils überlegen (Neaton et al. 1993). In einer Interventionsstudie mit unterschiedlichen, den Patienten randomisiert zugeordneten Zielblutdruckwerten war die Rate größerer kardiovaskulärer Ereignisse am niedrigsten bei diastolischen Drucken unter 85 mm Hg (HOT, Hansson et al. 1998). Wegen fehlerhafter Blutdruckmessung ist das Ergebnis der HOT-Studie kein Argument, den systolischen Blutdruck unter 140 mm Hg zu senken (Anlauf et al., im Druck). Gegen die WHO-Guideline (WHO/ISH 1999), nach der bei unkomplizierter Hypertonie unter antihypertensiver Therapie Werte von unter 130/85 mm Hg („normal") oder sogar von unter 120/80 mm Hg („optimal") wünschenswert sind, bestehen u. a. auch ökonomische Bedenken. Auf der Grundlage vorhandener Studien ist dagegen unstrittig, daß bei Patienten mit Diabetes mellitus eine möglichst niedrige Blutdruckeinstellung angestrebt werden muß.

## Arzneimittelauswahl

Für die medikamentöse Hochdruckbehandlung steht heute eine große Zahl von Arzneistoffen mit vielfältigen Angriffspunkten zur Verfügung. Faktisch erfolgt die Auswahl überwiegend empirisch, wobei das individuelle Ansprechen des Patienten, sein Alter und sein Befinden unter der Therapie („Lebensqualität") sowie seine Compliance ausschlaggebend sind. Eine weitere Differenzierung der Therapie ist unter dem Gesichtspunkt bereits eingetretener Hochdruckkomplikationen sowie zusätzlich bestehender Krankheiten und Gesundheitsrisiken notwendig. Vor allem bei zusätzlicher koronarer Herzerkrankung, Herzinsuffizienz und Nephropathie können Zusatzwirkungen, z. B. der Betarezeptorenblocker und ACE-Hemmer, genutzt werden. Bei unzureichend wirkender Monotherapie sollte vor dem Einsatz einer Kombination versuchsweise auf Antihypertensiva mit differentem Angriffspunkt gewechselt werden. Ein Modellversuch mit Crossover-Design (Dickerson et al. 1999) an einer kleinen Patientengruppe bestätigte die Erfahrung, daß es – ausschließlich unter dem Gesichtspunkt der Blutdrucksenkung, zusätzliche Erwägungen siehe unten – sinnvoll ist, von einem ACE-Hemmer (A) oder einem Betarezeptorenblocker (B) auf einen Calciumantagonisten (C) oder ein Diuretikum (D) zu wechseln, da die Blutdrucksenkungen unter A und B bzw. C und D enger korreliert sind. Die Prinzipien der Kombinationsbehandlung sind eine Verstärkung der Blutdrucksenkung und eine Abschwächung unerwünschter Wirkungen, z. B. Stimulation des Renin-Angiotensin-Aldosteron-Systems durch Diuretika und dessen Blockade durch ACE-Hemmer. Abbildung 13.1 faßt die medikamentösen Behandlungsempfehlungen des Autors zusammen. Die älteren Empfehlungen der Deutschen Liga zur Bekämpfung des hohen Blutdrucks und die der Arzneimittelkommission der Deutschen Ärzteschaft werden zur Zeit revidiert.

Immer wieder stellt sich die seit Jahren diskutierte Frage, ob in der Monotherapie, wenn sie bei leichteren Hochdruckformen angewendet

## Monotherapie

- Betarezeptorenblocker *oder*
- Diuretikum *oder*
- ACE-Hemmer *oder*
- Calciumantagonist *

bei unbefriedigender Blutdrucksenkung und nach erfolglosem Wechsel der Antihypertensivagruppe:

## Zweierkombination

| | |
|---|---|
| Diuretikum plus | - Betarezeptorenblocker *oder*<br>- Calciumantagonist *oder*<br>- ACE-Hemmer *oder*<br>- Antisympathotonikum *oder*<br>- Reserpin |
| Calciumantagonist plus | - Betarezeptorenblocker** *oder*<br>- ACE-Hemmer |

bei unbefriedigender Blutdrucksenkung und nach erfolglosem Wechsel der Antihypertensivakombination:

## Dreierkombination

| | | | |
|---|---|---|---|
| Diuretikum plus | - Betarezeptorenblocker | plus | Vasodilatator*** *oder* |
| | - ACE-Hemmer | plus | Calciumantagonist *oder* |
| | - Antisympathotonikum | plus | Vasodilatator*** |

Variante der genannten Dreierkombinationen
bei therapierefraktärer Hypertonie:

Schleifendiuretikum plus Betarezeptorenblocker plus Minoxidil

* Vorzugsweise bei älteren Patienten mit isolierter systolischer Hypertonie und bei Unverträglichkeit der vorgenannten Antihypertensiva
** Kombination nur mit Dihydropyridinderivat
*** Calciumantagonist, ACE-Hemmer, Angiotensinrezeptorantagonist, Alpha$_1$-Rezeptorenblocker oder Dihydralazin

**Abbildung 13.1:** Medikamentöse Hochdrucktherapie

wird, alle zur Zeit genannten Substanzgruppen mit ihren zahlreichen Vertretern als gleichwertig zu betrachten sind (Bock und Anlauf 1984).

Diuretika und Betarezeptorenblocker gelten als unbestrittener Standard einer initialen Monotherapie. Die Diskussion gilt als abgeschlossen, auch wenn es Hinweise auf Wirksamkeitsunterschiede mit einer Unterlegenheit der Betarezeptorenblocker bei alten Patienten (Messerli et al. 1998) gibt. In vier Placebo-kontrollierten Studien haben sich auch ACE-Hemmer für die Intialtherapie qualifiziert (zur Placebokontrolle siehe Kapitel 3). Eine Kontroverse gibt es jedoch zu Calciumantagonisten. Zwar ergeben die beiden Placebo-kontrollierten Studien, in denen die Dihydropyridine Nitrendipin (Syst-Eur, Staessen et al. 1997) und Amlodipin (PREVENT, Pitt et al. 2000) eingesetzt wurden, in der metaanalytischen Zusammenfassung (Neal et al. 2000) eine ebenso starke Reduktion größerer kardiovaskulärer Ereignisse wie unter ACE-Hemmerbehandlung, die Repräsentativität dieser Studien für die Mehrzahl der Hypertoniker ist jedoch begrenzt. Die Syst-Eur-Studie wurde nur bei Alten mit isolierter systolischer Hypertonie vorgenommen, die PREVENT-Studie prüfte in erster Linie und mit negativem Ergebnis, ob Amlodipin die Progression früher koronarsklerotischer Veränderungen verlangsamt.

Bei den Vergleichen von Calciumantagonisten mit Diuretika und Betarezeptorenblockern finden Neal et. al. (2000) metaanalytisch eine signifikante Überlegenheit der Calciumantagonisten bei der Vermeidung des Schlaganfalls, aber eine Unterlegenheit bei der Vermeidung der koronaren Herzkrankheit. Auch im Vergleich zu ACE-Hemmern sind Calciumantagonisten bei der koronaren Herzkrankheit und zusätzlich bei der Herzinsuffizienz unterlegen. Pahor et al. (2000) finden sogar in einer methodisch weniger differenzierten Metaanalyse beim Herzinfarkt, bei der Herzinsuffizienz und bei den größeren kardiovaskulären Ereignissen eine Unterlegenheit der Calciumantagonisten im Vergleich zu allen anderen Antihypertensiva, während sich bei Schlaganfall und Gesamtmortalität keine signifikanten Unterschiede errechneten.

Unter Berücksichtigung der Tatsache, daß in Mitteleuropa das koronare Risiko des Hypertonikers bei weitem das zerebrovaskuläre übersteigt, sollten Betarezeptorenblocker, ACE-Hemmer und Diuretika die Antihypertensiva erster Wahl in der antihypertensiven Monothearapie sein. Bis auf weiteres – z. B. bei neuen Erkenntnissen durch ALLHAT (Studienplan: Davis et al. 1996) – sind Calciumantagonisten für den überwiegenden Teil der Hypertoniker Antihypertensiva zweiter Wahl. Als Ausnahme können ältere Patienten ohne koronare Herzkrankheit mit isolierter systolischer Hypertonie gelten und Patienten mit Unverträglichkeit auf die übrigen Antihypertensivagruppen.

Im März 2000 entschloß sich die Hochdruckliga, Alpha$_1$-Rezeptorenblocker aus den Empfehlungen zur Monotherapie und zu Zweifachkombinationen herauszunehmen, nachdem in einer Zwischenauswertung der ALLHAT-Studie Doxazosin dem Diuretikum Chlortalidon in der Vermeidung kardiovaskulärer Komplikationen deutlich unterlegen war, insbesondere trat unter dem Alpha$_1$-Rezeptorenblocker doppelt so häufig eine Herzinsuffizienz auf (ALLHAT Collaborative Research Group 2000).

Werden „Surrogatparameter", d. h. die Wirksamkeit von Antihypertensiva auf intermediäre Hochdruckfolgen (z. B. linksventrikuläre Hypertrophie, vaskuläre Hypertrophie bzw. sonografisch bestimmbare Intima-Media-Dicke der großen Arterien, Nierenfunktion), als Kriterium für ihren Einsatz herangezogen, ist die meist ungeklärte Beziehung dieser Wirkungen zu Morbidität und Mortalität zu berücksichtigen.

Ungefähr 80% der Hypertoniker können mit einer Monotherapie oder einer Zweierkombination eingestellt werden. Kombinationen aus drei unterschiedlichen Antihypertensiva sind bei nur einem kleinen Prozentsatz, d. h. aber dennoch zahlreichen Patienten, erforderlich. Vor der Verordnung einer fixen Kombination sollten die einzelnen Komponenten, soweit möglich durch freie Kombination, ausgetestet werden. Zunehmend wird aus Kosten- und Compliancegründen für die primäre Verordnung von fixen Kombinationen plädiert. Dabei wird die Gefahr in Kauf genommen, daß über längere Zeit mit Kombinationspartnern behandelt wird, die zwar den Blutdruck nicht senken, aber Störwirkungen aufweisen.

## Verordnungsspektrum

Die in Tabelle 13.1 aufgeführten Antihypertonika gehören mit einem Umsatz von 2,8 Mrd. DM zu den umsatzstärksten Arzneimittelgruppen. Hinzu kommen die Monopräparate der ACE-Hemmer und Betarezeptorenblocker und Calciumantagonisten, die zum überwiegenden Teil für die antihypertensive Therapie eingesetzt werden. Unter den 2500 verordnungshäufigsten Arzneimitteln befinden sich 34 Antihypertonika und 92 ACE-Hemmer und Angiotensinrezeptorantagonisten sowie zusätzlich 62 Monopräparate von Calciumantagonisten und 55 von Betarezeptorenblockern.

Der prozentuale Verordnungsanstieg von Antihypertonika war 2000 nur halb so groß wie im Vorjahr (Tabelle 13.1). Die Abbildung 13.2, in

**Tabelle 13.1:** Verordnungen von Antihypertonika 2000. Angegeben sind die verordnungshäufigsten Präparate mit Verordnungsrang, Verordnungen und Umsatz 2000 im Vergleich zu 1999.

| Rang | Präparat | Verordnungen in Tsd. | Änd. % | Umsatz Mio. DM | Änd. % |
|---|---|---|---|---|---|
| 200 | Cynt | 687,7 | +7,2 | 85,3 | +7,5 |
| 217 | Briserin N | 662,6 | −12,7 | 38,8 | −13,2 |
| 480 | Catapresan | 375,4 | −0,8 | 17,0 | −0,7 |
| 533 | Beloc comp | 337,5 | −10,5 | 36,5 | −10,8 |
| 577 | Mobloc | 314,6 | −1,4 | 50,4 | +3,6 |
| 598 | Physiotens | 305,4 | +10,8 | 39,1 | +11,3 |
| 653 | Concor plus | 280,6 | +20,8 | 28,7 | +24,4 |
| 746 | Diblocin | 239,7 | −32,6 | 33,8 | −32,3 |
| 781 | Cardular | 229,5 | −26,6 | 32,9 | −26,2 |
| 833 | Ebrantil | 211,0 | −9,2 | 30,8 | −9,4 |
| 886 | Doxazosin-ratiopharm | 197,6 | +63,2 | 18,4 | +69,8 |
| 928 | Nif-Ten | 187,0 | −13,9 | 22,3 | −14,6 |
| 1026 | Doxacor | 166,2 | +34,3 | 15,5 | +37,1 |
| 1125 | Triniton | 151,9 | −19,3 | 7,3 | −18,4 |
| 1206 | Clonidin-ratiopharm | 140,1 | +19,0 | 5,1 | +20,1 |
| 1237 | Andante | 135,9 | −21,0 | 18,2 | −20,8 |
| 1255 | TRI-Normin | 133,7 | −16,0 | 21,0 | −13,9 |
| 1295 | Metohexal comp. | 127,9 | +24,9 | 6,0 | +29,3 |
| 1558 | Treloc | 101,7 | +0,9 | 15,7 | +2,1 |
| 1604 | Metoprolol-ratiopharm comp. | 97,5 | +29,6 | 4,5 | +29,5 |
| 1646 | Doxazosin-Azupharma | 93,4 | +17,0 | 8,8 | +26,1 |
| 1647 | Depressan | 93,4 | −20,4 | 5,1 | −20,4 |
| 1673 | Haemiton Tabl. | 92,0 | −6,9 | 3,6 | −6,8 |
| 1689 | Obsilazin | 90,3 | −19,8 | 2,3 | −18,7 |
| 1728 | Doxazomerck | 88,0 | +40,9 | 8,4 | +50,5 |
| 1847 | Modenol | 80,3 | −24,0 | 4,8 | −24,2 |
| 1892 | Nepresol | 77,2 | −3,0 | 4,1 | −1,7 |
| 1993 | Isoptin RR plus | 70,4 | −0,0 | 8,4 | −0,1 |
| 2023 | Homviotensin | 69,0 | +21,6 | 2,6 | +15,5 |
| 2029 | Teneretic | 68,5 | −15,9 | 7,4 | −17,0 |
| 2091 | Betasemid | 64,6 | −19,9 | 9,8 | −16,5 |
| 2323 | doxazosin von ct | 53,6 | +75,7 | 4,8 | +78,6 |
| 2335 | Atenolol-ratiopharm comp. | 53,3 | −7,5 | 4,5 | −24,1 |
| 2364 | Doxazosin Stada | 52,1 | +86,5 | 4,9 | +105,9 |
| Summe | | 6129,7 | −3,1 | 606,6 | −3,4 |
| Anteil an der Indikationsgruppe | | 24,7% | | 21,6% | |
| Gesamte Indikationsgruppe | | 24809,8 | +4,5 | 2811,9 | +5,2 |

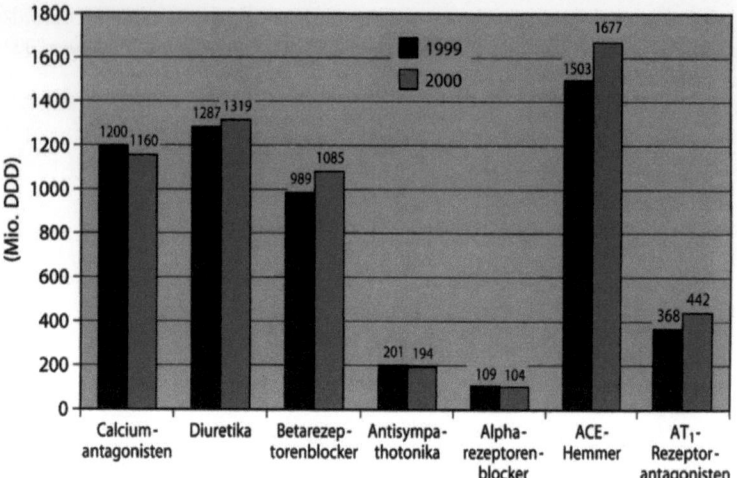

**Abbildung 13.2:** Verordnungen von Antihypertonika 2000. Definierte Tagesdosen (DDD) der 2500 meistverkauften Arzneimittel.

der alle bei der Hochdrucktherapie eingesetzten Arzneimittelgruppen zusammengefaßt sind, zeigt leichte Trendwechsel im Vergleich zum Vorjahr mit geringem Anstieg der Diuretika und Abnahme der Alpharezeptorenblocker. Wie im Vorjahr haben jedoch absolut am stärksten die ACE-Hemmer zugenommen, prozentual am stärksten die Angiotensinrezeptorantagonisten.

### Betarezeptorenblocker-Kombinationen

Die Verordnung von Betarezeptorenblocker-Kombinationen stagnierten im Jahr 2000 bei deutlicher Zunahme der Monopräparate (Tabelle 13.2, siehe auch Kapitel 18). In den am häufigsten verordneten Kombinationen finden sich ganz überwiegend die beta$_1$-selektiven Blocker Metoprolol, Atenolol und Bisoprolol. Kombinationen mit nichtselektiven Blockern sind um fast 20% in den unteren Bereich dieser Rangliste gefallen. Betrachtet man einzelne Dosierungen, so zeigt sich, daß einige Hersteller offenbar davon ausgehen, daß auch Patienten mit leichter Hypertonie mit niedrig dosierten Kombinationen eingestellt werden. In der Regel ist die Wirkung der verschiedenen Betarezeptorenblocker auf den Ruheblutdruck bei äquivalenter Dosierung gleich.

**Tabelle 13.2:** Verordnungen von Betarezeptorenblockerkombinationen 2000. Angegeben sind die 2000 verordneten Tagesdosen, die Änderungen gegenüber 1999 und die mittleren Kosten je DDD 2000.

| Präparat | Bestandteile | DDD in Mio. | Änderung in % | DDD-Kosten in DM |
|---|---|---|---|---|
| **Beta$_1$-selektiv** | | | | |
| Beloc comp | Metoprolol Hydrochlorothiazid | 29,8 | (−11,2) | 1,23 |
| Concor plus | Bisoprolol Hydrochlorothiazid | 23,1 | (+22,5) | 1,24 |
| TRI-Normin | Atenolol Chlortalidon Hydralazin | 11,8 | (−15,7) | 1,78 |
| Metohexal comp. | Metoprolol Hydrochlorothiazid | 11,2 | (+30,4) | 0,54 |
| Treloc | Metoprolol Hydrochlorothiazid Hydralazin | 9,5 | (+2,1) | 1,65 |
| Metoprolol-ratiopharm comp. | Metoprolol Hydrochlorothiazid | 8,2 | (+29,4) | 0,54 |
| Teneretic | Atenolol Chlortalidon | 6,3 | (−14,6) | 1,17 |
| Atenolol-ratio pharm comp. | Atenolol Chlortalidon | 4,5 | (−11,5) | 0,99 |
| | | 104,4 | (+1,3) | 1,19 |
| **Nichtselektiv** | | | | |
| Betasemid | Penbutolol Furosemid | 5,9 | (−19,6) | 1,66 |
| Obsilazin | Propranolol Dihydralazin | 3,0 | (−19,9) | 0,79 |
| | | 8,8 | (−19,7) | 1,37 |
| Summe | | 113,2 | (−0,8) | 1,20 |

Unterschiede bestehen dagegen in den Nebenwirkungen. Unter beta$_1$-selektiver Blockade werden unerwünschte Effekte auf die Bronchialmuskulatur, die peripheren Gefäße und den Glukosestoffwechsel seltener beobachtet.

Als Diuretikakomponenten der Kombinationen finden sich Thiazide oder Analoga. Ein Präparat (*Betasemid*) enthält das Schleifendiuretikum Furosemid. Schleifendiuretika sind im Gegensatz zu den oben genannten Diuretika auch geeignet für die Verordnung bei niereninsuffizienten Patienten, die Dosierung dürfte in diesen Fällen jedoch nicht selten unzureichend sein. Der Einsatz von Furosemid in der Hochdrucktherapie nierengesunder Patienten ist nur selten indiziert.

In den Dreifachkombinationen (*Treloc*, *TRI-Normin*) werden Betarezeptorenblocker und Diuretikum sinnvollerweise durch den Vasodilatator Hydralazin ergänzt. Die Kombination von Propranolol und Dihydralazin in *Obsilazin* ist in dem Schema der Hochdruckliga nicht vorgesehen. Prinzipielle Einwände bestehen gegen das Dosierungsverhältnis. Als Nebenwirkung werden unter anderem Ödeme genannt.

Die DDD-Kosten dieser Kombinationen liegen im Mittel deutlich unter denen der ACE-Hemmer-Kombinationen (siehe Kapitel 3), allerdings sind die preiswertesten (*Metahexal comp.* und *Metoprolol-ratiopharm comp.*) mit 0,54 DM etwa gleich teuer wie Captoprilkombinationen mit 0,57 DM.

### Alpha$_1$-Rezeptorenblocker

In dieser 2000 nicht mehr expandierenden Gruppe, die seit Frühjahr 2000 nicht mehr für die Monotherapie empfohlen wird, haben durch Fallen des Patentschutzes 1999 die beiden Doxazosinpräparate *Diblocin* und *Cardular* weiter zu Gunsten von jetzt 6 Generika verloren. Die Originalpräparate haben noch einen Anteil von 48% an den Doxazosinverordnungen. Die Generika sind im Mittel nur 16% billiger. Zum Vergleich: Enalaprilgenerika sind um 57% billiger als die Originalpräparate, die 2000 nur noch einen Anteil von 20% behalten haben (siehe Kapitel 3). Deutlich abgenommen hat wiederum *Andante* (Bunazosin), während *Ebrantil* (Urapidil) weniger verloren hat. Urapidil wirkt nicht nur alpha$_1$-blockierend, sondern auch geringfügig alpha$_2$-stimulierend und serotoninantagonistisch. Die mittleren DDD-Kosten der teuren Alpha$_1$-Rezeptorenblocker sind nur gering von 1,76 DM auf 1,69 DM gefallen. Sie liegen jetzt deutlich über denen der ACE-Hemmer und erreichen fast die der Angiotensinrezeptorantagonisten.

Als günstige Zusatzwirkung der Alpha$_1$-Rezeptorblocker wird eine Erleichterung der Blasenentleerung bei benigner Prostatahyperplasie genutzt.

Die Ursache der Unterlegenheit von Doxazosin bei der Vermeidung kardiovaskulärer Hochdruckkomplikationen insbesondere einer Herzinsuffizienz im Vergleich zum Chlortalidon (ALLHAT 2000) ist ungeklärt. Der Befund ist jedoch ein eindrucksvoller Beweis dafür, daß günstige (Doxazosin) oder ungünstige (Chlortalidon) Stoffwechselwirkungen mittelfristig nur nachrangige Bedeutung für den Hypertoniker haben. Er ist auch eine Mahnung, frühzeitiger mit ausreichend repräsentativen Studien zu beginnen.

## Vasodilatatoren

Dihydralazin sollte ausschließlich in der Kombinationstherapie verwendet werden. Die Alternativen unter den Vasodilatatoren führten auch in diesem Jahr zu einem weiteren Verordnungsrückgang in dieser Gruppe.

Tabelle 13.3: Verordnungen von Alpharezeptorenblockern und Vasodilatatoren 2000. Angegeben sind die 2000 verordneten Tagesdosen, die Änderungen gegenüber 1999 und die mittleren Kosten je DDD 2000.

| Präparat | Bestandteile | DDD in Mio. | Änderung in % | DDD-Kosten in DM |
|---|---|---|---|---|
| **Doxazosin** | | | | |
| Diblocin | Doxazosin | 20,6 | (−32,2) | 1,64 |
| Cardular | Doxazosin | 20,0 | (−26,0) | 1,64 |
| Doxazosin-ratiopharm | Doxazosin | 13,3 | (+73,7) | 1,38 |
| Doxacor | Doxazosin | 11,3 | (+37,5) | 1,37 |
| Doxazosin-Azupharma | Doxazosin | 6,4 | (+28,7) | 1,38 |
| Doxazomerck | Doxazosin | 6,1 | (+53,6) | 1,38 |
| Doxazosin Stada | Doxazosin | 3,7 | (+120,1) | 1,34 |
| doxazosin von ct | Doxazosin | 3,4 | (+79,5) | 1,41 |
| | | 84,7 | (−1,2) | 1,50 |
| **Weitere Alpha$_1$-Rezeptorenblocker** | | | | |
| Andante | Bunazosin | 9,8 | (−22,4) | 1,85 |
| Ebrantil | Urapidil | 9,4 | (−8,8) | 3,29 |
| | | 19,2 | (−16,3) | 2,55 |
| **Direkte Vasodilatatoren** | | | | |
| Depressan | Dihydralazin | 3,1 | (−20,4) | 1,63 |
| Nepresol | Dihydralazin | 2,6 | (−0,6) | 1,58 |
| | | 5,7 | (−12,4) | 1,61 |
| **Summe** | | 109,7 | (−4,8) | 1,69 |

## Calciumantagonisten-Kombinationen

2000 nahm die Verordnung dieser Gruppe im Durchschnitt deutlicher ab als im Vorjahr, während die insgesamt stärkere Abnahme bei den Monopräparaten etwa gleich geblieben ist (Tabelle 13.4; siehe Kapitel 20). Bei zwei der drei Präparate handelt es sich um Kombinationen aus Calciumantagonisten und Betarezeptorenblockern. Da Betarezeptorenblocker Herzfrequenz und Herzzeitvolumen senken, ist die Kombination mit vasodilatierenden Dihydropyridinen hämodynamisch gut begründet, zumal hierdurch Nifedipin-bedingte Tachykardien verhindert werden können. Verapamil, das in der Regel nicht zur Frequenzsteigerung führt, wurde in der Fixkombination *Isoptin RR plus* mit einem Diuretikum kombiniert.

## Alpha$_2$-Agonisten

Gewinne verzeichneten erneut die Moxonidinpräparate *Cynt* und *Physiotens*, die neben den agonistischen Wirkungen auf zentrale Alpha$_2$-Rezeptoren eine hohe Affinität zu den nicht unumstrittenen zerebralen Imidazolinbindungstellen aufweisen sollen. Die blutdrucksenkende Wirkung von Moxonidin wird jedoch genauso wie die Clo-

Tabelle 13.4: Verordnungen von Calciumantagonisten-Kombinationen. Angegeben sind die 2000 verordneten Tagesdosen, die Änderungen gegenüber 1999 und die mittleren Kosten je DDD 2000.

| Präparat | Bestandteile | DDD in Mio. | Änderung in % | DDD-Kosten in DM |
|---|---|---|---|---|
| **Mit Betarezeptorenblockern** | | | | |
| Mobloc | Felodipin Metoprolol | 26,4 | (−0,1) | 1,91 |
| Nif-Ten | Nifedipin Atenolol | 17,7 | (−11,7) | 1,26 |
| | | 44,1 | (−5,1) | 1,65 |
| **Mit Diuretika** | | | | |
| Isoptin RR plus | Verapamil Hydrochlorothiazid | 6,4 | (−0,1) | 1,32 |
| Summe | | 50,4 | (−4,5) | 1,61 |

nidinwirkung über postsynaptische Alpha$_{2A}$-Rezeptoren vermittelt, da beide Substanzen bei Alpha$_{2A}$-Knockoutmäusen wirkungslos sind (Zhu et al. 1999). Wirkungen und Dosisbereich von Moxonidin sind denen von Clonidin ähnlich. Die Wirkdauer ist jedoch länger, und die Häufigkeit von Nebenwirkungen soll bei leichter bis mittelschwerer Hypertonie niedriger sein. Allerdings wurde die MOXCON-Studie bei Patienten mit Herzinsuffizienz (NYHA II-IV) wegen erhöhter Letalität infolge Herzinfarkt, Herzversagen und plötzlichem Herztod im September 1999 abgebrochen (Wolk 2000). Moxonidin sollte daher in keinem Fall bei Hochdruckpatienten mit Herzinsuffizienz eingesetzt werden. Durch eine Zunahme des preiswertesten Clonidinpräparats ist der klassische Alpha$_2$-Agonist Clonidin nicht mehr rückläufig (Tabelle 13.5).

### Reserpinkombinationen

Bei den Reserpinkombinationen (Tabelle 13.5) sind 2000 wie 1999 vier Präparate im Segment der 2500 verordnungshäufigsten Präparate zu finden. Bei Bewertung der gesamten Arzneimittelgruppe ergibt sich kein hinreichender Grund, eine Hochdruckbehandlung mit einer niedrig dosierten Reserpin-Diuretika-Kombination (Reserpin unter 0,25 mg/Tag) völlig zu meiden. Wegen der heute verfügbaren und für den überwiegenden Teil der Hypertoniker besser evaluierten alternativen Behandlungsmöglichkeiten dürften kaum noch Patienten neu auf diese Präparate eingestellt werden. Keineswegs sollten Reserpin-bedingte zentralnervöse Nebenwirkungen, z. B. Depressionen, die bei älteren Patienten als Hirnleistungsstörungen verkannt werden können, hingenommen werden.

Dem begründbaren Rückgang klassischer Reserpinkombinationen steht eine kaum verständliche Zunahme des reserpinhaltigen Homöopathikums *Homviotensin* gegenüber. Dieses Präparat ist in seiner antihypertensiven Wirkung zweifelhaft. Die auf Herstellerangaben beruhenden DDD-Kosten sind irreführend, da bei einer Tagesdosis von 1-2 Tabletten *Homviotensin* mit Reserpin D3 32 mg (0,032 mg Reserpin) eine sichere antihypertensive Wirkung nicht zu erwarten ist. Die erneute Zunahme des Verbrauchs dieses Präparates offenbart selbst bei der Hypertonie einen Glauben an die eigenartigen Vorstellungen der Homöopathie oder einen Griff zu ungeeigneten Sparmaßnahmen.

**Tabelle 13.5:** Verordnungen von Antisympathotonika 2000. Angegeben sind die 2000 verordneten Tagesdosen, die Änderungen gegenüber 1999 und die mittleren Kosten je DDD 2000.

| Präparat | Bestandteile | DDD in Mio. | Änderung in % | DDD-Kosten in DM |
|---|---|---|---|---|
| **Clonidin** | | | | |
| Catapresan | Clonidin | 13,7 | (−0,3) | 1,24 |
| Clonidin-ratiopharm | Clonidin | 4,6 | (+19,0) | 1,11 |
| Haemiton Tabl. | Clonidin | 2,4 | (−7,1) | 1,49 |
| | | 20,8 | (+2,5) | 1,24 |
| **Moxonidin** | | | | |
| Cynt | Moxonidin | 56,5 | (+6,7) | 1,51 |
| Physiotens | Moxonidin | 27,0 | (+10,9) | 1,45 |
| | | 83,5 | (+8,0) | 1,49 |
| **Reserpinkombinationen** | | | | |
| Briserin N | Clopamid Reserpin | 60,9 | (−12,8) | 0,64 |
| Triniton | Reserpin Dihydralazin Hydrochlorothiazid | 14,7 | (−18,2) | 0,50 |
| Modenol | Butizid Reserpin | 7,6 | (−24,3) | 0,64 |
| Homviotensin | Reserpin D3 Rauwolfia D3 Viscum album D2 Crataegus D2 | 6,6 | (+13,8) | 0,40 |
| | | 89,7 | (−13,4) | 0,60 |
| Summe | | 193,9 | (−3,6) | 1,05 |

## Schlußbemerkung

Legt man die in Abbildung 13.2 dargestellten DDD zugrunde, so wurden im Jahr 2000 etwa 5,7% mehr Patienten antihypertensiv behandelt als 1999. Die Zuwächse bei einigen Originalpräparaten, z. B. den Angiotensinrezeptorantagonisten, zeigen, daß von einem generellen Ausweichen auf preisgünstige Präparate nicht gesprochen werden kann, wenngleich neue Möglichkeiten der Generikaverordnung intensiv wahrgenommen werden. So stiegen zwar die Verordnungszahlen in der gesamten Indikationsgruppe 27 (Betarezeptorenblocker, Calciumantagonisten und Hemmstoffe des Renin-Angiotensin-Systems) um 2,9%, der Gesamtumsatz nahm jedoch nicht zu.

Vorrangig für die Wahl eines Antihypertensivums sollte die Wahrscheinlichkeit sein, mit der Morbidität und Mortalität der Behandelten gesenkt werden. Von Patienten mit schwerster, vor allem maligner Hypertonie abgesehen kann die Wirkungsstärke eines Antihypertensivums nur in kontrollierten Großstudien geprüft werden. Mit großer Spannung wurden daher die im Dezember 2000 erschienen Metaanalysen aller bis dahin publizierten Studien erwartet (Neal et al. 2000, Pahor et al. 2000). Für den strittigsten Punkt der antihypertensiven Monotherapie ist leider der Feststellung zuzustimmen: „Metaanalyses ....... added to the controversy and confusion about the role of calcium antagonists in the first-line treatment of hypertension" (Luft 2001).

Es knüpfen sich daher Erwartungen an weitere Studien, in denen die zahlreichen zur Verfügung stehenden antihypertensiven Wirkprinzipien miteinander verglichen werden, und zwar nicht nur in Bezug auf ihre Blutdrucksenkung und Verträglichkeit (Philipp et al. 1997), sondern auch auf ihre Evidenz, Hochdruckkomplikationen zu verhindern. Die Palette der jetzt zur Verfügung stehenden Antihypertensiva kann allerdings so genutzt werden, daß die Therapie nebenwirkungsarm ist und begleitende Erkrankungen möglichst günstig beeinflußt werden.

### Literatur

ALLHAT Collaborative Research Group (2000): Major cardiovascular events in hypertensive patients randomized to doxazosin vs chlorthalidone: the antihypertensive and lipid-lowering treatment to prevent heart attack trial (ALLHAT). JAMA 283: 1967–1975.

Anlauf M. (1994): Hypertonie im Alter. MMV Medizin Verlag, München.

Anlauf M., Tholl U., Hirche H., Weber F.: A silent revolution in blood pressure measurement ? Some late remarks in regards to the HOT study. J. Hum. Hypertension, im Druck.

Bock K.D., Anlauf M. (1984): Die Qual der Wahl – das Dilemma der Hochdrucktherapie. Münch. Med. Wochenschr. 16: 477–479.

Davis B.R., Cutler J.A., Gordon D.J., Furberg C.D., Wright J.T. Jr., Cushman W.C. et al. for the ALLHAT Research Group (1996): Rationale and design for the Antihypertensive and Lipid Lowering Treatment to Prevent Heart Attack Trial (ALLHAT). Am. J. Hypertens. 9: 342–360.

Dickerson J.E.C., Hingorani A.D., Ashby M.J., Palmer C.R., Brown M.J. (1999): Optimisation of antihypertensive treatment by crossover rotation of four major classes. Lancet 353: 2008–2013.

Hansson L., Zanchetti A., Carruthers S.G., Dahlöf B., Elmfeldt D. et al. (1998): Effects of intensive blood-pressure lowering and low-dose aspirin in patients with hypertension: principal results of the Hypertension Optimal Treatment (HOT) randomised trial. Lancet 351: 1755–62.

Joint National Committee on Prevention, Detection, Evaluation, and Treatment of High Blood Pressure (1997): The Sixth Report. NIH Publication No 98 – 4080.

Luft F.C. (2001): Recent clinical trial highlights in hypertension. Curr. Hypertens. Rep. 3: 133–138.

Messerli F.H., Grossman E., Goldbourt U. (1998): Are beta-blockers efficacious as first-line therapy for hypertension in the elderly? A systematic review. JAMA 279: 1903–1907.

Middeke M., Anlauf M., Baumgart P., Franz A., Krönig B., Schrader J., Schulte K.-L. (1998): Ambulante 24h-Blutdruckmessung. (ABDM). DMW 123: 1426–1430.

Neal B., MacMahon S., Chapman N. for the Blood Pressure Lowering Treatment Trialists' Collaboration (2000): Effects of ACE inhibitors, calcium antagonists, and other blood-pressure-lowering drugs: results of prospectively designed overviews of randomised trials. Lancet 356: 1955–1964.

Neaton J.D., Grimm R.H., Prineas R.J., Stamler J., Grandits G.A., for the Treatment of Mild Hypertension Study Research Group (1993): Treatment of Mild Hypertension Study Final Results. JAMA 270: 713–724.

Pahor M., Psaty B.M., Alderman M.H., Applegate W.B., Williamson J.D., Cavazzini C., Furberg C.D. (2000): Health outcomes associated with calcium antagonists compared with other first-line antihypertensive therapies: a meta-analysis of randomised controlled trials. Lancet 356: 1942–1943.

Philipp T., Anlauf M., Distler A., Holzgreve H., Michaelis J., Wellek S. (1997): Randomised, double blind, multicentre comparison of hydrochlorothiazide, atenolol, nitrendipine, and enalapril in antihypertensive treatment: results of the HANE study. Brit. Med. J. 315: 154–159.

Pitt B., Byington R.P., Furberg C.D., Hunninghake D.B., Mancini G.B., Miller M.E., Riley W. for the PREVENT Investigators (2000): Effect of amlodipine on the progression of atherosclerosis and the occurrence of clinical events. Circulation 102: 1503–1510.

Staessen J.A., Fagard R., Thijs L., Celis H., Arabidze G.G. et al. (1997): Randomised double-blind comparison of placebo and active treatment for older patients with isolated systolic hypertension. The Systolic Hypertension in Europe (Syst-Eur) Trial Investigators. Lancet 350: 757–764

Thijs L., Fagard R., Lijnen P., Staessen J.A., Van Hoof R., Amery A. (1992): A meta-analysis of outcome trials in elderly hypertensives. J. Hypertension 10: 1103–1109.

WHO/ISH (1999): Guidelines for the Management of Hypertension. J. Hypertension 17: 151–183.

Wolk R. (2000): Anti-arrhythmic properties of moxonidine – implications for the MOXCON study. Int. J. Cardiol. 12: 89–92.

Zhu Q.M., Lesnick J.D., Jasper J.R., MacLennan S.J., Dillon M.P., Eglen R.M., Blue D.R. Jr. (1999): Cardiovascular effects of rilmenidine, moxonidine and clonidine in conscious wild-type and D79N alpha2A-adrenoceptor transgenic mice. Br. J. Pharmacol. 126: 1522–1530.

# 14. Antikoagulantien und Thrombozytenaggregationshemmer

ULRICH SCHWABE

Antikoagulantien und Thrombozytenaggregationshemmer werden in steigendem Umfang bei Thrombosen, Embolien und arteriellen Gefäßkrankheiten mit unterschiedlichen therapeutischen Schwerpunkten eingesetzt. Die akute Antikoagulation mit Heparin und die nachfolgende Gabe oraler Vitamin-K-Antagonisten ist die Standardtherapie für akute Venenthrombosen und Lungenembolien. Daneben werden orale Antikoagulantien zur Prophylaxe kardiogener Hirnembolien bei atrialen Thromben und bei arteriosklerotisch bedingten Karotisstenosen angewendet. Niedermolekulare Heparine werden überwiegend zur Prophylaxe thromboembolischer Komplikationen bei immobilisierten Patienten, aber auch zunehmend für die Therapie tiefer Venenthrombosen bei ambulanten Patienten eingesetzt.

Thrombozytenaggregationshemmer sind zur Primär- und Sekundärprophylaxe des Herzinfarkts und transienter ischämischer Attacken (TIA) bei Patienten mit zerebrovaskulären Durchblutungsstörungen indiziert. Wichtigster Vertreter dieser Gruppe ist Acetylsalicylsäure, die bereits in Dosen von 50–100 mg täglich eine irreversible Acetylierung der thrombozytären Cyclooxygenase auslöst und dadurch eine über Tage anhaltende Hemmung der Plättchenaggregation bewirkt. Unter speziellen Bedingungen werden die ADP-Rezeptorantagonisten Ticlopidin (*Tiklyd*) oder Clopidogrel (*Plavix, Iscover*) eingesetzt, die den thrombozytären ADP-Rezeptor irreversibel inaktivieren und damit die ADP-vermittelte Aggregation hemmen.

Die Verordnungen der Antikoagulantien und Thrombozytenaggregationshemmer haben im Jahr 2000 erneut kräftig zugenommen (Tabellen 14.1 und 14.2). Besonders auffällig ist die abermalige Zunahme der Thrombozytenaggregationshemmer, die in den letzten beiden Jahren zu einer Verdoppelung der verordneten Tagesdosen (DDD) geführt hat (Abbildung 14.1). Dem Hausarzt wird insbesondere nach interventioneller Angioplastie in der Kardiologie häufig

**Tabelle 14.1:** Verordnungen von Antikoagulantien 2000. Angegeben sind die verordnungshäufigsten Präparate mit Verordnungsrang, Verordnungen und Umsatz 2000 im Vergleich zu 1999.

| Rang | Präparat | Verordnungen in Tsd. | Änd. % | Umsatz Mio. DM | Änd. % |
|---|---|---|---|---|---|
| 60 | Marcumar | 1431,4 | +4,4 | 52,3 | +3,7 |
| 357 | Fraxiparin | 465,4 | +8,4 | 95,9 | +24,6 |
| 405 | Falithrom | 430,6 | +10,4 | 15,5 | +10,2 |
| 435 | Mono Embolex | 400,4 | −1,5 | 60,2 | −2,5 |
| 529 | Clexane | 339,5 | −5,1 | 68,9 | −4,6 |
| 643 | Fragmin | 286,5 | +19,1 | 54,6 | +27,9 |
| 1320 | Clivarin | 125,3 | +11,4 | 13,2 | +14,3 |
| 1696 | Innohep | 90,0 | +34,0 | 17,1 | +55,5 |
| Summe | | 3569,1 | +5,8 | 377,6 | +10,9 |
| Anteil an der Indikationsgruppe | | 89,4% | | 92,5% | |
| Gesamte Indikationsgruppe | | 3990,6 | +11,6 | 408,3 | +15,9 |

**Tabelle 14.2:** Verordnungen von Thrombozytenaggregationshemmern 2000. Angegeben sind die verordnungshäufigsten Präparate mit Verordnungsrang, Verordnungen und Umsatz 2000 im Vergleich zu 1999.

| Rang | Präparat | Verordnungen in Tsd. | Änd. % | Umsatz Mio. DM | Änd. % |
|---|---|---|---|---|---|
| 11 | HerzASS-ratiopharm | 3219,7 | +31,3 | 21,2 | +39,9 |
| 101 | Aspirin protect | 1100,7 | +9,1 | 14,6 | +19,5 |
| 118 | Godamed | 990,3 | −4,0 | 6,6 | −0,0 |
| 377 | Plavix | 450,4 | +40,3 | 136,5 | +41,5 |
| 400 | Iscover | 433,9 | +44,5 | 133,2 | +46,0 |
| 791 | ASS-Isis | 222,8 | +70,9 | 1,0 | +62,9 |
| 842 | ASS-ratiopharm 100 TAH | 209,2 | (neu) | 1,4 | (neu) |
| 1065 | Tiklyd | 158,9 | −59,2 | 31,6 | −59,5 |
| 1313 | Miniasal | 125,9 | −2,1 | 0,6 | +1,7 |
| 1946 | ASS-light | 73,6 | +0,9 | 0,4 | +2,3 |
| 2057 | Ticlopidin-ratiopharm | 67,1 | +272,6 | 9,8 | +298,6 |
| 2090 | Asasantin | 64,6 | −13,7 | 5,2 | +6,7 |
| 2476 | Ticlopidin Stada | 47,5 | +257,0 | 7,4 | +253,2 |
| Summe | | 7164,5 | +20,6 | 369,7 | +18,9 |
| Anteil an der Indikationsgruppe | | 101,8% | | 98,9% | |
| Gesamte Indikationsgruppe | | 7037,6 | +17,1 | 373,9 | +19,0 |

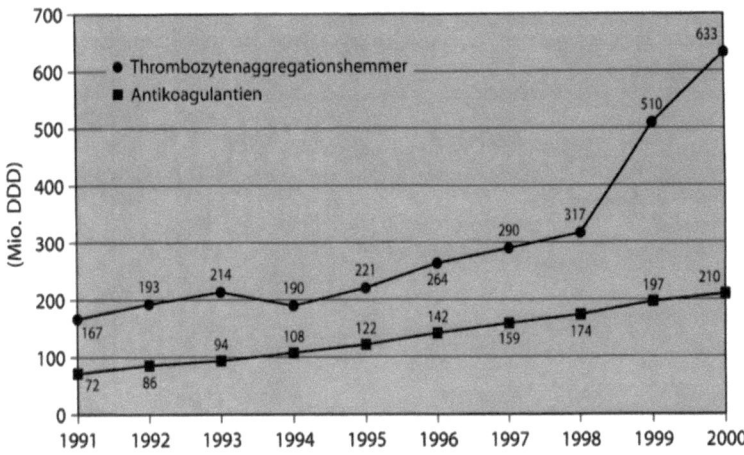

**Abbildung 14.1:** Verordnungen von Thrombozytenaggregationshemmern und Antikoagulantien 1991 bis 2000. Gesamtverordnungen nach difinierten Tagesdosen (DDD).

empfohlen, Antikoagulantien und Aggregationshemmer gleichzeitig zur Weiterbehandlung zu verordnen. Dies bedeutet ein erheblich erhöhtes Blutungsrisiko auch abhängig von der Grundkrankheit des Patienten (Hypertonie) und erfordert eine intensive ambulante Überwachung.

## Antikoagulantien

### Vitamin-K-Antagonisten

Vitamin-K-Antagonisten bilden traditionell die Hauptgruppe der ambulant angewendeten Antikoagulantien. Als einziger Wirkstoff wird in Deutschland Phenprocoumon (*Marcumar, Falithrom*) häufig verordnet (Tabelle 14.3). Es hemmt die Vitamin-K-abhängige Synthese von Gerinnungsfaktoren (z. B. Prothrombin) in der Leber und führt damit zu einer verminderten Gerinnungsfähigkeit des Blutes als Thromboseschutz. Das Ausmaß der Wirkung wird durch individuelle Faktoren und durch zahlreiche Arzneimittelinteraktionen beeinflußt. Aus diesem Grunde und aufgrund der geringen therapeutischen Breite ist eine kontinuierliche Therapieüberwachung durch Messung der Thromboplastinzeit (Quick-Wert) erforderlich.

**Tabelle 14.3:** Verordnungen von Antikoagulantien 2000. Angegeben sind die 2000 verordneten Tagesdosen, die Änderungen gegenüber 1999 und die mittleren Kosten je DDD 2000.

| Präparat | Bestandteile | DDD in Mio. | Änderung in % | DDD-Kosten in DM |
|---|---|---|---|---|
| **Vitamin-K-Antagonisten** | | | | |
| Marcumar | Phenprocoumon | 131,6 | (+4,1) | 0,40 |
| Falithrom | Phenprocoumon | 40,9 | (+10,2) | 0,38 |
| | | 172,5 | (+5,5) | 0,39 |
| **Niedermolekulare Heparine** | | | | |
| Fraxiparin | Nadroparin | 8,7 | (+20,1) | 11,01 |
| Clexane | Enoxaparin | 6,7 | (−5,6) | 10,32 |
| Fragmin | Dalteparin | 5,6 | (+25,3) | 9,79 |
| Mono Embolex | Certoparin | 5,3 | (−5,7) | 11,31 |
| Clivarin | Reviparin | 1,7 | (+10,4) | 8,02 |
| Innohep | Tinzaparin | 1,6 | (+44,5) | 10,40 |
| | | 29,6 | (+9,3) | 10,48 |
| Summe | | 202,1 | (+6,0) | 1,87 |

Der gemessene „Quick"-Wert (Thromboplastinzeit) soll in „INR" (International normalized ratio) umgerechnet werden, um einen allgemein gültigen Laborwert zu erhalten. Entsprechend der zu behandelnden Risikosituation wird der Patient möglichst konstant auf einen bestimmten Ziel-INR-Wertbereich nach den Leitlinien verschiedener Fachgesellschaften eingestellt. Diese Forderungen werden in Deutschland zunehmend eingehalten. Dies hat zu einem erheblichen Rückgang gefährlicher Blutungskomplikationen (insbesondere der zerebralen Einblutungen bei Hypertoniepatienten) geführt. Auch die heute eingeführte Selbstkontrolle der Antikoagulantientherapie durch den Patienten hat das Ergebnis der oralen Antikoagulantientherapie optimiert, da er entsprechend geschult wird und häufig dann ebenso wie der behandelnde Arzt über die Gefahren der Therapie informiert ist.

### Niedermolekulare Heparine

Niedermolekulare Heparine sind Heparinfragmente mit gerinnungshemmender Wirkung, die durch Fraktionierung oder Depolymerisierung aus nativem Heparin gewonnen werden. Das mittlere Molekulargewicht beträgt 4.000–6.000 Dalton im Vergleich zu 12.000–15.000 Dalton des unfraktionierten Standardheparins. Als erster Vertreter wurde 1985 Dalteparin (*Fragmin*) zur Antikoagulation bei der Hämodialyse zugelassen. Später folgten fünf weitere niedermolekulare Heparine, die inzwischen alle zu den 2500 verordnungshäufigsten Arzneimitteln gehören (Tabelle 14.3). Für alle Präparate wurde bei der DDD-Berechnung die WHO-DDD von 3.000 I.E. Anti-Xa-Wirksamkeit zugrundegelegt. Wegen der unterschiedlichen Herstellungsverfahren und der dadurch bedingten Aktivitätsunterschiede sind die mit einzelnen Substanzen erzielten Ergebnisse nicht ohne weiteres auf alle niedermolekularen Heparine übertragbar.

Niedermolekulare Heparine sind für die Thromboseprophylaxe bei Hochrisikopatienten mindestens genauso wirksam wie Standardheparine (Hirsh und Levine 1992). Gleiches gilt auch für die Initialbehandlung der tiefen Venenthrombose (Leizorovicz et al. 1992, Lensing et al. 1995). Bei akuten Koronarsyndromen (instabile Angina pectoris, Non-Q-Wellen-Infarkt) sind niedermolekulare Heparine den unfraktionierten Heparinen bezüglich Senkung ischämischer Ereignisse und Mortalität überlegen (Zed et al. 1999). Das gilt insbesondere für Enoxaparin (Cohen et al. 1997). Bezüglich des Blutungsrisikos als wichtigster Nebenwirkung und der gefährlichen Heparin-induzierten Thrombozytopenie Typ II (HIT II) bestehen keine wesentlichen Unterschiede zwischen unfraktionierten und niedermolekularen Heparinen. Letztere scheinen zwar primär seltener die HIT II auszulösen, bei eingetretener Symptomatik bestehen allerdings häufig „Kreuzreaktionen" gegenüber den meisten niedermolekularen Heparinen außer gegenüber dem Heparinoid Danaparoid. Dagegen haben niedermolekulare Heparine mehrere Vorteile gegenüber den Standardheparinen. Ihre Bioverfügbarkeit beträgt 87–98% und ist damit 3–6fach höher und wesentlich konstanter als bei Standardheparin, weshalb die gerinnungshemmende Wirkung besser voraussehbar ist. Die längere Halbwertszeit (3–6 Stunden) ermöglicht die einmal tägliche Gabe. Standarddosen zur Thromboseprophylaxe können im allgemeinen ohne Laborkontrollen angewendet werden (Zed et al. 1999).

Mit der einfacheren Handhabung sind die niedermolekularen Heparine auch für die Behandlung ambulanter Patienten einsetzbar. Für ausgewählte Patienten mit tiefen Venenthrombosen ist in mehreren kontrollierten Studien gezeigt worden, daß die häusliche Behandlung mit niedermolekularen Heparinen genauso sicher und effektiv ist wie die stationäre Heparintherapie (Levine et al. 1996, Koopman et al. 1996,

Grau et al. 2001). Bei dieser Indikation ist damit eine erhebliche Kostenreduktion trotz der 2-4fach höheren Kosten der niedermolekularen Heparine möglich.

Die Verordnungsdaten der niedermolekularen Heparine zeigen, daß im Jahr 2000 in Deutschland 29,6 Mio. Tagesdosen verordnet wurden, was Verordnungskosten von 310 Mio. DM entspricht (Tabelle 14.3). Daraus geht zugleich hervor, daß nur ein relativ kleiner Prozentsatz auf die akute Therapie tiefer Venenthrombosen entfallen kann, während der Großteil dieser Verordnungen andere Indikationen der Heparintherapie betrifft. Eine zunehmende Rolle scheint dabei die ambulante Thromboseprophylaxe bei immobilisierten chirurgischen Patienten zu spielen. Bei Patienten mit Gipsverbänden an den Beinen traten nach Prophylaxe mit einem niedermolekularen Heparin keine tiefen Venenthrombosen im Vergleich zu 4% in der Kontrollgruppe auf (Kock et al. 1995).

Damit liefert diese Arzneimittelgruppe ein weiteres Beispiel für den weltweit zu beobachtenden Trend von der stationären Therapie zur ambulanten Betreuung der Patienten. Aufgrund der mehrfachen Warnungen und Mitteilungen der Arzneimittelkommission der Deutschen Ärzteschaft hat sich die anfänglich hohe Letalität der gefährlichen Heparin-induzierten Thrombozytopenie Typ II (etwa 30%) deutlich vermindert (5-8%), da nunmehr die Symptomatik thromboembolischer Komplikationen mit Thrombozytenabfall unter Heparin frühzeitig erkannt, Heparin rechtzeitig abgesetzt und eine entsprechende Ersatzantikoagulation mit rekombinanten Hirudinen (Desirudin, Lepirudin) oder dem Heparinoid Danaparoid eingeleitet wird. Die Patienten erhalten einen entsprechenden Warnhinweis (Risikopaß) ausgehändigt.

## Thrombozytenaggregationshemmer

### Acetylsalicylsäure

Der Hauptteil der Verordnungen entfällt traditionell auf die Acetylsalicylsäure (Tabelle 14.4). Hier erscheinen allerdings nur solche Präparate, die als Indikation ausschließlich die Thrombozytenaggregationshemmung angeben. Daneben gibt es weitere Acetylsalicylsäurepräparate (*ASS-ratiopharm*, *ASS von ct*, *ASS-Hexal*, *ASS Stada*), die als Analgetika klassifiziert sind (siehe Kapitel 4), aber zu einem großen Teil als niedrig dosierte Arzneiformen von 100 mg verordnet werden. Diese

Antikoagulantien und Thrombozytenaggregationshemmer

**Tabelle 14.4:** Verordnungen von Thrombozytenaggregationshemmern 2000. Angegeben sind die 2000 verordneten Tagesdosen, die Änderungen gegenüber 1999 und die mittleren Kosten je DDD 2000.

| Präparat | Bestandteile | DDD in Mio. | Änderung in % | DDD-Kosten in DM |
|---|---|---|---|---|
| **Acetylsalicylsäure** | | | | |
| HerzASS-ratiopharm | Acetylsalicylsäure | 314,6 | (+31,2) | 0,07 |
| Aspirin protect | Acetylsalicylsäure | 104,0 | (+11,0) | 0,14 |
| Godamed | Acetylsalicylsäure | 84,7 | (−1,8) | 0,08 |
| ASS-Isis | Acetylsalicylsäure | 21,8 | (+72,6) | 0,05 |
| ASS-ratiopharm 100 TAH | Acetylsalicylsäure | 20,0 | (neu) | 0,07 |
| Miniasal | Acetylsalicylsäure | 12,6 | (−2,0) | 0,05 |
| ASS-light | Acetylsalicylsäure | 7,2 | (+1,9) | 0,06 |
| | | 564,8 | (+24,9) | 0,08 |
| **ADP-Rezeptorantagonisten** | | | | |
| Plavix | Clopidogrel | 24,3 | (+41,7) | 5,61 |
| Iscover | Clopidogrel | 23,7 | (+46,1) | 5,61 |
| Tiklyd | Ticlopidin | 6,4 | (−59,1) | 4,96 |
| Ticlopidin-ratiopharm | Ticlopidin | 2,7 | (+329,5) | 3,55 |
| Ticlopidin Stada | Ticlopidin | 2,0 | (+252,8) | 3,81 |
| | | 59,1 | (+17,8) | 5,39 |
| **Kombinationspräparate** | | | | |
| Asasantin | Acetylsalicylsäure Dipyridamol | 1,7 | (−15,0) | 3,00 |
| Summe | | 625,7 | (+24,0) | 0,59 |

niedrige Dosis wird vermutlich primär zur Hemmung der Thrombozytenaggregation eingesetzt, da sie für die Schmerz- und Fiebertherapie bei Erwachsenen nicht ausreicht. Die 100 mg Tabletten dieser Präparate ergeben ca. weitere 500 Mio. Tagesdosen, so daß im Jahr 2000 insgesamt etwa 1000 Mio. DDD Acetylsalicylsäure zur Thrombozytenaggregationshemmung verordnet wurden. Das bedeutet, daß 2000 etwa 2,7 Millionen Patienten zur Herzinfarkt- und Schlaganfallprophylaxe mit niedrig dosierter Acetylsalicylsäure behandelt wurden. Für beide Indikationen ist der therapeutische Nutzen in zahlreichen Studien belegt und in Metaanalysen evaluiert worden (Antiplatelet Trialists' Collaboration 1994).

*Asasantin* ist eine Kombination aus Acetylsalicylsäure (330 mg/Tbl.) und Dipyridamol (75 mg/Tbl.). Die beiden Substanzen hemmen die Thrombozytenaggregation über unterschiedliche Mechanismen und sind damit grundsätzlich für eine Kombination geeignet. Trotz zahlreicher klinischer Studien sind die Belege für einen zusätzlichen antithrombotischen Effekt von Dipyridamol begrenzt. In zwei Myokardreinfarktstudien (PARIS I und PARIS II) hatte Dipyridamol keinen gesicherten zusätzlichen Effekt auf die bekannte Wirkung der Acetylsalicylsäure (The Persantine-Aspirin Reinfarction Study Research Group 1980, Klimt et al. 1986). Auch in einer Studie zur Sekundärprävention von transitorischen ischämischen Attacken war die Kombination der Acetylsalicylsäure nicht überlegen (Bousser et al. 1983). In einer neueren Studie mit erhöhter Dipyridamoldosis in retardierter Form wurde dagegen ein additiver Effekt der beiden Kombinationspartner auf die Sekundärprävention des Schlaganfalls beobachtet (Diener et al. 1996). Die Verordnungen von *Asasantin* sind im Jahr 2000 weiter zurückgegangen (Tabelle 14.4) und betragen nur noch etwa 15% der DDD-Werte vor 10 Jahren.

### ADP-Rezeptorantagonisten

Ticlopidin (*Tiklyd*) wurde 1980 als Thrombozytenaggregationshemmer zur Behandlung von Hämodialysepatienten mit Shuntkomplikationen bei Unverträglichkeit von Acetylsalicylsäure zugelassen. Erst 1993 wurde die Indikation auf die Sekundärprophylaxe von Schlaganfällen bei Acetylsalicylsäureunverträglichkeit erweitert, nachdem in kontrollierten Studien nachgewiesen war, daß Ticlopidin die Letalität bei dieser Indikation senkt und Acetylsalicylsäure überlegen ist (Gent et al. 1989, Hass et al. 1989). Therapeutisch bedeutsamer ist dagegen die Senkung koronarer Stentthrombosen durch gleichzeitige Gabe von Acetylsalicylsäure und Ticlopidin im Vergleich zu Acetylsalisylsäure allein (Leon et al. 1998). Die Ticlopidinprophylaxe ist jedoch mit dem Risiko schwerer Neutropenien belastet und muß daher regelmäßig durch Blutbildkontrollen überwacht werden. Bei rechtzeitigem Absetzen von Ticlopidin ist die Neutropenie reversibel, und somit kann die häufig letal endende Agranulozytose vermieden werden. Die Verordnungen von Ticlopidin sind trotz des Hinzukommens von zwei preisgünstigen Generikapräparaten erneut erheblich zurückgegangen (Tabelle 14.4).

Clopidogrel (*Iscover*, *Plavix*) wurde im Juli 1998 als zweiter ADP-Rezeptorantagonist eingeführt und hat auch im Jahr 2000 seinen enormen Verordnungsanstieg fortgesetzt (Tabelle 14.4). Clopidogrel ist vor allem bezüglich hämatologischer Nebenwirkungen besser verträglich als Ticlopidin, zeigt aber im Vergleich zu Acetylsalicylsäure nur eine marginale Überlegenheit. In einer großen Studie zur Sekundärprävention ischämischer Ereignisse an 19.185 Patienten betrug das jährliche Risiko für Schlaganfall, Myokardinfarkt oder vaskulär bedingte Todesfälle mit Clopidogrel 5,32% und mit Acetylsalicylsäure 5,82% (CAPRIE Steering Committee 1996). Eine Subgruppenauswertung ergab jedoch nur bei Patienten mit arterieller Verschlußkrankheit eine signifikante Überlegenheit für Clopidogrel gegenüber Acetylsalicylsäure. Auch die Gesamtletalität änderte sich nicht signifikant. In der anschließenden Diskussion ist daher wiederholt die Fragestellung der CAPRIE-Studie kritisiert worden, weil nur eine Kombination der beiden Thrombozytenhemmer erfolgversprechend gewesen wäre (Born und Collins 1997). Clopidogrel wird daher heute in erster Linie als Alternative für Ticlopidin zur Prävention koronarer Stentthrombosen eingesetzt (Moussa et al. 1999). Zur Prävention thromboembolischer Ereignisse bei Schlaganfall- und Herzinfarktpatienten wird dagegen eindeutig Acetylsalicylsäure der Vorzug gegeben, wenn Wirksamkeit, Sicherheit und Kosten verglichen werden (Gorelick et al. 1999). Auch in Deutschland liegen die Tagestherapiekosten von Clopidogrel etwa 70fach höher als die von Acetylsalicylsäure (Tabelle 14.4).

### Glykoproteinrezeptorantagonisten

In letzter Zeit wurden in der interventionellen Kardiologie zur Rethromboseprophylaxe von Stents zunehmend Glykoproteinrezeptorantagonisten in die Therapie eingeführt. Sie vermindern die Bindung von Fibrinogen mit den in der Plättchenmembran lokalisierten Glykoproteinrezeptoren (überwiegend IIb/IIIa) der aktivierten Plättchen und verhüten damit thromboembolische Komplikationen, z. B. im Bereich der Koronararterien. Neben dem monoklonalen Antikörper Abciximab (*Reo-Pro*) werden auch kleinmolekulare Peptide angewendet (z. B. Tirofiban). Die Rezeptorantagonisten haben eine geringe therapeutische Breite und führen zu erhöhtem Blutungsrisiko, insbesondere da gleichzeitig Heparin und andere Aggregationshemmer (Acetylsalicylsäure, Clopidogrel oder Ticlopidin) verabreicht werden. Diese Patienten bedürfen einer besonders sorgfältigen Überwachung in der Praxis nach Entlassung aus der Klinik wegen der erheblichen Blutungsneigung. Unter Abciximab (*Reo-Pro*) werden auch ausgeprägte Thrombozytopenien (3%) beobachtet (Wenzel et al. 1999).

## Literatur

Antiplatelet Trialists' Collaboration (1994): Collaborative overview of randomised trials of antiplatelet therapy–I: Prevention of death, myocardial infarction, and stroke by prolonged antiplatelet therapy in various categories of patients. Brit. Med. J. 308: 81–106.

Born G.V.R., Collins R. (1997): Aspirin versus clopidogrel: the wrong question? Lancet 349: 806–807.

Bousser M.G., Eschwege E., Haguenau M., Lefauconnier J.M., Thibult N. et al. (1983): „AICLA" controlled trial of aspirin and dipyridamole in the secondary prevention of athero-thrombotic cerebral ischemia. Stroke 14: 5–14.

CAPRIE Steering Committee (1996): A randomised, blinded, trial of clopidogrel versus aspirin in patients at risk of ischaemic events (CAPRIE). Lancet 348: 1329–1339.

Cohen M., Demers C., Gurfinkel E.P., Turpie A.G., Fromell G.J., Goodman S. et al. for the Efficacy and Safety of Subcutaneous Enoxaparin in Non-Q-Wave Coronary Events Study Group (1997): A comparison of low-molecular-weight heparin with unfractionated heparin for unstable coronary artery disease. N. Engl. J. Med. 337: 447–452.

Diener H.C., Cunha L., Forbes C., Sivenius J., Smets P., Lowenthal A. (1996): European Stroke Prevention Study. 2. Dipyridamole and acetylsalicylic acid in the secondary prevention of stroke. J. Neurol. Sci. 143: 1–13.

Gent M., Blakely J.A., Easton J.D., Ellis D.J., Hachinski V.C. et al. (1989): The Canadian American Ticlopidine Study (CATS) in thromboembolic stroke. Lancet I: 1215–1220.

Gorelick P.B., Born G.V.R., d'Agostino R.B., Hanley D.F. Jr., Moye L., Pepine C.J. (1999): Therapeutic benefit. Aspirin revisited in light of the introduction of clopidogrel. Stroke 30: 1716–1721.

Grau E., Tenias J.M., Real E., Medrano J., Ferrer R., Pastor E., Selfa S. (2001): Home treatment of deep venous thrombosis with low molecular weight heparin: Longterm incidence of recurrent venous thromboembolism. Am. J. Hematol. 67: 10–14.

Hass W.K., Easton J.D., Adams H.P. Jr., Pryse-Phillips W., Molony B.A. et al. (1989): A randomized trial comparing ticlopidine hydrochloride with aspirin for the prevention of stroke in high-risk patients. Ticlopidine Aspirin Stroke Study Group. N. Engl. J. Med. 321: 501–507.

Hirsh J., Levine M.N. (1992): Low molecular weight heparin. Blood 79: 1–17.

Klimt C.R., Knatterud G.L., Stamler J., Meier P. (1986): Persantine-aspirin reinfarction study. Part II. Secondary coronary prevention with persantine and aspirin. J. Am. Coll. Cardiol. 7: 251–269.

Kock H.-J., Schmit-Neuerburg K.P., Hanke J., Rudofsky G., Hirche H. (1995): Thromboprophylaxis with low-molecular-weight heparin in outpatients with plastercast immobilisation of the leg. Lancet 346: 459–461.

Koopman M.M.W., Prandoni P., Piovella F., Ockelford P.A., Brandjes D.P.M. et al. (1996): Treatment of venous thrombosis with intravenous unfractionated heparin administered in the hospital as compared with subcutaneous low-molecular-weight heparin administered at home. N. Engl. J. Med. 334: 682–687.

Leizorovicz A., Haugh M.C., Chapuis F.-R., Samama M.M., Boissel J.-P. (1992): Low molecular weight heparin in prevention of perioperative thrombosis. Brit. Med. J. 305: 913–920.

Lensing A.W.A., Prins M.H., Davidson B.L., Hirsh J. (1995): Treatment of deep venous thrombosis with low-molecular-weight heparins: a meta-analysis. Arch. Intern. Med. 155: 601–607.

Leon M.B., Baim D.S., Popma J.J., Gordon P.C., Cutlip D.E., Ho K.K.L. et al. (1998): A clinical trial comparing three antithrombotic-drug regimens after coronary-artery stenting. N. Engl. J. Med. 339: 1665–1671.

Levine M., Gent M., Hirsh J., Leclerc J., Anderson D. et al. (1996): A comparison of low-molecular-weight heparin administered primarily at home with unfractionated heparin administered in the hospital for proximal deep-vein thrombosis. N. Engl. J. Med. 334: 677–681.

Moussa I., Oetgen M., Roubin G., Colombo A., Wang X., Iyer S. et al. (1999): Effectiveness of clopidogrel and aspirin versus ticlopidine and aspirin in preventing stent thrombosis after coronary stent implantation. Circulation 99: 2364–2366.

The Persantine-Aspirin Reinfaction Study Research Group (1980): Persantine and aspirin in coronary heart disease. Circulation 62: 449–461.

Wenzel E., Keller-Stanislawski B., Tiaden J.D., Mörsdorf S., Pindur G., Graul A., Seyfert U.T. (1999): Antithrombotische, blutstillende und antianämische Mittel. In: Müller-Oerlinghausen B., Lasek R., Düppenbecker H., Munter K.-H. (Hrsg.): Handbuch der unerwünschten Arzneimittelwirkungen. Urban & Fischer, München.

Zed P.J., Tisdale J.E., Borzak S. (1999): Low-molecular-weight heparins in the management of acute coronary syndromes. Arch. Intern. Med. 159: 1849–1857.

# 15. Antimykotika

Uwe Fricke

Pilzinfektionen werden klinisch-diagnostisch und therapeutisch nach ihrer Lokalisation und der Art der Erreger unterschieden. Am häufigsten sind oberflächliche Mykosen der Haut und Hautanhangsorgane sowie der Schleimhäute. Organmykosen sind in unseren Breiten deutlich seltener, gewinnen aber bei Patienten mit erworbener Immunschwäche (AIDS) zunehmend an Bedeutung und sind auch im Rahmen einer immunsuppressiven Therapie zu beachten. Für Risikopatienten kann auch die kommensale intestinale Mykoflora eine potentielle Gefahrenquelle sein. Ohne therapeutische Konsequenz ist sie jedoch – wie auch die übrige standorttypische Mikroflora – bei immunkompetenten Patienten. So läßt sich weder ein Zusammenhang zwischen einer Candidabesiedlung im Darm und Störungen wie Blähungen, Verdauungsbeschwerden, Roemheld-Syndrom, Herzbeschwerden, körperliche Schwäche, Ermüdbarkeit, Kopfschmerzen, Gelenkschmerzen, depressive Verstimmung etc. (sog. candidiasis hypersensitivity syndrome bzw. Mykophobie) wissenschaftlich belegen, noch ist eine Eradikation der Hefepilze notwendig und möglich (Müller 1993, Rösch 1996, Scheurlen 1996, Seebacher 1996, Knoke 1998, Bernhardt 1998).

Dermatomykosen werden durch Dermatophyten, Hefen und andere Sproßpilze sowie durch Schimmelpilze ausgelöst. Eine herabgesetzte Immunabwehr oder ein Diabetes mellitus können begünstigend wirken. Auch eine Schädigung des Hautmilieus oder begleitend gegebene Arzneimittel wie Antibiotika, Glucocorticoide oder Immunsuppressiva können die Infektion fördern. Glucocorticoide verschleiern darüber hinaus das klinische Bild (Steigleder 1993).

Entsprechend der Bedeutung von Pilzinfektionen der Haut und Schleimhäute werden fast 90% der Antimykotika als Lokaltherapeutika verordnet (Abbildung 15.1). Nystatin und Miconazol werden darüber hinaus auch bei orointestinalen Candidainfektionen eingesetzt. Zur Behandlung von Organmykosen wie Aspergillose, Candidose, Kryptokok-

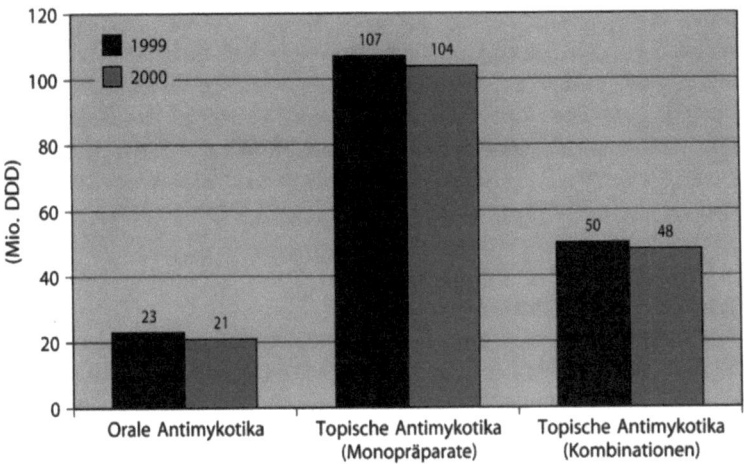

**Abbildung 15.1:** Verordnungen von Antimykotika 2000. Definierte Tagesdosen (DDD) der 2500 meistverordneten Arzneimittel

kose, Sporotrichose, Histoblastose oder Blastomykose steht mit Amphotericin B, Flucytosin, Ketoconazol, Fluconazol und Itraconazol nur ein begrenztes medikamentöses Arsenal zur Verfügung.

Die Azolantimykotika Fluconazol und Itraconazol sind in oraler Darreichungsform – sofern eine lokale Therapie nicht anspricht – auch bei Pilzinfektionen der Haut und Hautanhangsgebilde (Haare, Nägel) sowie bei chronisch-rezidivierenden Vaginalmykosen indiziert. Ketoconazol spielt infolge gravierender hepatotoxischer Nebenwirkungen heute praktisch keine Rolle mehr (Hecker 1997, Niewerth und Korting 2000). Darüber hinaus kann zur oralen Behandlung von Dermatophytosen der Haut und Nägel auch Terbinafin eingesetzt werden. Das lange Jahre als Standard geltende, jedoch nur bei Dermatophyten-Infektionen einsetzbare Griseofulvin ist dagegen durch die neueren Antimykotika fast vollständig verdrängt worden und wird mangels Alternativen – Fluconazol, Itraconazol und Terbinafin sind (bisher) nur zur Anwendung beim Erwachsenen zugelassen – lediglich noch bei Kindern eingesetzt (Hecker 1997, Friedlander und Suarez 1998, Gupta und Shear 1999, Howard und Frieden 1999, Bennett et al. 2000, Friedlander 2000, Higgins et al. 2000, Niewerth und Korting 2000).

Orale Antimykotika werden insbesondere bei großflächigen bzw. häufig rezidivierenden Pilzinfektionen der Haut und Hautanhangsgebilde sowie bei opportunistischen Infektionen bei immundefizienten

Patienten eingesetzt. Zusätzlich können ggf. topische Antimykotika nützlich sein. Nachteilig sind die z. T. gravierenden unerwünschten Wirkungen der oralen Antimykotika. Bei den neueren Substanzen fehlen noch ausreichende Langzeiterfahrungen. Günstiger ist das therapeutische Spektrum dagegen bei den topischen Arzneimitteln, vor allem durch die Entwicklung sogenannter Breitbandantimykotika (Kauffman und Carver 1997, Gupta et al. 1998, Scholz und Schwabe 2000).

## Verordnungsspektrum

Antimykotika wurden im Jahr 2000 wieder insgesamt seltener verordnet als im Vorjahr (Tabelle 15.1). Am stärksten rückläufig waren - nach definierten Tagesdosen (DDD) - die oralen Antimykotika. *Cutistad, Fungisan* (seit 1.4.2000 außer Vertrieb), *Mycofug und Mykontrol* - ausnahmslos Lokalantimykotika - befinden sich nicht mehr unter den 2500 meistverordneten Fertigarzneimitteln. Erstmals vertreten ist *Bifon*.

**Tabelle 15.1:** Verordnungen von Antimykotika 2000. Angegeben sind die verordnungshäufigsten Präparate mit Verordnungsrang, Verordnungen und Umsatz 2000 im Vergleich zu 1999.

| Rang | Präparat | Verordnungen in Tsd. | Änd. % | Umsatz Mio. DM | Änd. % |
|---|---|---|---|---|---|
| 86 | Batrafen Creme etc. | 1166,1 | +5,3 | 43,5 | +2,3 |
| 240 | Fungizid-ratioph. Creme etc. | 616,0 | -5,4 | 5,8 | -7,1 |
| 282 | Baycuten | 543,5 | -8,3 | 18,8 | -4,8 |
| 344 | Decoderm tri | 482,7 | +1,0 | 14,2 | +2,6 |
| 387 | Multilind Heilpaste | 443,4 | +7,0 | 11,1 | +5,3 |
| 447 | Lotricomb | 391,2 | -16,0 | 15,2 | -16,2 |
| 510 | Sempera | 353,2 | -11,8 | 87,2 | -14,2 |
| 511 | Terzolin | 352,4 | -20,0 | 11,1 | -20,1 |
| 512 | Mykundex Heilsalbe | 351,4 | -5,9 | 6,5 | -5,5 |
| 584 | Lamisil Tabletten | 310,1 | -6,8 | 72,3 | -6,0 |
| 675 | Fungata | 270,7 | +2,7 | 8,6 | +12,6 |
| 678 | Epi-Pevaryl Creme etc. | 269,0 | -8,4 | 7,2 | -7,7 |
| 727 | Mykoderm Heilsalbe | 246,3 | +39,8 | 2,9 | +39,3 |
| 779 | Canifug-Creme etc. | 229,8 | -11,6 | 2,5 | -11,5 |
| 834 | Clotrimazol AL Creme etc. | 210,9 | +32,9 | 1,4 | +38,5 |
| 852 | Epipevisone | 206,9 | -8,0 | 5,4 | -7,6 |
| 873 | Loceryl | 200,5 | +20,6 | 18,3 | +13,0 |
| 1003 | Vobaderm | 171,1 | +229,1 | 2,7 | +283,1 |
| 1029 | Canesten | 165,3 | -13,0 | 1,8 | -16,1 |
| 1053 | Candio-Hermal Creme etc. | 161,3 | -10,9 | 2,9 | -10,5 |

**Tabelle 15.1:** Verordnungen von Antimykotika 2000. Angegeben sind die verordnungshäufigsten Präparate mit Verordnungsrang, Verordnungen und Umsatz 2000 im Vergleich zu 1999 (Fortsetzung).

| Rang | Präparat | Verordnungen in Tsd. | Änd. % | Umsatz Mio. DM | Änd. % |
|---|---|---|---|---|---|
| 1070 | Mycospor Creme etc. | 158,1 | −15,7 | 3,5 | −18,3 |
| 1087 | Mykundex Drag. etc. | 156,1 | −4,4 | 4,0 | −7,4 |
| 1148 | Mykohaug C Creme | 148,7 | +3,6 | 1,1 | +3,2 |
| 1165 | Nystatin Lederle Filmtab.etc | 146,2 | −20,6 | 5,0 | −23,7 |
| 1190 | Nystaderm Creme etc. | 142,5 | +12,2 | 2,3 | +8,9 |
| 1209 | Mykosert | 139,5 | +0,2 | 3,0 | +2,5 |
| 1229 | Antifungol Creme etc. | 137,0 | −0,0 | 1,4 | −5,6 |
| 1238 | Cloderm | 135,7 | +8,3 | 2,6 | +4,6 |
| 1260 | Daktar Mundgel | 132,9 | −16,1 | 2,2 | −17,4 |
| 1279 | clotrimazol v. ct Creme etc. | 130,3 | +7,1 | 1,2 | +5,8 |
| 1382 | Micotar Mundgel | 117,4 | +23,3 | 1,5 | +22,2 |
| 1480 | Biofanal Drag. etc. | 109,1 | −2,5 | 4,8 | −14,0 |
| 1494 | Nystaderm/-S | 108,1 | −1,9 | 3,6 | −11,9 |
| 1548 | Infectosoor Zinksalbe | 102,7 | +30,6 | 1,9 | +42,0 |
| 1679 | Lederlind Heilpaste | 91,2 | −27,4 | 2,0 | −26,1 |
| 1788 | Mycospor Nagelset | 83,7 | −4,4 | 4,6 | +1,5 |
| 1832 | Nystalocal | 81,3 | −17,1 | 2,6 | −18,9 |
| 1843 | Nizoral Creme | 80,7 | +7,9 | 1,2 | +5,9 |
| 1860 | Diflucan/-Derm | 79,3 | −17,9 | 44,5 | −2,2 |
| 1861 | Travocort | 79,3 | −4,9 | 2,1 | −8,0 |
| 1891 | Bifon | 77,2 | +162,2 | 1,0 | +164,2 |
| 1907 | Lamisil Creme | 76,0 | −11,7 | 1,6 | −12,4 |
| 1916 | Siros | 75,5 | −13,9 | 3,1 | −13,6 |
| 1945 | Myko Cordes Creme etc. | 73,7 | −3,8 | 1,0 | −3,0 |
| 1977 | Nystatin Stada | 71,3 | +8,8 | 3,6 | +10,4 |
| 2020 | Daktar Creme etc. | 69,1 | −9,2 | 1,7 | −8,5 |
| 2083 | Exoderil | 64,8 | −20,4 | 1,7 | −21,6 |
| 2122 | Nystatin Lederle Creme etc. | 63,1 | −22,0 | 1,3 | −25,6 |
| 2123 | Candio-Hermal Drag. etc. | 63,0 | −4,8 | 1,6 | −7,4 |
| 2182 | Nystaderm-comp. | 60,0 | +8,6 | 1,4 | +12,7 |
| 2212 | Infectosoor Mundgel | 58,7 | +2,7 | 1,0 | +6,8 |
| 2227 | Zalain | 58,0 | −15,7 | 1,3 | −17,5 |
| 2236 | Bifomyk | 57,5 | +9,2 | 0,8 | +16,2 |
| 2305 | Candio-Hermal Plus | 54,8 | +10,0 | 2,1 | +11,9 |
| 2318 | Nystaderm Mundgel | 53,9 | −14,3 | 0,8 | −18,2 |
| 2328 | Azutrimazol Creme | 53,5 | −24,5 | 0,5 | −26,5 |
| 2374 | Penanyst | 51,7 | −9,4 | 0,6 | −8,3 |
| 2435 | Ellsurex | 49,2 | +23,6 | 1,1 | +23,6 |
| 2469 | Micotar Creme | 48,0 | −7,8 | 0,7 | −13,6 |
| Summe | | 10680,8 | −1,9 | 461,2 | −5,5 |
| Anteil an der Indikationsgruppe | | 100,4% | | 100,6% | |
| Gesamte Indikationsgruppe | | 10643,1 | −4,5 | 458,4 | −7,0 |

## Orale Antimykotika

Nach definierten Tagesdosen (DDD) meistverordnetes Antimykotikum innerhalb dieses Marktsegments ist – trotz Verordnungsrückgangs gegenüber dem Vorjahr – *Lamisil*. Damit hat dieses Präparat die bisher führenden Azolantimykotika sogar als Gruppe abgelöst (Tabelle 15.2). Am häufigsten wurde innerhalb dieser Stoffklasse – trotz gleichfalls deutlichen Verordnungsrückgangs – nach wie vor *Sempera* verordnet. Auch die übrigen Azolantimykotika haben abgenommen. Lediglich der unter den Miconazol-haltigen Präparaten preisgünstigste Vertreter *Micotar Mundgel* und – weniger ausgeprägt – auch *Infectosoor Mundgel* wurden gegenüber dem Vorjahr abermals häufiger verordnet. Auch *Fungata* nahm nach letztjährigem Verordnungsrückgang wieder leicht zu. Innerhalb der Nystatin-haltigen Präparate ver-

**Tabelle 15.2:** Verordnungen oraler Antimykotika 2000. Angegeben sind die im Jahr 2000 verordneten Tagesdosen, die Änderungen gegenüber 1999 und die mittleren Kosten je DDD 2000.

| Präparat | Bestandteile | DDD in Mio. | Änderung in % | DDD-Kosten in DM |
|---|---|---|---|---|
| **Azolantimykotika** | | | | |
| Sempera | Itraconazol | 4,3 | (−12,8) | 20,25 |
| Diflucan/-Derm | Fluconazol | 1,8 | (−15,4) | 25,10 |
| Daktar Mundgel | Miconazol | 0,3 | (−17,7) | 7,36 |
| Micotar Mundgel | Miconazol | 0,3 | (+21,8) | 5,67 |
| Fungata | Fluconazol | 0,2 | (+2,7) | 42,25 |
| Siros | Itraconazol | 0,2 | (−13,9) | 20,70 |
| Infectosoor Mundgel | Miconazol | 0,1 | (+7,8) | 7,42 |
| | | 7,1 | (−12,1) | 20,76 |
| **Nystatin** | | | | |
| Nystatin Stada | Nystatin | 1,6 | (+10,7) | 2,25 |
| Biofanal Drag. etc. | Nystatin | 1,2 | (−16,6) | 4,12 |
| Nystatin Lederle Filmtab.etc | Nystatin | 1,0 | (−26,1) | 5,05 |
| Nystaderm/-S | Nystatin | 1,0 | (−15,1) | 3,68 |
| Mykundex Drag. etc. | Nystatin | 0,9 | (−9,0) | 4,47 |
| Nystaderm Mundgel | Nystatin | 0,3 | (−19,2) | 2,40 |
| Candio-Hermal Drag. etc. | Nystatin | 0,2 | (−10,0) | 6,50 |
| | | 6,2 | (−11,4) | 3,77 |
| **Andere orale Antimykotika** | | | | |
| Lamisil Tabletten | Terbinafin | 7,5 | (−5,2) | 9,62 |
| **Summe** | | 20,8 | (−9,5) | 11,70 |

zeichnete – bei sonst insgesamt rückläufiger Verschreibungspraxis – lediglich das in diesem Marktsegment besonders preisgünstige *Nystatin Stada* noch eine Steigerung.

Die Azolantimykotika haben ein breites Wirkungsspektrum, das nahezu alle menschen- und tierpathogenen Pilze umfaßt. Ihr Wirkungstyp ist fungistatisch. Fluconazol und Itraconazol werden hauptsächlich bei Systemmykosen, z. B. Candidosen oder Kryptokokken-Meningitis, eingesetzt, Fluconazol bei AIDS-Patienten zur Vermeidung von Rezidiven auch prophylaktisch. Beide Azolantimykotika können – sofern eine topische Behandlung nicht wirksam ist – auch bei vulvovaginaler Candidose sowie bei Dermatomykosen angewandt werden. Itraconazol ist darüber hinaus bei Onychomykosen indiziert (Grant und Clissold 1989, Grant und Clissold 1990, Goa und Barradell 1995, Haria et al. 1996). Es ist dann wirksamer als Griseofulvin und hat dieses als Mittel der Wahl abgelöst (Gupta und Shear 1999, Niewerth und Korting 2000). Als äquipotent gilt auch das Allylaminderivat Terbinafin (siehe unten). Unter Nutzen-Risiko-Aspekten besonders günstig wird die sog. intermittierende Pulstherapie eingeschätzt. Dabei führt die Gabe von 2mal 200 mg/d Itraconazol jeweils über eine Woche pro Monat bei einer Behandlungsdauer von insgesamt 2–3 Monaten (ausschließlicher Befall der Fingernägel) bzw. 3–4 Monaten (Zehennagelbefall) zu vergleichbaren klinischen Ergebnissen wie die kontinuierliche Gabe des Antimykotikums (Hecker 1997, Gupta und Shear 1999, Niewerth und Korting 2000). Ähnliche Erfolge sind bei gleichem Therapieschema mit der intermittierenden Gabe von Terbinafin (2mal 250 mg/d) erzielt worden. Eine endgültige Beurteilung steht jedoch noch aus. Zur Zeit wird der kontinuierlichen Gabe von Terbinafin der Vorzug gegeben (Gupta und Shear 1999). Diese ist nach einer neueren Studie auch wirksamer als die intermittierende Applikation von Itraconazol (Evans et al. 1999). Inwieweit die sequentielle Pulstherapie mit Itraconazol (2 Pulse zu 2mal 200 mg/d über eine Woche), gefolgt von einem Puls Terbinafin (2mal 250 mg/d über eine Woche) mit einem Abstand zwischen den Pulsen von jeweils drei Wochen sowie bei nicht genügendem klinischen Ansprechen einem zusätzlichen Puls Terbinafin nach 6–12 Monaten (Gupta et al. 2001a, b) weitere Vorteile in Hinblick auf die Rate der vollständigen klinischen Heilung und insbesondere in bezug auf die Verträglichkeit bringt, müssen entsprechende prospektive Vergleichsstudien zeigen. Eine systemische Behandlung von Onychomykosen ist erforderlich bei Pilzbefall der Nagelmatrix sowie einem Nagelbefall von mehr als 30–50% (Abeck et al. 1996).

Aufgrund ihrer günstigeren Nutzen-Risiko-Relation haben die neueren oralen Azolantimykotika das potentiell hepatotoxische Ketoconazol – als Ursache wird eine Überempfindlichkeit (Idiosynkrasie) diskutiert – inzwischen weitgehend verdrängt. Leberschäden wurden nach der Markteinführung jedoch auch unter Fluconazol und Itraconazol beobachtet. Neueren Meldungen der amerikanischen Arzneimittelbehörde FDA zufolge können auch Patienten ohne vorbestehende Leberschädigung betroffen sein. Im gleichen Zusammenhang wurde ferner auf eine negativ inotrope Wirkung nach intravenöser Gabe von Itraconazol an Hunde sowie an gesunde Probanden hingewiesen. Eine daraufhin erfolgte retrospektive Analyse der Nebenwirkungsmeldungen von September 1992 bis April 2001 ergab 94 Fälle, in denen Patienten unter der Einnahme von Itraconazol eine Herzinsuffizienz entwickelten. In 58 Fällen wird ein ursächlicher Zusammenhang für wahrscheinlich gehalten. 28 Patienten mußten stationär aufgenommen werden, 13 Patienten verstarben. Ein Zusammenhang mit der Einnahme von Itraconazol ist allerdings unklar. 26 Patienten wurden wegen einer Nagelpilzinfektion mit Itraconazol behandelt. Itraconazol darf in den USA bei Herzinsuffizienz oder Herzinsuffizienz in der Vorgeschichte zur Behandlung von Nagelpilzinfektionen nicht mehr verordnet werden (FDA Talk Paper 2001). In seltenen Fällen wurde ferner über schwere Hautreaktionen (Lyell-Syndrom, Stevens-Johnson-Syndrom) sowie Interaktionen mit Astemizol (in Deutschland inzwischen aufgrund dieses Risikos außer Vertrieb), Terfenadin bzw. Cisaprid (Marktrücknahme Juni 2000) und damit verbundene schwerwiegende ventrikuläre Rhythmusstörungen berichtet. Endokrine Störungen fehlen dagegen unter Fluconazol und Itraconazol oder sind zumindest deutlich seltener als unter Ketoconazol. Auch das Risiko von Arzneimittelwechselwirkungen scheint zumindest für Fluconazol geringer zu sein (Amichai und Grunwald 1998, Dinnendahl und Fricke 2000, Venkatakrishnan et al. 2000).

Miconazol (*Daktar, Micotar, Infectosoor*) ist aufgrund seiner geringen Bioverfügbarkeit (ca. 25%) in oraler Darreichungsform nur zur Behandlung von Hefeinfektion der Mundhöhle und – allenfalls bei abwehrgeschwächten Patienten (siehe oben) – des Gastrointestinaltrakts geeignet. Ging man aufgrund der geringen Resorption bisher von weitgehend fehlenden systemischen Nebenwirkungen aus, deutet ein kürzlich publizierter Fallbericht auch in dieser Darreichungsform auf eine bei systemischer Applikation bereits bekannte Interaktion mit oralen Antikoagulantien und eine damit verbundene erhöhte Blutungsneigung hin (Ariyaratnam et al. 1997). Zu beachten ist, daß

Mundgele und Tabletten/Dragees/Suspension aufgrund unterschiedlicher definierter Tagesdosen (DDD) für die Anwendung in der Mundhöhle und im Gastrointestinaltrakt inzwischen getrennt aufgeführt werden. Die DDD-Kosten sind daher nicht immer mit denjenigen der Vorjahre vergleichbar.

Als Mittel der Wahl bei Mund- und Darmsoor gilt Nystatin. Es hat nur ein schmales Wirkungsspektrum und erfaßt im wesentlichen Candidaarten. Der Wirkungstyp ist fungistatisch. Nystatin-haltige Präparate (Tabelle 15.2) werden kaum resorbiert und wirken daher ausschließlich lokal. Hauptanwendungsgebiete sind oro-intestinale Candidainfektionen. Unerwünschte Wirkungen sind selten und bestehen im wesentlichen in gastrointestinalen Störungen (Gupta et al. 1994, Schäfer-Korting et al. 1996, Powderly et al. 1999, Scholz und Schwabe 2000).

Terbinafin (*Lamisil*) gehört wie Naftifin (siehe *Lokale Antimykotika*) zur Gruppe der Allylamine, ist im Gegensatz zu diesem aber lokal und oral einsetzbar. Allylamine haben ein ähnlich breites Wirkungsspektrum wie die Azolantimykotika. Der Wirkungstyp ist gegenüber Dermatophyten und Schimmelpilzen fungizid, gegenüber Candida albicans fungistatisch. Leichte Vorteile gegenüber den Azolantimykotika ergeben sich – nicht zuletzt aufgrund der fungiziden Wirkung – bei Infektionen mit Dermatophyten und Schimmelpilzen. Hefen sind weniger empfindlich, daher ist Terbinafin bei Candidosen *oral* nicht wirksam und in dieser Darreichungsform nur zugelassen zur Behandlung von Dermatophyteninfektionen der Füße und des Körpers sowie der Finger- und Zehennägel. In topischer Darreichungsform kann Terbinafin dagegen auch bei Candidosen und Pityriasis versicolor eingesetzt werden (siehe *Lokale Antimykotika*). Bei Dermatophyteninfektionen ist Terbinafin anderen Antimykotika wie Ketoconazol, Itraconazol und Griseofulvin klinisch zumindest äquivalent. Bei Onychomykosen ist es Griseofulvin dagegen überlegen und Itraconazol klinisch etwa gleichwertig. Wie dieses kann es intermittierend eingesetzt werden (siehe oben). Auffällig sind insbesondere die relativ schnelle Abheilung unter Terbinafin und eine vergleichsweise geringe Rezidivrate. Letztere beruht möglicherweise auf der hohen Konzentration im Nagelkeratin und der langsamen Rückverteilung aus dem Gewebe. Dies würde auch die nach Absetzen von Terbinafin weiter zunehmende Heilungsrate erklären. Relativ häufig sind gastrointestinale Beschwerden wie Völlegefühl, Übelkeit, Bauchschmerzen und Durchfall. Auch Hautreaktionen mit Exanthemen und Urtikaria sowie selten Erythema exsudativum multiforme, Stevens-Johnson-Syndrom und toxische epidermale Nekrolyse bzw. Lyell-Syndrom sind beschrieben. Ferner wurden Transaminasenanstiege, Hepatitis und Leberschäden beobachtet. Hepatotoxische Nebenwirkungen sind möglicherweise häufiger als unter der Therapie mit Itraconazol (Gupta et al. 2001a). Besonders störend sind lange anhaltende, wenngleich reversible Geschmacksveränderungen bis hin zu vollständigem Geschmacksverlust sowie ebenfalls reversible Störungen des Farbsinns (Gupta et al. 1994, Roberts 1994, Haneke et al. 1995, Haria et al. 1996, Gupta et al. 1996, Hecker 1997, Gupta und Shear 1999, McClellan et al. 1999, Dinnendahl und Fricke 2000).

## Lokale Antimykotika

### Monopräparate

Bei insgesamt rückläufigen Verordnungen der Monopräparate sind nur wenige Fertigarzneimittel häufiger verordnet worden als im Vorjahr (Tabelle 15.3). Unter den Clotrimazol-haltigen Lokalantimykotika weist vor allem *Clotrimazol AL* einen Zuwachs auf, aber auch *clotrimazol von ct*, *Mycohaug C* und *Cloderm* sind angestiegen. Alle genannten Fertigarzneimittel gehören zu den preisgünstigeren Vertretern dieses Marktsegments. *Cloderm* kann wie *Terzolin* bei Pityriasis versicolor und seborrhoischer Dermatitis als Waschlösung eingesetzt werden (Scholz und Schwabe 2000) und ist in dieser Darreichungsform eine preisgünstige Alternative. Bei einem Kostenvergleich sollte jedoch beachtet werden, daß die in Tabelle 15.3 angegebenen DDD-Kosten auf einer mittleren DDD für Clotrimazol von 20 mg beruhen und daher höher sind, als sich aus den individuellen Dosierungsempfehlungen des Herstellers errechnet. Nicht mehr vertreten sind die beiden relativ teuren Clotrimazolpräparate *Mycofug* und *cutistad*.

Bei Pityriasis versicolor ist das unspezifische Antimykotikum Selendisulfid ähnlich effektiv wie die Azolantimykotika (Chu 1984, Katsambas et al. 1996). Bei Tinea capitis wird es wie andere topische Antimykotika nur unterstützend zu einer oralen Behandlung mit Griseofulvin, Itraconazol oder Terbinafin empfohlen (Higgins et al. 2000). *Ellsurex* ist erstmals seit 1992 wieder unter den meistverordneten Fertigarzneimitteln vertreten und ist das derzeit preisgünstigste Lokaltherapeutikum mit dieser Indikation.

Unter den anderen Azolantimykotika wurde erneut *Bifomyk* häufiger verordnet als im Vorjahr. Es enthält Bifonazol und ist preiswerter

**Tabelle 15.3:** Verordnungen topischer Antimykotika 2000 (Monopräparate). Angegeben sind die im Jahr 2000 verordneten Tagesdosen, die Änderungen gegenüber 1999 und die mittleren Kosten je DDD 2000.

| Präparat | Bestandteile | DDD in Mio. | Änderung in % | DDD-Kosten in DM |
|---|---|---|---|---|
| **Clotrimazol** | | | | |
| Fungizid-ratioph. Creme etc. | Clotrimazol | 10,4 | (−8,6) | 0,55 |
| Cloderm | Clotrimazol | 4,5 | (+7,2) | 0,58 |
| Canifug-Creme etc. | Clotrimazol | 3,8 | (−13,6) | 0,65 |
| Clotrimazol AL Creme etc. | Clotrimazol | 3,6 | (+35,9) | 0,40 |
| Mykohaug C Creme | Clotrimazol | 2,6 | (+2,1) | 0,41 |
| Canesten | Clotrimazol | 2,5 | (−15,2) | 0,72 |
| clotrimazol v. ct Creme etc. | Clotrimazol | 2,3 | (+5,1) | 0,53 |
| Antifungol Creme etc. | Clotrimazol | 2,3 | (−6,7) | 0,60 |
| Myko Cordes Creme etc. | Clotrimazol | 1,5 | (−3,3) | 0,63 |
| Azutrimazol Creme | Clotrimazol | 1,0 | (−24,0) | 0,53 |
| | | 34,5 | (−3,2) | 0,56 |
| **Andere Azolantimykotika** | | | | |
| Terzolin | Ketoconazol | 14,5 | (−20,2) | 0,76 |
| Mycospor Creme etc. | Bifonazol | 4,6 | (−18,3) | 0,75 |
| Epi-Pevaryl Creme etc. | Econazol | 2,5 | (−14,3) | 2,89 |
| Mykosert | Sertaconazol | 2,1 | (+3,0) | 1,42 |
| Bifon | Bifonazol | 1,7 | (+168,3) | 0,60 |
| Bifomyk | Bifonazol | 1,3 | (+16,9) | 0,64 |
| Daktar Creme etc. | Miconazol | 1,2 | (−7,6) | 1,44 |
| Nizoral Creme | Ketoconazol | 1,0 | (+5,4) | 1,16 |
| Zalain | Sertaconazol | 0,9 | (−17,8) | 1,41 |
| Micotar Creme | Miconazol | 0,7 | (−14,7) | 0,94 |
| | | 30,6 | (−12,0) | 1,03 |
| **Nystatin** | | | | |
| Mykoderm Heilsalbe | Nystatin | 3,1 | (+39,6) | 0,93 |
| Candio-Hermal Creme etc. | Nystatin | 1,9 | (−10,3) | 1,51 |
| Nystaderm Creme etc. | Nystatin | 1,7 | (+6,5) | 1,32 |
| Lederlind Heilpaste | Nystatin | 1,5 | (−25,3) | 1,37 |
| Nystatin Lederle Creme etc. | Nystatin | 0,9 | (−27,6) | 1,41 |
| | | 9,2 | (−0,9) | 1,24 |
| **Andere topische Antimykotika** | | | | |
| Batrafen Creme etc. | Ciclopirox | 17,2 | (+2,7) | 2,53 |
| Ellsurex | Selendisulfid | 4,7 | (+23,6) | 0,23 |
| Loceryl | Amorolfin | 4,7 | (+21,4) | 3,89 |
| Exoderil | Naftifin | 1,9 | (−21,1) | 0,86 |
| Lamisil Creme | Terbinafin | 0,8 | (−11,7) | 2,11 |
| | | 29,4 | (+5,7) | 2,25 |
| **Summe** | | 103,7 | (−3,6) | 1,24 |

als das Originalpräparat *Mycospor*. Als noch kostengünstigere Alternative steht mit gleichem Inhaltsstoff das erstmals unter die 2500 meist verordneten Fertigarzneimittel gelangte *Bifon* zur Verfügung. Auch *Mykosert* hat nochmals zugenommen. Es enthält wie *Zalain* das 1995 in den Markt eingeführte Azolantimykotikum Sertaconazol. Erkennbare Vorteile gegenüber anderen Vertretern dieser Stoffklasse ergeben sich nicht, preislich liegt es allerdings deutlich über dem Durchschnitt der Gruppe. Schließlich wurde auch die vergleichsweise teure *Nizoral Creme* nach rückläufiger Tendenz in den vergangenen Jahren erstmals wieder häufiger verordnet. Nicht mehr vertreten sind *Fungisan* (außer Vertrieb) und *Mykontral*. Letzteres enthält Tioconazol und ist ein relativ hochpreisiges Präparat in diesem Marktsegment.

Unter den Nystatin-haltigen Lokaltherapeutika haben die beiden preiswerten Vertreter *Mykoderm* und *Nystaderm* erneut zugenommen. Unter den anderen topischen Antimykotika wurden *Loceryl* und *Batrafen* erneut häufiger verordnet.

Prinzipiell können alle Lokalantimykotika bei Pilzerkrankungen der Haut eingesetzt werden, wenn auch – je nach Wirkungsspektrum der Substanzen – die individuellen Anwendungsgebiete graduell voneinander abweichen und die möglicherweise unterschiedliche Verträglichkeit des jeweiligen Trägers zu berücksichtigen ist. So ist das Polyenantibiotikum Nystatin primär nur bei Candidamykosen indiziert, während die Azolantimykotika Clotrimazol, Bifonazol, Econazol, Miconazol, Ketoconazol, Sertaconazol und Tioconazol aufgrund ihres breiten Wirkungsspektrums bei Infektionen durch Dermatophyten, Hefen und Schimmelpilze eingesetzt werden können. Das gleiche breite Wirkungsspektrum zeigen auch Ciclopirox sowie die Allylamine Naftifin und – in topischer Darreichungsform – Terbinafin. Ferner ist eine antiphlogistische Zusatzwirkung beschrieben, die bei entzündlich ekzematisierten Dermatomykosen ausgenutzt werden kann (Hornstein und Nürnberg 1985, Ring und Fröhlich 1985, Steigleder 1993, Korting 1995, Gupta et al. 1998, McClellan et al. 1999, Dinnendahl und Fricke 2000). Für die Lokalbehandlung von Fußpilzinfektionen einschließlich der Zehennägel weist ein kürzlich publizierter *Cochrane Review* einen leichten Vorteil der Allylamine Naftifin und Terbinafin vor den Azolantimykotika Clotrimazol, Bifonazol und Miconazol aus (Hart et al. 1999, Crawford et al. 2000).

Auch Amorolfin (*Loceryl*) hat ein breites antimyzetisches Wirkungsspektrum und erfaßt in vitro Dermatophyten und Hefen, während Schimmelpilze wie Aspergillus-Arten, Zygomyceten und Fusarium-Arten weitgehend resistent sind. Der Wirkungstyp ist fungistatisch, gegenüber Candida albicans auch fungizid. Indiziert ist Amorolfin bei Hautmykosen und Nagelmykosen, die durch Dermatophyten und Hefen verursacht sind. Klinische Vergleichsstudien gegen das Azolantimykotikum Bifonazol (*Mycospor*) bei Patienten mit Pilzinfektionen der Haut zeigen keinen signifikanten Unterschied zwischen den beiden Antimykotika. Bei Onychomykosen wird Amorolfin als 5%iger Nagellack eingesetzt. Bei ein- bis zweimal wöchentlicher Applikation werden nach sechsmonatiger Behandlung klinische Heilungsraten (einschl. deutlicher Besserung) von etwa 70% angegeben. Ähnliche Ergebnisse werden auch mit Ciclopirox (*Batrafen*) oder Bifonazol in einer 40%igen Harnstoffzubereitung (*Mycospor Nagelset*, siehe „Antimykotikakombinationen") erzielt, wenn auch die topische Behandlung von Onychomykosen insgesamt als wenig effektiv angesehen wird und daher nur eingeschränkt bzw. vorwiegend zur Prophylaxe nach erfolgreicher Behandlung der Onychomykose empfohlen wird (Hornstein und Nürnberg 1985, Ring und Fröhlich 1985, Hay 1992, Merk 1993, Haria und Bryson 1995, Abeck et al. 1996, Pierard et al. 1996, Gupta et al. 1998, Niewerth und Korting 1999, Dinnendahl und Fricke 2000).

### Antimykotikakombinationen

Wie die Monopräparate haben auch die Antimykotikakombinationen im Vergleich zum Vorjahr weiter abgenommen (Tabelle 15.4). Steigerungen hatten lediglich die Corticosteroid-haltigen Kombinationen *Vobaderm, Candio-Hermal Plus, Nystaderm-comp.* und geringfügig auch *Decoderm tri* sowie die Zinkoxid-haltigen Zubereitungen *Infectosoor Zinksalbe* und *Multilind Heilpaste* zu verzeichnen.

In der Fachliteratur werden Corticosteroid-haltige Antimykotikakombinationen eher kritisch beurteilt. In der Regel sind die bei Pilzerkrankungen der Haut auftretenden Reizerscheinungen irritativ-toxischer Natur und somit als normale Abwehrmaßnahmen des Organismus anzusehen. Da die Entzündungsreaktionen meist nur geringgradig sind und zudem nach Vernichtung der Erreger ohnehin abklingen, steht in unkomplizierten Fällen der Vorteil ihrer etwas rascheren Unterdrückung in keinem Verhältnis zu den Nachteilen, die aus der Blockierung der lokalen Abwehrreaktionen resultieren können (Male 1981, Ring und Fröhlich 1985, Pierard et al. 1996, Gupta et al. 1998).

Die Zinkoxid-haltigen Kombinationen sind dagegen eher positiv einzuschätzen. Sie werden aus fachtherapeutischer Sicht als Mittel der

**Tabelle 15.4:** Verordnungen topischer Antimykotika 2000 (Kombinationen). Angegeben sind die im Jahr 2000 verordneten Tagesdosen, die Änderungen gegenüber 1999 und die mittleren Kosten je DDD 2000.

| Präparat | Bestandteile | DDD in Mio. | Änderung in % | DDD-Kosten in DM |
|---|---|---|---|---|
| **Corticosteroidhaltige Kombinationen** | | | | |
| Lotricomb | Clotrimazol Betamethason | 11,0 | (−18,3) | 1,39 |
| Baycuten | Clotrimazol Dexamethason | 6,7 | (−10,3) | 2,79 |
| Decoderm tri | Miconazol Fluprednidin | 6,5 | (+0,8) | 2,18 |
| Epipevisone | Econazol Triamcinolon | 3,2 | (−7,9) | 1,70 |
| Vobaderm | Fluprednidin Miconazol | 1,2 | (+284,5) | 2,16 |
| Travocort | Isoconazol Diflucortolon | 0,8 | (−7,8) | 2,57 |
| Nystalocal | Nystatin Chlorhexidin Dexamethason | 0,7 | (−20,5) | 3,47 |
| Candio-Hermal Plus | Nystatin Fluprednidin | 0,6 | (+12,5) | 3,31 |
| Nystaderm-comp. | Nystatin Hydrocortison | 0,6 | (+14,4) | 2,38 |
| | | 31,4 | (−7,8) | 2,05 |
| **Sonstige Kombinationen** | | | | |
| Multilind Heilpaste | Nystatin Zinkoxid | 9,4 | (+5,1) | 1,19 |
| Mykundex Heilsalbe | Nystatin Zinkoxid | 5,0 | (−5,3) | 1,29 |
| Mycospor Nagelset | Bifonazol Harnstoff | 0,8 | (−4,4) | 5,53 |
| Penanyst | Nystatin Zinkoxid | 0,7 | (−8,1) | 0,96 |
| Infectosoor Zinksalbe | Miconazol Zinkoxid | 0,5 | (+33,9) | 3,56 |
| | | 16,4 | (+1,3) | 1,51 |
| Summe | | 47,9 | (−4,9) | 1,86 |

Wahl bei Candidainfektionen der Haut und im Ano-Genitalbereich (z. B. bei Windeldermatitis) angesehen (Ring und Fröhlich 1985), wobei Zinkoxid durch seinen abdeckenden und trocknenden Effekt die Abheilung begünstigen kann. Ähnlich ist die Miconazol-haltige *Infectosoor Zinksalbe* zu bewerten.

Auch *Mycospor Nagelset*, eine Kombination aus dem Azolantimykotikum Bifonazol und Harnstoff zur Lokalbehandlung von Onychomykosen, wurde bisher positiv bewertet. Harnstoff erhöht die Hydratation der Hornschicht und steigert damit die Diffusion anderer Stoffe (z. B. von Bifonazol), zum anderen lassen sich nach Anwendung unter Okklusivverband erkrankte Nagelpartien ablösen, ohne die gesunden Bezirke zu schädigen (Hornstein und Nürnberg 1985). Mykologische Heilungsraten liegen bei 46% (Niewerth und Korting 1999). Eine in-vitro-Studie konnte allerdings im Nagelbereich den resorptionsfördernden Effekt weder für Harnstoff noch für Salicylsäure bestätigen (Quintanar-Guerrero et al. 1998). Darüber hinaus gelten für diese Kombinationen die unter „Monopräparate" angeführten Einschränkungen hinsichtlich der topischen Behandlung von Onychomykosen.

### Literatur

Abeck D., Gruseck E., Korting H.C., Ring J. (1996): Onychomykose: Epidemiologie, Pathogenese, Klinik, Mikrobiologie und Therapie. Dtsch. Ärztebl. 93: A-2027–2032.

Amichai B., Grunwald M.H. (1998): Adverse drug reactions of the new oral antifungal agents – terbinafine, fluconazole, and itraconazole. Int. J. Dermatol. 37: 410–415.

Ariyaratnam S., Thakker N.S., Sloan P., Thornhill M.H. (1997): Potentiation of warfarin anticoagulant activity by miconazole oral gel. Brit. Med. J. 314: 349.

Bennett M.L., Fleischer A.B., Loveless J.W., Feldman S.R. (2000): Oral griseofulvin remains the treatment of choice for tinea capitis in children. Ped. Dermatol. 17: 304–309.

Bernhardt H. (1998): Pilze im Darm – Normalflora oder Erreger? Z. ärztl. Fortbild. Qual. sich. (ZaeFQ) 92: 154–156.

Chu A.C. (1984): Comparative clinical trial of bifonazole solution versus selenium sulphide shampoo in the treatment of pityriasis versicolor. Dermatologica 169 (Suppl. 1): 81–86.

Crawford F., Hart R., Bell-Syer S., Torgerson D., Young P., Russell I. (2000): Topical treatments for fungal infections of the skin and nails of the foot (Cochrane Review). In: The Cochrane Library, Issue 1, 2000. Oxford: Update Software.

Dinnendahl V., Fricke U. (Hrsg.) (2000): Arzneistoff-Profile. Basisinformation über arzneiliche Wirkstoffe. Stammlieferung 1982 mit 1. bis 16. Ergänzungslieferung 2000, Govi-Verlag, Eschborn.

Evans E.G.V., Sigurgeirsson B. for the LION study group (1999): Double blind, randomised study of continuous terbinafine compared with intermittent itraconazole in treatment of toenail onychomycosis. Brit. Med. J. 318: 1031–1035.

Friedlander S.F., Suarez S. (1998): Pediatric antifungal therapy. Ped. Dermatol. 16: 527–537.

Friedlander S.F. (2000): The optimal therapy for tinea capitis. Ped. Dermatol. 17: 325–326.

Goa K.L., Barradell L.B. (1995): Fluconazole. An update of its pharmacodynamic and pharmacokinetic properties and therapeutic use in major superficial and systemic mycoses in immunocompromised patients. Drugs 50: 658–690.

Grant S.M., Clissold S.P. (1989): Itraconazole. A review of its pharmacodynamic and pharmacokinetic properties, and therapeutic use in superficial and systemic mycoses. Drugs 37: 310–344.

Grant S.M., Clissold S.P. (1990): Fluconazole. A review of its pharmacodynamic and pharmacokinetic properties, and therapeutic potential in superficial and systemic mycoses. Drugs 39: 877–916.

Gupta A.K., Sauder D.N., Shear N.H. (1994): Antifungal agents: An overview. Part I+II. J. Am. Acad. Dermatol. 30: 677–698 und 911–933.

Gupta A.K., Gonder J.R., Shear N.H., Dilworth G.R. (1996): The development of green vision in association with terbinafine therapy. Arch. Dermatol. 132: 845–846.

Gupta A.K., Einarson T.R., Summerbell R.C., Shear N.H. (1998): An overview of topical antifungal therapy in dermatomycoses. A North American perspective. Drugs 55: 645–674.

Gupta A.K., Shear N.H. (1999): The new oral antifungal agents for onychomycosis of the toenails. J. Eur. Acad. Dermatol. Venereol. 13: 1–13.

Gupta A.K., Lynde C.W., Konnikov N. (2001a): Single-blind, randomized, prospective study of sequential itraconazole and terbinafine pulse compared with terbinafine pulse for the treatment of toenail onychomycosis. J. Am. Acad. Dermatol. 44: 485–491.

Gupta A.K., Lambert J., Revuz J., Shear N. (2001b): Update on the safety of itraconazole pulse therapy in onychomycosis and dermatomycoses. Eur. J. Dermatol. 11: 6–10.

Haneke E., Tausch I., Bräutigam M., Weidinger G., Welzel D. (1995): Short-duration treatment of fingernail dermatophytosis: a randomized, double-blind study with terbinafine and griseofulvin. J. Am. Acad. Dermatol. 32: 72–77.

Haria M., Bryson H.M. (1995): Amorolfine. A review of its pharmacological properties and therapeutic potential in the treatment of onychomycosis and other superficial fungal infections. Drugs 49: 103–120.

Haria M., Bryson H.M., Goa K.L. (1996): Itraconazole. A reappraisal of its pharmacological properties and therapeutic use in the management of superficial fungal infections. Drugs 51: 585–620.

Hart R., Bell-Syer S.E.M., Crawford F., Torgerson D.J., Young P., Russell I. (1999): Systematic review of topical treatments for fungal infections of the skin and nails of the feet. Brit. Med. J. 319: 79–82.

Hay R.J. (1992): Treatment of dermatomycoses and onychomycoses – state of the art. Clin. Exp. Dermatol. 17 (Suppl. 1): 2–5.

Hecker D. (1997): Current trends in onychomycosis therapy: A literature review. Mount Sinai J. Med. 64: 399–405.

Higgins E.M., Fuller L.C., Smith C.H. (2000): Guidelines for the management of tinea capitis. Br. J. Dermatol. 143: 53–58.

Hornstein O.P., Nürnberg E. (Hrsg.) (1985): Externe Therapie von Hautkrankheiten: Pharmazeutische und medizinische Praxis. Georg Thieme Verlag, Stuttgart, New York, pp. 304–315.

Howard R.M., Frieden I.J. (1999): Dermatophyte infections in children. Adv. Pediatr. Infect. Dis. 14: 73–107.

Katsambas A., Rigopoulos D., Antoniou C., Zachari A., Fragouli E., Stratigos J. (1996): Econazole 1% shampoo versus selenium in the treatment of tinea versicolor: A single-blind randomized clinical study. Int. J. Dermatol. 35: 667–668.

Kauffman C.A., Carver P.L. (1997): Antifungal agents in the 1990s. Current status und future development. Drugs 53: 539–549.

Knoke M. (1998): Pilze im Orointestinaltrakt und ihre wissenschaftlich begründete Stellung. Z. ärztl. Fortbild. Qual.sich. (ZaeFQ) 92: 157–162.

Korting H.C. (1995): Dermatotherapie. Springer-Verlag, Berlin, Heidelberg, New York.

Male O. (1981): Medizinische Mykologie für die Praxis. Georg Thieme Verlag, Stuttgart, New York.

McClellan K.J., Wiseman L.R., Markham A. (1999): Terbinafine. An update of its use in superficial mycoses. Drugs 58: 179–202.

Merk H.F. (1993): Antimykotika. Teil I und II. Hautarzt 44: 191–199 und 257–267.

Müller J. (1993): Besonderheiten von Pilz-Keimträgern als Dauerausscheider. Zbl. Hyg. 194: 162–172.

Niewerth M., Korting H.C. (1999): Management of onychomycoses. Drugs 58: 283–296.

Niewerth M., Korting H.C. (2000): The use of systemic antimycotics in dermatotherapy. Eur. J. Dermatol. 10: 155–160.

Pierard G.E., Arrese J.E., Pierard-Franchimont C. (1996): Treatment and prophylaxis of tinea infections. Drugs 52: 209–224.

Powderly W.G., Mayer K.H., Perfect J.R. (1999): Diagnosis and treatment of oropharyngeal candidiasis in patients infectetd with HIV: a critical reassessment. AIDS Res. Hum. Retroviruses 15: 1405–1412.

Quintanar-Guerrero D., Ganem-Quintanar A., Tapia-Olguin P., Kaliar Y.N., Buri P. (1998): The effect of keratolytic agents on the permeability of three imidazole antimycotic drugs through the human nail. Drug Dev. Ind. Pharm. 24: 685–690.

Ring J., Fröhlich H.H. (1985): Wirkstoffe in der dermatologischen Therapie, 2. Aufl. Springer-Verlag, Berlin, Heidelberg, New York, Tokyo, pp. 133–136 und 211–213.

Roberts D.T. (1994): Oral therapeutic agents in fungal nail disease. J. Am. Acad. Dermatol. 31: S78–S81.

Rösch W. (1996): Pilze im Stuhl, Pilze im Darm – therapeutische Konsequenzen? Versicherungsmedizin 48: 215–217.

Schäfer-Korting M., Blechschmidt J. Korting H.C. (1996): Clinical use of oral nystatin in the prevention of systemic candidosis in patients at particular risk. Mycoses 39: 329–339.

Scheurlen M. (1996): Pathogenität von Pilzen im Darm – Stand der Diskussion. Fortschr. Med. 114: 319–321.

Scholz H., Schwabe U. (Hrsg.) (2000): Taschenbuch der Arzneibehandlung. Angewandte Pharmakologie, 12. Aufl. Urban& Fischer München, Jena.

Seebacher C. (1996): Mykophobie – eine neue Krankheit? Mycoses 39 (Suppl. 1): 30–32.

Steigleder G.K. (1993): Therapie der Hautkrankheiten, 4. Aufl. Georg Thieme Verlag, Stuttgart, New York.

Venkatakrishnan K., von Moltke L.L., Greenblatt D.J. (2000): Effects of the antifungal agents on oxidative drug metabolism. Clin. Pharmacokinet. 38: 111–180.

# 16. Antirheumatika und Antiphlogistika

RAINER H. BÖGER UND GERHARD SCHMIDT

In der Therapie rheumatischer Erkrankungen einschließlich degenerativer Veränderungen werden vorzugsweise nichtsteroidale Antiphlogistika eingesetzt. Mit ihnen gelingt es, den entzündlichen Prozeß zurückzudrängen, die Beweglichkeit zu verbessern und den entzündlichen Schmerz zu vermindern. Für Glucocorticoide (vgl. Kapitel 21) sind in der Therapie der rheumatoiden Arthritis in den letzten Jahren die Indikationen für eine niedrig dosierte Therapie ausgeweitet worden. Die remissionsinduzierenden antirheumatischen Arzneimittel (langfristig wirkende Antirheumatika, auch als „Basistherapeutika" bezeichnet) haben wegen ihrer seltenen Indikation mengenmäßig nur einen geringen Anteil an den Verordnungen der Antirheumatika und Antiphlogistika. Sie werden neuerdings auch kombiniert eingesetzt, um die Effektivität zu steigern. Eine kritische Beachtung verdienen die hierzulande besonders viel verwendeten Externa (Rheumasalben und Einreibungen), für die allerdings die abgerechneten Verordnungen 2000 wie schon in mehreren zurückliegenden Jahren so auch gegenüber 1999 weiter zurückgegangen sind (Abbildung 16.1).

Die Antirheumatika haben unter den 2500 führenden Präparaten mit 122 Präparaten einen großen Anteil (Tabelle 16.1). Eine weitere Gruppe von Antiphlogistika, die ebenfalls in der Rheumatherapie Verwendung findet, ist in der Tabelle 16.2 zu finden. Sie sind aus pharmakologischen Gründen und auch von den Anwendungsgebieten her nicht von den Antirheumatika in Tabelle 16.1 zu trennen, werden aber in der Roten Liste gesondert geführt. Die Mehrzahl dieser Präparate ist für eine äußerliche Anwendung vorgesehen.

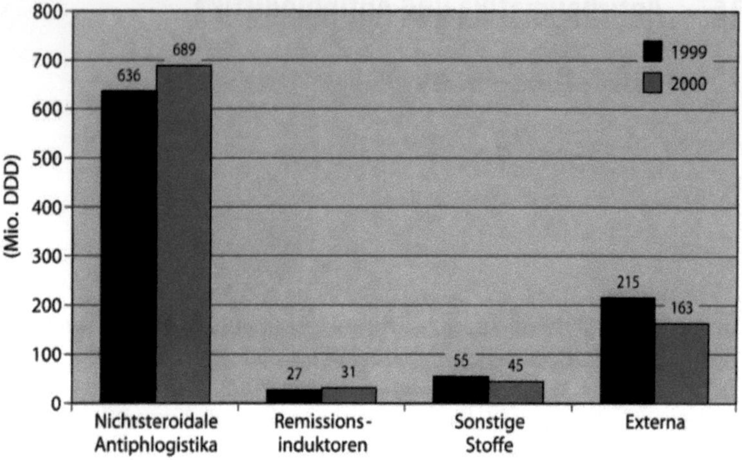

**Abbildung 16.1:** Verordnungen von Antirheumatika und Antiphlogistika 2000. Definierte Tagesdosen (DDD) der 2500 meistverordneten Arzneimittel

## Nichtsteroidale Antiphlogistika

Bei den nichtsteroidalen Antiphlogistika dominiert weiterhin die Substanz Diclofenac mit fast 60% der Verordnungen aller nichtsteroidalen Antiphlogistika (Tabelle 16.3). Möglicherweise beruht der bevorzugte Einsatz von Diclofenac auf der besseren Verträglichkeit, die in einer britischen Fallkontrollstudie beobachtet wurde (Langman et al. 1994). Das niedrigste Ulkusblutungsrisiko im Vergleich zu Kontrollen zeigten Ibuprofen (2fach) und Diclofenac (4fach). Höhere Risiken wurden für Indometacin (11fach), Piroxicam (14fach) und insbesondere Azapropazon (32fach) beobachtet.

Außerdem wurde Diclofenac als präferentieller Inhibitor der Cyclooxygenase-2 (COX-2) identifiziert, der bevorzugt die Zytokin-induzierte COX-2 in Entzündungszellen und in etwas geringerem Maße die vorzugsweise konstitutive Cyclooxygenase-1 (COX-1) in vielen anderen Körperzellen hemmt (Mitchell et al. 1993). Daraus läßt sich ein geringeres Risiko von Gastropathien, Magenulzera, gastrointestinalen Blutungen und Nierenfunktionsstörungen ableiten, die als typische unerwünschte Wirkungen nichtsteroidaler Antiphlogistika über eine Hemmung der konstitutiven COX-1 entstehen. Allerdings hat Diclofenac immer noch eine erhebliche COX-1-Aktivität, so daß bei üblichen the-

**Tabelle 16.1:** Verordnungen von Antirheumatika und Antiphlogistika 2000. Angegeben sind die verordnungshäufigsten Präparate mit Verordnungsrang, Verordnungen und Umsatz 2000 im Vergleich zu 1999.

| Rang | Präparat | Verordnungen in Tsd. | Änd. % | Umsatz Mio. DM | Änd. % |
|---|---|---|---|---|---|
| 3 | Voltaren | 4699,1 | +3,0 | 57,7 | +2,9 |
| 4 | Voltaren Emulgel | 4420,1 | -17,4 | 47,8 | -18,2 |
| 8 | Diclofenac-ratiopharm | 3594,0 | -0,1 | 38,3 | -4,7 |
| 29 | Diclac | 2068,2 | +16,6 | 20,9 | +10,2 |
| 71 | Vioxx | 1297,5 | (>1000) | 125,5 | (>1000) |
| 75 | Diclophlogont | 1264,8 | -5,5 | 14,3 | -13,2 |
| 88 | Diclo KD | 1163,0 | -0,9 | 9,6 | +2,8 |
| 133 | diclo von ct | 918,1 | -2,2 | 7,2 | -13,5 |
| 150 | Ibuhexal | 834,5 | +7,9 | 15,2 | -3,0 |
| 162 | Arthotec | 801,8 | -8,2 | 34,3 | -6,7 |
| 175 | Ibuflam Lichtenstein | 749,5 | +25,3 | 9,9 | +25,3 |
| 186 | Ibuprofen Stada | 714,9 | +15,1 | 13,0 | +3,6 |
| 210 | ibuprof von ct | 679,3 | +1,1 | 12,5 | -0,4 |
| 236 | Rewodina | 621,3 | -17,7 | 10,9 | -20,8 |
| 283 | Indomet-ratiopharm | 543,3 | -12,2 | 12,1 | -14,4 |
| 291 | Ibu KD | 537,0 | +21,8 | 7,5 | +22,6 |
| 302 | Diclo-Divido | 520,2 | -6,1 | 7,2 | -8,6 |
| 305 | Diclo-ratiopharm Gel | 517,5 | -3,5 | 4,8 | -5,7 |
| 341 | Monoflam | 483,3 | +10,0 | 3,9 | +9,0 |
| 347 | Ibuprofen AL | 476,0 | +48,4 | 6,3 | +35,1 |
| 390 | Effekton Creme | 440,9 | -30,0 | 4,8 | -31,2 |
| 397 | Mobec | 436,1 | -35,0 | 26,2 | -23,7 |
| 402 | Diclac-Gel | 433,1 | -3,7 | 4,2 | -6,1 |
| 409 | IbuTAD | 424,8 | -8,2 | 10,2 | -13,5 |
| 418 | Sympal | 415,4 | +57,2 | 8,2 | +66,0 |
| 446 | Allvoran | 391,4 | -23,0 | 5,3 | -26,7 |
| 461 | Beofenac | 384,9 | +10,8 | 11,9 | +21,6 |
| 464 | Diclofenac AL | 384,2 | +14,6 | 2,9 | +11,6 |
| 493 | Nurofen Fiebersaft | 365,6 | +497,1 | 3,1 | +473,9 |
| 506 | Diclofenac Stada | 356,4 | +38,2 | 2,6 | +4,2 |
| 515 | Ibuprofen Heumann | 347,6 | -4,6 | 6,4 | -1,5 |
| 534 | Ibubeta | 337,4 | +39,0 | 4,9 | +26,0 |
| 538 | Diclo Dispers | 336,7 | +32,3 | 2,8 | +22,8 |
| 549 | Lumbinon 10/Softgel | 332,7 | -7,8 | 2,0 | -6,9 |
| 550 | Ibu-ratiopharm | 331,4 | +61,1 | 4,7 | +60,6 |
| 560 | Ibuprofen Klinge | 325,5 | -18,7 | 8,4 | -19,5 |
| 567 | Diclofenbeta | 320,1 | -7,1 | 3,4 | -3,9 |
| 616 | arthrex | 295,4 | -2,6 | 4,3 | -1,5 |
| 623 | Mobilat Gel/Salbe | 292,9 | -36,2 | 5,6 | -37,8 |
| 630 | Imbun | 291,6 | -7,9 | 6,6 | -6,5 |
| 697 | Anco | 258,3 | -7,1 | 6,4 | -10,4 |
| 735 | Rantudil | 243,6 | -23,9 | 19,8 | -21,6 |
| 758 | Celebrex | 236,5 | (neu) | 21,7 | (neu) |
| 762 | arthrex Cellugel | 234,6 | -32,2 | 2,3 | -33,6 |

**Tabelle 16.1:** Verordnungen von Antirheumatika und Antiphlogistika 2000. Angegeben sind die verordnungshäufigsten Präparate mit Verordnungsrang, Verordnungen und Umsatz 2000 im Vergleich zu 1999 (Fortsetzung).

| Rang | Präparat | Verordnungen in Tsd. | Änd. % | Umsatz Mio. DM | Änd. % |
|---|---|---|---|---|---|
| 786 | Piroxicam-ratiopharm | 225,6 | −9,6 | 5,5 | −18,3 |
| 808 | Urem/-forte | 218,8 | −16,6 | 2,7 | −17,4 |
| 825 | Dona 200-S Drag. | 212,1 | −19,4 | 12,6 | −19,4 |
| 830 | Phlogont Salbe/Gel | 211,2 | −19,9 | 1,4 | −17,2 |
| 863 | Dolgit Creme/Gel | 203,2 | −32,9 | 3,2 | −34,1 |
| 881 | Indometacin Berlin-Ch. | 199,4 | −9,5 | 4,4 | −8,1 |
| 967 | Rheuma-Salbe Lichtenstein | 178,8 | −26,0 | 1,5 | −16,5 |
| 992 | Ibuphlogont | 172,7 | −6,6 | 3,7 | −3,0 |
| 1006 | Phardol Rheuma-Balsam | 170,8 | −30,5 | 1,9 | −30,6 |
| 1059 | Gabrilen | 159,8 | +10,9 | 2,6 | +12,0 |
| 1060 | Telos | 159,8 | +28,6 | 6,2 | +32,9 |
| 1063 | Dolgit Drag./−akut Caps | 159,3 | −21,1 | 4,1 | −23,4 |
| 1066 | Ibu-1A Pharma | 158,5 | +70,3 | 1,6 | +47,9 |
| 1086 | Diclo-Puren | 156,1 | −13,8 | 2,1 | −16,6 |
| 1119 | Diclo-1A Pharma | 152,3 | +110,4 | 1,1 | +107,4 |
| 1123 | Kytta-Gel | 152,1 | −12,7 | 1,0 | −12,3 |
| 1173 | Azulfidine RA | 144,9 | −13,6 | 23,4 | −11,0 |
| 1196 | Schmerz-Dolgit | 141,3 | −23,0 | 1,7 | −25,2 |
| 1207 | Zeel Tabl./Amp. | 139,6 | −10,1 | 4,1 | −12,8 |
| 1231 | Lantarel | 136,7 | +8,8 | 25,2 | +14,2 |
| 1257 | Diclofenac Heumann | 133,3 | −5,7 | 1,3 | −16,8 |
| 1265 | Phlogont Thermalsalbe | 131,8 | −24,8 | 1,9 | −26,8 |
| 1267 | Piroxicam Stada | 131,7 | −4,8 | 2,6 | −14,5 |
| 1316 | Rheuma-Hek | 125,6 | −18,2 | 4,7 | −17,4 |
| 1348 | Pirorheum | 121,0 | −12,5 | 2,4 | −25,2 |
| 1353 | ZUK Rheuma/Schmerz | 120,3 | −42,5 | 1,0 | −43,1 |
| 1387 | Elmetacin | 116,7 | −23,1 | 1,2 | −23,8 |
| 1394 | Amuno/Retard | 116,2 | −5,8 | 2,7 | −6,0 |
| 1396 | Ibu-AbZ | 116,1 | +53,7 | 1,3 | +66,9 |
| 1409 | Dolo-Puren | 114,6 | −10,2 | 2,1 | −16,4 |
| 1420 | Hot Thermo | 113,8 | −23,5 | 0,9 | −22,3 |
| 1444 | Diclo AbZ | 112,2 | +28,6 | 0,7 | +36,9 |
| 1448 | Lindofluid N | 111,9 | −29,2 | 1,9 | −30,1 |
| 1453 | Ambene | 111,5 | −10,3 | 2,7 | −11,5 |
| 1530 | AHP 200 | 104,3 | −34,0 | 7,4 | −31,3 |
| 1618 | Dysmenalgit N | 96,0 | −24,1 | 2,3 | −24,1 |
| 1633 | Diclofenac Heumann Gel | 94,8 | −30,9 | 0,9 | −31,4 |
| 1651 | Effekton | 93,2 | −33,1 | 1,8 | −21,8 |
| 1681 | Finalgon-Salbe | 91,1 | −32,8 | 1,2 | −26,4 |
| 1727 | Protaxon | 88,0 | −29,8 | 7,1 | −29,4 |
| 1738 | Dolo Arthrosenex N | 87,2 | −26,7 | 0,7 | −27,8 |
| 1754 | Felden | 86,1 | −31,6 | 4,1 | −31,5 |
| 1802 | pirox von ct | 82,7 | +13,1 | 1,3 | +2,1 |
| 1823 | Ibutop Creme/Gel | 81,8 | −31,9 | 1,6 | −31,2 |

**Tabelle 16.1:** Verordnungen von Antirheumatika und Antiphlogistika 2000. Angegeben sind die verordnungshäufigsten Präparate mit Verordnungsrang, Verordnungen und Umsatz 2000 im Vergleich zu 1999 (Fortsetzung).

| Rang | Präparat | Verordnungen in Tsd. | Änd. % | Umsatz Mio. DM | Änd. % |
|---|---|---|---|---|---|
| 1840 | Diclophlogont Gel | 80,8 | −2,4 | 0,8 | −7,1 |
| 1842 | Indo Top-ratiopharm | 80,8 | −31,0 | 0,7 | −30,5 |
| 1848 | Esprenit | 80,0 | +4,5 | 2,2 | +8,9 |
| 1888 | duravolten | 77,3 | −34,5 | 1,5 | −34,1 |
| 1899 | Arava | 76,8 | (>1000) | 28,7 | (>1000) |
| 1906 | Phardol mono | 76,0 | −24,3 | 0,5 | −22,7 |
| 1932 | Diclo-Puren Gel | 74,5 | −33,5 | 0,8 | −33,5 |
| 1954 | Dolgit Diclo | 73,1 | −37,2 | 0,7 | −23,9 |
| 1955 | Surgam | 73,0 | −19,1 | 4,1 | −12,2 |
| 1959 | Kytta Balsam f | 72,6 | −32,2 | 1,3 | −32,6 |
| 1981 | Flexase | 71,0 | −34,6 | 1,3 | −39,0 |
| 1983 | Acemetacin Stada | 71,0 | −3,0 | 2,6 | +7,4 |
| 2034 | Rheumon | 68,4 | −42,5 | 1,2 | −42,8 |
| 2065 | Quensyl | 66,2 | +8,2 | 3,3 | +8,2 |
| 2067 | Indo-Phlogont | 66,0 | −28,3 | 1,3 | −32,0 |
| 2098 | Gabrilen Gel | 64,0 | +1,7 | 0,8 | +1,7 |
| 2107 | Ostochont Gel/Salbe | 63,6 | −24,1 | 1,6 | −24,1 |
| 2149 | Traumon | 61,9 | −39,0 | 0,9 | −39,1 |
| 2243 | Diclofenac Atid | 57,3 | +44,1 | 0,4 | +28,4 |
| 2262 | ibudolor | 56,5 | +60,8 | 0,6 | +48,1 |
| 2271 | Felden Top | 56,2 | −40,6 | 0,9 | −41,5 |
| 2286 | Diclofenac-Wolff | 55,6 | −15,8 | 0,8 | −19,8 |
| 2336 | Indomet-m-ratiopharm | 53,3 | −11,5 | 0,6 | −15,3 |
| 2351 | Resochin | 52,7 | −12,2 | 2,1 | −12,4 |
| 2372 | Sogoon | 51,8 | +41,4 | 2,5 | +45,4 |
| 2386 | acemetacin von ct | 51,2 | +6,3 | 1,8 | +17,3 |
| 2389 | Dolormin | 51,0 | +5,5 | 0,4 | +9,2 |
| 2422 | Diclo SchmerzGel | 49,6 | +994,7 | 0,5 | +957,9 |
| 2438 | Piroflam | 49,0 | −1,4 | 1,0 | +18,4 |
| 2451 | Piro KD | 48,7 | +16,9 | 0,8 | +8,8 |
| 2461 | Rivoltan | 48,4 | +13,2 | 2,5 | +16,3 |
| 2465 | Optalidon 200 | 48,2 | +4,6 | 0,3 | −12,8 |
| 2485 | Naproxen von ct | 47,1 | +7,3 | 1,9 | +15,4 |
| 2497 | ZUK Thermocreme | 46,8 | −40,9 | 0,6 | −37,6 |
| Summe | | 43275,6 | −0,9 | 875,4 | +14,6 |
| Anteil an der Indikationsgruppe | | 49,5% | | 39,6% | |
| Gesamte Indikationsgruppe | | 87494,1 | −4,4 | 2209,6 | +18,1 |

**Tabelle 16.2:** Verordnungen von Antiphlogistika 2000. Angegeben sind die verordnungshäufigsten Präparate mit Verordnungsrang, Verordnungen und Umsatz 2000 im Vergleich zu 1999.

| Rang | Präparat | Verordnungen in Tsd. | Änd. % | Umsatz Mio. DM | Änd. % |
|---|---|---|---|---|---|
| 438 | Dolobene Gel | 397,6 | −26,7 | 6,7 | −27,4 |
| 632 | Phlogenzym | 290,8 | −28,5 | 20,9 | −31,1 |
| 642 | Traumeel S | 286,6 | −8,1 | 4,4 | −4,7 |
| 784 | Bromelain-POS | 227,9 | −15,9 | 8,8 | −17,8 |
| 974 | Kamillosan Lösung | 176,3 | −25,6 | 3,7 | −25,2 |
| 990 | Traumeel Salbe | 172,8 | −21,1 | 2,4 | −20,1 |
| 1005 | Enelbin-Paste N | 171,0 | −18,7 | 3,2 | −11,9 |
| 1099 | Phytodolor/N | 154,8 | −28,0 | 4,1 | −28,0 |
| 1111 | Kytta Plasma F/Salbe F | 153,4 | −14,9 | 3,3 | −15,7 |
| 1903 | Kamillan plus | 76,3 | −38,9 | 1,0 | −35,6 |
| 1933 | Zeel comp./comp. N | 74,4 | −6,9 | 2,2 | −10,9 |
| 2154 | traumanase/-forte Drag. | 61,7 | −10,4 | 4,7 | −13,0 |
| 2158 | Aniflazym | 61,4 | −27,3 | 2,3 | −20,1 |
| 2164 | Reparil-Gel N | 61,2 | −36,7 | 1,2 | −36,4 |
| 2216 | Proteozym | 58,6 | −23,3 | 0,9 | −26,3 |
| 2463 | Mucozym | 48,3 | +21,8 | 1,1 | +3,0 |
| Summe | | 2473,2 | −21,8 | 70,8 | −23,4 |
| Anteil an der Indikationsgruppe | | 92,2% | | 93,9% | |
| Gesamte Indikationsgruppe | | 2683,4 | −22,7 | 75,4 | −24,0 |

rapeutischen Plasmakonzentrationen die Prostaglandinbildung im Magen deutlich gehemmt wird (Cryer und Feldman 1998). Die dadurch induzierte Gastropathie kann bei Risikopatienten durch Protonenpumpenhemmer (z. B. Omeprazol), $H_2$-Antagonisten oder Misoprostol zuverlässig beeinflußt werden. Für diesen Zweck wird auch ein Kombinationspräparat aus Diclofenac und Misoprostol (*Arthotec*) eingesetzt, das im Jahre 2000 allerdings seltener als im Vorjahr verordnet wurde. Es sollte nur gezielt eingesetzt werden, weil Misoprostol seinerseits unerwünschte Wirkungen erzeugt.

Als weiterer präferentieller COX-2-Inhibitor wurde 1996 Meloxicam (*Mobec*) in Deutschland zugelassen. Es gelangte schnell in die Gruppe der meistverordneten Arzneimittel, weist aber 2000 wie auch schon 1999 rückläufige Verordnungszahlen auf (Tabelle 16.5). Beim Bundesinstitut für Arzneimittel und Medizinprodukte (BfArM) sind zahlreiche Meldungen über gastrointestinale Nebenwirkungen (Ulkusbildung,

**Tabelle 16.3:** Verordnungen von Diclofenacpräparaten 2000. Angegeben sind die 2000 verordneten Tagesdosen, die Änderungen gegenüber 1999 und die mittleren Kosten je DDD 2000.

| Präparat | Bestandteile | DDD in Mio. | Änderung in % | DDD-Kosten in DM |
|---|---|---|---|---|
| **Monopräparate** | | | | |
| Voltaren | Diclofenac | 97,3 | (+3,7) | 0,59 |
| Diclofenac-ratiopharm | Diclofenac | 81,3 | (−0,2) | 0,47 |
| Diclac | Diclofenac | 44,5 | (+13,2) | 0,47 |
| Diclophlogont | Diclofenac | 27,2 | (−10,9) | 0,53 |
| Diclo KD | Diclofenac | 20,9 | (+2,5) | 0,46 |
| Rewodina | Diclofenac | 18,9 | (−21,2) | 0,58 |
| diclo von ct | Diclofenac | 14,3 | (−8,5) | 0,50 |
| Diclo-Divido | Diclofenac | 13,4 | (−8,9) | 0,54 |
| Monoflam | Diclofenac | 9,2 | (+7,2) | 0,43 |
| Allvoran | Diclofenac | 8,7 | (−27,9) | 0,61 |
| Diclofenbeta | Diclofenac | 8,2 | (−2,3) | 0,42 |
| arthrex | Diclofenac | 8,2 | (−0,9) | 0,53 |
| Diclofenac AL | Diclofenac | 7,2 | (+11,5) | 0,40 |
| Diclofenac Stada | Diclofenac | 5,9 | (+26,7) | 0,45 |
| Diclo Dispers | Diclofenac | 5,0 | (+32,9) | 0,56 |
| Effekton | Diclofenac | 3,6 | (−19,8) | 0,50 |
| Diclo-Puren | Diclofenac | 3,3 | (−17,2) | 0,63 |
| Diclo-1A Pharma | Diclofenac | 3,0 | (+107,4) | 0,37 |
| duravolten | Diclofenac | 2,6 | (−33,5) | 0,56 |
| Diclofenac Heumann | Diclofenac | 2,6 | (−19,5) | 0,52 |
| Diclo AbZ | Diclofenac | 1,8 | (+37,3) | 0,40 |
| Dolgit Diclo | Diclofenac | 1,6 | (−19,5) | 0,43 |
| Diclofenac-Wolff | Diclofenac | 1,4 | (−19,4) | 0,55 |
| Diclofenac Atid | Diclofenac | 1,0 | (+22,1) | 0,42 |
| | | 391,1 | (−1,0) | 0,52 |
| **Kombinationen** | | | | |
| Arthotec | Diclofenac Misoprostol | 18,8 | (−6,9) | 1,82 |
| **Summe** | | 409,9 | (−1,3) | 0,58 |

Magen-Darm-Blutungen), schwere Hautreaktionen und anaphylaktische Reaktionen eingegangen. In zwei großen kontrollierten Studien wurde eine geringere Häufigkeit gastrointestinaler Störungen nach vierwöchiger Gabe von Meloxicam (7,5 mg/Tag) im Vergleich zu Diclofenac (100 mg/Tag) oder Piroxicam (20 mg/Tag) festgestellt (Hawkey et al. 1998, Dequeker et al. 1998). Bisher ist nicht geklärt, ob die bessere Verträglichkeit auch für höhere Dosen von Meloxicam zutrifft.

Größere Fortschritte werden von den selektiven COX-2-Inhibitoren erwartet. Als erster Vertreter ist Rofecoxib (*Vioxx*) in Deutschland im November 1999 zunächst für die Therapie von Schmerzen bei degenerativen Gelenkerkrankungen zugelassen worden. Im Juni 2000 folgte die Markteinführung von Celecoxib (*Celebrex*), das für degenerative Gelenkerkrankungen und chronische Polyarthritis zugelassen wurde. Diese neue Gruppe von Antiphlogistika scheinen die ersten Cyclooxygenasehemmer zu sein, welche die Prostaglandin-bedingte Verknüpfung zwischen Entzündungshemmung und Gastrotoxizität überzeugend durchbrechen können. Tatsächlich haben Studien über die Verträglichkeit von Celecoxib (*Celebrex*) nach 3-6 Monaten eine ähnliche Ulkusinzidenz wie bei Placebomedikation gezeigt (Hawkey 1999). Weitere kontrollierte Studien zeigen, daß die neuen COX-2-selektiven Hemmstoffe wie Celecoxib und Rofecoxib bei gleicher Wirksamkeit auf Schmerz und Entzündungsreaktion ein geringeres Risiko gastrointestinaler unerwünschter Wirkungen aufweisen als nichtselektive nichtsteroidale Antiphlogistika wie z. B. Diclofenac oder Ibuprofen (Emery et al. 1999, Langman et al. 1999, Laine et al. 1999, Hawkey et al. 2000, Bombardier et al. 2000). Allerdings wurde COX-2 als konstitutives Enzym auch in Zentralnervensystem, Niere und Magen nachgewiesen. Weiterhin sind experimentelle Befunde dazu vorgelegt worden, daß offenbar eine Inhibition beider Cyclooxygenaseformen (COX-1 und COX-2) für eine effektive Entzündungsunterdrückung erforderlich ist (Wallace et al. 1998). Neuere Untersuchungen zeigen auch, daß zwar die Schleimsekretion und der mukosale Blutfluß im Magen von COX-1-gebildeten Prostaglandinen gefördert wird, daß aber die Abheilung von Läsionen in der Magenwand vornehmlich über COX-2-erzeugte Prostaglandine erfolgt (Gretzer et al. 1998). Eine ungeklärte Frage ist daher in diesem Zusammenhang, ob spezifische COX-2-Hemmer die Abheilung eines bestehenden Ulkus verzögern können. Vereinzelt sind auch Ulkusperforationen unter der Therapie mit selektiven COX-2-Hemmstoffen gefunden worden (Hawkey 1999). Nach Mitteilung der FDA entspricht das Sicherheitsprofil den Erwartungen, nachdem in den ersten drei Monaten seit der Einführung in den USA zehn Todesfälle bei Patienten berichtet wurden, die mit Celecoxib behandelt wurden. Die Erfahrungen breiter klinischer Anwendung werden erweisen müssen, ob die neuen selektiven COX-2-Hemmstoffe tatsächlich auch bei längerzeitiger Verwendung die in sie gesetzten Hoffnungen erfüllen können. Die COX-2-Inhibitoren stellen mit 63 Mio. verordneten Tagesdosen 2000 bereits einen Anteil von fast 10% der verordneten nichtsteroidalen Antiphlogistika (Tabelle 16.5). Bei der Bewertung dieser Zahlen muß berücksichtigt werden, daß der eine COX-2-Hemmstoff Celecoxib (*Celebrex*) erst Mitte 2000 in den Handel gekommen ist. Man wird damit rechnen müssen, dass der Anteil an den COX-2-Inhibitoren in Zukunft weiter ansteigen wird.

Die Gruppe der Ibuprofenpräparate steht an zweiter Stelle der Verordnungshäufigkeit nichtsteroidaler Antiphlogistika (Tabelle 16.4). Einen großen Anteil haben die niedrig dosierten, nicht verschreibungspflichtigen Präparate, die auch zur analgetischen Behandlung von Dysmenorrhö, Migräne und Kopfschmerzen zugelassen sind. Im

Tabelle 16.4: Verordnungen von Ibuprofenpräparaten 2000. Angegeben sind die 2000 verordneten Tagesdosen, die Änderungen gegenüber 1999 und die mittleren Kosten je DDD 2000.

| Präparat | Bestandteile | DDD in Mio. | Änderung in % | DDD-Kosten in DM |
|---|---|---|---|---|
| Ibuhexal | Ibuprofen | 14,7 | (+5,7) | 1,03 |
| Ibuprofen Stada | Ibuprofen | 11,8 | (+13,0) | 1,10 |
| ibuprof von ct | Ibuprofen | 11,0 | (+7,7) | 1,13 |
| Ibuflam Lichtenstein | Ibuprofen | 10,7 | (+24,4) | 0,92 |
| IbuTAD | Ibuprofen | 9,3 | (−6,8) | 1,09 |
| Ibu KD | Ibuprofen | 7,8 | (+22,5) | 0,96 |
| Ibuprofen AL | Ibuprofen | 7,5 | (+41,0) | 0,84 |
| Ibuprofen Klinge | Ibuprofen | 6,6 | (−19,6) | 1,27 |
| Ibubeta | Ibuprofen | 5,3 | (+26,0) | 0,93 |
| Anco | Ibuprofen | 5,2 | (−10,7) | 1,22 |
| Ibuprofen Heumann | Ibuprofen | 5,2 | (−0,2) | 1,22 |
| Imbun | Ibuprofen | 4,6 | (−6,5) | 1,45 |
| Ibu-ratiopharm | Ibuprofen | 4,4 | (+76,5) | 1,08 |
| Dolgit Drag./-akut Caps | Ibuprofen | 3,5 | (−20,5) | 1,17 |
| Ibuphlogont | Ibuprofen | 3,1 | (−2,0) | 1,19 |
| Ibu-1A Pharma | Ibuprofen | 2,0 | (+55,7) | 0,82 |
| Esprenit | Ibuprofen | 1,8 | (+10,6) | 1,22 |
| Dolo-Puren | Ibuprofen | 1,7 | (−15,9) | 1,22 |
| Ibu-AbZ | Ibuprofen | 1,6 | (+77,3) | 0,83 |
| Urem/-forte | Ibuprofen | 1,6 | (−17,2) | 1,67 |
| Nurofen Fiebersaft | Ibuprofen | 1,5 | (+497,1) | 2,15 |
| Schmerz-Dolgit | Ibuprofen | 1,1 | (−25,6) | 1,59 |
| ibudolor | Ibuprofen | 0,3 | (+37,9) | 1,72 |
| Dolormin | Ibuprofen | 0,2 | (+19,1) | 2,24 |
| Optalidon 200 | Ibuprofen | 0,2 | (−14,6) | 2,28 |
| Summe | | 122,8 | (+8,2) | 1,11 |

Durchschnitt sind sie jedoch fünfmal so teuer wie entsprechende Acetylsalicylsäure-Analgetika. Sie weisen für 2000 erneut einen deutlichen Verordnungszuwachs auf.

Die Indometacin-Verordnungen sind gegenüber dem Vorjahr wiederum weiter zurückgegangen (Tabelle 16.5). Indometacin zeichnet sich unter den nichtsteroidalen Antiphlogistika durch einen besonders schnellen und zuverlässigen Wirkungseintritt aus, weist aber gleichzeitig auch eine besonders intensive unerwünschte zentrale Wirkung auf.

Piroxicam folgt als nächste Gruppe bei den Verordnungen der nichtsteroidalen Antiphlogistika. Es hat ein wesentlich höheres Risiko von Ulkusblutungen als das COX-neutrale Diclofenac (Langman et al. 1994). Möglicherweise beruht darauf der erneute Verordnungsrückgang der Piroxicampräparate (Tabelle 16.5). Darüber hinaus hat Piroxicam eine besonders lange Wirkungsdauer (Halbwertszeit 40 Stunden). Die lange Verweildauer im Organismus birgt die Gefahr, daß sich der Wirkstoff selbst bei einmal täglicher Gabe im Körper anreichert und kumulative Überdosierungserscheinungen entstehen. Für viele rheumatische Erkrankungen sind Antiphlogistika mit kurzer Wirkungsdauer besser steuerbar, weil man damit die tageszeitlich stark schwankende Schmerzsymptomatik gezielter unterdrücken kann als mit einem lang wirkenden Therapeutikum.

Unter den weiteren nichtsteroidalen Antiphlogistika hat *Beofenac* (Aceclofenac) nach seiner Einführung im Jahre 1997 kontinuierlich zugenommen (Tabelle 16.5). Es handelt sich um einen nichtselektiven Cyclooxygenasehemmer, der mit seinem Wirkungsprofil noch nicht einmal an das COX-2-präferentielle Diclofenac heranreicht. Ähnlich zu bewerten sind zwei weitere Wirkstoffe aus dieser Gruppe, Dexketoprofen (*Sympal*) und Lornoxicam (*Telos*), die 1999 neu eingeführt wurden und 2000 deutliche Zuwachszahlen aufweisen. In allen drei Fällen handelt es sich um typische Pseudoinnovationen, die sogar 3–6fach teurer als der Durchschnitt der Diclofenacpräparate sind.

Die Verordnung von Phenylbutazon (*Ambene*) scheint angesichts der Indikationseinschränkung und der Begrenzung der Behandlungsdauer auf eine Woche trotz eines Rückgangs der Verordnungen gegenüber dem Vorjahr immer noch relativ hoch zu sein. Die Menge von 900.000 Tagesdosen bedeutet, daß im Jahr 2000 etwa 130.000 Patienten sieben Tage lang mit 300 mg Phenylbutazon täglich behandelt worden sind, sofern die Anwendungsbeschränkung von einer Woche eingehalten wurde.

**Tabelle 16.5:** Verordnungen weiterer nichtsteroidaler Antiphlogistika 2000. Angegeben sind die 2000 verordneten Tagesdosen, die Änderungen gegenüber 1999 und die mittleren Kosten je DDD 2000.

| Präparat | Bestandteile | DDD in Mio. | Änderung in % | DDD-Kosten in DM |
|---|---|---|---|---|
| **Idometacin** | | | | |
| Indomet-ratiopharm | Indometacin | 15,2 | (−14,2) | 0,80 |
| Indometacin Berlin-Ch. | Indometacin | 5,0 | (−8,1) | 0,88 |
| Amuno/Retard | Indometacin | 3,4 | (−6,0) | 0,80 |
| Indo-Phlogont | Indometacin | 1,6 | (−30,1) | 0,82 |
| Indomet-m-ratiopharm | Indometacin | 0,8 | (−15,3) | 0,79 |
| | | 25,9 | (−13,4) | 0,82 |
| **Piroxicam** | | | | |
| Piroxicam-ratiopharm | Piroxicam | 5,7 | (−12,0) | 0,98 |
| Felden | Piroxicam | 3,1 | (−31,5) | 1,33 |
| Pirorheum | Piroxicam | 2,4 | (−18,5) | 0,97 |
| Piroxicam Stada | Piroxicam | 2,3 | (−5,8) | 1,12 |
| pirox von ct | Piroxicam | 1,5 | (+8,6) | 0,90 |
| Piroflam | Piroxicam | 1,2 | (+27,4) | 0,78 |
| Flexase | Piroxicam | 1,1 | (−35,7) | 1,18 |
| Piro KD | Piroxicam | 1,0 | (+8,0) | 0,82 |
| | | 18,3 | (−14,4) | 1,04 |
| **Acemetacin** | | | | |
| Rantudil | Acemetacin | 9,2 | (−21,0) | 2,15 |
| Acemetacin Stada | Acemetacin | 1,8 | (+9,0) | 1,41 |
| acemetacin von ct | Acemetacin | 1,3 | (+19,1) | 1,41 |
| | | 12,3 | (−14,5) | 1,96 |
| **Naproxen** | | | | |
| Naproxen von ct | Naproxen | 1,4 | (+31,2) | 1,44 |
| Dysmenalgit N | Naproxen | 1,0 | (−24,1) | 2,36 |
| | | 2,3 | (+0,8) | 1,82 |
| **Andere nichtsteroidale Antiphlogistika** | | | | |
| Mobec | Meloxicam | 12,2 | (−28,5) | 2,15 |
| Beofenac | Aceclofenac | 6,6 | (+7,9) | 1,81 |
| Gabrilen | Ketoprofen | 3,7 | (+14,6) | 0,71 |
| Telos | Lornoxicam | 3,7 | (+34,4) | 1,68 |
| Protaxon | Proglumetacin | 3,0 | (−29,4) | 2,38 |
| Sympal | Dexketoprofen | 2,8 | (+67,2) | 2,90 |
| Surgam | Tiaprofensäure | 2,0 | (−11,1) | 2,05 |
| Ambene | Phenylbutazon | 0,9 | (−7,8) | 3,03 |
| | | 34,9 | (−8,8) | 1,98 |
| **COX-2-Inhibitoren** | | | | |
| Vioxx | Rofecoxib | 55,9 | (>1000) | 2,24 |
| Celebrex | Celecoxib | 7,0 | (neu) | 3,09 |
| | | 63,0 | (>1000) | 2,34 |
| Summe | | 156,7 | (+46,1) | 1,82 |

## Remissionsinduzierende Mittel

Die Indikation für die Anwendung remissionsinduzierender Arzneimittel in der Therapie der rheumatoiden Arthritis wird vornehmlich von den rheumatologischen Fachärzten gestellt. Für diese Mittel sind zur Risikominderung regelmäßige Kontrolluntersuchungen notwendig. Sie machen daher mengenmäßig nur einen sehr geringen Anteil aus, sind jedoch mit fünf Präparaten unter den 2500 verordnungshäufigsten Präparaten vertreten (Tabelle 16.6). Dazu gehören Methotrexat (z. B. *Lantarel*), Sulfasalazin (*Azulfidine*) und die beiden Malariamittel Chloroquin (*Resochin*) und Hydroxychloroquin (*Quensyl*) sowie der 1999 neu eingeführte Pyrimidinsynthesehemmstoff Leflunomid (*Arava*). Einige von diesen Substanzen (z. B. Sulfasalazin, Methotrexat, Chloroquin) werden auch für andere Indikationen verwendet und sind daher auch bei den Mitteln für chronisch entzündliche Darmkrankheiten (s. Tabelle 35.9) bzw. Immunsuppressiva (s. Kapitel 30) aufgelistet.

Leflunomid (*Arava*) ist nach einem kräftigen Verordnungsanstieg erstmals unter den 2500 verordnungshäufigsten Arzneimitteln vertreten und hat sich bereits vor die beiden Malariamittel Chloroquin und Hydroxychloroquin plaziert (Tabelle 16.6). In klinischen Studien an Patienten mit rheumatoider Arthritis wurde die Zahl der geschwollenen und schmerzhaften Gelenke nach 24 Wochen durch Leflunomid um 44–52% gesenkt, durch Placebo dagegen nur um 21–26% (Smolen et al. 1999). Unterschiede zu anderen langsam wirkenden Antirheumatika (Methotrexat, Sulfasalazin) ergeben sich nicht. Auch die Verträg-

Tabelle 16.6: Verordnungen von Remissionsinduktoren 2000. Angegeben sind die 2000 verordneten Tagesdosen, die Änderungen gegenüber 1999 und die mittleren Kosten je DDD 2000.

| Präparat | Bestandteile | DDD in Mio. | Änderung in % | DDD-Kosten in DM |
|---|---|---|---|---|
| Lantarel | Methotrexat | 15,7 | (+2,0) | 1,60 |
| Azulfidine RA | Sulfasalazin | 7,7 | (−10,7) | 3,04 |
| Arava | Leflunomid | 4,7 | (>1000) | 6,05 |
| Quensyl | Hydroxychloroquin | 1,7 | (+8,3) | 1,88 |
| Resochin | Chloroquin | 1,2 | (−11,8) | 1,80 |
| Summe | | 31,1 | (+14,7) | 2,66 |

lichkeit ist vergleichbar. Die Tagestherapiekosten liegen allerdings viermal so hoch wie bei Methotrexat, so daß Leflunomid allenfalls als Reservemittel bei Versagen der bisherigen Standardtherapie in Frage kommt.

## Antiarthrotika

Die beiden Hauptvertreter der Antiarthrotika weisen 2000 erneut einen deutlichen Verordnungsrückgang gegenüber dem Vorjahr auf (Tabelle 16.7). *AHP 200* wird überwiegend bei Arthrosen, *Dona 200-S Dragees* ausschließlich bei Gonarthrose eingesetzt. Daher dürfen diese Mittel gemäß Ziffer 17.2 der geltenden Arzneimittelrichtlinien bei diesen Indikationen nur eingesetzt werden, wenn nichtmedikamentöse Maßnahmen nicht erfolgreich waren und eine Arzneitherapie zusätzlich erforderlich ist.

D-Glucosaminsulfat (*Dona 200-S-Dragees*) ist für die orale Behandlung der Gonarthrose zugelassen und wird unter der Vorstellung eingesetzt, daß die Biosynthese von Glucosaminglykanen erhöht und degenerative Prozesse im Gelenkknorpel gehemmt werden. Nach sechswöchiger intramuskulärer Gabe lag die Responderquote bei Glucosaminsulfat (55%) etwas höher als bei Placebo (33%) (Reichelt et al. 1994). Allerdings wurde die Zulassung der *Dona S-Injektionslösung* bereits 1989 durch das vormalige Bundesgesundheitsamt aufgrund des Risikos von Infektionen, Hautausschlägen und Blutbildungsstörungen widerrufen. Nach oraler Gabe wird Glucosaminsulfat bis zu 90% resorbiert, wobei kein freies Glucosamin im Plasma zu finden ist (Setnikar et al. 1993). Nach pharmakologischen Kriterien ist daher schwer beurteilbar, wie die klinischen Effekte zustande kommen, die nach oraler Gabe in einigen älteren Placebo-kontrollierten Studien beobachtet wurden (Drovanti et al. 1980, Pujalte et al. 1980, Rovati 1992). Nach einer aktuellen kontrollierten Studie war Glucosamin bei 98 Gonarthrosepatienten nicht besser wirksam als Placebo (Rindone et al. 2000). Damit bestätigen sich Vorbehalte gegen die Qualität früherer Studien und der Verdacht eines Publikationsbias mit selektiver Veröffentlichung positiver Studien (McAlindon et al. 2000, Towheed und Anastassiades 2000). In einer neueren Langzeitstudie wurden bei Gonarthrose geringfügige Unterschiede (Placebo 0,31 mm, Glucosaminsulfat 0,06 mm) der Gelenkspaltabnahme über drei Jahre beobachtet (Reginster et al. 2001).

Mit dem Hydroxyprolinderivat Oxaceprol (*AHP 200*) wurden positive Effekte auf die Symptomatik bei degenerativen Gelenkerkrankungen gefunden (Schubotz und Hausmann 1977, Vagt et al. 1990, Bauer et al. 1999). Diese Vergleichsstudien mit nichtsteroidalen Antiphlogistika wurden allerdings ohne adäquate Placebogruppen durchgeführt und entsprechen deshalb nicht den heutigen Anforderungen an den Nachweis der Wirksamkeit für den beanspruchten Indikationsbereich.

**Tabelle 16.7:** Verordnungen von Antiarthrotika und Antiphlogistika 2000. Angegeben sind die 2000 verordneten Tagesdosen, die Änderungen gegenüber 1999 und die mittleren Kosten je DDD 2000.

| Präparat | Bestandteile | DDD in Mio. | Änderung in % | DDD-Kosten in DM |
|---|---|---|---|---|
| **Antiarthrotika** | | | | |
| Dona 200-S Drag. | D-Glucosaminsulfat | 3,5 | (−19,4) | 3,55 |
| AHP 200 | Oxaceprol | 3,5 | (−34,0) | 2,14 |
| | | 7,0 | (−27,4) | 2,85 |
| **Bromelaine** | | | | |
| Bromelain-POS | Bromelaine | 5,7 | (−18,1) | 1,57 |
| Mucozym | Bromelaine | 0,7 | (−1,6) | 1,70 |
| traumanase/-forte Drag. | Bromelaine | 0,5 | (−13,7) | 10,35 |
| Proteozym | Bromelaine | 0,3 | (−26,8) | 3,19 |
| | | 7,0 | (−16,9) | 2,20 |
| **Teufelskrallenwurzelextrakt** | | | | |
| Sogoon | Teufelskrallenwurzelextrakt | 2,0 | (+46,0) | 1,23 |
| Rivoltan | Teufelskrallenwurzelextrakt | 1,7 | (+56,7) | 1,41 |
| | | 3,7 | (+50,8) | 1,31 |
| **Sonstige Antiphlogistika** | | | | |
| Rheuma-Hek | Brennesselblätterextrakt | 2,9 | (−17,3) | 1,61 |
| Kamillosan Lösung | Kamillenblütenextrakt | 1,0 | (−25,7) | 3,60 |
| Aniflazym | Serrapeptase | 0,4 | (−18,5) | 5,33 |
| | | 4,4 | (−19,5) | 2,45 |
| **Summe** | | 22,2 | (−14,9) | 2,31 |

## Sonstige Antiphlogistika

Bei den sonstigen Antiphlogistika handelt es sich zum überwiegenden Teil um pflanzliche Präparate (Tabelle 16.2 und 16.7). Der größte Teil der Verordnungen entfällt auf Bromelaine, ein Komplex pflanzlicher Proteasen aus Ananas (Ananas comosus). Nach tierexperimentellen Daten soll Bromelaine zu 40% resorbiert werden, dagegen waren in einer Resorptionsstudie an Probanden nach Gabe von 3 g Bromelaine pro Tag nur 0,01 mg im Plasma nachweisbar, also nur eine Resorptionsquote von 0,0003% (Castell et al. 1997). In einer unkontrollierten Beobachtungsstudie wurde eine Hemmung entzündlicher Schwellungen beobachtet (Masson 1995), in einer Placebo-kontrollierten Studie hatte Bromelaine dagegen keine signifikanten entzündungshemmenden Effekte (Hotz et al. 1989).

Als Adjuvans bei rheumatischen Beschwerden ist ein Präparat mit Brennesselkrautextrakt (*Rheuma-Hek*) vertreten. Es ist 2000 gegenüber dem Vorjahr deutlich seltener verordnet worden (Tabelle 16.7). Dieses Phytotherapeutikum wird traditionell zur Durchspülung bei entzündlichen Harnwegsinfektionen angewendet, ist aber von der Kommission E beim vormaligen Bundesgesundheitsamt auch zur unterstützenden Behandlung rheumatischer Beschwerden positiv bewertet worden (Bundesgesundheitsamt 1987). In der Phytotherapie ist die äußerliche Anwendung von Brennesselmitteln vorherrschend, wobei das Schlagen mit frischen Brennesseln als eine viel zu wenig geübte Behandlung des Rheumatismus hervorgehoben wird (Weiss und Fintelmann 1997). Über die klinisch-therapeutischen Effekte der Extrakte gibt es bisher bestenfalls fragmentarische Daten (Obertreis et al. 1996).

Teufelskrallenwurzelextrakt ist nach einem kräftigen Verordnungsanstieg der beiden Präparate *Sogoon* und *Rivoltan* im Jahr 2000 erstmals unter den 2500 meistverordneten Arzneimitteln vertreten. Der Extrakt enthält als Leitsubstanz das bitter schmeckende Iridoidglykosid Harpagosid und wurde von der Kommission E des vormaligen Bundesgesundheitsamts zur unterstützenden Therapie degenerativer Erkrankungen des Bewegungsapparats positiv bewertet. In zwei neueren Placebo-kontrollierten Studien wurden signifikante Besserungen der Schmerzempfindlichkeit der Rückenmuskulatur und des Tramadolverbrauchs beschrieben (Chrubasik et al. 1999, Göbel et al. 2001). Die klinische Bedeutung ist marginal, da nur 9–15% der Patienten mit Teufelskrallenwurzelextrakt im Vergleich zu 5% der Placebopatienten nach vier Wochen schmerzfrei wurden (Chrubasik et al. 1999).

Alle Kombinationspräparate wurden 2000 im Vergleich zum Vorjahr erneut deutlich weniger verordnet (Tabelle 16.8). Viele DDD-Verordnungen entfielen auf die Enzymkombination *Phlogenzym*, die auch die höchsten Verordnungskosten hat. Die beanspruchten Anwendungsgebiete dieses Präparates sind breit gestreut und reichen von Ödemen und Thrombophlebitis bis hin zu Durchblutungsstörungen, Entzündungen des Urogenitaltrakts und rheumatischen Krankheiten, obwohl eine Medline-Recherche über die letzten 30 Jahre ergeben hat, daß keine der vielen Indikationen durch Wirksamkeitsnachweise aus klinischen Studien belegt ist. Für die beiden homöopathischen Komplexpräparate *Traumeel S* und *Zeel Tabl./Amp.* ist ein Wirksamkeitsnachweis laut Arzneimittelgesetz nicht erforderlich. Trotzdem fällt auf, daß *Zeel Tabl./Amp.* zahlreiche negativ monografierte Bestandteile enthalten (Tabelle 16.8).

## Topische Antirheumatika

In großer Zahl werden äußerlich anzuwendende Antirheumatika in Form von Salben, Cremes, Gelen, Linimenten, Ölen und alkoholischen Lösungen angeboten. Sie machen einen großen Anteil der Tagesdosen der meistverordneten Arzneimittel im Gesamtgebiet der Antirheumatika und Antiphlogistika aus (siehe Abbildung 16.1).

Ihre Beliebtheit bei Ärzten und vor allem bei Patienten hat mehrere Gründe. Ärzte wenden die Lokaltherapeutika unter der Vorstellung an, daß die potentiell gefährlichen Nebenwirkungen der nichtsteroidalen Antiphlogistika auf Magen, Bronchien und Nieren durch die lokale Applikation vermindert werden können. Patienten finden es viel einleuchtender, eine Rheumasalbe direkt auf die Haut in unmittelbarer Nähe des schmerzenden Gelenks aufzutragen, als mit einer Tablette den Umweg über den Mund und den Magen bis zum fernen Gelenk zu nehmen.

Obwohl die allgemeine Verträglichkeit der nichtsteroidalen Antiphlogistika bei topischer Anwendung besser ist als bei systemischer (oraler) Zufuhr, sind auch bei lokaler Anwendung nichtsteroidaler Antiphlogistika gastrointestinale unerwünschte Wirkungen bis hin zu gastrointestinalen Blutungen – besonders bei älteren Patienten – beobachtet worden (Newberry et al. 1992, Zimmermann et al. 1995, Evans und Mac Donald 1996). Uneinheitlich sind die Ergebnisse über die Bioverfügbarkeit der Inhaltsstoffe bei der kutanen Anwendung der Topika.

**Tabelle 16.8:** Verordnungen sonstiger antiphlogistischer Kombinationspräparate 2000. Angegeben sind die 2000 verordneten Tagesdosen, die Änderungen gegenüber 1999 und die mittleren Kosten je DDD 2000.

| Präparat | Bestandteile | DDD in Mio. | Änderung in % | DDD-Kosten in DM |
|---|---|---|---|---|
| Traumeel S | Arnica<br>Calendula<br>Chamomilla<br>Symphytum<br>Millefolium<br>Belladonna<br>Aconitum<br>Bellis perennis<br>Hypericum<br>Echinacea ang.<br>Echinacea purp.<br>Hamamelis<br>Mercurius solub.<br>Hepar sulfuris | 6,3 | (-9,1) | 0,70 |
| Phlogenzym | Bromelaine<br>Trypsin<br>Rutosid | 5,7 | (-31,5) | 3,64 |
| Zeel Tabl./Amp. | Auszug Cartilago suis<br>Auszug Funiculus umbilicalis suis<br>Auszug Embryo suis<br>Auszug Placenta suis<br>Rhus toxicodendron Ø<br>Arnica Ø<br>Dulcamara Ø<br>Symphytum Ø<br>Sanguinaria Ø<br>Sulfur Ø<br>Coenzym A<br>Nadid<br>Natriumoxalacetat<br>Liponsäure | 4,4 | (-12,2) | 0,94 |
| Phytodolor/N | Zitterpappelextrakt<br>Goldrutenkrautextrakt<br>Eschenrindenextrakt | 3,5 | (-28,0) | 1,18 |
| Zeel comp./comp. N | Toxicodendron<br>Arnica<br>Solanum dulc.<br>Sanguinaria<br>Sulfur | 2,8 | (-1,3) | 0,78 |
| Kamillan plus | Kamillenextrakt<br>Schafgarbenextrakt | 0,4 | (-32,6) | 2,73 |
| Summe | | 23,1 | (-19,1) | 1,59 |

Halbwegs verläßliche Angaben liegen nur für die Monopräparate mit nichtsteroidalen Antiphlogistika vor. Nach Mikrodialysestudien ist die transdermale Penetration von Diclofenac nicht voraussagbar und stark von den individuellen Hauteigenschaften abhängig (Müller et al. 1997). Die im Gewebe wiedergefundenen Konzentrationen hängen wesentlich von den Diffusionsstrecken ab. So sind in oberflächennahen Geweben (z. B. im Bereich der Fingergelenke) hohe Konzentrationen gefunden worden (Riess et al. 1986). Ebenso wurden im Bereich des Kniegelenks deutlich höhere Diclofenacspiegel in der Haut und der Muskulatur als im Plasma gemessen, während die Konzentrationen in der Synovia und der Synovialflüssigkeit dem Plasmaspiegel entsprachen und auch keine Unterschiede zwischen dem behandelten Kniegelenk und dem kontralateralen unbehandelten Gelenk zeigten (Gondolph-Zink und Gronwald 1996). Bei Patienten mit bilateralen Kniegelenksergüssen, die doppelblind an einem Knie mit Diclofenacgel und am anderen mit Placebogel behandelt wurden, lagen die synovialen Diclofenacspiegel in beiden Gelenken im gleichen Bereich (26 bzw. 22 ng/ml), aber niedriger als im Plasma (41 ng/ml). Daraus folgt, daß Diclofenac nur wenig direkt, sondern überwiegend über das Blut in das behandelte wie auch das nicht behandelte Kniegelenk gelangte (Radermacher et al. 1991). Die Ergebnisse dieser Studien zeigen, daß topisch appliziertes Diclofenac in oberflächlich gelegene Kompartimente direkt penetriert, in tiefer gelegene Kompartimente jedoch überwiegend systemisch über den Blutkreislauf gelangt.

Die Ergebnisse kontrollierter Studien zum Wirksamkeitsnachweis von Rheumasalben sind seit langem widersprüchlich (Sandholzer und Kochen 1991). Kürzlich wurde aus einer quantitativen Auswertung der Ergebnisse randomisierter klinischer kontrollierter Studien in der internationalen Literatur geschlossen, daß sowohl bei akuter Schmerzsymptomatik (z. B. nach Traumen) als auch bei chronischen Schmerzen im Bewegungsapparat (z. B. Osteoarthritis, Tendinitis) die topische Anwendung nichtsteroidaler Antiphlogistika eine nachweisbare Reduktion der Schmerzsymptomatik ergibt (Moore et al. 1998). Eine genauere Betrachtung der Originaldaten kann Zweifel an der zuverlässigen Wirkung topisch angewendeter nichtsteroidaler Antiphlogistika nicht beseitigen.

Eine exemplarische Auswertung von Placebo-kontrollierten Studien für das bei uns besonders häufig eingesetzte Diclofenac bestätigt die uneinheitliche Beleglage der topischen Antirheumatika (Tabelle 16.9). In der Mehrzahl der Studien wurde nicht für alle gemessenen

**Tabelle 16.9:** Studien zur topischen Wirkung von Diclofenacgelen. Ergebnisse randomisierter, doppelblinder, Placebo-kontrollierter Studien mit Diclofenac als topisch appliziertem Gel. Die Schmerzsymptomatik wurde teilweise mit visueller Analogskala (VAS) ermittelt.

| Studie | Patienten (Dauer) | Placebo | Diclofenac | Signifikanz |
|---|---|---|---|---|
| *Diebschlag (1986)* Knöchelkontusion, Volumenreduktion | 20 (15 Tage) | 63 ml | 150 ml | <0,01 |
| *El-Hadidi, El-Garf (1991)* Gelenkschmerzen, VAS | 120 (28 Tage) | 18/60 Patienten | 26/60 Patienten | keine |
| *Radermacher et al. (1991)* Kniegelenkserguß, Kniegelenksbeugung Gelenkumfangsreduktion | 10 (4 Tage) | 135° 0,2 mm | 138° 0,5 mm | keine keine |
| *Schapira et al. (1991)* Epikondylitis, Dorsalflexion bei 0° Dorsalflexion bei 30° VAS Griffstärke (Δ mmg Hg) | 32 (14 Tage) | 37 mm 52 mm 15 | 55 mm 68 mm 25 | p <0,05 keine keine |
| *Nocker, Diebschlag (1991)* Knöchelkontusion, Schmerz-Score (4. Tag) Schwellungsvolumen (4. Tag) | 30 (15 Tage) | 42 Patienten 34 mm 73 ml | 68 Patienten 21 mm 61 mm | p<0,008 p<0,009 |
| *Roth (1995)* Arthrose-Schmerzscore (Basiswert/Woche) | 119 (14 Tage) | 3,1/2,7 | 3,3/2,6 | keine |
| *Burnham et al. (1998)* Epikondylitis Schmerz, VAS | 14 (21 Tage) | 39 mm | 21 mm | p <0,05 |
| *Grace et al. (1999)* Gonarthrose WOMAC-Index (Δ) Arzturteil (Besserung) Patientenurteil (Besserung) | 70 (14 Tage) | 3,30 8 Patienten | 12,6 14 Patienten | p=0,05 keine keine |

Parameter eine Überlegenheit von topischem Diclofenac gegenüber Placebo insbesondere für die klinischen Parameter gefunden (Grace et al. 1999). Einzelne Studien, in denen die topische Therapie (z. B. Piroxicam, Felbinac, Diclofenac) mit oraler Applikation (Ibuprofen) verglichen wurde, erbrachten bei geeigneter Indikation vergleichbare Wirksamkeit (Dickson 1991, Hosie 1993, Zacher et al. 2001). Es fehlen allerdings bei diesen Vergleichsuntersuchungen die Ergebnisse einer oralen und topischen Placebotherapie. Von einigen Rheumatologen und Fachgesellschaften wird daher die Auffassung vertreten, daß es sinnvoll ist zu versuchen, mit topisch angewendeten nichtsteroidalen Antiphlogistika die systemische Gabe dieser Substanzklasse zu reduzieren und das Risiko unerwünschter Wirkungen zu senken (Arzneimittelkommission 1997, Zeidler 1996). Eine englische Richtlinie zur Therapie degenerativer Arthritiden kommt allerdings aufgrund fehlender ausreichender Belege über die Wirksamkeit topisch angewendeter Antiphlogistika im Vergleich mit einer oralen Applikation zu dem Ergebnis, daß die topische Anwendung nichtsteroidaler Antiphlogistika nicht als eine Evidenz-basierte Behandlung empfohlen werden kann (Eccles et al. 1998). Ein Manko in den vorliegenden Untersuchungen wird auch darin gesehen, daß die Vergleichsstudien über die orale und topische Wirksamkeit nichtsteroidaler Antiphlogistika nicht mit derselben Substanz (oral vs topisch) durchgeführt worden sind (Gøtzsche 2000).

Unter den Monopräparaten der topischen Antirheumatika bilden die Diclofenac- und Hydroxyethylsalicylatpräparate die beiden größten Gruppen, während alle anderen Wirkstoffe nur eine untergeordnete Rolle spielen. Bei allen antirheumatischen Externa sind die Verordnungen 2000 nochmal stark zurückgegangen (Tabelle 16.10).

Die Kombinationspräparate enthalten neben zahlreichen anderen Bestandteilen überwiegend Salicylsäurederivate und gefäßerweiternde Stoffe wie Nicotinsäureester (Tabelle 16.11). Ihre Wirkung wird vorwiegend auf eine lokale Gefäßerweiterung zurückgeführt. Ähnlich wie bei physikalischer Wärmeanwendung soll dadurch die immer wieder beobachtete analgetische Wirkung zustande kommen. Die Verordnungen der Kombinationspräparate sind noch stärker als bei den Monopräparaten weiterhin rückläufig (Tabelle 16.11). Allerdings dürfte bei dem Rückgang der zu Lasten der gesetzlichen Krankenkassen abgerechneten Verordnungen von Rheumaexterna auch eine wichtige Rolle gespielt haben, daß die Kosten für viele Zubereitungen inzwischen unter den Zuzahlungsbeträgen für die Standardpackungen liegen.

**Tabelle 16.10:** Verordnungen von Externa 2000 (Monopräparate). Angegeben sind die 2000 verordneten Tagesdosen, die Änderungen gegenüber 1999 und die mittleren Kosten je DDD 2000.

| Präparat | Bestandteile | DDD in Mio. | Änderung in % | DDD-Kosten in DM |
|---|---|---|---|---|
| **Diclofenac** | | | | |
| Voltaren Emulgel | Diclofenac | 39,4 | (−18,9) | 1,21 |
| Diclac-Gel | Diclofenac | 13,6 | (−9,4) | 0,31 |
| Diclo-ratiopharm Gel | Diclofenac | 4,4 | (−6,4) | 1,09 |
| Effekton Creme | Diclofenac | 4,2 | (−32,0) | 1,16 |
| arthrex Cellugel | Diclofenac | 2,0 | (−34,1) | 1,13 |
| Diclofenac Heumann Gel | Diclofenac | 0,8 | (−32,1) | 1,15 |
| Diclo-Puren Gel | Diclofenac | 0,7 | (−33,5) | 1,13 |
| Diclophlogont Gel | Diclofenac | 0,7 | (−8,2) | 1,15 |
| Diclo SchmerzGel | Diclofenac | 0,4 | (+948,2) | 1,10 |
| | | 66,2 | (−17,8) | 1,01 |
| **Hydroxyethylsalicylat** | | | | |
| Lumbinon 10/Softgel | Hydroxyethylsalicylat | 6,7 | (−9,1) | 0,30 |
| Phlogont Salbe/Gel | Hydroxyethylsalicylat | 4,8 | (−19,1) | 0,28 |
| Kytta-Gel | Hydroxyethylsalicylat | 3,6 | (−13,4) | 0,28 |
| ZUK Rheuma/Schmerz | Hydroxyethylsalicylat | 3,0 | (−42,5) | 0,33 |
| Dolo Arthrosenex N | Hydroxyethylsalicylat | 2,5 | (−29,0) | 0,29 |
| Phardol mono | Hydroxyethylsalicylat | 1,9 | (−24,3) | 0,29 |
| | | 22,5 | (−21,6) | 0,29 |
| **Etofenamat** | | | | |
| Rheumon | Etofenamat | 0,7 | (−41,2) | 1,80 |
| Traumon | Etofenamat | 0,6 | (−39,1) | 1,44 |
| | | 1,3 | (−40,2) | 1,63 |
| **Indometacin** | | | | |
| Elmetacin | Indometacin | 0,7 | (−24,3) | 1,78 |
| Indo Top-ratiopharm | Indometacin | 0,4 | (−31,1) | 1,69 |
| | | 1,1 | (−27,1) | 1,75 |
| **Andere nichtsteroidale Antiphlogistika** | | | | |
| Dolgit Creme/Gel | Ibuprofen | 1,6 | (−34,8) | 2,02 |
| Felden Top | Piroxicam | 1,4 | (−41,7) | 0,65 |
| Ibutop Creme/Gel | Ibuprofen | 0,8 | (−30,7) | 1,95 |
| Gabrilen Gel | Ketoprofen | 0,6 | (+1,7) | 1,30 |
| | | 4,3 | (−33,4) | 1,47 |
| **Andere Externa** | | | | |
| Kytta Plasma F/Salbe F | Beinwellwurzelextrakt | 2,1 | (−18,4) | 1,58 |
| **Summe** | | 97,5 | (−20,1) | 0,89 |

**Tabelle 16.11:** Verordnungen von Externa 2000 (Kombinationspräparate). Angegeben sind die 2000 verordneten Tagesdosen, die Änderungen gegenüber 1999 und die mittleren Kosten je DDD 2000.

| Präparat | Bestandteile | DDD in Mio. | Änderung in % | DDD-Kosten in DM |
|---|---|---|---|---|
| **Mit Salicylsäurederivaten** | | | | |
| Mobilat Gel/Salbe | Extr. suprarenalis Mucopolysaccharid-schwefelsäureester Salicylsäure | 10,7 | (−37,7) | 0,52 |
| Rheuma-Salbe Lichtenstein | Hydroxyethylsalicylat Benzylnicotinat Campher | 7,2 | (−26,0) | 0,22 |
| Phardol Rheuma-Balsam | Hydroxyethylsalicylat Kiefernnadelöl Benzylnicotinat | 5,7 | (−30,5) | 0,33 |
| Hot Thermo | Hydroxyethylsalicylat Benzylnicotinat | 4,6 | (−23,5) | 0,19 |
| Phlogont Thermalsalbe | Hydroxyethylsalicylat Benzylnicotinat | 2,8 | (−26,9) | 0,68 |
| ZUK Thermocreme | Hydroxyethylsalicylat Benzylnicotinat | 2,3 | (−40,9) | 0,25 |
| Reparil-Gel N | Aescin Diethylaminsalicylat | 1,9 | (−38,0) | 0,61 |
| Ostochont Gel/Salbe | Heparin Hydroxyethylsalicylat Benzylnicotinat | 1,6 | (−24,1) | 0,98 |
| Enelbin-Paste N | Zinkoxid Salicylsäure Aluminium-Silikate | 1,0 | (−18,7) | 3,08 |
| | | 37,7 | (−31,6) | 0,48 |
| **Sonstige Kombinationspräparate** | | | | |
| Dolobene Gel | Dimethylsulfoxid Heparin Dexpanthenol | 10,0 | (−28,0) | 0,68 |
| Traumeel Salbe | Arnika D3 Calendula ∅ Hamamelis ∅ Echinacea ang. ∅ Echinacea purp. ∅ Chamomilla ∅ Symphytum D4 Bellis perennis ∅ Hypericum D6 | 5,9 | (−23,4) | 0,40 |

**Tabelle 16.11:** Verordnungen von Externa 2000 (Kombinationspräparate). Angegeben sind die 2000 verordneten Tagesdosen, die Änderungen gegenüber 1999 und die mittleren Kosten je DDD 2000 (Fortsetzung).

| Präparat | Bestandteile | DDD in Mio. | Änderung in % | DDD-Kosten in DM |
|---|---|---|---|---|
| | Millefolium Ø | | | |
| | Aconitum D1 | | | |
| | Belladonna D1 | | | |
| | Mercurius sol. D6 | | | |
| | Hepar sulfuris D6 | | | |
| Lindofluid N | Bornylacetat | 5,8 | (−28,8) | 0,33 |
| | α-Pinen | | | |
| | Arnikablütenextrakt | | | |
| | Melissenblätterextrakt | | | |
| Finalgon-Salbe | Nonivamid | 3,9 | (−29,3) | 0,31 |
| | Nicoboxil | | | |
| Kytta Balsam f | Beinwellwurzelextrakt | 2,1 | (−32,5) | 0,64 |
| | Methylnicotinat | | | |
| | | 27,7 | (−27,8) | 0,49 |
| Summe | | 65,4 | (−30,0) | 0,49 |

## Literatur

Arzneimittelkommission der deutschen Ärzteschaft (1997): Empfehlungen zur Therapie von degenerativen Gelenkerkrankungen. Arzneiverordnung in der Praxis. Sonderheft 5, 8.

Bauer H.W., Klasser M., von Hanstein K.L., Rolinger H., Schladitz G. et al. (1999): Oxaceprol is as effective as diclofenac in the therapy of osteoarthritis of the knee and hip. Clin. Rheumatol. 18: 4–9.

Bombardier C., Laine L., Reicin A., Shapiro D., Burgos-Vargas R., Davis B., Day R., Ferraz M.B., Hawkey C.J., Hochberg M.C., Kvien T.K., Schnitzer T.J. (2000): Comparison of upper gastrointestinal toxicity of rofecoxib and naproxen in patients with rheumatoid arthritis. N. Engl. J. Med. 343: 1520–1528.

Bundesgesundheitsamt (1987): Monographie der Kommission E über Brennesselkrautextrakt. Bundesanzeiger Nr. 76 vom 23. April 1987.

Burnham R., Gregg R., Healy P., Steadward R. (1998): The effectiveness of topical diclofenac for lateral epicondylitis. Clin. J. Sport Med. 8: 78–81.

Castell J.V., Friedrich G., Kuhn C.S., Poppe G.E. (1997): Intestinal absorption of undegraded proteins in men: presence of bromelain in plasma after oral intake. Am. J. Physiol. 273: G139–G146.

Chrubasik S., Junck H., Bretschwerdt H., Conradt C., Zappe H. (1999): Effectiveness of Harpagophytum extract WS 1531 in the treatment of exacerbation of low back pain: a randomized, placebo-controlled, double-blind study. Eur. J. Anaesthesiol. 16: 118–129.

Cryer B., Feldman M. (1998): Cyclooxygenase-1 and cyclooxygenase-2 selectivity of widely used nonsteroidal anti-inflammatory drugs. Am. J. Med. 104: 413–421.

Dequeker J., Hawkey C., Kahan A. et al. (1998): Improvement in gastrointestinal tolerability of the selective cyclooxygenase (COX)-2 inhibitor, meloxicam, compared with piroxicam: results of the safety and efficacy large-scale evaluation of COX-inhibiting therapies (SELECT) trial in osteoarthritis. Br. J. Rheumatol. 37: 946–951.

Dickson D.J. (1991): A double-blind evaluation of topical piroxicam gel with oral ibuprofen in osteoarthritis of the knee. Curr. Ther. Res. 49: 199–207.

Diebschlag W. (1986): Diclofenac bei stumpf-traumatischen Sprunggelenkschwellungen. Fortschr. Med. 104: 437–440.

Drovanti A., Bignamini A.A., Rovati A.L. (1980): Therapeutic activity of oral glucosamine sulfate in osteoarthrosis: a placebo-controlled double-blind investigation. Clin. Ther. 3: 260–272.

Eccles M., Freemantle N., Mason J. (1998): North of England evidence based guideline development project: summary guideline for non steroidal anti-inflammatory drugs versus basic analgesia in treating the pain of degenerative arthritis. Brit. Med. J. 317: 526–530.

El Hadidi T., El Garf A. (1991): Double-blind study comparing the use of Voltaren Emulgel versus regular gel during ultrasonic sessions in the treatment of localized traumatic and rheumatic painful conditions. J. Int. Med. Res. 19: 219–227.

Emery P., Zeidler H., Kvien T.K., Guslandi M., Naudin R., Stead H. et al. (1999): Celecoxib versus diclofenac in long term management of rheumatoid arthritis: randomized double blind comparison. Lancet 354: 2106–2111.

Evans J.M.M., MacDonald T.M. (1996): Tolerability of topical NSAIDs in the elderly. Drugs Aging 9: 101–108.

Göbel H., Heinze A., Ingwersen M., Niederberger U., Gerber D. (2001): Harpagophytum-Extrakt LI 174 (Teufelskralle) bei der Behandlung spezifischer Rückenschmerzen. Schmerz 15: 10–18.

Gondolph-Zink B., Gronwald U. (1996): Wirkstoffkonzentrationen in artikulären und periartikulären Geweben des Kniegelenkes nach kutaner Anwendung von Diclofenac-Diethylammonium Emulgel. Akt. Rheumatol. 21: 298–304.

Gøtzsche P.C. (2000): Extracts from „Clinical evidence" non steroidal anti-inflammatory drugs. Brit. Med. J. 320: 1058–1061

Grace D., Rogers J., Skeith K., Anderson K. (1999): Topical diclofenac versus placebo: a double blind, randomized clinical trial in patients with osteoarthritis of the knee. J. Rheumatol. 26: 2659–2663.

Gretzer B., Ehrlich K., Maricic N., Lambrecht N., Respondek M., Peskar B.M. (1998): Selective cyclo-oxygenase 2 inhibitors and their influence on the protective effect of a mild irritant in the rat stomach. Brit. J. Pharmacol. 123: 927–935.

Hawkey C.J. (1999): COX-2 inhibitors. Lancet 353: 307–314.

Hawkey C., Kahan A., Steinbrück K., Alegre C., Baumelou E. et al. (1998): Gastrointestinal tolerability of meloxicam compared to diclofenac in osteoarthritis patients. Br. J. Rheumatol. 37: 937–945.

Hawkey C., Laine L., Simon T., Beaulieu A., Maldonado-Cocco J., Acevedo E., Shahane A., Quan H., Bolognese J., Mortensen E. (2000): Comparison of the effect of rofecoxib (a cyclooxygenase 2 inhibitor), ibuprofen, and placebo on the gastroduodenal mucosa of patients with osteoarthritis. Arthritis Rheum. 43: 370–377.

Hosie G.A.C. (1993): The topical NSAID, felbinac, versus oral ibuprofen: a comparison of efficacy in the treatment of acute lower back injury. Br. J. Clin. Res. 4: 5–17.

Hotz G., Frank T., Zoller J., Wiebelt H. (1989): Antiphlogistic effect of bromelaine following third molar removal. Dtsch. Zahnärztl. Z. 44: 830–832.

Laine L., Harper S., Simon T., Bath R., Johanson J., Schwartz H. et al. (1999): A randomized trial comparing the effect of rofecoxib, a cyclooxygenase 2-specific inhibitor, with that of ibuprofen on the gastroduodenal mucosa of patients with osteoarthritis. Gastroenterology 117: 776–783.

Langman M.J.S., Weil J., Wainwright P., Lawson D.H., Rawlins M.D. et al. (1994): Risks of bleeding peptic ulcer associated with individual non-steroidal anti-inflammatory drugs. Lancet 323: 1075–1052.

Langman M.J., Jensen D.M., Watson D.J., Harper S.E., Zhao P.L., Quan H. et al. (1999): Adverse upper gastrointestinal effects of rofecoxib compared with NSAIDS. JAMA 282: 1929–1933.

Masson M. (1995): Bromelain in blunt injuries of the locomotor system. A study of observed applications in general practice. Fortschr. Med. 113: 303–306.

McAlindon T.E., LaValley M.P., Gulin J.P., Felson D.T. (2000): Glucosamine and chondroitin for treatment of osteoarthritis. A systematic quality assessment and meta-analysis. JAMA 283: 1469–1475.

Mitchell J.A., Akarasereenont P., Thiemermann C., Flower R.J., Vane J.R. (1993): Selectivity of nonsteroidal antiinflammatory drugs as inhibitors of constitutive and inducible cyclooxygenase. Proc. Natl. Acad. Sci. USA 90, 11693–11697.

Moore R.A., Tramèr M.R., Caroll D., Wiffen P.J., McQuay H.J. (1998): Quantitative systematic review of topically applied non-steroidal anti-inflammatory drugs. Brit. Med. J. 316: 333–338.

Müller M., Mascher H., Kikuta C., Schäfer S., Brunner M. et al. (1997): Diclofenac concentrations in defined tissue layers after topical administration. Clin. Pharmacol. Ther. 62: 293–299.

Newberry R., Shuttleworth P., Rapier C. (1992): A multicentre postmarketing surveillance study to evaluate the safety and efficacy of felbinac 3% gel in the treatment of musculoskeletal disorders in general practice. Eur. J. Clin. Res. 3: 139–150.

Nocker W., Diebschlag W. (1991).: Behandlung akuter Sprunggelenkdistorsionen. Z. Allg. Med. 67: 560–564.

Obertreis B., Giller K., Teucher T., Behnke B., Schmitz H. (1996): Antiphlogistische Effekte von Extractum Urticae dioicae foliorum im Vergleich zu Kaffeoyläpfelsäure. Arzneim. Forsch. 46:52–56.

Pujalte J.M., Llavore E.P., Ylescupidez F.R. (1980): Double-blind clinical evaluation of oral glucosamine sulphate in the basic treatment of osteoarthrosis. Curr. Med. Res. Op. 7: 110–114.

Radermacher J., Jentsch D., Scholl M.A., Lustinetz T., Frölich J.C. (1991): Diclofenac concentrations in synovial fluid and plasma after cutaneous application in inflammatory and degenerative joint disease. Br. J. Clin. Pharmac. 31: 537–541.

Reichelt A., Förster K.K., Fischer M., Rovati L.C., Setnikar I. (1994): Efficacy and safety of intramuscular glucosamine sulfate in osteoarthritis of the knee. Arzneim. Forsch. 44: 75–80.

Reginster J.Y., Deroisy R., Rovati L.C., Lee R.L., Lejeune E., Bruyere O. et al. (2001): Long-term effects of glucosamine sulphate on osteoarthritis progression: a randomised, placebo-controlled clinical trial. Lancet 357: 251–256.

Riess W., Schmid K., Botta L., Kobayashi K., Moppert J. et al. (1986): Die perkutane Resorption von Diclofenac. Arzneim. Forsch. 36: 1092–1096.

Rindone J.P., Hiller D., Collacott E., Nordhaugen N., Arriola G. (2000): Randomized, controlled trial of glucosamine for treating osteoarthritis of the knee. West. J. Med. 172: 91–94.

Roth S.H. (1995): A controlled clinical investigation of 3% diclofenac/2.5% sodium hyaluronate topical gel in the treatment of uncontrolled pain in chronic oral NSAID users with osteoarthritis. Int. J. Tissue React. 17: 129–132.

Rovati L.C. (1992): Clinical research in osteoarthritis: design and results of short-term and long-term trials with disease-modifying drugs. Int. J. Tiss. Reac. 14: 243–251.

Sandholzer H., Kochen M.M. (1991): Perkutane Rheumatherapie. Pharma-Kritik 13: 13–16.

Schapira D., Linn S., Scharf Y. (1991): A placebo-controlled evaluation of diclofenac diethylamine salt in the treatment of lateral epicondylitis of the elbow. Curr. Ther. Res. 49: 162–168.

Schubotz R., Hausmann L. (1977): Behandlung degenerativer Gelenkerkrankungen mit N-Azetyl-hydroxyprolin. Therapiewoche 27: 4248–4252.

Setnikar I., Palumbo R., Canali S., Zanolo G. (1993): Pharmacokinetics of glucosamine in man. Arzneim. Forsch. 43: 1109–1113.

Smolen J.S., Kalden J.R., Scott D.J., Rozman B., Kvien T.K., Larsen A. et al. for the European Leflunomide Study Group (1999): Efficacy and safety of leflunomide compared with placebo and sulphasalazine in active rheumatoid arthritis: a double-blind, randomised, multicentre trial. Lancet 353: 259–266.

Towheed T.E., Anastassiades T.P. (2000): Glucosamine and chondroitin for treating symptoms of osteoarthritis: evidence is widely touted but incomplete. JAMA 283: 1483–1484.

Vagt C.W., Kaiser T., Leineweber G. (1990): Wirksamkeitsvergleich der oralen Therapie mit Oxazeprol versus Ibuprofen bei Gonarthrose und Coxarthrose. Rheuma 10: 263–267.

Wallace J.L., Bak A., McKnight W., Asfaha S., Sharkey K.A., Mac Naughton W.K. (1998): Cyclooxygenase 1 contributes to inflammatory responses in rats and mice: Implilcations for gastrointestinal toxicity. Gastroenterology 115: 101–109.

Weiss R.F., Fintelmann V. (1997): Lehrbuch der Phytotherapie. 8. Aufl., Hippokrates Verlag Stuttgart, S. 271–281.

Zacher J., Burger K.J., Färber L., Gräve M., Abberger H., Bertsch K. (2001): Topisches Diclofenac Emulgel versus orales Ibuprofen in der Therapie der aktivierten Arthrose der Fingergelenke (Heberden- und/oder Bouchard-Arthrose). Akt. Rheumatol. 26: 7-14.

Zeidler H. (1996): Nichtsteroidale Antiphlogistika. Neue Wege zu einer rationalen, sparsamen und risikoärmeren Verordnung. Akt. Rheumatol. 21: 269-271.

Zimmermann J., Siguencia J., Tsvang E. (1995): Upper gastrointestinal hemorrhage associated with cutaneous application of diclofenac gel. Am. J. Gastroenterol. 90: 2032-2034.

# 17. Antitussiva und Expektorantien

Björn Lemmer

Antitussiva und Expektorantien werden bei Husten im Rahmen einer akuten oder chronischen Bronchitis angewendet. Dieses Symptom kann bei einer Reihe ätiologisch unterschiedlicher Krankheiten auftreten, die häufigste Ursache ist eine Virusinfektion in den oberen Atemwegen, wie sie bei Erkältungskrankheiten und Grippe vorkommt. Chronischer Husten ist häufig durch Rauchen bedingt. Neben vielfältigen weiteren Ursachen spielt die Luftverschmutzung eine Rolle.

## Verordnungsspektrum

Antitussiva und Expektorantien sind sehr häufig verordnete Arzneimittel. Durch einen weiteren deutlichen Rückgang der Verordnungen sind sie jedoch im Jahr 2000 erstmals vom zweiten auf den vierten Platz der verordnungshäufigsten Indikationsgruppen zurückgefallen.

Das hohe Verordnungsvolumen der Antitussiva und Expektorantien war bis 1995 einem steten Zuwachs der Expektorantien in der Gruppe der Monopräparate zuzuschreiben, seitdem wurden sie, wie auch die Kombinationspräparate, unter den zunehmenden Engpässen des Arzneimittelbudgets deutlich weniger verordnet. Dieser Trend hat sich im Jahr 2000 bei den Antitussiva und Expektorantien fortgesetzt (Abbildungen 17.1 und 17.2). Die Monopräparate der Antitussiva haben auf einem wesentlich niedrigeren Niveau von 1990 bis 1992 zugenommen, wurden dann gleichbleibend verordnet und haben seit 1996 kontinuierlich abgenommen (Abbildung 17.1). Die Verordnungen der Antitussivakombinationen fielen von 1991 bis zum Jahre 2000 um 85% ab (Abbildung 17.1). Unter den verordnungshäufigsten Präparaten sind im Jahre 2000 107 Antitussiva und Expektorantien zu finden (Tabelle 17.1), fünf Präparate kamen neu hinzu, während 15 nicht mehr unter den 2500 häufigsten vertreten waren.

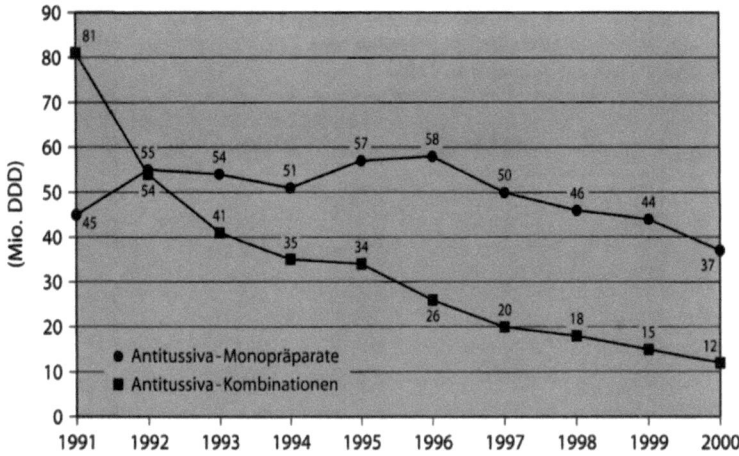

**Abbildung 17.1:** Verordnungen von Antitussiva 1991 bis 2000. Gesamtverordnungen nach definierten Tagesdosen (DDD)

## Antitussiva

Antitussiva werden bei unproduktivem, quälendem und belastendem Husten angewendet, vor allem wenn dieser den Schlaf des Patienten stört. Starke Antitussiva sind die zentral wirkenden Opioide, die den Hustenreflex durch einen direkten Effekt auf das Hustenzentrum unterdrücken. Wichtige unerwünschte Wirkungen dieser Substanzen sind das Abhängigkeitspotential, die Atemdepression und die Hemmung der mukoziliären Clearance (Imhof et al. 1988). Die wichtigsten Antitussiva aus dieser Gruppe sind nach wie vor Codein und Dihydrocodein, die etwa gleich häufig angewendet wurden. In den Verordnungen für 2000 ist Codein mit zehn, Dihydrocodein mit zwei Präparaten vertreten. Das schwach wirksame Opioid Dextromethorphan ist in einem Monopräparat und in zwei Kombinationspräparaten vertreten. Noscapin, ein Alkaloid der Papaverinreihe, das antitussive Wirkungen, jedoch nicht die unerwünschten Wirkungen der Opioide hat, ist in einem Monopräparat enthalten. Insgesamt hat die Verordnung von Antitussiva in Monopräparaten im Jahre 2000 stark abgenommen.

**Tabelle 17.1:** Verordnungen von Antitussiva und Expektorantien 2000. Angegeben sind die verordnungshäufigsten Präparate mit Verordnungsrang, Verordnungen und Umsatz 2000 im Vergleich zu 1999.

| Rang | Präparat | Verordnungen in Tsd. | Änd. % | Umsatz Mio. DM | Änd. % |
|---|---|---|---|---|---|
| 6 | ACC Hexal | 4000,8 | −25,7 | 58,8 | −24,5 |
| 7 | Mucosolvan | 3799,3 | −13,2 | 36,3 | −14,7 |
| 17 | NAC-ratiopharm | 2638,2 | −32,7 | 28,8 | −35,4 |
| 21 | Gelomyrtol/-forte | 2321,7 | −5,1 | 36,5 | −9,3 |
| 22 | Prospan | 2232,4 | −1,2 | 28,0 | −2,5 |
| 38 | Paracodin/retard | 1728,6 | −27,2 | 17,0 | −25,2 |
| 45 | Fluimucil | 1666,3 | −20,9 | 20,0 | −21,0 |
| 63 | Ambroxol-ratiopharm | 1381,6 | −10,7 | 13,0 | −15,4 |
| 70 | Capval | 1313,4 | +1,5 | 13,0 | +2,9 |
| 112 | Sedotussin | 1041,3 | −13,1 | 12,3 | −12,3 |
| 132 | Codipront | 923,0 | −14,0 | 12,3 | −11,2 |
| 179 | Acemuc | 745,4 | −23,2 | 8,7 | −25,2 |
| 193 | Bronchipret Saft/Tropfen | 703,9 | +8,6 | 6,0 | +7,7 |
| 214 | Ambroxol AL | 672,4 | +44,9 | 4,1 | +39,7 |
| 223 | Sinuc | 649,3 | +17,9 | 6,4 | +20,6 |
| 243 | Ambrohexal | 603,0 | −7,6 | 4,7 | −7,8 |
| 263 | Rhinotussal Saft | 568,0 | −9,7 | 7,4 | −9,7 |
| 277 | Silomat | 545,5 | −11,1 | 5,1 | −12,2 |
| 287 | Doxam | 538,5 | −1,3 | 4,7 | −0,1 |
| 304 | Soledum Kapseln | 517,5 | −12,7 | 7,3 | −12,7 |
| 389 | Ambroxol Heumann | 442,7 | −10,2 | 3,5 | −18,8 |
| 396 | Codipront mono/retard | 436,8 | −8,8 | 4,8 | −7,8 |
| 430 | Bronchicum Elixir N | 403,2 | −10,7 | 4,8 | −11,7 |
| 469 | Hedelix | 382,0 | −9,4 | 4,3 | −12,9 |
| 486 | Monapax Saft/Supp./Tropfen | 371,6 | −13,1 | 6,3 | −11,3 |
| 502 | Ambrodoxy | 359,6 | −5,1 | 2,9 | −30,6 |
| 523 | Bromuc | 341,0 | −40,2 | 7,4 | −37,5 |
| 532 | Tetra-Gelomyrtol | 337,6 | −5,3 | 8,4 | +0,1 |
| 552 | Tryasol Codein | 330,0 | −9,7 | 3,4 | +0,5 |
| 565 | Mucotectan | 320,6 | −24,5 | 4,2 | −25,7 |
| 569 | Sigamuc | 319,5 | −22,9 | 4,1 | −22,5 |
| 625 | Bronchicum Tropfen N | 292,7 | −28,0 | 3,8 | −28,2 |
| 666 | Babix-Inhalat N | 273,0 | −8,6 | 2,5 | −7,7 |
| 673 | Aspecton N | 271,4 | −27,5 | 3,8 | −27,4 |
| 705 | Mucophlogat | 254,1 | −10,3 | 2,3 | −13,5 |
| 710 | Optipect Kodein forte | 252,4 | −17,0 | 2,8 | −18,2 |
| 717 | frenopect | 248,8 | +1,7 | 1,6 | −0,2 |
| 756 | Sinuforton | 236,6 | −28,0 | 3,6 | −29,3 |
| 772 | Codeinsaft/-Tropfen von ct | 232,0 | +108,9 | 2,0 | +113,8 |
| 776 | Bromhexin-8-Tropfen N | 231,0 | −40,3 | 1,8 | −43,1 |
| 798 | Rhinotussal Kaps. | 220,6 | −23,3 | 3,4 | −24,2 |
| 804 | Tussamag N Saft/Trop. | 219,5 | −11,9 | 2,1 | −12,8 |
| 819 | Bronchicum Mono Codein | 213,5 | −26,7 | 3,4 | −26,7 |
| 870 | Doximucol | 201,7 | −12,4 | 2,3 | −10,7 |

**Tabelle 17.1:** Verordnungen von Antitussiva und Expektorantien 2000. Angegeben sind die verordnungshäufigsten Präparate mit Verordnungsrang, Verordnungen und Umsatz 2000 im Vergleich zu 1999 (Fortsetzung).

| Rang | Präparat | Verordnungen in Tsd. | Änd. % | Umsatz Mio. DM | Änd. % |
|---|---|---|---|---|---|
| 901 | Melrosum Hustensirup N | 194,7 | −16,9 | 2,2 | −13,7 |
| 905 | Soledum Hustensaft/-Tropfen | 193,9 | −13,0 | 2,3 | −14,2 |
| 919 | Azubronchin | 189,6 | −36,1 | 2,9 | −33,6 |
| 941 | Bromhexin Berlin-Chemie | 185,4 | −15,9 | 1,3 | −16,6 |
| 943 | NAC Stada | 185,3 | −10,4 | 2,0 | −13,7 |
| 944 | Transpulmin Kinderbalsam S | 184,5 | −26,1 | 2,3 | −26,2 |
| 952 | ambroxol von ct | 182,2 | −0,1 | 1,4 | −7,1 |
| 972 | Ambrobeta | 177,9 | −2,9 | 1,1 | −8,4 |
| 976 | Thymipin N | 175,5 | −16,1 | 2,0 | −14,9 |
| 981 | Codicaps mono/N | 174,3 | −11,9 | 2,0 | −12,4 |
| 998 | NAC AL | 172,3 | +72,5 | 1,6 | +68,6 |
| 1018 | Bronchoforton Salbe | 167,9 | −48,6 | 3,1 | −47,4 |
| 1030 | Codicaps | 164,9 | −27,6 | 2,6 | −27,8 |
| 1051 | Codeinum phosph.Berlin-Chem. | 161,4 | −9,5 | 1,2 | −9,3 |
| 1069 | Eucabal Balsam S | 158,2 | −21,3 | 1,8 | −23,2 |
| 1097 | Sinuforton Saft | 155,2 | +11,5 | 2,0 | +13,9 |
| 1098 | Ambroxol comp.-ratiopharm | 154,8 | +1,2 | 1,8 | −0,2 |
| 1122 | Soledum Balsam Lösung | 152,1 | −23,2 | 1,7 | −23,9 |
| 1140 | Bromhexin Meuselbach | 149,4 | −0,8 | 1,1 | −3,7 |
| 1156 | Transpulmin Balsam/E | 148,3 | −39,2 | 2,6 | −39,4 |
| 1179 | NAC AbZ | 143,9 | +17,8 | 1,3 | +14,9 |
| 1191 | Lindoxyl | 142,2 | −7,2 | 1,2 | −19,6 |
| 1292 | Bronchipret TP | 128,1 | −5,3 | 1,9 | −7,0 |
| 1319 | NAC von ct | 125,4 | −18,9 | 1,5 | −13,6 |
| 1327 | NAC-1A Pharma | 124,8 | +101,5 | 1,3 | +118,5 |
| 1339 | Tussoret | 122,9 | −26,8 | 1,5 | −27,7 |
| 1341 | Emser Inh.-Lsg. Siemens | 122,5 | +24,2 | 3,8 | +21,0 |
| 1357 | Codeinum phosph. Compr. | 119,7 | −11,2 | 1,3 | −9,2 |
| 1370 | Doxysolvat | 118,6 | −5,1 | 0,9 | −15,9 |
| 1431 | Azudoxat comp. | 112,8 | −5,7 | 1,3 | −7,0 |
| 1446 | Sedotussin Efeu | 112,0 | +39,6 | 1,2 | +46,8 |
| 1478 | Tussed Hustenstiller | 109,3 | +5,2 | 0,9 | +6,1 |
| 1486 | Benadryl Infant N | 108,8 | −9,3 | 1,3 | −5,5 |
| 1491 | Makatussin Tropfen forte | 108,4 | −28,8 | 1,8 | −23,7 |
| 1546 | Expit | 102,9 | −25,3 | 0,7 | −22,3 |
| 1587 | Bronchobest | 98,9 | −26,9 | 1,1 | −26,9 |
| 1622 | doxy comp. von ct | 95,6 | +4,6 | 0,8 | −21,0 |
| 1625 | Remedacen | 95,4 | −26,8 | 1,6 | −25,3 |
| 1710 | Ambril | 89,1 | −18,5 | 0,8 | −29,1 |
| 1726 | Ambroxol AL comp. | 88,0 | +34,1 | 0,7 | +23,4 |
| 1748 | Pulmotin-N-Salbe | 86,4 | −18,7 | 0,6 | −11,7 |
| 1757 | Ambrolös | 85,9 | −31,6 | 0,8 | −30,2 |
| 1762 | Doxy-Wolff Mucolyt. | 85,6 | −13,6 | 1,1 | −10,4 |
| 1773 | Neo Tussan | 84,8 | −26,5 | 0,8 | −26,5 |

**Tabelle 17.1:** Verordnungen von Antitussiva und Expektorantien 2000. Angegeben sind die verordnungshäufigsten Präparate mit Verordnungsrang, Verordnungen und Umsatz 2000 im Vergleich zu 1999 (Fortsetzung).

| Rang | Präparat | Verordnungen in Tsd. | Änd. % | Umsatz Mio. DM | Änd. % |
|---|---|---|---|---|---|
| 1791 | Pinimenthol S mild | 83,5 | −6,1 | 0,8 | −4,3 |
| 1834 | Optipect N/Neo | 81,1 | −20,7 | 0,8 | −20,7 |
| 1882 | Codicompren | 77,4 | −18,1 | 0,9 | −18,6 |
| 1922 | Bronchoforton Saft/Tropfen | 75,1 | −32,1 | 1,0 | −32,1 |
| 1962 | Acetabs | 72,3 | −9,8 | 0,7 | −26,6 |
| 1969 | Bronchicum plus | 72,0 | −3,3 | 1,7 | −6,2 |
| 1987 | stas Hustenlöser | 70,8 | +3,1 | 0,5 | +1,9 |
| 2003 | Espa Tussin | 70,0 | −23,5 | 0,7 | −27,4 |
| 2005 | Myxofat | 70,0 | +15,5 | 1,1 | −16,9 |
| 2128 | Doxy Lindoxyl | 63,0 | +152,0 | 0,5 | +94,8 |
| 2131 | Pinimenthol | 62,9 | −29,0 | 0,9 | −26,0 |
| 2173 | Doxy plus Stada | 60,6 | +5,1 | 0,7 | +3,1 |
| 2267 | Transbronchin | 56,4 | −27,5 | 1,1 | −26,0 |
| 2302 | Paediamuc | 54,9 | +39,2 | 0,3 | +37,4 |
| 2360 | Sedotussin plus Kaps. | 52,3 | −26,6 | 1,0 | −26,8 |
| 2395 | Benadryl N | 50,6 | −3,7 | 0,7 | −1,7 |
| 2426 | Tussamag Hustensaft N | 49,4 | +9,2 | 0,4 | +9,2 |
| 2428 | Dicodid | 49,4 | +40,6 | 0,5 | +65,5 |
| 2456 | Thymiverlan | 48,6 | −29,1 | 0,4 | −29,4 |
| Summe | | 43041,9 | −14,8 | 503,7 | −16,7 |
| Anteil an der Indikationsgruppe | | 94,4% | | 87,8% | |
| Gesamte Indikationsgruppe | | 45614,1 | −15,5 | 573,5 | −17,0 |

**Monopräparate**

Codein und Dihydrocodein gehören zur Gruppe der Opioide und gelten nach wie vor als die zuverlässigsten Antitussiva. Dihydrocodein soll in geringerer Dosis als Codein wirksam sein, jedoch fehlen entsprechende sichere Daten. Auf die beiden Dihydrocodein enthaltenden Präparate *Paracodin/retard* und *Remedacen* entfallen fast die Hälfte der Opioidverordnungen, obwohl die Verordnungen wie im Vorjahr weiter abgenommen haben (Tabelle 17.2). Möglicherweise läßt sich diese Entwicklung auf die sinkende Verordnung bei Drogenabhängigen zurückführen ist. Codein und Dihydrocodein werden aufgrund ihrer kurzen Halbwertszeit und des Bedarfs an hohen Dosen nicht als geeignete Substitutionsmittel für Drogenabhängige angesehen (Arzneimittelkommission der deutschen Ärzteschaft 1997). In Deutschland soll die Heroinsubstitutionsbehandlung mit

Methadon durchgeführt werden, das wegen seiner hohen Bioverfügbarkeit, oralen Anwendbarkeit und langen Wirkdauer als geeignete Substanz angesehen wird. Trotzdem sind Codein und Dihydrocodein seit Januar 1998 für diese Indikation zugelassen worden, allerdings nur auf Betäubungsmittelrezept und nur für Patienten, die nicht anders behandelbar sind (Bundesgesetzblatt 1998, BfArM 2001). Die Arzneimittelkommission der deutschen Ärzteschaft hat dazu eine kritische Stellungnahme abgegeben (Arzneimittelkommission der deutschen Ärzteschaft 1997).

Das Präparat *Capval* mit dem bereits erwähnten Antitussivum Noscapin hatte in den letzten sechs Jahren einen Zuwachs zu verzeichnen, änderte sich aber im Jahre 2000 in den Verordnungen kaum (Tabelle 17.2). *Sedotussin, Silomat* und *Tussed Hustenstiller* enthalten synthetische Antitussiva (Tabelle 17.2), deren Wirksamkeit nicht einheitlich beurteilt wird. Pentoxyverin (*Sedotussin*) und Clobutinol (*Silomat, Tussed Hustenstiller*) haben keine atemdepressiven Wirkungen und wurden in Aufbereitungsmonographien positiv bewertet. Warum das sedierend wirkende $H_1$-Antihistaminikum Diphenhydramin (*Benadryl Infant N, Benadryl N*) als Antitussivum und gerade bei Kindern eingesetzt wird, ist unklar.

**Kombinationspräparate**

In dieser Gruppe sind Präparate aufgeführt, die neben Antitussiva als Kombinationspartner Antihistaminika, Alpha-Sympathomimetika oder pflanzliche Mittel enthalten (Tabelle 17.3). Diese Gruppe umfaßt sechs Präparate, die 2000 erneut weniger verordnet wurden. Die verbliebenen Mittel erfüllen immer noch nicht die Anforderungen, die an therapeutisch begründete Kombinationen zu stellen sind.

*Codipront* wurde trotz erneuten Rückgangs von den Kombinationspräparaten auch im Jahre 2000 am häufigsten verordnet. Es enthält neben Codein das Antihistaminikum Phenyltoloxamin, ein Isomer des besser bekannten Wirkstoffes Diphenhydramin. In zwei weiteren Präparaten wird das Antihistaminikum Chlorphenamin entweder mit Codein (*Codicaps*) oder mit Pentoxyverin (*Sedotussin plus Kaps.*) kombiniert. Über eine antitussive Wirksamkeit der Antihistaminika ist nichts Sicheres bekannt. Ein weiterer Nachteil ist, daß sie eine verfestigende Wirkung auf das Bronchialsekret haben, wodurch das Abhusten erschwert wird. Der Sinn dieser Kombination ist unklar.

*Rhinotussal Kapseln* enthalten eine Dreifachkombination aus dem Antitussivum Dextromethorphan, dem Antihistaminikum Carbinoxa-

**Tabelle 17.2:** Verordnungen von Antitussiva-Monopräparaten 2000. Angegeben sind die 2000 verordneten Tagesdosen, die Änderungen gegenüber 1999 und die mittleren Kosten je DDD 2000.

| Präparat | Bestandteile | DDD in Mio. | Änderung in % | DDD-Kosten in DM |
|---|---|---|---|---|
| **Codein** | | | | |
| Codipront mono/retard | Codein | 1,6 | (−11,5) | 3,09 |
| Bronchicum Mono Codein | Codein | 1,5 | (−26,7) | 2,19 |
| Tryasol Codein | Codein | 1,3 | (−12,2) | 2,63 |
| Optipect Kodein forte | Codein | 1,0 | (−18,9) | 2,65 |
| Codicaps mono/N | Codein | 0,9 | (−12,5) | 2,08 |
| Codeinsaft/-Tropfen von ct | Codein | 0,8 | (+106,1) | 2,38 |
| Tussoret | Codein | 0,7 | (−28,4) | 2,15 |
| Codeinum phosph. Compr. | Codein | 0,5 | (−8,1) | 2,37 |
| Codeinum phosph. Berlin-Chem. | Codein | 0,5 | (−10,2) | 2,56 |
| Codicompren | Codein | 0,4 | (−18,8) | 2,21 |
| | | 9,3 | (−12,7) | 2,49 |
| **Weitere Opioide** | | | | |
| Paracodin/retard | Dihydrocodein | 7,4 | (−26,7) | 2,30 |
| Remedacen | Dihydrocodein | 1,4 | (−24,7) | 1,17 |
| Dicodid | Hydrocodon | 0,3 | (+44,0) | 1,52 |
| Neo Tussan | Dextromethorphan | 0,1 | (−26,5) | 7,82 |
| | | 9,2 | (−25,1) | 2,17 |
| **Andere Antitussiva** | | | | |
| Sedotussin | Pentoxyverin | 7,9 | (−15,4) | 1,55 |
| Capval | Noscapin | 5,5 | (+1,8) | 2,37 |
| Silomat | Clobutinol | 3,1 | (−17,8) | 1,65 |
| Tussed Hustenstiller | Clobutinol | 0,6 | (−10,1) | 1,52 |
| Benadryl Infant N | Diphenhydramin | 0,4 | (−9,3) | 3,02 |
| Benadryl N | Diphenhydramin | 0,1 | (−7,0) | 9,23 |
| | | 17,6 | (−10,8) | 1,89 |
| **Summe** | | 36,0 | (−15,4) | 2,12 |

min und dem Alphasympathomimetikum Phenylephrin, das üblicherweise in der Ophthalmologie zur lokalen Vasokonstriktion angewendet wird. In *Rhinotussal Saft* ist anstelle von Phenylephrin das indirekt wirkende Sympathomimetikum Norephedrin enthalten. Der Nutzen dieser Kombinationen ist nach wie vor nicht ausreichend belegt.

*Makatussin Tropfen forte* enthalten Dihydrocodein in einem Zehntel der üblichen Einzeldosis und einen Extrakt aus Sonnentaukraut (Herba Droserae), einer insektenfressenden Pflanze. Sonnentaupräparate

**Tabelle 17.3:** Verordnungen von Antitussiva-Kombinationen 2000. Angegeben sind die 2000 verordneten Tagesdosen, die Änderungen gegenüber 1999 und die mittleren Kosten je DDD 2000.

| Präparat | Bestandteile | DDD in Mio. | Änderung in % | DDD-Kosten in DM |
|---|---|---|---|---|
| Codipront | Codein Phenyltoloxamin | 4,5 | (-14,4) | 2,76 |
| Rhinotussal Saft | Dextromethorphan Norephedrin Carbinoxamin | 1,7 | (-9,7) | 4,32 |
| Rhinotussal Kaps. | Dextromethorphan Phenylephrin Carbinoxamin | 1,4 | (-24,4) | 2,42 |
| Codicaps | Codein Chlorphenamin | 1,1 | (-27,8) | 2,35 |
| Makatussin Tropfen forte | Dihydrocodein Sonnentaukrautextrakt | 0,9 | (-31,6) | 1,96 |
| Sedotussin plus Kaps. | Pentoxyverin Chlorphenamin | 0,3 | (-26,8) | 3,02 |
| Summe | | 9,9 | (-19,2) | 2,87 |

wurden bei Atemwegsstörungen und auch als Homöopathika angewendet, sind aber von zweifelhaftem therapeutischem Wert (Parfitt 1999).

## Expektorantien

Expektorantien sollen bei produktivem Husten die Sekretion der Bronchialflüssigkeit fördern oder die Viskosität eines verfestigten Bronchialschleims senken. Obwohl diese Idee theoretisch reizvoll ist, herrscht immer noch ein Mangel an ausreichend kontrollierten Studien, in denen eine Überlegenheit der Expektorantien gegenüber Placebo nachgewiesen wurde. Husten ist das beste Expektorans. Zur Sekretentfernung ist es daher sinnvoll, die Patienten abhusten zu lassen.

In dem jüngsten Übersichtsartikel der „Cochrane Library" (Poole und Black 2001a, 2001b) werden 232 Studien mit Expektorantien (publizierte und nicht publizierte Daten, davon 12 Studien mit N-Acetylcystein) bei Patienten mit chronischer Bronchitis oder COPD (chronisch-obstruktive Lungenerkrankung) analysiert. Die Autoren kommen zu dem Schluß, daß

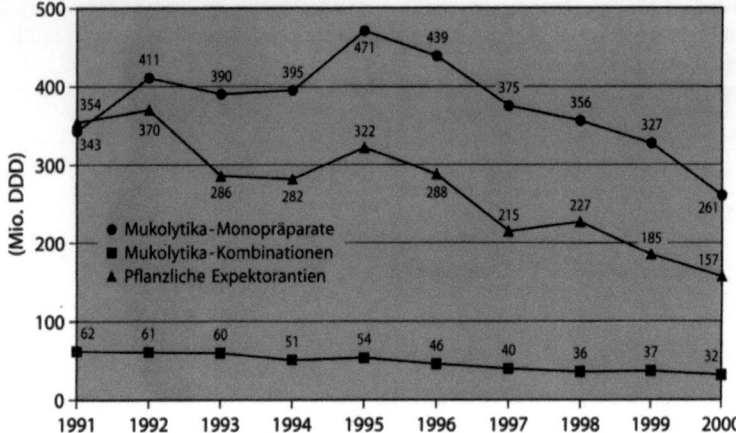

**Abbildung 17.2:** Verordnungen von Expektorantien 1991 bis 2000. Gesamtverordnungen nach definierten Tagesdosen (DDD)

die Langzeitbehandlung mit einer geringen, aber signifikanten Verminderung akuter Exazerbationen (-0,07 Exazerbationen pro Patient und Monat) und einer etwas größeren Verringerung der Arbeitsunfähigkeit (-0,56 Tage pro Patient und Monat) einherging. Allerdings überrascht dies Ergebnis, da die Autoren eine signifikante Heterogenität zwischen den Studien feststellen und darauf hinweisen, daß nur drei Studien als wirklich randomisiert angesehen werden konnten, zwei Studien als inadäquat und 17 Studien hinsichtlich ihrer Randomisierung als „unklar" eingestuft wurden. Unsere in den bisherigen Auflagen des Arzneiverordnungs-Report geäußerte kritische Stellungnahme zur Wirksamkeit von Expektorantien (s. Lemmer 2000) bleibt daher prinzipiell bestehen. Diese Einstellung wird auch durch entsprechende Beiträge in Lehrbüchern der Pharmakologie gestützt, in denen Expektorantien als zweifelhaft wirksam bewertet oder gar nicht erwähnt werden (Serafin 1996, Honig und Ingram 2001, Lüllmann et al. 1999, Lemmer und Wettengel 2001, Mutschler et al. 2001). Dort wird auch übereinstimmend die Meinung vertreten, daß ohne ausreichende Flüssigkeitszufuhr Expektorantien nicht wirken können. Von der französichen Arzneimittelüberwachungsbehörde wurden alle Expektorantien, die Acetylcystein, Ambroxol, Bromhexin, Carbocisterin etc. enthalten, als „insuffisant" klassifiziert (Agence Francaise 2001).

Daher sollte generell den Ursachen der vermehrten Schleimbildung (z. B. chronische Infekte, Rauchen) nachgegangen werden. Beta$_2$-Sympathomimetika und Theophyllin sind nach wie vor bessere Stimulatoren der mukoziliären Clearance als Acetylcystein und Ambroxol (Imhof et al. 1988, Lurie et al. 1995). Bei den Verordnungen ist seit 1995 bei den Monopräparaten jährlich eine Abnahme festzustellen (Abbildung 17.2).

Führender Wirkstoff der Expektorantien ist seit vielen Jahren das Mukolytikum Acetylcystein, auf das mit 13 Präparaten 65% der Verordnungen entfallen. Danach folgt Ambroxol mit 15 Präparaten und 32% der Verordnungen, während auf Bromhexin (2 Präparate) und Carbocistein (1 Präparat) nur noch 2% der Verordnungen entfallen. Der Rückgang in den Verordnungen der letzten Jahre hat sich auch 2000 fortgesetzt (Tabelle 17.4). Einzige Ausnahme ist die Emser Inhalationslösung mit natürlichem Emser Salz.

### Acetylcystein

Acetylcystein ist ein Mukolytikum mit freien Sulfhydrylgruppen, das nach Inhalation die Viskosität des Bronchialschleims durch Spaltung von Disulfidbrücken erniedrigt. Da inhalatives Acetylcystein bei Asthmapatienten Bronchospasmen auslöst, wird diese Applikationsform von Pulmologen nicht mehr empfohlen. Seitdem ist die orale Gabe in Gebrauch gekommen, obwohl die Bioverfügbarkeit von Acetylcystein nur etwa 10% beträgt (Olsson et al. 1988, Bundesgesundheitsamt 1994) und ein Nachweis von Acetylcystein im Bronchialschleim nicht möglich war (Cotgreave et al. 1987). Als Beleg für die orale Wirksamkeit von Acetylcystein wird oft die Senkung akuter Exazerbationen bei chronischer Bronchitis angegeben (Tabelle 17.5). Die Aussagekraft dieser Studien ist aber nur begrenzt, da viele Patienten die Studie nicht beendeten (Multicenter Study Group 1980) oder Nichtraucher, Asthmapatienten und Patienten mit längerfristiger Antibiotikatherapie ausgeschlossen wurden (Boman et al. 1983). Vier weitere Studien zeigten dagegen keine Wirkung von Acetylcystein bei chronischer Bronchitis (Jackson et al. 1984, British Thoracic Society Research Committee 1985, Parr und Huitson 1987, Rasmussen und Glennow 1988; siehe Tabelle 17.5). Diese Studien waren auch in der Meta-Analyse der Cochrane Library (Pool und Black 2001) berücksichtigt worden. Bei Mukoviszidose war orales Acetylcystein ebenfalls nicht wirksam (Mitchell und Elliot 1982). Die Zweifel an der Wirksamkeit von Acetylcystein werden durch kontrollierte Studien bestätigt, in denen das Mittel bei Beatmungspatienten sogar in Dosen von 3–13 g/Tag intravenös verabreicht wurde (Konrad et al. 1995, Domenighetti et al. 1997). Dennoch

**Tabelle 17.4:** Verordnungen von Expektorantien 2000. Angegeben sind die 2000 verordneten Tagesdosen, die Änderungen gegenüber 1999 und die mittleren Kosten je DDD 2000.

| Präparat | Bestandteile | DDD in Mio. | Änderung in % | DDD-Kosten in DM |
|---|---|---|---|---|
| **Acetylcystein** | | | | |
| ACC Hexal | Acetylcystein | 75,4 | (−22,8) | 0,78 |
| NAC-ratiopharm | Acetylcystein | 36,2 | (−33,1) | 0,80 |
| Fluimucil | Acetylcystein | 16,4 | (−25,9) | 1,22 |
| Acemuc | Acetylcystein | 11,8 | (−23,1) | 0,74 |
| Bromuc | Acetylcystein | 7,9 | (−36,2) | 0,94 |
| Azubronchin | Acetylcystein | 3,4 | (−32,4) | 0,84 |
| NAC Stada | Acetylcystein | 2,3 | (−16,5) | 0,87 |
| NAC AL | Acetylcystein | 2,1 | (+69,3) | 0,73 |
| NAC AbZ | Acetylcystein | 1,9 | (+18,3) | 0,71 |
| NAC-1A Pharma | Acetylcystein | 1,8 | (+125,5) | 0,70 |
| NAC von ct | Acetylcystein | 1,7 | (−13,2) | 0,90 |
| Myxofat | Acetylcystein | 1,3 | (−22,4) | 0,88 |
| Acetabs | Acetylcystein | 0,8 | (−27,0) | 0,80 |
| | | 163,2 | (−25,2) | 0,83 |
| **Ambroxol** | | | | |
| Mucosolvan | Ambroxol | 41,6 | (+0,8) | 0,87 |
| Ambroxol-ratiopharm | Ambroxol | 14,3 | (−16,4) | 0,91 |
| Ambrohexal | Ambroxol | 4,7 | (−7,6) | 0,99 |
| Ambroxol AL | Ambroxol | 4,6 | (+32,9) | 0,91 |
| Ambroxol Heumann | Ambroxol | 4,3 | (−22,2) | 0,82 |
| Mucophlogat | Ambroxol | 2,5 | (−14,5) | 0,93 |
| frenopect | Ambroxol | 1,5 | (+0,0) | 1,06 |
| ambroxol von ct | Ambroxol | 1,5 | (−10,7) | 0,95 |
| Ambrobeta | Ambroxol | 1,2 | (−14,1) | 0,94 |
| Lindoxyl | Ambroxol | 1,1 | (−20,2) | 1,06 |
| Ambril | Ambroxol | 0,9 | (−32,7) | 0,97 |
| Ambrolös | Ambroxol | 0,8 | (−28,8) | 0,93 |
| Expit | Ambroxol | 0,6 | (−21,2) | 1,17 |
| Paediamuc | Ambroxol | 0,5 | (+37,8) | 0,59 |
| stas Hustenlöser | Ambroxol | 0,4 | (+0,5) | 1,17 |
| | | 80,4 | (−5,7) | 0,90 |
| **Weitere Mukolytika** | | | | |
| Bromhexin Berlin-Chemie | Bromhexin | 2,9 | (−18,7) | 0,45 |
| Bromhexin Meuselbach | Bromhexin | 2,0 | (+4,7) | 0,56 |
| Emser Inh.-Lsg. Siemens | Natürl. Emser Salz | 1,3 | (+20,9) | 2,90 |
| Transbronchin | Carbocistein | 0,5 | (−25,5) | 2,17 |
| | | 6,7 | (−7,4) | 1,09 |
| Summe | | 250,2 | (−19,4) | 0,86 |

**Tabelle 17.5:** Wirkung von Acetylcystein bei chronischer Bronchitis. Ergebnisse randomisierter, doppelblinder, Placebo-kontrollierter Studien mit Acetylcystein (NAC) mit einer Therapiedauer von 3–6 Monaten.

| Studie | Fallzahl | Exazerbationen NAC | Placebo | Signifikanz |
|---|---|---|---|---|
| Multicenter Study Group (1980)* | 744 | 47% | 76% | p>0,001 |
| Boman et al. (1983) | 254 | 60% | 81% | p>0,001 |
| Jackson et al. (1984) | 155 | 33% | 39% | keine |
| British Thoracic Soc. (1985) | 181 | 2,1/Jahr | 2,6/Jahr | keine |
| Parr & Huitson (1987) | 526 | 2,2/Jahr | 2,5/Jahr | keine |
| Rasmussen & Glennow (1988) | 116 | 1,5/Jahr | 1,7/Jahr | keine |

* Nur Raucher bzw. Exraucher

hatte Acetylcystein keine klinisch signifikanten Effekte auf Lungenfunktion, Bronchialschleim, systemische Oxygenierung und Beatmungsnotwendigkeit. Nachteilig bei Acetylcystein sind seine relativ häufigen unerwünschten Wirkungen, z. B. allergische und gastrointestinale Reaktionen (Parfitt 1999). Die Aufbereitungskommission des Bundesgesundheitsamtes stellte fest, daß zur therapeutischen Wirksamkeit (Sekretolyse) von Acetylcystein kein ausreichendes Erkenntnismaterial für die Applikationsformen Instillation, Inhalation und parenterale Intensivtherapie vorliegt, und hat das Nutzen-/Risiko-Verhältnis bei inhalativer und intramuskulärer Anwendung negativ beurteilt (Bundesgesundheitsamt 1994).

### Ambroxol

Ambroxolpräparate wurden ebenfalls häufig verordnet. Allerdings haben, wie schon in den drei Vorjahren, die Verordnungen abgenommen (Tabelle 17.4). Anders als Acetylcystein hat Ambroxol eine ausreichende orale Bioverfügbarkeit von 50–65%. Als Beleg der Wirksamkeit gilt eine italienische Studie zur Prävention akuter Exazerbationen der chronischen Bronchitis (Olivieri et al. 1987). In einer weiteren Ambroxolstudie wurden die Zeiten der Arbeitsunfähigkeit verkürzt, subjektive Symptome (Atemnot, Husten, Auswurf) und Klinikaufenhalte aber nicht beeinflußt (Cegla 1988). Bei 90 Patienten mit chronischer Bronchitis war in einer randomisierten, Placebo-kontrollierten und doppelblind durchgeführten Studie kein therapeutischer Vorteil von Ambroxol nachweisbar (Guyatt et al. 1987). Somit wird die therapeutische Wirksamkeit von Ambroxol nach den bisher vorliegenden Studien uneinheitlich bewertet (Tabelle 17.6).

**Tabelle 17.6:** Wirkung von Ambroxol bei chronischer Bronchitis

| Studie | Parameter | Ambroxol | Placebo | Signifikanz |
|---|---|---|---|---|
| *Ericsson et al. (1986)* | | | | |
| 97 Patienten | Expektoration | 58% | 28% | p<0,05* |
| 2 Wochen | | | | |
| *Ericsson et al. (1987)* | | | | |
| 14 Patienten | Mukoziliäre Clearance | 54,2% | 51,9% | n.s. |
| 2 Wochen | Lungenfunktion $FEV_1$ | 3,3 l | 3,4 l | n.s. |
| *Guyatt et al. (1987)* | | | | |
| 90 Patienten | Husten (Score 1–7) | 4,11 | 3,97 | n.s. |
| 4 Wochen | Expektoration (1–7) | 4,23 | 4,67 | n.s. |
| *Olivieri et al. (1987)* | | | | |
| 214 Patienten | Exazerbationen | 54,5% | 85,6% | p<0,01 |
| 6 Monate | Lungenfunktion $FEV_1$ | 1,8 l | 1,8 l | n.s. |
| | Arbeitsausfalltage | 442 | 837 | p<0,01 |
| *Cegla (1988)* | | | | |
| 180 Patienten | Expektoration | | | n.s. |
| 2 Jahre | Lungenfunktion $FEV_1$ | 2,29 l | 2,34 l | n.s. |
| | Arbeitsausfalltage | 1216 | 1789 | p<0,01 |

*Nur bei 120 mg/Tag, nicht signifikant bei 60 mg/Tag

Die älteren Studien entsprechen nicht mehr den heutigen methodischen Ansprüchen an den Nachweis der therapeutischen Wirksamkeit. Ambroxol gehört aus diesem Grunde nicht zu den Standardtherapeutika der chronischen Bronchitis (Parfitt 1999). Die Aufbereitungskommission des Bundesgesundheitsamtes kam in der Monographie für Ambroxol zu folgender Bewertung (Bundesgesundheitsamt 1993a): Zur therapeutischen Wirksamkeit der Applikationsform „Inhalation" liegt kein ausreichendes Erkenntnismaterial vor, für die parenterale Applikationsform wurde für die Indikation „zur Sekretolyse" das Nutzen-Risiko-Verhältnis negativ beurteilt, zum Anwendungsgebiet der akuten und chronischen Erkrankungen des Nasen-Rachen-Raumes liegt ebenfalls kein dem aktuellen wissenschaftlichen Stand entsprechendes Erkenntnismaterial vor.

## Bromhexin

Bromhexinpräparate wurden 2000 ebenfalls weniger verordnet (Tabelle 17.4). Die Aufbereitungskommission des Bundesgesundheitsamtes kam zu dem Schluß (Bundesgesundheitsamt 1993b), daß für Bromhexin zum Anwendungsgebiet der akuten und chronischen Erkrankungen des Nasen-Rachen-Raumes sowie für die inhalative und parenterale Anwendungsformen kein dem aktuellen wissenschaftlichen Stand entsprechendes Erkenntnismaterial vorliege.

### Kombinationspräparate mit Antiinfektiva

Die Verordnung von Kombinationspräparaten mit Antiinfektiva wechselt von Jahr zu Jahr. Nach dem Rückgang 1998 und einer Zunahme 1999 nahmen die Verordnungen im Jahre 2000 wieder ab (Tabelle 17.7). Allerdings gilt dies jährliche Auf und Ab auch für einzelne Präparate, was möglicherweise auf Werbestrategien zurückzuführen ist. Die in den Kombinationen enthaltenen Antibiotika sind ausreichend dosiert und damit bei entsprechender Empfindlichkeit der Erreger auch wirksam. Der Zusatz der in ihrer Wirkung ungesicherten Expektorantien verteuert jedoch die Therapie unnötig. So sind die Tetracyclinkombinationen im Durchschnitt mehr als doppelt so teuer wie die Monotherapie mit Doxycyclin (0,55 DM pro DDD) (vgl. Tabelle 8.5).

### Pflanzliche Expektorantien

Unter den pflanzlichen Expektorantien hat sich die Präparategruppe mit Extrakten aus Efeublättern (Folia Hedera) als einzige dem allgemeinen Abwärtstrend der Verordnungen entziehen können (Tabelle 17.8). Nach einer Medline-Recherche über die letzten 31 Jahre gibt es jedoch keine kontrollierten Studien über die Anwendung bei akuten Atemwegskrankheiten. Die Herstellerfirma von *Prospan* hat mehrere Studien übersandt, die eine therapeutische Wirksamkeit bei der in Anspruch genommenen Indikation (akute Katarrhe der Atemwege, chronisch entzündliche Bronchialerkrankungen) belegen sollen. Vier Studien sind unkontrollierte Anwendungsbeobachtungen ohne Placebogruppen (Tabelle 17.9). Eine Studie zeigt einen marginalen Effekt, der jedoch wegen kleiner Patientenzahlen und kurzer Prüfdauer (3–5 Tage) kein valider Beleg ist und darüber hinaus bei Asthma bronchiale und nicht bei akuten Atemwegskatarrhen erhoben wurde (Mansfeld et al. 1998). Alle publizierten Studien weisen zahlreiche formale und inhaltliche Mängel auf. In einem jüngstem Schreiben bestätigt und bedauert gleichzeitig der Hersteller die

**Tabelle 17.7:** Verordnungen von Expektorantienkombinationen mit Antibiotika 2000. Angegeben sind die 2000 verordneten Tagesdosen, die Änderungen gegenüber 1999 und die mittleren Kosten je DDD 2000.

| Präparat | Bestandteile | DDD in Mio. | Änderung in % | DDD-Kosten in DM |
|---|---|---|---|---|
| **Doxycyclin und Ambroxol** | | | | |
| Doxam | Doxycyclin Ambroxol | 5,8 | (−0,1) | 0,81 |
| Ambrodoxy | Doxycyclin Ambroxol | 3,9 | (−4,2) | 0,76 |
| Sigamuc | Doxycyclin Ambroxol | 3,4 | (−22,4) | 1,19 |
| Mucotectan | Doxycyclin Ambroxol | 3,4 | (−26,0) | 1,24 |
| Doximucol | Doxycyclin Ambroxol | 2,2 | (−10,8) | 1,05 |
| Ambroxol comp.-ratiopharm | Doxycyclin Ambroxol | 1,7 | (+0,2) | 1,06 |
| Doxysolvat | Doxycyclin Ambroxol | 1,2 | (−3,7) | 0,76 |
| Azudoxat comp. | Doxycyclin Ambroxol | 1,2 | (−7,4) | 1,06 |
| doxy comp. von ct | Doxycyclin Ambroxol | 1,0 | (+5,1) | 0,79 |
| Ambroxol AL comp. | Doxycyclin Ambroxol | 1,0 | (+35,6) | 0,78 |
| Doxy-Wolff Mucolyt. | Doxycyclin Ambroxol | 0,9 | (−13,6) | 1,16 |
| Doxy Lindoxyl | Doxycyclin Ambroxol | 0,7 | (+146,7) | 0,80 |
| Doxy plus Stada | Doxycyclin Ambroxol | 0,6 | (+2,5) | 1,17 |
| | | 27,0 | (−7,6) | 0,97 |
| **Oxytetracyclin-Kombinationen** | | | | |
| Tetra-Gelomyrtol | Oxytetracyclin Myrtol | 1,9 | (−4,0) | 4,47 |
| **Summe** | | 28,8 | (−7,4) | 1,19 |

**Tabelle 17.8:** Verordnungen von pflanzlichen Expektorantien 2000 (Monopräparate). Angegeben sind die 2000 verordneten Tagesdosen, die Änderungen gegenüber 1999 und die mittleren Kosten je DDD 2000.

| Präparat | Bestandteile | DDD in Mio. | Änderung in % | DDD-Kosten in DM |
|---|---|---|---|---|
| **Efeublätterextrakt** | | | | |
| Prospan | Efeublätterextrakt | 14,8 | (−5,3) | 1,89 |
| Sinuc | Efeublätterextrakt | 10,0 | (+17,6) | 0,64 |
| Hedelix | Efeublätterextrakt | 3,0 | (−16,0) | 1,42 |
| Sedotussin Efeu | Efeublätterextrakt | 1,7 | (+49,1) | 0,73 |
| Espa Tussin | Efeublätterextrakt | 0,7 | (−33,2) | 1,03 |
| Bronchoforton Saft/Tropfen | Efeublätterextrakt | 0,5 | (−36,2) | 2,26 |
| | | 30,6 | (+0,2) | 1,36 |
| **Thymianextrakt** | | | | |
| Tussamag N Saft/Trop. | Thymianextrakt | 0,9 | (−13,4) | 2,21 |
| Thymipin N | Thymianextrakt | 0,9 | (−16,8) | 2,34 |
| Soledum Hustensaft/-Tropfen | Thymianextrakt | 0,7 | (−14,4) | 3,29 |
| Thymiverlan | Thymianextrakt | 0,3 | (−31,5) | 1,28 |
| Tussamag Hustensaft N | Thymianextrakt | 0,2 | (+9,2) | 2,28 |
| | | 3,0 | (−15,7) | 2,41 |
| **Weitere Präparate** | | | | |
| Gelomyrtol/-forte | Myrtol | 33,8 | (−12,3) | 1,08 |
| Soledum Kapseln | Cineol | 4,9 | (−13,9) | 1,50 |
| Bronchobest | Ol. spicae | 1,2 | (−27,0) | 0,88 |
| | | 39,9 | (−13,1) | 1,12 |
| **Summe** | | 73,5 | (−8,1) | 1,27 |

„unkorrekten Publikationen" zu *Prospan* (Schneider 2001). Es wäre wünschenswert, wenn die dem Hersteller zur Verfügung stehenden Daten einmal vollständig in einer begutachteten Zeitschrift publiziert würden, um das Präparat eindeutig bewerten zu können.

Von den pflanzlichen Monopräparaten wurde *Gelomyrtol* weiterhin am häufigsten verordnet, jedoch wie im Vorjahr mit einer deutlichen Abnahme (Tabelle 17.8). Für Cineol als Leitsubstanz von Myrtol lagen bisher nur GCP-gerechte Daten zur Pharmakokinetik (Zimmermann et al. 1995) vor. Eine neuere Studie bei 215 Patienten mit chronischer Bronchitis, durchgeführt in 19 Praxen von Lungenfachärzten, Internisten oder Allgemeinärzten, kommt zwar im Vergleich zu Placebo zu einer

**Tabelle 17.9:** Studien mit Efeublätterextrakt bei obstruktiver Bronchitis und Asthma bronchiale. $FEV_1$ 1-Sekunden-Kapazität.

| Studie | Parameter | Efeu | Placebo | Signifikanz |
|---|---|---|---|---|
| *Düchtel-Brühl (1976)* | | | | |
| Spastische Bronchitis | Verbesserung von | 84% | – | p (?) |
| 44 Patienten, (?) Tg. | Symptomen | | | |
| *Gulyas & Lämmlein (1992)* | | | | |
| obstrukt. Bronchitis | Atemnot | leicht | – | p=0,03 |
| 26 Patienten, 4 Wo. | $FEV_1$ (l) | 1,05/1,33 | – | p (?) |
| | Auswurf | 3/8 Pat. | – | p=0,09 |
| *Lässig et al. (1996)* | | | | |
| obstruktive Bronchitis | $FEV_1$ (l) | 2,01/2,15 | | p (?) |
| 113 Patienten, 20 Tg. | | 2,00/2,15 | – | p (?) |
| *Gulyas et al. (1997)* | | | | |
| obstrukt. Atemwegskrankh. | $FEV_1$ (l) Saft | 2,01/2,15 | – | p (?) |
| 25 Patienten, 10 Tg. | $FEV_1$ (l) Tropfen | 2,00/2,15 | – | p (?) |
| *Mansfeld et al. (1998)* | | | | |
| Asthma bronchiale | Atemwegs- | 0,75/0,61 | 0,70/0,67 | p=0,036 |
| 24 Patienten, 3–5 Tg. | widerstand | (kPa/l/sec) | | |

positiven Bewertung hinsichtlich der Reduzierung der im Tagebuch aufgezeichneten Exazerbationen (Meister et al. 1999, auch in Cochrane Library berücksichtigt), die methodischen Mängel erlauben jedoch nicht, diese Bewertung nachzuvollziehen. So waren beispielsweise die Ergebnisse davon abhängig, welche Ärztegruppe die Vorbehandlung durchführte. Eine jüngste Studie bei 676 Patienten mit akuter Bronchitis, die multizentrisch, randomisiert, Placebo- und doppel-blind-kontrolliert im Parallelgruppendesign über 4 Wochen durchgeführt wurde, zeigte einen im Vergleich zu Placebo signifikanten Effekt hinsichtlich einer schnelleren Besserung der Symptome (Hustenanfälle tags und nachts, Auskultationsbefunde, Kopfschmerz, Gelenkschmerzen, Müdigkeit und Wohlbefinden bewertet durch Patienten und Untersucher), die Effekte waren konfirmatorisch nicht verschieden von einer Therapie mit Cefuroxim oder Ambroxol (Matthys et al. 2000). Es scheint sich um eine sorgfältig durchgeführte Studie zu handeln, der positive Effekt sollte durch weitere bestätigt werden.

Die Verordnung von Thymianpräparaten ist deutlich zurückgegangen (Tabelle 17.8). Hauptinhaltsstoff ist das ätherische Thymianöl mit sekretolytischen und broncholytischen Eigenschaften, die jedoch nach einer Medline-Recherche ebenfalls nicht durch klinische Studien belegt sind.

Die Kombinationspräparate enthalten zwei bis fünf Bestandteile. Größtenteils handelt es sich um Kombinationen von Pflanzenextrakten. Die Verordnungen nahmen 2000 wie im Vorjahr wieder deutlich ab (Tabelle 17.10). Klinische Studien der überaus zahlreichen Kombinationspräparate pflanzlicher Expektorantien, die nach heute geltenden Maßstäben zur Wirksamkeit durchgeführt sind, wurden bisher nicht publiziert. Viele dieser Präparate stützen sich weiterhin auf die Aufbereitungsmonographien der Kommission E für die phytotherapeutische Therapierichtung des vormaligen Bundesgesundheitsamtes. Als Beleg für die Wirksamkeit galt unter anderem die Aufnahme in angesehene Übersichtsartikel, Handbücher oder Lehrbücher sowie Erfahrungswissen in Verbindung mit aussagekräftigen experimentellen Ergebnissen (Bundesgesundheitsamt 1981). Damit erfüllen Phytotherapeutika zwar die geltenden arzneimittelrechtlichen Voraussetzungen als besondere Therapierichtung, erreichen aber nicht den wissenschaftlichen Standard, der bereits damals möglich war und für chemisch definierte Wirkstoffe im Arzneimittelgesetz gefordert wird. Phytotherapeutika ohne Wirksamkeitsnachweis durch kontrollierte Studien sind damit weiterhin als Arzneimittel zweiter Klasse anzusehen.

### Externe Expektorantien

Nachdem sich die Verordnungen bei Expektorantien zur äußeren Anwendung 1998 geringfügig stabilisiert hatten, haben sie 1999 und 2000 drastisch abgenommen (Tabelle 17.11). Diese Präparate enthalten zumeist ätherische Öle, darunter auch Menthol und Campher. Allerdings ist es unwahrscheinlich, daß die Inhalation von Menthol irgendeinen zusätzlichen Nutzen im Vergleich zur reinen Wasserdampfinhalation hat (Parfitt 1999). Campher ist von zweifelhafter Wirksamkeit und wurde in Großbritannien und USA wegen potentieller neurotoxischer Effekte (Krämpfe, Atemdepression) vom Markt genommen (Parfitt 1999). Überempfindlichkeitsreaktionen und Kontaktdermatitiden können auftreten (Schmidt und Brune 1997). Auch für die anderen ätherischen Öle liegen keine gezielten, klinisch kontrollierten Untersuchungen über die Wirkungen und Wirksamkeit vor, ihre Anwendung basiert überwiegend auf Empirie (Kurz 1986). Zur großen Beliebtheit dieser Bronchi-

**Tabelle 17.10:** Verordnungen von pflanzlichen Expektorantien-Kombinationen 2000. Angegeben sind die 2000 verordneten Tagesdosen, die Änderungen gegenüber 1999 und die mittleren Kosten je DDD 2000.

| Präparat | Bestandteile | DDD in Mio. | Änderung in % | DDD-Kosten in DM |
|---|---|---|---|---|
| Bronchipret Saft/Tropfen | Efeublätterextrakt Thymiankrautextrakt | 7,4 | (+9,2) | 0,82 |
| Bronchicum Tropfen N | Quebrachoextrakt Seifenwurzelextrakt Thymianextrakt | 3,6 | (−29,2) | 1,05 |
| Bronchicum Elixir N | Grindeliablätterextrakt Bibernellwurzelextrakt Primelwurzelextrakt Quebrachoextrakt Thymianblätterextrakt | 2,5 | (−12,4) | 1,87 |
| Aspecton N | Thymianextrakt Gypsophila-Saponin | 2,3 | (−27,3) | 1,67 |
| Sinuforton | Anisöl Primelwurzelextrakt Thymiankrautextrakt | 2,3 | (−29,4) | 1,61 |
| Bromhexin-8-Tropfen N | Bromhexin Fenchelöl Anisöl | 1,8 | (−40,3) | 1,02 |
| Bronchipret TP | Primelwurzelextrakt Thymiankrautextrakt | 1,3 | (−11,0) | 1,42 |
| Monapax Saft/Supp./Tropfen | Sonnentau ⌀ Hedera helix ⌀ China D1 Cochenillelaus D1 Kupfersulfat D1 Ipecacuanha D4 Hyoscyamus D4 | 1,3 | (−16,0) | 5,07 |
| Sinuforton Saft | Primelwurzelextrakt Thymiankrautextrakt | 1,0 | (+11,5) | 1,90 |
| Optipect N/Neo | Campher Menthol Pfefferminzöl | 0,8 | (−20,3) | 1,04 |
| Melrosum Hustensirup N | Grindeliaextrakt Bibernellwurzelextrakt Primelwurzelextrakt Rosenblütenextrakt Thymianblätterextrakt | 0,6 | (−16,6) | 3,51 |
| Bronchicum plus | Thymianextrakt Spitzwegerichkrautextr. Primelwurzelextrakt | 0,4 | (−9,4) | 4,78 |
| Summe | | 25,2 | (−16,2) | 1,54 |

**Tabelle 17.11:** Verordnungen von äußerlich anzuwendenden Expektorantien 2000. Angegeben sind die 2000 verordneten Tagesdosen, die Änderungen gegenüber 1999 und die mittleren Kosten je DDD 2000.

| Präparat | Bestandteile | DDD in Mio. | Änderung in % | DDD-Kosten in DM |
|---|---|---|---|---|
| **Monopräparate** | | | | |
| Soledum Balsam Lösung | Cineol | 4,4 | (–25,8) | 0,39 |
| **Mentholkombinationen** | | | | |
| Transpulmin Balsam/E | Cineol Menthol Campher | 4,2 | (–41,0) | 0,62 |
| Pinimenthol | Eucalyptusöl Kiefernnadelöl Menthol | 1,3 | (–28,1) | 0,68 |
| | | 5,5 | (–38,3) | 0,63 |
| **Andere Kombinationen** | | | | |
| Babix-Inhalat N | Eucalyptusöl Fichtennadelöl | 18,9 | (–7,4) | 0,13 |
| Bronchoforton Salbe | Eucalyptusöl Fichtennadelöl Pfefferminzöl | 5,9 | (–43,3) | 0,53 |
| Transpulmin Kinderbalsam S | Eucalyptusöl Kiefernnadelöl | 3,2 | (–28,8) | 0,73 |
| Eucabal Balsam S | Eucalyptusöl Kiefernnadelöl | 2,1 | (–24,4) | 0,87 |
| Pinimenthol S mild | Eucalyptusöl Kiefernnadelöl | 0,8 | (–2,4) | 1,00 |
| Pulmotin-N-Salbe | Anisöl Campher Eucalyptusöl Thymianöl Koniferenöl Thymol | 0,5 | (–18,7) | 1,03 |
| | | 31,4 | (–20,6) | 0,35 |
| Summe | | 41,3 | (–24,1) | 0,40 |

al- und Erkältungssalben tragen sicher auch die damit verbundenen Geruchseffekte bei. Ihr nach dem Arzneimittelgesetz besonderer Status verhindert offensichtlich, sich mit diesen pflanzlichen Präparaten hinsichtlich ihrer Wirksamkeit nach heutigen anerkannten Studienbedingungen zu befassen.

## Wirtschaftliche Aspekte

Die Einsparungen durch rückläufige Verordnungen der Antitussiva und Expektorantien setzten sich auch im Jahre 2000 mit einer weiteren Umsatzverminderung um fast 120 Mio. DM fort. In Anbetracht der ungesicherten therapeutischen Wirksamkeit der Expektorantien erscheint ihre Verordnungshäufigkeit immer noch hoch, zumal ein großer Teil dieser Verordnungen zu den leistungsrechtlichen Ausschlüssen nach SGB V § 34 Abs. 1 gehören dürfte.

Auf der einen Seite kann nur erneut gefordert werden, daß vor allem der Beseitigung der Ursachen der Erkrankung (z. B. Rauchen, Luftverschmutzung) Beachtung geschenkt werden sollte. Darüber hinaus ist zu fordern, daß – wie für chemisch definierte Pharmaka selbstverständlich – entsprechend qualifizierte klinische Studien nach den internationalen Regeln auch für Phytopharmaka durchgeführt werden sollten, um deren Stellenwert innerhalb der Medizin beurteilen zu können.

### Literatur

Agence Francaise de Sécurité Sanitaire des Produits de Santé (2001): www.agmed.sante.gouv.fr, 20.7.2001.

Arzneimittelkommission der deutschen Ärzteschaft (1997): Substitution von Opiatabhängigen mit Codein und Dihydrocodein. Dtsch. Ärztebl. 94: B-280.

BfArM (2001): Die wichtigsten Änderungen der 10. BtMÄndV auf einen Blick. http://www.bfarm.de/de_ver/betaeubungsm/btmg.htm#13.

Boman G., Bäcker U., Larsson S., Melander B., Wåhlander L. (1983): Oral acetylcystein reduces exacerbation rate in chronic bronchitis. Report of a trial organized by the Swedish Society for Pulmonary Diseases. Eur. J. Respir. Dis. 64: 405–415.

British Thoracic Society Research Committee (1985): Oral N-acetylcysteine and exacerbation rates in patients with chronic bronchitis and severe airways obstruction. Thorax 40: 832–835.

Bundesgesetzblatt (1998): 10. BtmÄndV, 23.1.1998.

Bundesgesundheitsamt (1981): Monographieentwürfe für anthroposophische und phytotherapeutische Arzneimittel. Dtsch. Apoth. Ztg. 52: 2910–2913.

Bundesgesundheitsamt (1993a): Aufbereitungsmonographie für Ambroxol. Bundesanzeiger Nr. 30 vom 13.2.1993.

Bundesgesundheitsamt (1993b): Aufbereitungsmonographie für Bromhexin. Bundesanzeiger Nr. 29 vom 12.2.1993.

Bundesgesundheitsamt (1994): Aufbereitungsmonographie für Acetylcystein. Bundesanzeiger Nr. 93 vom 19.5.1994.

Cegla U.H. (1988): Langzeittherapie über 2 Jahre mit Ambroxol (Mucosolvan) Retardkapseln bei Patienten mit chronischer Bronchitis. Ergebnisse einer Doppelblindstudie an 180 Patienten. Prax. Klin. Pneumol. 42: 715–721.
Cotgreave I.A., Eklund A., Larsson K., Moldéus P.W. (1987): No penetration of orally administered N-acetylcysteine into bronchoalveolar lavage fluid. Eur. J. Respir. Dis. 70: 73–77.
Domenighetti G., Suter P.M., Schaller M.D., Ritz R., Perret C. (1997): Treatment with N-acetylcystein during acute respiratory distress syndrome: a randomised, double-blind, placebo-controlled clinical study. J. Crit. Care 12: 177–182.
Düchtel-Brühl Ä. (1976): Ergebnisse der Behandlung spastischer Bronchitiden im Kindesalter mit Prospan. Med. Welt 27: 481.
Ericsson C.H., Juhász J., Jönsson E, Mossberg B. (1986): Ambroxol therapy in simple chronic bronchitis: effects on subjective symptoms and ventilatory function. Eur. J. Respir. Dis. 69: 248–255.
Ericsson C.H., Juhász J., Mossberg B., Philipson K., Svartengren M., Camner P. (1987): Influence of ambroxol on tracheobronchial clearance in simple chronic bronchitis. Eur. J. Respir. Dis. 70: 163–170.
Gulyas A., Lämmlein M.M. (1992): Zur Behandlung von Kindern mit chronisch-obstruktiver Bronchitis. Prospan-Kindersaft, ein altbewährtes Produkt in neuer Darreichungsform – Ergebnisse einer klinischen Prüfung. Sozialpädiatrie 14: 632–634.
Gulyas A., Repges R., Dethlefsen U. (1997): Konsequente Therapie chronisch-obstruktiver Atemwegserkrankungen bei Kindern. Atemw.-Lungenkrkh. 23: 291–294.
Guyatt G.H., Townsend M., Kazim F., Newhouse M.T. (1987): A controlled trial of ambroxol in chronic bronchitis. Chest 92: 618–620.
Honig, E.G., Ingram R.H. (2001): Chronic bronchitis, emphysema, and airways obstruction. In: Braundwald E. et al. (eds.): Harrison's principles of internal medicine. 15th ed., McGraw-Hill, New York, pp. 1491–1499.
Imhof E., Russi E., Perruchoud A.P. (1988): Pharmakotherapie des Hustens. Schweiz. Med. Wochenschr. 118: 1067–1072.
Jackson I.M., Barnes J., Cooksey P. (1984): Efficacy and tolerability of oral acetylcysteine (Fabrol®) in chronic bronchitis: a double-blind placebo controlled study. J. Int. Med. Res. 12: 198–206.
Konrad F., Schoenberg M.H., Wiedmann H., Kilian J., Georgieff M. (1995): Applikationen von Acetylcystein als Antioxidans und Mukolytikum bei mechanischer Ventilation von Intensivpflegepatienten. Eine prospektive, randomisierte Placebo-kontrollierte Doppelblindstudie. Anaesthesist 44: 651–658.
Kurz H. (1986): Expektoranzien und Antitussiva. Dtsch. Apoth. Ztg. 126: 1024–1029.
Lässig W., Generlich H., Heydolph F., Paditz E. (1996): Wirksamkeit und Verträglichkeit efeuhaltiger Hustenmittel. TW Pädiatrie 9: 489–491.
Lemmer B. (2000): Antitussiva und Expektorantien. In: Schwabe U., Paffrath D. (Hrsg.): Arzneiverordnungs-Report 2000, Springer-Verlag, Berlin Heidelberg, S. 234–256.
Lemmer B., Wettengel R. (2001): Erkrankungen der Atemwege. In: Lemmer B., Brune K. (Hrsg.): Pharmakotherapie – Klinische Pharmakologie. 11. Aufl., Urban & Fischer Verlag, München, S. 313–329.
Lüllmann H., Mohr K., u. Mitarbeit Wehling M. (1999): Pharmakologie und Toxikologie. 14. Auflage, Thieme Verlag, Stuttgart New York, S. 267.

Lurie A., Mestiri M., Strauch G., Marsac J. (1995): Drugs acting on mucociliary transport and surface tension. In: Munson P.L., Mueller R.A., Breese G.R. (eds.): Principles of Pharmacology, Chapman & Hall, New York, pp. 621–627.

Mansfeld H.-J., Höhre H., Repges R., Dethlefsen U. (1998): Therapie des Asthma bronchiale mit Efeublätter-Trockenextrakt. Münch. med. Wschr. 140: 26–30.

Matthys H., de Mey Ch., Carls Ch., Rys A., Geib A., Wittig T. (2000): Efficacy and tolerability of Myrtol standardized in acute bronchitis. Arzneim.-Forsch./Drug Res. 50: 700–711.

Meister R., Wittig T., Beuscher N., de Mey C., and Study Group Investigators (1999): Efficacy and tolerability of Myrtol standardized in long-term treatment of chronic bronchitis. Arzneim.-Forsch./Drug Res. 49: 351–358.

Mitchell E.A., Elliot R.B. (1982): Controlled trial of oral N-acetylcysteine in cystic fibrosis. Aust. Paediatr. J. 18: 40–42.

Multicenter Study Group (1980): Long-term oral acetylcysteine in chronic bronchitis. A double-blind controlled study. Eur. J. Respir. Dis. 61: 93–108.

Mutschler E., Geisslinger G., Kroemer H.K., Schäfer-Korting M. (2001): Arzneimittelwirkungen, 8. Aufl., Wissenschaftliche Verlagsgesellschaft Stuttgart, S. 618–619.

Olivieri D., Zavattini G., Tomasini G. (1987): Ambroxol for the prevention of chronic bronchitis exacerbations: long-term multicenter trial. Respiration 51: Suppl.1, 42–51.

Olsson B., Johansson M., Gabrielsson J., Bolme P. (1988): Pharmacokinetics and bioavailability of reduced and oxidized N-acetylcysteine. Eur. J. Clin. Pharmacol. 34: 77–82.

Parfitt K. (ed.) (1999): Martindale: The complete drug reference. 32$^{nd}$ ed. Pharmaceutical Press, London, pp. 1052–1055, 1574, 1557, 1600.

Parr G.D., Huitson A. (1987): Oral fabrol (oral N-acetylcysteine) in chronic bronchitis. Br. J. Dis. Chest 81: 341–349.

Poole P.J., Black P.N. (2001a): Mucolytic agents for chronic bronchitis (Cochrane Review). In: The Cochrane Library, Issue 2, Oxford: Update Software.

Poole P.J., Black P.N. (2001b): Oral mucolytic drugs for exacerbations of chronic obstructive pulmonary disease: systematic review. Brit. Med. J. 322: 1271–1276.

Rasmussen J.B., Glennow C. (1988): Reduction in days of illness after long-term treatment with N-acetylcysteine controlled-release tablets in patients with chronic bronchitis. Eur. Respir. J. 1: 351–355.

Schmidt G., Brune K. (1997): Rheumatische Erkrankungen. In: Fülgraff G., Palm D. (Hrsg.): Pharmakotherapie – Klinische Pharmakologie. 10. Auflage, Gustav Fischer Verlag Stuttgart, S. 336–351.

Schneider W. (2001): Beurteilung kontrollierter klinischer Studien mit Prospan im Arznei-Verordnungsreport. Persönlicher Brief, 29.5.2001.

Serafin W.E. (1996): Drugs used in the treatment of asthma. In: Goodman & Gilman's The Pharmacological basis of therapeutics. 9th ed., McGraw-Hill, New York. 659–682.

Zimmermann Th., Seiberling M., Thomann P., Karabelnik D. (1995): Untersuchungen zur relativen Bioverfügbarkeit und zur Pharmakokinetik von Myrtol standardisiert. Arzneim. Forsch. 45: 1198–1201.

# 18. Betarezeptorenblocker

BJÖRN LEMMER

Betarezeptorenblocker spielen eine wichtige Rolle bei der Behandlung kardiovaskulärer Erkrankungen. Hauptindikationen sind die arterielle Hypertonie, die koronare Herzkrankheit und tachykarde Herzrhythmusstörungen. Hinzu kommt, daß bei der Behandlung der Herzinsuffizienz die Verminderung der Mortalität unter Carvedilol, Bisoprolol und Metoprolol belegt ist.

Betarezeptorenblocker hemmen die Funktion des sympathischen Nervensystems in allen Organen, die mit adrenergen Betarezeptoren ausgestattet sind. Dazu gehören insbesondere das Herz, die Nieren und die glatte Muskulatur von Bronchien und Muskelgefäßen. Therapeutisch bedeutsam ist die Senkung der Herzfrequenz, des kardialen Sauerstoffverbrauchs, der Reninausschüttung aus der Niere und die Erniedrigung des Augeninnendrucks (vgl. Kapitel 40). Nachteilig kann sich die Betarezeptorenblockade auf die Herzkraft, die kardiale Erregungsleitung, die Bronchialfunktion (Gefahr des Bronchospasmus) und die Gefäßmuskulatur (Durchblutungsstörungen) auswirken.

In den einzelnen Organen kommen vor allem zwei Typen von Betarezeptoren vor, die durch Betarezeptorenblocker unterschiedlich beeinflußt werden können. Herz und Nieren enthalten überwiegend Beta$_1$-Rezeptoren, Bronchien und Gefäße überwiegend Beta$_2$-Rezeptoren. Betarezeptorenblocker werden daher nach ihrer unterschiedlichen Wirkung auf die Rezeptorsubtypen folgendermaßen eingeteilt:

- nichtselektive Betarezeptorenblocker,
- Beta$_1$-selektive Betarezeptorenblocker,
- Betarezeptorenblocker mit intrinsischer sympathomimetischer Aktivität (ISA),
- Alpha- und Betarezeptorenblocker.

Die nichtselektiven Blocker hemmen die Betarezeptoren in allen Organen. Beta$_1$-selektive Blocker wirken bevorzugt auf die Beta$_1$-Rezeptoren von Herz und Niere, führen weniger leicht zu einer Verlängerung Insulinbedingter hypoglykämischer Perioden und zu einer Verringerung der Muskeldurchblutung und erzeugen erst in höheren Dosierungen die therapeutisch nicht erwünschte Blockade der Beta$_2$-Rezeptoren in Bronchien und Gefäßen. Die Beta$_1$-Selektivität ist also nur relativ und erfordert daher, daß die üblichen Kontraindikationen für Betarezeptorenblocker weiterhin zu beachten sind. Betarezeptorenblocker mit intrinsischer sympathomimetischer Aktivität (ISA; identisch mit partial-agonistischer Aktivität, PAA) führen in Ruhe zu einer geringeren Abnahme der Herzfrequenz und sollen initial einen geringeren Anstieg von Gefäß- und Bronchialwiderstand bewirken (Palm 1987). Sie haben aber aufgrund der ISA eine geringere maximale Wirkungsstärke, so daß ihre Wirksamkeit bei Angina pectoris und in der Sekundärprophylaxe nach abgelaufenem Myokardinfarkt derjenigen anderer Betarezeptorenblocker unterlegen ist (Frishman et al. 1979, Quyyumi et al. 1984). Die therapeutische Bedeutung der ISA ist deshalb nicht ausreichend belegt (Hoffman und Lefkowitz 1996). Während der Langzeitbehandlung mit nichtselektiven Betarezeptorenblockern wurde ein Anstieg der LDL- und eine Senkung der HDL-Cholesterol-Konzentrationen im Serum beobachtet.

Grundsätzlich können die verschiedenen therapeutischen Ziele mit allen Betarezeptorenblockern erreicht werden (Hoffman und Lefkowitz 1996), allerdings kommt den subtypenspezifischen Unterschieden zunehmend eine Bedeutung für den Einsatz bei Patienten mit zusätzlichen Risiken zu (Deutsche Hochdruckliga 2000, WHO-ISH Guidelines Subcommittee 1999). Beim akuten Herzinfarkt vermindert die frühzeitige intravenöse Applikation von Metoprolol und Atenolol die Mortalität um etwa 10% (Hoffman und Lefkowitz 1996). Die Inzidenz von Reinfarkten (sekundäre Prävention) und plötzlichem Herztod nach Myokardinfarkt kann durch Betarezeptorenblocker vermindert werden, die Prävention des plötzlichen Herztodes ist bisher nur für lipophile Betarezeptorenblocker nachgewiesen (Schrör und Kelm 2001). Seit 1974 wurden 15 größere randomisierte und kontrollierte Studien mit zehn verschiedenen Betarezeptorenblockern durchgeführt, die eine Verminderung der Mortalität um etwa 20–30% zeigten (Frishman 1996). Auch bei chronischer Herzinsuffizienz ist die erfolgreiche Anwendung der Betarezeptorenblockade gesichert, wie Ergebnisse mit Carvedilol (Packer et al. 1996), einer Molekularverbindung aus Beta- und Alpha-Rezeptorenblocker, und randomisierte Studien mit Bisoprolol (CIBIS II Study 1999) und Metoprolol (MERIT-HF Study 1999) zeigten (s. Eschenhagen und Scholz 2001).

Propranolol und Nadolol sind wirksam in der Prävention von Ösophagus-Varizenblutungen und der Verminderung der Mortalität bei gastrointestinalen Blutungen aufgrund einer Leberzirrhose (Poynard et al. 1991). Bei kardiovaskulären Indikationen sind die beta$_1$-selektiven Rezeptorenblocker zu bevorzugen (Kilbinger und Rahn 2001, Schrör und Kelm 2001, Deutsche Hochdruckliga 2000).

## Verordnungsspektrum

Im Jahr 2000 waren 55 Betarezeptorenblockerpräparate unter den 2500 verordnungshäufigsten Arzneimitteln zu finden (Tabelle 18.1). Es handelt sich ausschließlich um Monopräparate, denn die Kombinationspräparate sind bei den Antihypertonika aufgeführt (vgl. Kapitel 13). Als Wirkstoffe sind in den 55 Präparaten elf verschiedene Betarezeptorenblocker enthalten. Damit wurde nur etwas mehr als die Hälfte der 19 verschiedenen Betarezeptorenblocker, die 2000 in der Bundesrepublik für kardiovaskuläre Indikationen im Handel waren, auch tatsächlich häufig therapeutisch angewendet. Neunzehn weitere Präparate mit sieben verschiedenen Betarezeptorenblockern werden zur Behandlung des Glaukoms eingesetzt (vgl. Kapitel 40).

Betarezeptorenblocker wurden im Jahr 2000 um etwa 3% häufiger verordnet, der Umsatz war unverändert (Tabelle 18.1). Das Verordnungsvolumen nach definierten Tagesdosen (DDD) stieg wie in den Vorjahren erneut an (Abbildung 18.1).

### Beta$_1$-selektive Rezeptorenblocker

Die beta$_1$-selektiven Substanzen stellen seit vielen Jahren die therapeutisch bedeutsamste Gruppe unter den Betarezeptorenblockern dar (Abbildung 18.1). Seit 1991 haben sich die Verordnungen nach DDD mehr als verdoppelt. Auch 2000 war erneut eine starke Zunahme der Verordnungen festzustellen. Auf diese Gruppe entfallen nun bereits 78% aller Verordnungen der Betarezeptorenblocker (Abbildung 18.1).

Seit Jahren ist *Beloc* mit dem Wirkstoff Metoprolol das führende Präparat, auf das aber jetzt nur noch 39% (1998: 61%, 1999: 52%) der Metoprololverordnungen entfielen (Tabelle 18.2). Insgesamt sind 15 Metoprololpräparate unter den verordnungshäufigsten vertreten, zwei

**Tabelle 18.1:** Verordnungen von Betarezeptorenblockern 2000. Angegeben sind die verordnungshäufigsten Präparate mit Verordnungsrang, Verordnungen und Umsatz 2000 im Vergleich zu 1999.

| Rang | Präparat | Verordnungen in Tsd. | Änd. % | Umsatz Mio. DM | Änd. % |
|---|---|---|---|---|---|
| 10 | Beloc | 3450,9 | −6,8 | 255,0 | −3,7 |
| 73 | Metoprolol-ratiopharm | 1270,5 | +37,1 | 46,9 | +42,7 |
| 97 | Concor | 1118,6 | +9,2 | 62,7 | +2,1 |
| 157 | Bisoprolol-ratiopharm | 813,3 | +32,2 | 42,2 | +22,4 |
| 168 | Dilatrend | 775,3 | +9,6 | 102,3 | +9,1 |
| 202 | Metohexal | 685,5 | +65,0 | 25,0 | +72,7 |
| 203 | Sotahexal | 684,2 | +0,5 | 32,7 | −4,3 |
| 226 | Obsidan | 648,3 | −10,4 | 19,9 | −9,5 |
| 242 | Sotalex | 603,0 | −20,5 | 40,2 | −21,7 |
| 276 | Nebilet | 547,2 | +27,0 | 66,1 | +28,7 |
| 300 | Atenolol-ratiopharm | 525,6 | +6,6 | 16,0 | +8,4 |
| 301 | Cordanum | 520,7 | −6,5 | 23,7 | −6,2 |
| 384 | Azumetop | 445,1 | +46,9 | 20,5 | +53,7 |
| 394 | Querto | 437,2 | +5,4 | 59,3 | +8,6 |
| 444 | Dociton | 392,3 | −5,0 | 10,8 | −2,2 |
| 460 | Sotalol-ratiopharm | 385,8 | +14,0 | 18,9 | +7,3 |
| 582 | Tenormin | 310,7 | −20,1 | 11,9 | −18,5 |
| 589 | Bisobloc | 307,8 | +19,1 | 16,1 | +16,9 |
| 593 | bisoprolol von ct | 307,1 | +42,7 | 14,5 | +35,3 |
| 624 | Meto Tablinen | 292,9 | +37,3 | 11,5 | +46,5 |
| 648 | Atehexal | 283,7 | −6,2 | 8,5 | −4,9 |
| 683 | Blocotenol | 265,3 | −8,1 | 9,4 | −9,7 |
| 687 | Bisomerck | 263,6 | +6,3 | 13,2 | −1,7 |
| 699 | Meprolol | 256,5 | +66,0 | 9,5 | +70,2 |
| 704 | Selectol | 254,3 | −21,5 | 18,6 | −20,2 |
| 737 | Kerlone | 243,2 | −12,7 | 18,2 | −12,7 |
| 744 | Metoprolol Stada | 241,1 | +32,2 | 8,8 | +39,2 |
| 844 | Propra-ratiopharm | 208,5 | −3,4 | 5,4 | −5,3 |
| 846 | Metobeta | 208,3 | +49,1 | 6,3 | +56,1 |
| 854 | Metoprolol Heumann | 205,6 | +17,5 | 8,7 | +22,3 |
| 874 | Bisoprolol Stada | 200,3 | +45,1 | 10,0 | +39,4 |
| 915 | Biso-Puren | 190,5 | +46,4 | 9,5 | +41,4 |
| 916 | Metoprolol AL | 190,1 | +41,2 | 5,6 | +42,2 |
| 940 | Metoprolol von ct | 185,5 | +27,9 | 6,7 | +32,1 |
| 1058 | Bisoprolol Heumann | 159,9 | +51,6 | 7,5 | +46,0 |
| 1317 | Atenolol-Heumann | 125,6 | −10,9 | 4,5 | −10,3 |
| 1404 | Sotabeta | 114,8 | +25,2 | 4,9 | +23,4 |
| 1450 | Celipro Lich | 111,8 | +37,1 | 6,7 | +42,7 |
| 1537 | Atenolol AL | 103,4 | +32,4 | 3,0 | +37,3 |
| 1599 | Atenolol Stada | 98,0 | +12,2 | 3,5 | +8,6 |
| 1655 | atenolol von ct | 93,0 | −2,0 | 2,7 | −5,4 |
| 1692 | Metodura | 90,3 | +32,4 | 2,7 | +35,6 |
| 1976 | sotalol von ct | 71,4 | +8,8 | 3,4 | +8,1 |
| 1986 | Atebeta | 70,8 | +10,4 | 2,1 | +14,6 |

**Tabelle 18.1:** Verordnungen von Betarezeptorenblockern 2000. Angegeben sind die verordnungshäufigsten Präparate mit Verordnungsrang, Verordnungen und Umsatz 2000 im Vergleich zu 1999 (Fortsetzung).

| Rang | Präparat | Verordnungen in Tsd. | Änd. % | Umsatz Mio. DM | Änd. % |
|---|---|---|---|---|---|
| 2014 | Juvental | 69,3 | +19,8 | 2,5 | +20,3 |
| 2132 | Visken | 62,7 | −24,2 | 3,6 | −22,3 |
| 2143 | Rentibloc | 62,4 | −11,5 | 3,3 | −1,6 |
| 2204 | Metoprolol-1A Pharma | 59,0 | +128,3 | 1,8 | +151,7 |
| 2207 | Lopresor | 58,9 | −30,7 | 3,4 | −31,5 |
| 2278 | Corsotalol | 56,0 | −7,1 | 3,4 | −5,7 |
| 2303 | Cuxanorm | 54,9 | −4,8 | 1,6 | −5,8 |
| 2385 | Meto-BASF | 51,2 | +19,5 | 1,6 | +31,4 |
| 2411 | Fondril | 50,1 | −19,8 | 3,2 | −12,0 |
| 2443 | Sotalol AL | 48,9 | +78,0 | 1,8 | +77,8 |
| 2447 | Duratenol | 48,8 | +6,4 | 2,0 | +3,5 |
| Summe | | 19379,5 | +8,1 | 1103,7 | +6,6 |
| Anteil an der Indikationsgruppe | | 40,2% | | 38,6% | |
| Gesamte Indikationsgruppe | | 48221,7 | +2,9 | 2858,7 | +0,0 |

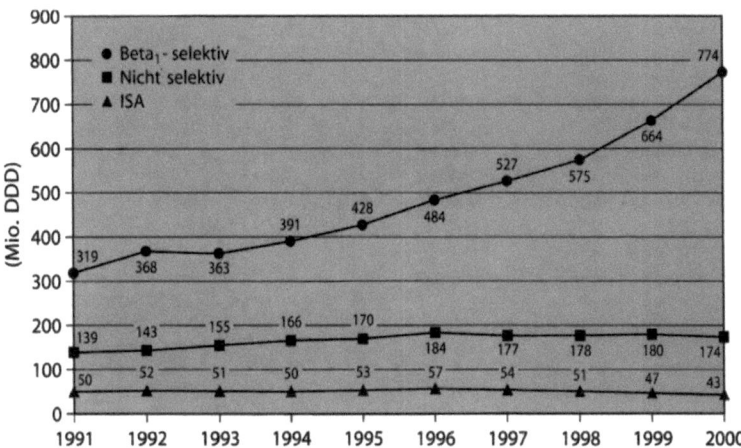

**Abbildung 18.1:** Verordnungen von Betarezeptorenblockern 1991 bis 2000. Gesamtverordnungen nach definierten Tagesdosen (DDD)

**Tabelle 18.2:** Verordnungen von Beta₁-selektiven Betarezeptorenblockern 2000. Angegeben sind die 2000 verordneten Tagesdosen, die Änderungen gegenüber 1999 und die mittleren Kosten je DDD 2000.

| Präparat | Bestandteile | DDD in Mio. | Änderung in % | DDD-Kosten in DM |
|---|---|---|---|---|
| **Metoprolol** | | | | |
| Beloc | Metoprolol | 147,3 | (−6,2) | 1,73 |
| Metoprolol-ratiopharm | Metoprolol | 64,7 | (+46,9) | 0,72 |
| Metohexal | Metoprolol | 33,0 | (+75,5) | 0,76 |
| Azumetop | Metoprolol | 31,5 | (+65,1) | 0,65 |
| Meto Tablinen | Metoprolol | 17,3 | (+55,5) | 0,66 |
| Meprolol | Metoprolol | 16,4 | (+78,4) | 0,58 |
| Metoprolol Stada | Metoprolol | 11,3 | (+43,2) | 0,78 |
| Metoprolol Heumann | Metoprolol | 10,8 | (+28,1) | 0,80 |
| Metobeta | Metoprolol | 10,5 | (+60,4) | 0,60 |
| Metoprolol AL | Metoprolol | 9,6 | (+49,7) | 0,58 |
| Metoprolol von ct | Metoprolol | 9,2 | (+36,2) | 0,73 |
| Metodura | Metoprolol | 4,3 | (+38,9) | 0,64 |
| Metoprolol-1A Pharma | Metoprolol | 3,0 | (+166,5) | 0,58 |
| Meto-BASF | Metoprolol | 2,5 | (+35,1) | 0,64 |
| Lopresor | Metoprolol | 2,4 | (−32,4) | 1,38 |
| | | 373,8 | (+22,6) | 1,11 |
| **Atenolol** | | | | |
| Atenolol-ratiopharm | Atenolol | 29,7 | (+9,7) | 0,54 |
| Tenormin | Atenolol | 16,7 | (−17,8) | 0,71 |
| Atehexal | Atenolol | 15,7 | (−5,3) | 0,54 |
| Blocotenol | Atenolol | 13,0 | (−10,4) | 0,72 |
| Atenolol-Heumann | Atenolol | 6,5 | (−10,1) | 0,69 |
| Atenolol AL | Atenolol | 6,1 | (+41,0) | 0,50 |
| atenolol von ct | Atenolol | 5,1 | (−8,6) | 0,54 |
| Atenolol Stada | Atenolol | 5,1 | (+6,9) | 0,70 |
| Atebeta | Atenolol | 4,1 | (+16,1) | 0,51 |
| Juvental | Atenolol | 3,5 | (+20,7) | 0,69 |
| Cuxanorm | Atenolol | 3,0 | (−5,9) | 0,51 |
| Duratenol | Atenolol | 2,9 | (+2,3) | 0,69 |
| | | 111,5 | (−1,3) | 0,61 |
| **Bisoprolol** | | | | |
| Concor | Bisoprolol | 53,0 | (+1,2) | 1,18 |
| Bisoprolol-ratiopharm | Bisoprolol | 43,7 | (+34,7) | 0,97 |
| Bisobloc | Bisoprolol | 16,7 | (+24,2) | 0,96 |
| bisoprolol von ct | Bisoprolol | 15,2 | (+39,0) | 0,96 |
| Bisomerck | Bisoprolol | 13,3 | (+6,6) | 1,00 |
| Bisoprolol Stada | Bisoprolol | 10,3 | (+50,5) | 0,97 |
| Biso-Puren | Bisoprolol | 10,0 | (+45,4) | 0,95 |
| Bisoprolol Heumann | Bisoprolol | 7,9 | (+59,6) | 0,96 |
| Fondril | Bisoprolol | 2,8 | (−8,4) | 1,13 |
| | | 172,9 | (+20,5) | 1,03 |

**Tabelle 18.2:** Verordnungen von Beta$_1$-selektiven Betarezeptorenblockern 2000. Angegeben sind die 2000 verordneten Tagesdosen, die Änderungen gegenüber 1999 und die mittleren Kosten je DDD 2000 (Fortsetzung).

| Präparat | Bestandteile | DDD in Mio. | Änderung in % | DDD-Kosten in DM |
|---|---|---|---|---|
| **Weitere Wirkstoffe** | | | | |
| Nebilet | Nebivolol | 41,4 | (+28,9) | 1,60 |
| Cordanum | Talinolol | 22,0 | (−5,7) | 1,08 |
| Kerlone | Betaxolol | 18,0 | (−12,9) | 1,01 |
| | | 81,4 | (+6,9) | 1,33 |
| Summe | | 739,6 | (+16,0) | 1,04 |

mehr als im Vorjahr. An zweiter Stelle steht mit *Metoprolol-ratiopharm* erneut ein Metoprololpräparat. An dritter Stelle folgt *Concor*, es enthält Bisoprolol, das sich durch eine besonders hohe Beta$_1$-Selektivität auszeichnet. Wie im Vorjahr enthalten neun Präparate Bisoprolol. Auf die Metoprololpräparate entfallen nun mehr als 50% (1999: 48%), auf Atenololpräparate 15% (1999: 17%) und auf die Bisoprololpräparate wie im Vorjahr ca. 23% der verordneten DDD der beta$_1$-selektiven Präparate (Tabelle 18.2).

Als weitere β$_1$-selektive Betarezeptorenblocker sind noch Talinolol (*Cordanum*), Betaxolol (*Kerlone*) und Nebivolol (*Nebilet*) unter den verschreibungshäufigsten vertreten. Nebivolol ist ein langwirkender β$_1$-selektiver Betarezeptorenblocker mit zusätzlichen vasodilatierenden Eigenschaften, die auf einer endothelabhängigen NO-Freisetzung beruhen (Van Nueten et al. 1998).

### Nichtselektive Betarezeptorenblocker

In der Gruppe der nichtselektiven Betarezeptorenblocker nahmen die Verordnungen der Propranololpräparate wie bereits in den drei Vorjahren weiter ab. Unter den acht Sotalolpräparaten zeigte das Originalpräparat *Sotalex* erneut eine rückläufige Verordnungsentwicklung (−22%), so daß es erstmals von dem Generikum *Sotahexal* überflügelt wurde (Tabelle 18.3). Sotalol, bedingt durch seine besondere chemische Struktur, verfügt über zusätzliche Eigenschaften eines Klasse-III-Antiarrhythmikums (Ijzerman und Soudijn 1989).

**Tabelle 18.3:** Verordnungen von nichtselektiven Betarezeptorenblockern. Angegeben sind die 2000 verordneten Tagesdosen, die Änderungen gegenüber 1999 und die mittleren Kosten je DDD 2000.

| Präparat | Bestandteile | DDD in Mio. | Änderung in % | DDD-Kosten in DM |
|---|---|---|---|---|
| **Sotalol** | | | | |
| Sotahexal | Sotalol | 39,8 | (+1,0) | 0,82 |
| Sotalex | Sotalol | 35,9 | (−22,0) | 1,12 |
| Sotalol-ratiopharm | Sotalol | 24,0 | (+13,9) | 0,79 |
| Sotabeta | Sotalol | 7,0 | (+21,8) | 0,69 |
| sotalol von ct | Sotalol | 4,3 | (+6,9) | 0,80 |
| Corsotalol | Sotalol | 3,7 | (−5,3) | 0,93 |
| Rentibloc | Sotalol | 3,3 | (+5,8) | 1,00 |
| Sotalol AL | Sotalol | 2,8 | (+81,3) | 0,66 |
| | | 120,7 | (−3,3) | 0,90 |
| **Propranolol** | | | | |
| Obsidan | Propranolol | 14,3 | (−9,0) | 1,39 |
| Dociton | Propranolol | 7,3 | (−2,7) | 1,47 |
| Propra-ratiopharm | Propranolol | 4,2 | (−5,1) | 1,27 |
| | | 25,8 | (−6,7) | 1,39 |
| **Intrinsische Aktivität** | | | | |
| Selectol | Celiprolol | 22,9 | (−19,8) | 0,81 |
| Celipro Lich | Celiprolol | 9,6 | (+43,6) | 0,70 |
| Visken | Pindolol | 2,0 | (−21,5) | 1,79 |
| | | 34,6 | (−8,7) | 0,84 |
| **Alpha- und Betarezeptorenblocker** | | | | |
| Dilatrend | Carvedilol | 32,0 | (+7,3) | 3,20 |
| Querto | Carvedilol | 19,4 | (+9,3) | 3,05 |
| | | 51,4 | (+8,0) | 3,14 |
| Summe | | 232,5 | (−2,3) | 1,44 |

## Betarezeptorenblocker mit intrinsischer Aktivität (ISA)

In dieser Gruppe sind drei Präparate vertreten, ihre Verordnung war 2000 erneut uneinheitlich (Tabelle 18.3). *Selectol* und *Celipro Lich* enthalten den Betarezeptorenblocker Celiprolol, einen $beta_1$-selektiven Antagonisten mit gering $beta_2$-selektiv agonistischer und vasodilatierender Wirkungsqualität. Insgesamt entfallen nur noch knapp 4% aller Verordnungen von Betarezeptorenblockern auf Präparate mit intrinsischer Aktivität.

### Alpha- und Betarezeptorenblocker

Die beiden Carvedilol enthaltenden Präparate (*Dilatrend, Querto*) nahmen auch im Jahr 2000 erneut in den Verordnungen zu (Tabelle 18.3). Carvedilol ist ein nichtselektiver, relativ lipophiler Betarezeptorenblocker mit vasodilatierenden Eigenschaften aufgrund einer zusätzlichen alphablockierenden Wirkung. Unter klinischen Bedingungen überwiegt die Betarezeptorenblockade. Die Substanz wurde zunächst als Antihypertonikum entwickelt und bisher auch in dieser Indikationsgruppe eingeordnet. Nach erfolgreichen Studien bei schwerer Herzinsuffizienz mit dem Nachweis der Verminderung der Mortalität (Packer et al. 1996) ist Carvedilol auch für diese Indikation zugelassen worden.

## Wirtschaftliche Aspekte

Die Generika der Betarezeptorenblocker spielen im Verordnungsvolumen eine zunehmende Rolle. Auf die Nachfolgepräparate entfallen inzwischen bei den meisten Wirkstoffen mehr als die Hälfte der verordneten Tagesdosen (Tabellen 18.2, 18.3). Gegenüber dem Vorjahr hat auch das Originapräparat *Beloc* seinen dominanten Marktanteil verloren. Der Preisvergleich bei den Metroprololpräparaten zeigt, daß die Unterschiede in den Tageskosten mit 0,58 DM bis 1,73 DM am größten sind, die Spanne bei den Atenololpräparaten zwischen 0,50 DM und 0,72 DM liegt, bei den Bisoprolol, Sotalol und Propranolol enthaltenden Präparaten sind die Unterschiede geringer (Tabelle 18.2). Weitaus am teuersten sind die Tageskosten bei den Carvedilolpräparaten mit im Mittel 3,14 DM. Durch die verstärkte Verordnung von Generika sind 2000 die durchschnittlichen Tagestherapiekosten der $\beta_1$-selektiven Präparate auf 1,04 DM (1999: 1,10 DM) zurückgegangen. Allein dadurch sind trotz des gestiegenen Verordnungsvolumens der gesamten Indikationsgruppe 44 Mio. DM eingespart worden.

### Literatur

CIBIS II Study (1999): The cardiac insufficiency bisoprolol study II (CIBIS II): a randomised trial. Lancet 353: 9–13.

Deutsche Liga zur Bekämpfung des hohen Blutdrucks/Deutsche Hypertonie Gesellschaft (2000): Empfehlungen zur Hochdruckbehandlung. http://www.paritaet.org/hochdruckliga.

Eschenhagen T., Scholz H. (2001): Herzinsuffizienz. In: Lemmer B., Brune K. (Hrsg.): Pharmakotherapie – Klinische Pharmakologie, 11. Auflage, Urban & Fischer Verlag, München Jena, S. 222–239.

Frishman W.H. (1996): Secondary prevention of myocardial infarction: the roles of β-adrenergic blockers, calcium-channel blockers, angiotensin converting enzyme inhibitors, and aspirin. In: Willich S.N, Muller J.E. (eds.): Triggering of acute coronary syndromes. Kluwer Academic Publishers, Dordrecht, Boston, London, pp. 367–394.

Frishman W.H., Kostis J., Strom J., Hossler M., Ekayam U. et al. (1979): Clinical pharmacology of the new beta-adrenergic blocking drugs. Part 6: A comparison of pindolol and propranolol in the treatment of patients with angina pectoris. The role of intrinsic sympathomimetic activity. Am. Heart J. 98: 526–535.

Hoffman B.B., Lefkowitz R.J. (1996): Catecholamines, sympathomimetic drugs, and adrenergic receptor antagonists. In: Hardman J.G., Limbird L.E., Molinoff P.B., Ruddon R.W., Goodman Gilman A. (eds.): Goodman & Gilman's The Pharmacological Basis of Therapeutics. McGraw-Hill, New York, 9th ed., pp. 232–248.

Kilbinger H., Rahn K.-H. (2001): Hypertonie. In: Lemmer B., Brune K. (Hrsg.): Pharmakotherapie – Klinische Pharmakologie, 11. Auflage, Urban & Fischer Verlag, München Jena, S. 195–210.

Ijzerman A.P., Soudijn W. (1989): The antiarrhythmic properties of β-adrenoceptor antagonists. Trends Pharmacol. Sci. 10: 31–36.

MERIT-HF Study (1999): Effect of metoprolol CR/XL in chronic heart failure: Metoprolol CR/XL randomised intervention trial in congestive heart failure. Lancet 353: 2001–2007.

Packer M., Bristow M.R., Cohn J.N., Colucci W.S., Fowler M.B. et al. (1996): The effect of carvedilol on morbidity and mortality in patients with chronic heart failure. N. Engl. J. Med. 334: 1349–1355.

Palm D. (1987): Wie viele Beta-Rezeptoren-Blocker braucht der Arzt? Klin. Wochenschr. 65: 289–295.

Poynard T., Calès P., Pasta L., Ideo G., Pascal J.-P. et al. and the Franco-Italian Multicenter Study Group (1991): Beta-adrenergic-antagonist drugs in the prevention of gastrointestinal bleeding in patients with cirrhosis and esophageal varices. N. Engl. J. Med. 324:1532–1538.

Quyyumi A.A., Wright C., Mockus L., Fox K.M. (1984): Effect of partial agonist activity in β-blockers in severe angina pectoris: A double blind comparison of pindolol and atenolol. Brit. Med. J. 289: 951–953.

Schrör K., Kelm M. (2001): Koronare Herzkrankheit. In: Lemmer B., Brune K. (Hrsg.): Pharmakotherapie – Klinische Pharmakologie, 11. Auflage, Urban & Fischer Verlag, München Jena, S. 240–255.

Van Nueten L., Taylor F.R., Robertson J.I. (1998): Nebivolol vs atenolol and placebo in essential hypertension: a double-blind randomised trial. J. Hum. Hypertens. 12: 135–140.

WHO-ISH Guidelines Subcommittee (1999): 1999 World Health Organization – International Society of Hypertension Guidelines for the Management of Hypertension. J. Hypertens. 17: 151–183.

# 19. Bronchospasmolytika und Antiasthmatika

Björn Lemmer

Bronchospasmolytika werden zur Behandlung des Asthma bronchiale und der chronisch-obstruktiven Bronchitis (COPD) eingesetzt. Bei beiden Erkrankungen ist es das Ziel, die reversible Bronchialobstruktion zu beseitigen und das typische Spätstadium der COD mit Ateminsuffizienz und des Cor pulmonale so weit wie möglich zu bessern.

Asthma bronchiale ist eine entzündliche Erkrankung der Atemwege mit bronchialer Hyperreaktivität und variabler Atemwegsobstruktion. Die Mechanismen, die der bronchialen Übererregbarkeit zugrunde liegen, sind vielfältig, in ihrer Bedeutung für das Krankheitsgeschehen aber immer noch nicht eindeutig abgeklärt (National Heart, Lung, and Blood Institute [EPR-2] 1997). Asthmatische Anfälle pflegen in 70–80% der Fälle vor allem nachts aufzutreten (Smolensky und D'Alonso 1997). Eine Zunahme der zirkadianen Tag-Nacht-Amplitude der Lungenfunktion ist symptomatisch für den Schweregrad der Erkrankung und daher für die antiasthmatische Stufentherapie von Bedeutung (Wettengel et al. 1998, EPR-2 1997, Arzneimittelkommission 2000). Weltweit scheinen das Asthma bronchiale, sein Schweregrad und die Zahl der Klinikeinweisungen zuzunehmen, die Ursachen dafür sind aber weiterhin unklar (Williams 1989).

Grundlage für eine erfolgreiche Arzneitherapie ist in erster Linie die Ausschaltung auslösender Ursachen. Beim Asthma bronchiale gehört dazu die Allergenkarenz. Beim häufigen endogenen Asthma sind allerdings die Ursachen nicht bekannt. Bei chronisch-obstruktiver Bronchitis ist es erforderlich, daß ein absolutes Rauchverbot eingehalten wird und rezidivierende Atemwegsinfektionen sowie eine berufliche Staubexposition vermieden werden. Beim saisonal bedingten Asthma ist in der Beschwerdephase (Mai bis Juli) häufig eine Dauertherapie erforderlich. Bei der chronisch-obstruktiven Ventilationsstörung muß eine Langzeittherapie durchgeführt werden.

Entsprechend einer internationalen Übereinkunft und den Empfehlungen der Deutschen Atemwegsliga basiert das Prinzip der Therapie des Asthma bronchiale auf einem Stufenschema mit einer entzündungshemmenden Dauertherapie und bedarfsorientierter Verwendung von Bronchospasmolytika (EPR-2 1997, Wettengel et al. 1998, Arzneimittelkommission 2000, Lemmer und Wettengel 2001). Gemäß dem Schweregrad der Erkrankung wird ein vierstufiges Behandlungsschema empfohlen, wobei zunehmend einer „step-down"-Therapie der Vorzug gegeben wird, die eine initial hochdosierte Therapie zwecks rascher Rückbildung der Symptome beinhaltet, die dann langsam bis zur niedrigsten Erhaltungsstufe abgebaut wird. Grundsätzlich teilt man die zur Therapie eingesetzten Arzneimittel in zwei Gruppen ein (EPR-2 1997, Wettengel et al. 1998): Zur symptomatischen Akutbehandlung („quick-relief-medications", „Reliever") werden als Mittel der Wahl kurz wirksame inhalative $Beta_2$-Sympathomimetika, und Anticholinergika als Alternative bei Unverträglichkeit von $Beta_2$-Sympathomimetika empfohlen. Obwohl der Wirkungseintritt der systemischen Glucocorticoide verzögert ist, werden sie bei Asthmaexazerbationen auch als Reliever eingesetzt. Zur Dauertherapie und Kontrolle des Krankheitsgeschehens werden Medikamente („long-term control medications", „Controller") wie die antiinflammatorisch wirkenden inhalativen und systemischen Glucocorticoide, Cromoglicinsäure und Nedocromil sowie lang wirksame $Beta_2$-Sympathomimetika und retardiertes Theophyllin verwendet. Als neues therapeutisches Prinzip stehen seit kurzem Leukotrienantagonisten zur Verfügung, von denen Montelukast (*Singulair*) als erster Vertreter in Deutschland zugelassen wurde.

Kurz wirkende $Beta_2$-Sympathomimetika sollten nicht regelmäßig, sondern nur bei Bedarf eingesetzt werden. Frühzeitig wird die Kombination mit inhalativen Glucocorticoiden bzw. Cromoglicinsäure oder Nedocromil empfohlen, letztere sind allerdings den inhalativen Glucocorticoiden nicht gleichwertig. Bei stärkeren Beschwerden werden zusätzlich Theophyllin, Anticholinergika oder orale $Beta_2$-Sympathomimetika sowie orale Glucocorticoide vorgeschlagen. Langwirkende $Beta_2$-Sympathomimetika sind zur abendlichen Anwendung bei nächtlichem Asthma indiziert, um die häufige Atemnot in den frühen Morgenstunden zu verhindern. Sie sind allerdings zur Akuttherapie nicht geeignet, da die lange Wirkungsdauer bei mehrfach täglicher Anwendung, wie es bei kurzwirkenden $Beta_2$-Sympathomimetika üblich ist, zu Überdosierungen führen kann.

## Verordnungsspektrum

Nach steigendem Verordungsverhalten bis 1995 nahmen die verordneten Tagesdosen der Bronchospasmolytika und Antiasthmatika seit 1996 kontinuierlich ab (Abbildung 19.1). Im Jahr 2000 finden sich unter den verordnungshäufigsten Arzneimitteln 77 Präparate (Tabelle 19.1), vier Präparate fielen aus der Liste heraus (*Theophyllard, Pulbil, Ketotifen-ratiopharm, Alupent* Tabl./Drag.), während acht neu hinzukamen (*Junik, Ventilat, Salbutamol AL, budesonid von ct Dosier, Budefat, Budepur, Budesonid Stada, Pädiamol*).

Die bei Asthma und chronisch-obstruktiver Atemwegserkrankung zugelassenen Präparate lassen sich mehreren pharmakologischen Stoffklassen zuordnen. Wie schon in den Vorjahren bilden die Beta$_2$-Sympathomimetika mit 33 Präparaten (+1 gegenüber 1999) die therapeutisch bedeutsamste Gruppe, die mehr als 55% aller Verordnungen umfaßt. Als weitere wichtige Gruppen folgen die Glucocorticoide (19 Präparate, +5), die Xanthinpräparate (14 Präparate, –1) und die Antiallergika (8 Präparate, –2). Dagegen spielen die Anticholinergika (2 Präparate, +1) nur eine untergeordnete Rolle. Die Leukotrienantagonisten sind mit einem Präparat vertreten.

Die Beta$_2$-Sympathomimetika zeigten bis 1992 einen steten Verordnungsanstieg, seit 1995 ist jährlich eine Abnahme zu beobachten

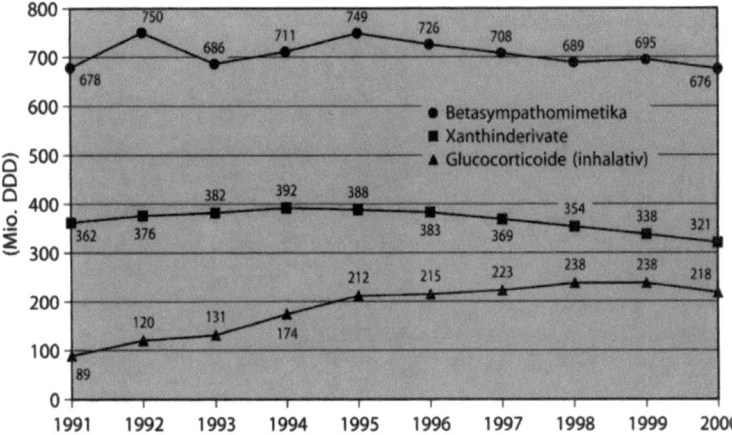

**Abbildung 19.1:** Verordnungen von Bronchospasmolytika und Antiasthmatika 1991 bis 2000. Gesamtverordnungen nach definierten Tagesdosen (DDD)

**Tabelle 19.1:** Verordnungen von Bronchospasmolytika und Antiasthmatika 2000. Angegeben sind die verordnungshäufigsten Präparate mit Verordnungsrang, Verordnungen und Umsatz 2000 im Vergleich zu 1999.

| Rang | Präparat | Verordnungen in Tsd. | Änd. % | Umsatz Mio. DM | Änd. % |
|---|---|---|---|---|---|
| 26 | Spasmo-Mucosolvan | 2092,1 | +1,2 | 38,9 | +0,1 |
| 28 | Berodual | 2071,5 | -7,1 | 165,6 | -6,3 |
| 52 | Pulmicort | 1490,9 | -8,0 | 191,8 | -10,4 |
| 69 | Bronchoretard | 1320,6 | -7,7 | 73,2 | -10,5 |
| 74 | Sultanol inhalativ | 1269,8 | -11,1 | 40,0 | -14,7 |
| 79 | Viani | 1235,0 | +165,8 | 200,2 | +174,3 |
| 117 | Berotec/N | 996,2 | -8,5 | 33,2 | -12,1 |
| 158 | Flutide | 813,3 | -18,3 | 102,6 | -16,3 |
| 166 | Foradil | 781,0 | +12,1 | 98,2 | +31,9 |
| 176 | Oxis | 749,1 | +10,3 | 83,5 | +32,9 |
| 177 | Euphylong | 747,4 | +8,1 | 38,0 | +8,3 |
| 178 | Aarane/N | 746,3 | -9,9 | 96,9 | -12,2 |
| 195 | Apsomol Dosieraerosol | 692,8 | +13,6 | 15,3 | +16,8 |
| 204 | Allergospasmin-Aerosol | 684,0 | -8,0 | 88,2 | -12,9 |
| 206 | Atrovent | 681,7 | +24,3 | 28,4 | +36,9 |
| 257 | Bronchospray | 572,1 | +119,8 | 16,9 | +128,4 |
| 269 | Theophyllin-ratiopharm | 553,8 | +19,5 | 16,5 | +21,7 |
| 273 | Serevent | 551,2 | -20,8 | 61,6 | -11,8 |
| 319 | Salbutamol-ratiopharm | 505,7 | +38,2 | 9,9 | +38,6 |
| 346 | Bricanyl/Duriles | 479,5 | +14,9 | 8,0 | -6,6 |
| 360 | Uniphyllin | 461,6 | -3,1 | 28,5 | -5,5 |
| 403 | Afonilum | 431,9 | -12,3 | 23,5 | -12,3 |
| 407 | Solosin | 427,9 | -6,0 | 12,1 | -9,4 |
| 597 | Singulair | 305,7 | +17,1 | 68,0 | +23,6 |
| 601 | Budesonid-ratiopharm | 303,0 | +30,7 | 20,1 | +30,4 |
| 709 | Ventolair | 253,1 | +219,4 | 25,3 | +253,9 |
| 739 | Atemur | 242,1 | -5,8 | 30,9 | +0,9 |
| 777 | Aerodur | 230,5 | -15,7 | 10,5 | -15,7 |
| 782 | Ditec | 228,9 | -14,4 | 27,1 | -13,2 |
| 795 | Theophyllin Stada | 221,4 | +39,0 | 4,8 | +48,9 |
| 868 | Aeromax | 202,1 | -9,5 | 22,1 | +1,2 |
| 876 | Budes | 199,8 | +29,9 | 12,5 | +26,0 |
| 1000 | Aerobin | 171,5 | -4,7 | 5,9 | -4,0 |
| 1046 | Spiropent | 161,9 | -4,2 | 5,4 | -14,0 |
| 1054 | Unilair | 161,2 | -17,6 | 8,0 | -15,0 |
| 1067 | Salbuhexal | 158,4 | +39,4 | 3,2 | +33,0 |
| 1183 | Salbutamol Stada | 143,4 | +39,8 | 2,7 | +44,8 |
| 1185 | Aminophyllin OPW | 143,2 | -24,6 | 5,0 | -24,6 |
| 1235 | Sanasthmax | 136,2 | -28,5 | 19,7 | -26,6 |
| 1245 | Junik | 134,7 | +303,6 | 15,5 | +229,9 |
| 1307 | Inhacort | 126,7 | -30,9 | 23,1 | -31,1 |
| 1343 | Budecort | 122,2 | +20,4 | 9,6 | +23,7 |
| 1344 | Aerobec | 122,1 | -41,3 | 15,6 | -33,7 |
| 1385 | Salbulair/-N Dosieraerosol | 117,1 | +23,9 | 4,0 | +23,2 |

**Tabelle 19.1:** Verordnungen von Bronchospasmolytika und Antiasthmatika 2000. Angegeben sind die verordnungshäufigsten Präparate mit Verordnungsrang, Verordnungen und Umsatz 2000 im Vergleich zu 1999 (Fortsetzung).

| Rang | Präparat | Verordnungen in Tsd. | Änd. % | Umsatz Mio. DM | Änd. % |
|---|---|---|---|---|---|
| 1413 | DNCG Stada | 114,3 | +4,6 | 5,8 | −2,5 |
| 1415 | Volmac | 114,3 | −18,2 | 5,2 | −20,2 |
| 1468 | Bronchocort/-mite | 110,2 | −19,7 | 15,9 | −16,5 |
| 1567 | Theo von ct | 100,8 | +7,8 | 2,1 | +13,6 |
| 1620 | Tromphyllin | 95,9 | +42,2 | 3,9 | +49,7 |
| 1637 | Flui-DNCG | 94,0 | +4,3 | 5,2 | +0,6 |
| 1656 | Loftan | 92,9 | −16,8 | 4,3 | −18,5 |
| 1661 | Asthma-Spray von ct | 92,8 | +51,2 | 1,9 | +50,8 |
| 1662 | Salbupur | 92,8 | +10,4 | 2,4 | +13,2 |
| 1691 | Ventilat | 90,3 | +41,3 | 6,6 | +42,7 |
| 1716 | Intal | 88,6 | −17,5 | 6,6 | −19,1 |
| 1723 | Bambec | 88,2 | −22,5 | 11,5 | −22,6 |
| 1768 | Cromohexal | 85,2 | +8,7 | 3,9 | +5,6 |
| 1770 | Beclomet Orion | 85,1 | −36,0 | 11,0 | −33,2 |
| 1787 | Salbutamol Trom | 83,8 | −13,5 | 1,4 | −15,1 |
| 1856 | Salbutamol AL | 79,6 | +296,9 | 1,1 | +348,7 |
| 1900 | Theophyllin Heumann | 76,8 | +12,9 | 2,0 | +9,0 |
| 1937 | Respicort | 74,0 | −33,0 | 6,4 | −31,2 |
| 1953 | Bricanyl Aerosol | 73,3 | −3,6 | 2,5 | −4,5 |
| 2017 | Sanasthmyl | 69,2 | −17,9 | 4,5 | −18,2 |
| 2053 | Zaditen | 67,3 | −29,5 | 2,6 | −33,7 |
| 2171 | DNCG Mundipharma | 60,7 | −20,9 | 3,9 | −22,7 |
| 2180 | Epaq Dosieraerosol | 60,2 | −8,9 | 1,6 | −4,7 |
| 2183 | DNCG Trom | 59,9 | +2,6 | 3,4 | −6,1 |
| 2195 | budesonid von ct Dosier. | 59,3 | +32,5 | 2,6 | +26,8 |
| 2231 | PulmiDur | 57,9 | −24,3 | 3,1 | −25,3 |
| 2237 | Tilade | 57,5 | −33,0 | 5,4 | −34,6 |
| 2354 | Arubendol Salbutamol | 52,6 | −34,3 | 1,5 | −34,3 |
| 2379 | Broncho Spray | 51,4 | −88,7 | 1,9 | −87,4 |
| 2399 | Budefat | 50,4 | +7,8 | 3,5 | +6,5 |
| 2408 | Budepur | 50,1 | +21,9 | 4,1 | +34,9 |
| 2441 | Budesonid Stada | 49,0 | +40,0 | 3,4 | +49,5 |
| 2501 | Pädiamol | 46,7 | +82,1 | 0,8 | +44,2 |
| Summe | | 26765,8 | +1,2 | 1952,1 | +3,9 |
| Anteil an der Indikationsgruppe | | 93,7% | | 96,3% | |
| Gesamte Indikationsgruppe | | 28572,4 | +0,7 | 2027,8 | +3,4 |

(Abbildung 19.1). Auch die Verordnungen der Xanthinderivate nehmen seit 1995 jährlich leicht ab. Die Verordnungen der inhalativen Glucocorticoide haben sich seit 1991 mehr als verdoppelt. Sie nahmen allerdings im Jahr 2000 leicht ab. Diese Entwicklung dokumentiert die zunehmende Beachtung nationaler und internationaler Richtlinien zur Asthmatherapie, die einen möglichst frühzeitigen Einsatz der antiinflammatorisch wirksamen inhalativen Glucocorticoide empfehlen.

## Beta$_2$-Sympathomimetika

Beta$_2$-Sympathomimetika werden nach wie vor am häufigsten bei der Behandlung von Bronchialobstruktionen und bei der Langzeittherapie obstruktiver Atemwegserkrankungen eingesetzt. Sie sind die wirksamsten Bronchospasmolytika. Neben ihrem bronchodilatatorischen Effekt verstärken sie die mukoziliäre Clearance und vermindern die mikrovasale Exsudation und die Freisetzung von Entzündungsmediatoren. Neuere Studien zeigen, daß die regelmäßige Gabe von Beta$_2$-Sympathomimetika bei bestimmungsgemäßem Gebrauch keine vermehrten Risiken mit sich bringt, aber auch keine Vorteile gegenüber einer Bedarfstherapie (s. EPR-2 1997). Daher wird zur Asthmaprophylaxe in Abweichung von der früher üblichen regelmäßigen Anwendung von viermal täglich die symptomorientierte, bedarfsweise Anwendung eines inhalativen Beta$_2$-Sympathomimetikums empfohlen (EPR-2 1997, Wettengel et al. 1998). Dementsprechend sollte in der Mehrzahl der Fälle bzw. bei regelmäßig auftretenden Beschwerden neben den Beta$_2$-Sympathomimetika stets eine ausreichende entzündungshemmende Basistherapie mit inhalierbaren Glucocorticoiden angewendet werden.

Insgesamt entfielen 2000 knapp 50% aller Verordnungen von Beta$_2$-Sympathomimetika auf Monopräparate. Der seit langem zu beobachtende Trend zu den inhalativen Präparaten hielt an, inzwischen entfallen fast 95% der Verordnungen auf diese Präparategruppe (Tabellen 19.2–19.4). Spitzenreiter der Monopräparate ist trotz eines in den letzten Jahren festzustellenden Rückgangs *Berotec*. Wie schon im Vorjahr ist auffällig, daß die Veränderungen innerhalb der Salbutamol-haltigen Präparate von Abnahmen bis mehr als −90% bis hin zu Zunahmen von über +300% reichen, die weder pharmakologisch noch über den Preis erklärbar sind. Die Verordnung des langwirkenden Beta$_2$-Sympathomimetikums Salmeterol (*Serevent, Aeromax*) nahm ab, während Formoterol (*Foradil, Oxis*) einen hohen Zuwachs

**Tabelle 19.2:** Verordnungen von kurzwirkenden inhalativen Beta$_2$-Sympathomimetika 2000. Angegeben sind die 2000 verordneten Tagesdosen, die Änderungen gegenüber 1999 und die mittleren Kosten je DDD 2000.

| Präparat | Bestandteile | DDD in Mio. | Änderung in % | DDD-Kosten in DM |
|---|---|---|---|---|
| **Fenoterol** | | | | |
| Berotec/N | Fenoterol | 102,7 | (−13,2) | 0,32 |
| **Salbutamol** | | | | |
| Sultanol inhalativ | Salbutamol | 34,1 | (−12,8) | 1,17 |
| Bronchospray | Salbutamol | 23,8 | (+129,8) | 0,71 |
| Salbutamol-ratiopharm | Salbutamol | 19,7 | (+35,8) | 0,50 |
| Apsomol Dosieraerosol | Salbutamol | 19,4 | (+5,7) | 0,79 |
| Salbuhexal | Salbutamol | 6,7 | (+33,2) | 0,47 |
| Salbutamol Stada | Salbutamol | 5,7 | (+28,5) | 0,48 |
| Asthma-Spray von ct | Salbutamol | 4,7 | (+50,0) | 0,41 |
| Salbulair/-N Dosieraerosol | Salbutamol | 3,7 | (+26,7) | 1,10 |
| Salbupur | Salbutamol | 3,3 | (+11,1) | 0,72 |
| Epaq Dosieraerosol | Salbutamol | 2,2 | (−4,1) | 0,73 |
| Arubendol Salbutamol | Salbutamol | 2,0 | (−34,3) | 0,75 |
| Salbutamol AL | Salbutamol | 1,4 | (+330,1) | 0,79 |
| Broncho Spray | Salbutamol | 0,9 | (−95,1) | 2,10 |
| Salbutamol Trom | Salbutamol | 0,7 | (−29,0) | 2,06 |
| Pädiamol | Salbutamol | 0,3 | (+117,0) | 2,63 |
| | | 128,5 | (+2,0) | 0,81 |
| **Terbutalin** | | | | |
| Aerodur | Terbutalin | 11,5 | (−15,7) | 0,92 |
| Bricanyl Aerosol | Terbutalin | 3,0 | (−4,8) | 0,83 |
| | | 14,5 | (−13,7) | 0,90 |
| **Kombinationen** | | | | |
| Berodual | Ipratropiumbromid Fenoterol | 178,0 | (−9,0) | 0,93 |
| Aarane/N | Cromoglicinsäure Reproterol | 29,9 | (−12,6) | 3,24 |
| Allergospasmin-Aerosol | Cromoglicinsäure Reproterol | 27,2 | (−13,6) | 3,25 |
| Ditec | Cromoglicinsäure Fenoterol | 8,7 | (−14,9) | 3,12 |
| | | 243,8 | (−10,2) | 1,55 |
| Summe | | 489,4 | (−8,1) | 1,08 |

**Tabelle 19.3:** Verordnungen von langwirksamen inhalativen Beta$_2$-Sympathomimetika 2000. Angegeben sind die 2000 verordneten Tagesdosen, die Änderungen gegenüber 1999 und die mittleren Kosten je DDD 2000.

| Präparat | Bestandteile | DDD in Mio. | Änderung in % | DDD-Kosten in DM |
|---|---|---|---|---|
| **Salmeterol** | | | | |
| Serevent | Salmeterol | 21,2 | (−16,9) | 2,91 |
| Aeromax | Salmeterol | 7,6 | (−4,7) | 2,91 |
| | | 28,8 | (−14,0) | 2,91 |
| **Formoterol** | | | | |
| Foradil | Formoterol | 33,8 | (+17,0) | 2,90 |
| Oxis | Formoterol | 27,0 | (+23,8) | 3,09 |
| | | 60,8 | (+19,9) | 2,99 |
| **Kombinationen** | | | | |
| Viani | Salmeterol Fluticason | 37,1 | (+165,8) | 5,40 |
| **Summe** | | 126,7 | (+29,1) | 3,68 |

zu verzeichnen hatte (Tabelle 19.3). Sie sind insbesondere für die Dauertherapie und bei Patienten mit nächtlichem Asthma oder häufiger Bedarfsmedikation tagsüber geeignet (Barnes 1995, Serafin 1996, EPR-2 1997, Arzneimittelkommission 2000, Lemmer und Wettengel 2001).

Die Verordnung kurzwirkender inhalativer Kombinationspräparate nahm 2000 deutlich ab (Tabelle 19.2). Auf *Berodual* entfällt, bei erneutem Rückgang zum Vorjahr, der Hauptteil der Verordnungen in dieser Gruppe. Es enthält neben dem Beta$_2$-Sympathomimetikum Fenoterol das Anticholinergikum Ipratropiumbromid (siehe unten). Die Kombination eines Beta$_2$-Sympathomimetikums mit Ipratropiumbromid kann sinnvoll sein (Serafin 1996, Wettengel et al. 1998), weil Fenoterol einen schnelleren Wirkungseintritt hat, während Ipratropiumbromid in der Wirkung langsamer einsetzt, aber länger anhält als Fenoterol. Nach einer Metaanalyse von zehn Studien mit 1483 Asthmapatienten verbessert der Zusatz von Ipratropiumbromid zur Therapie mit Beta$_2$-Sympathomimetika die Lungenfunktion und vermindert die Zahl der Krankenhauseinweisungen (Rodrigo et al. 1999).

*Allergospasmin-Aerosol*, *Aarane/N* und *Ditec* enthalten neben einem Beta$_2$-Sympathomimetikum das Antiallergikum Cromoglicinsäure. Letzteres ist aufgrund seiner entzündungshemmenden Eigenschaften bei Anstrengungen und Allergenexposition in Stufe 2 des internationalen und nationalen Stufenplans zur Behandlung des Asthma bronchiale aufgenommen worden (EPR-2 1997, Wettengel et al. 1998). Nach den Empfehlungen der deutschen Atemwegsliga kann Cromoglicinsäure bei Kindern alternativ zu niedrig dosierten inhalativen Glucocorticoiden gegeben werden, ggf. in Kombination mit einem Beta$_2$-Sympathomimetikum (Wettengel et al. 1998). Zur kombinierten Anwendung von Cromoglicinsäure mit Reproterol oder Fenoterol liegen nur ältere Kurzzeitstudien mit kleinen Patientenzahlen vor, in denen Cromoglicinsäure keinen zusätzlichen Effekt auf die Besserung der Lungenfunktion durch die Beta$_2$-Sympathomimetika hatte (Gehrke et al. 1986, Debelic et al. 1988, Clarke und Ratowsky 1990). Die Anwendung der fixen Kombinationen ist damit nicht Evidenz-basiert.

Die Verordnung des langwirkenden inhalativen Kombinationspräparates *Viani*, das Salmeterol und das potente Glucocorticoid Fluticason enthält, nahm außerordentlich stark zu (Tabelle 19.3), obwohl es das weitaus teuerste Präparat innerhalb der Gruppe der Beta$_2$-Sympathomimetika ist. Zur Verordnung von Kombinationen hat jüngst ein deutsches Expertengremium festgestellt, daß unter der Maßgabe, daß das Asthma stabil ist und zusätzlich ein kurzwirksames Beta$_2$-Sympathomimetikum als Reliever-Medikation verordnet wird, die feste Kombination als sinnvolle Alternative angesehen werden kann, da sie die Therapie vereinfachen kann (Buhl et al. 1999). In mehreren klinischen Studien an Erwachsenen und Kindern ist nachgewiesen worden, daß die fixe Kombination aus Salmeterol und Fluticason genauso wirksam wie die Einzelgabe mit zwei getrennten Inhalatoren ist und darüber hinaus signifikant wirksamer als jeder Kombinationspartner allein (Markham und Jarvis 2000). Für diese Kombination ist also der Komponentennachweis gemäß den klassischen Kriterien nach Crout (1974) erfüllt.

Alle systemischen Beta$_2$-Sympathomimetika nahmen 2000 in den Verordnungen ab (Tabelle 19.4). Wie in früheren Jahren entfallen die meisten Verordnungen auf *Spasmo-Mucosolvan*, eine Kombination von Clenbuterol mit dem Mukolytikum Ambroxol. Kontrollierte klinische Studien zu dieser Kombination wurden nach einer Medline-Recherche nicht publiziert. Insgesamt sollten Beta$_2$-Sympathomimetika vorzugsweise inhalativ angewandt werden, da sie in dieser Applikationsweise sicherer, wirksamer und mit weniger unerwünschten Wirkungen behaftet sind (Serafin 1996, EPR-2 1997, Wettengel et al. 1998). Die orale Gabe ist nicht zweckmäßig (Arzneimittelkommission 2000).

**Tabelle 19.4:** Verordnungen von systemischen Beta$_2$-Sympathomimetika 2000. Angegeben sind die 2000 verordneten Tagesdosen, die Änderungen gegenüber 1999 und die mittleren Kosten je DDD 2000.

| Präparat | Bestandteile | DDD in Mio. | Änderung in % | DDD-Kosten in DM |
|---|---|---|---|---|
| **Monopräparate** | | | | |
| Bricanyl/Duriles | Terbutalin | 4,9 | (−14,6) | 1,62 |
| Volmac | Salbutamol | 4,5 | (−21,0) | 1,17 |
| Spiropent | Clenbuterol | 4,3 | (−9,7) | 1,25 |
| Loftan | Salbutamol | 3,8 | (−20,5) | 1,13 |
| Bambec | Bambuterol | 3,3 | (−22,0) | 3,46 |
| | | 20,9 | (−17,5) | 1,65 |
| **Kombinationen** | | | | |
| Spasmo-Mucosolvan | Clenbuterol Ambroxol | 13,3 | (−6,5) | 2,92 |
| **Summe** | | 34,2 | (−13,5) | 2,15 |

Unabdingbar ist nach wie vor, daß der Patient durch Schulung (richtige Inhalationstechnik, Verwendung von Inhalationshilfen, Peak-Flow-Messungen, Dokumentation von Symptomen und Arzneimittelverbrauch) und ärztlich geführte Selbstbehandlung lernen muß, seine Erkrankung zu verstehen, um einen optimalen Therapieerfolg zu erreichen (Wettengel et al. 1998). Verschiedentlich wurden Todesfälle beschrieben, weil Patienten im Vertrauen auf ihre Beta$_2$-Sympathomimetika enthaltenden Dosieraerosole zu lange warteten, bevor sie ärztliche Hilfe in Anspruch nahmen (Sears et al. 1987). „Schulung und Training sind Aufgaben des Arztes!"

## Glucocorticoide

Glucocorticoide werden frühzeitig bei der Behandlung des Asthma bronchiale in inhalativer Form empfohlen (EPR-2 1997, Wettengel et al. 1998), da sie in alle Prozesse der Entzündungsreaktion eingreifen. Glucocorticoide müssen in der Dauertherapie regelmäßig angewendet werden. Um die systemischen Nebenwirkungen möglichst gering zu halten, soll zunächst immer die inhalative Anwendung erfolgen. Dafür stehen die topisch stark wirksamen Glucocorticoide als Dosieraerosole zur Verfügung. Die Berechnung der definierten Tagesdosen basiert einheitlich auf den WHO-DDD für die Dosieraerosole, Trockenpulver und Inhalationslösungen von Beclometason (0,8 mg), Budesonid (0,8 mg), Flunisolid (1 mg) und Fluticason (0,6 mg). Inwieweit unterschiedliche inhalative Applikationsweisen und Applikationssysteme (z. B. Pulver, Aerosol) die effektiven Dosen modifizieren können, bleibt abzuklären bzw. durch die WHO festzulegen. Bei allem Enthusiasmus gegenüber inhalativen Glucocorticoiden sind lokale und systemische unerwünschte Wirkungen zu bedenken. Nach wie vor ist nicht eindeutig geklärt, in wieweit eine jahrelange Gabe von inhalativen Glucocorticoiden bei asthmatischen Kindern das Wachstum und die Nebennierenfunktion beeinflussen können, auch die jüngste Literatur ist widersprüchlich (McCowan et al. 1998, ERP-2 1997, Wettengel et al. 1998, Agertoft und Pedersen 2000, The Childhood Asthma Management Program Research Group 2000), bei mildem Asthma bei Kindern wird Zurückhaltung in der Verordnung empfohlen (Wohl und Majzoub 2000). Eine Kontrolle des Längenwachstums bei Kindern ist daher unter Therapie mit Glucocorticoiden empfehlenswert. Bei erwachsenen Asthmatikern ist nach zweijähriger inhalativer Applikation hoher Dosen von Glucocorticoiden eine dosisabhängige Verminderung der Knochendichte beschrieben worden (Hanania et al. 1995). Unter langzeitiger Gabe von inhalativen Glucocorticoiden wurde über ein erhöhtes Risiko der Entwicklung von Katarakten berichtet (Cumming et al. 1997), die Studie wurde aber wegen methodischer Mängel als nicht schlüssig beurteilt (Wettengel 1999). Bei höheren Tagesdosen sollte, um eine orale Candidiasis zu vermeiden, immer ein Spacer verwendet und der Mund nach Inhalation ausgespült werden. Verwendung von Spacern verbessert auch die Wirkstoffdeposition in der Lunge.

Auf die nun 9 (+ 4 gegenüber 1999) Budesonidpräparate entfallen nach einem weiteren Anstieg preiswerter Generika fast 60% aller Verordnungen der inhalativen Glucocorticoide (Tabelle 19.5). Insgesamt war die Verordnung aller inhalativen Monopräparate im Jahr 2000 rückläufig (Tabelle 19.5). Besonders ausgeprägt war die Abnahme bei Flunisolid (*Inhacort*), Fluticason (z. B. *Flutide*) und den meisten Beclomethasonpräparaten. Der Rückgang ist vermutlich darauf zurückzuführen, daß die Fluticason-Salmeterol-Kombination (*Viani*) im Jahr 2000 stark zugenommen hat, die aus systematischen Gründen bei den langwirkenden inhalativen Beta$_2$-Symathomimetika eingeordnet ist (Tabelle 19.3). Obwohl bei Fluticason davon ausgegangen wurde, daß therapeutische Dosen aufgrund der geringen oralen Bioverfügbarkeit von 1% (EPR-2 1997) keine systemischen Nebenwirkungen haben, hatten

**Tabelle 19.5:** Verordnungen von inhalativen Glucocorticoiden 2000. Angegeben sind die 2000 verordneten Tagesdosen, die Änderungen gegenüber 1999 und die mittleren Kosten je DDD 2000.

| Präparat | Bestandteile | DDD in Mio. | Änderung in % | DDD-Kosten in DM |
|---|---|---|---|---|
| **Beclometason** | | | | |
| Sanasthmax | Beclometason | 10,2 | (−26,3) | 1,93 |
| Bronchocort/-mite | Beclometason | 8,2 | (−20,1) | 1,93 |
| Aerobec | Beclometason | 7,8 | (−40,2) | 2,00 |
| Beclomet Orion | Beclometason | 5,3 | (−32,7) | 2,07 |
| Ventolair | Beclometason | 4,9 | (+261,6) | 5,13 |
| Junik | Beclometason | 3,1 | (+222,3) | 5,02 |
| Sanasthmyl | Beclometason | 1,7 | (−18,8) | 2,60 |
| | | 41,4 | (−16,7) | 2,60 |
| **Budesonid** | | | | |
| Pulmicort | Budesonid | 68,9 | (−12,2) | 2,79 |
| Budesonid-ratiopharm | Budesonid | 17,3 | (+29,5) | 1,17 |
| Budes | Budesonid | 10,5 | (+24,9) | 1,19 |
| Budecort | Budesonid | 6,4 | (+16,6) | 1,50 |
| Respicort | Budesonid | 4,7 | (−31,0) | 1,37 |
| Budefat | Budesonid | 3,0 | (+7,5) | 1,17 |
| Budesonid Stada | Budesonid | 2,9 | (+51,3) | 1,16 |
| Budepur | Budesonid | 2,8 | (+28,2) | 1,45 |
| budesonid von ct Dosier. | Budesonid | 2,3 | (+26,2) | 1,13 |
| | | 118,8 | (−2,0) | 2,14 |
| **Fluticason** | | | | |
| Flutide | Fluticason | 27,0 | (−21,5) | 3,80 |
| Atemur | Fluticason | 8,2 | (−3,9) | 3,78 |
| | | 35,2 | (−18,0) | 3,79 |
| **Flunisolid** | | | | |
| Inhacort | Flunisolid | 9,2 | (−31,2) | 2,51 |
| Summe | | 204,5 | (−9,9) | 2,53 |

bei Gesunden bereits inhalative Einzeldosen von 0,25–0,5 mg eine Abnahme des Plasmacortisols zur Folge (Grahnén et al. 1994). Das potente Fluticason scheint die Nebennierenrindenfunktion stärker zu supprimieren als die schwächer wirksamen Budesonid und Beclometason (Lipworth 1999). Die unterschiedliche Verordnung als Mono- bzw. als feste Kombination scheint diesen Punkt nicht zu berücksichtigen.

Die DDD-Kosten der inhalativen Glucocorticoidpräparate variieren erheblich, wobei die Budesonidgenerika die günstigsten Verordnungskosten hatten (Tabelle 19.5).

Die orale Anwendung von Glucocorticoiden ist entsprechend dem Stufenschema erst indiziert, wenn alle übrigen arzneitherapeutischen Maßnahmen versagen. Jedoch kann bei schwerem Asthma die inhalative Gabe von Glucocorticoiden zur Einsparung der oralen Form eingesetzt werden (EPR-2 1997). Auch bei instabilem chronischem Asthma wird nach einer kurzzeitigen Verordnung von oralen Corticosteroiden eine optimale Therapie mit hohen inhalativen Dosen angestrebt.

## Xanthinderivate

Retardiertes Theophyllin wird als leicht bis mäßig wirksamer Bronchodilatator angesehen, der zusätzlich zu inhalativen Glucocorticoiden, vor allem bei nächtlichem Asthma, gegeben wird (EPR-2 1997, Wettengel et al. 1998, Arzneimittelkommission 2000). Theophyllin verfügt in niedrigen Plasmakonzentrationen auch über antiinflammatorische Wirkungsqualitäten (Barnes und Pauwels 1994).

Unter den 14 (-1 gegenüber 1999) verordnungshäufigsten Xanthinderivaten finden sich bis auf ein Theophyllin-Ethylendiamin-Präparat (*Aminophyllin OPW*) nur noch reine Theophyllinpräparate (Tabelle 19.6), letzeren ist generell der Vorzug zu geben. *Bronchoretard* hält mit weitem Abstand seit Jahren den ersten Platz. Die Verordnung von Theophyllin ist in den letzten Jahren leicht rückläufig und bei den Einzelpräparaten, wie schon in den Vorjahren, sehr uneinheitlich. Dies legt die Vermutung nahe, daß Werbestrategien um den Theophyllinmarkt eine Rolle spielen. Die mittleren Tageskosten der oralen Theophyllinpräparate variieren zwischen 0,38 DM und 1,68 DM, wobei, wie in früheren Jahren, die Verordnungshäufigkeit offensichtlich nicht mit den DDD-Kosten korreliert (Tabelle 19.6). Es ist jedoch gerade bei Theophyllin zu beachten, daß sich verschiedene Theophyllin-Retardformulierungen in Geschwindigkeit und Ausmaß der Resorption, ihrer Bioverfügbarkeit und ihrem pharmakokinetischen Profil unterscheiden (Lemmer 1990, Schmidt 1994, Weinberger und Hendeles 1996) und damit nicht ohne weiteres austauschbar sind. Auch die Fachinformationen zu den einzelnen Theophyllinpräparaten schaffen hier keine Abhilfe: So sind für einzelne Präparate Plasmakonzentrationsprofile für hohe Dosierungen wiedergegeben, die von dem Hersteller gar nicht auf den Markt gebracht worden sind, bei anderen ist die Kinetik von niedrigen Einzeldosen dargestellt, teilweise fehlen ki-

**Tabelle 19.6:** Verordnungen von Xanthinderivaten 2000. Angegeben sind die 2000 verordneten Tagesdosen, die Änderungen gegenüber 1999 und die mittleren Kosten je DDD 2000.

| Präparat | Bestandteile | DDD in Mio. | Änderung in % | DDD-Kosten in DM |
|---|---|---|---|---|
| Bronchoretard | Theophyllin | 91,6 | (−11,4) | 0,80 |
| Euphylong | Theophyllin | 44,4 | (+10,9) | 0,86 |
| Uniphyllin | Theophyllin | 39,2 | (−6,9) | 0,73 |
| Theophyllin-ratiopharm | Theophyllin | 36,7 | (+21,9) | 0,45 |
| Afonilum | Theophyllin | 28,4 | (−11,9) | 0,83 |
| Theophyllin Stada | Theophyllin | 12,6 | (+41,3) | 0,38 |
| Solosin | Theophyllin | 11,5 | (−10,6) | 1,06 |
| Aerobin | Theophyllin | 11,3 | (−3,6) | 0,52 |
| Unilair | Theophyllin | 10,3 | (−14,2) | 0,77 |
| Tromphyllin | Theophyllin | 7,5 | (+54,4) | 0,52 |
| Theo von ct | Theophyllin | 4,3 | (+15,8) | 0,48 |
| Theophyllin Heumann | Theophyllin | 4,3 | (+8,5) | 0,46 |
| PulmiDur | Theophyllin | 3,5 | (−25,7) | 0,88 |
| Aminophyllin OPW | Theophyllin-Ethylendiamin | 3,0 | (−24,6) | 1,68 |
| Summe | | 308,6 | (−1,9) | 0,73 |

netische Daten, und nur selten sind Plasmakonzentrationsprofile von empfohlenen therapeutischen Dosen mit Spannbreite der Daten aufgeführt. Hier wäre dringend eine einheitliche konsistente Darstellung erforderlich, da gerade bei Theophyllinpräparaten der Galenik eine außerordentliche Bedeutung für die Kinetik – und damit auch für eine mögliche Austauschbarkeit – zukommt.

In Anbetracht der nächtlich verstärkten Atemwegsobstruktion hat sich gezeigt, daß häufig eine abendliche Dosissteigerung bzw. eine abendliche hohe Einmaldosis empfehlenswert ist (Weinberger und Hendeles 1996, Smolensky und D'Alonso 1997, Arzneimittelkommission 2000, Lemmer und Wettengel 2001).

## Anticholinergika

Anticholinergika werden bei schweren Exazerbationen zusätzlich zu Beta$_2$-Sympathomimetika empfohlen. Außerdem stellen sie eine Alternative bei Patienten dar, die inhalative Beta$_2$-Sympathomimetika schlecht tolerieren.

**Tabelle 19.7:** Verordnungen von Anticholinergika und Antiallergika 2000. Angegeben sind die 2000 verordneten Tagesdosen, die Änderungen gegenüber 1999 und die mittleren Kosten je DDD 2000.

| Präparat | Bestandteile | DDD in Mio. | Änderung in % | DDD-Kosten in DM |
|---|---|---|---|---|
| **Anticholinergika** | | | | |
| Atrovent | Ipratropiumbromid | 26,0 | (+24,8) | 1,09 |
| Ventilat | Oxitropiumbromid | 2,8 | (+57,9) | 2,36 |
| | | 28,8 | (+27,4) | 1,22 |
| **Cromoglicinsäure** | | | | |
| Intal | Cromoglicinsäure | 1,6 | (−18,6) | 4,08 |
| DNCG Stada | Cromoglicinsäure | 1,6 | (−5,4) | 3,64 |
| Flui-DNCG | Cromoglicinsäure | 1,6 | (−0,8) | 3,27 |
| DNCG Trom | Cromoglicinsäure | 1,0 | (−2,0) | 3,29 |
| Cromohexal | Cromoglicinsäure | 1,0 | (+3,5) | 3,86 |
| DNCG Mundipharma | Cromoglicinsäure | 0,9 | (−23,5) | 4,22 |
| | | 7,8 | (−8,7) | 3,71 |
| **Andere Antiallergika** | | | | |
| Zaditen | Ketotifen | 2,1 | (−34,7) | 1,20 |
| Tilade | Nedocromil | 1,9 | (−36,7) | 2,80 |
| | | 4,1 | (−35,6) | 1,96 |
| **Leukotrienantagonisten** | | | | |
| Singulair | Montelukast | 14,9 | (+19,5) | 4,55 |
| **Summe** | | 55,6 | (+11,3) | 2,51 |

Die Verordnungen von *Atrovent* und *Ventilat* nahmen auch 2000, wie bereits in den beiden Vorjahren, stark zu (+27,4%, Tabelle 19.7). Der bronchodilatierende Effekt von Ipratropiumbromid ist bei Patienten mit chronisch-obstruktiver Bronchialerkrankung belegt und mit der Wirkung eines Beta$_2$-Sympathomimetikums äquipotent (Easton et al. 1986). Ältere Patienten mit chronisch-obstruktiver Bronchitis sollen stärker von Anticholinergika profitieren als jüngere Patienten mit Asthma bronchiale (Easton et al. 1986, Gross 1988). Die synthetischen Anticholinergika haben weniger systemische Wirkungen als Atropin, vor allem bei inhalativer Anwendung. Die Kombination von Ipratropiumbromid mit einem Beta$_2$-Sympathomimetikum wird als therapeutisch sinnvoll angesehen (siehe Abschnitt Beta$_2$-Sympathomimetika). Die fixe Kombination mit Fenoterol (*Berodual*) wird fast siebenmal so häufig verordnet wie das Monopräparat (Tabelle 19.2). Eine solche fixe Kombination in niedriger Dosierung ist, besonders bei älteren Patienten mit chronischen Asthma, aus Gründen der Verbesserung der Compliance gebräuchlich (Wettengel et al. 1998). Bei koronarer Herzkrankheit sind Anticholinergika bevorzugt einzusetzen.

## Antiallergika

In der Gruppe der Antiallergika sind acht Präparate zusammengefaßt, zwei weniger als 1999. Als Degranulationshemmer vermindern sie die Antigen-induzierte Histaminfreisetzung aus den Gewebsmastzellen und damit die Freisetzung von Entzündungsmediatoren. Insgesamt war die Verordnung von Cromoglicinsäure und anderen Antiallergika 2000 wiederum sehr unterschiedlich. Die mittleren Tageskosten variieren zwischen 1,20 DM und 4,22 DM (Tabelle 19.7). Wie andere, ältere $H_1$-Antihistaminika hat der Wirkstoff Ketotifen eine ausgeprägte sedierende Wirkung. Seine Verordnung nahm erneut stark ab (−34,7%).

Cromoglicinsäure und Nedocromil verfügen über leicht bis mäßig ausgeprägte antiinflammatorische Wirkungen. Sie sind vor allem als Basistherapeutika Mittel der Wahl in der Langzeitkontrolle von Kindern (Wettengel et al. 1998, EPR-2 1997, Arzneimittelkommission 2000). Außerdem werden sie prophylaktisch bei Asthmatikern vor körperlicher Aktivität und bei nicht vermeidbarer Pollenexposition angewendet.

Cromoglicinsäure ist nicht akut wirksam und muß regelmäßig mehrmals täglich inhaliert werden. Nach Inhalation erreichen 15–30% die Bronchien, der verschluckte Anteil unterliegt einem hohen First-Pass-Effekt (ca. 90%), daher sind die systemischen Wirkungen gering. Die Halbwertszeit beträgt nur 80 Minuten (Bundesgesundheitsamt 1988). Die fixe Kombination von Cromoglicinsäure plus $Beta_2$-Sympathomimetikum ist wegen der Verbesserung der Compliance, insbesondere bei allergischem Asthma, bei Kindern gebräuchlich (Wettengel et al. 1998).

*Tilade* enthält den Wirkstoff Nedocromil, der eine entfernte strukturelle Verwandtschaft mit Cromoglicinsäure aufweist, aber eine vergleichbare, bei Inhalation etwa doppelt so starke Wirkung haben soll (EPR-2 1997). Cromoglicinsäure oder Nedocromil werden neben der erwähnten Anwendung bereits in Stufe 2 alternativ zu Glucocorticoiden empfohlen (EPR-2 1997, Wettengel et al. 1998). Beide Substanzen werden zu den sog. „Controllern" gezählt.

## Leukotrienantagonisten

Leukotrienantagonisten werden als Zusatzmedikation zur Behandlung bei leichten bis mittelschweren Formen (Stufe 2-3) des Asthma bronchiale eingesetzt (Drazen et al. 1999, Wettengel et al. 1998). *Singulair* enthält als Wirkstoff Montelukast, einen Antagonisten am Cysteinyl-Leukotrien-Rezeptorsubtyp $CysLT_1$. *Singulair* hatte im Jahr 2000 einen deutlichen Verordnungszuwachs zu verzeichnen (Tabelle 19.7), die Tageskosten sind mit 4,55 DM sehr hoch. Montelukast hat antientzündliche Wirkungen, allerdings nur bei etwa 50-60% der Patienten, schützt partiell vor Belastungsasthma und reduziert die bronchiale Hyperreaktivität. Der Bedarf an $Beta_2$-Sympathomimetika und topischen Glucocorticoiden wird reduziert. *Singulair* ist jetzt auch zur Zusatzbehandlung bei Kindern von 2-5 Jahren zugelassen. Montelukast wird durch Cytochrom P450 3A4 metabolisiert, daher ist Vorsicht angebracht bei gleichzeitiger Verordnung von Pharmaka, die CYP3A4 induzieren, wie Phenytoin, Phenobarbital und Rifampicin. Montelukast sollte niemals zur Behandlung eines akuten Asthmaanfalls eingesetzt werden (MSD 2001). Die Cochrane Library, die aus 137 Studien 10 randomisierte kontrollierte vergleichende Studien von Antileukotrienen mit inhalierten Corticoiden bis 1999 analysierte, folgerte, daß Antileukotriene hinsichtlich Zahl der Exazerbationen vergleichbar, inhalierbare Steroide jedoch in der Verbesserung die Lungenfunktion überlegen seien (Ducharme und Hicks 2001). Ein neuer Übersichtsartikel zu Montelukast kommt zum Schluß, daß der Leukotrienantagonist eine effektive präventive Therapie bei Erwachsenen und Kindern über 6 Jahren bei chronischen Asthma, einschließlich des Belastungsasthmas, darstellt (Jarvis und Markham 2000). Die unerwünschten Wirkungen sind mit Placebo vergleichbar. Allerdings wurde in einer aktuellen kontrollierten Studie an Patienten mit chronisch-persistierendem Asthma, die bereits inhalative Glucocorticoide erhielten, kein therapeutischer Zusatznutzen von Montelukast nachgewiesen (Robinson et al. 2001).

### Literatur

Agertoft L., Pedersen S. (2000): Effect of long-term treatment with inhaled budesonide on adult height in children with asthma. N. Engl. J. Med. 343: 1064-1069.

Arzneimittelkommission der deutschen Ärzteschaft (2000): Arzneiverordnungen. 19. Aufl., Deutscher Ärzte-Verlag, Köln, S. 516-531.

Barnes P.J. (1995): Beta-adrenergic receptors and their regulation. Am. J. Respir. Crit. Care Med. 152: 838-860.

Barnes P.J., Pauwels R.A. (1994): Theophylline in the management of asthma: time for reappraisal? Eur. Respir. J. 7: 579–591.

Buhl R., Kardos P., Magnussen H., Matthys H., Sauer R., Schauer P. et al. (1999): Feste Kombination inhalierbarer Kortikoide und langwirkender $\beta_2$-Sympathomimetika zur Langzeittherapie des Asthma bronchiale. Pneumologie 53: 210–212.

Bundesgesundheitsamt (1988): Aufbereitungsmonographie zu Cromoglicinsäure. Bundesanzeiger 40 vom 11.7.1998, S. 7–9.

Clarke P.S., Ratowsky D.A. (1990): Effect of fenoterol hydrobromide and sodium cromoglycate individually and in combination on postexercise asthma. Ann. Allergy 64 (2 Pt. 2): 187–190.

Crout J.R. (1974): Fixed combination prescription drugs: FDA policy. J. Clin. Pharmacol. 14: 249–254.

Cumming R.G., Mitchell P., Leeder S.R. (1997): Use of inhaled corticosteroids and the risk of cataracts. New Engl. J. Med. 337: 8–14.

Debelic M., Hertel G., König J. (1988): Double-blind crossover study comparing sodium cromoglycate, reproterol, reproterol plus sodium cromoglycate, and placebo in exercise-induced asthma. Ann. Allergy 61: 25–29.

Drazen J.M., Israel E., O'Byrne P.M. (1999): Treatment of asthma with drugs modifying the leukotrien pathway. N. Engl. J. Med. 340: 197–206.

Ducharme F.M., Hicks G.C. (2001): Anti-leukotriene agents compared to inhaled corticosteroids in the management of recurrent and/or chronic asthma. The Cochrane Library, Issue 2. Oxford: Update Software.

Easton P.A., Jadue C., Dhingra S., Anthonisen N.R. (1986): A comparison of the bronchodilating effects of a beta-2 adrenergic agent (albuterol) and an anticholinergic agent (ipratropium bromide), given by aerosol alone or in sequence. N. Engl. J. Med. 315: 735–739.

Gehrke I., Bohm E., Sybrecht G.W. (1986): Stress-induced asthma – placebo-controlled double-blind comparison of prevention using fenoterol, disodium cromoglycate and a combination of the two. Prax. Klin. Pneumol. 40: 129–134.

Grahnén A., Eckernas S.A., Brundin R.M., Ling-Andersson A. (1994): An assessment of the systemic activity of single doses of inhaled fluticasone propionate in healthy volunteers. Br. J. Clin. Pharmacol. 38: 521–525.

Gross N.J. (1988): Ipratropium bromide. N. Engl. J. Med. 319: 486–494.

Hanania N.A., Chapman K.R., Sturtridge W.C., Szalai J.P., Kesten S. (1995): Dose-related decrease in bone density among asthmatic patients treated with inhaled corticosteroids. J. Allergy Clin. Immunol. 96: 571–579.

Jarvis B., Markham A. (2000): Montelukast – a review of its therapeutic potential in persistent asthma. Drugs 59: 891–928.

Lemmer B. (1990): Chronopharmakologische Aspekte der Theophyllintherapie. In: Blume H. (Hrsg.): Bioäquivalenz retardierter Theophyllin-Fertigarzneimittel. Govi, Frankfurt, S. 75–82.

Lemmer B., Wettengel R. (2001): Erkrankungen der Atemwege. In: Lemmer B., Brune K. (Hrsg.): Pharmakotherapie – Klinische Pharmakologie. 11. Aufl., Urban & Fischer Verlag, München, S. 313–329.

Lipworth B.J. (1999): Modern drug treatment of chronic asthma. Brit. Med. J. 318: 380–383.

Markham A., Jarvis B. (2000): Inhaled salmeterol/fluticasone propionate combination: a review of its use in persistent asthma. Drugs 60: 1207-1233.

McCowan C., Neville R.G., Thomas G.E., Crombie I.K., Clark R.A. et al. (1998): Effect of asthma and its treatment on growth: four year follow up of cohort of children from general practices in Tayside, Scotland. Brit. Med. J. 316: 668-672.

National Heart, Lung, and Blood Institute (1997): Expert Panel Report 2: Guidelines for the Diagnosis and Management of Asthma [EPR-2]. National Institutes of Health, pub. no. 97-4051.

Parfitt K. (1999): Martindale. The complete drug reference. 32nd ed. Pharmaceutical Press, London, pp. 765-774.

Robinson D.S., Campbell D., Barnes P.J. (2001): Addition of leukotriene antagonists to therapie in chronic persistent asthma: a randomised doubleblind placebo-controlled trial. Lancet 357: 2007-2011.

Rodrigo G., Rodrigo C., Burschtin O. (1999): A meta-analysis of the effects of ipratropium bromide in adults with acute asthma. Am. J. Med. 107: 363-370.

Schmidt H. (1994): Retardtheophyllin ist nicht gleich Retardtheophyllin. Atemwegs-Lungenkr. 20: 223-231.

Sears M.R., Rea H.H., Fenwick J., Gillies A.J.D., Holst P.E. et al. (1987): 75 Deaths in asthmatics prescibed home nebulisers. Brit. Med. J. 294: 477-480.

Serafin W.E. (1996): Drugs used in the treatment of asthma. In: Hardman J.H., Limbird L.E., Molinoff P.B., Ruddon R.W., Goodman Gilman A. (eds.): Goodman & Gilman The Pharmacological Basis of Therapeutics, 9th ed. McGraw Hill, New York, pp. 659-682.

Smolensky M.H., D'Alonso G.E. (1997): Progress in the chronotherapy of nocturnal asthma. In: Redfern P., Lemmer B. (eds.): Physiology and Pharmacology of Biological Rhythms. Handbook of Experimental Pharmacology, Vol. 125, Springer, Berlin, Heidelberg, New York, pp. 205-249.

The Childhood Asthma Management Program Research Group (2000): Long-term effects of budesonide or nedocromil in children with asthma. N. Engl. J. Med. 343: 1054-1063.

Weinberger M., Hendeles L. (1996): Theophylline in asthma. N. Engl. J. Med. 334: 1380-1388.

Wettengel R., Berdel D., Hofmann D., et al. (1998): Asthmatherapie bei Kindern und Erwachsenen. Empfehlungen der Deutschen Atemwegsliga in der Deutschen Gesellschaft für Pneumologie. Med. Klinik 93: 639-650.

Wettengel R. (1999): Zum Kataraktrisiko durch inhalative Kortikoide. Pneumologie 53: 409-410.

Williams M.H. (1989): Increasing severity of asthma from 1960 to 1987. N. Engl. J. Med. 320: 1015-1020.

Wohl M.E.B., Majzoub J.A. (2000): Asthma, steroids, and growth. N. Engl. J. Med. 343: 1113-1114.

## 20. Calciumantagonisten

Hasso Scholz

Calciumantagonisten hemmen am Herzen und an der glatten Muskulatur den Einstrom von Calciumionen aus dem Extrazellulärraum während des Aktionspotentials. Dies führt zu einer Vasodilatation (vorwiegend der arteriellen Gefäße) und am Herzen zu einer Abnahme von Kontraktionskraft und Herzfrequenz, die allerdings durch eine adrenerge Gegenregulation infolge Vasodilatation kompensiert wird. Bei Calciumantagonisten vom Nifedipin-Typ (Dihydropyridine) bewirkt dieser Kompensationsmechanismus nicht selten sogar eine reflektorische Tachykardie. Weiterhin hemmen Calciumantagonisten vom Verapamil- und Diltiazem-Typ die AV-Überleitung und unter Umständen auch ventrikuläre Extrasystolen und Tachyarrhythmien.

Die Abnahme von Herzkraft und Herzfrequenz einerseits und die Gefäßerweiterung andererseits sind qualitativ bei allen Calciumantagonisten gleich. Allen Calciumantagonisten gemeinsam ist auch, daß die Vasodilatation im Vergleich zur Kardiodepression bei niedrigeren Konzentrationen auftritt. Allerdings ist der Abstand zwischen vasodilatierend und kardiodepressiv wirkenden Konzentrationen bei Dihydropyridinen (z. B. Nifedipin) größer als bei Calciumantagonisten vom Verapamil- und Diltiazem-Typ (Verapamil, Diltiazem, Gallopamil).

Klassische Indikationen für Calciumantagonisten sind die koronare Herzkrankheit, supraventrikuläre Tachyarrhythmien und die arterielle Hypertonie. Die am längsten verwendeten Calciumantagonisten sind die kurzwirkenden Substanzen Verapamil, Nifedipin und Diltiazem. Neuere Calciumantagonisten sind Weiterentwicklungen von Nifedipin aus der Gruppe der Dihydropyridine mit längerer Wirkungsdauer, von denen Amlodipin, Nitrendipin und Felodipin am häufigsten verordnet werden. Gallopamil ist das Methoxyderivat des Verapamil mit ähnlichen Wirkungen wie Verapamil. Nimodipin, ein Dihydropyridin, ist nur bei hirnorganisch bedingten Leistungsstörungen im Alter zugelassen.

Alle Calciumantagonisten wirken in gleicher Weise antianginös und antihypertensiv. In ihrem sonstigen Wirkungsspektrum sind die einzelnen Calciumantagonisten jedoch nicht identisch. Dihydropyridine unterscheiden sich von Verapamil oder Diltiazem dadurch, daß ihre Wirkung an der glatten Muskulatur im Vergleich zum Herzen relativ stärker ausgeprägt ist. Hierbei handelt es sich um quantitative Unterschiede. Sie sind von Bedeutung bei einer etwaigen Kombination mit Betarezeptorenblockern, die mit Calciumantagonisten vom Nifedipin-Typ möglich sind (Scholz 1987, Packer 1989). Weiterhin erlaubt die unterschiedlich ausgeprägte kompensatorische Kardiostimulation differentialtherapeutische Überlegungen insofern, als Verapamil und Diltiazem vor allem bei Patienten mit höherer Herzfrequenz, Dihydropyridine dagegen bei solchen mit Bradykardie eingesetzt werden. Dihydropyridine haben keine Wirkung am AV-Knoten und können deshalb nicht als Antiarrhythmika bei supraventrikulären Tachyarrhythmien eingesetzt werden. Die unterschiedliche Beeinflussung des AV-Knotens hat keine Bedeutung in bezug auf die Wirksamkeit der Calciumantagonisten bei Hypertonie oder bei koronarer Herzkrankheit.

Die pharmakokinetischen Eigenschaften der einzelnen Calciumantagonisten sind in vielen Punkten ähnlich. Die Substanzen werden gut aus dem Magen-Darm-Trakt resorbiert, unterliegen jedoch einem beträchtlichen First-Pass-Metabolismus, so daß ihre Bioverfügbarkeit relativ gering ist. Alle kurzwirkenden Calciumantagonisten werden umfassend metabolisiert und haben nur eine relativ kurze Eliminationshalbwertszeit, so daß sie zumindest in nicht-retardierter Form mehrmals täglich appliziert werden müssen. Einige der neueren langwirkenden Calciumantagonisten (z. B. Felodipin, Amlodipin und Nisoldipin in retardierter Form) haben außerdem einen relativ langsamen Wirkungseintritt und verursachen damit nur eine wenig ausgeprägte oder keine reflektorische Tachykardie.

## Verordnungsspektrum

Unter den 2500 verordnungshäufigsten Arzneimitteln befinden sich im Jahre 2000 62 Präparate mit Calciumantagonisten (Tabelle 20.1). Mit einer Verordnungshäufigkeit von 1110 Mio. DDD werden sie weiterhin häufiger als Betarezeptorenblocker und Koronarmittel verordnet (siehe Kapitel 18 und 32).

**Tabelle 20.1:** Verordnungen von Calciumantagonisten 2000. Angegeben sind die verordnungshäufigsten Präparate mit Verordnungsrang, Verordnungen und Umsatz 2000 im Vergleich zu 1999.

| Rang | Präparat | Verordnungen in Tsd. | Änd. % | Umsatz Mio. DM | Änd. % |
|---|---|---|---|---|---|
| 15 | Norvasc | 2775,1 | +9,1 | 417,2 | +10,7 |
| 50 | Isoptin | 1503,5 | −16,3 | 63,0 | −16,6 |
| 172 | Verapamil-ratiopharm | 757,0 | +0,3 | 20,6 | −6,6 |
| 189 | Verahexal | 708,2 | +1,4 | 28,1 | −1,3 |
| 190 | Adalat | 707,6 | −25,8 | 33,2 | −25,8 |
| 197 | Corinfar | 691,8 | −21,5 | 34,2 | −19,5 |
| 247 | Nifedipin-ratiopharm | 598,2 | −10,1 | 21,7 | −9,3 |
| 278 | Nitrendipin-ratiopharm | 545,5 | +37,1 | 9,6 | +37,3 |
| 284 | Falicard | 541,0 | −14,8 | 15,3 | −18,2 |
| 286 | Nifehexal | 539,6 | −11,6 | 22,3 | −23,4 |
| 339 | Dilzem | 484,2 | −20,9 | 33,2 | −20,7 |
| 398 | Modip | 434,5 | −10,8 | 63,9 | −9,2 |
| 448 | Nitrepress | 391,0 | +8,7 | 7,0 | +8,9 |
| 513 | duranifin | 350,9 | −22,1 | 15,9 | −21,6 |
| 546 | Veramex | 333,3 | −15,1 | 14,6 | −19,0 |
| 562 | Nifedipat | 322,4 | −17,4 | 15,5 | −16,4 |
| 575 | Baymycard | 315,2 | −9,9 | 35,9 | −8,7 |
| 576 | Pidilat | 315,0 | −26,5 | 12,3 | −24,3 |
| 638 | Nitrendepat | 288,5 | −2,8 | 7,2 | −3,0 |
| 665 | Bayotensin | 273,0 | −29,4 | 32,9 | −32,9 |
| 723 | Nifedipin Stada | 247,7 | −8,7 | 11,0 | −8,9 |
| 767 | Munobal | 233,1 | −14,8 | 34,8 | −12,4 |
| 799 | Verabeta | 220,3 | +18,8 | 7,7 | +17,9 |
| 811 | Diltahexal | 216,9 | −1,6 | 11,0 | −4,0 |
| 831 | Motens | 211,1 | +19,4 | 25,6 | +25,2 |
| 898 | Verapamil AL | 195,2 | +18,2 | 5,0 | +21,8 |
| 988 | Nitrendipin Stada | 173,3 | +30,2 | 3,1 | +30,4 |
| 1031 | Azupamil | 164,8 | −15,7 | 5,5 | −5,2 |
| 1056 | Procorum | 160,5 | −23,4 | 15,0 | −23,0 |
| 1187 | Nifical | 143,0 | −23,9 | 5,4 | −21,8 |
| 1299 | Corotrend | 127,4 | −18,4 | 5,4 | −17,2 |
| 1300 | Diltiazem-ratiopharm | 127,4 | +10,0 | 6,5 | +10,6 |
| 1322 | Vascal | 125,2 | −23,6 | 17,0 | −22,4 |
| 1355 | nife von ct | 119,9 | −12,0 | 3,6 | −13,4 |
| 1376 | durasoptin | 117,9 | −20,4 | 4,0 | −23,6 |
| 1389 | Nifedipin AL | 116,5 | +7,6 | 2,9 | −7,4 |
| 1403 | vera von ct | 114,8 | +6,7 | 2,5 | −4,7 |
| 1421 | Nitregamma | 113,7 | +15,2 | 2,0 | +17,6 |
| 1474 | Nimotop | 109,6 | −23,4 | 13,7 | −21,2 |
| 1629 | Verasal | 95,1 | +32,1 | 3,3 | +33,9 |
| 1639 | Belnif | 93,9 | −17,9 | 10,5 | −17,3 |
| 1657 | Nifedipin Heumann | 92,9 | −13,8 | 3,3 | −15,2 |
| 1659 | Nitrendipin beta | 92,8 | +39,8 | 1,6 | +44,8 |
| 1670 | Nitrendipin Heumann | 92,4 | +40,7 | 1,6 | +50,0 |

**Tabelle 20.1:** Verordnungen von Calciumantagonisten 2000. Angegeben sind die verordnungshäufigsten Präparate mit Verordnungsrang, Verordnungen und Umsatz 2000 im Vergleich zu 1999.

| Rang | Präparat | Verordnungen in Tsd. | Änd. % | Umsatz Mio. DM | Änd. % |
|---|---|---|---|---|---|
| 1714 | Aprical | 88,6 | −22,8 | 4,4 | −22,7 |
| 1767 | Nitre Puren | 85,2 | +11,4 | 2,1 | +11,9 |
| 1789 | Cordicant | 83,6 | −18,0 | 4,2 | −19,4 |
| 1940 | Nifeclair | 73,9 | −3,7 | 2,5 | −0,7 |
| 1988 | Nitrensal | 70,7 | +28,7 | 1,2 | +32,6 |
| 2079 | Lomir | 65,1 | −7,7 | 8,9 | −6,5 |
| 2102 | Diltiuc | 63,9 | −17,5 | 4,4 | −18,5 |
| 2127 | Nivadil | 63,0 | −26,3 | 10,0 | −23,2 |
| 2138 | Verapamil-Hennig | 62,5 | +135,6 | 2,8 | +96,5 |
| 2176 | Cisday | 60,4 | −20,4 | 4,3 | −14,6 |
| 2189 | Nifedipin Verla | 59,7 | +15,0 | 1,8 | +13,6 |
| 2194 | Nitrendipin AL | 59,4 | +370,6 | 0,9 | +413,6 |
| 2210 | Antagonil | 58,8 | −14,9 | 5,8 | −14,0 |
| 2330 | Nifelat | 53,4 | −19,2 | 2,1 | −16,7 |
| 2357 | Nitrendimerck | 52,4 | +22,4 | 1,2 | +18,5 |
| 2378 | Verapamil-Wolff | 51,5 | +0,7 | 2,1 | +9,1 |
| 2403 | Nifecor | 50,3 | −15,6 | 1,6 | −14,9 |
| 2405 | Verapamil Riker | 50,3 | +0,2 | 1,4 | +1,8 |
| Summe | | 17533,4 | −7,1 | 1167,5 | −6,1 |
| Anteil an der Indikationsgruppe | | 36,4% | | 40,8% | |
| Gesamte Indikationsgruppe | | 48221,7 | +2,9 | 2858,7 | +0,0 |

Das Verordnungsspektrum zeigt, daß Nifedipin wiederum weniger verordnet wurde als die langwirkenden Calciumantagonisten, auf die inzwischen mehr als die Hälfte der verordneten Tagesdosen entfallen (Abbildung 20.1). Danach folgen Verapamil und Diltiazem (Tabelle 20.2). Andere Calciumantagonisten (Gallopamil, Nimodipin, Nicardipin) haben kaum noch Bedeutung, da die Verordnungen erneut deutlich abnahmen (Tabellen 20.2 und 20.3).

Die längere Wirkungsdauer der langwirkenden Calciumantagonisten aus der Gruppe der Dihydropyridine mit der Möglichkeit der einmal täglichen Einnahme ist unter dem Gesichtspunkt einer besseren Compliance als Vorteil gegenüber den kurzwirkenden Calciumantagonisten (Nifedipin, Verapamil, Diltiazem) anzusehen. Außerdem sind die kurzwirkenden Substanzen (Nifedipin bei akuten Koronarereignissen; Nifedipin, Verapamil und Diltiazem bei Hypertonikern) aufgrund von retrospektiven Analysen ins Kreuzfeuer der Kritik geraten (Fur-

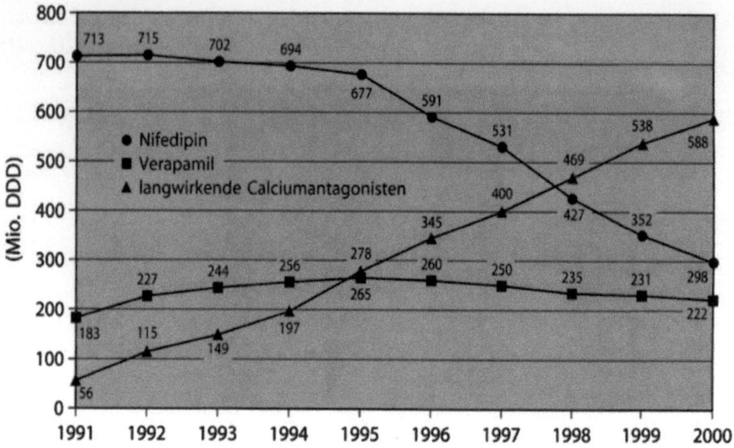

**Abbildung 20.1:** Verordnungen von Calciumantagonisten 1991 bis 2000. Gesamtverordnungen nach definierten Tagesdosen (DDD)

berg et al. 1995, Psaty et al. 1995, s. a. Lüscher et al. 1996). Als Reaktion darauf hat das Bundesinstitut für Arzneimittel und Medizinprodukte (BfArM) die Anwendung der Calciumantagonisten vom Dihydropyridintyp eingeschränkt und die instabile Angina pectoris und den akuten Myokardinfarkt innerhalb der ersten vier Wochen als Kontraindikationen festgelegt. Eine Stellungnahme zu schnell freisetzenden Verapamil- und Diltiazempräparaten wurde bisher vom BfArM nicht abgegeben. Schnell freisetzende Arzneiformen von Nifedipin dürfen danach bei Hypertonie und chronischer Angina pectoris nur noch eingesetzt werden, wenn andere Arzneimittel nicht angezeigt sind (Arzneimittelkommission der deutschen Ärzteschaft 1997). Nifedipin wird daher fast nur noch in Form von Retardpräparaten angewendet. Nifedipin-Kapseln sind unseres Erachtens nur noch bei hypertensiver Krise und Prinzmetal-Angina indiziert. Verapamil und Diltiazem haben nach wie vor ihren Platz bei Patienten mit relativ hoher Herzfrequenz.

Einen großen Verordnungszuwachs hat auch 2000 wieder Amlodipin (*Norvasc*) aus der Gruppe der langwirkenden Calciumantagonisten erzielt, das inzwischen Verordnungsrang 15 erreicht hat und jetzt das verordnungshäufigste und umsatzstärkste Präparat unter den Calciumantagonisten ist (Tabelle 20.1). Amlodipin unterscheidet sich von anderen Dihydropyridinen durch einen langsameren Wirkungseintritt (maximale Plasmakonzentration nach 6–12 Stunden) und eine beson-

**Tabelle 20.2:** Verordnungen von Calciumantagonisten vom Verapamil- und Diltiazemtyp 2000. Angegeben sind die 2000 verordneten Tagesdosen, die Änderungen gegenüber 1999 und die mittleren Kosten je DDD 2000.

| Präparat | Bestandteile | DDD in Mio. | Änderung in % | DDD-Kosten in DM |
|---|---|---|---|---|
| **Verapamil** | | | | |
| Isoptin | Verapamil | 65,1 | (−16,8) | 0,97 |
| Verahexal | Verapamil | 33,6 | (+4,0) | 0,84 |
| Verapamil-ratiopharm | Verapamil | 28,2 | (+1,3) | 0,73 |
| Falicard | Verapamil | 16,3 | (−17,5) | 0,94 |
| Veramex | Verapamil | 15,9 | (−19,1) | 0,91 |
| Verabeta | Verapamil | 10,6 | (+18,4) | 0,72 |
| Verapamil AL | Verapamil | 8,0 | (+27,2) | 0,63 |
| Azupamil | Verapamil | 6,5 | (−4,7) | 0,85 |
| Verasal | Verapamil | 4,9 | (+34,5) | 0,68 |
| durasoptin | Verapamil | 4,3 | (−24,7) | 0,93 |
| vera von ct | Verapamil | 3,8 | (+10,3) | 0,64 |
| Verapamil-Hennig | Verapamil | 3,8 | (+96,1) | 0,75 |
| Verapamil-Wolff | Verapamil | 2,6 | (+12,3) | 0,81 |
| Verapamil Riker | Verapamil | 1,6 | (+2,3) | 0,84 |
| | | 205,3 | (−6,1) | 0,86 |
| **Diltiazem** | | | | |
| Dilzem | Diltiazem | 19,4 | (−20,6) | 1,71 |
| Diltahexal | Diltiazem | 8,2 | (−1,7) | 1,34 |
| Diltiazem-ratiopharm | Diltiazem | 4,9 | (+11,7) | 1,34 |
| Diltiuc | Diltiazem | 2,7 | (−18,6) | 1,64 |
| | | 35,2 | (−13,0) | 1,57 |
| **Gallopamil** | | | | |
| Procorum | Gallopamil | 8,0 | (−25,9) | 1,87 |
| **Summe** | | 248,5 | (−7,9) | 0,99 |

ders lange Wirkungsdauer mit einer Halbwertszeit von 35–50 Stunden. Weiterhin gibt es Hinweise dafür, daß Amlodipin auch bei Patienten mit Herzinsuffizienz eingesetzt werden kann (Packer et al. 1996). Gleiches gilt für Felodipin (*Modip, Munobal*) und Nisoldipin (*Baymycard*) (Cohn et al. 1995, The Defiant-II Research Group 1997). Bisher gibt es jedoch leider keine Daten für Amlodipin und die meisten anderen langwirkenden Calciumantagonisten zur antihypertensiven Langzeitwirkung in Bezug auf kardiovaskuläre Endpunkte. Die Untersuchung von Amlodipin in der ALLHAT-Studie, die im Doxazosin-Arm wegen eines erhöhten Herzinsuffizienzrisikos abgebrochen wurde, wird erst im März 2002 abgeschlossen (Grimm et al. 2001). Insgesamt ist die Dis-

**Tabelle 20.3:** Verordnungen von kurzwirkenden Dihydropyridinen 2000. Angegeben sind die 2000 verordneten Tagesdosen, die Änderungen gegenüber 1999 und die mittleren Kosten je DDD 2000.

| Präparat | Bestandteile | DDD in Mio. | Änderung in % | DDD-Kosten in DM |
|---|---|---|---|---|
| **Nifedipin** | | | | |
| Adalat | Nifedipin | 41,7 | (−25,7) | 0,80 |
| Corinfar | Nifedipin | 40,2 | (−15,4) | 0,85 |
| Nifehexal | Nifedipin | 39,7 | (−12,4) | 0,56 |
| Nifedipin-ratiopharm | Nifedipin | 31,0 | (−8,3) | 0,70 |
| Nifedipat | Nifedipin | 20,8 | (−16,5) | 0,74 |
| duranifin | Nifedipin | 20,2 | (−21,2) | 0,79 |
| Pidilat | Nifedipin | 15,3 | (−25,2) | 0,80 |
| Nifedipin Stada | Nifedipin | 14,4 | (−3,5) | 0,76 |
| Cisday | Nifedipin | 7,4 | (−17,9) | 0,58 |
| Aprical | Nifedipin | 7,2 | (−21,4) | 0,62 |
| Nifical | Nifedipin | 6,2 | (−21,1) | 0,88 |
| Corotrend | Nifedipin | 6,2 | (−15,9) | 0,88 |
| Nifedipin AL | Nifedipin | 6,0 | (+6,4) | 0,48 |
| nife von ct | Nifedipin | 5,8 | (−13,6) | 0,61 |
| Cordicant | Nifedipin | 5,5 | (−20,3) | 0,75 |
| Nifedipin Heumann | Nifedipin | 4,7 | (−15,5) | 0,71 |
| Nifeclair | Nifedipin | 4,0 | (+0,9) | 0,64 |
| Nifecor | Nifedipin | 2,8 | (−14,8) | 0,56 |
| Nifelat | Nifedipin | 2,7 | (−16,9) | 0,78 |
| Nifedipin Verla | Nifedipin | 2,6 | (+13,3) | 0,70 |
| | | 284,5 | (−16,3) | 0,73 |
| **Nifedipinkombinationen** | | | | |
| Belnif | Nifedipin Metoprolol | 9,0 | (−17,2) | 1,16 |
| **Weitere Mittel** | | | | |
| Antagonil | Nicardipin | 1,5 | (−13,6) | 3,87 |
| Nimotop | Nimodipin | 1,0 | (−24,2) | 13,44 |
| | | 2,5 | (−18,2) | 7,73 |
| **Summe** | | 296,1 | (−16,3) | 0,80 |

kussion zur langfristigen Sicherheit von Calciumantagonisten, auch der langwirkenden, zur Hypertoniebehandlung nach wie vor nicht abgeschlossen (Pahor et al. 1998, Tuomilehto et al. 1999, Pahor et al. 2000, Blood Pressure Lowering Trialists´ Collaboration 2000).

Ebenfalls deutlich zugenommen haben 2000 die Verordnungen von Nitrendipin, das nach Amlodipin die zweite Position unter den langwirkenden Calciumantagonisten einnimmt (Tabelle 20.4). Nitrendipin ist

**Tabelle 20.4:** Verordnungen von langwirkenden Dihydropyridinen 2000. Angegeben sind die 2000 verordneten Tagesdosen, die Änderungen gegenüber 1999 und die mittleren Kosten je DDD 2000.

| Präparat | Bestandteile | DDD in Mio. | Änderung in % | DDD-Kosten in DM |
|---|---|---|---|---|
| **Nitrendipin** | | | | |
| Nitrendipin-ratiopharm | Nitrendipin | 40,0 | (+34,9) | 0,24 |
| Nitrepress | Nitrendipin | 28,7 | (+8,4) | 0,24 |
| Nitrendepat | Nitrendipin | 21,8 | (−1,3) | 0,33 |
| Bayotensin | Nitrendipin | 18,4 | (−33,3) | 1,79 |
| Nitrendipin Stada | Nitrendipin | 12,7 | (+27,9) | 0,24 |
| Nitregamma | Nitrendipin | 8,5 | (+19,1) | 0,24 |
| Nitrendipin beta | Nitrendipin | 6,8 | (+46,6) | 0,23 |
| Nitrendipin Heumann | Nitrendipin | 6,8 | (+49,4) | 0,24 |
| Nitre Puren | Nitrendipin | 6,4 | (+11,7) | 0,33 |
| Nitrensal | Nitrendipin | 5,4 | (+34,0) | 0,22 |
| Nitrendipin AL | Nitrendipin | 4,1 | (+415,9) | 0,21 |
| Nitrendimerck | Nitrendipin | 3,7 | (+15,6) | 0,34 |
| | | 163,3 | (+12,0) | 0,43 |
| **Felodipin** | | | | |
| Modip | Felodipin | 43,1 | (−8,5) | 1,48 |
| Munobal | Felodipin | 24,6 | (−10,8) | 1,42 |
| | | 67,7 | (−9,3) | 1,46 |
| **Isradipin** | | | | |
| Vascal | Isradipin | 9,7 | (−22,6) | 1,74 |
| Lomir | Isradipin | 5,2 | (−6,0) | 1,72 |
| | | 14,9 | (−17,6) | 1,73 |
| **Weitere Wirkstoffe** | | | | |
| Norvasc | Amlodipin | 284,4 | (+13,6) | 1,47 |
| Motens | Lacidipin | 14,2 | (+25,6) | 1,80 |
| Baymycard | Nisoldipin | 13,8 | (−7,3) | 2,60 |
| Nivadil | Nilvadipin | 6,8 | (−22,1) | 1,47 |
| | | 319,3 | (+11,9) | 1,53 |
| Summe | | 565,2 | (+7,9) | 1,21 |

bisher der einzige langwirkende Calciumantagonist, für den in der Placebo-kontrollierten Syst-Eur-Studie bei älteren Hypertonikern eine Senkung der Schlaganfallshäufigkeit (um 42%), allerdings ohne eine Senkung der Gesamtletalität, nachgewiesen wurde (Staessen et al. 1997). Bei der Untergruppe der Patienten mit Diabetes und systolischer Hypertonie war Nitrendipin besonders wirksam. Nach zweijähriger Therapie wurde die Gesamtletalität in dieser speziellen Patientengruppe mit

Nitrendipin um 55% gesenkt (Tuomilehto et al. 1999). Nach Ablauf des Patenschutzes für das Originalpräparat *Bayotensin* im Jahre 1997 haben sich inzwischen elf Nitrendipingenerika im Markt etablieren können, die bereits einen Anteil von mehr als 85% der verordneten Tagesdosen dieses Wirkstoffs erreicht haben. Auffällig an dieser Entwicklung ist weiterhin, daß Nitrendipingenerika auch im Vergleich zu den entsprechenden Nifedipinpräparaten die billigsten Calciumantagonisten mit dem zusätzlichen Vorteil der üblicherweise einmal täglichen Gabe sind.

Das Verhältnis zwischen Erst- und Zweitanmelderpräparaten hat sich 2000 auch bei anderen Calciumantagonisten weiter in Richtung der preiswerten Generikapräparate verschoben. Die Erstanmelderpräparate *Isoptin, Adalat* und *Dilzem* haben wiederum um 17–26% abgenommen, wobei allerdings zu berücksichtigen ist, daß auch die meisten Generika dieser drei Calciumantagonisten weniger verordnet wurden.

Die mittleren DDD-Kosten der langwirkenden Calciumantagonisten sind 2000 mit 1,21 DM (Vorjahr 1,29 DM) nur minimal gesunken. Alle neueren Calciumantagonisten außer Nitrendipin stehen noch unter Patentschutz und sind deshalb im Durchschnitt 3–5mal so teuer wie die Nitrendipinpräparate. Im Vergleich zu Nitrendipin sind sogar ältere kurzwirkende Calciumantagonisten wie Verapamil, Nifedipin, Diltiazem, Gallopamil, Nimodipin und Nicardipin wesentlich teurer, obwohl sie aufgrund ihrer schnellen und kurzen Wirkung für die Dauertherapie nur Nachteile bieten. Die neuen Nitrendipingenerika haben deutlich geringere DDD-Kosten (0,24 DM/DDD) und bieten zugleich den Vorteil der längeren Wirkungsdauer. Geht man davon aus, daß etwa die Hälfte der Patienten Calciumantagonisten zur Behandlung eines Hochdrucks (s. unten) erhält, dann ergibt sich sogar unter Zugewinn an therapeutischer Qualität mit den verfügbaren preiswerten Nitrendipinpräparaten ein Einsparpotential von über 600 Mio. DM.

## Therapeutische Gesichtspunkte

Aus der häufigen Verordnung von Nifedipin und den langwirkenden Dihydropyridinen läßt sich schließen, daß Calciumantagonisten überwiegend bei der koronaren Herzkrankheit und der arteriellen Hypertonie angewendet werden, da Nifedipin und seine Derivate keine antiarrhythmische Wirkung aufweisen. Es ist anzunehmen, daß die Anwendung von Calciumantagonisten bei Patienten mit koronarer Herzkrankheit in Zukunft zurückgehen wird. Nach neueren Metaanalysen ist die Therapie mit Betarezeptorenblockern mit weniger unerwünschten Wirkungen assoziiert als mit Calciumantagonisten (Heidenreich et al. 1999). Außerdem ist für Betarezeptorenblocker für verschiedene Formen der koronaren Herzkrankheit (Zustand nach Infarkt, stabile Angina, Herzinsuffizienz) eine Verbesserung der Prognose erwiesen. Dies bestätigen klinische Therapieempfehlungen, die Betarezeptorenblocker als erste Wahl für die Angina-pectoris-Prophylaxe empfehlen, wenn keine Kontraindikationen vorliegen (North of England Stable Angina Pectoris Guideline Development Group 1996, European Society of Cardiology 1997). Große Studien zum Sicherheits- und Wirksamkeitsprofil werden zur Zeit durchgeführt.

## Literatur

Arzneimittelkommission der deutschen Ärzteschaft (1997): Calciumantagonisten vom 1,4-Dihydropyridin-Typ. Dtsch. Ärztebl. 22: C-1122–C-1123.

Blood Pressure Lowering Treatment Trialists' Collaboration (2000): Effects of ACE inhibitors, calcium antagonists, and other blood-pressure-lowering drugs: results of prospectively designed overviews of randomised trials. Lancet 356: 1955–1964.

Cohn J.N., Ziesche S.M., Loss L.E., Anderson G.F., V-HeFT Study Group (1995): Effect of felodipine on short-term exercise and neurohormone and long-term mortality in heart failure: Results of V-HeFT VIII. Circulation 92: I-143.

European Society of Cardiology (1997): Management of stable angina pectoris: recommendations of the Task Force of the European Society of Cardiology. Eur. Heart J. 18: 394–413.

Furberg C., Psaty B.M., Meyer J.S. (1995): Nifedipine. Dose-related increase in mortality in patients with coronary heart disease. Circulation 92: 1326–1331.

Grimm R.H. Jr., Margolis K.L., Papademetriou V.V., Cushman W.C., Ford C.E., Bettencourt J. et al. (2001): Baseline characteristics of participants in the Antihypertensive and Lipid Lowering Treatment to Prevent Heart Attacke Trial (ALLHAT). Hypertension 37: 19–27.

Heidenreich P.A., McDonald K.M., Hastie T., Fadel B., Hagan V., Lee B.K., Hlatky M.A. (1999): Meta-analysis of trials comparing β-blockers, calcium antagonists, and nitrates for stable angina. JAMA 281: 1927–1936.

Lüscher T.F., Wenzel R.R., Noll G. (1996): Calciumantagonisten in der Kontroverse: Gibt es eine rationale Differentialtherapie? Dtsch. Med. Wochenschr. 121: 532–538.

North of England Stable Angina Guideline Development Group (1996): North of England evidence based guidelines development project. BMJ 312: 827–832.

Packer M. (1989): Combined beta-adrenergic and calcium-entry blockade in angina pectoris. N. Engl. J. Med. 320: 709–718.

Packer M., O'Connor C.M., Ghali J.K., Pressler M.L., Carson P.E. et al. (1996): Effect of amlodipine on morbidity and mortality in severe chronic heart failure. N. Engl. J. Med. 335: 1107–1114.

Pahor M., Psaty B.M., Furberg C.D. (1998): Treatment of hypertensive patients with diabetes. Lancet 351: 689–690.

Pahor M., Psaty B.M., Alderman M.H., Applegate W.B., Williamson J.D., Cavazzini C., Furberg C.D. (2000): Health outcomes associated with calcium antagonists compared with other first-line antihypertensive therapies: a meta-analysis of randomised controlled trials. Lancet 356: 1949–1954.

Psaty B.M., Heckbert S.R., Koepsell T.D., Siscovick D.S., Raghunathan T.E. et al. (1995): The risk of myocardial infarction associated with antihypertensive drug therapies. JAMA 274: 620–625.

Scholz H. (1987): Wechselwirkungen zwischen Beta-Rezeptorenblockern und Antiarrhythmika. In: Grosdanoff P. et al. (Hrsg.): Beta-Rezeptoren und Beta-Rezeptorenblocker, Walter de Gruyter & Co., Berlin New York: S. 255–271.

Staessen J.A., Fagard R., Thijs L., Celis H., Arabidze G.G. et al. (1997): Randomised double-blind comparison of placebo and active treatment for older patients with isolated systolic hypertension. The Systolic Hypertension in Europe (Syst-Eur) Trial Investigators. Lancet 350: 757–764.

The Defiant-II Research Group (1997): Doppler flow and echocardiography in functional cardiac insufficiency: Assessment of nisoldipine therapy. Results of the DEFIANT-II study. Eur. Heart J. 18: 31–40.

Tuomilehto J., Rastenyte D., Birkenhäger W.H., Thjs L., Antikainen R. et al. (1999): Effects of calcium-channel blockade in older patients with diabetes and systolic hypertension. N. Engl. J. Med. 340: 677–684.

# 21. Corticosteroide

ULRICH SCHWABE

Als Corticosteroide werden die natürlichen Steroidhormone der Nebennierenrinde und ihre synthetischen Derivate bezeichnet. Nach ihren vorherrschenden Wirkungen auf den Kohlenhydratstoffwechsel und den Elektrolythaushalt werden sie in Glucocorticoide und Mineralocorticoide eingeteilt. Sie haben ein weites Spektrum physiologischer und pharmakologischer Wirkungen und werden vor allem zur Hormonsubstitution und zur Entzündungshemmung therapeutisch eingesetzt.

In niedrigen physiologischen Mengen dienen sie zur Hormonsubstitution bei *Nebennierenrindeninsuffizienz*, wie z. B. bei Morbus Addison und adrenogenitalem Syndrom. Als natürliches Nebennierenrindenhormon wird Cortisol (Hydrocortison) bevorzugt, weil es gleichzeitig glucocorticoide und mineralocorticoide Eigenschaften hat.

In höheren pharmakologischen Dosen werden Glucocorticoide eingesetzt, um *Entzündungserscheinungen* und *immunologische Reaktionen* zu unterdrücken. Als Standardsteroid wird Prednisolon aus der Gruppe der nichtfluorierten Glucocorticoide verwendet, weil es nur noch geringe mineralocorticoide Aktivität besitzt und am längsten in die Therapie eingeführt ist. Zu den wichtigsten Indikationen gehören rheumatische und allergische Krankheiten, Asthma bronchiale und Kollagenosen. Inhalative Glucocorticoide werden bei den Bronchospasmolytika und Antiasthmatika (Kapitel 19) besprochen, topische Glucocorticoide bei den Dermatika (Kapitel 22) und den Ophthalmika (Kapitel 40). Wegen der Risiken der Langzeitbehandlung werden orale Glucocorticoide zur Entzündungshemmung nur bei Versagen anderer Therapiemöglichkeiten und immer nur möglichst kurzfristig eingesetzt.

## Verordnungsspektrum

Glucocorticoide lassen sich nach pharmakologischen Kriterien in nichtfluorierte und fluorierte Glucocorticoide sowie Depotpräparate einteilen. Die Verordnungen nichtfluorierter Glucocorticoide haben bis 1996 deutlich, danach in geringerem Umfang zugenommen (Abbildung 21.1). Die fluorierten Glucocorticoide haben sich dagegen in den letzten zehn Jahren nur wenig verändert, während die Depotpräparate langsam, aber ständig zurückgingen. Damit haben sich die nichtfluorierten Glucocorticoide eindeutig als therapeutische Option durchgesetzt. In der gesamten Indikationsgruppe sind die Verordnungen im Jahr 2000 geringfügig, die Umsätze ein wenig mehr zurückgegangen (Tabelle 21.1).

### Nichtfluorierte Glucocorticoide

In der Gruppe der nichtfluorierten Glucocorticoide entfallen mehr als die Hälfte der Verordnungen auf Prednisolonpräparate (Tabelle 21.2). Prednisolon hat im Vergleich zu dem natürlichen Nebennierensteroid Cortisol (Hydrocortison) nur noch eine geringe Mineralocorticoidaktivität und löst daher seltener Natriumretention, Ödembildung und Hypokaliämie aus. Darüber hinaus hat Prednisolon pharmakokinetische Vorteile gegenüber seinem Prodrug Prednison, weil es bereits die

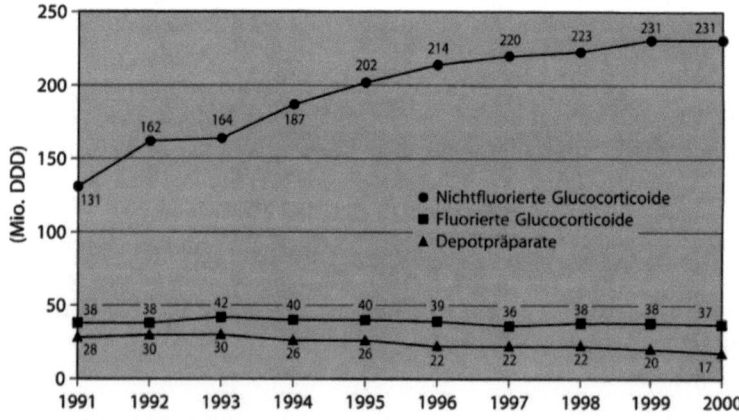

**Abbildung 21.1:** Verordnungen von Glucocorticoiden 1991 bis 2000. Gesamtverordnungen nach definierten Tagesdosen (DDD)

## Corticosteroide

**Tabelle 21.1:** Verordnungen von Corticosteroiden 2000. Angegeben sind die verordnungshäufigsten Präparate mit Verordnungsrang, Verordnungen und Umsatz 2000 im Vergleich zu 1999.

| Rang | Präparat | Verordnungen in Tsd. | Änd. % | Umsatz Mio. DM | Änd. % |
|---|---|---|---|---|---|
| 198 | Decortin-H | 691,5 | −10,9 | 14,1 | −11,7 |
| 213 | Decortin | 672,8 | +3,1 | 20,4 | −0,8 |
| 353 | Rectodelt | 469,6 | −4,4 | 8,8 | −6,0 |
| 356 | Prednisolon-ratiopharm Tabl. | 468,5 | +3,9 | 6,8 | +5,5 |
| 443 | Urbason | 392,7 | −21,3 | 35,1 | −21,3 |
| 455 | Prednisolon Jenapharm | 387,5 | +18,8 | 5,6 | +11,6 |
| 591 | Predni H Tablinen | 307,6 | +19,7 | 4,2 | +16,9 |
| 768 | Decaprednil | 232,9 | +13,8 | 3,9 | +18,1 |
| 925 | Lipotalon Amp. | 187,9 | +1,8 | 3,3 | −1,4 |
| 983 | Triamhexal | 173,7 | −2,9 | 2,8 | −12,9 |
| 1037 | Volon A Kristallsusp. | 164,0 | −14,6 | 5,9 | −12,2 |
| 1072 | Predni Lichtenstein Amp. | 158,0 | +40,1 | 1,2 | +19,1 |
| 1126 | Supertendin-Depot/N | 151,8 | −12,6 | 3,9 | −16,1 |
| 1133 | Triam Lichtenstein Amp. | 151,1 | +24,6 | 2,6 | +22,1 |
| 1137 | Celestamine N | 150,2 | −1,6 | 3,9 | −4,4 |
| 1202 | Fortecortin | 140,7 | +9,5 | 19,6 | +0,1 |
| 1258 | Solu-Decortin H | 133,2 | −7,7 | 6,3 | −9,7 |
| 1309 | Dexa-Phlogont L | 126,5 | −19,3 | 2,0 | −19,3 |
| 1333 | Prednihexal | 123,5 | +5,3 | 1,0 | +0,8 |
| 1458 | Dexaflam Amp./Tabl. | 110,9 | +24,4 | 0,7 | +25,1 |
| 1570 | Prednison Dorsch | 100,7 | −13,7 | 2,9 | −16,4 |
| 1592 | Predni-M-Tablinen | 98,7 | +21,6 | 5,9 | +19,0 |
| 1707 | Dexamethason Jenapharm | 89,3 | +51,2 | 3,9 | +74,3 |
| 1739 | duraprednisolon | 87,1 | −12,3 | 1,2 | −10,7 |
| 1795 | Metypred | 83,2 | −0,9 | 7,5 | −3,4 |
| 1839 | Methylprednisolon Jenapharm | 80,8 | +30,1 | 4,5 | +24,0 |
| 1956 | Ultralan-oral | 72,9 | −26,3 | 6,2 | −30,6 |
| 2027 | Hydrocortison Jenapharm | 68,6 | +26,1 | 7,0 | +26,9 |
| 2035 | Hydrocortison Hoechst | 68,4 | −8,3 | 8,7 | −4,9 |
| 2044 | Dexa-Allvoran Amp. | 67,7 | −22,8 | 0,6 | −27,1 |
| 2077 | Syntestan | 65,2 | −27,5 | 7,0 | −27,0 |
| 2088 | Metysolon | 64,7 | +9,5 | 3,6 | +14,1 |
| 2146 | Dexabene Amp. | 62,1 | +4,9 | 0,9 | −0,4 |
| 2201 | Dexahexal | 59,1 | −10,6 | 0,7 | −4,9 |
| 2279 | Urbason solubile | 56,0 | +3,2 | 4,8 | +36,0 |
| 2365 | Triam-Injekt | 52,1 | −11,2 | 1,0 | −17,9 |
| 2444 | Dexa-ratiopharm | 48,9 | −8,5 | 0,8 | +7,5 |
| 2457 | Prectal | 48,6 | +1,3 | 0,8 | +1,3 |
| Summe | | 6668,5 | −0,7 | 220,1 | −5,5 |
| Anteil an der Indikationsgruppe | | 89,8% | | 88,4% | |
| Gesamte Indikationsgruppe | | 7430,0 | −0,9 | 249,1 | −5,3 |

**Tabelle 21.2:** Verordnungen von nichtfluorierten Glucocorticoiden 2000. Angegeben sind die 2000 verordneten Tagesdosen, die Änderungen gegenüber 1999 und die mittleren Kosten je DDD 2000.

| Präparat | Bestandteile | DDD in Mio. | Änderung in % | DDD-Kosten in DM |
|---|---|---|---|---|
| **Prednisolon** | | | | |
| Decortin-H | Prednisolon | 40,5 | (−10,8) | 0,35 |
| Prednisolon-ratiopharm Tabl. | Prednisolon | 24,5 | (+6,3) | 0,28 |
| Prednisolon Jenapharm | Prednisolon | 18,3 | (+41,2) | 0,30 |
| Predni H Tablinen | Prednisolon | 15,1 | (+17,1) | 0,28 |
| Decaprednil | Prednisolon | 12,5 | (+20,4) | 0,31 |
| duraprednisolon | Prednisolon | 3,7 | (−10,6) | 0,31 |
| Solu-Decortin H | Prednisolon-hydrogensuccinat | 2,9 | (−9,1) | 2,17 |
| Predni Lichtenstein Amp. | Prednisolonacetat | 1,0 | (+14,3) | 1,23 |
| Prednihexal | Prednisolonacetat | 0,9 | (+0,1) | 1,14 |
| Prectal | Prednisolonacetat | 0,1 | (+1,3) | 5,75 |
| | | 119,4 | (+4,9) | 0,38 |
| **Prednison** | | | | |
| Decortin | Prednison | 36,2 | (+1,0) | 0,56 |
| Rectodelt | Prednison | 11,0 | (−8,0) | 0,80 |
| Prednison Dorsch | Prednison | 5,7 | (−17,1) | 0,50 |
| | | 52,9 | (−3,2) | 0,61 |
| **Methylprednisolon** | | | | |
| Urbason | Methylprednisolon | 22,0 | (−20,5) | 1,59 |
| Metypred | Methylprednisolon | 4,6 | (−7,8) | 1,63 |
| Predni-M-Tablinen | Methylprednisolon | 4,6 | (+19,0) | 1,30 |
| Methylprednisolon Jenapharm | Methylprednisolon | 3,4 | (+24,3) | 1,32 |
| Metysolon | Methylprednisolon | 2,8 | (+16,5) | 1,29 |
| Urbason solubile | Methylprednisolon-hydrogensuccinat | 1,6 | (+48,2) | 2,94 |
| | | 39,0 | (−8,7) | 1,58 |
| **Weitere Glucocorticoide** | | | | |
| Syntestan | Cloprednol | 2,6 | (−27,1) | 2,69 |
| Hydrocortison Hoechst | Hydrocortison | 2,2 | (−4,8) | 3,93 |
| Hydrocortison Jenapharm | Hydrocortison | 2,1 | (+27,0) | 3,35 |
| | | 6,9 | (−8,4) | 3,29 |
| Summe | | 218,3 | (−0,3) | 0,74 |

aktive Wirkform darstellt, während Prednison biologisch inaktiv ist und erst durch die hepatische 11β-Hydroxysteroiddehydrogenase in seinen aktiven Metaboliten Prednisolon umgewandelt werden muß. Da diese Umwandlung ca. 1 h benötigt, wirkt Prednisolon bei akuten Therapieindikationen schneller als Prednison. Außerdem hat Prednisolon nach oraler Gabe eine höhere Bioverfügbarkeit als Prednison (Kamada et al. 1997). Die pharmakologisch-therapeutischen Vorteile des Prednisolons werden zunehmend in die praktische Therapie umgesetzt, da die Prednisolonpräparate im Jahr 2000 als einzige eine Zunahme unter den nichtfluorierten Glucocorticoiden aufweisen (Tabelle 21.2). Zusätzlich ist damit eine Kosteneinsparung verbunden, da Prednisolonpräparate im Durchschnitt wesentlich billiger als alle andere Glucocorticoide sind.

An zweiter Stelle folgen die Prednisonpräparate mit dem Hauptvertreter *Decortin*. Sie sind 60% teurer als die Prednisolonpräparate, was in Anbetracht der pharmakokinetischen Vorteile von Prednisolon schwer verständlich ist. Ein weiteres Prednisonpräparat ist *Rectodelt*, für das eine rektale Bioverfügbarkeit von nur knapp 30% gemessen wurde. Die Suppositorien wurden bisher zu 90% an Kinder verordnet, ohne daß sie entsprechend als Kinderarzneiformen gekennzeichnet sind. Vom Hersteller wird für Kinder an erster Stelle die Anwendung bei stenosierender Laryngitis (Croup-Syndrom) genannt. Nach jahrzehntelanger Diskussion ist der therapeutische Nutzen von Glucocorticoiden bei dieser Indikation in mehreren kontrollierten Studien nachgewiesen worden (Klassen et al. 1994). Dazu gehört die Gabe von intramuskulärem Dexamethason, oralem Prednisolon und inhalativem Budesonid, während zu rektalem Prednison nach einer Medline-Recherche bisher keine kontrollierten Untersuchungen publiziert wurden.

An dritter Stelle stehen die Methylprednisolonpräparate mit *Urbason* als führendem Handelspräparat (Tabelle 21.2). Trotz zunehmender Verordnung von Generika liegen die DDD-Kosten im Durchschnitt viermal so hoch wie für Prednisolonpräparate, ohne daß wesentliche therapeutische Unterschiede dokumentiert sind.

Cloprednol (*Syntestan*) ist ein chloriertes Prednisolon, das im Jahr 2000 deutlich abgenommen hat (Tabelle 21.2). Das Steroid hat im Vergleich zu den Prednisolonpräparaten siebenmal so hohe Tagestherapiekosten, die nicht durch entsprechende Vorteile belegt sind. Bei älteren Patienten soll der Calciumverlust der Knochen nach Cloprednol geringer als nach Prednison sein (Medici und Rüegsegger 1990). Der bei einer kleinen Untergruppe postmenopausaler Frauen erhobene Unterschied (4,5%) ist jedoch nicht verwertbar, weil sich bereits die Ausgangswerte der Knochendichte wesentlich stärker unterschieden (24%).

## Fluorierte Glucocorticoide

Fluorierte Glucocorticoide haben im Gegensatz zu Prednisolon keine mineralocorticoiden Wirkungen. Die Wirkungsdauer von Betamethason und Dexamethason ist erheblich länger als die von Prednisolon. Sie werden daher für die gezielte Hypophysenhemmung eingesetzt, sind aber für die übliche einmal morgendliche Dosierung am Gipfelpunkt der zirkadianen Rhythmik nicht geeignet. Vorteilhaft ist die längere Wirkungsdauer bei der intraartikulären Lokaltherapie, für die mehrere Dexamethasonpräparate eingesetzt werden. Verglichen mit den nichtfluorierten Präparaten liegen die täglichen Therapiekosten der fluorierten Glucocorticoide fast doppelt so hoch. Die Verordnungen dieser Gruppe waren weiter rückläufig und erreichten 10% aller Corticosteroidverordnungen (Tabellen 21.2 und 21.3).

## Depotpräparate

Die intramuskuläre Injektion von Depotcorticosteroiden bei Heufieber und anderen Allergien wird seit langem als nebenwirkungsreiches Verfahren mit fragwürdigen Indikationen kritisiert (Köbberling 1979). Im Vergleich zur oralen Therapie sind die atrophischen Veränderungen an Haut, Knochen und Muskulatur (sogenannte „Triamcinolonlöcher") bei Langzeitgabe besonders ausgeprägt. Die intramuskulären Depotpräparate sollten zum Schutz der Patienten verboten werden. Auch in Großbritannien wurde kürzlich die Überprüfung der Zulassung der Indikation für Heufieber gefordert (N.N. 1999).

Dagegen kann die intraartikuläre Injektion eines Glucocorticoids bei akuten Entzündungserscheinungen einer aktivierten Arthrose eine sinnvolle Maßnahme sein (Krüger und Schattenkirchner 1999, Lemmel 2000). Trotz der intraartikulären Injektion wird die endogene Cortisolproduktion über einen Zeitraum von 10–30 Tagen supprimiert und der zirkadiane Rhythmus der hypothalamisch-hypophysären Steuerung der Nebennierenrinde gestört (Huppertz und Pfuller 1997). Wenn in

**Tabelle 21.3:** Verordnungen von fluorierten Glucocorticoiden 2000. Angegeben sind die 2000 verordneten Tagesdosen, die Änderungen gegenüber 1999 und die mittleren Kosten je DDD 2000.

| Präparat | Bestandteile | DDD in Mio. | Änderung in % | DDD-Kosten in DM |
|---|---|---|---|---|
| **Monopräparate** | | | | |
| Fortecortin | Dexamethason | 14,4 | (−1,5) | 1,36 |
| Dexamethason Jenapharm | Dexamethason | 3,9 | (+65,9) | 1,00 |
| Ultralan-oral | Fluocortolon | 3,6 | (−33,0) | 1,71 |
| Celestamine N | Betamethason | 1,5 | (−4,9) | 2,54 |
| Dexabene Amp. | Dexamethasondihydrogenphosphat | 0,8 | (−0,9) | 1,13 |
| Dexahexal | Dexamethason | 0,8 | (−2,1) | 0,91 |
| Dexaflam Amp./Tabl. | Dexamethasonphosphat | 0,8 | (+21,3) | 0,92 |
| Dexa-ratiopharm | Dexamethason | 0,8 | (+13,5) | 1,04 |
| Lipotalon Amp. | Dexamethasonpalmitat | 0,7 | (−2,1) | 4,78 |
| Dexa-Allvoran Amp. | Dexamethasondihydrogenphosphat | 0,4 | (−27,7) | 1,25 |
| | | 27,8 | (−1,8) | 1,46 |
| **Depotpräparate** | | | | |
| Triamhexal | Triamcinolonacetonid | 5,4 | (−16,9) | 0,52 |
| Volon A Kristallsusp. | Triamcinolonacetonid | 5,2 | (−10,4) | 1,13 |
| Triam-Injekt | Triamcinolonacetonid | 1,7 | (−18,6) | 0,59 |
| Triam Lichtenstein Amp. | Triamcinolonacetonid | 1,4 | (+20,5) | 1,91 |
| | | 13,6 | (−11,9) | 0,90 |
| **Kombinationspräparate** | | | | |
| Supertendin-Depot/N | Dexamethasonacetat Lidocain | 6,1 | (−16,4) | 0,65 |
| Dexa-Phlogont L | Dexamethason Prednisolon Lidocain | 0,5 | (−19,3) | 3,95 |
| | | 6,6 | (−16,7) | 0,90 |
| Summe | | 48,0 | (−7,1) | 1,22 |

schwersten Fällen akuter Periarthropathien Ruhigstellung, Kryotherapie und systemische Gabe von nichtsteroidalen Antiphlogistika nicht ausreichend sind, kann eine gezielte periartikuläre Injektion von Glucocorticoiden hilfreich sein. Allerdings entfällt nur ein kleiner Teil der Verordnungen von Triamcinolonacetonidpräparaten auf Arzneiformen, die ausschließlich für die sinnvolle intraartikuläre und intrafokale Anwendung angeboten werden. Die Depotcorticosteroide zur intramuskulären systemischen Anwendung werden wegen dieser Abgrenzungsprobleme trotzdem weiterhin als Arzneimittel mit unumstrittener Wirksamkeit klassifiziert.

### Kombinationspräparate

Fixe Kombinationen aus Glucocorticoiden und anderen Arzneimitteln, insbesondere Antirheumatika werden allgemein abgelehnt, weil Glucocorticoide genau dosiert werden müssen und die Kombination zur unnötigen und unkontrollierten Anwendung der Steroide verführt (Habermann und Löffler 1983).

Seit 1991 sind in dieser Gruppe nur noch zwei Kombinationspräparate vertreten, die beide im Jahr 2000 deutlich weniger verordnet wurden (Tabelle 21.3). Sie enthalten zusätzlich zu den Glucocorticoiden ein Lokalanästhetikum. Bei Periarthropathien mit sehr starken Schmerzen kann eine gezielte Infiltration von Glucocorticoiden hilfreich sein, ggf. zusätzlich auch vermischt mit einem Lokalanästhetikum zur akuten Schmerzlinderung. Fixe Kombinationen von Glucocorticoiden und Lokalanästhetika werden in der Standardliteratur nicht erwähnt (Krüger und Schattenkirchner 1999, Kelley et al. 1997, Hettenkofer 1998). *Dexa-Phlogont L* enthält neben dem Lokalanästhetikum noch ein zweites Glucocorticoid zur täglichen intramuskulären Initialtherapie. Die fixe Kombination von zwei gleichartig wirkenden Glucocorticoiden ist pharmakologisch nicht begründbar und damit entbehrlich.

### Literatur

Habermann E., Löffler H. (1983): Spezielle Pharmakologie und Arzneitherapie. 4. Auflage, Springer-Verlag, Berlin Heidelberg New York, S. 283.

Hettenkofer H.-J. (Hrsg.) (1998): Rheumatologie, 3. Aufl., Georg Thieme Verlag, Stuttgart New York, S. 289–290.

Huppertz H.I., Pfuller H. (1997): Transient suppression of endogenous cortisol production after intraarticular steroid therapy for chronic arthritis in children. J. Rheumatol. 24: 1833–1837.

Kamada A.K., Wiener M.B., LaVallee N.M., Bartoszek Scott M., Selner J.C., Szefler S.J. (1997): A pharmacokinetic comparison of two oral liquid glucocorticoid formulations. Pharmacotherapy 17: 353–356.

Kelley W.N., Ruddy S., Harris E.D., Sledge C.B. (eds.) (1997): Textbook of rheumatology, 5th ed., W.B. Saunders Company, Philadelphia, London, Toronto, Montreal, Sydney, Tokyo, pp. 594-599.

Klassen T.P., Feldman M.E., Watters L.K. Sutcliffe T., Rowe P.C. (1994): Nebulized budesonide for children with mild-to-moderate croup. New Engl. J. Med. 331: 285-289.

Köbberling J. (1979): Gefahren der Depotkortikoid-Therapie. Internist. Welt 4: 118-122.

Krüger K., Schattenkirchner M. (1999): Rheumatische Erkrankungen. In: Paumgartner G. (Hrsg.): Therapie innerer Krankheiten. Springer, Berlin Heidelberg New York, S. 1069-1108.

Lemmel E.M. (2000): Rheumatischer Formenkreis. In: Weihrauch T. (Hrsg.): Internistische Therapie 2000/2001, 13. Aufl. Urban & Fischer, München, Jena, S. 871-906.

Medici T.C., Rüegsegger P. (1990): Does alternate-day cloprednol therapy prevent bone loss? A longitudinal double-blind, controlled clinical study. Clin. Pharmacol. Ther. 48: 455-466.

N.N. (1999): Any place for depot triamcinolone in hay fever? Drug Ther. Bull. 37: 17-18.

# 22. Dermatika und Wundbehandlungsmittel

Uwe Fricke

Dermatika zählen in Deutschland zu den verordnungsstärksten Arzneimitteln. Ihre Anwendungsgebiete sind sehr unterschiedlich. Entsprechend heterogen sind die Stoffklassen, die von wirkstofffreien Zubereitungen bis zu hochwirksamen Corticosteroidexterna reichen.

## Verordnungsspektrum

Wie in den Vorjahren war die Verordnung der Dermatika auch im Jahr 2000 weiter rückläufig (Tabelle 22.1). Häufiger verordnet wurden lediglich *Psoriasismittel* und geringfügig auch *Sonstige Dermatika* (Abbildung 22.1).

Wundbehandlungsmittel wurden im Jahr 2000 ebenfalls seltener verordnet als im Vorjahr (Tabelle 22.2). Die in dieser Gruppe zusammengefaßten Präparate werden nachfolgend aus pharmakologisch-praktischen Gründen zum Teil in dem eigenständigen Abschnitt *Wundbehandlungsmittel* (siehe Tabelle 22.13) aufgeführt, zum Teil unter *Antiinfektive Dermatika* (siehe Tabelle 22.6) besprochen.

Insgesamt sind im Jahr 2000 unter den 2500 meistverordneten Fertigarzneimitteln 143 Dermatika zu finden, 2 weniger als im Vorjahr. Die Verordnungen machen 83% des gesamten Marktsegments aus. Im Vergleich zu anderen Indikationsgruppen entspricht dies – trotz der hohen Zahl an Handelspräparaten – einem relativ geringen Marktanteil und weist damit innerhalb dieser Stoffgruppe auf einen hohen Verordnungsanteil weiterer Fertigarzneimittel geringerer Bedeutung hin. Am häufigsten werden – wie in den Vorjahren – Corticosteroide verordnet, auf sie allein entfällt bereits etwa ein Drittel der verordneten Tagesdosen aller Dermatika. Auch die entzündungshemmenden und juckreizstillenden Lokaltherapeutika haben mit ca. 14% einen hohen Anteil an den Verordnungen der Dermatika. Mit ca. 11% ebenfalls häufig verordnet

Dermatika und Wundbehandlungsmittel 337

**Tabelle 22.1:** Verordnungen von Dermatika 2000. Angegeben sind die verordnungshäufigsten Präparate mit Verordnungsrang, Verordnungen und Umsatz 2000 im Vergleich zu 1999.

| Rang | Präparat | Verordnungen in Tsd. | Änd. % | Umsatz Mio. DM | Änd. % |
|---|---|---|---|---|---|
| 78 | Fucidine Gel etc. | 1242,0 | −1,6 | 19,7 | −6,5 |
| 87 | Dermatop | 1163,3 | −4,2 | 26,0 | −6,8 |
| 126 | Linola | 956,8 | −9,9 | 22,5 | −13,8 |
| 137 | Ecural | 900,4 | +7,2 | 21,3 | +7,9 |
| 163 | Advantan | 796,8 | +5,8 | 16,1 | +5,4 |
| 181 | Tannosynt | 733,5 | −3,4 | 11,0 | −4,2 |
| 266 | Tannolact | 559,4 | −10,3 | 9,2 | −12,4 |
| 281 | Anaesthesulf | 543,8 | +28,4 | 6,9 | +28,4 |
| 299 | Verrumal | 525,9 | −7,9 | 12,1 | −7,9 |
| 337 | Betagalen | 484,9 | +27,0 | 7,8 | +24,8 |
| 399 | Fucidine plus | 434,5 | +4,9 | 9,7 | +6,6 |
| 410 | Alfason | 423,1 | −11,0 | 9,7 | −10,1 |
| 450 | Nebacetin | 390,7 | −15,4 | 8,0 | −15,2 |
| 547 | Triamgalen | 333,2 | +40,7 | 4,6 | +33,2 |
| 551 | Parfenac | 331,3 | −21,9 | 5,7 | −24,4 |
| 555 | Dermoxin/Dermoxinale | 329,4 | −7,9 | 10,5 | −8,1 |
| 570 | Linola-H N | 319,0 | −10,3 | 7,2 | −13,7 |
| 572 | Aciclovir-ratiopharm Creme | 318,2 | −5,6 | 3,6 | −2,7 |
| 578 | Optiderm/- F | 313,3 | −8,6 | 9,2 | −6,2 |
| 594 | Refobacin Creme | 307,1 | −1,1 | 3,3 | −3,1 |
| 617 | Psorcutan | 295,4 | −4,8 | 28,4 | −5,7 |
| 619 | Guttaplast | 295,1 | +0,7 | 1,7 | +6,3 |
| 655 | Kortikoid-ratiopharm/F | 277,2 | −5,3 | 3,5 | −3,7 |
| 660 | Jellin/Jellisoft | 275,1 | −7,4 | 6,5 | −9,5 |
| 667 | Betnesol-V | 272,9 | −18,3 | 10,1 | −15,9 |
| 680 | TriamSalbe/Creme Lichtenst. | 267,5 | +1,1 | 2,7 | +3,3 |
| 689 | Sofra-Tüll | 263,2 | −5,7 | 6,4 | −5,3 |
| 724 | Kaban/Kabanimat | 247,6 | −19,8 | 5,5 | −19,6 |
| 730 | Duofilm | 245,4 | +5,2 | 3,2 | +5,2 |
| 742 | Benzaknen | 241,8 | +8,2 | 4,1 | +9,0 |
| 759 | Jellin polyvalent | 235,0 | −4,3 | 6,3 | −9,3 |
| 774 | Aknemycin Lösung/-2000 Salbe | 231,8 | −2,0 | 3,6 | −4,5 |
| 775 | Betadermic | 231,3 | +8,9 | 4,0 | +10,7 |
| 803 | Karison | 219,5 | +15,1 | 5,6 | +16,3 |
| 806 | Acic Creme | 219,0 | −9,9 | 2,3 | −5,7 |
| 821 | Ultralan Creme etc. | 212,8 | −16,6 | 8,1 | −16,4 |
| 847 | Zovirax Creme | 208,2 | −21,8 | 3,6 | −22,3 |
| 848 | Ell-Cranell | 207,7 | −22,2 | 7,3 | −22,2 |
| 877 | Roaccutan | 199,7 | +9,6 | 53,6 | +8,4 |
| 878 | Basodexan | 199,6 | −13,7 | 4,0 | −15,8 |
| 934 | Skinoren | 186,5 | −8,9 | 7,1 | −10,2 |
| 949 | Diprogenta | 182,6 | −11,6 | 8,0 | −15,8 |
| 950 | Volon A/Volonimat antib.frei | 182,2 | −12,5 | 3,1 | −19,1 |
| 959 | Differin | 179,6 | +5,6 | 4,0 | +4,3 |

**Tabelle 22.1:** Verordnungen von Dermatika 2000. Angegeben sind die verordnungshäufigsten Präparate mit Verordnungsrang, Verordnungen und Umsatz 2000 im Vergleich zu 1999 (Fortsetzung).

| Rang | Präparat | Verordnungen in Tsd. | Änd. % | Umsatz Mio. DM | Änd. % |
|---|---|---|---|---|---|
| 960 | Ell-Cranell alpha | 179,5 | +10,5 | 6,3 | +12,1 |
| 961 | Amciderm | 179,5 | −8,9 | 5,6 | −9,1 |
| 975 | PanOxyl | 176,2 | −5,8 | 3,1 | −6,8 |
| 999 | Aknemycin Plus | 172,2 | −9,8 | 4,5 | −7,0 |
| 1010 | Ilon-Abszeß-Salbe | 170,3 | −5,4 | 2,0 | −1,0 |
| 1014 | Asche Basis | 169,0 | +6,6 | 2,4 | +5,2 |
| 1025 | Ichtholan | 166,6 | −12,9 | 2,9 | −8,7 |
| 1035 | Aciclostad Creme | 164,3 | +4,1 | 1,9 | +0,6 |
| 1061 | Soderm | 159,7 | +69,8 | 2,4 | +67,3 |
| 1127 | Flammazine | 151,7 | −4,0 | 4,1 | −5,8 |
| 1130 | Elacutan | 151,3 | −17,5 | 3,1 | −16,7 |
| 1139 | Hydrogalen | 149,4 | +56,6 | 1,8 | +44,3 |
| 1143 | Basocin | 149,0 | +8,2 | 4,2 | +6,3 |
| 1151 | Jellin-Neom./Jellisoft Neom. | 148,5 | −4,7 | 3,0 | −3,4 |
| 1154 | Hydrocortison-Wolff | 148,4 | −6,7 | 1,8 | −12,7 |
| 1160 | Zineryt | 147,3 | −13,9 | 5,6 | −14,2 |
| 1169 | Verrucid | 145,6 | −2,2 | 2,2 | +5,9 |
| 1170 | Dermatop Basis | 145,6 | −5,6 | 2,7 | −1,3 |
| 1174 | Topisolon Salbe etc. | 144,8 | −17,5 | 4,4 | −19,1 |
| 1218 | Collomack | 138,2 | +12,7 | 1,2 | +22,2 |
| 1239 | Sanoxit/MT | 135,7 | −11,5 | 2,0 | −10,7 |
| 1241 | Fucicort | 135,5 | +33,5 | 2,8 | +32,0 |
| 1242 | Contractubex | 135,5 | −4,9 | 4,5 | −6,4 |
| 1252 | Sulmycin mit Celestan-V | 134,1 | −8,4 | 5,5 | −7,8 |
| 1263 | Leioderm P | 132,2 | −10,1 | 2,3 | −9,7 |
| 1266 | duradermal | 131,8 | −12,1 | 2,0 | −14,0 |
| 1269 | Halicar | 131,2 | +3,3 | 2,7 | +2,7 |
| 1275 | Isotrexin Gel | 130,7 | +373,7 | 2,9 | +374,9 |
| 1301 | Ingelan Puder | 127,3 | −4,2 | 1,7 | +2,2 |
| 1336 | Cordes BPO | 123,3 | −8,5 | 1,6 | −10,3 |
| 1384 | Ichthoseptal | 117,2 | −14,6 | 3,2 | −14,0 |
| 1406 | Inderm | 114,7 | +14,3 | 1,9 | +9,5 |
| 1447 | Beta-Lichtenstein | 111,9 | +14,5 | 1,7 | +10,6 |
| 1461 | Anaesthesin Creme etc. | 110,9 | −0,9 | 1,6 | −7,5 |
| 1472 | Gentamycin medphano Slb.etc. | 109,8 | +0,2 | 1,7 | −7,1 |
| 1483 | Prednisolon Salbe LAW | 108,9 | −17,8 | 1,9 | −18,4 |
| 1499 | Aknefug-EL | 107,5 | +25,3 | 1,6 | +17,8 |
| 1500 | Sulmycin | 107,5 | −8,7 | 2,3 | −13,8 |
| 1508 | Eryaknen | 106,7 | −1,5 | 1,8 | +0,6 |
| 1547 | Bufexamac-ratiopharm/- F | 102,8 | −7,5 | 1,4 | −12,9 |
| 1552 | Iruxol | 102,4 | −30,7 | 5,7 | −30,4 |
| 1571 | Nubral | 100,6 | −6,6 | 2,5 | −11,6 |
| 1574 | Kelofibrase | 100,3 | −3,4 | 2,5 | −1,8 |
| 1579 | Alpicort | 99,6 | −13,6 | 2,0 | −1,8 |

**Tabelle 22.1:** Verordnungen von Dermatika 2000. Angegeben sind die verordnungshäufigsten Präparate mit Verordnungsrang, Verordnungen und Umsatz 2000 im Vergleich zu 1999 (Fortsetzung).

| Rang | Präparat | Verordnungen in Tsd. | Änd. % | Umsatz Mio. DM | Änd. % |
|---|---|---|---|---|---|
| 1588 | Fumaderm | 98,9 | +37,6 | 34,8 | +51,5 |
| 1598 | Windol | 98,0 | +42,7 | 1,4 | +41,3 |
| 1626 | Linola-sept | 95,4 | +13,8 | 1,0 | +28,4 |
| 1644 | Terracortril Creme etc. | 93,6 | −20,3 | 2,3 | −12,5 |
| 1709 | Pandel | 89,2 | −11,2 | 1,5 | −15,3 |
| 1729 | Volon A Tinktur N | 88,0 | −0,2 | 2,5 | +12,7 |
| 1769 | Sweatosan N | 85,1 | −17,4 | 3,2 | −13,0 |
| 1776 | Alpicort F | 84,7 | −4,1 | 2,5 | +4,6 |
| 1779 | Hydrodexan/- S | 84,4 | −24,2 | 3,0 | −21,4 |
| 1782 | Vaspit | 84,3 | −19,1 | 1,1 | −23,2 |
| 1815 | Clobegalen | 82,2 | +9,6 | 1,4 | +13,1 |
| 1817 | Delagil | 82,1 | +5,9 | 0,9 | −2,9 |
| 1819 | Aknefug simplex | 82,0 | −11,1 | 1,4 | −2,8 |
| 1831 | Triamcinolon Wolff | 81,3 | −16,3 | 1,1 | −18,4 |
| 1851 | Linola urea | 79,8 | +15,1 | 1,4 | +23,7 |
| 1887 | Jomax | 77,3 | +3,9 | 0,9 | +2,9 |
| 1896 | Soventol Hydrocortison | 77,1 | +0,7 | 1,1 | +1,2 |
| 1921 | Aknefug-oxid | 75,1 | −12,2 | 0,9 | −11,1 |
| 1930 | Daivonex | 74,7 | −2,5 | 7,1 | −0,2 |
| 1957 | Diprosalic | 72,8 | +10,2 | 4,8 | +17,0 |
| 1958 | Neobac | 72,7 | +3,5 | 0,7 | −1,3 |
| 1984 | Lomaherpan | 70,9 | −1,8 | 1,0 | −1,8 |
| 1996 | Dexa Loscon mono | 70,2 | −11,6 | 2,8 | −9,7 |
| 2007 | Remederm Widmer | 69,9 | +0,6 | 1,9 | +1,1 |
| 2016 | Triapten | 69,2 | −16,6 | 2,0 | −15,5 |
| 2019 | Aureomycin Salbe | 69,1 | −9,8 | 1,5 | −9,8 |
| 2052 | Berniter | 67,4 | −22,6 | 2,1 | −17,0 |
| 2095 | Cerson | 64,4 | −10,0 | 1,7 | −12,0 |
| 2113 | Azulon | 63,5 | −12,4 | 1,1 | +1,8 |
| 2116 | Stiemycine | 63,4 | −6,6 | 1,0 | −6,6 |
| 2140 | Locacorten-Vioform | 62,4 | −1,6 | 2,1 | −3,2 |
| 2165 | Aknichthol N/-soft N | 61,0 | −21,8 | 2,0 | −22,8 |
| 2170 | Tyrosur Gel | 60,7 | +81,2 | 0,6 | +70,1 |
| 2186 | Curatoderm | 59,8 | +3,1 | 6,1 | +29,5 |
| 2235 | Lygal Kopftinktur | 57,5 | −21,2 | 1,1 | −20,3 |
| 2263 | Clabin N/plus | 56,5 | −11,1 | 0,6 | −10,3 |
| 2273 | Cordes Beta | 56,1 | −27,0 | 1,3 | −29,2 |
| 2280 | Celestan-V | 55,9 | −2,7 | 2,3 | −3,3 |
| 2288 | Dexamethason LAW | 55,5 | −19,5 | 1,4 | −21,6 |
| 2289 | Aciclovir AL Creme | 55,4 | +26,4 | 0,4 | +26,7 |
| 2291 | Brasivil | 55,4 | −20,7 | 1,2 | −20,7 |
| 2293 | Diprosis | 55,3 | −10,5 | 2,0 | −10,3 |
| 2333 | Aknemycin Emulsion | 53,4 | −22,9 | 1,1 | −22,9 |
| 2347 | Isotrex Gel/-Creme | 52,8 | −3,9 | 1,4 | −15,2 |

**Tabelle 22.1:** Verordnungen von Dermatika 2000. Angegeben sind die verordnungshäufigsten Präparate mit Verordnungsrang, Verordnungen und Umsatz 2000 im Vergleich zu 1999 (Fortsetzung).

| Rang | Präparat | Verordnungen in Tsd. | Änd. % | Umsatz Mio. DM | Änd. % |
|---|---|---|---|---|---|
| 2356 | Topsym/-F | 52,5 | −12,0 | 1,5 | −13,0 |
| 2373 | Crino-Kaban N | 51,7 | −18,0 | 2,0 | −18,0 |
| 2387 | Nubral Forte/-4 | 51,1 | +8,4 | 0,9 | +3,1 |
| 2393 | Munitren H | 50,7 | −11,0 | 0,3 | −18,4 |
| 2415 | Leukase N Puder ect. | 49,8 | −7,4 | 2,1 | +4,0 |
| 2416 | Erydermec | 49,8 | +6,6 | 0,7 | +4,6 |
| 2424 | Iruxol N | 49,5 | (neu) | 2,2 | (neu) |
| 2437 | Zinksalbe Lichtenstein | 49,0 | +15,8 | 0,7 | +13,6 |
| 2442 | Benzoyt | 49,0 | +20,5 | 0,7 | +24,5 |
| 2478 | Aciclovir Heumann Creme | 47,5 | −10,2 | 0,5 | −18,1 |
| 2500 | Brevoxyl | 46,7 | −25,0 | 0,6 | −40,0 |
| Summe | | 26669,8 | −2,9 | 667,3 | −2,0 |
| Anteil an der Indikationsgruppe | | 83,0% | | 81,2% | |
| Gesamte Indikationsgruppe | | 32113,8 | −3,9 | 822,0 | −2,9 |

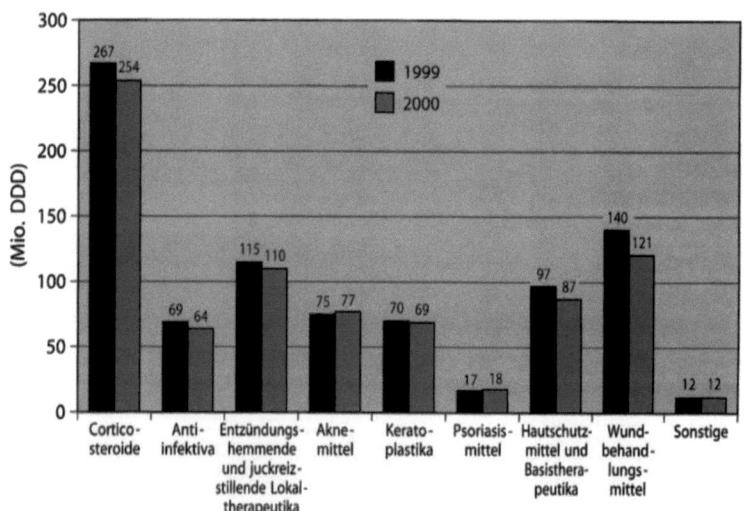

**Abbildung 22.1:** Verordnungen von Dermatika und Wundbehandlungsmitteln 2000. Definierte Tagesdosen (DDD) der 2500 meistverordneten Arzneimittel

**Tabelle 22.2:** Verordnungen von Wundbehandlungsmitteln 2000. Angegeben sind die verordnungshäufigsten Präparate mit Verordnungsrang, Verordnungen und Umsatz 2000 im Vergleich zu 1999.

| Rang | Präparat | Verordnungen in Tsd. | Änd. % | Umsatz Mio. DM | Änd. % |
|---|---|---|---|---|---|
| 140 | Betaisodona Salbe etc. | 878,1 | −6,6 | 13,4 | −7,4 |
| 215 | Panthenol-ratiopharm | 667,3 | −12,2 | 5,0 | −13,8 |
| 230 | Mirfulan | 637,7 | −9,6 | 10,5 | −7,4 |
| 290 | Panthenol Lichtenstein | 537,3 | −5,3 | 4,2 | +4,6 |
| 317 | Bepanthen Roche Salbe | 507,9 | −17,6 | 4,9 | −24,4 |
| 600 | Freka-cid | 303,5 | −3,6 | 3,3 | −6,4 |
| 796 | Fibrolan | 221,2 | −13,1 | 14,1 | −15,7 |
| 839 | PVP Jod-ratiopharm | 209,8 | −5,0 | 2,3 | −9,1 |
| 973 | Mitosyl | 177,5 | −16,1 | 3,4 | −15,9 |
| 1158 | Hametum Salbe etc. | 147,5 | −9,7 | 2,4 | −14,8 |
| 1184 | Braunovidon | 143,2 | −12,1 | 2,0 | −20,9 |
| 1281 | Oleo-Tüll | 130,1 | −6,2 | 3,8 | −5,8 |
| 1298 | Desitin Salbe/Salbenspray | 127,4 | −8,0 | 1,4 | −14,3 |
| 1432 | Zinkoxidemulsion/-salbe LAW | 112,7 | −6,2 | 1,1 | −6,8 |
| 1443 | Pyolysin | 112,2 | −7,5 | 1,6 | +1,7 |
| 1464 | Pantederm | 110,7 | +0,8 | 1,2 | +0,0 |
| 1529 | Polysept Salbe | 104,3 | +6,0 | 1,0 | +10,2 |
| 1631 | Panthogenat | 94,8 | −26,5 | 0,8 | −25,3 |
| 1902 | Furacin-Sol | 76,6 | −8,5 | 1,4 | −1,2 |
| 1914 | Traumasept | 75,6 | −12,0 | 0,7 | −15,8 |
| 1942 | panthenol von ct | 73,8 | −4,4 | 0,4 | −6,9 |
| 2000 | Zinksalbe von ct | 70,1 | −17,3 | 0,6 | −28,5 |
| 2139 | Dexpanthenol Heumann | 62,4 | −21,2 | 0,5 | −25,6 |
| 2167 | Mirfulan Spray N | 60,7 | −35,8 | 1,0 | −33,0 |
| 2169 | PVP-Jod Lichtenstein | 60,7 | +19,7 | 0,8 | +15,7 |
| Summe | | 5703,2 | −9,9 | 81,8 | −11,3 |
| Anteil an der Indikationsgruppe | | 91,3% | | 88,9% | |
| Gesamte Indikationsgruppe | | 6244,4 | −10,3 | 92,0 | −10,2 |

werden ferner die zum Teil im Rahmen der Intervalltherapie im Wechsel mit den Corticosteroiden eingesetzten Basistherapeutika und Hautschutzmittel (Abbildung 22.1).

Unter den Wundbehandlungsmitteln finden sich im Jahr 2000 insgesamt 25 Präparate, eins weniger als im Vorjahr.

## Corticosteroidexterna

Glucocorticoide nehmen in der externen Therapie eine zentrale Stelle ein. Dennoch sollten sie zurückhaltend eingesetzt werden. Corticosteroide können keine Krankheiten heilen, sie unterdrücken lediglich die Symptome. Bei falscher Indikation, z. B. bei Virusinfekten, Tuberkulose oder Pyodermie, können sie den Patienten gefährden. Eine zu lange Anwendung ruft unerwünschte Wirkungen oder Krankheitswechsel hervor (Hornstein und Nürnberg 1985). In der Fachliteratur finden sich daher immer wieder Hinweise auf einen kritischen Einsatz von Glucocorticoiden, sowohl in bezug auf die Indikation als auch im Hinblick auf das einzusetzende Steroid (Savin 1985, Korting 1995, Niedner 1998).

Die heute verfügbaren Corticosteroide werden nach ihren erwünschten entzündungshemmenden und unerwünschten atrophisierenden Wirkungen in mehrere Gruppen eingeteilt (Niedner 1998). Sie reichen von schwach wirksamen Steroiden wie Hydrocortison mit entsprechend geringem Risiko unerwünschter Wirkungen bis zu den fluorierten Corticosteroiden mit hoher Wirksamkeit wie Clobetasol, die dann aber bei längerer Anwendung auch das Risiko erheblicher unerwünschter Wirkungen in sich bergen. Da direkt vergleichende Untersuchungen zur Wirksamkeit topischer Corticosteroide fehlen und darüber hinaus konzentrationsabhängige Verschiebungen von einer Gruppe in die andere möglich sind, ist eine solche Einteilung allerdings nicht immer einheitlich und sollte daher nur als grobe Richtlinie angesehen werden. Auch können die Hautbeschaffenheit und Lokalisation einer Dermatose die Kinetik der Glucocorticoide beeinflussen und schließlich die Wirkungsintensität der externen Steroide je nach verwendeter Grundlage (Galenik) sehr unterschiedlich sein. Um das Risiko unerwünschter lokaler und systemischer Wirkungen möglichst gering zu halten, werden stark bis sehr stark wirksame Glucocorticoide (z. B. Clobetasol) in der Regel nur kurzfristig und kleinflächig angewendet. Schwach wirksame Corticosteroide (z. B. Hydrocortison, Prednisolon) eignen sich dagegen auch für eine längerfristige und großflächige Anwendung bzw. für eine Applikation bei Kindern. Die Lokaltherapie mit einem Corticosteroid sollte zunächst mit dem am stärksten wirksamen Präparat begonnen werden, das die Dermatose unter Berücksichtigung der Lokalisation und Ausprägung gerade noch zuläßt. Die weitere Behandlung erfolgt jedoch immer mit dem schwächsten, gerade noch effektiven Glucocorticoid. Schließlich wird die Therapie im Wechsel mit einer steroidfreien Basissalbe/creme fortgeführt (Intervalltherapie, siehe Tabelle 22.12), bis eine ausschließlich pflegende, wirkstofffreie Nachbehandlung möglich ist (Ring und Fröhlich 1985, Savin 1985, Niedner 1998, Chaffman 1999).

**Monopräparate**

Corticosteroidhaltige Lokaltherapeutika werden zu mehr als 90% als Monopräparate verordnet (Tabelle 22.3). Steigerungen gegenüber dem Vorjahr finden sich im Jahr 2000 bei insgesamt rückläufiger Tendenz vor allem bei den preiswerteren Vertretern des jeweiligen Marktsegments. Nicht mehr unter den 2500 meistverordneten Fertigarzneimitteln sind aus der Gruppe der schwach wirksamen Corticosteroide *hydrocort von ct*, aus der Gruppe der mittelstark wirksamen Corticosteroide *Decoderm* und aus der Gruppe der stark wirksamen Corticosteroide *Nerisona*.

Der Einsatz der schwach wirksamen Glucocorticoide entspricht allgemeinen Therapieempfehlungen (siehe oben). Neben den bereits früher dieser Gruppe zugeordneten Steroiden Hydrocortison und Prednisolon werden hier auch Fluocortin und Dexamethason aufgeführt (Niedner 1998). Das klinisch relativ schwach wirksame Dexamethason wird allerdings aufgrund seiner guten perkutanen Resorption insbesondere bei längerer Anwendung mit nicht unerheblichen unerwünschten Wirkungen in Zusammenhang gebracht. Fluocortin wird dagegen bereits in der Haut (oder sehr rasch im Blut bzw. in der Leber) inaktiviert, so daß sich hieraus ein relativ günstiges Nutzen-Risiko-Verhältnis ableiten läßt. Die schwach wirksamen Corticosteroide wurden erneut insgesamt seltener verordnet als im Vorjahr.

Auch die mittelstark wirksamen Corticosteroide wurden im Jahr 2000 zurückhaltender verordnet. Unter diesen werden unter Sicherheitsaspekten die nach DDD auch am häufigsten verordneten, nichthalogenierten Doppelester Prednicarbat (*Dermatop*) und Methylprednisolonaceponat (*Advantan*) am günstigsten eingeschätzt (Schäfer-Korting et al. 1996, Chaffman 1999, Trozak 1999).

In der Gruppe der stark wirksamen Corticosteroide sind die DDD-Verordnungen nur geringfügig zurückgegangen. Ein möglicherweise günstigeres Nutzen-Risiko-Verhältnis innerhalb dieser Gruppe besitzt Mometasonfuroat (*Ecural*), ein neuerer halogenierter Glucocorticoidmonoester, der auch unter wirtschaftlichen Aspekten Vorteile hat (Schäfer-Korting et al. 1996, Trozak 1999). Die Verordnungen von *Ecural* haben im Jahr 2000 gegenüber dem Vorjahr zugenommen.

**Tabelle 22.3:** Verordnungen corticosteroidhaltiger Dermatika 2000 (Monopräparate). Angegeben sind die im Jahr 2000 verordneten Tagesdosen, die Änderungen gegenüber 1999 und die mittleren Kosten je DDD 2000.

| Präparat | Bestandteile | DDD in Mio. | Änderung in % | DDD-Kosten in DM |
|---|---|---|---|---|
| **Schwach wirksame Corticosteroide** | | | | |
| Linola-H N | Prednisolon | 6,3 | (−14,7) | 1,15 |
| Prednisolon Salbe LAW | Prednisolon | 3,7 | (−18,9) | 0,51 |
| Hydrogalen | Hydrocortison | 2,5 | (+46,2) | 0,70 |
| Dexamethason LAW | Dexamethason | 2,0 | (−22,5) | 0,72 |
| Vaspit | Fluocortin | 1,9 | (−24,7) | 0,56 |
| Hydrocortison-Wolff | Hydrocortison | 1,7 | (−13,9) | 1,03 |
| Dexa Loscon mono | Dexamethason | 1,6 | (−13,1) | 1,76 |
| Soventol Hydrocortison | Hydrocortison | 0,9 | (+1,3) | 1,23 |
| Munitren H | Hydrocortison | 0,2 | (−21,6) | 1,36 |
| | | 20,8 | (−12,3) | 0,93 |
| **Mittelstark wirksame Corticosteroide** | | | | |
| Dermatop | Prednicarbat | 36,4 | (−7,6) | 0,71 |
| Advantan | Methylprednisolon-aceponat | 20,8 | (+5,4) | 0,77 |
| Kaban/Kabanimat | Clocortolon | 8,7 | (−19,4) | 0,63 |
| Triamgalen | Triamcinolonacetonid | 6,0 | (+31,0) | 0,76 |
| Alfason | Hydrocortisonbutyrat | 5,6 | (−11,4) | 1,74 |
| TriamSalbe/Creme Lichtenst. | Triamcinolonacetonid | 4,7 | (+3,8) | 0,59 |
| Kortikoid-ratiopharm/F | Triamcinolonacetonid | 3,8 | (−4,8) | 0,93 |
| Volon A/Volonimat antib.frei | Triamcinolonacetonid | 2,9 | (−20,4) | 1,08 |
| Cerson | Flumetason | 2,5 | (−13,0) | 0,71 |
| Triamcinolon Wolff | Triamcinolonacetonid | 1,1 | (−19,2) | 0,99 |
| Pandel | Hydrocortisonbuteprat | 0,8 | (−16,5) | 1,86 |
| | | 93,1 | (−5,0) | 0,81 |
| **Stark wirksame Corticosteroide** | | | | |
| Ecural | Mometason | 25,0 | (+8,2) | 0,85 |
| Ultralan Creme etc. | Fluocortolon | 10,4 | (−16,6) | 0,78 |
| Betagalen | Betamethason | 9,6 | (+26,8) | 0,82 |
| Betnesol-V | Betamethason | 8,8 | (−15,6) | 1,15 |
| Jellin/Jellisoft | Fluocinolonacetonid | 5,4 | (−9,7) | 1,20 |
| Amciderm | Amcinonid | 4,7 | (−8,4) | 1,20 |
| Topisolon Salbe etc. | Desoximetason | 3,6 | (−19,3) | 1,21 |
| Beta-Lichtenstein | Betamethason | 3,1 | (+10,3) | 0,57 |
| Soderm | Betamethason | 2,3 | (+66,6) | 1,04 |
| Diprosis | Betamethason | 1,7 | (−10,3) | 1,17 |
| Cordes Beta | Betamethason | 1,4 | (−32,3) | 0,95 |
| Topsym/-F | Fluocinonid | 1,2 | (−13,2) | 1,21 |
| Celestan-V | Betamethason | 1,0 | (−5,9) | 2,31 |
| | | 78,3 | (−1,9) | 0,96 |

**Tabelle 22.3:** Verordnungen corticosteroidhaltiger Dermatika 2000 (Monopräparate). Angegeben sind die im Jahr 2000 verordneten Tagesdosen, die Änderungen gegenüber 1999 und die mittleren Kosten je DDD 2000 (Fortsetzung).

| Präparat | Bestandteile | DDD in Mio. | Änderung in % | DDD-Kosten in DM |
|---|---|---|---|---|
| **Sehr stark wirksame Corticosteroide** | | | | |
| Dermoxin/Dermoxinale | Clobetasol | 11,5 | (−8,1) | 0,91 |
| Karison | Clobetasol | 7,0 | (+16,4) | 0,80 |
| Clobegalen | Clobetasol | 2,6 | (+13,8) | 0,55 |
| | | 21,1 | (+1,3) | 0,83 |
| Summe | | 213,3 | (−4,1) | 0,88 |

Bei den Glucocorticoiden mit sehr starker Wirksamkeit hat *Clobegalen* das seit 1995 in diesem Marktsegment vertretene, wirkstoffidentische *Karison* als bisher preiswertesten Vertreter dieser Stoffklasse abgelöst. Am häufigsten wurden allerdings – wenn auch mit weiter rückläufiger Tendenz – im Jahr 2000 wieder die teureren Präparate *Dermoxin/Dermoxinale* verordnet.

### Corticosteroidkombinationen

Der Einsatz corticosteroidhaltiger Kombinationen wird in der Fachliteratur kontrovers beurteilt. So wird zwar in Einzelfällen initial eine kurzzeitige kombinierte Anwendung von Glucocorticoiden mit einem Antibiotikum oder Antiseptikum befürwortet, obwohl letztlich eine einheitliche Penetration der einzelnen Wirkstoffe in die Haut und damit die antiinfektive Wirksamkeit des entsprechenden Kombinationspartners nicht sichergestellt sind (Hornstein und Nürnberg 1985). Die gute Wirksamkeit der Corticosteroidkomponente beeinflußt jedoch den Patienten und verführt ihn schließlich zu einer unerwünschten Langzeittherapie (Ring und Fröhlich 1985). Aus diesem Grund und weil bis heute unklar ist, ob pathogene Keime (insbesondere Staphylococcus aureus) das ekzematöse Geschehen überhaupt beeinflussen, wird allgemein eine kritische Haltung empfohlen (Gloor 1982, Ring und Fröhlich 1985, Korting 1995, Niedner 1998). Gänzlich abgelehnt wird eine Kombination von extern einsetzbaren Corticosteroiden mit

**Tabelle 22.4:** Verordnungen antiinfektivahaltiger Corticosteroidkombinationen 2000. Angegeben sind die im Jahr 2000 verordneten Tagesdosen, die Änderungen gegenüber 1999 und die mittleren Kosten je DDD 2000.

| Präparat | Bestandteile | DDD in Mio. | Änderung in % | DDD-Kosten in DM |
|---|---|---|---|---|
| **Schwach wirksame Corticosteroide** | | | | |
| Leioderm P | Chinolinolsulfat Prednisolon | 1,3 | (−9,5) | 1,80 |
| Terracortril Creme etc. | Hydrocortison Oxytetracyclin Polymyxin B | 0,8 | (−13,1) | 2,91 |
| | | 2,1 | (−10,9) | 2,22 |
| **Mittelstark wirksame Corticosteroide** | | | | |
| Fucidine plus | Hydrocortison Fusidinsäure | 2,6 | (−1,3) | 3,72 |
| Locacorten-Vioform | Flumetason Clioquinol | 0,6 | (−3,4) | 3,56 |
| | | 3,2 | (−1,7) | 3,69 |
| **Stark wirksame Corticosteroide** | | | | |
| Diprogenta | Betamethason Gentamicin | 3,6 | (−14,1) | 2,19 |
| Jellin polyvalent | Fluocinolonacetonid Neomycin Nystatin | 2,5 | (−10,3) | 2,48 |
| Jellin-Neom./ Jellisoft Neom. | Fluocinolonacetonid Neomycin | 2,5 | (−2,1) | 1,24 |
| Sulmycin mit Celestan-V | Betamethason Gentamicin | 1,6 | (−7,6) | 3,46 |
| Fucicort | Betamethason Fusidinsäure | 0,6 | (+27,0) | 4,45 |
| | | 10,8 | (−8,0) | 2,36 |
| Summe | | 16,1 | (−7,2) | 2,61 |

Antibiotika/Antiseptika und Antimyzetika (*Terracortril, Jellin polyvalent*) (Ring und Fröhlich 1985, Niedner 1998). „Tatsächlich hat sich jedoch weithin das *Ex-juvantibus-Denken* eingebürgert, das auf die Stellung einer Diagnose verzichtet und nur schnellstmöglich mit einer Kombination aus allem Denkbaren zum Erfolg kommen will" (Ring und Fröhlich 1985). Neuere Befunde einer möglicherweise ätiologisch bedeutsamen Rolle von Staphylokokkentoxinen bei einigen Formen der atopischen Dermatitis lassen günstige Studienergebnisse mit fixen Lakalkombinationen aus Antibiotika und Glucocorticoiden in einem neuen Licht erscheinen (Leung 2001). Jedoch ließe sich in diesen Fällen auch die topische Applikation eines Glucocorticoids mit einem systemisch gegebenen Antibiotikum kombinieren.

Auch vor einer ungezielten Anwendung Gentamicin-haltiger Lokaltherapeutika (*Diprogenta, Sulmycin mit Celestan V*) wird gewarnt, da auf der Haut resistente Pseudomonasstämme entstehen können, die schließlich Anlaß zu schwer therapierbaren Infektionen innerer Organe oder sogar zu einer Pseudomonassepsis geben könnten (Gloor 1982). Andere Glucocorticoidkombinationen werden ähnlich kritisch beurteilt (zur Kombination von Corticoiden und Antimykotika siehe Kapitel 15). Östrogenhaltige Haarwässer (*Ell-Cranell, Alpicort F neu*) sind darüber hinaus wenig effektiv (Niedner und Ziegenmeyer 1992, Scholz und Schwabe 2000). Lediglich die Kombinationen von Glucocorticoiden mit Salicylsäure (*Alpicort, Betadermic, Crino-Kaban N, Diprosalic, Volon A Tinktur N*) bzw. Harnstoff (*Hydrodexan/-S*) werden bei mit Hyper- bzw. Parakeratosen einhergehenden Hauterkrankungen, einschließlich der Psoriasis vulgaris, vorbehaltlos positiv bewertet (Tabelle 22.5). Bei dieser Kombination wird die Wirksamkeit des Corticosteroids infolge verbesserter Penetration erhöht, ohne daß eine Steigerung der Nebenwirkungsrate resultieren soll (Ring und Fröhlich 1985, Niedner 1998, Lebwohl 1999).

Corticosteroidkombinationen wurden im Jahr 2000 erneut insgesamt seltener verordnet als im Vorjahr. Lediglich die vergleichsweise teure, Antibiotika-haltige Corticosteroidkombination *Fucicort* und die Salicylsäure-haltigen Glucocorticoidkombinationen *Betadermic* und *Diprosalic* wurden gegenüber dem Vorjahr häufiger eingesetzt. Nicht mehr unter den 2500 meistverordneten Fertigarzneimitteln ist *Topsym polyvalent*, eine prinzipiell negativ zu bewertende Dreierkombination (siehe oben) aus einem Corticosteroid, einem Antibiotikum und einem Antimykotikum.

## Antiinfektive Dermatika

Die Verordnung antiinfektiver Lokaltherapeutika hat gegenüber dem Vorjahr insgesamt weiter abgenommen (Tabelle 22.6). Betroffen sind sämtliche Stoffgruppen dieses Marktsegments. Zugenommen haben lediglich vergleichsweise preiswerte Povidon-Iod- (*Polysept, PVP-Jod*

**Tabelle 22.5:** Verordnungen sonstiger corticosteroidhaltiger Dermatikakombinationen 2000. Angegeben sind die im Jahr 2000 verordneten Tagesdosen, die Änderungen gegenüber 1999 und die mittleren Kosten je DDD 2000.

| Präparat | Bestandteile | DDD in Mio. | Änderung in % | DDD-Kosten in DM |
|---|---|---|---|---|
| **Corticosteroide und Salicylsäure** | | | | |
| Betadermic | Betamethason Salicylsäure | 4,6 | (+11,2) | 0,87 |
| Alpicort | Prednisolon Salicylsäure | 2,0 | (−13,6) | 1,02 |
| Diprosalic | Betamethason Salicylsäure | 1,9 | (+13,2) | 2,48 |
| Crino-Kaban N | Clocortolonpivalat Salicylsäure | 1,7 | (−18,0) | 1,18 |
| Volon A Tinktur N | Triamcinolon Salicylsäure | 1,3 | (−0,6) | 1,83 |
| | | 11,6 | (−0,1) | 1,32 |
| **Andere Corticosteroidkombinationen** | | | | |
| Ell-Cranell | Dexamethason Estradiol Salicylsäure | 8,3 | (−23,2) | 0,88 |
| Hydrodexan/-S | Hydrocortison Harnstoff | 1,9 | (−20,8) | 1,58 |
| Alpicort F | Prednisolon Estradiol Salicylsäure | 1,7 | (−4,1) | 1,45 |
| Lygal Kopftinktur | Prednisolon Salicylsäure Dexpanthenol | 0,8 | (−21,2) | 1,49 |
| | | 12,7 | (−20,6) | 1,09 |
| Summe | | 24,3 | (−12,0) | 1,20 |

*Lichtenstein*), Clioquinol- (*Linola-sept*) und Aciclovir-haltige Präparate (*Aciclovir-ratiopharm*, *Aciclostad*, *Aciclovir AL*). Neu unter den 2500 meistverordneten Fertigarzneimitteln ist *Tyrosur*, eine Kombination aus Tyrothricin und Cetylpyridiniumchlorid. Nicht mehr vertreten ist die Povidon-Iod-haltige *Polydona Salbe*.

Dermatika und Wundbehandlungsmittel 349

**Tabelle 22.6:** Verordnungen von antiinfektiven Dermatika 2000. Angegeben sind die im Jahr 2000 verordneten Tagesdosen, die Änderungen gegenüber 1999 und die mittleren Kosten je DDD 2000.

| Präparat | Bestandteile | DDD in Mio. | Änderung in % | DDD-Kosten in DM |
|---|---|---|---|---|
| **Antibiotika** | | | | |
| Fucidine Gel etc. | Fusidinsäure | 7,5 | (−7,0) | 2,62 |
| Sofra-Tüll | Framycetin | 2,8 | (−6,1) | 2,33 |
| Refobacin Creme | Gentamicin | 1,6 | (−3,4) | 2,10 |
| Leukase N Puder ect. | Framycetin | 1,4 | (−2,5) | 1,49 |
| Gentamycin medphano Slb. etc. | Gentamicin | 1,2 | (−9,4) | 1,41 |
| Sulmycin | Gentamicin | 1,2 | (−15,1) | 1,91 |
| Aureomycin Salbe | Chlortetracyclin | 1,2 | (−9,8) | 1,32 |
| | | 16,8 | (−7,2) | 2,20 |
| **Antiseptika** | | | | |
| Betaisodona Salbe etc. | Povidon-Iod | 11,2 | (−10,0) | 1,20 |
| Freka-cid | Povidon-Iod | 2,8 | (−9,4) | 1,18 |
| PVP Jod-ratiopharm | Povidon-Iod | 1,9 | (−11,2) | 1,18 |
| Braunovidon | Povidon-Iod | 1,8 | (−14,4) | 1,13 |
| Linola-sept | Clioquinol | 1,2 | (+11,6) | 0,87 |
| Polysept Salbe | Povidon-Iod | 1,0 | (+24,8) | 0,98 |
| PVP-Jod Lichtenstein | Povidon-Iod | 0,8 | (+7,4) | 0,97 |
| Furacin-Sol | Nitrofural | 0,5 | (−5,6) | 2,54 |
| Traumasept | Povidon-Iod | 0,5 | (−20,0) | 1,39 |
| | | 21,7 | (−7,8) | 1,19 |
| **Sulfonamide** | | | | |
| Flammazine | Sulfadiazin-Silber | 6,7 | (−6,7) | 0,60 |
| **Virostatika** | | | | |
| Aciclovir-ratiopharm Creme | Aciclovir | 2,3 | (+1,0) | 1,58 |
| Acic Creme | Aciclovir | 1,5 | (−1,1) | 1,51 |
| Zovirax Creme | Aciclovir | 1,4 | (−23,1) | 2,47 |
| Aciclostad Creme | Aciclovir | 1,2 | (+0,6) | 1,52 |
| Lomaherpan | Melissenblätterextrakt | 1,2 | (−1,8) | 0,87 |
| Triapten | Foscarnet | 0,3 | (−14,4) | 6,61 |
| Aciclovir Heumann Creme | Aciclovir | 0,2 | (−19,9) | 2,11 |
| Aciclovir AL Creme | Aciclovir | 0,2 | (+26,4) | 1,79 |
| | | 8,4 | (−5,7) | 1,81 |
| **Kombinationen** | | | | |
| Ilon-Abszeß-Salbe | Lärchenterpentin Terpentinöl, gereinigt | 4,9 | (−5,3) | 0,42 |
| Ichthoseptal | Chloramphenicol Natriumbitumino-sulfonat | 2,6 | (−13,5) | 1,25 |

**Tabelle 22.6:** Verordnungen von antiinfektiven Dermatika 2000. Angegeben sind die im Jahr 2000 verordneten Tagesdosen, die Änderungen gegenüber 1999 und die mittleren Kosten je DDD 2000 (Fortsetzung).

| Präparat | Bestandteile | DDD in Mio. | Änderung in % | DDD-Kosten in DM |
|---|---|---|---|---|
| Nebacetin | Neomycin Bacitracin | 2,1 | (−15,4) | 3,86 |
| Neobac | Neomycinsulfat Bacitracin | 0,2 | (−4,5) | 4,21 |
| Tyrosur Gel | Tyrothricin Cetylpyridiniumchlorid | 0,1 | (+45,7) | 4,15 |
| | | 9,8 | (−9,3) | 1,48 |
| Summe | | 63,5 | (−7,5) | 1,52 |

## Antibiotika

Der Einsatz von Antibiotika in der Lokaltherapie wird in der Fachliteratur zurückhaltend bewertet. Dabei werden vor allem Resistenzentwicklungen und Sensibilisierungen gefürchtet. Grundsätzlich gilt die Regel, nach Möglichkeit nur solche Antibiotika lokal einzusetzen, die systemisch nicht verwendet werden (Ring und Fröhlich 1985, Korting 1995, Lemmer und Brune 2001). Damit scheiden in der Regel Antibiotika wie Gentamicin (*Gentamycin medphano, Sulmycin, Refobacin*), Fusidinsäure (*Fucidine*), Chloramphenicol und Tetracycline (*Aureomycin*) für einen topischen Einsatz aus. Insbesondere auf die obsolte Anwendung von Chloramphenicol (in *Ichthoseptal* und *Iruxol*, siehe Tabelle 22.13) sollte ganz verzichtet werden.

Ähnlich zurückhaltend werden die Neomycin-haltigen Lokaltherapeutika (*Nebacetin, Neobac*) bewertet, da hier häufig Kontaktsensibilisierungen als Folge jahrelangen, unkontrollierten Einsatzes besonders bei Patienten mit Unterschenkelekzemen vorkommen sollen (Ring und Fröhlich 1985, Niedner und Ziegenmeyer 1992, Korting 1995, Simon und Stille 2000). Kreuzreaktionen mit anderen Aminoglykosidantibiotika, z. B. Gentamicin und Framycetin (*Leukase N, Sofra-Tüll*), sowie mit dem Polypeptidantibiotikum Bacitracin (in *Nebacetin, Neobac*) sind beschrieben (Hornstein und Nürnberg 1985, Simon und Stille 2000).

In der lokalen Aknetherapie sind Antibiotika dagegen durchaus indiziert, obwohl auch hier bei länger dauernder Behandlung eine Resistenzinduktion befürchtet werden muß und Tetracycline nicht als Mittel der ersten Wahl angesehen werden (Ring und Fröhlich 1985, Lemmer und Brune 2001). Eine strenge Indikationsstellung sowie die Ausschöpfung aller übrigen Behandlungsmöglichkeiten (siehe *Aknemittel*) sind daher selbstverständlich. Darüber hinaus werden Tetracycline äußerlich auch zur Wundbehandlung eingesetzt (*Aureomycin*). Insbesondere hier ist jedoch die Indikation wegen der schnellen Resistenzentwicklung und Hemmung der Wundheilung besonders kritisch zu stellen (Niedner und Ziegenmeyer 1992).

### Antiseptika

Aufgrund der Risiken der Lokalantibiotika ist es nicht verwunderlich, daß zur Behandlung bakterieller (und mykotischer) Hautinfektionen in neuerer Zeit auch wieder bereits jahrzehntelang bekannte Lokalantiseptika wie Chinolinderivate, Fuchsin, Gentianaviolett, Malachitgrün, Methylviolett (Pyoktanin) und Povidon-Iod empfohlen werden. Als nachteilig gelten die infolge Verfärbung der Haut geringe kosmetische Akzeptanz sowie – insbesondere bei Povidon-Iod – mögliche Überempfindlichkeitsreaktionen und Anwendungsbeschränkungen im Kindesalter sowie bei Patienten mit Schilddrüsenerkrankungen (Ring und Fröhlich 1985, Daschner 1987, Korting 1995, Scholz und Schwabe 2000, Lemmer und Brune 2001). Ein Clioquinol-haltiges Fertigarzneimittel ist *Linola-sept*. Es ist bei infizierten Hauterkrankungen indiziert. Auch Povidon-Iod-haltige Präparate (siehe Tabelle 22.6) können bei infektiösen Dermatosen eingesetzt werden. Der Schwerpunkt ihrer Anwendung liegt allerdings auf der Wundbehandlung und insbesondere der Behandlung von Verbrennungen.

*Ilon-Abszeß-Salbe* wird bei Furunkeln, Karbunkeln, Abszessen etc. angewandt. Inhaltsstoffe sind Lärchenterpentin und gereinigtes Terpentinöl. Sie werden üblicherweise als Lösungsmittel verwendet, bei lokaler Applikation nutzt man ihre hautreizende und erweichende Wirkung. Wirksamkeitsbelege finden sich nach einer Medline-Recherche nicht. Mit systemischen Nebenwirkungen muß bei großflächiger topischer Anwendung gerechnet werden (Parfitt 1999).

Nitrofural (*Furacin-Sol*) wird im wesentlichen zur Lokalbehandlung infizierter Wunden und Ulzera sowie bei Verbrennungen eingesetzt. Es wirkt bei lokaler Anwendung bakterizid auf Staphylokokken, Streptokokken, Escherichia coli, Enterobacter, Klebsiella und Proteus, nicht dagegen auf Pseudomonas aeruginosa. Allergische Reaktionen (Kontaktekzem) sind möglich. Eine Dauertherapie sollte wegen onkogener Eigenschaften unterbleiben (Korting 1995, Simon und Stille 2000, Scholz und Schwabe 2000). Auch *Tyrosur Gel* wird bei infizierten und infektionsgefährdeten Hautverletzungen oder Wunden sowie bei Verbrennungen etc. eingesetzt. Wirksamer Bestandteil ist Tyrothricin (Gemisch aus 70-80% Tyrocidin und 20-30% Gramicidin), ein Polypeptidantibiotikum mit guter Wirksamkeit auf grampositive Kokken und Stäbchen. Es besteht keine Kreuzresistenz mit anderen Antibiotika. Die Sensibilisierungsgefahr ist gering (Hornstein und Nürnberg 1985, Niedner und Ziegenmeyer 1992, Simon und Stille 2000).

### Virostatika

Topische Virostatika werden bei Infektionen durch Herpes-simplex-Viren eingesetzt, Tromantadin auch bei Herpes-zoster-Infektionen. Eine beschleunigte Abheilung ist allerdings selbst bei frühzeitiger Anwendung im klinischen Prodromalstadium kaum zu erwarten. Rezidive werden nicht verhindert. Aciclovir (siehe Tabelle 22.6) wird noch am günstigsten beurteilt, obwohl Placebo-(Vehikel-)kontrollierte klinische Studien an Patienten mit rezidivierendem Herpes labialis selbst bei Applikation innerhalb einer Stunde nach Auftreten der ersten klinischen Symptome keinen signifikanten Einfluß auf Schmerzdauer, Verkrustungs- bzw. Erscheinungsdauer zeigen (Raborn et al. 1989) und in der Therapie des Herpes genitalis die systemische Anwendung der topischen Applikation überlegen ist (Hornstein und Nürnberg 1985) bzw. letztere in einschlägigen Empfehlungen erst gar nicht erwähnt wird (Petersen et al. 1999).

Auch die Wirksamkeit der übrigen in Tabelle 22.6 aufgeführten Virostatika ist nicht gesichert. Das gilt für den Melissenblätterextrakt (*Lomaherpan*) (Fricke und Klaus 1985), der auch im Jahr 2000 wieder seltener verordnet wurde. Variable und letztlich enttäuschende Therapieergebnisse sind auch für den topischen Einsatz von Foscarnet (*Triapten*) bei Herpes-labialis- bzw. Herpes-genitalis-Infektionen beschrieben (Fricke und Klaus 1991). Es ist ein besonders teures Präparat. Die Verordnungen waren im Jahr 2000 weiter rückläufig.

## Sulfonamide

Sulfadiazin-Silber (*Flammazine*) wird zur Prophylaxe und Therapie von Wundinfektionen nach Verbrennungen, Verbrühungen und Verätzungen eingesetzt. Seine antibakterielle Wirkung beruht im wesentlichen auf der Freisetzung von Silberionen, ist aber relativ schwach (Simon und Stille 2000). Darüber hinaus wird der topische Einsatz von Sulfonamiden wegen ihrer kontaktsensibilisierenden Potenz prinzipiell abgelehnt (Hornstein und Nürnberg 1985, Daschner 1987, Simon und Stille 2000). In einer älteren Übersicht finden sich nach topischer Applikation von Sulfadiazin-Silber Hautausschläge, Fieber, Tachykardie sowie Leukopenien, aber auch Leukozytose (Lunan 1975). Außerdem kann Sulfadiazin-Silber nach topischer Applikation resorbiert werden und systemische Nebenwirkungen wie andere Sulfonamide auslösen (Parfitt 1999). Sulfadiazin-Silber zur Behandlung infizierter Wunden ist in der Verordnung zur Änderung der Verordnung über unwirtschaftliche Arzneimittel in der gesetzlichen Krankenversicherung vom 16.11.2000 (sog. Negativliste) gelistet und damit nicht mehr zu Lasten der GKV verordnungsfähig. Die Verordnungen von *Flammazine* haben – wie in den Vorjahren – weiter abgenommen.

## Antiphlogistika und Antipruriginosa

Die Verordnung entzündungshemmender und juckreizstillender Lokaltherapeutika hat auch im Jahr 2000 weiter abgenommen (Tabelle 22.7). Deutlich zugenommen haben lediglich *Windol* in der Gruppe der Bufexamac-haltigen Fertigarzneimittel und *Anaesthesulf*, das nach der Umdeklaration von Zinkoxid zum Hilfsstoff *Anaesthesulf P* ersetzt hat.

Lokal angewendete Antiphlogistika und Antipruriginosa werden in der Dermatologie sehr unterschiedlich beurteilt. Allgemein anerkannt ist in der dermatologischen Fachliteratur lediglich die entzündungshemmende Wirkung von sulfonierten Destillationsprodukten des Schieferöls (*Ichtholan*) (Hornstein und Nürnberg 1985, Ring und Fröhlich 1985, Korting 1995), die nach einer Placebo-kontrollierten Probandenstudie der antiinflammatorischen Wirkung einer 0,5%igen Hydrocortison-Creme entspricht (Warnecke und Wendt 1998). Bei allen übrigen Präparaten zur Behandlung entzündlicher und juckender Dermatosen liegen keine oder keine ausreichenden Belege der Wirksamkeit vor.

**Tabelle 22.7:** Verordnungen entzündungshemmender und juckreizstillender Lokaltherapeutika 2000. Angegeben sind die im Jahr 2000 verordneten Tagesdosen, die Änderungen gegenüber 1999 und die mittleren Kosten je DDD 2000.

| Präparat | Bestandteile | DDD in Mio. | Änderung in % | DDD-Kosten in DM |
|---|---|---|---|---|
| **Bufexamac** | | | | |
| Parfenac | Bufexamac | 7,5 | (−25,1) | 0,76 |
| duradermal | Bufexamac | 3,0 | (−14,3) | 0,67 |
| Windol | Bufexamac | 1,9 | (+41,3) | 0,72 |
| Bufexamac-ratiopharm/-F | Bufexamac | 1,8 | (−14,7) | 0,74 |
| Jomax | Bufexamac | 1,3 | (+2,5) | 0,76 |
| | | 15,5 | (−15,1) | 0,74 |
| **Gerbstoff** | | | | |
| Tannosynt | Gerbstoff | 35,1 | (−2,2) | 0,31 |
| Tannolact | Gerbstoff | 10,3 | (−4,6) | 0,90 |
| Delagil | Gerbstoff | 0,8 | (−2,3) | 1,16 |
| | | 46,1 | (−2,7) | 0,46 |
| **Andere Monopräparate** | | | | |
| Ichtholan | Ammoniumbituminosulfonat | 14,6 | (−13,5) | 0,20 |
| Anaesthesulf | Polidocanol | 14,2 | (+28,4) | 0,49 |
| Berniter | Steinkohlenteer | 7,4 | (−17,3) | 0,29 |
| Anaesthesin Creme etc. | Benzocain | 4,8 | (−12,6) | 0,32 |
| Halicar | Cardiospermum ⌀ | 3,1 | (−6,0) | 0,89 |
| | | 44,1 | (−3,5) | 0,37 |
| **Kombinationspräparate** | | | | |
| Ingelan Puder | Isoprenalin Salicylsäure | 3,9 | (−0,8) | 0,44 |
| **Summe** | | 109,6 | (−4,9) | 0,46 |

Am häufigsten werden Präparate mit synthetischem Gerbstoff (*Tannosynt, Tannolact, Delagil*) verordnet (Tabelle 22.7). Das wasserlösliche Mischkondensationsprodukt aus Phenol- und Kresolsulfonsäure, Harnstoff und Formaldehyd soll an der Haut in niedriger Konzentration entquellend und in höherer Konzentration durch Proteinfällung adstringierend, gerbend und schorfbildend wirken und wird bei entzündlichen, nässenden und juckenden Hautkrankheiten eingesetzt. Nach einer Medline-Recherche stützt sich die Anwendung lediglich auf einen älteren Erfahrungsbericht (Post und Jänner 1971).

Auch die klinische Effektivität von Bufexamac wird uneinheitlich beurteilt, da es in der Mehrzahl der Studien nicht besser als Placebo wirkte (Christiansen et al. 1977, Wolf-Jürgensen 1979, Fine und Johnson 1988). Dem zweifelhaften Nutzen steht das Risiko von Kontaktallergien (3,2%) gegenüber (Gniazdowska et al. 1999, Lemmer und Brune 2001, Mutschler et al. 2001). Auch der topische Einsatz von Lokalanästhetika, insbesondere von *Anaesthesin*, wird wegen der geringen antipruritischen Potenz und der Neigung zu Kontaktsensibilisierungen (Inzidenz unter Benzocain 3–6%) weitgehend abgelehnt. Ferner besteht bei Anwendung auf größeren Wundflächen die Gefahr einer Methämoglobinbildung (Ring und Fröhlich 1985, Maddin 1991, Niedner und Ziegenmeyer 1992, Parfitt 1999, Mutschler et al. 2001). Polidocanol (in *Anaesthesulf*) besitzt lokalanästhetische und juckreizstillende Eigenschaften, kann andererseits in seltenen Fällen aber auch selbst sensibilisierend wirken (Maddin 1991, Korting 1995, Parfitt 1999).

Der Einsatz von Isoprenalin als juckreizstillende Substanz wird ebenfalls kritisch bewertet (Niedner und Ziegenmeyer 1992). In einer Placebo-kontrollierten Probandenstudie wurde nur das Histamin-induzierte Exanthem, nicht aber der Juckreiz signifikant vermindert (Tronnier et al. 1990). Zu beachten sind ferner gelegentlich auftretende Unverträglichkeitsreaktionen („Ingelan-Dermatitis") der Haut (Ring und Fröhlich 1985).

Bestandteil von *Halicar* ist Cardiospermum Urtinktur, die als homöopathisches Mittel bei allergischen Hauterkrankungen und Entzündungen angewandt wird. Die Inhaltsstoffe von Cardiospermum halicacabum (Herzsame), einer tropischen Pflanze, sind bisher nicht bekannt. Nach Wiesenauer (1987) gehört Cardiospermum zu einer Reihe neuer Homöopathika, deren Wirkungsprofil in praxi noch präzisiert werden muß. Der Verdacht drängt sich auf, daß die Verordnung der Homöopathika am ehesten im Sinne eines „ut aliquid fiat" erfolgt.

## Aknemittel

Aknemittel wurden im Jahr 2000 erneut etwas seltener verordnet als im Vorjahr (Tabelle 22.8). Steigerungen weisen unter den Benzoylperoxid-haltigen Präparaten lediglich *Benzoyt* und *Benzaknen* auf. Unter den Antibiotika-haltigen Aknemitteln wurden *Inderm, Basocin, Aknefug AL* und *Eryaknen häufiger* verordnet. Erstmals unter den 2500 meistverordneten Fertigarzneimitteln vertreten sind *Erydermec* und die

**Tabelle 22.8:** Verordnungen von Aknemitteln 2000. Angegeben sind die im Jahr 2000 verordneten Tagesdosen, die Änderungen gegenüber 1999 und die mittleren Kosten je DDD 2000.

| Präparat | Bestandteile | DDD in Mio. | Änderung in % | DDD-Kosten in DM |
|---|---|---|---|---|
| **Benzoylperoxid** | | | | |
| Benzaknen | Benzoylperoxid | 9,4 | (+8,8) | 0,44 |
| PanOxyl | Benzoylperoxid | 9,3 | (−7,2) | 0,33 |
| Sanoxit/MT | Benzoylperoxid | 4,3 | (−9,6) | 0,47 |
| Cordes BPO | Benzoylperoxid | 2,9 | (−11,4) | 0,56 |
| Benzoyt | Benzoylperoxid | 1,6 | (+20,1) | 0,41 |
| Aknefug-oxid | Benzoylperoxid | 1,3 | (−12,3) | 0,70 |
| Brevoxyl | Benzoylperoxid | 0,7 | (−25,0) | 0,79 |
| | | 29,5 | (−3,2) | 0,44 |
| **Antibiotika** | | | | |
| Aknemycin Lösung/-2000 Salbe | Erythromycin | 3,3 | (−5,0) | 1,09 |
| Inderm | Erythromycin | 2,6 | (+9,5) | 0,72 |
| Basocin | Clindamycin | 2,5 | (+6,4) | 1,68 |
| Aknefug-EL | Erythromycin | 2,2 | (+16,8) | 0,71 |
| Eryaknen | Erythromycin | 1,6 | (+0,7) | 1,12 |
| Stiemycine | Erythromycin | 0,9 | (−6,6) | 1,10 |
| Erydermec | Erythromycin | 0,8 | (+3,6) | 0,86 |
| | | 13,9 | (+3,7) | 1,06 |
| **Andere topische Mittel** | | | | |
| Differin | Adapalen | 5,5 | (+3,1) | 0,73 |
| Skinoren | Azelainsäure | 3,1 | (−10,9) | 2,28 |
| Brasivil | Aluminiumoxid | 2,8 | (−20,7) | 0,42 |
| Aknefug simplex | Hexachlorophen | 1,4 | (−10,0) | 1,00 |
| Isotrex Gel/-Creme | Isotretinoin | 1,2 | (+3,6) | 1,19 |
| | | 14,0 | (−7,0) | 1,08 |
| **Orale Mittel** | | | | |
| Roaccutan | Isotretinoin | 5,7 | (+8,0) | 9,40 |
| **Kombinationspräparate** | | | | |
| Aknemycin Plus | Erythromycin Tretinoin | 3,1 | (−6,6) | 1,43 |
| Zineryt | Erythromycin Zinkacetat | 2,7 | (−14,4) | 2,05 |
| Isotrexin Gel | Isotretinoin Erythromycin | 2,6 | (+375,7) | 1,12 |
| Aknichthol N/-soft N | Natriumbitumino-sulfonat Salicylsäure | 1,4 | (−21,5) | 1,46 |

**Tabelle 22.8:** Verordnungen von Aknemitteln 2000. Angegeben sind die im Jahr 2000 verordneten Tagesdosen, die Änderungen gegenüber 1999 und die mittleren Kosten je DDD 2000 (Fortsetzung).

| Präparat | Bestandteile | DDD in Mio. | Änderung in % | DDD-Kosten in DM |
|---|---|---|---|---|
| Aknemycin Emulsion | Erythromycin Ammoniumbituminosulfonat | 0,4 | (−22,9) | 2,51 |
|  |  | 10,2 | (+8,9) | 1,57 |
| Summe |  | 73,3 | (−0,4) | 1,53 |

Erythromycin/Isotretinoin-Kombination *Isotrexin Gel*. Schließlich haben auch das topische Retinoid Adapalen (*Differin*) sowie das orale Aknemittel *Roaccutan* abermals zugenommen. Nicht mehr vertreten sind *Akneroxid*, *Skid Gel* und *Imex*. Die Veränderungen korrelieren in der Regel mit den Tagesbehandlungskosten dieser Präparate

In der lokalen Behandlung der Akne gelten Benzoylperoxid (z. B. *PanOxyl*) und Tretinoin (z. B. in *Aknemycin Plus*) als Mittel der Wahl, während z.B. Aluminiumoxid-haltige Schleifpasten (*Brasivil*) eher als Begleittherapie angesehen werden (Niedner und Ziegenmeyer 1992, Sykes und Webster 1994, Zouboulis und Fluhr 1999). Eine vergleichbare Wirksamkeit wie Tretinoin besitzt bei lokaler Anwendung sein Isomer Isotretinoin (in *Isotrexin*) (Orfanos et al. 1997, Zouboulis und Fluhr 1999). Letzteres wird als *Roaccutan* bei schweren Formen der Akne auch systemisch eingesetzt (siehe unten). Ein neues Retinoid, aufgrund seiner abweichenden polyaromatischen Struktur auch als Arotinoid bezeichnet, ist Adapalen (*Differin*). Nach bisherigen klinischen Studien an Patienten mit geringgradig bis mittelstark ausgeprägter Akne vulgaris ist es Tretinoin und Isotretinoin therapeutisch weitgehend äquivalent. Auch die Retinoid-spezifischen Irritationen der Haut sind ähnlich wie nach Isotretinoin, jedoch geringer als unter der Behandlung mit Tretinoin (Brogden und Goa, 1997). Die Tagesbehandlungskosten liegen etwa im Bereich der Tretinoin-haltigen Fertigarzneimittel.

Allgemein heilt die Akne unter Benzoylperoxid rascher ab als unter den topischen Retinoiden. Darüber hinaus dürfen letztere wegen ihrer teratogenen Eigenschaften auch in dieser Darreichungsform nicht während der Schwangerschaft (und Stillperiode) eingesetzt werden. Tretinoin hat unter den Retinoiden das größte teratogene Potential. In schweren Fällen wird die Kombination einer abendlichen Anwendung von Tretinoin mit der morgendlichen Applikation von Benzoylperoxid empfohlen. Eine gleichzeitige Anwendung sollte wegen eines dann möglichen Wirkungsverlustes vermieden werden (Niedner und Ziegenmeyer 1992, Hughes et al. 1992, Sykes und Webster 1994, Orfanos et al. 1997, Zouboulis und Fluhr 1999).

Azelainsäure (*Skinoren*) ist eine natürlich vorkommende $C_9$-Dicarbonsäure mit antibakteriellen und entzündungshemmenden Eigenschaften, die zu einer Normalisierung der gestörten follikulären Keratinisierung führt. Ein Einfluß auf die Talgproduktion fehlt. Azelainsäure greift damit in verschiedene mögliche pathogenetische Vorgänge der Akne ein. Kontrollierte klinische Studien zeigen eine anderen topischen Aknemitteln wie Benzoylperoxid, Tretinoin oder Erythromycin äquivalente Wirksamkeit. Wie mit diesen sind erste klinische Besserungen nach etwa vier Wochen zu erwarten. Patienten mit papulopustulöser Akne und Komedonen-Akne sprechen am besten an. Die Acne conglobata erweist sich dagegen bei alleiniger topischer Behandlung als therapieresistent (Fricke und Klaus 1992). Als Mittel der Wahl gelten hier orale Retinoide wie Isotretinoin (*Roaccutan*). Zu beachten ist bei letzterem jedoch wieder das nicht unerhebliche teratogene Potential, das eine Anwendung während der Schwangerschaft sowie bei gebärfähigen Frauen ohne strenge Kontrazeption ausschließt. Ferner liegen unter der Behandlung mit Isotretinoin Berichte über Depressionen, Psychosen und in seltenen Fällen auch über Suizide vor (Byrne und Hnatko 1995). Dies hat inzwischen zu einer Änderung der Fachinformation geführt. Die Bewertung dieser Einzelfälle ist aber kontrovers, da schwere Akneformen selbst zu Depressionen mit Suizid führen können. Schließlich ist in Einzelfällen unter der Therapie mit Isotretinoin per os ein deutlicher Anstieg der Kreatinkinase beschrieben und mit dem potentiellen Risiko einer Rhabdomyolyse in Zusammenhang gebracht worden (Trauner und Ruben 1999).

Die lokale Therapie der Akne mit Antibiotika wie Erythromycin ist zwar wirksam, ihr Einsatz sollte jedoch kritisch abgewogen werden (siehe Antibiotika). Dabei sind vor allem mögliche Resistenzentwicklungen zu berücksichtigen. Das Antiseptikum Hexachlorophen (*Aknefug simplex*) gilt in der Aknetherapie als obsolet, nicht zuletzt wegen möglicher neurotoxischer Wirkungen in höheren Konzentrationen bei häufiger oder großflächiger Anwendung (Hornstein und Nürnberg 1985, Ring und Fröhlich 1985, Sykes und Webster 1994, Zouboulis und Fluhr 1999).

Die zur Aknebehandlung eingesetzten Kombinationspräparate (Tabelle 22.8) werden unterschiedlich beurteilt. So sind z.b. Salicylsäurehaltige Zubereitungen wie *Aknichthol N* aufgrund der niedrigen Konzentration (<1%) nur unzureichend wirksam, da zur Komedolyse 5–10%ige Salicylsäure-Zubereitungen verlangt werden (Niedner und Ziegenmeyer 1992). Auch die Ammonium- bzw. Natriumbituminosulfonat-haltigen Fertigarzneimittel (*Aknemycin Emulsion, Aknichthol N*) sollten wegen ihrer potentiellen photo- und nephrotoxischen Wirkung sowie bei Anwendung im Gesicht wegen einer möglichen Teerakne (Korting 1995) nur nach sorgfältiger Nutzen-Risiko-Abwägung eingesetzt werden (siehe hierzu auch *Psoriasismittel*). Andererseits sind Kombinationen von Antibiotika wie Erythromycin oder Clindamycin mit Schälmitteln wie Benzoylperoxid oder Tretinoin bzw. Isotretinoin (z.B. *Aknemycin Plus, Isotrexin*) der jeweiligen Monotherapie hinsichtlich Wirksamkeit und Verträglichkeit häufig überlegen (Pfannschmidt et al. 1988, Lookingbill et al. 1997, Glass et al. 1999, Leyden et al. 2001). Die Erythromycin-haltige Kombination *Zineryt* ist prinzipiell wie die entsprechenden Monopräparate zu beurteilen.

## Mittel zur Behandlung von Hyperkeratosen

Bei den Mitteln zur Behandlung von Hyperkeratosen dominiert die konservative Lokaltherapie mit der allgemein empfohlenen Salicylsäure. Die Verordnungen haben im Jahr 2000 insgesamt leicht abgenommen (Tabelle 22.9). Als praktikables Vorgehen gilt der Einsatz von Salicylsäure-Pflastern (Ring und Fröhlich 1985). Dementsprechend gehört *Guttaplast* seit vielen Jahren zu den führenden Präparaten dieser Gruppe. Mit DDD-Kosten von 0,13 DM ist es zugleich auch die preisgünstigste Behandlungsform. (Aufgrund einer Änderung der DDD für die gesamte Gruppe sind die Tagesbehandlungskosten mit den DDD-Kosten früherer Jahre nicht vergleichbar.)

Für Zusätze wie Milchsäure (in *Clabin N/plus, Collomack, Duofilm*) oder Essigsäure (in *Verrucid* als Hilfsmittel deklariert) konnte die Wirksamkeit im Rahmen der Nachzulassung nichtverschreibungspflichtiger Arzneimittel durch die amerikanische Zulassungsbehörde (FDA) nicht belegt werden (Walluf-Blume 1991). Fluorouracil (in *Verrumal*) ist ein Zytostatikum und gilt mit der Indikation Verruca vulgaris in der dermatologischen Fachliteratur eher als Zweitwahlmittel. Zytostatika sollten dann auch nur kleinflächig, zeitlich auf 10–14 Tage be-

**Tabelle 22.9:** Verordnungen von Keratoplastika 2000. Angegeben sind die im Jahr 2000 verordneten Tagesdosen, die Änderungen gegenüber 1999 und die mittleren Kosten je DDD 2000.

| Präparat | Bestandteile | DDD in Mio. | Änderung in % | DDD-Kosten in DM |
|---|---|---|---|---|
| Verrumal | Fluorouracil Salicylsäure Dimethylsulfoxid | 27,3 | (−7,9) | 0,44 |
| Duofilm | Salicylsäure Milchsäure | 14,7 | (+5,2) | 0,22 |
| Guttaplast | Salicylsäure | 12,7 | (+0,7) | 0,13 |
| Verrucid | Salicylsäure | 5,8 | (−2,2) | 0,38 |
| Collomack | Salicylsäure Milchsäure Polidocanol | 5,5 | (+12,7) | 0,21 |
| Clabin N/plus | Salicylsäure Milchsäure | 2,6 | (−12,0) | 0,23 |
| Summe | | 68,7 | (−2,0) | 0,30 |

grenzt und nicht während der Schwangerschaft eingesetzt werden (Hornstein und Nürnberg 1985, Ring und Fröhlich 1985). Die Verordnungen von *Verrumal* haben gegenüber dem Vorjahr weiter abgenommen. Eine neue Therapieoption bei Infektionen mit Papillomviren (Verruca vulgaris) ist Imiquimod (*Aldara*). Einer breiteren Anwendung stehen allerdings bislang die hohen Kosten entgegen.

## Psoriasismittel

Die Behandlung der Schuppenflechte erfolgt aufgrund der nach wie vor ungeklärten Pathogenese weitgehend symptomatisch, wenngleich die überlegene Wirksamkeit von Immunsuppressiva wie Ciclosporin bei schwersten Formen der Psoriasis auf eine zentrale Rolle der T-Lymphozyten in der Pathogenese hinweisen und sich Evidenzen für eine Autoimmunreaktion mehren. Es stehen lokale und systemische Maßnahmen zur Verfügung. Die Lokaltherapie erfolgt im wesentlichen mit Teer, Dithranol, fluorierten Glucocorticoiden, Vitamin-D-Analoga wie Calcipotriol (*Daivonex, Psorcutan*) und Tacalcitol (*Curatoderm*) und seit kurzem auch mit topischen Retinoiden wie Tazaroten. Ferner werden auch Emollentia, z. B. Basiscremes, -salben (siehe Tabelle 22.12) und rückfettenden Ölbäder eingesetzt. Eine große Bedeutung hat auch die Phototherapie bzw. Photochemotherapie (UVB, UVB$_{311nm}$, Re-SUP, PUVA). Von einem Vorteil von UVB$_{311nm}$ gegenüber der traditionellen Breitband-UVB wird ausgegangen. Schlüssige randomisierte, kontrollierte Vergleichsstudien liegen allerdings derzeit nicht vor. Auch ein erhöhtes Hautkrebsrisiko bei langfristiger PUVA-Therapie ist zu bedenken (Ashcroft et al. 2000). Zur Entfernung der Schuppen wird insbesondere zu Beginn der Behandlung 2–10%ige Salicylsäure-Vaseline eingesetzt. Solche Zubereitungen dienen jedoch weniger der eigenständigen Behandlung der Psoriasis als vielmer der Resorptionsverbesserung anderer Antispioriatika, insbesondere von Glucocorticoiden (Lebwohl 1999, Ashcroft et al. 2000). Eine entschuppende Wirkung haben auch 1–3%ige Kochsalzbäder bzw. andere NaCl-haltige Zubereitungen wie *Nubral Forte* (siehe Tabelle 22.12) oder Ölbäder. Als Basis-Antipsoriatikum gilt Dithranol, das je nach klinischem Befund meist in Kombination mit Salicylsäure oder Harnstoff angewandt wird. Eine besonders hohe Akzeptanz hat hier die sog. Minutentherapie. Die systemische Therapie bleibt schweren, therapieresistenten Formen der Psoriasis vorbehalten und besteht prinzipiell in der Gabe von Retinoiden wie Acitretin, Zytostatika wie Methotrexat, Immunsuppressiva wie Ciclosporin, Mycophenolatmofetil oder Tacrolimus (letztere haben derzeit allerdings keine Zulassung für diese Indikation) sowie ggf. von Fumaraten (siehe unten). Orale Glucocorticoide gelten dagegen wegen der Gefahr schwerer Rezidive sowie der möglichen Umwandlung der Psoriasis in eine pustulöse oder erythrodermische Form als obsolet (Greaves und Weinstein 1995, Braun-Falco et al. 1995, Feldman 2000, Griffiths et al. 2000, Ashcroft et al. 2000, Scholz und Schwabe 2000, Lemmer und Brune 2001).

Wie in den Vorjahren befinden sich nur wenige Psoriasismittel unter den meistverordneten Fertigarzneimitteln (Tabelle 22.10). Nicht mehr unter den 2500 meistverordneten Fertigarzneimitteln ist das Steinkohlenteerpräparat *Poloris*. Teerpräparate wirken bei langzeitiger Anwendung kanzerogen. Ihre Anwendung sollte daher nur nach sorgfältiger Abwägung von Nutzen und Risiko unter Berücksichtigung therapeutischer Alternativen erfolgen. Allerdings scheint das Risiko insgesamt gering zu sein (Bundesgesundheitsamt 1993, Jemec und Østerlind 1994, Greaves und Weinstein 1995, Ashcroft et al. 2000).

**Tabelle 22.10:** Verordnungen von Psoriasismitteln 2000. Angegeben sind die im Jahr 2000 verordneten Tagesdosen, die Änderungen gegenüber 1999 und die mittleren Kosten je DDD 2000.

| Präparat | Bestandteile | DDD in Mio. | Änderung in % | DDD-Kosten in DM |
|---|---|---|---|---|
| **Vitamin-D-Analoga** | | | | |
| Psorcutan | Calcipotriol | 9,7 | (−5,7) | 2,94 |
| Curatoderm | Tacalcitol | 2,9 | (+32,9) | 2,11 |
| Daivonex | Calcipotriol | 2,4 | (−0,8) | 3,01 |
| | | 15,0 | (+0,8) | 2,79 |
| **Weitere Mittel** | | | | |
| Fumaderm | Dimethylfumarat Ethylhydrogenfumarat | 2,5 | (+33,1) | 13,68 |
| Summe | | 17,5 | (+4,5) | 4,37 |

### Vitamin-D$_3$-Analoga

Calcipotriol und Tacalcitol sind neuere topische Antipsoriatika zur Behandlung der leichten bis mittelschweren Psoriasis vom sog. Plaque-Typ, die chemisch dem natürlichen Vitamin-D-Hormon Calcitriol nahe stehen. Sie wirken antiproliferativ, fördern die Differenzierung der Keratinozyten und haben immunmodulatorische Eigenschaften. Klinisch sind Calcipotriol (z. B. *Psorcutan*) und Tacalcitol (*Curatoderm*) dem zu den stark wirksamen Lokalcorticoiden zählenden Betamethasonvalerat sowie dem „Goldstandard" Dithranol therapeutisch weitgehend äquivalent (Murdoch und Clissold 1992, Peters und Balfour 1997). Calcipotriol ist auch erfolgreich mit Corticosteroiden oder UV-B kombiniert worden und hat sich dann als wirksamer erwiesen als Calcipotriol oder UV-B allein (Kragballe et al. 1998, Ruzicka und Lorenz 1998, Molin et al. 1999). Nicht kombiniert werden darf dagegen Calcipotriol mit Salicylsäure, da Calcipotriol im sauren Milieu rasch inaktiviert wird (Patel et al. 1998). Als Vorteil gegenüber Calcipotriol, das zweimal täglich angewendet wird, gilt die nur einmal tägliche Applikation von Tacalcitol. Dadurch reduzieren sich die Tagesbehandlungskosten um ca. ein Drittel, was im Jahr 2000 offensichtlich zu der deutlichen Zunahme der Verordnungen von *Curatoderm* beigetragen hat. Allerdings war Tacalcitol einmal täglich im direkten Vergleich etwas schwächer wirksam als die zweimal tägliche Anwendung von Calcipotriol (Veien et al. 1997). Zu beachten sind mögliche Störungen des Calciumhaushaltes durch die Vitamin-D-

Analoga. Eine maximale Tagesdosis von 15 g *Psorcutan Salbe* bzw. 5 g *Curatoderm Salbe* sollte daher nicht überschritten werden. Die maximale Wochendosis von *Psorcutan Salbe* ist auf 100 g beschränkt. *Curatoderm Salbe* sollte maximal auf 10% der Gesamthautfläche (z. B. Fläche eines Armes) aufgetragen werden. Die Anwendungsdauer sollte 6–8 Wochen nicht überschreiten. Dennoch wurden zumindest für Calcipotriol Hyperkalzämien auch bei regelrechter Anwendung beschrieben. Regelmäßige Bestimmung des Plasmacalciums oder der Calciumausscheidung im Urin im Abstand von drei Wochen werden daher empfohlen (Murdoch und Clissold 1992, Peters und Balfour 1997).

**Fumarsäurederivate**

Deutlich häufiger als im Vorjahr wurde in Deutschland auch *Fumaderm* verordnet. Dennoch findet es sich nach wie vor im Bereich des unteren Drittels der meistverordneten Fertigarzneimittel. Umsatzmäßig steht es allerdings nach *Roaccutan* an zweiter Stelle aller in Tabelle 22.1 aufgeführten Dermatika, was auf die relativ hohen Tagesbehandlungskosten hinweist. Zugelassen ist *Fumaderm* zur oralen Anwendung bei schweren Formen der Psoriasis vulgaris, wenn eine lokale Behandlung nicht angezeigt ist. Der früher in der Fachinformation unter *Anwendungsgebiete* ausgenommene Einsatz bei Psoriasis pustulosa und Psoriasis vom Plaque-Typ findet sich nunmehr unter *Gegenanzeigen* (siehe unten). Eine Indikationserweiterung auf alle Formen der schweren Psoriasis ist damit nicht verbunden (Bundesinstitut für Arzneimittel und Medizinprodukte 2001).

*Fumaderm* soll nicht angewendet werden bei schweren gastrointestinalen Erkrankungen wie Ulcus ventriculi und Ulcus duodeni sowie bei schweren Leber- und Nierenerkrankungen, darüber hinaus wegen des Behandlungsrisikos nicht bei leichten Formen der Psoriasis vulgaris, wie der umschriebenen Plaque-Psoriasis oder der chronisch stationären Plaque-Psoriasis bei einer Ausdehnung von weniger als 10% der Körperoberfläche. Ferner sollte *Fumaderm* wegen fehlender ausreichender klinischer Erfahrung nicht bei Psoriasis pustulosa angewandt werden, obwohl Einzelfallberichte Hinweise auf eine Wirksamkeit erlauben. Weitere Kontraindikationen bestehen bei Personen unter 18 Jahren sowie während der Schwangerschaft und Stillzeit, da für Schwangere bisher keine Erfahrungen vorliegen und nicht bekannt ist, ob die Wirkstoffe in die Muttermilch übergehen.

*Fumaderm* ist ein Gemisch eines Dimethylesters und eines Monoethylesters der Fumarsäure sowie dessen Calcium-, Magnesium- und Zinksalze. Fumarsäure ist als Fruchtsäure in zahlreichen Pflanzen zu finden, u.a. im Erdrauch (*Fumaria officinalis*), von dem der Name abgeleitet ist. In tierischen und menschlichen Zellen liegt Fumarsäure als Metabolit des Zitronensäurezyklus vor und entsteht auch als Nebenprodukt im Harnstoffzyklus sowie beim Abbau von Phenylalanin und Tyrosin. Der Körperbestand der Fumarsäure bei einem normalgewichtigen erwachsenen Menschen (70 kg) wird mit 8–80 mg angegeben. Wegen der besseren Lipidlöslichkeit werden zur Behandlung der Psoriasis Ester der Fumarsäure bzw. deren Salze eingesetzt (Raab 1984, N.N. 1997). Angaben zur Pharmakokinetik der Fumarsäurealkylester in allgemein zugänglicher, publizierter Form liegen derzeit nicht vor. Nach Angaben des Herstellers werden die Einzelstoffe der *Fumaderm*-Wirkstoffmischung nach oraler Gabe an Ratte und Hund nahezu vollständig resorbiert, wobei Dimethylfumarat im Darm offenbar sehr schnell zu Methylhydrogenfumarat hydrolisiert wird. Auch humanpharmakologische Untersuchungen an gesunden Probanden zeigen, daß Dimethylfumarat im Blut nicht nachweisbar ist, während Methylhydrogenfumarat maximale Konzentrationen von 2,4 mg/l erreicht.

Der Wirkungsmechanismus der Fumarsäurealkylester ist weitgehend unbekannt. Aus In-vitro-Untersuchungen lassen sich antiproliferative und immunmodulierende Wirkungen ableiten (Asadullah et al. 1997, Ockenfels et al. 1998, Griffiths et al. 2000). Unklar ist allerdings nach wie vor der Beitrag der beiden Fumarsäurealkylester bzw. deren Salze zu diesen Wirkungen. Vergleichende In-vitro-Studien weisen Dimethylfumarat als wirksamsten Bestandteil von *Fumaderm* aus, gefolgt von Ethylhydrogenfumarat und Methylhydrogenfumarat (Thio et al. 1994, Seböck et al. 1994, Vandermeeren et al. 1997, Stoof et al. 2000). In-vitro-Untersuchungen mit Monomethylfumarat belegen Änderungen des Zytokinmusters in einem Konzentrationsbereich von 100–200 µmol/l (entspr. 13–26 mg/l) (De Jong et al. 1996, Asadullah et al. 1997), der damit die maximale Serumkonzentration von Methylhydrogenfumarat um das 5–10fache übersteigt.

Klinische Erfahrungen mit *Fumaderm* beruhen auf Fallbeschreibungen und auf den Ergebnissen von zwei Placebo-kontrollierten Studien mit nur geringen Fallzahlen (Tabelle 22.11).

In den beiden Placebo-kontrollierten Studien an Patienten mit schweren Formen der Psoriasis zeigte *Fumaderm* im Vergleich zu Placebo (8%) eine deutliche Besserung (70–100% Abheilung) oder kom-

**Tabelle 22.11:** Placebo-kontrollierte Doppelblindstudien zur Wirkung von Fumarsäurealkylestern bzw. Fumarsäurealkylestergemischen bei Psoriasis vulgaris.

| Studie | Patienten (Dauer) | Abheilungsrate Placebo | Abheilungsrate Verum | Abbruchrate Placebo | Abbruchrate Verum |
|---|---|---|---|---|---|
| **Fumaderm** | | | | | |
| Nugteren-Huying et al. (1990) | 24 (16 Wo.) | 8% | 50% | keine Angabe | |
| Altmeyer et al. (1994) | 100 (16 Wo.) | 8% | 52% | 58% | 39% |
| **Monoethylfumarsäureester** | | | | | |
| Nieboer et al. (1989) | 38 (16 Wo.) | 10% | 5% | keine Angabe | |
| **Dimethylfumarsäureester** | | | | | |
| Nieboer et al. (1989) | 42 (16 Wo.) | 0% | 27% | 10% | 27% |

plette Remission in 50% bzw. 52% der Fälle (Nugteren-Huying et al. 1990, Altmeyer et al. 1994). Nach einer weiteren Placebo-kontrollierten Studie ist Monoethylfumarat schwächer wirksam als Placebo (Nugteren-Huying et al. 1990). Eine ähnliche antipsoriatische Effektivität wie *Fumaderm* weist lediglich Dimethylfumarat auf, das allerdings nach einer anderen Placebo-kontrollierten Studie nur in 27% der Fälle zu einer mehr als 50%igen Abheilung psoriatischer Läsionen führt (Nieboer et al. 1989). Nach diesen Daten ist unklar, ob Monethylfumarsäureester einen Beitrag zur Wirkung von *Fumaderm* leistet.

Auffällig ist die hohe Zahl von Therapieabbrüchen bei 39% der Patienten unter der Verum-Medikation und 58% unter Placebo wegen Therapieversagens, Krankheitsverschlimmerung oder unerwünschter Wirkungen (Altmeyer et al. 1994). Ähnlich hohe Abbruchraten sind auch aus offenen klinischen Studien bekannt. Unerwünschte Wirkungen sind mit 70–75% insgesamt sehr häufig. Etwa 50–60% der Patienten klagen über gastrointestinale Störungen wie Durchfall, Tenesmen, Meteorismus oder Bauchschmerzen, bei ca. 30% der Patienten kommt es zu Gesichtsrötung und Hitzegefühl. Auf ein erhöhtes Risiko nephrotoxischer Wirkungen sowie Veränderungen des Blutbildes (Leukopenie, Lymphopenie, Eosinophilie) durch Fumarsäurederivate wurde erst kürzlich erneut hingewiesen (Arzneimittelkommission der deutschen Ärzteschaft 1999). Ferner ist in einem Fall in engem zeitlichen Zusammenhang mit einer Behandlung mit Fumarsäureestern eine Panzytopenie aufgetreten, die infolge einer Sepsis zum Tode geführt hat. Wegen der bekanntgewordenen unerwünschten Arzneimittelwirkungen und der umstrittenen Wirksamkeit kann die Behandlung mit Fumarsäureestern nicht vorbehaltlos empfohlen werden (Arzneimittelkommission der deutschen Ärzteschaft 1999). Fumarsäure und Fumarsäurealkylester wurden bereits 1988 im Rahmen der Aufbereitung der Altarzneimittel nach AMG 1976 aufgrund mangelnder Wirksamkeit und schwerwiegender, insbesondere nephrotoxischer Nebenwirkungen negativ beurteilt (Bundesgesundheitsamt 1988). Aufgrund der 1994 erfolgten Zulassung von *Fumaderm* wurden Fumarsäureester dann aus der sog. Negativliste wieder gestrichen.

## Basistherapeutika, Hautschutz- und Pflegemittel

Die Wirksamkeit einer lokalen Behandlung von Hautkrankheiten wird nur selten vom pharmakologischen Wirkstoff allein bestimmt. Eine wesentliche Bedeutung hat in der Dermatologie auch der Wirkstoffträger, also die galenische Grundlage (Ring und Fröhlich 1985, Niedner und Ziegenmeyer 1992, Korting 1995, Lemmer und Brune 2001). Aus diesem Grunde gehören die Basistherapeutika nach verordneten Tagesdosen zu den meistverordneten Fertigarzneimitteln unter den Dermatika (Abbildung 22.1, Tabelle 22.12). Ihre Bedeutung ist auch daran erkennbar, daß sie im Rahmen der sog. Intervall- oder Tandemtherapie bei gleichzeitiger Behandlung mit Glucocorticoiden verordnungsfähig sind (Arzneimittel-Richtlinien, Ziffer 17.1c).

Die diskontinuierliche topische Corticosteroidbehandlung (*Tandem- bzw. Intervalltherapie*) ist allgemein akzeptiert, da sich unerwünschte Wirkungen der Glucocorticoidtherapie mildern oder sogar vermeiden lassen (siehe *Corticosteroidexterna*). Auch einer möglichen Tachyphylaxie gegenüber Lokalcorticoiden soll sie entgegenwirken (Hornstein und Nürnberg 1985, Merk und Bickers 1992, Korting 1995, Niedner 1998). Basistherapeutika werden daher vor allem von den Herstellern Corticosteroid-haltiger Externa ausgeboten.

Außer zur Intervalltherapie finden die in Tabelle 22.12 aufgeführten Fertigarzneimittel auch bei anderen Indikationen Verwendung. So wird beispielsweise *Linola* zur Behandlung von Dermatosen bei seborrhoischer Haut eingesetzt. Harnstoff-haltige Zubereitungen (*Basodexan, Elacutan, Linola urea, Nubral*) werden außer zur Nach- und Intervallbehandlung entzündlicher Hauterkrankungen bei trockener und seniler Haut sowie bei Hyperkeratosen (z. B. Ichthyosis) empfohlen. Zusätzlich wirken sie durch die verbesserte Hydratation der Hornschicht juckreizstillend und werden daher auch bei Pruritus angewandt. Polidocanol (in *Optiderm/-F*) ist als aliphatisches Oberflächen-

**Tabelle 22.12:** Verordnungen von wirkstofffreien Dermatika, Hautschutz- und Pflegemitteln 2000. Angegeben sind die im Jahr 2000 verordneten Tagesdosen, die Änderungen gegenüber 1999 und die mittleren Kosten je DDD 2000.

| Präparat | Bestandteile | DDD in Mio. | Änderung in % | DDD-Kosten in DM |
|---|---|---|---|---|
| **Wirkstofffreie Dermatika** | | | | |
| Linola | Linolsäure Octadecadiensäure | 28,9 | (−16,9) | 0,78 |
| Asche Basis | Wirkstofffreie Grundlage | 7,2 | (+1,1) | 0,33 |
| Dermatop Basis | Wirkstofffreie Grundlage | 5,6 | (−1,6) | 0,47 |
| | | 41,8 | (−12,3) | 0,66 |
| **Harnstoff** | | | | |
| Basodexan | Harnstoff | 8,1 | (−16,2) | 0,49 |
| Elacutan | Harnstoff | 6,2 | (−16,1) | 0,49 |
| Nubral | Harnstoff | 5,5 | (−13,3) | 0,45 |
| Linola urea | Harnstoff | 3,6 | (+15,1) | 0,38 |
| | | 23,4 | (−11,8) | 0,47 |
| **Harnstoffkombinationen** | | | | |
| Optiderm/-F | Harnstoff Polidocanol | 14,3 | (−7,1) | 0,64 |
| Remederm Widmer | Harnstoff Retinolpalmitat Tocopherolacetat Dexpanthenol | 6,1 | (+1,4) | 0,32 |
| Nubral Forte/-4 | Harnstoff Natriumchlorid | 1,8 | (+1,4) | 0,48 |
| | | 22,2 | (−4,3) | 0,54 |
| **Summe** | | 87,4 | (−10,3) | 0,58 |

anästhetikum ebenfalls schmerz- und juckreizstillend, kann andererseits in seltenen Fällen aber selbst sensibilisierend wirken (Hornstein und Nürnberg 1985, Korting 1995, Parfitt 1999).

Die Verordnung wirkstofffreier Dermatika und Hautschutzmittel hat nach Jahren kontinuierlicher Zunahme seit 1997 deutlich abgenommen. Dieser Trend hat sich auch im Jahr 2000 weiter fortgesetzt. Steigerungen verzeichneten lediglich die in ihrem Marktsegment besonders preisgünstigen Präparate *Linola urea* sowie weniger deutlich *Remederm Widmer* und *Asche Basis*. Neu ist *Nubral Forte/-4*, eine Kombination aus Harnstoff und Natriumchlorid, die zum Lösen von Schuppen und zum Weichmachen der Haut auch bei Psoriasis eingesetzt wird. Basiszubereitungen werden von nahezu jedem Hersteller von Lokalcorticoiden vertrieben. Von einer prinzipiellen Austauschbarkeit kann ausgegangen werden, obwohl von fachdermatologischer Seite immer auf die Erfordernis einer dem Corticoid-haltigen Fertigarzneimittel zumindest ähnlichen Grundlage hingewiesen wird (Hornstein 1997).

## Wundbehandlungsmittel

Wundbehandlungsmittel sind auch im Jahr 2000 wieder seltener verordnet worden. Steigerungen verzeichneten lediglich *Azulon* und die beiden neu hinzugekommenen Präparate *Zinksalbe Lichtenstein* und *Iruxol N*, das infolge Herstellerwechsels anstelle von *Novuxol* nun unter diesem Namen vertrieben wird (Tabelle 22.13).

Entsprechend den Phasen der Wundheilung lassen sich Wundbehandlungsmittel in Mittel zur Reinigung, Granulationsförderung und Förderung der Epithelisierung unterscheiden. Sie werden im wesentlichen bei chronischen, schlecht heilenden Wunden eingesetzt. Traumatische Wunden bedürfen in der Regel keiner zusätzlichen Therapie, sie heilen nach chirurgischer Primärversorgung spontan ab. Auch bei chronischen Wunden steht die Behandlung der Grundkrankheit, z. B. beim Ulcus cruris die möglichst weitgehende Beseitigung der chronisch venösen Mikro- und Makrozirkulationsstörung durch Kompressionsverbände (siehe Kapitel 48), im Vordergrund (Hornstein und Nürnberg 1985, Niedner und Ziegenmeyer 1992, Knapp 1995, Korting 1995). Zur Wundabdeckung können wirkstofffreie Wundauflagen (*Oleo-Tüll*) zweckmäßig sein. Zinkoxid-haltige Zubereitungen werden aufgrund ihrer abdeckenden, adstringierenden, austrocknenden und exsudatbindenden Eigenschaften außer zur Randabdeckung von Ulcera crurum auch in der Säuglings- und Kleinkinderpflege, bei Windeldermatitis, subakuten intertriginösen Entzündungen, leichteren Verbrennungen oder bei Dekubitalläsionen eingesetzt und sind auch nach kontrollierten klinischen Studien wirksam (Strömberg und Ågren 1984, Niedner und Ziegenmeyer 1992). Nach einer systematischen Übersicht haben neben Zinkoxidzubereitungen nur noch Dextranomer und Cadexomer-Iod positive Resultate in kontrollierten Studien erbracht (Bradley et al. 1999). Für andere Wundbehandlungsmittel liegen dagegen keine ausreichenden Wirksamkeitsbelege vor. Eine mögliche zukünftige Therapieoption sind topische Präparate mit Wachstumsfaktoren wie Becaplermin (Scharfetter-Kochanek et al. 1999). Allerdings ist die derzeitige Datenlage noch uneinheitlich (siehe *Kapitel 2*)

**Tabelle 22.13:** Verordnungen von Wundbehandlungsmitteln 2000. Angegeben sind die im Jahr 2000 verordneten Tagesdosen, die Änderungen gegenüber 1999 und die mittleren Kosten je DDD 2000.

| Präparat | Bestandteile | DDD in Mio. | Änderung in % | DDD-Kosten in DM |
|---|---|---|---|---|
| **Zinkoxidpräparate** | | | | |
| Mirfulan | Lebertran Zinkoxid | 21,4 | (−12,6) | 0,49 |
| Mitosyl | Zinkoxid | 7,4 | (−16,9) | 0,46 |
| Desitin Salbe/Salbenspray | Lebertran Zinkoxid | 3,5 | (−20,5) | 0,40 |
| Mirfulan Spray N | Zinkoxid Lebertran Levomenol | 3,0 | (−35,8) | 0,33 |
| Zinkoxidemulsion/-salbe LAW | Zinkoxid | 2,9 | (−5,8) | 0,39 |
| Pantederm | Dexpanthenol Zinkoxid | 2,6 | (−0,6) | 0,44 |
| Zinksalbe Lichtenstein | Zinkoxid | 1,9 | (+7,3) | 0,36 |
| Zinksalbe von ct | Zinkoxid Lebertran Glycerol | 1,5 | (−29,3) | 0,42 |
| | | 44,2 | (−15,1) | 0,45 |
| **Vaselin** | | | | |
| Oleo-Tüll | Weißes Vaselin | 2,1 | (−7,8) | 1,79 |
| **Dexpanthenol** | | | | |
| Panthenol-ratiopharm | Dexpanthenol | 19,8 | (−14,4) | 0,26 |
| Panthenol Lichtenstein | Dexpanthenol | 17,9 | (−2,3) | 0,23 |
| Bepanthen Roche Salbe | Dexpanthenol | 13,8 | (−22,1) | 0,36 |
| Panthogenat | Dexpanthenol | 2,9 | (−25,3) | 0,27 |
| panthenol von ct | Dexpanthenol | 2,0 | (−6,9) | 0,22 |
| Dexpanthenol Heumann | Dexpanthenol | 1,3 | (−26,8) | 0,35 |
| | | 57,6 | (−13,9) | 0,27 |
| **Weitere Mittel** | | | | |
| Iruxol | Chloramphenicol Kollagenase | 5,0 | (−27,0) | 1,12 |
| Fibrolan | Plasmin Desoxyribonuklease | 3,3 | (−16,1) | 4,28 |
| Pyolysin | Pyolysin Zinkoxid Salicylsäure | 3,3 | (−0,2) | 0,49 |

**Tabelle 22.13:** Verordnungen von Wundbehandlungsmitteln 2000. Angegeben sind die im Jahr 2000 verordneten Tagesdosen, die Änderungen gegenüber 1999 und die mittleren Kosten je DDD 2000 (Fortsetzung).

| Präparat | Bestandteile | DDD in Mio. | Änderung in % | DDD-Kosten in DM |
|---|---|---|---|---|
| Hametum Salbe etc. | Hamamelisextrakt | 2,8 | (−16,3) | 0,86 |
| Iruxol N | Clostridiopeptidase | 1,8 | (neu) | 1,22 |
| Azulon | Kamillenblütenextrakt | 1,1 | (+2,5) | 1,03 |
|  |  | 17,3 | (−6,8) | 1,57 |
| Summe |  | 121,3 | (−13,3) | 0,55 |

Zur Wundreinigung werden neben lokalchirurgischen Maßnahmen und Umschlägen mit hypertoner Kochsalzlösung unter anderem Antiseptika (siehe Tabelle 22.6) sowie proteolytische und kollagenolytische Enzyme zum Abbau nekrotischer Belege eingesetzt. Am häufigsten wird Dexpanthenol verordnet, obwohl kaum objektive Untersuchungen zu seiner Wirkung existieren. Kontaktallergien auf Dexpanthenol sind beschrieben (Hornstein und Nürnberg 1985, Schulze-Dirks und Frosch 1988, Hahn et al. 1993, Korting 1995). Eine randomisierte klinische Studie an Patienten mit Kehlkopfkarzinom bzw. Brustkrebs (jeder Patient diente als eigene Kontrolle) erbrachte durch *Bepanthen Roche* (Dexpanthenol) keine beschleunigte Abheilung radiogener Hautschäden gegenüber unbehandelten Kontrollarealen (Løkkevik et al. 1996). Eine beschleunigte Wundheilung mit signifikanter und klinisch relevanter Förderung der Granulation und Epithelisierung ist mit pharmakologischen Mitteln kaum zu erreichen. „Viele Wundbehandlungsmittel sind Wundheilungsverzögerer" (Niedner und Ziegenmeyer 1992).

Häufig verordnete Fertigarzneimittel sind auch *Iruxol, Fibrolan* und *Iruxol N* (Tabelle 22.13). *Iruxol N* enthält Clostridiopeptidasen, die Kollagen und andere Proteine auflockern bzw. abbauen und damit dazu beitragen sollen, daß nekrotisches Material entfernt und die Reparationsphase schneller eingeleitet werden kann (Niedner und Ziegenmeyer 1992). Ein entsprechender Beleg durch kontrollierte klinische Studien liegt jedoch nach einer Medline-Recherche der letzten 30 Jahre nicht vor. *Iruxol* enthält neben Clostridiopeptidasen (Kollagenase) das Antibiotikum Chloramphenicol, das auch bei lokaler Applikation erhebliche unerwünschte Wirkungen (Sensibilisierung, Knochenmarkdepression) hat (Niedner und Ziegenmeyer 1992, Simon und Stille 2000). Der Vertrieb von *Iruxol* wurde möglicherweise aufgrund der insgesamt negativen Beurteilung im Juli 2000 vom Hersteller eingestellt.

*Fibrolan* enthält bovines Plasmin sowie bovine Desoxyribonuklease. Zur Wirksamkeit auch dieser Kombination liegen derzeit keine kontrollierten klinischen Studien vor. Zu beachten ist eine mögliche Allergie gegen bovines Eiweiß (Hornstein und Nürnberg 1985, Korting 1995).

*Hametum* enthält einen Extrakt der Zaubernuß (Hamamelis) und wird zur Anwendung bei leichten Hautverletzungen, lokalen Entzündungen sowie bei Verbrühungen, Verbrennungen, Sonnenbrand, zur Wundpflege bei Säuglingen und bei Hämorrhoiden ausgeboten. Hamamelisextrakt hat nach experimentellen Untersuchungen antiphlogistische und antivirale Eigenschaften, die sich allerdings klinisch bisher nicht bestätigen ließen (Korting et al. 1995).

Auch *Azulon* wird bei entzündlichen Dermatosen sowie zur Vorbeugung und Behandlung von Strahlenschäden eingesetzt. Hinweise auf antiphlogistische Wirkungen von Kamillenextrakten ergeben sich derzeit ebenfalls nur aus experimentellen Studien (Korting 1995, Ammon et al. 1996). Nach einer randomisierten, Arzt-verblindeten klinischen Studie an Patienten mit Brustkrebs (jeder Patient diente als eigene Kontrolle) führt die Behandlung mit *Kamillosan* nicht zu einer beschleunigten Abheilung radiogener Hautschäden gegenüber Kontrollarealen (Maiche et al. 1991).

Wesentlicher Bestandteil von *Pyolysin* ist neben Salicylsäure und Zinkoxid ein keimfreies Filtrat aus Staphylokokken-, Streptokokken-, Escherichia-coli-, Pseudomonas-aeruginosa- und Enterokokken-Bouillon-Kulturen. *Pyolysin* soll antibakterielle Eigenschaften besitzen und zur Behandlung von Wundinfektionen, oberflächlichen Hautinfektionen, Ulcus cruris, Verbrennungen etc. geeignet sein. Eine bisher noch nicht publizierte multizentrische Anwendungsbeobachtung an insgesamt 49 Patienten mit Ulcus cruris venosum kann aufgrund einer fehlenden Kontrollgruppe nicht als Wirksamkeitsbeleg herangezogen werden (Niedner et al., zur Publikation eingereicht).

## Sonstige Dermatika

Die in diesem Marktsegment aufgeführten Dermatika verteilen sich auf Mittel zur Behandlung der androgenetischen Alopezie, der Hyper-

**Tabelle 22.14:** Verordnungen sonstiger Dermatika 2000. Angegeben sind die im Jahr 2000 verordneten Tagesdosen, die Änderungen gegenüber 1999 und die mittleren Kosten je DDD 2000.

| Präparat | Bestandteile | DDD in Mio. | Änderung in % | DDD-Kosten in DM |
|---|---|---|---|---|
| **Haarwuchsmittel** | | | | |
| Ell-Cranell alpha | Estradiol | 7,4 | (+13,0) | 0,85 |
| **Antihidrotika** | | | | |
| Sweatosan N | Salbeiextrakt | 3,1 | (−14,7) | 1,03 |
| **Narbenbehandlungsmittel** | | | | |
| Contractubex | Heparin Allantoin Küchenzwiebelextrakt | 1,3 | (−6,6) | 3,54 |
| Kelofibrase | Harnstoff Heparin Campher | 0,8 | (−0,6) | 3,18 |
| | | 2,1 | (−4,4) | 3,40 |
| **Summe** | | 12,5 | (+1,8) | 1,32 |

hidrosis sowie zur Behandlung von Narbenkontrakturen und Keloiden (Tabelle 22.14). Ihre klinische Bedeutung ist unklar. Die Verordnungen dieser Dermatika haben im Jahr 2000 überwiegend abgenommen. Lediglich *Ell-Cranell alpha* wurde wie im Vorjahr erneut häufiger verschrieben. Es wird als Haarwuchsmittel angewendet und enthält im Gegensatz zu der Glucocorticoidkombination *Ell-Cranell* (siehe Tab. 22.5) nur noch 17α-Estradiol, ohne daß sich damit jedoch die prinzipielle Bewertung ändert (siehe *Corticosteroidkombinationen*).

Die Antihidrotika und Narbenbehandlungsmittel sind in der dermatologischen Fachliteratur kaum oder gar nicht beschrieben. *Sweatosan N*, das bei gesteigerter Schweißbildung eingesetzt wird, enthält Salbeiextrakt. Eine Wirksamkeit ist nicht belegt (Hölzle 1984). *Kelofibrase* und *Contractubex*, welches neben Heparin und Allantoin einen Extrakt aus der Küchenzwiebel enthält, werden zur Behandlung von Narben und Narbenkontrakturen eingesetzt. Unabhängig von der fragwürdigen Zusammensetzung ist die Therapie der Keloide insgesamt problematisch. Sofern Wirkungen beobachtet werden, stellt sich die Frage, ob diese nicht allein auf der Anwendung des Vehikels bzw. auf der mechanischen Hautbehandlung beim Einreiben beruhen (Korting 1995).

## Literatur

Altmeyer P.J., Matthes U., Pawlak F., Hoffmann K., Frosch P.J., Ruppert P. et al. (1994): Antipsoriatic effect of fumaric acid derivatives. Results of a multicenter doubleblind study in 100 patients. J. Am. Acad. Dermatol. 30: 977–981.

Ammon H.P.T., Sabieraj J., Kaul R. (1996): Kamille. Mechanismus der antiphlogistischen Wirkung von Kamillenextrakten und -inhaltsstoffen. Dtsch. Apoth. Ztg. 136: 1821–1834.

Arzneimittelkommission der deutschen Ärzteschaft (1999): Nutzen und Risiken durch Fumarsäure-Ester bei der Therapie der Psoriasis. Dtsch. Ärztebl. 96: A-721.

Asadullah K., Schmid H., Friedrich M., Randow F., Volk H.-D., Sterry W., Döcke W.-D. (1997): Influence of monomethylfumarate on monocytic cytokine formation – explanation for adverse and therapeutic effects in psoriasis? Arch. Dermatol. Res. 289: 623–630.

Ashcroft D.M., Li Wan Po A., Griffiths C.E.M. (2000): Therapeutic strategies for psoriasis. J. Clin. Pharm. Ther. 25: 1–10.

Bradley M., Cullum N., Sheldon T. (1999): The debridement of chronic wounds: a systematic review. Health Technol. Assess. 3: 1–78.

Braun-Falco O., Plewig G., Wolff H.H. (1995): Dermatologie und Venerologie, 4. Aufl. Springer-Verlag, Berlin Heidelberg New York.

Brogden R.N., Goa K.L. (1997): Adapalene. A review of its pharmacological properties and clinical potential in the management of mild to moderate acne. Drugs 53: 511–519.

Bundesgesundheitsamt (1988): Monographie Fumarsäuremonoalkylester, Fumarsäuredialkylester, Fumarsäure und Fumarsäuresalze. Bundesanzeiger vom 11.10.1988, Nr. 191.

Bundesgesundheitsamt (1993): Monographie Steinkohlenteer. Bundesanzeiger 45: 845.

Bundesinstitut für Arzneimittel und Medizinprodukte (2001): Schreiben vom 1.6.2001.

Byrne A., Hnatko G. (1995): Depression associated with isotretinoin therapy. Can. J. Psychiatry 40: 567.

Chaffman M.O. (1999): Topical corticosteroids: A review of properties and principles in therapeutic use. Nurse Practitioner Forum 10: 95–105.

Christiansen J.V., Gadborg E., Kleiter I., Ludvigsen K., Meier C.H., Norholm A. et al. (1977): Efficacy of bufexamac (NFN) cream in skin diseases. A double-blind multicentre trial. Dermatologica 154: 177–184.

Daschner F. (1987): Sind Lokalantibiotika bei Hautinfektionen sinnvoll? Arzneiverordnung 4: 41–46.

De Jong R., Bezemer A.C., Zomerdijk T.P.L., van de Pouw-Kraan T., Ottenhoff T.H.M., Nibbering P.H. (1996): Selective stimulation of T helper 2 cytokine responses by the anti-psoriasis agent monomethylfumarate. Eur. J. Immunol. 26: 2067–2074.

Feldman S. (2000): Advances in psoriasis treatment. Dermatol. Online J. 6: 4.

Fine J.D., Johnson L. (1988): Evaluation of the efficacy of topical bufexamac in epidermolysis bullosa simplex. A double-blind placebo-controlled crossover trial. Arch. Dermatol. 124: 1669–1672.

Fricke U., Klaus W. (1985): Die neuen Arzneimittel – Wirkungsweise und therapeutischer Stellenwert. Eine Übersicht von Januar 1983 – Juni 1984. Offizinpharmazie 10: 1–71.

Fricke U., Klaus W. (1991): Neue Arzneimittel 1990/91. Fortschritte für die Arzneimitteltherapie? Wissenschaftliche Verlagsgesellschaft, Stuttgart.

Fricke U., Klaus W. (1992): Neue Arzneimittel 1991/92. Fortschritte für die Arzneimitteltherapie? Wissenschaftliche Verlagsgesellschaft, Stuttgart.

Glass D., Boorman G.C., Stables G.I., Cunliffe W.J., Goode K. (1999): A placebo-controlled clinical trial to compare a gel containing a combination of isotretinoin (0,05%) and erythromycin (2%) with gels containing isotretinoin (0,05%) or erythromycin (2%) alone in the topical treatment of acne vulgaris. Dermatology 199: 242–247.

Gloor M. (1982): Pharmakologie dermatologischer Externa. Springer-Verlag, Berlin Heidelberg New York.

Gniazdowska B., Rueff F., Przybilla B. (1999): Delayed contact hypersensitivity to non-steroidal anti-inflammatory drugs. Contact Dermatitis 40: 63–65.

Greaves M.W., Weinstein G.D. (1995): Treatment of psoriasis. N. Engl. J. Med. 332: 581–588.

Griffiths C.E., Clark C.M., Chalmers R.J., Li Wan Po A., Williams H.C. (2000): A systematic review of treatments for severe psoriasis. Health Technol. Assess. 4: 1–125.

Hahn C., Röseler S., Fritzsche R., Schneider R., Merk H.F. (1993): Allergic contact reaction to dexpanthenol: lymphocyte transformation test and evidence for microsomal-dependent metabolism of the allergen. Contact Dermatitis 28: 81–83.

Hölzle E. (1984): Therapie der Hyperhidrosis. Hautarzt 35: 7–15.

Hornstein O.P., Nürnberg E. (Hrsg.) (1985): Externe Therapie von Hautkrankheiten. Pharmazeutische und medizinische Praxis. Georg Thieme Verlag, Stuttgart New York.

Hornstein O.P. (1997): Glukokortikosteroide in der Dermatologie: Tag- und Nacht-Therapie vergessen. Dtsch. Ärztebl. 94: A-678.

Hughes B.R., Norris J.F., Cunliffe W.J. (1992): A double-blind evaluation of topical isotretinoin 0,05%, benzoyl peroxide gel 5% and placebo in patients with acne. Clin. Exp. Dermatol. 17: 165–168.

Jemec G.B.E., Østerlind A. (1994): Cancer in patients treated with coal tar: a longterm follow up study. J. Eur. Acad. Dermatol. Venerol. 3: 153–156.

Knapp U. (1995): Grundlagen der Wundheilung und Wundbehandlung. Med. Monatsschr. Pharm. 18: 219–230.

Korting H.C. (1995): Dermatotherapie: ein Leitfaden. Springer-Verlag, Berlin Heidelberg New York.

Korting H.C., Schäfer-Korting M., Klövekorn W., Klövekorn G., Martin C., Laux P. (1995): Comparative efficacy of hamamelis distillate and hydrocortisone cream in atopic eczema. Eur. J. Clin. Pharmacol. 48: 461–465.

Kragballe K., Barnes L., Hamberg K.J., Hutchinson P., Murphy F., Møller S. et al. (1998): Calcipotriol cream with or without concurrent topical corticosteroid in psoriasis: tolerability and efficacy. Br. J. Dermatol. 139: 649–654.

Lebwohl M. (1999): The role of salicylic acid in the treatment of psoriasis. Int. J. Dermatol. 38: 16–24.

Lemmer B., Brune K. (Hrsg.) (2001): Fülgraff Palm Pharmakotherapie, klinische Pharmakologie, 11. Aufl. Urban & Fischer, München, Jena.

Leung D.Y.M. (2001): Atopic dermatitis and the immune system: The role of superantigens and bacteria. J. Am. Acad. Dermatol. 45: S13–S16.

Leyden J.J., Hickman J.G., Jarratt M.T., Stewart D.M., Levy S.F. (2001): The efficacy and safety of a combination benzoyl peroxide/clindamycin topical gel compared with benzoyl peroxide alone and a benzoyl peroxide/erythromycin combination product. J. Cutan. Med. Surg. 5: 37–42.

Løkkevik E., Skovlund E., Reitan J.B., Hannisdal E., Tanum G. (1996): Skin treatment with Bepanthen cream versus no cream during radiotherapy. Acta Oncol. 35: 1021–1026.

Lookingbill D.P., Chalker D.K., Lindholm J.S., Katz H.I., Kempers S.E., Huerter C.J., Swinehart J.M., Schelling D.J., Klauda H.C. (1997): Treatment of acne with a combination clindamycin/benzoyl peroxide gel compared with clindamycin gel, benzoyl peroxide gel and vehicle gel: combined results of two double-blind investigations. J. Am. Acad. Dermatol. 37: 590–595.

Lunan H.N. (1975): Topical treatment of the burn patient. Am. J. Hosp. Pharm. 32: 599–605.

Maddin S. (Hrsg.) (1991): Current Dermatologic Therapy, 2nd ed. W.B. Saunders Comp., Philadelphia.

Maiche A.G., Gröhn P., Mäki-Hokkonen H. (1991): Effect of chamomille cream and almond ointment on acute radiation skin reaction. Acta Oncol. 30: 395–396.

Merk H.F., Bickers D.R. (1992): Dermatopharmakologie und Dermatotherapie. Blackwell, Berlin.

Molin L. and the Calcipotriol-UVB Study Group (1999): Topical calcipotriol combined with phototherapy for psoriasis. The results of two randomized trials and a review of the literature. Dermatol. 198: 375–381.

Murdoch D., Clissold S.P. (1992): Calcipotriol. A review of its pharmacological properties and therapeutic use in psoriasis vulgaris. Drugs 43: 415–429.

Mutschler E., Geisslinger G., Kroemer H.K., Schäfer-Korting M. (2001): Mutschler Arzneimittelwirkungen, 8. Auflage. Wissenschaftliche Verlagsgesellschaft mbH, Stuttgart.

Nieboer C., de Hoop D., van Loenen A.C., Langendijk P.N.J., van Dijk E. (1989): Systemic therapy with fumaric acid derivatives: New possibilities in the treatment of psoriasis. J. Am. Acad. Dermatol. 20: 601–608.

Niedner R. (1998): Kortikoide in der Dermatologie. UNI-MED Verlag, Bremen.

Niedner R., Weidhase R., Faude K. (zur Publikation eingereicht) Pyolysin®-Salbe zur Behandlung des Ulcus cruris. Dtsch. Dermatol.

Niedner R., Ziegenmeyer J. (Hrsg.) (1992): Dermatika. Therapeutischer Einsatz, Pharmakologie und Pharmazie. Wissenschaftliche Verlagsgesellschaft, Stuttgart.

N.N. (1997): Therapie der schweren Psoriasis mit Fumaraten. Arzneimittelbrief 31: 57–59.

Nugteren-Huying W.M., van der Schroeff J.G., Hermans J., Suurmond D. (1990): Fumaric acid therapy for psoriasis: A randomized, double-blind, placebo-controlled study. J. Am. Acad. Dermatol. 22: 311–312.

Ockenfels H.M., Schultewolter T., Ockenfels G., Funk R., Goos M. (1998): The antipsoriatic agent dimethylfumarate immunomodulates T-cell cytokine secretion and inhibits cytokines of the psoriatic cytokine work. Br. J. Dermatol. 139: 390-395.

Orfanos C.E., Zouboulis C.C., Almond-Roesler B., Geilen C.C. (1997): Current use and future potential role of retinoids in dermatology. Drugs 53: 358-388.

Parfitt K. (ed.) (1999): Martindale: The Complete Drug Reference, 32nd edition. Pharmaceutical Press, London.

Patel B., Siskin S., Krazmien R., Lebwohl M. (1998): Compatibility of calcipotriene with other topical medications. J. Am. Acad. Dermatol. 38: 1010-1011.

Peters D.C., Balfour J.A. (1997): Tacalcitol. Drugs 54: 265-271.

Petersen E.E., Doerr H.W., Gross G., Petzoldt D., Weissenbacher E.R., Wutzler P. (1999): Der Herpes genitalis. Dtsch. Ärztebl. 96: A-2358–A2364.

Pfannschmidt N., Bauer R., Kreysel H.W. (1988): Lokale Kombinationstherapie der Akne mit Erythromycin und Tretinoin. Z. Hautkr. 63: 366-368.

Post B., Jänner M. (1971): Indication for tannin therapy in dermatology. Clinical experiences with Tannosynt. Ther. Ggw. 110: 1477-1494.

Raab W. (1984): Psoriasis-Behandlung mit Fumarsäure und Fumarsäureestern. Z. Hautkr. 59: 671-679.

Raborn G.W., McGaw W.T., Grace M., Eng P., Percy J., Samuels S. (1989): Herpes labialis treatment with acyclovir 5% modified aqueous cream: A double-blind, randomized trial. Oral Surg. Oral Med. Oral Pathol. Oral Radiol. Endod. 67: 676-679.

Ring J., Fröhlich H.H. (1985): Wirkstoffe in der dermatologischen Therapie, 2. Aufl. Springer-Verlag, Berlin Heidelberg.

Ruzicka T., Lorenz B. (1998): Comparison of calcipotriol monotherapy and a combination of calcipotriol and betamethasone valerate after 2 weeks' treatment with calcipotriol in the topical therapy of psoriasis vulgaris: a multicentre, double-blind, randomized study. Br. J. Dermatol. 138: 254-258.

Savin J.A. (1985): Some guidelines to the use of topical corticosteroids. Brit. Med. J. 290: 1607-1608.

Schäfer-Korting M., Schmid M.H., Korting H.C. (1996): Topical glucocorticoids with improved risk-benefit ratio. Drug Safety 14: 375-385.

Scharfetter-Kochanek K., Meewes Ch., Eming s., Dissemond J., Hani N., Wenk J., Wlaschenk M., Brenneisen P. (1999): Chronische Wunden und Wachstumsfaktoren. Zeitschr. Hautkrankh. H+G 11: 664-672.

Scholz H., Schwabe U. (Hrsg.) (2000): Taschenbuch der Arzneibehandlung – Angewandte Pharmakologie, 12. Aufl. Urban & Fischer, München, Jena.

Schulze-Dirks A., Frosch P.J. (1988): Kontaktallergie auf Dexpanthenol. Hautarzt 39: 375-377.

Seböck B., Bonnekoh B., Geisel J., Mahrle G. (1994): Antiproliferative and cytotoxic profiles of antipsoriatic fumaric acid derivatives in keratinocyte cultures. Eur. J. Pharmacol. 270: 79-87.

Simon C., Stille W. (2000): Antibiotika-Therapie in Klinik und Praxis, 10. Aufl., Schattauer, Stuttgart New York.

Stoof T.J., Flier J., Sampar S., Nieboer C., Tensen C.P., Boorsma D.M. (2001): The antipsoriatic drug dimethylfumarate strongly suppresses chemokine production in human keratinocytes and peripheral blood mononuclear cells. Br. J. Dermatol. 144:1114–1120.

Strömberg H.E., Ågren M.S. (1984): Topical zinc oxide treatment improves arterial and venous leg ulcers. Br. J. Dermatol. 111: 461–468.

Sykes N.L., Webster G.F. (1994): Acne. A review of optimum treatment. Drugs 48: 59–70.

Thio H.B., Zomerdijk T.P.L., Oudshoorn C., Kempenaar J., Nibbering P.H., van der Schroeff J.G., Ponec M. (1994): Fumaric acid derivatives evoke a transient increase in intracellular free calcium concentration and inhibit the proliferation of human keratinocytes. Br. J. Dermatol. 131: 856–861.

Trauner M.A., Ruben B.S. (1999): Isotretinoin induced rhabdomyolysis? A case report. Dermatol. Online J. 5: 2.

Tronnier H., Haas P.J., Zimmermann T. (1990): Effectiveness and mechanism of action of isoprenaline sulfate and clemastine hydrogen fumarate on histamine wheal-induced pruritus. A placebo-controlled proband study. Derm. Beruf Umwelt 38: 15–18.

Trozak D.J. (1999): Topical corticosteroid therapy in psoriasis vulgaris: Update and new strategies. Cutis 64: 315–318.

Vandermeeren M., Janssens S., Borgers M., Geysen J. (1997): Dimethylfumarate is an inhibitor of cytokine-induced E-selectin, VCAM-1, and ICAM-1 expression in human endothelial cells. Biochem. Biophys. Res. Commun. 234: 19–23.

Veien N.K., Bjerke J.R., Rossmann-Ringdahl I., Jakobsen H.B. (1997): Once daily treatment of psoriasis with tacalcitol compared with twice daily treatment with calcipotriol. A double-blind trial. Br. J. Dermatol. 137: 581–586.

Warnecke J., Wendt A. (1998): Anti-inflammatory action of pale sulfonated shale oile (ICHTHYOL pale) in UVB erythema test. Inflamm. Res. 47: 75–78.

Walluf-Blume D. (1991): Aufbereitung und Nachzulassung von OTC-Arzneimitteln in den USA 1990. Pharm. Ind. 53: 152–158.

Wiesenauer M. (1987): Homöopathie für Apotheker und Ärzte. Deutscher Apotheker Verlag, Stuttgart.

Wolf-Jürgensen P. (1979): Efficacy of bufexamac cream versus betamethasone valerate cream in contact dermatitis: a double-blind trial. Curr. Med. Res. Opin. 5: 779–784.

Zouboulis C.C., Fluhr J.W. (1999): Akne – Aktuelle Aspekte zu Pathophysiologie und Therapie. Pharm. Ztg. 144: 4223–4231.

# 23. Diuretika

HARTMUT OSSWALD UND BERND MÜHLBAUER

Diuretika werden zur Behandlung von Erkrankungen eingesetzt, bei denen das therapeutische Ziel eine Vermehrung der Ausscheidung von Salz und Wasser zur Verminderung des Extrazellulärvolumens ist. Die Hauptindikationen sind arterielle Hypertonie, Herzinsuffizienz sowie Ödeme kardialer, hepatischer und renaler Genese.

Diuretika vergrößern den Harnfluß vor allem über eine Hemmung der Rückresorption von Natrium und Chlorid in der Niere. Die einzelnen Gruppen von Diuretika wirken an verschiedenen Tubulusabschnitten des Nephrons und unterscheiden sich in Stärke und Dauer ihrer diuretischen Wirkung. Bei Thiaziden und ihren Analoga tritt die Wirkung relativ langsam ein, sie wirken 6-72 Stunden. Ihre maximale Wirkungsstärke liegt bei einer Ausscheidung von etwa 5-10% der glomerulären Filtrationsrate. Die Wirkung von Schleifendiuretika tritt schneller ein und ist in der Regel kürzer. Sie sind stärker wirksam als Thiazide und können bis zu 30% des glomerulären Filtrats zur Ausscheidung bringen (Greger 1995). Sie sind auch noch bei eingeschränkter Nierenfunktion wirksam.

Kaliumsparende Diuretika führen zu einer Hemmung der Kaliumausscheidung, während ihre natriuretische Wirkung sehr schwach ausgeprägt ist. Ihre therapeutische Bedeutung besteht daher vor allem in der Korrektur der Hypokaliämien, wie sie bei der diuretischen Therapie mit Thiaziden und Schleifendiuretika entstehen können. Aus diesem Grunde werden sie ausschließlich in Kombination mit den beiden anderen Diuretikagruppen angewendet. Der Aldosteronantagonist Spironolacton hat ebenfalls eine hemmende Wirkung auf die Kaliumausscheidung und wurde bisher hauptsächlich bei Hyperaldosteronismus eingesetzt. Nach den Ergebnissen einer großen kontrollierten Studie (Pitt et al. 1999) verbessert Spironolacton in Dosen bis 25 mg täglich zusätzlich zur Standardtherapie mit Diuretika, ACE-Inhibitoren und Herzglykosiden die Prognose der schweren Herzinsuffizienz. Bei diesen niedrigen Dosen von Spironolacton scheint das Risiko von Hyperkaliämien gering zu sein.

## Verordnungsspektrum

Die Schleifendiuretika sind seit mehreren Jahren die am häufigsten verordnete Gruppe aller Diuretika und haben auch im Jahr 2000 gegenüber dem Vorjahr zugenommen. Thiazide werden in Deutschland überwiegend als Kombinationspräparate mit kaliumsparenden Diuretika verordnet. Die Verordnungshäufigkeit der Thiazidkombinationen hat sich 2000 weiter verringert (Abbildung 23.1). Grund für die abnehmende Verordnungsfrequenz ist vermutlich die zunehmende Verordnung von ACE-Hemmern oder $AT_1$-Rezeptorantagonisten, die über die Verringerung der Aldosteronsynthese ebenfalls antikaliuretisch wirken. Auch in der gesamten Indikationsgruppe Diuretika sind 2000 Verordnungshäufigkeit und Umsatz leicht angestiegen (Tabelle 23.1).

### Thiazide und Thiazidanaloga

In dieser Diuretikagruppe erscheinen 2000 auf der Liste der 2500 am häufigsten angewandten Präparate die drei Wirkstoffe Xipamid, Hy-

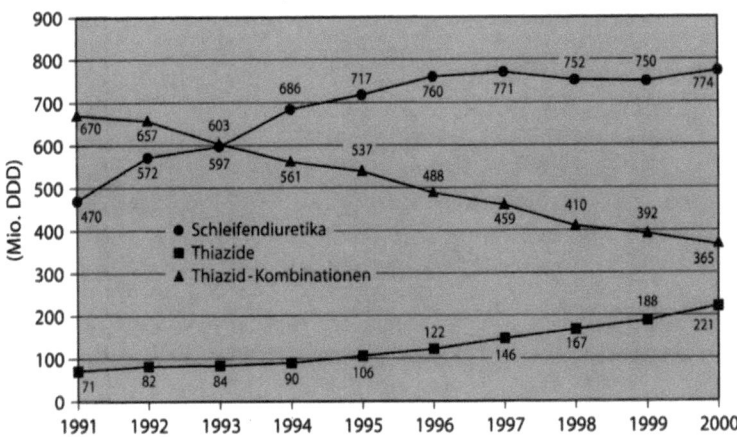

**Abbildung 23.1:** Verordnungen von Diuretika 1991 bis 2000. Gesamtverordnungen nach definierten Tagesdosen (DDD)

**Tabelle 23.1:** Verordnungen von Diuretika 2000. Angegeben sind die verordnungshäufigsten Präparate mit Verordnungsrang, Verordnungen und Umsatz 2000 im Vergleich zu 1999.

| Rang | Präparat | Verordnungen in Tsd. | Änd. % | Umsatz Mio. DM | Änd. % |
|---|---|---|---|---|---|
| 36 | Furosemid-ratiopharm | 1743,7 | +2,6 | 34,7 | –8,6 |
| 67 | Aquaphor | 1360,3 | +5,3 | 76,8 | +3,5 |
| 106 | Dytide H | 1075,5 | –7,2 | 24,2 | –7,4 |
| 122 | Arelix | 966,0 | –2,7 | 53,4 | –3,4 |
| 138 | Lasix | 897,1 | –13,5 | 27,7 | –14,7 |
| 167 | Furorese | 780,4 | +8,5 | 30,6 | +2,3 |
| 241 | Torem | 612,9 | +15,2 | 60,6 | +17,0 |
| 260 | HCT von ct | 570,3 | +67,8 | 8,5 | +66,3 |
| 262 | Unat | 569,9 | +13,6 | 56,4 | +12,6 |
| 309 | furo von ct | 514,5 | +3,4 | 9,1 | +2,5 |
| 408 | Ödemase Tabl./30 mg ret. | 426,5 | –1,3 | 10,2 | –2,2 |
| 453 | Spiro comp.-ratiopharm | 389,0 | +7,3 | 27,8 | +6,4 |
| 489 | Triampur comp. | 367,9 | –11,0 | 5,2 | –12,1 |
| 505 | Diutensat | 356,9 | –11,3 | 8,3 | –10,5 |
| 603 | Furosemid AL | 301,5 | +28,1 | 5,1 | +54,6 |
| 606 | dehydro tri mite/–sanol tri | 300,7 | –13,6 | 13,8 | –10,1 |
| 627 | triazid von ct | 292,2 | +9,2 | 4,8 | +13,2 |
| 636 | Furosemid Heumann | 288,7 | –1,2 | 6,1 | +8,3 |
| 654 | Tri.-Thiazid Stada | 280,4 | –6,7 | 6,5 | –5,9 |
| 676 | Esidrix | 270,6 | –15,3 | 10,5 | –14,7 |
| 707 | Natrilix | 253,2 | +13,9 | 18,1 | +13,8 |
| 712 | Furobeta | 251,4 | +16,0 | 5,6 | +16,6 |
| 725 | Aldactone Drag./Kaps. | 247,4 | +10,1 | 12,2 | +3,6 |
| 835 | Triamteren comp.-ratiopharm | 210,7 | +2,5 | 4,5 | +1,3 |
| 840 | Spironolacton-ratiopharm | 209,7 | +30,0 | 13,5 | +27,4 |
| 841 | HCT Hexal | 209,3 | +712,7 | 2,9 | +801,6 |
| 856 | Diuretikum Verla | 205,6 | –2,1 | 3,9 | –0,4 |
| 867 | Moduretik | 202,5 | –16,6 | 4,9 | –15,4 |
| 1041 | Furosemid Stada | 163,1 | +32,1 | 3,6 | +35,4 |
| 1081 | Osyrol-Lasix Kaps. | 156,7 | –9,8 | 13,1 | –10,2 |
| 1163 | Triamteren HCT AL | 146,5 | +22,4 | 2,4 | +22,0 |
| 1193 | Hct-Isis | 142,1 | +3,0 | 4,3 | +5,6 |
| 1221 | Nephral | 138,1 | –12,5 | 3,2 | –13,3 |
| 1273 | Spiro von ct | 130,9 | +70,5 | 8,3 | +55,0 |
| 1306 | Neotri | 126,9 | –15,1 | 9,0 | –14,4 |
| 1349 | Aquaretic | 120,9 | –12,1 | 2,7 | –11,7 |
| 1423 | Turfa-BASF | 113,7 | –10,3 | 2,7 | –6,9 |
| 1516 | diucomb | 105,8 | –17,9 | 7,0 | –18,3 |
| 1619 | Triarese Hexal | 96,0 | +24,0 | 1,5 | +23,3 |
| 1684 | Diurapid | 90,9 | –3,6 | 2,5 | –8,6 |
| 1755 | Diursan | 86,1 | –16,1 | 2,0 | –17,8 |
| 1868 | Furosal | 78,9 | +13,2 | 2,3 | +24,2 |
| 1947 | Fusid | 73,6 | +10,9 | 2,8 | +90,6 |
| 1995 | Disalunil | 70,2 | +4,5 | 2,9 | +7,2 |

Tabelle 23.1: Verordnungen von Diuretika 2000. Angegeben sind die verordnungshäufigsten Präparate mit Verordnungsrang, Verordnungen und Umsatz 2000 im Vergleich zu 1999 (Fortsetzung).

| Rang | Präparat | Verordnungen in Tsd. | Änd. % | Umsatz Mio. DM | Änd. % |
|---|---|---|---|---|---|
| 2064 | Furanthril | 66,4 | −1,9 | 1,4 | +4,9 |
| 2070 | Amilorid comp.-ratiopharm | 65,7 | −14,2 | 1,0 | −13,1 |
| 2215 | HCT-Beta | 58,6 | (neu) | 0,8 | (neu) |
| 2269 | Spiro-D-Tablinen | 56,3 | +10,1 | 3,8 | +13,2 |
| 2361 | Rhefluin | 52,2 | −14,4 | 1,2 | −17,1 |
| 2362 | Amiloretik | 52,2 | +2,0 | 0,8 | +5,3 |
| 2384 | Spironolacton Heumann | 51,2 | +10,0 | 3,4 | +1,3 |
| 2454 | Furo AbZ | 48,7 | +61,5 | 0,8 | +69,4 |
| 2466 | Solidagoren N | 48,1 | −7,6 | 0,9 | −11,1 |
| Summe | | 16494,6 | +3,7 | 630,2 | +3,1 |
| Anteil an der Indikationsgruppe | | 96,6% | | 96,2% | |
| Gesamte Indikationsgruppe | | 17079,1 | +3,4 | 654,8 | +2,5 |

drochlorothiazid und Indapamid, die sich in ihrem Wirkungsprofil deutlich voneinander unterscheiden (Tabelle 23.2).

Hydrochlorothiazid hat im Jahr 2000 einen ungewöhnlich starken Verordnungszuwachs erfahren. Stark zugenommen haben die besonders kostengünstigen Generika, während das Originalpräparat (*Esidrix*) um fast 15% abgenommen hat.

*Aquaphor* enthält das Thiazidanalogon Xipamid, das in seinem Wirkungseintritt und der Wirkungsdauer zwar dem Hydrochlorothiazid ähnlich ist, aber in höheren Dosierungen (40–80 mg) eine etwas stärkere diuretische Wirkung besitzt und auch bei niereninsuffizienten Patienten eingesetzt werden kann (Oßwald und Albinus 1993). Das Präparat liegt weiterhin an der Spitze der Thiazidverordnungen.

*Natrilix* (Indapamid) ist bis zu einer Dosierung von 2,5 mg tgl. ein Antihypertensivum ohne diuretische Wirkung. In höheren Dosierungen von 5 mg ruft es einen den Thiaziden ähnlichen diuretischen Effekt hervor, der jedoch die blutdrucksenkende Wirkung nicht steigert (Oßwald und Albinus 1993). Es kann auch in niedriger Dosierung Hypokaliämien auslösen. Das Verordnungsvolumen dieses Diuretikums hat trotz der relativ hohen DDD-Kosten 2000 zugenommen.

Insgesamt beträgt der Anteil der Thiazide als Monopräparate an den Diuretikaverordnungen 2000 15% (Vorjahr 14%). Dieser relativ geringe Prozentsatz sollte jedoch nicht darüber hinwegtäuschen, daß diese

**Tabelle 23.2:** Verordnungen von Diuretika 2000 (Monopräparate). Angegeben sind die 2000 verordneten Tagesdosen, die Änderungen gegenüber 1999 und die mittleren Kosten je DDD 2000.

| Präparat | Bestandteile | DDD in Mio. | Änderung in % | DDD-Kosten in DM |
|---|---|---|---|---|
| **Hydrochlorothiazid** | | | | |
| HCT von ct | Hydrochlorothiazid | 41,7 | (+69,2) | 0,20 |
| Esidrix | Hydrochlorothiazid | 20,4 | (−14,6) | 0,52 |
| HCT Hexal | Hydrochlorothiazid | 11,8 | (+812,5) | 0,25 |
| Hct-Isis | Hydrochlorothiazid | 8,4 | (+7,2) | 0,51 |
| Disalunil | Hydrochlorothiazid | 5,6 | (+7,5) | 0,51 |
| HCT-Beta | Hydrochlorothiazid | 3,4 | (neu) | 0,24 |
| | | 91,3 | (+45,1) | 0,33 |
| **Thiazidanaloga** | | | | |
| Aquaphor | Xipamid | 104,5 | (+2,7) | 0,74 |
| Natrilix | Indapamid | 16,4 | (+9,2) | 1,10 |
| | | 120,9 | (+3,6) | 0,79 |
| **Furosemid** | | | | |
| Furosemid-ratiopharm | Furosemid (h) | 164,0 | (−1,8) | 0,21 |
| Furorese | Furosemid (h) | 117,5 | (+4,4) | 0,26 |
| Lasix | Furosemid (h) | 97,3 | (−15,2) | 0,29 |
| furo von ct | Furosemid | 42,6 | (+5,3) | 0,21 |
| Ödemase Tabl./ 30 mg ret. | Furosemid | 39,7 | (−4,5) | 0,26 |
| Furosemid AL | Furosemid | 28,7 | (+51,9) | 0,18 |
| Furobeta | Furosemid | 28,1 | (+16,3) | 0,20 |
| Furosemid Heumann | Furosemid | 27,2 | (+8,2) | 0,22 |
| Furosemid Stada | Furosemid | 16,4 | (+57,4) | 0,22 |
| Fusid | Furosemid | 12,8 | (+93,1) | 0,22 |
| Diurapid | Furosemid | 12,4 | (+2,7) | 0,20 |
| Furosal | Furosemid | 11,6 | (+24,2) | 0,20 |
| Furanthril | Furosemid (h) | 6,9 | (+14,8) | 0,20 |
| Furo AbZ | Furosemid | 4,0 | (+66,9) | 0,19 |
| | | 609,2 | (+3,0) | 0,23 |
| **Weitere Schleifendiuretika** | | | | |
| Arelix | Piretanid | 64,9 | (−3,5) | 0,82 |
| Unat | Torasemid (h) | 45,1 | (+5,5) | 1,25 |
| Torem | Torasemid (h) | 43,0 | (+16,7) | 1,41 |
| | | 152,9 | (+4,2) | 1,11 |
| **Summe** | | 974,4 | (+6,2) | 0,45 |

Bei den mit (h) gekennzeichneten Präparaten handelt es sich um Schleifendiuretika mit hochdosierten Arzneiformen.

Substanzgruppe mit anderen Antihypertensiva (z. B. ACE-Hemmern und AT$_1$-Rezeptorantagonisten) sehr häufig angewandt wird und ein bewährtes Therapieprinzip darstellt (siehe Kapitel 3 und 13).

### Schleifendiuretika

Die Verordnung von Schleifendiuretika ist im Jahr 2000 wieder leicht angestiegen (Abbildung 23.1). Weiterhin dominieren Furosemidpräparate mit einem Anteil von 80% an den verordneten Tagesdosen (Tabelle 23.2). Piretanid (*Arelix*) und Torasemid (*Unat, Torem*) sind neuere Vertreter in der Gruppe der Schleifendiuretika. Ihre Wirkung tritt im Vergleich zu Furosemid verzögert ein und hält länger an. Dieser Zeitverlauf der diuretischen Wirkung wird von einigen Autoren als vorteilhaft angesehen, obwohl die Lebensqualität durch Torasemid im Vergleich zu Furosemid nicht wesentlich verändert wurde (Noe et al. 1999). Auch die bessere Bioverfügbarkeit von Torasemid hat keine therapeutischen Auswirkungen auf die Natriumausscheidung bei Patienten mit Herzinsuffizienz (Vargo et al. 1995). Trotz deutlich höherer DDD-Kosten hat die Verordnungshäufigkeit von Torasemidpräparaten 2000 um etwa 10% zugenommen (Tabelle 23.2).

### Thiazidkombinationen

Im Jahr 2000 betrug der Anteil der fixen Kombinationen von Thiaziden und Thiazidanaloga mit kaliumsparenden Diuretika 25% aller Diuretikaverordnungen gegenüber 29% im Vorjahr (Tabellen 23.3 und 23.4). Damit ist er, gemessen an den DDD, in den letzten Jahren kontinuierlich zurückgegangen (Abbildung 23.1), was auf der bereits erwähnten steigenden Verordnungshäufigkeit von ACE-Inhibitoren und AT$_1$-Rezeptorantagonisten bei der Behandlung von Herzinsuffizienz und arterieller Hypertonie beruhen könnte.

Spitzenreiter der fixen Kombinationen von Hydrochlorothiazid mit Triamteren und Amilorid sind auch 2000 *Dytide H* bzw. *Moduretik* (Tabelle 23.3). Wie schon in den letzten Jahren sind die Kombinationen von Triamteren mit Bemetizid oder Xipamid, deren DDD-Kosten höher sind als die der Hydrochlorothiazidkombinationen, deutlich zurückgegangen (Tabelle 23.5).

**Tabelle 23.3:** Verordnungen von Hydrochlorothiazidkombinationen 2000. Angegeben sind die 2000 verordneten Tagesdosen, die Änderungen gegenüber 1999 und die mittleren Kosten je DDD 2000.

| Präparat | Bestandteile | DDD in Mio. | Änderung in % | DDD-Kosten in DM |
|---|---|---|---|---|
| **Mit Triamteren** | | | | |
| Dytide H | Hydrochlorothiazid Triamteren | 80,7 | (−7,3) | 0,30 |
| Triampur comp. | Hydrochlorothiazid Triamteren | 31,7 | (−11,5) | 0,16 |
| Diutensat | Hydrochlorothiazid Triamteren | 28,3 | (−10,4) | 0,29 |
| triazid von ct | Hydrochlorothiazid Triamteren | 23,2 | (+14,0) | 0,21 |
| Tri.-Thiazid Stada | Hydrochlorothiazid Triamteren | 21,9 | (−5,9) | 0,30 |
| Triamteren comp.-ratiopharm | Hydrochlorothiazid Triamteren | 16,2 | (+0,9) | 0,28 |
| Diuretikum Verla | Hydrochlorothiazid Triamteren | 16,0 | (−0,3) | 0,25 |
| Triamteren HCT AL | Hydrochlorothiazid Triamteren | 11,6 | (+22,0) | 0,20 |
| Nephral | Hydrochlorothiazid Triamteren | 10,7 | (−13,4) | 0,30 |
| Turfa-BASF | Hydrochlorothiazid Triamteren | 8,9 | (−8,0) | 0,30 |
| Triarese Hexal | Hydrochlorothiazid Triamteren | 7,1 | (+23,2) | 0,21 |
| | | 256,5 | (−4,2) | 0,26 |
| **Mit Amilorid** | | | | |
| Moduretik | Hydrochlorothiazid Amilorid | 17,0 | (−14,9) | 0,29 |
| Aquaretic | Hydrochlorothiazid Amilorid | 9,9 | (−11,6) | 0,28 |
| Diursan | Hydrochlorothiazid Amilorid | 6,8 | (−17,6) | 0,29 |
| Amilorid comp.-ratiopharm | Hydrochlorothiazid Amilorid | 5,5 | (−13,0) | 0,19 |
| Amiloretik | Hydrochlorothiazid Amilorid | 4,4 | (+6,3) | 0,19 |
| Rhefluin | Hydrochlorothiazid Amilorid | 4,4 | (−17,3) | 0,28 |
| | | 48,0 | (−13,0) | 0,26 |
| Summe | | 304,4 | (−5,7) | 0,26 |

**Tabelle 23.4:** Verordnungen weiterer Diuretikakombinationen 2000. Angegeben sind die 2000 verordneten Tagesdosen, die Änderungen gegenüber 1999 und die mittleren Kosten je DDD 2000.

| Präparat | Bestandteile | DDD in Mio. | Änderung in % | DDD-Kosten in DM |
|---|---|---|---|---|
| **Mit Thiazidanaloga** | | | | |
| dehydro tri mite/ -sanol tri | Triamteren Bemetizid | 20,3 | (-9,1) | 0,68 |
| Neotri | Triamteren Xipamid | 10,4 | (-14,3) | 0,87 |
| diucomb | Triamteren Bemetizid | 8,8 | (-17,9) | 0,80 |
| | | 39,5 | (-12,6) | 0,76 |
| **Pflanzliche Mittel** | | | | |
| Solidagoren N | Extr. Herb. Virgaureae Extr. Herb. Anserin. Extr. Herb. Equiseti Extr. Rad. Rubii Extr. Fruct. Petros. | 1,0 | (-12,2) | 0,87 |
| Summe | | 40,5 | (-12,6) | 0,76 |

### Aldosteronantagonisten

Das einzige häufig als Monopräparat eingesetzte kaliumsparende Diuretikum ist Spironolacton, das als kompetitiver Antagonist des Mineralocorticoids Aldosteron wirkt. Durch Verminderung der Natriumreabsorption im Tubulussystem wird die Natriumausscheidung verstärkt und die Kaliumausscheidung gesenkt. Der diuretische Effekt von Spironolacton ist gering. Er setzt am zweiten Tag ein und erreicht sein Maximum nach 3–5 Tagen. Die klassische Indikation von Spironolacton war bisher die Behandlung des primären und sekundären Hyperaldosteronismus sowie die Therapie von Ödemen bei chronischer Herzinsuffizienz, Leberzirrhose und nephrotischem Syndrom, wenn andere Diuretika nicht ausreichend wirksam waren. Nach den Ergebnissen der RALES-Studie (Pitt et al. 1999) verringert Spironolacton, zusätzlich zur Standardtherapie gegeben, die Mortalität der schweren Herzinsuffizienz. Als Ursache für diesen günstigen Effekt wird zur Zeit diskutiert, daß Spironolacton die Aldosteron-bedingte Steigerung der Fibrobla-

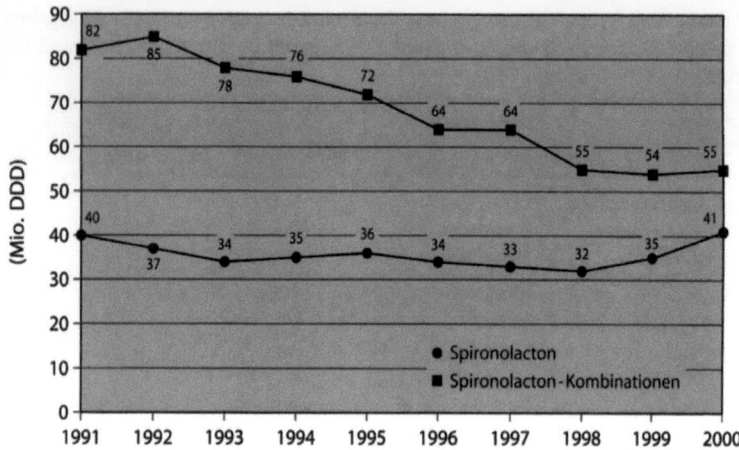

**Abbildung 23.2:** Verordnungen von Aldosteronantagonisten 1991 bis 2000. Gesamtverordnungen nach definierten Tagesdosen (DDD).

stenproliferation im Myokard hemmt. Während der Therapie mit Spironolacton muß grundsätzlich der Serumkaliumspiegel kontrolliert werden, weil auch bei gleichzeitiger Gabe von Thiaziden oder Schleifendiuretika eine Hyperkaliämie auftreten kann. Durch die niedrigen Tagesdosen von Spironolacton für diese Indikation (12,5 bis 25 mg) ist diese Gefahr jedoch gering.

Die Verordnungshäufigkeit der Spironolacton-Monopräparate unter den 2500 am häufigsten verschriebenen Arzneimitteln ist im Vergleich zum Vorjahr wieder deutlich angestiegen (Abbildung 23.2), was auf die jetzt als gesichert geltende Indikation der schweren Herzinsuffizinz zurückzuführen sein dürfte. Der Zuwachs kam in erster Linie den preisgünstigeren Generika zugute (Tabelle 23.5).

Die Verordnungshäufigkeit der Spironolacton-Kombinationspräparate ist gegenüber den beiden Vorjahren praktisch unverändert geblieben. Es handelt sich um drei Furosemidkombinationen mit Spironolacton, die wegen der unterschiedlichen Halbwertszeit der beiden Kombinationspartner möglicherweise nicht in der gewünschten Weise synergistisch wirken. Nur durch die Beobachtung des Therapieerfolges in der Praxis kann die Frage beantwortet werden, ob der angestrebte Kombinationseffekt trotz der unterschiedlichen Wirkungsdauer von Furosemid (4–6 Std.) und Spironolacton (48–72 Std.) erreicht wird.

**Tabelle 23.4:** Verordnungen von Aldosteronantagonisten 2000. Angegeben sind die 2000 verordneten Tagesdosen, die Änderungen gegenüber 1999 und die mittleren Kosten je DDD 2000.

| Präparat | Bestandteile | DDD in Mio. | Änderung in % | DDD-Kosten in DM |
|---|---|---|---|---|
| **Spironolacton** | | | | |
| Spironolacton-ratiopharm | Spironolacton | 12,7 | (+26,9) | 1,06 |
| Aldactone Drag./Kaps. | Spironolacton | 8,7 | (−0,7) | 1,41 |
| Spiro von ct | Spironolacton | 8,3 | (+53,1) | 1,01 |
| Spironolacton Heumann | Spironolacton | 3,2 | (−0,7) | 1,06 |
| | | 32,9 | (+20,0) | 1,14 |
| **Kombinationen** | | | | |
| Spiro comp.-ratiopharm | Spironolacton Furosemid | 27,1 | (+6,8) | 1,02 |
| Osyrol-Lasix Kaps. | Spironolacton Furosemid | 11,5 | (−10,6) | 1,13 |
| Spiro-D-Tablinen | Spironolacton Furosemid | 4,0 | (+14,9) | 0,97 |
| | | 42,6 | (+2,1) | 1,05 |
| Summe | | 75,5 | (+9,2) | 1,09 |

## Therapeutische Aspekte

Thiazide werden bevorzugt zur Ausschwemmung von Ödemen eingesetzt (Heidland und Bahner 1999). Wegen des bei Ödemen häufig auftretenden Hyperaldosteronismus wird bei dieser Indikation eine Kombination mit kaliumsparenden Diuretika als sinnvoll angesehen. Dies gilt nicht bei Vorliegen einer Niereninsuffizienz wegen der Gefahr einer Hyperkaliämie. Die Kombinationen von Thiaziden oder Schleifendiuretika mit kaliumsparenden Diuretika sind pharmakologisch sinnvoll, weil dadurch ein möglicher Kaliumverlust verhindert werden kann. Die DDD-Kosten der meisten dieser Kombinationen liegen unter denen der Monopräparate. Das allein sollte jedoch nicht dazu führen, Kombinationspräparate zu bevorzugen.

Das hohe Verordnungsvolumen von Schleifendiuretika hängt zum Teil damit zusammen, daß ein großer Anteil der verordneten DDD auf hochdosierte Arzneiformen für niereninsuffiziente Patienten entfallen. Ob diese stark wirksamen Mittel in allen übrigen Fällen einer Diuretikatherapie indiziert sind, ist fraglich.

Spironolacton in der Gruppe der kaliumsparenden Diuretika muß bei der Differentialtherapie mit Triamteren und Amilorid verglichen werden. Dabei fällt auf, daß Spironolacton als Monopräparat ein Gesamtverordnungsvolumen von 41 Mio. Tagesdosen erreicht (Abbildung 23.2), während die beiden anderen kaliumsparenden Diuretika (Triamteren, Amilorid) in Deutschland nicht mehr als Monopräparate angeboten werden. Zumindest bei der Indikation des renalen Kaliumverlustes erscheint diese Bevorzugung von Spironolacton aufgrund seiner zahlreichen und z. T. schwerwiegenden Nebenwirkungen (s. unten) therapeutisch nicht gerechtfertigt. Ein anderes Bild ergibt sich unter Berücksichtigung der aktuellen Studiendaten zur schweren Herzinsuffizienz (s. oben), die das therapeutische Potential von niedrig dosiertem Spironolacton bei dieser Indikation eindeutig gezeigt haben.

Die klassischen Indikationen von Spironolacton sind das Conn-Syndrom, soweit eine operative Tumorentfernung nicht möglich ist, sowie Ödemformen, die mit einem sekundären Hyperaldosteronismus einhergehen, wie z. B. die chronische Leberinsuffizienz mit Aszites oder kardial bedingte Ödeme. Wenn es um die Beseitigung oder Verhinderung eines durch Diuretika verursachten Kaliummangels im Organismus geht, wird man zunächst immer Kombinationen mit Triamteren oder Amilorid einsetzen. Diese kaliumsparenden Diuretika haben gegenüber Spironolacton den Vorteil eines schnelleren Wirkungseintritts und einer größeren Wirtschaftlichkeit (Greven und Heidenreich 1997). Nach den Verordnungsdaten von 2000 betragen die mittleren DDD-Kosten der Hydrochlorothiazidkombinationen mit Triamteren oder Amilorid nur ein Viertel der Kosten von Spironolactonkombinationen.

Bei der Anwendung von Aldosteronantagonisten ist schließlich noch das besondere Nebenwirkungsprofil zu berücksichtigen. Neben der Hyperkaliämie kann Spironolacton als Hormonantagonist auch Störungen anderer Steroidhormonwirkungen auslösen. So ruft eine Dauertherapie mit Tagesdosen von über 50 mg Spironolacton bei Männern oft Gynäkomastie hervor. Libido- und Potenzverlust sind ebenfalls berichtet worden. Bei Frauen können Menstruationsstörungen, Hirsutismus und tiefe Stimmlage auftreten.

## Literatur

Greger R. (1995): Loop Diuretics. In: Greger R., Knauf H., Mutschler, E. (eds.): Handbook of Experimental Pharmacology: Diuretics, Vol. 117. Springer-Verlag, Berlin, pp. 221–274.

Greven J., Heidenreich O. (1997): Ödeme. In: Pharmakotherapie, klinische Pharmakologie (Fülgraff G., Palm D., Hrsg.) 10. Aufl. Gustav Fischer Verlag, Stuttgart, S. 52–61.

Heidland A., Bahner U. (1999): Diuretika. In: Paumgartner G. (Hrsg.): Therapie innerer Krankheiten, 9. Aufl., Springer-Verlag, Berlin Heidelberg New York, S. 1548–1564.

Noe L.L., Vreeland M.G., Pezzella S.M., Trotter J.P. (1999): A pharmacoeconomic assessment of torsemide and furosemide in the treatment of patients with congestive heart failure. Clin. Ther. 21: 854–866.

Oßwald H., Albinus M. (1993): In: Bruchhausen F. v. et al. (Hrsg.): Hagers Handbuch der Pharmazeutischen Praxis, Stoffe A-Z. 5. Aufl, Band 8: Indapamid, S. 534–537; Band 9: Spironolacton, S. 650–654; Band 9: Xipamid S. 1212–1215. Springer-Verlag, Berlin.

Pitt B., Zannad F., Remme W.J., Cody R., Castaigne A., Perez A., Palensky J., Wittes J. (1999): The effect of spironolactone on morbidity and mortality in patients with severe heart failure. Randomized Aldactone Evaluation Study Investigators. N. Engl. J. Med. 341: 709–717.

Vargo D.L., Kramer W.G., Black P.K., Smith W.B., Serpas T., Brater D.C. (1995): Bioavailability, pharmacokinetics, and pharmacodynamics of torsemide and furosemide in patients with congestive heart failure. Clin. Pharmacol. Ther. 57: 601–609.

# 24. Durchblutungsfördernde Mittel

ULRICH SCHWABE

Durchblutungsfördernde Mittel werden bei peripheren und zerebralen Durchblutungsstörungen eingesetzt. Die Mehrzahl der Präparate ist nur noch für die Anwendung bei peripheren arteriellen Durchblutungsstörungen zugelassen. Diese indikative Abgrenzung ist vor allem dadurch entstanden, daß zahlreiche Herstellerfirmen ihre Präparate ab 1996 zusammen mit den Nootropika in eine neu geschaffene Indikationsgruppe „Antidementiva" umgruppiert haben (s. Kapitel 9).

Durch diese Umgruppierungen sind jedoch die pharmakologisch-therapeutischen Probleme der durchblutungsfördernden Arzneimittel nicht gelöst worden. Nach Gabe von Vasodilatatoren kommt es zwar zu einer Durchblutungssteigerung, die jedoch wegen der fehlenden Selektivität inhomogen sein und zur Blutumverteilung mit therapeutisch unerwünschten Stealeffekten führen kann. Die regionale Vasodilatation in gesunden Gefäßbezirken ist der wesentliche konzeptionelle Nachteil der vasodilatierenden Substanzen, da keine selektive Dilatation der Kollateralgefäße nachweisbar ist, sondern vorwiegend muskuläre und kutane Widerstandgefäße dilatiert werden und damit Stealeffekte möglich sind (Rieger und Hossmann 1998). So werden weitere Wirkungsmechanismen für durchblutungsfördernde Mittel diskutiert, z. B. eine Verbesserung rheologisch wirksamer Faktoren. Inwieweit diese für einige Substanzen nachgewiesenen Wirkungen klinisch relevant sind, bleibt bis auf wenige Ausnahmen unklar.

Von entscheidender Bedeutung für die Anwendung durchblutungsfördernder Mittel ist der Nachweis ihrer Wirksamkeit in kontrollierten Studien nach angiologischen Kriterien (Heidrich et al. 1992). Für einzelne Substanzen wurde eine klinische Wirksamkeit bei definierten Indikationen nachgewiesen, wie z. B. die Rezidivprophylaxe von transitorischen ischämischen Attacken und Hirninfarkten mit Acetylsalicylsäure und Ticlopidin. Bei der peripheren arteriellen Verschlußkrankheit liegen Hinweise auf die klinische Wirksamkeit von Prostaglandin

Tabelle 24.1: Verordnungen durchblutungsfördernder Mittel 2000. Angegeben sind die verordnungshäufigsten Präparate mit Verordnungsrang, Verordnungen und Umsatz 2000 im Vergleich zu 1999.

| Rang | Präparat | Verordnungen in Tsd. | Änd. % | Umsatz Mio. DM | Änd. % |
|---|---|---|---|---|---|
| 121 | Dusodril | 966,0 | −22,6 | 45,9 | −23,8 |
| 199 | Trental | 690,3 | −19,7 | 37,1 | −21,8 |
| 336 | Pentoxifyllin-ratiopharm | 485,5 | +2,5 | 21,5 | −1,8 |
| 738 | Claudicat | 243,0 | −24,7 | 12,7 | −21,5 |
| 860 | Naftilong | 204,6 | −10,5 | 9,3 | −12,9 |
| 1324 | Pento-Puren | 125,1 | −0,5 | 6,3 | −1,9 |
| 1455 | Rentylin | 111,4 | −13,5 | 6,3 | −15,0 |
| 1502 | Ginkgo biloba comp. | 107,1 | −30,0 | 3,2 | −32,6 |
| 1632 | Bufedil | 94,8 | −18,3 | 7,0 | −17,6 |
| 1669 | Nafti-ratiopharm | 92,4 | +9,3 | 4,0 | +7,4 |
| 1845 | Kollateral | 80,4 | −2,5 | 4,5 | −2,2 |
| 1911 | Cefavora | 75,9 | −13,2 | 2,9 | −1,8 |
| 1994 | pentox von ct | 70,3 | +15,5 | 3,3 | +10,7 |
| 2168 | Pentohexal | 60,7 | −11,9 | 3,0 | −11,0 |
| 2177 | Defluina peri | 60,3 | −15,0 | 4,3 | −21,9 |
| 2300 | Ginkgo Duopharm | 55,0 | −5,3 | 1,9 | −3,8 |
| Summe | | 3522,9 | −15,5 | 173,3 | −17,0 |
| Anteil an der Indikationsgruppe | | 87,0% | | 71,2% | |
| Gesamte Indikationsgruppe | | 4047,2 | −14,2 | 243,5 | −9,9 |

$E_1$ (Alprostadil) und Iloprost (Prostacyclinanalog, Dormandy 1996) nach intravenöser Infusion vor (Scheffler et al. 1994). Für die meisten anderen Substanzen wurden dagegen in einer aktuellen Metaanalyse keine klinisch bedeutsamen Effekte gefunden, die eine Anwendung der Vasodilatatoren mit zweifelhafter Wirksamkeit und den damit verbundenen hohen Kosten rechtfertigen (De Backer et al. 2000).

Vorrangige Maßnahmen in frühen Krankheitsstadien (I und II), in denen keine unmittelbare Gefahr durch Gangrän oder Amputation droht, sind daher systematisches Gehtraining und die Bekämpfung vaskulärer Risikofaktoren, vor allem des Rauchens. Ein britischer Angiologe hat diese Empfehlung in einem klassischen Editorial in fünf Worte gefaßt: „Stop smoking and keep walking" (Housley 1988). Als klassische Risikofaktoren sind zusätzlich Hypertonie, Diabetes und Hypercholesterinämie bedeutsam. So zeigen neue Daten der 4S-Studie, daß Simvastatin auch nichtkoronare Ereignisse beeinflußt und das

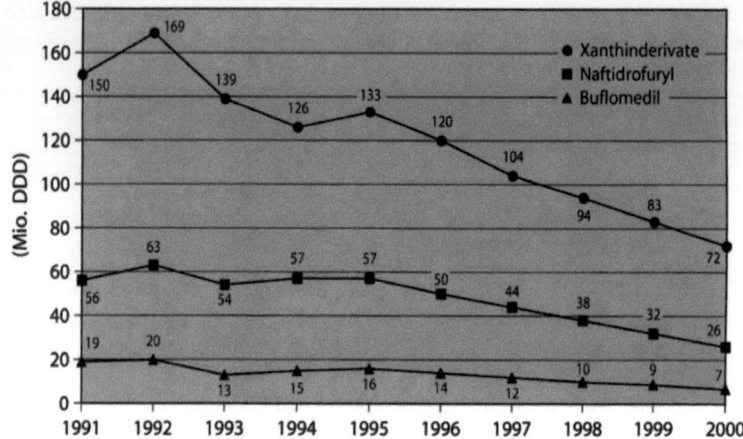

**Abbildung 24.1:** Verordnungen von durchblutungsfördernden Mitteln 1991 bis 2000. Gesamtverordnungen nach definierten Tagesdosen (DDD).

Risiko einer neuen oder verschlechterten Claudicatio intermittens um 38% senkt (Pedersen et al. 1998).

Bei nicht mehr tolerablen Beschwerden durch die Claudicatio sind bereits im Stadium II strombahnwiederherstellende Verfahren (transluminale Angioplastie ggf. mit Stentimplantation, Thrombolyse, Operation) in Betracht zu ziehen. Grundsätzlich indiziert sind lumeneröffnende Maßnahmen im Stadium III und IV bei zufriedenstellender Operabilität oder guten Voraussetzungen zur Katheterbehandlung. Bei etwa 60% der Patienten sind diese Möglichkeiten nicht gegeben, so daß konservative Maßnahmen versucht werden müssen. Dazu gehören Analgetika oder Lokalanästhetika zur Schmerzbehandlung und die regionale Vasodilatation mit Prostaglandin $E_1$ oder Iloprost zur Verbesserung der Hautperfusion (Scheffler und Rieger 1999).

## Verordnungshäufigkeit

Die verbesserten angiologischen Behandlungsmöglichkeiten wirken sich zunehmend auf die praktische Arzneitherapie peripherer arterieller Durchblutungsstörungen aus. Seit 1992 sind die Verordnungen der wichtigsten durchblutungsfördernden Arzneimittel von ihrem Höhepunkt mit 252 Mio. definierten Tagesdosen (DDD) auf 105 Mio. DDD

**Tabelle 24.2:** Verordnungen durchblutungsfördernder Mittel 2000. Angegeben sind die 2000 verordneten Tagesdosen, die Änderungen gegenüber 1999 und die mittleren Kosten je DDD 2000.

| Präparat | Bestandteile | DDD in Mio. | Änderung in % | DDD-Kosten in DM |
|---|---|---|---|---|
| **Pentoxifyllin** | | | | |
| Trental | Pentoxifyllin | 24,5 | (−22,1) | 1,52 |
| Pentoxifyllin-ratiopharm | Pentoxifyllin | 16,3 | (−2,4) | 1,33 |
| Claudicat | Pentoxifyllin | 10,3 | (−23,3) | 1,23 |
| Pento-Puren | Pentoxifyllin | 5,0 | (−2,3) | 1,26 |
| Rentylin | Pentoxifyllin | 3,7 | (−19,2) | 1,68 |
| pentox von ct | Pentoxifyllin | 2,5 | (+12,1) | 1,31 |
| Pentohexal | Pentoxifyllin | 2,4 | (−10,0) | 1,25 |
| | | 64,7 | (−15,1) | 1,40 |
| **Naftidrofuryl** | | | | |
| Dusodril | Naftidrofuryl | 16,8 | (−23,9) | 2,73 |
| Naftilong | Naftidrofuryl | 4,5 | (−13,5) | 2,08 |
| Nafti-ratiopharm | Naftidrofuryl | 1,9 | (+6,4) | 2,14 |
| | | 23,2 | (−20,2) | 2,55 |
| **Andere Monopräparate** | | | | |
| Kollateral | Moxaverin | 2,7 | (−6,6) | 1,65 |
| Bufedil | Buflomedil | 2,5 | (−27,5) | 2,77 |
| Defluina peri | Buflomedil | 1,2 | (−26,9) | 3,47 |
| | | 6,5 | (−19,9) | 2,43 |
| **Pflanzliche Mittel** | | | | |
| Ginkgo biloba comp. | Aurum colloid. D8 Ginkgo biloba D3 | 4,5 | (−35,5) | 0,71 |
| Cefavora | Ginko biloba ⌀ Viscum album ⌀ Crataegus ⌀ | 3,2 | (−11,3) | 0,89 |
| Ginkgo Duopharm | Ginkgoblätterextrakt | 1,7 | (−7,7) | 1,09 |
| | | 9,5 | (−24,3) | 0,84 |
| **Summe** | | 103,9 | (−17,5) | 1,67 |

im Jahr 2000 zurückgegangen (Abbildung 24.1). In der Restgruppe der 16 Präparate haben nur noch Pentoxifyllin und Naftidrofuryl einen größeren Verordnungsumfang (Tabellen 24.1 und 24.2). Die relativ teuren Buflomedilpräparate haben immer nur eine untergeordnete Rolle gespielt. Sie sind 2000 weiter zurückgefallen.

### Pentoxifyllin

Pentoxifyllin ist ein Xanthinderivat, das als Vasodilatator schwerpunktmäßig bei peripheren Durchblutungsstörungen eingesetzt wird. Diese Indikation ist in zahlreichen klinischen Untersuchungen geprüft worden, von denen einige Hinweise auf eine Wirksamkeit erbracht haben. Die Ergebnisse haben dazu geführt, daß Pentoxifyllin von der Food and Drug Administration in den USA zugelassen worden ist.

Trotz statistisch signifikanter Unterschiede ist aber das Ausmaß der Wirksamkeit seit langem umstritten (Transparenzkommission 1983).

**Tabelle 24.3:** Wirkung von durchblutungsfördernden Mitteln bei peripheren Durchblutungsstörungen

| Studie<br>Maximale Gehstrecke (m) | Fallzahl | *Verum*<br>vor/nach | *Placebo*<br>vor/nach | *Differenz*<br>(m) |
|---|---|---|---|---|
| **Pentoxifyllin** | | | | |
| Bollinger & Frei (1977) | 19 | 226/697 | 177/270 | 378 |
| Porter et al. (1982) | 82 | 172/247 | 181/250 | 27 |
| Völker (1983) | 51 | 331/465 | 230/290 | 74 |
| Di Perri et al. (1984) | 24 | 222/358 | 210/216 | 130 |
| Donaldson et al. (1984) | 80 | 108/119 | 97/129 | ns −21 |
| Strano et al. (1984) | 18 | *121/175 | *134/139 | 49 |
| Roekaerts & Deleers (1984) | 16 | 251/555 | 224/190 | 338 |
| Gallus et al. (1985) | 38 | 68/91 | 88/100 | ns 11 |
| Kiesewetter et al. (1987) | 30 | *202/247 | *174/189 | 30 |
| Reilly et al. (1987) | 25 | 138/175 | 101/191 | ns −53 |
| Rudofsky et al. (1989) | 154 | 218/360 | 211/287 | 66 |
| Dettori et al. (1989) | 59 | 112/324 | 144/349 | ns 7 |
| Lindgärde et al. (1989) | 150 | 132/198 | 155/200 | ns 21 |
| Ernst et al. (1992) | 40 | 166/504 | 151/420 | ns 69 |
| Scheffler et al. (1994) | 30 | 75/154 | 72/158 | ns −7 |
| Norwegian Trial Group (1996) | 114 | 60/100 | 50/100 | ns −10 |
| Mittlere Zunahme (m) | | 135 | 67 | 68 |
| **Naftidrofuryl** | | | | |
| Clyne et al. (1980) | 93 | *64/94 | *68/91 | ns 7 |
| Trübestein et al. (1984) | 104 | 220/342 | 224/314 | ns 32 |
| Adhoute et al. (1986) | 118 | *215/416 | *215/313 | 103 |
| Karnik et al. (1988) | 40 | 104/127 | 103/116 | 10 |
| Kriessmann & Neiss (1988) | 136 | *117/208 | *121/163 | 49 |
| Adhoute et al. (1990) | 112 | 293/469 | 264/336 | 104 |
| Moody et al. (1994) | 180 | 110/154 | 110/142 | ns 12 |
| Mittlere Zunahme (m) | | 98 | 53 | 45 |

* schmerzfreie Gehstrecke, ns: nicht signifikant

Die Zweifel an der therapeutischen Wirksamkeit haben auch viele weitere Studien nicht ausräumen können. Immer häufiger waren die Unterschiede noch nicht einmal statistisch signifikant, so daß von 16 kontrollierten Studien 8 Studien kein positives Ergebnis zeigten (Tabelle 24.3). Die maximale Gehstrecke nahm lediglich in drei älteren Studien über 100 m zu, die nur 16–24 Patienten mit Claudicatio intermittens umfaßten (Bollinger und Frei 1977, Di Perri et al. 1984, Roekaerts und Deleers 1984). In der Mehrzahl der Studien lag die Differenz zwischen Pentoxifyllin und Placebo zwischen 7 und 74 m (Tabelle 24.3). Wenn diese Unterschiede in einigen Fällen statistisch signifikant waren, fehlte aufgrund der geringen Gehstreckenzunahme häufig die klinische Relevanz, da die Patienten unter diesen Bedingungen durch ihr Gefäßleiden weiterhin schwer beeinträchtigt sind.

Dagegen wird die absolute Gehstrecke durch ein 2–12monatiges Gehtraining reproduzierbar um 80–205% verlängert (Tabelle 24.4). In einer prospektiven Studie wurde die Gehstrecke durch Gehtraining sogar stärker als durch perkutane transluminale Angioplastie erhöht (Creasy et al. 1990). Im Vergleich zu den Pentoxifyllinstudien betrug die mittlere Zunahme der Gehstrecke fast das Fünffache. Auch bei Patienten, die das Rauchen aufgeben, fand sich im Vergleich zu einer Rauchergruppe eine geringfügige, aber meßbare Zunahme der Gehstrecke um über 60 m (Quick und Cotton 1982). Eine kombinierte Anwendung von Pentoxifyllin und Gehtraining zeigte dagegen keinen einheitlichen Effekt der Arzneitherapie auf die schmerzfreie Gehstrecke, die absolute Gehstrecke wurde durch Pentoxifyllin nur in den ersten acht Wochen

**Tabelle 24.4:** Wirkung von Gehtraining bei peripheren Durchblutungsstörungen

| Studie<br>Maximale Gehstrecke (m) | Fallzahl | Training<br>vor/nach | Placebo<br>vor/nach | Differenz<br>(m) |
|---|---|---|---|---|
| Larsen & Lassen (1966) | 16 | 222/629 | 248/233 | 422 |
| Dahllöf et al. (1976) | 23 | 318/742 | 301/512 | 213 |
| Ekroth et al. (1978) | 129 | 298/749 |  | 451 |
| Jonason et al. (1979) | 68 | 261/583 |  | 322 |
| Clifford et al. (1980) | 21 | 299/535 |  | 236 |
| Lundgren et al. (1989) | 42 | 183/459 |  | 276 |
| Hiatt et al. (1990) | 19 | 343/746 | 322/381 | 344 |
| Creasy et al. (1990) | 36 | 119/655 | 121/215 | 442 |
| Mannarino et al. (1991) | 20 | 89/183 | 84/115 | 63 |
| Hiatt et al. (1994) | 18 | 512/922 | 397/391 | 413 |
| Mittlere Zunahme |  | 355 | 37 | 318 |

verlängert (Kiesewetter et al. 1987, Ernst et al. 1992). Die intravenöse Gabe von Pentoxifyllin hatte im Gegensatz zu Prostaglandin $E_1$ keinen zusätzlichen Effekt auf die Gehstreckenverlängerung durch Gehtraining (Scheffler et al. 1994). Eine früher beschriebene Verbesserung der Erythrozytenverformbarkeit durch Pentoxifyllin ließ sich in einer späteren Untersuchung nicht bestätigen (Cummings et al. 1992).

Mehrere Übersichtsarbeiten kommen daher zu dem Ergebnis, daß die begrenzte Qualität vieler Daten eine zuverlässige Bewertung der Wirksamkeit von Pentoxifyllin ausschließt und daß die Durchschnittseffekte relativ klein waren (Radack und Wyderski 1990, Ernst 1994, Girolami et al. 1999). Weiterhin wird hervorgehoben, daß strukturierte Übungsprogramme die schmerzfreie Gehstrecke erhöhen. Durch Einstellen des Rauchens wurden die postoperativen Ergebnisse von lumeneröffnenden Maßnahmen verbessert und die Komplikationen der peripheren Verschlußkrankheit vermindert.

### Naftidrofuryl

Naftidrofuryl ist ein durchblutungsförderndes Mittel, für das eine Vasodilatation über eine 5-$HT_2$-Rezeptor-blockierende Wirkung an der glatten Gefäßmuskulatur und eine Verbesserung von Sauerstoff- und Glukoseaufnahme geltend gemacht wird. In klinischen Studien wurde eine Verlängerung der maximalen Gehstrecke beobachtet (Barradell und Brogden 1996). Ähnlich wie bei Pentoxifyllin waren die Effekte sehr variabel und erreichten nicht das Ausmaß der Gehstreckenzunahmen, die durch Gehtraining erzielbar sind (Tabelle 24.3). Für 40 mg-Ampullen von Naftidrofuryl hat das zuständige Bundesinstitut im Januar 1996 den Widerruf der Zulassung angeordnet, weil zwei Todesfälle nach intravenöser Injektion aufgetreten waren (Arzneimittelkommission der Deutschen Apotheker 1995). Die Verordnungen der Naftidrofurylpräparate sind im Jahr 2000 insgesamt weiter rückläufig gewesen (Tabelle 24.2).

### Andere Präparate

Buflomedil ist ein durchblutungsförderndes Mittel, für dessen Wirkung eine Alpharezeptorblockade, eine bessere Verformbarkeit der Erythrozyten und eine hemmende Wirkung auf die Thrombozytenaggregation geltend gemacht werden. In kontrollierten klinischen Studien sind

Hinweise auf eine therapeutische Wirksamkeit gefunden worden (Walker und MacMannaford 1995).

Moxaverin (*Kollateral*) ist ein muskulotropes Spasmolytikum vom Papaverintyp, das die Calmodulin-stimulierte Phosphodiesterase hemmt. In Dosen von 300–450 mg/d wird es zur Behandlung vasospastischer Störungen angewendet. Belege für eine therapeutische Wirksamkeit wurden bisher nicht publiziert.

### Ginkgoextrakte

Ginkgoextrakte waren bis 1994 als durchblutungsfördernde Mittel klassifiziert, seit 1996 werden sie größtenteils als pflanzliche Antidementiva bezeichnet (s. Kapitel 9). Die Verlagerung des indikativen Schwerpunkts von der Peripherie in das Gehirn mag damit zusammenhängen, daß immer Schwierigkeiten mit einem überzeugenden Nachweis der Wirkung bei peripheren arteriellen Durchblutungsstörungen bestanden. So lagen bei einer Studie zum Nachweis der Gehstreckenverlängerung bei Patienten mit Claudicatio intermittens trotz angeblicher Randomisierung bereits zu Beginn signifikante Strukturunterschiede zwischen Placebogruppe und Verumgruppe in der Gehstrecke vor, so daß nur durch einen unzulässigen Vorher-Nachher-Vergleich von Differenzen das erwünschte Ergebnis erreicht wurde (Bauer 1984). Diese bereits von der Transparenzkommission beim vormaligen Bundesgesundheitsamt festgestellten methodischen Mängel sind durch weitere Studien bestätigt worden. Eine dänische Studie zeigte keine signifikanten Änderungen von Gehstrecke oder Beinschmerzen bei Patienten mit Claudicatio intermittens (Drabæk et al. 1996). Eine deutsche Multizenterstudie, die vor fünf Jahren abgeschlossen wurde, ergab ebenfalls keinen signifikanten Unterschied zwischen Ginkgoextrakt und Placebo. Das Ergebnis wurde bisher nur als Kongreßabstrakt mitgeteilt (Schoop et al. 1996) und wird wohl zu den vielen Studien gehören, die aufgrund negativer Ergebnisse nicht ausführlich publiziert werden.

In dieser Situation ist verständlich, daß im Jahr 2000 der überwiegende Teil der Ginkgoverordnungen auf homöopathische Arzneimittel entfällt, denen vom Gesetzgeber ein Wirkungsnachweis erlassen wurde. Die weiter abnehmenden Verordnungen zeigen jedoch, daß auch die Suggestivkraft des homöopathisch verdünnten Ginkgo offensichtlich nachläßt, selbst wenn er bei *Ginkgo biloba comp.* mit millionenfach potenziertem Gold verstärkt wurde (Tabelle 24.2).

## Literatur

Adhoute G., Andreassian B., Boccalon H., Cloarec M., Di Maria G. et al. (1990): Treatment of stage II chronic arterial disease of the lower limbs with the serotonergic antagonist naftidrofuryl: results after 6 months of a controlled, multicenter study. J. Cardiovasc. Pharmacol. 16 (Suppl. 3): S75–S80.

Adhoute G., Bacourt F., Barral M., Cardon J.M., Chevalier J.M. et al. (1986): Naftidrofuryl in chronic arterial disease. Results of a six month controlled multicenter study using naftidrofuryl tablets 200 mg. Angiology 37: 160–167.

Arzneimittelkommission der Deutschen Apotheker (1995): Naftidrofuryl Infusionslösung. Pharmazeut. Ztg. 140: 2222.

Barradell L.B., Brogden R.N. (1996): Oral naftidrofuryl. A review of its pharmacology and therapeutic use in the management of peripheral occlusive arterial disease. Drugs Aging 8: 299–322.

Bauer U. (1984): 6-Month double-blind randomised clinical trial of ginkgo biloba extract versus placebo in two parallel groups in patients suffering from peripheral arterial insufficiency. Arzneim. Forsch. 34: 716–720.

Bollinger A., Frei Ch. (1977): Double-blind study of pentoxifylline against placebo in patients with intermittent claudication. Pharmatherapeutica 1: 557–563.

Clifford P.C., Davies P.W., Hayne J.A., Baird R.N. (1980): Intermittent claudication: is a supervised exercise class worth while? Brit. Med. J. 280: 1503–1505.

Clyne C.A.C., Galland R.B., Fox M.J., Gustave R., Jantet G.H., Jamieson C.W. (1980): A controlled trial of naftidrofuryl (Praxilene) in the treatment of intermittent claudication. Br. J. Surg. 67: 347–348.

Creasy T.S., McMillan P.J., Fletcher E.W.L., Collin J., Morris P.J. (1990): Is percutaneous transluminal angioplasty better than exercise for claudication? – Preliminary results from a prospective randomised trial. Eur. J. Vasc. Surg. 4: 135–140.

Cummings D.M., Ballas S.K., Ellison M.J. (1992): Lack of effect of pentoxifylline on red blood cell deformability. J. Clin. Pharmacol. 32: 1050–1053.

Dahllöf A.-G., Holm J., Scherstén T., Sivertsson R. (1976): Peripheral arterial insufficiency. Effect of physical training on walking tolerance, calf blood flow, and blood flow resistance. Scand. J. Rehab. Med. 8: 19–26.

De Backer T.L., Vander Stichele R.H., Warie H.H., Bogaert M.G. (2000): Oral vasoactive medication in intermittent claudication: utile or futile? Eur. J. Clin. Pharmacol. 56: 199–206.

Dettori A.G., Pini M., Moratti A., Paolicelli M., Basevi P. et al. (1989): Acenocoumarol and pentoxifylline in intermittent claudication. A controlled clinical study. Angiology 40: 237–248.

Di Perri T., Carandente O., Vittoria A., Guerrini M., Messsa G.L. (1984): Studies of the clinical pharmacology and therapeutic efficacy of pentoxifylline in peripheral obstructive arterial disease. Angiology 35: 427–435.

Donaldson D.R., Hall T.J., Kester R.C., Ramsden C.W., Wiggins P.A. (1984): Does oxpentifylline ('Trental') have a place in the treatment of intermittent claudication? Curr. Med. Res. Opin. 9: 35–40.

Dormandy J.A. (1996): Prostanoid drug therapy for arterial occlusive disease – the European experience. Vasc. Med. 1: 155–158.

Drabæk H., Petersen J.R., Winberg N., Hansen K.F., Mehlsen J. (1996): The effect of Ginkgo biloba extract in patients with intermittent claudication. Ugeskr. Laeger 158: 3928-3931.
Ekroth R., Dahllöf A.-G., Gundevall B., Holm J., Scherstén T. (1978): Physical training of patients with intermittent claudication: indications, methods, and results. Surgery 84: 640-643.
Ernst E., Kollár L., Resch K.L. (1992): Does pentoxifylline prolong the walking distance in exercised claudicants? A placebo-controlled double-blind trial. Angiology 43: 121-125.
Ernst E. (1994): Pentoxifylline for intermittent claudication. A critical review. Angiology 45: 339-345.
Gallus A.S., Morley A.A., Dupont P., Walsh H., Gleadow F. et al. (1985): Intermittent claudication: a double-blind study crossover trial of pentoxifylline. Aust. N. Z. J. Med. 15: 402-409.
Girolami B., Bernardi E., Prins M.H., Wouter ten Cate J., Hettiarachchi R. et al. (1999): Treatment of intermittent claudication with physical training, smoking cessation, pentoxifylline, or nafronyl. Arch. Intern. Med. 159: 337-345.
Heidrich H., Allenberg J., Cachovan M., Creutzig A., Diehm C. et al. (1992): Prüfrichtlinien für Therapiestudien im Fontaine-Stadium II-IV bei peripher-arterieller Verschlußkrankheit. Vasa 21: 333-337.
Hiatt W.R., Regensteiner J.G., Hargarten M.E., Wolfel E.E., Brass E.P. (1990): Benefit of exercise conditioning for patients with peripheral arterial disease. Circulation 81: 602-609.
Hiatt W.R., Wolfel E.E., Meier R.H., Regensteiner J.G. (1994): Superiority of treadmill walking exercise versus strength training for patients with peripheral arterial disease. Circulation 90: 1866-1874.
Housley E. (1988): Treating claudication in five words. Brit. Med. J. 296: 1483-1484.
Jonason T., Jonzon B., Ringqvist I., Öman-Rydberg A. (1979): Effect of physical training on different categories of patients with intermittent claudication. Acta Med. Scand. 206: 253-258.
Karnik R., Valentin A., Stöllberger C., Slany J. (1988): Effects of naftidrofuryl in patients with intermittent claudication. Angiology 39: 234-240.
Kiesewetter H., Blume J., Jung F., Gerhards M., Leipnitz G. (1987): Gehtraining und medikamentöse Therapie bei der peripheren arteriellen Verschlußkrankheit. Randomisierte, prospektive, placebo-kontrollierte Doppelblindstudie. Dtsch. Med. Wochenschr. 112: 873-878.
Kriessmann A., Neiss A. (1988): Klinischer Wirksamkeitsnachweis von Naftidrofuryl bei Claudicatio intermittens. VASA (Suppl. 24): 27-32.
Larsen O.A., Lassen N.A. (1966): Effect of daily muscular exercise in patients with intermittent claudication. Lancet 2: 1093-1096.
Lindgärde F., Jelnes R., Björkman H., Adielsson G., Kjellström T. et al. (1989): Conservative drug treatment in patients with moderately severe chronic occlusive peripheral arterial disease. Circulation 80: 1549-1556.
Lundgren F., Dahllöf A.-G., Lundholm K., Scherstén T., Volkmann R. (1989): Intermittent claudication - surgical reconstruction or physical training? Ann. Surg. 209: 346-355.

Mannarino E., Pasqualini L., Innocente S., Scricciolo V., Rignanese A., Ciuffetti G. (1991): Physical training and antiplatelet treatment in stage II peripheral arterial occlusive disease: alone or combined? Angiology 42: 513–521.

Moody A.P., Al-Khaffaf H.S., Lehert P., Harris P.L., Charlesworth D. (1994): An evaluation of patients with severe intermittent claudication and the effect of treatment with naftidrofuryl. J. Cardiovasc. Pharmacol. 23 (Suppl. 3): S44–S47.

Norwegian Pentoxifylline Multicenter Trial Group (1996): Efficacy and clinical tolerance of parenteral pentoxifylline in the treatment of critical lower limb ischemia. Int. Angiol. 15: 75–80.

Pedersen T.R., Kjekshus J., Pyörälä K., Olsson A.G., Cook T.J. et al. (1998): Effect of Simvastatin on ischemic signs and symptoms in the Scandinavian Simvastatin Survival Study (4S). Am. J. Cardiol. 81: 333–335.

Porter J.M., Cutler B.S., Lee B.Y., Reich Th., Reichle F.A. et al. (1982): Pentoxifylline efficacy in the treatment of intermittent claudication. Multicenter controlled double-blind trial with objective assessment of chronic occlusive arterial disease patients. Am. Heart J. 104: 66–72.

Quick C.R., Cotton L.T. (1982): The measured effect of stopping smoking on intermittent claudication. Brit. J. Surg. 69 (Suppl.): S24–S26.

Radack K., Wyderski R.J. (1990): Conservative management of intermittent claudication. Ann. Intern. Med. 113: 135–146.

Reilly D.T., Quinton D.N., Barrie W.W. (1987): A controlled trial of pentoxifylline (Trental 400) in intermittent claudication: clinical, haemostatic and rheological effects. New Zeal. Med. J. 100: 445–447.

Rieger H., Hossmann V. (1998): Medikamentöse Durchblutungssteigerung bei chronischer peripherer arterieller Verschlußkrankheit. In: Rieger H., Schoop W. (Hrsg.): Lehrbuch der Angiologie. Springer Verlag Berlin Heidelberg New York, S. 239–252.

Roekaerts F., Deleers L. (1984): Trental® 400 in the treatment of intermittent claudication: results of long-term, placebo-controlled administration. Angiology 35: 396–406.

Rudofsky G., Haussler K.F., Künkel H.P., Schneider-May H., Spengel F., Symann O., Werner H.-J. (1989): Intravenous treatment of chronic peripheral occlusive arterial disease: a double-blind, placebo-controlled, randomized, multicenter trial of pentoxifylline. Angiology 40: 639–649.

Scheffler A., Rieger H. (1999): Arterielle Durchblutungsstörungen. In: Paumgartner G. (Hrsg.): Therapie innerer Krankheiten. 9. Aufl., Springer Verlag Berlin Heidelberg New York, S. 257–273.

Scheffler P., de la Hamette D., Gross J., Mueller H., Schieffer H. (1994): Intensive vascular training in stage IIb of peripheral arterial occlusive disease. The additive effects of intravenous prostaglandin E1 or intravenous pentoxifylline during training. Circulation 90: 818–822.

Schoop W., Breddin K., Diehm C., Gruß J., Held K. et al. (1996): Klinische Prüfung mit Ginkgo biloba-Spezialextrakt Egb 761 bei Patienten mit peripherer arterieller Verschlußkrankheit im Stadium II b nach Fontaine im Vergleich zu Placebo. Posterpublikation, Jahreskongress der Schweizerischen Gesellschaft für Angiologie 1.–2.11.1996.

Strano A., Davi G., Avellone G., Novo S., Pinto A. (1984): Double-blind, crossover study of the clinical efficacy and the hemorheological effects of pentoxifylline in patients with occlusive arterial disease of the lower limbs. Angiology 35: 459–466.

Transparenzkommission (1983): Transparenzliste für das Teilgebiet periphere arterielle Durchblutungsstörungen. Bundesanzeiger Nr. 169 vom 9.9.1983.

Trübestein G., Böhme H., Heidrich H., Heinrich F., Hirche H., Maass U. et al. (1984): Naftidrofuryl in chronic arterial disease. Results of a controlled multicenter study. Angiology 35: 701–708.

Völker D. (1983): Treatment of arteriopathies with pentoxifylline (Trental 400): results of a double-blind study. Pharmatherapeutica 3 (suppl. 1): 136–142.

Walker G.A., MacMannaford J.C. (1995): A meta-analysis of randomized, double-blind, placebo-controlled studies of the effect of buflomedil on intermittent claudication. Fundam. Clin. Pharmacol. 9: 387–394.

## 25. Gichtmittel

Gerhard Schmidt

Gichtmittel werden zur Behandlung des akuten Gichtanfalls und der chronischen Gicht eingesetzt. Die Basis der Therapie ist eine Diät mit reduzierter Purinzufuhr. Sie ist allein ausreichend, wenn der Patient keine klinischen Symptome zeigt, die Harnsäure im Plasma unter 10 mg pro 100 ml liegt und keine Uratsteine vorliegen. Die asymptomatische Hyperurikämie erfordert keine routinemäßige Arzneitherapie, da die meisten hyperurikämischen Patienten keine Gicht entwickeln (Emmerson 1996). Vor dem ersten Gichtanfall sind weder Gichttophi noch Nierenschäden nachweisbar.

Die Arzneitherapie der Gicht ist pharmakologisch gut begründet und gliedert sich in die drei Therapieprinzipien: Unterdrückung des Gichtanfalls, Hemmung der Harnsäurebildung durch Urikostatika und Förderung der Harnsäureausscheidung durch Urikosurika (Emmerson 1996). Für die Therapie des *akuten Gichtanfalls* kommen Colchicin und nichtsteroidale Antiphlogistika (z. B. Indometacin, Diclofenac) sowie gegebenenfalls Glucocorticoide in Frage. Colchicin wird in diagnostisch unklaren Fällen bevorzugt, weil mit seiner prompten Wirkung eine Bestätigung der Diagnose Arthritis urica möglich ist. Mit Colchicin in geringeren Dosierungen ist auch eine effektive Prophylaxe von Gichtanfällen möglich. Bei der *Dauertherapie der Gicht* wird entweder die Harnsäurebildung durch Xanthinoxidasehemmstoffe (Allopurinol) reduziert oder die renale Harnsäureausscheidung durch Urikosurika gesteigert. Allopurinol gilt allgemein als Mittel der Wahl. Dagegen sind Urikosurika bei Patienten mit eingeschränkter Nierenfunktion und Gichtnephropathie kontraindiziert.

## Verordnungsspektrum

Die Gichtmittel bilden mit 18 Präparaten unter den häufig verordneten Arzneimitteln ein kleines Indikationsgebiet (Tabelle 25.1). Bis auf zwei Colchicinpräparate, ein Benzbromaronpräparat und zwei Kombinationspräparate aus Allopurinol und Benzbromaron sind sonst nur Allopurinolpräparate vertreten (Tabelle 25.2). So entfallen 92% der verordneten Tagesdosen auf Allopurinol, das gegenüber dem Vorjahr ganz leicht angestiegen ist. Weiterhin dominieren preisgünstige Generika bei den Verschreibungen.

Colchicin ist ein Alkaloid aus den Blüten und Samen der Herbstzeitlose. Es wird im Gegensatz zu Allopurinol und Benzbromaron nur für die Akuttherapie des Gichtanfalls und die Kurzzeitprophylaxe zu Beginn einer medikamentösen Gichttherapie eingesetzt. In Deutschland

Tabelle 25.1: Verordnungen von Gichtmitteln 2000. Angegeben sind die verordnungshäufigsten Präparate mit Verordnungsrang, Verordnungen und Umsatz 2000 im Vergleich zu 1999.

| Rang | Präparat | Verordnungen in Tsd. | Änd. % | Umsatz Mio. DM | Änd. % |
|---|---|---|---|---|---|
| 24 | Allopurinol-ratiopharm | 2120,0 | −4,8 | 37,5 | −3,3 |
| 330 | allo von ct | 493,6 | −1,1 | 7,5 | −2,1 |
| 411 | Allopurinol AL | 422,9 | +19,5 | 6,1 | +16,8 |
| 468 | Zyloric | 382,4 | −11,0 | 7,9 | −11,7 |
| 507 | Uripurinol | 356,3 | −6,3 | 7,5 | −6,7 |
| 543 | Allopurinol Heumann | 334,7 | +0,9 | 6,0 | +0,0 |
| 837 | Allopurinol Hexal | 210,4 | +29,7 | 3,1 | +31,9 |
| 917 | Colchicum-Dispert | 190,0 | −2,0 | 5,1 | +7,8 |
| 985 | Allopurinol 300 Stada | 173,5 | +19,3 | 3,9 | +15,7 |
| 1225 | Allobeta | 137,2 | +21,8 | 2,1 | +22,4 |
| 1232 | Remid | 136,6 | −14,1 | 2,9 | −12,9 |
| 1926 | Colchysat Bürger | 74,9 | +11,3 | 1,3 | +9,7 |
| 1974 | Cellidrin | 71,6 | +3,4 | 1,6 | +9,0 |
| 2009 | Benzbromaron-ratiopharm | 69,9 | −5,5 | 1,3 | −4,6 |
| 2135 | Allomaron | 62,5 | −16,4 | 3,9 | −15,8 |
| 2191 | Allo. comp.-ratiopharm | 59,5 | −0,8 | 3,0 | −0,3 |
| 2315 | Allo AbZ | 54,2 | +58,8 | 0,8 | +52,2 |
| 2404 | Foligan | 50,3 | +3,2 | 1,1 | +7,8 |
| | Summe | 5400,6 | −0,4 | 102,5 | −0,7 |
| | Anteil an der Indikationsgruppe | 93,8% | | 91,1% | |
| | Gesamte Indikationsgruppe | 5759,1 | −0,7 | 112,5 | −1,1 |

**Tabelle 25.2:** Verordnungen von Gichtmitteln 2000. Angegeben sind die 2000 verordneten Tagesdosen, die Änderungen gegenüber 1999 und die mittleren Kosten je DDD 2000.

| Präparat | Bestandteile | DDD in Mio. | Änderung in % | DDD-Kosten in DM |
|---|---|---|---|---|
| **Allopurinol** | | | | |
| Allopurinol-ratiopharm | Allopurinol | 110,9 | (−3,0) | 0,34 |
| allo von ct | Allopurinol | 27,5 | (−2,2) | 0,27 |
| Allopurinol AL | Allopurinol | 22,6 | (+15,9) | 0,27 |
| Zyloric | Allopurinol | 20,9 | (−11,9) | 0,38 |
| Uripurinol | Allopurinol | 19,9 | (−6,7) | 0,37 |
| Allopurinol Heumann | Allopurinol | 16,5 | (−0,5) | 0,36 |
| Allopurinol Hexal | Allopurinol | 11,3 | (+32,4) | 0,27 |
| Allopurinol 300 Stada | Allopurinol | 11,2 | (+15,1) | 0,35 |
| Allobeta | Allopurinol | 8,1 | (+21,8) | 0,27 |
| Remid | Allopurinol | 7,8 | (−12,4) | 0,38 |
| Cellidrin | Allopurinol | 4,4 | (+10,5) | 0,37 |
| Allo AbZ | Allopurinol | 2,9 | (+51,2) | 0,26 |
| Foligan | Allopurinol | 2,9 | (+9,4) | 0,38 |
| | | 266,7 | (+0,4) | 0,33 |
| **Colchicin** | | | | |
| Colchicum-Dispert | Herbstzeitlosensamenextrakt | 3,4 | (−3,9) | 1,51 |
| Colchysat Bürger | Herbstzeitlosenblütenextrakt | 1,3 | (+6,7) | 0,94 |
| | | 4,7 | (−1,1) | 1,35 |
| **Benzbromaron** | | | | |
| Benzbromaron-ratiopharm | Benzbromaron | 6,0 | (−4,6) | 0,21 |
| **Kombinationspräparate** | | | | |
| Allomaron | Allopurinol Benzbromaron | 5,7 | (−15,6) | 0,69 |
| Allo. comp.-ratiopharm | Allopurinol Benzbromaron | 5,6 | (−0,3) | 0,53 |
| | | 11,3 | (−8,6) | 0,61 |
| **Summe** | | 288,8 | (−0,2) | 0,35 |

werden immer noch die Pflanzenextrakte der Herbstzeitlose verwendet, während in anderen Ländern das Reinalkaloid als Handelspräparat zur Verfügung steht. Die Verordnung der Colchicinpräparate hat gegenüber dem Vorjahr etwas abgenommen.

**Tabelle 26.2:** Verordnungen von gynäkologischen Antiinfektiva 2000. Angegeben sind die 2000 verordneten Tagesdosen, die Änderungen gegenüber 1999 und die mittleren Kosten je DDD 2000.

| Präparat | Bestandteile | DDD in Mio. | Änderung in % | DDD-Kosten in DM |
|---|---|---|---|---|
| **Clotrimazol** | | | | |
| Kadefungin | Clotrimazol | 6,1 | (+4,8) | 2,43 |
| Antifungol Vaginal | Clotrimazol | 1,6 | (+1,2) | 2,49 |
| Canifug Vaginal | Clotrimazol | 1,6 | (−7,1) | 3,10 |
| Fungizid-ratiopharm Vaginal | Clotrimazol | 1,1 | (−2,8) | 2,60 |
| Mykohaug C vaginal | Clotrimazol | 0,6 | (−11,1) | 2,17 |
| Clotrimazol AL vaginal | Clotrimazol | 0,6 | (+84,0) | 2,00 |
| Mykofungin Vaginal | Clotrimazol | 0,5 | (−27,1) | 3,66 |
| gyno Canesten | Clotrimazol | 0,4 | (−18,1) | 3,38 |
| | | 12,5 | (+0,6) | 2,58 |
| **Andere Imidazolderivate** | | | | |
| Fenizolan | Fenticonazol | 0,5 | (−12,9) | 1,88 |
| Gyno-Pevaryl | Econazol | 0,4 | (+0,5) | 5,42 |
| Gyno-Daktar | Miconazol | 0,4 | (−19,6) | 3,05 |
| | | 1,4 | (−11,5) | 3,33 |
| **Nitroimidazolderivate** | | | | |
| Arilin vaginal | Metronidazol | 0,8 | (−1,3) | 3,77 |
| Simplotan Tabl. | Tinidazol | 0,1 | (−6,6) | 18,64 |
| | | 0,9 | (−1,9) | 5,35 |
| **Antibiotika** | | | | |
| Biofanal Vaginal | Nystatin | 0,7 | (+4,1) | 2,39 |
| Sobelin Vaginal | Clindamycin | 0,4 | (−10,7) | 5,31 |
| | | 1,1 | (−1,8) | 3,46 |
| **Andere Antiinfektiva** | | | | |
| Vagiflor | Milchsäurebakterien | 1,1 | (−19,5) | 2,65 |
| Betaisodona Vaginal | Povidon-Iod | 1,0 | (−14,2) | 2,22 |
| Vagi C | Ascorbinsäure | 0,8 | (−18,6) | 1,87 |
| Döderlein Med | Lactobacillus gasseri | 0,7 | (−6,2) | 1,93 |
| Vagi-Hex | Hexetidin | 0,6 | (−0,9) | 3,51 |
| Fluomycin N | Dequalinium | 0,6 | (−7,9) | 8,53 |
| inimur Vaginal | Nifuratel | 0,6 | (−10,3) | 5,19 |
| Vagisan | Milchsäure | 0,4 | (−3,2) | 2,14 |
| Nifuran | Furazolidin | 0,3 | (−3,1) | 4,21 |
| | | 5,9 | (−11,6) | 3,35 |
| Summe | | 21,9 | (−4,0) | 3,00 |

nal) oder weiteren Vaginaltherapeutika aus der Gruppe der anderen Antiinfektiva als wenig wirksam angesehen oder gar nicht erwähnt (Joesoef et al. 1999, Sobel 2000, Simon und Stille 2000).

Auch Milchsäurepräparate werden in der Standardliteratur nicht erwähnt (Simon und Stille 2000). *Vagiflor* und *Döderlein Med* enthalten Milchsäurebakterien (Lactobacillus acidophilus oder gasseri) und werden als Vaginalpräparate bei Vaginitiden unterschiedlicher Genese empfohlen, um den vaginalen pH-Wert zu senken. Nach einer kontrollierten Studie sind Milchsäurebakterien jedoch nicht in der Lage, eine normale Vaginalflora dauerhaft wiederherzustellen oder spezifisch pathogene Keime zu beseitigen (Hallen et al. 1992). Beide Präparate wurden im Jahr 2000 weniger verordnet.

## Topische Sexualhormonpräparate

Die topischen Sexualhormonpräparate enthalten mit einer Ausnahme nur Östrogene. Estriol und Estradiol werden erfolgreich im Rahmen der postmenopausalen Östrogentherapie als Lokaltherapeutika bei atrophischen urogenitalen Veränderungen eingesetzt. Hauptindikationen sind die Folgen von Genitalatrophien und postmenopausalen Dysurien. Östrogene werden nach vaginaler und kutaner Applikation schnell resorbiert und erreichen wesentlich höhere Plasmaspiegel als nach oraler Gabe, weshalb die Dosierungsrichtlinien sorgfältig eingehalten werden müssen (Kaiser und Wolff 1986). Die Verordnungen topischer Östrogene haben im Jahr 2000 abgenommen (Tabelle 26.3). Wesentlich höher sind die verordneten Tagesdosen von mehreren Östrogenpflastern (z. B. *Estraderm TTS*), die Estradiol in Form transdermaler therapeutischer Systeme für die systemische Östrogensubstitution enthalten und im Kapitel Sexualhormone besprochen werden.

*Progestogel* enthält als einziges Lokalpräparat das natürliche Gestagen Progesteron. Es wird vom Hersteller bei prämenstrueller Mastodynie zur lokalen Applikation auf der Brust empfohlen. Die Anwendung beruht auf der bisher nicht bewiesenen Annahme, daß beim prämenstruellen Syndrom ein relativer Progesteronmangel vorliegt (Gath und Iles 1988). Progesteron wird zwar zu 10% durch die Haut resorbiert, aber auch schnell zu unwirksamen Metaboliten abgebaut. Tatsächlich wirkte eine 1%-Progesteroncreme gegen zyklusbedingte Brustschmerzen nicht besser als Placebo (McFadyen et al. 1989). Auch nach oraler

Benzbromaron ist gegenüber dem Vorjahr etwas seltener verordnet worden. Kombinationspräparate aus Allopurinol und Benzbromaron erreichen etwa doppelt so viele Verordnungen wie Benzbromaron als Monopräparat, sind aber ebenfalls rückläufig (Tabelle 25.2). Aus theoretischen Gründen mag es sinnvoll sein, die Prinzipien der Xanthinoxidasehemmung und der urikosurischen Wirkung zu kombinieren und dadurch eine Dosisreduktion zu erzielen. Unter praktischen Bedingungen ist dieses Kombinationsprinzip jedoch problematisch, weil Benzbromaron die Ausscheidung des wirksamen Metaboliten von Allopurinol (Oxipurinol) erhöht (Löffler et al. 1983). Es sollte besonderen Indikationen (schnelle Senkung besonders hoher Harnsäurespiegel) vorbehalten bleiben und nicht zur Standardtherapie in Form von fixen Kombinationen verwendet werden.

### Literatur

Emmerson B.T. (1996): The management of gout. N. Engl. J. Med. 334: 445–451.
Löffler W., Simmonds H.A., Gröbner W. (1983): Gout and uric acid nephropathy: Some new aspects in diagnosis and treatment. Klin. Wochenschr. 61: 1223–1239.

# 26. Gynäkologika

ULRICH SCHWABE UND THOMAS RABE

In der Indikationsgruppe Gynäkologika stehen Mittel zur Behandlung von gynäkologischen Infektionen und klimakterischen Beschwerden im Vordergrund. Die größte Gruppe bilden die gynäkologischen Sexualhormonpräparate zur topischen Applikation (Abbildung 26.1). Die systemisch applizierbaren Sexualhormonpräparate werden im Kapitel 45 besprochen. Ein weiterer hoher Anteil der Verordnungen entfällt auf die pflanzlichen Gynäkologika, darunter auch homöopathische Zubereitungen. Kleinere Indikationsgruppen bilden die Antiinfektiva und die Gruppe der Ovulationsauslöser, Uterusmittel und Prolaktinhemmer. Die Verordnungen von Gynäkologika waren im Jahr 2000 erneut rückläufig (Tabelle 26.1). Auch die Zahl der Gynäkologika unter den

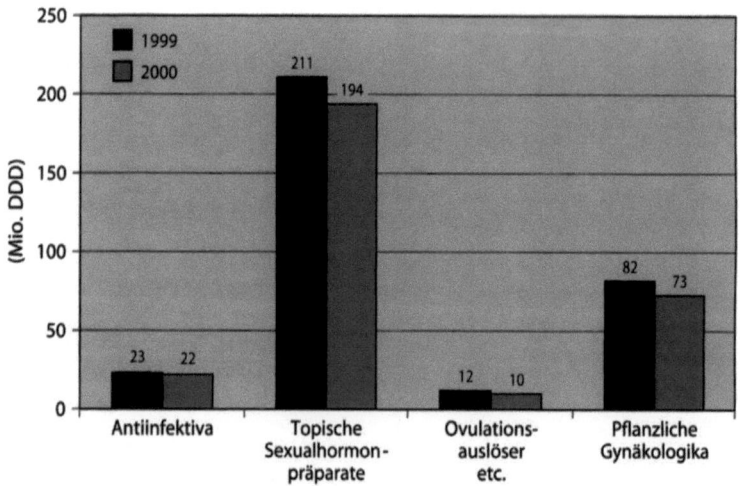

**Abbildung 26.1:** Verordnungen von Gynäkologika 2000. Definierte Tagesdosen (DDD) der 2500 meistverordneten Arzneimittel.

Tabelle 26.1: Verordnungen von Gynäkologika 2000. Angegeben sind die verordnungshäufigsten Präparate mit Verordnungsrang, Verordnungen und Umsatz 2000 im Vergleich zu 1999.

| Rang | Präparat | Verordnungen in Tsd. | Änd. % | Umsatz Mio. DM | Änd. % |
|---|---|---|---|---|---|
| 104 | Kadefungin | 1078,9 | +4,1 | 14,8 | +8,7 |
| 249 | OeKolp vaginal | 585,8 | −7,8 | 7,3 | −8,4 |
| 327 | Remifemin plus | 497,8 | −6,7 | 17,1 | −4,5 |
| 343 | Ovestin Creme/Ovula | 483,2 | −10,3 | 7,5 | −10,2 |
| 544 | Arilin vaginal | 334,6 | +3,1 | 3,2 | −6,3 |
| 554 | Canifug Vaginal | 329,4 | −8,5 | 4,8 | −7,7 |
| 626 | Antifungol Vaginal | 292,6 | −0,2 | 4,0 | +2,0 |
| 785 | Remifemin | 227,2 | −25,7 | 4,4 | −21,9 |
| 800 | Methergin | 219,8 | −8,0 | 1,9 | −8,7 |
| 818 | Linoladiol N Creme | 213,6 | −8,8 | 4,5 | −0,5 |
| 829 | Fungizid-ratiopharm Vaginal | 211,6 | −3,7 | 3,0 | −3,6 |
| 892 | Fluomycin N | 196,4 | −7,9 | 5,0 | −6,1 |
| 913 | Estriol Jenapharm Ovula | 191,1 | +0,6 | 2,2 | +2,0 |
| 939 | Agnucaston | 185,9 | −18,2 | 6,0 | −15,5 |
| 965 | Progestogel | 179,1 | −10,0 | 5,7 | −7,3 |
| 996 | Linoladiol-H N Creme | 172,5 | −0,5 | 3,9 | +4,3 |
| 1149 | Vagiflor | 148,6 | −17,9 | 2,8 | −17,6 |
| 1180 | Mastodynon N | 143,8 | −9,1 | 4,1 | −9,9 |
| 1240 | Gynoflor | 135,6 | −22,1 | 2,6 | −19,6 |
| 1360 | Mykohaug C vaginal | 119,6 | −10,8 | 1,4 | −10,0 |
| 1425 | Gyno-Pevaryl | 113,5 | −1,5 | 2,3 | −1,7 |
| 1430 | Clotrimazol AL vaginal | 112,8 | +80,1 | 1,2 | +84,1 |
| 1519 | Vagi C | 105,3 | −20,3 | 1,4 | −17,2 |
| 1585 | Biofanal Vaginal | 99,1 | +2,7 | 1,7 | +2,5 |
| 1596 | Vagi-Hex | 98,5 | −0,9 | 2,1 | −0,9 |
| 1624 | Oestro Gynaedron M | 95,5 | +6,0 | 1,2 | +16,3 |
| 1649 | Estriol LAW | 93,3 | −6,5 | 1,3 | −6,9 |
| 1650 | Nifuran | 93,3 | −5,1 | 1,3 | −4,1 |
| 1660 | inimur Vaginal | 92,8 | −7,4 | 2,9 | −8,1 |
| 1680 | Agnolyt | 91,2 | −27,8 | 3,5 | −24,9 |
| 1731 | Fenizolan | 87,8 | −12,9 | 1,0 | −10,4 |
| 1774 | gyno Canesten | 84,8 | −16,9 | 1,5 | −17,6 |
| 1780 | Mykofungin Vaginal | 84,4 | −28,2 | 1,7 | −27,5 |
| 1786 | Pravidel Tabl. | 84,0 | −25,2 | 7,1 | −21,0 |
| 1975 | Simplotan Tabl. | 71,4 | +0,5 | 1,9 | −5,9 |
| 2078 | Döderlein Med | 65,2 | −6,2 | 1,3 | −2,9 |
| 2148 | Vagisan | 62,0 | −3,2 | 0,9 | −3,2 |
| 2206 | Gyno-Daktar | 58,9 | −15,3 | 1,3 | −15,0 |
| 2214 | Klimadynon | 58,7 | +3,6 | 1,3 | +2,8 |
| 2228 | Klimaktoplant H | 58,0 | (neu) | 2,0 | (neu) |
| 2259 | Ortho-Gynest | 56,7 | −13,2 | 0,8 | −13,2 |
| 2304 | Betaisodona Vaginal | 54,8 | −10,8 | 2,1 | −12,6 |
| 2320 | Clomhexal | 53,9 | −24,3 | 1,8 | −24,3 |
| 2325 | Xapro | 53,5 | +1,5 | 0,8 | +0,4 |

Tabelle 26.1: Verordnungen von Gynäkologika 2000. Angegeben sind die verordnungshäufigsten Präparate mit Verordnungsrang, Verordnungen und Umsatz 2000 im Vergleich zu 1999 (Fortsetzung).

| Rang | Präparat | Verordnungen in Tsd. | Änd. % | Umsatz Mio. DM | Änd. % |
|---|---|---|---|---|---|
| 2358 | Partusisten | 52,3 | -24,9 | 2,5 | -25,1 |
| 2392 | Sobelin Vaginal | 50,8 | -10,7 | 2,2 | -8,5 |
| 2429 | Kytta Femin | 49,3 | -17,0 | 1,1 | -10,8 |
| 2496 | Bromocriptin-ratiopharm 2,5 | 46,8 | +19,9 | 2,6 | +31,0 |
| Summe | | 8076,0 | -6,4 | 159,1 | -6,4 |
| Anteil an der Indikationsgruppe | | 84,6% | | 76,6% | |
| Gesamte Indikationsgruppe | | 9546,6 | -7,7 | 207,5 | -8,3 |

2500 verordnungshäufigsten Arzneimitteln ist auf 48 Präparate (Vorjahr 53) zurückgegangen.

## Gynäkologische Antiinfektiva

Die gynäkologischen Antiinfektiva werden zur Lokaltherapie von Infektionen des äußeren Genitale eingesetzt. Im Vordergrund steht dabei die Kolpitis, die oft mit einer Vulvitis oder Urethritis kombiniert auftritt und als Hauptsymptom vaginalen Fluor aufweist. Die häufigsten Erreger sind Candida albicans, Trichomonas vaginalis und Enterobakterien. Nicht selten liegen Mischinfektionen vor, die eine gezielte Therapie vor allem initial erschweren.

Eine *Candida-Kolpitis* tritt überwiegend als Folge anderer Grundkrankheiten oder Veränderungen auf (Diabetes mellitus, Gravidität, Ovulationshemmer, Antibiotikatherapie). Zur lokalen Behandlung wird in erster Linie Clotrimazol eingesetzt, während andere Imidazolderivate weiter rückläufig waren (Tabelle 26.2).

Die *Trichomoniasis* gehört zu den sexuell übertragbaren Krankheiten und wird in erster Linie mit Metronidazol behandelt. Stärker trichomonazid wirkt das Nitroimidazolderivat Tinidazol, das für die Einmaltherapie geeignet ist.

Bei bakterieller Vaginose (Aminkolpitis) wird ebenfalls Metronidazol empfohlen. Ähnlich wirksam wie Metronidazol ist bei dieser Indikation die topische Applikation von Clindamycin (Joesoef et al. 1999). Dagegen wird die Lokaltherapie mit Povidon-Iod (*Betaisadona Vagi-*

**Tabelle 26.3:** Verordnungen topischer Sexualhormonpräparate 2000. Angegeben sind die 2000 verordneten Tagesdosen, die Änderungen gegenüber 1999 und die mittleren Kosten je DDD 2000.

| Präparat | Bestandteile | DDD in Mio. | Änderung in % | DDD-Kosten in DM |
|---|---|---|---|---|
| **Monopräparate** | | | | |
| Ovestin Creme/Ovula | Estriol | 81,1 | (−11,8) | 0,09 |
| OeKolp vaginal | Estriol | 40,3 | (−12,3) | 0,18 |
| Estriol LAW | Estriol | 17,7 | (−7,1) | 0,07 |
| Oestro Gynaedron M | Estriol | 15,3 | (+15,7) | 0,08 |
| Xapro | Estriol | 11,3 | (−0,9) | 0,07 |
| Linoladiol N Creme | Estradiol | 8,2 | (−11,1) | 0,55 |
| Estriol Jenapharm Ovula | Estriol | 7,8 | (+3,5) | 0,29 |
| Progestogel | Progesteron | 6,5 | (−9,6) | 0,88 |
| Ortho-Gynest | Estriol | 2,2 | (−13,1) | 0,36 |
| | | 190,4 | (−8,5) | 0,17 |
| **Kombinationspräparate** | | | | |
| Linoladiol-H N Creme | Estradiol Prednisolon | 2,5 | (−2,0) | 1,53 |
| Gynoflor | Estriol L. acidophilus | 0,7 | (−21,1) | 3,98 |
| | | 3,2 | (−6,6) | 2,03 |
| **Summe** | | 193,6 | (−8,4) | 0,20 |

Gabe von 300 mg Progesteron pro Tag wurde trotz deutlicher symptomatischer Besserung kein Unterschied zwischen Progesteron und Placebo gefunden (Vanselow et al. 1996). Die Verordnung von *Progestogel* ist im Jahr 2000 weiter zurückgegangen (Tabelle 26.3).

## Ovulationsauslöser

Clomifen (*Clomihexal*) ist ein Antiöstrogen aus der Gruppe der Stilbene, das durch Blockade inhibitorischer Östrogenrezeptoren in Hypothalamus und Hypophyse die Gonadorelin- und Gonadotropinsekretion steigert und dadurch eine Ovulation bei anovulatorischen Zyklen auslöst. Die Clomifemverordnungen haben im Jahr 2000 deutlich abgenommen, so daß im Gegensatz zum Vorjahr nur noch ein Präparat unter den meistverordneten Arzneimitteln vertreten ist (Tabelle 26.4).

**Tabelle 26.4:** Verordnungen von Ovulationsauslösern, Uterusmitteln und Prolaktinhemmern 2000. Angegeben sind die 2000 verordneten Tagesdosen, die Änderungen gegenüber 1999 und die mittleren Kosten je DDD 2000.

| Präparat | Bestandteile | DDD in Mio. | Änderung in % | DDD-Kosten in DM |
|---|---|---|---|---|
| **Ovulationsauslöser** | | | | |
| Clomhexal | Clomifen | 3,0 | (−24,3) | 0,62 |
| **Uterusmittel** | | | | |
| Methergin | Methylergometrin | 2,7 | (−8,1) | 0,71 |
| Partusisten | Fenoterol | 0,5 | (−27,4) | 4,59 |
| | | 3,3 | (−12,0) | 1,35 |
| **Prolaktinhemmer** | | | | |
| Pravidel Tabl. | Bromocriptin | 2,2 | (−29,1) | 3,31 |
| Bromocriptin-ratiopharm 2,5 | Bromocriptin | 1,3 | (+32,8) | 2,05 |
| | | 3,4 | (−14,1) | 2,84 |
| **Summe** | | 9,7 | (−16,9) | 1,65 |

## Uterusmittel

Als Uterusmittel sind Arzneimittel zusammengefaßt, die in der Geburtshilfe eingesetzt werden, um die Motilität der glatten Uterusmuskulatur zu steigern oder zu hemmen (Tabelle 26.4). Methylergometrin (*Methergin*) gehört zur Gruppe der Mutterkornalkaloide und bewirkt eine langanhaltende Kontraktion des Uterus. Hauptindikation ist die postpartale Uterusatonie, insbesondere Uterusblutungen nach Plazentaablösung. Bei mangelhafter Uterusinvolution wird Methylergometrin wegen Beeinträchtigung der Laktation seltener angewendet. *Partusisten* enthält das Beta$_2$-Sympathomimetikum Fenoterol. Es hat sich als Tokolytikum für die Hemmung vorzeitiger Wehentätigkeit oder zur Uterusrelaxation bei geburtshilflichen Notfällen bewährt. Die Verordnungshäufigkeit beider Präparate ging 2000 im Vergleich zum Vorjahr zurück.

## Prolaktinhemmer

Bromocriptin ist ein Dopaminrezeptoragonist aus der Gruppe der Sekalealkaloide, der zur Behandlung der Hyperprolaktinämie und des

Morbus Parkinson (siehe Kapitel 41, Parkinsonmittel) eingesetzt wird. In der Gynäkologie wird Bromocriptin bei hyperprolaktinämischen Zyklusstörungen mit Amenorrhö, Galaktorrhö und Infertilität eingesetzt. Als Abstillmittel soll es nur bei Versagen anderer Maßnahmen eingesetzt werden. Der deutliche Verordnungsrückgang (Tabelle 26.4) ist möglicherweise durch die Einführung langwirkender $D_2$-Rezeptoragonisten (z. B. Cabergolin) bedingt.

## Pflanzliche Gynäkologika

Die pflanzlichen Gynäkologika sind den besonderen Therapierichtungen der Phytotherapie und der Homöopathie zuzuordnen. In beiden Präparategruppen sind die Verordnungen deutlich zurückgegangen (Tabelle 26.5).

Extrakte aus Cimicifuga racemosa (schwarze Schlangenwurzel, Traubensilberkerzenwurzelstock) werden bei klimakterisch bedingten neurovegetativen und psychischen Beschwerden angewendet. Eine Medline-Recherche der letzten 30 Jahre ergab zwei Arbeiten über unkontrollierte Untersuchungen bei klimakterischen Symptomen, die nicht die Anforderungen an den Nachweis der therapeutischen Wirksamkeit erfüllen (Lehmann-Willenbrock und Riedel 1988, Düker et al. 1991).

Extrakte aus Vitex agnus castus (Mönchspfefferfrüchte, Keuschlammfrüchte) (*Agnolyt*, *Agnucaston*) sollen bei Regeltempoanomalien, Mastodynie und prämenstruellem Syndrom angewendet werden. Agnus-castus-Extrakten wurde eine dopaminagonistische Wirkung zugeschrieben, die zur Hemmung der Prolaktinsekretion geeignet sein soll (Jarry et al. 1994). Eine marginale Hemmung TRH-stimulierter Prolaktinspiegel ist von zweifelhafter klinischer Bedeutung (Milewicz et al. 1993). Zum prämenstruellen Syndrom wurde kürzlich eine Placebo-kontrollierte Studie publiziert, in der über drei Zyklen subjektive Symptome mit täglich 20 mg Mönchspfefferextrakt (um 49%) etwas häufiger als mit Placebo (um 31%) vermindert wurden (Schellenberg et al. 2001). Die meisten Frauen, die unter prämenstruellen Symptomen leiden, können durch nichtmedikamentöse Verfahren wie Verhaltenstherapie, Bewegung oder Diätanpassung zufriedenstellend behandelt werden. Bei etwa 5% aller Frauen treten schwere prämenstruelle Symptome auf, die effektiv mit selektiven Serotoninrückaufnahmeinhibitoren (SSRI) behandelt werden können (Dimmock et al. 2000).

Bei den Kombinationspräparaten sind neben der Johanniskrautkombination *Remifemin* zwei homöopathische Komplexpräparate vertreten, die auch von der klassischen Homöopathie Hahnemannscher Prägung abgelehnt werden. Die Verordnungen dieser Gruppe haben geringfügig zugenommen, was allerdings allein darauf beruht, daß *Klimaktoplant H* nach der Reduktion von fünf auf drei homöopathische Bestandteile als neues Präparat gewertet wird (Tabelle 26.5).

**Tabelle 26.5:** Verordnungen pflanzlicher Gynäkologika 2000. Angegeben sind die 2000 verordneten Tagesdosen, die Änderungen gegenüber 1999 und die mittleren Kosten je DDD 2000.

| Präparat | Bestandteile | DDD in Mio. | Änderung in % | DDD-Kosten in DM |
|---|---|---|---|---|
| **Monopräparate** | | | | |
| Agnucaston | Mönchspfefferextrakt | 14,5 | (−15,0) | 0,41 |
| Remifemin | Cimicifuga-Wurzelstockextrakt | 11,4 | (−24,7) | 0,39 |
| Agnolyt | Mönchspfeffertinktur | 7,2 | (−27,7) | 0,49 |
| Klimadynon | Cimicifuga-Wurzelstockextrakt | 2,8 | (+3,1) | 0,47 |
| Kytta Femin | Mönchspfefferfrüchte | 2,8 | (−14,2) | 0,39 |
| | | 38,6 | (−19,6) | 0,42 |
| **Kombinationspräparate** | | | | |
| Remifemin plus | Johanniskrautextrakt Cimicifuga-Wurzelstockextrakt | 23,7 | (−6,6) | 0,72 |
| Mastodynon N | Agnus castus D1 Caulophyllum thal. D4 Cyclamen D4 Ignatia D6 Iris D2 Lilium tigrinum D3 | 7,5 | (−9,8) | 0,54 |
| Klimaktoplant H | Sepia D2 Ignatia D3 Sanguinaria D2 | 3,1 | (neu) | 0,64 |
| | | 34,3 | (+1,8) | 0,67 |
| Summe | | 73,0 | (−10,8) | 0,54 |

## Literatur

Dimmock P.W., Wyatt K.M., Jones P.W., O'Brien P.M.S. (2000): Efficacy of selective serotonin-reuptake inhibitors in premenstrual syndrome: a systematic review. Lancet 356: 1131–1136.

Düker E.M., Kopanski L., Jarry H., Wuttke W. (1991): Effects of extracts from Cimicifuga racemosa on gonadotropin release in menopausal women and ovariectomized rats. Planta Med. 57: 420–424.

Gath D., Iles S. (1988): Treating the premenstrual syndrome. Brit. Med. J. 297: 237–238.

Hallen A., Jarstrand C., Pahlson C. (1992): Treatment of bacterial vaginosis with lactobacilli. Sex. Transm. Dis. 19: 146–148.

Jarry H., Leonhardt S., Wuttke W. (1994): In vitro prolactin but not LH and FSH release is inhibited by compounds in extracts of Agnus castus: direct evidence for a dopaminergic principle by the dopamine receptor assay. Exp. Clin. Endocrinol. 102: 448–454.

Joesoef M.R., Schmid G.P., Hillier S.L. (1999): Bacterial vaginosis: review of treatment options and potential clinical indications for therapy. Clin. Infect. Dis. 28 (Suppl. 1): S57–S65.

Kaiser R., Wolff F. (1986): Lokale Östrogentherapie: Resorption, systemische Wirkungen und Dosierungsvorschläge. Dtsch. Ärztebl. 83: C1197–1201.

Lehmann-Willenbrock E., Riedel H.H. (1988): Klinische und endokrinologische Untersuchungen zur Therapie ovarieller Ausfallserscheinungen nach Hysterektomie unter Belassung der Adnexe. Zentralbl. Gynäkol. 110: 611–618.

McFadyen I.J., Forrest A.P.M., Raab G.M., Macintyre C.C.A. (1989): Progesterone cream for cyclic breast pain. Brit. Med. J. 289: 931.

Milewicz A., Gejdel E., Sworen H., Sienkiewicz K., Jedrzejak J. et al. (1993): Vitex agnus-Extrakt zur Behandlung von Regeltempoanomalien infolge latenter Hyperprolaktinämie. Arzneim. Forsch. 43: 752–756.

Schellenberg R. for the study group (2001): Treatment for the premenstrual syndrome with agnus castus fruit extract: prospective, randomised, placebo controlled study. Brit. Med. J. 322: 134–137.

Simon C., Stille W. (2000): Antibiotika-Therapie in Klinik und Praxis. 10. Aufl., Schattauer, Stuttgart New York, S. 520.

Sobel J.D. (2000): Bacterial vaginosis. Annu. Rev. Med. 51: 349–356.

Vanselow W., Dennerstein L., Greenwood K.M., de Lignieres B. (1996): Effect of progesterone and its 5 alpha and 5 beta metabolites on symptoms of premenstrual syndrome according to route of administration. J. Psychosom. Obstet. Gynaecol. 17: 29–38.

## 27. Hämorrhoidenmittel

Volker Dinnendahl

Etwa jeder dritte Bundesbürger leidet gelegentlich an Hämorrhoiden oder anderen proktologischen Erkrankungen. Hauptursache ist eine schlackenarme Ernährung und die daraus resultierende Obstipation. Daneben werden auch erbliche Belastung, bewegungsarme Lebensweise, Laxantienabusus oder Geburten als zusätzliche Faktoren diskutiert (Kirsch 1984, Brühl 1999).

Die Basistherapie eines Hämorrhoidalleidens besteht daher vor allem in ballaststoffreicher Ernährung und ausreichender Flüssigkeitszufuhr. Ein Laxantienabusus muß beseitigt werden. Je nach Schweregrad (Stadien I–IV) wird als kausale Behandlung Sklerosierung, Gummibandligatur nach Barron oder ein chirurgischer Eingriff empfohlen (Wienert 1985, Stelzner 1990, Staude 1992, Brühl 1999).

Eine lokale medikamentöse Therapie, die bestenfalls symptomatisch wirkt, kann *adjuvant* indiziert sein, um Jucken, Schmerzen und weitere Entzündungszeichen akut zu lindern bzw. zu beseitigen (Kirsch 1998). Es liegt bisher jedoch kein Nachweis vor, daß Schweregrad und Progredienz des Leidens durch eine derartige Arzneitherapie beeinflußt werden (Transparenzkommission 1990), insbesondere kann dadurch die notwendige Kausalbehandlung nicht ersetzt werden. Bei jeder Lokaltherapie muß grundsätzlich mit allergischen Reaktionen gerechnet werden. Kontaktallergien gegen Lokalanästhetika durch Hämorrhoidalsalben sind wiederholt beschrieben worden (Lodi et al. 1999). Das Risiko von Überempfindlichkeitsreaktionen nimmt mit der Zahl der Kombinationspartner in den Arzneimitteln zu, so daß es sich empfiehlt, Präparate mit möglichst wenigen arzneilich wirkenden Substanzen einzusetzen. In diesem Zusammenhang müssen auch die zahlreichen galenischen Hilfsstoffe (bis zu 13) mitberücksichtigt werden. Als Konservierungsmittel werden z. B. auch Parabene eingesetzt, die ein relativ hohes allergenes Potential besitzen (ABDA-Datenbank 2001). Unverständlicherweise gibt es sogar Hersteller, die ihren anorektal anzuwendenden Zubereitungen Parfümöl bzw. Geruchskorrigentien zumischen.

Bei der Beurteilung der Frage, ob lokal anzuwendende Hämorrhoidenmittel (Proktologika) zur symptomatischen Behandlung von Hämorrhoidalbeschwerden geeignet sind, spielt gerade in diesem Indikationsgebiet auch die Arzneiform eine wichtige Rolle. So sind Salben, Cremes oder Sprays zumeist nur bei ekzematösen Reaktionen der Perianalhaut geeignet, sofern sie der besonderen anatomischen Situation (intertriginöses Hautareal) gerecht werden. Suppositorien sind in ihrer Effektivität kritisch zu bewerten, da sie in aller Regel aufgrund der anatomischen Gegebenheiten in der Rektumampulle ihre Wirkstoffe freisetzen und nicht am Ort der Beschwerden, nämlich im Analkanal (Transparenzkommission 1990, Kirsch 1998). Bei intraanalen Beschwerden sollten daher sogenannte „Analtampons" eingesetzt werden, von denen aufgrund ihrer besonderen Applikationsweise eine lokale Wirkung erwartet werden kann. Inzwischen sind viele Proktologika nicht nur als Salben und Suppositorien, sondern auch als Analtampons verfügbar.

## Verordnungsspektrum

Trotz eindeutiger Erkenntnisse, die eine fachärztliche Behandlung nahelegen, ist die beliebteste therapeutische Maßnahme die Verordnung eines der zahlreichen Hämorrhoidenmittel, die als Zäpfchen, Salben, Cremes, Tücher, Sprays und entsprechende Kombinationspackungen im Handel sind. Im Jahre 2000 sind die durchschnittlichen Tagesbehandlungskosten wiederum etwas angestiegen von DM 1,88 auf DM 1,91, die Zahl der Verordnungen ist jedoch weiter zurückgegangen (Tabellen 27.1 und 27.2). Damit hat sich der bereits seit 1992 zu beobachtende Trend fortgesetzt (Abbildung 27.1). Hämorrhoidenmittel erzielten 2000 mit 3,2 Mio. Verordnungen einen Umsatz von 72,1 Mio. DM zu Lasten der GKV. Damit sind die Verordnungen und der Umsatz gegenüber 1999 noch einmal um mehr als 9% zurückgegangen.

## Therapeutische Aspekte

In der Mehrzahl der Hämorrhoidenmittel sind Lokalanästhetika wie Lidocain, Cinchocain oder Polidocanol als Kombinationspartner enthalten (Tabelle 27.2). Sie sind geeignet, kurzfristig Schmerzen und

Juckreiz zu lindern. Als Salze können die Arzneistoffe allerdings nicht durch die intakte Haut, sondern nur durch die Rektalschleimhaut resorbiert werden. Im Sinne einer rationalen Therapie ist es zu begrüßen, daß ein Lidocain-Monopräparat entgegen dem Trend bei den fixen Kombinationen wiederum einen deutlichen Verordnungszuwachs zu verzeichnen hat. *Lido Posterine* kommt übrigens mit der geringsten Zahl an galenischen Hilfsstoffen aus.

Glucocorticoide wirken stark entzündungshemmend, dürfen jedoch allenfalls bei nässenden Analekzemen oder anderweitig therapierefraktärem Pruritus kurzfristig angewandt werden. Bei länger dauernder Behandlung (besonders mit fluorierten Corticoiden) muß mit dem Auftreten einer Candidiasis gerechnet werden. Darüber hinaus besteht die Gefahr irreparabler Hautatrophien im Analbereich und der Verschlimmerung eitrig-entzündlicher Prozesse (Transparenzkommission 1990). Bufexamac wirkt ebenfalls antiphlogistisch, allerdings schwächer als die Glucocorticoide. Als unerwünschte Wirkungen sind lokale Reizerscheinungen und Überempfindlichkeitsreaktionen beschrieben.

Adstringentien wie Policresulen, Hamameliszubereitungen und Bismutverbindungen wirken aufgrund einer oberflächlichen Eiweißfällung

Tabelle 27.1: Verordnungen von Hämorrhoidenmitteln 2000. Angegeben sind die verordnungshäufigsten Präparate mit Verordnungsrang, Verordnungen und Umsatz 2000 im Vergleich zu 1999.

| Rang | Präparat | Verordnungen in Tsd. | Änd. % | Umsatz Mio. DM | Änd. % |
|---|---|---|---|---|---|
| 235 | Faktu | 623,2 | −9,7 | 17,5 | −9,0 |
| 375 | Dolo Posterine N | 450,8 | −10,0 | 11,3 | −8,9 |
| 517 | Posterisan Salbe/Supp. | 347,1 | −9,6 | 6,7 | −6,2 |
| 663 | Posterisan forte | 273,5 | −5,6 | 6,8 | −4,5 |
| 858 | Haemo-Exhirud | 205,2 | −27,4 | 5,7 | −31,9 |
| 862 | Procto-Jellin | 203,6 | +5,8 | 3,4 | +15,6 |
| 1001 | Scheriproct | 171,5 | −6,7 | 3,7 | −7,4 |
| 1424 | Lido Posterine | 113,6 | +9,4 | 2,9 | +15,9 |
| 2092 | Procto-Kaban | 64,6 | −15,1 | 1,4 | −12,2 |
| 2242 | Anusol | 57,3 | −22,1 | 1,0 | −19,9 |
| 2245 | Tampositorien H | 57,2 | −19,3 | 0,8 | −21,6 |
| 2459 | Faktu akut | 48,5 | +25,7 | 0,9 | +25,9 |
| Summe | | 2616,0 | −9,4 | 62,0 | −9,1 |
| Anteil an der Indikationsgruppe | | 82,1% | | 86,0% | |
| Gesamte Indikationsgruppe | | 3186,1 | −9,4 | 72,1 | −9,5 |

**Tabelle 27.2:** Verordnungen von Hämorrhoidenmitteln 2000. Angegeben sind die 2000 verordneten Tagesdosen, die Änderungen gegenüber 1999 und die mittleren Kosten je DDD 2000.

| Präparat | Bestandteile | DDD in Mio. | Änderung in % | DDD-Kosten in DM |
|---|---|---|---|---|
| **Lokalanästhetikahaltige Mittel** | | | | |
| Faktu | Policresulen Cinchocain | 8,0 | (−9,9) | 2,19 |
| Dolo Posterine N | Cinchocain | 5,7 | (−12,1) | 1,98 |
| Haemo-Exhirud | Blutegelwirkstoff Allantoin Polidocanol | 4,7 | (−27,2) | 1,22 |
| Lido Posterine | Lidocain | 1,7 | (+16,2) | 1,67 |
| Faktu akut | Bufexamac Bismutgallat Titandioxid Lidocain | 0,6 | (+26,3) | 1,41 |
| | | 20,7 | (−12,8) | 1,85 |
| **Glucocorticoidkombinationen** | | | | |
| Posterisan forte | Escherichia-coli- Stoffwechselprodukte Hydrocortison | 1,8 | (−8,3) | 3,75 |
| Scheriproct | Prednisolon Cinchocain | 1,7 | (−9,0) | 2,12 |
| Procto-Jellin | Fluocinolonacetonid Lidocain | 1,6 | (+6,1) | 2,16 |
| Procto-Kaban | Clocortolon Cinchocain | 0,7 | (−11,2) | 2,11 |
| | | 5,8 | (−5,4) | 2,64 |
| **Andere Mittel** | | | | |
| Posterisan Salbe/Supp. | Escherichia-coli- Stoffwechselprodukte | 5,0 | (−7,2) | 1,33 |
| Anusol | Bismut-Ammonium- Iodid-Benzol-Komplex Perubalsam Zinkoxid | 0,7 | (−21,0) | 1,50 |
| Tampositorien H | Hamamelisextrakt | 0,3 | (−22,0) | 3,18 |
| | | 5,9 | (−9,7) | 1,43 |
| Summe | | 32,5 | (−11,0) | 1,91 |

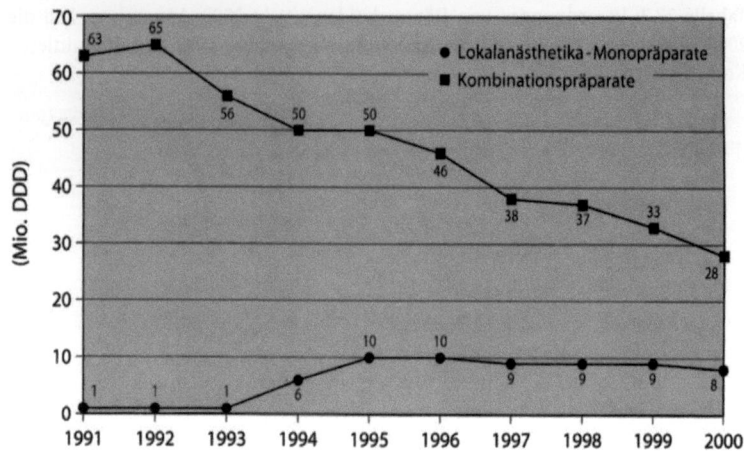

**Abbildung 27.1:** Verordnungen von Hämorrhoidenmitteln 1991 bis 2000. Gesamtverordnungen nach definierten Tagesdosen (DDD)

lokal schwach blutstillend und entzündungshemmend. Sie sollten vorzugsweise bei nässenden Ekzemen im Analbereich eingesetzt werden.

Einige Hämorrhoidenmittel enthalten zusätzliche Substanzen von fraglichem Wert, wie Allantoin, Blutegelwirkstoff oder schwache Antiseptika wie Perubalsam (z. B. *Anusol*), der ein relativ hohes allergenes Potential besitzt. Es fehlen immer noch überzeugende Belege dafür, daß irgendeines dieser Mischpräparate eine überlegene Wirkung hat (American Medical Association 1986). Zwei Mittel (*Posterisan, Posterisan forte*) enthalten sinnigerweise abgetötete Colibakterien, die nach Auffassung des Herstellers besondere Wirkungen im Vergleich zu den natürlichen Colibakterien der Analregion haben sollen.

Für die meisten dieser Präparate gibt es zahlreiche Literaturstellen, die aus Sicht der Hersteller den therapeutischen Effekt belegen sollen. Entscheidend für die Bewertung eines Arzneimittels sind klinisch kontrollierte Studien zur Wirksamkeit mit korrekter statistischer Auswertung. Solche Studien sind in diesem Indikationsgebiet eher die Ausnahme, wobei nicht verkannt werden soll, daß ein valider Wirksamkeitsnachweis beim Hämorrhoidalleiden schwierig zu führen ist.

Auch für das Jahr 2000 kann festgestellt werden, daß die ärztliche Verordnung in diesem Indikationsgebiet weiter an Rationalität gewonnen hat. Insgesamt ist ein erfreulicher Trend weg von den unübersichtlichen, nicht plausiblen Mehrfachkombinationen zu erkennen.

Für die symptomatische Linderung von Hämorrhoidalbeschwerden sind einfache, evtl. sogar wirkstofffreie Zubereitungen wahrscheinlich am sichersten (Brühl 1999). Ob besondere Hygienemaßnahmen, wie z.B. feuchte Reinigung der Analregion nach jedem Stuhlgang, Beschwerden verhindern bzw. bessern oder nicht vielmehr mitverursachen, ist inzwischen Gegenstand fachlicher Diskussion und wird erstmalig in einer kontrollierten Studie geprüft (Rohde 2000, Alexander-Williams 2000).

### Literatur

ABDA-Datenbank (Mai 2001): Werbe- und Vertriebsges. Dtsch. Apotheker, Version Lauer/Fischer.
Alexander-Williams J. (2000): The author replies. Dis. Col. Rec. 43: 562–563.
American Medical Association (1986): Drug Evaluations, 6th ed., Saunders Company, Philadelphia, p. 972.
Brühl W. (1999): Proktologische Erkrankungen. Dtsch. Apoth. Ztg. 139: 2388–2392.
Kirsch J.J. (1984): Hämorrhoiden: Diagnostische Abgrenzung und differenzierte Therapie. Dtsch. Ärztebl. 81: A-1621–1631.
Kirsch J.J. (1998): 11. Kurpfälzisches Koloproktologen-Gespräch. Experten-Workshop „Proktologika". Coloproctology 20: XIII–XVIII.
Lodi A., Ambonati M., Coassini A., Kouhdari Z., Palvarini M., Crosti C. (1999): Contact allergy to 'caines' caused by anti-hemorrhoidal ointments. Contact Dermatitis 41: 221–222.
Rohde H. (2000): Routine anal cleansing, so-called hemorrhoids, and perianal dermatitis: Cause and effect? Dis. Col. Rec. 43: 561–562.
Staude G. (1992): Sklerotherapie und Gummiring-Ligatur bei Hämorrhoiden. Münch. Med. Wochenschr. 134: 186–190.
Stelzner F. (1990): Das Corpus cavernosum recti und seine Hyperplasie – die Hämorrhoiden. Dtsch. Ärztebl. 87: C-1578–1581.
Transparenzkommission (1990): Transparenzliste für die Indikation Hämorrhoidalleiden. Bundesanzeiger Nr. 215 vom 17.11.1990.
Wienert V. (1985): Einführung in die Proktologie. Schattauer-Verlag, Stuttgart New York.

## 28. Hypnotika und Sedativa

Martin J. Lohse und Bruno Müller-Oerlinghausen

Hypnotika werden zur symptomatischen Therapie von Schlafstörungen eingesetzt. Der Übergang zu den Sedativa, die vorwiegend tagsüber eingenommen werden, ist fließend. Bei vielen Wirkstoffen muß aufgrund der langen Halbwertszeit auch bei Verwendung als Hypnotikum mit einer Sedation während des auf die Einnahme folgenden Tages gerechnet werden. Die Abgrenzung gegenüber den Tranquillantien (vgl. Kapitel 42) ist oft willkürlich und basiert vermutlich weitgehend auf Marketingaspekten.

An häufigen oder ständigen Schlafstörungen leiden 7% der Bundesbürger. Eine Behandlungsbedürftigkeit ist vor allem bei solchen Patienten gegeben, deren Schlafstörungen über einen Monat mindestens dreimal pro Woche auftreten und zur Einbuße in der Tagesbefindlichkeit und Leistungsfähigkeit führen oder starken Leidensdruck auslösen (Clarenbach et al. 1995).

Die Verordnung eines Hypnotikums setzt zunächst voraus, daß tatsächlich eine objektivierbare Schlafstörung vorliegt. Häufig besteht vor allem eine subjektive Störung, so daß das Problem in erster Linie bei der Bewertung der Schlafqualität durch den Patienten zu sehen ist. Besteht eine objektivierbare Schlafstörung, so müssen mögliche Ursachen abgeklärt werden. Dazu zählen insbesondere ungünstige Schlafbedingungen, situative oder chronische psychische Belastungen, organische und psychische Erkrankungen und die Einnahme von Medikamenten und anderen Substanzen, die das Zentralnervensystem stimulieren, zum Beispiel Theophyllin und Coffein. In vielen Fällen sind nicht-medikamentöse Maßnahmen möglich, die manchmal die Verordnung von Hypnotika vermeidbar machen können, immer aber ergänzen sollten (Mendelson und Jain 1995). Indiziert scheint die Verwendung von Hypnotika in erster Linie für die kurzfristige Behandlung. Der lediglich symptomatische Charakter der Therapie mit Hypnotika darf dabei nicht übersehen werden. Besonders schwierig ist die Behandlung chronischer Insomnien.

Diese Patienten sollten, wenn möglich, an Spezialisten verwiesen werden, die eine differenzierte Diagnostik einschließlich der Polysomnographie (Penzel und Brandenburg 1996) und spezifische verhaltenstherapeutische Interventionen und Pharmakotherapien anbieten können.

### Verordnungsspektrum

Die Hypnotika gliedern sich im wesentlichen in drei Gruppen auf (Abbildung 28.1): Benzodiazepine, chemisch andersartige Benzodiazepinrezeptoragonisten (Zopiclon, Zolpidem, Zaleplon) und pflanzliche Präparate, von denen die Mehrzahl Kombinationspräparate sind. Die Verwendung von Barbituraten gilt heute als obsolet und hat in den letzten Jahren vollständig aufgehört. Daneben gibt es noch chemisch unterschiedliche Substanzen, die als Hypnotika eingesetzt werden können. Von ihnen findet sich lediglich das Chloralhydrat unter den 2500 verordnungshäufigsten Arzneimitteln.

Insgesamt gehen die Verordnungen von Hypnotika und Sedativa seit 1992 kontinuierlich sehr stark zurück (Abbildung 28.1). Diese Abnahme hat sich auch 2000 in eindrucksvoller Weise fortgesetzt (Tabelle 28.1). Sie findet sich auch bei den DDDs, geht also nicht etwa auf die Verordnung jeweils größerer Packungen zurück. Der Rückgang betrifft alle Gruppen

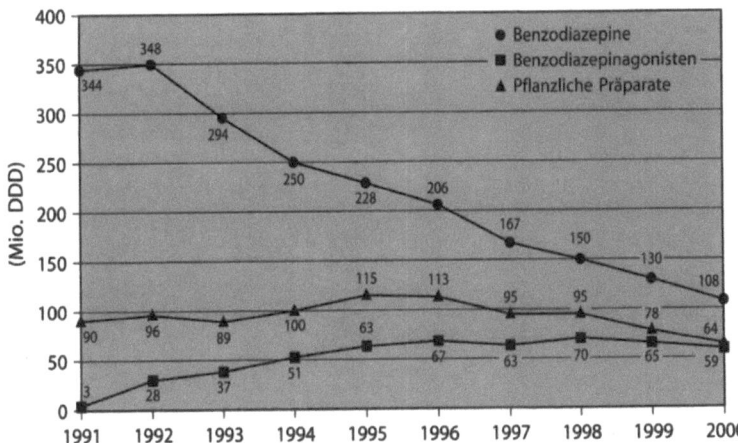

**Abbildung 28.1:** Verordnungen von Hypnotika und Sedativa 1991 bis 2000. Gesamtverordnungen nach definierten Tagesdosen (DDD)

Tabelle 28.1: Verordnungen von Hypnotika und Sedativa 2000. Angegeben sind die verordnungshäufigsten Präparate mit Verordnungsrang, Verordnungen und Umsatz 2000 im Vergleich zu 1999.

| Rang | Präparat | Verordnungen in Tsd. | Änd. % | Umsatz Mio. DM | Änd. % |
|---|---|---|---|---|---|
| 72 | Stilnox | 1292,3 | −18,1 | 41,5 | −17,6 |
| 119 | Noctamid | 974,8 | −18,8 | 16,8 | −18,9 |
| 221 | Ximovan | 652,4 | −39,8 | 21,5 | −38,6 |
| 295 | Bikalm | 532,2 | −21,1 | 17,5 | −19,2 |
| 383 | Rohypnol | 447,3 | −31,4 | 6,5 | −32,3 |
| 401 | Remestan | 433,4 | −17,2 | 6,2 | −17,1 |
| 415 | Lendormin | 420,2 | −19,7 | 6,2 | −20,4 |
| 471 | Kytta-Sedativum f | 381,6 | −23,1 | 10,0 | −24,4 |
| 631 | Halcion | 290,9 | −7,5 | 3,1 | −7,1 |
| 637 | Chloraldurat Pohl | 288,7 | −4,6 | 3,7 | +3,3 |
| 639 | Planum | 288,4 | −17,7 | 4,2 | −18,8 |
| 652 | Radedorm | 281,0 | −35,0 | 1,6 | −36,0 |
| 674 | Dalmadorm | 271,1 | −17,3 | 4,1 | −14,9 |
| 714 | Staurodorm Neu | 248,9 | −17,3 | 3,8 | −17,3 |
| 747 | Flunitrazepam-ratiopharm | 239,6 | −7,6 | 2,2 | −8,8 |
| 871 | Luvased | 201,6 | −19,3 | 4,5 | −11,9 |
| 931 | Zopiclon-ratiopharm | 186,7 | +433,8 | 3,8 | +430,0 |
| 977 | Euvegal Entspann.u.Einschl. | 175,5 | −16,4 | 6,1 | −18,3 |
| 1167 | Sedariston Tropfen | 145,9 | −15,8 | 3,7 | −13,4 |
| 1246 | Flunitrazepam-neuraxpharm | 134,5 | −10,9 | 1,3 | −11,4 |
| 1342 | Somnosan | 122,5 | +73,8 | 2,8 | +65,3 |
| 1463 | Zopiclon Stada | 110,8 | +329,4 | 2,6 | +334,0 |
| 1489 | dysto-loges | 108,5 | −6,7 | 2,1 | −0,8 |
| 1493 | Sedacur | 108,4 | −1,0 | 2,3 | −1,9 |
| 1525 | Sedonium | 104,6 | −11,9 | 4,0 | −11,6 |
| 1648 | temazep von ct | 93,3 | +11,9 | 1,3 | +8,9 |
| 1720 | Fluninoc | 88,2 | +11,7 | 0,8 | +11,4 |
| 1836 | Sonata | 81,0 | +124,3 | 1,7 | +154,6 |
| 1894 | Psychotonin-sed. | 77,2 | −36,4 | 2,6 | −33,9 |
| 1895 | Nitrazepam-neuraxpharm | 77,2 | −5,6 | 0,5 | −1,5 |
| 1998 | Viburcol | 70,1 | −84,4 | 0,6 | −84,2 |
| 2021 | Optidorm | 69,1 | +713,2 | 1,5 | +696,9 |
| 2024 | Ivel | 68,9 | −30,8 | 2,2 | −31,4 |
| 2049 | Zopidorm | 67,5 | +378,5 | 1,5 | +394,1 |
| 2109 | Eatan N | 63,6 | −10,2 | 0,8 | −11,1 |
| 2112 | zopiclon von ct | 63,5 | +941,5 | 1,2 | +861,1 |
| 2121 | Baldrian-Dispert/-Stark | 63,1 | −29,7 | 1,1 | −32,8 |
| 2130 | Valdispert | 62,9 | −9,5 | 1,0 | −7,3 |
| 2150 | Imeson | 61,9 | −30,1 | 0,5 | −34,7 |
| 2202 | Zopiclon-neuraxpharm | 59,1 | (>1000) | 1,2 | (>1000) |
| 2230 | Ergocalm | 58,0 | −18,8 | 1,1 | −19,8 |
| 2276 | Nitrazepam AL | 56,0 | +12,9 | 0,3 | +27,9 |
| 2390 | Novanox | 50,9 | −27,4 | 0,4 | −25,2 |

Tabelle 28.1: Verordnungen von Hypnotika und Sedativa 2000. Angegeben sind die verordnungshäufigsten Präparate mit Verordnungsrang, Verordnungen und Umsatz 2000 im Vergleich zu 1999 (Fortsetzung).

| Rang | Präparat | Verordnungen in Tsd. | Änd. % | Umsatz Mio. DM | Änd. % |
|---|---|---|---|---|---|
| 2421 | Sedinfant N | 49,6 | +15,1 | 1,0 | +12,9 |
| 2452 | Kavosporal comp. | 48,7 | –13,8 | 1,2 | –15,4 |
| 2474 | Mogadan | 47,7 | –29,3 | 0,4 | –31,5 |
| Summe | | 9819,4 | –17,8 | 205,0 | –16,8 |
| Anteil an der Indikationsgruppe | | 89,5% | | 92,4% | |
| Gesamte Indikationsgruppe | | 10970,6 | –14,0 | 221,9 | –15,0 |

von Hypnotika/Sedativa, synthetische, pflanzliche und homöopathische, allerdings in sehr viel geringerem Ausmaß die neueren Substanzen Zolpidem und Zopiclon. Diese Substanzen nehmen mit *Stilnox* (Zolpidem), *Ximovan* (Zopiclon) und *Bikalm* (Zolpidem) die Plätze 1, 3 und 4 unter den Hypnotika ein, dazwischen liegt das mittellang wirkende Benzodiazepin *Noctamid* (Lormetazepam). Dennoch entfällt nach wie vor der Großteil der Verordnungen auf die Benzodiazepine. Pflanzliche Präparate haben bis 1995 kontinuierliche Zuwächse gezeigt, seitdem aber stetig wieder abgenommen. Aus der Gesamtzahl von knapp 240 Mio. Tagesdosen läßt sich ableiten, daß in der Bundesrepublik jeden Tag etwa 640.000 Menschen ein Schlafmittel oder Sedativum einnahmen, wobei die potentielle Anwendung von Tranquillantien als Hypnotika nicht berücksichtigt ist. Gegenüber den Zahlen von 1992 mit etwa 470 Mio. Tagesdosen bedeutet dies einen Rückgang um fast 50%. Nach entsprechenden Erhebungen leidet freilich ein wesentlich größerer Teil der Bevölkerung an die Lebensqualität beeinträchtigenden Schlafstörungen, ohne medikamentöse Hilfe in Anspruch zu nehmen (Gillin und Byerley 1990).

## Benzodiazepine

Für den Einsatz von Benzodiazepinen (Tabelle 28.2) als Hypnotika ist bei insgesamt ähnlichen Eigenschaften dieser Substanzen die Wirkdauer bislang der entscheidende Parameter für die differentialtherapeutische Anwendung. Deshalb werden sie in Präparate mit kurzer, mittlerer und langer Wirkdauer unterteilt. Dabei ist es wichtig zu wis-

**Tabelle 28.2:** Verordnungen kurzwirkender Hypnotika 2000. Angegeben sind die 2000 verordneten Tagesdosen, die Änderungen gegenüber 1999 und die mittleren Kosten je DDD 2000.

| Präparat | Bestandteile | DDD in Mio. | Änderung in % | DDD-Kosten in DM |
|---|---|---|---|---|
| **Brotizolam** | | | | |
| Lendormin | Brotizolam | 8,1 | (−20,2) | 0,76 |
| **Triazolam** | | | | |
| Halcion | Triazolam | 3,7 | (−6,3) | 0,81 |
| **Zopiclon** | | | | |
| Ximovan | Zopiclon | 12,2 | (−39,8) | 1,76 |
| Zopiclon-ratiopharm | Zopiclon | 3,2 | (+472,6) | 1,20 |
| Somnosan | Zopiclon | 2,2 | (+74,9) | 1,29 |
| Zopiclon Stada | Zopiclon | 2,0 | (+334,5) | 1,26 |
| Zopidorm | Zopiclon | 1,2 | (+416,4) | 1,22 |
| Optidorm | Zopiclon | 1,1 | (+690,5) | 1,29 |
| zopiclon von ct | Zopiclon | 1,0 | (+916,7) | 1,22 |
| Zopiclon-neuraxpharm | Zopiclon | 1,0 | (>1000) | 1,21 |
| | | 23,9 | (+3,9) | 1,51 |
| **Weitere Benzodiazepinrezeptoragonisten** | | | | |
| Stilnox | Zolpidem | 24,2 | (−18,0) | 1,71 |
| Bikalm | Zolpidem | 9,9 | (−20,4) | 1,76 |
| Sonata | Zaleplon | 0,9 | (+141,1) | 1,86 |
| | | 35,0 | (−17,3) | 1,73 |
| **Chloralhydrat** | | | | |
| Chloraldurat Pohl | Chloralhydrat | 3,4 | (−4,3) | 1,10 |
| **Summe** | | 74,2 | (−10,7) | 1,48 |

sen, daß die Wirkdauer nicht nur durch die Halbwertszeit der Wirksubstanz, sondern auch durch Umverteilungsprozesse, aktive Metaboliten sowie nicht zuletzt durch patientenbezogene Variablen bestimmt ist. Hierzu zählt auch, daß die meisten pharmakokinetischen Daten an jungen Gesunden erhoben sind, daß aber der Metabolismus der meisten Benzodiazepine durch Leberfunktionsstörungen und ganz allgemein im Alter massiv verlangsamt sein kann (Klotz 1995). Dies gilt in geringerem Ausmaß für solche Substanzen, die direkt glukuronidiert werden und die deshalb mit größerer Sicherheit dosiert werden können: Lorazepam, Lormetazepam, Oxazepam und Temazepam.

Empfohlen werden bei Einschlafstörungen Präparate mit kurzer Wirkdauer, bei Durchschlafstörungen solche mittlerer Wirkdauer. Besonders bei langwirkenden Benzodiazepinen muß auch am nächsten Tage mit einer Sedation gerechnet werden. Sehr kurz wirkende Benzodiazepine verursachen tagsüber möglicherweise Unruhe- und Angstzustände (Lader 1987). Als Sedativa können Präparate mit langer Wirkdauer von Nutzen sein; es besteht dabei aber die Gefahr der Kumulation. Neben der Bedeutung der Wirkdauer ist ein schneller Wirkungseintritt für die Anwendung als Hypnotikum günstig.

Die Verordnungen von Benzodiazepinen sind bezogen auf die Tagesdosen des Gesamtmarktes stark rückläufig (Abbildung 28.1). Durch Verschiebungen bei den eigentlichen Benzodiazepinen und durch starke Zunahmen bei Zolpidem und Zopiclon in den vergangenen Jahren hat sich insgesamt ein Trend zu kürzer wirksamen Substanzen ergeben.

Bei den Substanzen mit kurzer Wirkdauer haben sich die verordneten Tagesdosen von *Lendormin* und *Halcion* wie schon seit vielen Jahren weiter verringert. Bei den Benzodiazepinen mit mittlerer und langer Wirkdauer sind die verordneten DDDs um fast 20% zurückgegangen. Die Abnahmen betreffen die mittellang wirkenden (Lormetazepam, Temazepam) und die langwirkenden Benzodiazepine (Nitrazepam, Flunitrazepam, Flurazepam) in ähnlicher Weise (Tabelle 28.3).

Bei den langwirkenden Benzodiazepinen, der früher größten Gruppe, hat es ebenfalls zum wiederholten Mal Einbrüche gegeben. Dies gilt für Nitrazepam ebenso wie für Flunitrazepam. Für die Rückgänge beim langjährigen Marktführer *Rohypnol* mag auch der bekannte Mißbrauch in der Drogenszene mitverantwortlich sein, der allerdings nach der Umstellung von der 2mg- auf die 1mg-Tablette zurückgegangen zu sein scheint (W. Poser, persönliche Mitteilung).

## Andere Benzodiazepinagonisten

Zopiclon (*Ximovan, Somnosan* u. a.), Zolpidem (*Stilnox, Bikalm*) und Zaleplon (*Sonata*) sind chemisch den Benzodiazepinen nicht verwandte Substanzen, die ebenfalls an Rezeptoren des γ-Aminobuttersäure (GABA)-regulierten Chloridkanals angreifen, jedoch an anderer Stelle als die Benzodiazepine. Daher ergeben sich insgesamt den Benzodiazepinen pharmakologisch ähnliche Eigenschaften. Mit einer Halbwertszeit von 3–6 Stunden ist Zopiclon ähnlich wie Triazolam zu bewerten, dem es nach einer großen Studie an ambulanten Patienten (Rüther et al. 1992) therapeutisch ebenbürtig ist. Zolpidem hat mit einer Halbwertszeit von 2–3 Stunden eine noch kürzere Wirkdauer und zeigt ei-

**Tabelle 28.3:** Verordnungen von mittel- und langwirksamen Benzodiazepinhypnotika 2000. Angegeben sind die 2000 verordneten Tagesdosen, die Änderungen gegenüber 1999 und die mittleren Kosten je DDD 2000.

| Präparat | Bestandteile | DDD in Mio. | Änderung in % | DDD-Kosten in DM |
|---|---|---|---|---|
| **Lormetazepam** | | | | |
| Noctamid | Lormetazepam | 29,8 | (−18,4) | 0,57 |
| Ergocalm | Lormetazepam | 2,1 | (−20,2) | 0,52 |
| | | 31,8 | (−18,5) | 0,56 |
| **Temazepam** | | | | |
| Remestan | Temazepam | 7,6 | (−17,3) | 0,81 |
| Planum | Temazepam | 5,3 | (−19,3) | 0,79 |
| temazep von ct | Temazepam | 1,8 | (+8,3) | 0,76 |
| | | 14,7 | (−15,7) | 0,80 |
| **Nitrazepam** | | | | |
| Radedorm | Nitrazepam | 5,5 | (−35,1) | 0,30 |
| Eatan N | Nitrazepam | 2,5 | (−11,3) | 0,31 |
| Nitrazepam-neuraxpharm | Nitrazepam | 2,3 | (−0,9) | 0,23 |
| Novanox | Nitrazepam | 1,5 | (−25,4) | 0,30 |
| Nitrazepam AL | Nitrazepam | 1,3 | (+9,3) | 0,25 |
| Imeson | Nitrazepam | 1,2 | (−30,4) | 0,38 |
| Mogadan | Nitrazepam | 0,9 | (−29,1) | 0,40 |
| | | 15,2 | (−23,1) | 0,30 |
| **Flunitrazepam** | | | | |
| Rohypnol | Flunitrazepam | 8,6 | (−32,0) | 0,76 |
| Flunitrazepam-ratiopharm | Flunitrazepam | 4,6 | (−7,2) | 0,49 |
| Flunitrazepam-neuraxpharm | Flunitrazepam | 2,6 | (−11,5) | 0,50 |
| Fluninoc | Flunitrazepam | 1,7 | (+11,4) | 0,49 |
| | | 17,5 | (−20,7) | 0,62 |
| **Flurazepam** | | | | |
| Dalmadorm | Flurazepam | 5,4 | (−14,7) | 0,77 |
| Staurodorm Neu | Flurazepam | 5,0 | (−17,3) | 0,77 |
| | | 10,4 | (−16,0) | 0,77 |
| Summe | | 89,7 | (−19,0) | 0,59 |

ne dem Triazolam vergleichbare Wirksamkeit. Zaleplon hat eine Halbwertszeit von nur einer Stunde und hat damit den Vorteil, praktisch keine Wirkungen mehr am nächsten Morgen zu haben.

Molekularpharmakologische Studien zeigen, daß Zolpidem im Vergleich zu den Benzodiazepinen nur an die Subtypen des GABA/Benzodiazepinrezeptors bindet, die die α1-Untereinheit enthalten (Crestani et al. 2000). Diese Selektivität stellt vermutlich die Basis für ein unterschiedliches pharmakologisches Profil dar. Tierexperimentelle Studien und die bisher verfügbaren klinischen und epidemiologischen Daten deuten auf ein geringeres Abhängigkeitsrisiko von Zopiclon und Zolpidem. Mißbrauch von Zopiclon und Zolpidem ist zwar berichtet worden, jedoch handelt es sich bisher um Einzelfälle (Soyka et al. 2000). Für beide Substanzen wurde im Rahmen des Frühwarnsystems eine nur sehr geringe Akzeptanz bei Drogenabhängigen beobachtet (Keup 1999), die sich mit Beobachtungen über kurzwirksame Benzodiazepine deckt. Vor Verordnung dieser Substanzen bei Benzodiazepinabhängigen wird trotzdem gewarnt (Arzneimittelkommission 1999).

Auf eine relativ hohe Zahl gravierender zentraler Nebenwirkungen (Amnesie, visuelle Wahrnehmungsstörungen, Auslösung von Psychosen) wurde hingewiesen (Müller 1994). Möglicherweise beeinflußt Zopiclon vor allem bei älteren Patienten weniger das Kurzzeitgedächtnis (Kerr et al. 1995). Für beide Substanzen gibt es Einzelfallberichte sowohl über schwerwiegende zentrale Nebenwirkungen als auch Warnungen vor Abhängigkeit (Ansseau et al. 1992, Canaday 1996, Fava 1996, Markowitz und Brewerton 1996). Zwei Todesfälle nach Zopiclon-Überdosierung wurden berichtet (Boniface und Russell 1996). Jüngere Studien und epidemiologische Daten an einer großen Zahl von Patienten zeigten für Zolpidem insgesamt ein günstiges Profil unerwünschter Wirkungen (Dockhorn und Dockhorn 1996, Wyss et al. 1996, Hajak und Bandelow 1998, Noble et al. 1998, Darcourt et al. 1999).

Neu am Markt aufgetreten ist der „ultrakurz" wirkende Benzodiazepinagonist Zaleplon, das in dieser Wirkgruppe teuerste Präparat. Die bisherigen Daten sprechen für eine gute Wirksamkeit bei Einschlafstörungen und geringe Beeinträchtigung von Psychomotorik und Gedächtnis (Dooley und Plosker 2000). Sein therapeutischer Stellenwert läßt sich derzeit noch nicht valider bestimmen. Insbesondere wären Studien wünschenswert, in wievielen Fällen hier wegen potentiell nicht ausreichend langer Wirksamkeit nachts eine Zweitdosis eingenommen wird. Bisherige Publikationen stellen das Fehlen von Hangover und Rebound-Effekten und damit die Möglichkeit, Schlafstörungen direkt zum Zeitpunkt ihres Auftretens zu behandeln heraus (Lader 2001, Heydorn 2000). Auch hier soll das Abhängigkeitsrisiko vergleichsweise gering sein.

Insgesamt haben sich die Hinweise bestätigt, daß zumindest Zolpidem ein günstigeres Nutzen/Risiko-Verhältnis haben könnte als klassische Benzodiazepine (Holm und Goa 2000). Trotz ihres höheren Preises haben diese Präparate inzwischen ihren festen Platz in der Therapie der Schlafstörungen (Abbildung 28.1). Von Zopiclon sind inzwischen auch zahlreiche preisgünstigere Generika eingeführt worden (Tabelle 28.2).

## Chloralhydrat

Die Verordnungen von *Chloraldurat* (Tabelle 28.2) zeigten seit vielen Jahren einen wellenförmigen Verlauf, seit 1996 sind sie jedoch rückläufig. Chloralhydrat ist bei leichteren Schlafstörungen interessant, weil es praktisch keine Störungen der Schlafphasen verursacht. In verkapselter Form ist es für Patienten im allgemeinen akzeptabel, obwohl auch bei dieser Darreichungsform gastrointestinale Nebenwirkungen auftreten können. Eine geringe therapeutische Breite und mögliche kardiovaskuläre Nebenwirkungen begrenzen aber die Verwendung dieses Arzneimittels besonders bei kardiovaskulären Risikopatienten.

## Pflanzliche Präparate

Pflanzliche Präparate aus Baldrian, Melisse, Hopfen etc. werden in der traditionellen Phytotherapie zur Behandlung von Schlaflosigkeit seit langem eingesetzt. Ihre Wirkung ist jedoch nicht ausreichend belegt. Von vielen Autoren werden sie im wesentlichen als (Pseudo-)Placebos eingestuft. Dazu trägt auch bei, daß von den verschiedenen in den letzten Jahrzehnten als wirksamkeitsbestimmend angesehenen Inhaltsstoffen des Baldrians – ätherisches Öl, Methylpyrrylketon, Valerensäure, Valepotriate – keiner auch nur entfernt die erforderlichen Mengen in Fertigarzneimitteln erreicht (Hänsel und Volz 1995). Der objektive Nachweis einer hypnotischen Wirkung von Baldrianextrakten ist bislang nicht überzeugend gelungen (Dreßing et al. 1992, Schulz et al. 1994). Zwei Placebo-kontrollierte Doppelblindstudien von wäßrigem Baldrianextrakt fanden zwar schlaffördernde Effekte, diese ließen sich im Schlaf-EEG aber nicht objektivieren (Balderer und Borbély 1985, Leathwood und Chauffard 1985). Eine weitere Studie (Dreßing et al. 1992) findet zwar keine signifikanten Effekte einer Baldrian-Melissen-Kombination auf Einschlaflatenz und Schlafeffizienz, kommt aber trotzdem zu dem Fazit „schlafverbessernde Wirkung der Baldrian-Melissen-Kombination nachgewiesen". Eine jüngere polysomnographische Studie (Donath et al. 2000) fand zwar keinen Effekt von Baldrian gegenüber Placebo bei dem Zielparameter Schlafeffizienz und -latenz, jedoch zeigte sich nach einer 14-tägigen Behandlung ein schnelleres Erreichen des Tiefschlafs sowie ein geringfügig höherer Tiefschlafanteil (9,8% vs. 8,1% unter Placebo).

Die meisten Hopfenpräparate enthalten nur so viel eingesetzter Hopfendroge wie 10 ml Bier (Hänsel 1987). Allerdings haben auch die fünf Flaschen Bier entsprechenden Hopfen-Inhaltsstoffe keine schlafinduzierende Wirkung (Stocker 1967). Auch für Präparate aus Melisse und Passionsblume finden sich keine klinischen Studien, die eine hypnotische Wirkung zeigen (Hänsel und Volz 1995). Die Verwendung pflanzlicher Hypnotika gilt jedoch als kaum von Nebenwirkungen belastet, und der ausgeprägte Placeboeffekt kann vielen Patienten mit leichten Schlafstörungen eine subjektive Verbesserung der Schlafqualität bringen (Nachtmann und Hajak 1996). Wie aus den durchschnittlichen Kosten für eine definierte Tagesdosis zu ersehen ist (Tabelle 28.4), ist die Behandlung mit diesen Präparaten im Vergleich zu der mit Benzodiazepinen jedoch keineswegs billig, sondern oft sogar teurer. Freilich sollten die leicht höheren Kosten pflanzlicher Hypnotika kein Argument sein, wenn dem Patienten geholfen und das Entstehen einer Benzodiazepinabhängigkeit vermieden wird.

Insgesamt hat die Verordnung von pflanzlichen Hypnotika und Sedativa, die meist Extrakte mehrerer Pflanzen enthalten, 2000 stärker als bei den Benzodiazepinen abgenommen (Tabelle 28.4). Noch stärker rückläufig waren die Verordnungen homöopathischer Komplexpräparate (Tabelle 28.5). Möglicherweise wird der seit einigen Jahren beobachtete Rückgang durch verstärkte Selbstmedikation auf der Patientenseite kompensiert. Ihre Bedeutung gewinnen diese Präparate vermutlich vor allem in dem Versuch, der Entwicklung einer Benzodiazepinabhängigkeit durch Verordnung von pflanzlichen Präparaten entgegenzuwirken. Bei der oft behaupteten Unschädlichkeit gilt es aber im Auge zu behalten, daß die Langzeittoxikologie der meisten Präparate höchst unzulänglich untersucht ist. Insbesondere dürfte das karzinogene Potential der im Baldrian enthaltenen Valepotriate Grund zur Skepsis gegenüber der angeblichen Freiheit von Nebenwirkungen pflanzlicher Hypnotika sein (Hänsel und Volz 1995). Auch sind kürzlich für den heute in erster Linie als Antidepressivum genutzten Johanniskrautextrakt (z. B. in *Psychotonin-sed.* und *Sedariston Tr.*) wesentliche pharmakokinetische Interaktionen bekannt geworden (s. Kapitel 42).

**Tabelle 28.4:** Verordnungen von Baldrianpäparaten 2000. Angegeben sind die 2000 verordneten Tagesdosen, die Änderungen gegenüber 1999 und die mittleren Kosten je DDD 2000.

| Präparat | Bestandteile | DDD in Mio. | Änderung in % | DDD-Kosten in DM |
|---|---|---|---|---|
| **Monopräparate** | | | | |
| Sedonium | Baldrianwurzelextrakt | 4,3 | (−11,5) | 0,92 |
| Valdispert | Baldrianwurzelextrakt | 1,0 | (−10,8) | 1,03 |
| Baldrian-Dispert/-Stark | Baldrianwurzelextrakt | 1,0 | (−31,3) | 1,07 |
| | | 6,3 | (−15,2) | 0,96 |
| **Kombinationspräparate** | | | | |
| Kytta-Sedativum f | Baldrianwurzelextrakt Hopfenzapfenextrakt Passionsblumenextrakt | 12,0 | (−23,7) | 0,83 |
| Luvased | Baldrianwurzelextrakt Hopfenzapfenextrakt | 5,5 | (−19,2) | 0,82 |
| Euvegal Entspann. u.Einschl. | Baldrianwurzelextrakt Melissenblütenextrakt | 4,6 | (−3,9) | 1,32 |
| Sedariston Tropfen | Baldrianwurzelextrakt Melissenblätterextrakt Johanniskrautextrakt | 4,4 | (−15,7) | 0,85 |
| Psychotonin-sed. | Baldrianwurzelextrakt Johanniskrautextrakt | 4,2 | (−36,9) | 0,61 |
| Sedacur | Baldrianwurzelextrakt Hopfenzapfenextrakt Melissenblätterextrakt | 3,0 | (−4,6) | 0,76 |
| Ivel | Baldrianwurzelextrakt Hopfenzapfenextrakt | 2,7 | (−31,5) | 0,80 |
| Kavosporal comp. | Baldrianwurzelextrakt Kava-Kava-Wurzelstockextrakt | 0,9 | (−17,9) | 1,26 |
| Sedinfant N | Baldrianwurzelextrakt Melissenblätterextrakt Passionsblumenextrakt | 0,4 | (+9,4) | 2,35 |
| | | 37,9 | (−21,0) | 0,89 |
| Summe | | 44,2 | (−20,2) | 0,90 |

**Tabelle 28.5:** Verordnungen von homöopathischen Hypnotika 2000. Angegeben sind die 2000 verordneten Tagesdosen, die Änderungen gegenüber 1999 und die mittleren Kosten je DDD 2000.

| Präparat | Bestandteile | DDD in Mio. | Änderung in % | DDD-Kosten in DM |
|---|---|---|---|---|
| dysto-loges | Reserpinum D4<br>Gelsemium D4<br>Passiflora inc. ⌀<br>Melissa ⌀<br>Spigelia D4<br>Coffea D6<br>Glonoinum D8<br>Veratrum D6<br>Tabacum D6 | 3,4 | (−4,8) | 0,61 |
| Viburcol | Chamomilla D1<br>Belladonna D2<br>Dulcamara D4<br>Plantago major D3<br>Pulsatilla D2<br>Calcium carbonic. D8 | 0,4 | (−84,4) | 1,63 |
| Summe | | 3,8 | (−35,4) | 0,71 |

## Therapeutische Aspekte

Die Therapie der Schlaflosigkeit ist oft schwierig und unbefriedigend. In den letzten Jahren erarbeitete Konsensus-Dokumente geben den Ärzten klare Empfehlungen für die differenzierte und rationale Therapie von Schlafstörungen (Clarenbach et al. 1995). Neben der im allgemeinen kurzfristigen Anwendung ist danach nur in wenigen begründeten Ausnahmen eine Medikation für längstens sechs Monate akzeptabel, wobei die Indikation alle zwei bis vier Wochen strikt überprüft werden muß. Wenn sich eine längerfristige Anwendung nicht vermeiden läßt, wird die flexible und intermittierende Dosierung (medikationsfreie Intervalle!) empfohlen.

Dabei ist zu berücksichtigen, daß pharmakologisch wirksame Präparate schon nach wenigen Wochen einen deutlichen Wirkungsverlust zeigen können und daß Benzodiazepine – insbesondere lang- und mittellang wirkende – auch in therapeutischen Dosen zu einer Abhängigkeit führen können, deren medizinisches Risiko bisher ungeklärt ist. Da die Entzugssymptome nach Absetzen von Hypnotika Schlaflosigkeit und Unruhe beinhalten, kann es zu einem Circulus vitiosus der Hypnotikaverordnung kommen, der zur Ausbildung einer Abhängigkeit beiträgt. Unter kurzwirkenden Benzodiazepinen wurden dagegen nur sehr wenige Fälle einer Abhängigkeit beobachtet.

Nach wie vor ist nicht eindeutig zu beantworten, ob neben den pharmakokinetischen Daten für die Gesamtbewertung des Nutzens einzelner Benzodiazepine auch unterschiedliche pharmakodynamische Eigenschaften eine Rolle spielen. Die Beschreibung von multiplen Formen von GABA/Benzodiazepin-Rezeptoren sowie die Subtyp-spezifischen Wirkungen von Benzodiazepinen und Benzodiazepinagonisten, legen die Möglichkeit solcher Unterschiede nahe. Sie lassen auch auf weitere Neuentwicklungen hoffen.

Insgesamt haben die Verordnungen von Hypnotika in den letzten Jahren drastisch abgenommen. Seit 1992 macht diese Abnahme insgesamt fast 50% der Tagesdosen aus, vor allem bedingt durch einen Rückgang bei den Benzodiazepinen um fast 70% (Abbildung 28.1). Unklar ist, ob und wie dieser Rückgang der Hypnotikaverordnungen kompensiert worden ist: ob durch Selbstmedikation, Verschreibung auf Privatrezept, nichtmedikamentöse Maßnahmen oder ob inzwischen eine unzureichende Versorgung schlafgestörter Patienten vermutet werden muß. Können wir etwa eine Qualitätsverbesserung der Verordnung unterstellen, indem sich die Medikation jetzt auf die Patienten konzentriert, die tatsächlich Hypnotika benötigen? Aussagekräftige Studien hierzu wären an der Zeit.

## Literatur

Ansseau M., Pitchot W., Hansenne M., Gonzales-Moreno A. (1992): Psychotic reactions to zolpidem. Lancet 339: 809.

Arzneimittelkommission der deutschen Ärzteschaft (1999): Keine Verordnung von Zolpidem bei bekannter Benzodiazepinabhängigkeit. Deutsches Ärzteblatt 96: B500.

Balderer G., Borbély A. (1985): Effect of valerian on human sleep. Psychopharmacology 87: 406–409.

Boniface P.J., Russell S.G. (1996): Two cases of fatal zopiclone overdose. J. Anal. Toxicol. 20: 131–133.

Canaday B.R. (1996): Amnesia possibly associated with zolpidem administration. Pharmacotherapy 16: 687–689.

Clarenbach P., Steinberg R., Weeß H.G., Berger M., Hajak G. et al. (1995): Empfehlungen zu Diagnostik und Therapie der Insomnie. Deutsche Gesellschaft für Schlafforschung und Schlafmedizin DGSM. Nervenarzt 66: 723–729.

Crestani F., Martin J.R., Mohler H., Rudolph U. (2000): Mechanism of action of the hypnotic zolpidem in vivo. Br. J. Pharmacol. 131: 1251–1254.

Darcourt G., Pringuey D., Salliere D., Lavoisy J. (1999): The safety and tolerability of zolpidem – an update. J. Psychopharmacol. 13: 81–93.

Dockhorn R.J., Dockhorn D.W. (1996): Zolpidem in the treatment of short-term insomnia: a randomized, double-blind, placebo-controlled clinical trial. Clin. Neuropharmacol. 19: 333–340.

Donath F., Quispe S., Diefenbach K., Maurer A., Fietze I., Roots I. (2000): Critical evaluation of the effect of valerian extract on sleep structure and sleep quality. Pharmacopsychiatry 33: 47–53.

Dooley M., Plosker G.L. (2000): Zaleplon: a review of its use in the treatment of insomnia. Drugs 60: 413–445.

Dreßing H., Riemann D., Löw H., Schredl M., Reh C. et al. (1992): Baldrian-Melisse-Kombinationen versus Benzodiazepine. Bei Schlafstörungen gleichwertig? Therapiewoche 42: 726–736.

Fava G.A. (1996): Amnestic syndrome induced by zopiclone. Eur. J. Clin. Pharmacol. 50: 509.

Gillin J.C., Byerley W.F. (1990): The diagnosis and management of insomnia. N. Engl. J. Med. 322: 239–248.

Hänsel R. (1987): Möglichkeiten und Grenzen pflanzlicher Arzneimittel (Phytotherapie). Dtsch. Apoth. Ztg. 127: 2–6.

Hänsel R., Volz H.-P. (1995): Pflanzliche Mittel mit psychotroper Wirkung. In: Riederer P., Laux, G., Pöldinger, W. (Hrsg.): Neuropsychopharmaka, Bd. 2, Springer-Verlag, Wien, S. 303–334.

Hajak G., Bandelow B. (1998): Safety and tolerance of zolpidem in the treatment of disturbed sleep: a post-marketing surveillance of 16944 cases. Int. Clin. Psychopharmacol. 13: 157–67.

Heydorn W.E. (2000): Zaleplon – a review of a novel sedative hypnotic used in the treatment of insomnia. Expert Opin. Investig. Drugs 9: 841–858.

Holm K.J., Goa K.L. (2000): Zolpidem: an update of its pharmacology, therapeutic efficacy and tolerability in the treatment of insomnia. Drugs 59: 865–889.

Kerr J.S., Drawe R.A., Parkin C., Hindmarch I. (1995): Zopiclone in elderly patients: Efficacy and safety. Human Psychopharmacology 10: 221–229.

Keup W. (1999): Zolpidem und Zopiclon. Geringeres Mißbrauchspotential im Vergleich zu Benzodiazepin-Hypnotica. Arzneimitteltherapie 16: 246–253.

Klotz U. (1995): Benzodiazepin-Hypnotika; Pharmakokinetik. In: Riederer P., Laux G., Pöldinger W. (Hrsg.): Neuropsychopharmaka, Bd. 2. Springer-Verlag, Wien, S. 135–139.

Lader M. (1987): Clinical Pharmacology of Benzodiazepines. Ann. Rev. Med. 38: 19–28.

Lader M.H. (2001): Implications of hypnotic flexibility on patterns of clinical use. Int. J. Clin. Pract. 116 (Suppl.): 14–19.

Leathwood P.D., Chauffard F. (1985): Aqueous extract of valerian reduces latency of fall asleep in man. Planta Med. 50: 144–148.

Markowitz J.S., Brewerton T.D. (1996): Zolpidem-induced psychosis. Ann. Clin. Psychiatry 8: 89–91.

Mendelson W.B., Jain B. (1995): An assessment of short-acting hypnotics. Drug Safety 13: 257–270.

Müller W.E. (1994): Wie „neu" sind die Hypnotika Zopiclon und Zolpidem? Arzneiverordnung in der Praxis 2: 6–8.

Nachtmann A., Hajak G. (1996): Phytopharmaka zur Behandlung von Schlafstörungen. Internist 37: 743–749.

Noble S., Langtry H.D., Lamb H.M. (1998): Zopiclone. An update of its pharmacology, clinical efficacy and tolerability in the treatment of insomnia. Drugs 55: 277–302.

Penzel T., Brandenburg U. (1996): Diagnostische Verfahren und Standards in der Schlafmedizin. Internist 37: 442–453.

Rüther E., Clarenbach P., Hajak G., Fischer W., Haase W. (1992): Zopiclon bei Patienten mit Schlafstörungen. Einflüsse auf Schlafqualität und Tagesbefinden im Vergleich zu Flunitrazepam, Triazolam und Placebo. Münch. Med. Wochenschr. 46: 753–757.

Schulz H., Stolz C., Müller J. (1994): The effect of valerian extract on sleep polygraphy in poor sleepers. A pilot study. Pharmacopsychiatry 27: 147–151.

Soyka M., Bottlender R., Möller H.J. (2000): Epidemiological evidence for a low abuse potential of zolpidem. Pharmacopsychiatry 33: 138–141.

Stocker, H.R. (1967): Sedative und hypnogene Wirkung des Hopfens. Schweiz. Brau.-Rundsch. 78: 80–89.

Wyss, P.A. Radovanovic D., Meier-Abt P.J. (1996): Akute Überdosierung von Zolpidem (Stilnox). Schweiz. Med. Wochenschr. 126: 750–756.

**MIX**
Papier aus verantwortungsvollen Quellen
Paper from responsible sources
FSC® C105338

If you have any concerns about our products,
you can contact us on
**ProductSafety@springernature.com**

In case Publisher is established outside the EU,
the EU authorized representative is:
**Springer Nature Customer Service Center GmbH
Europaplatz 3, 69115 Heidelberg, Germany**

Printed by Libri Plureos GmbH
in Hamburg, Germany

U. Schwabe/D. Paffrath (Hrsg.)

Arzneiverordnungs-Report 2001

Springer-Verlag Berlin Heidelberg GmbH

Ulrich Schwabe und Dieter Paffrath (Hrsg.)

# Arzneiverordnungs-Report 2001

**Aktuelle Daten, Kosten, Trends und Kommentare**

**Mit Beiträgen von**

Manfred Anlauf
J. Christian Bode
Rainer H. Böger
Volker Dinnendahl
Uwe Fricke
Judith Günther
Hans-Georg Joost
Karl-Friedrich Hamann
Knut-Olaf Haustein
Karl Hans Holtermüller
Adalbert Keseberg
Gerald Klose
Björn Lemmer
Martin J. Lohse

Klaus Mengel
Bernd Mühlbauer
Bruno Müller-Oerlinghausen
Katrin Nink
Hartmut Oßwald
Thomas Rabe
Gerhard Schmidt
Harald Schmidt
Hasso Scholz
Helmut Schröder
Ulrich Schwabe
Gisbert W. Selke
Jens Zeller
Reinhard Ziegler

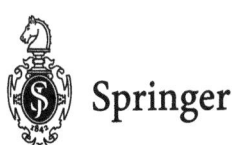

Springer

Prof. Dr. med. Ulrich Schwabe
Pharmakologisches Institut der Universität Heidelberg
Im Neuenheimer Feld 366
69120 Heidelberg

Dr. rer. soc. Dieter Paffrath
Bachstraße 29
50858 Köln

ISBN 978-3-540-42079-8   ISBN 978-3-642-56434-5 (eBook)
DOI 10.1007/978-3-642-56434-5

Dieses Werk ist urheberrechtlich geschützt. Die dadurch begründeten Rechte, insbesondere die der Übersetzung, des Nachdrucks, des Vortrags, der Entnahme von Abbildungen und Tabellen, der Funksendung, der Mikroverfilmung oder der Vervielfältigung auf anderen Wegen und der Speicherung in Datenverarbeitungsanlagen, bleiben, auch bei nur auszugsweiser Verwertung, vorbehalten. Eine Vervielfältigung dieses Werkes oder von Teilen dieses Werkes ist auch im Einzelfall nur in den Grenzen der gesetzlichen Bestimmungen des Urheberrechtsgesetzes der Bundesrepublik Deutschland vom 9. September 1965 in der jeweils geltenden Fassung zulässig. Sie ist grundsätzlich vergütungspflichtig. Zuwiderhandlungen unterliegen den Strafbestimmungen des Urheberrechtsgesetzes.

© Springer-Verlag Berlin Heidelberg 2001
Ursprünglich erschienen bei Springer-Verlag Berlin, Heidelberg, New York 2001

**Wichtiger Hinweis**
Die Erkenntnisse in der Medizin unterliegen laufendem Wandel durch Forschung und klinische Erfahrungen. Sie sind darüber hinaus vom wissenschaftlichen Standpunkt der Beteiligten als Ausdruck wertenden Dafürhaltens geprägt. Wegen der großen Datenfülle sind Unrichtigkeiten gleichwohl nicht immer auszuschließen. Alle Angaben erfolgen insoweit nach bestem Wissen aber ohne Gewähr.

Die Wiedergabe von Gebrauchsnamen, Handelsnamen, Warenbezeichnungen usw. in diesem Werk berechtigt auch ohne besondere Kennzeichnung nicht zu der Annahme, daß solche Namen im Sinne der Warenzeichen- und Markenschutz-Gesetzgebung als frei zu betrachten wären und daher von jedermann benutzt werden dürften.

Produkthaftung: Für Angaben über Dosierungsanweisungen und Applikationsformen können Autoren, Herausgeber und Verlag keine Gewähr übernehmen. Derartige Angaben müssen vom jeweiligen Anwender im Einzelfall anhand anderer Literaturstellen und anhand der Beipackzettel der verwendeten Präparate in eigener Verantwortung auf ihre Richtigkeit überprüft werden.

Herstellung: PRO EDIT GmbH, D-69126 Heidelberg
Einbandgestaltung: design & production, D-69121 Heidelberg
Satz: AM-Productions, Wiesloch

SPIN 10837637    14/3130/Re-5 4 3 2 1 0

## Vorwort der Herausgeber

Mit dem Arzneiverordnungs-Report 2001 legen wir einen weiteren Jahresbericht über die kassenärztlichen Arzneiverordnungen vor. Besondere Beachtung finden in diesem Jahr die Bestrebungen zur Abschaffung der Arzneimittelbudgets und die seitdem stark gestiegenen Arzneimittelausgaben. Vor diesem Hintergrund haben wir die pharmakologisch-therapeutische Analyse der Einsparpotentiale bei Generika, Analogpräparaten (Me-too-Präparaten) und umstrittenen Arzneimitteln vertieft. Gleichzeitig haben wir einen ersten Versuch unternommen, regionale Arzneiverordnungsprofile in den 23 Kassenärztlichen Vereinigungen darzustellen, um die Transparenz regionaler Arzneimittelbudgets zu verbessern und die regionalen Selbstverwaltungen mit zusätzlichen Informationen zu versorgen.

Die Transparenzbemühungen des Arzneiverordnungs-Reports haben auch auf einer anderen Ebene eine wichtige Unterstützung erfahren. Vier Jahre nach dem Erscheinen des Arzneiverordnungs-Reports '97 als „verfügungsbeklagte" Ausgabe hat das Oberlandesgericht Düsseldorf am 13. Juli 2001 die Klage der Pharmafirma Dr. Willmar Schwabe gegen die Spitzenverbände der Krankenkassen abgewiesen. Das Oberlandesgericht sieht in der Zusammenarbeit von Trägern des GKV-Arzneimittelindexes mit den Herausgebern und den Autoren des Arzneiverordnungs-Reports keinen widerrechtlichen Eingriff in den Wettbewerb. Mit seiner Entscheidung billigte das Oberlandesgericht Düsseldorf den Herausgebern des Arzneiverordnungs-Report '97 die Veröffentlichung einer Tabelle über umstrittene Arzneimittel mit Substitutionsvorschlägen durch therapeutische Alternativen zu. Die juristischen Interventionen der Firma Dr. Willmar Schwabe haben trotz der langen Dauer des Verfahrens nicht verhindert, daß die Verordnungen umstrittener Arzneimittel seit 1997 von 6,9 Mrd. DM auf 3,9 Mrd. DM im Jahre 2000 zurückgegangen sind.

Wir danken allen unseren Autoren für die zügige und harmonische Kooperation. Zu besonderem Dank sind wir allen Beratern der Herausgeber verpflichtet, die sich an der Durchsicht der Manuskripte beteiligt haben und uns wertvolle Anregungen zukommen ließen. Unser Dank gilt weiterhin Frau Katrin Nink und Herrn Helmut Schröder im Wissenschaftlichen Institut der AOK (WIdO) für die Erstellung des statistischen Teils und die sorgfältige Datenkontrolle des Gesamtwerks, ebenso für die Mitarbeit von Herrn Ernst-Peter Beyer, Frau Gudrun Billesfeld, Frau Gabi Brückner, Frau Dr. Judith Günther, Frau Andrea Hall, Frau Sandra Heric, Frau Manuela Steden, Frau Sylvia Stolle-Meinhardt und Frau Marie-Luise Watty. Wir danken ferner Frau Rosemarie LeFaucheur im Pharmakologischen Institut der Universität Heidelberg, die bereits seit vier Jahren die Manuskripte des Buches in vorbildlicher Weise für den Druck vorbereitet hat. Schließlich gilt unser Dank Herrn Dr. Thomas Mager vom Springer-Verlag für die kompetente Betreuung der diesjährigen Ausgabe und Herrn Bernd Reichenthaler von der Pro Edit GmbH für die gelungene Herstellung des Buches.

Heidelberg und Köln, 2. August 2001
*Ulrich Schwabe*
*Dieter Paffrath*

# Autorenverzeichnis

Prof. Dr. med. M. Anlauf, Medizinische Klinik II des Zentralkrankenhauses Reinkenheide, Postbrookstraße 18, 27574 Bremerhaven, e-mail: manfred.anlauf@zkr.de

Prof. Dr. med. J. Ch. Bode, Honoldweg 18, 70193 Stuttgart

Prof. Dr. med. Rainer H. Böger, Institut für Experimentelle und Klinische Pharmakologie und Toxikologie, Universitäts-Krankenhaus Eppendorf, Martinistraße 52, 20246 Hamburg, e-mail: boeger.rainer@gmx.de

Prof. Dr. rer. nat. V. Dinnendahl, Deutsches Apothekerhaus, Ginnheimer Straße 26, 65760 Eschborn, e-mail: v.dinnendahl@abda.aponet.de

Prof. Dr. rer. nat. U. Fricke, Institut für Pharmakologie der Universität zu Köln, Gleueler Straße 24, 50931 Köln, e-mail: Uwe.Fricke@medizin.uni-koeln.de

Dr. rer. nat. Judith Günther, Marchstraße 15, 79106 Freiburg, e-mail: Judith.Guenther@t-online.de

Prof. Dr. med. K.-F. Hamann, Hals-Nasen-Ohrenklinik und Poliklinik der Technischen Universität München, Ismaninger Straße 22, 81675 München

Prof. Dr. med. K.-O. Haustein, Institut für Nikotinforschung und Raucherentwöhnung, Johannesstraße 85–87, 99084 Erfurt, e-mail: haustein@inr-online.de

Prof. Dr. med. K. H. Holtermüller, St. Markus-Krankenhaus, 1. Medizinische Klinik, Wilhelm-Epstein-Straße 2, 60431 Frankfurt am Main, e-mail: med1.mk@diakonie-kliniken.de

Prof. Dr. med. Dr. rer. nat. Hans-Georg Joost, Institut für Pharmakologie und Toxikologie der RWTH Aachen, Wendlingweg 2, 52074 Aachen, e-mail: joost@rwth-aachen.de

**Prof. Dr. med. A. Keseberg**, Am Hahnacker 36, 50374 Erftstadt-Liblar, e-mail: Adalbert.Keseberg@t-online.de

**Prof. Dr. med. G. Klose**, Medizinische Klinik, Zentralkrankenhaus links der Weser, Senator-Weßling-Straße 1, 28277 Bremen, e-mail: postmaster@zkhldw.de

**Prof. Dr. med. Dr. h.c. B. Lemmer**, Institut für Pharmakologie und Toxikologie, Fakultät für Klinische Medizin Mannheim der Universität Heidelberg, Maybachstraße 14-16, 68169 Mannheim, e-mail: blemmer@rumms.uni-mannheim.de

**Prof. Dr. med. M. J. Lohse**, Institut für Pharmakologie und Toxikologie der Universität Würzburg, Versbacher Straße 9, 97078 Würzburg, e-mail: i-pharmakologie@toxi.uni-wuerzburg.de

**Dr. med. K. Mengel**, Höferstraße 15, 68199 Mannheim

**Prof. Dr. med. B. Mühlbauer**, Institut für Klinische Pharmakologie, Zentralkrankenhaus Sankt-Jürgen-Straße, 28205 Bremen, e-mail: b.muehlbauer@klinpharm-bremen.de

**Prof. Dr. med. B. Müller-Oerlinghausen**, Jebenstraße 3, 10623 Berlin, e-mail: bmoe@zedat.fu-berlin.de

**Frau K. Nink**, Wissenschaftliches Institut der AOK, Kortrijker Straße 1, 53177 Bonn, e-mail: katrin.nink@wido.bv.aok.de

**Prof. Dr. med. H. Oßwald**, Pharmakologisches Institut der Universität, Wilhelmstraße 56, 72074 Tübingen, e-mail: osswald@uni-tuebingen.de

**Prof. Dr. med. Dr. h.c. T. Rabe**, Universitäts-Frauenklinik, Voßstraße 9, 69115 Heidelberg, e-mail: thomas_rabe@med.uni-heidelberg.de

**Prof. Dr. med. G. Schmidt**, Institut für Pharmakologie und Toxikologie der Universität, Robert-Koch-Straße 40, 37075 Göttingen, e-mail: fvetterl@med.uni-goettingen.de

**Prof. Dr. med. H. Schmidt**, Rudolf-Buchheim-Institut für Pharmakologie, Frankfurter Straße 107, 35392 Gießen, e-mail: Harald.Schmidt@pharma.med.uni-giessen.de

**Prof. Dr. med. Dr. h.c. H. Scholz**, Institut für Experimentelle und Klinische Pharmakologie und Toxikologie, Universitäts-Krankenhaus Eppendorf, Martinistraße 52, 20246 Hamburg, e-mail: h.scholz@uke.uni-hamburg.de

**H. Schröder,** Wissenschaftliches Institut der AOK, Kortrijker Straße 1, 53177 Bonn, e-mail: helmut.schroeder@wido.bv.aok.de

**Prof. Dr. med. U. Schwabe,** Pharmakologisches Institut der Universität Heidelberg, Im Neuenheimer Feld 366, 69120 Heidelberg, e-mail: Ulrich.Schwabe@urz.uni-heidelberg.de

**G. W. Selke,** Wissenschaftliches Institut der AOK, Kortrijker Straße 1, 53177 Bonn, e-mail: gisbert.selke@wido.bv.aok.de

**Prof. Dr. W. Jens Zeller,** Deutsches Krebsforschungszentrum, Abt. Perinatale Toxikologie, Im Neuenheimer Feld 280, 69120 Heidelberg

**Prof. Dr. med. R. Ziegler,** Medizinische Universitätsklinik, Abteilung Innere Medizin I, Bergheimer Straße 58, 69115 Heidelberg, e-mail: sekretariat_ziegler@krzmail.krz.uni-heidelberg.de

# Berater der Herausgeber

Frau Dr. med. R. Alten, Schlossparkklinik, Abteilung Rheumatologie, Heubnerweg 2, 14059 Berlin

Dr. med. J. Bausch, Bad Sodener Straße 19, 63628 Bad Soden-Salmünster

Prof. Dr. med. W. Brech, Werastraße 33, 88045 Friedrichshafen

Dr. med. F. Buettner, Wulfsteert, 24340 Eckernförde

Prof. Dr. med. F. Daschner, Institut für Umweltmedizin und Krankenhaushygiene, Hugstetter Str. 55, 79106 Freiburg

Prof. Dr. med. H.C. Diener, Neurologische Universitäts-Klinik, Hufelandstr. 55, 45147 Essen

Frau Dr. rer. nat. U. Galle-Hoffmann, Heisterbacher Straße 162, 53332 Bornheim

Prof. Dr. med. R. Gugler, I. Medizinische Klinik, Städtisches Klinikum Karlsruhe, Moltkestraße 90, 76133 Karlsruhe

Dr. med. H. Harjung, Bessunger Straße 101, 64347 Griesheim

W. Hartmann-Besche, Volksgartenstraße 36, 50677 Köln

Prof. Dr. med. H. Holzgreve, Medizinische Poliklinik der Universität München, Pettenkoferstraße 8a, 80336 München

Prof. Dr. med. H. Huland, Urologische Klinik und Poliklinik, Universitätskrankenhaus Eppendorf, Martinistraße 52, 20246 Hamburg

W. Kaesbach, Saturnstr. 2 b, 45277 Essen

Prof. Dr. med. K.M. Koch, Medizinische Hochschule Hannover, Abteilung Nephrologie, Zentrum Innere Medizin und Dermatologie, Carl-Neuberg-Straße 1, 30625 Hannover

**Prof. Dr. med. M.M. Kochen,** Georg-August-Universität Göttingen, Zentrum Innere Medizin, Abteilung Allgemeinmedizin, Humboldtallee 38, 37073 Göttingen

**Prof. Dr. med. J. Köbberling,** Medizinische Klinik, Ferdinand-Sauerbruch-Klinikum, Arrenbergstraße 20, 42117 Wuppertal

**Prof. Dr. med. T. Meinertz,** Klinik und Poliklinik für Innere Medizin, Abteilung für Kardiologie, Universitätsklinikum Hamburg-Eppendorf, Martinistraße 52, 20246 Hamburg

**Prof. Dr. med. H.F. Merk,** Hautklinik, Universitätsklinikum der RWTH Aachen, Pauwelsstraße 30, 52074 Aachen

**Dr. med. W. Niebling,** Scheuerlenstraße 2, 79822 Titisee-Neustadt

**Prof. Dr. med. N. Pfeiffer,** Augenklinik der Johannes-Gutenberg-Universität Mainz, Langenbeckstraße 1, 55131 Mainz

**Prof. Dr. med. H. Rieger,** Aggertalklinik Engelskirchen, 51766 Engelskirchen

**B. Rostalski,** Kurfürstenstraße 67, 56218 Mülheim-Kärlich

**Prof. Dr. med. A. Warnke,** Klinik und Poliklinik für Kinder- und Jugendpsychiatrie, Füchsleinstraße 15, 97080 Würzburg

**Prof. Dr. med. E. Wenzel,** Universitätskliniken des Saarlandes, Abteilung für klinische Hämostaseologie und Transfusionsmedizin, Gebäude 75, 66421 Homburg/Saar

**Prof. Dr. med. R. Wettengel,** Karl-Hansen-Klinik für Atemwegserkrankungen, Allergie und Umweltmedizin, Antoniusstraße 19, 33175 Bad Lippspringe

**Prof. Dr. med. V. Wienert,** Hautklinik, Dermatologische Phlebologie, Universitätsklinikum der RWTH Aachen, Pauwelsstraße 30, 52074 Aachen

# Inhaltsverzeichnis

1. Überblick über die Arzneiverordnungen im Jahre 2000
   *U. Schwabe* .......................................... 1
2. Neue Arzneimittel *U. Fricke, U. Schwabe* ................ 23
3. ACE-Hemmer und Angiotensinrezeptorantagonisten
   *M. Anlauf* ........................................... 72
4. Analgetika *R.H. Böger, G. Schmidt* ...................... 89
5. Antiallergika *U. Schwabe* .............................. 103
6. Antianämika *K. Mengel, H. Schmidt* ..................... 111
7. Antiarrhythmika *H. Scholz* ............................. 120
8. Antibiotika und Chemotherapeutika *U. Schwabe* .......... 126
9. Antidementiva *U. Schwabe* .............................. 151
10. Antidiabetika *H.-G. Joost, K. Mengel* ................... 163
11. Antiemetika und Antivertiginosa *K.-F. Hamann* .......... 178
12. Antiepileptika *U. Schwabe*. ............................ 185
13. Antihypertonika *M. Anlauf* ............................. 193
14. Antikoagulantien und Thrombozytenaggregationshemmer
    *U. Schwabe* .......................................... 209
15. Antimykotika *U. Fricke* ................................ 220
16. Antirheumatika und Antiphlogistika
    *R.H. Böger, G. Schmidt* ................................ 237
17. Antitussiva und Expektorantien *B. Lemmer* .............. 264
18. Betarezeptorenblocker *B. Lemmer* ....................... 287
19. Bronchospasmolytika und Antiasthmatika *B. Lemmer* ..... 297
20. Calciumantagonisten *H. Scholz* ......................... 316
21. Corticosteroide *U. Schwabe* ............................ 327
22. Dermatika und Wundbehandlungsmittel *U. Fricke* ........ 336
23. Diuretika *H. Oßwald, B. Mühlbauer* ..................... 378
24. Durchblutungsfördernde Mittel *U. Schwabe* .............. 390
25. Gichtmittel *G. Schmidt* ................................ 402
26. Gynäkologika *U. Schwabe, T. Rabe* ...................... 406

27. Hämorrhoidenmittel *V. Dinnendahl* .................... 416
28. Hypnotika und Sedativa
    *M.J. Lohse, B. Müller-Oerlinghausen* .................... 422
29. Hyphophysen- und Hypothalamushormone *U. Schwabe* ... 437
30. Immuntherapeutika und Zytostatika
    *K.-O. Haustein, J. Zeller* .............................. 444
31. Kardiaka *H. Scholz* .................................... 458
32. Koronarmittel *H. Scholz* ............................... 465
33. Leber- und Gallenwegstherapeutika *J. Ch. Bode* .......... 472
34. Lipidsenkende Mittel *G. Klose, U. Schwabe* .............. 483
35. Magen-Darm-Mittel und Laxantien *K.H. Holtermüller* ..... 494
36. Migränemittel *A. Keseberg* ............................ 520
37. Mineralstoffpräparate und Osteoporosemittel
    *U. Schwabe, R. Ziegler* ................................ 528
38. Mund- und Rachentherapeutika
    *V. Dinnendahl, J. Günther* ............................ 544
39. Muskelrelaxantien *J. Günther, U. Schwabe* ............. 556
40. Ophthalmika *M.J. Lohse* .............................. 562
41. Parkinsonmittel *U. Schwabe* .......................... 590
42. Psychopharmaka *M.J. Lohse, B. Müller-Oerlinghausen* ..... 597
43. Rhinologika und Otologika *K.F. Hamann* ............... 630
44. Schilddrüsentherapeutika *R. Ziegler, U. Schwabe* ......... 646
45. Sexualhormone *U. Schwabe, T. Rabe* ................... 654
46. Spasmolytika *U. Schwabe* ............................ 674
47. Urologika *B. Mühlbauer, H. Oßwald* .................. 682
48. Venenmittel *U. Fricke* ............................... 702
49. Vitamine und Neuropathiepräparate *K. Mengel* .......... 716
50. Einsparpotentiale *U. Schwabe* ........................ 729
51. Regionale Unterschiede des Arzneimittelverbrauchs
    *U. Schwabe, D. Paffrath* .............................. 770
52. Der Arzneimittelmarkt in der Bundesrepublik Deutschland
    *K. Nink, H. Schröder, G.W. Selke* ...................... 791
53. Arzneimittelverordnungen nach Alter und Geschlecht
    *K. Nink, H. Schröder, G.W. Selke* ...................... 823
54. Arzneiverordnungen nach Arztgruppen *K. Nink,*
    *H. Schröder, G.W. Selke* .............................. 817
55. Ergänzende statistische Übersicht *H. Schröder, K. Nink* .... 845

Sachverzeichnis .......................................... 931

# 29. Hypophysen- und Hypothalamushormone

ULRICH SCHWABE

Hormone der Hypophyse und des Hypothalamus sind unter physiologischen Bedingungen zentrale Steuerungshormone für endokrine Drüsen und somatische Körperfunktionen. So regeln einige Hypophysenhormone die periphere Hormonproduktion in Schilddrüse, Nebennierenrinde und Gonaden, andere steigern Wachstum, Laktation, peripheren Gefäßtonus und renale Wasserrückresorption. Die Steuerung der hypophysären Hormonfreisetzung erfolgt einerseits zentral durch die übergeordneten Releasinghormone und Hemmstoffe des Hypothalamus, andererseits bei einigen Hypophysenhormonen durch die peripheren Hormone der endokrinen Drüsen über eine inhibitorische Feedbackregulation.

Hypophysen- und Hypothalamushormone sind ursprünglich in erster Linie als Diagnostika für die Funktionsprüfung endokriner Organe eingesetzt worden. In den letzten zehn Jahren hat aber auch ihre therapeutische Bedeutung ungewöhnlich stark zugenommen. Besonders zu nennen ist die Hemmung gonadotroper Funktionen durch Gonadorelinanaloga bei der hormonsuppressiven Behandlung des Prostatakarzinoms, die Substitution des Wachstumshormonmangels und die ovarielle Stimulation mit Gonadotropinen zur Behandlung der weiblichen Infertilität im Rahmen der In-vitro-Fertilisation. Diese Entwicklung ist an der deutlichen Zunahme der Verordnungen und vor allem an dem achtfachen Zuwachs des Umsatzes seit 1991 zu erkennen (Abbildung 29.1). Unter den 2500 verordnungshäufigsten Arzneimitteln sind jedoch nur acht Präparate vertreten, die nur ein unvollständiges Bild dieser dynamisch wachsenden Indikationsgruppe vermitteln. Deshalb wurde die Verordnungsanalyse auf alle Präparate bis zum Rang 6000 ausgedehnt, die in der zugrundeliegenden Rezeptstichprobe von 0,4% noch mit ausreichender statistischer Sicherheit beurteilt werden können, wenn die Summen mindestens noch 25.000 Verordnungen ergeben.

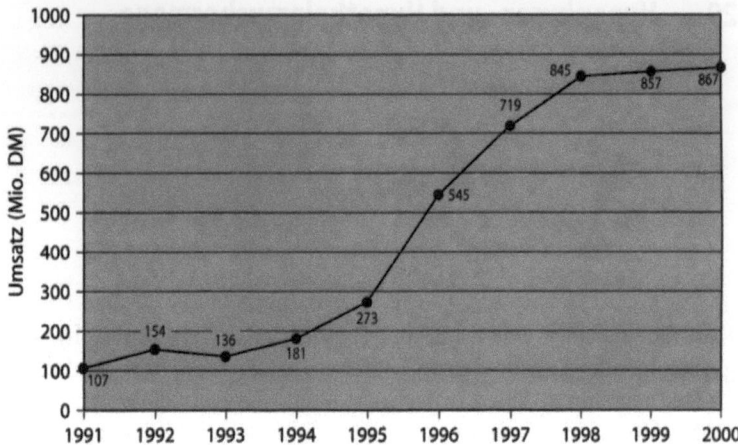

Abbildung 29.1: Umsatz von Hypophysen- und Hypothalamushormonen 1991–2000. Gesamtverordnungen nach definierten Tagesdosen (DDD)

In den beiden letzten Jahren hat sich der Verordnungsanstieg der Hypophysen- und Hypothalamushormone deutlich verlangsamt. Ein Teil der Entwicklung ist dadurch bedingt, daß die Prolaktinhemmer aus der Gruppe der Dopaminrezeptoragonisten (Bromocriptin, Cabergolin, Metergolin, Quinagolid) in der Roten Liste ab 1999 zu den Gynäkologika umgruppiert worden sind, wo sie jetzt besprochen werden (siehe Kapitel 26). Das Umsatzvolumen ist dagegen annähernd konstant geblieben. Es beträgt 867 Mio. DM, während die 1,0 Mio. Verordnungen im Vergleich zu anderen Indikationsgruppen verschwindend gering sind (Tabelle 29.1). Hypophysen- und Hypothalamushormone sind daher relativ teure Arzneimittel, die zum Teil sogar die Tagestherapiekosten teurer Zytostatika und Immuntherapeutika übertreffen.

## Gonadoreline

Neben dem natürlichen Gonadotropin-Releasinghormon (Gonadorelin, GnRH, LHRH) werden synthetische Gonadorelinanaloga eingesetzt, die aufgrund ihrer stärkeren Wirkung und längeren Wirkungsdauer die hypophysären Gonadorelinrezeptoren desensitisieren und dann als funktionelle Gonadorelinantagonisten die hypophysäre Gonadotropinsekretion und die nachgeschaltete gonadale Steroidsyn-

Tabelle 29.1: Verordnungen von Hypophysen- und Hypothalamushormonen 2000. Angegeben sind die verordnungshäufigsten Präparate mit Verordnungsrang, Verordnungen und Umsatz 2000 im Vergleich zu 1999.

| Rang | Präparat | Verordnungen in Tsd. | Änd. % | Umsatz Mio. DM | Änd. % |
|---|---|---|---|---|---|
| 1043 | Minirin | 163,0 | −28,1 | 26,6 | −25,8 |
| 1462 | Zoladex | 110,8 | +0,2 | 114,6 | +6,4 |
| 1777 | Gonal | 84,6 | −10,0 | 87,7 | −18,1 |
| 1859 | Enantone | 79,4 | −16,8 | 63,7 | −13,0 |
| 2039 | Trenantone | 67,9 | +1,9 | 109,5 | +5,5 |
| 2099 | Pregnesin | 64,0 | −4,5 | 4,6 | −4,5 |
| 2306 | Menogon | 54,7 | −8,7 | 21,9 | −7,4 |
| 2475 | Profact | 47,6 | +3,3 | 58,8 | +25,9 |
| Summe | | 672,0 | −12,3 | 487,4 | −3,1 |
| Anteil an der Indikationsgruppe | | 66,1% | | 56,2% | |
| Gesamte Indikationsgruppe | | 1017,1 | −7,5 | 867,2 | +1,2 |

these hemmen. Hauptindikation der Gonadorelinanaloga ist die hormonsuppressive Therapie des Prostatakarzinoms, durch die der Testosteronplasmaspiegel auf Kastrationsniveau gesenkt wird. Außerdem werden Gonadorelinanaloga in der Gynäkologie zur Behandlung der Endometriose und des Uterus myomatosus sowie zur endokrinen Therapie des fortgeschrittenen Mammakarzinoms bei prämenopausalen Patientinnen eingesetzt. Eine spezielle Indikation ist die Vorbereitung der ovariellen Stimulation im Rahmen der assistierten Fertilisation.

Führende Präparate sind Goserelin (*Zoladex*), Leuprorelin (*Trenantone, Enantone*) und Buserelin (*Profact*), die häufig für die Langzeittherapie des Prostatakarzinoms eingesetzt werden (Tabelle 29.2). Goserelin und Leuprorelin sind Wirkstoffe mit einer relativ langen Halbwertszeit und können daher als subkutane Depotimplantate im Abstand von drei Monaten injiziert werden. Auch Buserelin (*Profact*) kann beim Prostatakarzinom trotz einer kürzeren Halbwertszeit als Depotimplantat alle drei Monate gegeben werden. Nafarelin (*Synarela*) wird als Nasenspray appliziert und ist unter anderem für die Vorbereitung der assistierten Fertilisation zur Ausschaltung der endogenen Gonadotropinausschüttung aus der Hypophyse geeignet.

*Kryptocur* (Gonadorelin) ist das einzige Präparat mit dem kurz wirkenden natürlichen Gonadotropin-Releasinghormon des Hypothalamus. Einzeldosen stimulieren die hypophysäre Gonadotropinsekretion und anschließend die Sexualhormonsynthese. Anwendungsgebiete sind hypothalamisch bedingte Fertilitätsstörungen und der Kryptorchismus.

Tabelle 29.2: Verordnungen von Hypophysen- und Hypothalamushormone 2000. Angegeben sind die 2000 verordneten Tagesdosen, die Änderungen gegenüber 1999 und die mittleren Kosten je DDD 2000.

| Präparat | Bestandteile | DDD in Mio. | Änderung in % | DDD-Kosten in DM |
|---|---|---|---|---|
| **Gonadorelinanaloga** | | | | |
| Zoladex | Goserelin | 7,1 | (+7,3) | 16,04 |
| Trenantone | Leuprorelin | 6,9 | (+6,1) | 15,85 |
| Profact | Buserelin | 4,1 | (+31,4) | 14,48 |
| Enantone | Leuprorelin | 3,6 | (-12,1) | 17,54 |
| Synarela | Nafarelin | 0,8 | (-26,2) | 8,80 |
| Kryptocur | Gonadorelin | 0,1 | (-25,1) | 20,20 |
| | | 22,7 | (+4,7) | 15,71 |
| **Gonadotropine** | | | | |
| Pregnesin | Choriongonadotropin | 3,8 | (-4,5) | 1,19 |
| Menogon | Menotropin | 2,6 | (-6,4) | 8,32 |
| Choragon | Choriongonadotropin | 1,4 | (-19,5) | 1,37 |
| Predalon | Choriongonadotropin | 1,2 | (-15,1) | 1,38 |
| Gonal | Follitropin alfa | 0,9 | (-18,6) | 94,17 |
| Primogonyl | Choriongonadotropin | 0,5 | (+21,6) | 1,64 |
| Pergonal | Menotropin | 0,5 | (+9,5) | 8,32 |
| Fertinorm | Urofollitropin | 0,4 | (-39,2) | 67,99 |
| Humegon | Gonadotropin | 0,4 | (-46,4) | 8,16 |
| Puregon | Follitropin beta | 0,3 | (-17,3) | 103,46 |
| | | 12,2 | (-12,4) | 15,57 |
| **Wachstumshormon** | | | | |
| Genotropin | Somatropin | 1,6 | (+60,8) | 75,01 |
| Humatrope | Somatropin | 0,7 | (+1,7) | 78,63 |
| Norditropin | Somatropin | 0,6 | (+117,3) | 79,24 |
| Saizen | Somatropin | 0,4 | (+9,6) | 81,37 |
| | | 3,3 | (+42,7) | 77,29 |
| **Vasopressinanaloga** | | | | |
| Minirin | Desmopressin | 3,1 | (-27,5) | 8,66 |
| **Somatostatinanaloga** | | | | |
| Sandostatin | Octreotid | 0,6 | (-6,9) | 116,69 |
| Summe | | 41,8 | (-2,2) | 21,28 |

## Gonadotropine

Die Gonadotropine des Hypophysenvorderlappens werden als gonadale Steuerungshormone für zahlreiche Indikationen eingesetzt. Follitropin (Follikelstimulierungshormon, FSH) stimuliert die Follikelreifung im Ovar und die Spermatogenese im Hoden. Lutropin (Luteinisierungshormon, LH) erhöht die ovarielle Steroidsynthese und induziert in der Zyklusmitte den Eisprung. In den Leydigzellen des Hodens stimuliert Lutropin die androgene Steroidsynthese. Choriongonadotropin ist ein weiteres Gonadotropin, das in der Plazenta gebildet wird und vorwiegend luteotrope Aktivität hat. Alle drei Gonadotropine werden in aktiver Form über die Niere ausgeschieden und können aus dem Harn durch Aufreinigung gewonnen werden.

Das am häufigsten verordnete Gonadotropin ist Choriongonadotropin (*Pregnesin, Choragon, Predalon, Primogonyl*), das aus dem Harn von Schwangeren hergestellt wird. Wegen seiner LH-Aktivität ist es das bevorzugte Lutropinpräparat. In der Gynäkologie wird es zur Ovulationsauslösung nach eingetretener Follikelreifung im Rahmen der assistierten Fertilisation und in der Kinderheilkunde bei Kryptorchismus und bei verzögerter Pubertätsentwicklung zur Steigerung der Gonadenfunktion eingesetzt.

Menotropin (*Menogon, Pergonal, Humegon*) ist humanes Menopausengonadotropin (hMG, Urogonadotropin), das aus dem Harn postmenopausaler Frauen gewonnen wird und zu gleichen Teilen Follitropin und Lutropin enthält. Bei der Frau wird es zur Stimulation des Follikelwachstums eingesetzt, wenn eine hypo- oder normogonadotrope Ovarialinsuffizienz vorliegt. Beim Mann wird es bei ungenügender Gonadotropinsekretion zur Stimulation der Spermatogenese in Verbindung mit der luteotropen Wirkung des Choriongonadotropins angewendet.

Follitropin alfa (*Gonal*) und Follitropin beta (*Puregon*) stehen seit einigen Jahren als rekombinante Hormone zur Verfügung. Sie sind wirksamer als das aus dem Harn postmenopausaler Frauen gereinigte Urofollitropin (*Fertinorm*) und können daher in geringeren Dosen und mit kürzeren Behandlungszeiten eingesetzt werden (Frydman et al. 2000). Die Verordnungen der beiden rekombinanten Follitropine haben im Jahr 2000 deutlich abgenommen. Eine mögliche Ursache könnten die erheblich höheren Tagestherapiekosten als die von Urofollitropin (*Fertinorm*) sein, das allerdings ebenfalls stark rückläufig war (Tabelle 29.2).

## Wachstumshormon

Wachstumshormon ist ein weiteres Hormon des Hypophysenvorderlappens. Seine wichtigste Indikation ist die Behandlung des hypophysären Minderwuchses. Ursprünglich wurden für diesen Zweck Hormonextrakte aus menschlichen Hypophysen verwendet, die jedoch in der Menge stark limitiert waren und schließlich sogar vom Markt genommen werden mußten, weil einige Patienten nach Gabe dieser Humanpräparate eine Creutzfeld-Jakob-Krankheit entwickelt hatten. Die im Jahre 1985 eingeführte gentechnische Herstellung gewährleistet ein ausreichendes Angebot für die Therapie und hat eindrucksvolle Erfolge bei der Steigerung des Längenwachstums von Kindern mit hypophysärem Minderwuchs ermöglicht. Die Behandlungskosten liegen allerdings mit 30.000 DM pro Jahr weiterhin sehr hoch.

Seit 1996 ist Wachstumshormon auch zur Substitution des Wachstumshormonmangels bei Erwachsenen zugelassen. In kontrollierten Studien bei Erwachsenen mit Somatropinmangel gibt es Hinweise auf eine erhöhte Knochendichte, eine verbesserte Leistungsfähigkeit der Muskulatur und eine Senkung des Körperfettgehalts. Eine Somatropinbehandlung von Intensivpatienten zur Senkung der negativen Stickstoffbilanz war jedoch mit einer doppelt so hohen Mortalität verbunden (Takala et al. 1999). Ein weiteres Problem sind vor allem die hohen Behandlungskosten von Somatropin bei Erwachsenen (ca. 80000 DM pro Jahr). Die Altersanalyse der hier erfaßten Somatropinverordnungen zeigt allerdings, daß fast ausschließlich Kinder und Jugendliche bis zu einem Lebensalter von 20 Jahren mit Wachstumshormon behandelt wurden. Nach dem Rückgang im vorangehenden Jahren haben die Verordnungen der vier Somatropinpräparate im Jahr 2000 wieder stark zugenommen (Tabelle 29.2).

## Vasopressinanaloga

Desmopressin (*Minirin*) ist ein Derivat des Hyopohysenhinterlappenhormons Vasopressin (Adiuretin) mit verstärkter antidiuretischer Wirkung ohne wesentliche blutdrucksteigernde Aktivität. Hauptindikation ist der zentrale Diabetes insipidus. Außerdem kann es bei Hämophilie A zur Steigerung der Faktor-VIII-Gerinnungsaktivität eingesetzt werden. Die Verordnungen sind 2000 deutlich zurückgegangen (Tabelle 29.2).

## Somatostatinanaloga

Somatostatin hemmt die Freisetzung anderer Peptidhormone aus dem Hypophysenvorderlappen und dem Gastrointestinaltrakt. Octreotid (*Sandostatin*) ist ein Somatostatinanalog mit stärkerer und längerer Wirkung und wird zur symptomatischen Therapie endokrin aktiver Tumoren des Gastrointestinaltrakts eingesetzt.

### Literatur

Frydman R., Howles C.M., Truong F. (2000): A double-blind, radomized study to compare recombinant human follicle stimulating hormone (FSH; Gonal-F) with highly purified urinary FSH (Metrodin HP) in women undergoing assisted reproductive techniques including intracytoplasmic sperm injection. The French Multicentre Trialists. Hum. Reprod. 15: 520–525.

Takala J., Ruokonen E., Webster N.R., Nielsen M.S., Zandstra D.F., Vundelinckx G., Hinds C.J. (1999): Increased mortality associated with growth hormone treatment in critically ill adults. N. Engl. J. Med. 341: 785–792.

# 30. Immuntherapeutika und Zytostatika

KNUT-OLAF HAUSTEIN UND W. JENS ZELLER

Zu den das Immunsystem beeinflussenden Stoffen gehören solche, die Reaktionen des Immunsystems hemmen (Immunsuppressiva), und solche, die seine Aktivitäten steigern (Immunstimulantien). Hinzu kommen körpereigene Mediatoren des Immunsystems (Interferone, Interleukine, koloniestimulierende Faktoren etc.), die durch die Erfolge der Gentechnologie in größeren Mengen für therapeutische Zwecke hergestellt werden.

Im Vergleich zu 1999 nahm die Verordnung der Zytokine und Immunsuppressiva einschließlich der als Immunsuppressiva genutzten Zytostatika geringfügig zu, während die Mistelpräparate leicht und die Gruppe der Immunstimulantien mit pflanzlichen, bakteriellen und homöopathischen Präparaten deutlich abnahmen (Abbildung 30.1). Diese gegenläufige Entwicklung ist auch in der tabellarischen Auflistung der Immuntherapeutika zu erkennen. Die Verordnungen sind wegen der Abnahme der vielen Präparate der besonderen Therapierichtungen stark rückläufig, der Gesamtumsatz steigt jedoch wegen der hohen Zunahmen der kostenträchtigen Zytokine und Immunsuppressiva an (Tabelle 30.1). Ein ähnliches Bild bieten die Zytostatika mit unterschiedlich stark ausgeprägten Verordnungsrückgängen und Anstiegen (Tabelle 30.5). Trotz der im Vorjahr erfolgten Ausweitung der Verordnungsanalyse auf die 2500 verordnungshäufigsten Arzneimittel fällt nur ein kleiner Anteil von Präparaten in die Gruppe häufig ambulant verordneter Zytostatika.

## Zytokine (Interferone, koloniestimulierende Faktoren)

In diesem Abschnitt werden Mediatoren des Immunsystems (Zytokine) besprochen, die inzwischen gentechnisch hergestellt und bei verschiedenen Indikationen eingesetzt werden: Interferone (IF) und kolo-

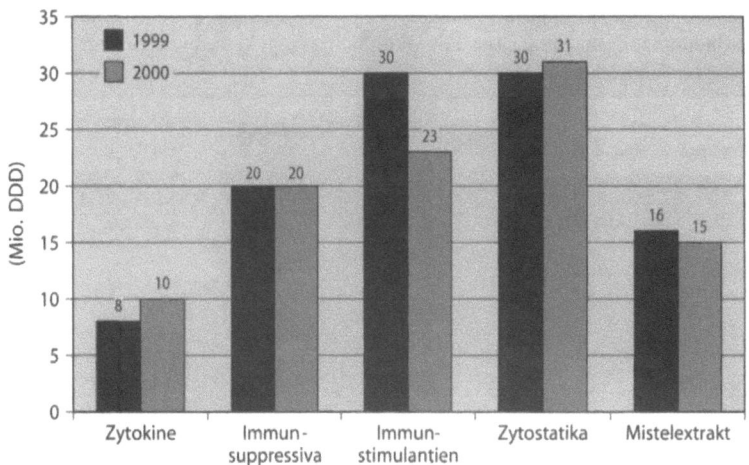

**Abbildung 30.1:** Verordnungen von Immuntherapeutika und Zytostatika 2000. Definierte Tagesdosen (DDD) der 2500 meistverordneten Arzneimittel

niestimulierende Faktoren (CSF). Auf Grund ihrer Herstellungskosten zählen diese Präparate zu den preislich aufwendigsten, für die künftig nicht mehr das festgelegte Arzneimittelbudget zuständig sein kann.

Als Interferone werden Stoffe mit weitgehend glykosylierter Proteinstruktur bezeichnet, denen die Aufgabe zukommt, im Körper Zellen vor einer Virusinfektion zu schützen. Insbesondere sind die bevorzugt in den Monozyten gebildeten Interferone Interferon-alfa-2a und 2b (*Roferon, IntronA*) und die in Fibroblasten synthetisierten Interferon-beta-1a und 1b (*Rebif, Avonex, Betaferon*) sowie das früher als Consensus-Interferon bezeichnete Interferon alfacon-1 (*Inferax*) mit seinen antiviralen, antiproliferativen und immunmodulatorischen Eigenschaften von Interesse. Induktoren für die körpereigene Stimulation der Interferonsynthese sind neben Viren aus Bakterienoberflächen stammende Lipopolysaccharide. Während Interferon-alfa-2b (*IntronA*) in Kombination mit Ribavirin für die Behandlung der Hepatitis C zunehmende Bedeutung erlangt (McHutchinson et al. 1998), wird es zusätzlich bei malignen Melanomen, Nierenzellkarzinomen, beim Kaposi-Sarkom von AIDS-Patienten und verschiedenen Hämoblastosen eingesetzt. Die Betainterferone (*Avonex, Betaferon*) werden im großen Umfang zur Behandlung der multiplen Sklerose verwendet (Jacobs et al. 1996) (Tabelle 30.2). Interferon alfacon-1

**Tabelle 30.1:** Verordnungen von Immuntherapeutika 2000. Angegeben sind die verordnungshäufigsten Präparate mit Verordnungsrang, Verordnungen und Umsatz 2000 im Vergleich zu 1999.

| Rang | Präparat | Verordnungen in Tsd. | Änd. % | Umsatz Mio. DM | Änd. % |
|---|---|---|---|---|---|
| 253 | Contramutan D/N | 580,7 | −17,6 | 11,4 | −19,5 |
| 474 | Sandimmun | 380,6 | −7,6 | 262,1 | −2,5 |
| 891 | Imurek | 196,5 | −2,4 | 45,7 | −3,4 |
| 908 | Symbioflor I | 193,6 | −26,5 | 7,1 | −17,8 |
| 929 | Esberitox N | 186,8 | −40,7 | 3,3 | −39,9 |
| 1011 | Lymphomyosot | 170,1 | +5,4 | 3,3 | +6,6 |
| 1416 | Prograf | 114,2 | +61,5 | 102,2 | +50,1 |
| 1550 | Echinacin | 102,6 | −42,8 | 2,4 | −43,1 |
| 1658 | Lymphozil K/E | 92,9 | −8,3 | 1,2 | −6,9 |
| 1703 | Betaferon | 89,3 | +53,9 | 212,4 | +53,9 |
| 1760 | Toxi-Loges N | 85,7 | −23,0 | 0,9 | −23,8 |
| 1837 | Broncho-Vaxom | 80,9 | −17,0 | 6,2 | −17,4 |
| 2002 | toxi-loges Tropfen | 70,0 | −28,3 | 1,5 | −25,6 |
| 2011 | Azathioprin-ratiopharm | 69,7 | +9,3 | 13,3 | +9,1 |
| 2037 | CellCept | 67,9 | +12,3 | 76,8 | +14,7 |
| 2042 | Echinacea-ratioph. Tbl./Tr. | 67,8 | −46,6 | 0,4 | −48,9 |
| 2192 | Avonex | 59,5 | +17,3 | 132,6 | +17,3 |
| 2363 | Rebif | 52,2 | +111,0 | 134,2 | +118,9 |
| 2367 | Neupogen | 52,0 | −1,7 | 110,6 | +0,5 |
| Summe | | 2713,0 | −14,0 | 1127,7 | +20,7 |
| Anteil an der Indikationsgruppe | | 89,1% | | 72,2% | |
| Gesamte Indikationsgruppe | | 3043,2 | −14,4 | 1562,3 | +22,1 |

wird bei chronischen Hepatitiden (Hepatitis C) nach dem 18. Lebensjahr eingesetzt (Jensen et al. 1999; Kao et al. 2000). In den kommenden Jahren wird es zu einem noch höheren Anstieg der Verordnungen als bisher kommen.

Die koloniestimulierenden Faktoren (CSF) fördern die Differenzierung von Stammzellen des hämatopoetischen Systems (Monozyten: M-CSF; Granulozyten-Vorläuferzellen: G-CSF, Filgrastim, *Neupogen*; myeloische Stammzellen und Thrombozyten: GM-CSF, *Leukomax*). Insbesondere Filgrastim wird bei Tumorpatienten eingesetzt, die chemo- oder strahlentherapeutisch behandelt werden, um den Granulozytenabfall zumindest teilweise zu verhindern und damit auch die Behandlungsdauer zu verkürzen (Dunn und Goa 2000). Das Verordnungsvolumen von Filgrastim zeigte gegenüber 1999 nur einen leichten Anstieg. Die Therapiekosten liegen sehr hoch (Tabelle 30.2).

**Tabelle 30.2:** Verordnungen von Immuntherapeutika 2000. Angegeben sind die 2000 verordneten Tagesdosen, die Änderungen gegenüber 1999 und die mittleren Kosten je DDD 2000.

| Präparat | Bestandteile | DDD in Mio. | Änderung in % | DDD-Kosten in DM |
|---|---|---|---|---|
| **Interferone** | | | | |
| Betaferon | Interferon-beta-1b | 2,7 | (+53,9) | 79,27 |
| Roferon | Interferon-alfa-2a | 2,1 | (−0,4) | 55,17 |
| IntronA | Interferon-alfa-2b | 1,9 | (−24,6) | 58,33 |
| Rebif | Interferon-beta-1a | 1,7 | (+135,3) | 78,11 |
| Avonex | Interferon-beta-1a | 1,7 | (+17,3) | 79,83 |
| | | 10,0 | (+18,2) | 70,20 |
| **Koloniestimulierende Faktoren** | | | | |
| Neupogen | Filgrastim | 0,3 | (+2,6) | 416,92 |
| **Immunsuppressiva** | | | | |
| Sandimmun | Ciclosporin | 7,6 | (−6,9) | 34,28 |
| Imurek | Azathioprin | 6,2 | (−3,2) | 7,44 |
| Prograf | Tacrolimus | 2,3 | (+47,1) | 44,84 |
| CellCept | Mycophenolsäure | 2,2 | (+15,0) | 34,59 |
| Azathioprin-ratiopharm | Azathioprin | 2,1 | (+9,6) | 6,26 |
| | | 20,4 | (+2,2) | 24,49 |
| Summe | | 30,7 | (+6,9) | 42,81 |

## Immunsuppressiva

Immunsuppressiva werden bei Organtransplantationen, Autoimmun- und Isoimmunerkrankungen angewandt. Azathioprin (z. B. *Imurek*) ist ein Immunsuppressivum aus der Gruppe der Purinanaloga, das über Wechselwirkungen mit dem Nukleinsäurestoffwechsel der Zelle die Zahl der Lymphozyten verringert, während Ciclosporin (*Sandimmun*) in einer frühen Phase die antigeninduzierte Differenzierung von T-Zellen über eine herabgesetzte Gentranskription von Interleukin-2, Interleukin-3 und Interferon-γ hemmt. Tacrolimus (*Prograf*) gehört zu den Makroliden und bindet wie Ciclosporin an ein „FK-binding"-Protein, einen zytosolischen Rezeptor (Immunophil). Seine Wirkungen ähneln denen von Ciclosporin. Mycophenolatmofetil (*CellCept*) ist ein Prodrug, welches im Organismus zur aktiven Mycophenolsäure umgewandelt wird. Es hemmt ein Schlüsselenzym der Purinsynthese, die

Inosinmonophosphatdehydrogenase. Dieses Enzym wird vor allem in T- und B-Lymphozyten wirksam, während andere Zelltypen die in ihnen enthaltenen Purine wiederverwerten können. Über diesen Mechanismus kommt es zu einer bevorzugt selektiven Hemmung der DNS-Synthese von Lymphozyten. Die Verordnung von Immunsuppressiva, die in den letzten Jahren durch die zunehmende Zahl der Organtransplantationen verständlicherweise angestiegen war, hat 2000 leicht zugenommen (Tabelle 30.2).

## Immunstimulantien

Immunstimulantien sollen bei Immundefekten die Immunreaktion anregen, z. B. bei chronisch-infektiösen Erkrankungen und Karzinomen. Sie sind als in der Entwicklung befindliche Stoffe einzustufen und haben im Gegensatz zu den Impfstoffen keine Antigenverwandtschaft mit den Krankheitserregern. Bei der Anwendung von Immunstimulantien ist die nachfolgende Manifestation physiologischerweise unterdrückter Immunreaktionen zu bedenken, die zu einer Exazerbation chronisch-entzündlicher Prozesse führen kann. Die angestrebte „Steigerung der körpereigenen Abwehrkräfte" würde dann bisher ruhende Autoimmunprozesse aktivieren. Durch den Fortschritt in der immunologischen Forschung wird immer deutlicher, daß das Immunsystem weniger mit der Tumorentstehung zu tun hat, als bisher angenommen. Tiere ohne funktionierendes Immunsystem erkranken nicht an soliden Tumoren, sondern sterben an Virusinfekten bzw. entwickeln Tumorarten, die viraler Genese sind (z. B. Lymphome). Die Interpretation dieser Daten läßt auch den Schluß zu, daß die Immunantwort bei der Mehrzahl der Tumoren relativ spät und unwirksam ist (Beverly 1995). Beide Interpretationen würden die schwache oder fehlende Antitumorwirkung von Immunmodulatoren einschließlich der Mistelextrakte erklären.

Als Immunstimulantien werden pflanzliche Mittel, Bakterienlysate und Homöopathika verordnet. Alle pflanzlichen Mittel enthalten Zubereitungen aus Echinacea. Im Vergleich zu 1999 sind die Verordnungen um nahezu die Hälfte gesunken, wobei zwischen den verschiedenen Präparaten nur geringe Unterschiede bestanden (Tabelle 30.3). Am häufigsten wurde in dieser Gruppe das Kombinationspräparat *Esberitox N* verordnet. Echinaceaextrakte werden zur Steigerung der körpereigenen Abwehr, zur Vorbeugung und Behandlung leichter Erkältungskrankheiten, bei bakteriellen Hautinfektionen, Herpes simplex labialis

**Tabelle 30.3:** Verordnungen von pflanzlichen und bakteriellen Immunstimulantien 2000. Angegeben sind die 2000 verordneten Tagesdosen, die Änderungen gegenüber 1999 und die mittleren Kosten je DDD 2000.

| Präparat | Bestandteile | DDD in Mio. | Änderung in % | DDD-Kosten in DM |
|---|---|---|---|---|
| **Pflanzliche Mittel** | | | | |
| Esberitox N | Rad. Baptisiae tinct. Rad. Echinaceae purpur Herb. Thujae occid. Rad. Echinaceae pallid | 1,7 | (–40,3) | 1,99 |
| Echinacin | Extr. Herba Echinacea | 1,0 | (–43,3) | 2,47 |
| Echinacea-ratioph. Tbl./Tr. | Extr. Rad. Echinaceae | 0,8 | (–50,2) | 0,55 |
| | | 3,5 | (–43,7) | 1,80 |
| **Bakterielle Mittel** | | | | |
| Broncho-Vaxom | Bakterienlysat aus Haemophilus influenzae Diplococcus pneumoniae Klebsiella pneumoniae Staphylococcus aureus Streptococcus pyogenes und viridans Neiseria catarrhalis | 5,2 | (–14,8) | 1,19 |
| Symbioflor I | Enterococcus faecalis | 2,5 | (–27,2) | 2,86 |
| | | 7,7 | (–19,2) | 1,72 |
| **Summe** | | 11,1 | (–28,8) | 1,75 |

sowie bei Leukopenien nach Strahlen- und Zytostatikaanwendung angeboten. Die Indikationen waren lange Zeit nur durch Erfahrungsberichte belegt (Dorsch 1996). In einer Placebo-kontrollierten Studie gelang es jedoch nicht, die prophylaktische Wirksamkeit zweier Echinaceaextrakte bei Infektionen des oberen Respirationstraktes nachzuweisen (Melchart et al. 1998). Eine weitere Placebo-kontrollierte Studie an 246 Patienten mit einfachen Erkältungen zeigte nach sieben Tagen eine signifikante, aber nur geringfügige Reduktion der Beschwerden durch Echinaceaextrakte (48–62%) im Vergleich zu Placebo (41%) (Brinkeborn et al. 1999). In einer dritten kontrollierten Studie an 109 Patienten hatte die Behandlung mit Echinaceaextrakt keinen signifikanten Einfluß auf Inzidenz, Dauer und Schweregrad von Erkältungen und Atemwegskrankheiten im Vergleich zu Placebo (Grimm und Müller 1999). Im Gegensatz zu zahlreichen retrospektiven und unkontrollierten Berichten gibt es bisher keine ausreichenden Belege aus randomisierten Studien für eine klinische Wirksamkeit von Echinaceaextrakten bei Erkältungskrankheiten.

Neben der unsicheren therapeutischen Wirksamkeit gibt es jedoch zahlreiche Berichte über unerwünschte Wirkungen von Echinaceapräparaten. Von 1990 bis Mai 2001 wurden der Arzneimittelkommission der Deutschen Ärzteschaft für 50 echinaceahaltige Präparate 131 Fallberichte über unerwünschte Arzneimittelwirkungen gemeldet, bei denen in mehr als der Hälfte der Fälle allergische Reaktionen (61%) bis hin zum Erythema multiforme und Störungen im Respirationstrakt mit Asthma bronchiale (12%) sowohl nach parenteraler als auch nach oraler Gabe aufgetreten sind. Unter diesen Berichten ist ein Todesfall sicher, ein zweiter möglicherweise auf die Gabe eines Echinaceapräparats zu beziehen. Auch ein kürzlich in Australien veröffentlichter Fall weist auf schwere allergische Reaktionen hin, die sich dadurch noch komplizieren können, daß sich auch kreuzallergische Reaktionen zu anderen Pflanzenprodukten mit ähnlichen Wirkstoffen ausbilden können (Mullins 1998). In Anbetracht dieser Berichte muß vor einer unkritischen parenteralen und oralen Anwendung von Echinaceapräparaten gewarnt werden. Diese Warnung gilt auch für die Anwendung bei Kindern, die sogar noch häufiger als Erwachsene mit diesen Präparaten behandelt werden. Einige Hersteller warnen zwar vor einer langfristigen Anwendung von echinaceahaltigen Zubereitungen. Damit ist jedoch nicht ausgeschlossen, daß eine wiederholte Applikation zu einer Sensibilisierung führt, wobei die in ihren Zubereitungen enthaltenen Glykoproteine und Polysaccharide für die Sensibilisierung verantwortlich sein könnten. Es ist unerheblich, ob Echinaceapräparate parenteral oder per os eingenommen werden, oder ob es sich um pflanzliche oder homöopathische Präparate handelt. Bei fraglichem therapeutischem Wert und wiederholt beobachteten Risiken sollte sich der Arzt überlegen, ob er diese Immuntherapeutika einsetzt (Arzneimittelkommission der deutschen Ärzteschaft 1996).

Präparate mit Bakterienlysaten sind *Broncho-Vaxom* und *Symbioflor I*. Ähnlich wie 1999 verringerten sich die Verordnungen 2000 um fast 20% (Tabelle 30.3). In mehreren Placebo-kontrollierten Doppelblindstudien mit *Broncho-Vaxom* an Patienten mit chronischen Bronchitiden bzw. rezidivierenden Atemwegsinfektionen wurde eine Reduktion der infektiösen Episoden und des Antibiotikaverbrauchs (nur in vier

**Tabelle 30.4:** Verordnungen von homöopathischen Immunstimulantien 2000. Angegeben sind die 2000 verordneten Tagesdosen, die Änderungen gegenüber 1999 und die mittleren Kosten je DDD 2000.

| Präparat | Bestandteile | DDD in Mio. | Änderung in % | DDD-Kosten in DM |
|---|---|---|---|---|
| Lymphomyosot | Myosotis arvensis D3<br>Veronica D3<br>Teucrium scorodon D3<br>Pinus silvestris D4<br>Gentiana lutea D5<br>Equisetum hyemale D4<br>Sarsaparilla D6<br>Scrophularia nodosa D3<br>Juglans D3<br>Calcium phosphor. D12<br>Natrium sulfuricum D4<br>Fumaria officinalis D4<br>Levothyroxinum D12<br>Aranea diadema D6<br>Geranium robertian. D4<br>Nasturtium offic. D4<br>Ferrum iodatum D12 | 3,7 | (-0,0) | 0,89 |
| Contramutan D/N | Echin. Angustifolia ∅<br>Aconitum ∅<br>Belladonna ∅<br>Eupatorium Perfol. ∅ | 3,2 | (-23,4) | 3,60 |
| toxi-loges Tropfen | Echinacea ∅<br>Eupatorium ∅<br>Baptisia ∅<br>China ∅<br>Bryonia D4<br>Aconitum D4<br>Ipecacuanha D4 | 1,8 | (-29,2) | 0,83 |
| Lymphozil K/E | Extr. Rad. Echinaceae<br>Calc. Carbonic. Hahn.D3<br>Lachesis D6 | 1,6 | (-9,3) | 0,74 |
| Toxi-Loges N | Eupatorium ∅<br>Baptisia ∅<br>Aconitum D4<br>Ipecacuanha D4 | 1,3 | (-29,2) | 0,70 |
| Summe | | 11,5 | (-17,3) | 1,58 |

von zwölf Studien) beschrieben (Pforte und Emmerich 1993). In einer kanadischen Studie wurde keine Abnahme der Häufigkeit akuter Exazerbationen chronisch-obstruktiver Atemwegserkrankungen (Zielkriterium) nachgewiesen, dafür aber eine 55%ige Abnahme der Krankenhaustage. Das Risiko einer Hospitalisierung wegen dieser Erkrankung war in der Verumgruppe um 30% geringer als in der Placebogruppe (Collet et al. 1997). Da diese Studie abgebrochen wurde, ist sie methodisch zu kritisieren und bezüglich der beschriebenen Ergebnisse nicht im Sinne einer überzeugenden Wirksamkeit zu bewerten.

Eine weitere Gruppe von Immunstimulantien bilden die homöopathischen Komplexpräparate, deren Verordnung 2000 gegenüber dem Vorjahr ebenfalls deutlich abnahm (Tabelle 30.4). Sie enthalten ähnlich wie die pflanzlichen Immunstimulantien auch Zubereitungen aus Echinacea. Ausnahmen bilden das aus 17 verschiedenen Bestandteilen bestehende Komplex-Homöopathikum *Lymphomyosot Tropfen* zur Anwendung bei Lymphödemen und *Toxi-Loges N*, welches zur Erhöhung der körpereigenen Abwehr bei akuten und chronischen Infektionen sowie bei Virusinfekten eingesetzt werden soll.

## Zytostatika

In dem Segment der 2500 häufig verordneten Arzneimittel finden sich nur zwei klassische zytostatische Wirkstoffe mit vier verschiedenen Präparaten (Tab. 30.5). Eine große Zahl der kostenintensiven Zytostatika hat nur kleine Verordnungszahlen bei ambulanten Patienten und wird unter diesen Bedingungen nicht erfaßt.

Methotrexat ist ein Zytostatikum und Immunsuppressivum aus der Gruppe der Folsäureantagonisten, das aufgrund einer hohen Affinität zur Dihydrofolatreduktase als Antimetabolit die Bildung der Tetrahydrofolsäure hemmt. Als Zytostatikum wird es vor allem in zahlreichen Therapieschemata zur Behandlung von Leukämien und des Mammakarzinoms eingesetzt. Hydroxycarbamid (*Litalir*) ist ein Hemmstoff der Ribonukleosiddiphosphatreduktase und blockiert dadurch in der S-Phase die DNS-Synthese. Hauptindikation ist die chronische myeloische Leukämie bei nicht ausreichender Wirkung von Interferon-alfa-2. Die Verordnung von *Litalir* ist im Vergleich zu 1999 geringfügig zurückgegangen (Tabelle 30.6).

Ein großer Teil der Verordnungen entfällt auf Mistelpräparate, deren Verordnungen gegenüber 1999 insgesamt leicht rückläufig waren

**Tabelle 30.5:** Verordnungen von Zytostatika 2000. Angegeben sind die verordnungshäufigsten Präparate mit Verordnungsrang, Verordnungen und Umsatz 2000 im Vergleich zu 1999.

| Rang | Präparat | Verordnungen in Tsd. | Änd. % | Umsatz Mio. DM | Änd. % |
|---|---|---|---|---|---|
| 628 | Iscador | 292,1 | −19,9 | 28,2 | −12,5 |
| 1297 | Helixor | 127,5 | −1,0 | 11,5 | +5,4 |
| 1753 | MTX Hexal | 86,1 | +16,0 | 10,0 | +21,2 |
| 1799 | Methotrexat medac | 83,0 | −10,6 | 20,4 | −2,0 |
| 1846 | Lektinol | 80,3 | +9,5 | 18,0 | +20,0 |
| 2175 | Litalir | 60,5 | −0,5 | 20,5 | +9,1 |
| 2260 | Roferon | 56,6 | +2,2 | 115,5 | +3,8 |
| 2290 | IntronA | 55,4 | −20,9 | 110,0 | −23,2 |
| 2436 | Methotrexat Lederle | 49,1 | −1,4 | 5,5 | −9,3 |
| Summe | | 890,6 | −8,2 | 339,5 | −7,4 |
| Anteil an der Indikationsgruppe | | 61,4% | | 66,5% | |
| Gesamte Indikationsgruppe | | 1449,4 | −3,6 | 510,8 | +15,9 |

(Abb. 30.1, Tabelle 30.6). Sie werden in der Roten Liste als pflanzliche Zytostatika klassifiziert. Als Indikationen werden Geschwulstkrankheiten und begleitende Störungen blutbildender Organe angegeben. Die beiden anthroposophischen Präparate *Iscador* und *Helixor* wurden im Vergleich zum Vorjahr seltener verordnet, während die Verordnung des phytotherapeutischen Mittels *Lektinol* deutlich zunahm (Tabelle 30.6). Bei *Lektinol* handelt es sich um einen wäßrigen Auszug aus unverholzten Mistelzweigen mit Blättern, also ein Präparat mit wechselnder Zusammensetzung. Seit einiger Zeit werden die Mistelextrakte analysiert und einzelne Mistellektine auf ihre immunmodulatorischen Wirkungen untersucht. So wurde in vitro eine erhöhte Freisetzung von TNFα, Interleukin-1 und -6 sowie von Interferon-γ aus isolierten Blutzellen und eine erhöhte Phagozytoseaktivität menschlicher Granulozyten nachgewiesen (Hajto et al. 1990, Stein et al. 1998). Bei In-vivo-Untersuchungen wurde eine verstärkte Expression des Interleukin-2-Rezeptors, die Erhöhung der Zahl und Aktivität der NK-Zellen sowie eine erhöhte Freisetzung von β-Endorphin nachgewiesen (Heiny et al. 1998). Deshalb wird eine Korrelation zwischen Immunsystem und einem endokrinen System vermutet, die von therapeutischer Bedeutung sein soll.

Die bisher vorliegenden Daten reichen unseres Ermessens nicht aus, um eine tumorhemmende Wirksamkeit der Mistelextrakte beim Men-

**Tabelle 30.6:** Verordnungen von Zytostatika 2000. Angegeben sind die 2000 verordneten Tagesdosen, die Änderungen gegenüber 1999 und die mittleren Kosten je DDD 2000.

| Präparat | Bestandteile | DDD in Mio. | Änderung in % | DDD-Kosten in DM |
|---|---|---|---|---|
| **Antimetabolite** | | | | |
| MTX Hexal | Methotrexat | 14,3 | (+28,0) | 0,70 |
| Methotrexat medac | Methotrexat | 9,3 | (−6,3) | 2,18 |
| Methotrexat Lederle | Methotrexat | 5,5 | (−25,3) | 1,00 |
| | | 29,1 | (+2,3) | 1,23 |
| **Ribonukleotidreduktasehemmer** | | | | |
| Litalir | Hydroxycarbamid | 1,7 | (−0,5) | 11,85 |
| **Mistelpräparate** | | | | |
| Iscador | Mistelextrakt | 8,0 | (−15,6) | 3,52 |
| Lektinol | Mistelextrakt | 4,0 | (+14,2) | 4,48 |
| Helixor | Mistelextrakt | 3,3 | (−0,9) | 3,44 |
| | | 15,3 | (−6,2) | 3,76 |
| Summe | | 46,2 | (−0,8) | 2,47 |

schen eindeutig zu belegen. So zeigte beispielsweise die Studie von Dold et al. (1991) an 337 auswertbaren Patienten mit histologisch gesicherten fortgeschrittenen nicht-kleinzelligen Bronchialkarzinomen, in welcher in einem anderen Therapiearm auch Polyerga untersucht wurde, keine signifikanten Unterschiede bezüglich der Überlebenszeiten (9,1 vs. 7,6 Monate, Iscador vs. Placebo) und dem Anteil der nach zwei Jahren überlebenden Patienten (11,5 vs. 10,1%, Iscador vs. Placebo). Nach einer Metaanalyse von elf kontrollierten klinischen Studien zogen Kleijnen und Knipschild (1994) die Schlußfolgerung: „...we can not recommend the use of mistletoe extracts in the treatment of cancer patients with an exception for patients involved in clinical trials". Nach dieser kritischen Analyse von Kleijnen und Knipschild wurden weitere Studien vorgelegt, die jedoch insgesamt keine positivere Schlußfolgerung zulassen (Ernst 2001a, b).

Der derzeitige Stand bei der Beurteilung der klinischen Wirksamkeit von Mistelextrakten bei Tumorpatienten läßt sich gut durch die beiden folgenden aktuellen Veröffentlichungen charakterisieren.

In einer Pilotstudie von Lenartz et al. (2000) an insgesamt 38 Patienten mit malignen Gliomen wurden 20 Patienten im Anschluß an die

Standardtherapie (Operation, Bestrahlung) komplementär mit dem Galaktosoid-spezifischen Mistelzweig-Lektin ML-1 behandelt. Eine nichtstratifizierte Analyse aller Patienten ergab eine nichtrelevante Verlängerung des rückfallfreien Intervalls und der Gesamtüberlebenszeit der mit dem Mistelzweigextrakt behandelten Gruppe beim Vergleich mit der Kontrollgruppe. Eine Analyse der Patienten mit Gliomen im Stadium III/IV ergab eine Tendenz für eine Verlängerung des rückfallfreien Überlebens und eine statistisch signifikante Verlängerung des Gesamtüberlebens in der mit dem Mistelzweigextrakt behandelten Gruppe gegenüber der Kontrollgruppe. Im Hinblick auf die begrenzte Anzahl der Patienten in dieser Pilotstudie interpretierten die Autoren das Ergebnis ihrer Studie jedoch nur als positive Tendenz.

Eine prospektive, randomisierte, kontrollierte klinische Studie von Steuer-Vogt et al. (2001), in die 477 Patienten mit Kopf-Hals-Karzinomen einbezogen wurden, untersuchte den Effekt einer adjuvanten Therapie mit einem standardisierten Mistelzweigextrakt (*Eurixor* mit standardisierter Menge von ML-1). Die mit dem Mistellektin behandelten Patienten hatten kein geringeres Risiko eines lokalen/lokoregionalen Rezidivs, von Fernmetastasen oder von Zweit-Primärtumoren (second primaries) als die Patienten der Kontrollgruppe. Auch im Hinblick auf die 5-Jahresüberlebensrate ergaben sich keine Vorteile für die Mistelzweigextrakt- plus Standardtherapie beim Vergleich mit der Standardtherapie allein. Die Autoren zogen die Schlußfolgerung, daß das von ihnen eingesetzte Mistelzweigpräparat nicht für die adjuvante Behandlung von Patienten mit Kopf-Hals-Karzinomen empfohlen werden kann.

Insgesamt kann deshalb die Schlußfolgerung gezogen werden, daß ein eindeutiger Beweis der Wirksamkeit von Mistelextrakten bei menschlichen Tumoren nicht vorliegt und ggf. weiteren Studien vorbehalten sein muß.

### Literatur

Arzneimittelkommission der deutschen Ärzteschaft (1996): Wie verträglich sind Echinacea-haltige Präparate? Dtsch. Ärztebl. 93: A-2723.

Beverly P. (1995): Tumorimmunologie. In: Roitl J.M., Broxtoff J., Male D.K. (Hrsg.): Kurzes Lehrbuch der Immunologie. 3. Aufl. Thieme, Stuttgart New York, S. 246–257.

Brinkeborn R.M., Shah D.V., Degenring F.H. (1999): Echinaforce® and other Echinacea fresh plant preparations in the treatment of the common cold. Phytomedicine 6: 1–5.

Collet J.P., Shapiro S., Ernst P., Renzi P., Ducruet T., Robinson A., PARI-IS Study Steering Committee and Research Group (1997): Effects of an immunostimulating agent on acute exacerbations and hospitalizations in patients with chronic obstructive pulmonary disease. Amer. J. Respir. Crit. Care Med. 156: 1719–1724.

Dold U., Edler L., Maeurer H.C. et al. (1991): Krebszusatztherapie beim fortgeschrittenen nicht-kleinzelligen Bronchialkarzinom. Thieme, Stuttgart, S. 1–12.

Dorsch W. (1996): Klinische Anwendung von Extrakten aus Echinacea purpurea oder Echinacea pallida. Klinische Wertung kontrollierter klinischer Studien. Z. Ärztl. Fortbild. (Jena) 90: 117–122.

Dunn C.J., Goa K.L. (2000): Lenograstim: an update of its pharmacological properties and use in chemotherapy-induced neutropenia and related clinical settings. Drugs 59: 681–717.

Ernst E. (2001a): A primer of complementary and alternative medicine commonly used by cancer patients. Med. J. Aust. 174: 88–92.

Ernst E. (2001b): Mistletoe for cancer? Eur. J. Cancer 37: 9–11.

Grimm W., Müller H.-H. (1999): A randomized controlled trial of the effect of fluid extract of Echinacea purpurea on the incidence and severity of colds and respiratory infections. Am. J. Med. 106: 138–143.

Hajto T., Hostanska K., Frei K., Rordorf C., Gabius H.J. (1990): Increased secretion of tumor necrosis factor-alpha, interleukin-1, and interleukin-6 by human mononuclear cells exposed to β-galactoside-specific lectin from clinically applied mistletoe extracts. Cancer Res. 50: 3322–3326.

Heiny B.M., Albrecht V., Beuth J. (1998): Correlation of immune cell activities and beta-endorphin release in breast carcinoma patients treated with galactose-specific lectin standardized mistletoe extract. Anticancer Res. 18: 583–586.

Jacobs L.D., Cookfair D.L., Rudick R.A., Herndon R.M., Richert J.R., Salazar A.M. et al. (1996): Intramuscular interferon ß-1a for disease progression in relapsing multiple sclerosis. The Multiple Sclerosis Colloborative Research Group (MSCRG). Ann. Neurol. 39: 285–294.

Jensen D.M., Krawitt E.L., Keeffe E.B., Hollinger F.B., James S.P., Mullen K. et al. for the Consensus Interferon Study Group (1999): Biochemical and viral response to consensus interferon (CIFN) therapy in chronic hepatitis C patients: effect of baseline viral concentration. Am. J. Gastroenterol. 94: 3583–3588.

Kao J.H., Chen P.J., Lai M.Y., Chen D.S. (2000): Efficacy of consensus interferon in the treatment of chronic hepatitis C. J. Gastroenterol. Hepatol. 15: 1418–1423.

Kleijnen J., Knipschild P. (1994): Mistletoe treatment for cancer. Review of controlled trials in humans. Phytomedicine 1: 255–260.

Lenartz D., Dott U., Menzel J., Schierholz J.M., Beuth J. (2000): Survival of glioma patients after complementary treatment with galactoside-specific lectin from mistletoe. Anticancer Res. 20: 2073–2076.

McHutchinson J.G., Gordon S.C., Schiff E.R. (1998): Interferon alpha-2b alone or in combination with ribavirin as initial treatment for chronic hepatitis C. N. Engl. J. Med. 339: 1485–1492.

Melchart D., Walther E., Linde K., Brandmaier R., Lersch C. (1998): Echinacea root extracts for the prevention of upper respiratory tract infections: a double-blind, placebo-controlled randomized trial. Arch. Fam. Med. 7: 541–545.

Mullins R.J. (1998): Echinacea-associated anaphylaxis. Med. J. Aust. 16: 170–171.
Pforte A., Emmerich B. (1993): Störungen der Infektabwehr bei Patienten mit chronischer Bronchitis: präventive und supportive Möglichkeiten. Pneumologie 47: 395–402.
Stein G., Henn W., von Laue H., Berg P. (1998): Modulation of the cellular and humoral immune responses of tumor patients by mistletoe therapy. Eur. J. Med. Res. 3: 194–202.
Steuer-Vogt M.K., Bonkowsky V., Ambrosch P., Scholz M., Neiß A., Strutz J., Hennig M., Lenarz T., Arnold W. (2001): The effect of an adjuvant mistletoe treatment programme in resected head and neck cancer patients: a randomised controlled clinical trial. Eur. J. Cancer 37: 23–31.

## 31. Kardiaka

Hasso Scholz

In der Indikationsgruppe Kardiaka werden Arzneimittel zur Behandlung der chronischen Herzinsuffizienz zusammengefaßt, die positiv inotrop wirken und dadurch zu einer Steigerung der Herzleistung führen. Es handelt sich vor allem um die Gruppe der Herzglykoside. Daneben werden bei der Herzinsuffizienz in zunehmendem Maße primär auch Pharmaka verwendet, die auf eine Entlastung des Herzens zielen. So werden Diuretika eingesetzt, weil sie über die Natriumausscheidung das Blutvolumen senken und Stauungssymptome bessern (vgl. Kapitel 23). Vor allem aber werden ACE-Hemmer gegeben, die u. a. die neurohormonale Aktivierung durch Angiotensin, Aldosteron und Noradrenalin reduzieren und dadurch Vor- und Nachlast des Herzens senken (vgl. Kapitel 3). Bei Patienten mit chronischer Herzinsuffizienz bessern ACE-Hemmer nicht nur die Symptome und die Belastbarkeit, sondern auch die Lebenserwartung. Das gleiche gilt für den Angiotensinrezeptorantagonisten Losartan und für die Betarezeptorenblocker Carvedilol, Bisoprolol und Metoprolol, wenn diese in initial sehr niedrigen, langsam gesteigerten Dosen zusätzlich zur Standardtherapie eingesetzt werden (vgl. Kapitel 18). Auch für den Aldosteronantagonisten Spironolacton wurde ein lebensverlängernder Effekt nachgewiesen (vgl. Kapitel 23). Für andere Diuretika ist dies bisher nicht belegt. Für Herzglykoside ist gezeigt worden, daß sie die Notwendigkeit von Krankenhausaufnahmen bei Herzinsuffizienz senken. Die Letalität wurde nicht signifikant gesenkt, allerdings auch nicht gesteigert (The Digitalis Investigation Group 1997).

### Verordnungsspektrum

Wie in den vorangehenden Jahren nahm die Verordnungshäufigkeit in der gesamten Indikationsgruppe weiter ab (Tabelle 31.1), während die Verordnungen von Diuretika (Tabelle 23.1) und ACE-Hemmern (Ta-

**Tabelle 31.1:** Verordnungen von Kardiaka 2000. Angegeben sind die verordnungshäufigsten Präparate mit Verordnungsrang, Verordnungen und Umsatz 2000 im Vergleich zu 1999.

| Rang | Präparat | Verordnungen in Tsd. | Änd. % | Umsatz Mio. DM | Änd. % |
|---|---|---|---|---|---|
| 31 | Novodigal Tabl. | 1958,5 | −11,8 | 22,1 | −10,7 |
| 40 | Digimerck | 1699,9 | −5,5 | 23,7 | −5,4 |
| 64 | Digitoxin AWD | 1365,6 | −7,3 | 17,9 | −7,0 |
| 125 | Lanitop | 961,1 | −10,9 | 17,4 | −11,7 |
| 258 | Crataegutt | 570,5 | −18,2 | 25,9 | −16,4 |
| 322 | Korodin Herz-Kreislauf | 501,7 | −19,1 | 10,8 | −22,7 |
| 805 | ß-Acetyldigoxin-ratiopharm | 219,1 | −12,4 | 1,8 | −11,9 |
| 1116 | Miroton N forte | 153,0 | −25,0 | 9,8 | −21,5 |
| 1153 | Stillacor | 148,4 | −8,1 | 1,6 | −5,0 |
| 1236 | Digotab | 136,2 | −9,3 | 1,5 | −10,6 |
| 1315 | Digostada | 125,6 | −5,9 | 1,1 | −5,5 |
| 1352 | Orthangin N | 120,4 | −22,3 | 3,1 | −16,7 |
| 1498 | Kytta-Cor | 107,8 | −22,1 | 3,1 | −22,8 |
| 1515 | Dilanacin | 105,8 | −14,3 | 2,1 | −14,3 |
| 1706 | Diacard Liquidum | 89,3 | −25,0 | 2,7 | −21,7 |
| 1712 | Faros | 89,0 | −22,3 | 3,4 | −22,9 |
| 2015 | Lanicor | 69,3 | −18,9 | 1,3 | −17,6 |
| 2026 | Miroton | 68,8 | −2,3 | 2,2 | −0,2 |
| 2184 | Septacord | 59,9 | −6,5 | 1,7 | −6,4 |
| 2432 | digox mite von ct | 49,3 | +41,1 | 0,4 | +43,1 |
| 2450 | Digacin | 48,7 | −15,1 | 0,8 | −14,6 |
| 2471 | Digimed | 47,8 | +55,9 | 0,6 | +57,0 |
| | Summe | 8695,7 | −11,1 | 155,1 | −12,9 |
| | Anteil an der Indikationsgruppe | 93,3% | | 90,6% | |
| | Gesamte Indikationsgruppe | 9318,8 | −11,6 | 171,1 | −13,2 |

belle 3.1) zunahmen. Diuretika und ACE-Hemmer werden inzwischen wesentlich häufiger als Herzglykoside verordnet, wobei allerdings berücksichtigt werden muß, daß diese beiden Arzneimittelgruppen auch bei anderen Indikationen, vor allem bei der Hypertonie, indiziert sind (Abbildung 13.2).

Unter den häufig verordneten Digitalisglykosiden dominiert weiterhin Digitoxin (Abbildung 31.1). Danach folgen Digoxinderivate und Digoxin. Insgesamt erscheinen dreizehn Präparate mit Reinglykosiden unter den 2500 verordnungshäufigsten Präparaten (Tabelle 31.2).

Die pflanzlichen Kardiaka waren 2000 ebenfalls weiter rückläufig. Sie machen aber immer noch 16% (Vorjahre 18% bzw. 23%) des gesamten Marktsegments aus (Tabelle 31.3). Das ist unter pharmakologi-

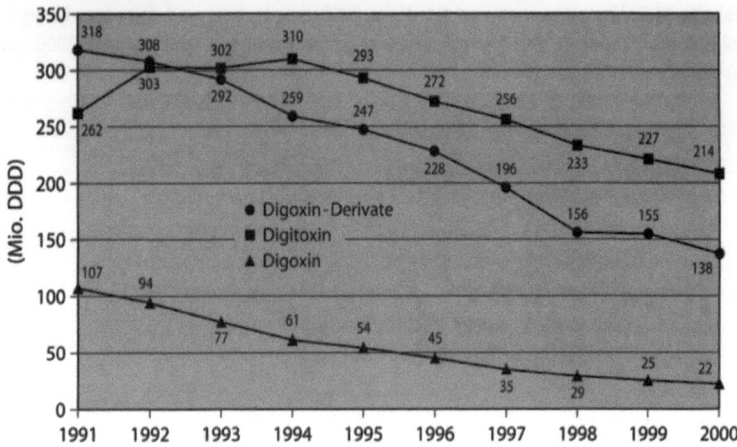

**Abbildung 31.1:** Verordnungen von Herzglykosiden 1991 bis 2000. Gesamtverordnungen nach difinierten Tagesdosen (DDD)

schen Gesichtspunkten wenig verständlich, denn die Wirkung dieser Mittel, die zum Teil immer noch nach MSE (Meerschweincheneinheiten) „standardisiert" werden, ist unsicher.

## Therapeutische Gesichtspunkte

Es ist positiv zu bewerten, daß im Jahre 2000 84% (Vorjahr 82%) des Marktsegments der positiv inotropen Substanzen auf chemisch definierte Herzglykoside entfallen. Digoxin und Digoxinderivate sind in entsprechender galenischer Zubereitung gut bioverfügbar und ausreichend gut steuerbar. Allerdings muß bei Digoxinpräparaten die Dosis bei eingeschränkter Nierenfunktion und damit insbesondere im Alter reduziert werden, was bei Digitoxin nicht der Fall ist. Das erklärt die hohe Verordnungshäufigkeit von Digitoxin.

Der mit 16% immer noch relativ hohe Verordnungsanteil der zum Teil bizarr zusammengesetzten pflanzlichen Kardiaka ist weiterhin wenig plausibel. Für Patienten und Ärzte ist möglicherweise von Einfluß, daß Crataegusextrakte auf Grund eines Votums der phytotherapeutischen Kommission E vom vormaligen Bundesgesundheitsamt für die Anwendung bei nachlassender Leistungsfähigkeit des Herzens (Klasse II nach NYHA) zugelassen wurden.

**Tabelle 31.2:** Verordnungen von Herzglykosiden 2000. Angegeben sind die 2000 verordneten Tagesdosen, die Änderungen gegenüber 1999 und die mittleren Kosten je DDD 2000.

| Präparat | Bestandteile | DDD in Mio. | Änderung in % | DDD-Kosten in DM |
|---|---|---|---|---|
| **Digoxin** | | | | |
| Dilanacin | Digoxin | 10,6 | (−14,2) | 0,20 |
| Lanicor | Digoxin | 6,3 | (−16,1) | 0,20 |
| Digacin | Digoxin | 3,8 | (−14,7) | 0,21 |
| | | 20,7 | (−14,9) | 0,20 |
| **β-Acetyldigoxin** | | | | |
| Novodigal Tabl. | β-Acetyldigoxin | 68,9 | (−11,6) | 0,32 |
| β-Acetyldigoxin-ratiopharm | β-Acetyldigoxin | 7,3 | (−13,2) | 0,25 |
| Stillacor | β-Acetyldigoxin | 5,1 | (−6,2) | 0,32 |
| Digotab | β-Acetyldigoxin | 4,6 | (−10,7) | 0,33 |
| Digostada | β-Acetyldigoxin | 4,3 | (−4,8) | 0,25 |
| digox mite von ct | β-Acetyldigoxin | 1,6 | (+40,6) | 0,25 |
| | | 91,8 | (−10,5) | 0,31 |
| **Metildigoxin** | | | | |
| Lanitop | Metildigoxin | 45,7 | (−11,6) | 0,38 |
| **Digitoxin** | | | | |
| Digimerck | Digitoxin | 117,1 | (−5,6) | 0,20 |
| Digitoxin AWD | Digitoxin | 88,2 | (−6,7) | 0,20 |
| Digimed | Digitoxin | 3,6 | (+55,6) | 0,17 |
| | | 208,9 | (−5,5) | 0,20 |
| Summe | | 367,1 | (−8,1) | 0,25 |

Dieser Einwand gilt auch unter Berücksichtigung von Ergebnissen Placebo-kontrollierter Studien an herzinsuffizienten Patienten mit dem Schweregrad NYHA II, die jedoch nicht als einwandfreie Belege der klinischen Wirksamkeit angesehen werden können. Bei einer Dosierung von 300 mg Weißdornextrakt pro Tag über 4 Wochen waren die Effekte auf Arbeitstoleranz, Druckfrequenzprodukt und klinische Symptomatik nicht signifikant, was auf die zu niedrige Dosis zurückgeführt wurde, die jedoch der empfohlenen Dosis der Crataegus-Monographie entsprach (Bödigheimer und Chase 1994). Mit einer geringeren Dosis (160 mg/Tag) wurden dagegen signifikante Unterschiede der Druckfrequenzprodukte in dem wenig aussagekräftigen Vorher-Nachher-Vergleich gemessen, während die Gruppenunterschiede nicht auf Signifikanz geprüft wurden (Leuchtgens 1993, Weikl et al. 1996). Ähnlich waren die Ergebnisse in einer weiteren Studie mit höherer Dosis, bei der signifikante Unterschiede der Arbeitstoleranz nur im Paardifferenzentest, aber offenbar nicht bei den Gruppenunterschieden zwischen Verum- und Placebogruppe gefunden wurden, wie aus den dazu fehlenden Angaben geschlossen werden kann (Schmidt et al. 1994). Bei Messung der fahrradergometrischen Wattleistung wurde ebenfalls kein

**Tabelle 31.3:** Verordnungen von pflanzlichen Kardiaka 2000. Angegeben sind die 2000 verordneten Tagesdosen, die Änderungen gegenüber 1999 und die mittleren Kosten je DDD 2000.

| Präparat | Bestandteile | DDD in Mio. | Änderung in % | DDD-Kosten in DM |
|---|---|---|---|---|
| **Monopräparate** | | | | |
| Crataegutt | Weißdornextrakt | 22,2 | (−14,7) | 1,17 |
| Orthangin N | Weißdornextrakt | 4,8 | (−20,0) | 0,66 |
| Kytta-Cor | Weißdornextrakt | 4,0 | (−23,5) | 0,77 |
| Faros | Weißdornextrakt | 2,8 | (−22,0) | 1,19 |
| | | 33,8 | (−17,3) | 1,05 |
| **Kombinationspräparate** | | | | |
| Korodin Herz-Kreislauf | Campher<br>Weißdornextrakt | 18,8 | (−23,6) | 0,57 |
| Diacard Liquidum | Valeriana D1<br>Aether sulf. D1<br>Camphora D2<br>Cactus D2<br>Crataegus D2 | 6,9 | (−25,0) | 0,39 |
| Miroton N forte | Adoniskrautextrakt<br>Maiglöckchenkrautextrakt<br>Meerzwiebelextrakt | 5,8 | (−23,9) | 1,69 |
| Miroton | Meerzwiebelextrakt<br>Maiglöckchenkrautextrakt<br>Oleanderblätterextrakt<br>Adoniskrautextrakt | 1,6 | (−1,5) | 1,36 |
| Septacord | Kalium-Ion<br>Magnesium-Ion<br>Weißdornextrakt | 1,2 | (−7,2) | 1,38 |
| | | 34,3 | (−22,6) | 0,79 |
| Summe | | 68,2 | (−20,1) | 0,92 |

signifikanter Gruppenunterschied zwischen Verum und Placebo festgestellt, sondern nur bei der anaeroben Schwelle und im Globalbefund subjektiver Beschwerden (Förster et al. 1994).

Crataegusextrakte und ähnliche Phytotherapeutika sind selbst bei weniger ausgeprägten Formen der Herzinsuffizienz auch deshalb nicht zu empfehlen, weil es dafür Arzneimittel, wie z. B. ACE-Hemmer, mit eindeutig belegter therapeutischer Wirksamkeit gibt (The SOLVD-Investigators 1992). Dementsprechend haben pflanzliche Kardiaka trotz Zulassung auch keine Berücksichtigung in gängigen ärztlichen Empfehlungen für die Therapie der Herzinsuffizienz gefunden (z. B. Burkart et al. 1993, Erdmann 2000). Die Wirksamkeit von Crataegusextrakten wird zur Zeit in einer großen prospektiven und kontrollierten Studie (SPICE-Studie) geprüft.

## Wirtschaftliche Gesichtspunkte

Unter den 2500 am häufigsten verordneten Arzneimitteln befinden sich in der Gruppe der Kardiaka auch im Jahre 2000 mehrere generische Präparate. Bemerkenswert ist, daß die pflanzlichen Arzneimittel mit durchschnittlich 0,92 DM/DDD nach wie vor mehr als dreimal so teuer sind wie reine Herzglykoside (durchschnittlich 0,25 DM/DDD). *Crataegutt* hat mit 26 Mio. DM weiterhin den höchsten Umsatz von allen Kardiaka. Eine Zurückhaltung bei der Verordnung solcher Präparate wäre daher nicht nur unter pharmakologisch-therapeutischen, sondern auch unter wirtschaftlichen Gesichtspunkten sinnvoll.

Ein Kostenfaktor ist nach wie vor auch die nicht indizierte Therapie der Herzinsuffizienz. Durch eine indikationsgerechtere Therapie könnten wahrscheinlich zahlreiche Verordnungen abgesetzt und beträchtliche Ausgaben eingespart werden. Zum Beispiel muß bei der heterogenen Pathogenese der Herzinsuffizienz berücksichtigt werden, daß in vielen Fällen Herzglykoside von vornherein keine günstigen Wirkungen zeigen (Erdmann 2000).

### Literatur

Bödigheimer K., Chase D. (1994): Wirksamkeit von Weißdorn-Extrakt in der Dosierung 3mal 100 mg täglich. Multizentrische Doppelblindstudie mit 85 herzinsuffizienten Patienten im Stadium NYHA II. Münch. Med. Wschr. 136 (Suppl. 1): S7–S11.

Burkart F., Erdmann E., Hanrath P., Kübler W., Mutschler E. et al. (1993): Consensus-Konferenz „Therapie der chronischen Herzinsuffizienz". Z. Kardiol. 82: 200–210.

Erdmann E. (Hrsg.) (2000): Klinische Kardiologie. 5. Aufl., Springer-Verlag, Berlin Heidelberg New York, S. 611–700.

Förster A., Förster K., Bühring M., Wolfstädter H.D. (1994): Crataegus bei mäßig reduzierter linksventrikulärer Auswurffraktion. Ergospirometrische Verlaufsuntersuchung bei 72 Patienten in doppelblindem Vergleich mit Plazebo. Münch. Med. Wschr. 136 (Suppl. 1): S21–S26.

Leuchtgens H. (1993): Crataegus-Spezialextrakt WS 1442 bei Herzinsuffizienz NYHA II. Fortschr. Med. 111: 352–354.

Schmidt U., Kuhn U., Ploch M., Hübner W.-D. (1994): Wirksamkeit des Extraktes LI 132 (600 mg/Tag) bei achtwöchiger Therapie. Plazebokontrollierte Doppelblindstudie mit Weißdorn an 78 herzinsuffizienten Patienten im Stadium II nach NYHA. Münch. Med. Wschr. 136 (Suppl. 1): S13–S19.

The Digitalis Investigation Group (1997): The effect of digoxin on mortality and morbidity in patients with heart failure. N. Engl. J. Med. 336: 525–533.

The SOLVD-Investigators (1992): Effect of enalapril on mortality and the development of heart failure in asymptomatic patients with reduced left ventricular ejection fractions. N. Engl. J. Med. 327: 685–691.

Weikl A., Assmus K.-D., Neukum-Schmidt A., Schmitz J., Zapfe G. jun. et al. (1996): Crataegus-Spezialextrakt WS 1442. Fortschr. Med. 114: 291–296.

# 32. Koronarmittel

HASSO SCHOLZ

In der Indikationsgruppe Koronarmittel sind wie in der Roten Liste Arzneimittel zur medikamentösen Behandlung der koronaren Herzkrankheit zusammengefaßt. Die wichtigsten Vertreter dieser Gruppe sind organische Nitrate, Molsidomin und Trapidil. Außer Koronarmitteln werden zur Behandlung der koronaren Herzkrankheit auch Betarezeptorenblocker (siehe Kapitel 18) und Calciumantagonisten (siehe Kapitel 20) verwendet.

## Verordnungsspektrum

Unter den 2500 am häufigsten verordneten Arzneimitteln sind im Jahr 2000 45 Koronarmittel vertreten. Die Verordnungen haben gegenüber dem Vorjahr abermals abgenommen (Tabelle 32.1). Die Auswertung nach definierten Tagesdosen (DDD) zeigt, daß die Abnahme bei fast allen Nitraten wieder etwa gleich stark war (Abbildung 32.1). Lediglich Molsidominpräparate haben auch 2000 etwas zugenommen.

Nitrate wurden bei der koronaren Herzkrankheit im Vergleich zu anderen Arzneimittelgruppen weniger häufig als Betarezeptorenblocker und Calciumantagonisten verordnet (siehe Kapitel 18 und 20). Dabei ist zu berücksichtigen, daß Betarezeptorenblocker und Calciumantagonisten auch bei anderen Indikationen eingesetzt werden.

Insgesamt hat sich bei den Koronarmitteln im Vergleich zum Vorjahr wenig geändert. Bei den Nitraten ist Glyceroltrinitrat, für das die verordneten Tagesdosen auf der Basis der WHO-DDD von 2,5 mg für die sublinguale Applikation berechnet werden, erneut zurückgegangen (Tabelle 32.2). Ähnlich stark haben die relativ teuren Nitratpflaster abgenommen. Nitratkombinationen gehören nicht zur medikamentösen Standardtherapie der koronaren Herzkrankheit. Unter den meistverordneten Präparaten findet sich nur noch *Nitrangin compositum,* eine

**Tabelle 32.1:** Verordnungen von Koronarmitteln 2000. Angegeben sind die verordnungshäufigsten Präparate mit Verordnungsrang, Verordnungen und Umsatz 2000 im Vergleich zu 1999.

| Rang | Präparat | Verordnungen in Tsd. | Änd. % | Umsatz Mio. DM | Änd. % |
|---|---|---|---|---|---|
| 20 | Isoket | 2418,1 | −13,2 | 102,9 | −11,8 |
| 53 | Pentalong | 1480,7 | −3,5 | 81,7 | −1,8 |
| 56 | Nitrolingual | 1453,4 | −10,9 | 25,6 | −11,3 |
| 188 | Corvaton | 709,4 | −23,7 | 47,2 | −23,4 |
| 245 | Corangin | 599,6 | −19,4 | 57,4 | −19,8 |
| 293 | Molsihexal | 532,6 | +5,8 | 20,9 | +7,5 |
| 352 | Ismo | 470,9 | −27,3 | 20,7 | −28,0 |
| 367 | Molsidomin-ratiopharm | 456,7 | +29,0 | 17,8 | +29,7 |
| 378 | IS 5 mono-ratiopharm | 448,8 | +6,5 | 20,4 | +9,9 |
| 406 | ISDN-ratiopharm | 428,7 | −4,3 | 12,7 | −0,9 |
| 434 | Mono Mack | 400,8 | −12,7 | 43,9 | −7,6 |
| 485 | ISDN Stada | 371,7 | −0,5 | 16,8 | −1,0 |
| 590 | Monostenase | 307,7 | −9,7 | 16,5 | −5,5 |
| 595 | ISDN von ct | 306,4 | +18,1 | 7,3 | +22,3 |
| 711 | molsidomin von ct | 251,9 | +32,2 | 9,4 | +32,5 |
| 713 | Molsidomin Heumann | 249,9 | −14,2 | 13,9 | −12,4 |
| 745 | Isomonit | 240,0 | −7,4 | 10,3 | −3,2 |
| 838 | Rocornal | 210,4 | −9,9 | 21,4 | −10,4 |
| 896 | Conpin | 195,6 | +31,4 | 9,0 | +22,6 |
| 906 | Monoclair | 193,8 | −7,2 | 11,1 | −2,8 |
| 980 | ISDN AL | 174,4 | +26,4 | 4,2 | +28,9 |
| 1032 | Nitrangin-Isis | 164,7 | −14,8 | 2,1 | −12,9 |
| 1107 | Isostenase | 153,8 | −9,0 | 4,3 | −6,1 |
| 1214 | Nitrangin compositum | 138,9 | −5,1 | 3,1 | −3,8 |
| 1243 | Isodinit | 135,1 | +26,6 | 3,5 | +32,9 |
| 1264 | Monolong | 132,0 | −23,2 | 10,9 | −23,0 |
| 1270 | Monobeta | 131,1 | −0,3 | 5,4 | −5,1 |
| 1290 | Molsicor | 128,1 | +6,9 | 5,0 | +8,2 |
| 1294 | Jenacard | 128,0 | −21,2 | 3,8 | −22,3 |
| 1437 | Nitrosorbon | 112,5 | −7,8 | 4,4 | −3,7 |
| 1449 | Iso Mack/Retard | 111,8 | −19,3 | 4,4 | −20,1 |
| 1521 | ISMN Stada | 105,1 | +31,5 | 5,3 | +27,4 |
| 1551 | ISMN von ct | 102,5 | +28,5 | 4,7 | +39,2 |
| 1668 | ISMN AL | 92,4 | +30,2 | 3,5 | +33,4 |
| 1744 | Nitroderm TTS | 86,8 | −0,3 | 8,9 | −9,6 |
| 1814 | Corangin Nitro | 82,2 | −20,3 | 1,4 | −19,5 |
| 1850 | ISDN Heumann | 79,9 | +46,4 | 1,6 | +47,6 |
| 1978 | Molsiket | 71,3 | +22,9 | 3,5 | +45,1 |
| 1980 | Molsidomin Stada | 71,3 | +106,4 | 2,7 | +102,8 |
| 2022 | Elantan | 69,0 | −33,4 | 5,5 | −33,6 |
| 2074 | ISMN Heumann | 65,3 | +0,3 | 3,1 | +8,4 |
| 2152 | Coleb | 61,7 | −37,9 | 7,5 | −36,2 |

**Tabelle 32.1:** Verordnungen von Koronarmitteln 2000. Angegeben sind die verordnungshäufigsten Präparate mit Verordnungsrang, Verordnungen und Umsatz 2000 im Vergleich zu 1999 (Fortsetzung).

| Rang | Präparat | Verordnungen in Tsd. | Änd. % | Umsatz Mio. DM | Änd. % |
|---|---|---|---|---|---|
| 2208 | Nitro Mack | 58,9 | −15,5 | 2,2 | −15,1 |
| 2253 | Monopur | 56,8 | −20,5 | 2,6 | −12,7 |
| 2401 | duracoron | 50,3 | −15,0 | 2,1 | −12,3 |
| Summe | | 14291,1 | −7,2 | 672,8 | −8,2 |
| Anteil an der Indikationsgruppe | | 94,6% | | 94,7% | |
| Gesamte Indikationsgruppe | | 15111,6 | −7,6 | 710,8 | −8,6 |

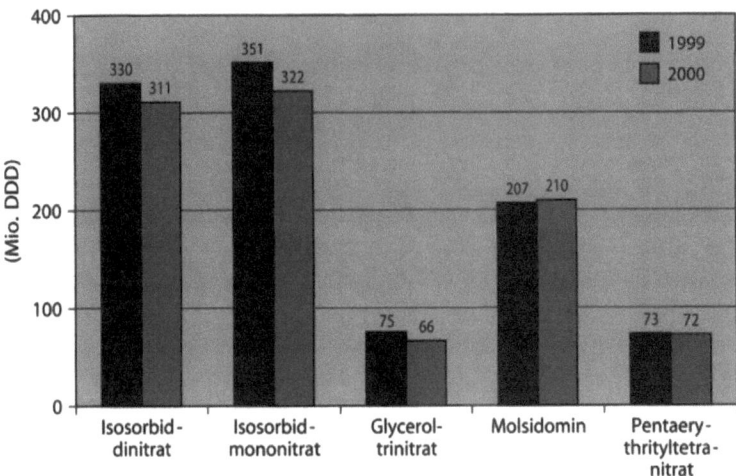

**Abbildung 32.1:** Verordnungen von Koronarmitteln 1999 und 2000. Definierte Tagesdosen (DDD) der 2500 meistverordneten Arzneimittel

Kombination aus Glyceroltrinitrat und Baldriantinktur, die nicht nur überflüssig, sondern auch erheblich teurer als wirksame Glyceroltrinitratpräparate ist (Tabelle 32.2).

Bei den Langzeitnitraten wurde Isosorbiddinitrat (ISDN) wiederum etwas weniger verordnet als das etwa 40% teurere Isosorbidmononitrat (ISMN) (Tabelle 32.3). Minimal war dagegen der Verordnungsverlust bei Pentaerythrityltetranitrat (*Pentalong*), das als einziges Langzeitni-

**Tabelle 32.2:** Verordnungen von Glyceroltrinitrat 2000. Angegeben sind die 2000 verordneten Tagesdosen, die Änderungen gegenüber 1999 und die mittleren Kosten je DDD 2000.

| Präparat | Bestandteile | DDD in Mio. | Änderung in % | DDD-Kosten in DM |
|---|---|---|---|---|
| **Glyceroltrinitrat** | | | | |
| Nitrolingual | Glyceroltrinitrat | 48,9 | (−11,7) | 0,52 |
| Nitrangin-Isis | Glyceroltrinitrat | 4,5 | (−11,6) | 0,48 |
| Corangin Nitro | Glyceroltrinitrat | 3,7 | (−19,2) | 0,38 |
| Nitro Mack | Glyceroltrinitrat | 3,3 | (−14,2) | 0,67 |
| | | 60,5 | (−12,3) | 0,52 |
| **Nitratpflaster** | | | | |
| Nitroderm TTS | Glyceroltrinitrat | 5,8 | (−9,7) | 1,55 |
| **Kombinationen** | | | | |
| Nitrangin compositum | Glyceroltrinitrat Baldriantinktur | 2,1 | (−5,3) | 1,46 |
| Summe | | 68,4 | (−11,9) | 0,64 |

trat in der ehemaligen DDR verfügbar war und vermutlich deshalb immer noch viel in den neuen Bundesländern verordnet wird. Dieses Nitrat wirkt hauptsächlich über die beiden Metaboliten Pentaerythrityldinitrat und -mononitrat, die eine Eliminationshalbwertszeit von 4,2 bzw. 10,4 Stunden haben (Weber et al. 1995). Als einziger Nitrovasodilatator hat Molsidomin auch im Jahr 2000 erneut zugenommen. Molsidomin macht inzwischen nach DDD 21% des Marktsegments aus (Tabelle 32.4).

In der Gruppe der anderen Koronarmittel spielt nur noch der Phosphodiesterasehemmer Trapidil (*Rocornal*) eine Rolle, der in der ehemaligen DDR entwickelt wurde (Mest 1990). 2000 nahmen die Verordnungen deutlich ab (Tabelle 32.4). Trapidil wirkt positiv inotrop und venodilatatorisch und hemmt die Thrombozytenaggregation. Damit unterscheidet es sich in seinem Wirkungsspektrum und seinem Wirkungsmechanismus von den übrigen Koronarmitteln.

### Therapeutische Gesichtspunkte

Die Tabelle 32.3 zeigt, daß zur Therapie der koronaren Herzkrankheit weiterhin ISDN und ISMN am häufigsten verwendet worden sind. Dies ist unter pharmakologisch-therapeutischen Gesichtspunkten plausibel.

**Tabelle 32.3:** Verordnungen von Langzeitnitraten 2000. Angegeben sind die 2000 verordneten Tagesdosen, die Änderungen gegenüber 1999 und die mittleren Kosten je DDD 2000.

| Präparat | Bestandteile | DDD in Mio. | Änderung in % | DDD-Kosten in DM |
|---|---|---|---|---|
| **Isosorbiddinitrat** | | | | |
| Isoket | Isosorbiddinitrat | 185,7 | (−11,0) | 0,55 |
| ISDN Stada | Isosorbiddinitrat | 33,9 | (−0,7) | 0,50 |
| ISDN-ratiopharm | Isosorbiddinitrat | 22,1 | (+0,3) | 0,57 |
| ISDN von ct | Isosorbiddinitrat | 16,1 | (+23,5) | 0,45 |
| Nitrosorbon | Isosorbiddinitrat | 10,5 | (−2,1) | 0,42 |
| ISDN AL | Isosorbiddinitrat | 9,9 | (+29,5) | 0,42 |
| Isodinit | Isosorbiddinitrat | 9,6 | (+35,7) | 0,37 |
| Iso Mack/Retard | Isosorbiddinitrat | 7,6 | (−21,3) | 0,58 |
| Isostenase | Isosorbiddinitrat | 7,1 | (−2,4) | 0,61 |
| Jenacard | Isosorbiddinitrat | 5,9 | (−23,1) | 0,64 |
| ISDN Heumann | Isosorbiddinitrat | 3,3 | (+47,9) | 0,49 |
| | | 311,5 | (−5,6) | 0,53 |
| **Isosorbidmononitrat** | | | | |
| Mono Mack | Isosorbidmononitrat | 60,9 | (−6,9) | 0,72 |
| Corangin | Isosorbidmononitrat | 56,6 | (−19,4) | 1,01 |
| IS 5 mono-ratiopharm | Isosorbidmononitrat | 35,4 | (+10,9) | 0,58 |
| Ismo | Isosorbidmononitrat | 24,5 | (−27,8) | 0,85 |
| Monostenase | Isosorbidmononitrat | 23,0 | (−5,5) | 0,72 |
| Isomonit | Isosorbidmononitrat | 18,3 | (−2,9) | 0,56 |
| Monoclair | Isosorbidmononitrat | 17,0 | (−1,2) | 0,65 |
| Conpin | Isosorbidmononitrat | 15,9 | (+25,6) | 0,57 |
| Monolong | Isosorbidmononitrat | 11,8 | (−22,4) | 0,92 |
| Monobeta | Isosorbidmononitrat | 10,8 | (−6,3) | 0,50 |
| Coleb | Isosorbidmononitrat | 8,4 | (−36,3) | 0,89 |
| ISMN Stada | Isosorbidmononitrat | 8,2 | (+27,4) | 0,64 |
| ISMN von ct | Isosorbidmononitrat | 8,1 | (+41,6) | 0,58 |
| ISMN AL | Isosorbidmononitrat | 8,1 | (+36,7) | 0,43 |
| Elantan | Isosorbidmononitrat | 6,2 | (−32,8) | 0,90 |
| Monopur | Isosorbidmononitrat | 4,8 | (−11,0) | 0,55 |
| ISMN Heumann | Isosorbidmononitrat | 4,7 | (+11,7) | 0,67 |
| | | 322,5 | (−8,1) | 0,74 |
| **Pentaerythrityltetranitrat** | | | | |
| Pentalong | Pentaerythrityltetranitrat | 72,3 | (−1,4) | 1,13 |
| Summe | | 706,3 | (−6,4) | 0,69 |

**Tabelle 32.4:** Verordnungen von Molsidomin und anderen Koronarmitteln 2000. Angegeben sind die 2000 verordneten Tagesdosen, die Änderungen gegenüber 1999 und die mittleren Kosten je DDD 2000.

| Präparat | Bestandteile | DDD in Mio. | Änderung in % | DDD-Kosten in DM |
|---|---|---|---|---|
| **Molsidomin** | | | | |
| Corvaton | Molsidomin | 57,6 | (−23,2) | 0,82 |
| Molsihexal | Molsidomin | 44,9 | (+9,5) | 0,46 |
| Molsidomin-ratiopharm | Molsidomin | 40,1 | (+28,4) | 0,44 |
| Molsidomin Heumann | Molsidomin | 20,1 | (−11,6) | 0,69 |
| molsidomin von ct | Molsidomin | 19,8 | (+39,1) | 0,48 |
| Molsicor | Molsidomin | 11,2 | (+9,9) | 0,45 |
| Molsidomin Stada | Molsidomin | 6,3 | (+107,3) | 0,43 |
| Molsiket | Molsidomin | 6,2 | (+25,4) | 0,56 |
| duracoron | Molsidomin | 4,3 | (−8,7) | 0,48 |
| | | 210,4 | (+1,6) | 0,58 |
| **Trapidil** | | | | |
| Rocornal | Trapidil | 7,7 | (−10,5) | 2,77 |
| Summe | | 218,1 | (+1,1) | 0,66 |

Mit beiden Substanzen kann eine wirksame Anfallsprophylaxe durchgeführt werden. Allerdings ist zur Vermeidung einer Toleranzentwicklung zu beachten, daß die Dosis nicht zu hoch gewählt und daß ein nitratfreies bzw. nitratarmes Intervall eingehalten wird. Das wird am besten dadurch erreicht, daß die Nitrate *un*gleichmäßig über den Tag verteilt eingenommen werden (z. B. morgens und mittags). Isosorbidmononitrat hat gegenüber Isosorbiddinitrat lediglich theoretische Vorzüge, z. B. eine höhere Bioverfügbarkeit, die jedoch praktisch, außer bei der Dosisfindung, keine Bedeutung besitzen. Außerdem ist ISMN wegen seiner relativ langsamen Resorption auch bei sublingualer Applikation im Gegensatz zu ISDN nicht zur Behandlung akuter Angina-pectoris-Anfälle geeignet. ISMN ist in diesem Sinne also kein „Universalpräparat". Schließlich sind durch den höheren Preis des Isosorbidmononitrat Mehrkosten entstanden, die therapeutisch nicht zu rechtfertigen sind.

Molsidomin wirkt ähnlich wie die Nitrate, induziert aber wahrscheinlich eine geringere Toleranzentwicklung, weil aus Molsidomin das letztlich in der Zelle wirkende Stickstoffmonoxid NO nichtenzymatisch freigesetzt wird. Es wird häufig mit Nitraten kombiniert, wenn mit diesen bei zu langem (zur Vermeidung einer Toleranz notwendigem) Dosierungsintervall kein ausreichender Therapieerfolg zu erzielen ist. Die Überlegenheit dieses Therapieschemas ist jedoch bisher nicht durch entsprechende Studien belegt. Molsidomin-haltige Lösungen sind vor einigen Jahren vom Markt genommen worden, da durch Lichteinwirkung eine Verunreinigung (Morpholin) entstehen kann, die im Magen möglicherweise in einen krebsverdächtigen Stoff umgewandelt wird (Arzneimittelkommission der deutschen Ärzteschaft 1989). Aus dieser Zeit stammt die u. E. nicht mehr relevante Indikationseinschränkung, daß Molsidomin nur angewandt werden sollte, wenn andere Arzneimittel nicht angezeigt sind, nicht vertragen wurden oder nicht ausreichend wirksam waren.

### Literatur

Arzneimittelkommission der deutschen Ärzteschaft (1989): Molsidomin-haltige Lösungen/Tropfen vom Markt genommen. Dtsch. Ärztebl. 86: C-2266.

Mest H.J. (1990): Trapidil: a potent inhibitor of platelet aggregation. J. Drug Dev. 3: 143–149.

Weber W., Michaelis K., Luckow V., Kuntze U., Stalleicken D. (1995): Pharmacokinetics and bioavailability of pentaerythrityl tetranitrate and two of its metabolites. Arzneim.-Forsch. 45: 781–784.

# 33. Leber- und Gallenwegstherapeutika

J. Christian Bode

Unter der Bezeichnung „Leber- und Gallenwegstherapeutika" werden eine Reihe von Arzneimitteln zusammengefaßt, die bei Erkrankungen der Leber, Gallenblase und Gallenwege eingesetzt werden (Abbildung 33.1). Die Verordnungen der Gallenwegstherapeutika sind in den letzten zehn Jahren kontinuierlich zurückgegangen. Die Verordnung von Lebertherapeutika ist im gleichen Zeitraum ebenfalls zurückgegangen (Abbildung 33.1), die Abnahme war aber weniger ausgeprägt. Zusätzlich anzumerken ist, daß für die Behandlung der chronischen Virushepatitis B und C wichtige Medikamente (Interferon-alfa, Ribavirin, Lamivudin) bei den Immuntherapeutika und Zytostatika (Kapitel 30) und Antibiotika und Chemotherapeutika (Kapitel 8) eingeordnet sind.

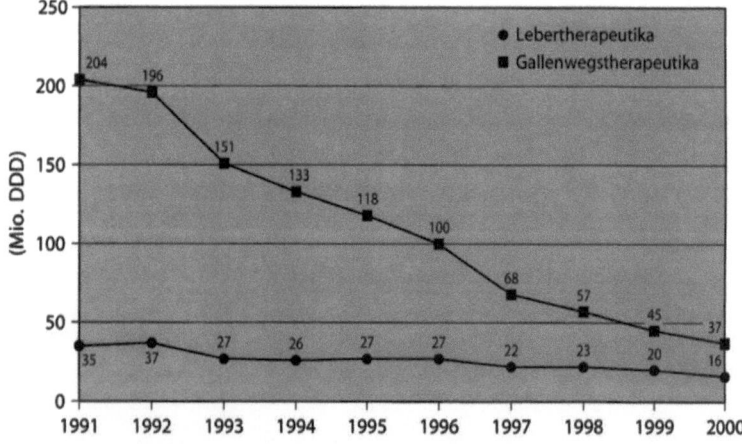

**Abbildung 33.1:** Verordnungen von Leber- und Gallenwegstherapeutika 1991 bis 2000. Gesamtverordnungen nach definierten Tagesdosen (DDD)

## Lebertherapeutika

Für viele akute Leberkrankheiten, insbesondere Virushepatitis A und B, besteht eine ausgeprägte Tendenz zur Spontanheilung. Das gleiche gilt für die Mehrzahl nutritiver und toxisch bedingter Leberkrankheiten bei Ausschaltung der zugrunde liegenden Ursache. Trotz erfreulicher Fortschritte in der Behandlung der chronischen Virushepatitis Typ B und C im letzten Jahrzehnt sind andere chronische Leberkrankheiten weiterhin einer medikamentösen Therapie nur z. T. zugänglich oder können nur bei Komplikationen mit Pharmaka behandelt werden (Gerok und Blum 1995, Zakim und Boyer 1996).

Im Vordergrund der Therapie stehen daher für viele Leberkrankheiten Allgemeinmaßnahmen, wie Alkoholkarenz und Ausschaltung anderer Noxen und eine qualitativ und quantitativ ausgewogene Ernährung. Besonders wichtig ist Alkoholkarenz bei Patienten mit chronischer Virushepatitis C, da bereits mäßiger Alkoholkonsum das Fortschreiten der Erkrankung beschleunigt und reichlicher Alkoholkonsum (>100 g/Tag) fast zu einer exponentiellen Zunahme des Zirrhoserisikos führt (Corrao und Aricó 1998).

Die häufigste Ursache für die Entwicklung einer Lebererkrankung ist in der Bundesrepublik übermäßiger Alkoholgenuß (Bode 1999a). Das Risiko der Entwicklung einer fortschreitenden alkoholbedingten Lebererkrankung (Alkoholhepatitis, Alkoholzirrhose) steigt bei regelmäßigem Konsum größerer Alkoholmengen (40–60 g/Tag bei Männern, 20–30 g/Tag bei Frauen) stark an. Die wirksamste therapeutische Maßnahme ist die Alkoholabstinenz (Lieber und Salaspuro 1992, Bode 1999a). Danach bilden sich die alkoholbedingte Fettleber und die Alkoholhepatitis meist innerhalb von wenigen Wochen oder Monaten zurück. Selbst eine beginnende Alkoholzirrhose ist noch partiell rückbildungsfähig oder kann im Stadium der Fibrose zur Ruhe kommen.

Die akute Virushepatitis A und B heilt in der Mehrzahl der Fälle spontan, bei Virus A ca. 99%, bei Virus B über 90%. Bei der Virushepatitis Typ C kommt es jedoch häufig (ca. 60–80%) zum Übergang in chronische Verlaufsformen. Bisher sind keine Medikamente bekannt, die den Verlauf der akuten Virushepatitis A und B günstig beeinflussen (Gerok und Blum 1995, Zakim und Boyer 1996). Bei der akuten Virushepatitis C kann die Ausheilung und die Viruselimination durch eine Behandlung mit Alfa-Interferon gefördert werden (Hopf et al. 1997).

Bei verschiedenen chronischen Leberkrankheiten muß eine spezifische Therapie eingeleitet werden: Immunsuppressiva bei der sogenann-

**Tabelle 33.1:** Verordnungen von Lebertherapeutika 2000. Angegeben sind die verordnungshäufigsten Präparate mit Verordnungsrang, Verordnungen und Umsatz 2000 im Vergleich zu 1999.

| Rang | Präparat | Verordnungen in Tsd. | Änd. % | Umsatz Mio. DM | Änd. % |
|---|---|---|---|---|---|
| 1460 | Legalon | 110,9 | −34,2 | 11,4 | −32,1 |
| 2012 | Hepa-Merz Amp./Gran./Kautbl. | 69,6 | −0,6 | 15,6 | +1,9 |
| 2256 | silymarin von ct | 56,8 | +5,6 | 3,6 | +6,0 |
| Summe | | 237,3 | −18,8 | 30,6 | −13,7 |
| Anteil an der Indikationsgruppe | | 17,3% | | 38,7% | |
| Gesamte Indikationsgruppe | | 1368,9 | −10,6 | 78,9 | −11,3 |

ten autoimmunen chronisch aggressiven Hepatitis, D-Penicillamin oder auch Zinksalze wegen D-Penicillamin-Unverträglichkeit beim Morbus Wilson, Aderlässe bei der Hämochromatose oder eventuell auch Deferoxamin (Gerok und Blum 1995, Zakim und Boyer 1996). Bei der chronischen Virushepatitis B wird durch die Behandlung mit Alfa-Interferon bei einem Teil der Patienten eine Viruselimination erreicht (Hopf et al. 1997). Für Patienten, bei denen durch die Behandlung mit Alfa-Interferon keine anhaltende Remission der chronischen Hepatitis erreicht wird, ist die kürzlich eingeführte Therapie mit Lamivudin eine wichtige Ergänzung (Petry et al. 2000). Bei Patienten mit chronischer Virushepatitis C wurde die Monotherapie mit Alfa-Interferon aufgrund der Ergebnisse neuerer Therapiestudien zum großen Teil durch eine Kombinationsbehandlung mit Ribavirin ersetzt (Übersicht bei Cummings et al. 2001).

Die Verordnungen der beiden Interferonpräparate Interferon-alfa-2a (*Roferon*) und Interferon-alfa-2b (*Intron A*) sind sehr wahrscheinlich auf die innerhalb weniger Jahre stark angestiegene Zahl der wegen chronischer Hepatitis C mit Interferon-alfa behandelten Patienten zurückzuführen (s. Kapitel 30, Immuntherapeutika und Zytostatika). Bei chronisch entzündlichen Lebererkrankungen mit überwiegender Cholestase, insbesondere bei der primär biliären Zirrhose, hat sich die Behandlung mit Ursodeoxycholsäure als wirksam erwiesen (Heathcote 1996, Saksena und Tandon 1997).

Viele der in den vergangenen Jahrzehnten eingesetzten „Lebertherapeutika" sind in die Therapie eingeführt worden, weil in bestimmten tierexperimentellen Modellen eine sogenannte „Leberschutzwirkung" beobachtet wurde. Sie enthalten u. a. Extrakte oder Einzelstoffe aus

Pflanzen, als besonders wichtig angesehene Metabolite oder Cofaktoren im Stoffwechsel, Vitamine und andere essentielle Nahrungsbestandteile. Bei den Leberkrankheiten des Menschen ist die Wirksamkeit im Sinne einer günstigen Beeinflussung des Krankheitsverlaufes oder einer Ausheilung der Krankheit für die vielen sogenannten Leberschutzpräparate mit solchen Inhaltsstoffen jedoch nicht erwiesen, sie werden deshalb in Standardwerken der Hepatologie nicht empfohlen (Gerok und Blum 1995, Pape und Sauerbruch 1999, Zakim und Boyer 1996).

### Silymarin

*Legalon* enthält einen Extrakt aus den Früchten der Mariendistel, dessen aktives Prinzip als Silymarin bezeichnet wird und hauptsächlich das Flavonoid Silibinin enthält. In *silymarin von ct* entspricht nach Angabe des Herstellers der Silymaringehalt demjenigen von *Legalon*. Die Verordnung von *Legalon* hat im Vergleich zu 1999 weiter deutlich abgenommen, diejenige von *silymarin von ct* ist, nach dem Rückgang im Jahr 1999, wieder leicht angestiegen (Tabelle 33.1 und 33.2). Die Ergebnisse klinischer Studien zur Prüfung der Wirksamkeit von Silymarin bei akuten und chronischen Leberkrankheiten sind uneinheitlich. In den 70er Jahren wurden mehrere kontrollierte Studien bei Patienten mit akuter Virushepatitis durchgeführt (Lit. in Flora et al. 1998). Wegen erheblicher Schwächen im Design dieser Studien sind aus den Ergebnissen kaum Rückschlüsse zum therapeutischen Nutzen von *Legalon* bei akuter Virushepatitis möglich (Bode 1999b). Entsprechendes gilt für Studien zum Einfluß von Silymarin bei Patienten

**Tabelle 33.2:** Verordnungen von Lebertherapeutika 2000. Angegeben sind die 2000 verordneten Tagesdosen, die Änderungen gegenüber 1999 und die mittleren Kosten je DDD 2000.

| Präparat | Bestandteile | DDD in Mio. | Änderung in % | DDD-Kosten in DM |
|---|---|---|---|---|
| Hepa-Merz Amp./Gran./Kautbl. | Ornithinaspartat | 1,8 | (+0,5) | 8,51 |
| Legalon | Silymarin | 1,8 | (−33,4) | 6,47 |
| silymarin von ct | Silymarin | 0,7 | (+10,6) | 5,29 |
| Summe | | 4,3 | (−15,9) | 7,16 |

mit leichten Formen alkoholinduzierter Leberveränderungen (Bode 1999b). In einer Doppelblindstudie bei Patienten mit Zirrhose wurde jedoch in der Untergruppe mit Patienten mit Alkoholzirrhose eine signifikante Verbesserung der Überlebensrate nach zwei und vier Jahren gesehen (Ferenci et al. 1989). In einer zweiten Doppelblindstudie, die an einer vergleichbar großen Zahl von Patienten mit Alkoholzirrhose über zwei Jahre mit Silymarin durchgeführt wurde, ergab sich dagegen kein Hinweis auf eine günstige Beeinflussung des Krankheitsverlaufs oder die Überlebensrate der Patienten (Parés et al. 1998). Die Ergebnisse von zwei nicht-kontrollierten Studien sprechen dafür, daß durch frühzeitige parenterale Silymaringabe der Verlauf einer akuten Leberschädigung durch Knollenblätterpilze günstig beeinflußt und die Überlebensrate verbessert werden (Lit. in Flora et al. 1998). Auch wenn es sich nicht um kontrollierte Doppelblindstudien handelt, so ist aufgrund der Ergebnisse einschließlich experimenteller Studien ausreichend wahrscheinlich, daß bei dieser seltenen, aber gravierenden Intoxikation ein Nutzen von der Silymarintherapie zu erwarten ist.

## Ornithinaspartat

Die Verordnung von *Hepa-Merz* hat sich nach einer Abnahme im Jahr 1999 im Jahr 2000 nicht geändert (Tabelle 33.1). Der Wirkstoff Ornithinaspartat senkt bei hepatischer Enzephalopathie die erhöhten Ammoniakspiegel. In einer größeren, Placebo-kontrollierten Doppelblindstudie wurde bei Patienten mit Zirrhose und subklinischer hepatischer Enzephalopathie durch parenterale Gabe von *Hepa-Merz* (20 g/Tag) außer einer Senkung der Ammoniakkonzentration im Blut eine Verbesserung der mentalen Leistungsfähigkeit in psychometrischen Tests nachgewiesen (Kircheis et al. 1997). Entsprechend wurde eine günstige Wirkung auch nach oraler Behandlung (18 g/Tag) im Rahmen einer kontrollierten Doppelblindstudie an einer kleineren Zahl von Patienten beschrieben (Stauch et al. 1998). Bei Patienten mit schwereren Formen einer hepatischen Enzephalopathie (Koma Grad II oder ausgeprägter) muß die Wertigkeit im Vergleich zur bisherigen Standardtherapie durch kontrollierte Studien an größeren Patientengruppen geklärt werden. Bisher gibt es keine Hinweise dafür, daß der Verlauf der Grunderkrankung, d. h. von chronischen Lebererkrankungen jeglicher Art, durch Ornithinaspartat beeinflußt wird.

## Gallenwegstherapeutika

Gallenwegserkrankungen werden in der Mehrzahl der Fälle durch Gallensteine hervorgerufen. Soweit dabei Schmerzen und Entzündungserscheinungen auftreten, werden kurzfristig Analgetika, Spasmolytika und geeignete Antibiotika angewendet. Die inzwischen allgemein eingeführte laparoskopische Cholezystektomie bei Cholezystolithiasis hat die Behandlungsstrategie des Gallensteinleidens in den letzten Jahren deutlich geändert. Die Indikation zum Versuch einer medikamentösen Steinauflösung wird deutlich seltener gestellt. Eine Ausnahme bilden lediglich nicht schattengebende Cholesterinsteine bis zu 1 cm Durchmesser bei Risikopatienten, die durch Chenodeoxycholsäure und Ursodeoxycholsäure aufgelöst werden können.

Das Verordnungsvolumen der Cholagoga und Gallenwegstherapeutika, das seit 1991 merklich abgenommen hatte (Abbildung 33.1), ging in der gesamten Indikationsgruppe wieder zurück (Tabelle 33.3).

### Gallensäuren

*Urso-Falk* enthält als Wirkstoff Ursodeoxycholsäure. Wie bereits im Abschnitt „Lebertherapeutika" erwähnt, ist eine günstige Wirkung dieser Gallensäure auf den Verlauf bestimmter cholestatischer Lebererkrankungen (primär biliäre Zirrhose, primär sklerosierende Cholangitis

Tabelle 33.3: Verordnungen von Gallenwegstherapeutika 2000. Angegeben sind die verordnungshäufigsten Präparate mit Verordnungsrang, Verordnungen und Umsatz 2000 im Vergleich zu 1999.

| Rang | Präparat | Verordnungen in Tsd. | Änd. % | Umsatz Mio. DM | Änd. % |
|---|---|---|---|---|---|
| 1094 | Ursofalk | 155,4 | +12,9 | 23,0 | +13,2 |
| 1377 | Spasmo Gallo Sanol | 117,9 | -15,4 | 6,0 | -11,2 |
| 1407 | Hepar SL | 114,6 | -20,0 | 6,5 | -19,7 |
| 1966 | Cholagogum F | 72,3 | -29,4 | 4,5 | -27,0 |
| 2104 | Cholecysmon-Dragees | 63,8 | -42,6 | 1,5 | -46,5 |
| Summe | | 523,9 | -17,3 | 41,6 | -6,0 |
| Anteil an der Indikationsgruppe | | 61,4% | | 71,1% | |
| Gesamte Indikationsgruppe | | 853,7 | -16,7 | 58,5 | -9,0 |

**Tabelle 33.4:** Verordnungen von Gallenwegstherapeutika 2000. Angegeben sind die 2000 verordneten Tagesdosen, die Änderungen gegenüber 1999 und die mittleren Kosten je DDD 2000.

| Präparat | Bestandteile | DDD in Mio. | Änderung in % | DDD-Kosten in DM |
|---|---|---|---|---|
| **Gallensäuren** | | | | |
| Ursofalk | Ursodeoxycholsäure | 5,0 | (+13,2) | 4,62 |
| **Pflanzliche Cholagoga** | | | | |
| Hepar SL | Artischockenextrakt | 2,4 | (−19,7) | 2,71 |
| Cholagogum F | Curcumawurzelstockextrakt Schöllkrautextrakt | 2,0 | (−29,6) | 2,24 |
| Spasmo Gallo Sanol | Schöllkrautextrakt Gelbwurzextrakt | 1,5 | (−18,7) | 4,01 |
| | | 5,9 | (−23,1) | 2,88 |
| **Organpräparate** | | | | |
| Cholecysmon-Dragees | Rindergallenblasenextrakt | 2,6 | (−47,0) | 0,58 |
| Summe | | 13,5 | (−20,5) | 3,08 |

und Schwangerencholestase) gut belegt (Stiehl 1995, Heathcote 1996, Saksena und Tandon 1997). Die erneute Zunahme der Verordnungshäufigkeit ist wahrscheinlich auf die zunehmend gute Dokumentation des therapeutischen Nutzens in kontrollierten Therapiestudien für die erwähnten Indikationen zurückzuführen. Die seit zwei Jahrzehnten gesicherte Indikation der medikamentösen Litholyse hat zwar durch Einführen der laparoskopischen Cholezystektomie eine Einschränkung erfahren, sie ist jedoch weiterhin für Patienten mit deutlich erhöhtem Operationsrisiko eine wichtige Behandlungsmöglichkeit von Gallenblasensteinen (Leuschner 1994).

### Pflanzliche Cholagoga

*Hepar SL* enthält als Wirkstoff Artischockenextrakt. Die Einordnung unter „Gallenwegstherapeutika" ist, wenn von der Namensgebung abgesehen wird, schwer nachzuvollziehen. Laut Roter Liste wird ab 1998 als Indikation für das Präparat „dyspeptische Beschwerden" genannt. Die Abnahme der Verordnungshäufigkeit im Jahr 2000 trägt diesen Verhältnissen offensichtlich Rechnung.

Die Kombinationspräparate *Cholagogum F* und *Spasmo Gallo Sanol* enthalten Kombinationen verschiedener Pflanzenextrakte. Bestandteil beider Cholagoga ist Schöllkraut (Herba Chelidonii) als Extrakt oder Droge mit dem Hauptalkaloid Chelidonin, dem schwache papaverinähnliche und spasmolytische Wirkungen zugeschrieben werden. Unabhängig von der Tatsache, daß Papaverin medizinisch nicht mehr verwendet wird, ist in den meisten Cholagoga Schöllkraut in so geringer Menge enthalten, daß mit einer Wirkung nicht gerechnet werden kann (Hänsel 1987). Auch vierzehn Jahre später hat sich an dieser Situation nicht viel geändert. Selbst wenn man die Schöllkraut-Monographie des vormaligen Bundesgesundheitsamtes mit den nur wenig belegten Tagesdosen (2-5 g Droge oder 12-30 mg Chelidonin) zugrunde legt, sind *Spasmo Gallo Sanol* und *Cholagogum F* 3-7fach unterdosiert. Die Beliebtheit einiger solcher pflanzlicher Cholagoga beruht vermutlich immer noch darauf, daß sie laxierend wirkende Pflanzenextrakte (Aloe) enthalten und ersatzweise für die nicht mehr verordnungsfähigen Laxantien verschrieben werden. Für *Chol-Kugeletten Neu* wurde entsprechend dieser Annahme in der Roten Liste 1998 die Bezeichnung „Abführhilfe" ergänzt und das Präparat in die Indikationsgruppe Laxantien verlagert, wo es nunmehr auch dargestellt wird (s. Kapitel 35). Trotz des mangelhaft dokumentierten Nutzens ist die Gabe von Schöllkrautextrakten mit Risiken verbunden, da in letzter Zeit mehrere Hepatitisfälle im Zusammenhang mit der Einnahme von Schöllkrautextrakten beschrieben wurden (Strahl et al. 1998, Benninger et al. 1999).

Die Kombinationspräparate enthalten außerdem Curcumawurzelstock (Rhizoma curcumae, Gelbwurzel), der in erster Linie als Gewürz Verwendung findet und wesentlicher Bestandteil des Currypulvers ist. Daneben werden der Droge auch choleretische Eigenschaften zugeschrieben. Auch hier werden die in der Monographie genannten Tagesdosen (1,5-3 g Droge) von *Cholagogum F* nicht erreicht. Bei einer Literaturrecherche (Medline 1993-96) für den Arzneiverordnungs-Report 1997 fanden sich keine Berichte über kontrollierte klinische Therapiestudien, die eine Effektivität von *Cholagogum F* bei Gallenwegserkrankungen belegen. Insgesamt ist daher nicht anzunehmen, daß die Kombinationen wesentliche therapeutische Effekte entfalten.

### Organpräparate

*Cholecysmon-Dragees* enthalten als Wirkstoff Extrakt aus Rindergalle (Tabelle 33.4). Nach einem kontinuierlichen Rückgang des Verordnungsvolumens seit 1993 hat das Präparat im Jahr 2000 fast um die Hälfte abgenommen (Tabelle 33.3). Entscheidender Wirkanteil sind wahrscheinlich Gallensäuren, die in der gewählten Dosierung laxierend wirken. Da weiterhin nicht geklärt ist, ob ein erhöhtes Angebot bestimmter Gallensäuren das Risiko für das Auftreten kolorektaler Neoplasien fördert (McMichael und Potter 1985), ist die Indikation zur Gabe eines solchen Gemisches verschiedener Gallensäuren zu überdenken. In neueren Monographien zur Diagnostik und Therapie von Erkrankungen der Leber und der Gallenwege finden sich keine Empfehlungen zur Gabe von Rindergallenblasenextrakt (Gerok und Blum 1995, Zakim und Boyer 1996).

Nach dem Verordnungsrückgang der Cholagoga und dem Ausscheiden eines weiteren Kombinationspräparats (*Cholagogum N Tropfen*) betrugen die Verordnungskosten für pflanzliche Cholagoga und Organpräparate im Jahr 2000 nur noch 35 Mio. DM (Tabelle 33.3). Der Rückblick auf das Jahr 1992 zeigt, daß damals 144 Mio. DM für diese Gallenwegstherapeutika ausgegeben wurden. Durch Verzicht auf die Verordnung der ungenügend geprüften Präparate mit potentiellen Risiken hat die Ärzteschaft seitdem etwa 75% dieser unnötigen Kosten eingespart und damit einen wichtigen Beitrag zur Sicherung der Therapiequalität und zur Senkung der Arzneimittelausgaben geleistet.

### Literatur

Benninger J., Schneider H.T., Schuppan D., Kirchner T., Hahn E.G. (1999): Acute hepatitis induced by greater celandine (Chelidonium majus). Gastroenterology 117: 1234–1237.

Bode J.C. (1999a): Alcoholic liver diseases. In: Bianchi Porro G., Cremer M., Krejs G., Ramadori G., Rask-Madsen J. (eds.): Gastroenterology & Hepatology, Mc Graw-Hill, New York Milano, pp. 511–522.

Bode J.C. (1999b): Silymarin for the therapy of liver disease. Am. J. Gastroenterol. 94: 545–546.

Corrao G., Aricó S. (1998): Independent and combined action of hepatitis C virus infection and alcohol consumption on the risk of symptomatic liver cirrhosis. Hepatology 27: 914–919.

Cummings K.J., Lee S.M., West E.S., Cid-Ruzafa J., Fein S.G., Aoki Y., Sulkowski M.S., Goodman S.N. (2001): Interferon and ribavirin vs interferon alone in the retreatment of chronic hepatitis C previously nonresponsive to interferon: A metaanalysis of randomized trials. JAMA 285: 193–199.

Ferenci P., Dragosic B., Dittrich H., Frank H., Benda L. et al. (1989): Randomized controlled trial of silymarin treatment in patients with cirrhosis of the liver. J. Hepatol. 9: 105–113.

Flora K., Hahn M., Rosen H., Benner K. (1998): Milk thistle (Silybum marianum) for the therapy of liver diseases. Am. J. Gastroenterol. 93: 139–143.

Gerok W., Blum H.E. (Hrsg.) (1995): Hepatologie. 2. Aufl., Urban und Schwarzenberg, München Wien Baltimore.

Hänsel R. (1987): Möglichkeiten und Grenzen pflanzlicher Arzneimittel (Phytotherapie). Dtsch. Apoth. Ztg. 127: 2–6.

Heathcote J. (1996): Review: Treatment of primary biliary cirrhosis. J. Gastroenterol. Hepatol. 11: 605–609.

Hopf U., Niederau C., Kleber G., Fleig W.E. (1997): Behandlung der chronischen Virushepatitis B/D und der akuten chronischen Virushepatitis C – Konsensus der Deutschen Gesellschaft für Verdauungs- und Stoffwechselkrankheiten. Z. Gastroenterol. 35: 971–986.

Kircheis G., Nilius R., Held C., Berndt H., Buchner M. et al. (1997): Therapeutic efficacy of l-ornithine-l-aspartate infusions in patients with cirrhosis and hepatic encephalopathy: results of a placebo-controlled, double-blind study. J. Hepatol. 25: 1351–1360.

Leuschner U. (1994): Medikamentöse Litholyse bei Cholezystolithiasis: Eine kritische Standortbestimmung. Verdauungskrankheiten 12: 17–23.

Lieber C.S., Salaspuro M.P. (1992): Alcoholic liver disease. In: Sadler-Millward G.H., Wright R., Arthur M.J.P. (eds.): Whrigt´s liver and biliary disease. 3rd ed., Saunders, London, pp. 899–964.

McMichael A.J., Potter J.D. (1985): Host factors in carcinogenesis: Certain bile-acid metabolic profiles that selectively increase the risk of proximal colon cancer. J. Natl. Cancer Inst. 75: 185–191.

Pape G.R., Sauerbruch T. (1999): Leberkrankheiten. In: Paumgartner G. (Hrsg.): Therapie innerer Krankheiten, 9. Aufl., Springer-Verlag, Berlin Heidelberg New York, S. 659–710.

Parés A., Planas R., Torres M., Caballeria J., Viver J.M. et al. (1998): Effects of silymarin in alcoholic patients with cirrhosis of the liver: results of a controlled, double-blind, randomized and multicenter trial. J. Hepatol. 28: 615–621.

Petry W., Erhardt A., Heintges T., Häussinger D. (2000): Neue Entwicklungen in der Therapie der chronischen Hepatitis B. Wann sind Nukleosidanaloga indiziert? Z. Gastroenterol. 38: 77–87.

Saksena S., Tandon R.K. (1997): Ursodeoxycholic acid in the treatment of liver diseases. Postgrad. Med. 73: 75–80.

Stauch S., Kircheis G., Adler G., Beckh K., Ditschuneit H. et al. (1998): Oral l-ornithine-l-aspartate therapy of chronic hepatic encephalopathy: results of a placebo-controlled double-blind study. J. Hepatol. 28: 856–864.

Stiehl A. (1995): Gallensäuren bei Lebererkrankungen – neue Indikationen. Ther. Umsch. 52: 682–686.

Strahl S., Ehret V., Dahm H.H., Maier K.P. (1998): Nekrotisierende Hepatitis nach Einnahme pflanzlicher Heilmittel. Dtsch. Med. Wochenschr. 123: 1410–1014.

Zakim D., Boyer T.D. (eds.) (1996): Hepatology – A textbook of liver diseases, Vol. I+II, 3rd Ed., Saunders, Philadelphia London Toronto.

# 34. Lipidsenkende Mittel

Gerald Klose und Ulrich Schwabe

Grundlage der Therapie ist bei allen Hyperlipoproteinämien eine Ernährungsumstellung durch Fettrestriktion und Fettmodifikation. Sie reicht für das bei geringem Risiko (Primärprävention, definiert durch keine klinisch erkennbare Arteriosklerosemanifestation und höchstens ein weiterer Risikofaktor) meist empfohlene Behandlungsziel von 160 mg/dl LDL-Cholesterin oft aus. Die Patienten sollten motiviert werden, alle anderen Risikofaktoren für die Entstehung einer Arteriosklerose abzubauen. Dazu gehört die Aufgabe des Rauchens, Behandlung einer bestehenden Hypertonie, ausreichende körperliche Bewegung und eine sorgfältige Blutglukosekontrolle bei Diabetikern. Bei Vorliegen mindestens zwei weiterer Risikofaktoren besteht ein mittleres kardiovaskuläres Risiko, für das LDL-Cholesterin unter 115 mg/dl als Therapieziel empfohlen wird.

Für die Indikation zur Arzneitherapie ist die Abgrenzung von Gefährdeten mit hohem Risiko in Form einer genetisch determinierten Hypercholesterinämie wie familiärer Hypercholesterinämie oder manifester Arteriosklerosekomplikation (Sekundärprävention) von Bedeutung, d. h. meistens symptomatische koronare Herzkrankheit oder Zustand nach Herzinfarkt, mehrere Risikofaktoren oder Cholesterin über 300 mg/dl. Das für die Sekundärprävention vorgeschlagene Behandlungsziel von LDL-Cholesterin unter 100 mg/dl ist oft nur medikamentös erreichbar.

Ausgehend von der ursprünglich pathophysiologisch begründeten Behandlungsbedürftigkeit schwerer, genetisch bedingter Fettstoffwechselstörungen wurde der therapeutische Nutzen einer lipidsenkenden Arzneitherapie eingehend untersucht. Zahlreiche angiographische und klinische Studien belegen heute, daß ihr Einsatz die Kriterien Evidenz-basierter Medizin bei Patienten mit erhöhtem kardiovaskulären Risiko erfüllt. Weiterhin verbessern lipidsenkende Maßnahmen relevant die Prognose nach Herztransplantation (Kobashigawa et al. 1995, Jaeger et al. 1997).

Frühe Studien zur Primärprävention wiesen schon die Möglichkeit einer Senkung kardiovaskulärer Ereignisse nach, in der LRC-Studie mit Colestyramin (Lipid Research Clinics Program 1984) und in der Helsinki Heart Study (1987) mit dem Fibrat Gemfibrozil, allerdings ohne eine Abnahme der Gesamtletalität. Entscheidender Durchbruch für die heutige Anerkennung der Lipidsenkung in der Prävention der koronaren Herzkrankheit war die erfolgreiche Sekundärprävention mit den stärker wirkenden HMG-CoA-Reduktasehemmern (Statine) in der 4S-Studie (Scandinavian Simvastatin Survival Study Group 1994) und die wirksame Primärprävention in der WOS-Studie (Shepherd et al. 1995) unter Berücksichtigung von Morbidität und Mortalität. Als Wirkungsmechanismus werden der möglicherweise schnell einsetzende Schutz vor einer Plaque-Komplikation und eine Verhinderung der Endotheldysfunktion durch LDL-Senkung diskutiert (Levine et al. 1995, Davies 1996).

Die Studien begründen Vorschläge von Therapiezielen für Gesamtcholesterin bzw. LDL-Cholesterin unter Berücksichtigung klinischer Risikomerkmale (Arzneimittelkommission der deutschen Ärzteschaft 1999). Aktuelle Leitlinien zur lipidsenkenden Therapie berücksichtigen nicht nur die wissenschaftliche Rechtfertigung, sondern auch die angemessene Indikationsstellung und praktische Umsetzbarkeit im Hinblick auf eine ökonomisch realisierbare Ressourcenallokation im Gesundheitssystem (SIGN, Scottish Intercollegiate Guidelines Network 1999, Lipids and the Primary Prevention 2000, Secondary Prevention of Coronary Heart Disease). Eine systematische Literaturdurchsicht ist dabei Grundlage für gewichtete Empfehlungen (A-C) nach dem Grad der ermittelten Evidenz ( Ia-IV).

Das alleinige Vorliegen höherer Cholesterinkonzentrationen oder ein nach der AFCAPS/TexCAPS-Studie im Prinzip vom Serumcholesterin unabhängiger möglicher Präventionseffekt ist als Indikationskriterium für die Therapie gesundheitsökonomisch nicht unproblematisch (Pearson 1998). Als ökonomisch vertretbar wird eine medikamentöse lipidsenkende Therapie bei erhöhtem Globalrisiko für kardiovaskuläre Krankheiten, nämlich einer Ereigniswahrscheinlichkeit von über 2% pro Jahr, angesehen (Pyörälä et al. 1994). Während dagegen bei noch nicht klinisch erfaßbaren Krankheitsmanifestationen (sog. Primärprävention) meist erst weitere Risikofaktoren wie ein höheres Alter (>54 Jahre) eine so hohe Ereigniswahrscheinlichkeit vorhersagen, gilt in der Sekundärprävention durch das klinisch per se höhere Risiko selbst bei niedrigeren Cholesterinwerten (CARE <240 mg/dl) eine cholesterinsenkende Therapie als gerechtfertigt.

## Verordnungsspektrum

Die Verordnungen der lipidsenkenden Mittel haben im Jahr 2000 vor allem beim Umsatz erneut zugenommen (Tabelle 34.1). Hauptgrund ist ein weiterer Anstieg der HMG-CoA-Reduktasehemmer (Statine), während sich die Abwärtsentwicklung der Fibrate fortgesetzt hat (Abbildung 34.1). Das geänderte Verordnungsverhalten kann auf der zunehmenden

Tabelle 34.1: Verordnungen von lipidsenkenden Mitteln 2000. Angegeben sind die verordnungshäufigsten Präparate mit Verordnungsrang, Verordnungen und Umsatz 2000 im Vergleich zu 1999.

| Rang | Präparat | Verordnungen in Tsd. | Änd. % | Umsatz Mio. DM | Änd. % |
|---|---|---|---|---|---|
| 14 | Sortis | 2816,6 | +31,2 | 617,5 | +32,8 |
| 76 | Zocor | 1254,7 | +0,6 | 295,5 | +0,7 |
| 98 | Lipobay | 1113,9 | +21,6 | 214,7 | +26,1 |
| 275 | Pravasin | 550,5 | +7,4 | 126,0 | +14,1 |
| 307 | Denan | 516,3 | −7,9 | 119,1 | −6,4 |
| 316 | Mevinacor | 509,7 | −18,3 | 109,0 | −16,8 |
| 470 | Locol | 381,8 | +17,0 | 60,0 | +20,4 |
| 483 | Cranoc | 373,3 | −16,6 | 59,8 | −10,9 |
| 694 | Bezafibrat-ratiopharm | 260,6 | −2,2 | 16,8 | +0,1 |
| 909 | Lipidil | 193,6 | −13,4 | 25,8 | −13,2 |
| 1033 | Zenas | 164,3 | +54,7 | 31,0 | +61,8 |
| 1038 | Liprevil | 163,9 | −16,6 | 35,6 | −12,9 |
| 1113 | durafenat | 153,3 | +68,0 | 10,4 | +44,5 |
| 1278 | Cedur | 130,4 | −34,5 | 13,3 | −31,0 |
| 1386 | Normalip | 116,9 | −23,4 | 16,7 | −21,2 |
| 1435 | Fenofibrat-ratiopharm | 112,6 | −7,7 | 8,1 | −10,6 |
| 1503 | Mevalotin | 106,9 | +23,0 | 23,1 | +27,8 |
| 1635 | Befibrat | 94,5 | +11,6 | 5,7 | +7,0 |
| 1711 | Gevilon | 89,1 | −23,1 | 8,5 | −21,2 |
| 1812 | Sedalipid | 82,3 | −24,1 | 5,8 | −23,9 |
| 1876 | Cil 200 | 78,0 | (>1000) | 4,9 | (>1000) |
| 1925 | Lipox | 75,0 | −6,5 | 4,4 | −8,6 |
| 1972 | Azufibrat | 71,7 | −16,6 | 4,5 | −20,6 |
| 2036 | Bezafibrat Heumann | 68,3 | +22,5 | 3,8 | +30,1 |
| 2349 | Lipo-Merz | 52,8 | −1,8 | 6,6 | −1,9 |
| 2369 | Bezacur | 51,8 | −12,1 | 3,5 | −5,9 |
| 2375 | Bezafibrat AL | 51,7 | +20,5 | 2,6 | +17,6 |
| | Summe | 9634,6 | +8,1 | 1832,7 | +11,4 |
| | Anteil an der Indikationsgruppe | 95,0% | | 97,4% | |
| | Gesamte Indikationsgruppe | 10138,6 | +7,3 | 1882,0 | +10,7 |

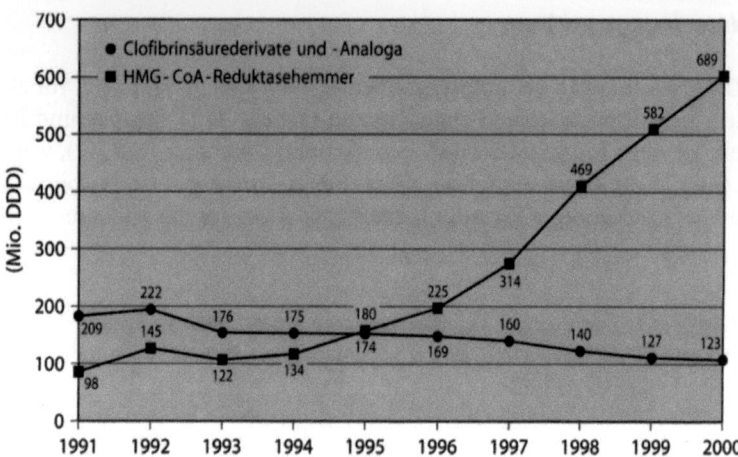

**Abbildung 34.1:** Verordnungen von lipidsenkenden Mitteln 1991 bis 2000. Gesamtverordnungen nach definierten Tagesdosen (DDD)

Berücksichtigung von Evidenz-basierten Therapieleitlinien begründet sein (Arzneimittelkommission der deutschen Ärzteschaft 1999).

Insgesamt wurden im Jahr 2000 815 Mio. definierte Tagesdosen von lipidsenkenden Arzneimitteln verschrieben, die ausreichend sind, um täglich 2,23 Mio. Patienten zu behandeln. Darin kommt zum Ausdruck, daß die cholesterinsenkende Arzneitherapie inzwischen weit über den ursprünglich gesteckten Rahmen genetisch bedingter Hypercholesterinämien hinausreicht. Die drei häufigsten genetisch sicher zuzuordnenden Lipoproteinstoffwechselstörungen sind die familiäre Hypercholesterinämie mit partiellem LDL-Rezeptordefekt (Inzidenz 1:500), der familiäre Apolipoprotein-B-Defekt (Inzidenz 1:500) und die kombinierte Hyperlipidämie (Inzidenz 1:300), während andere monogene Hypercholesterinämien erheblich seltener sind. Nach diesen Inzidenzen ist eine genetisch so definierbare Hypercholesterinämie bei etwa 600.000 Menschen in Deutschland zu erwarten.

Nach den aktuellen Verordnungsdaten kommt daher eine cholesterinsenkende Therapie auch vielen Patienten mit polygenetisch bedingten Hypercholesterinämien zugute, bei denen die Sekundärprävention der koronaren Herzkrankheit heute zu den durch zahlreiche Studien etablierten Therapiezielen gehört. So wurde in einer europäischen Studie über die Sekundärprävention der koronaren Herzkrankheit festgestellt, daß 44% der Patienten erhöhte Geamtcholesterinwerte (über 210 mg/dl) hatten, aber nur 32% der Patienten mit lipidsenkenden Mitteln behandelt wurden, davon nur die Hälfte ausreichend (EUROASPIRE Study Group 1997). Auch in dem deutschen Teil der Studie ergaben sich ähnliche Hinweise für eine hohe Prävalenz behandelbarer Risikofaktoren bei Koronarpatienten (Enbergs et al. 1997). Werden die Verordnungsdaten der Lipidsenker von 2000 zugrundegelegt, ist davon auszugehen, daß bei einer geschätzten Zahl von 3 Mio. Patienten mit koronarer Herzkrankheit in Deutschland inzwischen 75% eine cholesterinsenkende Sekundärprophylaxe erhalten. Dabei ist zu berücksichtigen, daß erhöhte Cholesterinwerte nur bei etwa 50% der Patienten mit koronarer Herzkrankheit vorliegen.

### HMG-CoA-Reduktasehemmer

Durch kompetitive Hemmung der Hydroxy-Methyl-Glutaryl-Coenzym-A-Reduktase (HMG-CoA-Reduktase) kommt es zu einer vermehrten LDL-Rezeptorexpression. Diese ermöglicht einen oft erheblichen Anstieg des LDL-Katabolismus mit einer ungefähr 30%igen Senkung des LDL-Cholesterins im Plasma.

Die Langzeitstudie mit Simvastatin hat als erste ihrer Art die Wirksamkeit dieses Therapieprinzips für die Sekundärprophylaxe von Patienten mit koronarer Herzkrankheit und Hypercholesterinämie eindrucksvoll bestätigt (Scandinavian Simvastatin Survival Study Group 1994). Die 4S-Studie zeigte aufgrund ihres Umfangs (4444 Teilnehmer; 5,4 Beobachtungsjahre) erstmals bei Koronarpatienten eine Senkung der Gesamtletalität von 11,5% auf 8,2% (relative Risikoreduktion um 30%), wobei die Abnahme der koronaren Todesfälle um 42% ausschlaggebend war (Scandinavian Simvastatin Survival Study Group 1994). Der therapeutische Nutzen erstreckte sich auch auf Frauen (nur Myokardinfarkte) und ältere Patienten (bis 70 Jahre) sowie offenbar besonders auf Diabetiker (Pyörälä et al. 1997).

Die in der West-of-Scotland-Studie mit Pravastatin erzielte Verminderung kardiovaskulärer Todesfälle von 2,3% auf 1,6% (relative Risikoreduktion 32%) ging ebenfalls nicht mit einer nach früheren Primärpräventionsstudien befürchteten Erhöhung nichtkardiovaskulärer Mortalität einher (Shepherd et al. 1995). Entsprechend wird diese Studie als wissenschaftliche Untermauerung der Wirksamkeit der Primärprävention durch Cholesterinsenkung bei Männern mit erhöhtem Cholesterin anerkannt, die auf Diät nicht ansprachen.

**Tabelle 34.2:** Verordnungen von HMG-CoA-Reduktasehemmern 2000. Angegeben sind die 2000 verordneten Tagesdosen, die Änderungen gegenüber 1999 und die mittleren Kosten je DDD 2000.

| Präparat | Bestandteile | DDD in Mio. | Änderung in % | DDD-Kosten in DM |
|---|---|---|---|---|
| Sortis | Atorvastatin | 299,7 | (+34,3) | 2,06 |
| Zocor | Simvastatin | 104,9 | (+3,8) | 2,82 |
| Lipobay* | Cerivastatin | 100,7 | (+28,2) | 2,13 |
| Denan | Simvastatin | 39,2 | (−4,0) | 3,04 |
| Pravasin | Pravastatin | 38,1 | (+20,5) | 3,31 |
| Mevinacor | Lovastatin | 31,2 | (−18,8) | 3,50 |
| Locol | Fluvastatin | 21,1 | (+17,5) | 2,84 |
| Cranoc | Fluvastatin | 20,2 | (−15,2) | 2,96 |
| Zenas | Cerivastatin | 15,5 | (+66,0) | 2,01 |
| Liprevil | Pravastatin | 10,3 | (−9,7) | 3,47 |
| Mevalotin | Pravastatin | 7,5 | (+36,4) | 3,06 |
| Summe | | 688,4 | (+18,3) | 2,46 |

\* Am 8. August 2001 hat die Firma Bayer Lipobay (Cerivastatin) aufgrund von Nebenwirkungsberichten über Rhabdomyolysen weltweit mit Ausnahme von Japan vom Markt genommen. Diese Nebenwirkungen können alle Statine in seltenen Fällen auslösen. Berichte über Cerivastatinassoziierte tödliche Rhabdomyolysen sind jedoch wesentlich häufiger als mit anderen Statinen. Die FDA hat 31 Berichte über tödliche Rhabdomyolysen nach Derivastatin erhalten, davon 12 bei gleichzeitiger Einnahme von Gemfibrozil (FDA Talk Paper, 8. August 2001, http/www.fda.gov/).

In der CARE-Studie wurde darüber hinaus gezeigt, daß der in der 4S-Studie zum Ausdruck gekommene klinische Nutzen der Sekundärprävention schon bei niedrigen Cholesterinausgangswerten (240 mg/dl) nachweisbar wird. Unter LDL-Cholesterinsenkung mit Pravastatin ging die Häufigkeit der tödlichen koronaren Herzkrankheit und nichttödlicher Herzinfarkte von 13,2% auf 10,2% zurück (relative Risikoreduktion 24%) (Sacks et al. 1996). Ein teilweise überproportionaler Nutzen zeigte sich wiederum bei Frauen, Älteren und Diabetikern.

Kürzlich wurden die Ergebnisse von zwei neuen großen Interventionsstudien vorgestellt, welche die Evidenz weiter bestätigen und ergänzen. Ein Rückgang nicht nur der Koronarmortalität und anderer kardiovaskulärer Endpunkte, sondern die Senkung der Gesamtmortalität von 14,1% auf 11,0% (relative Risikoreduktion 22%) bei dem bislang größten Kollektiv von 9014 Koronarpatienten mit wiederum durchschnittlichen Cholesterinwerten (218 mg/dl mittlerer Ausgangswert) und unter präventionsrelevanter Begleitmedikation ließ eine vorzeitige Beendigung der LIPID-Studie mit Pravastatin zu (The Long-Term Intervention with Pravastatin in Ischemic Disease Study Group 1998). Durch die AFCAPS/TexCAPS-Studie wurde die in der WOS-Studie belegte Effektivität der Statintherapie in der Primärprävention mit Lovastatin auch für niedrigere Cholesterinausgangswerte (221 mg/dl) bestätigt (Downs et al. 1998).

Die Substanzklasse der HMG-CoA-Reduktasehemmer hat seit 1991 85% der Verordnungen von allen lipidsenkenden Pharmaka nach DDD erreicht (Abbildung 34.1). Atorvastatin (*Sortis*) hat mit einer nochmaligen starken Steigerung seine führende Position weiter ausgebaut und hat jetzt bereits 44% aller Statinverordnungen erreicht. Allerdings sind Langzeitstudien zum Nachweis der Senkung kardiovaskulärer Ereignisse durch Atorvastatin (z. B. TNT-Studie) noch nicht abgeschlossen. Bisher ist in einer 18monatigen Studie an Koronarpatienten gezeigt worden, daß Atorvastatin mindestens genauso wirksam war wie eine koronare Angioplastie (Pitt et al. 1999). Außerdem verminderte Atorvastatin bei Patienten mit akutem Koronarsyndrom weitere ischämische Ereignisse in den ersten 16 Wochen, vor allem wiederkehrende symptomatische Ischämien, die eine Rehospitalisierung erforderten (Schwartz et al. 2001). Schwere kardiovaskuläre Ereignisse (Tod, Herzstillstand, Myokardinfarkt) wurden jedoch nicht vermindert.

Um die DDD-Kosten für die jeweiligen Substanzgruppen vergleichbar zu machen, müssen diese wenigstens die Kosten für eine vergleichbare LDL-Cholesterinsenkung reflektieren. Den Annahmen zur Äquivalenzdosis als Basis der DDD liegen die diesbezüglichen WHO-Empfehlungen zugrunde. Für die klinische Relevanz, das heißt verhinderbare Ereignisse in Abhängigkeit von Unterschieden der LDL-senkenden Wirkung pro Substanzmenge in mg, gibt es im übrigen keine ausreichenden Daten. Der in Interventionsstudien erzielte klinische Nutzen ist darüber hinaus meist mit Dosen erzielt worden, die deutlich über den hiesigen Dosierungsempfehlungen der Hersteller liegen.

### Clofibrinsäurederivate und Analoga

Für die Gruppe der Clofibrinsäurederivate und analoger Verbindungen ist die DDD-Kurve im Jahr 2000 weiter abgefallen (Abbildung 34.1). Sie senken bevorzugt erhöhte Triglyceridspiegel, während die cholesterin-

**Tabelle 34.3:** Verordnungen von Fibraten und anderen lipidsenkenden Mitteln 2000. Angegeben sind die 2000 verordneten Tagesdosen, die Änderungen gegenüber 1999 und die mittleren Kosten je DDD 2000.

| Präparat | Bestandteile | DDD in Mio. | Änderung in % | DDD-Kosten in DM |
|---|---|---|---|---|
| **Bezafibrat** | | | | |
| Bezafibrat-ratiopharm | Bezafibrat | 14,3 | (+0,7) | 1,17 |
| Cedur | Bezafibrat | 8,1 | (−30,5) | 1,64 |
| Befibrat | Bezafibrat | 4,8 | (+7,4) | 1,18 |
| Lipox | Bezafibrat | 4,2 | (−8,3) | 1,05 |
| Azufibrat | Bezafibrat | 3,7 | (−21,2) | 1,22 |
| Bezafibrat Heumann | Bezafibrat | 3,0 | (+28,9) | 1,29 |
| Bezacur | Bezafibrat | 3,0 | (−6,1) | 1,18 |
| Bezafibrat AL | Bezafibrat | 2,5 | (+17,4) | 1,03 |
| | | 43,6 | (−7,7) | 1,25 |
| **Fenofibrat** | | | | |
| Lipidil | Fenofibrat | 15,8 | (−15,5) | 1,63 |
| durafenat | Fenofibrat | 12,0 | (+51,5) | 0,86 |
| Normalip | Fenofibrat | 10,6 | (−21,0) | 1,57 |
| Fenofibrat-ratiopharm | Fenofibrat | 8,8 | (−10,7) | 0,92 |
| Cil 200 | Fenofibrat | 5,4 | (>1000) | 0,91 |
| | | 52,7 | (+5,0) | 1,25 |
| **Weitere Fibrate** | | | | |
| Gevilon | Gemfibrozil | 4,7 | (−20,9) | 1,83 |
| Lipo-Merz | Etofibrat | 4,6 | (−1,9) | 1,43 |
| | | 9,3 | (−12,4) | 1,63 |
| **Andere Präparate** | | | | |
| Sedalipid | Magnesium-pyridoxal-phosphat-glutamat | 2,7 | (−24,1) | 2,10 |
| **Summe** | | 108,3 | (−3,0) | 1,31 |

senkende Wirkung weniger stark ausgeprägt ist. Im Vergleich zu Clofibrat haben Bezafibrat und Fenofibrat eine stärkere lipidsenkende Wirkung, insbesondere auf das LDL-Cholesterin. Entsprechend können sie auch bei überwiegenden Hypercholesterinämien eingesetzt werden. Fenofibrat ist seit einigen Jahren der führende Wirkstoff unter den Fibraten. Er hat auch im Jahr 2000 wieder leicht zugenommen (Tabelle 34.3). Die Verordnungen von Bezafibrat sind dagegen trotz weiterer Zunahmen einiger Generikapräparate weiter zurückgefallen. Möglicherweise ist diese Entwicklung darauf zurückzuführen, daß Bezafibrat kardiale Endpunkte (Herzinfarkt, plötzlicher Herztod) in einer großen Studie an 3090 Patienten über einen Zeitraum von 6,2 Jahren nicht verminderte (The BIP Study Group 2000).

*Gevilon* enthält Gemfibrozil, einen mit der Clofibrinsäure verwandten Stoff. Es wurde 1984 in die Therapie eingeführt und nahm 1999 gegenüber dem Vorjahr noch weiter ab. Als therapeutischer Vorteil wird ein stärkerer Effekt auf die HDL-Konzentration geltend gemacht. Die Helsinki-Herz-Studie hat gezeigt, daß Gemfibrozil zu einem Rückgang der Inzidenz der koronaren Herzkrankheit führt (Helsinki Heart Study 1987). Die kardiovaskuläre Mortalität wurde allerdings nicht verändert. Inzwischen liegt eine größere Sekundärpräventionsstudie mit Gemfibrozil vor, die einen klinischen Nutzen (22% Ereignisreduktion) in Verbindung mit einer Triglyzeridsenkung und einer HDL-Cholesterinerhöhung belegt (Rubins et al. 1999). Unter den Fibraten wird Gemfibrozil in den USA als Mittel der Wahl bei familiärer Typ-III-Hyperlipoproteinämie und anderen Hypertriglyceridämien empfohlen (Witztum 1996).

*Lipo-Merz* enthält einen Clofibrinsäureester, der gegenüber Clofibrat keine gesicherten therapeutischen Vorteile hat. Die Verordnung ist gegenüber dem Vorjahr wieder abgefallen. Etofyllinclofibrat (*Duolip*) ist nicht mehr unter den verordnungshäufigsten Arzneimitteln vertreten.

### Andere Präparate

Der seit 1991 kontinuierliche Verordnungsrückgang von *Sedalipid* hat sich auch im Jahr 2000 fortgesetzt (Tabelle 34.3). Möglicherweise beruht diese Entwicklung darauf, daß eine lipidsenkende Wirkung für dieses Präparat nicht hinreichend belegt wurde, geschweige daß kontrollierte Studien mit klinischen Endpunkten vorliegen.

### Literatur

Arzneimittelkommission der deutschen Ärzteschaft (1999): Empfehlungen zur Therapie von Fettstoffwechselstörungen. Arzneiverordnung in der Praxis, Sonderheft 1, 2. Aufl.: 1–16

Davies M.J. (1996): Stability and instability: two faces of coronary atherosclerosis. Circulation 94: 2013–2020.

Downs J.R., Clearfield M., Weis S., Whitney E., Shapiro D.R. et al. (1998): Primary prevention of acute coronary events with lovastatin in men and women with average cholesterol levels. JAMA 279: 1615–1622.

Enbergs A., Liese A., Heimbach M., Kerber S., Scheld H.H. et al. (1997): Sekundärprävention der koronaren Herzkrankheit auf dem Prüfstand. Ergebnisse der EUROASPIRE-Studie in der Region Münster. Z. Kardiol. 86: 284–291.

EUROASPIRE Study Group (1997): EUROASPIRE. A European Society of Cardiology survey of secondary prevention of coronary heart disease: principal results. EUROASPIRE Study Group. European Action on Secondary Prevention through Intervention to Reduce Events. Eur. Heart J. 18: 1569–1582.

Helsinki Heart Study (1987): Primary-prevention trial with gemfibrozil in middle-aged men with dyslipidemia. N. Engl. J. Med. 317: 1237–1245.

Jaeger B.R., Meiser B., Nagel D., Überfuhr P., Thiery J. et al. (1997): Aggressive lowering of fibrinogen and cholesterol in the prevention of graft vessel disease after heart transplantation. Circulation (suppl. II): II-154–II-158.

Kobashigawa J.A., Katznelson S., Laks H. (1995): Effect of pravastatin on outcomes after cardiac transplantation. N. Engl. J. Med. 333: 621–627.

Levine G.N., Keaney J.F., Vita J.A. (1995): Cholesterol reduction in cardiovascular disease. Clinical benefits and possible mechanisms. N. Engl. J. Med. 332: 512–522.

Lipid Research Clinics Program (1984): Lipid Research Clinics Coronary Primary Prevention Trial Results. I. Reduction in incidence of coronary heart disease. II. Relationship of reduction in incidence of coronary heart disease to cholesterol lowering. JAMA 251: 351–364, 365–374.

Pearson T.A. (1998): Lipid-lowering therapy in low risk patients. JAMA 279: 1659–1661.

Pitt B., Waters D., Brown W.V., van Boven A.J., Schwartz L., Title L.M. et al. (1999): Aggressive lipid-lowering therapy compared with angioplasty in stable coronary artery disease. N. Engl. J. Med. 341: 70–76.

Pyörälä K., DeBacker G., Graham I., Pole-Wilson P., Wood D. (1994): Prevention of coronary heart disease in clinical practice. Eur. Heart J. 15: 1300–1331.

Pyörälä K., Pedersen R.T., Kjekshus J., Faergeman O., Olsson A.G. et al. (1997): Cholesterol lowering with simvastatin improves prognosis of diabetic patients with coronary heart disease. Diabetes Care 20: 614–620.

Rubins H.B., Robins S.J., Collins D,. Fye C.L., Anderson J.W., Elam M.B. et al. for The Veterans Affairs High-Density Lipoprotein Cholesterol Intervention Trial Study Group (1999): Gemfibrozil for the secondary prevention of coronary heart disease in men with low levels of high-density lipoprotein cholesterol. N. Engl. J. Med. 341: 410–418.

Sacks F.M., Pfeffer M.A., Moye L.A., Rouleau J.L., Rutherford J.D. et al. (1996): The effect of pravastatin on coronary events after myocardial infarction in patients with average cholesterol levels. N. Engl. J. Med. 335: 1001–1009.

Scandinavian Simvastatin Survival Study Group (1994): Randomized trial of cholesterol lowering in 4444 patients with coronary heart disease. The Scandinavian Simvastatin Survival Study (4S). Lancet 344: 1383–1389.

Schwartz G.G., Olsson A.G., Ezekowitz M.D., Ganz P., Oliver M.F., Waters D. et al. for the Myocardial Ischemia Reduction with Aggressive Cholesterol Lowering (MIRACL) Study Investigators (2001): Effects of atorvastatin on early recurrent ischemic events in acute coronary syndromes: the MIRACL study: a randomized controlled trial. JAMA 285: 1711–1718.

Shepherd J., Cobbe S.M., Ford I., Isles C.G., Lorimer A.R. et al. for the West of Scotland Coronary Prevention Study Group (1995): Prevention of coronary heart disease with pravastatin in men with hypercholesterolemia. N. Engl. J. Med. 333: 1301–1307.

SIGN Publication Number 40 (1999): Lipids and the Primary Prevention of Coronary Heart Disease. SIGN Secretariat, Royal College of Physicians, 9 Queen Street, Edinburgh EH2 1JQ.

SIGN Publication Number 41 (2000): Secondary Prevention for Coronary Heart Disease following Myocardial Infarction. SIGN Secretariat, Royal College of Physicians, 9 Queen Street, Edinburgh EH2 1JQ.

The Bezafibrate Infaction prevention (BIP) Study Group (2000): Secondary prevention by raising HDL cholesterol and reducing triglycerides in patients with coronary artery disease: the Bezafibrate Infaction Prevention (BIP) study. Circulation 102: 21–27.

The Long-Term Intervention With Pravastatin in Ischemic Disease (LIPID) Study Group (1998): Prevention of cardiovascular events and death with pravastatin in patients with coronary heart disease and a broad range of initial cholesterol levels. N. Engl. J. Med. 339: 1349–1357.

Witztum J.L. (1996): Drugs used in the treatment of hyperlipoproteinemias. In: Hardman J.G. et al. (eds.): Goodman & Gilman's The pharmacological basis of therapeutics, 9th ed., McGraw-Hill, New York, pp. 875–897.

## 35. Magen-Darm-Mittel und Laxantien

Karl Hans Holtermüller

Als Magen-Darm-Mittel werden verschiedene Arzneimittelgruppe zur Behandlung von Krankheiten des Gastrointestinaltrakts zusan mengefaßt. Unter den am häufigsten verordneten Arzneimitteln gehö ten 2000 118 Präparate zu den Magen-Darm-Mitteln, die einen Ante von 91,1% an den Verordnungen und von 92,6% am Umsatz im gesan ten Indikationsgebiet haben (Tabelle 35.1). Gegenüber 1999 ist in de Verordnungen und im Umsatz eine geringe Minderung eingetreten. : diesem Indikationsbereich sind z. B. Antibiotika nicht enthalten, d zur Eradikationstherapie von Helicobacter pylori eingesetzt werde Ebenso fehlen Corticosteroidpräparate (mit Ausnahme von Budes nid), Immunsuppressiva und TNF-Antagonisten, die bei entzündliche Darmerkrankungen zur Anwendung kommen.

Die Klassifikation der verwendeten Magen-Darm-Mittel und Laxar tien ist in der Abbildung 35.1 dargestellt. Gegenüber 1999 ist ein Ar stieg der Verordnungen bei den $H_2$-Rezeptorantagonisten, Protonei pumpenhemmern und den Mitteln gegen chronisch-entzündlicl Darmerkrankungen zu verzeichnen. Die im Jahre 2000 am häufigste verordneten Magen-Darm-Mittel waren Protonenpumpenhemme $H_2$-Rezeptorantagonisten und Laxantien. Die Protonenpumpenhen mer haben einen Gesamtumsatz von über einer Milliarde DM erreic und waren damit für 48% des Umsatzes im Indikationsbereich Mager Darm-Mittel verantwortlich.

### Ulkustherapeutika

Mit der Entdeckung der Rolle von Helicobacter pylori für die Ulkusen stehung und dem Nachweis, daß die Eradikation die Heilung von Ulc ra ventriculi und Ulcera duodeni fördert und die Rezidivrate bei Pat enten mit der Ulkuskrankheit auf ein Minimum senkt, hat sich d

**Tabelle 35.1:** Verordnungen von Magen-Darm-Mitteln 2000. Angegeben sind die verordnungshäufigsten Präparate mit Verordnungsrang, Verordnungen und Umsatz 2000 im Vergleich zu 1999.

| Rang | Präparat | Verordnungen in Tsd. | Änd. % | Umsatz Mio. DM | Änd. % |
|---|---|---|---|---|---|
| 16 | MCP-ratiopharm | 2691,4 | +1,8 | 20,0 | −0,6 |
| 35 | Paspertin | 1757,9 | −10,2 | 15,9 | −8,8 |
| 51 | Perenterol | 1503,5 | −15,8 | 27,0 | −18,7 |
| 59 | Antra | 1434,4 | −31,0 | 260,4 | −29,6 |
| 62 | Ranitidin-ratiopharm | 1395,3 | −5,6 | 56,2 | −4,2 |
| 68 | Omep | 1349,1 | +173,0 | 128,5 | +143,9 |
| 93 | Ranitic | 1136,7 | +0,8 | 44,2 | +2,6 |
| 102 | Pantozol | 1089,6 | +11,5 | 160,9 | +5,5 |
| 103 | Iberogast | 1087,1 | −0,9 | 21,7 | −2,0 |
| 129 | Maaloxan | 949,8 | −19,1 | 31,3 | −16,1 |
| 135 | Lefax | 905,7 | −13,2 | 17,3 | −17,0 |
| 145 | Imodium | 851,4 | −15,6 | 10,1 | −15,0 |
| 149 | Gastrosil | 834,5 | −12,9 | 8,3 | −13,3 |
| 161 | sab simplex | 803,2 | +2,1 | 21,0 | −0,0 |
| 187 | Lopedium | 710,1 | −1,8 | 6,3 | −8,0 |
| 239 | Rifun | 618,3 | −12,1 | 92,8 | −16,0 |
| 246 | Agopton | 599,2 | −25,5 | 92,0 | −19,7 |
| 254 | Riopan | 575,4 | −20,9 | 17,3 | −22,3 |
| 268 | Omeprazol-ratiopharm | 555,2 | +30,6 | 50,9 | −4,6 |
| 296 | Omeprazol Stada | 529,7 | +203,8 | 53,3 | +173,5 |
| 325 | Kreon | 498,4 | −7,9 | 64,4 | −3,4 |
| 334 | Ranibeta | 487,1 | +2,8 | 18,7 | +9,7 |
| 370 | Omeprazol-Azupharma | 455,0 | +101,6 | 48,7 | +81,6 |
| 371 | Salofalk | 454,2 | +9,3 | 111,4 | +9,8 |
| 426 | Gastronerton | 405,4 | −7,2 | 2,7 | −8,2 |
| 463 | Propulsin | 384,5 | −62,9 | 27,4 | −62,5 |
| 466 | Talcid | 382,8 | −23,7 | 8,6 | −23,7 |
| 472 | Loperamid-ratiopharm | 380,9 | +4,5 | 4,1 | +4,7 |
| 541 | omeprazol von ct | 335,2 | +79,0 | 36,2 | +68,6 |
| 548 | Perocur | 333,0 | +4,3 | 4,1 | +3,1 |
| 585 | Ranitidin Stada | 309,8 | +4,5 | 13,5 | +10,7 |
| 599 | Enzym-Lefax Neu/Forte | 304,1 | −23,0 | 15,8 | −22,9 |
| 618 | MCP von ct | 295,2 | −5,7 | 2,3 | −9,0 |
| 621 | MCP Hexal | 293,6 | +35,7 | 2,1 | +35,1 |
| 700 | Ranitidin AL | 256,4 | +72,5 | 8,4 | +74,5 |
| 722 | Tepilta Suspension | 247,8 | −23,8 | 13,8 | +1,7 |
| 741 | Kompensan Liquid/Tabl. | 242,0 | −22,6 | 5,6 | −25,8 |
| 810 | Motilium | 217,8 | +122,0 | 15,8 | +121,0 |
| 813 | Ranitidin von ct | 216,5 | −4,8 | 8,3 | −1,0 |
| 843 | MCP AL | 208,9 | +636,9 | 1,6 | +702,1 |
| 851 | Claversal | 207,0 | +9,7 | 41,8 | +6,1 |
| 855 | Gelusil/Lac | 205,6 | −22,5 | 6,1 | −22,0 |
| 869 | Pariet | 201,9 | −8,3 | 22,2 | +3,8 |
| 953 | Panzytrat | 182,1 | −8,1 | 28,4 | −5,3 |

**Tabelle 35.1:** Verordnungen von Magen-Darm-Mitteln 2000. Angegeben sind die verordnungshäufigsten Präparate mit Verordnungsrang, Verordnungen und Umsatz 2000 im Vergleich zu 1999 (Fortsetzung).

| Rang | Präparat | Verordnungen in Tsd. | Änd. % | Umsatz Mio. DM | Änd. % |
|---|---|---|---|---|---|
| 986 | Santax S | 173,4 | −29,3 | 2,9 | −26,1 |
| 987 | Diarrhoesan | 173,3 | −7,9 | 2,3 | −7,8 |
| 994 | Espumisan | 172,6 | +3,3 | 3,0 | −5,1 |
| 1002 | Azuranit | 171,3 | −18,9 | 7,4 | −17,4 |
| 1009 | Magaldrat-ratiopharm | 170,3 | −6,8 | 2,9 | −13,8 |
| 1036 | Hylak forte N | 164,3 | −21,8 | 3,7 | −20,2 |
| 1042 | MCP-beta | 163,1 | +33,9 | 1,0 | +41,1 |
| 1062 | Omeprazol dura | 159,7 | +136,2 | 17,0 | +122,2 |
| 1074 | Omebeta | 157,7 | +222,9 | 15,8 | +193,8 |
| 1078 | Nexium Mups | 157,2 | (neu) | 15,7 | (neu) |
| 1106 | Hamadin | 154,1 | +9,9 | 1,7 | +5,3 |
| 1134 | Uzara | 150,8 | +15,1 | 1,7 | +9,2 |
| 1155 | Pangrol | 148,3 | −0,2 | 14,9 | −6,1 |
| 1161 | Tannacomp | 147,0 | −18,0 | 2,6 | −17,9 |
| 1192 | Marax | 142,1 | −21,8 | 2,8 | −23,3 |
| 1203 | MCP Stada | 140,5 | +47,7 | 1,2 | +51,9 |
| 1216 | Mutaflor | 138,8 | −11,8 | 11,5 | −11,0 |
| 1223 | Ozym | 137,7 | +17,7 | 9,9 | +21,5 |
| 1228 | MCP-Isis | 137,0 | −7,2 | 0,9 | −14,4 |
| 1283 | Loperamid Heumann | 129,5 | +1,6 | 1,1 | +8,5 |
| 1308 | Cerucal | 126,5 | −1,9 | 3,1 | −0,7 |
| 1312 | Zantic | 126,0 | −27,2 | 15,0 | −29,5 |
| 1314 | Omeprazol Heumann | 125,9 | +747,9 | 11,9 | +665,7 |
| 1332 | Ome-Puren | 123,7 | +111,4 | 12,4 | +90,5 |
| 1340 | Loperamid Stada | 122,6 | +1,9 | 1,3 | +7,1 |
| 1354 | Pepdul | 120,0 | −38,6 | 17,2 | −35,1 |
| 1371 | Pankreon | 118,5 | −13,9 | 13,7 | −17,7 |
| 1373 | Omniflora N | 118,1 | −13,0 | 3,9 | −16,4 |
| 1379 | Ranidura T | 117,7 | −11,3 | 4,4 | −17,0 |
| 1383 | Ranitidin Heumann | 117,2 | +2,4 | 5,1 | +8,9 |
| 1422 | Ranitidin-1A Pharma | 113,7 | +94,5 | 3,6 | +106,4 |
| 1433 | loperamid von ct | 112,7 | +0,7 | 1,0 | +10,6 |
| 1454 | Kaoprompt-H | 111,4 | −15,7 | 2,0 | −16,5 |
| 1469 | Ranicux | 110,2 | −27,6 | 4,0 | −16,7 |
| 1470 | Ulcogant | 110,0 | −23,6 | 4,7 | −23,9 |
| 1497 | Maalox | 107,9 | −21,7 | 4,5 | −19,5 |
| 1520 | Sostril | 105,2 | −34,4 | 12,3 | −33,5 |
| 1539 | Carminativum-Hetterich N | 103,2 | −27,5 | 1,3 | −33,7 |
| 1542 | Mucofalk | 103,1 | −9,6 | 3,3 | −12,5 |
| 1544 | Loperhoe | 103,0 | +2,5 | 0,7 | −2,0 |
| 1682 | Entocort | 91,1 | −11,2 | 25,2 | −10,5 |
| 1702 | Lanzor | 89,6 | −42,7 | 14,9 | −36,3 |
| 1734 | Pro-Symbioflor | 87,4 | −19,8 | 2,6 | −13,4 |
| 1740 | OME-nerton | 87,0 | (>1000) | 7,6 | (>1000) |

**Tabelle 35.1:** Verordnungen von Magen-Darm-Mitteln 2000. Angegeben sind die verordnungshäufigsten Präparate mit Verordnungsrang, Verordnungen und Umsatz 2000 im Vergleich zu 1999 (Fortsetzung).

| Rang | Präparat | Verordnungen in Tsd. | Änd. % | Umsatz Mio. DM | Änd. % |
|---|---|---|---|---|---|
| 1747 | Azulfidine | 86,5 | −4,2 | 13,3 | −1,5 |
| 1797 | Gastrovegetalin | 83,1 | +16,5 | 1,1 | +19,2 |
| 1809 | Kompensan-S Liquid/Tabl. | 82,4 | −25,1 | 2,1 | −27,6 |
| 1827 | Meteozym | 81,5 | −20,0 | 4,2 | −14,3 |
| 1852 | Rani AbZ | 79,8 | +52,0 | 2,5 | +43,3 |
| 1883 | Pentofuryl | 77,4 | +5,8 | 1,4 | +8,4 |
| 1917 | Solugastril | 75,4 | −19,5 | 2,9 | −12,4 |
| 1924 | Colina | 75,0 | −19,9 | 1,7 | −22,8 |
| 2018 | Pentasa | 69,1 | +3,2 | 20,7 | +4,5 |
| 2038 | Rani-Puren | 67,9 | −16,8 | 3,3 | −17,3 |
| 2043 | Symbioflor II | 67,7 | −25,7 | 2,1 | −18,7 |
| 2054 | Enzynorm forte | 67,2 | −26,3 | 4,1 | −25,3 |
| 2082 | Pankreatin-ratiopharm | 64,9 | −6,3 | 5,8 | −6,7 |
| 2119 | Magaldrat Heumann | 63,3 | −8,5 | 1,0 | −5,3 |
| 2134 | Megalac Almasilat | 62,5 | −25,3 | 1,3 | −26,0 |
| 2246 | Glysan | 57,2 | −28,4 | 1,0 | −28,6 |
| 2254 | Fadul | 56,8 | (neu) | 2,0 | (neu) |
| 2282 | Famotidin-ratiopharm | 55,9 | (neu) | 1,9 | (neu) |
| 2284 | Loperamid AL | 55,8 | +52,1 | 0,4 | +77,3 |
| 2287 | Colina spezial | 55,5 | −16,1 | 1,5 | −19,0 |
| 2296 | Kohle-Compretten/Granulat | 55,2 | −20,7 | 0,8 | −19,8 |
| 2298 | Pankreaplex Neu | 55,0 | −0,9 | 0,9 | +2,8 |
| 2314 | Gastrotranquil | 54,3 | −1,4 | 0,4 | +1,8 |
| 2317 | almag von ct Suspension | 54,0 | −15,9 | 1,3 | −13,4 |
| 2319 | Omeprazol AL | 53,9 | +793,2 | 5,6 | +714,5 |
| 2326 | Progastrit | 53,5 | −27,9 | 1,0 | −28,0 |
| 2334 | Raniprotect | 53,4 | −19,8 | 2,5 | −20,8 |
| 2343 | Ulnor | 52,9 | +161,8 | 5,1 | +151,4 |
| 2427 | Spasmo-Nervogastrol | 49,4 | −16,3 | 1,2 | −20,4 |
| 2493 | Hylak N | 46,9 | −10,6 | 0,8 | −7,9 |
| Summe | | 36536,6 | −2,7 | 2037,4 | −1,8 |
| Anteil an der Indikationsgruppe | | 91,1% | | 92,6% | |
| Gesamte Indikationsgruppe | | 40091,0 | −4,0 | 2199,1 | −2,5 |

Ulkustherapie grundlegend gewandelt. Die Behandlung des Magen- und Zwölffingerdarmgeschwürs besteht heute bei Nachweis von Helicobacter pylori in einer siebentägigen Behandlung mit einem Protonenpumpeninhibitor und zwei antimikrobiell wirksamen Substanzen. Es werden Eradikationsraten von etwa 90% erreicht (Labenz et al. 1996).

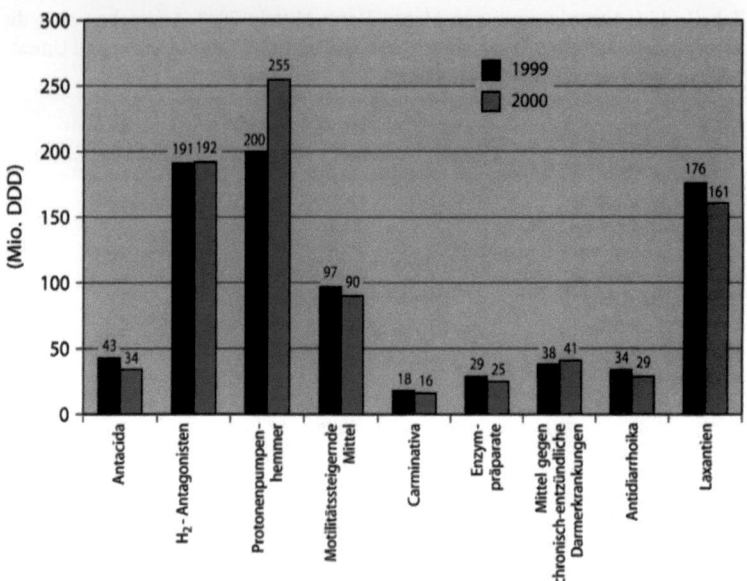

**Abbildung 35.1:** Verordnungen von Magen-Darm-Mitteln 2000. Definierte Tagesdosen (DDD) der 2500 meistverordneten Arzneimittel

Durch die erfolgreiche Eradikation von Helicobacter pylori kann die infektionsbedingte Ulkuskrankheit geheilt werden.

Die Fünf-Jahres-Rezidivrate nach Beendigung einer erfolgreichen Eradikationstherapie liegt zwischen 5 und 10% und ist damit den Rezidivraten nach chirurgischen Eingriffen vergleichbar. Da es sich bei der Ulkuskrankheit, sofern sie nicht durch die Einnahme von nichtsteroidalen Antiphlogistika hervorgerufen wird, um eine Infektionskrankheit handelt, ist zu erwarten, daß in einigen Jahren ein Impfstoff (ggf. oraler Impfstoff) sowohl zur Prävention als auch zur Therapie der Infektion zur Verfügung stehen wird. Erste präklinische Studien mit Impfstoffen werden bereits durchgeführt. Die Standardtherapie zur Eradikation von Helicobacter pylori besteht in der siebentägigen Einnahme eines Protonenpumpeninhibitors am Morgen und am Abend in der Standarddosis (z. B. Omeprazol 2mal 20 mg) zusammen mit zwei Antibiotika, z. B. Amoxicillin 2mal 1 g und Clarithromycin 2mal 500 mg (Lind et al. 1999, MACH 2-Studie). Wegen der häufigen Resistenz gegenüber Metronidazol (35%) sollten Patienten, die bereits einmal Metronidazol erhalten haben, nicht erneut mit dieser Substanz im Rahmen einer Eradikationsbehandlung therapiert werden. In Deutschland muß gegenwärtig von einer primären Clarithromycinresistenz von 5% ausgegangen werden (Ellenrieder et al. 1999). Bei Therapieversagern kann die Clarithromycinresistenzrate auf 50% ansteigen. In einer neuen Studie an einer kleinen Patientenzahl mit peptischen Ulzera (20 Patienten) zeigten Lüth et al. (2001), daß eine viertätige Eradikationstherapie mit Rabeprazol (2mal 20 mg/Tag), Clarithromycin (2mal 500 mg/Tag) und Amoxicillin (2mal 1000 mg/Tag) bei 90% der Patienten zur Eradikation führte. Diese Eradikationsrate war vergleichbar mit den Ergebnissen der siebentätigen Therapieschemata.

Im Falle eines Therapieversagens mit dem Behandlungsregime der MACH 2-Studie ist eine Vierfachtherapie über eine Woche mit einem Protonenpumpenhemmer 2mal täglich, Bismutcitratkomplex 120 mg 4mal täglich, Tetracyclin 500 mg 4mal täglich und Metronidazol 400 mg 3mal täglich angezeigt. Mit diesem Behandlungsregime werden nach Versagen der Primärtherapie immerhin noch Eradikationsraten von 75% erzielt (Lee et al. 1999).

Seit 1991 ist die Verordnung von Ulkustherapeutika von 296 Mio. Tagesdosen auf 512 Mio. Tagesdosen angestiegen (Abbildung 35.2). Dieser Anstieg ist im wesentlichen auf die zunehmende Verordnung von Protonenpumpenhemmern zurückzuführen, während die Antacida einen kontinuierlichen Abfall der Verordnungshäufigkeit zeigen. Im Jahr 2000 hat die Verordnung von Antacida gegenüber dem Vorjahr wiederum deutlich abgenommen (Tabelle 35.2 und Tabelle 35.3).

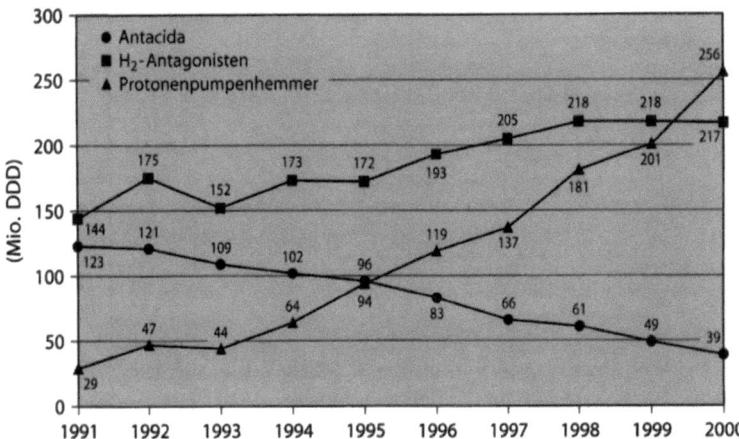

**Abbildung 35.2:** Verordnungen von Ulkustherapeutika 1991 bis 2000. Gesamtverordnungen nach definierten Tagesdosen (DDD)

**Tabelle 35.2:** Verordnungen von reinen Antacidapräparaten 2000. Angegeben sind die 2000 verordneten Tagesdosen, die Änderungen gegenüber 1999 und die mittleren Kosten je DDD 2000.

| Präparat | Bestandteile | DDD in Mio. | Änderung in % | DDD-Kosten in DM |
|---|---|---|---|---|
| **Magaldrat** | | | | |
| Riopan | Magaldrat | 6,4 | (−22,5) | 2,71 |
| Magaldrat-ratiopharm | Magaldrat | 1,2 | (−12,8) | 2,53 |
| Marax | Magaldrat | 0,9 | (−25,1) | 3,11 |
| Glysan | Magaldrat | 0,4 | (−28,6) | 2,48 |
| Magaldrat Heumann | Magaldrat | 0,4 | (−2,5) | 2,52 |
| | | 9,2 | (−21,3) | 2,71 |
| **Almasilat** | | | | |
| Gelusil/Lac | Almasilat | 2,3 | (−24,7) | 2,62 |
| Megalac Almasilat | Almasilat | 0,4 | (−26,2) | 3,07 |
| | | 2,7 | (−24,9) | 2,69 |
| **Aluminium- und Magnesiumhydroxid** | | | | |
| Maaloxan | Aluminiumhydroxid Magnesiumhydroxid | 6,4 | (−20,9) | 4,91 |
| Maalox | Aluminiumhydroxid Magnesiumhydroxid | 1,0 | (−21,6) | 4,52 |
| almag von ct Suspension | Aluminiumhydroxid Magnesiumhydroxid | 0,6 | (−12,9) | 2,28 |
| Progastrit | Aluminiumhydroxid Magnesiumhydroxid | 0,5 | (−31,0) | 1,84 |
| | | 8,4 | (−21,2) | 4,50 |
| **Andere Antacida** | | | | |
| Talcid | Hydrotalcit | 3,8 | (−22,6) | 2,24 |
| Kompensan Liquid/Tabl. | Dihydroxyaluminium-natriumcarbonat | 3,0 | (−25,2) | 1,89 |
| Solugastril | Aluminiumhydroxid Calciumcarbonat | 0,9 | (−13,0) | 3,09 |
| | | 7,7 | (−22,6) | 2,21 |
| **Summe** | | 28,2 | (−22,0) | 3,11 |

Bei den $H_2$-Rezeptorantagonisten bleiben die verordneten Tagesdosen in den letzten drei Jahren konstant, wobei bevorzugt die kostengünstigen Generika verschrieben werden (Tabelle 35.4, Abbildung 35.2). Eine mögliche Erklärung hierfür ist einmal ein breiterer Einsatz der $H_2$-Rezeptorantagonisten bei Nicht-Ulkuserkrankungen, wie

**Tabelle 35.3:** Verordnungen von Antacidakombinationen mit anderen Stoffen 2000. Angegeben sind die 2000 verordneten Tagesdosen, die Änderungen gegenüber 1999 und die mittleren Kosten je DDD 2000.

| Präparat | Bestandteile | DDD in Mio. | Änderung in % | DDD-Kosten in DM |
|---|---|---|---|---|
| Tepilta Suspension | Oxetacain Aluminiumhydroxid Magnesiumhydroxid | 3,7 | (−23,8) | 3,69 |
| Kompensan-S Liquid/Tabl. | Aluminium-natrium-carbonat-dihydroxid Dimeticon | 0,9 | (−27,3) | 2,38 |
| Spasmo-Nervogastrol | Butinolin Calciumcarbonat Basisches Bismutnitrat | 0,9 | (−26,4) | 1,45 |
| Summe | | 5,5 | (−24,8) | 3,13 |

z. B. der funktionellen Dyspepsie (Nicht-Ulkus-Dyspepsie). Weiterhin werden die $H_2$-Rezeptorantagonisten zur Magensäuresekretionshemmung bei der Eradikationstherapie eingesetzt. Das ursprünglich in den USA beschriebene und angewandte sogenannte Tripel-Schema – eigentlich eine falsche Namensgebung – enthielt drei antimikrobiell wirksame Substanzen, Tetracyclin, Metronidazol und Bismutsubsalicylat sowie $H_2$-Rezeptorantagonisten. Die Eradikationsraten lagen bei 89%. Der starke Rückgang bei der Verordnung der Originalpräparate von Ranitidin (*Sostril*, *Zantic*) und Famotidin (*Pepdul*) spricht für eine gezielte Auswahl des Arztes bei der Anwendung desselben Therapieprinzips nach Kostengesichtspunkten (Tabelle 35.4). Die Tagestherapiekosten für Ranitidinpräparate liegen bei 1,16 DM (Vorjahr 1,21 DM). Cimetidinpräparate sind nicht mehr vertreten. Auch die Verordnung von Sucralfat hat gegenüber 1999 wiederum deutlich abgenommen. Misoprostol findet sich im Jahre 2000 nicht mehr unter den häufiger verordneten Therapeutika bei Magen-Darm-Erkrankungen.

Die Tabelle 35.5 zeigt einen Anstieg der Verordnung von Protonenpumpenhemmern, der nach Ablauf des Patentschutzes von *Antra* auf die Einführung zahlreicher Omeprazolgenerika ab April 1999 zurückzuführen ist. Auch die Verordnungshäufigkeit von Pantoprazol und Lansoprazol ging zurück. Der vermehrte klinische Einsatz von Protonenpumpenhemmern reflektiert die Wirksamkeit dieser Substanzen

**Tabelle 35.4:** Verordnungen von H$_2$-Antagonisten und Sucralfat 2000. Angegeben sind die 2000 verordneten Tagesdosen, die Änderungen gegenüber 1999 und die mittleren Kosten je DDD 2000.

| Präparat | Bestandteile | DDD in Mio. | Änderung in % | DDD-Kosten in DM |
|---|---|---|---|---|
| **Ranitidin** | | | | |
| Ranitidin-ratiopharm | Ranitidin | 52,0 | (−3,9) | 1,08 |
| Ranitic | Ranitidin | 40,8 | (+2,7) | 1,08 |
| Ranibeta | Ranitidin | 18,0 | (+11,4) | 1,04 |
| Ranitidin Stada | Ranitidin | 12,6 | (+11,2) | 1,07 |
| Ranitidin AL | Ranitidin | 9,8 | (+76,3) | 0,86 |
| Ranitidin von ct | Ranitidin | 7,7 | (−0,7) | 1,08 |
| Azuranit | Ranitidin | 6,7 | (−17,4) | 1,10 |
| Zantic | Ranitidin | 4,9 | (−29,3) | 3,06 |
| Ranitidin Heumann | Ranitidin | 4,8 | (+9,7) | 1,07 |
| Ranitidin-1A Pharma | Ranitidin | 4,2 | (+107,5) | 0,85 |
| Ranidura T | Ranitidin | 4,2 | (−17,1) | 1,05 |
| Sostril | Ranitidin | 4,0 | (−33,6) | 3,12 |
| Ranicux | Ranitidin | 3,8 | (−20,4) | 1,05 |
| Rani AbZ | Ranitidin | 2,9 | (+43,5) | 0,86 |
| Rani-Puren | Ranitidin | 2,6 | (−18,9) | 1,28 |
| Raniprotect | Ranitidin | 2,2 | (−21,9) | 1,13 |
| | | 181,2 | (+0,7) | 1,16 |
| **Famotidin** | | | | |
| Pepdul | Famotidin | 5,8 | (−34,4) | 2,98 |
| Fadul | Famotidin | 1,8 | (neu) | 1,09 |
| Famotidin-ratiopharm | Famotidin | 1,7 | (neu) | 1,10 |
| | | 9,3 | (+6,2) | 2,26 |
| **Sucralfat** | | | | |
| Ulcogant | Sucralfat | 1,4 | (−23,9) | 3,27 |
| **Summe** | | 192,0 | (+0,7) | 1,22 |

bei der Ulkuskrankheit, der Refluxösophagitis und bei der Prävention und Therapie von erosiven Läsionen, die unter der Einnahme von nichtsteroidalen Antirheumatika im Magen und Duodenum entstehen (Hawkey et al. 1998). Darüber hinaus wurde unter Omeprazol (2mal 40 mg) auch eine Regression von metaplastischem Barrettepithel nachgewiesen (Peters et al. 1999).

Die Eradikation von Helicobacter pylori bei Patienten mit funktioneller Dyspepsie führt im Vergleich zu Placebo nicht zu einer symptomatischen Besserung bei einem Nachbeobachtungszeitraum von 12 Monaten nach Abschluß der Behandlung (Talley et al. 1999). Der thera-

**Tabelle 35.5:** Verordnungen von Protonenpumpenhemmern 2000. Angegeben sind die 2000 verordneten Tagesdosen, die Änderungen gegenüber 1999 und die mittleren Kosten je DDD 2000.

| Präparat | Bestandteile | DDD in Mio. | Änderung in % | DDD-Kosten in DM |
|---|---|---|---|---|
| **Omeprazol** | | | | |
| Antra | Omeprazol | 49,4 | (−30,2) | 5,28 |
| Omep | Omeprazol | 44,0 | (+190,2) | 2,92 |
| Omeprazol Stada | Omeprazol | 18,4 | (+228,2) | 2,90 |
| Omeprazol-ratiopharm | Omeprazol | 17,7 | (+19,8) | 2,88 |
| Omeprazol-Azupharma | Omeprazol | 16,7 | (+118,8) | 2,91 |
| omeprazol von ct | Omeprazol | 12,4 | (+102,7) | 2,92 |
| Omeprazol dura | Omeprazol | 5,8 | (+165,5) | 2,91 |
| Omebeta | Omeprazol | 5,4 | (+249,3) | 2,90 |
| Nexium Mups | Esomeprazol | 5,3 | (neu) | 2,98 |
| Ome-Puren | Omeprazol | 4,2 | (+124,4) | 2,95 |
| Omeprazol Heumann | Omeprazol | 4,1 | (+787,3) | 2,93 |
| OME-nerton | Omeprazol | 2,6 | (>1000) | 2,93 |
| Omeprazol AL | Omeprazol | 1,9 | (+846,1) | 2,90 |
| Ulnor | Omeprazol | 1,8 | (+188,1) | 2,90 |
| | | 189,7 | (+49,3) | 3,53 |
| **Andere Protonenpumpenhemmer** | | | | |
| Pantozol | Pantoprazol | 27,4 | (+3,2) | 5,87 |
| Agopton | Lansoprazol | 15,5 | (−16,6) | 5,93 |
| Rifun | Pantoprazol | 15,5 | (−20,5) | 5,98 |
| Pariet | Rabeprazol | 4,3 | (+3,6) | 5,13 |
| Lanzor | Lansoprazol | 2,5 | (−37,2) | 5,94 |
| | | 65,3 | (−10,4) | 5,87 |
| **Summe** | | 255,0 | (+27,5) | 4,13 |

peutische Nutzen einer Eradikationstherapie bei diesen Patienten ist somit nicht gegeben.

Unter Einnahme von nichtsteroidalen Antiphlogistika geben 10–60% der behandelten Patienten gastrointestinale Symptome an, wobei jedoch keineswegs alle diese Patienten bei einer endoskopischen Untersuchung Schleimhautläsionen aufweisen. Bei Langzeitanwendung nichtsteroidaler Antiphlogistika treten bei 10–20% der behandelten Patienten Schleimhautläsionen auf. Das Risiko einer signifikanten Komplikation (z. B. einer Blutung) liegt bei 1–4% pro Jahr unter einer Dauertherapie mit nichtsteroidalen Antiphlogistika. Die Letalität einer dadurch induzierten Blutung liegt bei 5–10% (Wolfe et al. 1999).

Die prophylaktische Gabe von Misoprostol oder Omeprazol vermindert die Häufigkeit des Auftretens von Ulzerationen und von lebensgefährlichen Komplikationen dieser Ulzerationen (wie z. B. Perforation und Blutung) unter der Einnahme nichtsteroidaler Antiphlogistika. In der OMNIUM-Studie wurde gezeigt, daß Omeprazol (1mal tgl. 20 mg morgens) oder Misoprostol (4mal tgl. 200 µg) Ulzera, Erosionen und weitere Symptome, die unter einer Langzeiteinnahme nichtsteroidaler Antiphlogistika auftraten, ähnlich erfolgreich verhinderten (Hawkey et al. 1998). Während der anschließenden sechsmonatigen Erhaltungstherapie traten jedoch unter Omeprazol deutlich weniger Rezidive und seltener Nebenwirkungen auf als unter Misoprostol. Da bei der großen Zahl der Verschreibungen nichtsteroidaler Antiphlogistika eine generelle Prävention gastroduodenaler Läsionen mit Omeprazol zu erheblichen Mehrkosten führen würde, sollten nur jene Patienten eine Präventivtherapie erhalten, bei denen das Risiko für die Ausbildung von Komplikationen besonders hoch ist, wie z. B. Patienten, die älter als 60 Jahre sind, Patienten mit früher aufgetretener gastrointestinaler Blutung, Patienten mit bekannter Ulkuskrankheit, Patienten, die gleichzeitig Corticosteroide oder Antikoagulantien erhalten. Durch die Verordnung von selektiven Cyclooxygenase-2-Inhibitoren kann die Häufigkeit gastrointestinaler Nebenwirkungen gegenüber nichtselektiven Cyclooxygenaseinhibitoren vermindert werden (Bombardier et al. 2000).

## Motilitätssteigernde Mittel

Bei den motilitätssteigernden Mitteln ist die Verordnungshäufigkeit insgesamt zurückgegangen (Tabelle 35.6). Bei der Refluxösophagitis haben klinische Studien gezeigt, daß eine Kombinationstherapie von motilitätssteigernden Mitteln (z. B. Metoclopramid) mit Protonenpumpeninhibitoren keinen therapeutischen Zugewinn gegenüber der Monotherapie mit einem Protonenpumpeninhibitor erbringt (Vigneri et al. 1995).

Das Prokinetikum Cisaprid (*Propulsin*) hatte sich über viele Jahre als eine therapeutische Alternative zu Metoclopramid etabliert, weil es keine dopaminantagonistischen Wirkungen hat und daher keine extrapyramidalmotorischen Störungen auslöst. Von der amerikanischen FDA wurde jedoch bereits 1998 darauf hingewiesen, daß Cisaprid durch QT-Intervallverlängerungen lebensbedrohliche Herzrhythmusstörungen auslösen kann. Darüber hinaus hemmen zahlreiche Arznei-

**Tabelle 35.6:** Verordnungen von motilitätssteigernden Mitteln 2000. Angegeben sind die 2000 verordneten Tagesdosen, die Änderungen gegenüber 1999 und die mittleren Kosten je DDD 2000.

| Präparat | Bestandteile | DDD in Mio. | Änderung in % | DDD-Kosten in DM |
|---|---|---|---|---|
| **Metoclopramid** | | | | |
| MCP-ratiopharm | Metoclopramid | 23,3 | (+4,4) | 0,86 |
| Paspertin | Metoclopramid | 14,5 | (−9,9) | 1,10 |
| Gastrosil | Metoclopramid | 8,3 | (−13,6) | 1,00 |
| Cerucal | Metoclopramid | 3,6 | (−0,3) | 0,85 |
| MCP von ct | Metoclopramid | 2,9 | (−8,5) | 0,77 |
| Gastronerton | Metoclopramid | 2,4 | (−8,3) | 1,12 |
| MCP Hexal | Metoclopramid | 2,3 | (+36,9) | 0,94 |
| MCP AL | Metoclopramid | 2,0 | (+670,3) | 0,81 |
| MCP Stada | Metoclopramid | 1,3 | (+54,4) | 0,94 |
| MCP-beta | Metoclopramid | 1,1 | (+42,7) | 0,93 |
| MCP-Isis | Metoclopramid | 1,0 | (−14,6) | 0,96 |
| Gastrotranquil | Metoclopramid | 0,5 | (+4,2) | 0,83 |
| | | 63,2 | (+0,8) | 0,94 |
| **Weitere Prokinetika** | | | | |
| Propulsin | Cisaprid | 5,7 | (−62,4) | 4,83 |
| Motilium | Domperidon | 4,4 | (+105,4) | 3,60 |
| | | 10,1 | (−41,7) | 4,29 |
| **Pflanzliche Mittel** | | | | |
| Iberogast | Bittere Schleifenblume Angelikawurzel Kamillenblütenextrakt Kümmeltinktur Schöllkrauttinktur Mariendistelfrüchtetinktur Melissenblättertinktur Süßholzwurzeltinktur Pfefferminzblättertinktur | 15,3 | (−6,1) | 1,42 |
| Gastrovegetalin | Melissenblätterextrakt | 1,0 | (+21,9) | 1,18 |
| | | 16,3 | (−4,8) | 1,40 |
| **Summe** | | 89,5 | (−7,7) | 1,40 |

mittel (CYP450 3A4-Inhibitoren) den Abbau von Cisaprid und erhöhen dadurch zusätzlich sein arrhythmogenes Potential. In den USA sind seit der Markteinführung im Jahre 1993 bereits 341 Berichte über schwerwiegende Herzrhythmusstörungen (darunter 80 Todesfälle) gezählt worden (Food and Drug Administration 2000). Die Herstellerfirma hat Cisaprid daher ab 14. Juli 2000 in den USA und danach auch in Deutschland vom Markt genommen.

Das Kombinationspräparat *Iberogast* zeigt 2000 gegenüber dem Vorjahr eine geringere Verordnungshäufigkeit. Dieses Mittel enthält neun verschiedene Pflanzenauszüge in alkoholischer Lösung. In einer kontrollierten Studie wurde gezeigt, daß *Iberogast* nach 4 und 8 Wochen bei Patienten mit funktioneller Dyspepsie zu einer signifikanten, symptomatischen Besserung im Vergleich zu Placebo führte (Holtmann et al. 1999). Offen bleibt jedoch, ob bei einer Langzeitbeobachtung dieser Effekt auch im therapiefreien Intervall anhält.

Melissenblätterextrakt (*Gastrovegetalin*) beansprucht als Anwendungsgebiet aufgrund einer Positivmonographie der Kommission E funktionelle Magen-Darm-Beschwerden und nervös bedingte Einschlafstörungen. Kontrollierte Studien wurden nach einer Medline-Recherche nicht publiziert.

## Carminativa

Unter den Carminativa werden Simeticonpräparate und pflanzliche Mittel mit ätherischen Ölen zusammengefaßt, welche die Magen-Darm-Motorik anregen und dadurch Völlegefühl und Blähungen beseitigen sollen. Im Vordergrund steht die Verordnung von Simeticon. Bei dieser Substanz handelt es sich um Polydimethylsiloxan (Dimeticon), das mit Siliciumdioxid aktiviert wurde und wegen seiner oberflächenspannungssenkenden Wirkung als Entschäumer verwendet wird. Dieses Mittel hat unter anderem die Indikation Meteorismus mit gastrointestinalen Beschwerden und wird zur Entfernung abnormer Gasansammlungen im Gastrointestinaltrakt empfohlen. Zur Vorbereitung diagnostischer Untersuchungen im Bauchbereich liegen positive Studiendaten vor.

Sehr oft wird Simeticon bei Säuglingskoliken eingesetzt, die im Alter bis zu vier Monaten auftreten. Die Behandlung dieser Störungen erfolgt üblicherweise mit nichtmedikamentösen Maßnahmen und mit einer Überprüfung der Ernährungstechnik. Wichtig erscheint es vor allem, die Mutter über die vorübergehende Natur der Symptome aufzuklären (Koletzko 1997). Simeticon ist auch speziell bei Säuglingskoliken geprüft worden, war aber nicht besser wirksam als Placebo (Metcalf et al. 1994). Es empfiehlt sich gegenwärtig, den Einsatz dieses Mittels als Placebomedikation auf besondere Einzelfälle zu beschränken. Diätetische Modifikationen sollten bei diesem Beschwerdebild im Vordergrund stehen. Anticholinerge Spasmolytika werden heute nicht mehr als sinnvoll angesehen. Entsprechend den neueren Erkenntnissen hat die Verordnung von Simeticon und pflanzlichen Kombinationspräparaten seit 1997 deutlich abgenommen (Tabelle 35.7). Bei Patienten mit funktioneller Dyspepsie vom Motilitätstyp führte Simeticon zu einer signifikant besseren Linderung als Cisaprid nach zweiwöchiger aber nicht mehr nach vierwöchiger Therapie (Holtmann et al. 1999). Das Ergebnis bedarf daher einer Überprüfung durch eine Placebo-kontrollierte Studie.

**Tabelle 35.7:** Verordnungen von Carminativa 2000. Angegeben sind die verordneten Tagesdosen, die Änderungen gegenüber 1999 und die mittleren Kosten je DDD.

| Präparat | Bestandteile | DDD in Mio. | Änderung in % | DDD-Kosten in DM |
|---|---|---|---|---|
| **Simeticon** | | | | |
| sab simplex | Simeticon | 6,3 | (−1,3) | 3,34 |
| Lefax | Simeticon | 5,5 | (−13,3) | 3,15 |
| Espumisan | Simeticon | 0,9 | (−5,8) | 3,40 |
| | | 12,6 | (−7,2) | 3,26 |
| **Kombinationen** | | | | |
| Carminativum-Hetterich N | Ethanol. Auszug aus: Kamillenblüten Pfefferminzblättern Fenchel Kümmel Pomeranzenschalen | 2,5 | (−34,7) | 0,50 |
| Pankreaplex Neu | Mariendistelfrüchteextr. Jamboulrindenextrakt Condurangorindenextrakt Sarsaparillawurzelextrakt | 0,6 | (−1,8) | 1,65 |
| | | 3,1 | (−30,4) | 0,71 |
| **Summe** | | 15,7 | (−12,9) | 2,76 |

## Enzympräparate

Pankreasenzympräparate werden zur Behandlung der exokrinen Pankreasinsuffizienz im fortgeschrittenen Stadium benötigt. Eine Enzymsubstitution ist erst dann indiziert, wenn die tägliche Stuhlfettausscheidung 15 g überschreitet und der Patient an Gewicht abnimmt. Indikationsbereiche sind die chronische Pankreatitis und ein Zustand nach ausgedehnten Pankreasoperationen. Zur Substitution wird meist Pankreatin vom Schwein verwendet. Für den therapeutischen Erfolg ist der Lipasegehalt der Enzympräparate von Bedeutung. Als Richtdosis werden 80.000 FIP-Einheiten Lipase pro Mahlzeit angegeben, d. h. 240.000 Einheiten pro Tag. Es ist erforderlich, daß diese Präparate galenisch so hergestellt werden, daß sie bei der Passage durch den Magen nicht durch die Salzsäure inaktiviert werden.

Die in Tabelle 35.8 aufgeführten Pankreatinpräparate, Enzymkombinationen und Enzym-Acida-Kombinationen wurden 2000 im Ver-

**Tabelle 35.8:** Verordnungen von Enzympräparaten 2000. Angegeben sind die 2000 verordneten Tagesdosen, die Änderungen gegenüber 1999 und die mittleren Kosten je DDD 2000.

| Präparat | Bestandteile | DDD in Mio. | Änderung in % | DDD-Kosten in DM |
|---|---|---|---|---|
| **Pankreatin** | | | | |
| Kreon | Pankreatin | 6,6 | (-2,6) | 9,82 |
| Panzytrat | Pankreatin | 3,0 | (-4,9) | 9,54 |
| Pangrol | Pankreatin | 1,8 | (-6,7) | 8,14 |
| Pankreon | Pankreatin | 1,7 | (-17,0) | 8,08 |
| Ozym | Pankreatin | 1,3 | (+19,5) | 7,67 |
| Pankreatin-ratiopharm | Pankreatin | 0,7 | (-6,7) | 8,16 |
| | | 15,1 | (-4,1) | 9,10 |
| **Enzymkombinationen** | | | | |
| Enzym-Lefax Neu/Forte | Dimeticon Pankreatin | 6,2 | (-26,5) | 2,54 |
| Meteozym | Pankreatin Simethicon | 1,9 | (-17,0) | 2,20 |
| | | 8,1 | (-24,5) | 2,46 |
| **Enzym-Acida-Kombinationen** | | | | |
| Enzynorm forte | Magenschleimhautextr. Aminosäurehydrochlorid | 2,1 | (-27,6) | 1,96 |
| **Summe** | | 25,3 | (-13,9) | 6,38 |

gleich zum Vorjahr weniger verordnet. Der Abfall war besonders deutlich bei den Kombinationen. Die immer noch häufige Anwendung von Pankreasenzympräparaten entspricht keineswegs der Häufigkeit einer therapiebedürftigen Pankreasinsuffizienz. Enzympräparate werden vielfach ungerechtfertigt zur Behandlung dyspeptischer Beschwerden wie Druck- und Völlegefühl eingesetzt. Die Behandlung dieser Beschwerden mit Enzympräparaten ist nicht nur ineffektiv, sondern auch zu teuer, selbst wenn bei einigen Patienten eine therapeutische Wirksamkeit über einen Placeboeffekt anzunehmen ist.

## Mittel gegen chronisch-entzündliche Darmerkrankungen

Sulfasalazin, Mesalazin, Olsalazin sind therapeutisch wirksam bei der Behandlung des Morbus Crohn und der Colitis ulcerosa. Diese Substanzen beeinflussen nicht nur die akute Entzündungsphase günstig, sondern sie verhindern, als Langzeitprophylaxe gegeben, auch Rezidive bei der Colitis ulcerosa, weniger eindeutig beim Morbus Crohn. In Tabelle 35.9 ist erkennbar, daß die Verordnung von Mesalazin zugenommen hat, vermutlich auch durch höhere Dosierungen in der akuten Phase einer chronisch entzündlichen Darmerkrankung. Dagegen ist die Verordnung von Sulfasalazin gegenüber dem Vorjahr weiter zu-

Tabelle 35.9: Verordnungen von Mitteln gegen chronisch-entzündliche Darmerkrankungen 2000. Angegeben sind die 2000 verordneten Tagesdosen, die Änderungen gegenüber 1999 und die mittleren Kosten je DDD 2000.

| Präparat | Bestandteile | DDD in Mio. | Änderung in % | DDD-Kosten in DM |
|---|---|---|---|---|
| **Sulfasalazin** | | | | |
| Azulfidine | Sulfasalazin | 4,2 | (−1,4) | 3,19 |
| **Mesalazin** | | | | |
| Salofalk | Mesalazin | 21,8 | (+9,7) | 5,12 |
| Claversal | Mesalazin | 8,5 | (+8,5) | 4,90 |
| Pentasa | Mesalazin | 4,5 | (+3,5) | 4,59 |
| | | 34,8 | (+8,6) | 5,00 |
| **Glucocorticoide** | | | | |
| Entocort | Budesonid | 1,9 | (−10,4) | 13,17 |
| **Summe** | | 40,9 | (+6,4) | 5,19 |

rückgegangen. Sulfasalazin wird außerdem als remissionsinduzierendes Medikament bei der rheumatoiden Arthritis eingesetzt (s. Kapitel 16). Auf diese Indikation entfallen ca. 65% der Verordnungen.

Als weitere Gruppe werden in Tabelle 35.9 Glucocorticoide aufgeführt. Budesonid (*Entocort*) wird infolge eines hohen First-Pass-Effektes in der Leber rasch metabolisiert und hat geringe systemische Nebenwirkungen. Es kann bei entzündlichen Darmerkrankungen oral oder als Klysma verabreicht werden. In einer Dosis von 9 mg/Tag läßt sich unter Budesonid bei Morbus Crohn eine Remission erreichen (Rutgeerts et al. 1994). Budesonid verhindert jedoch nicht Rezidive, kann aber die Remissionsdauer nach initialer Therapie verlängern. Budesonid erwies sich ebenfalls als nicht wirksam bei der Verhinderung von Rezidiven eines Morbus Crohn nach vorausgegangener chirurgischer Behandlung (Hellers et al. 1999). In zunehmendem Maße wird auch in Deutschland die topische Therapie eingesetzt, da sie als Klysma eine effektive Behandlungsform vorwiegend bei linksseitig lokalisierten entzündlichen Darmerkrankungen darstellt.

## Antidiarrhoika

Nach Angaben der Krankenkassen leiden etwa 30% der Bevölkerung mindestens einmal jährlich unter einer Durchfallerkrankung. 69% der Betroffenen warten ab oder kurieren sich mit Hausmitteln, 31% suchen ihren Hausarzt auf, durchschnittlich allerdings erst zwei Tage nach dem Auftreten der Diarrhö (Caspary et al. 1995). Grundlage der Behandlung akuter Durchfallerkrankungen ist eine ausreichende Zufuhr von Flüssigkeit und Salzen, die vorzugsweise als enterale Elektrolytlösungen gegeben werden sollen. Die Anwendung von Arzneimitteln aus der Gruppe der obstipierenden Mittel und Chemotherapeutika ist nur dann notwendig, wenn die allgemeinen Maßnahmen nicht ausreichen, und sollte mit Vorsicht erfolgen. In der Gruppe der Antidiarrhoika ist 2000 eine Verminderung der Verordnungshäufigkeit eingetreten (Tabelle 35.10).

### Loperamid

Loperamid wirkt über eine Stimulation der Opioidrezeptoren im Darm. Neben der Hemmung der Propulsivmotorik vermindert Loperamid auch die intestinale Flüssigkeitssekretion. Häufigstes Anwen-

**Tabelle 35.10:** Verordnungen von Antidiarrhoika 2000. Angegeben sind die 2000 verordneten Tagesdosen, die Änderungen gegenüber 1999 und die mittleren Kosten je DDD 2000.

| Präparat | Bestandteile | DDD in Mio. | Änderung in % | DDD-Kosten in DM |
|---|---|---|---|---|
| **Opioide** | | | | |
| Imodium | Loperamid | 3,7 | (−17,1) | 2,71 |
| Lopedium | Loperamid | 2,4 | (+2,0) | 2,62 |
| Loperamid-ratiopharm | Loperamid | 1,5 | (+4,6) | 2,70 |
| Loperamid Stada | Loperamid | 0,5 | (+7,1) | 2,83 |
| loperamid von ct | Loperamid | 0,5 | (+12,0) | 2,26 |
| Loperamid Heumann | Loperamid | 0,3 | (+9,4) | 3,28 |
| Loperhoe | Loperamid | 0,3 | (−3,4) | 2,36 |
| Loperamid AL | Loperamid | 0,2 | (+84,6) | 2,20 |
| | | 9,4 | (−4,8) | 2,67 |
| **Chemotherapeutika** | | | | |
| Tannacomp | Tanninalbuminat Ethacridinlactat | 0,7 | (−20,2) | 3,93 |
| Pentofuryl | Nifuroxazid | 0,3 | (+4,4) | 4,19 |
| | | 1,0 | (−13,2) | 4,02 |
| **Summe** | | 10,4 | (−5,7) | 2,80 |

dungsgebiet für Loperamid ist die Reisediarrhö, wobei es hier sicherlich nur selten indiziert ist. Opioide sollten keinesfalls bei bakteriellen Darminfektionen eingesetzt werden, die mit hohem Fieber und blutiger Diarrhö einhergehen. Bei Kindern unter zwei Jahren ist die Substanz kontraindiziert.

### Sonstige Antidiarrhoika

In dieser Arzneimittelgruppe sind Präparate mit unterschiedlichen Bestandteilen aufgelistet (Tabelle 35.11). Neben Adsorbentien handelt es sich hier um Hefepräparate, Stoffwechselprodukte und Autolysate von Bakterien sowie um Präparate mit lebensfähigen Bakterien, die auch als Probiotika oder Biotherapeutika zusammengefaßt werden. Die Gesamtgruppe zeigt eine deutliche Verminderung der Verordnungen gegenüber 1999.

Am häufigsten wurden Bakterien- und Hefepräparate verordnet. Das Trockenhefepräparat Saccharomyces boulardii ist zur Behandlung von

**Tabelle 35.11:** Verordnungen sonstiger Antidiarrhoika 2000. Angegeben sind die 2000 verordneten Tagesdosen, die Änderungen gegenüber 1999 und die mittleren Kosten je DDD 2000.

| Präparat | Bestandteile | DDD in Mio. | Änderung in % | DDD-Kosten in DM |
|---|---|---|---|---|
| **Adsorbentien** | | | | |
| Colina | Smektit | 0,5 | (−23,5) | 3,56 |
| Colina spezial | Smektit Aluminiumhydroxid Magnesiumcarbonat | 0,4 | (−19,8) | 3,65 |
| Diarrhoesan | Apfelpektin Kamillenblütenextrakt | 0,2 | (−7,8) | 12,19 |
| Kohle-Compretten/ Granulat | Med. Kohle | 0,1 | (−19,6) | 7,57 |
| Kaoprompt-H | Kaolin Pektin | 0,1 | (−16,8) | 34,19 |
| | | 1,2 | (−19,5) | 6,73 |
| **Hefepräparate** | | | | |
| Perenterol | Saccharomyces boulard. | 4,2 | (−17,1) | 6,39 |
| Perocur | Saccharomyces boulard. | 1,2 | (+2,4) | 3,37 |
| Santax S | Saccharomyces boulard. | 0,7 | (−30,8) | 4,06 |
| Hamadin | Saccharomyces boulard. | 0,5 | (+4,7) | 3,36 |
| | | 6,7 | (−14,6) | 5,36 |
| **Bakterienpräparate** | | | | |
| Mutaflor | Escherichia coli | 2,9 | (−12,0) | 3,98 |
| Hylak forte N | Lactobacillus helvet. Lactobacillus acidoph. Escherischia coli | 1,9 | (−24,0) | 1,96 |
| Symbioflor II | Escherichia coli | 1,8 | (−27,9) | 1,13 |
| Omniflora N | Lactobacillus gasseri Bifidobacterium longum | 1,8 | (−17,9) | 2,18 |
| Pro-Symbioflor | Autolysat von Escherichia coli und Enterococcus faecalis | 1,4 | (−23,2) | 1,83 |
| Hylak N | Lactobacillus helvet. Lactobacillus acidoph. Escherichia coli | 0,5 | (−11,9) | 1,56 |
| | | 10,3 | (−20,0) | 2,38 |
| **Pflanzliche Mittel** | | | | |
| Uzara | Uzarawurzelextrakt | 0,7 | (+9,3) | 2,55 |
| **Summe** | | 18,9 | (−17,4) | 3,72 |

Durchfallkrankheiten sowie zur Vorbeugung von Reisediarrhöen zugelassen. Aus den bisherigen Untersuchungen ergaben sich zwar statistisch signifikante Unterschiede des Trockenhefepräparats zu Placebo, die jedoch aus klinischer Sicht wenig relevant sind. Nach 2–7tägiger Therapie wurde die Stuhlfrequenz bei akuter Erwachsenendiarrhö nur am zweiten Tag signifikant von 3,0 auf 2,4 Stühle pro Tag gesenkt (Höchter et al. 1990). Ähnlich marginale Ergebnisse werden für die antidiarrhoische Therapie von Kindern in einer mexikanischen Studie beschrieben (Cetina-Sauri und Basto 1991). Bei der Prävention der Reisediarrhö hatte Saccharomyces boulardii ebenfalls keine überzeugenden Wirkungen. In der dazu vorliegenden Placebo-kontrollierten Studie an 3000 österreichischen Fernreisenden wurde die Durchfallquote von 39% auf 34% (250 mg Trockenhefe tgl.) oder 29% (1000 mg Trockenhefe tgl.) gesenkt, wenn mehr als die Hälfte der Studienteilnehmer wegen Protokollverletzungen ausgeschlossen wurden (Kollaritsch et al. 1993). Eine Auswertung aller Studienteilnehmer zeigt dagegen keine Unterschiede in der Wirksamkeit von Saccharomyces boulardii und Placebo. Wir schließen uns daher der klinisch-pharmakologischen Beurteilung an, daß eine antibakterielle Therapie weiterhin die wesentlich erfolgreichere Form der Prophylaxe und der Therapie der Reisediarrhö mit Erfolgsquoten bis zu 90% ist (Scarpignato und Rampal 1995).

Auch bei Behandlung des Rezidivs der Clostridium-difficile-Kolitis und bei Sonden-ernährten Intensivpatienten hatte die Behandlung mit Trockenhefepräparaten nur marginale Erfolgsquoten (McFarland et al. 1994, Bleichner et al. 1997).

Der Nutzen von Bakterienpräparaten ist schwierig zu beurteilen. Bei Kindern, die Antibiotika erhielten, führte die prophylaktische Gabe von Lactobacillus-Präparationen zu einer Verminderung der Stuhlfrequenz (Young et al. 1998). Darüber hinaus erwies sich eine Dauertherapie als effektiv bei der Behandlung der „Pouchitis" nach ileoanaler Anastomose bei Patienten mit Colitis ulcerosa (Gionchetti et al. 2000). Zur abschließenden Beurteilung des therapeutischen Nutzens dieser Substanzen sind weitere klinische Studien erforderlich. Mit dem Bakterienpräparat *Mutaflor*, das Escherichia coli enthält, wurden in einer Placebo-kontrollierten Studie Effekte auf die Remissionserhaltung bei einer kleinen Gruppe von Patienten mit Morbus Crohn beobachtet, die jedoch nicht signifikant waren (Malchow 1997). In einer weiteren Studie erreichten steroidbehandelte Patienten mit Colitis ulcerosa ähnlich hohe Remissionsraten mit Mesalazin (75%) wie mit dem Colipräparat (68%) (Rembacken et al. 1999). Wegen der ungewöhnlich hohen Rezidivrate unter Mesalazin (73%) und dem hohen Anteil steroidbehandelter Patienten ist das Ergebnis jedoch nicht repräsentativ für die Standardtherapie und kann daher nicht als Wirksamkeitsnachweis für Coliextrakte gewertet werden.

## Laxantien

Die Gruppe der Laxantien umfaßt in ihrem Wirkungsmechanismus unterschiedliche Substanzen wie Quellstoffe, Lactulose, hydragoge Laxantien (z. B. Bisacodyl), pflanzliche Kombinationen und salinische Laxantien in Form von Klysmen (Tabellen 35.12 und 35.13). Da Laxan-

**Tabelle 35.12:** Verordnungen von Laxantien 2000. Angegeben sind die verordnungshäufigsten Präparate mit Verordnungsrang, Verordnungen und Umsatz 2000 im Vergleich zu 1999.

| Rang | Präparat | Verordnungen in Tsd. | Änd. % | Umsatz Mio. DM | Änd. % |
|---|---|---|---|---|---|
| 311 | Lactulose-ratiopharm | 513,1 | −3,5 | 13,3 | +1,2 |
| 350 | Bifiteral | 472,1 | −27,4 | 15,4 | −27,5 |
| 412 | Lactulose Stada | 422,2 | −7,7 | 11,3 | −11,7 |
| 706 | Lactulose AL | 253,5 | +59,7 | 5,9 | +58,4 |
| 716 | Microklist | 248,8 | −11,2 | 5,9 | −6,3 |
| 903 | Laxoberal | 194,3 | −12,6 | 4,0 | −12,3 |
| 920 | Practo-Clyss | 189,5 | −12,6 | 3,4 | −6,9 |
| 947 | Lactulose Neda | 183,2 | −29,8 | 5,6 | −30,0 |
| 1220 | Dulcolax | 138,1 | −2,7 | 1,8 | +2,6 |
| 1250 | Lactulose-saar | 134,2 | +52,7 | 3,3 | +53,9 |
| 1380 | Movicol Pulver | 117,7 | +30,0 | 5,4 | +30,8 |
| 1405 | Lactocur | 114,8 | −4,7 | 2,9 | −5,7 |
| 1627 | Chol-Kugeletten Neu | 95,3 | −38,9 | 2,4 | −38,7 |
| 1715 | Obstinol mild/M | 88,6 | −4,0 | 1,3 | −3,4 |
| 2030 | Babylax | 68,5 | +34,9 | 0,6 | +34,7 |
| 2111 | Isomol Pulver | 63,5 | +20,3 | 2,6 | +27,1 |
| 2155 | Glycilax | 61,7 | −10,0 | 0,4 | −8,3 |
| 2156 | Klysma-Salinisch | 61,6 | −10,7 | 0,6 | −10,7 |
| Summe | | 3420,7 | −7,8 | 86,1 | −7,8 |
| Anteil an der Indikationsgruppe | | 109,3% | | 112,9% | |
| Gesamte Indikationsgruppe | | 3129,7 | −11,6 | 76,3 | −11,9 |

Hier sind auch Präparate aufgeführt, die mit Laxantien wirkstoffgleich sind, in der Roten Liste aber als Lebertherapeutika geführt werden. Daher läßt sich der Anteil an der Indikationsgruppe nicht ausweisen.

tien im wesentlichen bei Patienten mit intaktem Kolon zum Einsatz kommen, sollten nach ausführlicher Beratung über verdauungsphysiologische Vorgänge und diätetischer Empfehlung von schlackenreicher Kost mit reichlich Flüssigkeit vorrangig Quellstoffe verordnet werden.

Die Gruppe der Laxantien zeigt 2000 eine Abnahme von Verordnungen und Umsatz (Tabelle 35.12). Allerdings sind in dieser Gruppe einige Lactulosepräparate enthalten, die in der Roten Liste als Lebertherapeutika eingeordnet sind. Die meisten Lactulosepräparate werden inzwischen als Laxantien klassifiziert. Nur noch wenige Präparate werden in der Roten Liste als Lebertherapeutika (z. B. *Lactocur*, *Lactulose-ratiopharm*) aufgeführt, womit vermutlich der Ausschluß der Verordnungs-

Tabelle 35.13: Verordnungen von Laxantien (Monopräparate) 2000. Angegeben sind die 2000 verordneten Tagesdosen, die Änderungen gegenüber 1999 und die mittleren Kosten je DDD 2000.

| Präparat | Bestandteile | DDD in Mio. | Änderung in % | DDD-Kosten in DM |
|---|---|---|---|---|
| **Quellstoffe** | | | | |
| Mucofalk | Plantago-ovata-Samenschalen | 3,1 | (−12,6) | 1,07 |
| **Lactulose** | | | | |
| Lactulose-ratiopharm | Lactulose | 34,0 | (+0,2) | 0,39 |
| Bifiteral | Lactulose | 31,5 | (−27,2) | 0,49 |
| Lactulose Stada | Lactulose | 28,7 | (−13,3) | 0,39 |
| Lactulose AL | Lactulose | 16,8 | (+58,3) | 0,35 |
| Lactulose Neda | Lactulose | 11,0 | (−30,0) | 0,51 |
| Lactulose-saar | Lactulose | 8,7 | (+54,0) | 0,38 |
| Lactocur | Lactulose | 6,4 | (−9,8) | 0,45 |
| | | 137,0 | (−8,2) | 0,42 |
| **Hydragoge Laxantien** | | | | |
| Laxoberal | Natriumpicosulfat | 10,2 | (−13,5) | 0,40 |
| Dulcolax | Bisacodyl | 2,0 | (−8,2) | 0,86 |
| | | 12,2 | (−12,6) | 0,47 |
| **Gleitmittel** | | | | |
| Obstinol mild/M | Paraffin, dickflüssig | 0,5 | (−3,4) | 2,70 |
| Glycilax | Glycerol | 0,3 | (−12,4) | 1,31 |
| Babylax | Glycerol | 0,2 | (+34,1) | 2,86 |
| | | 1,0 | (−0,3) | 2,32 |
| **Summe** | | 153,3 | (−8,6) | 0,45 |

häufigkeit gemäß Sozialgesetzbuch V (§ 34, Abs. 1, Nr. 3) für Abführmittel umgangen werden soll.

Über 80% der verordneten Tagesdosen entfallen auf Lactulosepräparate aus der Gruppe der osmotischen Laxantien, die nach Versagen diätetischer Maßnahmen und von Quellstoffen indiziert sind. Lactulose ist ein schwer resorbierbares Disaccharid, das im Darmlumen osmotisch Flüssigkeit bindet und erst im Dickdarm bakteriell zu Milchsäure und Essigsäure gespalten wird. Durch die kolonspezifische Wirkung werden potentielle Risiken anderer Laxantien vermieden. Lactulose wird bei der hepatischen Enzephalopathie zur Steigerung der enteralen

Tabelle 35.14: Verordnungen von Laxantienkombinationen 2000. Angegeben sind die 2000 verordneten Tagesdosen, die Änderungen gegenüber 1999 und die mittleren Kosten je DDD 2000.

| Präparat | Bestandteile | DDD in Mio. | Änderung in % | DDD-Kosten in DM |
|---|---|---|---|---|
| Microklist | Natriumcitrat Natriumlaurylsulfoacetat Sorbitol | 2,2 | (−5,8) | 2,73 |
| Chol-Kugeletten Neu | Schöllkrautextrakt Aloeextrakt | 1,9 | (−40,2) | 1,29 |
| Movicol Pulver | Macrogol Natriumchlorid Natriumhydrogencarbonat Kaliumchlorid | 1,7 | (+31,3) | 3,11 |
| Practo-Clyss | Natriumdihydrogenphosphat Natriummonohydrogenphosphat | 1,0 | (−5,5) | 3,33 |
| Isomol Pulver | Macrogol Natriumchlorid Natriumhydrogencarbonat Kaliumchlorid | 0,8 | (+28,8) | 3,15 |
| Klysma-Salinisch | Natriumdihydrogenphosphat Natriummonohydrogenphosphat | 0,1 | (−10,7) | 9,02 |
| Summe | | 7,7 | (−9,9) | 2,64 |

Ammoniakelimination eingesetzt. Die Verordnungsentwicklung unter den verschiedenen Lactulosepräparaten zeigt, daß der behandelnde Arzt sich überwiegend nach dem Preis richtet. Seit 1999 sind die Lactuloseverordnungen nach vielen Jahren hoher Zunahmen erstmalig rückläufig.

Quellstoffe (*Mucofalk*) zeigen 2000 eine auffällige Abnahme in der Verordnungshäufigkeit gegenüber dem Vorjahr (Tabelle 35.13). Das gleiche gilt für hydragoge Laxantien. Unter den Laxantienkombinationen wurden die Macrogol enthaltenden Präparate vermehrt verordnet, während die Verordnung von *Chol-Kugeletten Neu* mit dem potentiell nephrotoxischen Aloeextrakt zurückging (Tabelle 35.14).

## Literatur

Bleichner G., Bléhaut H., Mentec H., Moyse D. (1997): Saccharomyces boulardii prevents diarrhea in critically ill tube-fed patients. Intensive Care Med. 23: 517–523.

Bombardier C., Laine L., Reicin A. et al. (2000): Comparison of upper gastrointestinal toxicity of rofecoxib and naproxen in patients with rheumatoid arthritis. N. Engl. J. Med. 343: 1520–1528.

Caspary W.F., Lüpke N.P., Oldiges F.J., Wahle K. (1995): Diarrhoe in der ärztlichen Praxis. Münch. Med. Wochenschr. 137: 411–415.

Cetina-Sauri G., Basto G.S. (1991): Antidiarrhöische Therapie bei Kindern. Der Kinderarzt 22: 2059–2061.

Ellenrieder V., Boeck W., Richter C., Marre R., Adler G., Glasbrenner B. (1999): Prevalence of resistance to Clarithromycin and it clinical impact on the Efficacy of Helicobacter pylori Eradication. Scand. J. Gastroenterol. 34: 750–756.

Food and Drug Administration (2000): Withdrawal of troglitazone and cisapride. JAMA 283: 2228.

Gionchetti P., Rizzello F., Venturi A., Brigidi P., Matteuzzi D., Bazzocchi G. et al. (2000): Oral bacteriotherapy as maintenance treatment in patients with chronic pouchitis: a double-blind, placebo-controlled trial. Gastroenterology 119: 305–309.

Hawkey C.J., Karrasch J.A., Szczepanski L., Walter D.G., Barkun A. et al. (1998): Omeprazole compared with misoprostol for ulcers associated with nonsteroidal antiinflammatory drugs. Omeprazole versus Misoprostol for NSAID-induced Ulcer Management (OMNIUM) Study Group. N. Engl. J. Med. 338: 727–734.

Hellers G., Cortot A., Jewell D. et al. (1999): Oral budesonide for prevention of postsurgical recurrence in Crohn's disease. Gastroenterology 116: 294–300.

Höchter W., Chase D., Hagenhoff G. (1990): Saccharomyces boulardii bei akuter Erwachsenendiarrhoe. Wirksamkeit und Verträglichkeit der Behandlung. Münch. Med. Wochenschr. 132: 188–192.

Holtmann G., Gschossmann J., Karaus M., Fischer T., Becker B., Mayr P., Gerken G. (1999): Randomised double-blind comparison of simethicone with cisapride in functional dyspepsia. Aliment. Pharmacol. Ther. 13: 1459–1465.

Koletzko S. (1997): Sonstige Erkrankungen des Magen-Darm-Traktes. In: Reinhardt D. (Hrsg.): Therapie der Krankheiten im Kindes- und Jugendalter. 6. Aufl., Springer, Berlin Heidelberg New York, S. 759–776.

Kollaritsch H., Holst H., Grobara P., Wiedermann G. (1993): Prophylaxe der Reisediarrhöe mit Saccharomyces boulardii. Fortschr. Med. 111: 152–156.

Labenz J., Tillenburg B., Peitz U., Köhl H., Becker T. et al. (1996): Ulcusheilung durch Helicobacter-pylori-Eradikation: Genügt eine Woche Therapie? Dtsch. Med. Wochenschr. 121: 3–8.

Lee J.M., Breslin N.P., Hyde D.K., Buckley M.J., O'Morain C.A. (1999): Treatment options for Helicobacter pylori infection when proton pump inhibitor-based triple therapy fails in clinical practice. Aliment. Pharmacol. Ther. 13: 489–496.

Lind T., Mégraud F., Unge P., Bayerdörffer E., O'Morain C., Spiller R., van Zenten S. et al. (1999): The MACH 2 study: Role of omeprazole in eradication of helicobacter pylori with I-week triple therapies. Gastroenterology 116: 248–253.

Lüth S., Teyssen S., Kölbel C.B., Singer M.V. (2001): 4 day triple therapy with rabeprazole, amoxicillin and clarithromycin in the eradication of Helicobacter pylori in patients with peptic ulcer disease. Z. Gastroenterol. 39: 279–285.

Malchow H. A. (1997): Crohn's disease and Escherichia coli. A new approach in therapy to maintain remission of colonic Crohn's disease? J. Clin. Gastroenteraol. 25: 653–658.

McFarland L.V., Surawicz C.M., Greenberg R.N. (1994): A randomized placebo-controlled trial of saccharomyces boulardii in combination with standard antibiotics for clostridium difficile disease. JAMA 271: 1913–1918.

Metcalf T.J., Irons T.G., Sher L.D., Young P.C. (1994): Simethicone in the treatment of infant colic: a randomized placebo-controlled multicenter trial. Pediatrics 94: 29–34.

Peters F.T.M., Ganesch S., Kuipers E.J., Sluitder W.J., Klinkenberg-Knol E.C., Lamers C.B.H.W., Kleibeucker J.H. (1999): Endoscopic regression of Barrett's oesophagus during omeprazole treatment; a randomised double blind study. Gut 45: 489–494.

Rembacken B.J., Snelling A.M., Hawkey P.M., Chalmers D.M., Axon A.T.R. (1999): Non pathogenic Escherichia coli versus mesalazine for the treatment of ulcerative colitis: a randomised trial. Lancet 354: 635–639.

Rutgeerts P., Löfberg R., Malchow H. et al. (1994): A comparison of budesonide with prednisolone for active Crohn's disease. N. Engl. J. Med. 331: 842–845.

Scarpignato C., Rampal P. (1995): Prevention and treatment of traveler's diarrhea: a clinical pharmacological approach. Chemotherapy 41 (Suppl. 1): 48–81.

Talley N.J., Vakil N., Baillard E.D., Fennerty B.M. (1999): Absence of benefit of eradicating helicobacter pylori in patients with nonulcer dyspepsia. N. Engl. J. Med. 341: 1106–1111.

Vigneri S., Termini R., Leandro G., Badalamenti S., Pantalena M. et al. (1995): A comparison of five maintenance therapies for reflux esophagitis. New Engl. J. Med. 333: 1106–1110.

Wolfe M.M., Lichtenstein D.R. (1999): Gastrointestinal toxicity of nonsteroidal antiinflammatory drugs. N. Engl. J. Med. 340: 1888–1899.
Young R.J., Whithney D.B., Hanner T.L., Antonson D.L., Lupo J.V., Venderhoof J.A. (1998): Antibiotic associated diarrhea utilizing lactobacillus GG. Gastroenterology 114: A435.

# 36. Migränemittel

ADALBERT KESEBERG

Migränemittel werden zur Anfallskupierung und zur Senkung der Anfallsbereitschaft eingesetzt. Typisch für die Migräne ist der anfallsartig auftretende Halbseitenkopfschmerz, häufig verbunden mit Erbrechen, Übelkeit und Lichtscheu. Bei 15% der Patienten leiten Aura-Symptome visueller und sensorischer Natur den Anfall ein. Frauen sind häufiger betroffen als Männer. Bei Frauen ist nicht selten ein Zusammenhang mit der Menstruation zu beobachten. Als Auslösefaktoren für einzelne Attacken kommen Streß, hormonelle Faktoren und bestimmte Nahrungsmittel sowie Alkohol in Frage. Insgesamt handelt es sich um ein Krankheitsbild, das anhand der Anamnese leicht von anderen Kopfschmerzformen abgrenzbar ist (Diener et al. 2000).

Ein leichter Migräneanfall ist mit den üblichen Analgetika und Antiemetika gut zu beeinflussen. Bei schweren Migräneattacken stehen neben den seit langem angewendeten Sekalealkaloiden seit einigen Jahren spezifische Migränemittel aus der Gruppe der 5-HT$_{1B/1D}$-Rezeptoragonisten (Triptane) zur Verfügung. Zusätzlich zu dem 1993 eingeführten Sumatriptan (*Imigran*) sind in den letzten Jahren drei weitere Triptane auf den Markt gekommen, die 2000 alle unter den verordnungshäufigsten Arzneimitteln vertreten waren.

Eine Migräneprophylaxe ist indiziert, wenn mehr als drei Migräneanfälle pro Monat auftreten. Mittel der Wahl sind Betarezeptorenblocker (z. B. Metoprolol), die im Kapitel 18 besprochen werden. Alternativ wird auch der Calciumantagonist Flunarizin eingesetzt. Zu Dihydroergotamin liegen keine sicheren Belege vor (Diener et al. 2000).

Die Verordnungen der Migränemittel waren in der gesamten Indikationsgruppe erneut leicht rückläufig (Tabelle 36.1). Dieser Eindruck relativiert sich allerdings durch den erneuten Anstieg der Verordnungskosten, der durch die Neueinführung eines weiteren Triptans bedingt ist. Dementsprechend haben sich die verordneten Tagesdosen der Trip-

**Tabelle 36.1:** Verordnungen von Migränemitteln 2000. Angegeben sind die verordnungshäufigsten Präparate mit Verordnungsrang, Verordnungen und Umsatz 2000 im Vergleich zu 1999.

| Rang | Präparat | Verordnungen in Tsd. | Änd. % | Umsatz Mio. DM | Änd. % |
|---|---|---|---|---|---|
| 441 | Imigran | 396,4 | −2,0 | 55,3 | −1,2 |
| 456 | Ascotop | 387,1 | +30,7 | 39,5 | +29,1 |
| 728 | Maxalt | 246,3 | +42,5 | 25,0 | +53,2 |
| 751 | Migränerton | 237,8 | −2,3 | 5,5 | −2,0 |
| 787 | Ergo-Lonarid PD | 225,6 | −23,9 | 4,6 | −22,4 |
| 933 | Migräne-Kranit N Tabletten | 186,5 | −6,8 | 4,9 | −7,8 |
| 1077 | Migrätan S | 157,3 | −18,9 | 4,9 | −18,5 |
| 1200 | Naramig | 140,8 | +7,3 | 15,1 | +8,7 |
| 1526 | Optalidon spezial NOC | 104,6 | −32,0 | 4,2 | −24,9 |
| 1642 | Avamigran N | 93,6 | −16,2 | 2,9 | −14,9 |
| 1801 | Cafergot N | 82,7 | −26,6 | 6,2 | −11,3 |
| 2157 | Migralave N | 61,5 | −11,9 | 1,9 | −8,0 |
| 2448 | Migräflux (orange/grün)/-N | 48,8 | −18,2 | 1,2 | −18,0 |
| 2491 | ergo sanol spezial N | 46,9 | −22,0 | 2,0 | −9,6 |
| Summe | | 2415,9 | −3,6 | 173,3 | +7,3 |
| Anteil an der Indikationsgruppe | | 88,3% | | 95,1% | |
| Gesamte Indikationsgruppe | | 2736,8 | −5,2 | 182,2 | +5,9 |

tane weiterhin erhöht, während Sekalealkaloide und Kombinationspräparate erneut deutlich abgenommen haben (Abbildung 36.1).

## Triptane

Die Triptane sind als selektive Serotoninrezeptoragonisten (5-$HT_{1B/1D}$) die wirksamsten Mittel der akuten Migränetherapie. Über vaskuläre Serotoninrezeptoren bewirken sie eine Vasokonstriktion großer Hirngefäße und arteriovenöser Anastomosen. Daneben hemmen sie die neurogene Entzündung im Migräneanfall durch eine verminderte Freisetzung proinflammatorischer Neurotransmitter aus perivaskulären Trigeminusfasern. Im Gegensatz zu den Sekalealkaloiden lindern sie zusätzlich auch migränetypische Symptome wie Übelkeit, Erbrechen, Lichtscheu und Lärmempfindlichkeit. Seit 1999 sind vier Triptane in der Gruppe der 2500 meistverordneten Arzneimittel vertreten. Damit wird das therapeutisch bedeutsame Potential dieser relativ neuen Arzneimittelgruppe auch in der praktischen Verordnungstätigkeit deutlich. Alle

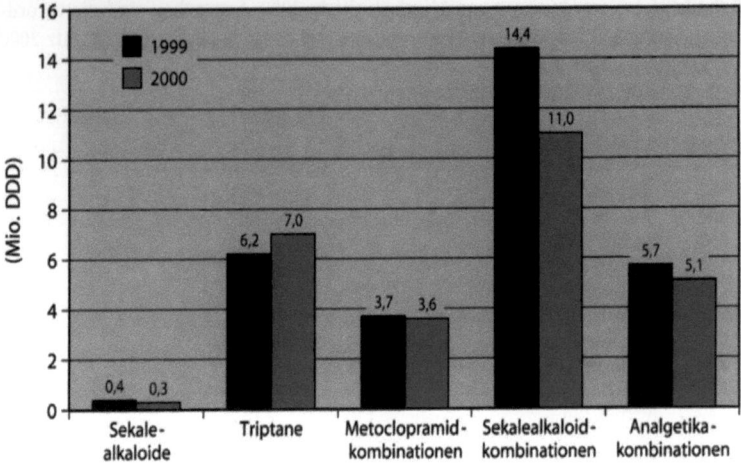

**Abbildung 36.1:** Verordnungen von Migränemitteln 2000. Definierte Tagesdosen (DDD) der 2500 meistverordneten Arzneimittel.

Triptane haben ein ähnliches Wirkungsprofil, unterscheiden sich aber in der Pharmakokinetik und damit vor allem in der Wirkungsdauer und in der Häufigkeit des Wiederauftretens von Migräneanfällen.

Am besten untersucht ist Sumatriptan, das in Dosen von 25–100 mg oral bei 50–70% der Patienten die Beschwerden innerhalb von 2 Stunden lindert. Bei Übelkeit und Erbrechen können 25 mg rektal oder 10–20 mg als Nasenspray eingesetzt werden. Besonders wirksam ist die subkutane Injektion, nach der sich die Symptome bereits nach 60 Minuten bei 80% der Patienten zurückbilden. Wegen der kurzen Halbwertszeit von zwei Stunden treten 12 Stunden nach oraler Gabe bei 30–40% der Patienten erneut Migränekopfschmerzen auf, bei denen eine zweite Gabe wiederum wirksam ist. Schwerwiegende Nebenwirkungen bei Patienten mit kardialen Vorerkrankungen oder anderen Kontraindikationen haben die Arzneimittelkommission der deutschen Ärzteschaft (1995) veranlaßt, auf die Beachtung der Kontraindikationen hinzuweisen.

Die neueren Triptane Zolmitriptan (*AscoTop*), Naratriptan (*Naramig*) und Rizatriptan (*Maxalt*) haben eine höhere orale Bioverfügbarkeit und eine längere Halbwertszeit. Das am längsten wirkende Naratriptan ist besonders für Patienten mit langen und regelmäßig wiederauftretenden Attacken geeignet. Allerdings wirkt Naratriptan langsamer als Rizatriptan (Bomhof et al. 1999).

Mit Ausnahme von Sumatriptan zeigen alle neueren Triptane trotz der enorm hohen Therapiekosten einen weiteren Anstieg in der Verordnung (Tabelle 36.2). Besonders stark ist die Zunahme des 1999 eingeführten Präparates *Maxalt*. Insgesamt hat das auffällige Verordnungswachstum der Triptane dazu geführt, daß diese Gruppe nach definierten Tagesdosen wesentlich häufiger als die Sekalealkaloidmonopräparate angewendet werden.

## Sekalealkaloide

Sekalealkaloide sind lange Zeit die klassischen Arzneimittel zur Behandlung der akuten Migräneattacke gewesen. Wegen ihrer günstigen Therapiekosten werden sie bei einer begrenzten Zahl von Migränepatienten empfohlen, die nur selten oder langdauernde Kopfschmerzen haben und die Dosisbegrenzungen einhalten (Tfelt-Hansen et al. 2000). Als nichtselektive 5-HT-Rezeptoragonisten haben sie jedoch zusätzliche Wirkungen auf mehrere Serotoninrezeptoren, adrenerge Alpharezeptoren und Dopaminrezeptoren, so daß sie mehr Nebenwirkungen als die selektiv wirkenden Triptane auslösen. Insbesondere können sie Übelkeit und Erbrechen induzieren und damit typische Initialsymptome der schweren Migräneattacke verstärken. Daher wird allgemein die gleichzeitige Gabe prokinetischer Antiemetika vom Typ des Metoclopramids

Tabelle 36.2: Verordnungen von Migränemitteln 2000 (Monopräparate). Angegeben sind die 2000 verordneten Tagesdosen, die Änderungen gegenüber 1999 und die mittleren Kosten je DDD 2000.

| Präparat | Bestandteile | DDD in Mio. | Änderung in % | DDD-Kosten in DM |
|---|---|---|---|---|
| **Sekalealkaloide** | | | | |
| ergo sanol spezial N | Ergotamintartrat | 0,3 | (−17,3) | 6,70 |
| **5-HT$_{1B/1D}$-Rezeptoragonisten** | | | | |
| Imigran | Sumatriptan | 3,2 | (−2,8) | 17,45 |
| Ascotop | Zolmitriptan | 1,9 | (+29,1) | 20,47 |
| Maxalt | Rizatriptan | 1,2 | (+51,1) | 21,72 |
| Naramig | Naratriptan | 0,8 | (+9,5) | 20,13 |
| | | 7,0 | (+12,8) | 19,27 |
| Summe | | 7,3 | (+11,2) | 18,76 |

empfohlen. Ein weiterer Nachteil ist ihre geringe und damit unsichere Bioverfügbarkeit in oraler oder rektaler Form. Dihydroergotamin (DHE) wird extrem variabel resorbiert und eignet sich daher nicht für die orale Therapie. Schließlich sind Sekalealkaloide vor allem bei Erkrankungen der Koronarien und peripheren Gefäße, Hypertonie, Leber- und Nierenkrankheiten sowie in der Schwangerschaft kontraindiziert.

Damit wird verständlich, daß die Verordnungen des Monopräparats von Ergotamin (*ergo sanol-spezial N*) erneut zurückgegangen sind (Tabelle 36.2). Das Dihydroergotaminpräparat *Clavigrenin* ist nicht mehr unter den 2500 meistverordneten Arzneimitteln vertreten.

## Kombinationspräparate

Die Kombinationspräparate haben trotz allgemein rückläufiger Verordnungszahlen immer noch einen Anteil von über 70% am Verordnungsvolumen der Migränemittel (Tabelle 36.3). Alle diese Kombinationen sind nach heutigen Therapievorstellungen nicht empfehlenswert (Diener et al. 2000). Eine ähnliche Schlußfolgerung wurde kürzlich aus einer Analyse von ca. 90.000 Verordnungen an Migränepatienten gezogen, die sich über den Zeitraum von 1994 bis 1996 erstreckte (Krobot et al. 1999). Nach unseren Daten aus den letzten Jahren werden die aktuellen Therapieempfehlungen in der praktischen Migränetherapie zunehmend beachtet. Seit 1992 sind die Verordnungen der Kombinationspräparate insgesamt um über 70% zurückgegangen (vgl. Arzneiverordnungs-Report '94).

Für die initiale Therapie des Migräneanfalls wird die freie Kombination von Analgetika mit prokinetischen Antiemetika empfohlen. Als Therapieprinzipien kommen dabei die peripher analgetische Wirkung des Paracetamols sowie die periphere Wirkung des Metoclopramids auf die Magenmotorik (bessere Resorption des Paracetamols) und seine zentrale Wirkung (Unterdrückung des Brechreizes) zum Tragen. Die Substanz blockiert zentrale Dopaminrezeptoren und wirkt zusätzlich auf Serotoninrezeptoren. Metoclopramid ist auch in Kombination mit Acetylsalicylsäure gut wirksam. In einer kontrollierten Studie wurde nachgewiesen, daß die Kupierung eines Migräneanfalls fast ebenso effektiv gelingt wie mit oral verabreichtem Sumatriptan (Tfelt-Hansen et al. 1995).

Die Verordnung der Metoclopramidkombination *Migränerton* ist 2000 weiterhin rückläufig. Für dieses Präparat gibt es lediglich eine un-

**Tabelle 36.3:** Verordnungen von Migränemitteln 2000 (Kombinationen). Angegeben sind die 2000 verordneten Tagesdosen, die Änderungen gegenüber 1999 und die mittleren Kosten je DDD 2000.

| Präparat | Bestandteile | DDD in Mio. | Änderung in % | DDD-Kosten in DM |
|---|---|---|---|---|
| **Metoclopramidkombinationen** | | | | |
| Migränerton | Paracetamol Metoclopramid | 3,6 | (−3,9) | 1,54 |
| **Sekalealkaloidkombinationen** | | | | |
| Migrätan S | Ergotamintartrat Propyphenazon | 3,1 | (−18,5) | 1,60 |
| Optalidon spezial NOC | Dihydroergotamin Propyphenazon | 2,5 | (−33,4) | 1,70 |
| Ergo-Lonarid PD | Dihydroergotamin Paracetamol | 2,4 | (−24,9) | 1,91 |
| Cafergot N | Ergotamintartrat Coffein | 1,8 | (−18,8) | 3,47 |
| Avamigran N | Ergotamintartrat Propyphenazon | 1,2 | (−14,9) | 2,31 |
| | | 11,0 | (−23,5) | 2,08 |
| **Analgetikakombinationen** | | | | |
| Migräne-Kranit N Tabletten | Propyphenazon Paracetamol Codein | 3,1 | (−8,2) | 1,58 |
| Migralave N | Buclizin Paracetamol | 1,2 | (−7,2) | 1,57 |
| Migräflux (orange/grün)/-N | Dimenhydrinat Paracetamol Codein | 0,8 | (−18,0) | 1,45 |
| | | 5,1 | (−9,7) | 1,56 |
| **Summe** | | 19,7 | (−17,1) | 1,84 |

kontrollierte Beobachtungsstudie und eine Studie zur Pharmakokinetik (Becker et al. 1988, Becker et al. 1992). Die fixe Kombination bietet aber keine Vorteile, da die Einzelkomponenten zeitversetzt eingenommen werden sollen und die Halbwertszeiten von Paracetamol (2 Std.) und Metoclopramid (5 Std.) unterschiedlich sind. Metoclopramid wirkt bei Migräneattacken auf die Übelkeit besser als Placebo, führt jedoch nicht zu einer signifikanten Verstärkung der Paracetamolwirkung

(Tfelt-Hansen et al. 1980). Darüber hinaus genügen bei geringeren Migränesymptomen entweder nur Metoclopramid oder nur ein Analgetikum zur Kupierung (Diener et al. 2000).

Die Sekalealkaloidkombinationen werden trotz eines weiteren Rückgangs weiterhin häufiger als die Triptane verordnet (Tabelle 36.3). Zu den einzelnen Kombinationen gibt es nur wenige gut kontrollierte Studien. Eine Kombination aus Paracetamol (1000 mg/Tbl.) und Dihydroergotamin (2 mg/Tbl.) senkte die Kopfschmerzintensität nach zwei Stunden um 45%, im Vergleich zu Paracetamol allein (38%) oder Placebo (20%), und hatte damit einen signifikanten, aber nur marginalen Vorteil gegenüber Paracetamol (Hoernecke und Doenicke 1993). Die Validität der Daten ist jedoch fraglich, da trotz einer hohen Dropoutquote von 40% eine Intent-to-treat-Analyse fehlt. Die Wirksamkeit der Kombination *Ergo-Lonarid PD* ist damit nicht sicher belegbar, zumal die mittlere vom Hersteller empfohlene Einzeldosis deutlich niedriger liegt.

Weniger kritisch wurden Zweierkombinationen aus Ergotamin und Coffein beurteilt, da es schon länger Hinweise auf eine Steigerung der intestinalen Ergotaminresorption durch Coffein gab (Schmidt und Fanchamps 1974). Die Ergotaminkombination *Cafergot N* war in einer Vergleichsstudie nach zwei Stunden schwächer wirksam (48%) als Sumatriptan (66%), wurde aber nicht mit Placebo verglichen (The Multinational Oral Sumatriptan and Cafergot Comparative Study Group 1991). Generell sollten aber Mischpräparate mit Coffein vermieden werden, das den während der Migräneattacke bereits erhöhten Sympathikustonus weiter steigert.

Die Mehrzahl der Präparate (*Optalidon spezial NOC, Migrätan S, Avamigran N*) enthält Propyphenazon, das als Pyrazolderivat mit dem Risiko anaphylaktischer Reaktionen und der Agranulozytose behaftet ist und daher nur zurückhaltend angewendet werden soll (Mutschler et al. 2001). Darüber hinaus gibt es bei der Migräne keine kontrollierten Studien zur Wirkung von Propyphenazon. Bei Migränepatienten induzierte die regelmäßige Einnahme von Analgetikakombinationen häufig Dauerkopfschmerzen, die am ehesten durch Ergotamin hervorgerufen wurden (Dichgans et al. 1984). Auch ein Sumatriptan-induzierter Dauerkopfschmerz wird beobachtet (Kaube et al. 1994). Auch Zolmitriptan und Naratriptan können dies bewirken (Limmroth et al. 1999). Für Rizatriptan liegen jetzt auch Berichte vor.

Die als Analgetikakombinationen bezeichneten Migränemittel enthalten nichtopioide Analgetika, Codein und Antihistaminika mit fraglicher therapeutischer Bedeutung für die Anfallskupierung der Migräne.

## Literatur

Arzneimittelkommission der deutschen Ärzteschaft (1995): Kontraindikation bei Sumatriptan beachten. Dtsch. Ärztebl. 92: A-1546-47.

Becker A., Buck W., Vögtle-Junkert U. (1988): Analgesie und Antiemese – Therapieziele in der Migränebehandlung. Med. Welt 39: 473-476.

Becker A., Berner G., Leuschner F., Vögtle-Junkert U. (1992): Pharmakokinetische Aspekte zur Kombination von Metoclopramid und Paracetamol. Arzneim.-Forschg. 42: 552-555.

Bomhof M., Paz J., Legg N., Allen C., Vandormael K., Patel K. (1999): Comparison of rizatriptan 10 mg vs. naratriptan 2.5 mg in migraine. Eur. Neurol. 42: 173-179.

Dichgans J., Diener H.C., Gerber W.D., Verspohl E.J., Kukiolka H., Kluck M. (1984): Analgetika-induzierter Dauerkopfschmerz. Dtsch. Med. Wochenschr. 109: 369-373.

Diener H.C., Brune K., Gerber W.-D., Pfaffenrath V., Straube A. (2000): Therapie der Migräneattacke und Migräneprophylaxe. Empfehlungen der Deutschen Migräne- und Kopfschmerzgesellschaft (DMKG). Arzneimitteltherapie 18: 314-323.

Hoernecke R., Doenicke A. (1993): Behandlung des Migräneanfalls: die Kombination Dihydroergotamintartrat und Paracetamol im Vergleich zu den Einzelsubstanzen und Placebo. Med. Klinik 88: 642-648.

Kaube H., May A., Diener H.C., Pfaffenrath V. (1994): Sumatriptan. Brit. Med. J. 308: 1573-1574.

Krobot K.J., Steinberg H.W., Pfaffenrath V. (1999): Migraine prescription density and recommendations. Results of the PCAOM study. Cephalalgia 19: 511-519.

Limmroth V., Kazawara Z., Fritsche G., Diener H.C. (1999): Headache after frequent use of serotonin agonists zolmitriptan and naratriptan. Lancet 353: 378.

Mutschler E., Geisslinger G., Kroemer H.K., Schäfer-Korting M. (2001): Arzneimittelwirkungen. 8. Aufl., Wissenschaftliche Verlagsgesellschaft, Stuttgart, S. 240.

Schmidt R., Fanchamps A. (1974): Effect of caffeine on intestinal absorption of ergotamine in men. Eur. J. Clin. Pharmacol. 7: 213-216.

Tfelt-Hansen P., Herny P., Mulder L.J., Scheldewaert R.G., Schoenen J., Chazot G. (1995): The effectiveness of combined oral lysine acetylsalicylate and metoclopramide compared with oral sumatriptan for migraine. Lancet 346: 923-926.

Tfelt-Hansen P., Olesen J., Aebelholt-Krabbe A., Melgaard B., Veilis B. (1980): A double blind study of metoclopramide in the treatment of migraine attacks. J. Neurol. Neurosurg. Psychiatry 43: 369-371.

Tfelt-Hansen P., Saxena P.R., Dahlöf C., Pascual J., Lainez M., Henry P. et al. (2000): Ergotamine in the acute treatment of migraine. A review and European consensus. Brain 123: 9-18.

The Multinational Oral Sumatriptan and Cafergot Comparative Study Group (1991): A randomized, double-blind comparison of sumatriptan and cafergot in the acute treatment of migraine. Eur. Neurol. 31: 314-322.

## 37. Mineralstoffpräparate und Osteoporosemittel

Ulrich Schwabe und Reinhard Ziegler

In der Gruppe der Mineralstoffpräparate werden verschiedene Mineralsalze nach chemischer Systematik zusammengefaßt, die therapeutisch mehreren Indikationen zuzuordnen sind. Hauptvertreter sind die Calcium-, Kalium- und Magnesiumpräparate, die primär für die Substitution bei entsprechenden Mangelzuständen in Frage kommen. Daneben gibt es kleinere Präparategruppen, die Fluorid, Zink, Aluminium, Selen oder Kupfer enthalten.

Calcium- und Fluoridpräparate werden neben der Substitutionsbehandlung vor allem schwerpunktmäßig bei der Therapie der Osteoporose eingesetzt. Daher erscheint es uns zweckmäßig, weitere Osteoporosemittel in die Verordnungsanalyse einzubeziehen, die in zunehmendem Maße therapeutische Bedeutung gewinnen, nämlich Calcitonin und die seit vier Jahren für diese Indikation zugelassenen Bisphosphonate. Neben den Mineralstoffpräparaten werden deshalb Osteoporosemittel dargestellt, die in der Indikationsgruppe der Osteoporosemittel und Calciumstoffwechselregulatoren in der Roten Liste aufgeführt sind. Die meisten Hersteller haben auch Fluoridpräparate in diese Gruppe eingeordnet.

In der gesamten Indikationsgruppe der Mineralstoffpräparate haben die Verordnungszahlen deutlich abgenommen, größtenteils durch große Einsparungen bei den drei führenden Magnesiumpräparaten (Tabelle 37.1). Bei der Abnahme der Fluoride dürfte die Einführung der Bisphosphonate eine zunehmende Rolle spielen.

### Osteoporosemittel

Die differenzierte Osteoporosetherapie stützt sich auf den Einsatz von Hormonen wie Östrogene, aktuell ergänzt durch den ersten selektiven Estrogen-Rezeptor-Modulator (SERM) Raloxifen (Evista), der entspre-

Mineralstoffpräparate und Osteoporosemittel 529

**Tabelle 37.1:** Verordnungen von Mineralstoffpräparaten 2000. Angegeben sind die verordnungshäufigsten Präparate mit Verordnungsrang, Verordnungen und Umsatz 2000 im Vergleich zu 1999.

| Rang | Präparat | Verordnungen in Tsd. | Änd. % | Umsatz Mio. DM | Änd. % |
|---|---|---|---|---|---|
| 66 | Magnesium Verla N Drag. | 1360,8 | -22,9 | 24,8 | -22,1 |
| 110 | Tromcardin Amp./Drag./Tabl. | 1046,3 | -11,4 | 33,3 | -11,0 |
| 180 | Magnetrans forte | 740,3 | -15,0 | 18,5 | -19,8 |
| 232 | Calcium Sandoz Brausetabl. | 628,0 | -31,2 | 23,4 | -30,5 |
| 313 | Kalinor-Brausetabl. | 511,8 | -6,3 | 20,3 | -4,9 |
| 388 | Ossofortin forte/fortissimo | 442,8 | -14,9 | 26,2 | -14,0 |
| 481 | Magium K | 373,7 | -9,4 | 9,6 | -10,7 |
| 498 | Magnesiocard | 362,5 | -16,7 | 6,4 | -18,1 |
| 503 | Calcimagon-D3 | 359,1 | +71,5 | 13,9 | +73,4 |
| 536 | Oralpädon 240 | 337,0 | +0,1 | 3,0 | +0,1 |
| 602 | Magnesium-Diasporal N/orange | 302,1 | -30,3 | 10,8 | -28,8 |
| 691 | Magnesium Verla Tabl./N Konz | 262,4 | -22,1 | 5,3 | -22,2 |
| 748 | Kalinor/retard | 239,4 | +5,3 | 5,9 | +5,6 |
| 875 | galacordin | 200,0 | +22,9 | 5,2 | +24,4 |
| 897 | Ossofortin | 195,4 | -17,3 | 6,7 | -15,7 |
| 907 | Calcium-Dura | 193,7 | -9,8 | 5,8 | -5,0 |
| 955 | Zentramin Bastian N Tabl. | 180,9 | -32,6 | 8,3 | -30,1 |
| 964 | Zinkorotat | 179,2 | -18,1 | 4,6 | -15,5 |
| 982 | Kalium-Mag.-Apogepha | 173,8 | -13,6 | 3,6 | -14,0 |
| 1091 | Kalium-Duriles | 155,9 | -6,4 | 4,1 | -6,0 |
| 1188 | Ideos | 143,0 | +26,3 | 7,0 | +19,8 |
| 1330 | Magnesium Jenapharm | 124,2 | -24,0 | 2,8 | -25,7 |
| 1359 | Sandocal D | 119,6 | -8,8 | 9,1 | -9,0 |
| 1402 | Elotrans Neu | 114,8 | -9,5 | 1,2 | -7,9 |
| 1554 | Rekawan | 102,2 | -15,7 | 1,6 | -15,6 |
| 1564 | Calcium Hexal | 101,0 | -17,7 | 3,4 | -14,0 |
| 1674 | Unizink | 91,6 | -12,7 | 2,4 | -14,9 |
| 1718 | Anti-Phosphat | 88,4 | -17,0 | 4,6 | -4,0 |
| 1811 | Calciumacetat-Nefro | 82,4 | +257,3 | 2,5 | +309,2 |
| 1821 | Kalitrans-Brausetabletten | 81,9 | +11,5 | 2,3 | +17,8 |
| 1841 | Magnerot N | 80,8 | -24,8 | 1,4 | -24,9 |
| 1952 | Mg 5-Longoral/Granulat | 73,4 | -26,0 | 1,7 | -25,4 |
| 1997 | Magnesium-Diasporal 150 | 70,1 | +16,9 | 1,7 | +16,5 |
| 2025 | Calcium D3 Stada | 68,9 | +896,5 | 2,8 | +896,5 |
| 2032 | Magnesium 500 von ct | 68,4 | +2,2 | 0,8 | -3,9 |
| 2033 | Calcilac KT | 68,4 | +796,5 | 2,6 | +815,2 |
| 2047 | Milupa GES | 67,6 | -7,7 | 0,5 | -7,7 |
| 2062 | Lösnesium | 66,9 | -25,9 | 2,2 | -25,2 |
| 2086 | Calcivit D | 64,8 | +125,1 | 2,8 | +146,6 |
| 2093 | Magnesium-Optopan | 64,6 | -6,4 | 0,7 | -6,4 |
| 2162 | Biomagnesin | 61,3 | -35,0 | 1,3 | -34,4 |
| 2187 | Osspulvit S | 59,7 | -15,8 | 1,1 | -12,7 |

**Tabelle 37.1:** Verordnungen von Mineralstoffpräparaten 2000. Angegeben sind die verordnungshäufigsten Präparate mit Verordnungsrang, Verordnungen und Umsatz 2000 im Vergleich zu 1999 (Fortsetzung).

| Rang | Präparat | Verordnungen in Tsd. | Änd. % | Umsatz Mio. DM | Änd. % |
|---|---|---|---|---|---|
| 2255 | Frubiase Calcium forte | 56,8 | −21,4 | 3,2 | −8,8 |
| 2381 | KCl-retard Zyma | 51,3 | +1,3 | 1,3 | +0,2 |
| 2455 | Calcimagon | 48,6 | −5,0 | 2,1 | −8,0 |
| 2480 | Selenase | 47,2 | +23,7 | 5,1 | +25,6 |
| Summe | | 10312,7 | −12,1 | 308,1 | −10,2 |
| Anteil an der Indikationsgruppe | | 92,9% | | 89,6% | |
| Gesamte Indikationsgruppe | | 11104,0 | −11,7 | 343,8 | −8,8 |

chend der Systematik der Roten Liste bei den Östrogenen (Kapitel 45) besprochen wird, Vitaminen wie Colecalciferol und seinen Metaboliten sowie auf die Calcium- und Fluoridpräparate, Bisphosphonate und Calcitonine. In den folgenden Abschnitten werden Calciumpräparate und Fluoride sowie die Bisphosphonate und Calcitonine abgehandelt. Dabei wird auch auf weitere Anwendungsgebiete der Calciumpräparate eingegangen.

In der Gruppe der Osteoporosemittel und Calciumstoffwechselregulatoren sind im Jahre 2000 zwölf Arzneimittel unter den 2500 am häufigsten verordneten Präparaten vertreten (Tabelle 37.2). Es handelt sich um elf Osteoporosemittel aus der Gruppe Fluoride (sechs Vertreter), der Bisphosphonate (*Didronel, Fosamax, Aredia, Actonel*) und der Calcitonine (*Karil*) sowie um ein Dihydrotachysterolpräparat (*A.T. 10*), das kein Osteoporosetherapeutikum darstellt.

Die bereits seit 1997 erkennbare Umschichtung von Fluoriden zu den Bisphosphonaten hat sich auch 2000 weiter fortgesetzt, so daß die Bisphosphonate trotz einer kleineren Präparatezahl die Fluoridpräparate weit überflügelt, allerdings seit dem Vorjahr erstaunlicherweise auch abgenommen haben (Abbildung 37.1).

### Calciumpräparate

Calciumsalze werden bei nutritiven oder malabsorptionsbedingten Calcium- und Vitamin-D-Mangelzuständen sowie substitutiv-adjuvant

**Tabelle 37.2:** Verordnungen von Calciumstoffwechselregulatoren und Osteoporosemitteln 2000. Angegeben sind die verordnungshäufigsten Präparate mit Verordnungsrang, Verordnungen und Umsatz 2000 im Vergleich zu 1999.

| Rang | Präparat | Verordnungen in Tsd. | Änd. % | Umsatz Mio. DM | Änd. % |
|---|---|---|---|---|---|
| 522 | Tridin | 343,2 | −35,6 | 19,6 | −35,6 |
| 524 | Didronel-Kit | 341,0 | −13,3 | 75,0 | −11,7 |
| 823 | Fosamax | 212,3 | −8,3 | 53,7 | −6,9 |
| 1505 | Ossiplex retard | 106,9 | +8,2 | 3,3 | +6,2 |
| 1645 | Ossin | 93,6 | −14,8 | 2,0 | −14,2 |
| 1698 | Aredia | 89,7 | +16,0 | 77,1 | +22,9 |
| 1893 | Natriumfluorid 25 Baer | 77,2 | −10,0 | 1,1 | −8,2 |
| 1944 | Karil | 73,7 | −32,9 | 11,4 | −34,2 |
| 2115 | Tridin forte | 63,4 | +242,9 | 5,4 | +242,9 |
| 2241 | A.T. 10 | 57,4 | −24,2 | 9,8 | +9,1 |
| 2301 | Fluoril | 54,9 | −24,6 | 2,5 | −24,1 |
| 2329 | Actonel 5 | 53,5 | (neu) | 8,5 | (neu) |
| Summe | | 1566,6 | −13,3 | 269,5 | −1,6 |
| Anteil an der Indikationsgruppe | | 79,0% | | 73,2% | |
| Gesamte Indikationsgruppe | | 1983,0 | −12,4 | 367,9 | −1,4 |

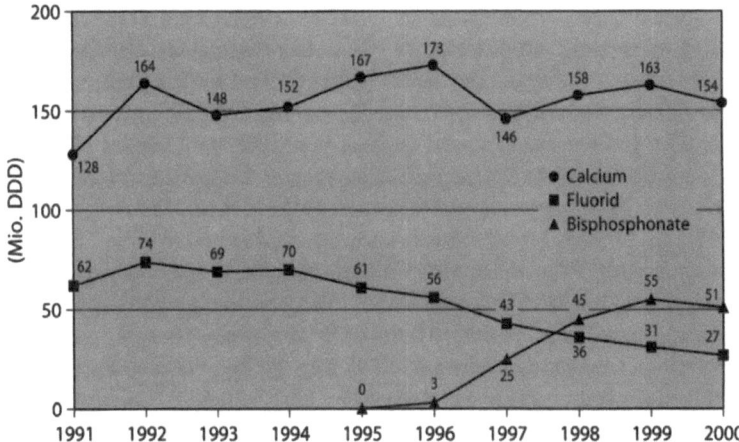

**Abbildung 37.1:** Verordnungen von Osteoporosemitteln und Calciumpräparaten 1991 bis 2000. Gesamtverordnungen nach definierten Tagesdosen (DDD)

bei der Therapie der Osteoporose und des Hypoparathyreoidismus eingesetzt. Die empfohlene tägliche Calciumzufuhr beträgt für Erwachsene 1000 mg sowie für Schwangere, Stillende und postmenopausale Frauen, die keine Östrogensubstitution erhalten, 1500 mg (NIH Consensus Conference 1994). Diese Mengen werden ohne weiteres durch den Calciumgehalt der üblichen Ernährung gedeckt. Besonders calciumreich sind Milch, Milchprodukte (Käse, Joghurt, Quark, Schokolade, Eiscreme) und viele Gemüse. Für eine ausreichende Calciumaufnahme wird Vitamin D in seiner wirksamen Form als 1,25-Dihydroxycolecalciferol benötigt. Bei funktionierender Calciumhomöostase hat eine den Bedarf übersteigende Calciumzufuhr beim gesunden Organismus keinen Nutzen.

Leichtere Calciummangelerkrankungen können infolge unzureichender Zufuhr oder leichter Resorptionsstörungen entstehen. Sie sollten primär durch eine ausreichende Calciumaufnahme mit der Nahrung (Milchprodukte) behandelt werden, bevor Calciumpräparate in Betracht gezogen werden. Chronische Calciummangelzustände infolge Hypoparathyreoidismus, Rachitis, Osteomalazie und Malabsorptionszuständen müssen dagegen mit Colecalciferol (Vitamin $D_3$) oder seinen Metaboliten (bei ungenügender Aktivität der renalen 1α-Hydroxylase, z. B. bei terminaler Niereninsuffizienz) behandelt werden, um die intestinale Calciumresorption zu erhöhen. Die Calciumpräparate dienen in derartigen Situationen der Garantie eines ausreichenden bzw. optimierten Angebotes. Der verschreibende Arzt muß unbedingt nach geschätztem Bedarf verordnen. Die Bedeutung des Calciums als „Basistherapie" bei der Osteoporose ist heute unbestritten (Ziegler 1999). In Substitutionsdosen reduzieren Calcium und Colecalciferol bei alten Menschen Frakturen relevant (Dawson-Hughes et al. 1997).

Für die orale Substitutionsbehandlung wird in erster Linie Calciumcarbonat empfohlen, da es 40% Calcium enthält. Wegen des geringeren Calciumgehaltes sind Calciumlaktat (13%), Calciumglukonat (9%) und Calciumglucobionat (6,6%) weniger für die orale Therapie geeignet (American Medical Association 1986). Für die Beurteilung der verordneten Calciumpräparate ist daher ein ausreichender Calciumgehalt und eine entsprechende Dosierungsempfehlung von Bedeutung. Legt man den Richtwert von 1000 mg Calcium pro Tag zugrunde, dann sind inzwischen fast alle Calciumpräparate ausreichend hoch dosiert, um in 1–2 Tagesdosen das Optimum zu erfüllen. Erstaunlich und etwas beunruhigend ist die Abnahme der Verschreibungen von Calciumpräparaten, obwohl sie für die Osteoporosebehandlung die Basis (ergänzt

**Tabelle 37.3:** Verordnungen von Calciumpräparaten und Vitamin-D-Derivaten 2000. Angegeben sind die 2000 verordneten Tagesdosen, die Änderungen gegenüber 1999 und die mittleren Kosten je DDD 2000.

| Präparat | Bestandteile | DDD in Mio. | Änderung in % | DDD-Kosten in DM |
|---|---|---|---|---|
| **Calciumpräparate** | | | | |
| Calcium Sandoz Brausetabl. | Calciumlactogluconat Calciumcarbonat | 48,8 | (−30,2) | 0,48 |
| Calcium-Dura | Calciumcarbonat | 8,6 | (−5,8) | 0,68 |
| Calcium Hexal | Calciumcarbonat | 3,7 | (−13,7) | 0,93 |
| Calcimagon | Calciumcarbonat | 1,8 | (−7,9) | 1,18 |
| | | 62,9 | (−26,2) | 0,55 |
| **Vitamin-D-Kombinationen** | | | | |
| Ossofortin forte/ fortissimo | Calciumcarbonat Colecalciferol | 21,1 | (−14,1) | 1,24 |
| Calcimagon-D3 | Calciumcarbonat Colecalciferol | 17,0 | (+74,7) | 0,82 |
| Sandocal D | Calciumcarbonat Colecalciferol | 7,7 | (−8,0) | 1,18 |
| Ideos | Calciumcarbonat Colecalciferol | 6,0 | (+19,3) | 1,16 |
| Ossofortin | Calciumphosphat Calciumgluconat Colecalciferol | 4,8 | (−15,5) | 1,41 |
| Calcium D3 Stada | Calciumcarbonat Colecalciferol | 3,4 | (+896,5) | 0,80 |
| Calcilac KT | Calcium Colecalciferol | 3,2 | (+956,0) | 0,81 |
| Calcivit D | Calciumcarbonat Colecalciferol | 2,5 | (+149,7) | 1,15 |
| Frubiase Calcium forte | Calciumgluconat Calciumlactat Ergocalciferol | 1,2 | (−15,8) | 2,65 |
| Osspulvit S | Calciumphosphat Colecalciferol | 0,8 | (−16,5) | 1,38 |
| | | 67,7 | (+18,1) | 1,11 |
| **Vitamin-D-Derivate** | | | | |
| A.T. 10 | Dihydrotachysterol | 3,4 | (+4,0) | 2,86 |
| Summe | | 134,0 | (−8,1) | 0,89 |

durch Vitamin D) darstellen und die Osteoporose absolut und als Diagnose zunimmt. Zu hoffen ist die Reduktion unscharfer Verschreibungen und nicht das Vorenthalten notwendiger Therapien aus Budgetgründen.

Besonders deutlich wird auch 2000 ein stärkerer Trend zu Kombinationen von Calcium mit Vitamin D (Tabelle 37.3), wie es bei der Basistherapie der Osteoporose empfohlen wird (Ziegler 1999). Die wirtschaftlich sinnvolle Mindestdosis von 500 mg Calcium erreichen inzwischen die Mehrzahl der Präparate. Beim Erwachsenen sind die niedriger dosierten Präparate (*Ossofortin*, *Frubiase Calcium forte*, *Osspulvit S*) kaum sinnvoll. Diese Bewertungen haben sich sichtbar auf das Verordnungsverhalten ausgewirkt, weil alle unterdosierten Calciumpräparate deutlich abgenommen haben. Insgesamt haben sich die Verordnungen dieser Gruppe abermals deutlich erhöht.

Dihydrotachysterol (*A.T. 10*) ist ein Vitamin-D-Derivat, das trotz chemischer Unterschiede genauso wie Colecalciferol wirkt und traditionell bei Hypoparathyreoidismus zur Steigerung der Calciumkonzentration eingesetzt wird. Daß für diese Indikation kein hochdosiertes Vitamin-D-Präparat mehr zur Verfügung steht, mag den Zuwachs beim Dihydrotachysterol erklären.

### Fluoridpräparate

Fluoride dienen der Behandlung der primären Osteoporose mit langsamem Umsatz. Sie stimulieren die Knochenneubildung. Als Volldosis sind 20 mg Fluorid in Gestalt von Monofluorphosphat anzusehen, beziehungsweise 33–36 mg Fluorid als Natriumfluorid (75–80 mg). Die Therapiezeit beträgt 2–4 Jahre. Bei den Verschreibungen führt *Tridin* als Kombinationspräparat von Fluorophosphat und Calciumsalzen, da die Fluoridtherapie in der Regel mit Calcium kombiniert wird (Tabelle 37.4). Vielerorts wird eine niedrig dosierte Vitamin-D-Zusatztherapie empfohlen.

Durch randomisierte Studien in den USA entstanden Zweifel an der Wirksamkeit des Fluorids. Verantwortlich war vermutlich das Studiendesign infolge fehlender Adaptierung an erforderliche Dosen und Fortsetzung der Therapie über vier Jahre, ohne Rücksicht darauf, ob bereits früher ein ausreichender Erfolg erzielt war (Wüster und Ziegler 1993). In einer nachträglichen Analyse bestätigen die amerikanischen Autoren diese Vermutung (Riggs et al. 1994). Die verschreibenden Ärzte sind offenbar weiterhin verunsichert. Das Jahr 2000 brachte einen

**Tabelle 37.4:** Verordnungen von weiteren Osteoporosemitteln 2000. Angegeben sind die 2000 verordneten Tagesdosen, die Änderungen gegenüber 1999 und die mittleren Kosten je DDD 2000.

| Präparat | Bestandteile | DDD in Mio. | Änderung in % | DDD-Kosten in DM |
|---|---|---|---|---|
| **Fluoridpräparate** | | | | |
| Tridin | Natriumfluorophosphat Calciumgluconat Calciumcitrat | 8,6 | (−35,6) | 2,28 |
| Ossin | Natriumfluorid | 4,0 | (−14,2) | 0,50 |
| Tridin forte | Natriumfluorophosphat Calciumcarbonat | 3,2 | (+242,9) | 1,70 |
| Ossiplex retard | Natriumfluorid Ascorbinsäure | 2,8 | (+5,9) | 1,17 |
| Fluoril | Natriumfluorphosphat Calciumlactogluconat Calciumcarbonat | 2,2 | (−24,1) | 1,16 |
| Natrium-fluorid 25 Baer | Natriumfluorid | 2,1 | (−8,0) | 0,51 |
| | | 22,9 | (−14,6) | 1,48 |
| **Bisphosphonate** | | | | |
| Didronel-Kit | Etidronsäure Calciumcarbonat | 30,7 | (−13,3) | 2,44 |
| Fosamax | Alendronsäure | 15,9 | (−10,2) | 3,39 |
| Actonel 5 | Risedronsäure | 2,6 | (neu) | 3,27 |
| Aredia | Pamidronsäure | 0,2 | (+24,6) | 501,80 |
| | | 49,3 | (−7,3) | 4,35 |
| **Calcitonin** | | | | |
| Karil | Calcitonin | 0,6 | (−33,8) | 18,90 |
| **Summe** | | 72,8 | (−10,0) | 3,57 |

erneuten Rückgang der verordneten Tagesdosen (Tabelle 37.4). Hauptgrund dürfte die weitere Umstellung auf andere Therapieprinzipien sein, vor allem auf die Bisphosphonate. Vergleicht man jedoch die 27 Mio. DDD Fluoride plus 51 Mio. DDD Bisphosphonate, so zeigt die Summe von 78 Mio. DDD einen erheblichen Rückgang der Osteoporosetherapie um 8 Mio. DDD im Vergleich zum Jahr zuvor (Abbildung 37.1). Die Gründe dafür sind völlig unklar. Nicht auszuschließen sind Unsicherheiten bei der Diagnosestellung mit dem Risiko der Untertherapie der Erkrankten.

## Bisphosphonate

Eines der Prinzipien der Osteoporosetherapie ist die Hemmung der verstärkten Resorption von Knochengewebe, die sogenannte antiresorptive Therapie. Im Sinne der Substitution werden einerseits die Östrogene verordnet, andererseits die Calcitonine und Bisphosphonate. Ein prinzipieller Unterschied in der Wirkung besteht bei letzteren nicht – hinsichtlich Zuverlässigkeit der Wirkung sind jedoch die Bisphosphonate den Calcitoninen überlegen. Sie haben auch den Vorteil günstigerer Behandlungskosten.

An führender Stelle steht die Etidronsäure (*Didronel*) (Miller et al. 1997), gefolgt von der Alendronsäure (*Fosamax*) (Bone et al. 2000) (Tabelle 37.4). Etidronsäure wurde bereits 1982 als erstes Bisphosphonat zur Behandlung des Morbus Paget eingeführt und erhielt 1996 auch die Zulassung für die postmenopausale Osteoporose – seine Verschreibung hat etwas abgenommen. Alendronsäure hat ähnliche Wirkungen wie Etidronsäure, wirkt aber in deutlich geringeren Dosen. Die Einnahmevorschriften sind korrekt zu befolgen. Als drittes Präparat ist seit 1999 die Pamidronsäure (*Aredia*) vertreten, die bei tumorinduzierter Hyperkalzämie als Infusionsbehandlung angewendet wird und eine Wirkungsdauer von 2–3 Wochen hat. Schließlich tritt seit 2000 noch *Actonel* hinzu. Die Gruppe der Bisphosphonate liegt 2000 nach der Zahl der verordneten Tagesdosen mehr als doppelt so hoch wie die der Fluoridpräparate (Tabelle 37.4). Es ist zu prognostizieren, daß sich die Bisphosphonate noch weiter verbreiten werden (Fleisch 1997). „Konkurrieren" könnten in Zukunft die SERMs, z. B. Raloxifen (*Evista*).

## Calcitonin

Calcitonin wird ebenfalls bei Krankheiten mit gesteigertem Knochenumbau eingesetzt. Am besten ist seine Wirkung bei Morbus Paget belegt, aber auch hier wird es durch die potenteren Bisphosphonate weitgehend ersetzt. Als adjuvante Therapie wird es auch bei akuten Knochenschmerzen (z. B. infolge osteoporotischer Wirbeleinbrüche) und als Nasenspray zur Osteoporoseprophylaxe bei postmenopausalen Frauen eingesetzt. Höhere Behandlungskosten und eine im Vergleich zu den Bisphosphonaten weniger gut belegte Wirksamkeit erklären die weitere deutliche Abnahme der Calcitonin-Verordnungen (Tabelle 37.4).

## Kaliumpräparate

Kaliumpräparate dienen zur Korrektur eines Kaliummangels, der in ausgeprägten Fällen auch als Hypokaliämie in Erscheinung tritt. Ursachen sind meist renale oder gastrointestinale Kaliumverluste. Am häufigsten ist die durch Diuretika induzierte Hypokaliämie. Auch an einen Diuretika- oder Laxantienabusus muß gedacht werden.

Kalium sollte grundsätzlich oral substituiert werden. Die intravenöse Gabe ist jedoch immer dann notwendig, wenn der Patient oral kein Kalium einnehmen kann, z. B. im Coma diabeticum. Bei leichterem Kaliummangel ohne zusätzliche Risiken (z. B. Digitalistherapie, EKG-Veränderungen) und einem Kaliumserumspiegel über 3,5 mmol/l ist keine medikamentöse Therapie erforderlich (American Medical Association 1986). Hier reicht eine Korrektur durch kaliumreiche Nahrungsmittel aus (z. B. Obst, Gemüse, Kartoffeln, Fruchtsäfte). Die normale tägliche Kost enthält ohnehin 2–4 g Kalium (50–100 mmol).

Erst bei einem Kaliumserumspiegel unter 3,5 mmol/l ist die Verordnung von Kaliumpräparaten sinnvoll. Als Tagesdosis werden 40 mmol Kalium empfohlen. Da ein Kaliummangel fast immer mit einer hypochlorämischen Alkalose einhergeht, ist Kaliumchlorid das Mittel der Wahl (American Medical Association 1986). Es ist in den meisten Monopräparaten enthalten. Marktführer ist allerdings weiterhin das Kombinationspräparat *Kalinor-Brausetabletten*, das Kaliumcitrat und Kaliumhydrogencarbonat enthält (Tabelle 37.5). Es wirkt alkalosefördernd und ist daher für die Korrektur der häufig vorkommenden hypochlorämischen Hypokaliämie wenig geeignet. Insgesamt haben sich die Verschreibungen der Kaliumpräparate 2000 gegenüber dem Vorjahr kaum verändert. Schon seit vielen Jahren zeigt der Zeitverlauf der Kaliumpräparate eine bemerkenswerte Konstanz (Abbildung 37.2).

*Oralpädon*, *Elotrans* und *Milupa GES* sind für die Kaliumsubstitution nicht geeignet, weil sie nur geringe Kaliummengen enthalten. Bei diesen Präparaten handelt es sich vielmehr um glukosehaltige Elektrolytkombinationen, die für den Elektrolytersatz und die Rehydratation bei Durchfallerkrankungen verwendet werden. Ihre Verordnung hat größtenteils weiter abgenommen.

**Tabelle 37.5:** Verordnungen von Kaliumpräparaten 2000. Angegeben sind die 2000 verordneten Tagesdosen, die Änderungen gegenüber 1999 und die mittleren Kosten je DDD 2000.

| Präparat | Bestandteile | DDD in Mio. | Änderung in % | DDD-Kosten in DM |
|---|---|---|---|---|
| **Monopräparate** | | | | |
| Kalinor/retard | Kaliumchlorid | 4,0 | (+5,6) | 1,48 |
| Kalium-Duriles | Kaliumchlorid | 3,4 | (−5,9) | 1,19 |
| Kalitrans-Brausetabletten | Kaliumhydrogencarbonat | 2,4 | (+18,0) | 0,94 |
| Rekawan | Kaliumchlorid | 1,8 | (−16,4) | 0,92 |
| KCl-retard Zyma | Kaliumchlorid | 0,9 | (−0,1) | 1,48 |
| | | 12,5 | (+0,1) | 1,22 |
| **Kaliumkombinationen** | | | | |
| Kalinor-Brausetabl. | Kaliumcitrat Kaliumhydrogencarbonat Citronensäure | 10,5 | (−4,9) | 1,93 |
| **Elektrolyt-Glucose-Lösungen** | | | | |
| Oralpädon 240 | Natriumchlorid Kaliumchlorid Glucose Natriumhydrogencitrat | 0,8 | (+0,1) | 3,60 |
| Elotrans Neu | Glucose Natriumchlorid Natriumcitrat Kaliumchlorid | 0,4 | (−7,6) | 3,46 |
| Milupa GES | Glucose Natriumhydrogencarbonat Kaliumchlorid Natriumchlorid | 0,1 | (−7,7) | 3,72 |
| | | 1,3 | (−2,9) | 3,58 |
| Summe | | 24,3 | (−2,3) | 1,66 |

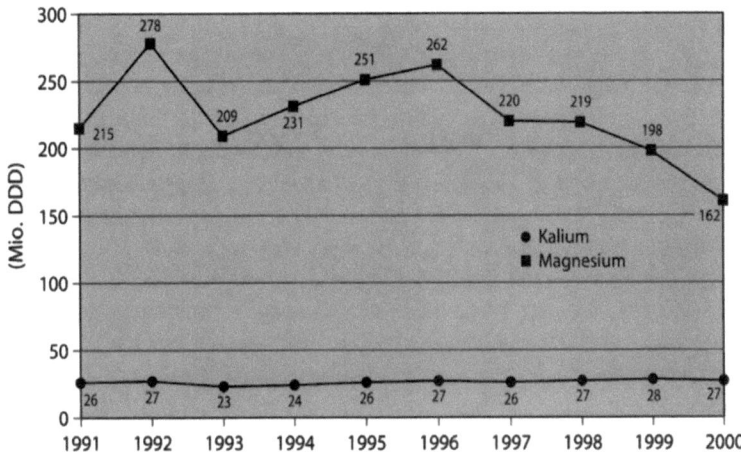

**Abbildung 37.2:** Verordnungen von Kalium- und Magnesiumpräparaten 1991 bis 2000. Gesamtverordnungen nach definierten Tagesdosen (DDD)

## Magnesiumpräparate

Magnesiumpräparate sind zur Korrektur von Magnesiummangelzuständen indiziert. Typisches Symptom einer Hypomagnesiämie ist eine Tetanie infolge gesteigerter neuromuskulärer Erregbarkeit. Ursachen können langdauernde Elektrolytverluste bei Malabsorptionszuständen, Diarrhö, Nierenerkrankungen oder Diuretikatherapie sein, aber auch eine mangelnde Zufuhr bei chronischem Alkoholismus oder parenteraler Ernährung. Die tägliche Magnesiumaufnahme des Erwachsenen beträgt etwa 10–20 mmol (240–480 mg). Wegen der weiten Verbreitung dieses Kations in der Nahrung ist ein alimentär bedingter Magnesiummangel bei üblicher Kost selten (Kuhlmann et al. 1987). Bei stationären Patienten wird dagegen eine Hypomagnesiämie in 6–11% der Fälle beobachtet (Manz et al. 1990).

In der Geburtshilfe und in der Kardiologie gibt es spezielle Indikationen für eine gezielte pharmakologische Magnesiumtherapie. Kurzfristige Magnesiuminfusionen gelten bei speziellen Tachykardieformen (Torsade des pointes) und bei Digitalis-bedingten Arrhythmien als sichere und weitgehend gefahrlose Therapie. Eine dreiwöchige Kombinationsbehandlung mit Magnesium und Kalium hatte statistisch signifikante Effekte auf ventrikuläre Arrhythmien (–17,4%), wobei die klinische Bedeutung weiterer Überprüfung bedarf, da auch unter Placebo eine signifikante Abnahme (−7,4%) auftrat und repetitive Tachyarrhythmien unverändert blieben (Zehender et al. 1997). Dagegen hatte Magnesium beim akuten Myokardinfarkt keinen Effekt auf die 5-Wochen-Letalität, sondern erhöhte sogar die Häufigkeit von Herzversagen, schwerer Hypotonie und kardiogenem Schock (ISIS-4 Collaborative Group 1995). Auch eine einjährige Magnesiumgabe (15 mmol/d oral) senkte nach einem Myokardinfarkt das Auftreten kardialer Ereignisse (z. B. Reinfarkt, plötzlicher Herztod) nicht, sondern erhöhte das Risiko sogar um 55% (Galloe et al. 1993).

Seit 1996 sind die Magnesiumverordnungen rückläufig, im Jahre 2000 sogar verstärkt (Abbildung 37.2). Wir können nur die früheren Vermutungen wiederholen, daß Magnesiumpräparate zum Einsparpotential der Ärzte gehören. Hersteller bewerben vermutlich deshalb zunehmend die Selbstmedikation im Apothekenmarkt („Magnetrans: Jetzt auch als leckere Lutschtablette. Mehr Umsatz für Sie. Mehr Geschmack für Ihre Kunden"). Darüber hinaus gibt es unter den Magnesiumkombinationen mehrere Präparate, die noch nicht einmal die

Tabelle 37.6: Verordnungen von Magnesiumpräparaten (Monopräparate) 2000. Angegeben sind die 2000 verordneten Tagesdosen, die Änderungen gegenüber 1999 und die mittleren Kosten je DDD 2000.

| Präparat | Bestandteile | DDD in Mio. | Änderung in % | DDD-Kosten in DM |
|---|---|---|---|---|
| Magnetrans forte | Magnesiumoxid | 27,3 | (−14,5) | 0,68 |
| Magnesium-Diasporal N/orange | Magnesiumcitrat | 16,4 | (−28,0) | 0,66 |
| Magnesiocard | Magnesiumaspartat | 8,6 | (−18,1) | 0,75 |
| Magnesium Verla Tabl./N Konz | Magnesiumhydrogen-aspartat | 8,1 | (−22,3) | 0,66 |
| Magnesium Jenapharm | Magnesiumcarbonat | 3,2 | (−26,1) | 0,86 |
| Mg 5-Longoral/Granulat | Magnesiumhydrogen-aspartat | 2,8 | (−25,5) | 0,63 |
| Magnesium-Diasporal 150 | Magnesiumoxid | 2,8 | (+16,4) | 0,61 |
| Magnesium-Optopan | Magnesiumoxid | 1,6 | (−6,4) | 0,44 |
| Magnesium 500 von ct | Magnesiumhydrogen-aspartat | 1,0 | (−3,3) | 0,87 |
| Summe | | 71,7 | (−19,2) | 0,68 |

Mengen der normalen täglichen Magnesiumaufnahme erreichen und für die Behandlung einer manifesten Hypomagnesiämie ungeeignet sind, weil nur 30–145 mg Magnesium pro Tag mit den angegebenen Dosierungsempfehlungen erreicht werden. Unterdosierte Magnesiumpräparate sind *Tromcardin*, *Zentramin Bastian N Tbl.* und *galacordin*, die außerdem noch überdurchschnittlich hohe DDD-Kosten aufweisen (Tabelle 37.7).

**Tabelle 37.7**: Verordnungen von Magnesiumkombinationen 2000. Angegeben sind die 2000 verordneten Tagesdosen, die Änderungen gegenüber 1999 und die mittleren Kosten je DDD 2000.

| Präparat | Bestandteile | DDD in Mio. | Änderung in % | DDD-Kosten in DM |
|---|---|---|---|---|
| Magnesium Verla N Drag. | Magnesiumhydrogenglutamat Magnesiumcitrat | 31,3 | (−22,0) | 0,79 |
| Tromcardin Amp./Drag./Tabl. | Kaliumhydrogenaspartat Magnesiumhydrogenaspartat | 23,9 | (−11,4) | 1,40 |
| Magium K | Kaliumhydrogenaspartat Magnesiumhydrogenaspartat | 11,1 | (−8,6) | 0,87 |
| Kalium-Mag.-Apogepha | Kaliumadipat Magnesiumadipat | 4,2 | (−14,1) | 0,85 |
| galacordin | Kaliumhydrogenaspartat Magnesiumhydrogenaspartat | 4,1 | (+25,3) | 1,27 |
| Zentramin Bastian N Tabl. | Magnesiumcitrat Calciumcitrat Kaliumcitrat | 3,5 | (−33,9) | 2,39 |
| Lösnesium | Magnesiumcarbonat Magnesiumoxid | 2,0 | (−25,1) | 1,11 |
| Magnerot N | Magnesiumhydrogenphosphat Magnesiumcitrat | 1,9 | (−24,9) | 0,73 |
| Biomagnesin | Magnesiumhydrogenphosphat Magnesiumhydrogencitrat | 1,2 | (−34,2) | 1,02 |
| Summe | | 83,3 | (−16,6) | 1,08 |

## Weitere Mineralstoffpräparate

Zinkpräparate sind bei Zinkmangel indiziert, der z. B. bei langdauernder parenteraler Ernährung oder bei Dialysepatienten vorkommen kann. Andere Anwendungen zur Förderung der Wundheilung, zur Immunaktivierung bei Neoplasien oder zur Behandlung von virilen Potenzstörungen sind nicht ausreichend belegt. Zu nennen sind auch dermatologische Indikationen. Auch im Jahre 2000 haben die Verschreibungen wie im Vorjahr eine deutliche Abnahme erbracht, ohne daß die Gründe offensichtlich wären (Tabelle 37.8).

Aluminiumhydroxid (*Anti-Phosphat*) hat 2000 in seinen Verordnungen deutlich abgenommen (Tabelle 37.8). Es wird zur Hemmung der enteralen Phosphatresorption bei Hyperphosphatämie eingesetzt, die vor allem als Folge eines sekundären Hyperparathyreoidismus bei eingeschränkter Nierenfunktion vorkommt. Als Alternative wird offenbar vermehrt Calciumacetat (*Calciumacetat-Nefro*) verordnet. Calciumsalze (5–10 g/Tag) sind Mittel erster Wahl, da Aluminiumhydroxid zu Hyperaluminämie mit dem Risiko einer Enzephalopathie und Osteopathie führen kann.

Tabelle 37.8: Verordnungen von weiteren Mineralstoffpräparaten 2000. Angegeben sind die 2000 verordneten Tagesdosen, die Änderungen gegenüber 1999 und die mittleren Kosten je DDD 2000.

| Präparat | Bestandteile | DDD in Mio. | Änderung in % | DDD-Kosten in DM |
|---|---|---|---|---|
| **Zinkpräparate** | | | | |
| Zinkorotat | Zinkorotat | 6,9 | (−15,5) | 0,66 |
| Unizink | Zinkhydrogenaspartat | 4,4 | (−14,2) | 0,55 |
| | | 11,3 | (−15,0) | 0,62 |
| **Phosphatbinder** | | | | |
| Calciumacetat-Nefro | Calciumacetat | 2,6 | (+393,5) | 0,95 |
| Anti-Phosphat | Aluminiumhydroxid | 0,8 | (−20,4) | 5,59 |
| | | 3,5 | (+121,2) | 2,05 |
| **Selenpräparate** | | | | |
| Selenase | Natriumselenit | 1,2 | (+44,8) | 4,15 |
| Summe | | 16,0 | (+1,7) | 1,20 |

## Literatur

American Medical Association (1986): Agents affecting calcium metabolism. In: Drug Evaluations, 6th ed., Saunders Company, Philadelphia, pp. 827–839, 885–902.
Bone H.G., Greenspan S.L., McKeever C. et al. (2000): Alendronate and estrogen effects in postmenopausal women with low bone mineral density. J. Clin. Endocrinol. Metab. 85: 720–726.
Dawson-Hughes B., Harris S.S., Krall E.A., Dallal G.E. (1997): Effect of calcium and vitamin D supplementation on bone density in men and women 65 years of age or older. N. Engl. J. Med. 337: 670–676.
Fleisch H. (1997): Bisphosphonates in bone disease. From the laboratory to the patient. Parthenon Publ. Group, New York London pp. 1–184.
Galloe A.M., Rasmussen H.S., Jorgensen L.N., Aurup P., Balslov S. et al. (1993): Influence of oral magnesium supplementation on cardiac events among survivors of an acute myocardial infarction. Brit. Med. J. 307: 585–587.
ISIS-4 Collaborative Group (1995): ISIS-4: a randomised Arctoriol trial assessing early oral Captopril, oral mononitrate and intravenous magnesium sulphate in 58050 patients with suspected acute myocardial infarction. Lancet 345: 669–685.
Kuhlmann U., Siegenthaler W., Siegenthaler G. (1987): Wasser- und Elektrolythaushalt. In: Siegenthaler W. (Hrsg.): Klinische Pathophysiologie. Georg Thieme Verlag, Stuttgart New York, S. 209–237.
Manz M., Mletzko R., Jung W., Lüderitz B. (1990): Behandlung von Herzrhythmusstörungen mit Magnesium. Dtsch. Med. Wschr. 115: 386–390.
Miller P.D., Watts N.B., Licata A.A. et al. (1997): Cyclical etidronate in treatment of postmenopausal osteoporosis. Am. J. Med. 103: 468–476.
NIH Consensus Conference (1994): Optimal calcium intake. JAMA 272: 1942–1948.
Riggs B.L., O'Fallon W.M., Lane A., Hodgson S.F., Wahner H.W. et al. (1994): Clinical trial of fluoride therapy in postmenopausal osteoporotic women: Extended observations and additional analysis. J. Bone Miner. Res. 9: 265–275.
Wüster C., Ziegler R. (1993): Fluorid-Therapie der Osteoporose: „Auf die Dosis kommt es an". Dtsch. Ärztebl. 90: B-41–42.
Zehender M., Meinertz T., Faber T., Caspary A., Jeron A. et al. (1997): Antiarrhythmic effects of increasing the daily intake of magnesium and potassium in patients with frequent ventricular arrhythmias. J. Am. Coll. Cardiol. 29: 1028–1034.
Ziegler R. (1999): Osteoporose. Klinikarzt 28: 139–144.

# 38. Mund- und Rachentherapeutika

Volker Dinnendahl und Judith Günther

Mund- und Rachentherapeutika werden zur Behandlung von Infektionen und schmerzhaften Schleimhautaffektionen des Mund- und Rachenraumes eingesetzt. In der Regel werden diese Infektionen durch Viren ausgelöst, so daß der Einsatz vor allem antiseptisch oder lokal antibiotisch wirkender Präparate nicht angezeigt ist. Bei der Behandlung der weit überwiegenden Zahl von Infektionen in Mund und Rachen stehen daher Maßnahmen zur subjektiven Linderung der Symptomatik im Vordergrund. Auch bei der Anwendung von Tabletten und Pastillen zum Lutschen spielt der vermehrte Speichelfluß wohl die entscheidende Rolle bei der positiven Beeinflussung subjektiver Beschwerden.

Die nicht selten in der Folge von Virusinfektionen auftretenden Candidabesiedlungen müssen gezielt mit Antimykotika therapiert werden. Somit verbleibt für eine lokale Therapie lediglich ein Anteil von ca. 20% der Erkrankungen, die primär oder sekundär durch Bakterien ausgelöst werden. Nachgewiesene bakterielle Infektionen, insbesondere Infektionen durch β-hämolysierende Streptokokken, bedürfen jedoch aufgrund möglicher Spätfolgen wie rheumatischem Fieber und Perikarditis in jedem Fall einer systemischen Antibiotikatherapie. Darüber hinaus sollten differentialdiagnostisch ernsthafte Erkrankungen wie Agranulozytose, Diphtherie, Tumoren und Mandelabszesse ausgeschlossen werden. Nach einer regionalen Handlungsleitlinie niedergelassener Allgemeinmediziner, die in Anlehnung an den niederländischen NHG-Standard (Nederlands-Huisartsen-Genootschap-Standaarsen) erarbeitet wurde, sind Lokalantibiotika und Lokalanästhetika bei der oralen Lokalbehandlung von Mund- und Racheninfektionen nicht ausreichend wirksam. In der Regel stehen daher nichtmedikamentöse Maßnahmen bei der hausärztlichen Beratung im Vordergrund (Kühne 1994).

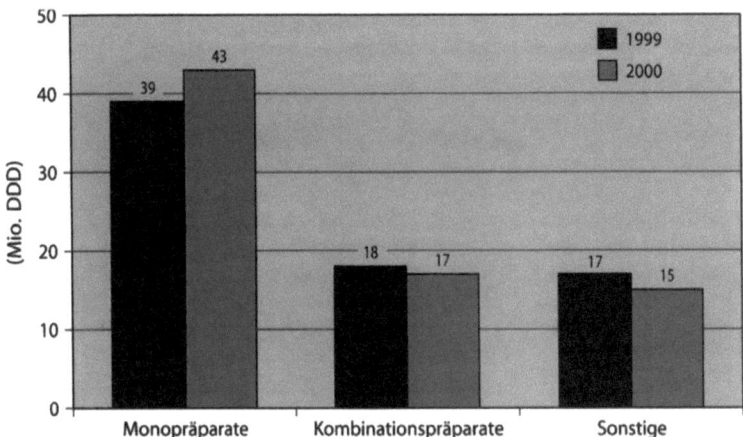

**Abbildung 38.1:** Verordnungen von Mund- und Rachentherapeutika 2000. Definierte Tagesdosen (DDD) der 2500 meistverordneten Arzneimittel

## Verordnungsspektrum

Das Verordnungsvolumen der Mund- und Rachentherapeutika ist auch im Jahr 2000 erneut gesunken (Tabelle 38.1). Im Vergleich zum Vorjahr haben die Verordnungen der Monopräparate zugenommen, während es bei den Kombinationspräparaten und den sonstigen Mund- und Rachentherapeutika zu deutlichen Verordnungsrückgängen kam (Abbildung 38.1). Trotz der seit 1996 kontinuierlich fallenden Verordnungszahlen bleibt anzumerken, daß Mund- und Rachentherapeutika gemäß § 34 Abs. 1 SGB V zu den ausgeschlossenen Arzneimitteln gehören und für Versicherte ab dem 18. Lebensjahr grundsätzlich nur bei Pilzinfektionen, geschwürigen Erkrankungen der Mundhöhle und nach chirurgischen Eingriffen im Hals-, Nasen- und Ohrenbereich verordnet werden dürfen.

## Therapeutische Aspekte

### Antiseptika

Unter den Monopräparaten überwiegen die Antiseptika, deren Wirkung in vitro nachgewiesen werden kann. In-vitro-Ergebnisse kön-

**Tabelle 38.1:** Verordnungen von Mund- und Rachentherapeutika 2000. Angegeben sind die verordnungshäufigsten Präparate mit Verordnungsrang, Verordnungen und Umsatz 2000 im Vergleich zu 1999.

| Rang | Präparat | Verordnungen in Tsd. | Änd. % | Umsatz Mio. DM | Änd. % |
|---|---|---|---|---|---|
| 92 | Chlorhexamed | 1141,4 | +13,6 | 14,7 | +16,9 |
| 261 | Lemocin | 570,2 | −22,4 | 5,1 | −21,1 |
| 437 | Tonsilgon N | 398,9 | −14,3 | 5,3 | −14,0 |
| 531 | Dynexan A Gel | 338,3 | +3,2 | 3,9 | +4,8 |
| 605 | Corsodyl | 300,8 | +37,6 | 4,8 | +38,6 |
| 607 | Herviros Lösung | 300,5 | −4,6 | 3,9 | −1,9 |
| 646 | Dobendan | 285,6 | −9,8 | 2,3 | −6,4 |
| 658 | Dolo-Dobendan | 275,9 | −26,4 | 2,7 | −25,3 |
| 836 | Kamistad-Gel | 210,5 | +4,4 | 2,0 | +4,8 |
| 861 | Tantum Verde Lösung | 204,6 | −19,2 | 2,7 | −6,7 |
| 883 | Hexoral | 198,4 | −21,5 | 2,8 | −19,9 |
| 924 | Dontisolon D | 188,0 | +24,4 | 2,4 | +16,1 |
| 1048 | Hexoraletten N | 161,6 | −21,7 | 1,5 | −20,4 |
| 1101 | Tonsiotren | 154,7 | −8,0 | 2,1 | −8,0 |
| 1121 | Ampho-Moronal Lutschtabl. | 152,1 | −6,2 | 4,0 | −7,3 |
| 1208 | Ampho-Moronal Suspension | 139,5 | −6,0 | 7,3 | −0,5 |
| 1222 | Betaisodona Mundantiseptikum | 138,1 | −5,5 | 2,2 | −5,7 |
| 1388 | Solcoseryl | 116,6 | +0,5 | 1,3 | +0,5 |
| 1419 | Hexetidin-ratiopharm | 114,0 | −11,0 | 0,9 | −11,1 |
| 1512 | Moronal Suspension | 106,3 | −2,6 | 2,3 | −4,4 |
| 1532 | Recessan | 103,9 | +0,5 | 1,2 | +1,5 |
| 1556 | Pyralvex | 102,0 | +11,4 | 1,4 | +10,7 |
| 1765 | Lemocin CX Gurgellösung | 85,3 | −12,6 | 1,0 | −10,8 |
| 1910 | Dentinox N | 75,9 | −14,8 | 0,7 | −16,7 |
| 1923 | Dorithricin | 75,1 | −40,6 | 0,7 | −40,5 |
| 1973 | Osanit | 71,7 | +5,3 | 0,8 | +5,3 |
| 2061 | Doreperol N | 66,9 | −14,0 | 0,8 | −11,1 |
| 2144 | Frubilurgyl | 62,4 | −13,4 | 0,7 | −8,7 |
| 2161 | Mundisal | 61,3 | −11,9 | 0,6 | −11,9 |
| 2248 | Glandosane | 57,2 | −11,8 | 1,5 | −17,2 |
| 2264 | Dequonal | 56,5 | −24,8 | 0,7 | −20,2 |
| 2308 | Frubienzym | 54,6 | −26,1 | 0,5 | −24,6 |
| 2311 | Corti-Dynexan Gel | 54,4 | +20,0 | 0,8 | +23,0 |
| 2316 | Anaesthesin/-N forte | 54,2 | +68,0 | 2,0 | +834,4 |
| 2494 | Kamillosan Mundspray N | 46,9 | −26,6 | 0,6 | −26,6 |
| Summe | | 6524,1 | −6,2 | 88,3 | −1,4 |
| Anteil an der Indikationsgruppe | | 91,3% | | 94,1% | |
| Gesamte Indikationsgruppe | | 7149,2 | −6,8 | 93,8 | −3,8 |

nen nicht ohne weiteres auf die in-vivo-Bedingungen lokaler Infektionen im Mund- und Rachenraum übertragen werden. Zum Nachweis der therapeutischen Wirksamkeit einer Arzneimitteltherapie bedarf es vielmehr kontrollierter klinischer Studien. Für die Planung von Studien zum Nachweis der therapeutischen Wirksamkeit und zur besseren Vergleichbarkeit von Mund- und Rachentherapeutika wird zudem eine Standardisierung der Prüfmethodik gefordert (Pitten und Kramer 1998). Antiseptika können in höheren Dosierungen zu Schleimhautreizungen bis hin zu Läsionen der Mundschleimhaut führen. Daher sind die Wirkstoffe besonders in Lutschtabletten häufig unterdosiert.

*Chlorhexamed, Lemocin CX, Frubilurgyl* und *Corsodyl* enthalten Chlorhexidindigluconat, das eine breite antimikrobielle Wirkung gegen grampositive und gramnegative Keime zeigt, hingegen weniger gegen Hefen und Dermatophyten. Durch standardisierte Effektivitätsmessungen kann eine deutliche Keimzahlreduktion nachgewiesen werden (Pitten und Kramer 1999). Bei Daueranwendung kann es zur reversiblen bräunlichen Verfärbung der Zunge und der Zähne sowie zur Beeinträchtigung des Geschmacksempfindens kommen (Bundesgesundheitsamt 1994).

Im Vergleich zum Vorjahr zeigen insbesondere *Chlorhexamed* und *Corsodyl* erneut einen deutlichen Verordnungszuwachs, so daß diese beiden Zubereitungen bereits einen Anteil von 72% an der antiseptischen Lokaltherapie erreicht haben (Tabelle 38.2).

Hexetidin (*Hexoral, Hexetidin-ratiopharm, Doreperol N*) wirkt schwächer und deutlich kürzer als Chlorhexidin (Raetzke 1993). Das oberflächenaktive Cetylpyridiniumchlorid (*Dobendan*) wird in der Aufbereitungsmonographie (Bundesgesundheitsamt 1993a) negativ bewertet. Die Kommission kam zu dem Schluß, daß die Anwendung angesichts des begrenzten antimikrobiellen Wirkspektrums sowie möglicher Risiken (z. B. allergische Reaktionen) nicht vertretbar ist.

Povidon-Iod (*Betaisodona Mundantiseptikum*) zeigt in vitro eine starke Keimreduktion, die jedoch in vivo durch Speichel oder Serumkontakt deutlich abnimmt. Bei Patienten mit Schilddrüsenerkrankungen und Iodüberempfindlichkeit ist Vorsicht geboten, da Iod aus den Zubereitungen resorbiert wird.

Die Verordnungen von Hexetidin, Cetylpyridiniumchlorid und Povidon-Iod haben weiter abgenommen.

**Tabelle 38.2:** Verordnungen von Mund- und Rachentherapeutika 2000 (Monopräparate). Angegeben sind die 2000 verordneten Tagesdosen, die Änderungen gegenüber 1999 und die mittleren Kosten je DDD 2000.

| Präparat | Bestandteile | DDD in Mio. | Änderung in % | DDD-Kosten in DM |
|---|---|---|---|---|
| **Antiseptika** | | | | |
| Chlorhexamed | Chlorhexidindigluconat | 7,6 | (+13,6) | 1,94 |
| Corsodyl | Chlorhexidindigluconat | 5,8 | (+36,9) | 0,84 |
| Dobendan | Cetylpyridiniumchlorid | 1,5 | (−11,6) | 1,54 |
| Hexoral | Hexetidin | 1,1 | (−17,7) | 2,60 |
| Betaisodona Mundantiseptikum | Povidon-Iod | 0,9 | (−5,6) | 2,41 |
| Hexetidin-ratiopharm | Hexetidin | 0,8 | (−11,0) | 1,19 |
| Lemocin CX Gurgellösung | Chlorhexidindigluconat | 0,6 | (−12,6) | 1,70 |
| Doreperol N | Hexetidin | 0,3 | (−16,3) | 3,00 |
| Frubilurgyl | Chlorhexidindigluconat | 0,2 | (+4,5) | 2,90 |
| | | 18,7 | (+10,3) | 1,62 |
| **Antimykotika** | | | | |
| Ampho-Moronal Suspension | Amphotericin B | 1,4 | (−3,4) | 5,11 |
| Ampho-Moronal Lutschtabl. | Amphotericin B | 1,4 | (−11,0) | 2,87 |
| Moronal Suspension | Nystatin | 0,3 | (−4,9) | 8,44 |
| | | 3,1 | (−7,1) | 4,39 |
| **Antiphlogistika** | | | | |
| Mundisal | Cholinsalicylat | 1,2 | (−11,8) | 0,50 |
| Tantum Verde Lösung | Benzydamin | 0,8 | (−19,2) | 3,26 |
| | | 2,0 | (−14,9) | 1,60 |
| **Lokalanästhetika** | | | | |
| Dynexan A Gel | Lidocain | 9,8 | (+0,8) | 0,40 |
| Recessan | Polidocanol | 3,5 | (+0,5) | 0,35 |
| Anaesthesin/-N forte | Benzocain | 1,7 | (>1000) | 1,14 |
| | | 15,0 | (+12,8) | 0,47 |
| **Glucocorticoide** | | | | |
| Dontisolon D | Prednisolon | 3,7 | (+12,0) | 0,65 |
| **Summe** | | 42,6 | (+8,3) | 1,33 |

## Antimykotika

Pilzinfektionen im Mund- und Rachenraum benötigen eine kausale antimykotische Therapie. Eine Behandlung mit Antiseptika ist nicht angezeigt, da die Konzentrationen in den Präparaten häufig unter den jeweiligen minimalen Hemmkonzentrationen liegen. Die im Mundraum auftretenden Pilzinfektionen werden fast ausschließlich durch Candidaarten verursacht. Eine zuverlässige und gut verträgliche lokale Behandlung ist mit Amphotericin B (*Ampho-Moronal Lutschtbl.* und *Suspension*) sowie mit Nystatin (*Moronal Suspension*) möglich.

Im Vergleich zum Vorjahr kam es zu einem Verordnungsrückgang der Antimykotika, vor allem bei *Ampho-Moronal Lutschtabletten* (Tabelle 38.2). Unterschiede der Tagestherapiekosten der beiden Amphotericin B-haltigen Applikationsformen ergeben sich dadurch, daß die Suspension in höherer Dosierung auch intestinal anwendbar ist, die Lutschtabletten aber ausschließlich niedrig dosiert sind.

## Antiphlogistika

Benzydamin (*Tantum Verde*) soll lokal angewendet antiphlogistisch und lokalanästhetisch wirken. Der antibakterielle Effekt des Wirkstoffes ist schwach, so daß bei der kurzen Anwendungsdauer die Keimzahl kaum reduziert werden kann. Die Substanz wird resorbiert und kann zu einer Vielzahl von Nebenwirkungen führen, wie z. B. Brechreiz, Übelkeit, Schlafstörungen und Hautkomplikationen. Systemisch verabreichtes Benzydamin wurde aufgrund fehlender Belege für die klinische Wirksamkeit und einer damit einhergehenden negativen Nutzen-Risiko-Bilanz im Rahmen der Aufbereitungsmonographien der Kommission B negativ bewertet (Bundesanzeiger 1993b). Kontrollierte klinische Studien zu lokal verabreichtem Benzydamin befassen sich nahezu ausschließlich mit der Wirksamkeit auf strahleninduzierte orale Mukositiden. In einer randomisierten Untersuchung an Patienten mit Burning-mouth-Syndrom war die lokale Benzydaminbehandlung einer Placebo-Behandlung bzw. dem therapeutischen Abwarten nicht überlegen (Sardella et al. 1999).

Neben Cholinsalicylat enthält *Mundisal* das als Hilfsstoff deklarierte Cetalkoniumchlorid, welches aufgrund erheblicher Lücken im Wirkspektrum negativ bewertet wurde (Bundesgesundheitsamt 1991). Wie bereits im Vorjahr ist auch 2000 bei beiden Präparaten ein deutlicher Verordnungsrückgang zu erkennen (Tabelle 38.2).

## Lokalanästhetika

Die als Monopräparat ausgewiesene *Recessan Salbe* enthält neben dem Oberflächenanästhetikum Polidocanol noch sieben weitere arzneilich wirksame Bestandteile, die als Hilfsstoffe deklariert sind. Hierzu zählt auch das im Entwurf der Aufbereitungsmonographie negativ bewertete Benzalkoniumchlorid (Bundesgesundheitsamt 1990).

In ähnlicher Weise wurde im Jahr 2000 *Dynexan A Gel* ohne Veränderung der Rezeptur als Monopräparat umdeklariert. Die Zubereitung enthält weiterhin das Lokalanästhetikum Lidocain und das nun als Hilfsstoff deklarierte, aber negativ bewertete Antiseptikum Benzalkoniumchlorid.

Erstmals vertreten sind die Benzocain-haltigen *Anaesthesin Pastillen*. Benzocain birgt als Ester der p-Aminobenzoesäure die Gefahr einer Paragruppenallergie und wird daher zur Behandlung von Schleimhautaffektionen im Mund und Rachen als wenig geeignet angesehen. Aufgrund einer zurückhaltenden Anwendung gehört Benzocain in Österreich allerdings nicht mehr zu den besonders häufigen Allergenen (Aberer und Reiter 1991).

## Glucocorticoide

Die längerfristige Anwendung von Glucocorticoiden auf Schleimhäuten sollte ebenso kritisch betrachtet werden wie die topische Anwendung bei entzündlichen Hautkrankheiten (s. Kapitel 21, Dermatika und Wundbehandlungsmittel). *Dontisolon D* mit dem schwach wirkenden Prednisolonacetat wurde wieder häufiger verordnet (Tabelle 38.2).

## Antiseptische Kombinationspräparate

Die Kombination von Antiseptika mit einem Lokalanästhetikum kann sinnvoll sein, um stark schmerzende Affektionen zu lindern. Die Lokalanästhetika Benzocain (*Dolo-Dobendan*, *Hexoraletten N*, *Dorithricin*) und Tetracain (*Herviros Lösung*) sind jedoch aufgrund einer möglichen Paragruppenallergie als Lokaltherapeutika auf der Schleimhaut wenig geeignet (siehe oben).

Weiterhin enthalten viele der Kombinationspräparate Antiseptika, die in der Literatur oder im Rahmen der Aufbereitung der Altarzneimittel kritisch beurteilt werden. Das Antiseptikum Benzalkoniumchlorid (*Dorithricin*, *Dequonal*, in *Kamistad-Gel* als Hilfsstoff) wird im Ent-

Tabelle 38.3: Verordnungen von antiseptischen Mund- und Rachentherapeutika 2000 (Kombinationspräparate). Angegeben sind die 2000 verordneten Tagesdosen, die Änderungen gegenüber 1999 und die mittleren Kosten je DDD 2000.

| Präparat | Bestandteile | DDD in Mio. | Änderung in % | DDD-Kosten in DM |
|---|---|---|---|---|
| **Mit Lokalanästhetika** | | | | |
| Kamistad-Gel | Lidocain Thymol Kamillenblütenauszug | 7,0 | (+4,4) | 0,29 |
| Herviros Lösung | Tetracain Aminoquinurid | 3,8 | (−4,6) | 1,04 |
| Lemocin | Tyrothricin Cetrimoniumbromid Lidocain | 2,0 | (−24,1) | 2,53 |
| Corti-Dynexan Gel | Prednisolonacetat Polidocanol Dequaliniumchlorid | 1,1 | (+19,8) | 0,69 |
| Dolo-Dobendan | Cetylpyridiniumchlorid Benzocain | 1,0 | (−28,2) | 2,63 |
| Hexoraletten N | Chlorhexidin Benzocain | 0,5 | (−21,7) | 2,70 |
| Dorithricin | Tyrothricin Benzocain Benzalkoniumchlorid | 0,3 | (−41,4) | 2,62 |
| | | 15,7 | (−6,5) | 1,06 |
| **Mit anderen Stoffen** | | | | |
| Dequonal | Benzalkoniumchlorid Dequaliniumchlorid | 0,6 | (−24,7) | 1,12 |
| Frubienzym | Lysozym Cetylpyridiniumchlorid | 0,2 | (−26,1) | 2,61 |
| | | 0,8 | (−25,0) | 1,48 |
| **Summe** | | 16,5 | (−7,7) | 1,08 |

wurf der Aufbereitungsmonographie aufgrund des begrenzten Wirkspektrums und der hohen Allergisierungsrate negativ bewertet (Bundesgesundheitsamt 1990). Auch für die Kombination mit dem schwach wirkenden Dequaliniumchlorid wurde keine ausreichende Wirksamkeit gegen Candidainfektionen nachgewiesen (Wunderer 1986).

Das Lokalantibiotikum Tyrothricin (*Lemocin, Dorithricin*) wirkt gegen grampositive Bakterien. Die minimale Hemmkonzentration wird allerdings durch die entsprechenden Zubereitungen kaum erreicht. Daher wird die Verwendung von Tyrothricin in Lutschtabletten überwiegend negativ beurteilt (Fricke et al. 1990, Daschner 1998, Daschner 1999).

Nach einem deutlichen Verordnungsanstieg findet sich die Dreifachkombination *Corti-Dynexan-Gel* im Jahr 2000 unter den häufig verordneten Arzneimitteln. Der therapeutische Nutzen der fixen Kombination aus einem Glucocorticoid, einem schwach wirkenden Antiseptikum und einem Lokalanästhetikum bei schmerzhaft entzündlichen, insbesondere pilzbedingten Erkrankungen des Mundraumes ist nicht ausreichend belegt.

*Frubienzym* enthält Lysozym, das als unspezifischer humoraler Immunitätsfaktor in zahlreichen Körperflüssigkeiten vorkommt. Neben der begrenzten Wirksamkeit wurden wiederholt allergische Reaktionen gemeldet, die sowohl durch das aus Hühnereiweiß gewonnene Lysozym als auch durch das negativ bewertete Cetylpyridiniumchlorid hervorgerufen werden können.

### Sonstige Mund- und Rachentherapeutika

Es handelt sich in dieser Gruppe fast ausschließlich um Präparate mit pharmakologisch fragwürdigen Kombinationen und einer Vielzahl von vor allem pflanzlichen Bestandteilen (Tabelle 38.4). Allenfalls sind unspezifische Wirkungen zu erwarten, da die Kombinationspartner nicht ausreichend dosiert oder, was insbesondere für den Kälberblutextrakt (*Solcoseryl*) zutrifft, nicht ausreichend geprüft sind.

*Tonsilgon* enthält sieben pflanzliche Bestandteile und soll zur Behandlung rezidivierender und chronischer Atemwegsinfekte, insbesondere Tonsillitis, eingesetzt werden. Inwieweit die Inhaltsstoffe hier wirksam sind, bleibt offen. Gemäß einer umfassenden Medline-Recherche existiert keine klinische Untersuchung, die das Präparat als wirksam für die oben genannte Indikation ausweist. Um so erstaunli-

**Tabelle 38.4:** Verordnungen von sonstigen Mund- und Rachentherapeutika 2000. Angegeben sind die 2000 verordneten Tagesdosen, die Änderungen gegenüber 1999 und die mittleren Kosten je DDD 2000.

| Präparat | Bestandteile | DDD in Mio. | Änderung in % | DDD-Kosten in DM |
|---|---|---|---|---|
| Kamillosan Mundspray N | Kamillenauszug Pfefferminzöl Anisöl | 3,3 | (−26,6) | 0,18 |
| Pyralvex | Rhabarberwurzelextrakt Salicylsäure | 3,3 | (+10,8) | 0,43 |
| Tonsilgon N | Eibischwurzel Kamillenblüten Schachtelhalmkraut Walnußblätter Schafgarbenkraut Eichenrinde Löwenzahnkraut | 3,0 | (−16,0) | 1,74 |
| Dentinox N | Kamillentinktur Lidocain-HCl Polidocanol | 1,9 | (−14,3) | 0,36 |
| Tonsiotren | Atropin. sulf. D5 Hepar sulf. D3 Kalium bichrom. D4 Silicea D2 Merc. biiodat. D8 | 1,5 | (−8,0) | 1,35 |
| Solcoseryl | Kälberblutextrakt Polidocanol | 1,5 | (+0,5) | 0,91 |
| Glandosane | Carmelose-Natrium Sorbitol Kaliumchlorid Natriumchlorid Magnesiumchlorid Calciumchlorid Kaliummonohydrogen-phosphat | 0,4 | (−19,1) | 3,75 |
| Osanit | Magnesium phosph. C6 Calcium carb. „Hahnemanni" C8 Chamomilla D6 Calcium phosph. D12 Ferrum phosporicum C8 | 0,3 | (+5,3) | 2,31 |
| Summe | | 15,3 | (−11,5) | 0,90 |

cher ist, daß *Tonsilgon* immer noch an dritter Stelle der Verordnungen in der gesamten Indikationsgruppe steht (Tabelle 38.1).

*Pyralvex* enthält die antiphlogistisch wirkende Salicylsäure und einen Rhabarberwurzelextrakt mit angeblich antibiotisch-antiphlogistischen Effekten, die in nationalen und internationalen Monographien allerdings nicht erwähnt werden. Das Handelspräparat wird auf ein Antrachinonderivat standardisiert, obwohl das antiphlogistische Prinzip wahrscheinlich in den Gerbstoffen zu suchen ist. Es existieren einige wenige klinische Untersuchungen, die die Wirksamkeit des Präparates gegenüber Placebo nachzuweisen suchen. Allerdings ist eine valide doppelblinde Durchführung der Studien aufgrund des Eigengeschmacks der handelsüblichen Zubereitungen praktisch nicht möglich (Wunderer 1986).

Im Sinne einer wirtschaftlichen Verordnungsweise bei den Mund- und Rachentherapeutika sollte die indikative Eingrenzung der Verordnungsfähigkeit gemäß den Verordnungsrichtlinien weiterhin beachtet und auf sinnvoll zusammengesetzte Präparate zurückgegriffen werden.

### Literatur

Aberer W., Reiter E. (1991): Kontaktekzem und Epikutanteste – Verteilung von Allergenen und Veränderungen im Spektrum in Wien. Wien. Klin. Wochenschr. 103: 263–267.

Bundesgesundheitsamt (1990): Entwurf der Aufbereitungsmonographie Benzalkoniumchlorid vom 27.07.1990.

Bundesgesundheitsamt (1991): Aufbereitungsmonographie Cetalkoniumchlorid, Bundesanzeiger vom 29.02.1992: S. 1512.

Bundesgesundheitsamt (1993a): Aufbereitungsmonographie Cetylpyridiniumchlorid, Bundesanzeiger vom 03.09.1993: S. 8559.

Bundesgesundheitsamt (1993b): Aufbereitungsmonographie Benzydamin (systemische Anwendung). Bundesanzeiger vom 29.01.1993: 635.

Bundesgesundheitsamt (1994): Aufbereitungsmonographie Chlorhexidin und Chlorhexidinsalze. Bundesanzeiger vom 24.08.1994: 9126.

Daschner F. (1998): Antibiotika am Krankenbett, 9. Auflage, S. 235–236.

Daschner F. (1999): Desinfektionsmittel im Rachen von Kindern? Intern. Praxis 1/99 Jahrgang 39: 185–186.

Fricke U., Keseberg A., Liekfeld H. (1990): Empfehlungen für die Selbstmedikation; Leitsymptom Halsschmerz. Pharm. Ztg. 135: 28–31.

Kühne G. (1994): Ärztliche Qualitätszirkel – Handlungsleitlinie Halsschmerzen erarbeitet. Dtsch. Apoth. Ztg. 134: 3024–3025.

Pitten F.-A., Kramer A. (1998): Untersuchungen zur standardisierten Prüfung von Mundhöhlenantiseptika an freiwilligen Probanden. Hyg. Med. 23: 451–456.

Pitten F.-A., Kramer A. (1999): Antimicrobial efficacy of antiseptic mouthrinse solutions. Eur. J. Clin. Pharmacol. 55: 95–100.

Raetzke P. (1993): Chlorhexidin. Ein Wirkstoff bereichert die Zahnheilkunde. Dtsch. Apoth. Ztg. 133: 3997–4000.

Sardella A., Uglietti D., Demarosi F., Lodi G., Bez C., Carrassi A. (1999): Benzydamine hydrochloride oral rinses in management of burning mouth syndrome. A clinical trial. Oral Surg. Oral Med. Oral Pathol. Oral Radiol. Endod. 88: 683–686.

Wunderer H. (1986): Mund- und Rachentherapeutika. Dtsch. Apoth. Ztg. 126: 2281–2292.

# 39. Muskelrelaxantien

JUDITH GÜNTHER UND ULRICH SCHWABE

Therapeutisch werden peripher und zentral wirkende Muskelrelaxantien unterschieden. Während peripher wirkende Muskelrelaxantien klinisch vor allem zur Muskelrelaxation bei Narkose eingesetzt werden, kommen zentral wirkende Muskelrelaxantien bei der Behandlung krankhafter Tonuserhöhungen der Skelettmuskulatur zur Anwendung. Periphere Muskelrelaxantien lassen sich nach ihrem Wirkmechanismus in depolarisierende (z. B. Suxamethoniumchlorid) und nicht-depolarisierende Muskelrelaxantien (z. B. Tubocurarin, Atracurium, Rocuronium etc.) einteilen. Sie hemmen die neuromuskuläre Übertragung an der motorischen Endplatte der Skelettmuskulatur und führen so zu einer Erschlaffung der quergestreiften Muskulatur. Zentral wirkende Muskelrelaxantien (Myotonolytika) vermindern den Tonus der Skelettmuskulatur durch Veränderung der neuronalen Übertragungsraten in den absteigenden und segmental-spinalen, polysynaptischen Neuronensystemen. Nicht für alle Myotonolytika sind genauer Angriffsort und zellulärer Wirkmechanismus geklärt. Grundsätzlich lassen sich zwei Indikationen für den Einsatz zentraler Muskelrelaxantien unterscheiden.

Die *spastische Tonuserhöhung der Skelettmuskulatur* ist durch zentralmotorische Störungen bedingt und tritt beispielsweise bei Schlaganfall oder multipler Sklerose auf. Durch eine einschleichende Dosierung von Muskelrelaxantien wird versucht, die bestehende Spastik zu reduzieren, ohne daß die meist gleichzeitig bestehenden Lähmungserscheinungen zu stark hervortreten. Eine wirksame Therapie ist mit den zentral angreifenden Mitteln Baclofen, Diazepam, Tetrazepam und Tizanidin möglich. Schwächere Wirkungen hat das direkt auf die Muskulatur wirkende Dantrolen.

Weiterhin können *lokale Muskelverspannungen* durch Entzündungen, Verletzungen oder degenerative Wirbelsäulenerkrankungen ausgelöst werden. Sie reagieren in den meisten Fällen auf Ruhigstellung, physikalische Maßnahmen und Analgetika wie Acetylsalicylsäure oder Paracetamol. Schmerzhafte Muskelspasmen, die die Funktion beeinträchtigen und nicht ausreichend auf die konservativen Maßnahmen ansprechen, können mit zentral wirksamen Muskelrelaxantien aus der Gruppe der Benzodiazepine (Diazepam, Tetrazepam) behandelt werden. Eine häufig auftretende unerwünschte Wirkung der Myotonolytika ist die ausgeprägte Sedierung, die den therapeutischen Einsatz begrenzt.

Die Anzahl der Verordnungen zentraler Muskelrelaxantien bewegen sich auch im Jahr 2000 auf dem Niveau des Vorjahres. Bei den verordnungshäufigsten Präparaten sank der Umsatzanteil im Jahr 2000 leicht, während die Indikationsgruppe insgesamt ein deutliches Umsatzplus gegenüber dem Vorjahr zu verzeichnen hat (Tabelle 39.1). Bis auf den Austausch einer Tetrazepam-haltigen Zubereitung gab es gegenüber 1999 keine Änderung im Präparateprofil.

Tabelle 39.1: Verordnungen von Muskelrelaxantien 2000. Angegeben sind die verordnungshäufigsten Präparate mit Verordnungsrang, Verordnungen und Umsatz 2000 im Vergleich zu 1999.

| Rang | Präparat | Verordnungen in Tsd. | Änd. % | Umsatz Mio. DM | Änd. % |
|---|---|---|---|---|---|
| 212 | Mydocalm | 673,4 | −9,3 | 28,4 | −5,9 |
| 289 | Musaril | 537,8 | −16,1 | 18,7 | −17,4 |
| 500 | Tetrazepam-ratiopharm | 359,8 | +4,2 | 6,4 | +8,3 |
| 557 | Lioresal | 329,3 | +3,2 | 22,8 | +6,1 |
| 620 | Limptar N | 294,2 | −4,2 | 14,2 | −4,7 |
| 629 | Dolo-Visano M | 292,0 | −13,3 | 7,8 | −13,3 |
| 650 | Tethexal | 282,3 | +17,4 | 4,6 | +18,9 |
| 794 | Myoson | 222,5 | +162,0 | 5,5 | +194,4 |
| 809 | Sirdalud | 218,1 | −7,9 | 10,8 | +1,1 |
| 1142 | Baclofen-ratiopharm | 149,0 | +26,6 | 10,0 | +17,7 |
| 1147 | Myospasmal | 148,8 | −2,9 | 1,8 | −4,8 |
| 1277 | tetrazep von ct | 130,5 | −4,1 | 1,7 | −5,9 |
| 1518 | Ortoton | 105,4 | −8,4 | 5,5 | −15,2 |
| 1613 | Tetra-saar | 96,8 | −8,1 | 1,7 | +0,3 |
| 2031 | Tetramdura | 68,4 | −11,5 | 1,3 | −17,8 |
| 2221 | Mobiforton | 58,3 | −31,5 | 1,1 | −32,6 |
| 2307 | Tetrazepam Stada | 54,7 | +87,8 | 0,7 | +61,3 |
| Summe | | 4021,2 | −1,3 | 143,1 | −1,1 |
| Anteil an der Indikationsgruppe | | 88,3% | | 68,8% | |
| Gesamte Indikationsgruppe | | 4554,6 | +0,3 | 208,1 | +8,9 |

## Verordnungsspektrum

Auch im Jahr 2000 wurde das Benzodiazepinderivat Tetrazepam am häufigsten verordnet. Obwohl weiterhin ein Trend zur vermehrten Verordnung Tetrazepam-haltiger Generika zu beobachten ist, bleibt *Musaril* das führende Präparat (Tabelle 39.2). Tetrazepam hat ähnliche muskelrelaxierende und sedierende Eigenschaften wie das seit langem für diese Indikation eingesetzte Standardtherapeutikum Diazepam. Auch im Abhängigkeitspotential unterscheidet sich Tetrazepam nicht wesentlich von anderen langwirksamen Benzodiazepinen, so daß eine Begrenzung der Behandlungsdauer anzustreben ist. Nach tierexperi-

**Tabelle 39.2:** Verordnungen von Muskelrelaxantien 2000. Angegeben sind die 2000 verordneten Tagesdosen, die Änderungen gegenüber 1999 und die mittleren Kosten je DDD 2000.

| Präparat | Bestandteile | DDD in Mio. | Änderung in % | DDD-Kosten in DM |
|---|---|---|---|---|
| **Tetrazepam** | | | | |
| Musaril | Tetrazepam | 9,8 | (−17,3) | 1,91 |
| Tetrazepam-ratiopharm | Tetrazepam | 4,6 | (+12,3) | 1,40 |
| Tethexal | Tetrazepam | 3,3 | (+18,7) | 1,41 |
| Myospasmal | Tetrazepam | 1,3 | (−5,3) | 1,47 |
| tetrazep von ct | Tetrazepam | 1,2 | (−6,0) | 1,47 |
| Tetra-saar | Tetrazepam | 1,1 | (+1,6) | 1,59 |
| Tetramdura | Tetrazepam | 0,9 | (−15,9) | 1,57 |
| Mobiforton | Tetrazepam | 0,7 | (−32,6) | 1,67 |
| Tetrazepam Stada | Tetrazepam | 0,5 | (+61,7) | 1,47 |
| | | 23,2 | (−5,9) | 1,65 |
| **Baclofen** | | | | |
| Lioresal | Baclofen | 7,1 | (+3,8) | 3,21 |
| Baclofen-ratiopharm | Baclofen | 4,0 | (+17,3) | 2,48 |
| | | 11,1 | (+8,3) | 2,95 |
| **Andere Muskelrelaxantien** | | | | |
| Limptar N | Chininsulfat | 14,3 | (−4,8) | 0,99 |
| Mydocalm | Tolperison | 7,2 | (−5,3) | 3,91 |
| Sirdalud | Tizanidin | 3,9 | (+3,4) | 2,77 |
| Myoson | Pridinol | 2,6 | (+173,8) | 2,11 |
| Dolo-Visano M | Mephenesin | 1,3 | (−21,9) | 6,24 |
| Ortoton | Methocarbamol | 0,9 | (−14,1) | 6,15 |
| | | 30,2 | (+0,6) | 2,39 |
| **Summe** | | 64,5 | (−0,6) | 2,22 |

mentellen Daten hat Tetrazepam sogar eine geringere myotonolytische Gesamtwirkung als Diazepam (Simiand et al. 1989). Allerdings soll Tetrazepam aufgrund einer geringeren Sedation eine höhere Selektivität für die Muskelrelaxation aufweisen. Eine Bestätigung dieser lediglich tierexperimentellen Beobachtungen einer französischen Arbeitsgruppe durch klinische Vergleichsstudien gegenüber Diazepam steht nach einer Medline-Recherche weiterhin aus (Simiand et al. 1989, Keane et al. 1988a, Keane et al. 1988b). Trotz der steigenden Verwendung von Generika ist die Verordnung von Tetrazepam-haltigen Therapeutika aber immer noch sechs- bis achtmal teurer als Diazepam (0,24 DM/Tag, vgl. Tabelle 42.3) und könnte daher sicher in den meisten Fällen durch Diazepam substituiert werden.

Baclofen (*Lioresal, Baclofen-ratiopharm*) ist nur bei zentral bedingten spastischen Tonuserhöhungen der Muskulatur indiziert, beispielsweise zur symptomatischen Behandlung der Spastizität bei multipler Sklerose und traumatischen und neoplastisch bedingten Rückenmarkserkrankungen. Es handelt sich um das am stärksten wirksame Arzneimittel bei dieser Indikation.

Chinin (*Limptar N*) wird seit längerer Zeit zur Behandlung nächtlicher Wadenkrämpfe empfohlen, obwohl die Belege aus kontrollierten Studien widersprüchlich sind (Mandal et al. 1995). Eine Metaanalyse von acht Placebo-kontrollierten Studien hat kürzlich ergeben, daß Chinin die Wadenkrampfhäufigkeit um 21% senkt (Man Son Hing et al. 1998). Im Vergleich zu Placebo traten jedoch unter Chininmedikation mehr Nebenwirkungen, insbesondere Ohrensausen, auf. Unter Berücksichtigung des Nebenwirkungsprofils empfehlen die Autoren daher als erstes nichtmedikamentöse Maßnahmen, z. B. aktive Dorsalflexion des Fußes, und erst wenn diese erfolglos sind, einen Versuch mit Chinin.

Tolperison (*Mydocalm*) wurde bereits vor 40 Jahren entwickelt und gelangte 1994 erstmals unter die 2000 meistverordneten Arzneimittel. Die Verordnungen von *Mydocalm* stiegen von 1994 bis 1999 kontinuierlich an, obwohl die Wirksamkeit nicht nach den heutigen Standards belegt ist. Insgesamt liegen nur wenige kleinere Placebo-kontrollierte Untersuchungen zur Behandlung reflektorischer Muskelkrämpfe vor. Als zentralwirkendes Muskelrelaxans wird es bei Muskelverspannungen und Spastik angewendet. Trotz der ungenügenden Datenlage war *Mydocalm* das meistverordnete Präparat aller Muskelrelaxantien (Tabelle 39.1). Allerdings ist erstmals seit 1994 ein leichter Verordnungsrückgang im Vergleich zum Vorjahr zu beobachten.

Pridinol (*Myoson*) wird in die Gruppe der Muskelrelaxantien eingruppiert, ist aber pharmakologisch ein Anticholinergikum (Waelbroeck et al. 1993). Es wurde bisher als Myotonolytikum (*Lyseen-Hommel*) und als Parkinsonmittel angeboten (*Parks 12*). *Lyseen-Hommel* befindet sich seit über einem Jahr im Abverkauf. Parallel dazu wird Pridinol von einer anderen Firma unter dem Namen *Myoson* vertrieben. Sowohl die Anzahl der Verordnungen als auch der Tasgestherapiedosen stiegen im Jahr 2000 erneut deutlich an (Tabelle 39.2). Der hohe Verordnungszuwachs ist erstaunlich, da zu den beiden in Anspruch genommenen Indikationen, Muskelspasmen und Erkrankungen des rheumatischen Formenkreises, nach einer Medline-Recherche weiterhin keine kontrollierten Studien vorliegen.

*Sirdalud* enthält den Wirkstoff Tizanidin, das dem Clonidin strukturverwandt ist und ähnliche sedative und hypotensive Nebenwirkungen hat. Die Wirksamkeit bei zentral und peripher bedingten Muskelspasmen ist belegt. Es gilt daher als sinnvolle Alternative zu Baclofen bei Patienten mit spinal bedingter Spastizität. Gegenüber 1999 läßt sich ein leichter Verordnungsanstieg beobachten.

Mephenesin (*Dolo-Visano M*) ist ein zentral wirkendes Myotonolytikum mit sedierenden und anxiolytischen Eigenschaften, das bei der Behandlung schmerzhafter Muskelspasmen angewendet wird. Nach einer Medline-Recherche fehlen allerdings kontrollierte Untersuchungen, die den Nutzen von Mephenesin beim beanspruchten Indikationsgebiet zeigen. In jedem Fall dürfte der klinische Nutzen von Mephenesin aufgrund seiner kurzen Wirkdauer (Halbwertszeit 1 h) und der sedierenden Nebenwirkungen nur begrenzt sein. Die Verordnungen waren auch 2000 deutlich rückläufig.

Das zentral wirkende Methocarbamol (*Ortoton*) hat ähnliche Wirkeigenschaften wie Mephenesin. In zwei älteren Arbeiten war es bei Patienten mit Rücken- oder Nackenschmerzen sowie traumatisch oder entzündlich bedingten Schmerzen auf der Basis subjektiver Symptome nach 2–7 Tagen etwas besser wirksam als Placebo (Tisdale und Ervin 1975, Valtonen 1975). Vergleichende Untersuchungen gegenüber Diazepam fehlen jedoch. In einer kontrollierten Studie erzeugte Methocarbamol deutliche Anstiege mehrerer Sedationsparameter (Preston et al. 1992). Darüber hinaus scheint Methocarbamol insbesondere in höherer Dosierung und bei Patienten mit Arzneimittelmißbrauch in der Vorgeschichte ein Abhängigkeitspotential zu besitzen (Preston et al. 1989).

## Literatur

Keane R.E., Simiand J., Morre M., Biziere K. (1988a): Tetrazepam: a benzodiazepine which dissociates sedation from other benzodiazepine activities. I. Psychopharmacological profile in rodents. J. Pharmacol. Exp. Ther. 245: 692–698.

Keane R.E., Bachy A., Morre M., Biziere K. (1988b): Tetrazepam: a benzodiazepine which dissociates sedation from other benzodiazepine activities. II. In vitro and in vivo interactions with benzodiazepine binding sites. J. Pharmacol. Exp. Ther. 245: 699–705.

Mandal A.K., Abernathy T., Nelluri S.N., Stitzel V. (1995): Is quinine effective and safe in leg cramps? J. Clin. Pharmacol. 35: 588–593.

Man Son Hing M., Wells G., Lau A. (1998): Quinine for nocturnal leg cramps: a meta-analysis including unpublished data. J. Gen. Intern. Med. 13: 600–606.

Preston K.L, Guarino J.J., Kirk W.T., Griffiths R.R. (1989): Evaluation of the abuse potential of methocarbamol. J. Pharmacol. Exp. Ther. 248: 1146–1157.

Preston K.L., Wolf B., Guarino J.J., Griffiths R.R. (1992): Subjective and behavioral effects of diphenhydramine, lorazepam and methocarbamol: evaluation of abuse liability. J. Pharmacol. Exp. Ther. 262: 707–720.

Simiand J., Keane P.E., Biziere K., Soubrie P. (1989): Comparative study in mice of tetrazepam and other centrally active skeletal muscle relaxants. Arch. Int. Pharmacodyn. Ther. 297: 272–285.

Tisdale S.A., Ervin D.K. (1975): A controlled study of methocarbamol (Robaxin®) in acute painful musculoskeletal conditions. Curr. Ther. Res. 17: 525–530.

Valtonen E.J. (1975): A double-blind trial of methocarbamol versus placebo in painful muscle spasm. Curr. Med. Res. Op. 3: 382–385.

Waelbroeck M., Camus J., Tastenoy M., Lambrecht G., Mutschler E., Kropfgans M. et al. (1993): Thermodynamics of antagonist binding to rat muscarinic M2 receptors: antimuscarinics of the pridinol, sila-pridinol, diphenidol and sila-diphenidol type. Br. J. Pharmacol. 109: 360–370.

# 40. Ophthalmika

Martin J. Lohse

Die Indikationsgruppe der Ophthalmika umfaßt Präparate, die lokal oder in einzelnen Fällen auch systemisch bei Augenkrankheiten gegeben werden. Ophthalmika werden überwiegend von Ophthalmologen, daneben vor allem von Allgemeinmedizinern verordnet (vgl. Kapitel 54). Sie erreichen hohe Verordnungszahlen, tragen aber wegen günstiger Kosten zu den Gesamtumsätzen des Arzneimittelmarkts vergleichsweise wenig bei. Insgesamt sind 2000 die Verordnungen von Ophthalmika wie schon in den letzten Jahren leicht zurückgegangen (Tabelle 40.1). Zunahmen hat es vor allem bei preisgünstigen Präparaten gegeben, daneben bei wenigen Neuerungen wie den Glaukommitteln *Xalatan* und *Azopt*.

Die erfaßten Präparate der Ränge bis 2500, die für ein kleines Indikationsgebiet sehr zahlreich sind, machen etwa 91% der Verordnungen von Ophthalmika aus. Abbildungen 40.1 und 40.2 geben als Übersichten die 2500 verordnungsstärksten Präparate bzw. den Gesamtmarkt wieder. Beim Vergleich mit früher publizierten Werten muß bedacht werden, daß 1997 entsprechend den WHO-Empfehlungen einige DDDs neu festgelegt wurden. So wurde z.B. bei allen Glaukommitteln eine beidseitige Therapie angenommen. In Abbildung 40.2 sind jedoch die Verordnungen auch für die früheren Jahre mit den neu festgelegten DDD vorgenommen, so daß die Trends der Verordnungen korrekt wiedergegeben werden.

Die Ophthalmika umfassen ganz unterschiedliche Arzneimittelgruppen. In den letzten Jahren ist es dabei zu beträchtlichen Verschiebungen gekommen: Während früher von den definierten Tagesdosen (DDD) fast zwei Drittel auf die Glaukommittel, „Antikataraktika" und Sympathomimetika entfielen, dominieren heute neben den Glaukommitteln vor allem die Filmbildner (Abbildungen 40.1 und 40.2). Die Verordnungen von Glaukommitteln haben besonders in den achtziger Jahren erheblich zugenommen und sich seit 1992 auf hohem Niveau

**Tabelle 40.1:** Verordnungen von Ophthalmika 2000. Angegeben sind die verordnungshäufigsten Präparate mit Verordnungsrang, Verordnungen und Umsatz 2000 im Vergleich zu 1999.

| Rang | Präparat | Verordnungen in Tsd. | Änd. % | Umsatz Mio. DM | Änd. % |
|---|---|---|---|---|---|
| 85 | Bepanthen Augen-/Nasensalbe | 1168,1 | −9,1 | 5,8 | −6,4 |
| 143 | Dexa-Gentamicin | 853,6 | +3,4 | 9,6 | +9,1 |
| 228 | Kanamytrex | 641,3 | −5,6 | 6,6 | −7,0 |
| 229 | Floxal | 641,1 | +6,8 | 8,9 | +6,5 |
| 237 | Refobacin Augensalbe/Tropf. | 619,5 | −0,2 | 4,1 | +0,5 |
| 259 | Corneregel | 570,5 | −9,2 | 5,2 | −9,0 |
| 314 | Livocab Augentropfen | 511,1 | −4,4 | 22,6 | −1,8 |
| 348 | Tim Ophthal | 474,0 | +2,9 | 9,6 | +3,3 |
| 354 | Xalatan | 469,5 | +36,9 | 61,6 | +37,7 |
| 361 | Lacophtal | 461,4 | −2,1 | 5,8 | −13,5 |
| 380 | Inflanefran | 448,3 | −17,5 | 6,7 | −15,7 |
| 381 | Isopto-Max | 447,9 | −8,4 | 7,8 | −7,7 |
| 421 | Lacrisic | 409,8 | −13,6 | 5,9 | −13,5 |
| 422 | Trusopt | 408,5 | −25,8 | 49,2 | −20,5 |
| 428 | Arufil/uno | 404,6 | −1,2 | 4,1 | +6,7 |
| 488 | Polyspectran | 369,0 | −1,8 | 3,9 | +4,6 |
| 492 | Gentamicin-POS | 365,6 | +11,7 | 2,2 | +14,2 |
| 496 | Ecolicin | 364,2 | +9,6 | 4,2 | +9,6 |
| 518 | Artelac | 346,5 | −23,8 | 7,3 | −19,9 |
| 520 | Vividrin Augentropfen | 345,3 | −12,1 | 5,6 | −12,3 |
| 525 | Dexamytrex | 340,6 | −7,5 | 4,2 | −5,1 |
| 535 | Oculotect | 337,3 | −14,9 | 5,1 | −14,8 |
| 540 | Cromohexal-Augentropfen | 335,5 | −2,0 | 5,2 | −0,9 |
| 558 | Oculotect fluid | 327,6 | +1,9 | 4,4 | −0,1 |
| 561 | Vidisic | 323,5 | −19,7 | 3,3 | −19,0 |
| 568 | Sic Ophtal | 319,9 | +40,8 | 3,3 | +47,4 |
| 592 | Kanamycin-POS | 307,5 | +28,8 | 2,0 | +31,4 |
| 612 | Timomann | 298,5 | −13,1 | 6,3 | −13,0 |
| 685 | Fucithalmic | 264,9 | +2,5 | 3,7 | +2,5 |
| 729 | Dexa-Polyspectran N | 245,7 | +6,4 | 3,9 | +16,0 |
| 731 | Alphagan | 245,4 | +4,1 | 25,3 | +14,7 |
| 734 | Vistagan | 243,8 | −18,2 | 7,3 | −18,4 |
| 750 | Siccaprotect | 237,8 | −14,1 | 2,7 | −14,0 |
| 807 | Timolol CV | 219,0 | +201,4 | 3,3 | +210,5 |
| 822 | Cosopt | 212,3 | +32,2 | 30,3 | +33,8 |
| 879 | Oxytetracycl.Pred. Jenapharm | 199,5 | −12,7 | 3,1 | −4,6 |
| 882 | Yxin | 198,7 | −20,6 | 1,5 | −18,7 |
| 899 | Betamann | 195,1 | −25,0 | 6,0 | −24,8 |
| 921 | Liposic | 189,3 | −16,0 | 2,8 | −12,1 |
| 936 | Protagent | 186,1 | −22,6 | 4,6 | −22,3 |
| 946 | Dispatim | 183,7 | −10,5 | 5,4 | −12,5 |
| 958 | Ficortril Augensalbe | 180,1 | −7,5 | 1,8 | −2,7 |
| 968 | Arutimol | 178,4 | +2,8 | 5,5 | +3,7 |
| 989 | Chibro-Timoptol | 173,0 | −30,6 | 5,0 | −30,1 |
| 991 | Blephamide Augensalbe/Tr. | 172,8 | −2,6 | 3,2 | +10,6 |

**Tabelle 40.1:** Verordnungen von Ophthalmika 2000. Angegeben sind die verordnungshäufigsten Präparate mit Verordnungsrang, Verordnungen und Umsatz 2000 im Vergleich zu 1999 (Fortsetzung).

| Rang | Präparat | Verordnungen in Tsd. | Änd. % | Umsatz Mio. DM | Änd. % |
|---|---|---|---|---|---|
| 997  | Dispatenol                   | 172,4 | −18,1   | 2,0  | −15,8   |
| 1012 | Sophtal-POS N                | 169,6 | −11,4   | 1,9  | −6,7    |
| 1015 | Isoglaucon                   | 168,8 | −14,0   | 4,9  | −14,0   |
| 1019 | Vidisept                     | 167,8 | −20,5   | 2,1  | −19,2   |
| 1034 | Visc-Ophtal/-sine            | 164,3 | +50,8   | 1,5  | +60,2   |
| 1040 | Lacrimal                     | 163,5 | −28,2   | 1,8  | −28,7   |
| 1082 | Oxytetracyclin Augensalbe    | 156,6 | +12,6   | 1,6  | +28,2   |
| 1083 | Ultracortenol                | 156,4 | −15,4   | 3,0  | −6,2    |
| 1095 | Clonid Ophtal                | 155,3 | +11,9   | 3,2  | +8,4    |
| 1109 | Liquifilm                    | 153,6 | −30,9   | 1,8  | −31,3   |
| 1118 | Terracortril Augensalbe/-Tr. | 152,5 | −21,1   | 1,4  | −13,8   |
| 1135 | Ophtalmin N/sine             | 150,8 | +875,6  | 1,5  | +591,6  |
| 1152 | Cromoglicin-ratioph.Augentr. | 148,5 | −8,5    | 2,3  | −9,5    |
| 1253 | Voltaren ophta               | 133,9 | −20,8   | 6,0  | −18,9   |
| 1261 | Thilo-Tears                  | 132,9 | −25,7   | 2,3  | −22,7   |
| 1272 | Vitamin A-POS                | 130,9 | +6,4    | 1,0  | +6,9    |
| 1331 | Solan M                      | 123,7 | −14,0   | 2,1  | −7,7    |
| 1346 | Dexium                       | 121,5 | −42,1   | 11,7 | −39,7   |
| 1347 | Spersadexolin                | 121,1 | −18,3   | 2,5  | −12,5   |
| 1391 | Dexa-sine                    | 116,4 | −12,9   | 2,1  | −17,5   |
| 1397 | Normoglaucon                 | 116,0 | −20,0   | 7,8  | −16,8   |
| 1411 | Antikataraktikum N           | 114,5 | −37,7   | 2,5  | −37,2   |
| 1445 | Totocortin                   | 112,1 | −7,5    | 1,1  | +3,7    |
| 1459 | Lacrimal O.K.                | 110,9 | −24,3   | 4,3  | −24,7   |
| 1471 | Irtan                        | 109,8 | −11,8   | 4,0  | −16,5   |
| 1475 | Mycinopred                   | 109,5 | −9,5    | 1,6  | −5,2    |
| 1481 | Predni-POS                   | 109,0 | +33,7   | 1,5  | +46,2   |
| 1482 | Hydrocortison-POS N          | 109,0 | −11,3   | 1,1  | −11,8   |
| 1504 | Azopt                        | 106,9 | (neu)   | 9,7  | (neu)   |
| 1506 | Proculin                     | 106,8 | −24,8   | 0,8  | −25,2   |
| 1507 | Aquapred/−N Augentropfen     | 106,8 | −14,1   | 1,1  | −3,2    |
| 1510 | Ciloxan                      | 106,5 | +5,3    | 1,4  | +9,1    |
| 1511 | Heparin-POS                  | 106,4 | −9,9    | 1,1  | −10,5   |
| 1523 | Posiformin                   | 104,9 | +25,4   | 0,8  | +38,4   |
| 1528 | Noviform Augensalbe          | 104,3 | −15,7   | 1,7  | −12,6   |
| 1538 | Oculotect Gel/sine Tropfen   | 103,2 | −17,9   | 1,8  | −17,0   |
| 1566 | Dexapos                      | 100,8 | +34,5   | 0,9  | +52,8   |
| 1572 | Berberil N                   | 100,6 | −25,7   | 0,7  | −20,8   |
| 1600 | Pilomann                     | 97,9  | −19,1   | 1,4  | −27,5   |
| 1609 | Betoptima                    | 97,0  | −9,9    | 2,8  | −9,7    |
| 1617 | Dacrin                       | 96,3  | −29,2   | 0,9  | −29,2   |
| 1630 | Vidirakt S mit PVP           | 94,8  | −22,4   | 1,1  | −21,7   |
| 1641 | Prednisolon Augens.Jenapharm | 93,7  | +2,1    | 1,4  | +11,7   |
| 1683 | Alomide                      | 91,1  | −6,4    | 1,7  | +14,1   |
| 1685 | Efflumidex                   | 90,8  | −18,7   | 1,4  | −16,6   |

**Tabelle 40.1:** Verordnungen von Ophthalmika 2000. Angegeben sind die verordnungshäufigsten Präparate mit Verordnungsrang, Verordnungen und Umsatz 2000 im Vergleich zu 1999 (Fortsetzung).

| Rang | Präparat | Verordnungen in Tsd. | Änd. % | Umsatz Mio. DM | Änd. % |
|---|---|---|---|---|---|
| 1687 | Pilocarpin Ankerpharm | 90,5 | −12,4 | 1,3 | −11,4 |
| 1688 | Timo Comod | 90,4 | +19,7 | 2,1 | +25,9 |
| 1700 | Allergopos N | 89,7 | +5,2 | 0,9 | +22,8 |
| 1705 | Pan Ophtal | 89,3 | +8,9 | 0,6 | +14,1 |
| 1750 | Arteoptic | 86,3 | −11,4 | 2,6 | −10,6 |
| 1752 | Ocuflur | 86,2 | −24,5 | 3,7 | −25,2 |
| 1763 | Dobica | 85,5 | −28,5 | 4,9 | −28,5 |
| 1778 | Kan Ophtal | 84,4 | +9,6 | 0,6 | +12,1 |
| 1808 | Dexagel | 82,4 | +18,7 | 1,0 | +14,9 |
| 1816 | Lacrigel | 82,1 | −11,6 | 0,8 | −11,7 |
| 1818 | Timohexal | 82,0 | −23,7 | 2,1 | −23,2 |
| 1820 | Crom Ophtal | 81,9 | +10,6 | 0,9 | +0,3 |
| 1826 | Terramycin Augensalbe | 81,6 | −53,5 | 0,4 | −49,9 |
| 1835 | Pilocarpol | 81,1 | −13,7 | 1,1 | −14,4 |
| 1869 | Regepithel | 78,8 | −15,0 | 0,8 | −15,0 |
| 1880 | Gentamytrex | 77,7 | +12,8 | 0,5 | +8,3 |
| 1889 | Spersallerg | 77,3 | −8,1 | 1,5 | +4,2 |
| 1970 | Siccapos | 72,0 | +52,6 | 0,6 | +60,5 |
| 1971 | Timolol-POS | 71,8 | −17,7 | 1,7 | −18,9 |
| 1999 | Kollateral A+E Drag. | 70,1 | −28,1 | 4,3 | −23,5 |
| 2008 | Dispadex comp. | 69,9 | +7,4 | 0,7 | +23,2 |
| 2059 | LentoNit | 67,0 | −13,5 | 1,2 | −4,5 |
| 2063 | Borocarpin S | 66,4 | −18,7 | 1,0 | −18,0 |
| 2066 | Biciron | 66,1 | −29,6 | 0,5 | −32,4 |
| 2094 | Acular | 64,4 | −22,0 | 2,8 | −14,2 |
| 2103 | Allergocrom Augentropfen | 63,9 | −24,7 | 0,9 | −18,4 |
| 2106 | Euphrasia Augentropfen | 63,7 | +15,9 | 0,9 | +7,2 |
| 2137 | Timpilo | 62,5 | −24,2 | 6,4 | −28,3 |
| 2178 | Timosine | 60,2 | −25,5 | 3,8 | −23,4 |
| 2225 | Posorutin Augentropfen | 58,2 | −6,5 | 0,6 | −2,8 |
| 2277 | Dexa Biciron | 56,0 | −23,9 | 1,0 | −20,3 |
| 2344 | Betagentam | 52,9 | −3,0 | 0,5 | −2,7 |
| 2348 | Gent Ophtal | 52,8 | −8,5 | 0,4 | −7,6 |
| 2417 | Ophtopur N | 49,7 | −9,5 | 0,5 | −0,2 |
| 2419 | Konjunktival | 49,7 | −26,2 | 0,7 | −23,3 |
| 2440 | Panthenol-Augensalbe | 49,0 | −28,5 | 0,2 | −30,5 |
| 2445 | Nebacetin Augensalbe | 48,9 | −18,7 | 0,3 | −16,8 |
| 2446 | Diamox | 48,8 | −14,2 | 2,6 | −13,9 |
| 2486 | Emadine | 47,1 | −16,3 | 1,4 | −16,3 |
| 2487 | Tobramaxin | 47,0 | −8,7 | 0,6 | −11,0 |
| 2498 | Cibaflam | 46,8 | −18,2 | 0,6 | −8,3 |
| Summe | | 24828,3 | −6,7 | 557,7 | −3,3 |
| Anteil an der Indikationsgruppe | | 91,3% | | 93,3% | |
| Gesamte Indikationsgruppe | | 27204,0 | −7,8 | 598,1 | −4,7 |

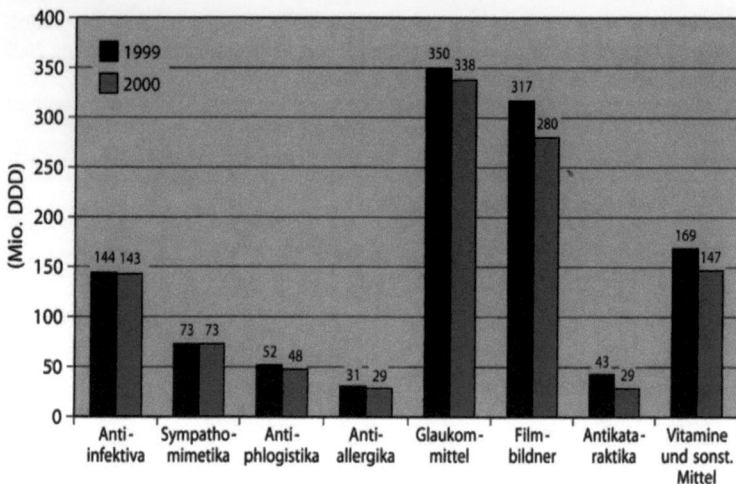

**Abbildung 40.1:** Verordnungen von Ophthalmika 2000. Definierte Tagesdosen (DDD) der 2500 meistverkauften Arzneimittel

stabilisiert, während die Filmbildner bis 1996 kontinuierliche Zuwächse zeigten. Dagegen sind die Verordnungen der in ihrer Wirksamkeit zweifelhaften „Antikataraktika" kontinuierlich zurückgegangen. Prozentual bemerkenswert zugenommen hatten in den letzten zehn Jahren auch die Verordnungen von Antiinfektiva, Vitaminpräparaten und Antiallergika, wenn auch die Gesamtmengen dieser Präparate nicht so erheblich sind. Bei allen Gruppen von Ophthalmika ist es im Jahr 2000 zu Rückgängen gekommen.

## Antiinfektiva

Antiinfektive Ophthalmika (Tabellen 40.2 und 40.3) werden zur Behandlung von Infektionen des vorderen Augenabschnittes eingesetzt. Diese Infektionen äußern sich zumeist als Konjunktivitiden. Für die bakterielle Konjunktivitis werden im allgemeinen lokal anwendbare Antibiotika verordnet. Auch wenn ein Antibiogramm in der Regel nicht erforderlich ist, empfiehlt sich die Kenntnis der aktuellen und regional oft spezifischen Resistenzlage. Als Erreger kommen vor allem Staphylokokken, Pneumokokken und Haemophilus in Betracht. In einer größeren Resistenzstudie aus den USA wurde folgende Reihenfolge der

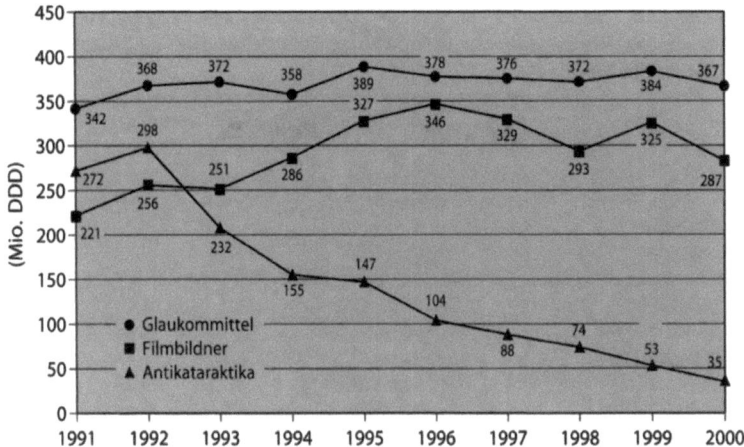

**Abbildung 40.2:** Verordnungen von Ophthalmika 1991 bis 2000. Gesamtverordnungen nach definierten Tagesdosen (DDD)

Wirksamkeit bestimmt: Chloramphenicol, Bacitracin plus Polymyxin B, Gentamicin, Gyrasehemmstoffe, Neomycin, Erythromycin (Everett et al. 1995). Neuere Resistenzstudien aus Amerika (Jensen und Felix 1998) und Japan (Ooishi und Miyao 1997) zeigen vor allem hohe Sensitivität gegenüber Fluorchinolonen und relativ hohe Resistenzraten gegenüber Erythromycin. Vergleichbare Daten liegen für Deutschland nicht vor.

In einer vergleichenden Untersuchung zur experimentellen Konjunktivitis durch *Staph. aureus* wurde allerdings gefunden, daß Antiseptika wie Ethacridin (*Biseptol*) oder Povidon-Iod zu schnellerer Elimination der Bakterien und Regression der Symptome führten als die Kombination aus Bacitracin, Polymyxin B und Neomycin (Behrens-Baumann und Begall 1993). Insofern ist nicht gesichert, daß Antibiotika bei einfacher bakterieller Konjunktivitis notwendig sind. Zu einem ähnlichen Schluß kam kürzlich eine Übersicht der Cochrane Database (Sheikh et al. 2000), nach der im Vergleich zu Placebo die Behandlung der Konjunktivitis mit Antibiotika zwar die Heilung zu beschleunigen scheint, jedoch das Endergebnis nicht beeinflußt.

Bei schweren Infektionen des vorderen Augenabschnittes, etwa Keratitis, ist dagegen eine antibiotische Therapie dringend geboten; bei schweren Hornhautulzera ist ein Antibiogramm erforderlich, während in weniger schweren Fällen empirisch mit Breitspektrumantibiotika behandelt werden kann (McLeod et al. 1996).

**Tabelle 40.2:** Verordnungen antiinfektiver Ophthalmika 2000. Angegeben sind die 2000 verordneten Tagesdosen, die Änderungen gegenüber 1999 und die mittleren Kosten je DDD 2000.

| Präparat | Bestandteile | DDD in Mio. | Änderung in % | DDD-Kosten in DM |
|---|---|---|---|---|
| **Antibiotika** | | | | |
| Kanamytrex | Kanamycin | 13,7 | (−7,2) | 0,48 |
| Refobacin Augensalbe/Tropf. | Gentamicin | 10,7 | (−0,6) | 0,39 |
| Fucithalmic | Fusidinsäure | 7,9 | (+2,5) | 0,46 |
| Kanamycin-POS | Kanamycin | 6,2 | (+29,2) | 0,32 |
| Gentamicin-POS | Gentamicin | 5,3 | (+12,6) | 0,41 |
| Oxytetracyclin Augensalbe | Oxytetracyclin | 2,2 | (+12,6) | 0,72 |
| Kan Ophtal | Kanamycin | 1,9 | (+9,0) | 0,33 |
| Gentamytrex | Gentamicin | 1,4 | (+12,5) | 0,37 |
| Tobramaxin | Tobramycin | 1,3 | (−15,7) | 0,48 |
| Gent Ophtal | Gentamicin | 1,1 | (−8,1) | 0,35 |
| | | 51,9 | (+2,5) | 0,43 |
| **Gyrasehemmer** | | | | |
| Floxal | Ofloxacin | 16,2 | (+6,7) | 0,55 |
| Ciloxan | Ciprofloxacin | 2,7 | (+5,3) | 0,52 |
| | | 18,8 | (+6,5) | 0,55 |
| **Adstringentien** | | | | |
| Posiformin | Bibrocathol | 1,3 | (+25,4) | 0,64 |
| Noviform Augensalbe | Bibrocathol | 1,3 | (−15,7) | 1,29 |
| | | 2,6 | (+0,9) | 0,96 |
| **Antibiotikakombinationen** | | | | |
| Polyspectran | Polymyxin B Bacitracin Neomycin | 4,9 | (−2,0) | 0,80 |
| Ecolicin | Erythromycin Colistin | 4,2 | (+9,9) | 1,00 |
| Terramycin Augensalbe | Oxytetracyclin Polymyxin B | 0,4 | (−53,5) | 0,87 |
| Nebacetin Augensalbe | Neomycin Bacitracin | 0,3 | (−18,7) | 1,12 |
| | | 9,9 | (−2,5) | 0,90 |
| **Summe** | | 83,1 | (+2,7) | 0,53 |

In den meisten Fällen sollte eine antibiotische Behandlung des Auges zehn Tage nicht überschreiten. Ein ideales Antibiotikum für die Lokalbehandlung gibt es nicht. Empfohlen werden zum einen Kombinationen nur lokal anwendbarer Antibiotika (Polymyxin B, Colistin, Bacitracin, Gramicidin, mit Einschränkungen Neomycin), von denen einige, wie besonders Neomycin, lokal irritierend und allergisierend wirken. Andererseits wird zu den auch systemisch angewandten Aminoglykosiden sowie Erythromycin geraten, bei denen Resistenzentwicklung ein Problem darstellt (siehe unten).

### Monopräparate

Die Verordnungen von antibiotischen Monopräparaten waren auch 2000 insgesamt stabil (Tabelle 40.2). Am häufigsten werden nach wie vor die Aminoglykoside Kanamycin und Gentamicin verordnet. Sie gelten als gut wirksam und relativ nebenwirkungsarm. Die Entwicklung von Resistenz ist möglich. Neben diesen beiden Aminoglykosiden finden sich unter den Monopräparaten das schon lange verwendete Oxytetracyclin und seit einigen Jahren die Fusidinsäure (*Fucithalmic*), die vor allem gegen Staphylokokken wirksam ist. Gyrasehemmer haben sich in den letzten Jahren auch in der Ophthalmologie fest etabliert. Sie scheinen gute Wirksamkeit und gute lokale Penetration mit geringen unerwünschten Wirkungen zu kombinieren (O'Brien et al. 1995, Hanioglu-Kargi et al. 1998).

Auf die Vorteile von Adstringentien wurde oben bereits eingegangen. Bei dem allein hier vertretenen Adstringens Bibrocathol (*Noviform, Posiformin*) haben sich die Verordnungen auf relativ geringem Niveau stabilisiert. Nachteilig ist für die Anwendung tagsüber, daß die Bibrocatholpräparate nur als Salbe verfügbar sind. In Tabelle 40.9 ist mit dem Salicylsäure-haltigen *Sophtal-POS N* ein weiteres als Antiseptikum im Handel befindliches Präparat aufgeführt; Salicylsäure wirkt topisch angewandt vor allem keratolytisch.

### Kombinationspräparate

Die Verordnungen von Kombinationspräparaten mit Antiinfektiva haben nach Zunahmen in den Vorjahren 2000 wieder abgenommen (Tabelle 40.3). Sie umfassen zum einen Kombinationen verschiedener lo-

**Tabelle 40.3:** Verordnungen antiinfektiver Ophthalmikakombinationen mit Glucocorticoiden 2000. Angegeben sind die 2000 verordneten Tagesdosen, die Änderungen gegenüber 1999 und die mittleren Kosten je DDD 2000.

| Präparat | Bestandteile | DDD in Mio. | Änderung in % | DDD-Kosten in DM |
|---|---|---|---|---|
| **Antibiotika und Glucocorticoide** | | | | |
| Dexa-Gentamicin | Gentamicin Dexamethason | 15,1 | (+2,5) | 0,64 |
| Dexamytrex | Gentamicin Dexamethason | 5,7 | (−8,1) | 0,74 |
| Isopto-Max | Neomycin Polymyxin B Dexamethason | 5,4 | (−8,2) | 1,46 |
| Aquapred/-N Augentropfen | Chloramphenicol Prednisolon | 4,7 | (−14,1) | 0,24 |
| Dexa-Polyspectran N | Polymyxin B Neomycin Dexamethason | 4,7 | (+6,4) | 0,83 |
| Cibaflam | Fluorometholon Gentamicin | 4,2 | (−10,4) | 0,14 |
| Mycinopred | Polymyxin B Neomycin Prednisolon | 3,1 | (−9,5) | 0,50 |
| Spersadexolin | Chloramphenicol Tetryzolin Dexamethason | 3,0 | (−18,3) | 0,84 |
| Oxytetracycl.Pred. Jenapharm | Oxytetracyclin Prednisolon | 2,9 | (−12,7) | 1,10 |
| Terracortril Augensalbe/-Tr. | Oxytetracyclin Hydrocortison Polymyxin B | 1,6 | (−21,3) | 0,88 |
| Dispadex comp. | Neomycin Dexamethason | 1,4 | (+7,4) | 0,53 |
| Betagentam | Betamethason Gentamicinsulfat | 1,1 | (−3,0) | 0,50 |
| | | 52,8 | (−6,0) | 0,70 |
| **Sulfonamidkombinationen** | | | | |
| Blephamide Augensalbe/Tr. | Sulfacetamid Prednisolon | 6,7 | (−2,8) | 0,47 |
| **Summe** | | 59,5 | (−5,7) | 0,68 |

kal wirksamer Antibiotika (Tabelle 40.2), zum anderen die von den Zahlen her weit überwiegenden Kombinationen mit Glucocorticoiden (Tabelle 40.3).

Die reinen Antibiotikakombinationen sind seit langem etabliert und in ihren Wirkungen dokumentiert. Zwei dieser Präparate enthalten Neomycin bzw. Bacitracin, die leicht zu Allergien führen. Deshalb ist bei der Verwendung solcher Präparate Vorsicht geboten. Auffallend ist, daß trotz der ungünstigen Resistenzlage die Verordnungen der Kombination Erythromycin/Colistin (*Ecolicin*) wie schon in den Vorjahren weiterhin zugenommen haben.

Auch im Jahr 2000 erfreuten sich die Kombinationen von Antibiotika und Glucocorticoiden fast ungebrochener Beliebtheit (Tabelle 40.3). Mehr als 40% der Verordnungen von Antibiotika fallen auf Kombinationspräparate mit Glucocorticoiden. Die Verschreibung solcher Pharmaka entbindet in gewisser Weise von einer ausführlichen Diagnostik, da sowohl bei allergischer als auch bakterieller Genese einer Konjunktivitis mit einer Besserung zu rechnen ist. Dieser Eindruck wird noch verstärkt, wenn ein Präparat wie z. B. *Spersadexolin* zusätzlich noch ein Sympathomimetikum enthält, das durch Vasokonstriktion eine symptomatische Abnahme der Rötung des Auges verursacht. Die ungezielte Verwendung von Glucocorticoiden am Auge ist jedoch mit Risiken verbunden (siehe unten) und kann daher in den meisten Fällen nicht begründet werden.

Zwei hier vertretene Präparate, *Aquapred Augentropfen* und *Spersadexolin*, enthalten Chloramphenicol, das sich durch gute Wirksamkeit, lokale Verträglichkeit und günstigen Preis auszeichnet, in Einzelfällen aber auch nach lokaler Gabe am Auge hämatologische Nebenwirkungen verursacht hat (Fraunfelder und Bagby 1983).

Die topische Anwendung von Sulfonamiden muß wegen der hohen Sensibilisierungsrate als obsolet gelten. Als einziges Präparat erscheint unter den 2500 führenden Arzneimitteln nur noch die Sulfonamidkombination *Blephamide Augensalbe/Tropfen*.

## Sympathomimetika

Sympathomimetika werden zur symptomatischen Therapie besonders bei chronischen Reizzuständen der Bindehaut, die keine spezifische Diagnose erlauben, eingesetzt. Ihre Wirkung beruht im wesentlichen auf der Verengung von Gefäßen und damit einer Abschwellung der Schleimhäute. Es handelt sich um alphasympathomimetisch wirkende Substanzen, zum Teil in Kombination mit Antiseptika. Diese Therapie ist rein symptomatisch, wenn auch oft angenehm für den Patienten. Bei chronischer Applikation kann es reflektorisch zu einer Erweiterung der Gefäße kommen, die nur jeweils kurzfristig nach der Applikation des Medikaments verschwindet, und auch zur Austrocknung des Auges und damit zu vermehrter, aber nicht mehr bemerkter Reizung. Aus dem symptomatischen Charakter dieser Therapie, aber vermutlich auch aus den niedrigen Preisen, die eine Verordnung auf Kassenrezept kaum mehr lohnen lassen, erklären sich vermutlich die in den letzten Jahren beobachteten Rückgänge entsprechender Verordnungen.

Die einzelnen Alphasympathomimetika unterscheiden sich in ihrem Wirkungsspektrum nicht und müssen daher als therapeutisch gleichwertig gelten. Im allgemeinen ist die Anwendung eines Monopräparates vollkommen ausreichend. Praktisch alle Präparate sind sehr preisgünstig (Tabelle 40.4).

Bei einer allergischen Genese der Konjunktivitis werden häufig Sympathomimetika in Verbindung mit Antihistaminika eingesetzt. Ob diese Kombinationen sinnvoll sind, muß ebenso wie für die Kombination eines Alphasympathomimetikums mit dem fraglich vasokonstriktorischen Hydrastinin (in *Dacrin*) in Frage gestellt werden. Erfreulicherweise sind in den letzten Jahren besonders fragwürdige Bestandteile wie Campher und zahlreiche Pflanzenextrakte aus allen relevanten Kombinationen herausgenommen worden (*Berberil N*, *Ophtopur N*, *Allergopos N*). Im Jahr 2000 ist außerdem an die Stelle des immer wieder kritisierten führenden Kombinationspräparates *Ophtalmin*, einer Kombination von zwei Alphasympathomimetika mit einem Antihistaminikum, das sinnvolle Monopräparat *Ophtalmin N* getreten – übrigens ohne wesentliche Veränderung bei den Verordnungszahlen.

## 40 Antiphlogistische Ophthalmika

Glucocorticoide werden in der Ophthalmologie bei Iridozyklitis, verschiedenen Erkrankungen der Cornea und zur Unterdrückung von Narbenwucherungen an Lidern und Cornea eingesetzt. Besserung, aber keine Heilung, versprechen sie bei der allergischen Konjunktivitis sowie Skleritis und Episkleritis. *Nicht* indiziert sind sie in der Regel dagegen bei infektiöser Konjunktivitis. Die Gefahren ihrer Anwendung am Auge liegen in dem Aufflammen von infektiösen Prozessen, beson-

**Tabelle 40.4:** Verordnungen von sympathomimetischen Ophthalmika 2000. Angegeben sind die 2000 verordneten Tagesdosen, die Änderungen gegenüber 1999 und die mittleren Kosten je DDD 2000.

| Präparat | Bestandteile | DDD in Mio. | Änderung in % | DDD-Kosten in DM |
|---|---|---|---|---|
| **Monopräparate** | | | | |
| Ophtalmin N/sine | Tetryzolin | 15,5 | (>1000) | 0,10 |
| Yxin | Tetryzolin | 14,4 | (−22,6) | 0,10 |
| Proculin | Naphazolin | 7,1 | (−24,8) | 0,11 |
| Biciron | Tramazolin | 6,6 | (−29,6) | 0,07 |
| Berberil N | Tetryzolin | 6,3 | (−26,9) | 0,12 |
| | | 49,9 | (+7,6) | 0,10 |
| **Kombinationspräparate** | | | | |
| Spersallerg | Antazolin Tetryzolin | 6,2 | (−8,1) | 0,25 |
| Allergopos N | Antazolin Tetryzolin | 5,1 | (+5,2) | 0,17 |
| Dacrin | Hydrastinin Oxedrin | 4,8 | (−29,2) | 0,19 |
| Ophtopur N | Zinkborat Naphazolin | 4,6 | (−9,4) | 0,11 |
| Konjunktival | Naphazolin Pheniramin | 2,1 | (−26,9) | 0,33 |
| | | 22,9 | (−13,4) | 0,20 |
| **Summe** | | 72,8 | (−0,0) | 0,13 |

ders Pilzinfektionen. Bei längerer Anwendung können Glaukome ausgelöst werden, bei prädisponierten Patienten vereinzelt auch schon innerhalb weniger Wochen. Nach Anwendung über ein oder mehrere Jahre können sich Linsentrübungen entwickeln. Grundsätzlich gewarnt werden muß vor der Anwendung von Glucocorticoiden, wenn die Hornhaut nicht intakt ist. Aus diesen Gründen sollte jede längerdauernde Anwendung von Glucocorticoiden am Auge sorgfältig überwacht werden.

Zum Einsatz kommen verschiedene Glucocorticoide, die sich nicht nur in ihrer Potenz, sondern auch in ihrer Resorbierbarkeit erheblich unterscheiden. So ist die Resorption von Prednisolonacetat (*Inflanefran, Ultracortenol*) höher als die von Phosphatsalzen der Glucocorticoide (*Dexa-sine*). Dagegen ist – gleiche Resorption vorausgesetzt – die

Potenz von Dexamethason deutlich höher als die von Prednisolon und Hydrocortison. In den Kombinationspräparaten mit Sympathomimetika (Tabelle 40.5) und Antibiotika (Tabelle 40.3) findet vor allem Dexamethason Verwendung, häufig in Form der schlechter resorbierten Phosphatsalze. Bei den Monopräparaten dagegen überwiegt die Verwendung von Prednisolonacetat. Die Verordnungen von Glucocorticoiden haben 2000 insgesamt etwas abgenommen, wobei es aber deutliche Umschichtungen zu preisgünstigen Präparaten hin gegeben hat (Tabellen 40.3 und 40.5).

Separat aufgeführt werden die nichtsteroidalen Antiphlogistika Flurbiprofen (*Ocuflur*), Diclofenac (*Voltaren ophtha*) und das 1999 neu

**Tabelle 40.5:** Verordnungen von antiphlogistischen Ophthalmika 2000. Angegeben sind die 2000 verordneten Tagesdosen, die Änderungen gegenüber 1999 und die mittleren Kosten je DDD 2000.

| Präparat | Bestandteile | DDD in Mio. | Änderung in % | DDD-Kosten in DM |
|---|---|---|---|---|
| **Glucocorticoide** | | | | |
| Inflanefran | Prednisolon | 9,2 | (−18,2) | 0,73 |
| Predni-POS | Prednisolon | 8,7 | (+35,1) | 0,18 |
| Totocortin | Dexamethason | 4,7 | (−7,5) | 0,24 |
| Ultracortenol | Prednisolon | 3,6 | (−20,8) | 0,83 |
| Dexa-sine | Dexamethason | 2,4 | (−8,3) | 0,86 |
| Efflumidex | Fluorometholon | 1,8 | (−18,7) | 0,75 |
| Ficortril Augensalbe | Hydrocortison | 1,8 | (−7,5) | 0,99 |
| Dexapos | Dexamethason | 1,7 | (+34,5) | 0,52 |
| Dexagel | Dexamethason | 1,6 | (+18,7) | 0,66 |
| Prednisolon Augens. Jenapharm | Prednisolon | 1,3 | (+2,0) | 1,03 |
| Hydrocortison-POS N | Hydrocortison | 0,7 | (−11,3) | 1,56 |
| | | 37,4 | (−3,3) | 0,58 |
| **Glucocorticoidkombinationen** | | | | |
| Dexa Biciron | Dexamethason Tramazolin | 1,9 | (−23,9) | 0,56 |
| **Nichtsteroidale Antiphlogistika** | | | | |
| Voltaren ophtha | Diclofenac | 3,9 | (−18,9) | 1,55 |
| Ocuflur | Flurbiprofen | 2,6 | (−26,2) | 1,45 |
| Acular | Ketorolac | 2,1 | (−14,1) | 1,33 |
| | | 8,5 | (−20,2) | 1,47 |
| **Summe** | | 47,8 | (−7,8) | 0,74 |

hinzugekommene Ketorolac (*Acular*) (Tabelle 40.5). Diese Präparate werden hauptsächlich zur Entzündungshemmung nach Operationen sowie zur Vermeidung intraoperativer Miosis eingesetzt, bei denen ihre antiinflammatorische Potenz der der Glucocorticoide gleichkommt (Wright et al. 1997). Bei den Zahlen ist zu bedenken, daß diese Therapie ganz wesentlich auch in der Klinik durchgeführt wird. Der Versuch, Ketorolac auch zur Therapie der viralen Konjunktivitis einzusetzen, erbrachte jüngst ein negatives Ergebnis (Shiuey et al. 2000).

## Antiallergika

Bei allergischer Konjunktivitis ist eine Prophylaxe mit Cromoglicinsäure und ähnlich wirkenden Substanzen möglich. Ihre Wirkung wird auf eine Hemmung der Mastzelldegranulation zurückgeführt, der genaue Wirkmechanismus ist jedoch unklar. Diese Präparate müssen vorbeugend vor der Allergenexposition (z. B. Pollen) gegeben werden. Gegenüber den akut und stärker wirksamen Corticosteroiden ist Cromoglicinsäure wegen der sehr viel geringeren Nebenwirkungen vorzuziehen (Hingorani und Lightman 1995). Allerdings kann Cromoglicinsäure, wenn auch wohl sehr selten, selbst anaphylaktische Reaktionen auslösen (Ibanez et al. 1996). Die Verordnungen dieser Präparate haben 2000 abgenommen (Tabelle 40.6).

Bei der Cromoglicinsäure dominieren inzwischen die Generika. Bei den Preisen muß berücksichtigt werden, daß bei den verschiedenen Präparaten in unterschiedlichem Ausmaß die Verordnungen von Kombinationspackungen (Augentropfen und Nasensprays) oder Eindosis-Packungen zu scheinbar unterschiedlichen DDD-Kosten führen (Tabelle 40.6).

Nedocromil (*Irtan*) wirkt ähnlich wie Cromoglicinsäure und ist klinisch mindestens ebenso effektiv wie diese (Kjellman und Stevens 1995, Hingorani und Lightman 1995). Gegenüber der viermal täglichen Gabe der Cromoglicinsäure scheint die zweimal tägliche Anwendung meist auszureichen. Dieses Präparat wurde 1994 zunächst erfolgreich eingeführt, hat aber vermutlich aufgrund des deutlich höheren Preises in den letzten Jahren stark an Verordnungen eingebüßt.

Lodoxamid (*Alomide*) gilt ebenfalls als Degranulationshemmer, zeichnet sich aber gegenüber der Cromoglicinsäure durch schnelleren Wirkungseintritt aus (Fahy et al. 1992). Dieses dem Nedocromil daher vergleichbare, jedoch deutlich preisgünstigere Präparat findet sich seit

**Tabelle 40.6:** Verordnungen von antiallergischen Ophthalmika 2000. Angegeben sind die 2000 verordneten Tagesdosen, die Änderungen gegenüber 1999 und die mittleren Kosten je DDD 2000.

| Präparat | Bestandteile | DDD in Mio. | Änderung in % | DDD-Kosten in DM |
|---|---|---|---|---|
| **Cromoglicinsäure** | | | | |
| Vividrin Augentropfen | Cromoglicinsäure | 5,2 | (−12,6) | 1,08 |
| Cromohexal-Augentropfen | Cromoglicinsäure | 5,0 | (−4,3) | 1,05 |
| Cromoglicin-ratioph. Augentr. | Cromoglicinsäure | 2,2 | (−5,1) | 1,05 |
| Crom Ophtal | Cromoglicinsäure | 2,2 | (+5,6) | 0,42 |
| Allergocrom Augentropfen | Cromoglicinsäure | 1,2 | (−29,1) | 0,80 |
| | | 15,8 | (−8,5) | 0,95 |
| **Weitere Degranulationshemmer** | | | | |
| Alomide | Lodoxamid | 1,5 | (+4,1) | 1,12 |
| Irtan | Nedocromil | 1,5 | (−13,1) | 2,68 |
| | | 3,0 | (−5,2) | 1,89 |
| **$H_1$-Antihistaminika** | | | | |
| Livocab Augentropfen | Levocabastin | 8,8 | (−3,1) | 2,59 |
| Emadine | Emedastin | 1,2 | (−16,3) | 1,20 |
| | | 9,9 | (−4,9) | 2,42 |
| Summe | | 28,7 | (−6,9) | 1,56 |

1997 unter den verordnungshäufigsten Arzneimitteln, hat sich seitdem aber nicht weiter durchsetzen können.

Der $H_1$-Rezeptorantagonist Levocabastin (*Livocab*) erreicht bei allergischer Konjunktivitis ähnliche Therapieergebnisse wie andere topische Antiallergika, wirkt aber als hochaffiner Rezeptorantagonist schneller und länger als Cromoglicinsäure (Dechant und Goa 1991). In einer direkt vergleichenden Studie wurde Überlegenheit auch gegenüber Nedocromil gefunden (Hammann et al. 1996). Allerdings sind die Ergebnisse insgesamt nicht wesentlich besser als bei anderen antiallergisch wirkenden Substanzen, wozu die hohe Placeborate von 30–80% beiträgt (Noble und McTavish 1995). Die unterschiedlichen Therapiekosten sind nur scheinbar, da beim *Livocab* häufig Kombipackungen (Augentropfen + Nasenspray) verordnet werden. Emedastin (*Emadine*) ist ein weiterer topisch applizierbarer $H_1$-Rezeptorantagonist, der dem Levocabastin pharmakologisch und in seiner Wirksamkeit vergleichbar ist, allerdings bei deutlich geringeren Kosten (Pinto et al. 2001).

## Glaukommittel

Als Glaukom wird eine Anzahl von ätiologisch verschiedenen Krankheiten bezeichnet, deren gemeinsames Kennzeichen ein individuell zu hoher Augeninnendruck ist, aus dem die Gefahr von zunehmenden Gesichtsfeldausfällen resultiert. Daher ist eine Dauertherapie angezeigt, die das Ziel hat, den Augeninnendruck über 24 Stunden hinweg unter 20 mm Hg zu senken, bei Patienten mit Normaldruckglaukom auch darunter. Dabei ist wichtig zu wissen, daß selbst in entwickelten Ländern etwa die Hälfte der Glaukompatienten nicht von ihrer Erkrankung wissen (Quigley 1996). Bei der Forschung nach den Ursachen gewinnen genetische Veränderungen an Bedeutung (Stone et al. 1997, Michels-Rautenstrauß et al. 1997).

In der Therapie des Glaukoms hat es in den letzten Jahren eine Reihe von Neuerungen gegeben (Alward 1998, Pfeiffer 1998, Hoyng und van Beek 2000). Zur Auswahl stehen hier verschiedene Gruppen von Arzneimitteln, die entweder den Kammerwasserabfluß erhöhen (Cholinergika) oder die Kammerwasserproduktion reduzieren (Betarezeptorenblocker, Alpha$_2$-Sympathomimetika). Neue Therapiemöglichkeiten stellen das stark alpha$_2$-selektive Brimonidin, die lokal wirksamen Carboanhydrasehemmer Dorzolamid und Brinzolamid und das Prostaglandinderivat Latanoprost dar.

Die DDD für die Glaukommittel wurden vor drei Jahren zur Vereinheitlichung entsprechend den DDD der WHO neu definiert. Bei Pilocarpinpräparaten wurden sie auf 0,4 ml (4 Tr. täglich), bei Betarezeptorenblockern auf 0,2 ml (2 Tr. täglich), bei allen anderen Präparaten entsprechend den Herstellerempfehlungen festgelegt. Dabei bezieht sich die DDD auf *zwei* Augen, auch wenn Glaukome bei etwa einem Drittel der Patienten nur einseitig bestehen. Für die Eindosispackungen wurde angenommen, daß eine Packung pro Tag verwendet wird, auch wenn strikt genommen wegen der Gefahr bakterieller Kontamination bei jeder Applikation eine neue Packung angebrochen werden sollte, was diese Therapieform noch weiter verteuern würde. Dieses Problem der Verteuerung der Glaukomtherapie durch Eindosispackungen ist im Detail von Hertel und Pfeiffer (1994) untersucht worden. Insgesamt ist durch diese Neudefinitionen der direkte Vergleich mit früher veröffentlichten Werten nicht möglich, jedoch sind die in Abbildung 40.2 gezeigten Daten durchgängig mit den aktuellen DDDs errechnet.

Nach deutlichen Steigerungen in den achtziger Jahren haben sich die Verordnungen von Glaukommitteln seit 1992 stabilisiert (Abbildung 40.2, Tabelle 40.7). Unter den verschiedenen Arzneimittelgruppen haben sich aber die bisher beobachteten Umschichtungen weiter fortgesetzt: überragende Stellung der Betarezeptorenblocker, inzwischen eine Randstellung der Cholinergika und eine auffällige Zunahme bei den neuen Therapieprinzipien.

### Cholinergika

Cholinergika stellten früher – allein oder in Kombination mit Betarezeptorenblockern – die klassische Therapie des Glaukoms dar. Die Nebenwirkungen dieser Therapie bestehen vor allem in Miosis, die das Sehen in der Dämmerung und bei Bestehen von Linsentrübungen stört, sowie bei jungen Patienten besonders in der akkommodativen Myopie und Ziliarmuskelspasmus. Ganz überwiegend wird Pilocarpin benutzt, dessen Verordnungen vermutlich wegen der unerwünschten Wirkungen auch 2000 weiter abgenommen haben. Deutliche Abnahmen hat es auch bei den Kombinationen von Pilocarpin mit Betarezeptorenblockern gegeben; beim Vergleich dieser Kombinationspräparate muß berücksichtigt werden, daß entsprechend den Herstellerempfehlungen die DDD-Werte für *Timpilo* auf 0,2 ml (zweimal tgl.), für *Normoglaucon* auf 0,4 ml (viermal tgl.) festgelegt wurden.

### Alpha$_2$-Sympathomimetika

Bei den Alpha$_2$-Sympathomimetika sind zwei Clonidinpräparate vertreten. Die Verordnungen von *Isoglaucon* nahmen ab, während das etwas preisgünstigere *Clonid-Ophtal* Zunahmen verzeichnete. Auch bei der lokalen Anwendung von Clonidin ist an die Möglichkeit systemischer Nebenwirkungen zu denken, insbesondere Blutdruckabfall und Sedation (Nordlund et al. 1995, Schuman 1996). Das seit über 20 Jahren bekannte, aber erst kürzlich eingeführte Brimonidin (*Alphagan*) ist noch stärker alpha$_2$-selektiv als Clonidin (Walters 1996). In einer großen Studie (Katz 1999) erwies es sich als dem Timolol (0,5%) überlegen, ohne Ef-

**Tabelle 40.7:** Verordnungen von Glaukommitteln 2000. Angegeben sind die 2000 verordneten Tagesdosen, die Änderungen gegenüber 1999 und die mittleren Kosten je DDD 2000.

| Präparat | Bestandteile | DDD in Mio. | Änderung in % | DDD-Kosten in DM |
|---|---|---|---|---|
| **Cholinergika** | | | | |
| Pilomann | Pilocarpin | 6,2 | (−26,5) | 0,23 |
| Pilocarpin Ankerpharm | Pilocarpin | 5,6 | (−11,6) | 0,22 |
| Pilocarpol | Pilocarpin | 5,1 | (−14,1) | 0,21 |
| Borocarpin S | Pilocarpin | 4,7 | (−18,4) | 0,22 |
| | | 21,6 | (−18,4) | 0,22 |
| **Alpha$_2$-Sympathomimetika** | | | | |
| Isoglaucon | Clonidin | 19,3 | (−14,0) | 0,25 |
| Clonid Ophtal | Clonidin | 16,7 | (+8,2) | 0,19 |
| Alphagan | Brimonidin | 15,4 | (+5,5) | 1,64 |
| | | 51,4 | (−2,1) | 0,65 |
| **Betarezeptorenblocker** | | | | |
| Tim Ophthal | Timolol | 35,0 | (+3,1) | 0,27 |
| Timomann | Timolol | 21,6 | (−13,5) | 0,29 |
| Vistagan | Levobunolol | 17,6 | (−18,1) | 0,42 |
| Arutimol | Timolol | 16,1 | (+4,2) | 0,35 |
| Timolol CV | Timolol | 15,8 | (+211,4) | 0,21 |
| Betamann | Metipranolol | 14,4 | (−24,7) | 0,42 |
| Dispatim | Timolol | 13,3 | (−13,0) | 0,40 |
| Chibro-Timoptol | Timolol | 12,6 | (−29,9) | 0,39 |
| Betoptima | Betaxolol | 6,9 | (−9,7) | 0,40 |
| Arteoptic | Carteolol | 6,3 | (−10,8) | 0,41 |
| Timosine | Timolol | 6,2 | (−23,0) | 0,61 |
| Timohexal | Timolol | 6,0 | (−23,1) | 0,34 |
| Timolol-POS | Timolol | 5,1 | (−18,9) | 0,33 |
| Timo Comod | Timolol | 4,8 | (+26,4) | 0,43 |
| | | 181,8 | (−6,4) | 0,35 |
| **Cholinergikakombinationen** | | | | |
| Normoglaucon | Pilocarpin Metipranolol | 8,6 | (−18,5) | 0,91 |
| Timpilo | Pilocarpin Timolol | 4,6 | (−27,8) | 1,39 |
| | | 13,2 | (−22,1) | 1,08 |
| **Carboanhydrasehemmerpräparate** | | | | |
| Trusopt | Dorzolamid | 19,6 | (−26,9) | 2,51 |
| Cosopt | Dorzolamid Timolol | 14,5 | (+34,0) | 2,08 |
| Azopt | Brinzolamid | 6,0 | (neu) | 1,62 |
| Diamox | Acetazolamid | 0,9 | (−11,0) | 3,03 |
| | | 41,0 | (+6,0) | 2,24 |
| **Prostaglandinderivate** | | | | |
| Xalatan | Latanoprost | 29,4 | (+37,8) | 2,09 |
| **Summe** | | 338,5 | (−3,3) | 0,80 |

fekte auf Blutdruck oder Herzfrequenz zu zeigen. Allerdings wurden bei über 10% der Patienten lokale allergische Reaktionen beobachtet.

### Betarezeptorenblocker

Betarezeptorenblocker dominieren inzwischen seit vielen Jahren die medikamentöse Therapie des Glaukoms. Als Standard gilt dabei Timolol, von dem mehrere Nachfolgepräparate in das hier untersuchte Marktsegment vorgedrungen sind. Keiner der neueren Betarezeptorenblocker hat sich – bei insgesamt guter Wirksamkeit – im Vergleich mit Timolol als überlegen erwiesen (Sorensen und Abel 1996). Die Anwendung von Betarezeptorenblockern kann systemische Nebenwirkungen mit sich bringen. Daher stellen insbesondere Asthma bronchiale und AV-Überleitungsstörungen Kontraindikationen dar. Lokale Nebenwirkung der Therapie mit Betarezeptorenblockern kann ein Sicca-Syndrom sein, das vor allem bei Kontaktlinsenträgern zu Problemen führt. Die Verordnungen von Betarezeptorenblockern haben 2000 etwas abgenommen, mit weiterhin zunehmender Betonung preisgünstiger Timololgenerika.

### Carboanhydrasehemmer

Der systemisch angewandte Carboanhydrasehemmstoff Acetazolamid (*Diamox*) spielt nur noch bei akuten Anfällen und in der kurzfristigen Glaukomtherapie eine Rolle. Eine interessante Neuerung stellt das 1995 eingeführte lokal anwendbare Dorzolamid (*Trusopt*) dar. Wirksamkeit und Verträglichkeit sind für dieses Präparat gut dokumentiert (Strahlman et al. 1995, Pfeiffer 1996). Allerdings deuten jüngere Daten darauf hin, daß Dorzolamid akut weniger wirksam ist als systemisches Acetazolamid (Maus et al. 1997) und chronisch weniger wirksam als Timolol (Heijl et al. 1997). Derzeit liegt seine Bedeutung vor allem in der Monotherapie bei Unverträglichkeit von Betarezeptorenblockern sowie in der Kombination mit diesen (Balfour und Wilde 1997). Mit *Cosopt* steht hierfür eine sinnvolle fixe Kombination mit Timolol zur Verfügung (Ormrod und McClellan 2000). Ein zweiter lokal anwendbarer Carboanhydrasehemmstoff ist Brinzolamid, das als Monotherapie zweimal täglich (gegenüber dreimal täglich bei Dorzolamid) angewendet werden kann, besser verträglich und preisgünstiger ist (Sall 2000).

### Prostaglandinderivate

Eine weitere neue Therapiemöglichkeit zur Behandlung des Weitwinkelglaukoms stellt das Prostaglandinanalogon Latanoprost (*Xalatan*) dar, das sich durch gute therapeutische Wirksamkeit, aber offenbar auch erhebliche lokale Nebenwirkungen auszeichnet (Patel und Spencer 1996). Zu diesen gehören Pigmentierungen der Iris bei bis zu 10% der Patienten sowie Wachstum und Pigmentierungen von Lidhaaren (Johnstone 1997). Systemische unerwünschte Wirkungen umfassen vor allem Muskel- und Gelenkschmerzen sowie allergische Hautreaktionen (Watson et al. 1996). Über Einzelfälle der Reaktivierung von Herpes-simplex-Infektionen wurde kürzlich berichtet (Wand et al. 1999). Latanoprost wirkt über eine Erhöhung des Kammerwasserabflusses und ist offenbar besonders wirksam. In mehreren kontrollierten Studien erwies es sich der Kombination aus Timolol und Dorzolamid ebenbürtig oder überlegen (z. B. Emmerich 2000), ebenso im Vergleich zu Brimonidin (Stewart et al. 2001). In einer Studie, in der Patienten zusätzlich zu Timolol/Dorzolamid oder Timolol/Pilocarpin entweder Latanoprost oder Brimonidin erhielten, war allerdings Brimonidin deutlich überlegen (Simmons und Samuelson 2000).

### Vergleichende Betrachtung

Die neuen Strategien der medikamentösen Therapie des Glaukoms haben zu einem erheblichen Rückgang der Zahl der notwendig gewordenen drucksenkenden Glaukomoperationen geführt, wobei die Langzeiterfolge der medikamentösen Therapie im Vergleich mit operativem Vorgehen vermutlich erst in vielen Jahren wirklich beurteilbar werden. Glaukome, die mit konservativen Methoden nicht beherrscht werden können, sind aber wesentlich seltener geworden. Neuere Therapieprinzipien bereichern das Spektrum der Möglichkeiten.

Die sich jetzt auf hohem Niveau sich stabilisierenden Verordnungszahlen lassen hoffen, daß die Glaukomtherapie den überwiegenden Teil der Erkrankten erfaßt. Fragwürdige Präparate spielen in diesem Indikationsgebiet keine Rolle. Die medikamentöse Glaukomtherapie erweist sich als sinnvolle und kostengünstige Behandlung einer schwerwiegenden Krankheit.

## Filmbildner

Die Anwendung von Filmbildnern ist beim Syndrom des trockenen Auges (Keratokonjunktivitis sicca) indiziert. Bei diesem Syndrom handelt es sich entweder um eine Hyposekretion der wäßrigen Phase des präkornealen Films oder um eine Störung der Zusammensetzung des aus einer Lipidschicht, einer wäßrigen Schicht und einer Muzinschicht bestehenden präkornealen bzw. präkonjunktivalen Films. Dies hat zur Folge, daß der Tränenfilm instabil wird, zu früh „aufreißt" und dadurch sowohl Sehstörungen als auch subjektive Beschwerden bewirkt werden. Eine kausale Therapie ist meist nicht möglich. Allerdings sollte versucht werden, äußere Reize wie Rauch und schlecht klimatisierte zugige Luft zu meiden (Kampik et al. 1996). Weiter ist zu bedenken, daß eine Keratokonjunktivitis sicca durch Adstringentien und Sympathomimetika („Weißmacher") verschlechtert oder gar provoziert werden kann.

Als Präparate werden Lösungen mit inerten Substanzen verwendet, die die Tränenflüssigkeit substituieren und das Epithel besser benetzen können. Meist enthalten sie noch Zusätze, die eine längere Verweildauer im Bindehautsack bewirken. Diese Therapie ist nur symptomatisch, und es sollte daher zuvor geklärt werden, ob als Ursache eine Erkrankung (rheumatische Erkrankung, Vitamin-A-Mangel, Östrogenmangel) in Frage kommt. Da alle diese Pharmaka relativ häufig appliziert werden müssen, können die in den Augentropfen enthaltenen Konservierungsstoffe eine Schädigung des Hornhautepithels herbeiführen (Kampik et al. 1996). Deshalb sind inzwischen von etlichen Arzneimitteln auch Konservierungsmittel-freie Formen eingeführt worden, die jeweils eine Einzeldosis separat abgepackt enthalten. Diese sinnvolle Strategie bedeutete bisher eine deutliche Erhöhung der Kosten, die sich aber inzwischen bei vielen Präparaten in vertretbaren Grenzen hält.

Die Tabelle 40.8 unterteilt die Filmbildner in Mono- und Kombinationspräparate strikt nach der von den Herstellern vorgenommenen Einteilung, auch wenn diese nicht immer nachvollziehbar ist. Bei der Berechnung der definierten Tagesdosen dieser Präparate wurde von einer durchschnittlichen definierten Tagesdosis von 0,4 ml (4 Tropfen für jedes Auge) ausgegangen, um Vergleichbarkeit zu gewährleisten, auch wenn die Herstellerangaben teilweise hiervon abweichen. Ähnlich wie bei den Glaukommitteln wurde weiter bei den Einzeldosispackungen jeweils eine Packung als DDD definiert, auch wenn strikt gesehen für jede einzelne Applikation eine neue Packung genommen werden sollte.

**Tabelle 40.8:** Verordnungen von Filmbildnern 2000. Angegeben sind die 2000 verordneten Tagesdosen, die Änderungen gegenüber 1999 und die mittleren Kosten je DDD 2000.

| Präparat | Bestandteile | DDD in Mio. | Änderung in % | DDD-Kosten in DM |
|---|---|---|---|---|
| **Povidon** | | | | |
| Lacophtal | Povidon | 26,9 | (−5,7) | 0,22 |
| Arufil/uno | Povidon | 21,6 | (−0,8) | 0,19 |
| Oculotect fluid | Povidon | 19,8 | (+1,6) | 0,22 |
| Protagent | Povidon | 10,2 | (−21,8) | 0,45 |
| Vidisept | Povidon | 10,1 | (−22,1) | 0,21 |
| Vidirakt S mit PVP | Povidon | 6,6 | (−21,4) | 0,17 |
| | | 95,1 | (−8,6) | 0,23 |
| **Zellulosederivate** | | | | |
| Artelac | Hypromellose | 22,4 | (−21,2) | 0,33 |
| Sic Ophtal | Hypromellose | 17,6 | (+43,1) | 0,19 |
| Lacrigel | Hydroxyethylcellulose | 4,5 | (−11,4) | 0,18 |
| | | 44,6 | (−2,9) | 0,26 |
| **Polyvinylalkohol** | | | | |
| Liquifilm | Polyvinylalkohol | 9,6 | (−30,9) | 0,18 |
| Lacrimal | Polyvinylalkohol | 9,5 | (−30,2) | 0,19 |
| | | 19,1 | (−30,6) | 0,19 |
| **Carbomer** | | | | |
| Liposic | Carbomer | 9,6 | (−13,9) | 0,29 |
| Visc-Ophtal/-sine | Carbomer | 7,8 | (+56,6) | 0,20 |
| Siccapos | Carbomer | 3,2 | (+62,8) | 0,19 |
| | | 20,7 | (+13,9) | 0,24 |
| **Kombinationen** | | | | |
| Lacrisic | Hypromellose Glycerol Povidon | 24,3 | (−13,9) | 0,24 |
| Oculotect | Retinolpalmitat Hypromellose | 19,2 | (−16,6) | 0,26 |
| Vidisic | Cetrimid Polyacrylsäure | 17,5 | (−18,6) | 0,19 |
| Siccaprotect | Dexpanthenol Polyvinylalkohol | 14,7 | (−15,3) | 0,18 |
| Dispatenol | Dexpanthenol Polyvinylalkohol | 11,2 | (−13,9) | 0,18 |
| Thilo-Tears | Carbomer Mannitol | 7,1 | (−22,8) | 0,32 |
| Lacrimal O.K. | Polyvinylalkohol Povidon | 6,8 | (−25,1) | 0,63 |
| | | 100,8 | (−16,9) | 0,25 |
| Summe | | 280,3 | (−11,6) | 0,24 |

Auffallend ist, daß sich bei diesen Präparaten über Jahre hinweg ein deutlicher Zuwachs der Verordnungen fand, wobei auch erfolgreiche Neueinführungen dem Anstieg der Verordnungen bereits etablierter Präparate keinen Abbruch taten. Eine jüngere solche Neueinführung, die relativ große Akzeptanz gefunden hat, ist das *Liposic*, das Carbomer sowie (unter anderen) als Hilfsstoff Triglyceride enthält. Seit 1984 hat sich die Anwendung dieser Präparate verfünffacht, so daß die Filmbildner nun nach den Glaukommitteln das zweitgrößte Segment der Ophthalmika darstellen. Dies legt die Vermutung nahe, daß in den letzten Jahren besonders die durch äußere Bedingungen (trockene Luft, klimatisierte Räume, Bildschirmarbeit) verursachten Beschwerden Anlaß für die Verordnung von Filmbildnern geworden sein müssen. Daneben ist auch eine psychosomatische Beteiligung an der Entstehung der Keratokonjunktivitis sicca durch eine Studie nahegelegt worden (Erb et al. 1996). Im Jahr 1996 wurde ein Höhepunkt der Verordnungen erreicht. Für den seitdem zu beobachtenden Rückgang, der sich auch 2000 mit Abnahmen von über 10% im Jahresmittel fortgesetzt hat, dürften vermutlich eher Budget- als therapeutische Gründe verantwortlich sein.

## Sonstige Ophthalmika

In dieser Gruppe wurden Präparate zusammengefaßt, die sich in keine der vorhergehenden therapeutischen Gruppen einordnen lassen. Hierzu gehören vor allem die Gruppen der sogenannten „Antikataraktika" und Vitaminpräparate.

Einen immer noch wesentlichen, aber seit 1992 kontinuierlich abnehmenden Teil davon machen die sogenannten Antikataraktika aus, Präparate, von denen die Hersteller geltend machen, daß sie bei Katarakt oder Sehminderung aus anderen Gründen eine Besserung ermöglichen (Tabelle 40.9). Ein solcher Effekt ist jedoch bisher weder belegt noch wahrscheinlich gemacht worden. Die häufig wechselnden Zusammensetzungen bei solchen Präparaten legen diesen Schluß ebenfalls nahe. Die Verordnungen von Antikataraktika sind dem langfristigen Trend folgend auch 2000 noch einmal deutlich gefallen (s. auch Abbildung 40.2).

Einige vitaminhaltige Ophthalmika finden sich unter den 2500 verordnungshäufigsten Präparaten (Tabelle 40.9), unter ihnen das mit 79 Mio. DDD am häufigsten verschriebene Dexpanthenol. Diese Präpara-

**Tabelle 40.9:** Verordnungen von sonstigen Ophthalmika 2000. Angegeben sind die 2000 verordneten Tagesdosen, die Änderungen gegenüber 1999 und die mittleren Kosten je DDD 2000.

| Präparat | Bestandteile | DDD in Mio. | Änderung in % | DDD-Kosten in DM |
|---|---|---|---|---|
| **Sogenannte Antikataraktika** | | | | |
| Antikataraktikum N | Inosinmonophosphat | 21,1 | (−37,9) | 0,12 |
| LentoNit | Kaliumiodid Calciumchlorid Natriumthiosulfat | 7,9 | (−13,6) | 0,15 |
| | | 29,0 | (−32,8) | 0,13 |
| **Dexpanthenol** | | | | |
| Corneregel | Dexpanthenol | 42,0 | (−7,2) | 0,12 |
| Bepanthen Augen-/Nasensalbe | Dexpanthenol | 29,5 | (−10,2) | 0,20 |
| Pan Ophtal | Dexpanthenol | 6,2 | (+20,1) | 0,11 |
| Panthenol-Augensalbe | Dexpanthenol | 1,0 | (−28,5) | 0,24 |
| | | 78,6 | (−7,1) | 0,15 |
| **Retinolpalmitat** | | | | |
| Solan M | Retinolpalmitat | 19,2 | (−16,2) | 0,11 |
| Oculotect Gel/sine Tropfen | Retinolpalmitat | 6,0 | (−20,9) | 0,30 |
| Vitamin A-POS | Retinolpalmitat | 2,2 | (+6,4) | 0,47 |
| | | 27,4 | (−15,9) | 0,18 |
| **Sonstige Mittel** | | | | |
| Sophtal-POS N | Salicylsäure | 13,2 | (−5,2) | 0,15 |
| Dexium | Calciumdobesilat | 11,7 | (−38,9) | 1,00 |
| Dobica | Calciumdobesilat | 4,3 | (−28,5) | 1,15 |
| Posorutin Augentropfen | Troxerutin | 3,9 | (−6,5) | 0,14 |
| Heparin-POS | Heparin | 3,2 | (−7,3) | 0,34 |
| Kollateral A+E Drag. | Moxaverin Retinolacetat α-Tocopherolacetat | 2,1 | (−26,7) | 2,05 |
| Regepithel | Retinolpalmitat Thiaminchlorid Calciumpantothenat | 1,6 | (−15,0) | 0,50 |
| Euphrasia Augentropfen | Euphrasia D2 Rosae aetherolum D7 | 0,7 | (−7,3) | 1,36 |
| | | 40,6 | (−22,1) | 0,65 |
| **Summe** | | 175,6 | (−17,3) | 0,27 |

te dürften im wesentlichen ähnlich wie die Filmbildner indifferent wirken und z. B. zur Reduktion von Fremdkörpergefühl besonders bei abendlicher Gabe geeignet sein, auch wenn für Dexpanthenol-haltige Tränenflüssigkeit in einer jüngeren Studie spezifische Wirkungen berichtet wurden (Göbbels und Gross 1996). Bemerkenswert ist die Zahl von Vitamin-A-(Retinol-)haltigen Präparaten, die für zahlreiche Indikationen, insbesondere auch zur „unterstützenden Behandlung", angeboten werden. Die allgemeine Wirksamkeit solcher Präparate wird aus ihren anerkannten Wirkungen bei echtem Vitamin-A-Mangel abgeleitet. Sie ist aber nur für diesen Spezialfall belegt, und bei der Mehrzahl der Patienten sind spezifische Wirkungen des Vitamins nicht wahrscheinlich (Moroi und Lichter 1996).

In der Tabelle 40.9 sind schließlich weitere Präparate aufgelistet, die keiner der bisher aufgeführten Arzneimittelgruppen zugeordnet werden können. Über ein Drittel der Verordnungen entfällt auf Calciumdobesilat (*Dexium*, *Dobica*). Seit langem wird als Wirkung dieses Mittels eine Verminderung der Kapillarpermeabilität geltend gemacht, neuerdings wurde auch eine Vermehrung der NO-Produktion beobachtet. Daraus wird ein Anwendungsanspruch bei diabetischer Retinopathie, venöser Insuffizienz und Hämorrhoiden abgeleitet. Calciumdobesilat-haltige Präparate werden seit 1974 in der Roten Liste aufgeführt, haben aber die Indikationsgruppe mehrfach gewechselt (1974 Gefäßabdichtende Mittel, 1976 Venenmittel, 1987 Durchblutungsfördernde Mittel, 1992 Venenmittel, 1995 Ophthalmika). In der Augenheilkunde ist die Wirksamkeit nicht belegt, da in einer zweijährigen klinischen Studie kein Unterschied zwischen Calciumdobesilat (1,5 g/Tag) und Placebo auf die Progression der diabetischen Retinopathie beobachtet wurde (Haas et al. 1995). Dementsprechend sind die deutlichen Abnahmen der Verordnungen im Jahr 2000 gut begründet. Neu unter den verordnungsstärksten Ophthalmika finden sich *Euphrasia Augentropfen*, ein homöopathisches Präparat, das einen auffallend hohen Preis hat.

## Literatur

Alward W.L.M. (1998): Medical management of glaucoma. N. Engl. J. Med. 339: 1298–1307.

Balfour J.A., Wilde M.I. (1997): Dorzolamide. A review of its pharmacology and therapeutic potential in the management of glaucoma and ocular hypertension. Drugs Aging 19: 384–403.

Behrens-Baumann W., Begall T. (1993): Antiseptics versus antibiotics in the treatment of the experimental conjunctivitis caused by staphylococcus aureus. Ger. J. Ophthalmol. 2: 409–411.

Dechant K.L., Goa K.L. (1991): Levocabastine. A review of its pharmacological properties and therapeutic potential as a topical antihistamine in allergic rhinitis and conjunctivitis. Drugs 41: 202–224.

Emmerich K.H. (2000): Comparison of latanoprost monotherapy to dorzolamide combined with timolol in patients with glaucoma and ocular hypertension. A 3-month randomised study. Graefes Arch. Clin. Exp. Ophthalmol. 238: 19–23.

Erb C., Horn A., Günthner A., Saal J.G., Thiel H.J. (1996): Psychosomatische Aspekte bei Patienten mit primärer Keratoconjunctivitis sicca. Klin. Monatsbl. Augenheilkd. 208: 96–9.

Everett S.L., Kowalski R.P., Karenchak L.M., Landsittel D., Day R., Gordon Y.L. (1995): An in vitro comparison of the susceptibilities of bacterial isolates from patients with conjunctivitis and blepharitis to newer and established topical antibiotics. Cornea 14: 382–387.

Fahy G.T., Easty D.L., Collum L.M., Benedict-Smith A., Hillery M., Parsons D.G. (1992): Randomised double-masked trial of lodoxamide and sodium cromoglycate in allergic eye disease. A multicentre study. Eur. J. Ophthalmol. 1992: 144–149.

Fraunfelder F.T., Bagby G.C. (1983): Ocular chloramphenicol and aplastic anemia. N. Engl. J. Med. 308: 1536.

Göbbels M., Gross D. (1996): Klinische Studie der Wirksamkeit einer Dexpanthenol-haltigen künstlichen Tränenflüssigkeit (Siccaprotect) bei der Behandlung des trockenen Auges. Klin. Monatsbl. Augenheilkd. 209: 84–88.

Haas A., Trummer G., Eckhardt M., Schmut O., Uyguner I., Pfeiffer K.P. (1995): Einfluß von Kalziumdobesilat auf die Progression der diabetischen Retinopathie. Klin. Monatsbl. Augenheilkd. 207: 17–21.

Hammann C., Kammerer R., Gerber M., Spertini F. (1996): Comparison of effects of topical levocabastine and nedocromil sodium on the early response in a conjunctival provocation test with allergen. J. Allergy Clin. Immunol. 98: 1045–1050.

Hanioglu-Kargi S., Basci N., Soysal H., Bozkurt A., Gursel E., Kayaalp O. (1998): The penetration of ofloxacin into human aqueous humor given by various routes. Eur. J. Ophthalmol. 8: 33–36.

Heijl A., Strahlman E., Sverrisson T., Brinchman-Hansen O., Puustjarvi T., Tipping R. (1997): A comparison of dorzolamide and timolol in patients with pseudoexfoliation and glaucoma or ocular hypertension. Ophthalmology 104: 137–142.

Hertel F., Pfeiffer N. (1994): Einzeldosisapplikationen in der Glaukomtherapie. Ophthalmologe 91: 602–605.

Hingorani M., Lightman S. (1995): Therapeutic options in ocular allergic disease. Drugs 50: 208–221.

Hoyng P.F., van Beek L.M. (2000): Pharmacological therapy for glaucoma: a review. Drugs 59: 411–434.

Ibanez M.D., Laso M.T., Martinez San Irineo M., Alonso E. (1996): Anaphylaxis to disodium cromoglycate. Ann. Allergy Asthma Immunol. 77: 185–186.

Jensen H.G., Felix C. (1998): In vitro antibiotic susceptibilities of ocular isolates in North and South America. In vitro antibiotic testing group. Cornea 17: 79–87.

Johnstone M.A. (1997): Hypertrichosis and increased pigmentation of eyelashes and adjacent hair in the region of the ipsilateral eyelids of patients treated with unilateral topical latanoprost. Am. J. Ophthalmol. 124: 544–547.

Kampik A., Meßmer E., Thoma K. (1996): Das Auge – Konjunktivitis und Sicca Syndrom. Schriftenreihe der Bayerischen Landesapothekerkammer, Heft 53.

Katz L.J. (1999): Brimonidine tartrate 0.2% twice daily vs timolol 0.5% twice daily: 1-year results in glaucoma patients. Brimonidine Study Group. Am. J. Ophthalmol. 127: 20–26.

Kjellman N.I., Stevens M.T. (1995): Clinical experience with Tilavist: an overview of efficacy and safety. Allergy 50: 14–22.

Maus T.L., Larsson L.I., McLaren J.W., Brubaker R.F. (1997): Comparison of dorzolamide and acetazolamide as suppressors of aqueous humor flow in humans. Arch. Ophthalmol. 115: 45–49.

McLeod S.D., Kolahdouz-Isfahani A., Rostamian K., Flowers C.W., Lee P.P., McDonnell P.J. (1996): The role of smears, cultures, and antibiotic sensitivity testing in the management of suspected infectious keratitis. Ophthalmology 103: 23–28.

Michels-Rautenstrauß K., Rautenstrauß B., Mardin C.Y., Budde W., Pfeiffer R.A. (1997): Genetische Grundlagen der Glaukome. Dt. Ärzteblatt 94: A-2996–3000.

Moroi S.E., Lichter P.E. (1996): Ocular Pharmacology. In: Hardman J.G., Limbird L.E. (eds.): Goodman & Gilman's The Pharmacological Basis of Therapeutics, 9th ed., McGraw-Hill, New York, pp. 1619–1645.

Noble S., McTavish D. (1995): Levocabastine. An update of its pharmacology, clinical efficacy and tolerability in the topical treatment of allergic rhinitis and conjunctivitis. Drugs 50: 1032–1049.

Nordlund J.R., Pasquale L.R., Robin A.L. et al. (1995): The cardiovascular, pulmonary, and ocular hypotensive effects of 0.2% brimonidine. Arch. Ophthalmol. 113: 77–83.

O'Brien T.P., Maguire M.G., Fink N.E., Alfonso E., McDonnell P. (1995): Efficacy of ofloxacin vs cefazolin and tobramycin in the therapy for bacterial keratitis. Arch. Ophthalmol. 113: 1257–1265.

Ooishi M., Miyao M. (1997): Antibiotic sensitivity of recent clinical isolates from patients with ocular infections. Ophthalmologica 211, Suppl. 1, 15–24.

Ormrod D., McClellan K. (2000): Topical dorzolamide 2%/timolol 0.5%: a review of its use in the treatment of open-angle glaucoma. Drugs Aging 17: 477–496.

Patel S.S., Spencer C.M. (1996): Latanoprost. A review of ist pharmacological properties, clinical efficacy and tolerability in the management of primary open-angle glaucoma. Drugs Aging 9: 363–378.

Pfeiffer N. (1996): Lokaler Carboanhydrasehemmer Dorzolamid: Entwicklung und Eigenschaften. Ophthalmologe 93: 103–118.

Pfeiffer N. (1998): Moderne medikamentöse Glaukomtherapie. Dtsch. Ärztebl. 95: A3292–A3297.

Pinto C.G., Lafuma A., Fagnani F., Nuijten M.J., Berdeaux G. (2001): Cost effectiveness of emedastine versus levocabastine in the treatment of allergic conjunctivitis in 7 European countries. Pharmacoeconomics 19: 255–265.

Quigley H.A. (1996): Number of people with glaucoma worldwide. Brit. J. Ophthalmol. 80: 389–393.

Sall K. (2000): The efficacy and safety of brinzolamide 1% ophthalmic suspension (Azopt) in patients with open-angle glaucoma or ocular hypertension maintained on timolol therapy. The Brinzolamide Primary Therapy Study Group. Surv. Ophthalmol. 44 (Suppl. 2): S155–S162.

Schuman J.S. (1996): Clinical experience with brimonidine 0.2% and timolol 0.5% in glaucoma and ocular hypertension. Surv. Ophthalmol. 41 (Suppl.) S27–37.

Sheikh A., Hurwitz B., Cave J. (2000): Antibiotics for acute bacterial conjunctivitis. Cochrane Database Syst Rev 2000: CD001211.

Shiuey Y., Ambati B.K., Adamis A.P. (2000): A randomized, double-masked trial of topical ketorolac versus artificial tears for treatment of viral conjunctivitis. Ophthalmology 107: 1512–1517.

Simmons S.T., Samuelson T.W. (2000): Comparison of brimonidine with latanoprost in the adjunctive treatment of glaucoma. ALPHAGAN/XALATAN Study Group. Clin. Ther. 22: 388–399.

Sorensen S.J., Abel S.R. (1996): Comparison of the ocular beta-blockers. Ann. Pharmacother. 30: 43–54.

Stewart W.C., Day D.G., Stewart J.A., Schuhr J., Latham K.E. (2001): The efficacy and safety of latanoprost 0.005% once daily versus brimonidine 0.2% twice daily in open-angle glaucoma or ocular hypertension. Am. J. Ophthalmol. 131: 631–635.

Stone E.M., Fingert J.H., Alward W.L.M. et al. (1997): Identification of a gene that causes primary open angle glaucome. Science 275: 668–670.

Strahlman E., Tipping R., Vogel R. (1995): A double-masked, randomized 1-year study comparing dorzolamide (Trusopt), timolol, and betaxolol. International dorzolamide study group. Arch. Ophthalmol. 113: 985–986.

Walters T.R. (1996): Development and use of brimonidine in treating acute and chronic elevations of intraocular pressure: a review of safety, efficacy, dose response, and dosing studies. Surv. Ophthalmol. 41: S19–S26.

Wand M., Gilbert C.M., Liesegang T.J. (1999): Latanoprost and herpes simplex keratitis. Am. J. Ophthalmol. 127: 602–604.

Watson P., Stjernschantz J., Latanoprost Study Group (1996): A six-month, randomized, double-masked study comparing latanoprost with timolol in open-angle glaucoma and ocular hypertension. Ophthalmology 103: 126–137.

Wright M., Butt Z., McIlwaine G., Fleck B. (1997): Comparison of the efficacy of diclofenac and betamethasone following strabismus surgery. Brit. J. Ophthalmol. 81: 299–301.

# 41. Parkinsonmittel

ULRICH SCHWABE

Die Parkinsonsche Krankheit ist eine fortschreitende neurologische Erkrankung des extrapyramidalmotorischen Systems. Ursache ist eine in ihrer Ätiologie letztlich unbekannte Degeneration von Nervenzellen in der Substantia nigra, die zu einem „striatalen" Dopaminmangelsyndrom führt und mit einer erhöhten cholinergen Aktivität einhergeht. Die klassischen Symptome sind Akinese, Rigor und Tremor. Daneben können vegetative und psychische Veränderungen auftreten.

Ziel der Arzneitherapie ist es, das fehlende Dopamin zu substituieren und die gesteigerte cholinerge Aktivität zu dämpfen. Levodopa ist das wirksamste und am besten verträgliche Parkinsonmittel und bildet daher die Basis der Parkinsontherapie in allen Stadien. Es bessert vor allem die Akinese, während Rigor wenig und Tremor kaum ansprechen. Im Frühstadium kann bei geringer motorischer Behinderung Amantadin zeitweise hilfreich sein. Anticholinergika werden heute nur noch in seltenen Fällen als Monotherapie eingesetzt. Lediglich bei jüngeren Patienten mit vorherrschendem Tremor kann ein initialer Therapieversuch indiziert sein. Generell sollte zu Beginn einer medikamentösen Therapie die Arzneimittelanamnese überprüft werden, da eine Parkinsonsymptomatik bei älteren Patienten in 40% der Fälle auf eine vorangehende Neuroleptikatherapie zurückzuführen war (Avorn et al. 1995).

Die Verordnung von Parkinsonmitteln hat im Jahr 2000 in der gesamten Indikationsgruppe abermals zugenommen (Tabelle 41.1). Eine Übersicht über die verordneten Tagesdosen zeigt, daß Levodopapräparate und Anticholinergika die größten Gruppen bilden, aber sich wenig verändert haben. Dopaminagonisten haben zugenommen, Amantadin war dagegen rückläufig (Abbildung 41.1).

**Tabelle 41.1:** Verordnungen von Parkinsonmitteln 2000. Angegeben sind die verordnungshäufigsten Präparate mit Verordnungsrang, Verordnungen und Umsatz 2000 im Vergleich zu 1999.

| Rang | Präparat | Verordnungen in Tsd. | Änd. % | Umsatz Mio. DM | Änd. % |
|---|---|---|---|---|---|
| 109 | Madopar | 1051,1 | −10,2 | 80,1 | −9,2 |
| 484 | Nacom | 372,0 | −4,6 | 40,9 | −0,1 |
| 516 | Akineton | 347,1 | −15,9 | 13,5 | −17,7 |
| 587 | Tiapridex | 309,6 | +2,3 | 40,1 | +1,7 |
| 889 | PK-Merz | 196,9 | −10,7 | 16,2 | −32,6 |
| 932 | Biperiden-neuraxpharm | 186,5 | +19,8 | 4,2 | +25,3 |
| 1024 | Tremarit | 166,9 | −10,1 | 7,1 | −14,1 |
| 1244 | Parkotil | 134,9 | +15,4 | 46,5 | +22,5 |
| 1374 | Isicom | 118,1 | +4,4 | 8,9 | +3,3 |
| 1496 | Sormodren | 107,9 | −3,7 | 5,5 | −2,6 |
| 1541 | Parkinsan | 103,1 | +10,2 | 25,0 | +15,6 |
| 1584 | Comtess | 99,1 | +51,2 | 23,9 | +58,2 |
| 1607 | Cabaseril | 97,3 | +22,5 | 53,7 | +29,1 |
| 1803 | Dopergin | 82,6 | −10,4 | 13,2 | −12,4 |
| 1838 | Requip | 80,8 | +43,0 | 22,3 | +70,8 |
| 1873 | Parkopan | 78,3 | −4,2 | 2,3 | −2,6 |
| 2006 | Sifrol | 69,9 | +37,5 | 25,2 | +50,4 |
| 2028 | Amantadin-ratiopharm | 68,5 | −9,9 | 3,0 | −16,4 |
| 2071 | Levopar | 65,6 | +373,7 | 3,0 | +365,1 |
| 2477 | Levocarb Gry | 47,5 | +59,2 | 2,9 | +65,9 |
| Summe | | 3783,8 | −0,9 | 437,5 | +8,2 |
| Anteil an der Indikationsgruppe | | 83,8% | | 85,1% | |
| Gesamte Indikationsgruppe | | 4513,9 | +3,4 | 514,2 | +9,7 |

## Dopaminerge Mittel

### Levodopapräparate

Levodopa wird ausschließlich in Kombination mit Hemmstoffen der Dopadecarboxylase (Benserazid, Carbidopa) verwendet, die den peripheren Stoffwechsel von Levodopa hemmen und dadurch die zerebrale Verfügbarkeit von Levodopa als Vorstufe von Dopamin erhöhen. Durch diese sinnvolle Kombination werden wesentlich geringere Dosierungen von Levodopa benötigt und seine peripheren vegetativen Nebenwirkungen vermindert.

Der größte Teil der Verordnungen entfällt weiterhin auf die beiden Originalpräparate *Madopar* und *Nacom* (Tabelle 41.2). Beide sind we-

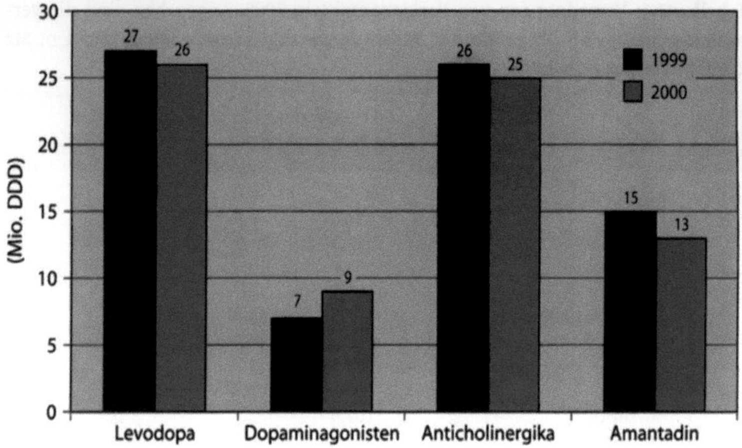

**Abbildung 41.1:** Verordnungen von Parkinsonmitteln 2000. Definierte Tagesdosen (DDD) der 2500 meistverordneten Arzneimittel.

niger verordnet worden, während drei preisgünstige Generikapräparate zum Teil sehr hohe Verordnungszuwächse zeigen.

### Dopaminrezeptoragonisten

Die Gruppe der Dopaminrezeptoragonisten hat auch im Jahr 2000 kräftig zugenommen, vor allem durch die Verordnungszuwächse bei Ropinirol (*Requip*) und Pramipexol (*Sifrol*) (Tabelle 41.2). Diese Entwicklung entspricht den heutigen Empfehlungen, möglichst frühzeitig eine Kombinationstherapie mit Levodopa und einem Dopaminagonisten einzuleiten, um die unter Levodopa-Monotherapie eintretenden Dyskinesien und Wirkungsfluktuationen hinauszuzögern (Jankovic 1999).

Cabergolin ist ein hochpotenter $D_2$-Rezeptoragonist aus der Gruppe der Sekalealkaloide (Ergoline) mit einer langen Halbwertszeit von 65 Stunden, der daher einmal täglich verabreicht werden kann. Er wurde 1995 zunächst als Prolaktinhemmer mit dem Handelsnamen *Dostinex* und 1997 auch als Parkinsonmittel mit einem weiteren Handelsnamen *Cabaseril* eingeführt.

Lisurid (*Dopergin*) und Pergolid (*Parkotil*) sind ältere $D_2$-Rezeptoragonisten aus der Gruppe der Sekalealkaloide mit ähnlichen Eigen-

**Tabelle 41.2:** Verordnungen von dopaminergen Parkinsonmitteln 2000. Angegeben sind die 2000 verordneten Tagesdosen, die Änderungen gegenüber 1999 und die mittleren Kosten je DDD 2000.

| Präparat | Bestandteile | DDD in Mio. | Änderung in % | DDD-Kosten in DM |
|---|---|---|---|---|
| **Levodopapräparate** | | | | |
| Madopar | Levodopa Benserazid | 15,3 | (−9,1) | 5,24 |
| Nacom | Levodopa Carbidopa | 7,1 | (−1,7) | 5,79 |
| Isicom | Levodopa Carbidopa | 2,4 | (+2,1) | 3,69 |
| Levocarb Gry | Levodopa Carbidopa | 1,0 | (+73,6) | 2,99 |
| Levopar | Levodopa Benserazid | 0,7 | (+370,0) | 4,30 |
| | | 26,4 | (−2,4) | 5,14 |
| **Dopaminrezeptoragonisten** | | | | |
| Cabaseril | Cabergolin | 3,3 | (+24,6) | 16,48 |
| Parkotil | Pergolid | 2,0 | (+17,3) | 23,32 |
| Requip | Ropinirol | 1,5 | (+70,8) | 14,71 |
| Sifrol | Pramipexol | 1,4 | (+46,9) | 18,13 |
| Dopergin | Lisurid | 1,2 | (−9,9) | 10,88 |
| | | 9,4 | (+25,1) | 17,17 |
| **COMT-Hemmer** | | | | |
| Comtess | Entacapon | 1,9 | (+53,3) | 12,85 |
| **Dopaminrezeptorantagonisten** | | | | |
| Tiapridex | Tiaprid | 6,7 | (+0,7) | 6,02 |
| **Summe** | | 44,3 | (+4,6) | 8,14 |

schaften wie Bromocriptin, das als erster Dopaminrezeptoragonist in die Parkinsontherapie eingeführt wurde, wegen seiner kurzen Wirkungsdauer aber heute nur noch selten verwendet wird.

Ropinirol (*Requip*) ist der erste Vertreter der Nichtergolinderivate unter den Parkinsonmitteln, der 1997 als neuer Wirkstoff eingeführt wurde und im Jahr 2000 einen weiteren kräftigen Verordnungsanstieg aufwies. Pramipexol (*Sifrol*) wurde als zweiter Vertreter der Nichtergolinderivate 1998 neu eingeführt und hat im Jahr 2000 einen weiteren stärkeren Verordnungszuwachs erfahren. Pramipexol unterscheidet sich von den Sekalealkaloidderivaten Bromocriptin und Pergolid durch eine präferentielle Affinität zum $D_3$-Rezeptorsubtyp. Nach klinischen Studien ist Pramipexol sowohl für die initiale Monotherapie wie auch als Kombinationspartner für die Levodopatherapie geeignet (Jankovic 1999).

## COMT-Hemmer

Hemmstoffe der Catechol-O-Methyltransferase (COMT) sind eine neue Klasse von Arzneimitteln zur Behandlung des Morbus Parkinson. Die COMT katalysiert in zahlreichen Geweben den Abbau der endogenen Catecholamine, aber auch der therapeutisch eingesetzten Dopaminvorstufe Levodopa zu inaktiven Metaboliten. COMT-Hemmer vermindern bei der Komedikation mit Levodopapräparaten den Abbau von Levodopa zu 3-O-Methyldopa. Dadurch wird die Bioverfügbarkeit von Levodopa um 40–90% erhöht und seine Eliminationshalbwertszeit verlängert, so daß seine Wirkungsdauer zunimmt und weniger motorische Fluktuationen resultieren.

Einziger Vertreter der COMT-Hemmer ist derzeit Entacapon (*Comtess*), das im Oktober 1998 nach der Marktrücknahme von Tolcapon (*Tasmar*) eingeführt wurde. Entacapon ist aufgrund einer geringeren Lipophilie in therapeutisch verwendeten Dosierungen ausschließlich peripher wirksam, während Tolcapon auch die zerebrale COMT hemmt. Mit Tolcapon wurden bereits bei der klinischen Prüfung in Placebo-kontrollierten Studien gelegentlich Leberenzymanstiege (4% der Fälle) beobachtet. Dagegen fanden sich bei Entacapon keine signifikanten Leberenzymanstiege im Vergleich zu Placebo-behandelten Patienten (Arnold und Kupsch 2000). Die Verordnungen sind im Jahr 2000 weiter kräftig angestiegen.

## Dopaminrezeptorantagonisten

*Tiapridex* (Tiaprid) ist ein $D_2$-Dopaminrezeptorantagonist, der bei Dyskinesien verschiedener Ursachen eingesetzt wird, unter anderem auch bei Dyskinesien nach Gabe von Levodopapräparaten. Die Berichte über die klinische Wirksamkeit sind widersprüchlich. In einer kontrollierten Studie zur Dosisfindung wurde keine signifikante Abnahme Levodopa-induzierter Hyperkinesen beobachtet, wenn niedrige Tiapriddosen verwendet wurden, die nicht von einer gleichzeitigen Zunahme der Parkinsonsymptomatik begleitet waren (Mejer Nielsen 1983).

## Amantadin

Amantadin (*PK-Merz, Amantadin-ratiopharm*) wirkt schwächer, aber schneller als Levodopa und erzeugt weniger unerwünschte Wirkungen. Amantadin erhöht die synaptische Verfügbarkeit von Dopamin und blockiert N-Methyl-D-Aspartat-Rezeptoren. Die Verordnungen waren auch im Jahr 2000 rückläufig (Tabelle 41.3).

## Anticholinergika

Anticholinergika sind bei der Parkinsonschen Krankheit insgesamt weniger effektiv als die dopaminergen Mittel. Bei älteren Patienten sollen Anticholinergika wegen der Beeinträchtigung kognitiver Fähigkeiten vermieden werden (Silver und Ruggieri 1998). Wenn die Verordnungen trotzdem relativ hoch liegen, so beruht das vor allem auf dem hohen Anteil von Biperiden (*Akineton, Biperiden-neuraxpharm*). Dieses Präparat wird vermutlich weitaus häufiger für das medikamentös ausgelöste Parkinsonoid benötigt, das nach Gabe von Neuroleptika bei der Behandlung von schizophrenen Psychosen in Form von Frühdyskinesien auftritt.

Tabelle 41.3: Verordnungen von Anticholinergika und Amantadin 2000. Angegeben sind die 2000 verordneten Tagesdosen, die Änderungen gegenüber 1999 und die mittleren Kosten je DDD 2000.

| Präparat | Bestandteile | DDD in Mio. | Änderung in % | DDD-Kosten in DM |
|---|---|---|---|---|
| **Anticholinergika** | | | | |
| Akineton | Biperiden | 8,6 | (−17,1) | 1,57 |
| Parkinsan | Budipin | 4,3 | (+16,2) | 5,77 |
| Biperiden-neuraxpharm | Biperiden | 4,0 | (+25,8) | 1,04 |
| Sormodren | Bornaprin | 3,5 | (−1,1) | 1,56 |
| Parkopan | Trihexyphenidyl | 2,5 | (−4,6) | 0,90 |
| Tremarit | Metixen | 2,0 | (−15,2) | 3,49 |
| | | 25,1 | (−3,3) | 2,30 |
| **Amantadin** | | | | |
| PK-Merz | Amantadin | 9,7 | (−14,0) | 1,68 |
| Amantadin-ratiopharm | Amantadin | 3,7 | (−9,0) | 0,82 |
| | | 13,4 | (−12,7) | 1,44 |
| Summe | | 38,5 | (−6,8) | 2,00 |

Während die Mehrzahl der Anticholinergika im Jahr 2000 wieder weniger verordnet wurde, stiegen die Verordnungen des 1997 eingeführten Budipin (*Parkinsan*) weiter an. Bei gleichzeitiger Levodopatherapie wurde eine vorwiegende Antitremorwirkung beobachtet, während die Effekte auf Bradykinese und Rigor geringer waren (Jellinger und Bliesath 1987). Der Wirkungsmechanismus ist noch nicht vollständig aufgeklärt. Neben indirekten dopaminergen Wirkungen sind eine Glutamatrezeptorblockade, ein Antimuskarineffekt und eine verminderte γ-Aminobuttersäurefreisetzung beteiligt (Eltze 1999). Da unter Budipin maligne Herzrhythmusstörungen mit einer Inzidenz von 1:2000 aufgetreten sind, hat das Bundesinstitut für Arzneimittel und Medizinprodukte im August 2000 ein Stufenplanverfahren eingeleitet. Daraufhin haben die beteiligten pharmazeutischen Firmen im Januar 2001 eine Vertriebseinschränkung von Budipin (*Parkinsan*) und einen Rückruf aller im Handel befindlichen Packungen veranlaßt (Arzneimittelkommission der Deutschen Apotheker 2001). *Parkinsan* kann nur noch von Ärzten verordnet werden, die dem Rezept eine schriftliche Verpflichtungserklärung beifügen, daß alle notwendigen Vorsichtsmaßnahmen beachtet werden.

### Literatur

Arnold G., Kupsch A. (2000): Hemmung der Catechol-O-Methyltransferase. Optimierung der dopaminergen Therapie beim idiopathischen Parkinsonsyndrom mit Entacapone. Nervenarzt 71: 78–83.

Arzneimittelkommission der Deutschen Apotheker (2001): Budipin-haltige Arzneimittel. Pharm. Ztg. 146: 71.

Avorn J., Bohn R.L., Mogun H., Gurwitz J.H., Monane M. et al. (1995): Neuroleptic drug exposure and treatment of parkinsonism in the elderly: a case-control study. Am. J. Med. 99: 48–54.

Eltze M. (1999): Multiple mechanisms of action: the pharmacological profile of budipine. J. Neural. Transm. 56 (Suppl.): 83–105.

Jankovic J. (1999): New and emerging therapies for Parkinson's disease. Arch. Neurol. 56: 785–790.

Jellinger K., Bliesath H. (1987): Adjuvant-treatment of Parkinson's disease with budipine: a double-blind trial versus placebo. J. Neurol. 234: 280–282.

Mejer Nielsen B. (1983): Tiapride in levodopa-induced involuntary movements. Acta Neurol. Scand. 67: 372–375.

Silver D.E., Ruggieri S. (1998): Initiating therapy for Parkinson's disease. Neurology 50 (Suppl. 6): S18–S22; discussion S44–S48.

## 42. Psychopharmaka

Martin J. Lohse und Bruno Müller-Oerlinghausen

Unter Psychopharmaka werden verschiedene Gruppen von Arzneimitteln zusammengefaßt, die der Beeinflussung psychischer Erkrankungen dienen (Abbildung 42.1). Dazu zählen zunächst vier große Gruppen: die Tranquillantien (Anxiolytika), die in dem untersuchten Marktsegment überwiegend von den Benzodiazepinen gestellt werden, die Antidepressiva und die Neuroleptika, wobei hier Präparate mit unterschiedlicher chemischer Struktur eingesetzt werden, sowie die pflanzlichen Psychopharmaka. Die Gruppe der Antidementiva (Nootropika) wird wegen ihrer Abgrenzung in der Roten Liste und der kontroversen Diskussion über ihre Wirksamkeit in einem eigenen Kapitel besprochen (s. Kapitel 9).

Alle vier Gruppen von Psychopharmaka werden für eine Vielzahl von Indikationen eingesetzt, die in jüngerer Zeit noch erweitert wur-

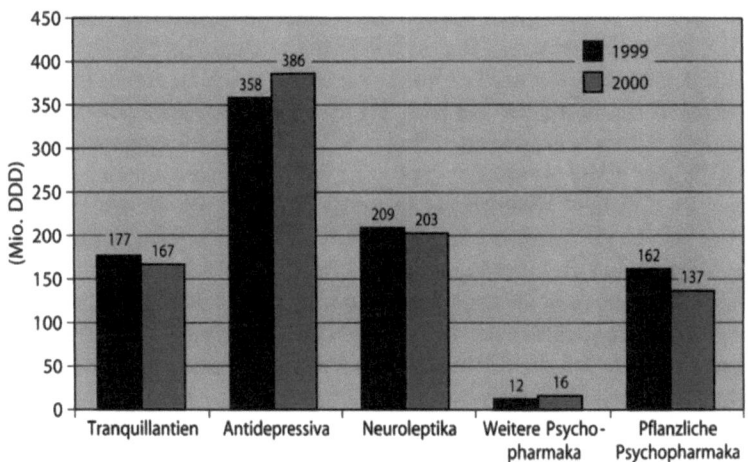

**Abbildung 42.1:** Verordnungen von Psychopharmaka 2000. Definierte Tagesdosen (DDD) der 2500 meistverordneten Arzneimittel

den. So werden Antidepressiva nicht nur bei depressiven Störungen eingesetzt, sondern z. B. auch bei Angsterkrankungen und Schmerzsyndromen. Hauptindikationen der Neuroleptika sind die schizophrenen und manischen Psychosen. Ihre Verwendung als Tranquillantien wird kontrovers beurteilt, da auch bei niedrigen Dosierungen extrapyramidal-motorische Wirkungen beobachtet wurden. Tranquillantien werden bei einer Vielzahl von psychischen und somatischen Störungen genutzt, insbesondere zur kurzfristigen Behandlung von Angstzuständen, eventuell bis zum Wirksamwerden von anderen, spezifischeren Maßnahmen. Eine weitere Indikation stellt die Sedierung bei schweren somatischen Erkrankungen sowie vor diagnostischen Eingriffen dar. Ein unzureichend untersuchter und von den meisten Autoren kritisierter Indikationsbereich ist dagegen die Anwendung von Tranquillantien zur langdauernden Behandlung wiederkehrender Angstzustände bzw. ängstlich-depressiver Syndrome einschließlich der in der Praxis häufigen somatoformen Störungen. Diese Anwendung leistet der Entstehung von Abhängigkeit und möglicherweise auch der Chronifizierung psychischer Symptome Vorschub. Tranquillantien werden nicht unbedingt zu häufig, sondern wohl oft zu lange verordnet.

## Verordnungsspektrum

Bei den Psychopharmaka wurden die definierten Tagesdosen (DDD) seit dem Arzneiverordnungs-Report 1998 den entsprechenden DDDs der WHO angepaßt. Dadurch ergeben sich im Vergleich zu den in früheren Jahren errechneten Werten zum Teil beträchtliche Verschiebungen. In einigen Fällen – insbesondere bei den Neuroleptika – entsprechen die DDDs der WHO vermutlich nicht den in Deutschland im ambulanten Bereich üblichen Dosierungen. So wurde etwa die DDD für Haloperidol vom bisherigen Wert 3 mg auf den WHO-Wert von 8 mg angehoben, entsprechend sind die verordneten Tagesdosen abgesunken. Bei der Berechnung der zeitlichen Veränderungen, so auch in Abbildung 42.2, wurden die Verordnungszahlen der vergangenen Jahre mit den WHO-DDDs neu berechnet, so daß die relativen Veränderungen stimmig sind. In Bereichen, in denen es Diskrepanzen zwischen den DDDs der WHO und der vermutlichen Praxis in Deutschland gibt, können die berechneten DDDs ebenso wie die Tagesbehandlungskosten deutlich von den tatsächlichen Werten abweichen. Auch Aussagen über die Häufigkeit des Einsatzes bestimmter Arzneimittelgruppen lassen sich angesichts dieser Differenzen

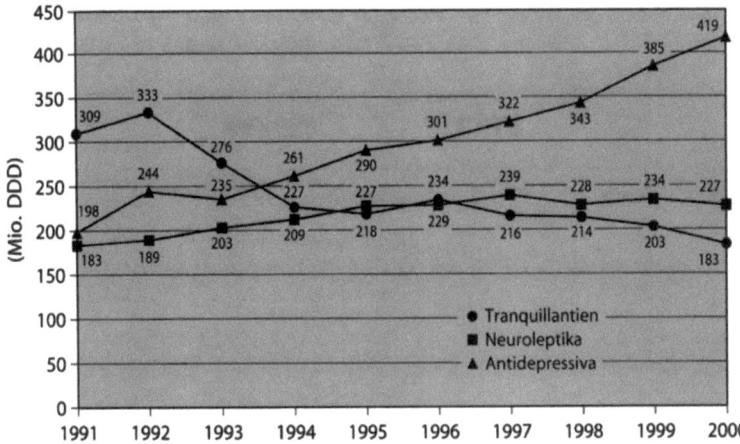

**Abbildung 42.2:** Verordnungen von Psychopharmaka 1991 bis 2000. Gesamtverordnungen nach definierten Tagesdosen (DDD)

nur sehr schwer machen. Zuverlässig angeben lassen sich jedoch die zeitlichen Veränderungen der Verordnungen sowie der Gesamtverbrauch auch im internationalen Vergleich. Wo solche Probleme ein signifikantes Ausmaß annehmen, ist im Text jeweils darauf hingewiesen.

Die Verordnungen von Psychopharmaka haben 2000 wie schon im Vorjahr geringfügig abgenommen, während der Umsatz ebenfalls deutlich wieder zugenommen hat (Tabelle 42.1). Diese relative Verteuerung dürfte ganz wesentlich auf die verstärkte Verordnung von neueren Antidepressiva und atypischen Neuroleptika zurückgehen. Daneben dürfte aber auch die Preisgestaltung der Hersteller hieran mitbeteiligt sein. Auffällig war schon 1999 z. B. die im Vergleich zur Verordnungssteigerung sehr viel deutlichere Umsatzerhöhung bei *Ritalin*, *Remergil* und *Melneurin*. Möglicherweise werden auch pro Verordnung größere Mengen verschrieben.

Bemerkenswert ist die Tatsache, daß einige führende Präparate der Tabelle 42.1, z. B. *Insidon, Eunerpan,* und *Jarsin,* alle für leichtere und vermutlich oft nicht genau diagnostizierte Beschwerden, wie ängstlich-depressive Syndrome und somatoforme Störungen, und insbesondere im Alter gern verschrieben werden. *Insidon* ist ein in seiner Wirksamkeit relativ schlecht belegtes Antidepressivum, das wohl vorzugsweise als Anxiolytikum verwendet wird, um keine Benzodiazepine einsetzen zu müssen. *Eunerpan* gilt als „mild wirkendes" Neuroleptikum, das vor

**Tabelle 42.1:** Verordnungen von Psychopharmaka 2000. Angegeben sind die verordnungshäufigsten Präparate mit Verordnungsrang, Verordnungen und Umsatz 2000 im Vergleich zu 1999.

| Rang | Präparat | Verordnungen in Tsd. | Änd. % | Umsatz Mio. DM | Änd. % |
|---|---|---|---|---|---|
| 44 | Insidon | 1676,1 | +3,7 | 61,3 | +5,3 |
| 89 | Diazepam-ratiopharm | 1162,1 | −7,4 | 4,0 | −7,3 |
| 105 | Tavor | 1076,4 | +1,3 | 19,7 | −0,8 |
| 115 | Adumbran | 1007,0 | −18,9 | 10,4 | −19,4 |
| 116 | Saroten | 1005,1 | −12,7 | 30,4 | −10,9 |
| 120 | Ritalin | 974,0 | +40,1 | 37,5 | +49,5 |
| 142 | Aponal | 856,3 | −14,1 | 30,3 | −17,9 |
| 144 | Stangyl | 851,4 | +2,8 | 54,2 | +4,6 |
| 171 | Dipiperon | 769,6 | −8,2 | 29,6 | −5,7 |
| 227 | Eunerpan | 648,0 | −32,9 | 21,3 | −31,9 |
| 234 | Jarsin | 626,9 | −36,5 | 28,2 | −35,0 |
| 244 | Atosil | 599,7 | −12,5 | 11,8 | −12,2 |
| 255 | Risperdal | 575,1 | +35,9 | 136,8 | +26,9 |
| 274 | Oxazepam-ratiopharm | 550,7 | −6,9 | 3,6 | −4,2 |
| 292 | Amitriptylin-neuraxpharm | 536,1 | +24,0 | 12,0 | +25,7 |
| 315 | Bromazanil | 510,9 | −6,6 | 6,1 | −6,9 |
| 332 | Normoc | 487,6 | −15,4 | 7,2 | −15,2 |
| 333 | Zyprexa | 487,3 | +36,5 | 174,6 | +32,7 |
| 335 | Doxepin-neuraxpharm | 486,1 | +24,1 | 18,6 | +19,3 |
| 413 | Promethazin-neuraxpharm | 422,0 | +6,0 | 8,8 | +1,1 |
| 436 | Sedariston Konzentrat Kaps. | 400,1 | −28,1 | 13,8 | −27,5 |
| 451 | Remergil | 390,1 | +31,2 | 84,5 | +41,3 |
| 467 | Viburcol N | 382,7 | (neu) | 3,2 | (neu) |
| 478 | Cipramil | 377,3 | +33,2 | 68,5 | +29,6 |
| 487 | Amineurin | 370,8 | +13,7 | 8,8 | +17,2 |
| 494 | Truxal | 365,5 | −14,2 | 8,3 | −12,8 |
| 501 | Felis | 359,7 | −9,9 | 15,2 | −4,6 |
| 509 | Tranxilium | 354,2 | −6,2 | 10,2 | −5,4 |
| 564 | Faustan | 321,8 | −16,1 | 1,2 | −20,9 |
| 608 | Haldol | 300,3 | −25,7 | 21,1 | −20,4 |
| 610 | Doxepin-Dura | 299,6 | +6,1 | 7,0 | +19,2 |
| 614 | Tafil | 297,2 | −13,2 | 8,1 | −13,9 |
| 640 | Seroxat | 288,0 | +28,2 | 63,0 | +29,8 |
| 668 | Zoloft | 272,7 | +53,5 | 50,2 | +63,0 |
| 677 | Rusedal | 270,3 | (>1000) | 7,2 | (>1000) |
| 682 | Fluspi | 265,5 | +14,1 | 10,3 | +22,8 |
| 686 | Anafranil | 264,3 | −10,6 | 17,7 | −5,6 |
| 693 | Leponex | 260,7 | −33,4 | 41,5 | −31,1 |
| 696 | Neuroplant | 258,4 | −2,0 | 11,1 | +6,4 |
| 698 | durazanil | 258,3 | −6,8 | 3,6 | −9,9 |
| 701 | Prothazin | 255,8 | −11,3 | 5,9 | −12,6 |
| 719 | Fluanxol/depot | 248,7 | +6,9 | 27,4 | +4,0 |
| 720 | Lorazepam-neuraxpharm | 248,6 | +21,3 | 3,4 | +18,5 |
| 755 | Melperon-ratiopharm | 236,8 | +105,0 | 5,3 | +103,8 |

**Tabelle 42.1:** Verordnungen von Psychopharmaka 2000. Angegeben sind die verordnungshäufigsten Präparate mit Verordnungsrang, Verordnungen und Umsatz 2000 im Vergleich zu 1999 (Fortsetzung).

| Rang | Präparat | Verordnungen in Tsd. | Änd. % | Umsatz Mio. DM | Änd. % |
|---|---|---|---|---|---|
| 763 | Neurocil | 234,6 | −14,0 | 8,5 | −15,1 |
| 766 | Lexotanil | 233,2 | −18,4 | 3,5 | −20,2 |
| 770 | Trevilor | 232,4 | +18,9 | 48,1 | +21,8 |
| 801 | Praxiten | 219,7 | −16,2 | 3,3 | −17,3 |
| 832 | Taxilan | 211,0 | −20,7 | 11,4 | −16,3 |
| 866 | Quilonum | 202,8 | −4,4 | 9,6 | −3,5 |
| 893 | Laif 600 | 196,1 | +21,2 | 12,4 | +20,2 |
| 902 | Imap 1,5 mg | 194,5 | −23,9 | 7,1 | −24,2 |
| 910 | Melperon neuraxpharm | 193,3 | +75,9 | 5,4 | +62,0 |
| 911 | Hypnorex | 191,5 | −4,6 | 8,0 | −5,4 |
| 912 | oxa von ct | 191,3 | −8,1 | 1,2 | −12,2 |
| 935 | Haloperidol-ratiopharm | 186,4 | +3,7 | 4,7 | +16,5 |
| 937 | Levomepromazin-neuraxpharm | 185,9 | +7,4 | 7,3 | +1,3 |
| 957 | Doxepin-ratiopharm | 180,6 | +9,7 | 6,3 | +4,3 |
| 962 | Perazin-neuraxpharm | 179,4 | +17,3 | 9,4 | +13,3 |
| 971 | Melneurin | 178,2 | +21,3 | 4,8 | +38,0 |
| 984 | Melleril | 173,6 | −25,6 | 9,5 | −23,9 |
| 1008 | Hyperforat | 170,3 | −24,7 | 3,3 | −26,2 |
| 1020 | Distraneurin | 167,6 | −14,2 | 7,9 | −11,7 |
| 1045 | Dogmatil/-forte | 162,1 | −32,8 | 10,4 | −31,8 |
| 1052 | Sinquan | 161,4 | −25,0 | 5,5 | −25,4 |
| 1057 | Aurorix | 160,4 | −14,3 | 28,3 | −14,1 |
| 1068 | Ciatyl-Z | 158,4 | +19,6 | 13,7 | +21,2 |
| 1073 | Melperon Stada | 157,9 | +10,6 | 3,5 | +8,5 |
| 1105 | Frisium | 154,3 | −0,4 | 3,6 | −3,1 |
| 1141 | Trimipramin-neuraxpharm | 149,0 | +20,4 | 4,5 | +19,7 |
| 1162 | Remotiv | 146,8 | −41,5 | 6,0 | −40,8 |
| 1168 | Equilibrin | 145,8 | −18,6 | 6,2 | −18,5 |
| 1175 | Chlorothixen | 144,7 | +23,0 | 3,4 | +16,9 |
| 1198 | Ludiomil | 140,9 | −19,7 | 5,4 | −14,6 |
| 1201 | Novoprotect | 140,8 | −10,1 | 2,9 | −13,7 |
| 1219 | Doneurin | 138,2 | +4,6 | 4,0 | +8,9 |
| 1247 | Thombran | 134,5 | −8,2 | 8,0 | −4,5 |
| 1259 | Tranquase | 133,0 | −16,9 | 0,5 | −16,0 |
| 1262 | Dominal | 132,4 | −8,4 | 5,0 | −7,1 |
| 1276 | Lyogen/Depot | 130,5 | −8,6 | 11,4 | −16,8 |
| 1280 | Texx | 130,3 | −18,3 | 4,0 | −16,2 |
| 1311 | Diazepam Desitin Rectiole | 126,2 | +5,0 | 3,9 | +11,2 |
| 1328 | Gladem | 124,6 | +31,9 | 22,3 | +35,2 |
| 1345 | Mareen 50 | 121,8 | +28,0 | 4,5 | +36,2 |
| 1369 | Hyperesa | 118,7 | −22,1 | 4,2 | −20,7 |
| 1393 | Bromazep | 116,3 | +11,2 | 1,3 | +16,8 |
| 1417 | Fluoxetin-ratiopharm | 114,1 | +15,7 | 15,0 | +2,3 |
| 1439 | Haloperidol-neuraxpharm | 112,4 | +10,3 | 3,6 | +8,4 |

**Tabelle 42.1:** Verordnungen von Psychopharmaka 2000. Angegeben sind die verordnungshäufigsten Präparate mit Verordnungsrang, Verordnungen und Umsatz 2000 im Vergleich zu 1999 (Fortsetzung).

| Rang | Präparat | Verordnungen in Tsd. | Änd. % | Umsatz Mio. DM | Änd. % |
|---|---|---|---|---|---|
| 1490 | Meresa/-forte | 108,5 | −22,6 | 7,4 | −29,2 |
| 1513 | Nortrilen | 106,2 | +6,8 | 3,5 | +7,5 |
| 1527 | Esbericum | 104,6 | −38,3 | 3,8 | −37,5 |
| 1531 | Clomipramin-neuraxpharm | 104,0 | +22,5 | 3,1 | +27,3 |
| 1534 | Demetrin/Mono Demetrin | 103,7 | +2,3 | 2,6 | +7,0 |
| 1543 | Fluctin | 103,1 | −20,4 | 23,0 | −23,1 |
| 1545 | sulpirid von ct | 103,0 | +23,7 | 4,7 | +26,8 |
| 1563 | Gityl | 101,1 | −2,6 | 1,4 | −6,3 |
| 1568 | Sepram | 100,7 | +42,6 | 18,5 | +56,1 |
| 1573 | Amioxid-neuraxpharm | 100,4 | +43,5 | 3,1 | +60,8 |
| 1575 | Valocordin-Diazepam | 100,2 | −14,1 | 0,4 | −17,2 |
| 1577 | Amitriptylin beta | 99,9 | +70,1 | 1,6 | +79,3 |
| 1590 | Nipolept | 98,7 | −3,2 | 7,0 | −1,5 |
| 1594 | Neogama | 98,6 | −12,6 | 7,6 | −7,1 |
| 1608 | Diazepam Stada | 97,2 | −25,6 | 0,6 | −26,1 |
| 1610 | Antares | 97,0 | −11,2 | 5,2 | −15,3 |
| 1636 | Elcrit | 94,3 | +16,4 | 12,7 | +16,0 |
| 1640 | Spilan | 93,7 | −42,8 | 4,6 | −40,5 |
| 1676 | Clozapin-neuraxpharm | 91,5 | +979,4 | 15,0 | (> 1000) |
| 1678 | Imipramin-neuraxpharm | 91,2 | +6,1 | 3,5 | −4,2 |
| 1704 | Helarium | 89,3 | −23,4 | 3,3 | −23,1 |
| 1719 | Oxazepam AL | 88,3 | +19,4 | 0,5 | +19,9 |
| 1722 | Sulpirid-ratiopharm | 88,2 | −2,3 | 4,5 | +6,4 |
| 1733 | Solian | 87,6 | +115,4 | 28,0 | +140,6 |
| 1749 | Kivat | 86,4 | −2,7 | 2,8 | −1,5 |
| 1794 | Kava-ratiopharm | 83,3 | +20,9 | 2,9 | +17,3 |
| 1813 | Psychotonin M/N/300 | 82,3 | −38,2 | 4,4 | −39,4 |
| 1829 | Thioridazin-neuraxpharm | 81,3 | +5,8 | 3,9 | +14,6 |
| 1830 | Sinophenin | 81,3 | −3,7 | 1,6 | −6,0 |
| 1849 | Radepur | 80,0 | −23,7 | 1,9 | −25,1 |
| 1857 | Tagonis | 79,6 | +3,7 | 18,5 | +6,0 |
| 1866 | Decentan | 78,9 | −26,5 | 4,0 | −27,0 |
| 1884 | Harmosin | 77,4 | −1,5 | 2,0 | +7,4 |
| 1897 | Sigacalm | 77,1 | −15,3 | 0,8 | −15,3 |
| 1920 | Tolvin | 75,1 | −26,0 | 5,0 | −25,5 |
| 1941 | Fluanxol 0,5 mg | 73,8 | −10,9 | 1,3 | −11,2 |
| 1943 | Maprotilin Neurax | 73,7 | +14,1 | 2,1 | +16,9 |
| 1963 | Kavacur | 72,3 | +63,8 | 1,8 | +83,7 |
| 1967 | Tofranil | 72,1 | −9,3 | 2,4 | −18,4 |
| 1979 | Protactyl | 71,3 | −11,2 | 1,2 | −8,6 |
| 1991 | Maprolu | 70,5 | +0,2 | 1,6 | −1,2 |
| 2056 | amitriptylin von ct | 67,1 | −10,0 | 1,3 | −16,1 |
| 2058 | Melperon beta | 67,0 | +139,7 | 1,9 | +110,1 |
| 2073 | Noctazepam | 65,5 | −4,1 | 0,4 | −24,0 |

**Tabelle 42.1:** Verordnungen von Psychopharmaka 2000. Angegeben sind die verordnungshäufigsten Präparate mit Verordnungsrang, Verordnungen und Umsatz 2000 im Vergleich zu 1999 (Fortsetzung).

| Rang | Präparat | Verordnungen in Tsd. | Änd. % | Umsatz Mio. DM | Änd. % |
|---|---|---|---|---|---|
| 2097 | Doxepin Holsten | 64,0 | +18,0 | 2,3 | +23,7 |
| 2124 | Imap | 63,0 | −27,3 | 4,2 | −23,1 |
| 2129 | Sulp Hexal | 63,0 | +6,2 | 3,0 | +7,0 |
| 2142 | Campral | 62,4 | +6,9 | 8,1 | +3,8 |
| 2153 | Medikinet | 61,7 | (neu) | 2,4 | (neu) |
| 2163 | Johanniskraut-ratiopharm | 61,3 | +21,2 | 1,8 | +34,4 |
| 2174 | Cassadan | 60,6 | +0,8 | 1,2 | −2,0 |
| 2197 | Hypericum Stada | 59,3 | +9,6 | 2,1 | +19,4 |
| 2211 | Kavosporal Forte | 58,8 | −3,8 | 2,5 | −2,9 |
| 2234 | Laubeel | 57,6 | −7,8 | 1,2 | −13,6 |
| 2257 | Oxazepam Stada | 56,8 | −6,0 | 0,5 | −6,0 |
| 2266 | Syneudon | 56,4 | +11,6 | 1,5 | +3,6 |
| 2295 | Fevarin | 55,2 | −41,8 | 9,6 | −41,0 |
| 2353 | diazep von ct | 52,6 | −12,0 | 0,2 | −8,8 |
| 2370 | Glianimon | 51,8 | −21,9 | 3,8 | −21,2 |
| 2371 | melperon von ct | 51,8 | +132,5 | 1,3 | +113,4 |
| 2382 | Alprazolam-ratiopharm | 51,3 | +55,9 | 0,8 | +49,9 |
| 2406 | Zincum valerianicum-Hevert | 50,2 | −14,7 | 1,8 | −15,9 |
| 2409 | Sulpivert | 50,1 | +2,8 | 2,3 | +2,0 |
| 2413 | Deprilept | 50,0 | −27,4 | 1,3 | −23,1 |
| 2414 | Mel-Puren | 50,0 | +36,5 | 1,0 | +39,1 |
| 2420 | Herphonal | 49,7 | −25,6 | 2,2 | −25,1 |
| 2462 | Haloper | 48,3 | +2,0 | 1,0 | +2,8 |
| 2473 | Dapotum | 47,7 | −15,9 | 4,5 | −32,8 |
| 2484 | Tranxilium N | 47,2 | −3,7 | 0,8 | −3,7 |
| Summe | | 35081,4 | −1,9 | 1844,5 | +6,6 |
| Anteil an der Indikationsgruppe | | 92,4% | | 90,5% | |
| Gesamte Indikationsgruppe | | 37946,7 | −3,4 | 2039,1 | +6,2 |

allem in der Geriatrie zur Behandlung von Unruhezuständen eingesetzt wird. Da aus Datenschutzgründen eine Verknüpfung der Verordnungen mit Diagnosen nicht möglich ist, lassen sich diese Gründe für die Verordnungszunahme nur vermuten. Weiterhin fällt die Spitzenstellung von drei klassischen Benzodiazepinen auf wie auch die nach wie vor führende Position von *Saroten* und *Aponal*, sowie dem ebenfalls sedierenden *Atosil*, das den Antihistaminika nahe steht. An 6. Stelle der Verordnungen steht inzwischen *Ritalin*, das bei Kindern und Jugendlichen indiziert sein kann, wenn tatsächlich nach den entsprechenden Kriterien eine Aufmerksamkeitsstörung bzw. ein hyperkinetisches Syndrom diagnostiziert wurde. Die Bestseller auf dem Psychopharmakamarkt werden somit zur spezifischen Dämpfung von Angst, Spannung und Erregung eingesetzt, auch wenn bei vielen dieser Präparate die absolute Zahl der Verordnungen und auch die Menge der DDDs abgenommen haben – von diesem Trend hebt sich die Verordnungssteigerung von *Ritalin* drastisch ab.

Die zeitliche Betrachtung der einzelnen Psychopharmakagruppen des Gesamtmarkts (Abbildung 42.2) zeigt für die Benzodiazepine nach einem sehr starken Rückgang bis in die Mitte der 90er Jahre jetzt seit einigen Jahren eine langsamere Abnahme der Verordnungen. Dabei ist zu bedenken, daß sich bei den Benzodiazepinhypnotika die Rückgänge auch in den vergangenen Jahren fortgesetzt haben (s. Kapitel 28). Bei den in der Vergangenheit kontinuierlich angestiegenen Neuroleptika finden sich ebenfalls seit einigen Jahren relativ stabile Verordnungszahlen. Und schließlich ist seit vielen Jahren eine ungebrochene Zunahme der Verordnungen von Antidepressiva zu beobachten. Die Verordnungen von Antidepressiva haben sich in den letzten zehn Jahren mehr als verdoppelt.

## Tranquillantien

Tranquillantien werden bevorzugt zur Dämpfung von Angst- und Spannungszuständen, jedoch auch im Kontext antimanischer, antipsychotischer und antidepressiver Therapie eingesetzt. Gegenwärtig werden hierzu vornehmlich Benzodiazepine verwendet. Unter den 2500 verordnungshäufigsten Arzneimitteln befindet sich eine große Zahl von Präparaten, die sich aber auf wenige Wirkstoffe konzentrieren (Tabellen 42.2 und 42.3). Bei den meisten Substanzen haben sich Abnahmen der definierten Tagesdosen ergeben. Eine Ausnahme bildet lediglich Lorazepam, das auch bei akuten manischen Zuständen eingesetzt wird. Im Verlauf der letzten 15 Jahre hat sich die Verordnung von Tranquillantien ungefähr halbiert. Ähnliches gilt auch für die als Hypnotika eingesetzten Benzodiazepine, wobei freilich eine Substitution durch Verordnung von Zolpidem/Zopiclon erfolgte (s. Abbildung 28.1). Die Therapie der Angststörungen dürfte zunehmend durch die Verordnung von Antidepressiva bzw. Opipramol erfolgen. Es wäre wichtig, die Frage der Verordnungen dieser Substanzen durch entsprechende Studien erneut zu untersuchen, um festzustellen, ob das gegenwärtige Niveau

**Tabelle 42.2:** Verordnungen mittellang wirkender Tranquillantien 2000. Angegeben sind die 2000 verordneten Tagesdosen, die Änderungen gegenüber 1999 und die mittleren Kosten je DDD 2000.

| Präparat | Bestandteile | DDD in Mio. | Änderung in % | DDD-Kosten in DM |
|---|---|---|---|---|
| **Bromazepam** | | | | |
| Bromazanil | Bromazepam | 10,7 | (−6,0) | 0,57 |
| Normoc | Bromazepam | 10,5 | (−16,9) | 0,69 |
| durazanil | Bromazepam | 5,6 | (−10,7) | 0,64 |
| Lexotanil | Bromazepam | 4,9 | (−19,9) | 0,72 |
| Bromazep | Bromazepam | 2,4 | (+17,3) | 0,52 |
| Gityl | Bromazepam | 2,1 | (−6,9) | 0,68 |
| | | 36,2 | (−11,1) | 0,64 |
| **Oxazepam** | | | | |
| Adumbran | Oxazepam | 10,6 | (−19,5) | 0,98 |
| Oxazepam-ratiopharm | Oxazepam | 5,8 | (−6,0) | 0,63 |
| Praxiten | Oxazepam | 4,3 | (−18,2) | 0,76 |
| oxa von ct | Oxazepam | 1,9 | (−15,8) | 0,62 |
| Sigacalm | Oxazepam | 0,9 | (−15,4) | 0,96 |
| Oxazepam AL | Oxazepam | 0,7 | (+18,9) | 0,62 |
| Noctazepam | Oxazepam | 0,5 | (+1,1) | 0,78 |
| Oxazepam Stada | Oxazepam | 0,4 | (−6,4) | 1,06 |
| | | 25,2 | (−14,6) | 0,82 |
| **Lorazepam** | | | | |
| Tavor | Lorazepam | 20,9 | (−1,8) | 0,94 |
| Lorazepam-neuraxpharm | Lorazepam | 5,5 | (+16,2) | 0,62 |
| Laubeel | Lorazepam | 1,3 | (−17,5) | 0,91 |
| | | 27,8 | (+0,3) | 0,88 |
| **Alprazolam** | | | | |
| Tafil | Alprazolam | 8,6 | (−14,1) | 0,94 |
| Cassadan | Alprazolam | 1,1 | (−1,4) | 1,10 |
| Alprazolam-ratiopharm | Alprazolam | 0,8 | (+49,2) | 0,92 |
| | | 10,6 | (−9,9) | 0,95 |
| Summe | | 99,7 | (−9,0) | 0,78 |

sinnvoll ist, bzw. ob es in bestimmten Indikationen zur Untermedikation und fragwürdigen Substitution durch andere Psychopharmaka gekommen ist (Linden und Gothe 1993, Woods und Winger 1995). Die neue Therapieempfehlung der Arzneimittelkommission der deutschen Ärzteschaft zur Behandlung von Angststörungen vermittelt klare Aussagen zum differentiellen Stellenwert verschiedener Substanzklassen

**Tabelle 42.3:** Verordnungen lang wirkender Tranquillantien 2000. Angegeben sind die 2000 verordneten Tagesdosen, die Änderungen gegenüber 1999 und die mittleren Kosten je DDD 2000.

| Präparat | Bestandteile | DDD in Mio. | Änderung in % | DDD-Kosten in DM |
|---|---|---|---|---|
| **Diazepam** | | | | |
| Diazepam-ratiopharm | Diazepam | 27,1 | (−5,7) | 0,15 |
| Faustan | Diazepam | 5,5 | (−14,3) | 0,22 |
| Diazepam Stada | Diazepam | 4,3 | (−27,0) | 0,13 |
| Tranquase | Diazepam | 4,3 | (−19,2) | 0,12 |
| Valocordin-Diazepam | Diazepam | 2,5 | (−14,1) | 0,16 |
| diazep von ct | Diazepam | 1,1 | (−10,0) | 0,15 |
| Diazepam Desitin Rectiole | Diazepam | 0,5 | (+3,8) | 7,63 |
| | | 45,3 | (−11,2) | 0,24 |
| **Andere Benzodiazepine** | | | | |
| Tranxilium | Dikaliumclorazepat | 8,7 | (−5,7) | 1,17 |
| Rusedal | Medazepam | 6,8 | (>1000) | 1,07 |
| Frisium | Clobazam | 3,7 | (−2,6) | 0,98 |
| Demetrin/Mono Demetrin | Prazepam | 1,7 | (+7,5) | 1,51 |
| Radepur | Chlordiazepoxid | 1,1 | (−25,2) | 1,63 |
| Tranxilium N | Nordazepam | 0,5 | (−3,7) | 1,73 |
| | | 22,5 | (+35,0) | 1,17 |
| Summe | | 67,7 | (+0,2) | 0,55 |

(Anxiolytika/Antidepressiva/Neuroleptika) sowie verschiedener Psychotherapieformen bei der Behandlung diverser Formen von Angsterkrankungen (Arzneimittelkommission 2000).

Die bisher verfügbaren Benzodiazepine erscheinen pharmakodynamisch und von ihrem klinischen Wirkprofil her nicht unterschiedlich, wenn auch die Heterogenität der GABA/Benzodiazepin-Rezeptoren ebenso wie die Entwicklung der Benzodiazepinagonisten (s. Kapitel 28) die prinzipielle Möglichkeit solcher Unterschiede nahelegen. Sehr verschieden ist bei den derzeit als Tranquillantien eingesetzten Benzodiazepinen dagegen die Pharmakokinetik. Substanzen mit einer Halbwertszeit unter 24 Stunden sind Bromazepam, Oxazepam, Lorazepam und Alprazolam (Tabelle 42.2). Bei allen übrigen hier aufgeführten Benzodiazepinen liegt die Halbwertszeit der Wirksubstanz oder ihrer Metaboliten bei mehreren Tagen, so daß langdauernde Effekte zu erwarten sind (Tabelle 42.3). Natürlich hat dies Auswirkungen auf die jeweiligen kognitiven und psychomotorischen Nebenwirkungen, die vor allem bei älteren Patienten in Erscheinung treten. In diesem Zusammenhang ist erwähnenswert, daß die Mehrzahl (ca. 80%) der Benzodiazepinverordnungen über 60jährige Patienten betrifft (siehe Arzneiverordnungs-Report '96). Hier ist nicht nur die besondere Empfindlichkeit älterer Patienten, sondern auch die verzögerte Metabolisierung und Ausscheidung einiger Benzodiazepine wie z. B. Diazepam zu bedenken, die bei den langwirksamen Substanzen zur Kumulation führen können.

Bei den Antidepressiva (Tabelle 42.4) aufgelistet ist das weder den Antidepressiva noch den Tranquillantien eindeutig zurechenbare Opipramol (*Insidon*), das nach den Ergebnissen zweier jüngerer Studien für die Behandlung von somatoformen Störungen und generalisierten Angststörungen eingesetzt werden kann.

## Antidepressiva

Antidepressiva sind prinzipiell bei allen Formen depressiver Störungen indiziert, wobei jedoch die Wertigkeit der verschiedenen therapeutischen Strategien von der genaueren diagnostischen Zuordnung abhängig ist (Arzneimittelkommission 1997). In jüngerer Zeit finden Antidepressiva auch bei einer Reihe weiterer psychiatrischer Erkrankungen Verwendung, wie etwa Panikattacken, generalisierten Angstsyndromen, Bulimia nervosa, Eßstörungen, Zwangsstörungen und Phobien, im Kindes- und Jugendalter bei Enuresis nocturna und elektivem Mutismus sowie schließlich bei der Kombinationstherapie chronischer Schmerzen. Nach neueren Erkenntnissen der WHO wird freilich nach wie vor der größere Teil depressiver Patienten nicht korrekt diagnostiziert und selbst bei zutreffender Diagnose nicht adäquat behandelt (Lepine et al. 1997).

Antidepressiva werden häufig durch drei wesentliche verschiedene Wirkungskomponenten charakterisiert, die für die einzelnen Substanzen unterschiedlich stark ausgeprägt sein sollen (Riederer et al. 1993). Dies sind in grober Orientierung dämpfende, stimmungsaufhellende und aktivierende Wirkungen. Die meisten gebräuchlichen Antidepressiva wirken in etwa gleichem Maße stimmungsaufhellend. Als Prototypen für die dämpfenden Wirkungen gelten Amitriptylin bzw. Doxepin, für die aktivierenden Wirkungen Desipramin. Eine moderne, wenn auch für die Praxis vielleicht zu komplizierte Klassifizierung der Anti-

**Tabelle 42.4:** Verordnungen sedierender Antidepressiva 2000. Angegeben sind die 2000 verordneten Tagesdosen, die Änderungen gegenüber 1999 und die mittleren Kosten je DDD 2000.

| Präparat | Bestandteile | DDD in Mio. | Änderung in % | DDD-Kosten in DM |
|---|---|---|---|---|
| **Amitriptylin** | | | | |
| Saroten | Amitriptylin | 35,9 | (−10,0) | 0,85 |
| Amitriptylin-neuraxpharm | Amitriptylin | 18,3 | (+24,8) | 0,66 |
| Amineurin | Amitriptylin | 13,3 | (+19,7) | 0,66 |
| Novoprotect | Amitriptylin | 4,4 | (−11,8) | 0,65 |
| Amitriptylin beta | Amitriptylin | 2,4 | (+78,0) | 0,67 |
| Syneudon | Amitriptylin | 2,0 | (+1,8) | 0,72 |
| amitriptylin von ct | Amitriptylin | 2,0 | (−16,4) | 0,66 |
| | | 78,3 | (+2,6) | 0,75 |
| **Doxepin** | | | | |
| Aponal | Doxepin | 15,6 | (−19,2) | 1,94 |
| Doxepin-neuraxpharm | Doxepin | 14,8 | (+22,3) | 1,25 |
| Doxepin-ratiopharm | Doxepin | 5,3 | (+6,0) | 1,19 |
| Doxepin-Dura | Doxepin | 4,7 | (+24,9) | 1,47 |
| Mareen 50 | Doxepin | 3,5 | (+37,4) | 1,28 |
| Sinquan | Doxepin | 3,2 | (−25,4) | 1,69 |
| Doneurin | Doxepin | 3,1 | (+12,5) | 1,27 |
| Doxepin Holsten | Doxepin | 1,9 | (+23,8) | 1,23 |
| | | 52,2 | (+1,5) | 1,50 |
| **Trimipramin** | | | | |
| Stangyl | Trimipramin | 21,5 | (+6,1) | 2,53 |
| Trimipramin-neuraxpharm | Trimipramin | 1,7 | (+19,6) | 2,56 |
| Herphonal | Trimipramin | 0,7 | (−25,0) | 3,08 |
| | | 23,9 | (+5,6) | 2,54 |
| **Alpha$_2$-Antagonisten** | | | | |
| Remergil | Mirtazapin | 20,3 | (+37,6) | 4,16 |
| Tolvin | Mianserin | 1,8 | (−25,2) | 2,69 |
| | | 22,1 | (+28,6) | 4,04 |
| **Weitere Wirkstoffe** | | | | |
| Insidon | Opipramol | 39,1 | (+3,9) | 1,57 |
| Equilibrin | Amitriptylinoxid | 8,7 | (−19,1) | 0,71 |
| Anafranil | Clomipramin | 7,8 | (−5,0) | 2,26 |
| Amioxid-neuraxpharm | Amitriptylinoxid | 5,5 | (+66,5) | 0,56 |
| Nortrilen | Nortriptylin | 2,1 | (+7,9) | 1,61 |
| Thombran | Trazodon | 2,0 | (−4,2) | 4,07 |
| Clomipramin-neuraxpharm | Clomipramin | 1,7 | (+28,4) | 1,81 |
| | | 67,0 | (+2,5) | 1,54 |
| **Summe** | | 243,5 | (+4,5) | 1,60 |

depressiva wurde im sog. Asolo-Schema versucht (Rüther et al. 1995). Im Durchschnitt beträgt unter einer vier bis sechs Wochen dauernden Medikation der absolute Unterschied der Responserate zwischen Antidepressiva und Placebo 20% (Snow et al. 2000). Dies macht den Nachweis von Wirksamkeitsunterschieden der verschiedenen Antidepressiva sehr schwierig. Es ist entsprechend auch kritisiert worden, daß die Wirksamkeit von Antidepressiva überschätzt werde (Moncrieff 2001).

Unter den 2500 verordnungshäufigsten Arzneimitteln findet sich eine Vielzahl Antidepressiva mit unterschiedlichen Inhaltsstoffen, die nach kontinuierlichen Zunahmen inzwischen 386 Mio. definierte Tagesdosen erreichen (Tabellen 42.4 und 42.5 sowie Abbildung 42.1). Im letzten Jahrzehnt haben sich die Verordnungen von Antidepressiva etwa verdoppelt, und dieser Trend setzt sich fort (Abbildung 42.2). Jedoch ist die Entwicklung der einzelnen Wirkstoffgruppen unterschiedlich. Während bei den verschiedenen klassischen nichtselektiven Monoamin-Rückaufnahme-Inhibitoren (NSMRI) Verordnungszuwachsraten unter 10% beobachtet wurden, zeigten sich bei den selektiven Serotonin-Rückaufnahme-Inhibitoren (SSRI) und $\alpha_2$-Antagonisten Zuwachsraten von bis zu 30%, vereinzelt auch noch mehr. Bei den NSMRIs dominieren Amitriptylin und Doxepin als die klassischen trizyklischen Substanzen mit stärker sedierenden Wirkungen (Tabelle 42.4). Innerhalb dieser Substanzen hat es wiederum preislich bedingte Umschichtungen gegeben. Die Verordnungen von Maprotilin (Tabelle 42.5) gehen weiter zurück, obwohl eine jüngere Studie für diese Substanz gute Wirksamkeit und geringe unerwünschte Wirkungen fand (Schnyder und Koller-Leiser 1996).

Diese Trends – gleichbleibende Verordnungen klassischer Antidepressiva bei gleichzeitig deutlich steigenden Verordnungen neuerer Substanzen – legen die Vermutung nahe, daß neue Indikationen für insbesondere neuere Antidepressiva erschlossen werden. Die andersartigen unerwünschten Wirkungen und neue, wissenschaftlich begründete Indikationen (z. B. Zwangssyndrome, Eßstörungen) könnten höhere Verordnungszahlen rechtfertigen. Ähnliche Daten wurden für die USA freilich auch so interpretiert, daß insbesondere die SSRIs aufgrund populistischer Berichte zu „life-style"-Medikamenten stilisiert wurden (Olfson et al. 1998). Es gibt bislang aber keine deutlichen Hinweise auf eine analoge Entwicklung in Deutschland.

Bei der Mehrzahl der SSRI sind Zuwächse zu verzeichnen. Dies gilt insbesondere für Citalopram und Sertralin. Ihre Wirksamkeit ist inzwischen gut belegt. Große unabhängige Metaanalysen haben keinen

**Tabelle 42.5:** Verordnungen wenig sedierender Antidepressiva 2000. Angegeben sind die 2000 verordneten Tagesdosen, die Änderungen gegenüber 1999 und die mittleren Kosten je DDD 2000.

| Präparat | Bestandteile | DDD in Mio. | Änderung in % | DDD-Kosten in DM |
|---|---|---|---|---|
| **Maprotilin** | | | | |
| Ludiomil | Maprotilin | 4,7 | (−14,3) | 1,15 |
| Maprotilin Neurax | Maprotilin | 2,3 | (+18,1) | 0,90 |
| Maprolu | Maprotilin | 1,7 | (+1,9) | 0,95 |
| Deprilept | Maprotilin | 1,5 | (−23,1) | 0,91 |
| | | 10,1 | (−7,6) | 1,02 |
| **Imipramin** | | | | |
| Imipramin-neuraxpharm | Imipramin | 2,3 | (−5,8) | 1,51 |
| Tofranil | Imipramin | 1,1 | (−20,7) | 2,06 |
| | | 3,5 | (−11,3) | 1,69 |
| **Selektive Serotonin-Rückaufnahme-Inhibitoren** | | | | |
| Cipramil | Citalopram | 23,9 | (+29,3) | 2,86 |
| Zoloft | Sertralin | 18,6 | (+71,6) | 2,71 |
| Seroxat | Paroxetin | 16,4 | (+30,8) | 3,85 |
| Trevilor | Venlafaxin | 10,6 | (+23,2) | 4,55 |
| Gladem | Sertralin | 8,1 | (+36,9) | 2,75 |
| Sepram | Citalopram | 6,4 | (+59,8) | 2,90 |
| Fluoxetin-ratiopharm | Fluoxetin | 6,0 | (+6,5) | 2,50 |
| Fluctin | Fluoxetin | 5,8 | (−23,1) | 4,00 |
| Tagonis | Paroxetin | 4,6 | (+6,1) | 4,02 |
| Fevarin | Fluvoxamin | 2,5 | (−40,4) | 3,84 |
| | | 102,9 | (+25,4) | 3,28 |
| **MAO-Inhibitoren** | | | | |
| Aurorix | Moclobemid | 7,8 | (−12,7) | 3,62 |
| **Lithiumsalze** | | | | |
| Quilonum | Lithium | 9,8 | (−3,5) | 0,98 |
| Hypnorex | Lithiumcarbonat | 8,2 | (−5,4) | 0,97 |
| | | 18,0 | (−4,4) | 0,98 |
| Summe | | 142,3 | (+14,1) | 2,80 |

generellen Wirksamkeitsunterschied zwischen NSMRI, SSRI und anderen neueren Antidepressiva feststellen können. Auch die Rate an Behandlungsabbrüchen unterscheidet sich nicht. Nur für NSMRI der ersten Generation gilt, daß die Abbruchrate wegen Nebenwirkungen etwas höher liegt als bei SSRIs. Deshalb können auch ältere Patienten ohne relevante Komorbidität in der allgemeinmedizinischen Praxis grundsätzlich sowohl mit NSMRIs als auch SSRIs behandelt werden (Snow et al. 2000, Barbui et al. 2000). Bei den SSRIs fehlen im Unterschied zu den NSMRIs sedierende und vegetative Nebenwirkungen weitgehend. Ein Nachteil von Fluoxetin ist im Vergleich zu neueren SSRIs die lange Halbwertszeit der Substanz (3 Tage) und vor allem des aktiven Metaboliten Norfluoxetin (7 Tage) sowie ausgeprägte Wechselwirkungen mit anderen Pharmaka durch Hemmung des Cytochrom-P450-Systems (Baumann 1996). Citalopram und Sertralin sind diesbezüglich günstiger zu beurteilen. Damit sind die Zuwächse bei diesen Präparaten und die Stagnation bei den Fluoxetinpräparaten (trotz preislich bedingter Umschichtungen) als sinnvoll zu bewerten. Auffallend sind angesichts des hohen Preises die Zuwächse beim Venlafaxin, das sich in einer Metaanalyse als besonders gut wirksam und verträglich erwies (Einarson et al. 1999). Bei Patienten mit Herzinsuffizienz stellt der Einsatz der neueren Substanzen wohl die risikoärmere Alternative dar (Braun und Strasser 1997). Andererseits verlangt das andere Profil unerwünschter Wirkungen (z. B. Schlaflosigkeit, Übelkeit, Diarrhö und Störungen der Sexualfunktion) weiterhin Aufmerksamkeit und eine differenzierte Verordnungsweise (Trindade et al. 1998). Als stark beworbener Vorteil der neueren Substanzen gilt ihre niedrige akute Toxizität im Hinblick auf das hohe Suizidrisiko depressiver Patienten. Allerdings nimmt sich nach epidemiologischen Studien aus verschiedenen Ländern nur ein kleiner Prozentsatz suizidaler Patienten mittels des jeweils verschriebenen Antidepressivums das Leben (Müller-Oerlinghausen und Berghöfer 1999). Unter SSRI wurden allerdings deutlich mehr suizidale Handlungen als unter NSMRI beobachtet (Donovan et al. 2000).

Stark zugenommen haben die Verordnungen des relativ teuren Mirtazapin, das sich inzwischen fünf Jahre auf dem Markt befindet. Es hat weniger exzitatorisch toxische Wirkungen und wird vermutlich wegen seiner sedierenden Wirkungen relativ breit eingesetzt (Kasper 1996). Eine Vergleichsstudie gegen Paroxetin zeigte gleiche Wirksamkeit mit möglicherweise schnellerem Wirkungseintritt bei Mirtazapin (Benkert et al. 2000).

Mit Moclobemid (*Aurorix*) begann 1992 eine Renaissance der Monoaminoxidase (MAO)-Inhibitoren. Moclobemid unterscheidet sich von bisher verfügbaren Substanzen dadurch, daß es für den relevanten Subtyp A der MAO relative Selektivität aufweist und daß die Hemmwirkung reversibel ist (RIMA, reversible Inhibitoren der MAO). Dadurch dürften hypertensive Krisen, wie sie durch den Verzehr tyraminhaltiger Nahrungsmittel ausgelöst werden können, seltener sein als bei den klassischen MAO-Inhibitoren (Berlin und Lecrubier 1996). Ob seine Wirksamkeit freilich der des unselektiven MAO-Hemmstoffs Tranylcypromin ganz entspricht, bleibt zweifelhaft (Laux et al. 1995). Eine schlechtere Wirksamkeit wurde im Vergleich mit Clomipramin beobachtet (Volz et al. 1996). Die oben erwähnte Leitlinie des American College of Physicians kommt aber zum Schluß, daß sich auch reversible MAO-Inhibitoren in ihrer generellen Wirksamkeit nicht von NSMRIs oder SSRIs unterscheiden (Snow et al. 2000).

Das führende Präparat unter den Antidepressiva ist weiterhin *Insidon* (Opipramol), dessen antidepressive Wirksamkeit unzureichend belegt ist. In den letzten Jahren ist jeweils eine große positive Studie zu den Indikationen „somatoforme Störung" und „generalisierte Angststörung" publiziert worden (Volz et al. 2000, Möller et al. 2001). In beiden Studien zeigten sich signifikante Effekte gegenüber Placebo. Allerdings unterscheidet sich in der ersten Studie die Abnahme an somatischer bzw. psychischer Angst quantitativ nur marginal von denen der Placebogruppe nach sechswöchiger Medikation (Volz et al. 2000). Als Vorteil von Opipramol kann gelten, daß es im Gegensatz zu Benzodiazepinen keine Abhängigkeit erzeugt. Dies gilt aber auch für klassische bei Angststörungen eingesetzte Antidepressiva, deren Wirksamkeit viel besser belegt ist (Arzneimittelkommission 2000). Auch für Venlafaxin wurde kürzlich eine positive Placebo-kontrollierte Studie bei Angststörungen publiziert (Gelenberg et al. 2000).

Klar umrissen in Indikationen wie auch Nebenwirkungen ist die Anwendung von Lithiumpräparaten zur Prophylaxe von manisch-depressiven Phasen und zur Therapie von Manien (Müller-Oerlinghausen et al. 1997). Angesichts dieser Datenlage fällt auf, daß die Verordnungen der beiden führenden Lithiumpräparate im vergangenen Jahr geringfügig abgenommen haben. Insgesamt dürfte die Zahl der Lithium-behandelten Patienten in der Bundesrepublik angesichts des auch volkswirtschaftlich eindrucksvollen Nutzens dieser Prophylaxe eher zu niedrig liegen (Lehmann und Müller-Oerlinghausen 1993).

Ob es zum Lithium wirksame Alternativen der Phasenprophylaxe unipolarer Depressionen gibt, ist wiederholt untersucht worden. Carbamazepin ist als Phasenprophylaktikum dem Lithium generell nicht gleichwertig, hat jedoch bei bestimmten Verlaufsformen Vorteile (Dardennes et al. 1995). Für einige SSRIs ist auch die rezidivprophylaktische Wirksamkeit mäßig gut belegt, obwohl die Studiendauer für eine valide Aussage fast immer zu kurz ist (Montgomery et al. 1994, Franchini et al. 1996). Die prophylaktische Wirksamkeit von NSMRIs läßt sich wegen der beschränkten Zahl von Studien leider nur aus Metaanalysen ableiten, wobei sich trendmäßig eine etwas bessere Wirksamkeit von Lithium gegenüber freilich nicht hoch dosiertem Amitriptylin bei den unipolaren Depressionen zeigt. Eine ausgezeichnete rezidivprophylaktische Wirksamkeit wurde in einer Dreijahresstudie mit hochdosiertem Imipramin nachgewiesen (Frank et al. 1990). Eine große prospektive deutsche Langzeitstudie fand eine bessere Rezidivprophylaxe über 2,5 Jahre mit Lithium im Vergleich zu 100 mg/d Amitriptylin (Greil et al. 1996). Abzulehnen ist aufgrund der völlig unzureichenden Datenlage die vor allem in den USA zu beobachtende Bevorzugung von Valproatpräparaten zur Rezidivprophylaxe (Müller-Oerlinghausen et al. 2000). Eine suizidpräventive Wirksamkeit bei Patienten mit affektiven Psychosen ist bislang für keine andere Substanz außer Lithiumsalzen gezeigt worden (Schou 1998).

## Neuroleptika

Neuroleptika werden primär zur Behandlung schizophrener und manischer Psychosen eingesetzt. Jedoch werden sie auch bei anderen Indikationen, z. B. Erregungszuständen im Rahmen oligophrener Syndrome oder bei chronischen Schmerzzuständen, verwendet. Die wesentliche Wirkung dieser Arzneimittel besteht in der Abschwächung produktiver psychotischer Symptome, daneben aber auch in einer Verminderung des Antriebes, Verlangsamung der Reaktion und Erzeugung von Gleichgültigkeit gegenüber äußeren Reizen. Dabei bleiben die intellektuellen Funktionen und die Bewußtseinslage weitgehend erhalten. Für die zunehmend wichtiger gewordene Gruppe der sogenannten atypischen Neuroleptika gilt, daß sie auch die Negativsymptome, also z. B. den Antriebsmangel und die gestörte Affektivität des chronischen Schizophrenen, günstig beeinflussen und daß aufgrund der geringeren Auswirkung auf die Motorik die „Zwangsjacken"-Wirkung geringer ist (Möller 1999).

Aufgrund des – gerade in Deutschland – sehr breiten Anwendungsspektrums der Neuroleptika ist die Angabe definierter Tagesdosen außerordentlich schwierig. Neuroleptika können von niedrigsten Dosen als Tranquillantien bis hin zu Höchstdosen in der Behandlung akuter Psychosen eingesetzt werden, und es ist selten möglich, einzelne Darreichungsformen eindeutig einer bestimmten Verwendung zuzuordnen. Deshalb wurden seit 1997 durchweg (soweit definiert) die neuen DDDs der WHO verwendet. Diese in Skandinavien erarbeiteten DDDs beruhen allerdings vor allem auf der akuten antipsychotischen Therapie und liegen damit für den ambulanten Bereich relativ hoch. So betragen die DDDs für die meisten oral angewendeten Phenothiazine 300 mg, für Prothipendyl 240 mg, für Fluphenazin 10 mg, für Haloperidol 8 mg, für Pipamperon 200 mg, für Clozapin 300 mg und für Flupentixol 6 mg. Lediglich beim Perazin mit 100 mg und bei Benperidol mit 1,5 mg liegen die WHO-DDDs relativ niedrig. Durch Abweichungen in der tatsächlichen Praxis von den WHO-Richtwerten können sich beträchtliche Abweichungen bei der Summe der berechneten DDDs und den Tagesbehandlungskosten (DDD-Kosten) ergeben. Trotzdem scheint die Verwendung der WHO-DDDs derzeit die objektivste Bezugsgröße darzustellen. Von dieser wurde lediglich dann abgewichen, wenn auf Grund der Fachinformationen festgestellt werden kann, daß ein Präparat praktisch ausschließlich für einen anderen als von der WHO erfaßten Zweck vorgesehen ist, und wenn die Verordnungspraxis dies unterstützt. Dies ist der Fall bei den als Tranquillantien niedrigdosierten Neuroleptika Fluspirilen (1,5 mg/7 Tage) und Flupentixol (DDD 1,5 mg) sowie für das als stark dämpfendes Antihistaminikum anzusehende Promethazin (DDD 75 mg). Diese niedrig dosierten Präparate sind in Tabelle 42.7 zusammengefaßt.

Die Verordnungen der Neuroleptika haben sich auch 2000 unterschiedlich entwickelt. Abnahmen sind bei den meisten klassischen Neuroleptika eingetreten, während die Verordnungen bei den atypischen Neuroleptika zum wiederholten Mal zunahmen (Tabellen 42.6 und 42.7). Insgesamt haben sich die Neuroleptika in den letzten sechs Jahren weitgehend auf einem konstanten Niveau gehalten (Abbildung 42.2).

Unter den 2500 am häufigsten verordneten Arzneimitteln findet sich eine große Anzahl von Neuroleptika, die verschiedenen chemischen Gruppen angehören und von sehr unterschiedlicher neuroleptischer Potenz sind. Dazu gehört auch das deutlich seltener verordnete Benzamidderivat Sulpirid mit hoher Selektivität für $D_2$-Dopaminrezeptoren, das in niedriger Dosis nach einer Placebo-kontrollierten Studie eine milde bis mäßige antidepressive Wirkung hat (Rüther et al. 1999) und dessen antipsychotische Wirkung bei der Schizophrenie mit Tagesdosen von 800–1200 mg in mehreren Studien gut belegt ist (Caley und Weber 1995). Sein Nachfolger Amisulprid wird zur Zeit stark beworben und hat einen bedeutsamen Zuwachs erfahren (Tabelle 42.6). In einer

**Tabelle 42.6:** Verordnungen von Neuroleptika 2000. Angegeben sind die 2000 verordneten Tagesdosen, die Änderungen gegenüber 1999 und die mittleren Kosten je DDD 2000.

| Präparat | Bestandteile | DDD in Mio. | Änderung in % | DDD-Kosten in DM |
|---|---|---|---|---|
| **Phenothiazine** | | | | |
| Taxilan | Perazin | 10,4 | (−14,7) | 1,09 |
| Perazin-neuraxpharm | Perazin | 10,3 | (+13,7) | 0,91 |
| Lyogen/Depot | Fluphenazin | 6,2 | (−22,8) | 1,84 |
| Dapotum | Fluphenazin | 2,9 | (−40,0) | 1,58 |
| Levomepromazin-neuraxpharm | Levomepromazin | 2,5 | (−0,9) | 2,95 |
| Melleril | Thioridazin | 2,3 | (−23,4) | 4,07 |
| Neurocil | Levomepromazin | 2,1 | (−15,3) | 4,02 |
| Thioridazin-neuraxpharm | Thioridazin | 1,8 | (+17,1) | 2,24 |
| Protactyl | Promazin | 0,4 | (−6,4) | 3,37 |
| | | 38,9 | (−11,8) | 1,73 |
| **Haloperidol** | | | | |
| Haldol | Haloperidol | 14,1 | (−21,4) | 1,49 |
| Haloperidol-ratiopharm | Haloperidol | 5,1 | (+18,1) | 0,93 |
| Haloperidol-neuraxpharm | Haloperidol | 3,9 | (+9,7) | 0,93 |
| Haloper | Haloperidol | 1,1 | (+4,6) | 0,95 |
| | | 24,1 | (−10,0) | 1,26 |
| **Sulpirid** | | | | |
| Dogmatil/-forte | Sulpirid | 1,3 | (−31,4) | 7,97 |
| Neogama | Sulpirid | 1,0 | (−5,5) | 7,50 |
| Meresa/-forte | Sulpirid | 0,9 | (−30,7) | 7,92 |
| sulpirid von ct | Sulpirid | 0,8 | (+28,5) | 5,74 |
| Sulpirid-ratiopharm | Sulpirid | 0,8 | (+9,6) | 5,69 |
| Sulp Hexal | Sulpirid | 0,5 | (+7,4) | 5,74 |
| Sulpivert | Sulpirid | 0,4 | (+0,3) | 6,37 |
| | | 5,8 | (−11,9) | 6,94 |
| **Atypische Neuroleptika** | | | | |
| Zyprexa | Olanzapin | 12,6 | (+30,3) | 13,88 |
| Risperdal | Risperidon | 10,0 | (+22,4) | 13,73 |
| Leponex | Clozapin | 5,8 | (−29,5) | 7,19 |
| Clozapin-neuraxpharm | Clozapin | 2,8 | (>1000) | 5,27 |
| Elcrit | Clozapin | 2,3 | (+16,1) | 5,56 |
| Nipolept | Zotepin | 1,9 | (+0,5) | 3,75 |
| | | 35,3 | (+17,5) | 10,97 |
| **Andere Neuroleptika** | | | | |
| Fluanxol/depot | Flupentixol | 9,1 | (+6,1) | 3,02 |
| Glianimon | Benperidol | 6,7 | (−19,7) | 0,56 |

**Tabelle 42.6:** Verordnungen von Neuroleptika 2000. Angegeben sind die 2000 verordneten Tagesdosen, die Änderungen gegenüber 1999 und die mittleren Kosten je DDD 2000 (Fortsetzung).

| Präparat | Bestandteile | DDD in Mio. | Änderung in % | DDD-Kosten in DM |
|---|---|---|---|---|
| Dipiperon | Pipamperon | 6,5 | (−3,1) | 4,55 |
| Ciatyl-Z | Zuclopenthixol | 5,4 | (+26,7) | 2,54 |
| Solian | Amisulprid | 3,0 | (+122,1) | 9,36 |
| Chlorothixen | Chlorprothixen | 2,5 | (+18,8) | 1,37 |
| Imap | Fluspirilen | 1,4 | (−21,6) | 3,01 |
|  |  | 34,5 | (+4,4) | 3,19 |
| Summe |  | 138,6 | (−1,4) | 4,58 |

multizentrischen Doppelblindstudie war es in seiner Wirksamkeit bei akuter Schizophrenie dem Haloperidol zumindest gleichwertig bei geringeren Nebenwirkungen (Carriere et al. 2000). In einer offenen 12-Monats-Studie zeigte es gegenüber Haloperidol geringere extrapyramidale Nebenwirkungen (Colonna et al. 2000).

Modernen Vorstellungen über einen adäquaten Einsatz von Neuroleptika entsprechen die Zuwächse bei den atypischen Neuroleptika. Dazu gehört prototypisch Clozapin, weiterhin Olanzapin und Risperidon. Freilich ist der Begriff „atypisch", der inzwischen zum Werbeargument der Hersteller geworden ist, hinsichtlich seiner pharmakologischen und klinischen Bedeutung kritisch zu hinterfragen. Offenbar kann ein ganzes Spektrum von „Atypikalität" diskutiert werden (Stip 2000). Clozapin erweist sich weiterhin als eine unverzichtbare Substanz in der Psychiatrie, auch wenn seine Verschreibung wegen Blutzellschäden nur unter sehr restriktiven Auflagen des Herstellers möglich ist. Die Verordnungen dieser Substanz haben insgesamt mit Umschichtungen zu den Generika zugenommen. Der besondere Vorteil besteht darin, daß Spätdyskinesien unter Clozapin niemals gesehen wurden (Kane et al. 1988). Clozapin wirkt an sehr vielen verschiedenen Rezeptoren, wobei nach wie vor nicht klar ist, was seine pharmakologische Sonderstellung bedingt, die auch klinisch immer wieder beschrieben wird. Obwohl für die Anwendung bei Kindern und Jugendlichen unter 16 Jahren nicht zugelassen, hat sich das Präparat offenbar gerade auch bei diesem Patientenkreis bewährt (Elliger et al. 1994).

Die intensive Suche nach Clozapin-ähnlichen Wirkstoffen hat zur erfolgreichen Einführung des freilich auch sehr teuren Olanzapin (*Zyprexa*) geführt, dessen Verordnungen auch im Jahr 2000 wieder kräftig zugenommen haben. Erste Fälle von Blutzellschäden unter Olanzapin sind berichtet worden (Dettling et al. 1999). Eine kürzlich publizierte Metaanalyse kommt zu dem Schluß, daß gegenüber typischen Neuroleptika Olanzapin gute antipsychotische Wirksamkeit bietet bei geringeren extrapyramidalen unerwünschten Wirkungen, aber vermutlich größerer Gewichtszunahme (Duggan et al. 2000). Der Hersteller bemüht sich, die Indikationen in den Bereich der affektiven Störungen auszuweiten (Goodnick und Barrios 2001). Seit März 2000 ist es in den USA für die Behandlung der akuten Manie zugelassen. Auch die Verordnungen von Risperidon, das wie Clozapin oder Olanzapin sowohl $D_2$- als auch 5-$HT_2$-Rezeptoren blockiert (Kornhuber 1994), haben stark zugenommen, so daß *Risperdal* jetzt in der Rangliste der Verordnungen schon vor fast allen klassischen Neuroleptika steht. Risperidon war in Phase-III-Studien in niedriger Dosierung (6 mg) ähnlich wirksam wie Haloperidol bei geringeren extrapyramidalmotorischen Wirkungen (Chouinard et al. 1993, Marder und Meibach 1994). Dagegen führen Carter et al. (1995) aus, daß Risperidon zwar eine erhebliche Verteuerung der stationären antipsychotischen Therapie, aber keine Abnahme der Häufigkeit unerwünschter Wirkungen gebracht habe. Extrapyramidale Wirkungen wurden von diesen Autoren bereits bei mittleren Dosierungen von 3,5 mg/d beobachtet. Vergleiche von Risperidon mit Neuroleptika geringerer Potenz fehlen. Auch hier wird versucht, die Substanz bei affektiven Störungen verstärkt einzusetzen. Die Langzeitwirkungen und der klinische Wert auch dieser und anderer Substanzen können daher noch nicht bewertet werden (Blin 1999). Insgesamt zeigt der Anstieg der Verordnungen atypischer Neuroleptika, daß ihre Vorteile trotz der Budgetierungszwänge in der Praxis den Patienten nicht generell vorenthalten werden.

Die Verwendung niedrig dosierter Neuroleptika als Tranquillantien (Tabelle 42.7) wird kontrovers diskutiert, da Neuroleptika erhebliche Nebenwirkungen haben und auch bei niedrig dosierten Neuroleptika Einzelfälle von Spätdyskinesien, d. h. einer der schwersten, da oft irreversiblen, Nebenwirkungen dieser Substanzklasse, beobachtet wurden (Kappler et al. 1994). Die Verordnung dieser Präparate, häufig sogar als injizierbare Depotform, hängt vielleicht mit der zunehmend kritisch gewordenen Einstellung gegenüber Benzodiazepinen zusammen. Die Abbildung 42.2 zeigt, daß der Rückgang der Benzodiazepine in den vergangenen Jahren nur bis 1997 von einer Zunahme bei den Neuro-

**Tabelle 42.7:** Verordnungen niedrigdosierter Neuroleptika 2000. Angegeben sind die 2000 verordneten Tagesdosen, die Änderungen gegenüber 1999 und die mittleren Kosten je DDD 2000.

| Präparat | Bestandteile | DDD in Mio. | Änderung in % | DDD-Kosten in DM |
|---|---|---|---|---|
| **Phenothiazine** | | | | |
| Promethazin-neuraxpharm | Promethazin | 11,9 | (+0,1) | 0,74 |
| Atosil | Promethazin | 11,6 | (−11,9) | 1,02 |
| Prothazin | Promethazin | 6,0 | (−12,8) | 1,00 |
| Dominal | Prothipendyl | 1,6 | (−9,0) | 3,20 |
| Decentan | Perphenazin | 1,2 | (−26,7) | 3,47 |
| Sinophenin | Promazin | 0,4 | (−6,1) | 4,12 |
| | | 32,6 | (−8,5) | 1,14 |
| **Fluspirilen** | | | | |
| Fluspi | Fluspirilen | 7,5 | (+20,6) | 1,37 |
| Imap 1,5 mg | Fluspirilen | 5,9 | (−24,3) | 1,20 |
| Kivat | Fluspirilen | 2,8 | (−1,0) | 1,00 |
| | | 16,2 | (−3,7) | 1,24 |
| **Melperon** | | | | |
| Eunerpan | Melperon | 3,6 | (−31,3) | 5,93 |
| Melperon neuraxpharm | Melperon | 1,4 | (+59,5) | 3,87 |
| Melneurin | Melperon | 1,3 | (+58,4) | 3,75 |
| Melperon-ratiopharm | Melperon | 1,3 | (+123,4) | 4,23 |
| Melperon Stada | Melperon | 0,8 | (+16,0) | 4,42 |
| Melperon beta | Melperon | 0,5 | (+113,9) | 3,54 |
| Harmosin | Melperon | 0,4 | (+7,7) | 4,60 |
| melperon von ct | Melperon | 0,3 | (+133,5) | 3,67 |
| Mel-Puren | Melperon | 0,2 | (+43,1) | 4,33 |
| | | 9,8 | (+8,0) | 4,72 |
| **Andere Neuroleptika** | | | | |
| Truxal | Chlorprothixen | 4,9 | (−15,1) | 1,71 |
| Fluanxol 0,5 mg | Flupentixol | 1,2 | (−10,9) | 1,02 |
| | | 6,1 | (−14,3) | 1,57 |
| Summe | | 64,7 | (−5,7) | 1,75 |

leptika begleitet war, wobei es sich vermutlich um eine direkte Kompensation handelte (Linden und Gothe 1993). Sorgfältige Phase-IV-Studien zum Vergleich niedrig dosierter Neuroleptika mit Benzodiazepinen existieren unseres Wissens nach wie vor nicht. Angesichts des Spektrums unerwünschter Wirkungen von Neuroleptika scheint jedoch Vorsicht geboten. Die weiteren Rückgänge bei dem früheren Spitzenreiter unter den Neuroleptika, *Imap 1,5 mg*, aber auch bei vielen weiteren Präparaten sind vor diesem Hintergrund verständlich und wohl sinnvoll.

## Psychostimulantien

Das Verordnungsvolumen des Stimulans Methylphenidat (z. B. *Ritalin*) hat auch im Jahr 2000 wieder sehr stark zugenommen (Abbildung 42.3). Damit ergibt sich nach den kontinuierlichen Zunahmen in den letzten zehn Jahren ein Anstieg dieser Verordnungen um rund das Dreißigfache. Ausgelöst wurden diese Steigerungen vermutlich durch den begründeten Verdacht, daß in Deutschland bei der Indikation „hyperkinetische Verhaltensstörung" Psychostimulantien lange Zeit unterverordnet wurden (Elliger et al. 1990). Offensichtlich setzt sich diese Auffassung in Angleichung an internationale Trends jetzt durch, nachdem die Wirksamkeit in zahlreichen Studien dokumentiert wurde (Kimko et al. 1999). Die jetzigen Zahlen ergeben insgesamt 13,5 Mio. Tagesdosen, d. h. rechnerisch knapp 37.000 kontinuierlich behandelte Patienten. Von diesen sind über 95% Kinder und Jugendliche von 5–19 Jahren, über 50% sind im Alter zwischen 10 und 14 Jahren.

Über die Berechtigung solcher Verordnungen wird gerade in der Öffentlichkeit viel diskutiert, wobei vor allem Elternverbände sich sehr

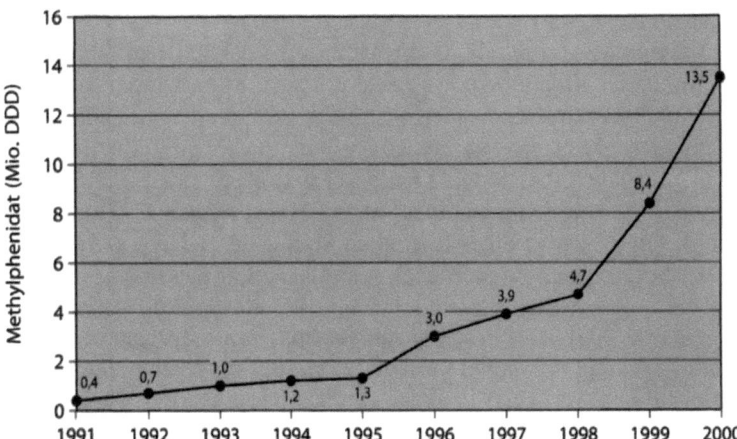

**Abbildung 42.3:** Verordnungen von Methylphenidat von 1991 bis 2000. Gesamtverordnungen nach definierten Tagesdosen (DDD)

nachdrücklich für diese Therapie aussprechen und die bisherigen Verordnungen aufgrund epidemiologischer Schätzungen noch keinen Hinweis auf eine Überverordnung geben (Schubert et al. 2001). Dennoch muß aufgrund bekannt gewordener Vorfälle vor der Verordnung überhöhter Dosen sowie laxer Indikationsstellung gewarnt werden. In den USA, wo etwa 90% der Kinder mit hyperkinetischer Verhaltensstörung mit Methylphenidat behandelt werden, wird die Möglichkeit der zu häufigen Verschreibung ebenfalls intensiv diskutiert (Safer 2000). Angesichts des dramatischen Verordnungsanstiegs sollten Bundesopiumstelle und Kassenärztliche Vereinigungen Recherchen bezüglich der korrekten Indikationsstellung und möglicher Dosisüberhöhungen anstellen (Schubert et al. 2001). Nur eine exakte, möglichst kinderpsychiatrisch abgesicherte Diagnose und eine sorgfältige Verlaufskontrolle können die Verordnung rechtfertigen. Dabei ist auch zu beachten, daß auf Grund individueller Unterschiede bei Pharmakokinetik und Ansprechbarkeit die optimale Dosis sehr individuell gesucht werden muß (Kimko et al. 1999). Auch die Narkolepsie stellt eine mögliche Indikation für Methylphenidat dar.

## Mittel zur Behandlung von Alkoholfolgekrankheiten

Die Verordnungen von Clomethiazol (*Distraneurin*) sind 2000 nochmals zurückgegangen. Zur ambulanten Behandlung bei Alkohol- oder Medikamentenabhängigen ist es kontraindiziert.

Acamprosat (*Campral*) ist ein schwacher Antagonist an NMDA-Rezeptoren, der Alkoholwirkungen vermindern und dadurch die Alkoholaufnahme reduzieren soll (Swift 1999). Zwei multizentrische Untersuchungen gegen Placebo ergaben widersprüchliche Resultate. Während eine italienische Studie (Tempesta et al. 2000) einen signifikanten Unterschied fand (58% abstinent über 6 Monate gegen 45% unter Placebo), zeigte sich in einer britischen Studie, bei der die Behandlung später begann, kein Effekt (Chick et al. 2000). Eine österreichische Studie fand, daß Acamprosat nur bei bestimmten Formen wirksam ist (Lesch et al. 2001). Das Präparat soll nur im Gesamtkonzept einer Alkoholentwöhnung verwendet werden und kommt vor allem bei chronisch stabilem Trinkverhalten in Frage (Müller-Oerlinghausen 2001). Nach Rückgängen im Vorjahr haben sich die Verordnungen nun auf niedrigem Niveau stabilisiert.

**Tabelle 42.8:** Weitere Psychopharmaka 2000. Angegeben sind die 2000 verordneten Tagesdosen, die Änderungen gegenüber 1999 und die mittleren Kosten je DDD 2000.

| Präparat | Bestandteile | DDD in Mio. | Änderung in % | DDD-Kosten in DM |
|---|---|---|---|---|
| **Psychostimulantien** | | | | |
| Ritalin | Methylphenidat | 12,6 | (+49,4) | 2,98 |
| Medikinet | Methylphenidat | 0,9 | (neu) | 2,79 |
| | | 13,5 | (+59,7) | 2,97 |
| **Mittel zur Behandlung von Alkoholfolgekrankheiten** | | | | |
| Distraneurin | Clomethiazol | 1,7 | (−11,8) | 4,63 |
| Campral | Acamprosat | 1,2 | (+4,2) | 6,59 |
| | | 2,9 | (−5,8) | 5,45 |
| **Summe** | | 16,4 | (+42,1) | 3,41 |

## Pflanzliche Psychopharmaka

Pflanzliche Psychopharmaka sind in den Tabellen 42.9 und 42.10 aufgeführt. Es handelt sich dabei vor allem um Präparate, die Johanniskrautextrakt, zum Teil in Kombination mit Baldrian, enthalten. Eine geringe Rolle spielen Extrakte des Kava-Kava-Wurzelstocks, für die multiple Wirkungen auf das Zentralnervensystem geltend gemacht werden. Nach Anstiegen in den vergangenen Jahren sind die Verordnungen von Johanniskrautpräparaten wie 1999 auch im Jahr 2000 wieder rückläufig gewesen. Seine Wirkungen haben in letzter Zeit verstärkt wissenschaftliches Interesse gefunden (Schulz und Hänsel 1996). Positive Wirkungen wurden für Johanniskrautextrakte bei leichten bis mäßig ausgeprägten Depressionen in einem Cochrane Review festgestellt (Linde und Mulrow 2000). Ungeklärt ist jedoch, ob die Wirksamkeit der von anderen Antidepressiva gleichwertig ist. Jüngere Studien an ambulanten Patienten fanden Vergleichbarkeit gegenüber Fluoxetin (Schrader 2000) und Imipramin (Philipp et al. 1999, Woelk 2000).

Neue amerikanische Therapierichtlinien äußern allerdings Skepsis gegenüber den positiven Befunden, da hier eine eindeutige „publication bias", also die bevorzugte Publikation positiver Daten, nachzuweisen sei (Williams et al. 2000). Eine methodisch einwandfreie multizentrische Studie aus den USA fand keinen Unterschied von Johanniskrautextrakt (900–1200 mg) gegen Placebo (Shelton et al. 2001). Dies

Ergebnis entspricht offenbar der oben erwähnten Überschätzung der Wirksamkeit von Antidepressiva und zieht die bisher angenommene Wirksamkeit von Johanniskrautextrakten in Zweifel. Darüber hinaus gibt es bei der Standardisierung diese Präparate Schwierigkeiten. Inzwischen wird Hyperforin als der möglicherweise wirksame Bestandteil diskutiert (Laakmann et al. 1998).

Bei Kava-Kava gibt es eine Reihe positiver Befunde aus kleineren Studien. Allerdings enthalten die meistverordneten Präparate den we-

**Tabelle 42.9:** Verordnungen von pflanzlichen Psychopharmaka (Monopräparate) 2000. Angegeben sind die 2000 verordneten Tagesdosen, die Änderungen gegenüber 1999 und die mittleren Kosten je DDD 2000.

| Präparat | Bestandteile | DDD in Mio. | Änderung in % | DDD-Kosten in DM |
|---|---|---|---|---|
| **Johanniskraut** | | | | |
| Jarsin | Johanniskrautextrakt | 20,4 | (-33,5) | 1,38 |
| Felis | Johanniskrautextrakt | 19,5 | (-4,3) | 0,78 |
| Laif 600 | Johanniskrautextrakt | 15,3 | (+20,1) | 0,81 |
| Neuroplant | Johanniskrautextrakt | 12,3 | (+25,5) | 0,90 |
| Remotiv | Johanniskrautextrakt | 6,3 | (-40,8) | 0,94 |
| Texx | Johanniskrautextrakt | 5,6 | (-16,0) | 0,71 |
| Spilan | Johanniskrautextrakt | 5,3 | (-40,2) | 0,88 |
| Psychotonin M/N/300 | Johanniskrautextrakt | 4,7 | (-40,0) | 0,92 |
| Esbericum | Johanniskrautextrakt | 4,4 | (-38,9) | 0,87 |
| Hypericum Stada | Johanniskrautextrakt | 3,8 | (+28,1) | 0,57 |
| Hyperforat | Johanniskrautextrakt | 3,1 | (-27,9) | 1,07 |
| Helarium | Johanniskrautextrakt | 3,0 | (-17,9) | 1,08 |
| Johanniskraut-ratiopharm | Johanniskrautextrakt | 2,5 | (+23,8) | 0,73 |
| | | 106,2 | (-16,9) | 0,94 |
| **Kava-Kava-Wurzelstock** | | | | |
| Antares | Kava-Kava-Wurzelstockextrakt | 6,9 | (-16,2) | 0,76 |
| Kava-ratiopharm | Kava-Kava-Wurzelstockextrakt | 4,1 | (+16,2) | 0,70 |
| Kavacur | Kava-Kava-Wurzelstockextrakt | 2,2 | (+80,1) | 0,83 |
| Kavosporal Forte | Kava-Kava-Wurzelstockextrakt | 1,7 | (-3,2) | 1,46 |
| | | 14,9 | (+1,1) | 0,83 |
| **Summe** | | 121,1 | (-15,0) | 0,93 |

**Tabelle 42.10:** Verordnungen pflanzlicher Psychopharmakakombinationen 2000. Angegeben sind die 2000 verordneten Tagesdosen, die Änderungen gegenüber 1999 und die mittleren Kosten je DDD 2000.

| Präparat | Bestandteile | DDD in Mio. | Änderung in % | DDD-Kosten in DM |
|---|---|---|---|---|
| **Kombinationen** | | | | |
| Sedariston Konzentrat Kaps. | Johanniskrautextrakt Baldrianwurzelextrakt | 7,9 | (−30,6) | 1,75 |
| Hyperesa | Baldrianextrakt Johanniskrautextrakt | 5,5 | (−23,8) | 0,76 |
| | | 13,4 | (−27,9) | 1,34 |
| **Homöopathika** | | | | |
| Viburcol N | Chamomilla D1 Belladonna D2 Plantago major D3 Pulsatilla D2 Calc. carb. Hahnem. D8 | 2,0 | (neu) | 1,64 |
| Zincum valerianicum-Hevert | Aconitum napellus D12 Ambra D12 Castoreum D6 Cimicifuga D2 Cocculus D4 Coffea D12 Convallaria D4 Cypripedium pub. D3 Ignatia D6 Lilium tigrinum D4 Mitchella D3 Moschus D6 Nux vomica D4 Ol.Anisi D4 Passiflora D4 Platinum D8 Valeriana D2 Zincum valerianicum D3 | 1,0 | (−19,0) | 1,84 |
| | | 2,9 | (+146,1) | 1,70 |
| Summe | | 16,3 | (−17,5) | 1,40 |

niger standardisierten und in seiner Wirksamkeit schlechter geprüften Extrakt des Kava-Kava und nicht D,L-Kavain (Volz und Hänsel 1994).

Pflanzliche Präparate werden oft als besonders verträglich und nebenwirkungsarm angesehen. Neben einer allgemein positiven Grundeinstellung trägt oft das Fehlen von Daten zu Toxizität und unerwünschten Wirkungen hierzu bei. Es ist deshalb bemerkenswert, daß zum Johanniskraut in jüngster Zeit eine ganze Reihe von zum Teil lebensbedrohlichen Interaktionen berichtet worden sind (Ernst 2000). Dazu gehören starke Reduktionen der Plasmaspiegel des HIV-Proteasehemmstoffs Indinavir (Piscitelli et al. 2000), des Immunsuppressivums Ciclosporin bis hin zur Transplantatabstoßung (Ruschitzka et al. 2000), von Phenprocoumon (Bon et al. 1999), Warfarin (Yue et al. 2000) und Digoxin (Johne et al. 1999). Als Mechanismen werden die Induktion bestimmter Isoformen des Cytochrom P450 über den Pregnan-X-Rezeptor sowie des P-Glycoprotein-Transportsystems angesehen (De Smet und Touw 2000, Moore et al. 2000). Dies läßt noch weitere Interaktionen erwarten und zeigt, daß für pflanzliche Präparate dringend zuverlässige Daten zu Toxizität, Verträglichkeit und Interaktionen benötigt werden.

## Literatur

Arzneimittelkommission der deutschen Ärzteschaft (Hrsg.) (1997): Empfehlungen zur Therapie der Depression. 1. Aufl. Sonderheft Arzneiverordnung in der Praxis. September 1997.

Arzneimittelkommission der deutschen Ärzteschaft (Hrsg.) (2000): Empfehlungen zur Therapie von Angst- und Zwangsstörungen. 1. Aufl. Sonderheft Arzneiverordnung in der Praxis.

Barbui C., Hotopf M., Freemantle N., Boynton J., Churchill R., Eccles M.P. et al. (2000): Selective serotonin reuptake inhibitors versus tricyclic and heterocyclic antidepressants: comparison of drug adherence. Cochrane Database Syst. Rev. 2000 (4): CD002791.

Baumann P. (1996): Pharmacokinetic-pharmacodynamic relationship of the selective serotonin reuptake inhibitors. Clin. Pharmacokinet. 31: 444–469.

Benkert O., Szegedi A., Kohnen R. (2000): Mirtazapine compared with paroxetine in major depression. J. Clin. Psychiatry 61: 656–663.

Berlin I., Lecrubier Y. (1996): Food and drug interactions with monoamine oxidase inhibitors: How safe are the newer agents? CNS Drugs 5: 403–413.

Blin O. (1999): A comparative review of new antipsychotics. Can. J. Psychiatry 44: 235–244.

Bon S., Hartmann K., Kuhn M. (1999): Johanniskraut: Ein Enzyminduktor? Schweiz. Ap. Ztg. 16: 535-536.

Braun M., Strasser R.H. (1997): Trizyklische Antidepressiva und kongestive Kardiomypathie. Der Internist 38: 1236-1238.

Caley C.F., Weber S.S. (1995): Sulpiride: an antipsychotic with selective dopaminergic antagonist properties. Ann. Pharmacother. 29: 152-160.

Carriere P., Bonhomme D., Lemperiere T. (2000): Amisulpride has a superior benefit/risk profile to haloperidol in schizophrenia: results of a multicentre, double-blind study (the Amisulpride Study Group). Eur. Psychiatry 15: 321-329.

Carter C.S., Mulsant B.H., Sweet R.A., Maxwell R.A., Coley K. et al. (1995): Risperidone use in a teaching hospital during its first year after market approval: economic and clinical implications. Psychopharmacol. Bull. 31: 719-25.

Chick J., Howlett H., Morgan M.Y., Ritson B. (2000): United Kingdom Multicentre Acamprosate Study (UKMAS): a 6-month prospective study of acamprosate versus placebo in preventing relapse after withdrawal from alcohol. Alcohol Alcohol 35: 176-187.

Chouinard G., Jones B., Remington G., Bloom D., Addington D. et al. (1993): A Canadian multicenter placebo-controlled study of fixed doses of risperidone and haloperidol in the treatment of chronic schizophrenic patients. J. Clin. Psychopharmacol. 13: 25-40.

Colonna L., Saleem P., Dondey-Nouvel L., Rein W. (2000): Long-term safety and efficacy of amisulpride in subchronic or chronic schizophrenia. Amisulpride Study Group. Int. Clin. Psychopharmacol. 15: 13-22.

Dardennes R., Even C., Bange F., Heim A. (1995): Comparison of carbamazepine and lithium in the prophylaxis of bipolar disorders - a metaanalysis. Brit. J. Psychiat. 166: 378-381.

De Smet P.A.G.M., Touw D.J. (2000): Safety of St John's wort (Hypericum perforatum). Lancet 355: 575-576.

Dettling M., Hellweg R., Cascorbi I., Deichle U., Weise L., Müller-Oerlinghausen B. (1999): Genetic determinants of drug-induced agranulocytosis: potential risk of olanzapine? Pharmacopsychiatry 32: 32: 110-112.

Donovan S., Clayton A., Beeharry M., Jones S., Kirk C., Waters K. et al. (2000): Deliberate self-harm and antidepressant drugs. Investigation of a possible link. Br. J. Psychiatry 177: 551-556.

Duggan L., Fenton M., Dardennes R.M., El-Dosoky A., Indran S. (2000): Olanzapine for schizophrenia. Cochrane Database Syst. Rev. 2: CD001359.

Einarson T.R., Arikian S.R., Casciano J., Doyle J.J. (1999): Comparison of extended-release venlafaxine, selective serotonin reuptake inhibitors, and tricyclic antidepressants in the treatment of depression: a meta-analysis of randomized controlled trials. Clin. Ther. 21: 296-308.

Elliger T., Englert E., Freisleder F.J., Friedrich M., Gierow B. et al. (1994): Zur Behandlung schizophrener Psychosen des Kindes- und Jugendalters mit Clozapin (Leponex). Konsensuskonferenz vom 4. März 1994, Kinder und Jugendpsychiatrie. Z. Kinder-Jugendpsychiat. 22: 325-327.

Elliger T.J., Trott G.E., Nissen G. (1990): Prevalence of psychotropic medication in childhood and adolescence in the Federal Republic of Germany. Pharmacopsychiatry 23: 38–44.

Ernst E. (2000): Second thoughts about safety of St. John's wort. Lancet 354: 2014–2016.

Franchini L., Zanardi R., Gasperini M., Perez J., Smeraldi E. (1996): Fluvoxamine and lithium in long-term treatment of unipolar subjects with high recurrence rate. J. Affect. Disord. 38: 67–69.

Frank E., Kupfer D.J., Perel J.M. (1990): Three-years outcomes for maintenance therapies in recurrent depression. Arch. Gen. Psychiatry 47: 1093–1099.

Gelenberg A.J., Lydiard R.B., Rudolph R.L., Aguiar L., Haskins J.T., Salinas E. (2000): Efficacy of venlafaxine extended-release capsules in nondepressed outpatients with generalized anxiety disorder: A 6-month randomized controlled trial. JAMA 283: 3082–3088.

Goldstein J.M. (2000): The new generation of antipsychotic drugs: how atypical are they? Int. J. Neuropsychopharmacol. 3: 339–349.

Goodnick P.J., Barrios C.A. (2001): Use of olanzapine in non-psychotic psychiatric disorders. Expert Opin. Pharmacother. 2: 667–680.

Greil W., Ludwig-Mayerhofer W., Erazo N., Engel R.R., Czernik A. et al. (1996): Comparative efficacy of lithium and amitriptyline in the maintenance treatment of recurrent unipolar depression: a randomised study. J. Affect. Disord. 40: 179–190.

Johne A., Brockmöller J., Bauer S., Maurer A., Langheinrich M., Roots I. (1999): Pharmacokinetic interaction of digoxin with an herbal extract from St. John's wort (Hypericum perforatum). Clin. Pharmacol. Ther. 66: 338–345.

Kane J., Honigfeld G., Singer J., Meltzer H. (1988): Clozapine for the treatment-resistant schizophrenic. Arch. Gen. Psychiatry 45: 789–796.

Kappler J., Menges C., Ferbert A., Ebel H. (1994): Schwere „Spät"dystonie nach „Neuroleptanxiolyse" mit Fluspirilen. Nervenarzt 65: 66–68.

Kasper S. (1996): Mirtazapin. Klinisches Profil eines noradrenalin- und serotoninspezifischen Antidepressivums. Arzneimitteltherapie 14 (9): 257–259.

Kimko H.C., Cross J.T., Abernethy D.R. (1999): Pharmacokinetics and clinical effectiveness of methylphenidate. Clin. Pharmakokinet. 37: 457–470.

Kornhuber J. (1994): Potentielle Antipsychotica mit neuartigen Wirkmechanismen. In: Riederer P., Laux G., Pöldinger W. (Hrsg.): Neuropsychopharmaka, Bd. 4: Neuroleptica. Springer-Verlag, Wien New York, S. 185–196.

Laakmann G., Schüle C., Baghai T., Kieser M. (1998): St. John's wort in mild to moderate depression: The relevance of hyperforin for clinical efficacy. Pharmacopsychiatry 31 (Suppl.): 54–59.

Laux G., Volz H.-P., Möller H.-J. (1995): Newer and older monoamine oxidase inhibitors. CNS Drugs 3: 145–158.

Lehmann K., Müller-Oerlinghausen B. (1993): Kosten-/Nutzen-Kalkulation der Lithium-Langzeit-Prophylaxe. Klin. Pharmakol. Aktuell 4: 68–70.

Lepine J.P., Gastpar M., Mendlewicz J., Tylee A. (1997): Depression in the community: the first pan-European study DEPRES (Depression Research in European Society). Int. Clin. Psychopharmacol. 12: 19–29.

Lesch O.M., Riegler A., Gutierrez K., Hertling I., Ramskogler K., Semler B. et al. (2001) The European acamprosate trials. Conclusions for research and therapy. J. Biomed. Sci. 8: 89-95.

Linde K., Mulrow C.D., (2000): St John's worth for depression. Cochrane Database Syst. Rev. 2000 (2): CD000448.

Linde K., Ramirez G., Mulrow C.D., Pauls A., Weidenhammer W., Melchart D. (1996): St John's wort for depression – an overview and meta-analysis of randomised clinical trials. Brit. Med. J. 313: 253-258.

Linden M., Gothe, H. (1993): Benzodiazepine substitution in medical practice. Analysis of pharmacoepidemiological data based on expert interviews. Pharmacopsychiatry 26: 107-113.

Marder S.R., Meibach R.C. (1994): Risperidone in the treatment of schizophrenia. Am. J. Psychiatry 151: 825-835.

Möller H.-J. (1999): Atypical neuroleptics: a new approach in the treatment of negative symptoms. Eur. Arch. Psychiatry Clin. Neurosci. 249 (Suppl. 4): 99-107.

Möller H.-J., Volz H.P., Reimann I.W., Stoll K.D. (2001): Opipramol for the treatment of generalized anxiety disorder: a placebo-controlled trial including an alprazolam-treated group. J. Clin. Psychopharmacol. 21: 59-65.

Moncrieff J. (2001): Are antidepressants overrated? A review of methodological problems in antidepressant trials. J. Nerv. Ment. Dis. 189: 288-295.

Montgomery S.A., Roberts A., Patel A.G. (1994): Placebo-controlled efficacy of antidepressants in continuation treatment. Int. Clin. Psychopharmacology 9: 49-53.

Moore L.B., Goodwin B., Jones S.A., Wisely G.B., Serabjit-Singh C.J., Willson T.M. et al. (2000): St. John's wort induces hepatic drug metabolism through activation of the pregnane X receptor. Proc. Natl. Acad. Sci. USA 97 : 7500-7502.

Müller-Oerlinghausen B. (2001): Abhängigkeit und Mißbrauch von Substanzen. Dtsch. Ärztebl. 98 : A1625–A1627.

Müller-Oerlinghausen B., Berghöfer A. (1999): Antidepressants and suicidal risk. J. Clin. Psychiatry 60 (suppl. 2): S94–S99.

Müller-Oerlinghausen B., Berghöfer A., Bauer M. (2000): Rezidivprophylaxe bipolarer Störungen mit Lithium, Carbamazepin und Valproinsäure: Evidenzen und Kontroversen. Psychopharmakotherapie 7: 146-154.

Müller-Oerlinghausen B., Greil W., Berghöfer A. (Hrsg.) (1997): Die Lithiumtherapie. Nutzen Risiken Alternativen. Springer-Verlag, Berlin Heidelberg New York.

Olfson M., Marcus S.C., Pincus H.A., Zito J.M., Thompson J.W., Zarin D.A. (1998): Antidepressant prescribing practices of outpatient psychiatrists. Arch. Gen. Psychiatry 55: 310–316.

Philipp M., Kohnen R., Hiller K.O. (1999): Hypericum extract versus imipramine or placebo in patients with moderate depression: randomised multicentre study of treatment for eight weeks. Brit. Med. J. 319: 1534-1538.

Piscitelli S.C., Burstein A.H., Chaitt D., Alfaro R.M., Falloon J. (2000): Indinavir concentrations and St John's wort. Lancet 355: 547-548.

Riederer P., Laux G., Pöldinger W. (Hrsg.) (1993): Neuropsychopharmaka Bd. 3 Antidepressiva und Phasenprophylaktika. Springer-Verlag, Wien New York.

Rüther E., Ahrens B., Dieterle D., Erzgikeit A., Gaertner H.J. et al. (1995): Das Asolo-Schema zur therapierelevanten multidimensionalen Klassifizierung der Antidepressiva. Psychopharmakotherapie 2: 158–164.

Ruschitzka F., Meier P.J., Turina M., Lüscher T.F., Noll G. (2000): Acute heart transplant rejection due to Saint John's wort. Lancet 355: 548–549.

Safer D.J. (2000) Are stimulants overprescribed for youths with ADHD? Ann. Clin. Psychiatry 12: 55–62.

Schnyder U., Koller-Leiser A. (1996): A double-blind, multicentre study of paroxetine and maprotiline in major depression. Can. J. Psychiatry 41: 239–44.

Schou M. (1998): Has the time come to abandon prophylactic lithium treatment? A review for clinicians. Pharmacopsychiatry 31: 210–215.

Schrader E. (2000): Equivalence of St John's wort extract (Ze 117) and fluoxetine: a randomized, controlled study in mild-moderate depression. Int. Clin. Psychopharmacol. 15: 61–68.

Schubert I., Lehmkuhl G., Spengler A., Döpfner M., von Ferber L. (2001): Methylphenidat bei hyperkinetischen Störungen. Dtsch. Ärztebl. 98: A541–A544.

Schulz V., Hänsel R. (Hrsg.) (1996): Rationale Phytotherapie. Ratgeber für die ärztliche Praxis. Springer-Verlag, Berlin Heidelberg New York.

Shelton R.C., Keller M.B., Gelenberg A., Dunner D.L., Hirschfeld R., Thase M.E. et al. (2001): Effectiveness of St John's wort in major depression: a randomized controlled trial. JAMA 285: 1978–1986.

Snow V., Lascher S., Mottur-Pilson C., for the American College of Physicians – American Society of Internal Medicine (2000): Clinical guideline I. Pharmacological treatment of acute major depression and dysthymia. Ann. Int. Med. 132: 739–742.

Stip E. (2000): Novel antipsychotics: issues and controversies. Typicality of atypical neuroleptics. J. Psychiatry Neurosci. 25: 137–153.

Swift R.M. (1999): Drug therapy for alcohol dependence. N. Engl. J. Med. 340: 1482–1490.

Tempesta E., Janiri L., Bignamini A., Chabac S., Potgieter A. (2000): Acamprosate and relapse prevention in the treatment of alcohol dependence: a placebo-controlled study. Alcohol Alcohol 35: 202–209.

Trindade E., Menon D., Topfer L.A., Coloma C. (1998): Adverse effects associated with selective serotonin reuptake inhibitors and tricyclic antidepressants: a meta-analysis. Canad. Med. Ass. J. 159: 1245–1252.

Volz H.P., Hänsel R. (1994): Kava-Kava und Kavain in der Psychopharmakotherapie. Psychopharmakotherapie 1: 33–39.

Volz H.P., Gleiter C.H., Möller H.J. (1996): Monoaminoxidasehemmer in der Psychiatrie. Nervenarzt 67: 339–347.

Volz H., Möller H., Reimann I., Stoll K. (2000): Opipramol for the treatment of somatoform disorders. Results from a placebo-controlled trial. Eur. Neuropsychopharmacol. 10: 211–217.

Williams J.W.Jr., Mulrow C.D., Chiquette E., Hitchcock Noël P., Aguilar C., Cornell J. (2000): Clinical guideline, part 2. A systematic review of newer pharmacotherapies for depression in adults: Evidence report summary. Ann. Intern. Med. 132: 743–756.

Woelk H. (2000): Comparison of St John's wort and imipramine for treating depression: randomised controlled trial. Brit. Med. J. 321: 536–539.

Woods J.H., Winger G. (1995): Current benzodiazepine issues. Psychopharmacology 118: 107–115.

Yue Q.-Y., Bergquist C., Gerdén B. (2000): Safety of St John's wort (Hypericum perforatum). Lancet 355: 576–577.

## 43. Rhinologika und Otologika

KARL-FRIEDRICH HAMANN

Mit Rhinologika und Otologika sind Arzneimittel zusammengefaßt worden, die überwiegend lokal bei verschiedenen Erkrankungen des äußeren Ohres und des Mittelohres sowie bei bestimmten Erkrankungen der Nasenhaupthöhlen und bei Beteiligung der Nasennebenhöhlen eingesetzt werden. Die Beliebtheit der Lokaltherapeutika geht auf den alten Volksglauben zurück, Krankheiten dort behandeln zu müssen, wo sie sich bemerkbar machen. Der Hauptteil der Verordnungen fällt auf die Sympathomimetika in der Gruppe der Rhinologika, während alle anderen Rhinologika und auch die Otologika eine geringere Rolle spielen (Abbildung 43.1). Gegenüber dem Vorjahr ist die Gesamtzahl der Verordnungen sowohl der Rhinologika als auch der Otologika zurückgegangen (Tabellen 43.1 und 43.2).

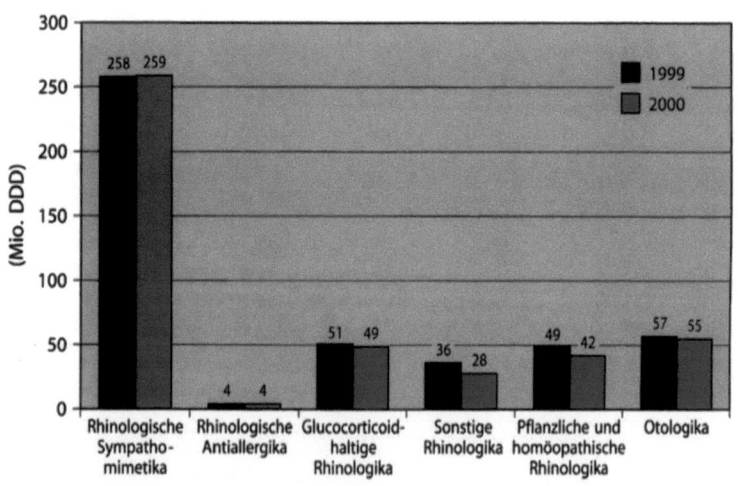

**Abbildung 43.1:** Verordnungen von Rhinologika und Otologika 2000. Definierte Tagesdosen (DDD) der 2500 meistverordneten Arzneimittel

**Tabelle 43.1:** Verordnungen von Rhinologika 2000. Angegeben sind die verordnungshäufigsten Präparate mit Verordnungsrang, Verordnungen und Umsatz 2000 im Vergleich zu 1999.

| Rang | Präparat | Verordnungen in Tsd. | Änd. % | Umsatz Mio. DM | Änd. % |
|---|---|---|---|---|---|
| 5 | Olynth | 4129,3 | −6,8 | 17,3 | −9,9 |
| 9 | Nasengel/Spray/Tr.-ratioph. | 3555,1 | −4,6 | 15,9 | −4,4 |
| 13 | Sinupret | 2961,1 | −10,3 | 42,5 | −9,9 |
| 30 | Otriven Lösung etc. | 2004,9 | +4,3 | 7,5 | −0,9 |
| 194 | Nasivin | 703,9 | +10,4 | 6,3 | +15,2 |
| 211 | Rhinomer | 678,3 | −28,1 | 6,9 | −27,7 |
| 272 | Nasonex | 551,4 | +148,2 | 14,5 | +157,3 |
| 279 | Nasengel/Spray/Tropfen AL | 545,4 | +17,5 | 2,2 | +16,3 |
| 303 | Dexa-Rhinospray N | 518,2 | −14,0 | 13,6 | −12,8 |
| 420 | Euphorbium comp./S Spray | 410,1 | −36,1 | 3,8 | −33,5 |
| 429 | Rhinex | 404,0 | +6,1 | 2,2 | +6,0 |
| 688 | Emser Salz Nase Siemens | 263,2 | −26,2 | 3,2 | −23,4 |
| 692 | Coldastop | 261,1 | −27,0 | 3,4 | −25,1 |
| 732 | Solupen D | 245,3 | −9,0 | 4,3 | +8,9 |
| 865 | Nasicur | 202,8 | −14,6 | 2,0 | −14,6 |
| 954 | Olynth Salin | 182,0 | +55,3 | 1,2 | +53,0 |
| 1104 | Ellatun/N | 154,3 | −23,9 | 1,5 | −23,7 |
| 1108 | Euphorbium comp. SN | 153,7 | (neu) | 1,5 | (neu) |
| 1164 | Pulmicort nasal | 146,4 | −19,9 | 7,7 | −20,7 |
| 1195 | Flutide Nasal | 141,5 | −26,1 | 6,6 | −22,2 |
| 1215 | Mar plus | 138,8 | +13,6 | 1,2 | +13,6 |
| 1224 | Imidin N/S | 137,4 | −31,4 | 0,7 | −31,2 |
| 1289 | Rhinopront Saft | 128,2 | +4,9 | 1,2 | +4,3 |
| 1350 | Livocab Nasenspray | 120,5 | −14,5 | 3,8 | −11,3 |
| 1358 | Sinfrontal | 119,7 | −10,1 | 2,0 | −3,8 |
| 1361 | Nasacort | 119,5 | +0,4 | 5,3 | +0,4 |
| 1401 | Nasic | 115,0 | (>1000) | 0,9 | (>1000) |
| 1501 | Sinuselect | 107,5 | −17,4 | 1,5 | −24,1 |
| 1514 | Rinofluimucil-S | 106,0 | −42,3 | 2,1 | −42,5 |
| 1536 | Sinusitis Hevert N | 103,5 | +1,4 | 1,8 | −2,8 |
| 1540 | xylo von ct | 103,1 | +6,7 | 0,4 | +9,6 |
| 1553 | Nasan | 102,4 | −7,4 | 0,5 | −9,3 |
| 1597 | Gelonasal | 98,5 | −16,3 | 0,5 | −16,3 |
| 1616 | Beclomet-Nasal Orion | 96,3 | −36,5 | 3,6 | −33,3 |
| 1623 | Cromohexal Nasenspray | 95,6 | −5,6 | 1,3 | −4,9 |
| 1694 | Beclorhinol | 90,0 | −13,0 | 2,8 | −11,6 |
| 1730 | Rhinopront Kaps. | 87,8 | −18,8 | 1,1 | −19,5 |
| 1825 | Dexa-Siozwo N | 81,6 | −14,6 | 1,1 | −14,6 |
| 1858 | Rhinoguttae pro infantibus | 79,4 | +25,4 | 0,8 | +25,3 |
| 1875 | Syntaris | 78,1 | −28,9 | 2,2 | −27,4 |
| 1890 | cromo pur von ct Nasenspray | 77,2 | +18,5 | 1,3 | +24,8 |
| 1989 | Tetrilin | 70,6 | −47,0 | 0,6 | −46,8 |
| 2068 | Schnupfen Endrine | 65,8 | −18,6 | 0,3 | −18,7 |

**Tabelle 43.1:** Verordnungen von Rhinologika 2000. Angegeben sind die verordnungshäufigsten Präparate mit Verordnungsrang, Verordnungen und Umsatz 2000 im Vergleich zu 1999 (Fortsetzung).

| Rang | Präparat | Verordnungen in Tsd. | Änd. % | Umsatz Mio. DM | Änd. % |
|---|---|---|---|---|---|
| 2080 | Siozwo N | 65,1 | −11,7 | 0,5 | −10,7 |
| 2240 | Vividrin Nasenspray | 57,4 | −21,0 | 0,8 | −21,3 |
| 2274 | Arbid N | 56,1 | −24,2 | 0,5 | −25,2 |
| 2339 | Stas Nasenspray/Tropfen | 53,0 | +21,9 | 0,3 | +18,1 |
| 2423 | duracroman Nasenspray | 49,5 | −15,6 | 0,9 | −14,0 |
| 2433 | Cromoglicin-ratioph.Nasensp. | 49,2 | −8,6 | 0,7 | −5,5 |
| Summe | | 20864,9 | −5,9 | 204,6 | −6,7 |
| Anteil an der Indikationsgruppe | | 96,2% | | 95,9% | |
| Gesamte Indikationsgruppe | | 21691,2 | −5,8 | 213,3 | −6,9 |

Rhinologika und Otologika zählen, bezogen auf die Einzelverordnung, zu den preiswerten Therapeutika, erreichen jedoch relativ hohe Umsätze, weil sie in der Behandlung von sehr häufig auftretenden Erkrankungen zum Einsatz kommen.

## Rhinologika

Im Vordergrund der symptomatischen Behandlung mit Rhinologika steht die Beseitigung der behinderten Nasenatmung. Sie ist das am meisten störende Symptom aller Rhinitisformen, wobei in manchen Fällen noch Niesreiz und eine Hypersekretion der Schleimhäute hinzukommen. Zur lokalen Applikation stehen schleimhautabschwellende Alphasympathomimetika, Corticosteroide und Antiallergika zur Verfügung. Darüber hinaus gibt es Präparate zur systemischen Anwendung, Homöopathika oder Kombinationen von Alphasympathomimetika und Antihistaminika. Letztere besitzen eher Nebenwirkungen als die Lokaltherapeutika. Die bei manchen Rhinitisformen eingesetzten Sekretomukolytika werden bei den Expektorantien (siehe Kapitel 17) abgehandelt.

Die im Zusammenhang mit banalen Erkältungskrankheiten auftretende *akute Rhinitis* ist im allgemeinen harmlos und weist eine hohe Selbstheilungsrate auf. Der Gesichtspunkt einer Vorbeugung von Komplikationen in den Nasennebenhöhlen und die durch starke Blutfüllung der Schleimhäute bedingte „verstopfte Nase" machen je nach Lei-

**Tabelle 43.2:** Verordnungen von Otologika 2000. Angegeben sind die verordnungshäufigsten Präparate mit Verordnungsrang, Verordnungen und Umsatz 2000 im Vergleich zu 1999.

| Rang | Präparat | Verordnungen in Tsd. | Änd. % | Umsatz Mio. DM | Änd. % |
|---|---|---|---|---|---|
| 182 | Otobacid N | 732,7 | −10,5 | 10,3 | −5,6 |
| 355 | Otalgan | 469,5 | −3,1 | 3,8 | −2,1 |
| 364 | Panotile N | 458,8 | −17,5 | 11,8 | −10,6 |
| 736 | Otovowen | 243,4 | +27,5 | 4,3 | +35,7 |
| 1321 | Otodolor | 125,2 | +12,2 | 0,8 | +24,1 |
| 1611 | Polyspectran HC Salbe | 96,9 | −11,3 | 1,7 | −8,8 |
| 2309 | Otosporin | 54,5 | −14,8 | 0,8 | −14,8 |
| 2488 | Cerumenex N | 47,0 | −4,2 | 0,9 | +0,8 |
| Summe | | 2228,0 | −6,6 | 34,3 | −3,1 |
| Anteil an der Indikationsgruppe | | 91,4% | | 93,4% | |
| Gesamte Indikationsgruppe | | 2437,8 | −6,1 | 36,7 | −2,8 |

densdruck dennoch eine Therapie notwendig. Sinnvoll ist dazu die Anwendung von Alphasympathomimetika. Durch ihren abschwellenden Effekt läßt sich zum einen die Nasenluftpassage selbst verbessern, zum anderen werden auch die Ostien der Nasennebenhöhlen für den natürlichen Selbstreinigungsmechanismus frei gemacht. Schließlich muß man auch versuchen, ein Zuschwellen der Ostien der Tuba Eustachii zu verhindern und so den Mittelohr-Belüftungsmechanismus aufrechtzuerhalten, damit kein lästiger Ohrendruck entsteht. Die Therapiedauer sollte sieben Tage nicht überschreiten, damit nicht durch den vasokonstriktorischen Effekt eine trophische Störung der Schleimhaut mit anschließender Nekrosebildung auftritt. Dieser Gesichtspunkt gewinnt vor allem bei langanhaltenden Beschwerden an Bedeutung.

Der Begriff „nasale Hyperreaktivität" umfaßt alle übersteigerten Reaktionsformen der Nasenschleimhaut auf physikalische, chemische oder pharmakologische Reize, die zu den bekannten Symptomen Obstruktion, Sekretion und Niesreiz führen (Bachert 1997). Sie beruht auf unterschiedlichen, sich teilweise überlappenden Pathomechanismen. Dazu gehören auch die allergische Rhinitis und die früher sog. „vasomotorische Rhinitis", der neben lokalen Reizfaktoren auch psychosomatische Faktoren zugrunde liegen können.

Die Behandlung der nasalen Hyperreaktivität richtet sich, wenn möglich, nach Ätiologie und Pathogenese, vor allem aber gegen die dominierenden Symptome. Zur medikamentösen Therapie werden Degranulationshemmer (Cromoglicinsäure), die am besten prophylaktisch anzuwenden sind, topische und systemische Corticosteroide, Alphasympathomimetika sowie topische und systemische Antihistaminika eingesetzt. Gegenüber den klassischen, mit sedierenden Nebenwirkungen behafteten Antihistaminika stehen seit einigen Jahren auch Antihistaminika ohne diese störenden Begleiterscheinungen zur Verfügung (siehe Kapitel 5, Antiallergika).

### Alphasympathomimetika

Die Sympathomimetika bilden die weitaus größte therapeutische Gruppe unter den Rhinologika (Abbildung 43.1). Der Hauptteil der Verordnungen entfällt auf die drei führenden Xylometazolinpräparate *Olynth*, *Nasengel/Spray/Tropfen-ratiopharm* und *Otriven* (Tabelle 43.3). In einigen Präparaten taucht wieder Naphazolin (z. B. *Rhinex*) auf – wenn auch in geringer Dosierung –, dessen Handelsname *Privin* dem bei übertriebenem Gebrauch auftretenden Symptomenkomplex den Namen gegeben hat („Privinismus"). Alle Wirkstoffe gehören zur Gruppe der Alpha$_1$-Sympathomimetika und gelten als therapeutisch gleichwertig. Bemerkenswert ist, daß das preisgünstige *Otriven*, eines der am häufigsten verordneten Xylometazolinpräparate, leicht zugenommen hat, zwei vergleichsweise teurere Sympathomimetika (*xylo von ct*, *Nasivin*) aber deutlich zugelegt haben. In der Gruppe der teureren Kombinationspräparate nahm vor allem *Rinofluimucil-S* deutlich ab (Tabelle 43.3), während das preiswerteste, das neu eingeführte *Nasic*, kräftig zugenommen hat.

Die schleimhautabschwellenden Sympathomimetika ermöglichen eine sichere Linderung der behinderten Nasenatmung, wie sie bei akuter Rhinitis im Rahmen von Erkältungskrankheiten, aber auch bei der allergischen Rhinitis auftritt. Allerdings kommt es bei diesen Substanzen zu einem Reboundphänomen nach 4–6 Stunden mit verstärkter Schleimhautschwellung, die eine erneute Anwendung notwendig macht. Um diesen Circulus vitiosus nicht zu stabilisieren, sollte die Anwendung auf sieben Tage begrenzt sein, maximal auf 14 Tage (Günnel und Knothe 1973).

Hinzu kommt, daß der vasokonstriktorische Effekt bei Daueranwendung zu einer Mangeldurchblutung der Schleimhaut führt und damit zu einer Beeinträchtigung ihrer Hauptfunktion, der Schleimbildung. Die Folge davon ist, daß weniger Schleim produziert wird. Die Nase trocknet aus, es kommt zur Borkenbildung, in extremen Fällen zusätzlich zu Nekrosen mit dem Endbild einer Ozäna (Stinknase). Um einem Mißbrauch vorzubeugen, sollten die Sympathomimetika zur rhinologischen Anwendung nur in kleinsten Packungen von 10 ml verschrieben werden.

**Tabelle 43.3:** Verordnungen rhinologischer Alphasympathomimetika 2000. Angegeben sind die 2000 verordneten Tagesdosen, die Änderungen gegenüber 1999 und die mittleren Kosten je DDD 2000.

| Präparat | Bestandteile | DDD in Mio. | Änderung in % | DDD-Kosten in DM |
|---|---|---|---|---|
| **Xylometazolin** | | | | |
| Olynth | Xylometazolin | 86,9 | (−4,4) | 0,20 |
| Nasengel/Spray/Tr.-ratioph. | Xylometazolin | 74,1 | (−0,3) | 0,21 |
| Otriven Lösung etc. | Xylometazolin | 39,2 | (+4,9) | 0,19 |
| Nasengel/Spray/Tropfen AL | Xylometazolin | 8,9 | (+21,0) | 0,25 |
| Imidin N/S | Xylometazolin | 1,8 | (−30,9) | 0,42 |
| Nasan | Xylometazolin | 1,7 | (+0,3) | 0,26 |
| xylo von ct | Xylometazolin | 1,5 | (+10,6) | 0,29 |
| Gelonasal | Xylometazolin | 1,5 | (−12,9) | 0,33 |
| Schnupfen Endrine | Xylometazolin | 1,0 | (−21,0) | 0,33 |
| Stas Nasenspray/Tropfen | Xylometazolin | 0,7 | (+25,5) | 0,35 |
| | | 217,4 | (−0,8) | 0,21 |
| **Andere Sympathomimetika** | | | | |
| Nasivin | Oxymetazolin | 21,5 | (+23,2) | 0,29 |
| Ellatun/N | Tramazolin | 7,7 | (−23,9) | 0,19 |
| Rhinex | Naphazolin | 6,4 | (+6,6) | 0,34 |
| Tetrilin | Tetryzolin | 0,9 | (−46,9) | 0,70 |
| | | 36,4 | (+3,5) | 0,29 |
| **Kombinationen** | | | | |
| Nasic | Xylometazolin Dexpanthenol | 2,9 | (>1000) | 0,32 |
| Rinofluimucil-S | Acetylcystein Tuaminoheptansulfat | 1,2 | (−42,3) | 1,77 |
| Siozwo N | Naphazolin Pfefferminzöl | 0,9 | (−11,7) | 0,55 |
| Rhinoguttae pro infantibus | Ephedrin Silbereiweiß-Acetyltannat | 0,5 | (+25,4) | 1,52 |
| | | 5,5 | (+50,0) | 0,78 |
| **Summe** | | 259,3 | (+0,5) | 0,23 |

## Antiallergika

Bei den lokal wirksamen Antiallergika sind die Cromoglicinsäure und Levocabastin (*Livocab*) von Bedeutung. Während die Cromoglicinsäure als Degranulationshemmer prophylaktisch das Auftreten allergischer Symptome verhindern soll, wird der $H_1$-Antagonist Levocabastin bedarfsorientiert nur bei vorhandenen Symptomen eingesetzt. Im Gegensatz zu manchen systemisch verabreichten Antiallergika ist für diese topisch applizierten Substanzen nicht mit sedierenden Nebenwirkungen zu rechnen. Vier Präparate dieser Gruppe haben abgenommen, auch *Livocab-Nasenspray*, das durch hohe Tagestherapiekosten auffällt (Tabelle 43.4). Zugenommen hat lediglich das zweitteuerste Präparat dieser Gruppe (*cromo pur von ct*).

## Glucocorticoide

Lokal applizierte Glucocorticoide besitzen zwar zuverlässige Wirkungen in der Behandlung der allergischen Rhinitis, manche sind aber je nach Wirkstoff nicht frei von systemischen Nebenwirkungen. Der Wirkungseintritt ist allerdings langsam. Corticosteroide können auch zu einer Schrumpfung von Nasenpolypen führen.

**Tabelle 43.4:** Verordnungen von rhinologischen Antiallergika 2000. Angegeben sind die 2000 verordneten Tagesdosen, die Änderungen gegenüber 1999 und die mittleren Kosten je DDD 2000.

| Präparat | Bestandteile | DDD in Mio. | Änderung in % | DDD-Kosten in DM |
|---|---|---|---|---|
| **Degranulationshemmer** | | | | |
| Cromohexal Nasenspray | Cromoglicinsäure | 0,8 | (−4,9) | 1,61 |
| cromo pur von ct Nasenspray | Cromoglicinsäure | 0,6 | (+16,9) | 2,16 |
| Vividrin Nasenspray | Cromoglicinsäure | 0,4 | (−21,0) | 1,87 |
| Cromoglicin-ratioph.Nasensp. | Cromoglicinsäure | 0,4 | (−5,3) | 1,64 |
| duracroman Nasenspray | Cromoglicinsäure | 0,4 | (−15,6) | 2,54 |
| | | 2,6 | (−5,8) | 1,92 |
| **$H_1$-Antihistaminika** | | | | |
| Livocab Nasenspray | Levocabastin | 1,2 | (−14,5) | 3,23 |
| **Summe** | | 3,8 | (−8,7) | 2,33 |

Während unter den Monopräparaten die meisten Präparate dieser Gruppe weiter abgenommen haben, weist das zweitteuerste (*Nasonex*) einen starken Zuwachs auf (Tabelle 43.5). Die Wirkstoffe Budesonid und Flunisolid zeigen neben der guten lokalen Wirkung keine bisher klinisch bemerkbaren Corticosteroidnebenwirkungen. Gleiches gilt für Beclometason, Mometason und Fluticason (Tabelle 43.5).

Die Kombinationen *Dexa-Rhinospray N, Solupen D* und *Dexa-Siozwo N* enthalten Dexamethason. Für diese Substanz ist bekannt, daß mit systemischen Nebenwirkungen zu rechnen ist. Nach Anwendung Dexamethason-haltiger Nasentropfen sind wiederholt Fälle von iatrogenem Cushing-Syndrom und Nebennierenrindensuppression beschrieben worden (Fuchs et al. 1999). Die Anwendung solcher Präparate erscheint trotz der relativ geringen Dexamethasonmengen nicht mehr gerechtfertigt, da andere Corticosteroide ohne solche Nebenwirkungen zur

Tabelle 43.5: Verordnungen von glucocorticoidhaltigen Rhinologika 2000. Angegeben sind die 2000 verordneten Tagesdosen, die Änderungen gegenüber 1999 und die mittleren Kosten je DDD 2000.

| Präparat | Bestandteile | DDD in Mio. | Änderung in % | DDD-Kosten in DM |
|---|---|---|---|---|
| **Monopräparate** | | | | |
| Nasonex | Mometason | 9,3 | (+155,4) | 1,56 |
| Flutide Nasal | Fluticason | 5,3 | (−26,1) | 1,24 |
| Pulmicort nasal | Budesonid | 4,9 | (−19,9) | 1,58 |
| Nasacort | Triamcinolon | 3,6 | (+0,4) | 1,47 |
| Beclomet-Nasal Orion | Beclometason | 2,7 | (−36,7) | 1,32 |
| Syntaris | Flunisolid | 2,7 | (−27,1) | 0,80 |
| Beclorhinol | Beclometason | 2,4 | (−14,2) | 1,18 |
| | | 30,9 | (−1,3) | 1,38 |
| **Kombinationen** | | | | |
| Dexa-Rhinospray N | Tramazolin Dexamethason | 10,4 | (−14,0) | 1,31 |
| Solupen D | Naphazolin Oxedrintartrat Dexamethason | 6,1 | (−9,0) | 0,71 |
| Dexa-Siozwo N | Naphazolin Dexamethason Pfefferminzöl | 1,2 | (−14,6) | 0,99 |
| | | 17,7 | (−12,4) | 1,08 |
| **Summe** | | 48,6 | (−5,6) | 1,27 |

Verfügung stehen. Die Verordnungen aller dieser Präparate haben abgenommen (Tabelle 43.5).

## Sonstige Rhinologika

Selbst hergestellte Salzlösungen oder Fertigpräparate wie *Emser Salz Nase Siemens* und *Olynth Salin* haben keine direkten Wirkungen auf die Durchgängigkeit der Nase, bewirken aber durch eine pH-Verschiebung eine Alkalisierung des Schleimes und damit eine Verflüssigung. Besonders bei lang anhaltenden Rhinitiden mit starker Borkenbildung kommt dieses rational begründete Therapieprinzip in Frage (Tabelle 43.6). Angestiegen sind die Verordnungen von *Mar plus*, einer preisgünstigen Salzlösung, die Dexpanthenol und Meerwasser enthält.

Die therapeutischen Effekte oral applizierter Präparate, die Antihistaminika und Sympathomimetika enthalten, sind mehrfach in Frage gestellt worden (Bachert 1996). Antihistaminika sind zwar bei Erkältungskrankheiten statistisch signifikant wirksam, die Effekte waren jedoch minimal und häufig von sedativen Nebenwirkungen begleitet (American Medical Association 1986). Sympathomimetika wie Phenylephrin sind bei oraler Gabe weniger wirksam als lokal in der Nase und können darüber hinaus systemische Nebenwirkungen wie Blutdruckanstieg und Kopfschmerzen verursachen (Bachert 1996). Die Verordnungen dieser Arzneimittelgruppe haben abgenommen.

Vitamine haben keine spezifischen pharmakologischen Wirkungen bei lokaler Applikation auf die Nasenschleimhaut. Die Vitaminkombination *Coldastop* nahm weiter ab (Tabelle 43.6). Gleichfalls abgenommen hat der teurere Dexpanthenolspray (*Nasicur*), der nach einer kontrollierten Studie bei Rhinitis sicca wirksamer als Placebo war (Kehrl und Sonnemann 1998).

## Pflanzliche und homöopathische Rhinologika

Bei den pflanzlichen Rhinologika ist das Kombinationspräparat *Sinupret* vertreten (Tabelle 43.7), das früher als pflanzliches Expektorans in der Roten Liste klassifiziert wurde. Dieses Phytopharmakon hat 1997 die Nachzulassung erhalten, obwohl die als Wirksamkeitsnachweis vorgelegten Daten keiner strengen wissenschaftlichen Überprüfung standhalten (Chibanguza et al. 1984, Neubauer und März 1994,

**Tabelle 43.6:** Verordnungen sonstiger Rhinologika 2000. Angegeben sind die 2000 verordneten Tagesdosen, die Änderungen gegenüber 1999 und die mittleren Kosten je DDD 2000.

| Präparat | Bestandteile | DDD in Mio. | Änderung in % | DDD-Kosten in DM |
|---|---|---|---|---|
| **Salzlösungen** | | | | |
| Rhinomer | Meerwasser | 6,0 | (−28,3) | 1,15 |
| Emser Salz Nase Siemens | Emser Salz | 4,5 | (−25,3) | 0,71 |
| Mar plus | Dexpanthenol Meerwasser | 2,2 | (+13,6) | 0,58 |
| Olynth Salin | Natriumchlorid | 1,5 | (+56,0) | 0,79 |
| | | 14,1 | (−18,0) | 0,88 |
| **Antihistaminika** | | | | |
| Rhinopront Kaps. | Carbinoxamin Phenylephrin | 0,6 | (−19,4) | 1,88 |
| Rhinopront Saft | Carbinoxamin Phenylpropanolamin | 0,4 | (+4,9) | 3,16 |
| Arbid N | Diphenylpyralin | 0,1 | (−26,7) | 6,01 |
| | | 1,0 | (−12,4) | 2,67 |
| **Vitaminpräparate** | | | | |
| Coldastop | Retinolpalmitat Tocopherolacetat | 9,4 | (−27,0) | 0,37 |
| Nasicur | Dexpanthenol | 3,7 | (−14,6) | 0,53 |
| | | 13,1 | (−23,9) | 0,41 |
| **Summe** | | 28,2 | (−20,6) | 0,73 |

Ernst et al. 1997). Fünf verschiedene Inhaltsstoffe sollen antivirale, antiinflammatorische und sekretolytische Wirkungen besitzen, deren pharmakologische Zuordnung jedoch nicht nachvollziehbar ist. Seine Verordnungen haben abgenommen.

Ein großer Teil der Verordnungen entfällt auf die homöopathischen Kombinationspräparate (Tabelle 43.7). Spezifische pharmakologische Wirkungen sind für diese Kombinationen nicht bekannt. Die relativ häufige Anwendung des Homöopathikums *Euphorbium compositum Spray* beruht wahrscheinlich auch darauf, daß es vielfach als Placebo angesehen wird (Tabelle 43.7). Es ist im Vergleich zum Vorjahr deutlich seltener verordnet worden. Das Argument, daß diese Produkte als Placebo wegen des Fehlens von Nebenwirkungen eingesetzt werden kön-

**Tabelle 43.7:** Verordnungen von pflanzlichen und homöopathischen Rhinologika 2000. Angegeben sind die 2000 verordneten Tagesdosen, die Änderungen gegenüber 1999 und die mittleren Kosten je DDD 2000.

| Präparat | Bestandteile | DDD in Mio. | Änderung in % | DDD-Kosten in DM |
|---|---|---|---|---|
| **Pflanzliche Mittel** | | | | |
| Sinupret | Enzianwurzel<br>Schlüsselblumenblüten<br>Ampferblätter<br>Holunderblüten<br>Eisenkraut | 30,2 | (−13,5) | 1,41 |
| **Homöopathika** | | | | |
| Euphorbium comp./S Spray | Euphorbium D4<br>Pulsatilla D2<br>Mercurius biiod. D8<br>Mucosa nasalis suis D8<br>Hepar sulfuris D10<br>Argentum nitr. D10<br>Sinusitis-Nosode D13<br>Luffa operculata D2 | 4,7 | (−36,1) | 0,80 |
| Sinuselect | Cinnabaris D8<br>Carbo vegetabilis D8<br>Silicea D8<br>Mercur. solub. D8<br>Kalium bichromic. D4<br>Calc. sulfuric. D4<br>Hydrastis D4<br>Thuja D8 | 2,2 | (−26,8) | 0,67 |
| Euphorbium comp. SN | Euphorbium D4<br>Pulsatilla D2<br>Mercurius biiod. D8<br>Hepar sulfuris D10<br>Argentum nitr. D10<br>Luffa operculata D2 | 1,8 | (neu) | 0,83 |
| Sinfrontal | Chininum arsen. D12<br>Cinnabaris D4<br>Ferrum phosphoricum D3<br>Mercur. solub. D5 | 1,6 | (−23,7) | 1,23 |
| Sinusitis Hevert N | Echinacea D2<br>Galphimia D2<br>Luffa D2<br>Apis D4<br>Atropin. sulf. D4<br>Baptisia D4<br>Cinnabaris D3 | 1,0 | (−3,9) | 1,86 |

**Tabelle 43.7:** Verordnungen von pflanzlichen und homöopathischen Rhinologika 2000. Angegeben sind die 2000 verordneten Tagesdosen, die Änderungen gegenüber 1999 und die mittleren Kosten je DDD 2000.

| Präparat | Bestandteile | DDD in Mio. | Änderung in % | DDD-Kosten in DM |
|---|---|---|---|---|
| | Crotalus D8<br>Hepar. sulf. D3<br>Kal. bichromic. D8<br>Lachesis D8<br>Mercur. biiod. D9<br>Silicea D2<br>Spongia D6 | 11,3 | (−16,6) | 0,93 |
| Summe | | 41,5 | (−14,4) | 1,28 |

nen, wird bedenklich bei ernsten Erkrankungen, bei denen eine wirkungsvolle Therapie versäumt wird. Die Verordnung von *Sinusitis Hevert N*, des mit Abstand teuersten Präparates, hat wie auch die der anderen Homöopathika abgenommen.

Es ist zu hoffen, daß die Appelle an die Kassenärzte zur kostenbewußten Verschreibung Anlaß geben, wissenschaftlich begründete Präparate einzusetzen und nicht auf vergleichsweise teurere, in ihrer Wirksamkeit aber nicht gesicherte auszuweichen.

## Otologika

Otologika sind Arzneimittel zur Applikation in den äußeren Gehörgang. Sie werden eingesetzt zur Behandlung des Ohrekzems, der Otitis externa und der chronischen Otitis media. Für die Therapie der *akuten* Otitis media sind Otologika *nicht* geeignet, da diese Substanzen den Ort der Erkrankung wegen des verschlossenen Trommelfells nicht erreichen können.

Bei der *Otitis externa* handelt es sich um eine banale Entzündung der Haut des äußeren Gehörgangs. Sie wird meist verursacht durch Bakterien, die über Mikroläsionen in die Haut eindringen können. Im allgemeinen tritt die Otitis externa als diffuse Form auf, ganz selten als Gehörgangsfurunkel. Wegen der entzündlich bedingten Schwellung kommt es zu starken Schmerzen mit erheblichem Leidensdruck. Die Abschwellung der Gehörgangshaut selbst bringt meist schon den gewünschten Erfolg und Abheilung der Entzündung. Daher stehen in der Therapie der diffusen Otitis externa Ohrentropfen mit antibiotischem, abschwellendem und analgetischem Effekt im Vordergrund (Federspil 1984, Weerda 1994).

Die *chronische Mittelohrentzündung* entsteht, von Ausnahmen abgesehen, als primär chronische Erkrankung. Sie ist gekennzeichnet durch einen mesotympanalen oder epitympanalen Defekt, durch den es immer wieder zum Eindringen von Mikroorganismen und damit zum Aufflammen der Entzündung kommt. Die chronische Mittelohrentzündung macht sich fast nie durch Schmerzen bemerkbar als vielmehr durch eine pathologische Ohrsekretion und Schwerhörigkeit. Die sinnvolle Therapie einer chronischen Mittelohrentzündung besteht in der Tympanoplastik. Allerdings sind die Erfolgschancen von tympanoplastischen Operationen sehr vom Reizzustand der Mittelohrschleimhaut abhängig. Man versucht daher immer, eine chronische Mittelohrentzündung ohne akute Reizzeichen zu operieren. Dieser Gesichtspunkt berechtigt zur Vorbehandlung mit Otologika, die das Ziel hat, die pathologische Ohrsekretion zum Stillstand zu bringen. Zu bedenken ist, daß alle in Ohrentropfen enthaltenen Antibiotika, zumindest beim Tier, ototoxisch sind (Russel et al. 2001).

### Lokalanästhetika-Kombinationen

Kombinationen wie *Otalgan* und *Otodolor* werden mit dem Ziel einer lokalen Schmerzbehandlung eingesetzt. Selbst wenn der lokalanästhetische Effekt wegen der geringen Resorption durch die Haut nur gering ist, wird er durch das abschwellende Agens unterstützt. Reicht diese Therapie nicht aus, müssen systemisch wirkende Analgetika zusätzlich eingesetzt werden. Die Verordnung von *Otalgan* hat weiter abgenommen, die von *Otodolor*, dem mit Abstand teuersten Otologikum, hat zugenommen (Tabelle 43.8).

### Antibiotika-Kombinationen

In der Therapie der Otitis externa diffusa kommen auch Präparate mit dem Ziel einer lokalen antibiotischen Wirkung zur Anwendung. Wegen

**Tabelle 43.8:** Verordnungen von Otologika 2000. Angegeben sind die 2000 verordneten Tagesdosen, die Änderungen gegenüber 1999 und die mittleren Kosten je DDD 2000.

| Präparat | Bestandteile | DDD in Mio. | Änderung in % | DDD-Kosten in DM |
|---|---|---|---|---|
| **Lokalanästhetikakombinationen** | | | | |
| Otalgan | Phenazon Procain Glycerol | 28,1 | (−3,2) | 0,13 |
| Otodolor | Phenazon Procain Glycerol | 0,3 | (+12,2) | 2,88 |
| | | 28,4 | (−3,0) | 0,16 |
| **Antibiotikakombinationen** | | | | |
| Panotile N | Polymyxin B Fludrocortison Lidocain | 6,8 | (−17,4) | 1,74 |
| Polyspectran HC Salbe | Polymyxin B Bacitracin Hydrocortison | 2,0 | (−12,8) | 0,86 |
| Otosporin | Polymyxin-B Neomycin Hydrocortison | 0,6 | (−14,8) | 1,27 |
| | | 9,4 | (−16,3) | 1,52 |
| **Glucocorticoidpräparate** | | | | |
| Otobacid N | Dexamethason Cinchocain Butandiol | 8,0 | (−10,5) | 1,29 |
| **Cerumenolytika** | | | | |
| Cerumenex N | Ölsäure-Polypeptid | 2,4 | (−4,2) | 0,38 |
| **Homöopathika** | | | | |
| Otovowen | Aconitum D6 Capsicum D4 Chamomilla ∅ Echinacea purp. ∅ Hydrastis D4 Hydrargyrum D6 Jodum D4 Natrium tetraboracicum D4 Sambucus nigra ∅ Sanguinaria ∅ | 6,5 | (+28,1) | 0,66 |
| Summe | | 54,6 | (−4,1) | 0,63 |

des Keimspektrums, das sich hauptsächlich aus Pseudomonas aeruginosa und Proteus zusammensetzt, wird Polymyxin B bevorzugt (Federspil 1984), nur *Otosporin*, dessen Verordnungen abgenommen haben, enthält noch das ototoxische Neomycin.

Seine Spitzenstellung hat *Panotile N* trotz einer Abnahme der Verordnungen behauptet (Tabelle 43.8). Gleichfalls abgenommen hat *Polyspectran HC*, das neben Polymyxin B noch das Antibiotikum Bacitracin enthält. In allen Präparaten ist ein Corticosteroid enthalten, das die akuten Entzündungserscheinungen zurückdrängen soll. Nach heutiger Auffassung stellen Viruserkrankungen wie der Zoster oticus keine absolute Kontraindikation für Corticosteroide dar.

## Glucocorticoide

Ein Glucocorticoid ist in dem Kombinationspräparat *Otobacid N* enthalten, dem neben Dexamethason noch ein Lokalanästhetikum (Cinchocain) zugesetzt ist. Es wird bevorzugt beim Ohrekzem zur Behandlung des Juckreizes palliativ eingesetzt. Seine Verordnungen sind weiter zurückgegangen (Tabelle 43.8).

Weiterhin ist mit *Otovowen* ein Homöopathikum als Otologikum vertreten. Auch wenn eine Zunahme der Verordnungen stattgefunden hat, gilt, daß pharmakologische Wirkungen ebensowenig nachgewiesen sind wie die Wirksamkeit.

## Cerumenolytika

Ceruminalpfröpfe werden, wenn weder eine Trommelfellperforation noch eine frische Verletzung bekannt sind, im allgemeinen durch eine Spülung entfernt. Gelingt dies nicht, erfolgt die Entfernung instrumentell. Nur in seltenen Fällen, in denen die genannten Maßnahmen nicht ausreichen, versucht man, mit warmen Ölen den Ohrschmalzpfropf aufzuweichen, um ihn dann über Spülung zu entfernen zu können. Als Handelspräparat hat *Cerumenex N*, dessen Verordnung abgenommen hat, eine gewisse Bedeutung erlangt (Tabelle 43.8). Preisgünstigere unspezifische Öle erfüllen denselben Zweck.

## Literatur

American Medical Association (1986): Decongestant, cough and cold preparations. Drug Evaluations, 6th ed., Saunders Company, Philadelphia London, pp. 369–391.

Bachert C. (1996): Klinik der Umwelterkrankungen von Nase und Nasennebenhöhlen. Eur. Arch. Otorhinolaryngol. (Suppl. I): 75–153.

Bachert C. (1997): Die nasale Hyperreaktivität. HNO 45: 189–201.

Chibanguza G., März R., Sterner W. (1984): Zur Wirksamkeit und Toxizität eines pflanzlichen Sekretolytikums und seiner Einzeldrogen. Arzneim.-Forsch. 34: 32–36.

Ernst E., März R.W., Sieder Ch. (1997): Akute Bronchitis: Nutzen von Sinupret. Fortschr. Med. 115: 52–53.

Federspil P. (1984): Moderne HNO-Therapie. In: Kuemmerle H.-P., Hitzenberger G., Spitzy K.-H. (Hrsg.): Die medikamentöse Behandlung in der Hals-Nasen-Ohren-Heilkunde. 4. Aufl., Ecomed Verlagsgesellschaft mbH, Landsberg München.

Fuchs M., Wetzig H., Kertscher F., Täschner R., Keller E. (1999): Iatrogenes Cushing-Syndrom und Mutatio tarda durch Dexamethason-haltige Nasentropfen. HNO 47: 647–650.

Günnel F., Knothe J. (1973): HNO-Therapiefibel. Steinkopff, Darmstadt.

Kehrl W., Sonnemann U. (1998): Dexpanthenol-Nasenspray als wirksames Therapieprinzip zur Behandlung der Rhinitis sicca anterior. Laryngorhinootologie 77: 506–512.

Neubauer N., März R.W. (1994): Placebo-controlled, randomized double-blind clinical trial with Sinupret® sugar coated tablets on the basis of a therapy with antibiotics and decongestant nasal drops in acute sinusitis. Phytomedicine 1: 177–181.

Russell P.T., Church C.A., Jiun T.H., Kim D.J., John E.O., Jung T.T.K. (2001): Effects of common topical otic preparations on the morphology of isolated cochlear outer hair cells. Acta Otolaryngol. 121: 135–139.

Weerda H. (1994): Entzündungen des äußeren Ohres. In: Helms J. (Hrsg.): Oto-Rhino-Laryngologie in Klinik und Praxis, Bd. 1, Thieme, Stuttgart, S. 494–510.

# 44. Schilddrüsentherapeutika

REINHARD ZIEGLER UND ULRICH SCHWABE

Schilddrüsentherapeutika werden eingesetzt, um eine Unterfunktion zu substituieren bzw. bei Tendenz zur Unterfunktion eine Kropfprophylaxe zu betreiben oder eine Überfunktion der Schilddrüse zu behandeln. Dementsprechend werden innerhalb dieser Indikationsgruppe drei verschiedene Arzneimittelgruppen unterschieden. Schilddrüsenhormone werden gegeben, um bei Unterfunktion die mangelnde Hormonbildung der Drüse zu substituieren. Sie dienen auch der TSH-Suppression bei der endemischen Struma infolge Iodfehlverwertung oder Iodmangel. Bei letzterem werden vermehrt Iodidpräparate verabreicht, insbesondere solange die Struma noch nicht regressiv bzw. knotig verändert ist. Thyreostatika werden bei Schilddrüsenüberfunktion gegeben, um eine übermäßige Hormonproduktion der Schilddrüse zu blockieren.

Die weitaus häufigste Schilddrüsenerkrankung in Deutschland ist der Iodmangelkropf, der bei 30% der Bevölkerung, entsprechend ca. 25 Millionen Strumaträgern, nachgewiesen worden ist (Gutekunst 1990). Die Kropfhäufigkeit weist offenbar kein typisches Nord-Süd-Gefälle auf, wie früher vermutet wurde. Wesentlich seltener dagegen ist die Schilddrüsenüberfunktion, die insgesamt nur 5% bis 10% aller Schilddrüsenerkrankungen ausmacht. Die reduzierte Zahl der Verschreibungen von Thyreostatika im Vorjahr (1999) gegenüber den Maxima von 1996 und 1997 hat sich gehalten (Abbildung 44.1). Hier scheint das Maximum der Demaskierung der Autonomien durch Iodexposition bleibend unterschritten zu sein. Dies wäre ein gutes Zeichen, daß die Folgen des früher noch stärkeren Iodmangels in dieser Hinsicht allmählich abnähmen.

## Verordnungsspektrum

Die Verlaufsbeobachtung der definierten Tagesdosen (DDD) zeigt 2000 im Vergleich zum Vorjahr einen Stillstand bei den Hormonen, die in

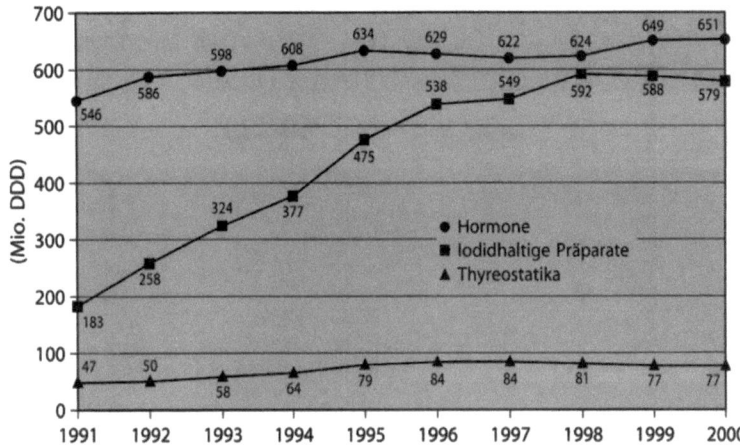

**Abbildung 44.1:** Verordnungen von Schilddrüsentherapeutika 1991 bis 2000. Gesamtverordnungen nach definierten Tagesdosen (DDD)

den davor liegenden Jahren vom Höhepunkt (1995) etwas abgefallen waren. Die iodhaltigen Präparate umfassen sowohl die reinen Iodidpräparate als auch die Kombinationen von Iodid plus Schilddrüsenhormon. Mit leichter Sorge sieht man hier einen Trend zur Abnahme dieser wichtigen Therapie, die ja vor allem der immer noch unbefriedigenden Strumaprophylaxe und -therapie dient. Während die Hormonkombinationen leicht rückläufig waren, sind die Hormon-plus-Iodid-Kombinationen wieder leicht angestiegen (Tabelle 44.2).

Unter den 2500 verordnungshäufigsten Arzneimitteln finden sich unverändert 20 Schilddrüsentherapeutika (Tabelle 44.1). Das Angebot ist vielfältig und umfaßt neben fünf Levothyroxinpräparaten drei Hormonkombinationen, drei Kombinationen von Schilddrüsenhormon mit Iodid, vier Iodidpräparate und schließlich fünf Thyreostatika. Der weitaus größte Teil der Verordnungen entfällt mit einer weiteren Zunahme auf Schilddrüsenhormone, dicht gefolgt von den Iodidpräparaten, während der Anteil der Thyreostatika nur sehr gering ist und 2000 wie im Vorjahr verblieben ist (Abbildung 44.1). Diese prozentualen Anteile entsprechen ungefähr auch der Morbiditätsstruktur der Schilddrüsenerkrankungen. Der Gleichstand aller DDD und praktisch auch der Verordnungen geht mit ca. 1% Zuwachs vom Umsatz einher (Tabelle 44.1).

**Tabelle 44.1:** Verordnungen von Schilddrüsentherapeutika 2000. Angegeben sind die verordnungshäufigsten Präparate mit Verordnungsrang, Verordnungen und Umsatz 2000 im Vergleich zu 1999.

| Rang | Präparat | Verordnungen in Tsd. | Änd. % | Umsatz Mio. DM | Änd. % |
|---|---|---|---|---|---|
| 1 | L-Thyroxin Henning | 5989,2 | +0,1 | 101,4 | −0,4 |
| 18 | Euthyrox | 2538,7 | +2,5 | 43,2 | +2,3 |
| 43 | Jodid Tabletten | 1681,8 | −11,3 | 22,3 | −9,3 |
| 91 | Thyronajod | 1148,4 | +21,6 | 31,0 | +23,8 |
| 96 | Jodthyrox | 1120,7 | −2,2 | 32,6 | −2,5 |
| 155 | Eferox | 820,2 | +15,3 | 12,3 | +14,6 |
| 205 | Jodetten | 682,4 | −11,5 | 10,0 | −10,0 |
| 218 | Carbimazol Henning | 662,0 | −4,0 | 13,3 | −3,2 |
| 393 | Berlthyrox | 437,7 | +0,4 | 7,1 | +0,7 |
| 604 | Methizol | 301,0 | +3,5 | 5,2 | +2,9 |
| 657 | Jodid-ratiopharm | 276,0 | +25,2 | 2,9 | +28,8 |
| 670 | Novothyral | 272,4 | −5,7 | 12,0 | −2,8 |
| 885 | Thyreotom | 198,1 | −10,5 | 6,0 | −2,2 |
| 1157 | Favistan | 148,2 | +2,8 | 3,0 | +3,1 |
| 1465 | Thyreocomb N | 110,6 | −7,1 | 2,9 | −6,1 |
| 1591 | Thiamazol Henning | 98,7 | +10,0 | 1,8 | +6,0 |
| 1912 | Prothyrid | 75,8 | −4,9 | 2,4 | +0,9 |
| 2203 | Kaliumiodid BC | 59,0 | −20,0 | 0,9 | −18,3 |
| 2332 | Thyrozol | 53,4 | −6,6 | 1,0 | −1,1 |
| 2338 | Thevier | 53,2 | −11,2 | 0,9 | −10,5 |
| Summe | | 16727,6 | +0,2 | 312,2 | +1,1 |
| Anteil an der Indikationsgruppe | | 98,8% | | 98,2% | |
| Gesamte Indikationsgruppe | | 16932,8 | +0,1 | 318,0 | +1,1 |

### Schilddrüsenhormone

Bei den Schilddrüsenhormonen entfällt der Hauptteil der verordneten Tagesdosen wie bisher auf die beiden führenden Monopräparate *L-Thyroxin Henning* und *Euthyrox* (Tabelle 44.2).

Die Kombinationspräparate von Liothyronin (Triiodthyronin) und Levothyroxin nehmen sämtlich weiter ab. In diesem Sinne setzt sich der bisherige Trend fort. Damit haben sich Empfehlungen durchgesetzt, die dem Monopräparat Levothyroxin eindeutig den Vorzug geben. Bei der Langzeittherapie ist ein gleichmäßiger Hormonspiegel im Serum durch das pharmakologisch langlebige Levothyroxin (Halbwertszeit 5 bis 8 Tage) wesentlich besser zu erreichen als durch das kurzlebige Liothyronin (Halbwertszeit 1 bis 2 Tage). Bei der Verwen-

**Tabelle 44.2:** Verordnungen von Schilddrüsenhormonen und Kaliumiodid 2000. Angegeben sind die 2000 verordneten Tagesdosen, die Änderungen gegenüber 1999 und die mittleren Kosten je DDD 2000.

| Präparat | Bestandteile | DDD in Mio. | Änderung in % | DDD-Kosten in DM |
|---|---|---|---|---|
| **Levothyroxin** | | | | |
| L-Thyroxin Henning | Levothyroxin | 368,5 | (−0,8) | 0,28 |
| Euthyrox | Levothyroxin | 157,8 | (+2,1) | 0,27 |
| Eferox | Levothyroxin | 48,0 | (+14,0) | 0,26 |
| Berlthyrox | Levothyroxin | 24,9 | (+0,9) | 0,28 |
| Thevier | Levothyroxin | 2,0 | (−12,8) | 0,45 |
| | | 601,3 | (+1,0) | 0,27 |
| **Hormonkombinationen** | | | | |
| Novothyral | Liothyronin Levothyroxin | 32,3 | (−7,0) | 0,37 |
| Prothyrid | Liothyronin Levothyroxin | 7,3 | (−5,8) | 0,33 |
| Thyreotom | Liothyronin Levothyroxin | 7,1 | (−8,2) | 0,85 |
| | | 46,7 | (−7,0) | 0,44 |
| **Schilddrüsenhormone plus Iodid** | | | | |
| Thyronajod | Levothyroxin Kaliumiodid | 117,5 | (+22,0) | 0,26 |
| Jodthyrox | Levothyroxin Kaliumiodid | 108,0 | (−2,4) | 0,30 |
| Thyreocomb N | Levothyroxin Kaliumiodid | 10,5 | (−7,5) | 0,28 |
| | | 236,0 | (+8,1) | 0,28 |
| **Kaliumiodid** | | | | |
| Jodid Tabletten | Kaliumiodid | 190,3 | (−9,7) | 0,12 |
| Jodetten | Kaliumiodid | 116,4 | (−8,9) | 0,09 |
| Jodid-ratiopharm | Kaliumiodid | 28,4 | (+29,2) | 0,10 |
| Kaliumiodid BC | Kaliumiodid | 7,4 | (−18,0) | 0,11 |
| | | 342,5 | (−7,3) | 0,11 |
| **Summe** | | 1226,5 | (−0,6) | 0,23 |

dung von Kombinationspräparaten beider Schilddrüsenhormone entstehen unerwünschte Spitzen des Triiodthyroninspiegels im Serum mit entsprechend unerwünschten Nebenwirkungen bei höherer Dosierung. Hinzu kommt, daß die mittleren DDD-Kosten bei den Kombinationen unnötigerweise höher als bei Levothyroxin liegen, so daß die Therapie mit den Monopräparaten auch wirtschaftlicher ist. Bei den relativ niedrigen DDD-Kosten aller Schilddrüsentherapeutika fällt der Kostenfaktor allerdings nicht so sehr ins Gewicht. Bemerkenswert ist, daß die Verschreibungen der reinen Schilddrüsenhormonpräparate nach einer weitgehenden Konstanz über vier Jahre 1999 und 2000 nochmals angestiegen sind.

### Iodidhaltige Präparate

Seit 1991 zeigen die iodidhaltigen Präparate hohe Steigerungsraten in den Verordnungen und haben seit 1998 ein annähernd ähnlich hohes Plateau wie die Schilddrüsenhormone erreicht (Abbildung 44.1). Hierin spiegelt sich die erfolgreiche Propagierung der Strumaprophylaxe mit Iodid wider, die auch nach neueren Studien verstärkt befürwortet wird, sei es als Primärprophylaxe oder nach ein- bis zweijähriger Levothyroxintherapie als Anschlußprophylaxe. Ob das Stagnieren der Iodidverschreibungen Ursachen in der Budgetierung hat oder die verbesserte Speisesalziodierung widerspiegelt, werden die nächsten Jahre zeigen (Willgerodt et al. 2000).

Unverändert deutlich nahmen die Verordnungen der Kombinationspräparate aus Levothyroxin und Kaliumiodid zu, vor allem durch *Thyronajod*, das als preiswertestes Präparat weiterhin kräftig zulegte, während die beiden anderen Präparate zurückfielen (Tabelle 44.2). Die Wahl der Kombination von Levothyroxin plus Iodid spricht auch für eine Übergangstherapie in der Absicht, beim Patienten später Levothyroxin durch Iodid zu ersetzen. Zur Notwendigkeit der Iodidpräparate ist anzumerken, daß in den neuen Bundesländern bedauerlicherweise die gesetzliche Iodsalzprophylaxe entfallen ist (Meng und Schindler 1998). Diese Länder benötigen jetzt vermehrt Präparate zur Strumaprophylaxe. Schwer verständlich ist daher der erneute Rückgang der Kaliumiodidverordnungen (Tabelle 44.2).

### Thyreostatika

Für die medikamentöse Therapie der Schilddrüsenüberfunktion werden unter den 2500 meistverordneten Arzneimitteln fünf Präparate eingesetzt (Tabelle 44.3). Carbimazol (ein Vertreter) hat neuerlich et-

**Tabelle 44.3:** Verordnungen von Thyreostatika 2000. Angegeben sind die 2000 verordneten Tagesdosen, die Änderungen gegenüber 1999 und die mittleren Kosten je DDD 2000.

| Präparat | Bestandteile | DDD in Mio. | Änderung in % | DDD-Kosten in DM |
|---|---|---|---|---|
| Carbimazol Henning | Carbimazol | 28,9 | (−3,3) | 0,46 |
| Favistan | Thiamazol | 19,1 | (+3,8) | 0,16 |
| Methizol | Thiamazol | 14,5 | (+2,8) | 0,36 |
| Thiamazol Henning | Thiamazol | 6,1 | (+2,5) | 0,29 |
| Thyrozol | Thiamazol | 3,4 | (+3,6) | 0,29 |
| Summe | | 72,1 | (+0,5) | 0,34 |

was abgenommen, während sich dafür kompensatorisch bei Thiamazol (vier Vertreter) ein gleichmäßiger Zuwachs zeigt. Carbimazol wird im Organismus in seinen aktiven Metaboliten Thiamazol umgewandelt. Da es Carbimazol-refraktäre Fälle gibt, die auf Thiamazol ansprechen, wird zunehmend empfohlen, nur mit dem aktiven Metaboliten zu behandeln (Grußendorf 1996). Außerdem ist Thiamazol (10 mg) in äquimolaren Mengen 2–3fach billiger als das Prodrug Carbimazol (15 mg).

Bemerkenswert ist der Erhalt der seit 1998 zu registrierenden leichten Abnahme der Thyreostatika-DDD insgesamt (Abbildung 44.1). In vorsichtiger Interpretation könnte das Erreichen und Überschreiten des Gipfels der Thyreostatika-Verschreibungen bedeuten, daß die Demaskierung von Autonomien durch Iodidexposition abnimmt, wie es in der Schweiz nach Erreichen einer verbesserten Iodversorgung gesehen wurde. Auch Meng (persönliche Mitteilung) teilte dies aus den neuen Bundesländern mit.

### Wirtschaftliche Aspekte der Kropfbehandlung

Unter den Schilddrüsenpräparaten haben die Verordnungen der Hormonpräparate kaum noch zugenommen. Es ist anzunehmen, daß der größte Teil der Patienten diese Behandlung als Strumaprophylaxe gegen den Iodmangelkropf benötigt hat. Angesichts der hohen Kropfhäufigkeit in der Bundesrepublik kann man davon ausgehen, daß sogar 40 Mio. Menschen potentiell behandlungsbedürftig sind (Hampel et al. 1995). Damit ist zu hoffen, daß die Therapie mit Schilddrüsenpräparaten auch in den kommenden Jahren noch zunehmen wird. Sehr genau sind die Iodidverordnungen mit ihrem Abnahmetrend zu beobachten, um einer ungünstigen „Iodidmüdigkeit" durch Aufklärung entgegenzusteuern (Scriba und Gärtner 2000). Wichtig sind immer wieder aufklärende Appelle auch an die Ärzte, daß die Iodprophylaxe kein Risiko darstellt.

Angesichts des endemischen Iodmangels in Deutschland haben Endokrinologen seit langem gefordert, eine wirksame Kropfprophylaxe bei der Bevölkerung durchzuführen. Als Methode der Wahl bietet sich die Kropfprophylaxe mit iodiertem Speisesalz an. Hier stagniert der Iodsalzanteil seit 1996 leider bei „nur" 70% (Arbeitskreis Jodmangel 2000). In unseren Nachbarländern wie Österreich, Schweiz, der ehemaligen Tschechoslowakei und der ehemaligen DDR wurde die Iodsalzprophylaxe bereits mit großem Erfolg eingeführt. In Schweden ist der Kropf seit Einführung der Iodsalzprophylaxe weitgehend beseitigt. Allerdings ist anzumerken, daß die Iodsalzprophylaxe oder auch Iodidgabe bei der seltenen Strumaform der Iodfehlverwertung nicht wirksam ist.

Es ist ausgerechnet worden, daß das Gesundheitswesen pro Jahr mehr als zwei Milliarden DM für die ambulante Diagnostik und Behandlung von Schilddrüsenerkrankungen ausgibt (Pfannenstiel 1998). Mit der gesetzlichen Iodsalzprophylaxe könnten mittelfristig also erhebliche finanzielle Aufwendungen im Gesundheitswesen eingespart werden (vermutlich 70%, d. h. 1,4 Milliarden DM pro Jahr), ganz abgesehen von dem Gewinn an Lebensqualität durch den Fortfall der Dauertherapie mit Hormonpräparaten, die Abnahme der Häufigkeit von Strumaoperationen und von Radioiodtherapien (bei Autonomie). Immerhin darf seit einiger Zeit auch iodiertes Speisesalz für Fertiglebensmittel verwendet werden. Dennoch wird das beibehaltene Freiwilligkeitsprinzip eine grundlegende Verbesserung verhindern. Tragisch ist die Entwicklung in den neuen Bundesländern. Dort war durch gesetzliche Salziodierung die endemische Struma im drastischen Rückgang. 1990 brachte die Abschaffung der wirksamen Maßnahmen den neuen Ländern die Iodmangelstruma mitsamt ihren Kosten zurück (Meng, persönliche Mitteilung). Ermutigend sind Trendstudien, die für eine Mitarbeit der Lebensmittelindustrie in Gestalt der Iodsalzverwendung sprechen (Hampel et al. 2000, Grüning et al. 2001). Die Zunahme der Verschreibung von zur Zeit vor allem Schilddrüsenpräparaten (Abbildung 44.1) findet möglicherweise zum Teil ihre Erklärung in der Erfahrung, daß Iodid allein nicht alle Probleme der Strumaentstehung oder auch der Rezidivprophylaxe lösen könnte. Um so wachsamer müssen Trends der Abnahme weiterhin äußerst wichtiger Verschreibungen registriert werden, um notfalls mit intensivierten Aufklärungsmaßnahmen gegenzusteuern.

Auch wenn aus dem ersten Absinken der Thyreostatika-Verschreibungskurve eine „Morgenröte" der Verbesserung der Iodversorgung abgelesen werden könnte, sollte dies nicht als Signal mißverstanden werden, in den Bemühungen um eine weitere Optimierung nachzulassen.

## Literatur

Arbeitskreis Jodmangel (Groß-Gerau) (2000): Jod-Report August 2000, S. 2.
Grüning T., Zöphel K., Wunderlich G., Franke W.-G. (2001): Strumaprävalenz und Joddefizit in Sachsen geringer als bisher angenommen. Med. Klinik 96: 1–8.
Grußendorf M. (1996): Hyperthyreose. In: Allolio B., Schulte H.M. (Hrsg.): Praktische Endokrinologie. Urban & Schwarzenberg, Müchen Wien Baltimore, S. 168–177.
Gutekunst R. (1990): Jodmangel bei Kindern und Erwachsenen. In: Köbberling J., Pickardt C.R. (Hrsg.): Struma. Springer-Verlag, Berlin.
Hampel R., Gordalla A., Zöllner H., Klinke D., Demuth M. (2000): Continuous rise of urinary iodine excretion and drop in thyroid gland size among adolescents in Mecklenburg-West-Pomerania from 1993–1997. Exp. Clin. Endocrinol. Diabetes 108: 197–201.
Hampel R., Kühlberg T., Klein K., Jerichow J.-U., Pichmann E.-G. et al. (1995): Strumaprävalenz in Deutschland größer als bisher angenommen. Med. Klinik 90: 324–329.
Meng W., Schindler A. (1998): Epidemiologie und Prophylaxe des Jodmangels in Deutschland. In: Reiners C., Weinheimer B. (Hrsg.): Schilddrüse 1997. De Gruyter, Berlin, New York, S. 8–19.
Pfannenstiel P. (1998): The cost of continuing deficiency in Germany and the potential cost benefit of iodine prophylaxis. IDD Newsletter 14: 11–12.
Scriba P.C., Gärtner R. (2000): Risiken der Iodprophylaxe? Dtsch. Med. Wschr. 125: 671–675.
Willgerodt H., Baldauf T., Dannenberg C., Stach B. (2000): Aktueller Stand der Iodversorgung und Schilddrüsenvolumina von Leipziger Schulkindern. Endokrinologie-Informationen 24: 29–31.

# 45. Sexualhormone

Ulrich Schwabe und Thomas Rabe

Sexualhormone werden zur Behandlung verschiedener Störungen der Sexualfunktion bei Mann und Frau eingesetzt. Sie dienen in erster Linie zur Substitution einer ungenügenden körpereigenen Hormonproduktion, aber auch zur Hemmung der Hormonproduktion durch Änderung der zentralen Regulationsvorgänge im Zwischenhirn und der Hypophyse. Neben vielen anderen Anwendungen sind Sexualhormone und ihre entsprechenden Antihormone bei der Therapie von Sexualhormon-abhängigen Tumoren von Bedeutung.

Im einzelnen lassen sich die Sexualhormone in Androgene, Anabolika, Antiandrogene, Östrogene, Gestagene und Antiöstrogene einteilen. Darüber hinaus werden Östrogen-Gestagen-Kombinationen in großem Umfang für die hormonale Kontrazeption eingesetzt. Kontra-

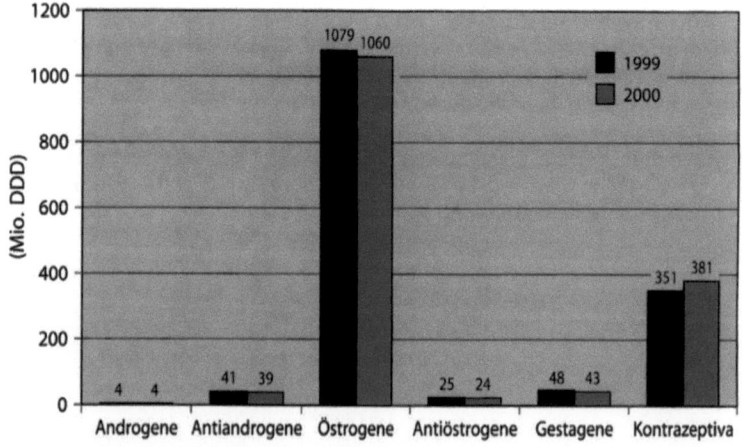

**Abbildung 45.1:** Verordnungen von Sexualhormonen 2000. Definierte Tagesdosen (DDD) der 2500 meistverordneten Arzneimittel

zeptiva sind seit 1992 in dieser Indikationsgruppe vertreten, weil sie seitdem bei weiblichen Versicherten bis zum vollendeten 20. Lebensjahr auf Kassenrezept verordnet werden können.

## Verordnungsspektrum

Der größte Teil der Verordnungen entfällt mit knapp 70% auf die Gruppe der Östrogene (Abbildung 45.1). Danach folgen die Kontrazeptiva, Gestagene und Antiandrogene. Eine untergeordnete Rolle spielen Androgene und Antiöstrogene. Östrogene haben im Jahr 2000 leicht abgenommen und schwenken damit wieder auf das zwischen 1994 und 1997 erreichte Plateau ein (Abbildung 45.2). Dagegen ist das Verordnungsniveau bei den Kontrazeptiva weiter angestiegen.

Die Verordnungen der gesamten Indikationsgruppe haben im Jahr 2000 bei etwas gesteigertem Umsatz leicht abgenommen (Tabelle 45.1). Erstmals in die Gruppe der 2500 verordnungshäufigsten Arzneimittel sind die drei Kontrazeptiva *NovaStep*, *Nora-ratiopharm* und *Tetragynon* sowie das synthetische Östrogen *Evista* (Raloxifen) gelangt. Nicht mehr vertreten sind das Estradiolpflaster *Cerella*, die Östrogenkombination *NeoÖstrogenal* und die Gestagenkombination *Cyclosa*.

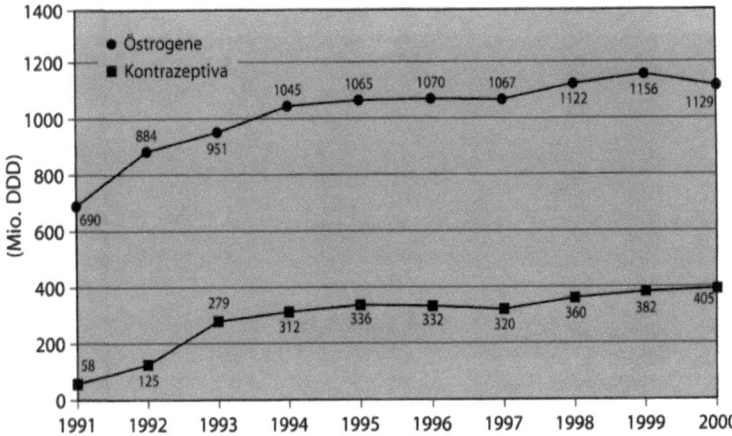

**Abbildung 45.2:** Verordnungen von Sexualhormonen 1991 bis 2000. Gesamtverordnungen nach definierten Tagesdosen (DDD)

**Tabelle 45.1:** Verordnungen von Sexualhormonen 2000. Angegeben sind die verordnungshäufigsten Präparate mit Verordnungsrang, Verordnungen und Umsatz 2000 im Vergleich zu 1999.

| Rang | Präparat | Verordnungen in Tsd. | Änd. % | Umsatz Mio. DM | Änd. % |
|---|---|---|---|---|---|
| 34 | Presomen comp. Drag. | 1815,1 | −10,0 | 85,6 | −7,5 |
| 95 | Kliogest N | 1129,6 | −14,9 | 65,8 | −11,9 |
| 152 | Presomen | 825,6 | −11,7 | 34,3 | −9,3 |
| 154 | Estraderm TTS/MX | 823,6 | −25,3 | 42,6 | −22,7 |
| 170 | Valette | 770,2 | +4,5 | 36,2 | +6,1 |
| 250 | Climopax | 582,3 | +37,8 | 27,7 | +37,7 |
| 312 | Estragest TTS | 511,9 | +138,5 | 27,3 | +156,4 |
| 318 | Klimonorm | 506,3 | −12,9 | 22,3 | −12,9 |
| 345 | Gynodian Depot | 482,4 | −15,1 | 28,9 | −12,8 |
| 368 | Merigest | 455,9 | +33,3 | 23,6 | +38,1 |
| 372 | MonoStep | 452,4 | +3,2 | 11,5 | +2,7 |
| 376 | Cyclo-Menorette | 450,4 | −22,8 | 22,2 | −22,5 |
| 379 | Diane | 448,5 | −5,2 | 21,2 | −5,2 |
| 423 | Belara | 408,2 | +110,0 | 18,9 | +112,8 |
| 442 | Leios | 395,1 | −2,2 | 16,1 | −2,7 |
| 457 | Activelle | 386,8 | +62,2 | 21,4 | +67,4 |
| 476 | Miranova | 379,5 | +22,5 | 15,5 | +21,1 |
| 526 | Oestrofeminal | 340,3 | −12,7 | 10,1 | +3,2 |
| 527 | Climen | 340,3 | −0,8 | 18,4 | −0,6 |
| 530 | Trisequens | 338,9 | −16,9 | 20,5 | −13,8 |
| 539 | Microgynon | 336,0 | −1,3 | 7,7 | −4,0 |
| 542 | Femigoa | 334,9 | −1,7 | 8,5 | −3,2 |
| 563 | CycloÖstrogynal | 322,0 | −4,1 | 12,5 | −19,7 |
| 573 | Cilest | 316,1 | +8,2 | 8,0 | +8,0 |
| 583 | Cyclo-Progynova | 310,3 | −17,8 | 14,4 | −15,2 |
| 635 | Gynokadin | 290,1 | +28,8 | 9,7 | +43,3 |
| 656 | Progynova | 276,1 | −12,8 | 5,5 | −11,9 |
| 669 | Mericomb | 272,6 | +31,4 | 11,1 | +39,9 |
| 679 | Minisiston | 268,5 | +0,4 | 6,8 | +0,4 |
| 718 | Estramon | 248,8 | +16,4 | 9,5 | +23,0 |
| 754 | Climarest | 236,9 | −9,7 | 7,1 | −7,8 |
| 773 | Neo-Eunomin | 232,0 | −15,6 | 10,8 | −16,2 |
| 895 | Estradiol Jenapharm | 195,7 | −2,1 | 5,1 | +2,6 |
| 930 | Femoston | 186,7 | +194,4 | 9,7 | +193,5 |
| 979 | Trigoa | 174,6 | −3,9 | 4,4 | −4,5 |
| 993 | Oestronara | 172,6 | −19,1 | 9,1 | −18,9 |
| 1055 | Desmin | 161,0 | +102,3 | 5,3 | +110,3 |
| 1075 | Estracomb TTS | 157,7 | −25,7 | 9,5 | −25,9 |
| 1090 | Fem7 | 155,9 | +16,0 | 7,9 | +21,4 |
| 1102 | Androcur | 154,5 | −7,5 | 21,9 | −11,2 |
| 1114 | Sisare | 153,3 | −24,1 | 8,0 | −23,3 |
| 1136 | Lovelle | 150,7 | +3,7 | 6,1 | +2,7 |
| 1144 | Utrogest | 149,0 | +8,1 | 6,4 | +13,8 |
| 1204 | Primolut-Nor | 140,5 | −0,6 | 2,3 | −2,8 |

**Tabelle 45.1:** Verordnungen von Sexualhormonen 2000. Angegeben sind die verordnungshäufigsten Präparate mit Verordnungsrang, Verordnungen und Umsatz 2000 im Vergleich zu 1999 (Fortsetzung).

| Rang | Präparat | Verordnungen in Tsd. | Änd. % | Umsatz Mio. DM | Änd. % |
|---|---|---|---|---|---|
| 1251 | Chlormadinon Jenapharm | 134,1 | −8,6 | 3,7 | −0,6 |
| 1284 | Sovel | 129,1 | −18,6 | 0,6 | −16,6 |
| 1296 | Liviella | 127,7 | +58,3 | 19,7 | +75,6 |
| 1362 | Primosiston Tabl. | 119,4 | +14,3 | 2,2 | +23,2 |
| 1368 | Ovestin Tabl. | 118,9 | −17,3 | 3,6 | −9,7 |
| 1400 | Estrafemol | 115,4 | −11,4 | 5,5 | −9,3 |
| 1438 | Merimono | 112,4 | +41,9 | 2,6 | +52,0 |
| 1479 | Estrifam | 109,3 | +4,9 | 4,1 | +2,9 |
| 1488 | Climopax Cyclo | 108,7 | +9,3 | 5,0 | +9,1 |
| 1524 | Sisare Gel mono | 104,8 | +13,6 | 5,7 | +17,2 |
| 1583 | Menorest | 99,3 | −24,7 | 4,9 | −24,0 |
| 1593 | Testoviron | 98,6 | −6,9 | 8,5 | −2,8 |
| 1601 | Cutanum | 97,8 | −13,1 | 6,1 | −13,9 |
| 1605 | Biviol | 97,4 | +3,9 | 3,1 | +25,6 |
| 1614 | Tamoxifen Hexal | 96,6 | +4,9 | 11,7 | −2,0 |
| 1643 | Tamoxifen-ratiopharm | 93,6 | +7,0 | 11,7 | +7,1 |
| 1654 | Orgametril | 93,1 | −12,2 | 3,4 | −13,3 |
| 1686 | Gynamon | 90,8 | +23,8 | 3,5 | +27,4 |
| 1741 | Prosiston | 87,0 | −8,3 | 1,9 | −1,9 |
| 1806 | Duphaston | 82,5 | −23,5 | 2,9 | −12,4 |
| 1828 | Tradelia | 81,5 | −4,7 | 4,6 | −6,8 |
| 1853 | Depo-Clinovir | 79,7 | −2,5 | 4,3 | +0,0 |
| 1867 | Clinofem | 78,9 | −39,3 | 2,7 | −35,8 |
| 1918 | Dermestril | 75,2 | −6,1 | 4,1 | −11,7 |
| 1927 | Gestakadin | 74,8 | −12,9 | 0,8 | −11,1 |
| 1960 | Sandrena | 72,6 | −16,9 | 4,0 | −12,9 |
| 2045 | Norethisteron Jenapharm | 67,6 | +0,0 | 0,8 | −0,7 |
| 2126 | Procyclo | 63,0 | −18,4 | 3,3 | −21,2 |
| 2145 | Climarest plus | 62,2 | −13,6 | 2,9 | −10,5 |
| 2181 | NovaStep | 60,2 | +70,6 | 1,6 | +74,9 |
| 2185 | Evista | 59,9 | +61,9 | 13,6 | +75,0 |
| 2222 | Osmil | 58,3 | −24,6 | 2,5 | −25,4 |
| 2249 | Östro-Primolut | 57,1 | −12,0 | 0,5 | −3,1 |
| 2292 | Nora-ratiopharm | 55,3 | +44,3 | 1,0 | +45,6 |
| 2331 | OeKolp Tabl. | 53,4 | −8,6 | 1,5 | −14,0 |
| 2340 | Tetragynon | 53,0 | +34,5 | 0,8 | +41,5 |
| 2346 | Tamokadin | 52,8 | −7,3 | 6,4 | −12,9 |
| 2434 | Prothil | 49,2 | −21,7 | 2,1 | −13,8 |
| 2458 | Eve | 48,5 | −35,5 | 1,9 | −35,7 |
| | Summe | 20559,5 | −1,3 | 947,8 | +1,2 |
| | Anteil an der Indikationsgruppe | 92,7% | | 79,1% | |
| | Gesamte Indikationsgruppe | 22177,0 | −1,8 | 1197,7 | +0,2 |

## 45 Androgene

Androgene werden zur Substitutionstherapie bei Hypogonadismus eingesetzt. Beim primären Hypogonadismus ist eine Dauertherapie mit lang wirksamen Testosteronpräparaten erforderlich. Beim sekundären Hypogonadismus, der durch Gonadotropinmangel infolge von hypothalamischen oder hypophysären Störungen bedingt ist, werden Behandlungspausen eingelegt, um eine reaktive Stimulation des zentralen Steuerungssystems der Hormonsekretion zu induzieren. Bei psychisch bedingten Potenzstörungen ist die Zufuhr von Androgenen unwirksam. Testosteron und seine Derivate haben außerdem anabole und somatische Wachstumswirkungen. *Testoviron* ist das einzige häufig verordnete Testosteronpräparat, das als Testosteronester intramuskulär injiziert wird. Seine Verordnungen sind 2000 im Vergleich zum Vorjahr zurückgegangen (Tabelle 45.2).

## Antiandrogene

Antiandrogene verdrängen männliche Hormone von ihrem Rezeptor und heben dadurch ihre Wirkung auf. Sie können daher eingesetzt werden, um androgenbedingte Krankheitszustände zu behandeln. Dazu gehören Prostatakarzinom, männliche Hypersexualität und Sexualdeviation, Hirsutismus bei der Frau, starke Akne vulgaris, androgeneti-

**Tabelle 45.2:** Verordnungen von Androgenen und Antiandrogenen 2000. Angegeben sind die 2000 verordneten Tagesdosen, die Änderungen gegenüber 1999 und die mittleren Kosten je DDD 2000.

| Präparat | Bestandteile | DDD in Mio. | Änderung in % | DDD-Kosten in DM |
|---|---|---|---|---|
| **Androgene** | | | | |
| Testoviron | Testosteronpropionat | 3,7 | (−8,9) | 2,30 |
| **Antiandrogene** | | | | |
| Diane | Cyproteronacetat Ethinylestradiol | 36,4 | (−5,2) | 0,58 |
| Androcur | Cyproteronacetat | 2,6 | (−13,4) | 8,35 |
| | | 39,0 | (−5,8) | 1,11 |
| Summe | | 42,7 | (−6,1) | 1,21 |

scher Haarausfall bei Frauen und Pubertas praecox bei Knaben. Die Verordnungen von Cyproteronpräparaten (*Diane, Androcur*) haben im Jahr 2000 weiter abgenommen (Tabelle 45.2).

## Östrogene

Östrogene regeln zusammen mit den Gestagenen die Reproduktionsvorgänge bei der Frau, induzieren die Pubertätsveränderungen und erhalten die Funktion der Sexualorgane. Zu den therapeutisch wichtigen Wirkungen der Östrogene gehört die Proliferation der Schleimhaut in Uterus und Vagina sowie die Förderung der Knochenmineralisation. Im Vordergrund steht die Hormonsubstitution bei vorzeitiger Ovarialerschöpfung (Klimakterium praecox), Kastration und klimakterischen Ausfallserscheinungen. Therapieziele sind vor allem die Unterdrückung typischer klimakterischer Beschwerden und die Einschränkung der postmenopausalen Osteoporose. Der Nutzen einer Osteoporoseprophylaxe ist bisher nur aus Beobachtungsstudien abgeleitet worden, in denen das Frakturrisiko deutlich abgenommen hatte (Cauley et al. 1995). Eine erste randomisierte Studie an 2763 postmenopausalen Frauen hat jedoch über einen Zeitraum von 4,1 Jahren keine Abnahme der Frakturhäufigkeit oder des Größenverlusts durch eine Estrogen-Gestagen-Kombination im Vergleich zu Placebo gezeigt (Cauley et al. 2001).

In der Gesamtbeurteilung des therapeutischen Nutzens hat weiterhin das potentielle Krebsrisiko einer postmenopausalen Östrogensubstitution eine wichtige Rolle gespielt. Das Risiko für das Korpuskarzinom ist durch den Gestagenzusatz beseitigt worden. Es ließ sich sogar ein protektiver Effekt durch die Gestagenkomponente nachweisen. Ganz anders stellt sich die Situation für das Mammakarzinom dar. Das relative Risiko für die Entstehung eines Mammakarzinoms ist nicht nur nach Östrogensubstitution um 30 bis 40% erhöht, sondern auch nach kombinierter Östrogen-Gestagen-Gabe (Colditz et al. 1995). Dieses Ergebnis wurde in einer Metaanalyse von 51 Studien an über 50.000 Patientinnen bestätigt (Collaborative Group on Hormonal Factors in Breast Cancer 1997). Eine Kohortenstudie an 46.353 postmenopausalen Frauen zeigte weiterhin, daß eine kombinierte Östrogen-Gestagen-Gabe das Brustkrebsrisiko stärker erhöht als die alleinige Östrogensubstitution (Schairer et al. 2000).

Das Krebsrisiko ist gegenüber den positiven Effekten der Östrogensubstitution abzuwägen. Dazu gehört auch die günstige Wirkung der postmenopausalen Östrogensubstitution auf den Cholesterinstoffwechsel. Metaanalysen zahlreicher Beobachtungsstudien haben gezeigt, daß Frauen, die postmenopausal Östrogene einnehmen, seltener an koronarer Herzkrankheit erkranken als Frauen ohne diese Substitution (Stampfer und Colditz 1991, Grady et al. 1992). Eine randomisierte Studie an postmenopausalen Frauen mit koronarer Herzkrankheit hat jedoch keinen Effekt einer Östrogensubstitution über 4,1 Jahre nachgewiesen (Hully et al. 1998). Die American Heart Association empfiehlt daher, Östrogene nicht zur Sekundärprävention der koronaren Herzkrankheit einzusetzen (Mosca et al. 2001). Zur Primärprävention liegen keine ausreichende Daten vor. Nach Herzinfarkt oder Immobilisation sollte eine Hormonersatztherapie vorsichtshalber abgesetzt werden.

Für die Behandlung typischer klimakterischer Beschwerden wie Hitzewallungen, Schweißausbrüche und Stimmungslabilität werden in erster Linie natürliche Östrogene, Östrogenester und equine Östrogene empfohlen. Konjugierte Östrogene und Estradiolvalerat sind etwa gleich stark wirksam. Dagegen haben Estriol und Estriolsuccinat schwächere zentrale Effekte und kommen auch nicht für die Osteoroseprävention in Betracht. Sie eignen sich aber wegen ihrer kolpotropen Aktivität vor allem für die lokale Behandlung der urogenitalen Atrophie. Außerdem führen sie seltener zu uterinen Blutungen, da sie bei intermittierender niedrig dosierter Anwendung keinen nennenswerten Einfluß auf das Endometrium haben.

Als Therapie der Wahl klimakterischer Ausfallserscheinungen gilt derzeit die Behandlung mit Östrogenen und einem 10–14tägigen Gestagenzusatz (Sequenztherapie), die kontinuierliche Kombinationstherapie (Östrogen/Gestagen) oder die Anwendung von östrogenhaltigen Pflastern mit intermittierender Gestagengabe pro Zyklus alle 2–3 Monate (Cave in Einzelfällen Endometriumkarzinome). Die mit dieser Therapieform verbundenen Entzugsblutungen hören nach mehrjähriger Substitution meist spontan auf.

### Östrogen-Monopräparate

Die Gruppe der Monopräparate hat im Jahr 2000 erstmals leicht abgenommen. Etwa 40% der Verordnungen entfallen auf die Östrogenpflaster und andere auf der Haut applizierte Präparate, die eine transdermale Resorption von Estradiol in Dosierungen von täglich 25–100 µg bei zweimaliger bzw. einmaliger Gabe pro Woche ermöglichen (Tabelle 45.3).

**Tabelle 45.3:** Verordnungen von Östrogenen 2000 (Monopräparate). Angegeben sind die 2000 verordneten Tagesdosen, die Änderungen gegenüber 1999 und die mittleren Kosten je DDD 2000.

| Präparat | Bestandteile | DDD in Mio. | Änderung in % | DDD-Kosten in DM |
|---|---|---|---|---|
| **Estradiol (transdermal)** | | | | |
| Estraderm TTS/MX | Estradiol | 55,5 | (−21,4) | 0,77 |
| Estramon | Estradiol | 17,5 | (+26,1) | 0,54 |
| Fem7 | Estradiol | 14,0 | (+25,8) | 0,57 |
| Cutanum | Estradiol | 8,5 | (−14,6) | 0,71 |
| Sisare Gel mono | Estradiol | 7,9 | (+19,3) | 0,72 |
| Menorest | Estradiol | 6,3 | (−23,0) | 0,78 |
| Tradelia | Estradiol | 6,2 | (−6,7) | 0,74 |
| Dermestril | Estradiol | 5,8 | (−9,6) | 0,71 |
| Sandrena | Estradiol | 5,6 | (−12,5) | 0,72 |
| | | 127,3 | (−8,9) | 0,70 |
| **Estradiol (oral)** | | | | |
| Gynokadin | Estradiolvalerat | 26,1 | (+39,8) | 0,37 |
| Estradiol Jenapharm | Estradiolvalerat | 15,4 | (+4,0) | 0,33 |
| Progynova | Estradiolvalerat | 12,1 | (−12,6) | 0,46 |
| Estrifam | Estradiol | 9,6 | (+0,4) | 0,43 |
| Merimono | Estradiol | 6,6 | (+38,8) | 0,39 |
| | | 69,7 | (+13,2) | 0,39 |
| **Konjugierte Östrogene** | | | | |
| Presomen | Konjugierte Östrogene | 64,0 | (−9,5) | 0,54 |
| Climarest | Konjugierte Östrogene | 22,4 | (−7,5) | 0,32 |
| Oestrofeminal | Konjugierte Östrogene | 21,2 | (−13,6) | 0,47 |
| | | 107,6 | (−9,9) | 0,48 |
| **Estriol** | | | | |
| Ovestin Tabl. | Estriol | 3,9 | (−9,0) | 0,94 |
| OeKolp Tabl. | Estriol | 3,2 | (−14,6) | 0,48 |
| | | 7,0 | (−11,6) | 0,73 |
| **Synthetische Östrogene** | | | | |
| Liviella | Tibolon | 9,7 | (+77,1) | 2,02 |
| Evista | Raloxifen | 4,1 | (+75,7) | 3,29 |
| | | 13,9 | (+76,7) | 2,40 |
| **Summe** | | 325,6 | (−3,3) | 0,63 |

Transdermal werden infolge der Umgehung der Leber 40fach kleinere Estradioldosen benötigt. In die Leber gelangen auf diesem Wege erheblich geringere Hormonmengen, so daß die östrogenabhängige Synthese von Angiotensinogen, Lipoproteinen und Gerinnungsfaktoren nicht übermäßig stimuliert wird. Zu dem seit vielen Jahren führenden Präparat *Estraderm TTS/MX* sind in den letzten vier Jahren noch sechs weitere Membranpflaster (*Cutanum, Menorest, Estramon, Tradelia, Fem7, Dermestril*) und zwei Gelzubereitungen (*Sisare Gel mono, Sandrena*) hinzugekommen. Trotzdem war die Gesamtzahl der DDD-Verordnungen der Östrogenpflaster im Jahr 2000 weiter rückläufig (Tabelle 45.3).

Nach den Östrogenpflastern folgen als zweitgrößte Gruppe die oralen Präparate mit konjugierten Östrogenen (*Presomen, Climarest, Oestrofeminal*). Sie werden aus dem Harn trächtiger Stuten extrahiert und liegen hauptsächlich als Estron und Equilin in Form konjugierter Sulfate vor. Wirkung und Wirkungsdauer sind geringer als bei anderen Östrogenen. Sie müssen daher ausreichend hoch dosiert werden (0,6 mg/Tag). Eine langandauernde Östrogentherapie ohne Gestagenzusatz soll heute wegen des Korpuskarzinomrisikos nicht vorgenommen werden. Eine Ausnahme stellen hysterektomierte Patientinnen dar.

Erneut zugenommen haben die oralen Estradiolpräparate, die in Form des Estradiolvalerat (*Gynokadin, Estradiol Jenapharm, Progynova*) oder als Estradiol (*Estrifam, Merimono*) in einer Dosis von 1–4 mg/Tag angewendet werden (Tabelle 45.3). Estriol (*Ovestin Tabl., OeKolp Tbl.*) hat eine geringe östrogene Wirkung. Es stimuliert das Endometrium nur noch schwach und löst kaum Blutungen aus. Postmenopausale Dysphorien und lokale Befunde im Genitalbereich werden gemindert.

Stark zugenommen hat die Gruppe der synthetischen Östrogene mit zwei Neueinführungen seit 1998 (Tabelle 45.3). Tibolon (*Liviella*) ist ein synthetisches Steroid mit östrogenen, gestagenen und schwach androgenen Eigenschaften. Die erhöhte Androgenaktivität verhindert jedoch den positiven Effekt der konventionellen Östrogen-Gestagen-Substitution auf das Plasmacholesterin und die damit verbundene Abnahme des kardiovaskulären Risikos (Farish et al. 1999). Hinzu kommen außerdem 3–4fach höhere DDD-Kosten im Vergleich zur üblichen Östrogen-Gestagen-Substitution.

Erstmals vertreten ist das nichtsteroidale Benzothiophenderivat Raloxifen (*Evista*), das in Deutschland 1998 neu eingeführt wurde. Es wird als selektiver Östrogenrezeptormodulator (SERM) klassifiziert, der den Knochen- und Lipidstoffwechsel ähnlich wie Östrogene beeinflußt, gleichzeitig aber als Östrogenantagonist auf Gebärmutter und Brustdrüse wirkt. In einer Placebo-kontrollierten Studie an 7705 postmenopausalen Frauen mit Osteoporose wurde das Wirbelkörperfrakturrisiko über einen Zeitraum von drei Jahren durch Raloxifen um 30–50% gesenkt (Ettinger et al. 1999). Nichtvertebrale Frakturen wurden nicht beeinflußt, obwohl alle Patientinnen zusätzlich Calcium und Colecalciferol erhalten hatten. Das Thromboserisiko wurde dreifach erhöht.

### Östrogen-Kombinationen

Auch die Östrogen-Kombinationen mit Gestagenzusatz zur Substitution im Klimakterium haben insgesamt leicht abgenommen. Die einzelnen Kombinationsgruppen haben sich jedoch unterschiedlich entwickelt. Weiter zugenommen haben die Kombinationen aus Estradiol und Norethisteron, insbesondere das Kombinationspflaster *Estragest TTS* mit einer geringeren Dosierung (Tabelle 45.4). Alle anderen Präparategruppen haben leicht bis deutlich abgenommen (Tabellen 45.4 und 45.5). Die Östrogen-Gestagen-Kombinationen sind für eine zyklusgerechte Substitution in der Postmenopause geeignet, vor allem mit dem Ziel einer Ausschaltung des Korpuskarzinomrisikos bei Patientinnen mit intakter Gebärmutter.

Bei *Gynodian Depot* handelt es sich um eine Kombination aus Estradiolvalerat und dem Androgen Prasteronenantat, die als Depot im Abstand von vier Wochen intramuskulär injiziert wird. Dehydroepiandrosteron (Prasteron) ist das mengenmäßig bedeutendste Steroidhormon der Nebennierenrinde, das die höchsten Werte bei Zwanzigjährigen erreicht und mit dem Alter kontinuierlich auf 20–30% der Ausgangswerte abfällt. Seit einigen Jahren besteht daher ein zunehmendes Interesse an einer Hormonsubstitution mit Dehydroepiandrosteron in der Menopause und im Alter, ohne daß bisher ausreichende Daten für die Beurteilung seiner Wirkung erarbeitet worden sind (Lamberts et al. 1997, Katz und Morales 1998). Daher wird der Einsatz von Dehydroepiandrosteron außerhalb von klinischen Studien derzeit nicht empfohlen, insbesondere auch unter dem Eindruck des nicht überwachten Verkaufs als Nahrungsergänzungsmittel in den USA. Für das Kombinationspräparat *Gynodian Depot* ist kürzlich in einer Einjahresstudie an 120 postmenopausalen Frauen eine Zunahme der Knochendichte und der sexuellen Aktivität beobachtet worden (Castelo-Branco et al. 2000). Nachteilig war ein Anstieg von LDL-Cholesterin und Serumtriglyzeriden. Die Verordnungen von *Gynodian Depot* waren im Jahr 2000 rückläufig.

**Tabelle 45.4:** Verordnungen von Estradiol-Gestagen-Kombinationen 2000. Angegeben sind die 2000 verordneten Tagesdosen, die Änderungen gegenüber 1999 und die mittleren Kosten je DDD 2000.

| Präparat | Bestandteile | DDD in Mio. | Änderung in % | DDD-Kosten in DM |
|---|---|---|---|---|
| **Estradiol und Norethisteron** | | | | |
| Kliogest N | Estradiol Norethisteronacetat | 92,3 | (−14,6) | 0,71 |
| Estragest TTS | Estradiol Norethisteronacetat | 39,4 | (+158,0) | 0,69 |
| Merigest | Estradiolvalerat Norethisteron | 36,9 | (+34,4) | 0,64 |
| Activelle | Estradiol Norethisteronacetat | 30,9 | (+67,8) | 0,69 |
| Trisequens | Estradiol Norethisteronacetat | 27,8 | (−16,6) | 0,74 |
| Mericomb | Estradiolvalerat Norethisteron | 21,7 | (+31,4) | 0,51 |
| Estracomb TTS | Estradiol Norethisteronacetat | 12,0 | (−26,0) | 0,80 |
| Gynamon | Estradiol Norethisteronacetat | 7,4 | (+27,5) | 0,48 |
| | | 268,3 | (+11,3) | 0,68 |
| **Estradiol und Medroxyprogesteron** | | | | |
| Sisare | Estradiolvalerat Medroxyprogesteronacetat | 12,6 | (−23,9) | 0,64 |
| Estrafemol | Estradiolvalerat Medroxyprogesteronacetat | 9,3 | (−10,9) | 0,59 |
| Procyclo | Estradiolvalerat Medroxyprogesteronacetat | 5,2 | (−16,7) | 0,64 |
| Osmil | Estradiol Medroxyprogesteronacetat | 4,7 | (−25,5) | 0,54 |
| | | 31,7 | (−19,6) | 0,61 |
| **Estradiol und andere Gestagene** | | | | |
| Klimonorm | Estradiolvalerat Levonorgestrel | 41,7 | (−12,9) | 0,54 |
| Cyclo-Progynova | Estradiolvalerat Norgestrel | 24,9 | (−17,8) | 0,58 |
| Femoston | Estradiol Dydrogesteron | 14,7 | (+198,6) | 0,66 |
| Oestronara | Estradiolvalerat Levonorgestrel | 14,2 | (−18,9) | 0,64 |
| | | 95,6 | (−5,0) | 0,58 |
| **Summe** | | 395,7 | (+3,8) | 0,65 |

**Tabelle 45.5:** Verordnungen weiterer Östrogenkombinationen 2000. Angegeben sind die 2000 verordneten Tagesdosen, die Änderungen gegenüber 1999 und die mittleren Kosten je DDD 2000.

| Präparat | Bestandteile | DDD in Mio. | Änderung in % | DDD-Kosten in DM |
|---|---|---|---|---|
| **Mit konjugierten Östrogenen** | | | | |
| Presomen comp. Drag. | Konjugierte Östrogene Medrogeston | 147,9 | (−10,2) | 0,58 |
| Climopax | Konjugierte Östrogene Medroxyprogesteronacetat | 47,1 | (+38,1) | 0,59 |
| Climopax Cyclo | Konjugierte Östrogene Medroxyprogesteronacetat | 8,8 | (+9,1) | 0,57 |
| Climarest plus | Konjugierte Östrogene Medroxyprogesteronacetat | 5,0 | (−14,7) | 0,59 |
| | | 208,7 | (−1,8) | 0,58 |
| **Mit anderen Östrogenen** | | | | |
| Gynodian Depot | Estradiolvalerat Prasteronenantat | 39,0 | (−14,3) | 0,74 |
| Cyclo-Menorette | Estradiolvalerat Estriol Levonorgestrel | 36,9 | (−22,5) | 0,60 |
| Climen | Estradiolvalerat Cyproteronacetat | 27,7 | (−0,6) | 0,66 |
| CycloÖstrogynal | Estradiolvalerat Estriol Levonorgestrel | 26,1 | (−4,4) | 0,48 |
| | | 129,7 | (−12,5) | 0,63 |
| Summe | | 338,4 | (−6,2) | 0,60 |

## Antiöstrogene

Das am häufigsten verordnete Antiöstrogen Tamoxifen (*Tamoxifen Hexal, Tamoxifen-ratiopharm, Tamokadin*) wird als Adjuvans bei der Behandlung des metastasierenden Mammakarzinoms, vor allem bei Estradiolrezeptor-positiven Patientinnen in der Postmenopause, angewendet (Tabelle 45.6). Weiterhin ist die primärprophylaktische Wirkung von Tamoxifen in mehreren Studien untersucht worden. In der amerikanischen BCPT-Studie (Breast Cancer Prevention Trial) wurde eine 49%ige Senkung des Auftretens des Mammakarzinoms bei Frauen

**Tabelle 45.6:** Verordnungen von Antiöstrogenen 2000. Angegeben sind die 2000 verordneten Tagesdosen, die Änderungen gegenüber 1999 und die mittleren Kosten je DDD 2000.

| Präparat | Bestandteile | DDD in Mio. | Änderung in % | DDD-Kosten in DM |
|---|---|---|---|---|
| Tamoxifen Hexal | Tamoxifen | 9,5 | (−1,8) | 1,23 |
| Tamoxifen-ratiopharm | Tamoxifen | 9,5 | (+7,4) | 1,24 |
| Tamokadin | Tamoxifen | 5,3 | (−12,6) | 1,20 |
| Summe | | 24,4 | (−1,2) | 1,23 |

mit erhöhtem Risiko beobachtet (Fisher et al. 1998). Innerhalb von fünf Jahren erkrankten von insgesamt 13.338 Frauen in der Placebogruppe 154 (2,3%) und in der Tamoxifengruppe 85 (1,3%) an einem invasiven Mammakarzinom. Allerdings war das Nebenwirkungsrisiko in der Tamoxifengruppe für Lungenembolie (17 Fälle) und Endometriumkarzinom (33 Fälle) höher als in der Placebogruppe (6 bzw. 14 Fälle). In den USA ist Tamoxifen im Oktober 1998 zur Primärprophylaxe des Brustkrebs bei Hochrisikopatientinnen zugelassen worden, obgleich zwei europäische Studien zur Primärprävention des Mammakarzinoms bisher keine protektive Wirkung von Tamoxifen zeigen konnten (Powles et al. 1998, Veronesi et al. 1998).

## Gestagene

Gestagene wirken zusammen mit den Östrogenen auf nahezu alle weiblichen Reproduktionsvorgänge. Sie hemmen die Östrogen-induzierte Proliferation des Endometriums und induzieren die Sekretionsphase. Alle Gestagene unterdrücken dosisabhängig die Ovulation und hemmen die Tubenmotilität. In der Schwangerschaft führen Progesteron und 17α-Hydroxyprogesteron zu einer Ruhigstellung des Uterus.

In der Therapie werden heute vor allem synthetische Gestagene eingesetzt, die sich von dem natürlichen Gestagen Progesteron oder von Testosteron ableiten. Die meisten Derivate haben unterschiedliche Zusatzeffekte auf androgene und östrogene Hormonwirkungen. Diese Gestagene sind ungeeignet zur Schwangerschaftserhaltung bei drohendem oder habituellem Abort, weil es in höherer Dosierung zu Virilisierung oder Feminisierung des Fötus kommen kann. Für eine Gestagentherapie in der Schwangerschaft (Gelbkörperinsuffizienz) wird daher nur das natürliche Progesteron als Vaginalsuppositorium bzw. ein Derivat des Progesteronmetaboliten 17α-Hydroxyprogesteron eingesetzt, das keine zusätzlichen androgenen Wirkungen hat.

Reine Gestagenpräparate werden hauptsächlich bei prämenstruellem Syndrom, Dysmenorrhö, Endometriose und zur Zyklusregulierung bei dysfunktionellen Blutungen gegeben. Bei den Monopräparaten kam es vor allem bei den führenden Präparaten zu einer Abnahme der Verordnungen (Tabelle 45.7).

**Tabelle 45.7:** Verordnungen von Gestagenen 2000. Angegeben sind die 2000 verordneten Tagesdosen, die Änderungen gegenüber 1999 und die mittleren Kosten je DDD 2000.

| Präparat | Bestandteile | DDD in Mio. | Änderung in % | DDD-Kosten in DM |
|---|---|---|---|---|
| **Gestagene** | | | | |
| Gestakadin | Norethisteronacetat | 6,6 | (−13,7) | 0,12 |
| Sovel | Norethisteronacetat | 4,7 | (−18,7) | 0,13 |
| Primolut-Nor | Norethisteronacetat | 4,6 | (−3,1) | 0,51 |
| Orgametril | Lynestrenol | 4,5 | (−12,7) | 0,76 |
| Duphaston | Dydrogesteron | 3,9 | (−8,9) | 0,75 |
| Clinofem | Medroxyprogesteronacetat | 3,8 | (−35,6) | 0,70 |
| Chlormadinon Jenapharm | Chlormadinon | 3,7 | (+1,5) | 1,00 |
| Norethisteron Jenapharm | Norethisteronacetat | 3,1 | (+3,7) | 0,26 |
| Utrogest | Progesteron | 3,1 | (+14,8) | 2,08 |
| Prothil | Medrogeston | 1,5 | (−13,7) | 1,39 |
| | | 39,6 | (−11,4) | 0,65 |
| **Gestagen-Östrogen-Kombinationen** | | | | |
| Prosiston | Norethisteronacetat Ethinylestradiol | 1,7 | (−8,3) | 1,07 |
| Primosiston Tabl. | Norethisteronacetat Ethinylestradiol | 1,2 | (+14,3) | 1,85 |
| Östro-Primolut | Norethisteron Ethinylestradiol | 0,7 | (−12,0) | 0,80 |
| | | 3,6 | (−2,7) | 1,28 |
| **Summe** | | 43,2 | (−10,8) | 0,71 |

Die Kombinationspräparate enthalten das stärker wirksame synthetische Östrogen Ethinylestradiol und werden bei dysfunktionellen Blutungen, sekundärer Amenorrhö oder zur Menstruationsverlegung eingesetzt. Die verordneten Mengen waren erneut rückläufig.

## Hormonale Kontrazeptiva

Die häufig verordneten Kontrazeptiva gehören bis auf eine Ausnahme zur Gruppe der Östrogen-Gestagen-Kombinationen. Als Ovulationshemmer supprimieren sie in erster Linie die Ausschüttung der hypothalamischen Gonadoreline und der hypophysären Gonadotropine. Dadurch hemmen sie Follikelwachstum, Ovulation und Gelbkörperbildung. Die Gestagenkomponente vermindert zusätzlich die Proliferation des Endometriums (Nidationshemmung) und steigert die Viskosität des Zervixschleims (Hemmung der Spermienaszension).

Orale Kontrazeptiva sind seit ihrer Einführung vor 40 Jahren kontinuierlich weiterentwickelt worden, um das Nebenwirkungsrisiko zu reduzieren. Nach der Beobachtung von seltenen, aber gefährlichen kardiovaskulären Komplikationen in Form von Schlaganfällen, Herzinfarkten und Thromboembolien (Royal College of General Practitioners 1981) wurde zunächst Ethinylestradiol als wichtigste Östrogenkomponente von 50 µg auf 20–30 µg pro Tag reduziert. Mit diesen neuen Präparaten der sogenannten zweiten Generation gingen die thromboembolischen Zwischenfälle zurück. Weiterhin wurden niedrig dosierte Gestagene aus der Gruppe der Gonangestagene als sogenannte dritte Generation der Kontrazeptiva eingeführt, Desogestrel im Jahre 1981 und Gestoden im Jahre 1987. Einige Jahre später wurden 61 Verdachtsfälle von zerebrovaskulären Störungen unter Einnahme von gestodenhaltigen Kontrazeptiva gemeldet (König 1991). Im Oktober 1995 wurden drei große Studien bekannt, in denen ein erhöhtes thromboembolisches Risiko für die beiden niedrig dosierten Gestagene bestätigt wurde. Das Risiko war in einer multinationalen Fallkontrollstudie für Kontrazeptiva mit Desogestrel (9,1fach) und für Gestoden (9,1fach) im Vergleich zu Levonorgestrel (3,5fach) gegenüber Nichtanwenderinnen erhöht (World Health Organization Collaborative Study 1995). Ähnliche Daten ergaben zwei weitere Studien (Jick et al. 1995, Spitzer et al. 1996). Möglicherweise ist dieses Ergebnis durch ein zusätzliches thromboembolisches Risiko bei jungen Erstanwenderinnen bedingt. Obwohl das absolute Risiko für Thrombo-

**Tabelle 45.8:** Verordnungen von Kontrazeptiva (Einphasenpräparate) 2000. Angegeben sind die 2000 verordneten Tagesdosen, die Änderungen gegenüber 1999 und die mittleren Kosten je DDD 2000.

| Präparat | Bestandteile | DDD in Mio. | Änderung in % | DDD-Kosten in DM |
|---|---|---|---|---|
| **Mit Levonorgestrel** | | | | |
| MonoStep | Ethinylestradiol Levonorgestrel | 36,5 | (+2,7) | 0,31 |
| Leios | Levonorgestrel Ethinylestradiol | 31,9 | (−2,7) | 0,51 |
| Miranova | Ethinylestradiol Levonorgestrel | 30,7 | (+21,0) | 0,51 |
| Microgynon | Ethinylestradiol Levonorgestrel | 27,1 | (−1,8) | 0,28 |
| Femigoa | Ethinylestradiol Levonorgestrel | 27,0 | (−3,3) | 0,31 |
| Minisiston | Ethinylestradiol Levonorgestrel | 21,6 | (+0,4) | 0,31 |
| | | 174,8 | (+2,4) | 0,38 |
| **Weitere Einphasenpräparate** | | | | |
| Valette | Ethinylestradiol Dienogest | 62,3 | (+4,8) | 0,58 |
| Belara | Ethinylestradiol Chlormadinonacetat | 32,8 | (+113,1) | 0,58 |
| Cilest | Ethinylestradiol Norgestimat | 25,3 | (+7,6) | 0,32 |
| Desmin | Ethinylestradiol Desogestrel | 13,0 | (+102,2) | 0,41 |
| Lovelle | Ethinylestradiol Desogestrel | 12,1 | (+2,7) | 0,51 |
| Nora-ratiopharm | Ethinylestradiol Norethisteron | 4,5 | (+45,7) | 0,23 |
| Eve | Ethinylestradiol Norethisteron | 3,8 | (−35,7) | 0,50 |
| | | 153,8 | (+22,5) | 0,50 |
| **Summe** | | 328,6 | (+10,9) | 0,44 |

embolien gering ist (jährlich 1–3 Fälle pro 100.000 Frauen), ordnete das Bundesinstitut für Arzneimittel und Medizinprodukte am 5. November 1995 eine Gegenanzeige für Erstanwenderinnen unter 30 Jahren an. Auf Antrag der betroffenen Hersteller hob das Berliner Verwaltungsgericht diese Einschränkung im Dezember 1997 im Eilverfahren und im Juni 1998 im Hauptverfahren wieder auf (VG 14 A 360.97/361.97/379.97). Die Kontroverse um die hormonalen Kontrazeptiva der dritten Generation geht weiter. Nach einer aktuellen Metaanalyse von 12 Studien sind orale Kontrazeptiva der dritten Generation mit einem 1,7fach erhöhten Thromboserisiko im Vergleich mit Kontrazeptiva der zweiten Generation assoziiert (Kemmeren et al. 2001)

In der Gesamtgruppe der hormonalen Kontrazeptiva bewegt sich der Verordnungstrend weiter in Richtung der Einphasenpräparate, während die Verordnungen aller weiteren Kontrazeptiva insgesamt rückläufig sind (Tabellen 45.8 und 45.9). Bei den Einphasenpräparaten hat sich die Kombination aus Ethinylestradiol und Levonorgestrel mit einem Anteil von 53% zur Standardkombination entwickelt. Überdurchschnittliche Zuwachsraten hat allerdings nur noch *Miranova* mit einem niedrigen Östrogengehalt von 20 µg Ethinylestradiol erreicht. Daneben sind Kontrazeptiva mit den antiandrogenen Gestagenen Dienogest und Chlormadinonacetat bedeutsam, auf die inzwischen über 25% der Verordnungen bei den Einphasenpräparaten entfallen. Dazu gehören *Valette*, das mit Abstand am häufigsten verordnete Kontrazeptivum, und das weiter stark angestiegene Präparat *Belara*. Auffälligerweise haben auch die beiden Desogestrel-Kombinationen (*Desmin*, *Lovelle*) zugenommen.

Ein weiteres Desogestrelpräparat (*Biviol*) ist bei den Zweiphasenpräparaten vertreten. Es hat damit den Anschein, daß desogestrelhaltige Kontrazeptiva trotz der international lebhaften Diskussion über das erhöhte Thromboembolierisiko wieder am Markt durchsetzbar sind.

Die Gruppe der Dreiphasenpräparate hat durch das Hinzukommen von *NovaStep* wieder etwas an Bedeutung gewonnen. Sowohl Zweiphasen- wie auch Dreiphasenpräparate enthalten relativ höhere Östrogenanteile als die Einphasenpräparate. Es gibt aber bisher keine zuverlässigen Kriterien für die Entscheidung, ob eine Patientin Ein-, Zwei- oder Dreiphasenpräparate gut vertragen wird.

**Tabelle 45.9:** Verordnungen von weiteren Kontrazeptiva 2000. Angegeben sind die 2000 verordneten Tagesdosen, die Änderungen gegenüber 1999 und die mittleren Kosten je DDD 2000.

| Präparat | Bestandteile | DDD in Mio. | Änderung in % | DDD-Kosten in DM |
|---|---|---|---|---|
| **Zweiphasenpräparate** | | | | |
| Neo-Eunomin | Ethinylestradiol Chlormadinonacetat | 18,8 | (−16,2) | 0,58 |
| Biviol | Desogestrel Ethinylestradiol | 7,8 | (+7,1) | 0,39 |
| | | 26,5 | (−10,5) | 0,52 |
| **Dreiphasenpräparate** | | | | |
| Trigoa | Levonorgestrel Ethinylestradiol | 14,0 | (−4,6) | 0,32 |
| NovaStep | Levonorgestrel Ethinylestradiol | 5,0 | (+75,2) | 0,31 |
| | | 19,0 | (+8,4) | 0,31 |
| **Depotgestagene** | | | | |
| Depo-Clinovir | Medroxyprogesteronacetat | 7,2 | (−2,5) | 0,60 |
| **Postkoitale Kontrazeption** | | | | |
| Tetragynon | Ethinylestradiol Levonorgestrel | 0,1 | (+34,5) | 15,12 |
| Summe | | 52,8 | (−3,3) | 0,47 |

## Literatur

Castelo-Branco C., Vicente J.J., Figueras F,. Sanjuan A., Martinez de Osaba M.J., Casals E. et al. (2000): Comparative effects of estrogens plus androgens and tibolone on bone, lipid pattern and sexuality in postmenopausal women. Maturitas 34: 161–168.

Cauley J.A., Black D.M., Barrett-Connor E., Harris F., Shields K., Applegate W., Cummings S.R. (2001): Effects of hormone replacement therapy on clinical fractures and height loss: the heart and estrogen/Progestin replacement study (HERS). Am. J. Med. 110: 442–450.

Cauley J.A., Seeley D.G., Ensrud K., Ettinger B., Black D., Cummings S.R. (1995): Estrogen replacement therapy and fractures in older women. Ann. Intern. Med. 122: 9–16.

Colditz G.A., Hankinson S.E., Hunter D.J., Willett W.C., Manson J.E. et al. (1995): The use of estrogens and progestins and the risk of breast cancer in postmenopausal women. N. Engl. J. Med. 332: 1589–1593.

Collaborative Group on Hormonal Factors in Breast Cancer (1997): Breast cancer and hormone replacement therapy: collaborative reanalysis of data from 51 epidemiological studies of 52705 women with breast cancer and 108411 women without breast cancer. Lancet 350: 1047-1059.

Ettinger B., Black D.M., Mitlak B.H., Knickerbocker R.K., Nickelsen T., Genant H.K. et al. for the Multiple Outcomes of Raloxifene Evaluation (MORE) Investigators (1999): Reduction of vertebral fracture risk in postmenopausal women with osteoporosis treated with raloxifene: results from a 3-year randomized clinical trial. JAMA 282: 637-645.

Farish E., Barnes J.F., Fletcher C.D., Ekevall K., Calder A., Hart D.M. (1999): Effects of tibolone on serum lipoprotein and apolipoprotein levels compared with a cyclical estrogen/progesteron regimen. Menopause 6: 98-104.

Fisher B., Constantino J.P., Wickerham L.D., Redmond C.K. et al. (1998): Tamoxifen for prevention of breast cancer: report of the National Surgical Adjuvant Breast and Bowel Project P-1 Study. J. Natl. Cancer I. 90: 1371-1388.

Grady D., Rubin S.M., Petitti D.B., Fox C.S., Black D., Ettinger B. et al. (1992): Hormone therapy to prevent disease and prolong life in postmenopausal women. Ann. Intern. Med. 117: 1016-1037.

Hully S., Grady D., Bush T., Furberg C., Herrington D., Riggs B., Vittinghoff E. (1998): Randomized trial of estrogen plus progestin for secondary prevention of coronary heart disease in postmenopausal women. JAMA 280: 605-613.

Jick H., Jick S.S., Gurewich V., Myers M.W., Vasilakis C. (1995): Risk of idiopathic cardiovascular death and nonfatal venous thromboembolism in women using oral contraceptives with differing progestagen components. Lancet 346: 1589-1593.

Katz S., Morales A.J. (1998): Dehydroepiandrosterone (DHEA) and DHEA-sulfate (DS) as therapeutic options in menopause. Semin. Reprod. Endocrinol. 16: 161-170.

Kemmeren J.M., Algra A., Grobbee D.E. (2001): Third generation oral contraceptives and risk of venous thrombosis: meta-analysis. Brit. Med. J. 323: 1-9.

König H.J. (1991): Hirnkreislaufstörungen unter Einnahme gestodenhaltiger hormonaler oraler Kontrazeptiva – Kausalität oder Koinzidenz? Dtsch. Ärztebl. 91: C-1745-1748.

Lamberts S.W., van den Beld A.W., van der Lely A.J. (1997): The endocrinology of aging. Science 278: 419-424.

Mosca L., Collins P., Herrington D.M., Mendelsohn M.E., Pasternak R.C., Robertson R.M. et al. (2001): Hormone replacement therapy and cardiovascular disease. A statement for healthcare professionals from the American Heart Association. Circulation 104: 499-503.

Powles T., Eeles R., Ashley S., Easton D., Chang J. et al. (1998): Interim analysis of the incidence of breast cancer in the Royal Marsden Hospital Tamoxifen randomised Chemoprevention Trial. Lancet 352: 98-101.

Royal College of General Practitioners Oral Contraception Study (1981): Further analysis of mortality in oral contraceptive users. Lancet I: 541-546.

Schairer C., Lubin J., Troisi R., Sturgeon S., Brinton L., Hoover R. (2000): Menopausal estrogen and estsrogen-progestin replacement therapy and breast cancer risk. JAMA 283: 485-491.

Spitzer W.O., Lewis M.A., Heinemann L.A.J., Thorogood M., MacRae K.D. (1996): Third generation oral contraceptives and risk of venous thromboembolic disorders: an international case-control study. Brit. Med. J. 312: 83–88.

Stampfer M.J., Colditz G.A. (1991): Estrogen replacement therapy and coronary heart disease: a quantitative assessment of the epidemiologic evidence. Prev. Med. 20: 47–63.

Veronesi U., Maisonneuve P., Costa A., Saccini V. Maltoni C. et al. on behalf of the Italian Tamoxifen Prevention Study (1998): Prevention of breast cancer with tamoxifen: preliminary findings from the Italian randomised trial amoung hysterectomised women. Italian Tamoxifen Prevention Study. Lancet 352: 93–97.

World Health Organization Collaborative Study of Cardiovascular Disease and Steroid Hormone Contraception (1995): Effect of different progestagens in low oestrogen oral contraceptives on venous thromboembolic disease. Lancet 346: 1582–1588.

# 46. Spasmolytika

ULRICH SCHWABE

Spasmolytika werden zur Lösung krampfartiger Schmerzen im Bereich von Magen, Darm, Gallenwegen, Harnwegen und des weiblichen Genitale eingesetzt. Wichtigste Gruppe sind die Anticholinergika (Antimuskarinika, Parasympatholytika), die Kontraktionen cholinerg innervierter glatter Muskeln über eine Blockade muskarinischer Acetylcholinrezeptoren hemmen. Hauptvertreter dieser neurotropen Spasmolytika sind Atropin, Scopolaminderivate und synthetische Anticholinergika. Während die natürlichen Belladonnaalkaloide Atropin und Scopolamin eine gute Bioverfügbarkeit aufweisen, ist die therapeutische Wirksamkeit vieler synthetischer Anticholinergika nur nach parenteraler Injektion, aber nicht nach oraler oder rektaler Gabe ausreichend belegt, da viele der pharmakologisch wirksamen Substanzen aufgrund geringer

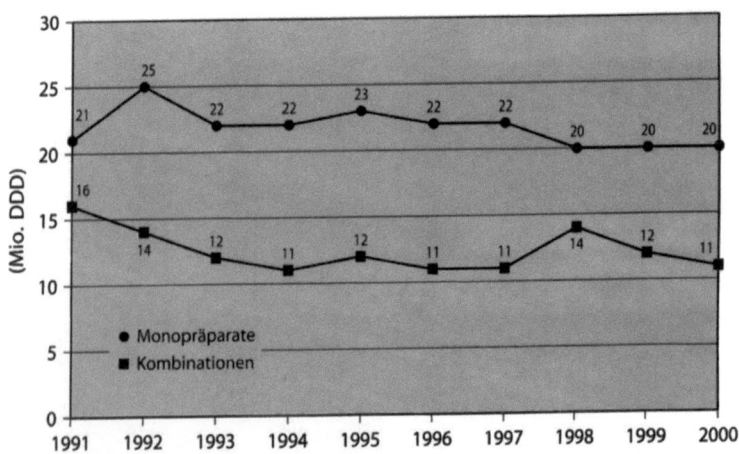

**Abbildung 46.1:** Verordnungen von Spasmolytika 1991 bis 2000. Gesamtverordnungen nach definierten Tagesdosen (DDD)

**Tabelle 46.1:** Verordnungen von Spasmolytika 2000. Angegeben sind die verordnungshäufigsten Präparate mit Verordnungsrang, Verordnungen und Umsatz 2000 im Vergleich zu 1999.

| Rang | Präparat | Verordnungen in Tsd. | Änd. % | Umsatz Mio. DM | Änd. % |
|---|---|---|---|---|---|
| 127 | Buscopan plus | 954,1 | -5,9 | 15,2 | -4,5 |
| 130 | Buscopan | 948,6 | -4,0 | 11,5 | -7,3 |
| 358 | Spasmo-Cibalgin comp. S | 462,4 | -10,9 | 27,8 | -2,7 |
| 556 | BS-ratiopharm | 329,4 | +12,5 | 3,4 | +10,2 |
| 661 | Duspatal | 274,6 | -5,7 | 19,9 | -6,1 |
| 672 | Cholspasmin forte | 271,8 | -9,3 | 8,1 | -7,8 |
| 890 | Spasman | 196,7 | -16,5 | 6,6 | -12,5 |
| 1079 | Paveriwern | 157,1 | -5,1 | 1,9 | -3,2 |
| 1287 | Mebemerck | 128,7 | +24,1 | 6,0 | +29,9 |
| 1485 | Petadolex | 108,8 | +7,7 | 5,5 | +22,7 |
| 1582 | Ila-Med M | 99,4 | +17,3 | 1,4 | +22,5 |
| 2013 | Panchelidon | 69,5 | -41,7 | 3,5 | -39,1 |
| 2172 | Spasmo-Cibalgin S | 60,7 | -17,9 | 1,8 | -11,9 |
| Summe | | 4061,7 | -5,3 | 112,3 | -4,2 |
| Anteil an der Indikationsgruppe | | 94,4% | | 96,0% | |
| Gesamte Indikationsgruppe | | 4304,1 | -6,1 | 116,9 | -4,9 |

Resorption oder hoher präsystemischer Elimination keine wirksamen Plasmaspiegel erreichen.

Die Spasmolytika sind eine relativ kleine Indikationsgruppe, die im Jahr 2000 nach Verordnungen und Umsatz erneut rückläufig ist (Tabelle 46.1). Damit setzt sich der seit 1992 abnehmende Trend der Verordnungen weiter fort, der vor allem bei den Monopräparaten erkennbar ist (Abbildung 46.1). Weitere Spasmolytika werden bei den Urologika (Kapitel 47) besprochen.

## Monopräparate

Mebeverin (*Duspatal, Mebemerck*) ist nach definierten Tagesdosen (DDD) weiterhin das am häufigsten verordnete Spasmolytikum (Tabelle 46.2). Es gehört zur Gruppe der myotropen Spasmolytika und wird speziell für die Behandlung des Reizdarms eingesetzt. Die Arzneitherapie wird bei dieser Krankheit jedoch schon seit längerem als problematisch angesehen, seit Klein (1988) bei der Auswertung von

**Tabelle 46.2:** Verordnungen von Spasmolytika 2000. Angegeben sind die 2000 verordneten Tagesdosen, die Änderungen gegenüber 1999 und die mittleren Kosten je DDD 2000.

| Präparat | Bestandteile | DDD in Mio. | Änderung in % | DDD-Kosten in DM |
|---|---|---|---|---|
| **Monopräparate** | | | | |
| Duspatal | Mebeverin | 9,4 | (−5,3) | 2,12 |
| Cholspasmin forte | Hymecromon | 8,0 | (−7,5) | 1,00 |
| Mebemerck | Mebeverin | 3,6 | (+26,4) | 1,68 |
| Buscopan | Butylscopolamin | 3,3 | (−7,2) | 3,53 |
| Petadolex | Pestwurzextrakt | 2,0 | (+15,1) | 2,70 |
| Paveriwern | Mohnpflanzenextrakt | 1,9 | (−2,9) | 0,97 |
| Panchelidon | Extr. Chelidonii | 1,5 | (−41,9) | 2,37 |
| BS-ratiopharm | Butylscopolamin | 1,2 | (+10,1) | 2,70 |
| Ila-Med M | Pipenzolat | 0,5 | (+21,3) | 2,93 |
| | | 31,4 | (−4,1) | 1,94 |
| **Kombinationspräparate** | | | | |
| Buscopan plus | Butylscopolamin Paracetamol | 3,6 | (−4,8) | 4,22 |
| Spasmo-Cibalgin comp. S | Propyphenazon Drofenin Codein | 3,5 | (−7,5) | 7,86 |
| Spasman | Demelverin Trihexyphenidyl | 3,4 | (−10,8) | 1,91 |
| Spasmo-Cibalgin S | Propyphenazon Drofenin | 0,3 | (−16,9) | 5,56 |
| | | 10,9 | (−8,0) | 4,71 |
| Summe | | 42,3 | (−5,2) | 2,66 |

kontrollierten Studien der vorangehenden 20 Jahre keine ausreichenden Belege für die Wirksamkeit von Arzneimitteln bei der Therapie des Reizkolons gefunden hat. Seiner Meinung nach sollten Ärzte immer von einer chronischen Gabe kostenträchtiger Arzneimittel abraten, da die Nebenwirkungen störender als die Beschwerden des Reizdarms sein können. Eine aktuelle Metaanalyse über 24 klinische Studien mit Spasmolytika beim Reizdarm hat dieses Ergebnis zumindest teilweise bestätigt. Signifikante Effekte der Spasmolytika wurden für Schmerzerleichterung gefunden, obwohl die Unterschiede zwischen Placebo (41% der Patienten) und Spasmolytika (53%) nur gering waren

(Poynard et al. 2001). Bei Transitveränderungen, Diarrhö und Obstipation ergaben sich dagegen keine signifikanten Unterschiede. Auch Mebeverin hatte in einer Placebo-kontrollierten Studie keinen signifikanten Effekt (Kruis et al. 1986). Seit einigen Jahren ist die Beleglage von Mebeverin sogar noch ungünstiger geworden, da der aktive Wirkstoff nach oraler Gabe infolge einer kompletten präsystemischen Hydrolyse durch unspezifische Esterasen im Blut nicht nachweisbar war (Dickinson et al. 1991, Sommers et al. 1997). Der $5HT_3$-Rezeptorantagonist Alosetron war signifikant wirksamer als Mebeverin bei Frauen mit nichtobstipiertem Reizdarmsyndrom (Jones et al. 1999).

Hymecromon (*Cholspasmin forte*) ist ein Choleretikum und Spasmolytikum, das bei Gallensteinleiden und Cholangitis sowie bei Dyskinesien und Krampfzuständen im Gallenwegsbereich eingesetzt wird. In Probandenstudien wurde nach i.v. Injektion von 400 mg Hymecromon eine Erweiterung des Hauptgallengangs beobachtet (Heistermann et al. 1997), die möglicherweise auf eine biliäre Elimination der Substanz zurückzuführen ist. Die orale Bioverfügbarkeit beträgt nur 1,8% (Garrett et al. 1993). Bei Patienten mit Postcholecystektomiesyndrom wurde in einer Placebo-kontrollierten Studie nach oraler Gabe eine Abnahme krampfartiger Oberbauchscherzen beschrieben, die jedoch aufgrund fehlender statistischer Angaben nicht nachvollziehbar ist (Hoffmann et al. 1986).

An dritter Stelle folgt Butylscopolamin (*Buscopan, BS-ratiopharm*) aus der Gruppe der neurotropen Spasmolytika (Tabelle 46.2). Als Scopolaminderivat blockiert es die Acetylcholinwirkung an peripheren Organen, die durch cholinerge Nerven innerviert werden, zu einem kleinen Teil auch über einen ganglienblockierenden Effekt. Die quaternäre Stickstoffverbindung kann die Bluthirnschranke nicht durchdringen, wird aber aus dem gleichen Grunde bei oraler Gabe nur zu 8% resorbiert. Noch geringer ist die Resorption als Zäpfchen (3%). Nach parenteraler Gabe ist Butylscopolamin (20 mg i.v.) bei Kolikschmerzen durch Gallensteine sicher wirksam, allerdings langsamer als Metamizol oder Tramadol (Schmieder et al. 1993). Die Wirksamkeit der oralen oder rektalen Gabe ist nicht durch kontrollierte Studien dokumentiert. Ob Tabletten und vor allem Zäpfchen zuverlässig wirken, ist daher zweifelhaft, zumal die empfohlene Einzeldosis (10 mg) trotz der marginalen Resorptionsquote nur halb so hoch wie die parenterale Dosis liegt.

Pipenzolat (*Ila-Med M*) ist ein weiterer Vertreter der quaternären Anticholinergika ohne ausreichende Dokumentation der oralen Wirksamkeit. Das Präparat wird vor allem in der niedrig dosierten Form verordnet, die vom Hersteller in erster Linie für Säuglinge und Kleinkinder zur Behandlung gastrointestinaler Spasmen, z. B. Pylorospasmus, Säuglingskoliken und Erbrechen, empfohlen wird. Für diese Indikation gibt es nach einer Medline-Recherche jedoch nur einen Bericht über Todesfälle bei Säuglingen, die wegen Säuglingskoliken mit einem Pipenzolat-haltigen Kombinationspräparat behandelt wurden (Tahir 1992). Aber auch für die Anwendung bei Erwachsenen fanden sich lediglich ältere Arbeiten über die Wirkung auf die Magensekretion bei peptischem Ulkus. Orale Einzeldosen von 10 mg Pipenzolat wirkten jedoch auf die Magensekretion nicht besser als Placebo (Duggan 1965, Vincent et al. 1967).

*Panchelidon* enthält Schöllkrautextrakt (Chelidonium majus) mit dem Alkaloid Chelidonin, das choleretisch und spasmolytisch wirkt. Die nachprüfbaren Belege beschränken sich auf tierexperimentelle Daten an der isoliert perfundierten Rattenleber und am Rattendarm (Vahlensieck et al. 1995, Boegge et al. 1996). Danach erreichte Schöllkrautextrakt (200 mg/l) nur 15% der Papaverinwirkung, so daß selbst mit einer im Vergleich zur therapeutischen Anwendung erheblichen Überdosis (ca. 50fach) nur eine marginale Spasmolyse erzielbar war. Unter Berücksichtigung des mangelhaft dokumentierten Nutzens fällt auf, daß kürzlich mehrere Hepatitisfälle nach Gabe von Schöllkrautpräparaten beobachtet wurden (Strahl et al. 1998, Benninger et al. 1999).

*Paveriwern* enthält einen auf Morphin standardisierten Schlafmohnextrakt, der bei Krämpfen des Magendarmtraktes angewendet werden soll. Hier stimmt weder die Indikation noch die Dosierung. Da Morphin am Darm selbst spasmogen wirkt, müßte zumindest eine Standardisierung auf das spasmolytisch wirkende Papaverin vorgenommen werden, das ebenfalls in Schlafmohnextrakten vorkommt. Die empfohlene Einzeldosis des Extraktes enthält 0,15 mg Morphin und ist daher im Vergleich zur üblichen oralen Morphindosis mindestens hundertfach unterdosiert. *Paveriwern* ist damit ein weiteres Beispiel für die vielen Phytoplacebos, die uns die besonderen Therapierichtungen des Arzneimittelgesetzes beschert haben.

## Kombinationspräparate

Ein Viertel der Spasmolytikaverordnungen entfällt auf Kombinationspräparate (Tabelle 46.2). In den meisten Fällen sind nichtopioide Analgetika als weitere Komponenten enthalten, die bei schmerzhaften Spasmen durchaus wirksam sein könnten. Von den häufig verordneten Präparaten dieser Gruppe erfüllt jedoch keines die Ansprüche, die an sinnvolle Kombinationen zu stellen sind.

*Spasmo-Cibalgin S* und *Spasmo-Cibalgin comp. S* enthalten das synthetische Anticholinergikum Drofenin, das in Deutschland nur als Kombinationspräparat im Handel ist. Möglicherweise ist darauf die mangelhafte Dokumentation dieser Substanz zurückzuführen, die sich lediglich auf eine ältere Praxisstudie beschränkt (Gromer 1967). Weiterhin fällt auf, daß in der pharmakologischen Standardliteratur eine Einzeldosis von Drofenin (50–100 mg) angegeben wird, die 2–4fach höher liegt als die Dosisempfehlung des Herstellers für die Kombination (Mutschler et al. 2001). Unter diesen Umständen ist der Beitrag des Spasmolytikums zur Gesamtwirkung der Kombination schwierig zu beurteilen. *Spasmo-Cibalgin comp. S* ist weiterhin das umsatzstärkste Spasmolytikum, obwohl die Verordnungen seit 1994 um 55% abgenommen haben. Im gleichen Zeitraum wurden die Preise um 90–100% erhöht, womit die Herstellerfirma zwar nicht die therapeutische Qualität, aber wenigstens den Umsatz ihres Präparates sichern konnte.

*Buscopan plus* ist ebenfalls wenig empfehlenswert, da das quaternäre Butylscopolamin nur geringfügig resorbiert wird und nicht entsprechend hoch dosiert ist. Immerhin liegt für dieses Kombinationspräparat eine kontrollierte Komponentenstudie bei Patienten mit irritablem Kolon vor (Schäfer und Ewe 1990). Angesichts der bekannten hohen Placeboquote (hier 64%) und des geringen zusätzlichen Effekts der Kombination (81%) sind Zweifel berechtigt, zumal der Nutzen einer chronischen Arzneitherapie bei dieser Krankheit uneinheitlich ist (Poynard et al. 2001).

*Spasman* stammt ursprünglich aus der ehemaligen DDR und enthält zwei spasmolytisch wirkende Substanzen. Trihexyphenidyl überwindet als tertiäres Amin gut die Bluthirnschranke und wird deshalb primär als zentrales Anticholinergikum beim Morbus Parkinson unter dem Handelsnamen *Parkopan* eingesetzt (s. Kapitel 41, Parkinsonmittel). Demelverin wird ebenfalls der Gruppe der Spasmolytika zugeordnet, findet aber nirgendwo im Schrifttum Erwähnung. Somit ist nicht beurteilbar, warum hier eine Kombination zweier Spasmolytika vorgenommen wurde.

## Literatur

Benninger J., Schneider H.T., Schuppan D., Kirchner T., Hahn E.G. (1999): Acute hepatitis induced by greater celandine (Chelidonium majus). Gastroenterology 117: 1234-1237.

Boegge S.C., Kesper S., Verspohl E.J., Nahrstedt A. (1996): Reduction of ACh-induced contraction of rat isolated ileum by coptisine, (+)-caffeoylmalic acid, Chelidonium majus, and Corydalis lutea extracts. Planta Med. 62: 173-174.

Dickinson R.G., Baker P.V., Franklin M.E., Hooper W.D. (1991): Facile hydrolysis of mebeverine in vitro and in vivo: negligible circulating concentrations of the drug after oral administration. J. Pharm. Sci. 80: 952-957.

Duggan J.M. (1965): A controlled trial of an anticholinergic drug, pipenzolate methylbromide („piptal"), in the management of peptic ulcer. Med. J. Aust. 2: 826-827.

Garrett E.R., Venitz J., Eberst K., Cerda J.J. (1993): Pharmacokinetics and bioavailabilities of hymecromone in human volunteers. Biopharm. Drug Dispos. 14: 13-39.

Gromer H. (1967): Schmerzbekämpfung mit Spasmo-Cibalgin comp.® in der Allgemeinpraxis. Dtsch. Med. J. 18: 547-551.

Heistermann H.P., Krawzak H.-W., Andrejeweski K., Hohlbach G. (1997): Pharmakologische Beeinflussung der postprandialen Gallengangskinetik - Sonographische Lumenmessung des Gallenganges. Ultraschall in Med. 18: 84-87.

Hoffmann J., Badenberg B., Day U.-H., Garanin G., Lohr E. (1986): Hymecromon bei funktionellen Gallenwegsstörungen. Med. Welt 37: 1593-1598.

Jones R.H., Holtmann G., Rodrigo L., Ehsanullah R.S.B., Crompton P.M., Jacques L.A., Mills J.G. (1999): Alosetron relieves pain and improves bowel function compared with mebeverine in female nonconstipated irritable bowel syndrome patients. Aliment. Pharmacol. Ther. 13: 1419-1427.

Klein K.B. (1988): Controlled treatment trials in the irritable bowel syndrome: a critique. Gastroenterology 95: 232-241.

Kruis W., Weinzierl M., Schüssler P., Holl J. (1986): Comparison of the therapeutic effect of wheat bran, mebeverine and placebo in patients with the irritable bowel syndrome. Digestion 34: 196-201.

Mutschler E., Geisslinger G., Kroemer H.K., Schäfer-Korting M. (2001): Arzneimittelwirkungen. 8. Aufl., Wissenschaftliche Verlagsgesellschaft, Stuttgart, S. 362.

Poynard T., Regimbeau C., Benhamou Y. (2001): Meta-analysis of smooth muscle relaxants in the treatment of irritable bowel syndrome. Aliment. Pharmacol. Ther. 15: 355-361.

Schäfer E., Ewe K. (1990): Behandlung des Colon irritabile. Wirksamkeit und Verträglichkeit von Buscopan plus, Buscopan, Paracetamol und Plazebo bei ambulanten Patienten mit Colon irritabile. Fortschr. Med. 108: 488-492.

Schmieder G., Stankov G., Zerle G., Schinzel S., Brune K. (1993): Observer-blind study with metamizole versus tramadol and butylscopolamine in acute biliary colic pain. Arzneim. Forsch. 43: 1216-1221.

Sommers D.K., Snyman J.R., van Wyk M., Eloff J.N. (1997): Lack of bioavailability of mebeverine even after pretreatment with pyridostigmine. Eur. J. Clin. Pharmacol. 53: 247-249.

Strahl S., Ehret V., Dahm H.H., Maier K.P. (1998): Nekrotisierende Hepatitis nach Einnahme pflanzlicher Heilmittel. Dtsch. Med. Wochenschr. 123: 1410–1014.

Tahir K.I. (1992): Return to Pakistan of pipenzolate plus phenobarbitone. Lancet 339: 498.

Vahlensieck U., Hahn R., Winterhoff H., Gumbinger H.G., Nahrstedt A., Kemper F.H. (1995): The effect of Chelidonium majus herb extract on choleresis in the isolated perfused rat liver. Planta Med. 61: 267–271.

Vincent P.C., Fenton B.H., Beeston D. (1967): The effect of pipenzolate on gastric secretion in man. Med. J. Aust. 1: 546–548.

# 47. Urologika

BERND MÜHLBAUER UND HARTMUT OSSWALD

Urologika werden zur Behandlung von Miktionsstörungen im weitesten Sinne angewandt, denen Erkrankungen der Prostata, Harnwegsinfektionen und verschiedene andere urologische Störungen zugrundeliegen können. Im Jahr 2000 gehörten 56 Präparate dieser Indikationsgruppe zu den 2500 meistverordneten Arzneimitteln (Tabelle 47.1). Gegenüber dem Vorjahr sind die Verordnungen 2000 in der gesamten Indikationsgruppe zurückgegangen, allerdings haben die Umsätze leicht zugenommen. Die Verordnungen von Prostatamitteln aus der Gruppe der adrenergen Alpha$_1$-Rezeptorenblocker haben wieder deutlich zugenommen (Tabelle 47.2). Die Verordnung der Arzneimittel anderer Gruppen war mit Ausnahme der urologischen Spasmolytika weiter rückläufig (Abbildung 47.1).

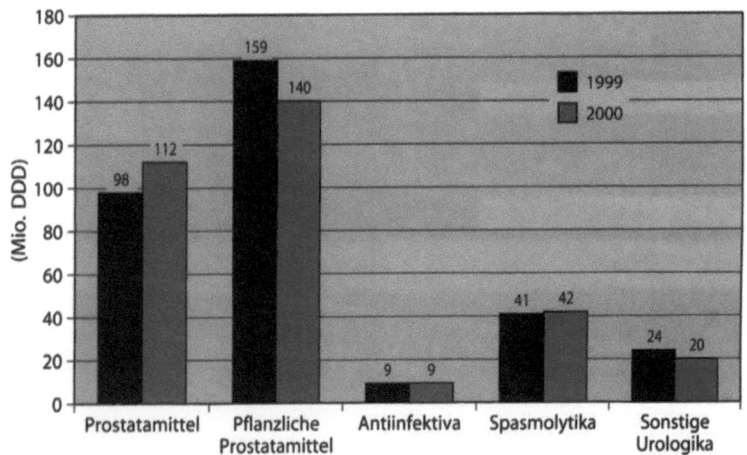

**Abbildung 47.1:** Verordnungen von Urologika 2000. Definierte Tagesdosen (DDD) der 2500 meisverordneten Arzneimittel

**Tabelle 47.1:** Verordnungen von Urologika 2000. Angegeben sind die verordnungshäufigsten Präparate mit Verordnungsrang, Verordnungen und Umsatz 2000 im Vergleich zu 1999.

| Rang | Präparat | Verordnungen in Tsd. | Änd. % | Umsatz Mio. DM | Änd. % |
|---|---|---|---|---|---|
| 414 | Alna | 420,7 | +16,3 | 71,4 | +18,8 |
| 417 | Omnic | 416,5 | +22,6 | 70,7 | +23,9 |
| 458 | Detrusitol | 386,6 | +51,6 | 50,3 | +58,4 |
| 479 | Spasmex Tabl. | 375,5 | +1,4 | 32,6 | +1,1 |
| 662 | Prostagutt forte | 273,9 | −10,3 | 21,9 | −9,9 |
| 715 | Azuprostat M | 248,9 | −12,8 | 15,7 | −13,1 |
| 721 | Uroxatral | 248,0 | +10,2 | 30,1 | +30,0 |
| 749 | Flotrin | 239,0 | +17,6 | 25,1 | +45,7 |
| 761 | Harzol | 234,7 | −18,7 | 12,7 | −18,7 |
| 792 | Spasmo-Urgenin TC | 222,7 | −22,2 | 11,3 | −22,5 |
| 817 | Bazoton | 213,9 | −21,9 | 20,1 | −19,4 |
| 880 | Acimethin | 199,4 | −18,5 | 13,2 | −18,9 |
| 884 | Urospasmon Tabl. | 198,2 | −13,6 | 7,8 | −12,5 |
| 938 | Prostess | 185,9 | −14,6 | 11,1 | −12,8 |
| 1021 | Spasmo-lyt/-10 | 167,5 | −13,3 | 16,0 | −14,4 |
| 1166 | Mictonorm | 146,0 | −5,5 | 17,9 | −7,3 |
| 1181 | Urion | 143,7 | +4,6 | 17,8 | +21,0 |
| 1194 | Prostagutt mono | 142,0 | +1,8 | 9,3 | +5,6 |
| 1197 | Proscar | 141,1 | −6,2 | 35,2 | −5,9 |
| 1226 | Furadantin | 137,1 | −14,2 | 2,1 | −11,9 |
| 1230 | Freka Drainjet NaCl | 137,0 | +6,8 | 6,3 | +7,1 |
| 1248 | Talso | 134,5 | −18,5 | 9,7 | −18,1 |
| 1323 | Cysto Fink | 125,1 | −35,1 | 5,3 | −35,5 |
| 1325 | Nomon mono | 125,0 | −15,0 | 5,1 | −8,8 |
| 1364 | Cystinol | 119,4 | −16,9 | 1,8 | −13,0 |
| 1555 | Cystinol akut | 102,1 | +0,7 | 2,1 | +0,7 |
| 1559 | Nitroxolin Chephasaar | 101,7 | +0,8 | 5,8 | +4,3 |
| 1761 | Harntee 400 | 85,7 | −37,2 | 1,3 | −39,2 |
| 1764 | Uro-Vaxom | 85,5 | −10,3 | 10,2 | −12,6 |
| 1771 | Urol mono | 85,1 | −11,3 | 4,7 | −8,9 |
| 1772 | Spasyt 5 | 85,0 | +44,6 | 4,2 | +43,1 |
| 1781 | Canephron N | 84,3 | −11,7 | 2,2 | −11,4 |
| 1790 | Prosta Fink forte | 83,5 | +15,6 | 6,0 | +17,3 |
| 1800 | Blemaren N | 83,0 | −0,5 | 6,1 | +0,4 |
| 1804 | Dridase | 82,6 | −41,4 | 11,5 | −38,3 |
| 1862 | Instillagel | 79,2 | −7,9 | 4,4 | −19,4 |
| 1864 | Uvirgan mono | 79,1 | −7,8 | 4,6 | −9,9 |
| 1904 | Cystium wern | 76,1 | −19,3 | 1,3 | −21,4 |
| 1905 | Cernilton N | 76,1 | −14,8 | 4,6 | −17,0 |
| 1934 | Prostamed | 74,4 | −7,1 | 1,6 | −7,1 |
| 1965 | Methiotrans | 72,3 | +60,8 | 4,5 | +64,1 |
| 2041 | Uro-Nebacetin N | 67,8 | −21,4 | 6,1 | −12,5 |
| 2075 | Uro-Tablinen | 65,3 | +16,6 | 1,4 | +25,5 |
| 2136 | Mictonetten | 62,5 | −7,8 | 3,7 | −8,5 |

**Tabelle 47.1:** Verordnungen von Urologika 2000. Angegeben sind die verordnungshäufigsten Präparate mit Verordnungsrang, Verordnungen und Umsatz 2000 im Vergleich zu 1999 (Fortsetzung).

| Rang | Präparat | Verordnungen in Tsd. | Änd. % | Umsatz Mio. DM | Änd. % |
|---|---|---|---|---|---|
| 2209 | UTK | 58,9 | −5,3 | 4,2 | −3,7 |
| 2224 | Uvalysat | 58,2 | −13,0 | 0,7 | −16,6 |
| 2232 | Serenoa-ratiopharm | 57,8 | −7,9 | 3,0 | −10,7 |
| 2233 | Dysurgal N | 57,7 | −28,6 | 2,0 | −21,8 |
| 2312 | Spasuret | 54,3 | −23,2 | 3,2 | −24,3 |
| 2355 | Nifurantin B6 | 52,5 | +6,5 | 1,8 | +6,2 |
| 2359 | Angocin Anti-Infect N | 52,3 | −12,6 | 1,1 | −22,5 |
| 2368 | Cysto-Myacyne N | 52,0 | −23,4 | 3,8 | +2,1 |
| 2376 | Uralyt-U Granulat | 51,6 | −3,8 | 3,5 | −0,4 |
| 2479 | Inconturina SR | 47,4 | −12,7 | 1,8 | −14,8 |
| 2483 | Oxymedin | 47,2 | +53,1 | 2,3 | +63,4 |
| 2490 | Diblocin Uro | 47,0 | +0,4 | 6,4 | −0,9 |
| Summe | | 7550,2 | −5,3 | 640,8 | +2,7 |
| Anteil an der Indikationsgruppe | | 82,4% | | 88,0% | |
| Gesamte Indikationsgruppe | | 9159,5 | −6,2 | 728,3 | +1,4 |

## Prostatamittel

Die benigne Prostatahyperplasie (BPH) ist eine Krankheit, die ab einem Alter von 65 Jahren bei 50% aller Männer auftritt. Ohne subjektive Beschwerden bedarf sie keiner Therapie. Im weiteren Verlauf kommt es jedoch bei der Hälfte der betroffenen Patienten zu einer behandlungsbedürftigen Blasenentleerungsstörung mit Nykturie, Restharnbildung und Überlaufblase bis zur Harninkontinenz. Pathophysiologie, objektiv quantifizierbare somatische Befunde, subjektive Symptomatik sowie Progredienz dieser Erkrankung weisen eine große interindividuelle Varianz auf, was die vergleichende Beurteilung klinischer Studien erschwert. 1999 ist erstmals von den beiden deutschen urologischen Fachgesellschaften eine gemeinsame Therapieleitline verabschiedet worden (Expertengruppe 1999). In dieser Leitlinie werden Kriterien zur individuellen Stratifizierung der BPH-Behandlung beschrieben sowie sinnvolle Therapieoptionen von ungesicherten abgegrenzt. Hierzu wurden die weltweit publizierten Studien gesichtet und positive Resultate nur dann als Wirksamkeitsnachweise gewertet, wenn international anerkannte Standards für klinische Prüfungen (Hadorn et al. 1996) erfüllt waren.

Therapie der Wahl ist bei Restharnvolumina über 100 ml nach wie vor die transurethrale Resektion der Prostata. Nach einer neueren Fünfjahresstudie führt die frühe Prostataresektion auch bei mäßiger Symptomatik zu günstigeren Ergebnissen als das beobachtende Abwarten (Flanigan et al. 1998). Mit den selektiven Inhibitoren der adrenergen Alpha$_1$-Rezeptoren sowie der 5α-Reduktase stehen medikamentöse Therapieoptionen zur Verfügung, die bei leichter bis mäßiger Symptomatik, zumindest in der Zeit bis zur Operation, eine wirksame Behandlung möglich machen. Da unter den genannten medikamentösen Strategien symptomatische Verbesserungen zu erwarten sind, soll vor Behandlungsbeginn eine urologische Beurteilung erfolgen, da sonst eine bisher asymptomatische, aber ausgeprägte Obstruktion unbemerkt außer Kontrolle geraten kann.

### Adrenerge Alpha$_1$-Rezeptorenblocker

Adrenerge Alpha$_1$-Rezeptorenblocker werden aufgrund ihrer vasodilatierenden Wirkungen seit langem als Antihypertensiva eingesetzt (s. Kapitel 13). Daneben blockieren sie die Alpha$_1$-Rezeptoren in der glatten Muskulatur der Prostata und des Blasenhalses, so daß die Urinflußrate ansteigt und das Restharnvolumen sinkt. Eine Besserung von Miktionsbeschwerden bei benigner Prostatahyperplasie wurde zuerst mit dem nichtselektiven Alpha-Rezeptorenblocker Phenoxybenzamin (*Dibenzyran*) beschrieben (Caine et al. 1975). Später wurden selektive adrenerge Alpha$_1$-Rezeptorenblocker entwickelt, die wegen geringerer kardiovaskulärer Nebenwirkungen besser verträglich sind. Als erster Vertreter wurde 1995 das kurzwirkende Alfuzosin (*Uroxatral, Urion*) für die Indikation Prostatahyperplasie zugelassen. 1996 folgten die Alpha$_1$-Rezeptorenblocker Terazosin (*Flotrin*), Doxazosin (*Diblocin Uro*) und Tamsulosin (*Alna, Omnic*). Deren längere Wirkdauer erlaubt eine Dosierung von einmal täglich. Für Tamsulosin ist eine erhöhte Selektivität für den vor allem in der Prostata vorkommenden $\alpha_{1A}$-Subtyp der adrenergen Alpharezeptoren gezeigt worden (Foglar et al. 1995). Ob diese experimentell-pharmakologische Selektivität auch klinisch bedeutsam ist, konnte bisher nicht eindeutig nachgewiesen werden. Mit Alpha$_1$-Rezeptorenblockern sind in zahlreichen Studien bei benigner Prostatahyperplasie ver-

**Tabelle 47.2:** Verordnungen von Prostatamitteln 2000. Angegeben sind die 2000 verordneten Tagesdosen, die Änderungen gegenüber 1999 und die mittleren Kosten je DDD 2000.

| Präparat | Bestandteile | DDD in Mio. | Änderung in % | DDD-Kosten in DM |
|---|---|---|---|---|
| **5α-Reduktasehemmer** | | | | |
| Proscar | Finasterid | 11,4 | (−5,8) | 3,09 |
| **Alpha$_1$-Rezeptorenblocker** | | | | |
| Alna | Tamsulosin | 33,8 | (+18,1) | 2,11 |
| Omnic | Tamsulosin | 33,5 | (+23,0) | 2,11 |
| Uroxatral | Alfuzosin | 12,6 | (+18,6) | 2,38 |
| Flotrin | Terazosin | 9,7 | (+9,4) | 2,59 |
| Urion | Alfuzosin | 7,8 | (+11,6) | 2,29 |
| Diblocin Uro | Doxazosin | 3,5 | (+2,7) | 1,81 |
| | | 101,0 | (+17,7) | 2,19 |
| Summe | | 112,4 | (+14,8) | 2,28 |

gleichbare Steigerungen der Urinflußrate um 20–35% nachgewiesen worden (Übersicht bei Chapple 1996). Die meisten Präparate haben 2000 erneut hohe Zuwachsraten im Verordnungsvolumen erreicht (Tabelle 47.2).

### 5α-Reduktasehemmer

2000 hat der vor sieben Jahren als neues Therapieprinzip eingeführte 5α-Reduktasehemmer Finasterid (*Proscar*) erstmals in den Verordnungszahlen abgenommen (Tabelle 47.2). Finasterid hemmt die Umwandlung von Testosteron in Dihydrotestosteron, das zehnfach wirksamer als die Muttersubstanz das Adenomwachstum fördert. Entsprechend diesem Wirkprinzip führt Finasterid vor allem dann zu einer klinischen Besserung, wenn das Prostatavolumen deutlich vergrößert ist. Dies zeigte sich auch in einer Metaanalyse sechs relevanter klinischer Studien (Boyle et al. 1996). Gemäß den bereits erwähnten Therapieleitlinien ist ein Erfolg der Therapie mit Finasterid bei Prostatavolumina über 40 cm$^3$ zu erwarten. Bei geringem Prostatavolumen scheint Finasterid dagegen schwächer wirksam zu sein als die Alpha$_1$-Rezeptorenblocker (Lepor et al. 1996).

## Pflanzliche Prostatamittel

In Deutschland werden für die symptomatische Behandlung der Prostatahyperplasie nach wie vor überwiegend Phytotherapeutika eingesetzt (Tabelle 47.3). Ihre Wirksamkeit wird kontrovers beurteilt, da einleuchtende Konzepte für mögliche Wirkungsmechanismen fehlen oder das Design von Studien mit positivem Ergebnis nicht den empfohlenen Qualitätsanforderungen entspricht. Die Therapieleitline der Fachgesellschaften (Expertengruppe 1999) kommt zu dem Schluß, daß für keinen Pflanzenextrakt eine kontrollierte Langzeitbeobachtung mit ausreichender Patientenzahl vorliegt.

Am häufigsten werden Extrakte aus Sägepalmenfrüchten (Synonyme: Sabalfrüchte, Sabal serrulatum fructus, Serenoa repens fructus) verordnet. In diesen Extrakten sind Phytosterine enthalten, die nicht auf einen bestimmten Inhaltsstoff standardisiert sind. Darunter befindet sich vor allem Sitosteringlykosid (Sitosterolin). Metaanalysen klinischer Studien deuteten einen möglichen Nutzen von Sägepalmenfrüchteextrakt bei benigner Prostatahyperplasie an. Zur Bestätigung sind jedoch Placebo-kontrollierte Studien mit längerer Dauer und größerer Patientenzahl erforderlich (Lowe et al. 1998, Wilt et al. 1998). Es wurde vorgeschlagen, daß in Extrakten der Sägepalmenfrüchte eine Substanz mit Alpha$_1$-Rezeptorenantagonistischer Aktivität enthalten sein könne (Goepel et al. 1999). In einer Vergleichsstudie über drei Wochen wirkte der Alpha$_1$-Rezeptorantagonist Alfuzosin stärker als Sägepalmenfrüchteextrakt (Grasso et al. 1995).

Weiterhin sind cholesterinsenkende Pharmaka unter der Vorstellung eingesetzt worden, daß der erhöhte Cholesteringehalt in der hyperplastischen Prostata gesenkt werden müsse (Editorial 1988). Mit Sitosterin wurde in Placebo-kontrollierten Untersuchungen eine Besserung von subjektiven Symptomen und des Urinflusses bei unverändertem Prostatavolumen beschrieben (Berges et al. 1995, Klippel et al. 1997). Diese Effekte erscheinen allerdings wenig plausibel, da Sitosterin in der normalen Nahrung bereits in ähnlicher Menge enthalten ist (Cobb et al. 1997), wie sie durch die Sitosterindosierungen von *Harzol* und *Azuprostat M* angestrebt wird, und da zudem die systemische Bioverfügbarkeit von Sitosterin nur wenige Prozent beträgt.

Die Verordnungen pflanzlicher Prostatamittel waren 2000 bis auf zwei Ausnahmen deutlich rückläufig (Tabelle 47.3). Trotzdem sind die jährlichen Gesamtkosten für diese Mittel, deren Wirksamkeit nach heutigem Wissensstand über den Placeboeffekt nicht wesentlich hinausgeht, mit etwa 125 Mio. DM immer noch beträchtlich.

**Tabelle 47.3:** Verordnungen von pflanzlichen Prostatamitteln 2000. Angegeben sind die 2000 verordneten Tagesdosen, die Änderungen gegenüber 1999 und die mittleren Kosten je DDD 2000.

| Präparat | Bestandteile | DDD in Mio. | Änderung in % | DDD-Kosten in DM |
|---|---|---|---|---|
| **Sabalfruchtextrakt** | | | | |
| Prostess | Sabalfruchtextrakt | 18,3 | (−11,9) | 0,61 |
| Prostagutt mono | Sabalfruchtextrakt | 14,8 | (+5,8) | 0,63 |
| Talso | Sabalfruchtextrakt | 14,2 | (−18,0) | 0,68 |
| Serenoa-ratiopharm | Sabalfruchtextrakt | 5,1 | (−11,1) | 0,59 |
| | | 52,4 | (−9,4) | 0,63 |
| **Sitosterin** | | | | |
| Azuprostat M | Sitosterin | 17,9 | (−13,1) | 0,88 |
| Harzol | Sitosterin | 12,5 | (−18,8) | 1,02 |
| | | 30,4 | (−15,5) | 0,94 |
| **Andere Mittel** | | | | |
| Bazoton | Brennesselwurzelextr. | 17,2 | (−19,0) | 1,17 |
| Prosta Fink forte | Kürbissamenextrakt | 6,3 | (+17,1) | 0,95 |
| UTK | Brennesselwurzelextr. | 5,9 | (−2,2) | 0,71 |
| Cernilton N | Pollenextrakt | 3,8 | (−18,3) | 1,21 |
| | | 33,2 | (−11,0) | 1,05 |
| **Kombinationspräparate** | | | | |
| Prostagutt forte | Sabalfruchtextrakt Brennesselwurzelextr. | 19,7 | (−9,7) | 1,11 |
| Cysto Fink | Bärentrauben- blätterextrakt Kürbissamenöl Gewürzsumach- rindenextrakt Kava-Kava- Wurzelextrakt Hopfenzapfenextrakt | 3,0 | (−35,5) | 1,75 |
| Prostamed | Kürbisglobulin Kürbiskernmehl Goldrutenkrautextrakt Espenblätterextrakt | 1,4 | (−6,7) | 1,15 |
| | | 24,2 | (−13,8) | 1,19 |
| **Summe** | | 140,1 | (−11,9) | 0,89 |

## Urologische Antiinfektiva

Zur Behandlung akuter Harnwegsinfektionen steht eine Reihe effektiver Chemotherapeutika mit breitem Wirkspektrum und guter Gewebegängigkeit zur Verfügung, vom klassischen Co-trimoxazol bis hin zu den neuen Gyrasehemmern aus der Gruppe der Fluorchinolone. Diese werden bei den Antibiotika und Chemotherapeutika (Kapitel 8) beschrieben.

Als speziell urologische Chemotherapeutika werden noch einige ältere Substanzen angeboten, zu denen die Nitrofurane und ältere Gyrasehemmer der Nalidixinsäuregruppe gehören. Da wirksame Konzentrationen dieser Medikamente aufgrund ihrer schnellen Elimination nur in den ableitenden Harnwegen auftreten, werden sie auch als Hohlraumchemotherapeutika bezeichnet. In der Gruppe der Nitrofurantoinpräparate sind im Jahr 2000 nur noch zwei Arzneimittel vertreten, während *Nitrofurantoin-ratiopharm* und *Nifuretten* nicht mehr unter den 2500 am häufigsten verordneten Arzneimitteln erscheinen. Das Originalpräparat *Furadantin* hat in den Verordnungszahlen 2000 abgenommen (Tabelle 47.4). Bei der Behandlung der unkomplizierten Zystitis bei Frauen hat Nitrofurantoin eine deutlich geringere Eradikationsrate als Co-trimoxazol (Hooton et al. 1995). Aus diesem Grunde wurde Nitrofurantoin nicht als Standardtherapie in die Leitlinie der Infectious Diseases Society of America zur Behandlung dieser Harnwegsinfektion aufgenommen (Warren et al. 1999). Wegen seltener, aber schwerwiegender Nebenwirkungen (Malinverni et al. 1996) soll Nitrofurantoin als Akutmedikation nur noch in Ausnahmefällen angewendet werden. Akute pulmonale Reaktionen („Nitrofurantoin-Pneumonie") werden durch diese Substanz wahrscheinlich häufiger als durch alle anderen Arzneimittel zusammen ausgelöst. Daher ist der *therapeutische* Einsatz von Nitrofurantoin nicht mehr zu rechtfertigen (Simon und Stille 2000).

Der *prophylaktische* Einsatz von Nitrofurantoin wird kontrovers diskutiert. Eine sechsmonatige prophylaktische Behandlung mit Nitrofurantoin, Co-trimoxazol oder Trimethoprim war bei Patientinnen mit rezidivierenden Harnwegsinfekten im Vergleich zu Placebo wirksam, wobei zwischen den drei Substanzen kein Unterschied beobachtet wurde. Nach Therapieende zeigte sich jedoch kein prophylaktischer Effekt mehr (Stamm et al. 1980). Nach instrumenteller Harnwegsdiagnostik war eine dreitägige Nitrofurantoinprophylaxe wirksamer als Placebo, aber schlechter verträglich als Cefadroxil (Bhatia et al. 1992). Eine eintägige Nitrofurantoinprophylaxe bei Bakteriurie nach Zystourethro-

**Tabelle 47.4:** Verordnungen von urologischen Antiinfektiva 2000. Angegeben sind die 2000 verordneten Tagesdosen, die Änderungen gegenüber 1999 und die mittleren Kosten je DDD 2000.

| Präparat | Bestandteile | DDD in Mio. | Änderung in % | DDD-Kosten in DM |
|---|---|---|---|---|
| **Chemotherapeutika** | | | | |
| Furadantin | Nitrofurantoin | 2,0 | (−14,5) | 1,04 |
| Uro-Tablinen | Nitrofurantoin | 1,1 | (+15,2) | 1,24 |
| Nitroxolin Chephasaar | Nitroxolin | 0,9 | (−2,0) | 6,64 |
| Uro-Nebacetin N | Neomycin | 0,7 | (−21,4) | 9,07 |
| Cysto-Myacyne N | Neomycin | 0,5 | (+3,4) | 7,38 |
| | | 5,2 | (−6,8) | 3,69 |
| **Pflanzliche Mittel** | | | | |
| Cystinol akut | Bärentraubenblätterextrakt | 1,1 | (−1,8) | 1,90 |
| Uvalysat | Bärentraubenblätterextrakt | 0,3 | (−26,4) | 2,13 |
| | | 1,5 | (−8,9) | 1,96 |
| **Kombinationspräparate** | | | | |
| Urospasmon Tabl. | Nitrofurantoin Sulfadiazin Phenazopyridin | 1,6 | (−13,1) | 4,83 |
| Nifurantin B6 | Nitrofurantoin Vitamin B6 | 0,4 | (+6,1) | 4,08 |
| | | 2,0 | (−9,7) | 4,67 |
| **Summe** | | 8,7 | (−7,9) | 3,63 |

skopie hatte dagegen keinen besseren Effekt als Placebo (Cundiff et al. 1999). In Placebo-kontrollierten Untersuchungen an Kindern mit neurogener Blase wurde in einer dreimonatigen Studie eine effektive Prophylaxe mit Nitrofurantoin beobachtet (Johnson et al. 1994), in einer sechsmonatigen Studie jedoch nicht (Schlager et al. 1998). Die Wirksamkeit von Nitrofurantoin bei der Prophylaxe chronisch-rezidivierender Harnwegsinfektionen gilt daher als nicht gesichert, auch wenn sie von vielen Urologen, vor allem bei Kindern, eingesetzt wird. Schwere Nebenwirkungen scheinen im Kindesalter allerdings wesentlich seltener zu sein als bei Erwachsenen (Coraggio et al. 1989, Uhari et al. 1996).

Nitroxolin (*Nitroxolin Chephasaar*) ist ein älteres Nitrochinolinderivat mit chemischer Ähnlichkeit zu den halogenierten Hydroxycholinen vom Typ des Clioquinols. Seit 1962 wird es als Hohlraumchemotherapeutikum zur Behandlung von Harnwegsinfektionen eingesetzt (Bergogne-Berezin et al. 1987). Wegen seiner schwachen Wirkung und geringen Erfolgsquote (nur bei 40% der Fälle) ist es schon lange nicht mehr zeitgemäß. Seine Verordnungshäufigkeit ist gegenüber dem Vorjahr geringfügig zurückgegangen (Tabelle 47.4).

Ähnlich kontrovers wird die lokale Instillation von Neomycin (*Uro-Nebacetin N, Cysto-Myacyne N*) in die Blase beurteilt. Das veraltete, oto- und nephrotoxische Aminoglykosid sollte wegen häufiger Unwirksamkeit, Resistenzentwicklung und dazu Allergisierungsgefahr auch zur Instillationsbehandlung nicht mehr eingesetzt werden (Simon und Stille 2000). Wenn überhaupt noch intravesikale Spülungen vorgenommen werden, sollten Antiseptika (z. B. Chlorhexidin) bevorzugt werden.

Neben den urologischen Chemotherapeutika werden auch Phytotherapeutika verwendet (*Cystinol akut, Uvalysat*). Ihre Verordnungsfrequenz war 2000 wieder rückläufig. Der in diesen Medikamenten enthaltene Bärentraubenblätterauszug (Arctostaphylos uva ursi) wurde bereits vor über 100 Jahren als Mittel zur Behandlung von Harnwegsinfekten beschrieben. Wirksamer Inhaltsstoff ist das Hydrochinonglykosid Arbutin, das im Körper über einen Zwischenschritt zu Hydrochinon umgewandelt wird und bei alkalischem Harn-pH schwach desinfizierend wirkt. Als Tagesdosis werden 400–840 mg Hydrochinonderivate angegeben. Hydrochinon wurde als einer der Benzolmetabolite identifiziert, die sich im Knochenmark anreichern und Ursache der benzolinduzierten Leukämie sind (Snyder et al. 1993). Die potentiell toxischen Wirkungen des Hydrochinons wurden in der Aufbereitungsmonographie der Kommission E für die phytotherapeutische Therapierichtung nicht erwähnt (Bundesgesundheitsamt 1994). Daher sollte aus Gründen des vorbeugenden Gesundheitsschutzes der Bärentraubenblätterextrakt einer zeitgemäßen Risikoabschätzung unterzogen werden. Eine toxikologische Prüfung dieses Phytotherapeutikums erscheint auch deshalb geboten, weil Bärentraubenblätterextrakt nicht nur in den genannten Monopräparaten, sondern auch in verschiedenen Kombinationspräparaten (*Cysto Fink, Harntee 400, Cystinol*) enthalten ist. Die im Jahr 2000 verordnete Gesamtmenge dieser Zubereitungen fiel gegenüber dem Vorjahr deutlich ab. Legt man eine mittlere Behandlungsdauer von 14 Tagen zugrunde, so sind im Jahr 2000 immer noch über 460.000 Patienten bärentraubenblätterhaltige Urologika verordnet worden.

## Urologische Spasmolytika

Urologische Spasmolytika werden in steigendem Umfang zur Behandlung der Harninkontinenz eingesetzt. Die anticholinerge Wirkung dieser Medikamente soll in der Blase hauptsächlich den Detrusortonus senken. Bei der Beurteilung der therapeutischen Wirksamkeit urologischer Spasmolytika muß die Ätiologie der Blasenfunktionsstörung beachtet werden, da sich daraus unterschiedliche Effizienzraten ableiten. So ist bei erhöhter Detrusoraktivität infolge neurologischer Erkrankungen, die mit Drang- oder Reflexinkontinenz einhergeht (Hyperreflexie), eine höhere Wirksamkeit von Anticholinergika zu erwarten als bei instabiler Blase, die beispielsweise der weit verbreiteten Inkontinenz geriatrischer Pflegepatienten zugrundeliegt. Bei Überlaufinkontinenz (z. B. durch Prostatahyperplasie) oder Belastungsinkontinenz (z. B. durch Sphinkterinsuffizienz) sollten operative Verfahren mit kausalem Behandlungsziel immer differentialtherapeutische Priorität erhalten. Bei der sehr häufigen Dranginkontinenz können Harnwegsentzündungen vorliegen, die einen kausalen Behandlungsansatz ermöglichen. Die Harninkontinenz im Rahmen des postmenopausalen Syndroms der Frau, das mit degenerativen Veränderungen des Urogenitaltrakts einhergeht, läßt sich häufig durch eine adäquate Hormonersatztherapie (siehe Kapitel 45) bessern. In jedem Fall sollte die Entscheidung zur pharmakologischen Behandlung der Harninkontinenz auf gründlicher Anamnese und suffizienter Differentialdiagnostik beruhen, im Idealfall auf einer Untersuchung der Urodynamik.

Der Mangel an fundierten differentialtherapeutischen Erwägungen mag die Ursache sein, daß sich trotz einer wachsenden Zahl von anticholinerg wirkenden Spasmolytika die Hoffnung auf eine erfolgreiche symptomatische Therapie der Harninkontinenz durch Pharmaka bisher nicht eindeutig erfüllt hat. In einer neueren Übersichtsarbeit sind die verschiedenen therapeutischen Situationen sowie die zur Inkontinenzbehandlung zur Verfügung stehenden Substanzen ausführlich beschrieben (Thüroff et al. 1998). Elf Präparate dieser Gruppe gehörten im Jahr 2000 zu den 2500 meistverordneten Medikamenten. Während sich die Verordnungshäufigkeit der einzelnen Präparate sehr unterschiedlich entwickelte, zeigte sich zusammengenommen eine leicht zunehmende Tendenz (Tabelle 47.5).

Knapp 40% der Verordnungen entfielen auf das Parasympatholytikum Trospiumchlorid, das als Spasmolytikum bei vegetativ bedingten Blasenfunktionsstörungen und gegen Spasmen der glatten Muskulatur im Gastrointestinaltrakt eingesetzt wird. In einer kontrollierten Studie an rückenmarksverletzten Patienten erhöhte Trospiumchlorid die maximale Blasenkapazität von 171 auf 302 ml, während unter Placebo nur eine Zunahme um 3 ml zu beobachten war (Stöhrer et al. 1991). Daten zur Inkontinenz wurden nicht erhoben, da es sich in den meisten Fällen um Patienten mit regelmäßiger Katheterisierung handelte.

Ein weiteres häufig verwendetes Anticholinergikum ist Oxybutynin, dessen Verordnungszahlen gegenüber dem Vorjahr trotz des starken Zuwachses bei den Generika weiter zurückgingen (Tabelle 47.5). Oxybutynin gilt vielfach als Standardpräparat und ist wiederholt in klinischen Studien geprüft worden. Deshalb werden die wichtigsten Ergebnisse hier beispielhaft für die urologischen Spasmolytika dargestellt. Während in einigen Studien eine signifikante Erhöhung der maximalen Blasenkapazität um 20–30% beobachtet wurde (Riva und Casolati 1984, Moore et al. 1990, Thüroff et al. 1991), waren in anderen Studien die Ergebnisse nicht signifikant (Tapp et al. 1990, Wehnert und Sage

Tabelle 47.5: Verordnungen von urologischen Spasmolytika 2000. Angegeben sind die 2000 verordneten Tagesdosen, die Änderungen gegenüber 1999 und die mittleren Kosten je DDD 2000.

| Präparat | Bestandteile | DDD in Mio. | Änderung in % | DDD-Kosten in DM |
|---|---|---|---|---|
| **Trospiumchlorid** | | | | |
| Spasmex Tabl. | Trospiumchlorid | 9,8 | (+3,7) | 3,32 |
| Spasmo-lyt/-10 | Trospiumchlorid | 4,9 | (−14,6) | 3,30 |
| Spasmo-Urgenin TC | Trospiumchlorid | 1,3 | (−22,5) | 8,75 |
| | | 16,0 | (−5,1) | 3,75 |
| **Oxybutynin** | | | | |
| Dridase | Oxybutynin | 2,2 | (−42,1) | 5,33 |
| Spasyt 5 | Oxybutynin | 2,1 | (+61,7) | 2,03 |
| Oxymedin | Oxybutynin | 0,8 | (+82,2) | 2,70 |
| | | 5,1 | (−7,6) | 3,55 |
| **Andere Spasmolytika** | | | | |
| Detrusitol | Tolterodin | 12,3 | (+57,3) | 4,09 |
| Mictonorm | Propiverin | 5,8 | (−7,7) | 3,12 |
| Dysurgal N | Atropinsulfat | 1,8 | (−30,8) | 1,15 |
| Spasuret | Flavoxat | 0,8 | (−24,5) | 3,83 |
| Mictonetten | Propiverin | 0,7 | (−8,6) | 5,03 |
| | | 21,4 | (+15,4) | 3,60 |
| **Summe** | | 42,4 | (+3,9) | 3,65 |

1992, Iselin et al. 1997). Die Inkontinenzhäufigkeit als Kernsymptom einer Detrusorinstabilität bei geriatrischen Patienten wurde jedoch nur in zwei von sieben Placebo-kontrollierten Studien signifikant beeinflußt (Tabelle 47.6). In einer Inkontinenzstudie mit positivem Ergebnis war eine Verhaltenstherapie allerdings deutlich effektiver als Oxybutynin (Burgio et al. 1998). Daher sind andere Verfahren nach wie vor bedeutsam für die Behandlung dieser häufigen Inkontinenzform.

Erst 1998 eingeführt, hat Tolterodin (*Detrusitol*) im Jahr 2000 den zweitgrößten Verordnungsanteil in der Gruppe der urologischen Spasmolytika erreicht. Die bisher durchgeführten klinischen Vergleichsstudien wurden in zwei Übersichten einer Metaanalyse unterzogen (Guay 1999, Chapple 2000). Darin wird Tolterodin, verglichen mit Oxybutynin, in der Tat eine ähnliche Wirksamkeit bei geringerer Frequenz anticholinerger Nebenwirkungen bescheinigt. Daher stellen die Autoren Tolterodin als wirksame Behandlungsalternative zu Oxybutynin dar. Die Analyse der Einzelstudien zeigt jedoch, daß auch Tolterodin bei Inkontinenz nur in zwei von sieben Studien signifikant wirksamer als Placebo war (Tabelle 47.6).

Tabelle 47.6: Wirkung von urologischen Spasmolytika auf die Inkontinenz bei Patienten mit erhöhter Detrusoraktivität. Ergebnisse randomisierter, doppelblinder, Placebo-kontrollierter Studien. NA : nicht angegeben.

| Studie | Fallzahl | Dauer (Tage) | Inkontinenzhäufigkeit pro Tag Placebo vor/nach | Verum vor/nach | Signifikanz |
|---|---|---|---|---|---|
| **Oxybutynin** | | | | | |
| Ouslander et al. (1988) | 14 | 42 | 3,5/2,2 | 3,4/2,3 | p<0,10 |
| Zorzitto et al. (1989) | 18 | 8 | NA/1,7 | NA/1,6 | p=0,57 |
| Szonyi et al. (1995) | 57 | 42 | 1,1/0 | 1,4/0,3 | keine |
| Ouslander et al. (1995) | 75 | 3 | 2,9/2,6 | 2,9/2,2 | p=0,48 |
| Burgio et al. (1998) | 197 | 56 | 2,2/1,2 | 2,3/0,8 | p<0,005 |
| Abrams et al. (1998) | 175 | 84 | 3,3/2,4 | 2,6/0,9 | p=0,023 |
| Drutz et al. (1999) | 71 | 84 | 3,6/2,6 | 3,3/1,6 | p=0,10 |
| **Tolterodin** | | | | | |
| Rentzhog et al. (1998) | 81 | 14 | 4,1/3,6 | 1,8/1,0 | p=0,002 |
| Abrams et al. (1998) | 174 | 84 | 3,3/2,4 | 2,9/1,6 | p=0,22 |
| Van Kerrebroeck et al. (1998) | 90 | 14 | 6,8/4,9 | 5,0/3,5 | p=0,8 |
| Millard et al. (1999) | 316 | 84 | 3,5/2,2 | 3,6/1,8 | p=0,19 |
| Larsson et al. (1999) | 319 | 14 | 3,9/2,5 | 3,7/2,1 | p=0,18 |
| Drutz et al. (1999) | 93 | 84 | 3,5/2,6 | 3,7/1,9 | p=0,063 |
| Van Kerrebroeck et al. (2001) | 1529 | 84 | 3,3/2,3 | 3,2/1,5 | p<0,0001 |

*Dysurgal N* enthält das klassische Anticholinergikum Atropin. Die Einzeldosis liegt mit 0,25 mg im Dosisbereich für Kleinkinder und damit deutlich niedriger als bei den üblichen Atropinpräparaten (0,5–1 mg). Die Verordnungshäufigkeit nahm im Vergleich zum Vorjahr erheblich ab. Auch die Verordnungen der beiden Muscarinrezeptorantagonisten Propiverin (*Mictonetten, Mictonorm*) und Flavoxat (*Spasuret*) sind im Jahr 2000 zurückgegangen (Tabelle 47.5).

## Urolithiasismittel und Kathetermittel

Medikamente zur Behandlung der Urolithiasis sind auch 2000 seltener verordnet worden als im Vorjahr. Sie haben nur einen geringen Anteil am gesamten Verordnungsvolumen der Urologika (Tabelle 47.7). Citrathaltige Präparate (*Blemaren N, Uralyt-U Granulat*) erhöhen die renale Bicarbonatausscheidung und bewirken dadurch eine Harnalkalisierung. Sie werden zur Prophylaxe von Cystin- und Harnsäuresteinen eingesetzt. Zusätzlich kann durch sie eine Hypocitraturie, die mit einem erhöhten Risiko für calciumhaltige Nierensteine einhergeht, korrigiert werden. Die Aminosäure Methionin (*Acimethin, Methiotrans*) wird zur Ansäuerung des Urins verwendet. Neben seiner Indikation zur Prophylaxe von Phosphatsteinen wird es als Antidot bei Paracetamolvergiftung als SH-Gruppendonor eingesetzt.

*Instillagel* enthält das Lokalanästhetikum Lidocain zusammen mit einem Antiseptikum und wird lokal zur Vermeidung von Schmerzen bei der transurethralen Harnblasenkatheterisierung angewendet. Zur Pflege und Spülung von Blasenverweilkathetern werden Natriumchloridlösungen eingesetzt. Nur ein Fertigarzneimittel (*Freka Drainjet NaCl*), das lediglich sterile isotone Kochsalzlösung enthält, findet sich unter den 2500 meistverschriebenen Präparaten. Zusammengenommen hatten beide Präparate im Jahr 2000 ein geringeres Verordnungsvolumen.

## Sonstige Urologika

Bei den „sonstigen Urologika" handelt es sich um eine heterogene Gruppe meist pflanzlicher Arzneimittel, die zur Behandlung von Miktionsstörungen und Harnwegsinfektionen angeboten werden. Zum Teil überschneiden sich die empfohlenen Anwendungsgebiete dieser Sub-

**Tabelle 47.7:** Verordnungen von Urolithiasis- und Kathetermitteln 2000. Angegeben sind die 2000 verordneten Tagesdosen, die Änderungen gegenüber 1999 und die mittleren Kosten je DDD 2000.

| Präparat | Bestandteile | DDD in Mio. | Änderung in % | DDD-Kosten in DM |
|---|---|---|---|---|
| **Urolithiasismittel** | | | | |
| Acimethin | L-Methionin | 4,1 | (−19,0) | 3,22 |
| Blemaren N | Citronensäure Kaliumhydrogencarbonat Natriumcitrat | 2,1 | (−0,5) | 2,96 |
| Uralyt-U Granulat | Kalium-natrium-hydrogencitrat | 1,5 | (−4,7) | 2,29 |
| Methiotrans | L-Methionin | 1,4 | (+64,9) | 3,19 |
| | | 9,1 | (−5,1) | 3,00 |
| **Kathetermittel** | | | | |
| Instillagel | Lidocain Chlorhexidindigluconat | 1,7 | (−20,6) | 2,60 |
| Freka Drainjet NaCl | Natriumchlorid | 1,4 | (+6,9) | 4,62 |
| | | 3,1 | (−10,2) | 3,50 |
| Summe | | 12,2 | (−6,4) | 3,13 |

stanzen mit denen von Urologika spezifischer Indikationen, die bereits in anderen Abschnitten dieses Kapitels besprochen wurden (s. oben).

In den letzten Jahren sind viele Kombinationspräparate in Monopräparate umgewandelt worden, wodurch jedoch die grundsätzlichen Probleme dieser Gruppe nicht gelöst wurden. Noch immer werden zahlreiche Präparate (z. B. *Harntee 400, Canephron N, Cystinol*) zur „unspezifischen Durchspülungstherapie" bei Harnwegsinfektionen bis hin zur Pyelonephritis angeboten. Es handelt sich um veraltete Therapiekonzepte, die sogar gefährlich sein können, wenn dadurch eine rasche und wirksame antibiotische Therapie versäumt wird. Des weiteren können in bestimmten Situationen (z. B. Herz- oder Niereninsuffizienz) durch Flüssigkeitsretention gefährliche Hypervolämien auftreten. Auch wenn für neuere Monopräparate wie *Urol mono* die „Durchspülungstherapie" als Anwendungsgebiet amtlich zugelassen wurde, bleibt diese Indikation weiterhin medizinisch fragwürdig.

Die in Tabelle 47.8 gelisteten Präparate zeigen 2000 ohne Ausnahme wie schon in den Vorjahren einen rückläufigen Trend. Dennoch sind

**Tabelle 47.8:** Verordnungen von sonstigen Urologika. Angegeben sind die 2000 verordneten Tagesdosen, die Änderungen gegenüber 1999 und die mittleren Kosten je DDD 2000.

| Präparat | Bestandteile | DDD in Mio. | Änderung in % | DDD-Kosten in DM |
|---|---|---|---|---|
| **Monopräparate** | | | | |
| Nomon mono | Kürbissamenextrakt | 4,9 | (−13,7) | 1,06 |
| Uro-Vaxom | E.coli-Fraktionen | 4,1 | (−12,9) | 2,46 |
| Uvirgan mono | Kürbissamenextrakt | 2,6 | (−10,2) | 1,76 |
| Urol mono | Riesengoldrutenextrakt | 1,3 | (−13,8) | 3,73 |
| | | 12,9 | (−12,8) | 1,91 |
| **Kombinationspräparate** | | | | |
| Inconturina SR | Goldrutenkrautextrakt Gewürzsumachwurzelrindenextrakt | 2,1 | (−16,4) | 0,82 |
| Canephron N | Tausendgüldenkraut Liebstöckelwurzel Rosmarinblätter | 1,4 | (−16,6) | 1,63 |
| Harntee 400 | Birkenblätterextrakt Ringelblumenextrakt Schachtelhalmextrakt Fenchelfruchtextrakt Queckenwurzelextrakt Wacholderfruchtextrakt Süßholzwurzelextrakt Hauhechelwurzelextrakt Orthosiphonblätterextr. Phaseolifruchtextrakt Virgaureablätterextr. Bärentraubenblätterextrakt | 1,1 | (−40,2) | 1,24 |
| Cystinol | Birkenblätterextrakt Schachtelhalmextrakt Riesengoldrutenextrakt Bärentraubenblätterextrakt | 1,0 | (−14,7) | 1,79 |
| Cystium wern | Fenchelöl Campherbaumöl | 0,9 | (−21,8) | 1,45 |
| Angocin Anti-Infect N | Kapuzinerkressenkraut Meerrettichwurzel | 0,4 | (−24,7) | 3,10 |
| | | 6,8 | (−22,2) | 1,39 |
| **Summe** | | 19,7 | (−16,3) | 1,73 |

2000 durch die sonstigen Urologika, deren Nutzen wissenschaftlich nicht begründet ist, immer noch Kosten von 34 Mio. DM verursacht worden.

## Literatur

Abrams P., Freeman R., Anderström C., Mattiasson A. (1998): Tolterodine, a new antimuscarinic agent: as effective but better tolerated than oxybutynin in patients with an overactive bladder. Br. J. Urol. 81: 801–810.

Berges R.R., Windeler H., Trampisch H.J., Senge T. and the β-sitosterol study group (1995): Randomised, placebo-controlled, double-blind clinical trial of β-sitosterol in patients with benign prostatic hyperplasia. Lancet 345: 1529–1532.

Bergogne-Berezin E., Berthelot G., Muller-Serieys C. (1987): Present status of nitroxoline. Pathol. Biol. (Paris) 35: 873–878.

Bhatia N.N., Karram M.M., Bergman A., Evans R.P. (1992): Antibiotic prophylaxis following lower urinary tract instrumentation. Urology 39: 583–585.

Boyle P., Gould A.L., Roehrborn C.G. (1996): Prostate volume predicts outcome of treatment of benign prostatic hyperplasia with finasteride: meta-analysis of randomized clinical trials. Urology 48: 398–405.

Bundesgesundheitsamt (1994): Aufbereitungsmonographie Uvae ursi folium (Bärentraubenblätter). Bundesanzeiger Nr. 109, S. 6213, 15.6.1994.

Burgio K.L., Locher J.L., Goode P.S., Hardin J.M., McDowell B.J. et al. (1998): Behavioral vs drug treatment for urge urinary incontinence in older women. A randomized controlled trial. JAMA 280: 1995–2000.

Caine M., Raz S., Ziegler M. (1975): Adrenergic and cholinergic receptors in the human prostate., prostatic capsule, and bladder neck. Brit. J. Urol. 27: 193–202.

Chapple C.R. (1996): Selective $\alpha_1$-adrenoceptor antagonists in benign prostatic hyperplasia: rationale and clinical experience. Eur. Urol. 29: 129–144.

Chapple C.R. (2000): Muscarinic receptor antagonists in the treatment of overactive bladder. Urology 55 (5A Suppl.): 33–46.

Cobb M.M., Salen G., Tint G.S. (1997): Comparative effect of dietary sitosterol on plasma sterols and cholesterol and bile acid synthesis in a sitosterolemic homozygote and heterozygote subject. J. Am. Coll. Nutr. 16: 605–613.

Coraggio M.J., Gross T.P., Roscelli J.D. (1989): Nitrofurantoin toxicity in children. Pediatr. Infect. Dis. J. 8: 163–166.

Cundiff, G.W., McLennan M.T., Bent A.E. (1999): Randomized trial of antibiotic prophylaxis for combined urodynamics and cystourethroscopy. Obstet. Gynecol. 93 (5 Pt. 1): 749–752.

Drutz H.P., Appell R.A., Gleason D., Klimberg I., Radomski S. (1999): Clinical efficacy and safety of tolterodine compared to oxybutynin and placebo in patients with overactive bladder. Int. Urogynecol. J. 10: 283–289.

Editorial (1988): Medical treatment of benign prostatic hyperplasia. Lancet I: 1083–1084.

Expertengruppe und Arbeitskreis BPH (1999): Leitlinien der Deutschen Urologen zur Therapie des BPH-Syndroms. Urologe (A) 38: 529–536.

Flanigan R.C., Reda D.J., Wasson J.H., Anderson R.J., Abdellatif M., Bruskewitz R.C. (1998): 5-year outcome of surgical resection and watchful waiting for men with moderately symptomatic benign prostatic hyperplasia: a Department of Veterans Affairs cooperative study. J. Urol. 160: 12–16.

Foglar R., Shibata K., Horie K., Hirasawa A., Tsujimoto G. (1995): Use of recombinant $\alpha_1$-adrenoceptors to characterize subtype selectivity of drugs for the treatment of prostatic hypertrophy. Eur. J. Pharmacol. 288: 201–207.

Goepel M., Hecker U., Krege S., Rubben H., Michel M.C. (1999): Saw palmetto extracts potently and noncompetitively inhibit human alpha$_1$-adrenoceptors in vitro. Prostate 38: 208–215.

Grasso M., Montesano A., Buonaguidi A., Castelli M., Lania C. et al. (1995): Comparative effects of alfuzosin versus Serenoa repens in the treatment of symptomatic benign prostatic hyperplasia. Arch. Esp. Urol. 48: 97–103.

Guay D.R.P. (1999): Tolterodine, a new antimuscarinic drug for treatment of bladder overactivity. Pharmacotherapy 19: 267–280.

Hadorn D.C., Baker D., Hodges J.S., Hicks N. (1996): Rating the quality of evidence for clinical practice guidelines. J Clin. Epidemiol. 49: 749–754.

Hooton T.M., Winter C., Tiu F., Stamm W.E. (1995): Randomized comparative trial and cost analysis of 3-day antimicrobial regimens for treatment of acute cystitis in women. JAMA 273: 41–45.

Iselin C.E., Schmidlin F., Borst F., Rohner S., Graber P. (1997): Oxybutynin in the treatment of early detrusor instability after transurethral resection of the prostate. Brit. J. Urol. 79: 915–919.

Johnson H.W., Anderson J.D., Chambers G.K., Arnold W.J., Irwin B.J., Brinton J.R. (1994): A short-term study of nitrofurantoin prophylaxis in children managed with clean intermittent catheterization. Pediatrics 93: 752–755.

Klippel K.F., Hiltl D.M., Schipp B. (1997): A multicentric, placebo-controlled, double-blind clinical trial of β-sitosterol (phytosterol) for the treatment of benign prostatic hyperplasia. Brit. J. Urol. 80: 427–432.

Larsson G., Hallén B., Nilvebrant L. (1999): Tolterodine in the treatment of overactive bladder: analysis of the pooled phase II efficacy and safety data. Urology 53: 990–998.

Lepor H., Williford W.O., Barry M.J., Brawer M.K., Dixon C.M. et al. (1996): The efficacy of terazosin, finasteride, or both in benign prostatic hyperplasia. N. Engl. J. Med. 335: 533–539.

Lowe F.C., Dreikorn K., Borkowski A., Braeckman J., Denis L. et al. (1998): Review of recent placebo-controlled trials utilizing phytotherapeutic agents for treatment of BPH. Prostate 37: 187–193.

Malinverni R., Hoigné R., Sonntag R. (1996): Sulfonamides, other folic acid antagonists and miscellaneous antibacterial drugs. In: Dukes M.N.G. (ed.): Meyler's side effects of drugs. 13th ed. Elsevier, Amsterdam Lausanne New York Oxford Shannon Tokyo, pp. 843–871.

Millard R., Tuttle J., Moore K., Susset J., Clarke B., Dwyer P., Davis B.E. (1999): Clinical efficacy and safety of tolterodine compared to placebo in detrusor overactivity. J. Urol. 161: 1551–1555.

Moore K.H., Hay D.M., Imrie A.E., Watson A., Goldstein M. (1990): Oxybutynin hydrochloride (3 mg) in the treatment of women with idiopathic detrusor instability. Brit. J. Urol. 66: 479–485.

Nilvebrant L., Hallen B., Larsson G. (1997): Tolterodine, a new bladder selective muscarinic receptor antagonist: preclinical pharmacological and clinical data. Life Sci. 60: 1129–1136.

Ouslander J.G., Blaustein J., Connor A., Pitt A. (1988): Habit training and oxybutynin for incontinence in nursing home patients: a placebo-controlled trial. J. Am. Geriatr. Soc. 36: 40–46.

Ouslander J.G., Schnelle J.F., Uman G., Fingold S., Nigam J.G. et al. (1995): Does oxybutynin add to the effectiveness of prompted voiding for urinary incontinence among nursing home residents? A placebo-controlled trial. J. Am. Geriatr. Soc. 43: 610–617.

Rentzhog L., Stanton S.L., Clardozo L., Nelson E., Fall M., Abrams P. (1998): Efficacy and safety of tolterodine in patients with detrusor instability: a dose-ranging study. Br. J. Urol. 81: 42–48.

Riva D., Casolati E. (1984): Oxybutynin chloride in the treatment of female idiopathic bladder instability. Results from double blind treatment. Clin. Exp. Obst. Gyn. 11: 37–42.

Schlager T.A., Anderson S., Trudell J., Hendley J.O. (1998): Nitrofurantoin prophylaxis for bacteriuria and urinary tract infection in children with neurogenic bladder on intermittent catheterization. J. Pediatr. 132: 704–708.

Simon C., Stille W. (2000): Antibiotika-Therapie in Klinik und Praxis. 10. Aufl., Schattauer, Stuttgart New York, S. 238–241, 247–252.

Snyder R., Witz G., Goldstein B.D. (1993): The toxicology of benzene. Environ. Health Perspect. 100: 293–306.

Stamm W.E., Counts G.W., Wagner K.F., Martin D., Gregory D. et al. (1980): Antimicrobial prophylaxis of recurrent urinary tract infections: a double-blind, placebo-controlled trial. Ann. Intern. Med. 92: 770–775.

Stöhrer M., Bauer P., Giannetti B.M., Richter R., Burgdörfer H., Mürtz G. (1991): Effect of trospium chloride on urodynamic parameters in patients with detrusor hyperreflexia due to spinal cord injuries. Urol. Int. 47: 138–143.

Szonyi G., Collas D.M., Ding Y.Y., Malone-Lee J.G. (1995): Oxybutynin with bladder retraining for detrusor instability in elderly people: a randomized controlled trial. Age Ageing 24: 287–291.

Tapp A.J.S., Cardozo L.D., Versi E., Cooper D. (1990): The treatment of detrusor instability in postmenopausal women with oxyxbutynin chloride: a double blind placebo controlled study. Brit. J. Obstet. Gynaec. 97: 521–526.

Thüroff J.W., Bunke B., Ebner A., Faber P., de Geeter P. et al. (1991): Randomized, double-blind, multicenter trial on treatment of frequency, urgency and incontinence related to detrusor hyperactivity: oxybutynin versus propantheline versus placebo. J. Urol. 145: 813–817.

Thüroff J.W., Chartier-Kastler E., Corcus J., Humke J., Jonas U. et al. (1998): Medical treatment and medical side effects in urinary incontinence in the elderly. World J. Urol. 16 (suppl): S48–S61.

Uhari M., Nuutinen M., Turtinen J. (1996): Adverse reactions in children during long-term antimicrobial therapy. Pediatr. Infect. Dis. 15: 404–418.

Van Kerrebroeck P.E.V.A., Amarenco G,. Thüroff J.W., Madersbacher H.G., Lock M.T.W.T., Messelink E.J., Soler J.M. (1998): Dose-ranging study of tolterodine in patients with detrusor hyperreflexia. Neurourol. Urodynam. 17: 499–512.

Van Kerrebroeck P.E.V.A., Kreder K., Jonas U., Zinner N., Wein A. for the Tolterodine Study Group (2001): Tolterodine once-daily: superior efficacy and tolerability in the treatment of the overactive bladder. Urology 57: 414–421.

Warren J.W., Abrutyn E., Hebel J.R., Johnson J.R., Schaeffer A.J., Stamm W.E. for the Infectious Diseases Society of America (IDSA) (1999): Guidelines for antimicrobial treatment of uncomplicated acute bacterial cystitis and acute pyelonephritis in women. Clin. Infect. Dis. 29: 745–758.

Wehnert J., Sage S. (1992): Therapie der Blaseninstabilität und Urge-Inkontinenz mit Propiverin hydrochlorid (Mictonorm®) und Oxybutyninchlorid (Dridase®) – eine randomisierte Cross-over-Vergleichsstudie. Akt. Urol. 23: 7–11.

Wilt T.J., Ishani A., Stark G., MacDonald R., Lau J., Mulrow C. (1998): Saw palmetto extracts for treatment of benign prostatic hyperplasia: a systematic review. JAMA 280: 1604–1609.

Zorzitto M.L., Holliday P.J., Jewett M.A.S., Herschorn S., Fernie G.R. (1989): Oxybutynin chloride for geriatric urinary dysfunction: a double-blind placebo-controlled study. Age Ageing 18: 195–200.

# 48. Venenmittel

UWE FRICKE

Venenmittel werden zur adjuvanten Therapie von venösen Rückflußstörungen infolge primärer Varikosis oder chronischer Veneninsuffizienz eingesetzt. Ursachen können Venenerweiterungen mit Klappeninsuffizienz oder Stenosen und Verschlüsse, meist durch tiefe Beinvenenthrombosen, sein. Die Befunde reichen – neben subjektiven Beschwerden wie Schwere- und Spannungsgefühl sowie Schmerzen – je nach Dauer der Störung von Ödemen, Corona phlebectatica paraplantaris, weißer Atrophie, Dermatoliposklerose, Hyperpigmentierung bis hin zum Ulcus cruris. Primäres Ziel einer Behandlung dieser Erkrankungen ist die Verbesserung der Zirkulation in den erkrankten Gefäßen durch Aktivierung der Muskelpumpe sowie die Beseitigung von Stauung, Schwellung und trophischen Hautschäden.

Bei allen Venenkrankheiten sind Allgemeinmaßnahmen wie Gewichtsreduktion bei Übergewicht, körperliche Bewegung, Vermeiden von langem Sitzen oder Stehen sowie Hochlagerung der Beine beim Sitzen Grundlage der Therapie. Bei Varizen stehen neben der Kompressionsbehandlung (phlebologischer Kompressionsverband, medizinischer Kompressionsstrumpf) operative Maßnahmen und Varizenverödung durch Sklerosierung im Vordergrund. Beim postthrombotischen Syndrom ist die Kompressionsbehandlung Therapie der Wahl (Hach-Wunderle 1995, Choucair und Phillips 1998, Gallenkemper et al. 1998, Arzneimittelkommission der deutschen Ärzteschaft 2000).

Die Wirkung der Kompressionstherapie ist durch beschleunigte Ulkusheilung, Senkung der Ulkusrezidivrate und Verminderung der prozentualen Häufigkeit des postthrombotischen Syndroms in kontrollierten Studien belegt (Tabelle 48.1). Gefordert werden in der Regel Kompressionsstrümpfe der Klasse III bzw. Kompressionsverbände, mit denen ein Fesseldruck von etwa 35–45 mm Hg erreicht werden kann (Fletcher et al. 1997, Veraart et al. 1997, Choucair und Phillips 1998, Clement 1999, Cullum et al. 2000, Sarkar und Ballantyne 2000).

**Tabelle 48.1:** Wirkung der Kompressionstherapie auf die chronisch venöse Insuffizienz

| Studie | Pat. | Dauer | Kontrollen | Kompressionsstrumpf | Signifikanz |
|---|---|---|---|---|---|
| **Ulkusheilung** | | | | | |
| Mayberry et al. (1991) | 113 | 5,3 Mo. | 55%[a] | 97% | p<0,0001 |
| Partsch & Horakowa (1994) | 50 | 3 Mo. | 52%[b] | 84% | p<0,05 |
| **Ulkusrezidivrate** | | | | | |
| Mayberry et al. (1991) | 73 | 30 Mo. | 100%[a] | 16% | p<0,0001 |
| Harper et al. (1992) | 214 | 36 Mo. | 24%[c] | 15%[d] | n.a. |
| Samson & Showalter (1996) | 53 | 28 Mo. | 79%a | 4% | n.a. |
| **Postthrombotisches Syndrom** | | | | | |
| Brandjes et al. (1997) | | | | | |
| leicht–mäßig | 194 | 76 Mo. | 47% | 20% | p<0,001 |
| schwer | 194 | 76 Mo. | 23% | 11% | p<0,001 |

[a] Fehlende Patientencompliance, [b] Kompressionsverband, [c] Kompressionsstrumpf Klasse II, [d] Kompressionsstrumpf Klasse III, n.a. nicht angegeben

Eine systemische medikamentöse Therapie bei der chronisch-venösen Insuffizienz kann nach den Leitlinien der Deutschen Gesellschaft für Phlebologie mit Substanzen indiziert sein, für die eine Wirksamkeit nachgewiesen ist, insbesondere wenn physikalische Maßnahmen keinen ausreichenden Erfolg haben oder nicht möglich sind. Außerdem kann eine systemische medikamentöse Therapie symptombezogen bei chronisch venöser Insuffizienz oder bei besonderen Begleitumständen eingesetzt werden, z. B. Antiphlogistika bei entzündlicher Dermatoliposklerose, Rheologika in fortgeschrittenen Stadien (Gallenkemper et al. 1998). In der Standardliteratur wird eine Therapie mit Venenmitteln (z. B. Ödemprotektiva) nicht erwähnt oder als nicht erforderlich abgelehnt (Creutzig 1998, Tilsner et al. 1998, Arzneimittelkommission der deutschen Ärzteschaft 2000, Creager und Dzau 2001). Pentoxifyllin hat widersprüchliche Effekte auf die Abheilung venöser Beinulzera (Margolis 2000).

## Verordnungsspektrum

Die Venenmittel haben nach deutlich rückläufiger Tendenz in den Vorjahren auch im Jahr 2000 weiter abgenommen (Tabelle 48.2), orale Venenmittel erneut stärker als die topischen Venentherapeutika. Acht

**Tabelle 48.2:** Verordnungen von Venenmitteln 2000. Angegeben sind die verordnungshäufigsten Präparate mit Verordnungsrang, Verordnungen und Umsatz 2000 im Vergleich zu 1999.

| Rang | Präparat | Verordnungen in Tsd. | Änd. % | Umsatz Mio. DM | Änd. % |
|---|---|---|---|---|---|
| 395 | Vetren Gel/Salbe | 437,1 | −38,7 | 5,1 | −38,4 |
| 431 | Heparin-ratiopharm | 402,2 | −27,8 | 5,2 | −27,1 |
| 519 | Thrombareduct | 345,4 | −32,0 | 5,2 | −30,8 |
| 579 | Hepa-Gel/Salbe Lichtenstein | 313,3 | −21,3 | 3,0 | −13,8 |
| 586 | Venoruton/-intens Kaps. etc. | 309,8 | −39,1 | 27,7 | −40,8 |
| 793 | Venostasin N/-retard/-S | 222,6 | −36,7 | 16,5 | −38,3 |
| 1050 | Heparin AL | 161,5 | +11,3 | 1,2 | +9,5 |
| 1089 | Exhirud-Gel etc. | 156,0 | −33,5 | 3,7 | −31,1 |
| 1291 | Aescusan/retard | 128,1 | −34,1 | 6,8 | −32,6 |
| 1412 | Thrombocutan N/−Ultra | 114,4 | +15,0 | 0,8 | +21,3 |
| 1414 | Venalot-Depot | 114,3 | −30,9 | 7,7 | −26,5 |
| 1428 | Hepathromb | 113,1 | −43,1 | 1,2 | −47,2 |
| 1473 | Hepathrombin | 109,6 | −35,2 | 1,5 | −34,4 |
| 1877 | Troxerutin-ratiopharm | 77,9 | −32,1 | 3,1 | −33,4 |
| 1931 | Venoplant retard S | 74,5 | −40,7 | 5,1 | −39,2 |
| 1938 | Hirudoid/-forte | 74,0 | −26,2 | 1,7 | −27,6 |
| 2100 | Phlebodril Kaps. | 63,9 | −38,9 | 2,6 | −35,9 |
| 2198 | Veno SL | 59,2 | −11,7 | 2,4 | −14,6 |
| 2310 | Perivar/−Forte | 54,4 | −37,5 | 3,6 | −39,6 |
| 2321 | Venopyronum N forte/retard | 53,7 | −43,1 | 4,2 | −40,4 |
| Summe | | 3385,1 | −31,4 | 108,4 | −35,3 |
| Anteil an der Indikationsgruppe | | 79,6% | | 79,2% | |
| Gesamte Indikationsgruppe | | 4253,2 | −31,8 | 136,8 | −34,7 |

Präparate sind aus der Gruppe der 2500 meistverordneten Fertigarzneimittel herausgefallen, drei orale (*Aescorin N forte, Antistax, Diu-Venostasin*) und fünf topische Venenmittel (unter den Monopräparaten *Heparin Riker Salbe/Gel, Venalitan/-N, Venoruton Emulgel* und unter den Kombinationen *Heparin-ratiopharm comp., Venostasin Gel*).

Insgesamt sind damit die Verordnungen in den letzten 10 Jahren um 78% (orale Venenmittel) bzw. 81% (topische Venenmittel) zurückgegangen (Abbildung 48.1). Trotzdem finden sich in beiden Gruppen weiterhin Präparate, für die eine Wirkung kaum zu erwarten ist (Künzel 1995).

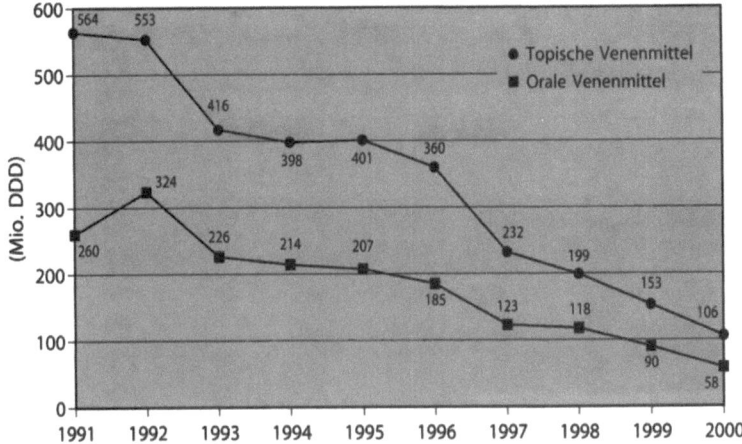

**Abbildung 48.1:** Verordnungen von Venenmitteln 1991 bis 2000. Gesamtverordnungen nach definierten Tagesdosen (DDD)

## Orale Venenmittel

Unter den 2500 meistverordneten Arzneimitteln dominieren nach definierten Tagesdosen (DDD) die sogenannten Ödemprotektiva (Tabelle 48.3). Sie werden überwiegend in Form von Monopräparaten eingesetzt und enthalten Pflanzenextrakte (Roßkastaniensamen) oder halbsynthetische Derivate pflanzlicher Inhaltsstoffe (Hydroxyethylrutoside, Troxerutin).

### Roßkastaniensamenextrakt

Der Samen der Roßkastanie (Aesculus hippocastanum) enthält ein komplexes Gemisch verschiedener Triterpenglykoside (Triterpensaponine), das sich wiederum in eine wasserlösliche Fraktion (α-Aescin) und eine aus Wasser leicht kristallisierbare Fraktion (β-Aescin) trennen läßt. Sowohl α-Aescin als auch β-Aescin sind ihrerseits Gemische aus z. T. mehr als 30 Einzelstoffen (Hänsel und Haas 1983). Roßkastaniensamenextrakte werden auf Triterpenglykoside standardisiert und als Aescin berechnet. Saponine haben ihren Namen vom gemeinen Seifenkraut (Saponaria officinalis), das einen hohen Anteil solcher Triterpenglykoside enthält. Die in Lösungen seifenartig schäumenden Saponine

**Tabelle 48.3:** Verordnungen oraler Venenmittel 2000. Angegeben sind die im Jahr 2000 verordneten Tagesdosen, die Änderungen gegenüber 1999 und die mittleren Kosten je DDD 2000.

| Präparat | Bestandteile | DDD in Mio. | Änderung in % | DDD-Kosten in DM |
|---|---|---|---|---|
| **Roßkastaniensamenextrakt** | | | | |
| Venostasin N/-retard/-S | Roßkastaniensamenextr. | 9,6 | (–38,3) | 1,71 |
| Aescusan/retard | Roßkastaniensamenextr. | 4,3 | (–31,8) | 1,60 |
| Venoplant retard S | Roßkastaniensamenextr. | 3,4 | (–39,1) | 1,47 |
| Venopyronum N forte/retard | Roßkastaniensamenextr. | 2,2 | (–41,7) | 1,95 |
| | | 19,5 | (–37,5) | 1,67 |
| **Hydroxyethylrutoside** | | | | |
| Venoruton/-intens Kaps. etc. | Hydroxyethylrutoside | 14,1 | (–40,3) | 1,97 |
| Troxerutin-ratiopharm | Troxerutin | 2,1 | (–33,6) | 1,47 |
| Veno SL | Troxerutin | 1,5 | (–15,2) | 1,57 |
| | | 17,7 | (–38,0) | 1,88 |
| **Kombinationen** | | | | |
| Perivar/-Forte | Troxerutin Heptaminol Ginkgo-biloba-Extrakt | 2,4 | (–38,9) | 1,51 |
| Venalot-Depot | Cumarin Troxerutin | 2,3 | (–29,5) | 3,33 |
| Phlebodril Kaps. | Mäusedornwurzelstockextrakt Trimethylhesperidinchalkon | 1,5 | (–39,2) | 1,69 |
| | | 6,2 | (–35,8) | 2,23 |
| **Summe** | | 43,4 | (–37,5) | 1,84 |

wirken aufgrund ihrer Oberflächenaktivität membranschädigend und führen unter anderem zur Hämolyse, nach der sie früher auch standardisiert wurden. Die ödemprotektive Wirkung von Aescin wird davon abgeleitet, daß es zu einer sphärischen Anschwellung der Erythrozyten und nachfolgend über den dadurch ausgelösten Wasserentzug zu einem Anstieg des kolloidosmotischen Drucks und des Hämatokrits kommen soll (Gessner und Orzechowski 1974). Daraus wird unter anderem eine Wirkung beim Hirnödem und bei traumatischen Schwellungen abgeleitet, die z. B. für das Aescinpräparat *Reparil* in Anspruch genommen wird. Weitere Untersuchungen zeigen, daß Aescin eine Prostaglandinfreisetzung aus Venen induziert, die durch Cyclooxygenaseinhibitoren hemmbar ist (Longiave et al. 1978). Diese Daten weisen auf eine Phospholipase-$A_2$-Aktivierung hin, wie sie bei Entzündungsreaktionen vorkommt. Andere In-vitro-Studien belegen dagegen eher eine Hemmung der Phospholipase $A_2$ und damit eine Inhibition der Prostaglandinbildung durch Aescin. Auch der unter Hypoxie beobachtete Abfall von Adenosintriphosphat (ATP), eine daraus resultierende Freisetzung von Plättchen-aktivierendem Faktor (PAF) bzw. Aktivierung und endotheliale Adhäsion von Neutrophilen scheint durch Aescin inhibiert zu werden (Frick 2000). Darüber hinaus hemmt Aescin in vitro die Aktivität der Elastase und Hyaluronidase, die am enzymatischen Abbau von Proteoglykanen (Bestandteile des Gefäßendothels sowie im wesentlichen extrazellulärer Gewebe) beteiligt sind. Hieraus werden antiödematöse Wirkungen von Aescin abgeleitet (Pittler und Ernst 1998), die sich allerdings in Placebo-kontrollierten klinischen Studien nicht bestätigen ließen (Clement 2000). Eine geringfügige Abnahme lysosomaler Enzymaktivitäten im Plasma variköser Patienten, die in einer kontrollierten Pilotstudie nach Einnahme von Roßkastaniensamenextrakt beobachtet wurde, beruht nur auf einem nicht aussagekräftigen Vorher-Nachher-Vergleich (Kreysel et al. 1983). Auch In-vitro-Befunde, die auf eine venentonisierende Wirkung von Roßkastaniensamenextrakt hinweisen und auch im Tierexperiment gezeigt werden konnten, haben in entsprechenden klinischen Untersuchungen keine Bestätigung gefunden (Pittler und Ernst 1998). Nach intravenöser Gabe von 25 mg Aescin sind Störungen der Nierenfunktion und nach 40 mg Aescin akutes Nierenversagen beschrieben worden (Hellberg et al. 1975). Die therapeutische Breite von Aescin ist also gering. Entsprechende Risiken durch orale Roßkastanienpräparate sind allerdings bisher nicht beobachtet worden und auch wenig wahrscheinlich, da nach oraler Gabe von retardiertem Roßkastaniensamenextrakt mit 50 mg Aescin nur maximale Plasmakonzentrationen von 5 ng/ml gemessen wurden (Schaffler et al. 1993), was einer Bioverfügbarkeit von lediglich ca. 0,5% entspricht. Trotzdem haben verschiedene Hersteller immer wieder versucht, ödemprotektive Effekte bei Venenkrankheiten nachzuweisen (Hitzenberger 1989).

Eine Placebo-kontrollierte klinische Studie an insgesamt 240 Patienten mit chronisch-venöser Insuffizienz ergab nach zweimal täglicher Gabe von retardiertem Roßkastaniensamenextrakt (entsprechend 2mal 50 mg Aescin) über 12 Wochen eine ähnliche Abnahme des wasserplethysmometrisch gemessenen Unterschenkelvolumens wie die vergleichsweise durchgeführte Kompressionsbehandlung (Diehm et al. 1996). Allerdings waren die gemessenen Änderungen, obwohl statistisch signifikant, mit 43,8 ml (Roßkastaniensamenextrakt) bzw. 46,7 ml (Kompressionsstrumpf) nur gering und entsprechen damit lediglich etwa 2% des mittleren Unterschenkelvolumens von 2200 ml bzw. nur ca. 25% des angenommenen Ödemvolumens bei Patienten mit chronisch-venöser Insuffizienz, das im Mittel mit 220 ml angegeben wird. Darüber hinaus gingen die Autoren von einer durch Kompressionsbehandlung erreichbaren mittleren Volumenabnahme von 100 ml aus und stuften eine Änderung unter 50 ml selbst als klinisch „irrelevant" ein. In kritischen Kommentaren zu der Arbeit wurde darauf hingewiesen, daß – wie auch schon früher mitgeteilt (Rudofsky et al. 1986) – bereits im Tagesverlauf Schwankungen des Unterschenkelvolumens um 20–70 ml beobachtet werden (Vayssairat et al. 1996). Auch in mehreren anderen Studien ist die Beinvolumenabnahme geringer als nach Kompressionstherapie (Tabelle 48.4). Es werden daher weitere Untersuchungen zur Wirksamkeit und Sicherheit von Roßkastaniensamenextrakten gefordert, ehe eine aktive Empfehlung für die klinische Praxis gegeben werden kann (Bielanski und Piotrowski 1999).

### Hydroxyethylrutoside

Hydroxyethylrutoside (Oxerutin) sind eine standardisierte Mischung semisynthetischer Flavonoide und werden durch Hydroxyethylierung des natürlich vorkommenden Flavonols Rutin gewonnen. Sie enthalten ca. 5% Monohydroxyethylrutosid, ca. 34% Dihydroxyethylrutosid, ca. 46% Trihydroxyethylrutosid (Troxerutin) und etwa 5% Tetrahydroxyethylrutosid. Pharmakologisch werden prinzipiell ähnliche Effekte beschrieben wie für Aescin (siehe oben). Auch Hydroxyethylrutoside hemmen nach experimentellen Untersuchungen die Hypoxie-induzierte Aktivierung endothelialer Zellen, senken die kapilläre Filtrationsrate und wirken antiödematös (Wadworth und Faulds 1992, Roland et al. 1998, Frick 2000). Klinisch ist für Hydroxyethylrutoside in Kurzzeitstudien bei Patienten mit chronischer Veneninsuffizienz eine Besserung subjektiver Beschwerden und auch einiger objektiver Meßparameter beschrieben. Allerdings wird der globale Therapieerfolg bereits unter Placebo mit 25–90% (vs. 73–100% unter der Therapie mit Hydroxyethylrutosiden) angegeben (Wadworth und Faulds 1992). Ausgeprägte Placebo-Effekte und eine unter der Behandlung mit Hydroxyethylruto-

**Tabelle 48.4:** Wirkung von Venenmitteln und Kompressionstherapie auf das Beinvolumen in Placebo-kontrollierten Studien

| Studie | Fallzahl | Dauer (Wo.) | Beinvolumen-Abnahme | Signifikanz |
|---|---|---|---|---|
| **Roßkastaniensamenextrakt** | | | | |
| Steiner & Hillemanns (1986) | 20 | 2 | 120 ml | $p<0,001$ |
| Lohr et al. (1986) | 74 | 8 | 15 ml | n.a. |
| Rudofsky et al. (1986) | 39 | 4 | 36 ml | $p<0,001$ |
| Diehm et al. (1992) | 39 | 7 | 84 ml | $p<0,01$ |
| Diehm et al. (1996) | 240 | 12 | 44 ml | $p<0,005$ |
| **Hydroxyethylrutoside** | | | | |
| Nocker & Diebschlag (1987) | 30 | 3 | 2–16 ml | $p<0,005$ |
| Nocker et al. (1989) | 30 | 12 | 10–18 ml | $p<0,05$ |
| Rehn et al. (1994) | 90 | 12 | 8–18 ml | $p<0,05$ |
| Neumann & van den Broek (1995) | 23 | 16 | 90 ml | $p<0,05$ |
| Rehn et al. (1996) | 100 | 12 | 27–30 ml | $p<0,001$ |
| Großmann (1997) | 64 | 12 | 31 ml[1] | $p<0,05$ |
| **Kompressionstherapie** | | | | |
| Neumann & van den Broek (1995) | 23 | 16 | 230 ml[2] | $p<0,001$ |
| Diehm et al. (1996) | 240 | 12 | 47 ml[2] | $p<0,002$ |
| Großmann (1997) | 56 | 12 | 33 ml[2] | n.a. |

[1] Berechnet als Differenz aus Kompression plus Oxerutin im Vergleich zu Kompression allein, [2] Kompressionsstrumpf Klasse II, n.a. nicht angegeben.

siden zusätzliche Besserung verschiedener Symptome der chronisch venösen Insuffizienz (Schmerzen, Krämpfe, Schwellung, Restless Legs, Schweregefühl in den Beinen) im Bereich von lediglich 11–24% belegt ferner eine Metaanalyse von 15 klinischen Studien an insgesamt 1973 Patienten (Poynard und Valterio 1994). Auch eine nach mehrwöchiger Behandlung mit Hydroxyethylrutosiden (500–1200 mg/d) nachgewiesene Reduktion des wasserplethysmometrisch ermittelten Beinvolumens ist trotz statistisch signifikanter Ergebnisse mit 2–31 ml klinisch kaum relevant (siehe Tabelle 48.4). Nur in einer neueren Studie mit kleiner Patientenzahl wird nach viermonatiger Behandlung mit Hydroxyethylrutosiden eine deutlich höhere Abnahme des opto-elektronisch gemessenen Beinvolumens ausgewiesen. Im gleichen Zeitraum war jedoch der klinische Effekt unter einer Kompressionsbehandlung mit einer Reduktion des Beinvolumens um 230 ml (nach einmonatiger Behandlung 254 ml) wesentlich stärker ausgeprägt (Neumann und van den Broek 1995, Clement 2000). Wenig effektiv und in der Regel von Placebo nicht verschieden sind Hydroxyethylrutoside in der Behandlung venöser Unterschenkelgeschwüre (Clement 1999). Problematisch erscheint darüber hinaus die schlechte Resorption der Hydroxyethylrutoside nach oraler Gabe. Weniger als 10% einer Dosis erreichen nach Untersuchungen an gesunden Probanden den großen Kreislauf (Wadworth und Faulds 1992). Auch die Dosierung ist kritisch. Tagesdosen von 600 mg Hydroxyethylrutosid weisen keinen signifikanten Unterschied zu Placebo aus.

### Kombinationen

Bei Kombination verschiedener Wirkprinzipien ist nicht bekannt, ob sich unterschiedliche ödemprotektive Stoffe in ihrer Wirkung verstärken. Auch der Beitrag des indirekten Sympathomimetikums Heptaminol (in *Perivar*) zur angestrebten Wirkung ist unklar. Die Einnahme Cumarin-haltiger Präparate kann mit schwerwiegenden Leberschäden einhergehen (Koch et al. 1997, Capoferri et al. 2000). In seltenen Fällen können auch schwere Hautnekrosen mit bullöser Epidermolyse und Nekrosen des subkutanen Fettgewebes auftreten (Seyfarth et al. 2001). Dies hat 1997 in Frankreich und Belgien zur Marktrücknahme entsprechender Fertigarzneimittel, einschl. Venenmittel wie *Venalot-Depot*, geführt (N.N. 1997).

### Diuretika

Auch Diuretika sind für die *Dauerbehandlung* venös bedingter Ödeme *nicht* geeignet, weil durch die potentielle Hämokonzentration der venöse Abfluß erschwert sein kann und daraus eine Stase mit erhöhter Thromboseneigung resultiert. Prinzipiell zu vermeiden sind Schleifendiuretika. Spezifische „Venendiuretika" gibt es nicht (Creutzig 1998, Arzneimittelkommission der deutschen Ärzteschaft 2000, Greven und Kramer 2001). Allenfalls zur Einleitung einer Kompressionstherapie wird eine kurzzeitige Anwendung von Thiaziddiuretika zur Ausschwemmung venös bedingter Ödeme anerkannt. Das einzige in den vergangenen Jahren mit dieser speziellen Indikation häufig verordnete Präparat dieses Marktsegments, eine Kombination aus Hydrochlorothiazid, Triamteren und Roßkastaniensamenextrakt (*Diu Venostasin*), befindet sich 2000 nicht mehr unter den 2500 meistverordneten Fertigarzneimitteln.

Tabelle 48.5: Verordnungen topischer Venenmittel 2000. Angegeben sind die im Jahr 2000 verordneten Tagesdosen, die Änderungen gegenüber 1999 und die mittleren Kosten je DDD 2000.

| Präparat | Bestandteile | DDD in Mio. | Änderung in % | DDD-Kosten in DM |
|---|---|---|---|---|
| **Heparin** | | | | |
| Vetren Gel/Salbe | Heparin | 17,5 | (−38,7) | 0,29 |
| Heparin-ratiopharm | Heparin | 16,2 | (−28,6) | 0,32 |
| Thrombareduct | Heparin | 13,6 | (−33,6) | 0,38 |
| Hepa-Gel/Salbe Lichtenstein | Heparin | 12,5 | (−21,3) | 0,24 |
| Heparin AL | Heparin | 5,1 | (+11,7) | 0,24 |
| Hepathrombin | Heparin | 5,0 | (−35,0) | 0,30 |
| Thrombocutan N/-Ultra | Heparin | 4,6 | (+15,0) | 0,16 |
| Hepathromb | Heparin | 3,8 | (−47,1) | 0,31 |
| | | 78,3 | (−29,5) | 0,30 |
| **Heparinoide** | | | | |
| Hirudoid/-forte | Mucopolysaccharidpolyschwefelsäureester | 2,8 | (−27,9) | 0,63 |
| **Organpräparate** | | | | |
| Exhirud-Gel etc. | Blutegelextrakt | 3,6 | (−34,8) | 1,05 |
| Summe | | 84,6 | (−29,7) | 0,34 |

## Topische Venenmittel

Bei den topischen Venenmitteln werden überwiegend heparinhaltige Monopräparate verordnet (Tabelle 48.5). Heparinähnlich wirken Mucopolysaccharidpolyschwefelsäureester (*Hirudoid*). *Exhirud* enthält einen auf Hirudin standardisierten Extrakt aus dem medizinischen Blutegel. Hirudin ist ein Polypeptid und hemmt als selektiver Thrombininhibitor bereits in sehr niedrigen Konzentrationen die plasmatische Gerinnung und die thrombininduzierte Thrombozytenaggregation. Die topischen Venenmittel wurden auch im Jahr 2000 wieder deutlich seltener verordnet. Lediglich *Heparin AL* und *Thrombocutan N/-Ultra* weisen Steigerungen auf. Es sind die beiden preiswertesten Präparate dieses Marktsegments.

Die lokale Anwendung von Venenmitteln ist in den Leitlinien zur Diagnostik und Therapie der chronischen venösen Insuffizienz (CVI) nicht erwähnt. Auch andere lokale medikamentöse Maßnahmen werden wegen der hohen Sensibilisierungsrate (bis zu 80%) sowie zusätzlicher nichtallergischer Unverträglichkeiten weitgehend in Frage gestellt (Gallenkemper et al. 1998). Darüber hinaus ist nach wie vor zweifelhaft, ob Heparin bzw. Heparinoide wegen ihres hohen Molekulargewichts und ihrer stark negativen Ladung in ausreichenden Mengen durch die Haut bis zu den subkutanen Venen vordringen können (Dinnendahl und Fricke 2000). Auch die perkutane Penetration von Hirudin ist gering. Systemisch-therapeutisch wirksame Konzentrationen werden nicht erreicht (Bundesgesundheitsamt 1990a, 1990b, Majerus et al. 1996). Eine über den Massageeffekt hinausgehende Wirksamkeit ist nicht belegt (Mutschler et al. 2001). Lediglich in einer älteren kontrollierten Untersuchung mit einer Heparinoid-haltigen Salbe (*Hirudoid*) wurde eine Besserung bei Infusionsthrombophlebitiden beobachtet (Mehta et al. 1975). Eine Wirksamkeit im Sinne einer Prophylaxe von Thrombosen sowie eine Besserung daraus resultierender Folgezustände kann damit jedoch nicht begründet werden. Schließlich stehen dem begrenzten Nutzen der Lokaltherapeutika in der Behandlung der chronisch-venösen Insuffizienz Risiken in Form von Allergisierungen und Kontaktekzemen gegenüber (Arzneimittelkommission der deutschen Ärzteschaft 2000).

## Literatur

Arzneimittelkommission der deutschen Ärzteschaft (2000): Arzneiverordnungen, 19. Aufl., Deutscher Ärzte-Verlag, Köln.

Bielanski T.E., Piotrowski Z.H. (1999): Clinical question: Does horse-chestnut seed extract (HCSE) reduce symptoms of chronic venous insufficiency? J. Fam. Pract. 48: 171–172.

Brandjes P.M., Büller H.R., Heijboer H., Huisman M.V., de Rijk M., Jagt H., ten Cate J.W. (1997): Randomised trial of effect of compression stockings in patients with symptomatic proximal-vein thrombosis. Lancet 349: 759–762.

Bundesgesundheitsamt (1990a): Monographie: Heparin zur topischen Anwendung. Bundesanzeiger Nr. 165: 4542.

Bundesgesundheitsamt (1990b): Monographie: Extrakt aus Hirudo medicinalis. Bundesanzeiger Nr. 165: 4542.

Capoferri M., Realini S., Balestra B. (2000): Akute nekrotisierende Hepatitis: eine ungewöhnliche Nebenwirkung oraler Antikoagulantien. Schweiz. Rundsch. Med. Prax. 89: 929–932.

Choucair M., Phillips T.J. (1998): Compression therapy. Dermatol. Surg. 24: 141–148.

Clement D.L. on behalf of the members of the VEINES International Task Force (1999): Venous ulcer reappraisal: Insights from an international task force. J. Vasc. Res. 36 (Suppl. 1): 42–47.

Clement D.L. on behalf of the members of the International Task Force (2000): Management of venous edema: Insights from an international task force. Angiology 51: 13–17.

Creager M.A., Dzau V.J. (2001): Vascular diseases of the extremities. In: Braunwald E. et al. (eds.): Harrison's principles of internal medicine. 15th ed., McGraw-Hill, New York, pp. 1434–1442.

Creutzig A. (1998): Krankheiten der Gefäße. In: Classen M., Diehl V., Kochsiek K. (Hrsg.): Innere Medizin, 4. Aufl. Urban & Schwarzenberg, München Wien Baltimore, S. 1053–1098.

Cullum N., Nelson E.A., Fletcher A.W., Sheldon T.A. (2000): Compression bandages and stockings for venous leg ulcers (Cochrane Review). In: The Cochrane Library, Issue 1. Oxford: Updated Software.

Diehm C., Vollbrecht D., Amendt K., Comberg H.U. (1992): Medical edema protection – Clinical benefit in patients with chronic deep vein incompetence. VASA 21: 188–192.

Diehm C., Trampisch H.J., Lange S., Schmidt C. (1996): Comparison of leg compression stocking and oral horse-chestnut seed extract therapy in patients with chronic venous insufficiency. Lancet 347: 292–294.

Dinnendahl V., Fricke U. (Hrsg.) (2000): Arzneistoff-Profile. Basisinformation über arzneiliche Wirkstoffe. Stammlieferung 1982 mit 1. bis 16. Ergänzungslieferung 2000. Govi-Verlag GmbH, Pharmazeutischer Verlag, Eschborn.

Fletcher A., Cullum N., Sheldon T.A. (1997): A systematic review of compression treatment for venous leg ulcers. Brit. Med. J. 315: 576–580.

Frick R.W. (2000): Three treatments for chronic venous insufficiency: Escin, hydroxyethylrutoside, and Daflon. Angiology 51: 197–205.

Gallenkemper G., Bulling B.-J., Gerlach H., Jünger M., Kahle B. et al. (1998): Leitlinien zur Diagnostik und Therapie der chronischen venösen Insuffizienz (CVI). Phlebologie 27: 32–35.

Gessner G., Orzechowski G. (1974): Gift- und Arzneipflanzen von Mitteleuropa. 3. Aufl., Carl Winter Universitätsverlag, Heidelberg, S. 169.

Greven J., Kramer H.J. (2001): Therapie von Ödemen. In: Lemmer B., Brune K. (Hrsg.): Fülgraff Palm Pharmakotherapie, Klinische Pharmakologie, 11. Auflage. Urban & Fischer, München, Jena, S. 52–61.

Großmann K. (1997): Vergleich der Wirksamkeit einer kombinierten Therapie mit Kompressionsstrümpfen und Oxerutin (Venoruton®) versus Kompressionsstrümpfe und Plazebo bei Patienten mit CVI. Phlebol. 26: 105–110.

Hach-Wunderle V. (1995): Venöser Gefäßstatus. Internist 36: 525–543.

Hänsel R., Haas H. (1983): Therapie mit Phytopharmaka. Springer-Verlag, Berlin Heidelberg New York Tokyo.

Harper D.R., Ruckley C.V., Dale J.J., Callam M.C., Allan P. et al. (1992): Prevention of recurrence of chronic leg ulcer: a randomized trial of different degrees of compression. In: Raymond-Martimbeau P., Prescott M., Zummo M. (eds.): Phlébologie 92, John Libbey Eurotext, Paris, pp. 902–903.

Hellberg K., Ruschewski W., de Vivie R. (1975): Medikamentös bedingtes post-operatives Nierenversagen nach herzchirurgischen Eingriffen. Thoraxchir. Vask. Chir. 23: 396–399.

Hitzenberger G. (1989): Die therapeutische Wirksamkeit des Roßkastaniensamenextraktes. Wien. Med. Wschr. 139: 385–389.

Koch S., Beurton I., Bresson-Hadni S., Monnot B., Hrusovsky S. et al. (1997): Hepatite aigue cytolytique à la coumarine. Deux cas. Gastroenterol. Clin. Biol. 21: 223–225.

Kreysel H.W., Nissen H.P., Enghofer E. (1983): A possible role of lysosomal enzymes in the pathogenesis of varicosis and the reduction in their serum activity by Venostasin. Vasa 12: 377–381.

Künzel D. (1995): Die Behandlung der chronisch-venösen Insuffizienz in der hausärztlichen Praxis. Ein BDA-Leitfaden.

Lohr E., Garanin G., Jesau P., Fischer H. (1986): Ödempräventive Therapie bei chronischer Veneninsuffizienz mit Ödemneigung. Münch. Med. Wschr. 128: 579–581.

Longiave D., Omini C., Nicosia S., Berti F. (1978): The mode of action of Aescin on isolated veins: relationship with PGF. Pharmacol. Res. Comm. 10: 145–152.

Majerus P.W., Broze G.J., Miletich J.P., Tollefsen D.M. (1996): Anticoagulant, thrombolytic, and antiplatelet drugs. In: Goodman & Gilman's The Pharmacological basis of therapeutics. 9th ed. McGraw Hill, New York, pp. 1341–1359.

Margolis, D.J. (2000): Pentoxifylline in the treatment of venous leg ulcers. Arch Dermatol. 136: 1142–1143

Mayberry J.C., Moneta G.L., Taylor L.M., Porter J.M. (1991): Fifteen-year results of ambulatory compression therapy for chronic venous ulcers. Surgery 109: 575–581.

Mehta P.P., Sagar S., Kakkar V.V. (1975): Treatment of superficial thrombophlebitis: A randomized double-blind trial of heparinoid cream. Brit. Med. J. 3: 614–616.

Mutschler E., Geisslinger G., Kroemer H.K., Schäfer-Korting M. (2001): Arzneimittelwirkungen, 8. Auflage. Wissenschaftliche Verlagsgesellschaft mbH, Stuttgart, S. 595–596.

Neumann H.A.M., van den Broek M.J.T.B. (1995): A comparative clinical trial of graduated compression stockings and O-(ß-hydroxyethyl)-rutosides (HR) in the treatment of patients with chronic venous insufficiency. Lymphology 19: 8–11.

N.N. (1997): Frankreich/Belgien: Aus für „Venenmittel" Cumarin (in Venalot Depot u. a.). Arzneitelegramm 3: 27.

Nocker W., Diebschlag W. (1987): Dosis-Wirkungsstudie mit O-(Beta-Hydroxyäthyl)-rutosid-Trinklösungen. VASA 16: 365–369.

Nocker W., Diebschlag W., Lehmacher W. (1989): 3monatige, randomisierte doppelblinde Dosis-Wirkungsstudie mit O-(Beta-Hydroxyäthyl)-rutosid-Trinklösungen. VASA 18: 235–238.

Partsch H., Horakova M.A. (1994): Kompressionsstrümpfe zur Behandlung venöser Unterschenkelgeschwüre. Wien. Med. Wschr. 144: 242–249.

Pittler M.H., Ernst E. (1998): Horse-chestnut seed extract for chronic venous insufficiency. Arch. Dermatol. 134: 1356–1360.

Poynard T., Valterio C. (1994): Meta-analysis of hydroxyethylrutosides in the treatment of chronic venous insufficiency. VASA 23: 244–250.

Rehn D., Unkauf M., Vix J.-M. (1994): O-(β-Hydroxyethyl)rutoside bei Venenleiden. Pharm. Ztg. 139: 2152–2158.

Rehn D., Brunnauer H., Diebschlag W., Lehmacher W. (1996): Investigation of the therapeutic equivalence of different galenical preparations of O-(ß-hydroxyethyl)-rutosides following multiple dose peroral administration. Arzneim. Forsch. 46: 488–492.

Roland I.H., Bougelet C., Ninane N., Arnould T., Michiels C., Remacle J. (1998): Effect of hydroxyethylrutosides on hypoxial-induced neutrophil adherence to umbilical vein endothelium. Cardiovasc. Drugs Ther. 12: 375–381.

Rudofsky G., Neiss A., Otto K., Seibel K. (1986): Ödemprotektive Wirkung und klinische Wirksamkeit von Venostasin retard im Doppelblindversuch. Phlebol. Proktol. 15: 47–54.

Samson R.H., Showalter D.P. (1996): Stockings and the prevention of recurrent venous ulcers. Dermatol. Surg. 22: 373–376.

Sarkar P.K., Ballantyne S. (2000): Management of leg ulcers. Postgrad. Med. J. 76: 674–682.

Schaffler K.L. et al. (1993): Pharmakokinetik von Aescin nach p.o. Gabe von 50 mg Aescin in Form einer Retardkapsel an Probanden. Dokumentation Dr. Willmar Schwabe Bioanalytik.

Seyfarth H.-J., Siegemund A., Helling L., Woinke M., Pfeiffer D., Rühlmann C. (2001): Rezidivierende Cumarinnekrose bei Protein S-Mangel vom Typ II. VASA 30: 72–75.

Steiner M., Hillemanns H.G. (1986): Untersuchung zur ödemprotektiven Wirkung eines Venentherapeutikums. Münch. Med. Wschr. 128: 551–552.

Tilsner V., Kalmar P., Piepko A. (1998): Venenerkrankungen. In: Domschke W. et al. (Hrsg.): Therapie-Handbuch. Urban & Schwarzenberg, München Wien Baltimore, S. C 20.

Vayssairat M., Debure C., Maurel A., Gaitz J.P. (1996): Horse-chestnut seed extract for chronic venous insufficiency. Lancet 347: 1182.

Veraart J.C., Pronk G., Neumann H.A. (1997): Pressure differences of elastic compression stockings at the ankle region. Dermatol. Surg. 23: 935–939.

Wadworth A.N., Faulds D. (1992): Hydroxyethylrutosides. A review of its pharmacology, and therapeutic efficacy in venous insufficiency and related disorders. Drugs 44: 1013–1032.

## 49. Vitamine und Neuropathiepräparate

Klaus Mengel

Vitamine sind lebensnotwendige organische Verbindungen, die in Zentraleuropa unter normalen Bedingungen in ausreichenden Mengen in der Nahrung für Erwachsene enthalten sind. Eine zusätzliche Gabe von Vitaminpräparaten ist nur bei ungenügender Zufuhr (z. B. Reduktionskost, Vegetarier), erhöhtem Bedarf (z. B. Säuglinge, Schwangere, Dialysepatienten) oder bei Resorptionsstörungen (z. B. perniziöse Anämie) indiziert. Nach den Arzneimittelrichtlinien dürfen Vitamine generell nicht zu Lasten der gesetzlichen Krankenkassen verordnet werden, ausgenommen bei nachgewiesenen Vitaminmangelzuständen, die durch entsprechende Ernährung nicht behoben werden können, und als Antidot.

Der weitaus überwiegende Anteil der verordneten Tagesdosen entfällt auf Vitamin-D-Präparate, die überwiegend bei Kindern eingesetzt werden (Abbildung 49.1). Nennenswerte Verordnungen erreichen außerdem Vitamin-$B_{12}$-Präparate und Neuropathiepräparate, die in diesem Kapitel gemeinsam mit den Vitaminen dargestellt werden, weil neben Liponsäurepräparaten zahlreiche Vitaminkombinationen dazu gerechnet werden.

### Vitamine

Vitamine wurden im Vergleich zum Vorjahr erneut weniger verordnet (Tabelle 49.1). Mehrere Präparate sind nicht mehr unter den 2500 verordnungshäufigsten Arzneimitteln vertreten. Dazu gehören das Vitamin-A-Präparat *Vitadral Tropfen*, das Dexpanthenolpräparat *Panthenol Jenapharm* und zwei Vitaminkombinationen (*Multibionta Tropfen*, *Vitasprint B12*).

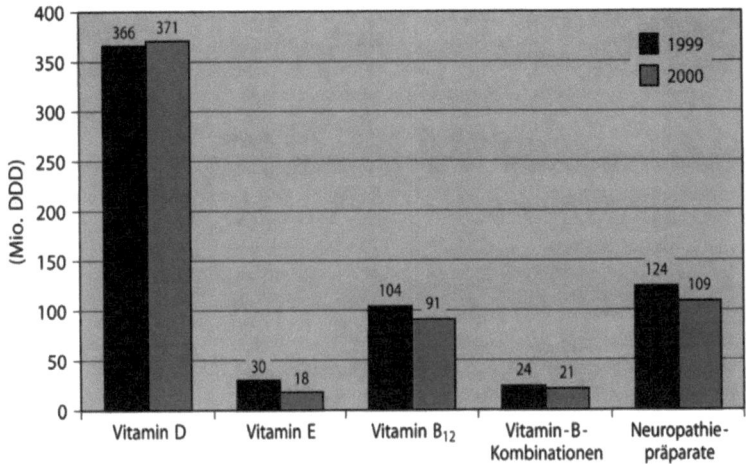

**Abbildung 49.1:** Verordnungen von Vitaminen und Neuropathiepräparaten 2000. Definierte Tagesdosen (DDD) der 2500 meistverordneten Arzneimittel

## Vitamin D

Vitamin $D_3$ (Colecalciferol) wird in großem Umfang routinemäßig zur Rachitisprophylaxe gegeben. Die Verordnung von 371 Mio. Tagesdosen von Vitamin $D_3$ (Tabelle 49.2) bedeutet, daß täglich etwa 1 Mio. Säuglinge und Kleinkinder mit dem Vitamin substituiert werden. Damit erhalten vermutlich nach wie vor alle Kinder im ersten Lebensjahr die Vitamin-D-Prophylaxe. Dieses Vorgehen ist dadurch begründet, daß der Gehalt der Muttermilch an Vitamin D häufig unzureichend ist. Säuglinge sollten pro Tag im Normalfall 10 µg (entspr. 400 I.E.) oral bekommen. Die am häufigsten verwendeten Präparate enthalten 12,5 µg Colecalciferol pro Tablette. Industriell gefertigte Säuglingsnahrung enthält teilweise Vitamin D, was berücksichtigt werden sollte.

Weitaus häufiger als reines Vitamin D (z. B. *Vigantoletten*) wurden Kombinationen mit Natriumfluorid verordnet. Der Zusatz von Fluorid in kleinen Mengen hat sich zur Kariesprophylaxe seit langem bewährt. Es ist aber darauf zu achten, daß keineswegs noch zusätzlich Fluorid verabreicht wird, weil anderenfalls die bekannten Fluoroseschäden zu befürchten sind, besonders Zahnfluorose.

In geringerem Umfang wird Vitamin $D_3$ bei der Osteoporose als adjuvante Therapie zur Förderung der intestinalen Calciumresorption

**Tabelle 49.1:** Verordnungen von Vitaminen 2000. Angegeben sind die verordnungshäufigsten Präparate mit Verordnungsrang, Verordnungen und Umsatz 2000 im Vergleich zu 1999.

| Rang | Präparat | Verordnungen in Tsd. | Änd. % | Umsatz Mio. DM | Änd. % |
|---|---|---|---|---|---|
| 54 | D-Fluoretten | 1480,5 | +4,8 | 17,0 | +4,8 |
| 147 | Zymafluor D | 842,7 | +2,1 | 9,7 | +1,6 |
| 184 | Vigantoletten | 728,0 | +6,0 | 9,0 | +5,2 |
| 826 | Neuro-Lichtenstein N | 211,7 | −12,4 | 3,8 | −11,2 |
| 1177 | Vitamin-B-Kompl.N Lichtenst. | 144,5 | −19,2 | 2,1 | −18,2 |
| 1186 | Ospur D3 | 143,0 | −14,2 | 2,0 | −14,5 |
| 1304 | Bepanthen Roche Tabletten | 127,1 | −28,1 | 1,3 | −32,7 |
| 1337 | Fluor-Vigantoletten | 123,2 | −3,1 | 1,4 | −2,8 |
| 1375 | Vitamin-B12-ratiopharm | 118,0 | −0,0 | 1,0 | +5,1 |
| 1440 | Vit.B-Komplex forte-ratioph. | 112,3 | −25,1 | 2,9 | −25,1 |
| 1535 | Medivitan N | 103,6 | −35,2 | 6,2 | −33,8 |
| 1606 | Rocaltrol | 97,4 | −11,8 | 17,1 | −13,8 |
| 1634 | Doss | 94,6 | −10,4 | 13,5 | −10,4 |
| 1701 | B12-Steigerwald | 89,7 | −22,0 | 1,2 | −22,3 |
| 1929 | Spondyvit | 74,7 | −40,9 | 6,3 | −40,4 |
| 1968 | Bondiol | 72,0 | −10,7 | 7,2 | −9,2 |
| 2051 | Neuro-Lichtenstein | 67,4 | −8,4 | 0,8 | −8,6 |
| 2120 | Polybion N | 63,2 | −12,2 | 0,8 | −19,9 |
| 2229 | Vitamin D3- Hevert | 58,0 | +4,9 | 0,7 | +12,6 |
| 2252 | Vitamin B12 Jenapharm | 57,0 | −11,8 | 0,8 | −11,7 |
| 2464 | Cytobion | 48,2 | +8,1 | 0,8 | +8,0 |
| 2472 | Dreisavit | 47,7 | +22,1 | 1,8 | +23,1 |
| Summe | | 4904,6 | −4,4 | 107,5 | −11,7 |
| Anteil an der Indikationsgruppe | | 79,7% | | 72,9% | |
| Gesamte Indikationsgruppe | | 6154,5 | −6,0 | 147,3 | −10,9 |

verabreicht (siehe Mineralstoffpräparate und Osteoporosemittel, Kapitel 37). Weiterhin sind auch die beiden Vitamin $D_3$-Metabolite Alfacalcidol (z. B. *Doss*) und Calcitriol (*Rocaltrol*) zu nennen. Calcitriol (1,25-Dihydroxycolecalciferol) ist die finale biologisch aktive Form des Vitamin $D_3$, das bei ungenügender renaler Synthese infolge fortschreitender Niereninsuffizienz mit renaler Osteopathie indiziert ist. Alternativ kann Alfacalcidol (1α-Hydroxycalciferol) eingesetzt werden, das in der Leber zu Calcitriol hydroxyliert wird. Die definierten Tagesdosen werden seit 1998 einheitlich mit dem WHO-Wert von 1 µg für beide Vitamin-D-Derivate berechnet und sind daher nicht direkt mit den früher publizierten Werten vergleichbar. Beide Präparate sind erheblich teurer als Vitamin $D_3$, insbesondere *Rocaltrol* (Tabelle 49.2).

**Tabelle 49.2:** Verordnungen von Vitaminen 2000. Angegeben sind die 2000 verordneten Tagesdosen, die Änderungen gegenüber 1999 und die mittleren Kosten je DDD 2000.

| Präparat | Bestandteile | DDD in Mio. | Änderung in % | DDD-Kosten in DM |
|---|---|---|---|---|
| **Vitamin D** | | | | |
| D-Fluoretten | Colecalciferol Natriumfluorid | 133,6 | (+4,8) | 0,13 |
| Vigantoletten | Colecalciferol | 102,1 | (+4,1) | 0,09 |
| Zymafluor D | Colecalciferol Natriumfluorid | 75,3 | (+1,0) | 0,13 |
| Ospur D3 | Colecalciferol | 26,7 | (−14,6) | 0,08 |
| Fluor-Vigantoletten | Colecalciferol Natriumfluorid | 11,1 | (−1,9) | 0,13 |
| Vitamin D3- Hevert | Colecalciferol | 11,0 | (+4,5) | 0,06 |
| Doss | Alfacalcidol | 5,9 | (−11,9) | 2,27 |
| Bondiol | Alfacalcidol | 2,9 | (−9,7) | 2,51 |
| Rocaltrol | Calcitriol | 2,6 | (−12,9) | 6,64 |
| | | 371,2 | (+1,4) | 0,21 |
| **Vitamin E** | | | | |
| Spondyvit | Tocopherol | 18,0 | (−39,7) | 0,35 |
| **Vitamin B$_{12}$** | | | | |
| B12-Steigerwald | Cyanocobalamin | 42,3 | (−22,4) | 0,03 |
| Vitamin B12 Jenapharm | Cyanocobalamin | 26,5 | (−11,7) | 0,03 |
| Cytobion | Cyanocobalamin | 16,8 | (+21,5) | 0,05 |
| Vitamin-B12-ratiopharm | Cyanocobalamin | 5,5 | (+4,0) | 0,18 |
| | | 91,0 | (−12,1) | 0,04 |
| **Pantothensäurederivate** | | | | |
| Bepanthen Roche Tabletten | Dexpanthenol | 1,5 | (−33,5) | 0,86 |
| **Summe** | | 481,7 | (−4,0) | 0,18 |

## Vitamin E

Vitamin E (Tocopherol) wirkt als natürliches Antioxidans in der Lipidphase von Zellmembranen gegen freie Sauerstoffradikale und schützt ungesättigte Fettsäuren gegen Oxidation. Die therapeutische Anwendung wird seit langem kontrovers diskutiert, wie es auch für die vielen anderen Antioxidantien der Fall ist (Maxwell 1995). Die Wirksamkeit ist bei zahlreichen Indikationen nicht oder nicht ausreichend belegt, für die besonders bei Laien geworben wird, die teilweise aber auch in der Roten Liste aufgeführt werden (Arteriosklerose, Krebs, vorzeitiges Altern, Herzmuskelschäden, klimakterische Beschwerden, Sterilität, Potenzstörungen, Hexenschuß, Leistungsschwäche etc.). Auch bei Patienten mit koronarer Herzkrankheit war eine Wirkung von Vitamin E nach den Ergebnissen großer kontrollierter Studien nicht nachweisbar. In der britischen CHAOS-Studie wurde zwar das Risiko nicht tödlicher Herzinfarkte reduziert, gleichzeitig war jedoch die Gesamtmortalität in der Tocopherolgruppe leicht, aber nicht signifikant erhöht (Stephens et al. 1996). In der finnischen ATBC-Studie wurde kein Unterschied bei größeren koronaren Ereignissen zwischen Tocopherol und Placebo beobachtet (Virtamo et al. 1998). Bei 9541 Patienten mit einem hohen Risiko für kardiovaskuläre Ereignisse hatte eine Gabe von Vitamin E (tgl. 400 I.E.) über 4,5 Jahre keinen Effekt auf kardiovaskuläre Todesfälle, Myokardinfarkte oder Schlaganfälle (The Heart Outcomes Prevention Evaluation Study Investigators 2000). Auch die PPP-Studie (Collaborative Group of the Primary Prevention Project 2001) bei 4495 Patienten mit wenigstens einem kardiovaskulären Risikofaktor brachte im Gegensatz zu Acetylsalicylsäure keinen protektiven Effekt. Vermutlich haben die aktuellen Studienergebnisse dazu beigetragen, daß die Verordnungen des einzigen Vitamin-E-Präparats unter den meistverordneten 2500 Arzneimitteln drastisch abgenommen haben (Tabelle 49.2).

### Vitamin $B_{12}$

Vitamin $B_{12}$ (Cyanocobalamin) wird für die parenterale Behandlung der perniziösen Anämie benötigt, bei der infolge des Mangels an Intrinsic Factor eine orale Resorption nicht möglich ist. Gelegentlich können die damit verbundenen neurologischen Störungen (bis hin zu funikulärer Myelose) auch isoliert auftreten oder den hämatologischen Symptomen vorausgehen. Andere $B_{12}$-Mangelzustände sind extrem selten. Bei allen nicht hämatologischen Indikationen ist eine therapeutische Wirkung nicht belegt (American Medical Association 1986). Entsprechend korrekte Indikationsangaben finden sich inzwischen bei allen in Tabelle 49.2 vertretenen Präparaten. Für alle $B_{12}$-Präparate wird die definierte Tagesdosis der WHO von 20 µg parenteral der Berechnung zugrundegelegt. Trotzdem bestehen immer noch Zweifel an dem korrekten Einsatz der $B_{12}$-Präparate, da die 91 Mio. DDD ausreichen, um

250.000 Patienten täglich zu behandeln, aber nur 92.000 Patienten an einer perniziösen Anämie erkrankt sind (Prävalenz 0,13%).

### Dexpanthenol

Dexpanthenol ist das alkoholische Analogon der Pantothensäure, die in jeder Körperzelle als Bestandteil des Coenzym A vorhanden ist und an zahlreichen biochemischen Reaktionen beteiligt ist. Klinisch manifeste Mangelerscheinungen werden kaum beobachtet (Bässler et al. 1997). Grundsätzlich wurde die Substanz früher auch zur Behandlung von Mund- und Magenschleimhautentzündungen und postoperativer Darmatonie empfohlen. Nach dem Fortfall der gastrointestinalen Indikation wurde sie bei den Vitaminen aufgelistet, vermutlich weil Dexpanthenol in diesen Anwendungsgebieten auf dem Entwurf zur Änderung der Verordnung über unwirtschaftliche Arzneimittel von 1997 steht. Aber auch für die jetzt noch verbliebenen Restindikationen (z. B. entzündliche Atemwegserkrankungen) gibt es nach der Standardliteratur aus Lehrbüchern und einer Medline-Recherche über die letzten 30 Jahre keine klinische Evidenz. Die Verordnung des letzten hier noch übrig gebliebenen Präparats (*Bepanthen Roche Tabletten*) ist stark zurückgegangen (Tabelle 49.2).

### B-Vitaminkombinationen

Ein kleiner Anteil der Verordnungen entfällt auf die B-Vitaminkombinationen, die im Jahr 2000 mit einer Ausnahme rückläufig waren (Tabelle 49.3). Diese Präparate nehmen immer noch unangemessen breite Indikationsgebiete in Anspruch. Ausgeprägt ist dies bei *Medivitan N*, das vom Hersteller für Leberkrankheiten, Alkoholabusus, Chemotherapie und antibiotische Therapie angeboten wird. Darüber hinaus wird sogar in Kirchenzeitungen unter dem Motto „Raus aus dem Leistungstief" für eine „Vitalisierungskur" mit *Medivitan N* bei Erschöpfung oder Schwächezuständen geworben. Vitamininjektionen bei Patienten ohne nachgewiesenen Mangel und ohne klare Diagnose sind auch in anderen Ländern eine weit verbreitete Praxis. Die meisten Patienten lassen aber die Injektionstherapie nicht mehr fortsetzen, wenn sie angemessen informiert wurden (Lawhorne und Ringdahl 1989). Offenbar nimmt auch in Deutschland der Glaube an solche Vitaminkuren ab,

**Tabelle 49.3:** B-Vitamin-Kombinationen. Angegeben sind die 2000 verordneten Tagesdosen, die Änderungen gegenüber 1999 und die mittleren Kosten je DDD 2000.

| Präparat | Bestandteile | DDD in Mio. | Änderung in % | DDD-Kosten in DM |
|---|---|---|---|---|
| Neuro-Lichtenstein N | Thiaminchlorid<br>Pyridoxin | 8,0 | (−10,2) | 0,48 |
| Vitamin-B-Kompl. N Lichtenst. | Thiamin<br>Riboflavin<br>Pyridoxin<br>Nicotinamid<br>Calciumpantothenat<br>Folsäure | 4,4 | (−19,9) | 0,49 |
| Dreisavit | Folsäure<br>Biotin<br>Ascorbinsäure<br>Thiamin<br>Riboflavin<br>Pyridoxin<br>Nicotinsäureamid<br>Calciumpantothenat | 3,0 | (+23,5) | 0,61 |
| Vit.B-Komplex forte-ratioph. | Thiamin<br>Riboflavin<br>Nicotinamid<br>Calciumpantothenat<br>Pyridoxin<br>Cyanocobalamin<br>Biotin | 2,5 | (−25,1) | 1,15 |
| Neuro-Lichtenstein | Thiamin<br>Pyridoxin<br>Cyanocobalamin | 1,4 | (−8,6) | 0,60 |
| Medivitan N | Hydroxocobalamin<br>Folsäure<br>Pyridoxin<br>Lidocain | 1,4 | (−33,7) | 4,54 |
| Polybion N | Thiaminnitrat<br>Riboflavin<br>Nicotinamid<br>Calciumpantothenat<br>Pyridoxin<br>Biotin | 0,6 | (−27,7) | 1,37 |
| Summe | | 21,2 | (−13,5) | 0,87 |

**Tabelle 49.4:** Verordnungen von Neuropathiepräparaten 2000. Angegeben sind die verordnungshäufigsten Präparate mit Verordnungsrang, Verordnungen und Umsatz 2000 im Vergleich zu 1999.

| Rang | Präparat | Verordnungen in Tsd. | Änd. % | Umsatz Mio. DM | Änd. % |
|---|---|---|---|---|---|
| 351 | Keltican N | 471,6 | −8,8 | 31,3 | −12,7 |
| 445 | Neuro-ratiopharm N | 391,5 | −24,6 | 8,5 | −24,0 |
| 828 | Thioctacid | 211,7 | −25,9 | 38,6 | −22,2 |
| 853 | Neurotrat S | 206,0 | −27,3 | 6,8 | −27,2 |
| 926 | Neurium | 187,5 | −7,4 | 28,3 | −9,3 |
| 1146 | Liponsäure-ratiopharm | 148,8 | +2,2 | 18,1 | +14,1 |
| 1199 | Milgamma NA/100 | 140,8 | −24,7 | 11,3 | −24,8 |
| 1378 | Neuro-ratiopharm | 117,7 | −23,6 | 1,8 | −23,5 |
| 1886 | Tromlipon | 77,4 | −4,9 | 12,7 | −8,6 |
| 1898 | biomo-lipon | 76,9 | −2,7 | 12,4 | −5,7 |
| 2084 | Alpha-Lipon Stada | 64,8 | +24,6 | 7,1 | +33,9 |
| 2250 | Neurobion N | 57,0 | −16,4 | 1,4 | −16,6 |
| 2337 | Neuro Stada | 53,3 | +20,2 | 0,9 | +25,8 |
| 2394 | Thiogamma | 50,6 | −12,3 | 7,5 | −31,0 |
| 2398 | espa-lipon | 50,5 | −23,4 | 9,6 | −23,0 |
| Summe | | 2306,2 | −15,9 | 196,2 | −14,1 |
| Anteil an der Indikationsgruppe | | 81,9% | | 73,5% | |
| Gesamte Indikationsgruppe | | 2817,5 | −16,7 | 266,8 | −10,7 |

denn der Umsatz von *Medivitan N* ist seit dem Höhepunkt im Jahre 1995 von 26,5 Mio. DM auf 6,2 Mio. DM (−77%) zurückgegangen.

## Neuropathiepräparate

Ähnlich wie Vitaminpräparate wurden auch Neuropathiepräparate im Jahr 2000 deutlich weniger verordnet (Tabelle 49.4). Dadurch ist die Zahl häufig verordneter Arzneimittel in diesem Indikationsgebiet auf 15 Präparate (Vorjahr 17) zurückgegangen.

### Liponsäure

Liponsäure und viele der Kombinationspräparate mit neurotropen Vitaminen werden seit 1994 als sogenannte Neuropathiepräparate zu einer Gruppe in der Roten Liste zusammengefaßt (Tabelle 49.5). Gele-

**Tabelle 49.5:** Verordnungen von Neuropathiepräparaten 2000. Angegeben sind die 2000 verordneten Tagesdosen, die Änderungen gegenüber 1999 und die mittleren Kosten je DDD 2000.

| Präparat | Bestandteile | DDD in Mio. | Änderung in % | DDD-Kosten in DM |
|---|---|---|---|---|
| **Liponsäure** | | | | |
| Neurium | Liponsäure | 16,5 | (−8,0) | 1,72 |
| Thioctacid | Liponsäure | 15,7 | (−19,0) | 2,46 |
| Liponsäure-ratiopharm | Liponsäure | 10,1 | (+19,2) | 1,79 |
| biomo-lipon | Liponsäure | 6,8 | (−7,7) | 1,83 |
| Tromlipon | Liponsäure | 6,6 | (−0,9) | 1,93 |
| espa-lipon | Liponsäure | 5,0 | (−20,6) | 1,91 |
| Thiogamma | Liponsäure | 3,7 | (−19,7) | 2,00 |
| Alpha-Lipon Stada | Liponsäure | 3,5 | (+38,8) | 2,03 |
| | | 67,8 | (−7,3) | 1,98 |
| **Thiamin und Pyridoxin** | | | | |
| Neuro-ratiopharm N | Thiamin Pyridoxin | 16,1 | (−23,4) | 0,53 |
| Neurotrat S | Thiamin Pyridoxin | 5,5 | (−27,1) | 1,24 |
| Neuro Stada | Thiaminhydrochlorid Pyridoxinhydrochlorid | 1,7 | (+28,1) | 0,49 |
| Neurobion N | Thiamin Pyridoxin | 1,1 | (−16,7) | 1,33 |
| | | 24,4 | (−21,8) | 0,72 |
| **Sonstige Kombinationen** | | | | |
| Keltican N | Uridintriphosphat Uridindiphosphat Uridinmonophosphat Cytidinmonophosphat | 11,0 | (−13,4) | 2,85 |
| Milgamma NA/100 | Benfotiamin Pyridoxin | 4,3 | (−25,0) | 2,66 |
| Neuro-ratiopharm | Thiamin Pyridoxin Cyanocobalamin | 1,0 | (−25,8) | 1,71 |
| | | 16,3 | (−17,6) | 2,73 |
| Summe | | 108,5 | (−12,6) | 1,81 |

gentlich wird die Liponsäure zur Gruppe der B-Vitamine gerechnet. Sie ist jedoch kein typisches Vitamin, da nutritive Mangelzustände nicht bekannt sind. Bedeutsam ist ihre Funktion als enzymatischer Cofaktor der Pyruvatdehydrogenase. Aufgrund von zusätzlichen antioxidativen Eigenschaften soll sie eine günstige Wirkung auf Schmerzen und Parästhesien bei der diabetischen Neuropathie haben (Mehnert et al. 1995).

Trotz zahlreicher Studien sind diese Vermutungen nie überzeugend belegt worden. In einer Studie an 328 Diabetikern mit peripherer Neuropathie über 19 Tage besserte Liponsäure (600–1200 mg/d i.v.) die Gesamtsymptomatik um 71–83% im Vergleich zu 58% in der Placebogruppe (Ziegler et al. 1995). Das Ergebnis wird dadurch relativiert, daß die Patienten mit einer Blutglukose von 200 mg/dl und einem $HbA_1$-Wert von 9,1% nicht nach den heutigen Kriterien der Diabetestherapie eingestellt waren. Ein ähnliches Ergebnis hatte eine kleine Pilotstudie über 21 Tage an 24 Patienten mit einer hohen oralen Dosis von Liponsäure (1800 mg/Tag) (Ruhnau et al. 1999). Bei 70 Diabetikern mit kardialer autonomer Neuropathie wurden nach viermonatiger oraler Liponsäuretherapie nur geringe Herzfrequenzänderungen beobachtet, die ohne wesentliche klinische Relevanz waren, da sich autonome kardiovaskuläre Symptome nicht signifikant änderten (Ziegler et al. 1997). In einer weiteren Studie an 335 Diabetespatienten mit symptomatischer distaler Neuropathie hatte eine dreiwöchige intravenöse Liponsäuretherapie (600 mg tgl.) gefolgt von einer 6monatigen oralen Gabe (1800 mg tgl.) keinen klinisch relevanten Einfluß auf neuropathische Beschwerden (Ziegler et al. 1999). Ein ähnliches negatives Ergebnis hatte eine Placebo-kontrollierte Zweijahresstudie an 65 Patienten (Reljanovic et al. 1999).

Grundsätzlich spielt bei der Pathogenese dieser häufigen Komplikation des Diabetes mellitus die Hyperglykämie eine entscheidende schädigende Rolle. Bedeutsam für die Prophylaxe diabetischer Spätkomplikationen ist daher eine strikte normnahe Blutzuckereinstellung durch intensivierte Insulintherapie. Hierdurch ließ sich das Auftreten einer Neuropathie um 60% reduzieren (Diabetes Control and Complications Trial Research Group 1993). International üblich sind daher sorgfältige Stoffwechselkontrollen und ein korrekter Gebrauch analgetisch wirkender Substanzen (Fedele und Giugliano 1997, Müller-Felber 2000, Powers 2001). Eine Besserung der Schmerzsymptomatik wurde durch Amitriptylin bei 28 von 38 Patienten mit diabetischer Neuropathie (74%) im Vergleich zu 19 von 46 Patienten der Placebogruppe (41%) nachgewiesen (Max et al. 1992). Ähnliche Ergebnisse wurden in zahlreichen anderen Studien mit Antidepressiva erhalten (McQuay et al. 1996).

Die unverhältnismäßig hohen Kosten der intravenösen Liponsäureinfusionen (34–80 DM tgl.) sowie auch die Kosten der oralen Therapie (2,62–9,00 DM pro DDD) sind unter diesen Bedingungen nicht zu rechtfertigen. Schon früher ist die Liponsäure als Arzneimittel ohne gesicherte Wirkung in der Diabetestherapie kritisiert worden (Heise et al. 1995). Die Kosten dieser Therapie haben im Jahr 2000 deutlich abgenommen, betragen aber immer noch 134 Mio. DM (Tabelle 49.5).

**Kombinationspräparate**

Der Rest der Verordnungen von Neuropathiepräparaten entfällt größtenteils auf Thiamin-Pyridoxin-Kombinationen (Tabelle 49.5). Diese Vitamine werden als sogenannte „neurotrope" Vitamine bei zahlreichen neurologisch bedingten Schmerzzuständen propagiert. Hauptgrund dürfte die Ähnlichkeit der Symptomatik mit entsprechenden Mangelerscheinungen von Thiamin (Polyneuropathien) und Pyridoxin (Neuritiden, epileptiforme Krämpfe) sein.

Unstrittig ist die Verordnung von B-Vitaminen z. B. bei Beriberi-Polyneuropathie, Isoniazid-induzierter Pyridoxinmangel-Neuropathie und Cobalaminmangel-Neuropathie. Diese Mangelzustände der B-Vitamine treten aber nur unter besonderen Bedingungen auf (z. B. Alkoholismus, Malabsorptionssyndrome). Das lipidlösliche Thiaminderivat Benfotiamin (in *Milgamma NA/100*) steigerte zwar bei 24 Patienten mit diabetischer Polyneuropathie die Nervenleitgeschwindigkeit von 40 auf 42 m/s, hatte aber keinen signifikanten Effekt auf das Vibrationsempfinden (Stracke et al. 1996).

Über die prinzipiellen Überlegungen hinaus gibt es seit Jahren Diskussionen über die richtige Dosierung von Vitaminen. Unter hochdosierter Pyridoxineinnahme kann es zu einer schweren sensiblen ataktischen Neuropathie kommen (Brandt et al. 1998). Nach Bässler et al. (1997) kann ein exakter Grenzbereich der toxischen Dosierung nicht angegeben werden, er wird aber bei einer Therapie über längere Zeit zwischen 300 und 500 mg/d vermutet. Einige Neuropathiepräparate werden in diesen hohen Dosen empfohlen, z. B. *Neuro-ratiopharm N*, *Neurotrat S forte*, *Neurobion N forte*, *Milgamma NA/100*. Eine hochdosierte Pyridoxingabe ist nur bei seltenen hereditären Stoffwechselkrankheiten (z. B.

Homozysteinurie, Zysteinurie, primäre Oxalose Typ I) als Monotherapie indiziert (Bässler 1989).

*Keltican N* ist eine Nukleotidkombination, die früher als Analgetikum und seit 1992 als Neuraltherapeutikum klassifiziert wurde. Es enthält mehrere Uridinphosphate und Cytidinmonophosphat in einer Gesamtmenge von 4–5 mg. Das Mittel soll als „physiologisches Neurotropikum" schmerzhafte Neuritiden und Myopathien bessern, obwohl noch nicht einmal belegt ist, daß die kleinen Dosen nach oraler Gabe überhaupt resorbiert werden.

## Literatur

American Medical Association (1986): Drug evaluations, 6th ed. Saunders Company, Philadelphia London, pp. 589–601.

Bässler K.H. (1989): Nutzen und Gefahren einer Megavitamintherapie mit Vitamin $B_6$. Dtsch. Ärztebl. 86: B-2404–2408.

Bässler K.H., Golly I., Loew D., Pietrzik K., Grühn E. (1997): Vitamin-Lexikon. Gustav Fischer Verlag, Stuttgart/Govi Frankfurt/Main.

Brandt T., Dichgans J., Diener H.C. (Hrsg.) (1998): Therapie und Verlauf neurologischer Erkrankungen. 3. Aufl. Kohlhammer, Stuttgart, S. 1046.

Collaborative Group of the Primary Prevention Project (PPP) (2001): Low-dose aspirin and vitamin E in people at cardiovascular risk, a randomised trial in general practice. Lancet 357: 89–95.

Diabetes Control and Complications Trial Research Group (1993): The effect of intensive treatment of diabetes on the development and progression of long-term complications in insulin-dependent diabetes mellitus. N. Engl. J. Med. 329: 977–986.

Fedele D., Giugliano D. (1997): Peripheral diabetic neuropathy. Drugs 54: 414–421.

Heise T., Heinemann L., Bucher E., Richter B., Berger M., Sawicki P.T. (1995): Kosten von Medikamenten ohne gesicherte Wirkung in der Diabetestherapie. Dtsch. Ärztebl. 92: C-2236–2241.

Lawhorne L., Ringdahl D. (1989): Cyanocobalamin injections for patients without documented deficiency. Reasons for administration and patient responses to proposed discontinuation. JAMA 261: 1920–1923.

Max M.B., Lynch S.A., Muir J., Shoaf S.E., Smoller B., Dubner R. (1992): Effects of desipramine, amitriptyline and fluoxetine on pain in diabetic neuropathy. N. Engl. J. Med. 326: 1250–1256.

Maxwell S.R.J. (1995): Prospects for the use of antioxidant therapies. Drugs 49: 345–361.

McQuay H.J., Tramèr M., Nye B.A., Carroll D., Wiffen P.J., Moore R.A. (1996): A systematic review of antidepressants in neuropathic pain. Pain 68: 217–227.

Mehnert H., Schmidt K., Stracke H., Sachse G. (1995): Diabetische Polyneuropathie. Münch. Med. Wschr. 137: 83–86.

Müller-Felber W. (2000): Die periphere Neuropathie bei Diabetes mellitus aus neurologischer Sicht. Internist 41: 429–433.

Powers A.C. (2001): Diabetes mellitus. In: Braunwald E. et al. (eds.): Harrison's principles of internal medicine, 15th ed. McGraw-Hill, New York, pp. 2109–2137.

Reljanovic M., Reichel G., Rett K., Lobisch M., Schuette K., Möller W., Tritschler H.J., Mehnert H. (1999): Treatment of diabetic polyneuropathy with the antioxidant thioctic acid (Alpha-lipoic acid): A two year multicenter randomized double-blind placebo-controlled trial (ALADIN II). Free Rad. Res. 31: 171–179.

Ruhnau K.J., Meissner H.P., Finn J.R., Reljanovic M., Lobisch M., Schütte K., Nehrdich D., Tritschler H.J., Mehnert H., Ziegler D. (1999): Effects of 3-week oral treatment with the antioxidant thioctic acid (Alpha-lipoic acid) in symptomatic diabetic polyneuropathy. Diabet. Med. 16: 1040–1043.

Stephens N.G., Parsons A., Schofield P.M., Kelly F., Cheeseman K. et al. (1996): Randomised controlled trial of vitamin E in patients with coronary disease: Cambridge Heart Antioxidant Study (CHAOS). Lancet 347: 781–786.

Stracke H., Lindemann A., Federlin K. (1996): A Benfotiamine-vitamin B combination in treatment of diabetic polyneuropathy. Exp. Clin. Endocrinol. Diabetes 104: 311–316.

The Heart Outcomes Prevention Evaluation Study Investigators (2000): Vitamin E supplementation and cardiovascular events in high-risk patients. N. Engl. J. Med. 342: 145–153.

Virtamo J., Rapola J.M., Ripatti S., Heinonen O.P., Taylor P.R. et al. (1998): Effect of vitamin E and beta carotene on the incidence of primary nonfatal myocardial infarction and fatal coronary heart disease. Arch. Intern. Med. 158: 668–675.

Ziegler D., Hanefeld M., Ruhnau K.J., Meißner H.P., Lobisch M. et al. (1995): Treatment of symptomatic diabetic peripheral neuropathy with the anti-oxidant α-lipoic acid: A 3-week multicentre randomized controlled trial (ALADIN Study). Diabetologia 38: 1425–1433.

Ziegler D., Hanefeld M., Ruhnau K.-J., Hasche H., Lobisch M. et al. (1999): Treatment of symptomatic diabetic polyneuropathy with the antioxidant α-lipoic acid (ALADIN III Study). Diabetes Care 22: 1296–1301.

Ziegler D., Schatz H., Conrad F., Gries F.A. Ulrich H., Reichel G. (1997): Effects of treatment with the antioxidant alpha-lipoic acid on cardiac autonomic neuropathy in NIDDM patients (DEKAN Study). Diabetes Care 20: 369–373.

## 50. Einsparpotentiale

ULRICH SCHWABE

Im Arzneiverordnungs-Report ist seit 1986 auf pharmakologisch-therapeutisch begründete Einsparpotentiale in der Arzneitherapie hingewiesen worden. Im Vordergrund standen zunächst die Rationalisierungspotentiale durch konsequente Anwendung von Generika und der relativ große Verordnungsanteil von Arzneimitteln mit umstrittener therapeutischer Wirksamkeit. Vor zwei Jahren wurden im Arzneiverordnungs-Report 1999 erstmals weitere Einsparpotentiale für Wirkstoffe mit pharmakologisch gleichwertigen Eigenschaften (Analogpräparate) berechnet.

Aus ökonomischen Gründen wird seit langem die Substitution teurer Originalpräparate und Analogpräparate durch Generika sowie der Ersatz veralteter Arzneimittel mit umstrittener Wirksamkeit durch rationale Therapieverfahren propagiert (Bazell 1972, Mattison 1986, Kessler et al. 1994, Griffin 1996). Die Klassifikationsmethoden des Arzneiverordnungs-Reports ermöglichen es, die Rationalisierungspotentiale nicht nur allgemein zu definieren, sondern die Einsparvolumina für Indikationsgruppen und einzelne Wirkstoffe bis zur Stufe einzelner Präparate quantitativ zu erfassen. Damit lassen sich Einsparpotentiale relativ genau darstellen und, was noch wichtiger ist, Auswirkungen von Arzneimittelinformationen und gesetzlichen Maßnahmen analysieren.

Den steigenden Kostenbelastungen der Arzneitherapie durch teure Innovationen und aufwendige Spezialpräparate für lebenswichtige Indikationen stehen bedeutsame Einsparpotentiale in wichtigen Arzneimittelsektoren gegenüber. Eckpunkte zur Sicherung einer wirtschaftlichen Arzneimittelversorgung sind:

- Umstellung der Verordnung von Originalpräparaten auf preisgünstige Generika,
- Verzicht auf teure Analogpräparate (Me-too-Präparate) durch Einsatz pharmakologisch-therapeutisch vergleichbarer Wirkstoffe,

– Einschränkung der Verordnung umstrittener Arzneimittel und ggf. Substitution durch wirksame Alternativen.

Im Aktionsprogramm der Kassenärztlichen Bundesvereinigung 2000 wurden diese Hauptelemente herangezogen, um die Ärzte bei der Realisierung von Einsparpotentialen zur Einhaltung des Arzneimittelbudgets zu unterstützen. In allen drei Arzneimittelsektoren wurden sichtbare Entlastungen bei den Arzneimittelausgaben erzielt. Besonders deutlich ist diese Entwicklung an dem verstärkten Einsatz von Generika und an dem auffälligen Verordnungsrückgang umstrittener Arzneimittel erkennbar. In Zukunft werden sich die Einsparpotentiale in den drei Arzneimittelsektoren unterschiedlich entwickeln, da im Bereich der umstrittenen Arzneimittel bereits ein großer Teil der vorhandenen Rationalisierungsmöglichkeiten realisiert worden ist.

## Generika

Generika sind Arzneimittel mit patentfreien Wirkstoffen, die in der klassischen Form mit dem internationalen Freinamen (international nonproprietary name, INN) auf den Markt gebracht werden. Ihnen gleichzusetzen sind die sogenannten Markengenerika (branded generics), die patentfreie Wirkstoffe unter einem neuen Handelsnamen anbieten. Aufgrund der Preisvorteile hat sich der Anteil der Generika (Zweitanmelder) am Gesamtmarkt in Deutschland seit 1981 stark erhöht (Abbildung 50.1). Die Zahlenwerte sind nicht direkt mit den im Vorjahr publizierten Daten vergleichbar, weil sich die Auswertung auf eine größere Zahl von 420 generikafähigen Wirkstoffen (1999: 403) bezieht. Diese Veränderung ist vor allem dadurch bedingt, daß weitere Standardkombinationen in die Analyse einbezogen wurden, für die es jeweils mehrere Anbieter gibt und die bisher noch nicht berücksichtigt worden waren, wie z. B. Captopril-Hydrochlorothiazid-Kombinationen und Colecalciferol-Calciumcarbonat-Kombinationen. Ein vollständiger Überblick über den prozentualen Anteil der Generikaverordnungen wird in der ergänzenden statistischen Übersicht gegeben (Kapitel 55, Tabelle 55.7).

Im Gesamtmarkt ist der Verordnungsanteil der Generika von 11,3% im Jahr 1981 auf 49,0% im Jahr 2000 angestiegen und hat sich damit in diesem Zeitraum mehr als vervierfacht (Abbildung 50.1). Die größten prozentualen Zunahmen entwickelten sich 1991 infolge der Wiedervereinigung und 1993 nach Einführung des Arzneimittelbudgets. Nach ei-

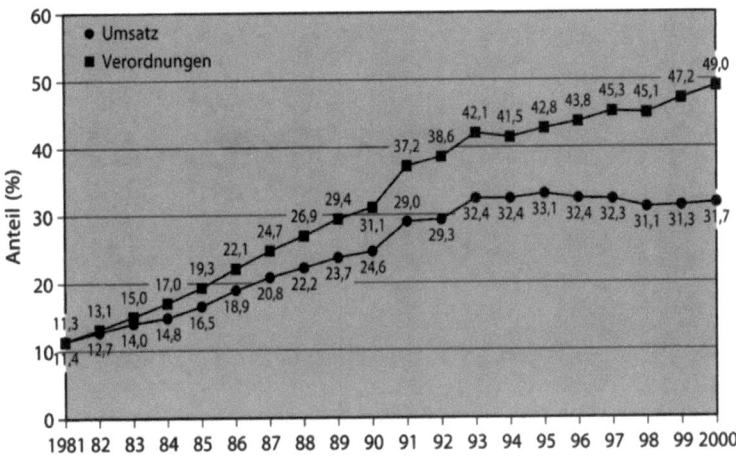

Abb. 50.1: Anteil der Zweitanmelder am Gesamtmarkt 1981 bis 2000

ner kurzen Phase der Stagnation im Jahre 1998 sind die Generikaverordnungen seitdem wieder weiter auf dem Vormarsch.

Der Umsatzanteil der Generika im Gesamtmarkt zeigte zunächst eine ähnliche Entwicklung wie der Verordnungsanteil. Ab 1993 flacht die Kurve jedoch ab und ist seit 1995 überwiegend rückläufig. Dieser Rückgang ist auf die überproportionale Umsatzzunahme von teuren Arzneimittelinnovationen und Spezialpräparaten zurückzuführen.

Im generikafähigen Markt haben die Verordnungen der Generika im Jahr 2000 72,0% (Vorjahr 69,3%) erreicht, auch der Umsatzanteil hat sich kräftig auf 64% erhöht (Vorjahr 60%) (Abbildung 50.2, Tabelle 50.1). Bei einem internationalen Vergleich von fünf europäischen Ländern wurde in Deutschland bereits 1996/97 der höchste Generikaanteil am Gesamtmarkt festgestellt (Garattini und Tediosi 2000).

Durch die Verordnung von Generika (Zweitanmelderpräparaten) haben die bundesdeutschen Vertragsärzte 2000 insgesamt 4,6 Mrd. DM für die gesetzlichen Krankenkassen eingespart, wenn die derzeitigen Durchschnittskosten einer Generikaverordnung von 32,68 DM im Vergleich zu 47,23 DM für eine Originalpräparatverordnung zugrunde gelegt werden. Für den generikafähigen Teilmarkt mit einem Umsatzvolumen von 18,7 Mrd. DM (49,6% des gesamten Arzneimittelmarkts) läßt sich für das Jahr 2000 ein zusätzliches Einsparpotential von 3,0 Mrd. DM berechnen, wenn der jeweils günstigste Preis für

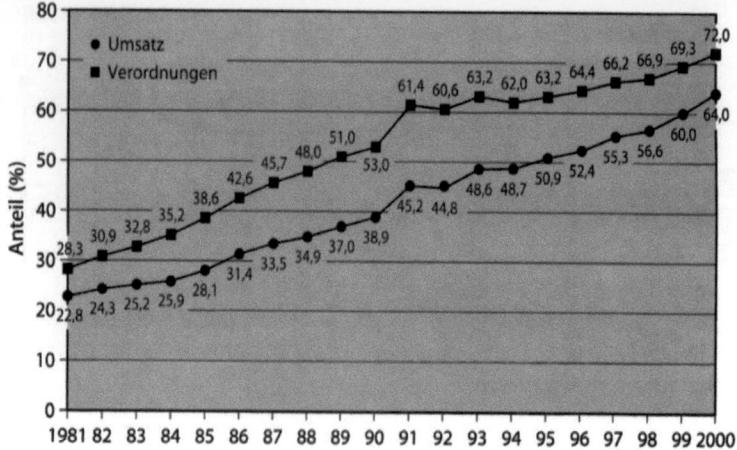

**Abb. 50.2:** Anteil der Zweitanmelder am generikafähigen Markt 1981 bis 2000

Generika mit mindestens 50.000 Verordnungen ohne die umstrittenen Arzneimittel zugrundegelegt wurde (Tabelle 50.2). Damit hat sich das nutzbare Einsparpotential von Generika gegenüber 1999 nur wenig geändert.

An der Spitze der Wirkstoffe mit besonders hohen Einsparpotentialen steht erstmals Theophyllin mit 125 Mio. DM, gefolgt von Omeprazol und dem bisher führenden Metoprolol. Diese Verschiebungen beruhen neben der zunehmenden, aber unterschiedlichen Nutzung von Einsparpotentialen darauf, daß generische Preisunterschiede zum Originalpräparat erstmals nur bei vergleichbaren Arzneiformen, Packungsgrößen und Wirkstoffstärken in die Berechnung von Einsparmöglichkeiten einbezogen wurden. Die Tabelle 50.2 zeigt weiterhin, daß der größte Teil der Einsparmöglichkeiten auf 20 Wirkstoffe entfällt, für die das Einsparvolumen bereits 1,4 Mrd. DM und damit fast die Hälfte des gesamten Einsparvolumens beträgt.

Die seit vielen Jahren zunehmende Verordnung von Generika führt nicht nur zu einem Rückgang des Marktanteils teurer Originalpräparate, sondern auch zu einem weiteren Absinken des Preisniveaus des jeweiligen Wirkstoffs, auch wenn bereits mehr als die Hälfte der Verordnungen auf Generikapräparate entfällt. Ursache ist ein weiterer Preiswettbewerb unter den Generikaherstellern nach Ausschöpfung der initial großen Preisvorteile gegenüber den Originalpräparaten. Seit

**Tabelle 50.1:** Anteile der Generikapräparate an Verordnungen und Umsatz von verordnungsstarken Wirkstoffen 2000

| Wirkstoff | Verordnungen (Tsd.) | % Generika | Umsatz (Mio. DM) | % Generika |
|---|---|---|---|---|
| Diclofenac | 25016,6 | 63,0 | 277,2 | 59,8 |
| Paracetamol | 14336,8 | 83,1 | 50,2 | 78,6 |
| Acetylsalicylsäure | 11295,2 | 89,9 | 75,1 | 80,1 |
| Xylometazolin | 10964,2 | 81,3 | 47,0 | 82,5 |
| Acetylcystein | 10734,4 | 100,0 | 141,3 | 100,0 |
| Levothyroxin | 9839,1 | 74,2 | 164,8 | 73,8 |
| Ibuprofen | 8703,6 | 100,0 | 146,0 | 100,0 |
| Ambroxol | 8643,6 | 56,0 | 76,0 | 52,3 |
| Metoprolol | 8079,9 | 56,6 | 429,8 | 39,9 |
| Captopril | 7327,5 | 92,9 | 240,3 | 82,4 |
| Metoclopramid | 7133,3 | 75,4 | 59,9 | 73,4 |
| Phenoxymethylpenicillin | 6335,2 | 83,1 | 103,1 | 82,6 |
| Furosemid | 5836,6 | 84,6 | 144,4 | 80,8 |
| Metamizol | 5596,1 | 72,4 | 55,2 | 70,2 |
| Omeprazol | 5446,6 | 73,7 | 656,4 | 60,3 |
| Amoxicillin | 5404,4 | 99,7 | 129,3 | 99,7 |
| Verapamil | 5254,5 | 71,4 | 189,2 | 66,7 |
| Theophyllin | 5202,8 | 100,0 | 232,3 | 100,0 |
| Allopurinol | 5192,6 | 92,6 | 92,9 | 91,5 |
| Nifedipin | 5106,5 | 86,1 | 215,7 | 84,6 |
| Weitere Wirkstoffe | 338507,0 | 68,1 | 15216,3 | 62,1 |
| Alle generikafähigen Wirkstoffe | 509956,3 | 72,0 | 18742,4 | 64,0 |
| Gesamtmarkt GKV-Rezepte | 749224,0 | 49,0 | 37811,6 | 31,7 |

Tabelle 55.7 enthält eine vollständige Aufstellung von Wirkstoffen.

1991 haben die DDD-Kosten bei häufig verordneten generikafähigen Wirkstoffen um 6,7–54,5% abgenommen. Im gesamten Generikamarkt aller generikafähigen Wirkstoffe haben die DDD-Kosten in den letzten zehn Jahren geringfügig um 2,0% zugenommen, während im Gesamtmarkt in dem gleichen Zeitraum ein Anstieg um 25,9% eingetreten ist (Tabelle 50.3). Der Generikawettbewerb sichert damit weitere Kostenvorteile für die Arzneimittelversorgung.

**Tabelle 50.2:** Einsparpotentiale von Generika 2000

| Wirkstoff | Tatsächlicher Umsatz (Mio. DM) | Umsatz bei günst. Preis (Mio. DM) | Mögliche Einsparung (Mio. DM) | Einsparung (kumuliert) (Mio. DM) |
|---|---|---|---|---|
| Theophyllin | 231,4 | 106,6 | 124,8 | 124,8 |
| Omeprazol | 654,1 | 530,8 | 123,2 | 248,0 |
| Metoprolol | 429,1 | 312,0 | 117,1 | 365,1 |
| Nifedipin | 215,5 | 99,8 | 115,7 | 480,9 |
| Isosorbidmononitrat | 250,8 | 140,7 | 110,1 | 591,0 |
| Captopril | 239,2 | 147,6 | 91,7 | 682,7 |
| Budesonid | 309,0 | 217,9 | 91,1 | 773,8 |
| Enalapril | 235,6 | 159,1 | 76,5 | 850,3 |
| Pankreatin | 151,0 | 79,7 | 71,3 | 921,5 |
| Ranitidin | 221,4 | 157,5 | 63,8 | 985,4 |
| Isosorbiddinitrat | 169,6 | 111,1 | 58,5 | 1043,9 |
| Verapamil | 188,9 | 139,2 | 49,7 | 1093,6 |
| Colecalciferol + Calciumcarbonat | 77,8 | 28,3 | 49,5 | 1143,2 |
| Diclofenac | 209,8 | 161,1 | 48,7 | 1191,8 |
| Levothyroxin | 164,8 | 117,0 | 47,9 | 1239,7 |
| Captopril + Hydrochlorothiazid | 108,8 | 66,4 | 42,4 | 1282,1 |
| Glibenclamid | 89,2 | 50,0 | 39,2 | 1321,3 |
| Lisinopril | 99,0 | 60,9 | 38,1 | 1359,4 |
| Nitrendipin | 75,5 | 38,0 | 37,5 | 1396,9 |
| Humaninsulin (Mischinsuline) | 630,6 | 593,6 | 37,0 | 1433,9 |
| Summe dieser 20 Wirkstoffe | 4751,3 | 3317,4 | 1433,9 | |
| Summe aller Generika-Wirkstoffe | 14848,2 | 11842,3 | 3005,9 | |

Bei der Berechnung des günstigsten Preises wurden nur unumstrittene Präparate mit mindestens 50 Tsd. Verordnungen berücksichtigt.

## Analogpräparate

Analogpräparate enthalten neue Moleküle mit analogen Wirkungen wie bekannte Arzneimittel. Sie sind damit chemische Innovationen mit pharmakologisch ähnlichen oder gleichartigen Wirkungen ohne besondere therapeutische Vorteile. Derartige neue Substanzen sind patentfähig und ermöglichen dem Erfinder in großen Indikationsgruppen einen profitablen Marktanteil. Produkte mit solchen Mole-

**Tabelle 50.3:** Entwicklung der Tagestherapiekosten häufig verordneter generikafähiger Wirkstoffe von 1991 bis 2000. Angegeben sind die Durchschnittskosten pro definierte Tagesdosis (DDD nach WHO) von Wirkstoffen, deren Patentschutz vor 1990 abgelaufen ist.

| Wirkstoff | WHO-DDD in mg | DDD-Kosten 1991 in DM | DDD-Kosten 2000 in DM | Änderung in % |
|---|---|---|---|---|
| Acetylcystein | 500 | 1,71 | 0,84 | −50,9 |
| Acetylsalicylsäure | 3000 | 0,22 | 0,10 | −54,5 |
| Allopurinol | 400 | 0,42 | 0,33 | −21,4 |
| Ambroxol | 60 | 1,00 | 0,89 | −11,0 |
| Amoxicillin | 1000 | 2,68 | 1,89 | −29,5 |
| Diclofenac | 100 | 0,77 | 0,52 | −32,5 |
| Furosemid | 40 | 0,36 | 0,23 | −36,1 |
| Ibuprofen | 2400 | 1,43 | 1,11 | −22,4 |
| Metamizol | 3000 | 1,94 | 1,70 | −12,4 |
| Metoclopramid | 30 | 1,01 | 0,94 | − 6,9 |
| Metoprolol | 100 | 1,47 | 1,09 | −25,9 |
| Nifedipin | 30 | 1,12 | 0,72 | −35,7 |
| Paracetamol | 3000 | 0,89 | 0,83 | − 6,7 |
| Phenoxymethylpenicillin | 2000 | 3,04 | 2,15 | −29,3 |
| Theophyllin | 400 | 0,83 | 0,72 | −13,3 |
| Verapamil | 240 | 0,98 | 0,85 | −13,2 |
| Xylometazolin | 0,8 | 0,24 | 0,21 | −12,5 |
| Alle generikafähigen Wirkstoffe | | 0,99 | 1,01 | +2,0 |
| Gesamtmarkt | | 1,08 | 1,36 | +25,9 |

külvariationen werden wegen ihrer Ähnlichkeit zu bereits eingeführten Wirkstoffen auch als Me-too-Präparate bezeichnet. In vielen Ländern mit einer produktiven pharmazeutischen Industrie besteht ein großer Teil der jährlich neu eingeführten Wirkstoffe aus solchen Analogsubstanzen. So wurden in den USA von 1989 bis 1993 insgesamt 127 Arzneimittel mit neuen Molekülstrukturen zugelassen, von denen jedoch nur eine kleine Minderheit klare Vorteile gegenüber bestehenden Therapieprinzipien hatte (Kessler et al. 1994). In Deutschland kamen seit Inkrafttreten des Arzneimittelgesetzes 1978 insgesamt 620 neue Wirkstoffe auf den Markt, davon 150 Wirkstoffe mit therapeutisch bedeutsamen neuen Wirkprinzipien. Weitere 157 Wirkstoffe wiesen gegenüber bereits im Handel befindlichen Arzneimitteln Verbesserungen pharmakodynamischer oder pharmakokinetischer Eigenschaften auf (siehe Neue Arzneimittel, Kapitel 2). Die zahlenmäßige Dominanz der Analogpräparate prägt auch den deutschen Arzneimittelmarkt.

Nach traditionellen ökonomischen Kriterien verbessern sich die Marktchancen eines zusätzlichen Produkts in einem bereits gesättigten Markt, wenn es billiger als die Mitbewerber angeboten wird (Kessler et al. 1994). Analogpräparate können damit durchaus den Preiswettbewerb fördern und positive Auswirkungen auf die Arzneimittelkosten haben.

Viele Pharmafirmen vertrauen jedoch auf den bei Ärzten und Patienten weit verbreiteten Glauben, daß alle neuen Arzneimittel besser und damit auch mehr wert sind (Kessler et al. 1994). Mit geschickten Marketingmethoden und einseitigen Informationen über angebliche Vorteile pseudoinnovativer Neueinführungen gelingt es häufig, höhere Preise für überflüssige Analogpräparate zu erzielen. Aktuelle Beispiele des deutschen Arzneimittelmarkts sind die beiden neu eingeführten insulinotropen Antidiabetika *Amaryl* (Glimepirid) und *NovoNorm* (Repaglinid) zur Behandlung des Typ-2-Diabetes. Nach den Tagestherapiekosten ist *Amaryl* viermal so teuer wie preiswerte Glibenclamidgenerika und fast doppelt so teuer wie das Originalpräparat *Euglucon* (Glibenclamid), das ursprünglich von der gleichen Firma vor 30 Jahren entwickelt wurde. *NovoNorm* ist sogar zwanzigmal so teuer wie Glibenclamidgenerika (siehe Antidiabetika, Kapitel 10, Tabelle 10.3).

### Therapeutische Äquivalenz

Für einen Preiswettbewerb von Wirkstoffen innerhalb einer Arzneimittelklasse mit einem pharmakologisch einheitlichen Wirkungsmechanismus sind zwei wichtige Voraussetzungen erforderlich. Die einzelnen Wirkstoffe müssen in ihrer therapeutischen Wirkung und in den therapeutischen mittleren Tagesdosen gleichwertig sein, d. h. die therapeutische Äquivalenz und die zugehörige Äquivalenzdosis müssen nach methodisch einwandfreien Kriterien ermittelt werden. Im Arzneiverordnungs-Report wird seit 1985 die Methode der definierten Tagesdosis (defined daily dose, DDD) für eine therapiebezogene Analyse kassenärztlicher Arzneiverordnungen verwendet, die vom Nordic Council on Medicines (1985) entwickelt wurde. Die Einzelheiten dieses Verfahrens und Probleme des Preivergleichs sind im Arzneiverordnungs-Report 2000 (Generika und Analogpräparate, Kapitel 50) beschrieben worden.

Für die Substitution von Analogpräparaten kommen in der Regel die Generika des Innovationsprodukts einer Arzneimittelgruppe in Frage, wenn nach Ablauf des Patentschutzes die ersten Generika auf den Markt erscheinen. Eine weitergehende Forderung der therapeutischen Äquivalenz bezieht sich auch auf die Beleglage durch Langzeitstudien. Mit dem Innovationsprodukt sind häufig die besten Belege für Langzeitwirkungen eines neuen Wirkprinzips erarbeitet worden. Sind Analogpräparate oder ihre Generika innerhalb einer Arzneimittelgruppe preisgünstiger als das Originalpräparat, ist eine Substitution mit dem Analogpräparat nur vertretbar, wenn ein vergleichbares wissenschaftliches Evidenzniveau für harte Endpunkte vorliegt, wie z. B. die Senkung der Morbidität oder Letalität einer Krankheit.

Aus Gründen der weitergehenden therapeutischen Äquivalenz wurden auch in diesem Jahr die HMG-CoA-Reduktasehemmer (Statine) nicht in die Liste pharmakologisch-therapeutisch vergleichbarer Wirkstoffe aufgenommen, obwohl neuere Wirkstoffe große Einsparungen möglich wären. Neuere Statine sind pharmakologisch zweifellos mit den länger eingeführten Substanzen vergleichbar, weil sie über einen identischen Wirkungsmechanismus cholesterinsenkend wirken. Die therapeutische Äquivalenz ist jedoch noch nicht gesichert, da bisher noch keine ausreichenden Langzeitdaten zur Senkung der kardiovaskulären Letalität vorliegen und zur Nebenwirkungshäufigkeit die mit Simvastatin und Pravastatin erhoben wurden (siehe Lipidsenkende Mittel, Kapitel 34).

**Formen des Preiswettbewerbs**

Die stetig steigende Zahl der Analogpräparate und die unelastische Preisgestaltung vieler Hersteller schaffen die Basis für mehrere Formen von Preiswettbewerb auf dem Analogpräparatemarkt:

- Preiswettbewerb von therapeutisch äquivalenten Analogpräparaten mit dem Innovationsprodukt,
- Preiswettbewerb von Generika des Innovationsprodukts mit später eingeführten Analogpräparaten, die noch unter Patentschutz stehen, aber noch keine generische Konkurrenz haben.
- Preiswettbewerb von Analogpräparate-Generika nicht nur mit dem eigenen Originalpräparat, sondern auch mit dem Originalpräparat des ursprünglichen Innovationsprodukts und seinen Generika.

Bei der ersten Form des Preiswettbewerbs kann ein preisgünstiges Analogpräparat bei therapeutischer Äquivalenz einen beträchtlichen Marktanteil in seiner Arzneimittelklasse erreichen. Ein seit langem bekanntes Beispiel ist ein Analogpräparat aus der Gruppe der $\beta_1$-selektiven Betarezeptorenblocker. *Concor* (Bisoprolol) wurde 1986 als $\beta_1$-selektiver Betarezeptorenblocker auf den Markt gebracht und hatte trotz einer etwas höheren $\beta_1$-Selektivität als das ursprünglich innovative Erstprodukt Metoprolol (*Beloc*) niedrigere Tagestherapiekosten. In den folgenden Jahren erreichte *Concor* bis 1992 überdurchschnittliche Verordnungszunahmen, obwohl es bereits seit 1988 mit den ersten Generika von Atenolol und Metoprolol im Wettbewerb stand.

Bei der zweiten Form treten Generika nach dem Ablauf des Patentschutzes nicht nur mit dem wirkstoffgleichen Innovationsprodukt in einen Preiswettbewerb (generische Konkurrenz), sondern zusätzlich mit den wirkungsgleichen Analogpräparaten (wirkungsbezogene oder pharmakologische Konkurrenz), auch wenn diese noch unter Patentschutz stehen und noch keine eigenen generischen Wettbewerber haben. Ein anschauliches Beispiel aus den Verordnungsentwicklungen des Jahres 2000 liefern die langwirkenden ACE-Hemmer zur Behandlung von Bluthochdruck und Herzinsuffizienz. Nach dem Ablauf des Patentschutzes für das Innovationsprodukt Enalapril kamen ab Oktober 1999 die ersten Enalaprilgenerika auf den Markt, die im Jahr 2000 bei den beiden Originalpräparaten *Xanef* und *Pres* zu massiven Verordnungsabnahmen um 45–57% führten. Daneben gingen aber auch die Verordnungen der Analogpräparate Fosinopril (z. B. *Dynacil*), Benazepril (*Cibacen*), Quinapril (*Accupro*), Cilazapril (*Dynorm*) und Trandolapril (*Udrik*) zurück (siehe ACE-Hemmer und Angiotensinrezeptorantagonisten, Kapitel 3, Tabelle 3.3). Der Preiswettbewerb durch Generika findet also nicht nur auf der Wirkstoffebene, sondern bei pharmakologisch-therapeutisch äquivalenten Wirkstoffen auf der Ebene der gesamten Arzneimittelgruppe statt.

Ein Beispiel für die dritte Stufe von Einsparpotentialen auf dem Analogpräparatemarkt liefern die Ranitidingenerika in der Gruppe der $H_2$-Antagonisten, die zur Säuresekretionshemmung bei Ulkuspatienten eingesetzt werden. Ranitidin ist ein Analogpräparat des Innovationsprodukts Cimetidin, das 1977 als erster $H_2$-Antagonist in die Therapie eingeführt wurde. Nach dem Markteintritt der Ranitidingenerika im Jahre 1995 waren nicht nur die beiden Originalpräparate von Ranitidin (*Sostril*, *Zantic*), sondern auch das Innovationspräparat *Tagamet* (Cimetidin), mehrere Cimetidingenerika und weitere Analogpräparate in der Gruppe der H$_2$-Antagonisten rückläufig, wie z. B. Famotidin (*Pepdul*) und Nizatidin (*Nizax*). Als Ergebnis wird der Markt in der Arzneimittelklasse der H$_2$-Antagonisten im Jahr 2000 von 14 Ranitidingenerika mit einem Marktanteil von 90% beherrscht, während alle anderen H$_2$-Antagonisten bis auf Famotidin nicht mehr unter den 2500 häufig verordneten Präparaten vertreten sind (siehe Magen-Darm-Mittel und Laxantien, Kapitel 35, Tabelle 35.4). Der Markterfolg der Ranitidingenerika beruht in erster Linie darauf, daß sie billiger als die Cimetidingenerika sind. Hinzu kommt allerdings, daß Ranitidin aufgrund geringerer Nebenwirkungen besser verträglich als Cimetidin ist und damit bereits als Analogpräparat das innovative Erstprodukt Cimetidin im Verordnungsmarkt überflügelt hatte.

**Substitutionsvorschläge für Analogpräparate**

Für die Verordnungen des Jahres 2000 sind 23 Arzneimittelgruppen herangezogen worden, um Einsparpotentiale durch Substitution von Analogpräparaten zu berechnen. Gegenüber dem Vorjahr ist die Auswertung auf sechs weitere Arzneimittelgruppen mit pharmakologisch-therapeutisch vergleichbaren Analogpräparaten ausgedehnt worden (Tabelle 50.4). Es handelt sich um Alpharezeptorenblocker, Betarezeptorenblocker zur Glaukombehandlung, Calciumantagonisten vom Verapamiltyp, langwirkende Benzodiazepinhypnotika, Oralpenicilline und Thyreostatika aus der Gruppe der Mercaptoimidazole. Im folgenden wird die zur Substitution ausgewählte Leitsubstanz für die jeweiligen Arzneimittelgruppen charakterisiert und der Vorschlag gegebenenfalls noch zusätzlich begründet.

*ACE-Hemmer.* Als Leitsubstanzen der langwirkenden ACE-Hemmer kommen aufgrund der pharmakologischen Eigenschaften grundsätzlich Enalapril und Lisinopril für die Substitution in Frage. Nach Ablauf des Patentschutzes dieser beiden ACE-Hemmer sind die ersten Generika von Enalapril und Lisinopril im Oktober bzw. Dezember 1999 in den Handel gekommen. Für die Substitution der Analogpräparate dieser Arzneimittelgruppe wurde Enalapril ausgewählt, da es sich um das innovative Erstprodukt der langwirkenden ACE-Hemmer handelt, für den das größte Ausmaß an therapeutischer Evidenz bei essentieller Hypertonie und chronischer Herzinsuffizienz vorliegt (The CONSENSUS Trial Study Group 1987, The SOLVD Investigators 1991, Todd und Goa 1992). Die Generika des kurzwirkenden ACE-Hemmers Captopril

**Tabelle 50.4:** Einsparpotentiale durch Substitution von Analogpräparaten mit pharmakologisch-therapeutisch vergleichbaren Wirkstoffen 2000. Der zur Substitution vorgeschlagene Wirkstoff mit der WHO-DDD und den durchschnittlichen DDD-Kosten des preisgünstigsten Generikums mit mindestens 50 Tsd. Verordnungen sind kursiv gedruckt. *DDD-Kosten des preiswertesten Generikums.

| Wirkstoff Substitutionsvorschlag | DDD Mio. | Umsatz Mio. DM | DDD-Kosten DM | Generische Substitution Umsatz Mio. DM | Wirkstoff-Substitution Umsatz Mio. DM | Einsparpotential Mio. DM |
|---|---|---|---|---|---|---|
| **1. ACE-Hemmer, langwirkende** | | | | | | |
| *Enalapril, DDD 10 mg, Kosten 0,53 DM* | | | | | | |
| Ramipril | 169,3 | 184,5 | 1,09 | 184,5 | 89,7 | 94,8 |
| Benazepril | 46,5 | 47,1 | 1,01 | 47,1 | 24,6 | 22,5 |
| Quinapril | 24,5 | 42,5 | 1,73 | 42,5 | 13,0 | 29,5 |
| Fosinopril | 41,1 | 57,8 | 1,41 | 57,8 | 21,8 | 36,0 |
| Perindopril | 17,2 | 24,8 | 1,44 | 24,8 | 9,1 | 15,7 |
| Cilazapril | 16,5 | 19,6 | 1,19 | 19,6 | 8,7 | 10,8 |
| Spirapril | 15,2 | 18,6 | 1,22 | 18,6 | 8,1 | 10,5 |
| Trandolapril | 5,2 | 7,5 | 1,44 | 7,5 | 2,8 | 4,7 |
| | 335,5 | 402,4 | | 402,4 | 177,8 | 224,5 |
| **2. Alpharezeptorenblocker** | | | | | | |
| *Doxazosin, DDD 4 mg, Kosten 1,34 DM* | | | | | | |
| Tamsulosin | 67,3 | 142,1 | 2,11 | 142,1 | 90,2 | 51,9 |
| Alfuzosin | 20,4 | 47,9 | 2,35 | 47,9 | 27,3 | 20,6 |
| Bunazosin | 9,8 | 18,2 | 1,85 | 18,2 | 13,1 | 5,1 |
| Terazosin | 9,7 | 25,1 | 2,59 | 25,1 | 13,0 | 12,1 |
| Urapidil | 9,4 | 30,8 | 3,29 | 30,8 | 12,6 | 18,2 |
| | 116,6 | 264,0 | | 264,0 | 156,2 | 107,9 |
| **3. Antidepressiva, SSRI** | | | | | | |
| *Fluoxetin, DDD 20 mg, Kosten 2,50 DM* | | | | | | |
| Citalopram | 30,3 | 87,1 | 2,87 | 87,1 | 75,8 | 11,3 |
| Paroxetin | 21,0 | 81,5 | 3,89 | 81,5 | 52,5 | 29,0 |
| Sertralin | 26,7 | 72,7 | 2,72 | 72,7 | 66,8 | 6,0 |
| | 78,0 | 241,3 | | 241,3 | 195,1 | 46,3 |
| **4. Antidepressiva, trizyklische** | | | | | | |
| *Amitriptylin, DDD 75 mg, Kosten 0,65 DM* | | | | | | |
| Doxepin | 52,2 | 78,3 | *1,19 | 62,1 | 33,9 | 28,2 |
| Trimipramin | 23,9 | 60,7 | *2,53 | 60,5 | 15,5 | 44,9 |
| Opipramol | 39,1 | 61,3 | 1,57 | 61,3 | 25,4 | 35,9 |
| Clomipramin | 9,5 | 20,8 | *1,81 | 17,2 | 6,2 | 11,0 |
| Nortriptylin | 2,1 | 3,4 | 1,61 | 3,4 | 1,4 | 2,0 |
| Summe | 126,8 | 224,5 | | 204,5 | 82,4 | 122,0 |

**Tabelle 50.4:** Einsparpotentiale durch Substitution von Analogpräparaten mit pharmakologisch-therapeutisch vergleichbaren Wirkstoffen 2000. Der zur Substitution vorgeschlagene Wirkstoff mit der WHO-DDD und den durchschnittlichen DDD-Kosten des preisgünstigsten Generikums mit mindestens 50 Tsd. Verordnungen sind kursiv gedruckt. *DDD-Kosten des preiswertesten Generikums (Fortsetzung).

| Wirkstoff Substitutionsvorschlag | DDD Mio. | Umsatz Mio. DM | DDD-Kosten DM | Generische Substitution Umsatz Mio. DM | Wirkstoff-Substitution Umsatz Mio. DM | Einsparpotential Mio. DM |
|---|---|---|---|---|---|---|
| **5. Antidiabetika, insulinotrope** | | | | | | |
| *Glibenclamid, DDD 7 mg, Kosten 0,17 DM* | | | | | | |
| Glimepirid | 194,8 | 151,4 | 0,78 | 151,4 | 33,1 | 118,8 |
| Repaglinid (DDD 6 mg) | 8,3 | 35,0 | 4,22 | 35,0 | 1,4 | 33,6 |
| Summe | 203,1 | 186,9 | | 186,9 | 34,5 | 152,4 |
| **6. Benzodiazepinhypnotika, langwirkende** | | | | | | |
| *Nitrazepam, DDD 5 mg, Kosten 0,23 DM* | | | | | | |
| Flunitrazepam | 17,5 | 10,9 | *0,49 | 8,6 | 4,0 | 4,6 |
| Flurazepam | 10,4 | 8,0 | 0,77 | 8,0 | 2,4 | 5,6 |
| Summe | 27,9 | 18,9 | | 16,6 | 6,4 | 10,2 |
| **7. Betarezeptorenblocker, systemisch** | | | | | | |
| *Atenolol, DDD 100 mg, Kosten 0,50 DM* | | | | | | |
| Metoprolol | 378,8 | 414,9 | *0,58 | 216,8 | 186,9 | 29,9 |
| Bisoprolol | 172,9 | 178,1 | *0,95 | 164,3 | 86,5 | 77,8 |
| Talinolol | 22,0 | 23,7 | 1,08 | 23,7 | 11,0 | 12,7 |
| Nebivolol | 41,4 | 66,1 | 1,60 | 66,1 | 20,7 | 45,4 |
| Betaxolol | 18,0 | 18,2 | 1,01 | 18,2 | 9,0 | 9,2 |
| Propranolol | 25,8 | 35,9 | *1,27 | 32,8 | 12,9 | 19,9 |
| Celiprolol | 32,6 | 25,3 | *0,70 | 22,8 | 16,3 | 6,5 |
| Pindolol | 2,0 | 3,6 | 1,79 | 3,6 | 1,0 | 2,6 |
| Summe | 688,5 | 765,8 | | 548,3 | 344,3 | 204,0 |
| **8. Betarezeptorenblocker, Glaukommittel** | | | | | | |
| *Timolol, DDD 0,2 ml, Kosten 0,21 DM* | | | | | | |
| Levobunolol | 17,6 | 7,3 | 0,38 | 7,3 | 3,7 | 3,6 |
| Metipranolol | 14,4 | 6,0 | 0,42 | 6,0 | 3,0 | 3,0 |
| Betaxolol | 6,9 | 2,8 | 0,40 | 2,8 | 1,4 | 1,4 |
| Carteolol | 6,3 | 2,6 | 0,41 | 2,6 | 1,3 | 1,3 |
| Summe | 45,2 | 18,7 | | 18,7 | 9,4 | 9,3 |
| **9. Calciumantagonisten, Dihydropyridine** | | | | | | |
| *Nitrendipin, DDD 20 mg, Kosten 0,21 DM* | | | | | | |
| Nifedipin | 284,5 | 207,7 | *0,48 | 136,6 | 59,7 | 76,9 |
| Amlodipin | 284,4 | 417,2 | 1,47 | 417,2 | 59,7 | 357,5 |
| Felodipin | 67,7 | 98,8 | 1,46 | 98,8 | 14,2 | 84,6 |

**Tabelle 50.4:** Einsparpotentiale durch Substitution von Analogpräparaten mit pharmakologisch-therapeutisch vergleichbaren Wirkstoffen 2000. Der zur Substitution vorgeschlagene Wirkstoff mit der WHO-DDD und den durchschnittlichen DDD-Kosten des preisgünstigsten Generikums mit mindestens 50 Tsd. Verordnungen sind kursiv gedruckt. *DDD-Kosten des preiswertesten Generikums (Fortsetzung).

| Wirkstoff Substitutionsvorschlag | DDD Mio. | Umsatz Mio. DM | DDD-Kosten DM | Generische Substitution Umsatz Mio. DM | Wirkstoff-Substitution Umsatz Mio. DM | Einsparpotential Mio. DM |
|---|---|---|---|---|---|---|
| Isradipin | 14,9 | 25,9 | 1,73 | 25,9 | 3,1 | 22,8 |
| Lacidipin | 14,2 | 25,6 | 1,80 | 25,6 | 3,0 | 22,6 |
| Nisoldipin | 13,8 | 35,9 | 2,60 | 35,9 | 2,9 | 33,0 |
| Nilvadipin | 6,8 | 10,0 | 1,47 | 10,0 | 1,4 | 8,6 |
| Nicardipin | 1,5 | 5,8 | 3,87 | 5,8 | 0,3 | 5,5 |
| Nimodipin | 1,0 | 13,7 | 13,44 | 13,7 | 0,2 | 13,5 |
| Summe | 688,8 | 840,6 | | 769,5 | 144,5 | 625,0 |

**10. Calciumantagonisten, Verapamiltyp**
*Verapamil, DDD 240 mg, Kosten 0,63 DM*

| | | | | | | |
|---|---|---|---|---|---|---|
| Diltiazem | 35,2 | 51,0 | *1,34 | 47,2 | 20,5 | 26,7 |
| Gallopamil | 8,0 | 15,0 | 1,87 | 15,0 | 5,0 | 10,0 |
| Summe | 43,2 | 70,3 | | 62,2 | 27,2 | 35,0 |

**11. Digoxinderivate**
*Digoxin, DDD 0,25 mg, Kosten 0,20 DM*

| | | | | | | |
|---|---|---|---|---|---|---|
| Metildigoxin | 45,7 | 17,4 | 0,38 | 17,4 | 9,1 | 8,3 |
| β-Acetyldigoxin | 91,8 | 28,5 | *0,25 | 23,0 | 18,9 | 4,1 |
| Summe | 136,9 | 45,6 | | 40,1 | 27,9 | 12,4 |

**12. Glucocorticoide, inhalativ**
*Budesonid, DDD 0,8 mg, Kosten 1,13 DM*

| | | | | | | |
|---|---|---|---|---|---|---|
| Beclometason | 41,4 | 107,6 | *1,93 | 79,9 | 46,8 | 33,1 |
| Fluticason | 35,2 | 133,4 | 3,79 | 133,4 | 39,8 | 93,6 |
| Flunisolid | 9,2 | 23,1 | 2,51 | 23,1 | 10,4 | 12,7 |
| Summe | 85,8 | 264,1 | | 236,4 | 97,0 | 139,4 |

**13. Glucocorticoide, systemisch**
*Prednisolon, DDD 5 mg, Kosten 0,28 DM*

| | | | | | | |
|---|---|---|---|---|---|---|
| Prednison | 52,9 | 32,3 | *0,50 | 26,5 | 14,8 | 11,6 |
| Methylprednisolon | 39,0 | 61,6 | *1,29 | 50,3 | 10,9 | 39,4 |
| Cloprednol | 2,6 | 7,0 | 2,69 | 7,0 | 0,7 | 6,3 |
| Summe | 94,5 | 100,9 | | 83,8 | 26,4 | 57,3 |

**14. H₂-Rezeptorantagonisten**
*Ranitidin, DDD 300 mg, Kosten 0,85 DM*

| | | | | | | |
|---|---|---|---|---|---|---|
| Famotidin | 9,3 | 21,0 | 2,26 | 10,1 | 7,9 | 2,2 |

**Tabelle 50.4:** Einsparpotentiale durch Substitution von Analogpräparaten mit pharmakologisch-therapeutisch vergleichbaren Wirkstoffen 2000. Der zur Substitution vorgeschlagene Wirkstoff mit der WHO-DDD und den durchschnittlichen DDD-Kosten des preisgünstigsten Generikums mit mindestens 50 Tsd. Verordnungen sind kursiv gedruckt. *DDD-Kosten des preiswertesten Generikums (Fortsetzung).

| Wirkstoff Substitutionsvorschlag | DDD Mio. | Umsatz Mio. DM | DDD-Kosten DM | Generische Substitution Umsatz Mio. DM | Wirkstoff-Substitution Umsatz Mio. DM | Einsparpotential Mio. DM |
|---|---|---|---|---|---|---|
| **15. Nichtsteroidale Antiphlogistika, systemisch** | | | | | | |
| *Diclofenac, DDD 100 mg, Kosten 0,37 DM* | | | | | | |
| Indometacin | 25,9 | 21,2 | *0,79 | 20,5 | 9,6 | 10,9 |
| Ibuprofen | 122,8 | 136,3 | *0,82 | 100,7 | 45,4 | 55,3 |
| Piroxicam | 18,3 | 19,0 | *0,78 | 14,3 | 6,8 | 7,5 |
| Meloxicam | 12,2 | 26,2 | 2,15 | 26,2 | 4,5 | 21,7 |
| Acemetacin | 12,3 | 24,1 | 1,96 | 17,3 | 4,6 | 12,7 |
| Proglumetacin | 3,0 | 7,1 | 2,38 | 7,1 | 1,1 | 6,0 |
| Naproxen | 2,3 | 4,2 | *1,44 | 3,3 | 0,9 | 2,4 |
| Aceclofenac | 6,6 | 11,9 | 1,81 | 11,9 | 2,4 | 9,5 |
| Ketoprofen | 3,7 | 2,6 | 0,71 | 2,6 | 1,4 | 1,2 |
| Tiaprofensäure | 2,0 | 4,1 | 2,05 | 4,1 | 0,7 | 3,4 |
| Lornoxicam | 3,7 | 6,2 | 1,68 | 6,2 | 1,4 | 4,8 |
| Dexketoprofen | 2,8 | 7,5 | 2,90 | 8,2 | 1,0 | 7,2 |
| Phenylbutazon | 0,9 | 2,7 | 3,03 | 2,7 | 0,3 | 2,4 |
| Summe | 216,5 | 273,8 | | 225,1 | 80,1 | 145,0 |
| **16. Nitrate** | | | | | | |
| *Isosorbiddinitrat, DDD 60 mg, Kosten 0,37DM* | | | | | | |
| Isosorbidmononitrat | 322,5 | 238,7 | *0,43 | 138,7 | 119,3 | 19,4 |
| Pentaerythrityltetranitrat | 72,3 | 81,7 | 1,13 | 81,7 | 26,8 | 54,9 |
| Summe | 394,8 | 320,4 | | 220,4 | 146,1 | 74,3 |
| **17. Oralpenicilline** | | | | | | |
| *Phenoxymethyl-penicillin, DDD 2000 mg, Kosten 1,72 DM* | | | | | | |
| Propicillin | 3,6 | 15,9 | 4,46 | 15,9 | 6,2 | 9,7 |
| Phenoxymethyl-penicillin-Benzathin | 1,5 | 7,7 | 4,98 | 7,7 | 2,6 | 5,1 |
| Summe | 5,1 | 23,6 | | 23,6 | 8,8 | 14,8 |
| **18. Protonenpumpenhemmer** | | | | | | |
| *Omeprazol, DDD 20 mg, Kosten 2,88 DM* | | | | | | |
| Pantoprazol | 42,9 | 253,5 | 5,91 | 253,5 | 123,6 | 129,9 |
| Lansoprazol | 18,0 | 106,8 | 5,93 | 106,8 | 51,8 | 55,0 |
| Rabeprazol | 4,3 | 22,1 | 5,13 | 22,1 | 12,4 | 9,7 |
| Esomeprazol | 5,3 | 15,7 | 2,98 | 15,7 | 15,3 | 0,4 |
| | 70,5 | 398,1 | | 398,1 | 203,1 | 195,0 |

**Tabelle 50.4:** Einsparpotentiale durch Substitution von Analogpräparaten mit pharmakologisch-therapeutisch vergleichbaren Wirkstoffen 2000. Der zur Substitution vorgeschlagene Wirkstoff mit der WHO-DDD und den durchschnittlichen DDD-Kosten des preisgünstigsten Generikums mit mindestens 50 Tsd. Verordnungen sind kursiv gedruckt. *DDD-Kosten des preiswertesten Generikums (Fortsetzung).

| Wirkstoff Substitutionsvorschlag | DDD Mio. | Umsatz Mio. DM | DDD-Kosten DM | Generische Substitution Umsatz Mio. DM | Wirkstoff-Substitution Umsatz Mio. DM | Einsparpotential Mio. DM |
|---|---|---|---|---|---|---|
| **19. Schleifendiuretika** | | | | | | |
| *Furosemid, DDD 40 mg, Kosten 0,18 DM* | | | | | | |
| Piretanid | 64,9 | 53,2 | 0,82 | 53,2 | 11,7 | 41,5 |
| Torasemid | 88,1 | 117,0 | 1,33 | 117,0 | 15,9 | 101,1 |
| Summe | 153,0 | 170,2 | | 170,2 | 27,6 | 142,6 |
| **20. Thiaziddiuretika** | | | | | | |
| *Hydrochlorothiazid, DDD 25 mg, Kosten 0,20 DM* | | | | | | |
| Xipamid | 104,5 | 77,3 | 0,74 | 77,3 | 20,9 | 56,4 |
| Indapamid | 16,4 | 18,0 | 1,10 | 18,0 | 3,3 | 14,8 |
| Summe | 120,9 | 95,3 | | 95,3 | 24,2 | 71,2 |
| **21. Thyreostatika** | | | | | | |
| *Thiamazol, DDD 10 mg, Kosten 0,16 DM* | | | | | | |
| Carbimazol | 28,9 | 13,3 | 0,46 | 13,3 | 4,6 | 8,7 |
| **22. Tranquillantien, mittellang wirkend** | | | | | | |
| *Oxazepam, DDD 50 mg, Kosten 0,62 DM* | | | | | | |
| Bromazepam | 36,2 | 23,2 | *0,52 | 18,8 | 22,4 | -3,6 |
| Lorazepam | 27,8 | 24,5 | *0,62 | 17,2 | 14,4 | 2,7 |
| Alprazolam | 10,6 | 10,1 | *0,92 | 9,8 | 5,5 | 4,3 |
| Summe | 74,6 | 57,8 | | 45,8 | 42,3 | 3,4 |
| **23. Tranquillantien, lang wirkend** | | | | | | |
| *Diazepam, DDD 10 mg, Kosten 0,12 DM* | | | | | | |
| Medazepam | 6,8 | 7,3 | 1,07 | 7,3 | 0,8 | 6,5 |
| Dikaliumchlorazepat | 8,7 | 10,2 | 1,17 | 10,2 | 1,0 | 9,2 |
| Clobazam | 3,7 | 3,6 | 0,98 | 3,6 | 0,4 | 3,2 |
| Prazepam | 1,7 | 2,6 | 1,51 | 2,6 | 0,2 | 2,4 |
| Chlordiazepoxid | 1,1 | 1,8 | 1,63 | 1,8 | 0,1 | 1,7 |
| Nordazepam | 0,5 | 0,8 | 1,73 | 0,8 | 0,1 | 0,7 |
| | 22,5 | 26,3 | | 26,3 | 2,6 | 23,7 |
| Gesamtsumme | | 4.843,8 | | 4.303,2 | 1.879,0 | 2.427,1 |
| Anteil am Gesamtmarkt | | 12,8% | | 11,4% | | 6,4% |

sind zwar billiger als die Enalaprilgenerika, werden aber für einen Austausch mit den langwirkenden ACE-Hemmern nicht empfohlen, da wegen der unterschiedlichen Wirkungsdauer und der damit verbundenen Vorgehensweisen bei der Ersteinstellung eine therapeutische Äquivalenz bezüglich der Pharmakokinetik nicht gegeben ist. In der Wirkstoffgruppe der langwirkenden ACE-Hemmer ergibt die Substitution von Analogpräparaten durch Enalapril im Jahr 2000 ein Einsparvolumen in Höhe von 224,5 Mio. DM (Vorjahr 203,4 Mio. DM). Die Zunahme beruht auf einer erhöhten Verordnung einiger Analogpräparate und einem weiteren Preisrückgang des preiswertesten Enalaprilgenerikums.

*Alpharezeptorenblocker.* Die meisten Vertreter dieser Arzneimittelgruppe gehören zur Untergruppe der $\alpha_1$-selektiven Alpharezeptorenblocker und werden für die Behandlung des Bluthochdrucks und der benignen Prostatahyperplasie eingesetzt. Dazu gehören die Wirkstoffe Doxazosin und Terazosin. Weiterhin gibt es Alpha$_1$-Rezeptorenblocker (Bunazosin, Urapidil), die ausschließlich als Antihypertonika verwendet werden, und andere (Alfuzosin, Tamsulosin), die ausschließlich als Prostatamittel verordnet werden. Mit dem Ablauf des Patentschutzes von Doxazosin stehen erstmals zwei Generika (*Doxazosin Stada, Uriduct*) zur Verfügung, die für Hypertonie und benigne Prostatahyperplasie zugelassen sind und damit für beide Indikationen zur Substitution von Alpha$_1$-Rezeptorenblockern eingesetzt werden können. Ob die experimentell nachweisbare erhöhte Selektivität von Tamsulosin für den $\alpha_{1A}$-Subtyp der Prostata klinisch bedeutsam ist, wurde bisher nicht eindeutig nachgewiesen (siehe Urologika, Kapitel 45).

*Antidepressiva.* Bei den Antidepressiva sind die Analogpräparate für zwei Gruppen von pharmakologisch-therapeutisch vergleichbaren Wirkstoffen zusammengestellt worden. Die selektiven Serotonin-Rückaufnahme-Inhibitoren (SSRI) hemmen die neuronale Serotoninrückaufnahme selektiv und haben anders als die trizyklischen Antidepressiva kaum zusätzlichen Hemmwirkungen auf adrenerge, muscarinische, Histamin- und Dopaminrezeptoren. Daraus erklärt sich die geringere Häufigkeit vegetativer und sedierender Nebenwirkungen als bei den klassischen trizyklischen Antidepressiva. Eine Auswahl von SSRI kommt immer dann in Frage, wenn die Patienten durch typische anticholinerge Nebenwirkungen wie Mundtrockenheit, Obstipation, Verwirrtheit, Miktionsstörungen oder Sehstörungen beeinträchtigt werden. Allerdings können SSRI auch häufiger Diarrhö, Kopfschmerz, Schlaflosigkeit und Übelkeit hervorrufen, so daß heute die Auswahl anhand des Nebenwirkungsprofils mit dem Patienten besprochen werden sollte (Snow et al.

2000). In der Gruppe der SSRI-Antidepressiva kommen ebenfalls wieder zwei Leitsubstanzen für die Substitution in Frage, nämlich Fluvoxamin und Fluoxetin. Fluvoxamin (*Fevarin*) wurde als erstes SSRI-Antidepressivum im Jahre 1985 eingeführt und ist damit das eigentliche Innovationsprodukt dieser Arzneimittelgruppe. Allerdings ist bisher kein Fluvoxamingenerikum unter den 2500 verordnungshäufigsten Präparaten vertreten, obwohl das erste schon im Oktober 1998 auf dem Markt kam. Daher wird eine Substitution mit Fluoxetin vorgeschlagen, das als zweites SSRI-Antidepressivum im Jahre 1990 eingeführt wurde. Alternativ zu Fluoxetin kommt auch Fluvoxamin in Frage, wenn eine Substanz mit einer kürzeren Halbwertszeit eingesetzt werden soll.

Bei den klassischen trizyklischen Antidepressiva vom Amitriptylintyp mit sedierender Komponente gibt es ebenfalls eine Reihe von Substanzen mit einem sehr ähnlichen Wirkungsprofil, bei denen eine Substitution mit Amitriptylin als dem innovativen Erstprodukt dieser Substanzklasse vorgeschlagen wird. Von Amitriptylinoxid gibt es zwar ein etwas preisgünstigeres Generikum (*Amioxid-neuraxpharm*), jedoch kann Amitriptylinoxid wegen der begrenzten Beleglage nicht zur Substitution empfohlen werden.

*Insulinotrope Antidiabetika.* Die beiden neu eingeführten Analogpräparate Glimepirid (*Amaryl*) und Repaglinid (*NovoNorm*) unterscheiden sich in ihren therapeutischen Eigenschaften nicht wesentlich von der Standardsubstanz Glibenclamid, die vor 30 Jahren als orales Antidiabetikum eingeführt wurde. Beide sind aber erheblich teurer (siehe Antidiabetika, Kapitel 10, Tabelle 10.3). Für beide Substanzen werden besondere therapeutische Eigenschaften in Anspruch genommen, die mit den vorliegenden klinischen Studienergebnissen nicht belegbar sind. In der UKPDS-Studie ist darüber hinaus nur für Glibenclamid eine Senkung mikrovaskulärer Spätkomplikationen des Typ-2-Diabetes (insbesondere Retinopathie) über einen Zeitraum von 10 Jahren nachgewiesen worden (UK Prospective Diabetes Study Group 1998). Entsprechende Langzeitevidenzen fehlen bisher für Glimepirid und Repaglinid. Aus diesem Grunde wird Glibenclamid als Leitsubstanz für die Substitution der beiden neueren Analogpräparate vorgeschlagen.

*Benzodiazepinhypnotika (langwirkende).* Nitrazepam wurde 1965 als erstes Hypnotikum aus der Gruppe der Benzodiazepine eingeführt. Es gehört aufgrund einer relativ langen Halbwertszeit von 18–30 Stunden zu den langwirkenden Benzodiazepinen, die wegen ihrer langen Wirkungsdauer nur für Durchschlafstörungen geeignet sind. Andere Vertreter dieser Benzodiazepingruppe haben gegenüber Nitrazepam keine Vorteile. Flurazepam hat mit der Bildung seines aktiven Hauptmetaboliten Desalkylflurazepam eine noch längere Halbwertszeit (50-100 Stunden) und kann daher am nächsten Tag vermehrt sedative Nebenwirkungen auslösen. Bei Flunitrazepam (z. B. *Rohypnol*) gilt der bekannte Mißbrauch in der Drogenszene als Risiko (siehe Hypnotika und Sedativa, Kapitel 28). Aus diesen Gründen wird Nitrazepam zur Substitution dieser Analogpräparate vorgeschlagen.

*Betarezeptorenblocker (systemisch).* Die Betarezeptorenblocker sind das typische Beispiel für eine Arzneimittelklasse mit einer großen Zahl von Analogpräparaten. Derzeit sind in Deutschland 21 verschiedene Wirkstoffe aus der Gruppe der Betarezeptorenblocker auf dem Markt, die in die Unterklassen der $\beta_1$-selektiven Substanzen, der nichtselektiven Betarezeptorenblocker und der Substanzen mit ISA-Aktivität klassifiziert werden. Für nahezu alle therapeutischen Indikationen sind die $\beta_1$-selektiven Substanzen wegen geringerer Nebenwirkungsrisiken die Mittel der Wahl. Aus diesem Grunde wird auch für die ISA-Betarezeptorenblocker und die nichtselektiven Substanzen eine Substitution mit den heute allgemein bevorzugten $\beta_1$-selektiven Betarezeptorenblockern empfohlen, obwohl diese beiden Untergruppen ein etwas anderes pharmakologisches Wirkungsprofil haben. Metoprolol wurde 1975 als erster $\beta_1$-selektiver Betarezeptorenblocker eingeführt und ist damit das ursprüngliche Innovationsprodukt. Metoprolol muß jedoch wegen seiner kurzen Halbwertszeit (3-4 Stunden) zweimal täglich gegeben werden oder als Retardform verwendet werden. Atenolol braucht wegen seiner ausreichend langen Wirkungsdauer (Halbwertszeit 6-11 Stunden) nur einmal täglich dosiert zu werden. In einer kontrollierten Studie an 83 Hypertoniepatienten zeigten Tagesdosen von 100 mg Metoprolol mit kontrollierter Freisetzung (Retardform) und 50 mg Atenolol bei einmal täglicher Gabe keine Unterschiede in der Blutdrucksenkung und der belastungsinduzierten Tachykardie (Dimenas et al. 1990). Zur Substitution wird daher Atenolol als $\beta_1$-selektiver Betarezeptorenblocker vorgeschlagen, weil es ohne Retardierung eingesetzt werden kann und als hydrophile Substanz günstigere pharmakokinetische Eigenschaften als Metoprolol hat.

*Betarezeptorenblocker (Glaukommittel).* Neben der systemischen Anwendung gibt es Betarezeptorenblocker zur Behandlung des Glaukoms zur topischen Applikation am Auge als Augentropfen. Die Standardsubstanz ist hier seit langem das nichtselektive Timolol (siehe Ophthalmika, Kapitel 40).

*Calciumantagonisten (Dihydropyridine).* Bei den Calciumantagonisten gibt es mehrere Untergruppen mit unterschiedlichen pharmakologischen und therapeutischen Anwendungen. Die Dihydropyridinderivate wirken bevorzugt auf die glatte Gefäßmuskulatur und werden vor allem zur Gefäßerweiterung beim Bluthochdruck und bei koronarer Herzkrankheit eingesetzt. Als Leitsubstanz wird Nitrendipin aus der Gruppe der langwirkenden Dihydropyridine zur Substitution aller Dihydropyridine vorgeschlagen, weil es bei gleicher Effektivität nicht nur langwirkende, sondern auch kurzwirkende Calciumantagonisten aus der Gruppe der Dihydropyridine ersetzen kann. Darüber hinaus ist Nitrendipin bisher der einzige langwirkende Calciumantagonist, der bei Hochdruckpatienten das Schlaganfallsrisiko und bei diabetischen Hypertonikern auch die Letalität gesenkt hat (Staessen et al. 1997, Tuomilehto et al. 1999) (siehe auch Calciumantagonisten, Kapitel 20). Kurzwirkende Dihydropyridine vom Typ des Nifedipin können aufgrund besonderer Risiken durch eine reflektorische Tachykardie sowieso nur noch in langsam freisetzender Retardform eingesetzt werden. In der Gruppe der langwirkenden Calciumantagonisten ergibt sich durch die besonders günstigen DDD-Kosten der Nitrendipingenerika weiterhin das größte Einsparpotential aller Analogpräparategruppen mit 621 Mio. DM (1999: 644 Mio. DM). Ein Teil dieses hohen Einsparvolumens wurde im Jahr 2000 durch die kräftige Verordnungszunahme der Nitrendipingenerika realisiert.

*Calciumantagonisten (Verapamil- und Diltiazemtyp).* Eine weitere Gruppe der Calciumantagonisten bilden Verapamil und Diltiazem, die nicht nur auf die vaskulären, sondern auch auf die kardialen Calciumkanäle wirken. Verapamil kann deshalb zusätzlich als Antiarrhythmikum angewendet werden. Aus diesem Grunde wird Verapamil als Leitsubstanz zur Substitution der Analogpräparate dieser Arzneimittelgruppe vorgeschlagen.

*Digoxinderivate.* Das klassische Digitalisglykosid Digoxin wird zur Substitution der Digoxinderivate Metildigoxin und β-Acetyldigoxin vorgeschlagen, weil die beiden Analogpräparate keinerlei Vorteile gegenüber der Muttersubstanz Digoxin haben. β-Acetyldigoxin wird bereits prähepatisch deacetyliert und erscheint in der systemischen Zirkulation nur als Digoxin. Auch Metildigoxin wird partiell zu Digoxin demethyliert, ist aber auch als Metildigoxin mit einer längeren Halbwertszeit wirksam und kann bei Leberfunktionsstörungen zur Glykosidkumulation führen. Eine im Vergleich zu Digoxin geringfügig höhere Bioverfügbarkeit von Metildigoxin ist ohne klinische Bedeutung und rechtfertigt nicht die fast doppelt so hohen Tagestherapiekosten (siehe Kardiaka, Kapitel 31, Tabelle 31.2).

*Glucocorticoide (inhalativ).* Die beim Asthma bronchiale verwendeten inhalativen Glucocorticoide werden weitgehend als therapeutisch äquivalent angesehen (Pavort und Knox 1993). Aus diesem Grunde wird Budesonid mit besonders preiswerten Generikapräparaten als Substitution für die übrigen inhalativen Glucocorticoide vorgeschlagen.

*Glucocorticoide (systemisch).* Bei den systemischen Glucocorticoiden besteht eine weitgehende therapeutische Äquivalenz für die verschiedenen Prednisolonverbindungen. Darüber hinaus hat Prednisolon als direkt wirksames Glucocorticoid Vorteile gegenüber Prednison, das als Prodrug im Körper erst in das biologisch aktive Prednisolon umgewandelt wird.

*$H_2$-Rezeptorantagonisten.* Bei den $H_2$-Rezeptorantagonisten wird die Therapie heute überwiegend mit Ranitidin durchgeführt, während das innovative Erstprodukt Cimetidin und die Analogpräparate Roxatidin und Nizatidin nicht mehr unter den häufig verordneten Arzneimitteln vertreten sind. Ranitidin gilt allgemein als Standardsubstanz dieser Wirkstoffgruppe, weil es gegenüber Cimetidin deutlich weniger Arzneimittelinteraktionen aufweist. Aus diesem Grunde wird die Substitution der noch verbliebenen Famotidinpräparate mit Ranitidin vorgeschlagen.

*Nichtsteroidale Antiphlogistika (systemisch).* Zwei Drittel aller Verordnungen von nichtsteroidalen Antiphlogistika entfallen auf Diclofenac, das als COX-2-präferentieller Cyclooxygenasehemmer Vorteile gegenüber nichtselektiven Substanzen im Hinblick auf die Magenverträglichkeit hat (siehe Antirheumatika und Antiphlogistika, Kapitel 16). Eine Substitution wird auch für die nichtsteroidalen Antiphlogistika mit längerer Halbwertszeit (z. B. Piroxicam, Meloxicam, Ketoprofen, Phenylbutazon) vorgeschlagen, weil Diclofenac auch aufgrund seiner kürzeren Wirkungsdauer vorteilhaft bezüglich gastrointestinaler Unverträglichkeitserscheinungen ist.

*Nitrate.* Unter den langwirkenden Nitraten zur Dauertherapie der Angina pectoris gilt Isosorbiddinitrat als Standardsubstanz, da Isosorbidmononitrat lediglich theoretische Vorzüge hat (siehe Koronarmittel, Kapitel 32).

*Oralpenicilline.* Das klassische Oralpenicillin ist Phenoxymethylpenicillin (Penicillin V). Propicillin und Phenoxymethylpenicillin-Benzathin gelten als therapeutisch äquivalent, sind aber etwa doppelt so teuer wie Phenoxymethylpenicillin (siehe Antibiotika und Chemotherapeutika, Kapitel 8). Deshalb wird eine Substitution mit der Standardsubstanz Phenoxymethylpenicillin vorgeschlagen.

*Protonenpumpenhemmer.* Bei den Protonenpumpenhemmern ist Omeprazol die Standardsubstanz, mit der alle wesentlichen Studien zum Nachweis der therapeutischen Wirksamkeit bei Magen- und Duodenalulzera sowie bei der Refluxkrankheit durchgeführt worden sind. Die Analogpräparate Pantoprazol (*Pantozol*, *Rifun*), Lansoprazol (*Agopton*, *Lanzor*), Rabeprazol (*Pariet*) und Esomeprazol (*Nexium*) können in vollem Umfang durch Omeprazolgenerika substituiert werden, weil zwischen den einzelnen Protonenpumpenhemmern keine bedeutsamen pharmakologisch-therapeutischen Unterschiede bestehen und damit therapeutische Äquivalenz vorliegt.

*Schleifendiuretika.* Bei den Schleifendiuretika ist Furosemid als innovatives Erstprodukt seit langem die Standardsubstanz für eine starke und schnelle Diurese. Das Analogpräparat Torasemid wirkt gleichartig, hat jedoch einen etwas langsameren Wirkungseintritt und eine längere Wirkungsdauer als Furosemid. Dieser Zeitverlauf der diuretischen Wirkung wird von einigen Autoren als vorteilhaft angesehen, obwohl die Lebensqualität von herzinsuffizienten Patienten durch Torasemid im Vergleich zu Furosemid nicht wesentlich verändert wurde (Noe et al. 1999). Auch die bessere Bioverfügbarkeit von Torasemid hat keine therapeutisch bedeutsamen Auswirkungen auf die Natriumausscheidung bei Patienten mit Herzinsuffizienz (Vargo et al. 1995). Trotz möglicher theoretischer Vorzüge ergeben sich für die Analogpräparate von Furosemid keine klinisch-therapeutischen Vorteile bei der Behandlung der Herzinsuffizienz. Aus diesem Grunde wird die Substitution der vielfach teureren Analogpräparate von Piretanid (*Arelix*) und Torasemid (*Torem*, *Unat*) durch Furosemidgenerika vorgeschlagen.

*Thiaziddiuretika.* Die beiden Thiazidanaloga Xipamid (*Aquaphor*) und Indapamid (*Natrilix*) sind bezüglich Wirkungseintritt und Wirkungsdauer dem Hydrochlorothiazid weitgehend therapeutisch äquivalent (siehe Diuretika, Kapitel 23). Aus diesem Grunde können beide durch das klassische Standarddiuretikum Hydrochlorothiazid substituiert werden, was mit erheblichen Kosteneinsparungen verbunden ist.

*Thyreostatika.* Zur Gruppe der Thyreostatika gehören die beiden Mercaptoimidazole Carbimazol und Thiamazol. Carbimazol ist ein Prodrug und wird erst im Organismus in seinen aktiven Metaboliten Thiamazol umgewandelt. Daher wird zunehmend empfohlen, eine thyreostatische Therapie nur mit dem aktiven Metaboliten durchzuführen (siehe Schilddrüsentherapeutika, Kapitel 44).

*Tranquillantien.* In der Gruppe der Benzodiazepine gibt es eine große Zahl von Analogpräparaten, die im wesentlichen als Anxiolytika zur symptomatischen Behandlung von Angst- und Spannungszuständen eingesetzt werden. Für praktische Zwecke ist eine Unterteilung in mittellang und lang wirkende Benzodiazepine sinnvoll. Die mittellang wirkenden Benzodiazepine zeigen bei wiederholter Gabe ein geringeres Kumulationsverhalten und sind damit besser steuerbar. Oxazepam und Lorazepam gehören zu den Benzodiazepinen, die ohne oxidativen Abbau direkt konjugiert werden, so daß ihre Halbwertszeit im Alter und bei gestörter Leberfunktion weniger stark verlängert werden kann. Aus diesem Grunde wird Oxazepam als Standardsubstanz der mittellang wirkenden Benzodiazepine zur Substitution für die übrigen Analogpräparate dieser Gruppe vorgeschlagen.

Diazepam ist der Prototyp der langwirkenden Benzodiazepine, das im Vergleich zu anderen Benzodiazepinen relativ schnell anflutet, aber als Substanz und über seine aktiven Metaboliten eine relativ lange Halbwertszeit hat. Möglicherweise ist das der Grund dafür, daß heutzutage überwiegend mittellang wirkende Benzodiazepine als Tranquillantien verwendet werden. Der größte Teil der lang wirkenden Benzodiazepine hat ein ähnliches Metabolitenmuster wie Diazepam und wird zu Desmethyldiazepam (Nordazepam) und Oxazepam abgebaut. Daraus erklärt sich neben der pharmakodynamischen auch die große pharmakokinetische Ähnlichkeit dieser Analogpräparate des Diazepams.

### Entwicklung der Einsparpotentiale

Bei den 23 analysierten Arzneimittelgruppen ergibt die Substitution von Analogpräparaten durch therapeutisch äquivalente Innovationsprodukte oder andere Leitsubstanzen insgesamt ein Einsparpotential in Höhe von 2,4 Mrd. DM für die Verordnungen des Jahres 2000, wenn die Analogpräparate in der Gruppe der 2500 verordnungshäufigsten Arzneimittel zugrundegelegt werden (Tabelle 50.5). Dabei sind die Einsparmöglichkeiten durch preislich günstige Generika (generische Substitution) bereits berücksichtigt. Dieses Einsparvolumen hat sich gegenüber 1999 unter Berücksichtigung der erweiterten Auswertung von sechs zusätzlichen Arzneimittelgruppen nur unwesentlich verändert. Im vorjährigen Arzneiverordnungs-Report sind nur 17 Wirkstoffgruppen analysiert worden, so daß die dort publizierten Zahlen mit einem Einsparpotential von 2,3 Mrd. DM nicht direkt mit den diesjährigen Umsatzwerten vergleichbar sind.

Die Einsparpotentiale haben sich in den einzelnen Arzneimittelgruppen der Analogpräparate recht unterschiedlich entwickelt. Die

**Tabelle 50.5:** Entwicklung der Einsparpotentiale durch Substitution von Analogpräparaten mit pharmakologisch-therapeutisch vergleichbaren Wirkstoffen.

| Arzneimittelgruppen | Umsatz 2000 Mio. DM | Einsparpotential 1999 Mio. DM | Einsparpotential 2000 Mio. DM | Änderung Mio. DM |
|---|---|---|---|---|
| 1. ACE-Hemmer (langwirkend) | 402,1 | 203,4 | 224,4 | +21,0 |
| 2. Alpharezeptorenblocker | 264,0 | 81,8 | 107,8 | +25,8 |
| 3. Antidepressiva (SSRI) | 241,3 | 54,7 | 46,3 | −8,4 |
| 4. Antidepressiva (trizyklische) | 232,5 | 81,2 | 122,0 | +40,8 |
| 5. Insulinotrope Antidiabetika | 186,9 | 118,3 | 152,4 | +34,1 |
| 6. Benzodiazepinhypnotika (langwirkend) | 18,9 | 13,1 | 10,2 | −2,9 |
| 7. Betarezeptorenblocker (systemisch) | 765,2 | 189,0 | 204,0 | +15,0 |
| 8. Betarezeptorenblocker (Glaukommittel) | 18,7 | 10,9 | 9,3 | −1,6 |
| 9. Calciumantagonisten (Dihydropyridine) | 840,6 | 643,7 | 625,0 | −18,7 |
| 10. Calciumantagonisten (Verapamiltyp) | 70,3 | 30,7 | 35,0 | +4,3 |
| 11. Digoxinderivate | 45,6 | 15,7 | 12,9 | −2,8 |
| 12. Glucocorticoide (inhalativ) | 264,1 | 152,6 | 139,4 | −13,2 |
| 13. Glucocorticoide (systemisch) | 100,9 | 62,6 | 57,3 | −5,3 |
| 14. H$_2$-Rezeptorantagonisten | 21,0 | 26,0 | 2,2 | −23,8 |
| 15. Nichtsteroidale Antiphlogistika | 273,8 | 157,8 | 145,0 | −12,8 |
| 16. Nitrate | 320,4 | 76,4 | 74,3 | −2,1 |
| 17. Oralpenicilline | 23,6 | 13,6 | 14,8 | +1,2 |
| 18. Protonenpumpenhemmer | 398,1 | 220,4 | 190,9 | −29,5 |
| 19. Schleifendiuretika | 170,2 | 132,3 | 142,6 | +10,3 |
| 20. Thiaziddiuretika | 95,3 | 65,5 | 71,2 | +5,7 |
| 21. Thyreostatika | 13,3 | 9,0 | 8,7 | −0,3 |
| 22. Tranquillantien (mittellang wirkend) | 57,8 | 11,4 | 3,4 | −8,0 |
| 23. Tranquillantien (langwirkend) | 26,3 | 29,5 | 23,7 | −5,8 |
| Gesamtsumme | 4.851,8 | 2.399,6 | 2.427,1 | +27,5 |

größten Einsparungen wurden im Jahr 2000 im Vergleich zu 1999 bei den Protonenpumpenhemmern, H$_2$-Rezeptorantagonisten und Calciumantagonisten der Dihydropyridine erzielt (Tabelle 50.5). Durch erhöhte Verordnung von Analogpräparaten in anderen Arzneimittelgruppen sind diese Rationalisierungserfolge wieder aufgezehrt worden. Die höchsten Zunahmen der Einsparpotentiale verzeichnen trizyklische Antidepressiva, insulinotrope Antidiabetika, Alpharezeptorenblocker und langwirkende ACE-Hemmer.

Der größte Teil der Einsparmöglichkeiten der Analogpräparate entfällt im Jahr 2000 auf 20 umsatzstarke Präparate mit einem Umsatzvolumen von 1,5 Mrd., das bereits zwei Drittel des gesamten Einsparvolumens ausmacht (Tabelle 50.6). Das höchste Einsparpotential hatte

**Tabelle 50.6:** Einsparpotentiale umsatzstarker Analogpräparate 2000. Angegeben sind die 20 umsatzstärksten Wirkstoffe mit definierten Tagesdosen (DDD), Umsatz, Substitutionsvorschlägen mit den durchschnittlichen DDD-Kosten, Subtitutionskosten und dem resultierenden Einsparpotential.

| Analogpräparat | DDD- in Mio | Umsatz Mio. DM | Substitutionsvorschläge (Beispiele) | DDD-Kosten DM | Substitutionskosten Mio. DM | Einsparpotential Mio. DM |
|---|---|---|---|---|---|---|
| Norvasc | 284,4 | 417,2 | Nitrensal | 0,21 | 59,7 | 357,5 |
| Pantozol, Rifun | 42,9 | 253,7 | Omeprazol-ratiopharm | 2,88 | 123,6 | 130,1 |
| Amaryl | 194,8 | 151,4 | Glibenclamid AL | 0,17 | 33,1 | 118,3 |
| Unat, Torem | 88,1 | 117,0 | Furosemid AL | 0,18 | 15,9 | 101,1 |
| Delix, Vesdil | 169,3 | 184,5 | Enalagamma | 0,53 | 89,7 | 94,8 |
| Flutide, Atemur | 35,2 | 133,5 | budesonid von ct | 1,13 | 39,8 | 93,7 |
| Modip, Munobal | 67,7 | 98,7 | Nitrensal | 0,21 | 14,2 | 84,5 |
| Aquaphor | 104,5 | 76,8 | HCT von ct | 0,20 | 20,9 | 55,9 |
| Agopton, Lanzor | 18,0 | 106,9 | Omeprazol-ratiopharm | 2,88 | 51,8 | 55,1 |
| Pentalong | 72,3 | 81,7 | Isodinit | 0,37 | 26,8 | 54,9 |
| Alna, Omnic | 67,3 | 142,1 | Doxazosin Stada | 1,34 | 90,2 | 51,9 |
| Nebilet | 41,4 | 66,1 | Atenolol AL | 0,50 | 20,7 | 45,4 |
| Stangyl | 21,5 | 54,2 | Novoprotect | 0,65 | 14,0 | 40,2 |
| Seroxat, Tagonis | 18,9 | 81,5 | Fluoxetin-ratiopharm | 2,50 | 47,3 | 34,3 |
| Arelix | 64,9 | 53,4 | Furosemid AL | 0,18 | 11,7 | 41,7 |
| Concor | 53,0 | 62,7 | Atenolol AL | 0,50 | 26,5 | 36,2 |
| Fosinorm, Dynacil | 41,1 | 57,8 | Enalagamma | 0,53 | 21,8 | 36,0 |
| Insidon | 39,1 | 61,3 | Novoprotect | 0,65 | 25,4 | 35,9 |
| NovoNorm | 8,3 | 35,0 | Glibenclamid AL | 0,17 | 1,4 | 33,6 |
| Baymycard | 18,3 | 35,9 | Nitrensal | 0,21 | 3,8 | 32,1 |
| Summe | | 2.271,4 | | | 738,3 | 1.533,2 |
| Alle 23 Analogpräparategruppen | | 4.843,8/ 4.303,2* | | | 1.876,0 | 2.427,2 |
| Anteil am Gesamtmarkt | | 12,8% | | | | |

*nach generischer Substitution

*Norvasc* mit dem Wirkstoff Amlodipin mit 357,5 Mio. DM in der Gruppe der langwirkenden Calciumantagonisten, wenn eine Substitution mit preisgünstigen Generika von Nitrendipin (z. B. *Nitrensal*) vorgenommen wird. Weitere hohe Einsparpotentiale von jeweils über 100 Mio. DM ergeben sich bei dem Wirkstoff Pantoprazol (*Pantozol, Rifun*) nach Substitution mit Omeprazol (z. B. *Omeprazol-ratiopharm*), bei *Amaryl* mit dem Wirkstoff Glimepirid nach Substitution mit Glibenclamid (z. B. *Glibenclamid AL*) und bei Torasemid (*Unat, Torem*) nach Substitution mit Furosemid (z. B. *Furosemid AL*).

Insgesamt hat der Umsatz der hier genannten substituierbaren Analogpräparate am Gesamtmarkt im Jahr 2000 einen Anteil von 12,8% (Vorjahr 13,1%) am gesamten Arzneimittelumsatz. Diese Entwicklung zeigt, daß der Bereich der Analogpräparate weiterhin einen hohen Anteil aufweist und daher für weitere Wirtschaftlichkeitsüberlegungen eine größere Bedeutung bekommen könnte als die schon bisher wesentlich besser ausgeschöpften Einsparmöglichkeiten bei den Generika und den umstrittenen Arzneimitteln (Anteil 10,4%).

## Umstrittene Arzneimittel

Als umstrittene Arzneimittel werden Wirkstoffe oder Fertigarzneimittel bezeichnet, deren therapeutische Wirksamkeit nicht oder nicht in ausreichendem Maße durch kontrollierte klinische Studien nachgewiesen worden ist. Zur Verbesserung der Transparenz des deutschen Arzneimittelmarkts sind Arzneimittelgruppen mit umstrittener Wirksamkeit seit 1986 im Arzneiverordnungs-Report dargestellt worden. Die erste Aufstellung umfaßte damals elf Arzneimittelgruppen, auf die 1985 ein Verordnungsvolumen von 3,4 Mrd. DM entfiel (Arzneiverordnungs-Report '86). Mit der Ausdehnung der pharmakologisch-therapeutischen Analyse auf weitere Indikationsgebiete, die in den ersten Ausgaben des Arzneiverordnungs-Reports noch nicht evaluiert worden waren, kamen in den nachfolgenden Jahren weitere Indikationen hinzu, so daß im Arzneiverordnungs-Report 2000 57 Arzneimittelgruppen dargestellt wurden, die überwiegend oder ausschließlich Arzneimittel mit umstrittener Wirksamkeit enthielten.

Für die diesjährige Ausgabe ist die Strukturierung der Indikationsgruppen mit umstrittenen Arzneimitteln gegenüber der vorjährigen Ausgabe bei vier Indikationsgruppen geändert worden, um die indikative Abgrenzung unter Berücksichtigung des ATC-Codes übersicht-

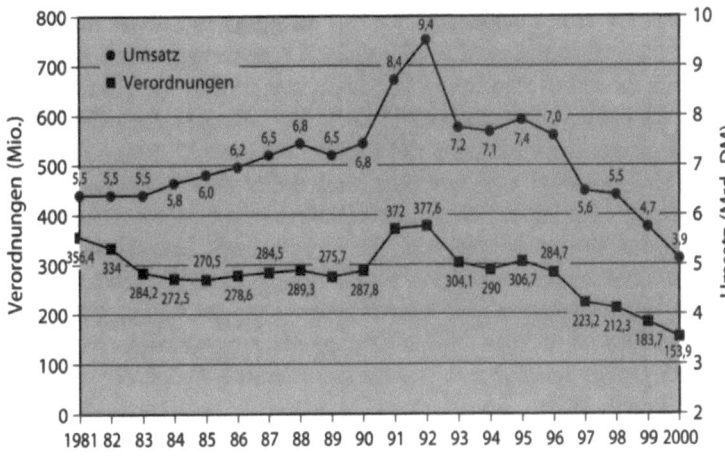

**Abb. 50.3:** Verordnung und Umsatz umstrittener Arzneimittel 1981–2000, ab 1991 mit den neuen Bundesländern

licher zu gestalten. Nach dieser aktualisierten Struktur sind die Verordnungen auch für die vorangehenden Jahre dargestellt worden (Abbildung 50.3). Fusafungin (*Locabiosol*) ist als Lokalantibiotikum gemäß ATC-Code (R02AB03) zu den Mund- und Rachentherapeutika umgruppiert worden und wird daher nicht mehr als Einzelsubstanz aufgeführt. Die Verordnungen der Expektorantienkombinationen mit Antitussiva sind stark zurückgegangen und wurden daher der Gesamtgruppe der Expektorantien zugeordnet. Zu Opipramol (*Insidon*) sind zwei Placebo-kontrollierte Studien erschienen, die als ausreichender Beleg der Wirksamkeit bewertet wurden (siehe Psychopharmaka, Kapitel 42). Deshalb wird dieses trizyklische Antidepressivum nicht mehr als umstrittenes Arzneimittel gelistet. Zusätzlich werden Gynäkologika aus der Gruppe der anderen gynäkologischen Antiinfektiva getrennt aufgeführt, die bisher als kleinere Indikationsgruppe in den weiteren Einzelpräparaten enthalten waren. Dementsprechend hat sich das Verordnungsvolumen dieser Sammelgruppe reduziert.

### Verordnungsentwicklung

Die seit 1992 rückläufige Verordnungsentwicklung der umstrittenen Arzneimittel hat sich auch im Jahr 2000 fortgesetzt (Abbildung 50.3).

Im Vergleich zum Vorjahr hat sich der Abwärtstrend sogar noch verstärkt. Die Verordnungen sind um 16,2% zurückgegangen (Vorjahr −13,4%). In einem ähnlichen Umfang gingen auch die Umsätze um 16,7% (Vorjahr −13,5%) zurück (Tabelle 50.7). Damit haben die Ausgaben für umstrittene Arzneimittel im Jahr 2000 um 787 Mio. DM (Vorjahr 735 Mio. DM) abgenommen. Gegenüber dem Spitzenwert von 9,4 Mrd. DM im Jahre 1992 sind die Ausgaben um 58% zurückgegangen, so daß in den letzten acht Jahren insgesamt Einsparungen von 5,5 Mrd. DM in diesem Bereich erzielt worden sind. Das noch verbleibende Umsatzvolumen der umstrittenen Arzneimittel in Höhe von 3,9 Mrd. DM ist nicht in vollem Umfang für Einsparungen verfügbar, weil ein großer Teil durch wirksame Arzneimittel ersetzt werden kann (siehe Tabelle 50.8).

Zu den besonders häufig verordneten Gruppen der umstrittenen Arzneimittel gehören auch im Jahr 2000 Expektorantien (434 Mio. DM), Antidementiva (342 Mio. DM), Neuropathiepräparate (236 Mio. DM), durchblutungsfördernde Mittel (201 Mio. DM) und Venenmittel (140 Mio. DM) (Tabelle 50.7). Viele dieser Arzneimittel sind in den USA, Großbritannien und den skandinavischen Ländern nicht erhältlich oder nur als Nahrungsergänzungsmittel im Handel. Daher wurde schon vor vielen Jahren gefolgert, daß wir ohne Nachteil für unsere Patienten auf diese umstrittenen Arzneimittel verzichten können (Gysling und Kochen 1987). Durch die Verordnungsentwicklung der letzten acht Jahre ist diese Prognose eindrucksvoll bestätigt worden.

Die Verordnungsentwicklung der umstrittenen Arzneimittel tritt noch deutlicher in Erscheinung, wenn sie im Zusammenhang mit dem steigenden Verordnungsvolumen des Gesamtmarkts betrachtet wird. So wird erkennbar, daß der prozentuale Verordnungsanteil dieser Arzneimittelgruppe in den letzten 20 Jahren kontinuierlich von 46,2% auf 20,5% abgenommen hat (Abbildung 50.4). Der Umsatzanteil ist sogar noch stärker von 40,2% auf 10,4% gefallen.

Die neuerlichen Verordnungsrückgänge umstrittener Arzneimittel sind vor allem als Erfolg der intensiven Informationstätigkeit der Kassenärztlichen Bundesvereinigung mit dem Aktionsprogramm 2000 zu werten (Kassenärztlichen Bundesvereinigung 2000). Als wichtige Empfehlung wurde in diesem Zusammenhang darauf hingewiesen, daß bei umstrittenen Arzneimitteln zu prüfen ist, ob eine Arzneitherapie überhaupt notwendig ist oder ob dem Patienten nicht mit anderen Maßnahmen geholfen werden kann. Aufgrund gerichtlicher Entscheidungen ist es den Partnern der Selbstverwaltung

**Tabelle 50.7:** Arzneimittel mit umstrittener Wirksamkeit 2000

| Arzneimittelgruppen | Verordnungen in Tsd. | Änd. % | Umsatz in Mio. DM | Änd. % |
|---|---:|---:|---:|---:|
| Anabolika | 28 | -30,0 | 2,4 | -26,2 |
| Analgetika-Komb. mit anderen Stoffen | 532 | -27,9 | 4,3 | -27,3 |
| Antacida-Kombinationen | 503 | -26,9 | 21,0 | -12,9 |
| Antianämika-Kombinationen | 319 | -16,6 | 9,7 | -21,4 |
| Antiarrhythmika-Kombinationen | 100 | -22,6 | 14,5 | -19,3 |
| Antiarthrotika u. Antiphlogistika | 2.209 | -18,2 | 96,7 | -22,3 |
| Antidementiva | 5.724 | -18,4 | 341,5 | -20,4 |
| Antidiarrhoika (sonstige) | 893 | -11,1 | 15,4 | -13,1 |
| Antidysmenorrhoika | 624 | -10,1 | 19,3 | -9,7 |
| Antiemetika-Kombinationen | 1.365 | -11,5 | 37,2 | -9,4 |
| Antihypotonika | 2.527 | -21,9 | 86,5 | -20,7 |
| Antikataraktika | 219 | -32,0 | 5,1 | -29,6 |
| Antipruriginosa | 3.529 | -8,9 | 50,5 | -10,3 |
| Antitussiva-Kombinationen | 2.079 | -16,6 | 29,0 | -15,9 |
| Carminativa | 2.346 | -7,5 | 48,5 | -9,1 |
| Cholagoga | 799 | -25,4 | 31,9 | -22,7 |
| Clofibrinsäureester | 114 | -12,3 | 12,6 | -10,8 |
| Corticosteroid-Kombinationen | 131 | -18,9 | 2,1 | -18,7 |
| Darmfloramittel | 2.634 | -12,7 | 48,3 | -14,9 |
| Dermatika (sonstige) | 3.075 | -10,6 | 75,2 | -11,4 |
| Durchblutungsfördende Mittel | 4.035 | -14,8 | 201,2 | -16,4 |
| Enzym-Kombinationen (oral) | 644 | -24,3 | 33,8 | -22,9 |
| Expektorantien | 35.959 | -15,7 | 434,0 | -18,2 |
| Grippemittel | 1.853 | -20,6 | 25,2 | -19,5 |
| Gynäkologika (sonstige) | 570 | -14,1 | 12,1 | -9,6 |
| Hämorrhoidenmittel | 2.516 | -10,6 | 56,2 | -11,1 |
| Hypnotika (pflanzliche) | 2.545 | -15,5 | 58,6 | -17,2 |
| Immunstimulantien | 2.939 | -22,5 | 154,8 | -16,1 |
| Kardiaka (pflanzliche) | 2.228 | -20,1 | 76,5 | -19,1 |
| Klimakteriumstherapeutika | 1.078 | -12,1 | 32,8 | -10,4 |
| Koronardilatatoren | 273 | -11,7 | 10,0 | -14,2 |
| Laxantien | 3.564 | -8,2 | 89,9 | -8,2 |
| Lebertherapeutika | 564 | -19,4 | 55,7 | -14,6 |
| Lipidsenker (andere) | 116 | -26,0 | 8,2 | -22,9 |
| Magendarmmittel (pflanzl.) | 1.089 | -0,8 | 21,8 | -2,0 |
| Magnesiumpräparate | 5.888 | -18,0 | 146,5 | -17,8 |
| Methylxanthinkombinationen | 26 | -24,7 | 2,3 | -18,0 |
| Migränemittel-Kombinationen | 1.341 | -17,1 | 39,6 | -14,6 |
| Mund- und Rachentherapeutika | 6.563 | -11,6 | 90,2 | -9,1 |
| Muskelrelaxantien (Komb.) | 56 | -14,3 | 2,5 | -22,9 |
| Neuropathiepräparate | 2.764 | -16,9 | 236,2 | -14,8 |
| Ophthalmika (sonstige) | 3.249 | -13,7 | 48,4 | -24,3 |
| Ophthalmika-Kombinationen | 3.358 | -12,5 | 46,7 | -6,9 |
| Prostatamittel (pflanzliche) | 2.335 | -15,0 | 149,4 | -14,0 |
| Psychopharmaka (pflanzliche) | 3.544 | -21,7 | 142,5 | -20,1 |

**Tabelle 50.7:** Arzneimittel mit umstrittener Wirksamkeit 2000 (Fortsetzung)

| Arzneimittelgruppen | Verordnungen in Tsd. | Änd. % | Umsatz in Mio. DM | Änd. % |
|---|---|---|---|---|
| Rheumamittel (Externa) | 11.565 | -22,9 | 142,7 | -24,9 |
| Rhinologika-Kombinationen | 7.850 | -12,4 | 104,9 | -12,2 |
| Spasmolytika (oral, rektal) | 2.756 | -8,7 | 93,8 | -6,1 |
| Urologika (Antiinfektiva) | 663 | -9,5 | 18,3 | -9,8 |
| Urologika (pflanzliche) | 1.405 | -17,5 | 47,6 | -15,9 |
| Urologika (Spasmolytika) | 1.961 | 1,7 | 170,5 | 3,8 |
| Venentherapeutika | 4.366 | -31,9 | 140,4 | -34,8 |
| Vitamin-Kombinationen | 879 | -19,0 | 21,9 | -24,1 |
| Wundbehandlungsmittel | 3.080 | -13,4 | 51,2 | -15,3 |
| Weitere Einzelpräparate | 515 | -13,0 | 17,0 | -10,3 |
| Summe | 153.889 | -16,2 | 3.935,2 | -16,7 |

jedoch untersagt, die betroffenen Arzneimittel im einzelnen zu nennen und zu bewerten.

Aus diesem Grunde werden die umstrittenen Arzneimittel in diesem Jahr nicht nur nach Arzneimittelgruppen sondern zusätzlich auch nach Präparaten aufgelistet, um die pharmakologisch therapeutische Bewertung transparenter zu gestalten. Für die Darstellung wurden die 100 umsatzstärksten Arzneimittel mit umstrittener Wirksamkeit ausgewählt (Tabelle 50.8). Diese Präparategruppe kommt insgesamt auf ein Umsatzvolumen von 1.964 Mio. DM und umfaßt damit etwa die Hälfte des Gesamtvolumens der umstrittenen Arzneimittel.

### Substitutionsvorschläge für umstrittene Arzneimittel

Die Ausgaben für umstrittene Arzneimittel sind überflüssig, können aber nicht in vollem Umfang eingespart werden. Therapeutisch umstrittene Arzneimittel sollen nach Möglichkeit immer durch wirksame Arzneimittel ersetzt werden. Nur in den Indikationsgebieten, in denen wir nicht oder noch nicht über eine wirksame Arzneitherapie verfügen, sollen andere, nichtmedikamentöse Therapieverfahren herangezogen werden, vor allem dann, wenn ihre Wirksamkeit gut belegt ist.

Bei einigen Indikationsgruppen können aus mehreren Gründen keine anderen Arzneimittel empfohlen werden. Häufig handelt es sich um

**Tabelle 50.8:** Substitutionsvorschläge für umstrittene Arzneimittel 2000. Angegeben sind die 100 umsatzstärksten Präparate mit Umsatz, definierten Tagesdosen (DDD), Substitutionsvorschläge mit den durchschnittlichen DDD-Kosten. Bei Substitutionsvorschlägen durch nichtmedikamentöse Therapie sind die Substitutionskosten nicht bezifferbar (n.b.).

| Nr. | Präparat | Umsatz Mio. DM | DDD in Mio. | Substitutionsvorschläge (Beispiele) | DDD-Kosten in DM | Substitutionskosten DM |
|---|---|---|---|---|---|---|
| 1 | Tebonin | 70,9 | 46,2 | Nichtmedikamentös | n.b. | |
| 2 | ACC | 58,8 | 75,4 | Hydratation | n.b. | |
| 3 | Detrusitol | 50,3 | 12,3 | Physiotherapie | n.b. | |
| 4 | Voltaren Emulgel | 47,8 | 39,4 | *Diclo-1A Pharma* | 0,37 | 14,6 |
| 5 | Dusodril | 45,9 | 16,8 | Gehtraining | n.b. | |
| 6 | Sinupret | 42,5 | 30,2 | *Otriven* | 0,19 | 5,7 |
| 7 | Thioctacid | 38,6 | 15,7 | *Novoprotect* | 0,65 | 10,2 |
| 8 | Trental | 37,1 | 24,8 | Gehtraining | n.b. | |
| 9 | Gelomyrtol/ -forte | 36,5 | 33,8 | Hydratation | n.b. | |
| 10 | Mucosolvan | 36,3 | 41,6 | Hydratation | n.b. | |
| 11 | Tromcardin | 33,3 | 23,9 | Normalkost | n.b. | |
| 12 | Spasmex Tabl. | 32,6 | 9,8 | Physiotherapie | n.b. | |
| 13 | Gingium | 31,6 | 21,1 | Nichtmedikamentös | n.b. | |
| 14 | Keltican N | 31,3 | 11,0 | *Novoprotect* | 0,65 | 7,1 |
| 15 | Ginkobil | 30,4 | 20,9 | Nichtmedikamentös | n.b. | |
| 16 | NAC-ratiopharm | 28,8 | 36,2 | Hydratation | n.b. | |
| 17 | Neurium | 28,3 | 16,5 | *Novoprotect* | 0,65 | 10,7 |
| 18 | Jarsin | 28,2 | 20,4 | *Novoprotect* | 0,65 | 13,2 |
| 19 | Iscador | 28,2 | 8,0 | Supportive Therapie | n.b. | |
| 20 | Prospan | 28,0 | 14,8 | Hydratation | n.b. | |
| 21 | Spasmo-Cibalgin comp. S | 27,8 | 3,5 | *Atropinum sulf. AWD* | 0,78 | 2,79 |
| 22 | Venoruton/-intens Kaps. etc. | 27,7 | 14,1 | Kompression | n.b. | |
| 23 | Perenterol | 27,0 | 4,2 | *Loperamid AL* | 2,20 | 9,3 |
| 24 | Crataegutt | 25,9 | 22,2 | *Lanicor* | 0,20 | 4,4 |
| 25 | Magnesium Verla N | 24,8 | 31,3 | Normalkost | n.b. | |
| 26 | Natil | 23,4 | 15,9 | Nichtmedikamentös | n.b. | |
| 27 | Prostagutt forte | 21,9 | 19,7 | *Doxazosin Stada* | 1,34 | 26,5 |
| 28 | Iberogast | 21,7 | 15,3 | *MCP AL* | 0,81 | 12,4 |
| 29 | Pentoxifyllin-ratiopharm | 21,5 | 16,3 | Gehtraining | n.b. | |
| 30 | sab simplex | 21,0 | 6,3 | Diätumstellung | n.b. | |
| 31 | Phlogenzym | 20,9 | 5,7 | *Diclo-1A Pharma* | 0,37 | 2,1 |
| 32 | Rökan | 20,3 | 13,3 | Nichtmedikamentös | n.b. | |
| 33 | Bazoton | 20,1 | 17,2 | *Doxazosin Stada* | 1,34 | 23,0 |
| 34 | Fluimucil | 20,0 | 16,4 | Hydratation | n.b. | |

**Tabelle 50.8:** Substitutionsvorschläge für umstrittene Arzneimittel 2000. Angegeben sind die 100 umsatzstärksten Präparate mit Umsatz, definierten Tagesdosen (DDD), Substitutionsvorschläge mit den durchschnittlichen DDD-Kosten. Bei Substitutionsvorschlägen durch nichtmedikamentöse Therapie sind die Substitutionskosten nicht bezifferbar (n.b.) (Fortsetzung).

| Nr. | Präparat | Umsatz Mio. DM | DDD in Mio. | Substitutions- vorschläge (Beispiele) | DDD- Kosten in DM | Substi- tutions- kosten DM |
|---|---|---|---|---|---|---|
| 35 | Duspatal | 19,9 | 9,4 | *Atropinum sulf. AWD* | 0,78 | 15,5 |
| 36 | Magnetrans forte | 18,5 | 27,3 | Normalkost | n.b. | |
| 37 | Liponsäure-ratioph. | 18,1 | 10,1 | *Novoprotect* | 0,65 | 6,6 |
| 38 | Lektinol | 18,0 | 4,0 | Supportive Therapie | n.b. | |
| 39 | Mictonorm | 18,0 | 5,8 | *Doxazosin Stada* | 1,34 | 7,7 |
| 40 | Faktu | 17,4 | 8,00 | *LidoPosterine* | 1,67 | 13,3 |
| 41 | Locabiosol | 17,4 | 10,8 | Nichtmedikamentös | | |
| 42 | Lefax | 17,3 | 5,5 | Diätumstellung | n.b. | |
| 43 | Meditonsin Lösung | 17,2 | 17,4 | Nichtmedikamentös | | |
| 44 | Remifemin plus | 17,1 | 23,7 | *Mericomp* | 0,51 | 12,1 |
| 45 | Arlevert | 17,1 | 11,4 | *Vertigo-Vomex* | 1,81 | 20,6 |
| 46 | Venostasin N/-retard/-S | 16,5 | 9,6 | Kompression | n.b. | |
| 47 | Carnigen/Mono | 16,4 | 9,2 | Nichtmedikamentös | n.b. | |
| 48 | Spasmo-lyt/-10 | 15,9 | 4,8 | Physiotherapie | n.b. | |
| 49 | Enzym-Lefax | 15,8 | 6,2 | Nichtmedikamentös | n.b. | |
| 50 | Azuprostat M | 15,7 | 17,9 | *Doxazosin Stada* | 1,34 | 23,9 |
| 51 | Vertigoheel | 15,7 | 41,8 | *Betahistin-ratiopharm* | 0,59 | 24,7 |
| 52 | Hepa-Merz | 15,6 | 1,8 | Alkoholkarenz | n.b. | |
| 53 | Bifiteral | 15,4 | 31,5 | Ballaststoffe | n.b. | |
| 54 | Felis | 15,2 | 19,5 | *Novoprotect* | 0,65 | 12,7 |
| 55 | Buscopan plus | 15,2 | 3,6 | *Atropinum sulf. AWD* | 0,78 | 4,5 |
| 56 | Chlorhexamed | 14,7 | 7,6 | Nichtmedikamentös | n.b. | |
| 57 | Cordichin | 14,5 | 4,8 | *Verapamil AL* | 0,63 | 3,0 |
| 58 | Fibrolan | 14,1 | 3,3 | *Zinksalbe Lichtenstein* | 0,36 | 1,2 |
| 59 | Sedariston Konzentrat Kaps. | 13,8 | 7,9 | *Novoprotect* | 0,65 | 5,1 |
| 60 | Tepilta Suspension | 13,8 | 3,7 | *Ranitidin-1A Pharma* | 0,85 | 3,2 |
| 61 | Dexa-Rhinospray N | 13,6 | 10,4 | *Otriven* | 0,19 | 2,0 |
| 62 | Lactulose-ratiopharm | 13,3 | 34,0 | Ballaststoffe | n.b. | |
| 63 | Nootrop | 13,0 | 6,4 | Nichtmedikamentös | n.b. | |
| 64 | Ambroxol-ratiopharm | 13,0 | 14,3 | Hydratation | n.b. | |
| 65 | Tromlipon | 12,8 | 6,6 | *Novoprotect* | 0,65 | 2,3 |
| 66 | Claudicat | 12,7 | 10,3 | Gehtraining | n.b. | |
| 67 | Harzol | 12,7 | 12,5 | *Doxazosin Stada* | 1,34 | 16,8 |
| 68 | Dona 200-S Drag. | 12,6 | 3,5 | *Diclo-1A Pharma* | 0,37 | 1,3 |
| 69 | Laif 600 | 12,4 | 15,3 | *Novoprotect* | 0,65 | 10,0 |
| 70 | biomo-lipon | 12,4 | 6,8 | *Novoprotect* | 0,65 | 4,4 |

**Tabelle 50.8:** Substitutionsvorschläge für umstrittene Arzneimittel 2000. Angegeben sind die 100 umsatzstärksten Präparate mit Umsatz, definierten Tagesdosen (DDD), Substitutionsvorschläge mit den durchschnittlichen DDD-Kosten. Bei Substitutionsvorschlägen durch nichtmedikamentöse Therapie sind die Substitutionskosten nicht bezifferbar (n.b.) (Fortsetzung).

| Nr. | Präparat | Umsatz Mio. DM | DDD in Mio. | Substitutionsvorschläge (Beispiele) | DDD-Kosten in DM | Substitutionskosten DM |
|---|---|---|---|---|---|---|
| 71 | Codipront | 12,3 | 4,5 | *Codicaps mono* | 2,08 | 9,3 |
| 72 | Verrumal | 12,1 | 27,3 | *Guttaplast* | 0,13 | 3,6 |
| 73 | Normabrain | 12,0 | 7,1 | Nichtmedikamentös | n.b. | |
| 74 | Dexium | 11,7 | 11,7 | Nichtmedikamentös | n.b. | |
| 75 | Mutaflor | 11,5 | 2,9 | *Loperamid AL* | 2,20 | 6,4 |
| 76 | Dridase | 11,5 | 2,2 | Physiotherapie | n.b. | |
| 77 | Helixor | 11,5 | 3,3 | Supportive Therapie | n.b. | |
| 78 | Contramutan D/N | 11,4 | 3,2 | Nichtmedikamentös | n.b. | |
| 79 | Piracetam-ratiopharm | 11,4 | 10,3 | Nichtmedikamentös | n.b. | |
| 80 | Legalon | 11,4 | 1,8 | Alkoholkarenz | n.b. | |
| 81 | Milgamma NA/100 | 11,3 | 4,3 | Nichtmedikamentös | n.b. | |
| 82 | Lactulose Stada | 11,3 | 28,7 | Ballaststoffe | n.b. | |
| 83 | Spasmo-Urgenin TC | 11,3 | 1,3 | *Atropinum sulf. AWD* | 1,34 | 1,7 |
| 84 | Neuroplant | 11,1 | 12,3 | *Novoprotect* | 0,65 | 8,0 |
| 85 | Prostess | 11,1 | 18,3 | *Doxazosin Stada* | 1,34 | 24,5 |
| 86 | Tannosynt | 11,0 | 35,1 | *Asche Basis* | 0,33 | 11,6 |
| 87 | Magnesium-Diasporal N/orange | 10,8 | 16,4 | Normalkost | n.b. | |
| 88 | Korodin | 10,8 | 18,8 | *Lanicor* | 0,20 | 3,8 |
| 89 | Uro-Vaxom | 10,2 | 4,1 | *cotrim forte von ct* | 0,63 | 2,6 |
| 90 | Kytta-Sedativum f | 10,0 | 12,0 | *Nervo OPT N* | 0,38 | 4,6 |
| 91 | Miroton N forte | 9,8 | 5,8 | *Lanicor* | 0,20 | 1,2 |
| 92 | Wobe-Mugos E | 9,8 | 0,3 | Supportive Therapie | n.b. | |
| 93 | Kaveri | 9,7 | 6,6 | Nichtmedikamentös | n.b. | |
| 94 | Talso | 9,7 | 14,2 | *Doxazosin Stada* | 1,34 | 19,0 |
| 95 | Sermion | 9,6 | 4,9 | Nichtmedikamentös | n.b. | |
| 96 | Magium K | 9,6 | 11,1 | Normalkost | n.b. | |
| 97 | Dexa-Gentamicin | 9,6 | 15,1 | *Gent Ophthal* | 0,35 | 5,3 |
| 98 | espa-lipon | 9,6 | 5,0 | *Novoprotect* | 0,65 | 3,2 |
| 99 | Naftilong | 9,3 | 4,5 | Gehtraining | n.b. | |
| 100 | Prostagutt mono | 9,3 | 14,8 | *Doxazosin Stada* | 1,34 | 19,8 |
| | Summe 1 bis 100 | 1.963,6 | | | | 457,49 |
| | Anteil an der Gesamtgruppe | 49,9% | | | | 35,5% |
| | Gesamtgruppe der umstrittenen Arzneimittel | 3.935,2 | | | | 1.287,9 |
| | Einsparpotential | | | | | 2.647,3 |

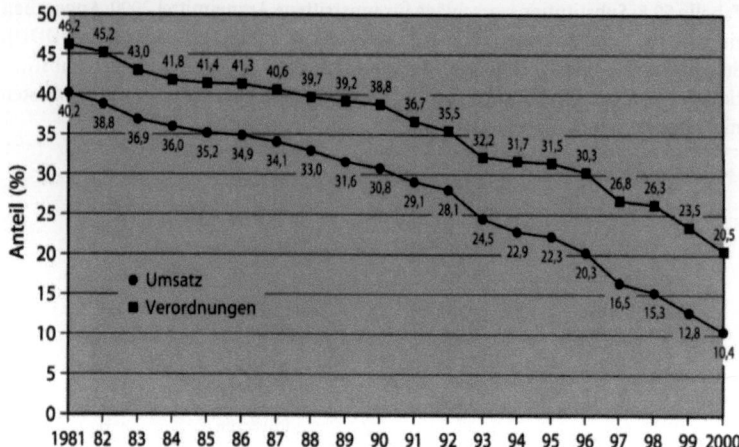

**Abb. 50.4:** Anteil der umstrittenen Arzneimittel an Gesamtumsatz und Gesamtverordnungen von 1981–2000, ab 1991 mit den neuen Bundesländern

die Behandlung geringfügiger Gesundheitsstörungen, die eine hohe Selbstheilungstendenz haben und den leistungsrechtlichen Verordnungsausschlüssen nach § 34 Abs. 1 SGB V unterliegen. Dazu gehören Erkältungskrankheiten und grippale Infekte, bei denen die Anwendung von Schnupfenmitteln, Schmerzmitteln sowie von hustendämpfenden und hustenlösenden Mittel im Vordergrund steht. Weitere Arzneimittel für geringfügige Gesundheitsstörungen sind Mund- und Rachentherapeutika (Ausnahme Pilzinfektionen), Abführmittel und Arzneimittel gegen Reisekrankheiten. Darüber hinaus sind einige dieser Arzneimittel bezüglich ihrer therapeutischen Wirksamkeit zweifelhaft. Dazu gehören Expektorantien (hustenlösende Mittel), Laxantien, Grippemittel sowie Mund- und Rachentherapeutika ohne Antimykotika. Bei den Grippemitteln entfällt der größte Teil der Verordnungen auf homöopathische Komplexpräparate, die auch von den Vertretern der klassischen Hahnemannschen Homöopathie nicht anerkannt werden. Bei den Rhinologika (Schnupfenmittel) und Sinusitismitteln ist die Wirksamkeit fast aller Kombinationspräparate nicht ausreichend gesichert.

Aber auch für umstrittene Arzneimittel, die bei schweren Krankheiten eingesetzt werden, stehen nur im beschränktem Umfang wirksame arzneitherapeutische Alternativen zur Verfügung. Dazu gehören Antidementiva, durchblutungsfördernde Mittel, urologische Spasmolytika und Venentherapeutika. Unter den ersten 100 umstrittenen Präparaten ist nur in 48 Fällen eine sinnvolle medikamentöse Substitution vertretbar. In allen anderen Fällen war der Hinweis auf nichtmedikamentöse Verfahren möglich, teilweise unter Angabe spezieller Behandlungsmöglichkeiten (z. B. Physiotherapie, Gehtraining, Kompression). Im folgenden werden daher einige ergänzende Erläuterungen zu den nichtmedikamentösen Substitutionsvorschlägen einzelner umstrittener Arzneimittel gegeben, da die ärztliche Beratung des Patienten in solchen Fällen besonders schwierig ist. Begründungen zu den arzneitherapeutischen Substitutionsvorschlägen für umstrittene Arzneimittel sind mehrfach in vorangehenden Ausgaben des Arzneiverordnungs-Reports dargestellt worden, zum Teil unter Verweis auf die jeweiligen Kapitel eines Indikationsgebietes (siehe Arzneiverordnungs-Report 2000, Kapitel 50).

*Antidementiva.* Der Hauptteil der Verordnungen von Antidementiva entfällt weiterhin auf Arzneimittel ohne ausreichend belegte Wirksamkeit. Ein Hinweis darauf ist beispielsweise der erste Platz eines Ginkgopräparats (*Tebonin*) in der Umsatzliste der umstrittenen Arzneimittel (Tabelle 50.8). Die beiden Acetylcholinesterasehemmstoffe Donepezil (*Aricept*) und Rivastigmin (*Exelon*) sind seit Oktober 1997 bzw. Mai 1998 in Deutschland im Handel und wurden im Jahr 2000 erstmals in nennenswertem Umfang verordnet. Das Ausmaß der Wirksamkeit dieser Arzneimittel erreichte trotz statistischer Signifikanz nicht die durch ein Expertenkomitee vorgegebene klinische Relevanz, so daß die praktische Bedeutung dieser Veränderungen für Patienten und Betreuer auch nach einem Cochrane-Review unklar bleibt (Birks und Melzer 2000) (siehe Antidementiva, Kapitel 9). Nach klinischen Daten, die bisher nur in Abstraktform vorliegen, wird bei Alzheimerpatienten die Progression der eingeschränkten Alltagsaktivität durch Donepezil um zehn Wochen oder fünf Monate verzögert (Winblad et al. 1999, Mohs et al. 1999). Bisher ist also schwer abzuschätzen, in welchem Umfang diese auch zeitlich begrenzten Effekte die Betreuung der Patienten erleichtern. Daher können die beiden neuen Präparate nicht für eine generelle Substitution vorgeschlagen werden.

*Carminativa.* Simethicon (z. B. *sab simplex*) wird unter anderem bei Meteorismus und zur Entleerung abnormer Gasansammlungen im Gastrointestinaltrakt empfohlen. Dieser Entschäumer ist auch speziell bei Säuglingskoliken klinisch geprüft worden, wirkte aber nicht besser als Placebo (siehe Kapitel 35). Die Behandlung solcher Störungen erfolgt üblicherweise nichtmedikamentös. Nur zur Vorbereitung diagnostischer Untersuchungen liegen positive Studiendaten mit Simethicon vor.

*Cholagoga.* Cholagoga und andere Gallenwegstherapeutika aus der Gruppe der pflanzlichen Arzneimittel und der Gallenblasenextrakte sind bei Leber- und Gallenwegskrankheiten umstritten, weil eine Wirksamkeit nicht nachgewiesen wurde (siehe Kapitel 33). Werden Gallenwegskrankheiten durch Gallensteine ausgelöst, werden sie heute überwiegend minimal invasiv und nur noch gelegentlich durch medikamentöse Gallensteinauflösung behandelt. Größtenteils werden diese Präparate jedoch für die Behandlung von gestörter Fettverdauung (*Cholecysmon-Dragees*) oder dyspeptischen Beschwerden (*Hepar SL*) angeboten. Hier haben sich bei falschen Diätgewohnheiten vor allem nichtmedikamentöse Verfahren in Form einer kalorienreduzierten, fettarmen und ballaststoffreichen Kost zusammen mit vermehrter Bewegung bewährt.

*Durchblutungsfördernde Mittel.* Zu dieser Gruppe gehören immer noch besonders umsatzstarke Produkte wie Naftidrofuryl (z. B. *Dusodril*) und Pentoxifyllin (z. B. *Trental*) (Tabelle 50.8). Trotz zahlreicher klinischer Studien ist die therapeutische Wirksamkeit dieser Arzneimittel umstritten (siehe Kapitel 24). Zur Substitution werden nichtmedikamentöse Maßnahmen vorgeschlagen, wobei im Frühstadium Gehtraining und Rauchverzicht besonders effektiv sind.

*Expektorantien.* Bei den Expektorantien wird die therapeutische Wirksamkeit trotz zahlreicher klinischer Studien weiterhin kontrovers beurteilt, so daß die Anwendung dieser Mittel in erster Linie auf Empirie und subjektiven Eindrücken von Patienten und Ärzten beruht (siehe Kapitel 17). Bei trockenem Reizhusten kann zur Schleimverflüssigung eine ausreichende Flüssigkeitszufuhr sinnvoll sein. Bei den besonders häufigen akuten virusbedingten Bronchitiden im Rahmen von Erkältungskrankheiten und grippalen Infekten sind Expektorantien für Erwachsene leistungsrechtlich ausgeschlossen. Bei chronischer Bronchitis führte eine Mukolytikabehandlung zu einer geringfügigen Reduktion akuter Exazerbationen und zu einer etwas größeren Abnahme von Arbeitsunfähigkeitstagen, während sich die Lungenfunktion nicht änderte (Poole und Black 2001). Expektorantien gehören daher weiterhin nicht zur Standardtherapie der chronischen Bronchitis (Honig und Ingram 2001). Auch bei der Überprüfung von 4500 pharmazeutischen Spezialitäten des französischen Arzneimittelmarkts wurde der therapeutische Nutzen aller Expektorantien als ungenügend bewertet (Agence Francaise de Securite Sanitaire des Produits de Sante 2001).

*Immunstimulantien.* Die Verordnungen dieser Arzneimittelgruppen betreffen ausschließlich bakterielle und pflanzliche Immunstimulantien, die hauptsächlich für die Prophylaxe von Erkältungskrankheiten zur Steigerung der körpereigenen Abwehr propagiert werden. Da es für diese leichteren virusbedingten Infektionen keine ausreichend wirksame Arzneitherapie gibt, wird eine Substitution durch nichtmedikamentöse Maßnahmen vorgeschlagen. Bei älteren Risikopatienten ist gegebenenfalls eine Grippeschutzimpfung oder aktive Immunisierung gegen Pneumokokken indiziert.

*Laxantien.* Die längerdauernde Einnahme von Laxantien wird aus medizinischen Gründen wegen des Mißbrauchsrisikos und der damit verbundenen Nebenwirkungen, insbesondere einer Verstärkung einer chronischen Obstipation, abgelehnt. Eine sinnvolle Alternative ist die nichtmedikamentöse Behandlung durch ballaststoffreiche Kost und ausreichende Flüssigkeitsaufnahme. Darüber hinaus ist diese Arzneimittelgruppe nach § 34 Abs. 1 SGB V ab dem 18. Lebensjahr mit Ausnahme von bestimmten Darmkrankheiten (z. B. Tumorleiden, Megakolon, Divertikulose) ausgeschlossen.

*Lebertherapeutika.* Die häufigste Ursache von Leberkrankheiten ist übermäßiger Alkoholgenuß. Daher ist die Alkoholabstinenz die wichtigste therapeutische Maßnahme. Bei Virushepatitis B und C wird die Viruselimination durch die Behandlung mit Interferon alfa gefördert, das in anderen Indikationsgruppen eingeordnet ist. Unter diesen speziellen Bedingungen werden vor allem für die häufigen alkoholisch bedingten Leberschäden nichtmedikamentöse Verfahren als Substitution vorgeschlagen.

*Magnesiumpräparate.* Ein alimentär bedingter Magnesiummangel ist bei üblicher Kost wegen der weiten Verbreitung dieses Kations in der Nahrung selten. Nur bei ausgeprägtem Magnesiummangel ist eine temporäre Substitution mit oralen Magnesiumpräparaten indiziert. Ein diuretikabedingter Magnesiumverlust wird sehr viel wirksamer durch kaliumsparende Diuretika verhindert als durch Magnesiumsupplementierung. Die Zunahme der Magnesiumverordnungen in den letzten zehn Jahren beruht vermutlich auf der Anwendung bei Indikationen, bei denen eine therapeutische Wirksamkeit nicht mit den heutigen Methoden nachgewiesen wurde. Für zahlreiche derartige Indikationen (Myalgie, Migräne, vegetative Dysregulation, Durchblutungsstörungen) werden in erster Linie nichtmedikamentöse Maßnahmen in Form normaler Kost zur Substitution vorgeschlagen.

*Urologische Spasmolytika.* Mit den meisten Anticholinergika wurden in kontrollierten Studien Besserungen urodynamischer Parameter beobachtet, als entscheidendes Symptom wurde jedoch die Inkontinenz nicht wesentlich gebessert. Auch mit dem neu eingeführten Tolterodin wurde nur in zwei von sieben Studien die Inkontinenzfrequenz gesenkt (siehe Urologika, Kapitel 47). In einer Inkontinenzstudie mit positivem Ergebnis war eine Verhaltenstherapie deutlich effektiver als Oxybutynin. Daher sind andere Verfahren nach wie vor bedeutsam für die Behandlung dieser häufigen Inkontinenzform.

*Venentherapeutika.* Bei ausgeprägter Varikosis stehen neben der Kompressionstherapie operative Maßnahmen im Vordergrund. Auch bei chronisch venöser Insuffizienz ist die Kompression die Therapie der Wahl (siehe Kapitel 48). Venentherapeutika können die Kompressionstherapie nicht verbessern und schon gar nicht ersetzen. Insofern gibt es für diese Arzneimittelgruppe keine effektive arzneitherapeutische Alternative.

## Entwicklung der Einsparpotentiale

Die pharmakologisch-therapeutische Analyse der Arzneimittel mit umstrittener Wirksamkeit hat ergeben, daß der Umsatz umstrittener Arzneimittel im Jahr 2000 um 787 Mio. DM zurückgegangen ist (Tabelle 50.7). Das noch verbleibende Umsatzvolumen der umstrittenen Arzneimittel in Höhe von 3,9 Mrd. DM ist, wie bereits erwähnt, nicht in vollem Umfang für Einsparungen verfügbar, weil ein großer Teil durch wirksame Arzneimittel ersetzt werden kann. Für die 100 verordnungshäufigsten Arzneimittel mit umstrittener Wirksamkeit in der Tabelle 50.8 werden in 48 Fällen wirksame Arzneimittel und bei 52 Präparaten nichtmedikamentöse Therapieverfahren (Hydratation, Gehtraining, Kompression, Normalkost, Physiotherapie) zur Substitution vorgeschlagen. Die aufgeführten Substitutionsvorschläge ergeben einen Gesamtbetrag von ca. 1,3 Mrd. DM, woraus sich insgesamt ein verbleibendes Einsparvolumen von 2,6 Mrd. DM berechnet.

In vielen Fällen werden mit den Substitutionsvorschlägen Einsparmöglichkeiten gegenüber den umstrittenen Arzneimitteln möglich. Das zeigt sich insbesondere bei den pflanzlichen Arzneimittelgruppen, die entgegen landläufiger Meinung keineswegs preiswert, sondern im Vergleich zu den wirksamen Arzneimitteln oft teurer sind. So können bei pflanzlichen Hypnotika 38 Mio. DM, pflanzlichen Kardiaka 60 Mio. DM, pflanzlichen Psychopharmaka 48 Mio. DM und pflanzlichen Urologika 32 Mio. DM, d. h. zusammen 178 Mio. DM durch Umstellung auf wirksame Arzneimittel eingespart werden.

Bei den Substitutionsvorschlägen gibt es aber auch mehrere Beispiele für Mehrkosten durch eine Therapieumstellung von umstrittenen auf wirksame Arzneimittel. Die Substitution pflanzlicher Prostatamittel durch Alpha$_1$-Rezeptorenblocker ergibt Mehrkosten von 82 Mio. DM, die Substitution von Enzymkombinationen, die fast ausnahmslos erheblich unterdosiert sind, Mehrkosten von 71 Mio. DM.

In den vergangenen acht Jahren ist das Verordnungsvolumen umstrittener Arzneimittel von 9,4 auf 3,9 Mrd. zurückgegangen, d. h. jährlich um rund 700 Mio. DM. Wenn sich diese Entwicklung auch zukünftig fortsetzt, wären die noch bestehenden Einsparmöglichkeiten in Höhe von 2,6 Mrd. DM in 3-4 Jahren ausgeschöpft. Damit steht auch in Zukunft immer noch ein erhebliches Umsatzvolumen für die Modernisierung der Arzneitherapie zur Verfügung. Man muß sich aber auch darüber im Klaren sein, daß durch die tiefgreifende Umstrukturierung der Arzneitherapie in den letzten Jahren bereits ca. 60% der bestehenden Rationalisierungsreserven bei den umstrittenen Arzneimitteln realisiert worden ist.

Ob dieser Weg erfolgreich fortgesetzt werden kann, hängt unter anderem davon ab, ob der Ärzteschaft wirksame Informationsmöglichkeiten in die Hand gegeben werden, um die Einsparungen im Bereich der umstrittenen Arzneimittel auszuschöpfen. Dazu gehört die Bewertung einzelner Arzneimittel zusammen mit der Darstellung konkreter Wirtschaftlichkeitsziele und Einsparpotentiale. Es ist zu hoffen, daß die inzwischen eingeleiteten gesetzlichen Maßnahmen zur Erstellung einer Positivliste weitere Einsparungen bei umstrittenen Arzneimitteln ermöglichen werden.

### Literatur

Agence Francaise de Securite Sanitaire des Produits de Sante (2001): Reevaluation du service medical rendu de 4500 specialites pharmaceutiques. 07.06.2001. http://www.agmed.sante.gouv.fr

Bazell R.J: (1971): Drug efficacy study: FDA yields on fixed combinations. Science 172: 1013–1015.

Birks J.S., Melzer D. (2000): Donepezil for mild and moderate Alzheimer's disease. Cochrane Database Syst. Rev. 2: CD001190.

Dimenas E., Ostergren J., Lindvall K., Dahlof C., Westergren G., de Faire U. (1990): Comparison of CNS-related subjective symptoms in hypertensive patients terated with either a new controlled release (CR/ZOK) formulation of metoprolol or atenolol. J. Clin. Pharmacol. 30 (2 Suppl.): S82–90.

Garattini L., Tediosi F. (2000): A comparative analysis of generics markets in five European countries. Health Policy 51: 149–162.

Griffin J.P. (1996): A historical survey of UK government measures to control the NHS medicines expenditure from 1948 to 1996. Pharmacoeconomics 10: 210–224.

Gysling E., Kochen M. (1987): Beschränkung als Prinzip rationaler Pharmakotherapie. Pharma-Kritik 9: 1–4.

Honig E.G., Ingram R.H.Jr. (2001): Chronic bronchitis, emphysema, and airways obstruction. In: Braunwald E., Hauser S.L., Fauci A.S., Longo D.L., Kasper D.L., Jameson L.J. (eds.): Harrison's Principles of Internal Medicine. 15th ed., McGraw Hill, New York, San Francisco, Washington, pp. 1491–1499.

Kassenärztliche Bundesvereinigung (2000): Aktionsprogramm 2000. Rationale Arzneimitteltherapie unter Bedingungen der Rationierung, Köln.

Kessler D.A., Rose J.L., Temple R.J., Schapiro R., Griffin J.P. (1994): Therapeutic-class wars – drug promotion in a competitive marketplace. N. Engl. J. Med. 331: 1350–1353.

Mattison N. (1986): Pharmaceutical innovation and generic drug competition in the USA: effect of the drug price competition and patent term restoration act of 1984. Pharm. Med. 1: 177–185.

Mohs R., Doody R., Morris J., Ieni J.R., Rogers S.L., Perdomo C.A., Pratt R.D. (1999): Donepezil preserves functional status in Alzheimer's disease patients: results from a 1-year prospective placebo-controlled study. Eur. Neuropsychopharmacol. 9 (Suppl. 5): S328.

Noe L.L., Vreeland M.G., Pezzella S.M., Trotter J.P. (1999): A pharmacoeconomic assessment of torsemide and furosemide in the treatment of patients with congestive heart failure. Clin. Ther. 21: 854–866.

Nordic Council on Medicines (1985): Nordic drug index with DDD. NLN Publication No. 15, Uppsala.

Pavort I., Knox H. (1993): Pharmacokinetic optimization of inhaled steroid therapy in asthma. Clin. Pharmacokinet. 25: 126–135.

Poole P.J., Black P.N. (2001): Oral mucolytic drugs for exacerbations of chronic obstructive pulmonary disease: systematic review. Brit. Med. J. 322: 1271.

Snow V., Lascher S., Mottur-Pilson C., for the American College of Physicians American Society of Internal Medicine (2000): Clinical guideline I. Pharmacological treatment of acute major depression and dysthemia. Ann. Int. Med. 132: 739–742.

Staessen J.A., Fagard R., Thijs L., Celis H., Arabidze G.G. et al. (1997): Randomised double-blind comparison of placebo and active treatment for older patients with isolated systolic hypertension. The Systolic Hypertension in Europe (Syst-Eur) Trial Investigators. Lancet 350: 757–764.

The CONSENSUS Trial Study Group (1987): Effects of enalapril on mortality in severe congestive heart failure. Results of the Cooperative North Scandinavian Enalapril Survival Study (CONSENSUS). N. Engl. J. Med. 316: 1429–1435.

The SOLVD Investigators (1991): Effect of enalapril on survival in patients with reduced left ventricular ejection fractions and congestive heart failure. N. Engl. J. Med. 325: 293–302.

Todd P.A., Goa K.L. (1992): Enalapril. A reappraisal of its pharmacology and therapeutic use in hypertension. Drugs 43: 346–381.
Tuomilehto J., Rastenyte D., Birkenhäger W.H., Thijs L., Antikainen R. et al. (1999): Effects of calcium-channel blockade in older patients with diabetes and systolic hypertension. N. Engl. J. Med. 340: 677–684.
UK Prospective Diabetes Study (UKPDS) Group (1998): Intensive blood-glucose control with sulphonylureas or insulin compared with conventional treatment and risk of complications in patients with type 2 diabetes (UKPDS 33). Lancet 352: 837–853.
Vargo D.L., Kramer W.G., Black P.K., Smith W.B., Serpas T., Brater D.C. (1995): Bioavailability, pharmacokinetics, and pharmacodynamics of torsemide and furosemide inpatients with congestive heart failure. Clin. Pharmacol. Ther. 57: 601–609.
Winblad B., Engedal K., Soininen H., Verhey F., Waldemar G., Wimo A. et al. (1999): Donepezil enhances global function, cognition and activities of daily living compared with placebo in a one-year, double-blind trial in patients with mild to moderate Alzheimer's disease. Ninth Congress of the International Psychogeriatric Association, August 15–20, 1999, Vancouver, Canada.

## 51. Regionale Unterschiede des Arzneimittelverbrauchs

ULRICH SCHWABE UND DIETER PAFFRATH

Regionale Unterschiede des Arzneimittelverbrauchs haben schon bei der ersten Tagung der Weltgesundheitsorganisation zu diesem Thema im Jahr 1969 eine wichtige Rolle gespielt (World Health Organization 1970). Anlaß für die Tagung war ein überproportional starker Anstieg der Arzneimittelausgaben, der in mehreren europäischen Ländern beobachtet worden war. Angesichts der steigenden Verwendung von Arzneimitteln hielten Gesundheitspolitiker und Arzneimittelexperten ausführlichere Informationen über den Arzneimittelverbrauch für erforderlich. Die ersten Ergebnisse von Arzneimittelverbrauchsstudien zeigten beträchtliche Unterschiede im internationalen Vergleich. Die Daten aus verschiedenen Ländern waren jedoch nicht direkt miteinander vergleichbar, so daß zunächst eine allgemein akzeptierte Methode für vergleichende Analysen entwickelt werden mußte.

Daraufhin wurde in den Siebziger Jahren die Methode der anatomisch-therapeutischen-chemischen Klassifikation (ATC) zusammen mit der Maßeinheit der definierten Tagesdosis (DDD) in einem Gemeinschaftsprojekt Skandinavischer Länder konzipiert (Nordic Council on Medicines 1979) und ab 1982 von der Weltgesundheitsorganisation für internationale Arzneimittelverbrauchsstudien übernommen (WHO Collaborating Centre for Drug Statistics Methodology 2001). Die DDD-Methode wird auch im Arzneiverordnungs-Report seit 1985 für eine therapiebezogene Arzneiverordnungsanalyse verwendet. Die DDD ist die durchschnittliche Erhaltungsdosis eines Arzneimittels für seine Hauptindikation und ist als eine technische Maßeinheit konzipiert. Unter idealen Bedingungen, wenn ein Arzneimittel kontinuierlich nur für eine Indikation eingesetzt wird, sollte die Zahl der DDD pro Kopf der Bevölkerung mit den Morbiditätsdaten übereinstimmen. Tatsächlich lag die DDD-Zahl in einer der ersten Studien über den Antidiabetikaverbrauch in Schweden in der gleichen Größenordnung wie die Diabetesprävalenz (Bergman et al. 1975).

Mit Hilfe der DDD-Methode ist gezeigt worden, daß der Verbrauch vieler Arzneimittel bei wichtigen Volkskrankheiten (Hypertonie, Diabetes) zwischen einzelnen europäischen Ländern erheblich variiert (Baksaas 1984, Taboulet 1991, Vauzelle-Kervroedan et al. 1995). Bei einigen Arzneimitteln sind die Abweichungen durch unterschiedliche Prävalenz der behandelten Krankheiten erklärbar. In anderen Fällen sind die Gründe wesentlich komplexer. Ein aktuelles Beispiel sind die starken Unterschiede im Antibiotikaverbrauch bei ambulanten Patienten in 15 Mitgliedstaaten der Europäischen Union, der zwischen 36,5 DDD (Frankreich) und 8,9 DDD (Niederlande) pro 1000 Einwohner und Tag variiert (Cars et al. 2001). Als wichtige Faktoren für das Verordnungsverhalten werden historische Hintergründe, kulturelle und soziale Faktoren, ärztliche Einstellungen, vor allem aber auch nationale Unterschiede in der Krankenversorgung diskutiert.

## Regionale Arzneimittelbudgets in Deutschland

Regionale Unterschiede des Arzneimittelverbrauchs sind in Deutschland mit der Einführung von Arzneimittelbudgets als gesetzliche Steuerungsinstrumente bedeutsam geworden. Ein bundesweites Arzneimittelbudget für die Arzneimittelausgaben der gesetzlichen Krankenversicherung trat erstmals 1993 durch das Gesundheitsstrukturgesetz in Kraft. Die GKV-Arzneimittelausgaben wurden in den alten Bundesländern auf einen Betrag von 23,9 Mrd. DM festgelegt, der dem Ausgabenniveau des Jahres 1991 entsprach. Bei Überschreitung sollten die Kassenärztlichen Vereinigungen (KV) für die ersten 280 Mio. DM und die pharmazeutische Industrie für weitere 280 Mio. DM haften. Dieses Budget wurde jedoch 1993 durch einen unerwartet hohen Rückgang der Arzneimittelausgaben (−18,8%) um fast 2 Mrd. DM unterschritten.

Ab 1994 wurden regionale Arznei- und Heilmittelbudgets für die einzelnen Kassenärztlichen Vereinigungen ohne Heranziehung der Pharmaindustrie eingeführt (§ 84 Abs. 1 SGB V). Gleichzeitig traten die regionalen Budgets auch für die neuen Bundesländer in Kraft. Die Haftung für regionale Budgetüberschreitungen war zunächst unbegrenzt und wurde später auf 5% der Budgets eingeschränkt. Für die Folgejahre waren die Budgets auf der Landesebene zwischen den Krankenkassen und den Kassenärztlichen Vereinigungen zu vereinbaren. Gleichzeitig bestand bereits seit 1994 die gesetzliche Möglichkeit, das Budget auf

Landesebene durch Vereinbarung von Richtgrößen auszusetzen. Budgetablösende Richtgrößen wurden erstmals 1998 in sechs von 23 Kassenärztlichen Vereinigungen vereinbart.

Nach einer mehrjährigen Phase einer erfolgreichen Budgetpolitik stiegen die Arzneimittelkosten seit 1998 im gesamten Bundesgebiet wieder mit jährlichen Steigerungsraten von 2,8% bis 4,8%. Die Kostensteigerungen sind jedoch in den verschiedenen Regionen sehr unterschiedlich. Als 1999 mit dem GKV-Solidaritätsstärkungsgesetz erneut gesetzliche Arznei- und Heilmittelbudgets eingeführt wurden, haben nach Angaben der GKV-Spitzenverbände zwölf der 23 Kassenärztlichen Vereinigungen die Budgetgrenzen eingehalten (Klauber und Niemeyer 2000). Im Jahr 2000 lagen die Arzneimittelausgaben nach einer vorläufigen Auswertung der Kassenärztlichen Bundesvereinigung nur noch in fünf Kassenärztlichen Vereinigungen innerhalb des vorgegebenen Budgetrahmens (Tabelle 51.1). In 18 Kassenärztlichen Vereinigungen wurden die Budgets überschritten, in den meisten neuen Bundesländern sogar beträchtlich mit Überschreitungsbeträgen von 14,4–17,5% der Budgetausgangswerte. Die starken Überschreitungen in den ostdeutschen Regionen sind vermutlich teilweise dadurch bedingt, daß die ursprüngliche Budgetfestlegung nach den Arzneimittelausgaben des Jahres 1991 geschah, als die Arzneimittelversorgung in den neuen Bundesländern noch nicht vollständig auf das westdeutsche Niveau umgestellt worden war.

Tatsächlich zeigen die Budgetausgangswerte der einzelnen Kassenärztlichen Vereinigungen im Jahr 2000 auffällige Unterschiede, wenn das jeweilige Arzneimittelbudget auf die Zahl der GKV-Versicherten bezogen wird (Tabelle 51.2). Die KV Saarland hat mit Abstand den höchsten Budgetausgangswert (580 DM/Kopf), der 21,1% über dem Bundesdurchschnitt liegt. Diese Kassenärztliche Vereinigung gehört daher zu den wenigen Regionen mit einer Budgetunterschreitung im Jahr 2000. Auf der anderen Seite hat die KV Nordwürttemberg den niedrigsten Budgetausgangswert (415 DM/Kopf), der 13,4% unter dem Bundesdurchschnitt liegt. Die aktuellen Budgetschwierigkeiten in den Kassenärztlichen Vereinigungen der neuen Bundesländer sind aber nicht ausschließlich auf zu niedrige Budgetausgangswerte zurückzuführen, da bis auf Brandenburg (446 DM/Kopf) alle anderen über dem mittleren Budgetausgangswert des gesamten Bundesgebietes liegen (479 DM/Kopf). Überdurchschnittliche Budgetausgangswerte haben auch die Kassenärztlichen Vereinigungen der Stadtstaaten Berlin (505 DM/Kopf), Bremen (536 DM/Kopf) und Hamburg (554 DM/Kopf), die

**Tabelle 51.1:** Einhaltung des Arzneimittelbudgets 2000. Vorläufige Abrechnungsdaten der Apothekenrechenzentren für das Jahr 2000, übermittelt von der Kassenärztlichen Bundesvereinigung, zitiert nach den Angaben in der Ärztezeitung vom 13.02.2001.

| Kassenärztliche Vereinigung | Arzneimittelbudget in Mio. DM | Arzneimittelausgaben in Mio. DM | Budgetabweichung in Mio. DM | Budgeteinhaltung in % |
|---|---|---|---|---|
| Pfalz | 632,9 | 596,2 | -36,7 | 94,2 |
| Saarland | 532,0 | 502,4 | -29,6 | 94,4 |
| Südbaden | 778,7 | 770,9 | -7,8 | 99,0 |
| Koblenz | 615,2 | 610,0 | -5,2 | 99,2 |
| Niedersachsen | 3.263,7 | 3.248,5 | -15,2 | 99,5 |
| Hessen | 2.454,8 | 2.460,2 | 5,2 | 100,2 |
| Nordwürttemberg | 1.407,5 | 1.414,6 | 7,1 | 100,5 |
| Trier | 216,4 | 218,3 | 1,9 | 100,9 |
| Sachsen-Anhalt | 1.313,9 | 1.328,5 | 14,6 | 101,1 |
| Bremen | 303,2 | 310,6 | 7,4 | 102,5 |
| Schleswig-Holstein | 1.083,6 | 1.111,4 | 27,8 | 102,6 |
| Südwürttemberg | 666,0 | 686,7 | 20,7 | 103,1 |
| Westfalen-Lippe | 3.666,8 | 3.789,5 | 122,8 | 103,3 |
| Hamburg | 760,0 | 791,3 | 31,3 | 104,1 |
| Bayern | 4.572,8 | 4.755,4 | 182,6 | 104,0 |
| Rheinhessen | 242,3 | 257,4 | 15,1 | 106,2 |
| Nordrhein | 3.918,1 | 4.180,0 | 261,9 | 106,7 |
| Nordbaden | 1.104,3 | 1.195,5 | 91,3 | 108,3 |
| Berlin | 1.383,4 | 1.582,8 | 199,3 | 114,4 |
| Mecklenburg-Vorp. | 835,7 | 956,1 | 120,4 | 114,4 |
| Brandenburg | 1.056,7 | 1.219,4 | 162,8 | 115,4 |
| Sachsen | 2.061,2 | 2.378,9 | 317,8 | 115,4 |
| Thüringen | 1.118,6 | 1.314,2 | 195,6 | 117,5 |
| Gesamtes Bundesgebiet | 33.987,8 | 35.678,8 | 1.699,37 | 105,0 |

möglicherweise mit den besonderen Versorgungsaufgaben in städtischen Bereichen und für das angrenzende Umland zusammenhängen.

Die Einhaltung der Arzneimittelbudgets durch die Kassenärztlichen Vereinigungen ist bisher in erheblichem Maße dadurch erschwert worden, daß zahlreiche gesetzliche Regelungen für eine wirtschaftliche Arzneiverordnung durch juristische Interventionen von Pharmafirmen oder durch politische Entscheidungen blockiert wurden (siehe Kapitel 1, Überblick über die Arzneiverordnungen des Jahres 2000). Ein weiteres Hemmnis für die Akzeptanz der Arzneimittelbudgets ist die kollektive Haftung der Kassenärztlichen Vereinigungen, ohne daß bisher verbindlich geklärt wurde, in welcher Form überdurchschnittliche Arzneimittelausgaben, die nach Durchführung der Einzelregresse noch

**Tabelle 51.2:** Ausgangswerte der regionalen Arzneimittelbudgets pro GKV-Versicherte 2000. Berechnung nach der vorläufigen Auswertung der Arzneimittelbudgets gemäß Tabelle 51.1.

| Kassenärztliche Vereinigung | GKV- Versicherte in Tsd. | Arzneimittelbudget pro Versicherte in DM |
|---|---|---|
| Bayern | 10.329,1 | 442,71 |
| Berlin | 2.740,5 | 504,90 |
| Brandenburg | 2.369,4 | 445,96 |
| Bremen | 565,9 | 535,69 |
| Hamburg | 1.370,8 | 554,43 |
| Hessen | 5.081,3 | 483,10 |
| Koblenz | 1.296,7 | 474,47 |
| Mecklenburg-Vorpommern | 1.637,7 | 510,25 |
| Niedersachsen | 6.848,1 | 476,60 |
| Nordbaden | 2.239,6 | 493,06 |
| Nordrhein | 8.094,2 | 484,06 |
| Nordwürttemberg | 3.391,4 | 415,03 |
| Pfalz | 1.228,2 | 515,28 |
| Rheinhessen | 507,5 | 477,46 |
| Saarland | 916,8 | 580,29 |
| Sachsen | 4.093,7 | 503,50 |
| Sachsen-Anhalt | 2.457,9 | 534,57 |
| Schleswig-Holstein | 2.371,2 | 456,98 |
| Südbaden | 1.769,8 | 439,97 |
| Südwürttemberg | 1.504,4 | 442,69 |
| Thüringen | 2.268,6 | 493,08 |
| Trier | 418,6 | 516,98 |
| Westfalen-Lippe | 7.442,5 | 492,64 |
| Gesamtes Bundesgebiet | 70.944,1 | 479,07 |

auszugleichen sind, aufgeteilt werden sollen. Zahlreiche Diskussionen über die Probleme des kollektiven Regreßverfahrens haben jedoch dazu geführt, daß Budgetüberschreitungen bisher noch niemals durch die betroffenen Kassenärztlichen Vereinigungen ausgeglichen werden mußten. Die Zweifel an der Durchführbarkeit der kollektiven Arzneimittelbudgetierung sind dadurch gestärkt worden, daß 1999 mit dem Solidaritätsstärkungsgesetz die Verpflichtung zum Ausgleich der Budgetüberschreitungsbeträge der vorangehenden Jahre rückwirkend aufgehoben wurde. Auch der Entwurf des Arzneimittelbudgetablösungsgesetzes (ABAG) sieht wiederum vor, daß die Verringerungen der Gesamtvergütungen zum Ausgleich der Budgetüberschreitungen seit 1999 entfallen.

## Regionaler Arzneimittelverbrauch

Regionale Unterschiede im Arzneimittelverbrauch sind in früheren Ausgaben des Arzneiverordnungs-Reports, zuletzt im Jahre 2000, in sieben Großregionen der Bundesrepublik dargestellt worden (Kapitel 52, Der Arzneimittelmarkt in der Bundesrepublik Deutschland). Die Analyse ergab eine erhebliche regionale Variabilität des Verordnungsverhaltens in Deutschland. Dabei zeigten die Regionen Baden-Württemberg, Mitte (Hessen, Rheinland-Pfalz, Saarland) und Bayern im Vergleich zum Bundesdurchschnitt bei einer Alters- und Geschlechtsstandardisierung einen geringeren Arzneimittelumsatz, Berlin und Nordrhein-Westfalen dagegen einen höheren Umsatz. Die übrigen Regionen (Nord, Ost) wichen nur marginal vom Bundesdurchschnitt ab. Schon damals war vermutet worden, daß eine Analyse kleinerer Regionen sinnvoll sei, um Einflüsse von Stadt-Land-Differenzen oder Unterschiede in der regionalen Vertragspolitik untersuchen zu können. Aus diesem Grunde wurden in diesem Jahr erstmals Daten für die Arzneimittelbudgets der einzelnen Kassenärztlichen Vereinigungen und Regionaldaten auf der Datenbasis des Arzneimittelschnellinformationssystems Actrapid-AOK für eine genauere Regionalanalyse zugrunde gelegt. Grundlage für die hier dargestellten Regionaldaten sind die Auswertungen von Klauber und Niemeyer (2000, 2001) sowie ergänzende aktuelle Auswertungen der Verordnungen auf der Basis von Actrapid-AOK.

Der regionale Arzneimittelverbrauch in den einzelnen Kassenärztlichen Vereinigungen zeigt wesentlich größere Unterschiede als die jeweiligen Budgetvorgaben, wenn die pro Kopf (Versicherte) verordneten definierten Tagesdosen (DDD) für das Jahr 2000 verglichen werden (Abbildung 51.1). Die hier dargestellten regionalen Verordnungsdaten aus Actrapid-AOK erfassen im bundesweiten Durchschnitt ca. 40% aller GKV-Verordnungen, so daß die Daten einen hinreichend repräsentativen Überblick ermöglichen. In der KV Nordwürttemberg wurden die niedrigsten DDD-Mengen (348 DDD/Kopf) verordnet, die 22,3% niedriger als der Bundesdurchschnitt (448 DDD/Kopf) liegen. Mit ähnlich niedrigen Verordnungsmengen kamen auch die benachbarten KV Südwürttemberg und KV Südbaden aus. Auf der anderen Seite steht ein fast doppelt so hoher Arzneimittelverbrauch in der KV Mecklenburg-Vorpommern mit einem DDD-Volumen von 602 DDD pro Kopf. Dieser DDD-Wert liegt 34,4% über dem Bundesdurchschnitt. Auffällig ist weiterhin, daß die pro Kopf verordneten DDD-Volumina

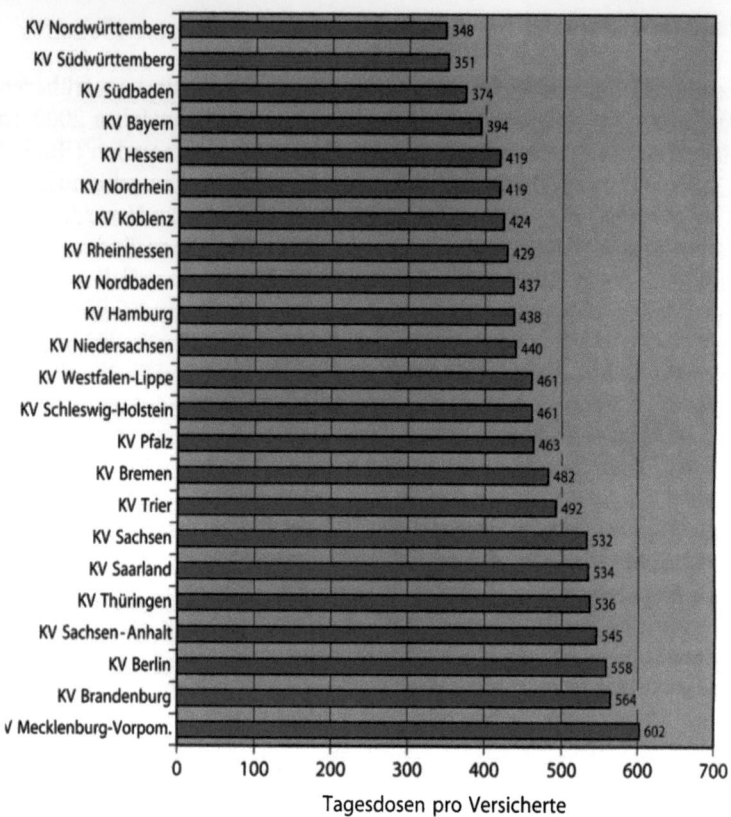

**Abbildung 51.1:** Regionaler Arzneimittelverbrauch in definierten Tagesdosen (DDD) pro Versicherte 2000. Der Bundesdurchschnitt beträgt 448 DDD. Aktualisierte Daten aus Actrapid-AOK.

auch in den übrigen ostdeutschen Bundesländern 19–26% über dem Durchschnitt aller Kassenärztlichen Vereinigungen lagen.

Aus skandinavischen Arzneiverordnungsanalysen ist seit langem bekannt, daß in ländlichen Regionen weniger Arzneimittel als in Städten verschrieben werden (Bergman et al. 1975, Mölstadt et al. 1990, Ekedahl et al. 1993). In Deutschland ist das DDD-Verordnungsvolumen in den Stadtstaaten nicht übermäßig hoch. In der KV Hamburg (438 DDD/Kopf) liegt der Prokopfverbrauch der AOK-Versicherten sogar unter dem Bundesdurchschnitt und in der KV Bremen (481 DDD/Kopf) nur etwas darüber.

Lediglich in der KV Berlin (558 DDD/Kopf) wurden deutlich höhere Werte erreicht.

Die durchschnittlichen Tagestherapiekosten zeigen in den einzelnen Regionen eine bemerkenswert gleichförmige Verteilung, da die Abweichungen vom Bundesdurchschnitt (1,31 DM pro DDD) nur bei den beiden Stadtstaaten Berlin und Hamburg mehr als 5% betragen (Tabelle 51.3). Auch die Kassenärztlichen Vereinigungen in den neuen Bundesländern liegen nahe am Bundesdurchschnitt. Lediglich bei der KV Thüringen (1,36 DM pro DDD) weichen die DDD-Kosten etwas mehr nach oben ab. Nach diesen rein deskriptiven Daten sind die regionalen Unterschiede der Arzneimittelausgaben in erster Linie durch unterschiedlich hohe Verordnungsvolumina pro Versicherten bedingt (Tabelle 51.3).

Tabelle 51.3: Unterschiede des regionalen Arzneimittelverbrauchs pro Versicherte 2000. Aktualisierte Daten des Arzneimittelschnellinformationssystems Actrapid-AOK gemäß Klauber und Niemeyer (2001).

| Kassenärztliche Vereinigung | Umsatz je Versicherte in DM | DDD je Versicherte | DDD-Kosten in DM |
|---|---|---|---|
| Bayern | 504,8 | 393,5 | 1,28 |
| Berlin | 802,6 | 558,1 | 1,44 |
| Brandenburg | 743,2 | 564,3 | 1,32 |
| Bremen | 642,0 | 481,5 | 1,33 |
| Hamburg | 653,0 | 438,1 | 1,49 |
| Hessen | 543,8 | 418,9 | 1,30 |
| Koblenz | 535,5 | 424,1 | 1,26 |
| Mecklenburg-Vorpommern | 801,4 | 602,0 | 1,33 |
| Niedersachsen | 559,0 | 439,6 | 1,27 |
| Nordbaden | 583,3 | 437,4 | 1,33 |
| Nordrhein | 546,0 | 419,1 | 1,30 |
| Nordwürttemberg | 459,8 | 347,8 | 1,32 |
| Pfalz | 577,8 | 462,9 | 1,25 |
| Rheinhessen | 589,5 | 428,8 | 1,37 |
| Saarland | 676,3 | 533,6 | 1,27 |
| Sachsen | 711,2 | 531,6 | 1,34 |
| Sachsen-Anhalt | 728,8 | 545,1 | 1,34 |
| Schleswig-Holstein | 590,1 | 461,3 | 1,28 |
| Südbaden | 466,5 | 374,0 | 1,25 |
| Südwürttemberg | 481,9 | 350,5 | 1,38 |
| Thüringen | 731,1 | 535,6 | 1,36 |
| Trier | 621,2 | 492,3 | 1,26 |
| Westfalen-Lippe | 592,1 | 460,5 | 1,29 |
| Gesamtes Bundesgebiet | 587,2 | 447,7 | 1,31 |

## Regionale Einsparmöglichkeiten

Die wichtigsten Arzneimittelgruppen für die Realisierung von Einsparmöglichkeiten sind Generika, Analogpräparate (Me-too-Präparate) und Arzneimittel mit umstrittener Wirksamkeit (siehe Kapitel 50, Einsparpotentiale). In gleicher Weise wie für den Gesamtmarkt können diese drei Arzneimittelgruppen auch für die Regionalmärkte der einzelnen Kassenärztlichen Vereinigungen analysiert werden. Eine Darstellung regionaler Verordnungsreserven ist vor allem für solche Regionen von Interesse, in denen die Arzneimittelbudgets in den letzten beiden Jahren nicht eingehalten werden konnten. Für diese Analyse werden wiederum die regionalen Verordnungsdaten aus dem Arzneimittelschnellinformationssystem Actrapid-AOK herangezogen (Klauber und Niemeyer 2001) und in einigen Fällen mit den aktuellen Daten über die regionalen Arzneimittelausgaben auf die jeweilige Zahl der GKV-Versicherten hochgerechnet. Die Daten zeigen, daß die Ausgangslage für eine wirtschaftliche Arzneimittelverordnung regional unterschiedlich ist. Weiterhin wird erkennbar, daß Rationalisierungsreserven vor allem in solchen Regionen bestehen, in denen die Arzneimittelbudgets überschritten wurden.

### Generika

Im generikafähigen Sektor des gesamten GKV-Arzneimittelmarkts haben die Verordnungen der Generika im Jahr 2000 einen Anteil von 72,0% erreicht (siehe Kapitel 50, Einsparpotentiale, Tabelle 50.1). Im AOK-Arzneimittelmarkt liegt dieser Anteil im gesamten Bundesgebiet mit 74,4% sogar noch etwas höher. Auf der Ebene der Kassenärztlichen Vereinigungen erreichte die KV Mecklenburg-Vorpommern im Jahr 2000 mit 82,0% den höchsten Generikaanteil, die KV Nordbaden auf der anderen Seite mit 69,0% den niedrigsten (Abbildung 51.2). Trotz einer vorbildlichen Generikaausschöpfung hat die KV Mecklenburg-Vorpommern ihr Arzneimittelbudget deutlich überschritten (Tabelle 51.1).

Diese scheinbare Diskrepanz klärt sich dadurch auf, daß viele in den neuen Bundesländern verwendete Generika aus der ehemaligen DDR stammen und keine Preisvorteile bieten, sondern in vielen Fällen genauso teuer wie die zugehörigen westlichen Originalpräparate sind. Ein typisches Beispiel ist der Calciumantagonist *Corinfar* mit dem

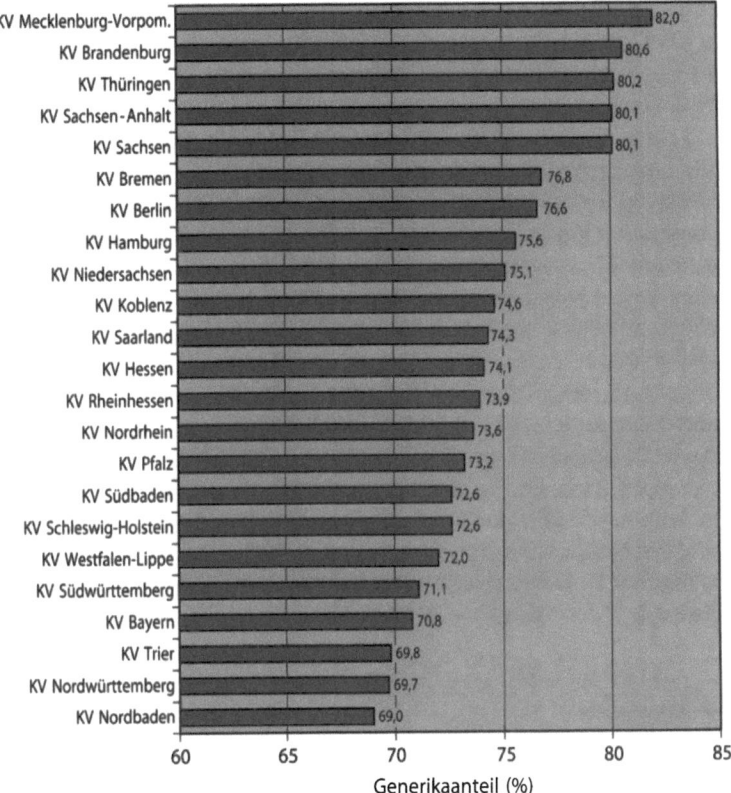

**Abbildung 51.2:** Regionale Anteile der Generika am generikafähigen Markt nach Verordnungen im Jahr 2000. Der Bundesdurchschnitt beträgt 74.4%. Daten nach Klauber und Niemeyer (2000).

Wirkstoff Nifedipin, der genauso wie das Originalpräparat *Adalat* mit Festbetragspreisen im Handel ist. Durch häufigere Verordnung kleiner Packungsgrößen und geringere Dosisstärken sind die tatsächlichen Tagestherapiekosten von *Corinfar* (0,85 DM) sogar noch höher als die von *Adalat* (0,80 DM) (siehe Calciumantagonisten, Kapitel 20, Tabelle 20.3). Die Markentreue ostdeutscher Ärzte ist ein wesentlicher Grund, weshalb die ostdeutschen Kassenärztlichen Vereinigungen Probleme mit der Budgeteinhaltung haben, obwohl sie auf hohe Generikaanteile von über 80% kommen, die in keinem der westlichen Bundesländer erreicht werden. Von den westlichen Kassenärztlichen Vereinigungen hat die KV Niedersachsen nach den drei Stadtstaaten mit 75,1% den höchsten Generikaanteil unter den Flächenländern. Diese Entwicklung hat sicher wesentlich dazu beigetragen, daß in Niedersachsen nach der Budgetüberschreitung im Jahr 1999 das Arzneimittelbudget im Jahr 2000 eingehalten werden konnte (Tabelle 51.1).

Regionale Unterschiede in der Realisierung generischer Verordnungsreserven lassen sich auch auf der Ebene der Einzelsubstanzen darstellen. Ein generikafähiger Wirkstoff mit einem hohen Umsatzvolumen ist der Protonenpumpenhemmer Omeprazol, der seit dem April 1999 nicht mehr unter Patentschutz steht. Die Omeprazolgenerika sind im Jahr 2000 in wachsendem Umfang verordnet worden und haben dadurch die durchschnittlichen DDD-Kosten für diesen Wirkstoff im gesamten Bundesgebiet auf 3,53 DM (1999 4,48 DM) gesenkt (siehe auch Kapitel 35, Magen-Darm-Mittel, Tabelle 35.5). Diese neuen Wirtschaftlichkeitsreserven sind in den einzelnen Kassenärztlichen Vereinigungen in unterschiedlichem Umfang genutzt worden. Die DDD-Kosten einer Omeprazolverordnung waren im Jahr 2000 am niedrigsten in der KV Bremen (3,26 DM) und am höchsten in der KV Mecklenburg-Vorpommern (3,78 DM) (Abbildung 51.3).

### Analogpräparate

Auf Analogpräparate aus 23 Arzneimittelgruppen, die für die Verordnungen des Jahres 2000 analysiert wurden, entfällt im gesamten Bundesgebiet ein Umsatz von 4,8 Mrd. DM, was einem Anteil von 12,8% am Gesamtmarkt entspricht (siehe Kapitel 50, Einsparpotentiale, Tabelle 50.6). Die Substitution von Analogpräparaten durch pharmakologisch-therapeutisch äquivalente Wirkstoffe ergibt ohne Qualitätsverlust ein rechnerisches Einsparpotential von 2,4 Mrd. DM, das sich auf die einzelnen Regionen unterschiedlich verteilt. Den niedrigsten Umsatzanteil der Analogpräparate hatten die Verordnungen in der KV Hamburg (9,9%), dicht gefolgt von der KV Bremen (Tabelle 51.4). Überdurchschnittlich hohe Analogpräparateanteile von 15,8–17,7% zeigen dagegen alle Kassenärztlichen Vereinigungen in den neuen Bundesländern, während der bundesweite Durchschnittswert des hier zugrunde gelegten AOK-Arzneimittelmarkts bei 12,8% liegt.

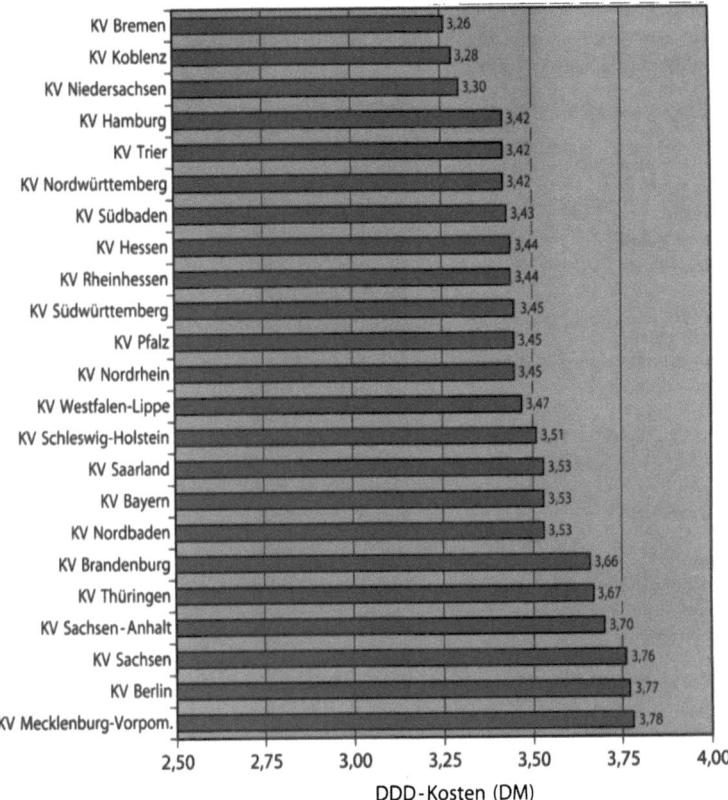

**Abbildung 51.3:** Regionale Tagestherapiekosten des Protonenpumpenhemmers Omeprazol im Jahr 2000. Der Bundesdurchschnitt beträgt 3,52 DM. Aktualisierte Daten aus Actrapid-AOK.

## Umstrittene Arzneimittel

Die Verordnungen umstrittener Arzneimittel sind 2000 im GKV-Arzneimittelmarkt bundesweit auf 3,9 Mrd. zurückgegangen, so daß der Umsatzanteil am Gesamtmarkt auf 10,4% (1999 12,8%) gefallen ist (siehe auch Kapitel 50, Einsparpotentiale, Abbildung 50.4). Das Umsatzvolumen der umstrittenen Arzneimittel ist nicht in vollem Umfang für Einsparungen verfügbar, weil ein großer Teil durch wirksame Arzneimittel ersetzt werden kann. Im AOK-Arzneimittelmarkt beträgt der

**Tabelle 51.4:** Regionale Verordnungs- und Umsatzanteile von Analogpräparaten am AOK-Arzneimittelmarkt im Jahr 2000. Aktualisierte Daten aus Actrapid-AOK gemäß Klauber und Niemeyer (2001).

| Kassenärztliche Vereinigung | Verordnungsanteil in % | Umsatzanteil in % |
|---|---|---|
| Bayern | 8,9 | 11,8 |
| Berlin | 10,5 | 12,0 |
| Brandenburg | 14,2 | 17,7 |
| Bremen | 9,2 | 10,5 |
| Hamburg | 8,8 | 9,9 |
| Hessen | 9,6 | 11,6 |
| Koblenz | 10,3 | 12,3 |
| Mecklenburg-Vorpommern | 12,3 | 16,5 |
| Niedersachsen | 9,5 | 11,4 |
| Nordbaden | 9,4 | 11,8 |
| Nordrhein | 9,9 | 11,6 |
| Nordwürttemberg | 9,5 | 11,7 |
| Pfalz | 10,3 | 13,5 |
| Rheinhessen | 10,3 | 11,1 |
| Saarland | 10,7 | 13,0 |
| Sachsen | 12,5 | 15,8 |
| Sachsen-Anhalt | 12,6 | 15,9 |
| Schleswig-Holstein | 9,2 | 12,1 |
| Südbaden | 9,3 | 11,3 |
| Südwürttemberg | 9,4 | 11,2 |
| Thüringen | 13,0 | 16,1 |
| Trier | 11,2 | 13,4 |
| Westfalen-Lippe | 9,6 | 11,9 |
| Gesamtes Bundesgebiet | 10,2 | 12,8 |

Umsatzanteil der umstrittenen Arzneimittel im gesamten Bundesgebiet im Jahr 2000 durchschnittlich 9,9% (1999 12,4%) und liegt damit geringfügig niedriger als im GKV-Arzneimittelmarkt (Klauber und Niemeyer 2000 und 2001).

Auch im Sektor der umstrittenen Arzneimittel verteilen sich die Umsatzanteile prozentual unterschiedlich auf die einzelnen Kassenärztlichen Vereinigungen (Tabelle 51.5). In der KV Rheinhessen hatten die umstrittenen Arzneimittel im Jahr 2000 mit 7,3% den geringsten Umsatzanteil (1999 9,7%), dicht gefolgt von der KV Südwürttemberg mit 7,5% (1999 8,9%). In der KV Westfalen-Lippe und in der KV Nordbaden lag der Umsatzanteil mit jeweils 12,2% trotz deutlicher Rückgänge wieder am höchsten, denn auch 1999 waren in diesen bei-

**Tabelle 51.5:** Regionale Umsatzanteile umstrittener Arzneimittel am jeweiligen AOK-Arzneimittelmarkt für 1999 und 2000. Daten nach Klauber und Niemeyer (2000, 2001).

| Kassenärztliche Vereinigung | Umsatzanteil 1999 in % | Umsatzanteil 2000 in % |
|---|---|---|
| Bayern | 13,7 | 11,6 |
| Berlin | 11,4 | 9,0 |
| Brandenburg | 10,8 | 8,5 |
| Bremen | 12,1 | 9,8 |
| Hamburg | 10,5 | 7,9 |
| Hessen | 10,8 | 8,6 |
| Koblenz | 13,0 | 10,0 |
| Mecklenburg-Vorpommern | 10,8 | 9,0 |
| Niedersachsen | 12,2 | 9,6 |
| Nordbaden | 14,0 | 12,2 |
| Nordrhein | 12,5 | 10,3 |
| Nordwürttemberg | 11,6 | 9,5 |
| Pfalz | 12,8 | 10,6 |
| Rheinhessen | 9,7 | 7,3 |
| Saarland | 13,9 | 11,7 |
| Sachsen | 13,4 | 11,0 |
| Sachsen-Anhalt | 11,7 | 8,8 |
| Schleswig-Holstein | 11,9 | 9,9 |
| Südbaden | 12,7 | 11,1 |
| Südwürttemberg | 8,9 | 7,5 |
| Thüringen | 11,6 | 9,4 |
| Trier | 13,0 | 10,3 |
| Westfalen-Lippe | 14,4 | 12,2 |
| Gesamtes Bundesgebiet | 12,4 | 9,9 |

den Kassenärztlichen Vereinigungen umstrittene Arzneimittel prozentual (14,4% bzw. 14,0%) am häufigsten verordnet worden. Für die KV Westfalen-Lippe entspricht der Anteil umstrittener Arzneimittel von 12,2% im Jahr 2000 nach Hochrechnung auf die GKV-Versicherten einem Umsatz von 537 Mio. DM. Dieser Umsatz liegt etwa viermal so hoch wie der Überschreitungsbetrag des Arzneimittelbudgets von 123 Mio. DM. Durch eine Absenkung des Verordnungsanteils der umstrittenen Arzneimittel auf den Bundesdurchschnitt könnte also schon der größte Teil der Budgetüberschreitung in dieser Region vermieden werden.

## Regionale Arzneiverordnungsprofile

Die Arzneimittelinformationen der Kassenärztlichen Bundesvereinigung, der Krankenkassen und des Bundesgesundheitsministeriums im Rahmen des gemeinsamen Aktionsprogramms des Jahres 1999 haben auf Bundesebene eine breite Resonanz gehabt und wesentlich dazu beigetragen, daß die Arzneimittelkosten nur relativ maßvoll angestiegen sind. Ziel dieser Informationsbemühungen war die Unterstützung der Ärzte bei der Realisierung von Einsparpotentialen bei Generika, Analogpräparaten und umstrittenen Arzneimitteln unter Berücksichtigung der Arzneimittelrichtlinien. Regionale Besonderheiten konnten in diesen bundesweiten Empfehlungen für eine rationale Arzneitherapie nicht berücksichtigt werden. Weiterhin ist es den Kassenärztlichen Vereinigungen als Körperschaften des öffentlichen Rechts untersagt, die betroffenen Arzneimittel im einzelnen zu nennen und zu bewerten.

Aus diesen Gründen soll ein regionales Arzneiverordnungsprofil exemplarisch dargestellt werden, um am konkreten Einzelfall zu analysieren, ob eine weitere Rationalisierung der Arzneitherapie mit den Empfehlungen des Aktionsprogramms möglich ist und ob dadurch Wirtschaftlichkeitsreserven mobilisiert werden können. Als Beispiel für eine regionale Verordnungsanalyse ist das Arzneiverordnungsprofil der KV Bayern gewählt worden, die im Jahr 2000 das größte Arzneimittelbudget aller Kassenärztlichen Vereinigungen aufwies und damit als Großregion mit ausreichender statistischer Sicherheit auf der Datenbasis des GKV-Arzneimittelindex auswertbar war. Die pharmakologisch-therapeutische Analyse wird für die 100 verordnungshäufigsten Arzneimittel durchgeführt, die bereits die wesentlichen Konturen des Verordnungsprofils erkennen lassen.

In der KV Bayern wurden nach der bereits zitierten vorläufigen Auswertung der Kassenärztlichen Bundesvereinigung im Jahr 2000 Arzneimittel für 4.755 Mio. DM verordnet (Tabelle 51.1). Bei einem vorgegebenen Arzneimittelbudget von 4.573 Mio. DM ergibt sich daraus ein Überschreitungsbetrag von 183 Mio. DM, was einer Überschreitung um 4,0% entspricht. Damit weist die KV Bayern eine mittlere prozentuale Budgetabweichung im Vergleich zu anderen Kassenärztlichen Vereinigungen auf.

Auf die 100 verordnungshäufigsten Arzneimittel der KV Bayern entfallen im Jahr 2000 Arzneimittelverordnungen im Wert von 1.010 Mio. DM (Tabelle 51.6). Das entspricht einem Umsatzanteil von 21% an den Arzneimittelausgaben dieser Kassenärztlichen Vereinigung. Dieser Um-

**Tabelle 51.6:** Einsparpotentiale in der Kassenärztlichen Vereinigung Bayern 2000. Angegeben sind die 100 meistverordneten Präparate des GKV-Arzneimittelmarkts mit Verordnungsrang, Umsatz, definierten Tagesdosen (DDD), DDD-Kosten und Umsatz nach Substitution mit Generika (G), Substitution von Generika mit mindestens 15% preiswerteren Generika (GG) sowie Substitution von Analogpräparaten (A) und umstrittenen Arzneimitteln (U). Die Kosten der Substitutionsvorschläge für eine nichtmedikamentöse Therapie sind nicht bezifferbar (n.b.).

| Rang | Präparat | Umsatz Mio. DM | DDD in Mio. | Substitutionsvorschläge (Beispiele) | DDD-Kosten in DM | Umsatz nach Substitution Mio. DM |
|---|---|---|---|---|---|---|
| 1 | Voltaren Emulgel | 11,00 | 9,07 | Diclo-1A Pharma (U) | 0,37 | 3,36 |
| 2 | Voltaren | 11,15 | 18,49 | Diclo-1A Pharma (G) | 0,37 | 6,84 |
| 3 | Paracetamol-ratiopharm | 3,27 | 4,27 | Keine | | 3,27 |
| 4 | L-Thyroxin Henning | 13,30 | 48,12 | Keine | | 13,30 |
| 5 | ACC | 9,86 | 12,36 | Hydratation (U) | n.b. | |
| 6 | Olynth | 3,17 | 14,50 | Keine | | 3,17 |
| 7 | Mucosolvan | 6,48 | 7,38 | Hydratation (U) | n.b. | |
| 8 | ben-u-ron | 2,94 | 2,95 | Paracetamol 1A-Pharma (G) | 0,68 | 2,00 |
| 9 | Sinupret | 9,46 | 6,74 | Otriven Lsg. etc. (U) | 0,19 | 1,28 |
| 10 | Diclofenac-ratiopharm | 6,19 | 13,27 | Diclo-1A Pharma (GG) | 0,37 | 4,91 |
| 11 | Euthyrox | 9,75 | 35,10 | Keine | | 9,75 |
| 12 | NAC-ratiopharm | 6,13 | 7,68 | Hydratation (U) | n.b. | |
| 13 | HerzASS-ratiopharm | 3,40 | 49,34 | Keine | | 3,40 |
| 14 | Nasengel/Spray/Tr.-ratioph. | 2,37 | 9,88 | Keine | | 2,37 |
| 15 | ASS-ratiopharm | 2,60 | 15,52 | Keine | | 2,60 |
| 16 | Beloc | 33,16 | 18,61 | Atenolol AL (A) | 0,50 | 9,31 |
| 17 | Prospan | 5,74 | 3,04 | Hydratation (U) | n.b. | |
| 18 | Sortis | 93,62 | 45,71 | Keine | | 93,62 |
| 19 | Gelomyrtol/-forte | 6,88 | 6,41 | Hydratation (U) | n.b. | |
| 20 | Diclac | 3,93 | 8,42 | Diclo-1A Pharma (GG) | 0,37 | 3,12 |
| 21 | MCP-ratiopharm | 2,76 | 3,13 | Keine | | 2,76 |
| 22 | Jodid Tabletten | 5,08 | 43,02 | Keine | | 5,08 |
| 23 | Zithromax | 18,01 | 1,76 | Keine | | 18,01 |
| 24 | Spasmo-Mucosolvan | 6,65 | 2,18 | Berotec (U) | 0,32 | 0,70 |
| 25 | Paracodin/ retard | 3,51 | 1,54 | Remedacen (G) | 1,17 | 1,80 |
| 26 | Norvasc | 52,35 | 35,47 | Nitrensal (A) | 0,21 | 7,45 |
| 27 | Allopurinolratiopharm | 6,57 | 19,71 | Allo AbZ (GG) | 0,26 | 5,12 |
| 28 | Paspertin | 2,85 | 2,52 | mcp von ct (G) | 0,77 | 1,94 |
| 29 | Amaryl | 27,18 | 35,02 | Glibenclamid AL (A) | 0,17 | 5,95 |
| 30 | Perenterol | 6,02 | 0,91 | Loperamid AL (U) | 2,20 | 2,00 |
| 31 | Meditonsin Lösung | 4,51 | 4,57 | Nichtmedikamentös (U) | n.b. | |
| 32 | Fluimucil | 3,79 | 3,08 | Hydratation (U) | n.b. | |
| 33 | Klacid | 19,07 | 2,17 | Keine | | 19,07 |
| 34 | Lisino | 12,82 | 8,13 | Keine | | 12,82 |
| 35 | Otriven Lösung etc. | 1,25 | 5,90 | Keine | | 1,25 |
| 36 | Rulid | 14,62 | 2,08 | Keine | | 14,62 |

**Tabelle 51.6:** Einsparpotentiale in der Kassenärztlichen Vereinigung Bayern 2000. Angegeben sind die 100 meistverordneten Präparate des GKV-Arzneimittelmarkts mit Verordnungsrang, Umsatz, definierten Tagesdosen (DDD), DDD-Kosten und Umsatz nach Substitution mit Generika (G), Sub-stitution von Generika mit mindestens 15% preiswerteren Generika (GG) sowie Substitution von Analogpräparaten (A) und umstrittenen Arzneimitteln (U). Die Kosten der Substitutionsvorschläge für eine nichtmedikamentöse Therapie sind nicht bezifferbar (n.b.) (Fortsetzung).

| Rang | Präparat | Umsatz Mio. DM | DDD in Mio. | Substitutions-vorschläge (Beispiele) | DDD-Kosten in DM | Umsatz nach Sub-stitution Mio. DM |
|---|---|---|---|---|---|---|
| 37 | Novalgin | 2,78 | 1,46 | Novaminsulfon Lichtenstein (G) | 1,54 | 2,25 |
| 38 | dolomo TN | 2,67 | 1,13 | Paracetamol comp. Stada (U) | 1,74 | 1,97 |
| 39 | Zyrtec | 14,10 | 8,53 | Keine | | 14,10 |
| 40 | Insidon | 9,52 | 6,02 | Novoprotect (A) | 0,65 | 3,91 |
| 41 | Novaminsulfon-ratiopharm | 3,02 | 1,89 | Keine | | 3,02 |
| 42 | Digimerck | 3,79 | 18,55 | Keine | | 3,79 |
| 43 | Novodigal Tabl. | 2,97 | 9,04 | Lanicor (A) | 0,20 | 1,81 |
| 44 | Berodual | 21,21 | 22,59 | Keine | | 21,21 |
| 45 | Presomen comp. Drag. | 12,58 | 21,63 | Keine | | 12,58 |
| 46 | Marcumar | 9,60 | 23,85 | Keine | | 9,60 |
| 47 | Thyronajod | 7,04 | 26,79 | Keine | | 7,04 |
| 48 | Capval | 2,54 | 1,07 | Keine | | 2,54 |
| 49 | Insuman Comb | 40,70 | 14,66 | Keine | | 40,70 |
| 50 | Fenistil/-retard | 5,03 | 2,70 | Keine | | 5,03 |
| 51 | Jodthyrox | 7,33 | 24,26 | Keine | | 7,33 |
| 52 | Glucobay | 19,73 | 7,54 | Keine | | 19,73 |
| 53 | Isoket | 10,01 | 17,72 | Isodinit (G) | 0,37 | 6,56 |
| 54 | Codipront | 3,15 | 1,13 | Codicaps mono (U) | 2,08 | 2,35 |
| 55 | Concor | 13,07 | 11,01 | Atenolol AL (A) | 0,50 | 5,51 |
| 56 | Isocillin | 3,73 | 1,46 | P-Mega-Tablinen (G) | 1,72 | 2,51 |
| 57 | Cotrim-ratiopharm | 1,36 | 1,53 | cotrim forte von ct (GG) | 0,63 | 0,96 |
| 58 | Vomex A/N | 3,10 | 1,25 | Keine | | 3,10 |
| 59 | Furosemid-ratiopharm | 4,87 | 23,17 | Keine | | 4,87 |
| 60 | Amoxicillin-ratiopharm | 5,66 | 2,96 | Infectomox (GG) | 1,62 | 4,80 |
| 61 | Magnesium Verla N Drag. | 4,04 | 5,10 | Normalkost (U) | n.b. | |
| 62 | Fucidine Gel etc. | 3,23 | 1,08 | Keine | | 3,23 |
| 63 | Acemuc | 2,41 | 3,26 | Hydratation (U) | n.b. | |
| 64 | Chlorhexamed | 2,83 | 1,46 | Nichtmedikamentös (U) | n.b. | |
| 65 | Stilnox | 7,11 | 4,08 | Keine | | 7,11 |
| 66 | Bepanthen Augen-/Nasens. | 1,10 | 5,61 | Vidiract S (U) | 0,17 | 0,95 |
| 67 | Gelonida Schmerz | 1,97 | 0,79 | Paracetamol comp. Stada (G) | 1,74 | 1,37 |
| 68 | Ranitidin-ratiopharm | 7,92 | 7,26 | Ranitidin 1A-Pharma (GG) | 0,68 | 4,94 |

**Tabelle 51.6:** Einsparpotentiale in der Kassenärztlichen Vereinigung Bayern 2000. Angegeben sind die 100 meistverordneten Präparate des GKV-Arzneimittelmarkts mit Verordnungsrang, Umsatz, definierten Tagesdosen (DDD), DDD-Kosten und Umsatz nach Substitution mit Generika (G), Sub-stitution von Generika mit mindestens 15% preiswerteren Generika (GG) sowie Substitution von Analogpräparaten (A) und umstrittenen Arzneimitteln (U). Die Kosten der Substitutionsvorschläge für eine nichtmedikamentöse Therapie sind nicht bezifferbar (n.b.) (Fortsetzung).

| Rang | Präparat | Umsatz Mio. DM | DDD in Mio. | Substitutions-vorschläge (Beispiele) | DDD-Kosten in DM | Umsatz nach Sub-stitution Mio. DM |
|---|---|---|---|---|---|---|
| 69 | Antra | 35,14 | 6,69 | Omeprazol-ratiopharm (G) | 2,88 | 19,27 |
| 70 | Kadefungin | 2,81 | 1,15 | Keine | | 2,81 |
| 71 | Bronchoretard | 10,91 | 13,60 | Theophyllin Stada (GG) | 0,38 | 5,17 |
| 72 | Euglucon | 4,76 | 11,45 | Glibenclamid AL (G) | 0,17 | 1,95 |
| 73 | Ciprobay | 17,42 | 0,74 | Keine | | 17,42 |
| 74 | Roxigrün | 9,41 | 1,35 | Keine | | 9,41 |
| 75 | Iberogast | 3,90 | 2,73 | mcp von ct (U) | 0,77 | 2,10 |
| 76 | Omep | 17,76 | 6,06 | Keine | | 17,76 |
| 77 | Paracetamol Stada | 0,59 | 0,70 | Paracetamol 1A-Pharma (GG) | 0,68 | 0,48 |
| 78 | Tavor | 3,49 | 3,64 | Lorazepam-neuraxpharm (G) | 0,62 | 2,26 |
| 79 | Ambroxol-ratiopharm | 2,08 | 2,43 | Hydratation (U) | n.b. | |
| 80 | Contramutan D/N | 3,94 | 1,14 | Nichtmedikamentös (U) | n.b. | |
| 81 | Godamed | 1,26 | 15,65 | ASS-Isis (GG) | 0,05 | 0,78 |
| 82 | Viani | 31,22 | 5,84 | Keine | | 31,22 |
| 83 | Aquaphor | 10,90 | 14,84 | hct von ct (A) | 0,20 | 2,97 |
| 84 | Isoptin | 8,00 | 8,19 | Verapamil AL (G) | 0,63 | 5,16 |
| 85 | Batrafen Creme etc. | 7,03 | 2,82 | Keine | | 7,03 |
| 86 | Sedotussin | 2,16 | 1,40 | Keine | | 2,16 |
| 87 | Vioxx | 15,92 | 6,93 | Keine | | 15,92 |
| 88 | Pulmicort | 24,10 | 8,56 | Budesonid von ct (A) | 1,13 | 9,67 |
| 89 | Gastrosil | 1,67 | 1,64 | mcp von ct (GG) | 0,77 | 1,26 |
| 90 | Metoprolol-ratiopharm | 6,67 | 9,24 | Atenolol AL (A) | 0,50 | 4,62 |
| 91 | Magnetrans forte | 4,64 | 6,87 | Normalkost (U) | n.b. | |
| 92 | Lefax | 3,51 | 1,11 | Diätumstellung (U) | n.b. | |
| 93 | Delix/ -protect | 22,13 | 20,24 | Enalagamma (A) | 0,53 | 10,73 |
| 94 | Aspirin protect | 2,14 | 17,03 | ASS-Isis (G) | 0,05 | 0,85 |
| 95 | Zocor | 41,70 | 14,59 | Keine | | 41,70 |
| 96 | Captohexal | 4,35 | 10,03 | Keine | | 4,35 |
| 97 | Delix plus | 25,74 | 13,59 | Keine | | 25,74 |
| 98 | Penicillin V-ratiopharm | 2,70 | 1,29 | P-Mega-Tablinen (G) | 1,72 | 2,22 |
| 99 | Sultanol inhalativ | 5,33 | 4,15 | Keine | | 5,33 |
| 100 | Saroten | 5,43 | 6,44 | Novoprotect (G) | 0,65 | 4,19 |
| Summe Rang 1–100 | | 1.010,42 | 1.010,76 | | | 720,27 |
| Einsparpotential | | | | | | 290,15 |

satzanteil liegt geringfügig höher als im gesamten Bundesgebiet, wo die 100 verordnungshäufigsten Arzneimittel einen kumulativen Umsatzanteil von 19,2% erreichen (siehe Kapitel 55, Ergänzende statistische Übersicht, Tabelle 55.8).

Regionale Budgetüberschreitungen können durch einen überproportional hohen Anteil einer qualitativ hochstehenden, aber auch kostenintensiven Arzneitherapie für besonders schwere Krankheiten wie Tumoren, HIV-Infektionen, Transplantationen, Herzinfarkt und Diabetes bedingt sein. Aus diesem Grunde soll zunächst der Anteil an Spezialpräparaten und weiteren kostenintensiven Arzneimitteln betrachtet werden, die bei diesen Indikationen eingesetzt werden. Der Umsatzanteil der Spezialpräparate in der KV Bayern (11,16%) liegt im Jahr 2000 geringfügig unter dem Bundesdurchschnitt (11,31%) (Tabelle 51.7). Auch in anderen Indikationsbereichen liegt der Anteil kostenintensiver Arzneimittel in der KV Bayern im Bundesdurchschnitt oder sogar darunter. Für die Sekundärprophylaxe der koronaren Herzkrankheit spielen die HMG-CoA-Reduktasehemmer (Statine) als innovative, aber relativ teure Arzneimittelgruppe eine wichtige Rolle. Bei dieser Arzneimittelgruppe ist der Umsatzanteil in der KV Bayern mit 3,94% fast identisch wie im Bundesgebiet (Tabelle 51.7). Die bei der Diabetesbehandlung eingesetzten Insuline verursachen insgesamt ähnlich hohe Verordnungskosten wie die Statine. Bei dieser Arzneimittelgruppe sind die Umsatzanteile im Bundesgebiet (3,94%) höher als in der KV Bayern (3,07%). Ähnlich ist auch die Verordnungssituation bei Opioidanalgetika (Tabelle 51.7). Insgesamt werden in der KV Bayern also etwas weniger Spezialpräparate und kostenintensive Arzneimittel als im Bundesdurchschnitt verordnet. Weitere relativ teure Arzneimittelgruppen mit einem starken Anstieg der Verordnungskosten im Jahr 2000 sind COX-2-Inhibitoren, atypische Neuroleptika und selektive Antidepressiva, die aber insgesamt deutlich geringere Umsatzanteile als die bisher genannten Arzneimittelgruppen haben und daher die Budgetüberschreitung in der KV Bayern nicht erklären können.

Als nächste Möglichkeit soll daher analysiert werden, ob Wirtschaftlichkeitsreserven entsprechend den Empfehlungen des Aktionsprogramms der Kassenärztlichen Bundesvereinigung vorhanden sind. In der Gruppe der 100 verordnungshäufigsten Arzneimittel der KV Bayern sind insgesamt 57 Einzelpräparate vertreten, bei denen durch generische Substitution von Originalpräparaten, Analogpräparaten oder umstrittenen Arzneimitteln Kostenreserven für eine wirtschaftliche Verordnungsweise erschlossen werden können (Tabelle 51.6). Die

**Tabelle 51.7:** Regionale Umsatzanteile von Spezialpräparaten und weiteren kostenintensiven Arzneimittelgruppen am Gesamtumsatz im Jahr 2000. Aktualisierte Daten des Arzneimittelschnellinformationssystems Actrapid-AOK.

| Kassenärztliche Vereinigung | Spezialpräparate % Umsatz | Statine % Umsatz | Insuline % Umsatz | Opioide % Umsatz |
|---|---|---|---|---|
| Bayern | 11,16 | 3,94 | 3,07 | 2,28 |
| Berlin | 16,31 | 4,24 | 3,98 | 2,94 |
| Brandenburg | 9,04 | 4,75 | 5,62 | 2,80 |
| Bremen | 14,65 | 4,40 | 2,83 | 3,60 |
| Hamburg | 18,52 | 4,03 | 2,96 | 3,32 |
| Hessen | 12,74 | 3,52 | 3,95 | 2,43 |
| Koblenz | 9,70 | 3,86 | 4,35 | 2,17 |
| Mecklenburg-Vorp. | 10,44 | 4,79 | 5,65 | 2,96 |
| Niedersachsen | 11,04 | 3,57 | 3,68 | 2,99 |
| Nordbaden | 12,24 | 3,90 | 3,09 | 2,26 |
| Nordrhein | 12,01 | 4,20 | 3,69 | 2,54 |
| Nordwürttemberg | 11,33 | 4,43 | 3,17 | 2,58 |
| Pfalz | 8,34 | 4,13 | 4,40 | 2,45 |
| Rheinhessen | 16,13 | 3,28 | 5,21 | 2,41 |
| Saarland | 10,09 | 3,22 | 4,27 | 2,12 |
| Sachsen | 10,17 | 3,80 | 4,95 | 2,58 |
| Sachsen-Anhalt | 10,88 | 3,38 | 5,31 | 2,83 |
| Schleswig-Holstein | 9,67 | 4,03 | 3,90 | 3,26 |
| Südbaden | 11,57 | 3,77 | 3,62 | 2,23 |
| Südwürttemberg | 14,21 | 3,83 | 2,96 | 2,09 |
| Thüringen | 10,86 | 3,08 | 4,80 | 2,64 |
| Trier | 7,48 | 3,77 | 4,53 | 2,45 |
| Westfalen-Lippe | 9,22 | 4,04 | 3,49 | 2,59 |
| Bundesdurchschnitt | 11,31 | 3,92 | 3,94 | 2,60 |

zahlenmäßig größte Gruppe sind 25 Substitutionen mit Generika, darunter 9 Fälle mit einer Substitution von relativ teuren Generika durch preisgünstigere Alternativen, wenn die Kosten um mindestens 15% niedriger liegen. Die Generikasubstitution führt zu einer Kostensenkung um 54,0 Mio. DM. Als nächste Gruppe folgen 22 umstrittene Arzneimittel, bei denen sich durch Substitution mit wirksamen Arzneimitteln oder nichtmedikamentösen Behandlungsverfahren 96,1 Mio. DM einsparen lassen. Die zahlenmäßig kleinste Gruppe der zehn Analogpräparate ergibt die höchste Kosteneinsparung von 140,2 Mio. DM. Anders als bei der großen Zahl der Generika kann bei den Analogpräparaten durch gezielte Informationen über relativ wenige Präparate ein hohes Einsparpotential mobilisiert werden.

Insgesamt resultiert aus den Substitutionen in den drei Arzneimittelgruppen eine Kostensenkung um 290 Mio. DM. Durch eine rationale Arzneitherapie könnte allein in der Gruppe der 100 verordnungshäufigsten Arzneimittel die gesamte Budgetüberschreitung der KV Bayern in Höhe von 183 Mio. DM ausgeglichen werden und zusätzlich noch über 100 Mio. DM eingespart werden. Voraussetzung für die Realisierung dieser erheblichen regionalen Verordnungsreserven ist vor allem eine ungehinderte Information niedergelassener Ärzte durch ihre Kassenärztlichen Vereinigungen.

## Literatur

Baksaas I. (1984): Patterns in drug utilization – national and international aspects: antihypertensive drugs. Acta Med. Scand. 683 (Suppl.):59–66.

Bergman U., Elmes P., Halse M., Halvorsen T., Hood H., Lunde P.K. et al. (1975): The measurement of drug consumption. Drugs for diabetes in Northern Ireland, Norway and Sweden. Eur. J. Clin. Pharmacol. 8: 83–89.

Cars O., Mölstad S., Melander A. (2001): Variation in antibiotic use in the European Union. Lancet 357: 1851–1853.

Ekedahl A., Lidbeck J., Lithman T., Noreen D., Melander A. (1993): Benzodiazepine prescribing patterns in a high-prescribing Scandinavian community. Eur. J. Clin. Pharmacol. 44: 141–146.

Klauber J., Niemeyer M. (2000): Auswertung zum AOK-Arzneimittelmarkt 1999. Wissenschaftliches Institut der AOK, Bonn.

Klauber J., Niemeyer M. (2001): Auswertung zum AOK-Arzneimittelmarkt 2000. Wissenschaftliches Institut der AOK, Bonn.

Mölstad S., Hovelius B., Kroon L., Melander A. (1990): Prescription of antibiotics to out-patients in hospital clinics, community health centres and private practice. Eur. J. Clin. Pharmacol. 39: 9–12.

Nordic Council on Medicines (1979): Nordisk Läkemedelsstatistik 1975–1977. Helsingfors 1979.

Taboulet F. (1991): Comparative consumption of antidiabetic drugs in Britain, France and Germany. Eur. J. Clin. Pharmacol. 40: 303–304.

Vauzelle-Kervroedan F., Bergman U., Forhan A., Stålhammar J., Papoz L. (1995): Pattern of treatment and metabolic control in orally treated diabetic patients in France and Sweden. Pharmacoepidemiol. Drug Saf. 4: 37–44.

WHO Collaborating Centre for Drug Statistics Methodology (2001): Guidelines for ATC classification and DDD assignment, 4th edition.

World Health Organization (1970): Consumption of drugs. Report on a Symposium, Oslo 1969. Regional Office for Europe, World Health Organization, Copenhagen, Euro 3102.

## 52. Der Arzneimittelmarkt in der Bundesrepublik Deutschland

KATRIN NINK, HELMUT SCHRÖDER UND GISBERT W. SELKE

Mit Beginn des Jahres 2000 ist die GKV-Gesundheitsrefom 2000 in Kraft getreten, die für die Bedingungen im Arzneimittelmarkt einige Änderungen nach sich gezogen hat. Die Auswirkungen dieser Gesetzesänderung, beispielsweise zur Abgabe von Reimporten oder zur geplanten Positivliste, werden jedoch nicht unbedingt alle mit sofortiger Wirkung im Arzneimittelmarkt sichtbar. Wie in den letzten Verordnungsjahren entwickelten sich die Umsätze weiterhin nach oben und erreichten im Jahr 2000 mit 37,8 Mrd. DM erneut ein Rekordniveau, das um 2,8% über dem vorjährigen Umsatzwert liegt.

Die vergangenen vier Jahre sind von vielfältigen Einflüssen auf den Arzneimittelmarkt geprägt worden. Häufig waren sie gegenläufiger Natur und allem Anschein nach auch von kurzfristiger Dauer. Dies wird deutlich, wenn man die Quartalsentwicklung seit 1997 Revue passieren läßt (Abbildung 52.1). Im ersten Quartal 1997 wirkte noch das Notprogramm der Kassenärztlichen Bundesvereinigung aus dem dritten Quartal 1996 nach und begrenzte die Umsatzhöhe. Des weiteren wurde zum zweiten Halbjahr 1997 die Zuzahlung für Patienten um 5 DM je Arzneimittelpackung angehoben. Dies führte im zweiten Quartal zu einem Vorzieheffekt und in der Folge zu einem Umsatzrückgang im dritten Quartal 1997, der jedoch im vierten Quartal kompensiert wurde. Im ersten Quartal 1999 wurde die Zuzahlung von zuvor 9, 11, 13 DM je nach Packungsgröße auf dann 8, 9, 10 DM zurückgenommen. Mit dem Gemeinsamen Aktionsprogramm der Kassenärztlichen Bundesvereinigung, der Spitzenverbände der Gesetzlichen Krankenversicherung und des Bundesministeriums für Gesundheit im vierten Quartal 1999 wurde im Vergleich zum Vorjahresquartal ein Umsatzrückgang von 2,6% erreicht. Das Aktionsprogramm der Kassenärztlichen Bundesvereinigung im Jahre 2000 bewirkte dagegen gerade das Gegenteil, da mit dem Umsatzwert von 9,9 Mrd. DM ein vorläufiger Höchstwert erreicht wurde, der 8,8% über dem Wert des entsprechen-

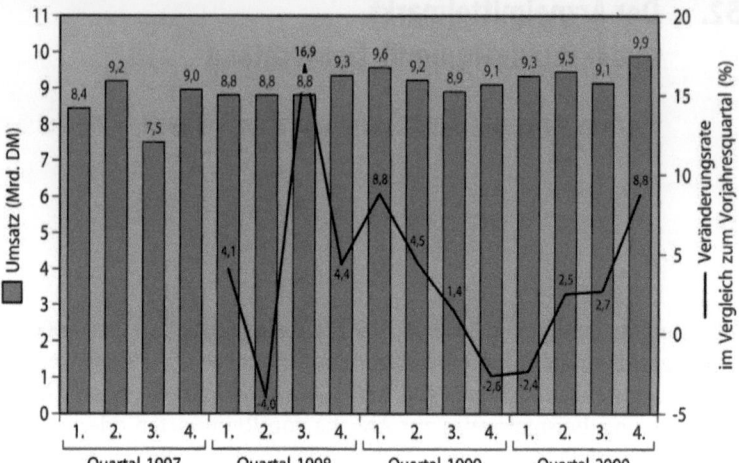

**Abbildung 52.1:** GKV-Fertigarzneimittelumsätze in den Quartalen von 1997 bis 2000

den Quartals im Vorjahr lag. Der langjährige Trend hin zu einer Umsatzsteigerung im GKV-Fertigarzneimittelmarkt hat sich somit auch im Jahr 2000 fortgesetzt.

## Entwicklung der Marktkomponenten

Neben dem Anstieg der GKV-Fertigarzneimittelausgaben um 2,8% auf 37,8 Mrd. DM hält als weiterer Trend der vergangenen Jahre der Rückgang der Verordnungszahlen bei gleichzeitig gestiegenen Verordnungskosten an. So kostet die durchschnittliche Verordnung mit 50,47 DM nun rund 60% mehr als noch im Jahre 1992 (Tabelle 52.1). Dagegen hat sich im gleichen Zeitraum die Verordnungsmenge um knapp 30% reduziert, womit sich der Gesamtumsatz um knapp 13% erhöht hat. Damit setzt sich die seit 1992 zu beobachtende Scherenbewegung zwischen einem Rückgang der Verordnungszahlen und einem deutlichen Anstieg der Verordnungskosten beim Wert je Verordnung weiter fort.

Auch bei einer quartalsmäßigen Betrachtung ab dem ersten Quartal 1998 wird deutlich, daß sich die Verordnungszahlen im Gegentakt zum Wert je Verordnung bewegen (Abbildung 52.2). Der Verordnungsanstieg insbesondere in der Herbst- und Winterzeit ist verbunden mit einer Absenkung des durchschnittlichen Preises je Verordnung. Dieser Effekt

**Tabelle 52.1:** Preis-, Mengen und Strukturentwicklung im GKV-Fertigarzneimittelmarkt 1992 bis 2000

| Jahr | Wert je Verordnung DM | Änd. (%) | Verordnungen Mio. | Änd. (%) | Umsatz Mio DM | Änd. (%) | Strukturkomponente Änd. (%) |
|---|---|---|---|---|---|---|---|
| 1992 | 31,52 |      | 1.064 |       | 33.518 |       |      |
| 1993 | 31,25 | -0,9 | 944   | -11,2 | 29.505 | -12,0 | 2,7  |
| 1994 | 33,72 | 7,9  | 915   | -3,1  | 30.865 | 4,6   | 9,0  |
| 1995 | 33,99 | 0,8  | 973   | 6,3   | 33.070 | 7,1   | 0,7  |
| 1996 | 36,89 | 8,6  | 939   | -3,5  | 34.657 | 4,8   | 8,7  |
| 1997 | 40,89 | 10,8 | 834   | -11,3 | 34.081 | -1,7  | 11,3 |
| 1998 | 44,29 | 8,3  | 807   | -3,2  | 35.723 | 4,8   | 8,1  |
| 1999 | 46,99 | 6,1  | 783   | -3,0  | 36.774 | 2,9   | 5,6  |
| 2000 | 50,47 | 7,4  | 749   | -4,3  | 37.812 | 2,8   | 6,7  |

wird von anderen Marktprozessen überlagert wie beispielsweise der Zuzahlungsabsenkung zum ersten Quartal 1999. Dabei geht es in den oben genannten Zahlen nicht um eine vordergründige Be- oder Entlastung der Krankenkassenausgaben durch Änderungen der Zuzahlungsregelung, denn die ausgewiesenen Werte sind um die Zuzahlung der Versicherten bereinigt. Vielmehr ist ein realer Nachzieheffekt im ersten Quartal 1999 zu beobachten. Der vergleichsweise moderate Anstieg zum ersten Quartal 2000 ist sicherlich dem Gemeinsamen Aktionsprogramm zuzurechnen (vgl. Arzneiverordnungs-Report 2000, Kapitel 52). Gründe für den Anstieg in Höhe von 800 Mio. DM im vierten Quartal 2000 im Vergleich zum letzten Quartal des Jahres 1999 liegen unter anderem in dem Verordnungsanstieg in Höhe von 2,8% (entspricht 262 Mio. DM) sowie in einer etwas moderater gewordenen Strukturkomponente von 5,0% (entspricht 466 Mio. DM). Für das erste Quartal 2001 liegt – nach dem deutlichen Anstieg im vierten Quartal 2000 – ein erneuter Quartalshöchstwert des Umsatzes in Höhe von über 10 Mrd. DM (entspricht einer Steigerung von 8,8% im Vergleich zum Vorjahresquartal) vor.

## Arzneimittelpreise

Die Preise für Arzneimittel im deutschen Arzneimittelmarkt haben sich seit 1989 tendenziell leicht nach unten entwickelt. Im Jahr 2000 haben sie nun erstmals seit dem Preismoratorium der Jahre 1993 und 1994 das Niveau von 1989 erreicht bzw. im Jahresverlauf überschritten.

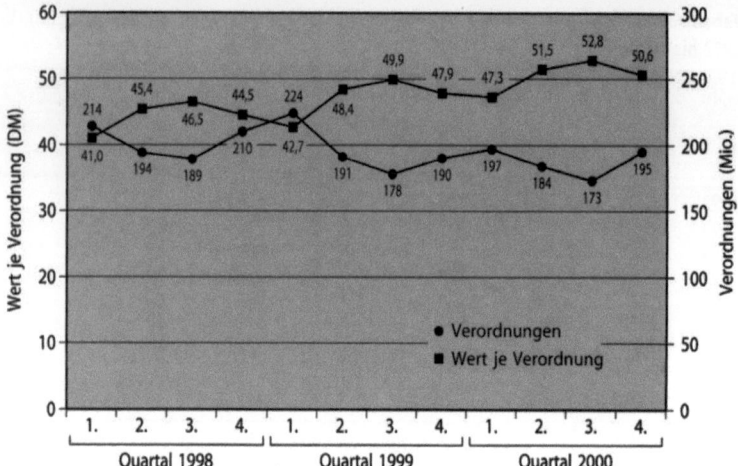

**Abbildung 52.2:** Entwicklung von Verordnungen und Wert je Verordnung vom ersten Quartal 1998 bis zum vierten Quartal 2000

Verantwortlich für die Preisstabilität ist sicherlich das Festbetragssystem, das dazu beigetragen hat, daß sich der Preisindex im Laufe der letzten zwölf Jahre ausgehend vom Januar 1989 mit einem Indexwert von 100% bis Ende 2000 mit ebenfalls knapp 100% stabil gehalten hat (Abbildung 52.3). Diesem stabilen Verlauf der Arzneimittelpreise auf dem Gesamtmarkt stehen gegenläufige Entwicklungen in den Marktsegmenten Festbetrags- und Nichtfestbetragsmarkt gegenüber. Im Festbetragsmarkt liegt das Preisniveau 2000 um knapp 30% unter und im Nichtfestbetragsmarkt gut 20% über den Preisen vom Januar 1989. Man erkennt deutlich, daß sich mit der sukzessiven Definition weiterer Festbetragsgruppen stufenweise Preisanpassungen nach unten im Markt durchgesetzt haben. Den deutlichsten Preisknick gab es im September 1989, als die umsatzstärksten ersten zehn Festbetragsgruppen definiert wurden. Auch zum Januar und Juli 1990 waren noch deutliche Preisrückgänge im Markt durchsetzbar. Naturgemäß werden solche Effekte jedoch immer kleiner, da zusätzliche neue Festbetragsgruppen immer geringere Marktanteile umfassen. Die Festbeträge haben sich allerdings auf das Preisniveau insgesamt preisstabilisierend ausgewirkt.

Im Vergleich mit den Preissteigerungen der Jahre vor 1989 wird deutlich, daß erst die marktgerechte Begrenzung der Preisentwicklung durch das Instrument der Festbeträge, die im Rahmen des Gesund-

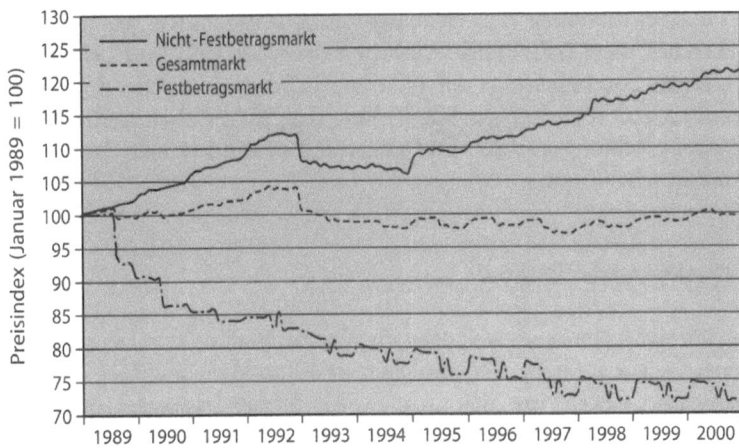

**Abbildung 52.3:** Preisindex nach Marktsegmenten seit 1989 (ab 1991 mit den neuen Bundesländern). Zur Jahresmitte werden jeweils aktuelle Warenkörbe der Preisindexberechnung zugrunde gelegt. Durch neue Festbetragsgruppen und Preisanpassungen einzelner Festbetragstruppen kann es zu Preisniveausprüngen kommen.

heitsreformgesetzes (GRG) eingeführt wurden, in den vergangenen zwölf Jahren eine Preissteigerung im Gesamtmarkt verhinderte. Inzwischen umfaßt dieses Marktsegment 64,7% der Verordnungen und 47,1% des Umsatzes. Diese Marktanteile konnten im Jahre 2000 nicht ausgedehnt werden, da kartellrechtliche Auseinandersetzungen neue Festbetragsfestsetzungen verhinderten. Trotzdem sichern die Festbeträge den Kassen auch weiterhin mit dem Status quo einen Einfluß auf die Preisentwicklung im Arzneimittelmarkt. Sie haben somit bisher einen erfolgreichen Beitrag zur Wirtschaftlichkeit der Versorgung geleistet, wie sie das Sozialgesetzbuch fordert. Die gegenwärtige Rechtsunsicherheit über die weitere Zukunft des Festbetragssystems läßt allerdings befürchten, daß die Jahre der Preisstabilität gezählt sein könnten. Hier hängt alles davon ab, inwieweit es der Politik gelingt, nach dem Auslaufen der gesetzlichen Übergangsregelungen der Festbetragsfestsetzung durch Rechtsverordnung ab 2004 eine juristisch unangreifbare und gleichzeitig die Verantwortung der Vertragspartner wahrende Lösung zu finden und durchzusetzen. Das Bundesgesundheitsministerium hat hierzu in einer aktuellen Presseerklärung eine „vorurteilsfreie Diskussion [über] eine abgewogene staatsferne Lösung" angekündigt (Bundesministerium für Gesundheit 2001).

In der Abbildung 52.3 sieht man auch deutlich, wie das auf zwei Jahre befristete GSG-Preismoratorium der Jahre 1993 und 1994 – mit Hilfe des Solidarbeitrags der pharmazeutischen Industrie, des Großhandels und der Apothekerschaft – auch im Nichtfestbetragsmarkt die Preisentwicklung in ihrem Aufwärtstrend zumindest zwei Jahre lang unterbrochen hatte.

## Arzneimitteldistribution

Im europäischen Vergleich liegen die Arzneimittelpreise in Deutschland nach wie vor auf hohem Niveau. So liegt Deutschland auf Rang 4 hinter Schweden, der Schweiz (als nicht EU-Land) und Dänemark (Clement und Kolb 2000). Preisunterschiede zwischen den Mitgliedsländern der Europäischen Union spielen in der Diskussion um die Abgabe von preiswerten Reimportpräparaten in deutschen Apotheken bereits seit einigen Jahren eine nicht unwesentliche Rolle. Daß eine gesetzliche Verpflichtung zur Abgabe preiswerter Reimporte mit Beginn des Jahres 2000 – wie bereits bis Ende 1996 im Gesetz vorgeschrieben – überhaupt nötig war, zeigt, wie schwer sich die Akteure im deutschen Arzneimittelmarkt tun, diese Preisvorteile auch für das deutsche System zu nutzen. Betrach-

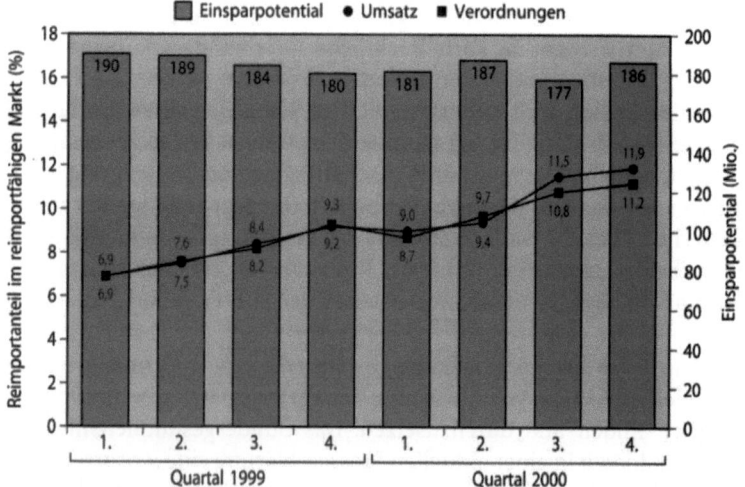

**Abbildung 52.4:** Reimportmarkt im Quartalsverlauf 1999 und 2000

tet man die quartalsweise Entwicklung vor und nach der Gesetzesänderung, wird deutlich, daß die Ausschöpfung im reimportfähigen Markt angestiegen ist (Abbildung 52.4). Wäre konsequent auf Reimportpräparate umgestellt worden, hätte ein Einsparpotential von 731 Mio. DM im Jahr 2000 realisiert werden können (1999: 743 Mio. DM). Die Preisunterschiede in der Europäischen Gemeinschaft könnten bei einer konsequenten Umsetzung der gesetzlichen Regelung im bundesdeutschen Gesundheitssystem zu einer spürbaren Entlastung genutzt werden.

Betrachtet man des weiteren, wer an dem zunehmenden Arzneimittelumsatz partizipiert, können sich weitere Ansatzpunkte ergeben. Die Distributionskosten sind im Vergleich zu anderen europäischen Ländern relativ hoch. Deutschland hat in einem 1998 durchgeführten Preisvergleich nach der Schweiz den höchsten Großhandels- sowie Apothekenzuschlag je Packung (Clement und Kolb 2000). Die Hersteller teilen sich den zu Apothekenabgabepreisen erwirtschafteten Umsatz mit dem Vertriebsweg über Großhandel und Apotheken sowie mit dem Staat, der den Mehrwertsteuersatz seit April 1998 auf 16% festgesetzt hat. Im Zeitverlauf seit 1997 wird deutlich, daß sich der Anteil der Mehrwertsteuer sowie der Herstelleranteil erhöht hat, während sich der prozentuale Anteil der Vertriebspartner reduzierte (Abbildung 52.5). In absoluten

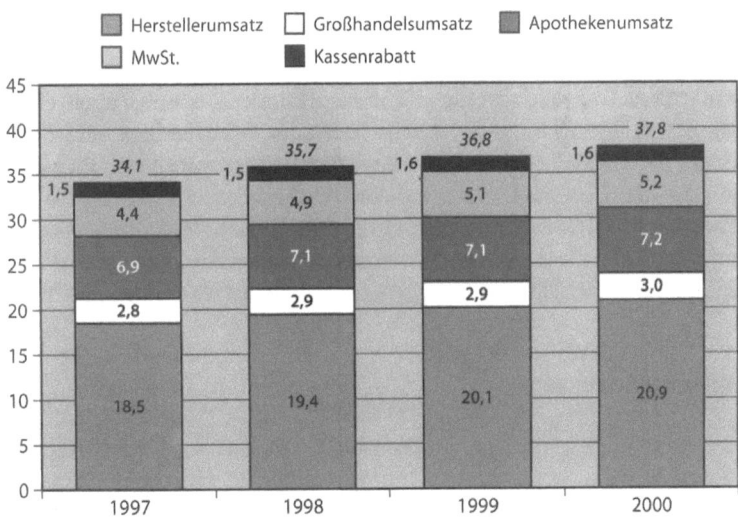

**Abbildung 52.5:** Die Aufteilung des GKV-Fertigarzneimittelumsatzes zwischen 1997 und 2000

Werten hingegen hat er sich zwischen 1997 (9,7 Mrd. DM) und 2000 (10,2 Mrd.) um 4,4% erhöht. Die Verschiebung der relativen Anteile zuungunsten des Vertriebsweges liegt unter anderem darin begründet, daß bei steigenden Kosten je verordneter Packung die Vertriebskosten aufgrund der degressiven Großhandels- und Apohekenspannen geringer ausfallen, zumal dieser Aufschlag im hochpreisigen Bereich zum 1. Juli 1998 gekappt wurde.

Der Mehrwertsteuersatz hat dem deutschen Staat im Jahre 2000 Einnahmen aus der Arzneimittelversorgung in Höhe von 5,2 Mrd. DM beschert. Die Diskussionen um eine Reduzierung des Mehrwertsteuersatzes gewinnen insbesondere vor dem europäischen Hintergrund an Gewicht. Ein Vergleich der Umsatzsteuern von fünfzehn Mitgliedstaaten der Europäischen Union zeigt, daß Deutschland nach Luxemburg (15%) zusammen mit Spanien den zweitniedrigsten Umsatzsteuersatz im Gesamtmarkt erhebt (Bauer 2001). Beschränkt auf den Arzneimittelmarkt erhebt Deutschland hingegen nach Dänemark (25%) und Österreich (20%) die dritthöchsten Umsatzsteuern. Dabei unterliegen beispielsweise die Arzneimittel zu Lasten des staatlichen britischen Gesundheitsdienstes oder verschreibungspflichtige Arzneimittel in Schweden gar nicht der Umsatzsteuer. Frankreich erhebt 2,1% auf erstattungsfähige und 5,5% auf nicht erstattungsfähige Arzneimittel. Ein Ansatzpunkt, der in der Diskussion um die steigenden deutschen Arzneimittelumsätze vielfach diskutiert wurde, zielt auf einen reduzierten bzw. „halbierten" Steuersatz von 7%. Dieser würde Deutschland im europäischen Vergleich in die Nähe von Ländern wie Portugal (5%), Niederlande und Belgien (jeweils 6%) oder Griechenland und Finnland (jeweils 8%) rücken. Mit diesem Steuersatz wären im Jahre 2000 anstatt der 5,2 Mrd. DM nur 2,3 Mrd. DM als Steueranteil angefallen. Eine solche Umsatzsteuerreduktion für ärztlich verordnete Arzneimittel würde die Arzneimittelausgaben der Solidargemeinschaft um 2,9 Mrd. DM (entspricht 7,8% des Gesamtumsatzes) vermindern.

## Arzneimittelversand

Vor dem Hintergrund hoher Distributionskosten wird zukünftig diskutiert werden, wie angesichts europarechtlicher Entscheidungen und der Finanzierungsprobleme der gesetzlichen Krankenversicherung eine Änderung der restriktiven Regelungen der Vertriebswege in Deutschland unter Wahrung der Arzneimittelsicherheit herbeigeführt werden kann.

Der Versandhandel mit Arzneimitteln bietet eine weitere Möglichkeit, Preisvorteile in anderen Ländern zu nutzen. Im Jahr 2000 hat diese Thematik durch verstärkte Aktivitäten von sogenannten „Internet-Apotheken" in Mitgliedsländern der europäischen Union eine neue Dynamik erhalten. Während noch vor wenigen Jahren die Akteure im Gesundheitssystem einstimmig vor dem Bezug von Arzneimitteln aus dem Internet gewarnt haben – zu groß erschienen die Risiken und der Verbraucherschutz gefährdet –, war im Jahr 2000 zumindest teilweise ein Stimmungsumschwung zu beobachten. Die deutsche Apothekerschaft, die derzeit ein Monopol auf die Abgabe von Arzneimitteln in der ambulanten Versorgung hat, lehnt den Versandhandel grundsätzlich mit der Begründung ab, die Arzneimittelsicherheit und die flächendeckende Arzneimittelversorgung seien gefährdet. Andere Marktpartner, die sich für die Nutzung dieses Vertriebsweges stark machen, versprechen sich erhebliche Einsparpotentiale von einer Liberalisierung der Vertriebswege.

Nach deutschem Arzneimittelrecht ist der Versand von Arzneimitteln abgesehen von Ausnahmefällen momentan verboten. Andere europäische Länder wie beispielsweise die Niederlande, die Schweiz oder Großbritannien kennen ein solches Verbot nicht. Die Frage, ob Arzneimittel aus Ländern der europäischen Union, in denen der Versand rechtlich zulässig ist, auch nach Deutschland versendet werden dürfen, wird von deutschen Gerichten unterschiedlich bewertet. So hat das Landgericht Frankfurt in seiner Entscheidung vom 9. November 2000 eine einstweilige Verfügung gegen eine niederländische Versandapotheke ausgesprochen und damit das Versandhandelsverbot bestätigt. Dennoch heißt es in der Begründung des Gerichts, die Kammer sei sich bewußt, daß ein Versandhandelsverbot für Arzneimittel möglicherweise nicht für alle Zeit aufrechterhalten werden könne (Landgericht Frankfurt, AZ 2-03 O 365/00 und AZ 2-03 O 366/00). Die Berufung des betroffenen Versandhändlers gegen die Verfügung wurde am 31. Mai 2001 durch das Oberlandesgericht Frankfurt abgewiesen (AZ 6 U 240/00), unter anderem mit der Begründung, daß die Werbung für verschreibungspflichtige Arzneimittel gegen das Heilmittelwerbegesetz verstoße. Ebenfalls aus dem November 2000 stammt eine gegenläufige Entscheidung des Landgerichts Berlin, die den Versandhandel unterstützt (Landgericht Berlin, Urteil vom 7.11.2000, AZ 103.O.192/00), jedoch im Mai 2001 vom Berliner Kammergericht aufgehoben wurde. Die Entscheidung in der Hauptsache vor dem Frankfurter Landgericht wurde am 10. August 2001 zunächst ausgesetzt, um durch den Europäischen Gerichtshof im Vorfeld europarechtliche Fragen des freien Warenverkehrs klären zu lassen. Ungeachtet juristischer Diskussionen bietet der Bezug von preisgünstigen Arzneimitteln aus Versandapotheken erhebliche Einsparpotentiale für die Gesetzliche Krankenversicherung.

Ersetzt man bei den GKV-Fertigarzneimittelverordnungen des Jahres 2000 die deutschen Arzneimittelpreise durch die Preise eines niederländischen Versandhändlers (http://www.0800docmorris.com), lassen sich potentielle Einsparungen von knapp 2,1 Mrd. DM berechnen (Tabelle 52.2). Darin enthalten sind 378 Mio. DM an gesetzlich vorgeschriebenen Arzneimittelzuzahlungen der Versicherten, die nach Aussage dieser Internet-Apotheke in den Niederlanden nicht erhoben werden und somit auch im Versand faktisch entfallen aber entsprechend ausgewiesen werden. Dieser Bezugsweg wird damit nicht nur für die Gesetzliche Krankenversicherung preiswerter, sondern auch für die Patienten. Berück-

**Tabelle 52.2:** Versandapothekenfähiger Markt (Preis- und Produktstand März 2001).

| Präparat | Versandapothekenfähiger Markt | | Einsparpotential |
|---|---|---|---|
| | Umsatz Mio. DM | Verordnungen Mio. | Mio. DM |
| Norvasc | 394,3 | 2,6 | 79,6 |
| Sortis | 411,0 | 1,4 | 71,9 |
| Beloc | 210,8 | 2,5 | 52,7 |
| Insuman Comb | 225,4 | 1,2 | 42,6 |
| Sandimmun | 210,1 | 0,3 | 40,5 |
| Antra | 221,3 | 1,0 | 40,3 |
| Zocor | 218,2 | 0,8 | 38,2 |
| Lipobay | 152,1 | 0,6 | 27,5 |
| Amaryl | 116,7 | 1,1 | 26,8 |
| Betaferon | 137,7 | 0,1 | 26,6 |
| Viani | 127,5 | 0,8 | 24,4 |
| Pulmicort | 119,1 | 0,8 | 22,9 |
| Combivir | 94,2 | 0,1 | 22,6 |
| Plavix | 129,9 | 0,4 | 22,5 |
| Iscover | 129,9 | 0,4 | 22,5 |
| Omep | 105,1 | 0,9 | 22,1 |
| Kliogest N | 65,8 | 1,1 | 21,7 |
| Pantozol | 114,7 | 0,6 | 21,1 |
| Humalog | 117,9 | 0,5 | 21,1 |
| Alna | 69,5 | 0,4 | 20,2 |
| Summe | 667,6 | 3.371,2 | 17,5 |
| Anteil am versandapothekenfähigen Markt | 31,9% | 31,4% | 28,0% |
| Versandapothekenfähiger Markt | 2.092,5 | 10.752,1 | 62,4 |
| Anteil am Gesamtmarkt | 5,5% | 28,4% | 8,3% |

sichtigt werden muß hierbei, daß das Sortiment der Versandapotheke lediglich einen kleinen Teil des Arzneimittelbedarfs abdecken kann. So hätten sich beispielsweise bei einem umsatzstarken Präparat wie Norvasc 93,5% der Verordnungen des Jahres 2000 durch das Sortiment der Versandapotheke preisgünstig ersetzen lassen. Von den 2,8 Mio. Verordnungen für dieses Präparat hätten entsprechend 2,6 Mio. Verordnungen beliefert werden können. Damit beläuft sich das Einsparpotential für diese 2,6 Mio. Verordnungen auf 79,6 Mio. DM. Bezogen auf die gesamten Verordnungen des Jahres 2000 zeigt sich jedoch ein anderes Bild. Durch das beschränkte Sortiment des Versandhändlers hätten nur 28,4% des Gesamtumsatzes durch Präparate der Versandapotheke preiswerter substituiert werden können, und gemessen an den Verordnungen sind es sogar nur noch 8,3% aller Verordnungen des Jahres 2000, die von dem Sortiment des Versandhändlers abgedeckt würden. Demnach bestehen zwar einerseits erhebliche Einsparpotentiale, andererseits würde der Versandhändler aufgrund dieser sogenannten „Rosinenpickerei" eine umfassende Arzneimittelversorgung der Bevölkerung nicht gewährleisten können.

Die ambulante Arzneimittelversorgung durch Apotheken in Deutschland, die zur Zeit eine Monopolstellung bei der Abgabe apothekenpflichtiger Arzneimittel innehaben, wird wirtschaftlich über eine Art Mischfinanzierung gedeckt. So muß der Erlös des Apothekers im Rahmen der Abgabe von Arzneimitteln auch möglicherweise defizitäre Tätigkeiten wie beispielsweise den Apotheken-Notdienst decken. Kommt es durch einen Versandhandel dazu, daß bestimmte umsatzstarke Arzneimittel zukünftig überwiegend aus ausländischen Versandapotheken bezogen werden, wird dies Auswirkungen auf die deutsche Apothekenlandschaft haben. Kippt das Versandhandelsverbot, könnte daher unter anderem diskutiert werden, ob die Versandhändler eine flächendeckende und umfassende Versorgung sicherstellen können, ob die deutschen Apotheken vor Ort einen erweiterten Leistungskatalog anbieten, der die Mehrkosten rechtfertigen würde, oder ob Apothekenketten die Arzneimittelversorgung zukünftig ohne Qualitätseinbußen preiswerter zur Verfügung stellen können. In diesem Zusammenhang ist das System der Arzneimittelpreisverordnung und die alleinige Honorierung der Leistung des Apothekers über den Verkauf von Arzneimitteln noch einmal umfassend zu hinterfragen. Alternative Honorierungsmöglichkeiten sollten durchdacht werden. Die Schweizer Apothekerschaft hat beispielsweise bereits vor geraumer Zeit diskutiert, auf betriebswirtschaftlichen Prinzipien ein an den Leistungen des Apothekers orientiertes Honorarsystem aufzubauen (Schweizerischer Apothekenverein 1998).

Zukünftig muß sich das Apothekensystem in Deutschland verstärkt nach seinem Mehrwert im Vergleich zu anderen, preiswerteren Handelswegen fragen lassen. Es darf angesichts zunehmender Finanzierungsprobleme in der Gesetzlichen Krankenversicherung keine Tabuthemen – erst recht nicht standespolitischer Art – geben. Müßten Versandapotheken verpflichtend sicherstellen, daß eine kurzfristig erreichbare Beratung – per Telefon oder email – zur Verfügung steht, stellte sich die Frage, wieviel Geld Patienten und Krankenkassen für die Möglichkeit einer persönlichen Beratung vor Ort im Rahmen eines teureren Vertriebsweges ausgeben möchten und ob der direkte persönliche Kontakt diese Mehrkosten rechtfertigt. Berücksichtigt werden muß hierbei, daß auch in der Apotheke vor Ort längst nicht jedes Arzneimittel direkt an den Patienten abgegeben wird. So schätzen nach einer Studie von Pfaff und Neldner (2001) befragte Apotheker ein, daß mehr als 20% der Kunden ihre Verordnung nicht selbst, sondern mittels einer dritten Person einlösen. Korrespondierend hierzu wird der Heimlieferservice durch Apotheken von mehr als der Hälfte der Über-60-jährigen Versicherten als sehr wichtiges oder wichtiges Dienstleistungsangebot eingeschätzt. Dieser Service wird auch von mehr als 40% der befragten Apotheken regelmäßig angeboten. Gerade akut kranke oder immobile Patienten sind auf die Hilfe Dritter angewiesen, die den Weg in die Apotheke übernehmen und eventuelle Informationen des Apothekers übermitteln müssen. Besonders in diesen Fällen kann der direkte Kontakt des Patienten mit einer Versandapotheke möglicherweise auch sicherer sein, da Informationen zwischen Patienten und Versandhändler ohne Umweg ausgetauscht werden können.

Das wichtigste Argument, das einem Versandhandel mit Arzneimitteln zur Zeit im Wege steht, ist jedoch nach wie vor die ungeklärte rechtliche Situation. Damit gehen im grenzüberschreitenden Versandhandel Fragen der Produktsicherheit und der Sicherheit des Vertriebsweges einher. So ist eine deutliche Trennlinie zwischen solchen Internetapotheken zu ziehen, die sich auf dem legalen Boden nationaler rechtlicher Bestimmungen bewegen – wie beispielsweise in den Niederlanden, Großbritannien oder der Schweiz –, und als unseriös einzustufenden Versandhändlern, die sich auf das „schnelle Geschäft" mit sogenannten Lifestyle-Medikamenten konzentrieren. Zahlreiche Untersuchungen zeigen, daß diese Versandhändler häufig gegen rechtliche Bestimmungen verstoßen und nicht selten die Gesundheit der Patienten gefährden (Österreichisches Bundesinstitut für Gesundheitswesen 2000). Diese zweite Gruppe ist selbstverständlich bei einer

Diskussion um eine Versorgung von Patienten auf dem Versandhandelsweg nicht gemeint und muß durch eindeutige rechtliche Regelungen ausgeschlossen bleiben. Lösbar erscheinen diese Fragen zumindest innerhalb der europäischen Union, so daß sich die Diskussion um den Versandhandel mit Arzneimitteln zunächst auf diesen Bereich beschränken sollte. Eine einheitliche rechtliche Regelung auf europäischer Ebene könnte hier Sicherheit schaffen. Ziel muß hierbei sein, daß der Patient Arzneimittel erhält, die in ihrer Qualität nicht hinter dem in Deutschland vorgeschriebenen Standard zurückstehen, daß die Arzneimittel eine dem deutschen Arzneimittelrecht entsprechende Kennzeichnung und eine deutschsprachige Packungsbeilage haben, daß Lagerung und Vertriebsweg gerade bei empfindlichen Arzneistoffen entsprechend den heute geltenden deutschen Regelungen sichergestellt sind, daß nationale Unterschiede in der Verschreibungspflicht berücksichtigt werden und insbesondere bei Fragen der Produkthaftung das sogenannte „Empfängerlandprinzip" gilt.

### Neue Wirkstoffe

Seit 1986 werden im Arzneiverordnungs-Report neue Wirkstoffe nach ihrer therapeutischen Bedeutung, insbesondere ihrem Zusatznutzen gegenüber bereits etablierten Therapien, bewertet. Grundlage hierfür bildet die Klassifikation nach Fricke und Klaus (Fricke und Klaus 1986–1996; Fricke 2000), die anhand pharmakologisch-therapeutischer Kriterien neue Wirkstoffe in vier verschiedene Gruppen unterteilt: Arzneimittel mit einem neuartigen Wirkstoff/Wirkprinzip (Kategorie A), Wirkstoffe mit einer Verbesserung pharmakodynamischer und pharmakokinetischer Qualitäten bereits bekannter Wirkprinzipien (Kategorie B), Analogpräparate mit marginalen Unterschieden zu eingeführten Wirkstoffen (Kategorie C) und Neueinführungen ohne ausreichend gesichertes Therapieprinzip (Kategorie D). Zusätzlich zu dem im Zulassungsverfahren erbrachten Nachweis von Qualität, Wirksamkeit und Unbedenklichkeit erfolgt mit dieser Klassifikation die Bewertung der therapeutischen Bedeutung neuer Arzneimittel innerhalb eines Therapiegebiets, da nicht jede Neuzulassung auch automatisch einen therapeutischen Zusatznutzen für den Patienten bedeutet.

Im Jahre 2000 sind 41,9% der neu zugelassenen Arzneimittel im eigentlichen Sinne innovativ und fallen in die Kategorie A. Weitere 6,5% in der Kategorie B stellen eine pharmakologische Verbesserung bereits

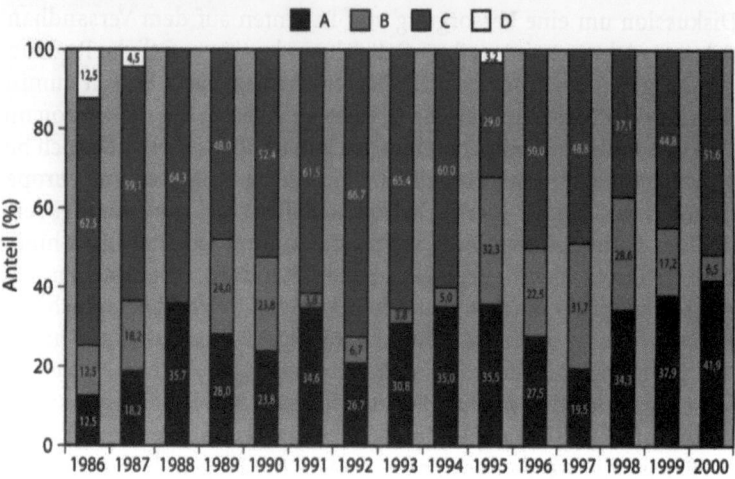

**Abbildung 52.6:** Bewertung neuer Wirkstoffe nach Fricke und Klaus 1986-2000

bekannter Wirkprinzipien dar. Damit überschreitet die Kategorie der Analogpräparate in der C-Kategorie erstmals seit 1994 mit 51,6% wieder die 50%-Marke (Abbildung 52.6). Die Wirkstoffe dieser Me-too-Präparate stellen in aller Regel lediglich Molekülvariationen bereits bekannter Wirkstoffe dar. Auch wenn der Anteil der „echten" Innovationen in der Kategorie A nach einem Tiefststand von unter 20% im Jahre 1997 wieder deutlich angestiegen ist, wird damit deutlich, daß es für die pharmazeutischen Hersteller nach wie vor interessant ist, wenig innovative Arzneimittel in den Markt einzuführen. Dies klingt auf den ersten Blick paradox, sollte es aus marktwirtschaftlicher Sicht doch gleichermaßen im Interesse der Gesellschaft und der forschenden Arzneimittelhersteller sein, wirklich neuartige Wirkstoffe zu finden. So sollte eine echte Innovation für den Hersteller wirtschaftlich attraktiv sein, wenn der therapeutische Zusatznutzen einer großen Zahl von Patienten zugute kommt. Für die Gesellschaft bzw. die Patienten stellen innovative therapeutische Möglichkeiten einen Zuwachs an Gesundheit und Lebensqualität dar. Die Strategie vieler pharmazeutischer Unternehmer ist jedoch eine andere. So ist die Entwicklung eines Me-too-Arzneimittels wirtschaftlich weniger riskant als die Suche nach einem innovativen Therapieprinzip, und mit Hilfe eines tatkräftigen Marketings versprechen auch Analogpräparate wirtschaftliche Erfolge (Schröder und Selke 2000).

**Tabelle 52.3:** Neue Wirkstoffe seit 1986 nach Qualitätskriterien (ab 1991 mit den neuen Bundesländern).

| Klassi-fikation | Neue Wirkstoffe | Verordnete neue Wirkstoffe | Neue Wirkstoffe pro Marktjahr | | |
|---|---|---|---|---|---|
| | | | Verordnung in Tsd. | Umsatz in Mio. DM | Wert je Verordnung in DM |
| A | 121 | 94 | 292,7 | 40,7 | 138,99 |
| B | 71 | 61 | 362,1 | 41,3 | 113,92 |
| C | 211 | 177 | 357,3 | 37,4 | 104,56 |
| D | 4 | 4 | 146,4 | 20,1 | 137,48 |
| Summe | 407 | 336 | | | |
| Durchschnittswert | | | 338,7 | 38,5 | 113,55 |

Betrachtet man die neuen Wirkstoffe seit 1986, so können sich von diesen insgesamt 407 Wirkstoffen der Originalanbieter nur 336 (entspricht 83%) verordnungsmäßig mindestens in einem Jahr im deutschen Markt behaupten (siehe Tabelle 52.3). Dabei scheint das Risiko eines geringen Markterfolges bei den mit A klassifizierten Wirkstoffen leicht überdurchschnittlich hoch auszufallen, da von diesen nur 78% den „Sprung" in den Verordnungsmarkt geschafft haben – gegenüber knapp 84% der mit C klassifizierten Arzneimitteln. Die seit 1986 im Markt befindlichen neuen Wirkstoffe haben in einem Zeitraum von 15 Jahren 78,5 Mrd. DM Umsatz (15,4% der gesamten Umsätze) erreicht, mit einem Verordnungsvolumen von 690 Mio. (entspricht 4,3% an allen Verordnungen). Bezieht man diese Umsätze und Verordnungen auf die Anzahl der Jahre, die sich diese neuen Wirkstoffe im Handel befinden, wird deutlich, daß sich die innovativen und mit A oder B klassifizierten Wirkstoffe von der Umsatzseite am besten im Markt positionieren konnten, sofern sie sich überhaupt im Markt etablieren konnten. Me-too-Präparate weisen eine um 8% geringere Marktabdeckung hinsichtlich Umsatz und eine um 22% höhere nach Verordnungen gegenüber den mit A klassifizierten Wirkstoffen auf. Dies kann dahingehend interpretiert werden, daß zwar das Marktrisiko für echte Innovationen höher und die Marktdurchdringung gemessen an den Verordnungzahlen geringer ist, daß sie jedoch bei Markterfolg den Me-too-Präparaten deutlich überlegen sind. Damit würden sich die anfänglichen Mehrinvestitionen bei der Forschung nach echten Innovationen amortisieren. Reduziert man eine solche Betrachtung allerdings auf die Patentlaufzeit der neuen Wirkstoffe, fällt im Verordnungsjahr 2000 der Unterschied zwischen den patentgeschützten innovativen Wirkstoffen und den patentgeschützten Me-too-Präparaten noch deutlicher aus: Innovative patentgeschützte Originalpräparate erreichen mit durchschnittlichen Kosten je Verordnung in Höhe von 232,22 DM einen nahezu doppelt so hohen Wert wie die patentgeschützten Me-too-Präparate mit 127,99 DM. Dahingegen nivelliert sich dieser Effekt bei generischem Wettbewerb mit einem Wert je Verordnung bei den Generikaanbietern im Me-too-Segment von 78,91 DM und dem Vergleichswert im A-Segment von 87,03 DM im Jahre 2000.

Pharmazeutische Hersteller müßten somit – trotz der größeren Unsicherheit bezüglich des Ausgangs der Forschung nach einem innovativen Wirkstoff und dessen Marktakzeptanz – ein großes Forschungsinteresse haben, da durch hohe Preise und hohe Umsätze eines neuen Arzneimittels große Gewinne zu erzielen sind. In der Realität weist jedoch gerade die große Anzahl der neuen Wirkstoffe aus dem Me-too-Bereich sowie deren im Jahr 2000 im Durchschnitt um knapp ein Jahr höhere „Alter" darauf hin, daß die individuelle Rationalität der Hersteller Resultate erzeugt, die aus kollektiver Sicht nicht erwünschte Folgen zeitigt. Da das Risiko eines pharmazeutischen Herstellers, ein Produkt bis zur Marktreife zu entwickeln und den Markt langfristig zu durchdringen, bei der Entwicklung eines Me-too-Präparats deutlich geringer ist als bei einer wirklichen Innovation, handelt der pharmazeutische Hersteller unter der Maxime des *shareholder value* durchaus rational, wenn er sich gegen die echte Innovation entscheidet. Die Marktdurchdringung von Me-too-Präparaten wird durch eine entsprechende Bewerbung erreicht, deren Kosten im Vergleich zu den finanziellen Risiken bei der Suche nach einer echten Innovation wahrscheinlich geringer sind. Hier taucht das auch aus anderen sozialen Kontexten bekannte Problem der *free rider* auf, das darin begründet liegt, daß der Einzelbeitrag bei der Schaffung eines öffentlichen Gutes weniger wichtig ist und starke Anreize vorhanden sind, Trittbrettfahrer zu werden. Diesem Agieren zur Erreichung eines maximalen Preises nahezu unabhängig von therapeutischer Relevanz könnte man – wie in anderen europäischen Ländern praktiziert – beispielsweise durch Einkaufsmodelle zwischen der Gesetzlichen Krankenversicherung und den pharmazeutischen Herstellern, durch staatliche Preisfestsetzungen oder die Rückführung der Me-too-Produkte in die Festbetragsregelung entgegenwirken. Auf diesem Wege kann mehr Rationalität bei der Preisgestaltung neuer Arzneimittel im Sinne einer gesamtgesellschaftlichen Perspektive erwartet werden. Allem Anschein nach nutzen die pharmazeutischen Hersteller in Deutschland momentan die mangelnden Regulierungsmechanismen aus, um ihre Gewinne zu erhöhen.

International wurde dies auch bei der hochpreisigen Vermarktung patentgeschützter AIDS-Medikamente in Ländern der Dritten Welt deutlich. Auch dort stellt sich die Frage, wem die Patente nutzen, insbesondere vor dem Hintergrund, daß die Entwicklung einer Vielzahl von wichtigen Arzneimitteln mit staatlichen Forschungsmitteln finanziert wurde (vgl. http://www.cptech.org/ip/health/aids/druginfo.html).

## Patentmarkt

Angesichts der momentan geringen gesetzlichen Möglichkeiten, Einfluß auf die Markteinführungspreise patentgeschützter Arzneimittel zu nehmen, ist eine ausreichende Markttransparenz eine entscheidende Voraussetzung, um den Ärzten Entscheidungshilfen bei der Verordnungsauswahl zur Verfügung zu stellen. Dies gelang in Ansätzen mit dem Gemeinsamen Aktionsprogramm des Jahres 1999 (siehe Arzneiverordnungs-Report 2000, Kapitel 52). Darüber hinaus sollten sich Ärzte und Krankenkassen angesichts der starken Preisunterschiede zwischen Original- und Generikaanbietern frühzeitig auf den Patentablauf bei einem Wirkstoff vorbereiten. Dies setzt voraus, daß den Marktpartnern im Arzneimittelmarkt die Mechanismen deutlich werden, die bei Eintritt eines ehemals patentgeschützten Wirkstoffs in den generischen Wettbewerb wirken.

Als erstes Beispiel sei hier der Fall des Protonenpumpenhemmers Omeprazol genannt, dessen Patentschutz im April 1999 ablief. Das Handelspräparat *Antra* wurde vom Originalanbieter am 2. November 1989 in den Markt eingeführt und erreichte bis Ende 1998 insgesamt einen Gesamtumsatz von knapp 2,8 Mrd. DM auf dem deutschen GKV-Arzneimittelmarkt. Vor dem Patentende wurde eine leicht modifizierte Form des Originalpräparats *Antra* mit der Bezeichnung *Antra mups* auf den Markt gebracht, wobei ein klinischer Vorteil der mups-Galenik bei Omeprazol nicht bewiesen ist. Hatte dieses *Antra mups* als Teil des Standardaggregates *Antra* im ersten Quartal 1998 einen Verordnungsanteil von nur knapp 9%, wurden im vierten Quartal 2000 nahezu 99% erreicht (Abbildung 52.7). Damit hat eine komplette Auswechslung des Präparates im Originalmarkt stattgefunden mit der Folge, daß die Kosten je Tagesdosis um 2,5%, und zwar von 5,12 DM im ersten Quartal 1998 auf 5,25 DM im vierten Quartal 2000 gestiegen sind.

Der generische Wettbewerb, der im Jahre 1999 bei Omeprazol einsetzte, hatte einen Preis- und einen Struktureffekt. Der Wert je Tages-

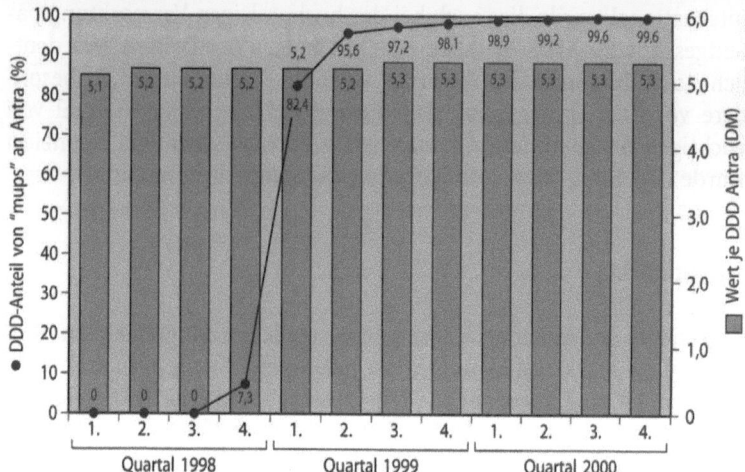

**Abbildung 52.7:** Originalanbieter Omeprazol im Quartalsverlauf zwischen 1998 und 2000

dosis im Jahresmittel 2000 lag beim Originalanbieter mit 5,28 DM um 81% höher als bei den generischen Konkurrenten mit 2,91 DM. Die Omeprazolgenerika erreichten einen Anteil an den verschriebenen Tagesdosen von über 73% sowie einen Umsatzanteil von mehr als 60% (Abbildung 52.8). Damit war die Marktstrategie des Originalanbieters partiell von Erfolg gekrönt, da im Jahre 2000 für das einstmals patentgeschützte Präparat immer noch 260 Mio. DM umgesetzt wurden. Dies liegt allerdings aufgrund der deutlich rückläufigen Verordnungszahlen bei *Antra* unter dem langjährigen Durchschnittswert von 343 Mio. DM. Hätte sich der einstmals durch Patent geschützte Hersteller dazu entschlossen, die Preise je Tagesdosis für *Antra* preiswerter als das preiswerteste Generikum im Markt anzubieten, hätte er im Jahr 2000 einen Umsatz von knapp 538 Mio. DM – 278 Mio. DM mehr als faktisch realisiert – erreichen können. Bei dieser Preisgestaltung wäre möglicherweise der aus Originalanbietersicht positive Nebeneffekt eingetreten, daß ein nennenswerter Markterfolg der zahlreichen Omeprazolgenerika verhindert worden wäre. Tatsächlich hat die gleiche Herstellerfirma diesen Weg mit einer von Omeprazol abgeleiteten Pseudoinnovation teilweise erfolgreich beschritten. Das S-Isomer Esomeprazol des Omeprazol wurde im Oktober 2000 unter dem Handelsnamen *Nexium mups* mit Tagestherapiekosten von 2,98 DM deutlich preiswerter als

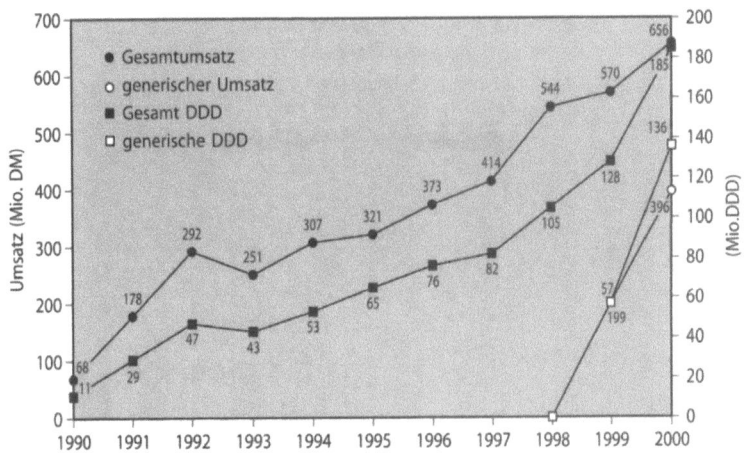

**Abbildung 52.8:** Generischer Wettbewerb bei Omeprazol nach Umsatz und Tagesdosen seit 1990

*Antra* (5,28 DM) eingeführt und hat bereits nach zehn Wochen einen Platz unter den 2500 meistverordneten Arzneimitteln des Jahres erreicht (siehe Neue Wirkstoffe, Kapitel 2). Dennoch ist dieses Me-too-Präparat immer noch etwas teurer als häufig verordnete Omeprazolgenerika, vor allem beim Vergleich der Standarddosis von 20 mg. Dies macht wiederum deutlich, daß ein Hersteller durch übertriebene Darstellung marginaler Unterschiede – „Esomeprazol stellt eine völlig neue chemische Substanz dar und begründet damit eine neue Klasse von Protonenpumpeninhibitoren" (Petersen 2000) – bedeutsame Marktanteile für eine Pseudoinnovation erreichen kann.

Einen etwas anderen Weg hat der Originalanbieter des Makrolidantibiotikums Rulid mit dem Wirkstoff Roxithromycin in Vorbereitung auf den Patentauslauf Anfang 2001 gewählt. Bei diesem Wirkstoff findet sich neben Rulid mit Kosten je Tagesdosis von 7,07 DM bereits im vierten Quartal 1998 ein weiteres Präparat namens Roxigrün mit 7,04 DM auf dem Markt, das somit marginal preiswerter auf dem Markt angeboten wird. Durch die Marktaktivitäten zweier preisähnlicher Roxithromycin-Präparate wurde deren Marktanteil an den in den Winterquartalen häufiger verordneten Makrolidantibiotika deutlich erhöht. Hatte der Umsatzanteil von Roxithromycin an der Gruppe der Makrolidantibiotika im vierten Quartal 1998 nur 26,9% betragen, wurde in den vierten

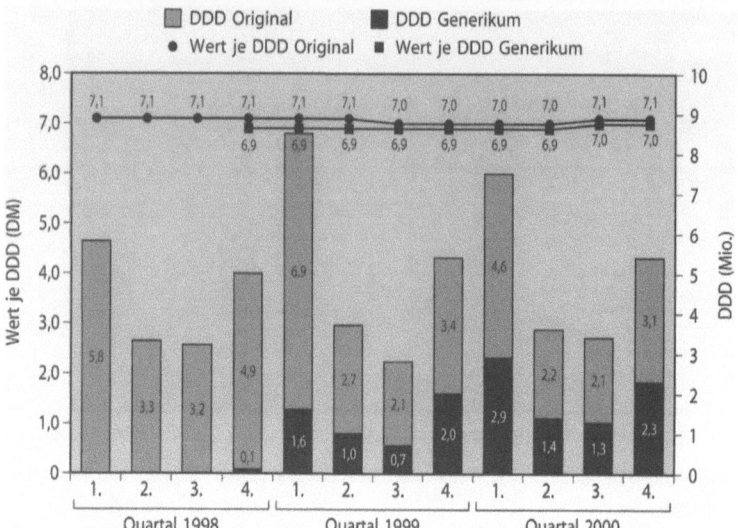

**Abbildung 52.9:** Generischer Wettbewerb bei Roxithromycin nach Tagesdosen und Kosten je Tagesdosis im Quartalsverlauf seit 1998

Quartalen 1999 und 2000 ein Wert von 32% erreicht (Abbildung 52.9). Diese gesteigerte Marktdurchdringung von Roxithromycin wird mit einem Wert von 27,7% im vierten Quartal 1998 und 32,1% im vierten Quartal 2000 auch bei den Tagesdosen beobachtet.

Die Zusammenstellung der Wirkstoffe mit Patentende im Jahre 1999 und 2000 unter Berücksichtigung von Roxithromycin (Patentauslauf 2001) zeigt, daß sich nur bei einem Drittel dieser 27 Wirkstoffe ein generischer Wettbewerber im Markt etabliert hat (Tabelle 52.4). Der generische Umsatzanteil in diesem Segment liegt bezogen auf alle 27 abgebildeten Wirkstoffe bei durchschnittlich 34,7% und schwankt zwischen 97,5% bei Hydromorphon – mit nur einem Originalpräparat und einem Generikum – und 27,9% bei Famotidin. Bei diesem Wirkstoff kosten die generischen Präparate etwas mehr als die Hälfte. Würden die Präparate der Originalanbieter konsequent durch die preiswerteren Generikapräparate substituiert werden, könnten allein bei den patentfreien Wirkstoffen mit bereits existierendem generischem Wettbewerb mehr als 27% dieses Umsatzes ohne Qualitätsverlust eingespart werden. Der Auslauf des Patentschutzes für verordnungsstarke Wirkstoffe wie Roxithromycin, Clarithromycin, Simvastatin, Fluticason oder Pravastatin und die da-

**Tabelle 52.4:** Wirkstoffe mit Patentauslauf 1999/2000 im Jahr 2000.

| Patentablauf | Wirkstoff | Umsatz in Mio. DM | DDD-Kosten in DM | Generika Umsatz in % | Generika DDD-Kosten in DM |
|---|---|---|---|---|---|
| **1999** | | | | | |
| März | Famotidin | 25,8 | 2,02 | 27,9 | 1,11 |
| März | Nimodipin | 1,3 | 13,67 | – | – |
| April | Omeprazol | 656,4 | 3,54 | 60,3 | 2,91 |
| April | Carvedilol | 161,6 | 3,14 | – | – |
| April | Fenticonazol | 1,4 | 2,97 | – | – |
| April | Zopiclon | 36,7 | 1,50 | 41,6 | 1,24 |
| Mai | Ceftriaxon | 9,4 | 102,85 | – | – |
| Mai | Ceftazidim | 0,6 | 207,10 | – | – |
| Juni | Felodipin | 100,0 | 1,46 | – | – |
| Juni | Itraconazol | 92,4 | 20,20 | – | – |
| Juni | Ticlopidin | 51,3 | 4,37 | 38,3 | 3,67 |
| August | Hydromorphon | 16,0 | 3,09 | 97,5 | 3,05 |
| Oktober | Clavulansäure + Amoxicillin | 42,9 | 11,03 | 42,1 | 9,86 |
| Oktober | Enoxacin | 5,3 | 7,44 | – | – |
| Dezember | Enalapril | 234,8 | 0,77 | 63,5 | 0,61 |
| Dezember | Lisinopril | 99,1 | 0,94 | 32,0 | 0,55 |
| Dezember | Isradipin | 25,9 | 1,73 | – | – |
| **2000** | | | | | |
| Januar | Dalteparin | 54,6 | 9,79 | – | – |
| Februar | Sultamicillin | 9,9 | 17,42 | – | – |
| Mai | Lamotrigin | 81,8 | 12,04 | – | – |
| Juni | Nafarelin | 7,1 | 8,80 | – | – |
| August | Terbinafin | 1,6 | 2,11 | – | – |
| Oktober | Sertralin | 72,5 | 2,72 | – | – |
| Oktober | Flumazenil | 0,1 | 51,36 | – | – |
| November | Octreotid | 64,8 | 116,69 | – | – |
| November | Cefixim | 47,8 | 12,52 | – | – |
| **2001** | | | | | |
| Januar | Roxithromycin | 139,0 | 7,02 | 39,4 | 6,95 |
| Summe | | 2.040,4 | | | |
| Durchschnitt | | | 2,37 | 34,7 | 1,48 |

Quelle: Patentstatus nach Paltnoi (1994)

mit verbundenen generischen Einsparpotentiale werden auch zukünftig den Ärzten und Krankenkassen helfen, dieselbe qualitativ hochwertige Arzneimittelversorgung der Versicherten in Deutschland sicherzustellen. Die im Referentenentwurf zum Arzneimittelbudget-Ablösungsgesetz (ABAG) vom Bundesministerium für Gesundheit benannten Vorschläge, wie die Ausschöpfung der Wirtschaftlichkeitsreserven oder die gemeinsam von Ärzten und Krankenkassen zu leistende Bewertung des wirtschaftlichen und qualitätsgesicherten Einsatzes von Innovationen, könnten dabei ein Instrument sein, um die oben dargestellten Marktstrategien der Hersteller transparent zu machen.

## Der Generikamarkt

Auch im Jahr 2000 hat sich der Trend zu steigenden Zahlen bei den Generikaverordnungen fortgesetzt. So lag der Verordnungsanteil der patentfreien Zweitanbieter am Gesamtmarkt 1999 noch bei 47,2%, im Jahr 2000 hingegen bei 49,0% (Tabelle 55.7), während der Umsatzanteil mit 31,7% im Jahr 2000 gegenüber 31,3% im Jahr 1999 nur geringfügig angestiegen ist (vgl. Kapitel 50). Betrachtet man ergänzend hierzu die durchschnittlichen Kosten für eine Generikaverordnung liegen diese mit 32,68 DM im Jahr 2000 rund 4,8% über dem durchschnittlichen Packungspreis von 31,18 DM im Jahr 1999. Dies ist jedoch nicht auf steigende Generikapreise zurückzuführen, sondern auf einen höheren Marktanteil von relativ teuren Wirkstoffen, die erst im Laufe des Jahres 1999 patentfrei geworden sind, wie z. B. Omeprazol, Ticlopidin und die Amoxicillin-Clavulansäure-Kombination (Tabelle 52.4). Die Generikamarkt-Komponentenzerlegung des Jahres 2000 im Vergleich zum Vorjahr zeigt, daß sich die 3,8prozentige Umsatzsteigerung im generikafähigen Marktsegment (Gesamtmarkt: 2,8%) aus einem Verordnungsrückgang von 0,8% (Gesamtmarkt: -4,3%), aus leicht rückläufigen Preisen mit -0,7% (Gesamtmarkt: +0,7%) sowie Verschiebungen hin zu teureren Präparaten von 4,9% (Gesamtmarkt: 6,4%) zusammensetzt. Verantwortlich für die leicht höhere Umsatzsteigerung im Vergleich zum Gesamtmarkt ist im Generikasegment damit insbesondere die Strukturkomponente, die zwar niedriger ausfällt als im Gesamtmarkt, jedoch nicht durch einen entsprechenden Verordnungsrückgang, wie er im Gesamtmarkt zu finden ist, kompensiert wird. Vielmehr setzt sich im generikafähigen Marktsegment ein weiterer Trend der vergangenen Jahre fort, denn der Anteil der Generikaverordnungen am generikafähigen Markt hat im Jahr 2000 ebenfalls zugenommen. Der Verordnungsanteil lag im Jahresdurchschnitt 2000 bei 72,0% gegenüber 69,3% im Jahr 1999, entsprechend lag der Umsatzanteil mit 64,0% im Berichtsjahr höher als im Jahr 1999 mit 60,0%. Die verstärkte Information der Ärzte kann also durchaus Wirtschaftlichkeitspotentiale erschließen, jedoch müssen diese Bemühungen kontinuierlich umgesetzt werden, wenn dauerhafte Änderungen des Verordnungsverhaltens erreicht werden sollen. Trotz der mittlerweile hohen Generikaquote bestanden auch im Jahr 2000 noch beträchtliche Wirtschaftlichkeitsreserven von 3,0 Mrd. DM (vgl. Kapitel 50).

## Umstrittene Arzneimittel

Die Ausgaben der Gesetzlichen Krankenversicherung für umstrittene Arzneimittel sind erheblich und haben seit 1981 ein Umsatzvolumen von 127,3 Mrd. DM umfaßt. Allein 3,9 Mrd. DM wurden im Jahr 2000 für diese Arzneimittel umgesetzt (vgl. Kapitel 50, Tabelle 50.7). Umstrittene Arzneimittel spielen nicht zuletzt deswegen in Deutschland eine bedeutsame Rolle, weil sich der deutsche Arzneimittelmarkt im internationalen Vergleich als besonders unübersichtlich darstellt. Auf dem deutschen Markt gibt es ca. 50.000 Fertigarzneimittel, während in den meisten Ländern Europas deutlich weniger als 10.000 Arzneimittel zugelassen sind. So kommt beispielsweise Schweden mit ca. 3.500, Frankreich mit ca. 7.700 und Italien mit rund 9.000 Arzneimitteln aus (Österreichisches Bundesinstitut für Gesundheitswesen 1998). Von den 50.000 Arzneimitteln besitzt bislang nur ein Teil eine Zulassung nach dem „neuen" Arzneimittelgesetz, das 1978 in Kraft getreten ist. Die übrigen sogenannten Altarzneimittel verfügen lediglich über eine „fiktive" Zulassung, mit der sie sich jedoch rechtmäßig im Verkehr befinden (Thiele und Beckmann 1998). Nach aktuellen Informationen der Zulassungsbehörde (Stand Mai 2001) sind derzeit nach wie vor noch mehr als 50% der Arzneimittel auf dem deutschen Markt nur fiktiv zugelassen. Nach einer Beanstandung durch die Europäische Kommission wurde mit der 10. AMG-Novelle im Juli 2000 versucht, das Nachzulassungsverfahren zu straffen. So werden 10.200 der „Altlasten" in absehbarer Zeit vom Markt verschwinden – 5.000 sofort und 5.200 nach Ablauf der gesetzlichen Abverkaufsfrist von zwei Jahren. Im Nachzulassungsverfahren befinden sich derzeit noch circa 15.500 Arzneimittel, wobei es sich bei mehr als der Hälfte um Arzneimittel der besonderen Therapierichtungen und registrierpflichtige Homöopathika handelt (arznei-telegramm 2001). Einer Pressemitteilung des Bundesinstituts für Arzneimittel und Medizinprodukte vom Februar 2001 zufolge soll die Nachzulassung bis Ende 2005 abgeschlossen sein.

Verschiedene Instrumente regulieren die Erstattungsfähigkeit von Arzneimitteln im Rahmen der Gesetzlichen Krankenversicherung und wirken sich dabei insbesondere auf den Bereich der umstrittenen Arzneimittel aus (siehe Arzneiverordnungs-Report 2000, Kapitel 51, sowie Geisler 2000). So ist es das Ziel der Negativliste nach § 34 Abs. 3 SGB V, unwirtschaftliche Arzneimittel aus der Verordnung auszuschließen und damit insbesondere „irrationale" Kombinationen unter den „Altarzneimitteln" auszugrenzen. Die meisten Arzneimittel dieser 1991 erstellten Liste sind mittlerweile vom Markt verschwunden, so daß die Negativliste hinsichtlich des Einsparvolumens nur von untergeordneter Relevanz ist. Eine Aktualisierung der Rechtsverordnung über unwirtschaftliche Arzneimittel in der Gesetzlichen Krankenversicherung ist mit Zustimmung des Bundesrates am 16. November 2000 erfolgt, und eine Aktualisierung der Liste ist derzeit in Vorbereitung. Von größerer Bedeutung für das Marktsegment der umstrittenen Arzneimittel ist hingegen der Verordnungsausschluß sogenannter „Bagatellarzneimittel". Versicherte, die das 18. Lebensjahr vollendet haben, erhalten damit nach den Regelungen des § 34 Abs. 1 SGB V keine Verordnungen für Arzneimittel gegen geringfügige Gesundheitsstörungen, wie beispielsweise leichte Erkältungen oder grippale Infekte. Die Verordnungseinschränkungen der Arzneimittelrichtlinien in ihrer Fassung von 1993 wirken sich ebenfalls auf den Markt der umstrittenen Arzneimittel aus. Das Instrument einer verbesserten Neufassung der Arzneimittelrichtlinien, die am 1. April 1999 in Kraft treten sollte, ist jedoch nach wie vor gerichtlich blockiert.

Die Verordnungsrückgänge bei den umstrittenen Arzneimitteln im Jahr 2000 können daher vermutlich überwiegend auf verstärkte Informationsanstrengungen der Ärzteschaft zurückgeführt werden. Darüber hinaus wird der Markt durch das allmähliche Voranschreiten des Nachzulassungsverfahrens nach und nach von besonders „irrationalen" Altarzneimitteln bereinigt. Daß Instrumente der Verordnungseinschränkungen durchaus ihre Wirksamkeit haben können, zeigt der deutliche Abfall der Verordnungen umstrittener Arzneimittel von 1992 nach 1993, der neben dem Druck des Arzneimittelbudgets auch auf die Arzneimittelrichtlinien des Jahres 1993 zurückzuführen sein dürfte.

Von der Einführung einer Positivliste als einem neuen Instrument zur Erstattungseinschränkung läßt sich daher hoffen, daß der Anteil der umstrittenen Arzneimittel an den Verordnungen weiter sinkt. Auch wenn der Umfang der ausgeschlossenen Arzneimittel zum Zeitpunkt der Drucklegung dieses Buches noch nicht dargestellt werden kann, wird erwartet, daß die Liste die Markttransparenz erhöht und die Qualität der Arzneitherapie verbessert wird.

Tatsächlich gibt es in den meisten europäischen Ländern sehr positive Erfahrungen mit Positivlisten. An Dänemark und Italien, zwei prominenten Vertretern der Länder, die Positivlisten zur Verordnungssteuerung einsetzen, läßt sich dies leicht zeigen. In Dänemark umfaßt die Positivliste ca. 6.400 einzelne Artikel, in Italien etwa 4.300 (Stand: Frühjahr 2001). Angesichts der 50.000 in Deutschland angebotenen Fertigarzneimittel erscheint dies auf den ersten Blick erfreulich wenig. Dabei ist jedoch zu berücksichtigen, daß beispielsweise in Italien kaum Generika angeboten werden, so daß der Markt dort überhaupt nur ca. 10.000 Artikel insgesamt umfaßt.

Eine realistische Vorstellung vom Umfang der Positivlisten gewinnt man, indem man die Anzahl der Wirkstoffe unter Berücksichtigung der Indikation, für die sie eingesetzt werden, betrachtet. Als geeignetes Hilfsmittel hierfür bietet sich die für den deutschen Markt adaptierte Variante der ATC-Klassifikation an (Fricke 2001). Demnach umfaßt die dänische Positivliste ca. 1.010 verschiedene ATC-Gruppen, die italienische hingegen etwa 870. Auf dem deutschen Markt werden zur Zeit jedoch Arzneimittel aus rund 2.230 verschiedenen ATC-Gruppen angeboten. Eine Positivliste nach dänischem Vorbild würde den Markt erstattungsfähiger Wirkstoffe in Deutschland also um 55% reduzieren, das italienische Vorbild würde eine Verminderung um 61% bewirken. Unter Berücksichtigung der Mengengewichtung der einzelnen Arzneimittelgruppen werden 70,1% aller in Deutschland verordneten Tagesdosen von der dänischen Positivliste abgedeckt und immerhin noch 59,7% von der italienischen. Aus der Erstattung durch die Gesetzlichen Krankenversicherung ausgegrenzt würden circa 30% bzw. 40% der verordneten Arzneimenge, so daß der deutlich größere Teil der Verordnungen von einer Positivliste nach internationalen Vorbildern nicht betroffen wäre. Es wäre auch aus einem weiteren Grund irreführend, angesichts dieser Zahlen von einer Ausgrenzung eines großen Teils der Verschreibungen zu sprechen, denn eine Positivliste würde sicherlich zu Strukturverschiebungen aus dem nicht-positiven in den positiven Sektor führen – ein Effekt, der durchaus beabsichtigt ist. Eine Positivliste zielt in diesem Sinne auf die Verbesserung der Versorgungsqualität. So setzt nach Einschätzung des Vorsitzenden der Arzneimittelkommission der deutschen Ärzteschaft, Professor Müller-Oerlinghausen, der niedergelassene hausärztlich tätige Mediziner durchschnittlich etwa 600 Medikamente ein. Um für dieses „Sortiment" auf dem Stand der

Wissenschaft zu sein, ist nach Müller-Oerlinghausen ein immenser Zeitaufwand erforderlich. Das Instrument der Positivliste könnte in Verbindung mit guten unabhängigen interdisziplinären Leitlinien für mehr Rationalität in der Therapie sorgen (Becker 2001). Aus Sicht der Gesundheitsökonomie kann eine einstufige Positivliste – wie sie im Moment für den deutschen Markt vorgesehen ist – jedoch nur ein erster Schritt auf dem richtigen Weg sein. Erst eine mehrstufige Positivliste, die Kosten-Effektivitäts-Überlegungen mit einschließt, kann letztlich sowohl die Qualität der Versorgung verbessern als auch wirtschaftliche Aspekte berücksichtigen (Schneeweiß 2001).

## Unterschiede des Arzneimittelverbrauchs in den alten und neuen Bundesländern

Im Jahr 2000 hat die Gesetzliche Krankenversicherung rund 37,7 Mrd. DM für Arzneimittel ausgeben (KV45 für das Jahr 2000, vgl. Kapitel 55). Hiervon fallen 30,6 Mrd. DM auf die alten und 7,2 Mrd. DM auf die neuen Länder. Rechnet man diese Werte auf die Anzahl der Versicherten (Amtliche Mitgliederstatistik mit Stichtag 1. Juli 2000) um, lagen die Pro-Kopf-Ausgaben mit 556,45 DM in den neuen Ländern deutlich höher als im Westen mit 523,87 DM. Betrachtet man nun den GKV-Fertigarzneimittelumsatz so hat im Durchschnitt jeder Versicherte im Jahr 2000 knapp 390 Tagesdosen verordnet bekommen und hierfür eine durchschnittliche Zuzahlung von 48,49 DM geleistet. Betrachtet man diese Werte im Ost-West-Vergleich, hat ein Versicherter in den neuen Ländern rund 407 Tagesdosen erhalten, für die er 42,07 DM zugezahlt hat, während ein Versicherter in den alten Ländern bei 386 Tagesdosen eine durchschnittliche Zuzahlung von 49,91 DM erbringen mußte. Charakteristisch für das Verordnungsgeschehen in den neuen Ländern ist darüber hinaus, daß der durchschnittliche Wert je Verordnung mit 55,61 DM rund 6,20 DM über dem Wert der Westregion liegt, während sich die mittleren Kosten pro Tagesdosis mit 1,37 DM gegenüber 1,36 DM in der Westregion kaum unterscheiden. Die Gründe hierfür liegen vermutlich darin, daß in den neuen Ländern deutlich häufiger größere Packungen verordnet werden. So lag im Jahr 2000 der Anteil an Verordnungen für Großpackungen (Normpackungsgröße N3) in den neuen Ländern bei 38,1% gegenüber 30,9% in den alten Ländern und 32,2% im deutschlandweiten Mittelwert. Ob die Gründe hierfür in einem höheren Anteil an chronisch Kranken in der Ostregion liegen oder ob auch Unterschiede in der Wirtschaftlichkeit des Verordnungsverhaltens eine Rolle spielen, läßt sich ohne einen Indikationsbezug jedoch nicht beurteilen.

Betrachtet man die Entwicklung von Verordnungs- und Umsatzzahlen in den letzten Jahren, bilden sich für beide Regionen ähnliche Trends heraus. In beiden Regionen sind sinkende Verordnungszahlen bei gleichzeitig steigendem Fertigarzneimittelumsatz zu beobachten. Dabei zeigt sich im Umsatzverlauf der neuen Länder jedoch ein stärkerer Anstieg, während für die alten Länder ein Abflachen der Kurve zu beobachten ist (Abbildung 52.10). Bei genauerer Betrachtung der Veränderungswerte von 1999 nach 2000 ist in den neuen Länder mit 4,9% ein mehr als doppelt so hoher Anstieg des Fertigarzneimittelumsatzes zu beobachten wie in den alten Ländern mit 2,3%. Dieser Umsatzanstieg läßt sich in beiden Regionen durch einen Struktureffekt erklären, der überwiegend auf die Verordnung teurerer Medikamente zurückzuführen ist. So lag der sogenannte Intermedikamenteneffekt in den neuen Länder bei 8,2% gegenüber 6,2% in der Westregion. In den Westländern erfolgt jedoch eine wesentlich stärkere Kompensation dieses Effektes durch rückläufige Verordnungszahlen. So haben die Verordnungen in den alten Ländern um 4,6% abgenommen, während der Rückgang in den neuen Ländern lediglich 2,6% betragen hat.

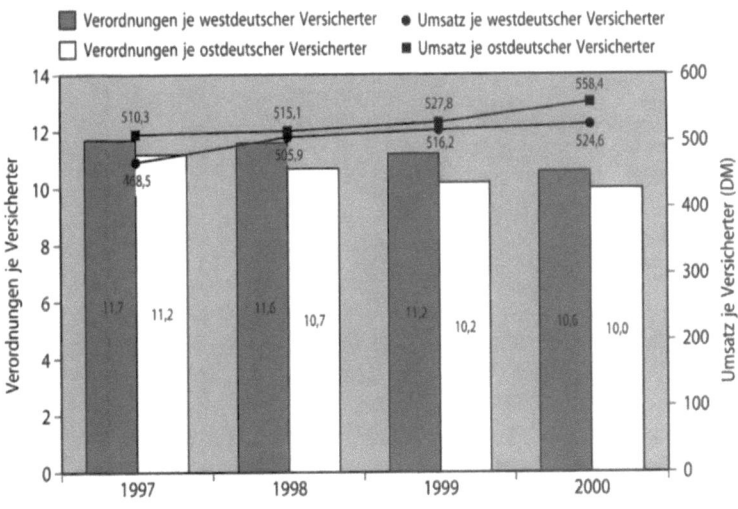

**Abbildung 52.10:** Verordnungen und Umsätze pro Versicherter 1997-2000

Bei der differenzierteren Analyse der Verordnungszahlen für die 20 umsatzstärksten Indikationsgruppen finden sich ebenfalls deutliche Unterschiede (Tabelle 52.5). So liegt der Pro-Kopf-Verbrauch an Koronarmitteln in den neuen Ländern mit 22,2 Tagesdosen um mehr als 70% über dem Verbrauch in den alten Ländern mit 12,9 Tagesdosen. Der Verbrauch an Antidiabetika und Antihypertonika ist ebenfalls um mehr als die Hälfte höher. Auf der anderen Seite werden in den alten Ländern mit 3,5 Tagesdosen gegenüber 1,9 Tagesdosen in den neuen Ländern fast doppelt so häufig Hypnotika/Sedativa verordnet. Auffällig ist auch die höhere Zahl an Pro-Kopf-Verordnungen für Schilddrüsentherapeutika sowie Antibiotika/Antiinfektiva im Westen (zu Unterschieden in der Iodmangeltherapie vgl. auch Kapitel 44).

Über Unterschiede in der Morbidität lassen sich aus den Verordnungszahlen nur sehr begrenzte Aussagen machen, da der Indikationsbezug fehlt. Grundsätzlich kommen für regionale Unterschiede in der

Tabelle 52.5: Vergleich des Arzneimittelverbrauchs in den alten und neuen Bundesländern nach definierten Tagesdosen (DDD) pro Versicherte.

| Indikationsgruppe | DDD pro Versicherte | | Unterschied |
| --- | --- | --- | --- |
| | alte Länder | neue Länder | in % |
| **Mehrverbrauch in den neuen Ländern** | | | |
| Koronarmittel | 12,9 | 22,2 | 71,4 |
| Antidiabetika | 15,2 | 24,2 | 59,0 |
| Antihypertonika | 26,1 | 39,7 | 52,2 |
| Beta-,Ca-Bl.,Angiotensin-Hemmst. | 37,5 | 50,2 | 33,6 |
| Dermatika | 11,5 | 12,7 | 10,5 |
| Analgetika/Antirheumatika | 20,1 | 21,2 | 5,6 |
| Antiallergika | 4,4 | 4,5 | 3,3 |
| Ophthalmika | 16,8 | 17,1 | 2,2 |
| **Mehrverbrauch in den alten Ländern** | | | |
| Hypnotika/Sedativa | 3,5 | 1,9 | 87,2 |
| Schilddrüsentherapeutika | 19,7 | 12,1 | 63,0 |
| Antibiotika/Antiinfektiva | 6,0 | 4,1 | 43,8 |
| Mineralstoffpräparate | 5,3 | 4,0 | 33,2 |
| Antitussiva/Expektorantien | 7,3 | 5,6 | 29,4 |
| Psychopharmaka | 14,7 | 12,1 | 20,8 |
| Magen-Darm-Mittel | 10,7 | 9,1 | 17,6 |
| Rhinologika | 5,7 | 4,9 | 16,8 |
| Sexualhormone | 23,8 | 20,9 | 14,2 |
| Broncholytika/Antiasthmatika | 18,4 | 16,1 | 14,2 |
| Diuretika | 20,3 | 19,5 | 4,1 |
| Antimykotika | 2,4 | 2,4 | 1,2 |

Arzneimittelversorgung Einflüsse auf der Versorgungsebene, der Patientenebene und der Arzneimittelebene in Frage (Klauber und Niemeyer 2001). Die regionale Analyse der Verordnungsdaten für AOK-Versicherte (vgl. Kapitel 51) weist jedoch darauf hin, daß gerade in den neuen Ländern große Wirtschaftlichkeitspotentiale vorhanden sind, die unabhängig von möglichen regionalen Morbiditätsunterschieden realisiert werden können. Hier zeigt sich im Verordnungsprofil der neuen Länder, daß sowohl im Bereich der Generikaverordnungen als auch bei der Verordnung von Analogpräparaten pharmakologisch-therapeutisch gleichwertige preiswertere Verordnungsalternativen zur Verfügung stehen.

## Zuzahlung der Versicherten

Ab Januar 1999 wurden zum sechsten Male seit 1988 die gesetzlichen Zuzahlungsregelungen im Arzneimittelbereich geändert. Der Gesetzgeber entlastete damit erstmals seit Jahren die Patienten geringfügig und belastete im Gegenzug die Gesetzlichen Krankenkassen. Historisch gesehen ist die Haltbarkeit der gesetzlichen Zuzahlungsregelungen zunehmend kürzer geworden, was als zunehmende Orientierungslosigkeit interpretiert werden kann. So wurden in einem Zeitraum von 59 Jahren (1923 bis 1981) die gesetzlichen Eigenbeteiligungsregelungen insgesamt siebenmal verändert, genau so oft wie in den 16 Jahren zwischen 1982 und 1997. Die durchschnittliche Halbwertszeit der gesetzlichen Regelungen ist also von 8,4 Jahren im erstgenannten Zeitraum auf unter 2,3 Jahre zwischen 1982 und 1999 gesunken (vgl. Arzneiverordnungs-Report 1999, Kapitel 50). Nach der Absenkung der Zuzahlung zum 1. Januar 1999 besteht nunmehr die Hoffnung, daß die Änderung der Zuzahlungsregelung mittelfristig nicht mehr als Instrument zur fortschreitenden Finanzentlastung der Solidargemeinschaft auf Kosten der Kranken herangezogen wird.

Die ständigen Zuzahlungserhöhungen der Vergangenheit brachten für die Patienten bis 1998 erheblich höhere Eigenbeteiligungen mit sich (Abbildung 52.11). 1998 hatten die Versicherten durch die für ein volles Jahr gültige Zuzahlungshöhe von 9, 11, 13 DM je nach Packungsgröße im Vergleich zum Vorjahr wiederum einen deutlichen Anstieg um 1 Mrd. DM zu tragen. Nach der Absenkung auf 8, 9 und 10 DM je nach Packungsgröße leisteten die Patienten im Jahr 1999 einen Zuzahlungsbetrag für Fertigarzneimittel in Höhe von 3,8 Mrd. DM, entspre-

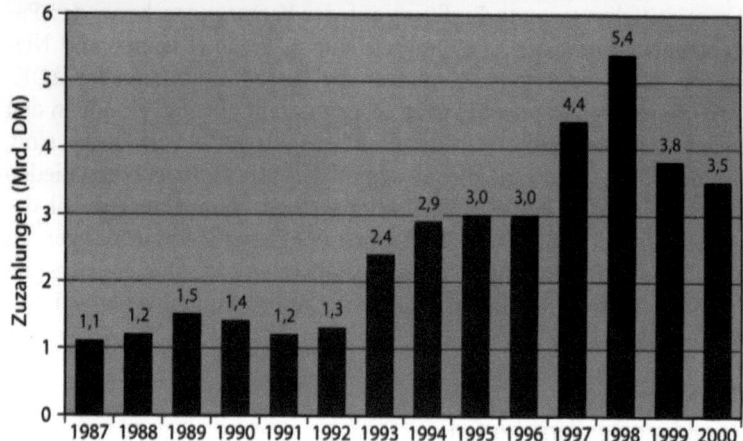

**Abbildung 52.11:** Eigenbeteiligung der GKV-Versicherten bei Fertigarzneimitteln seit 1987

chend einem Rückgang von 29% gegenüber 1998. Für 2000 liegt der Zuzahlungsbetrag wiederum knapp 10 Prozent unter dem Vorjahreswert und erreicht die Summe von 3,5 Mrd. DM.

Im Jahre 2000 waren insgesamt 48% (1999: 45%) der Verordnungen von der Zuzahlung befreit. Dies sind neben den nach § 61 SGB V definierten Härtefällen, sowie Kindern und Schwangeren auch der in § 62 SGB V befreite Personenkreis, der sich unterjährig wegen Überforderung von der Zuzahlung befreien lassen kann. Angesichts der massiven Zuzahlungserhöhung im Jahre 1997 wurde mit dem 1. Neuordnungsgesetz die gesetzlich verankerte Überforderungsgrenze abgesenkt. Damit können Patienten, deren Zuzahlungen im Laufe eines Kalenderjahres mehr als zwei Prozent ihres Bruttoeinkommens übersteigen, den über dieser Grenze liegenden Betrag von ihrer Krankenkasse zurückfordern. Bei chronisch Kranken liegt das entsprechende Überforderungslimit bei einem Prozent, und seit 1999 werden diese Versicherten nach Erbringung der einprozentigen Zuzahlung bei Fortbestehen der Erkrankung in den Folgejahren vollständig befreit. Diese gesetzliche Änderung hat dazu geführt, daß sich nach Auskunft des Bundesministeriums für Gesundheit die Anzahl der teilweise befreiten Härtefälle zwischen 1997 und 1999 um fast das Dreifache, nämlich um 856.576 auf 1.183.497 Versicherte, erhöht hat und somit im Jahr 1999 mehr als jeder dritte Versicherte von der Zuzahlung befreit war. Die sozialpolitisch gewollte Befreiung der Patienten mit hohen Arzneimittelumsätzen bedeutet, daß diese wenigen befreiten Patienten zwar zahlenmäßig nur wenig ins Gewicht fallen, jedoch durch ihre starke Betroffenheit in Form von vielen Verordnungen die Kassen massiv belasten. Läßt man die befreite Personengruppe der Kinder einmal außer acht, zeigt sich, daß zuzahlungspflichtige Versicherte 1999 im Durchschnitt 9,2, zuzahlungsbefreite Versicherte hingegen 20,1 Verordnungen im Jahr rezeptiert bekamen. Die 46,2 Mio. zuzahlungspflichtigen Erwachsenen vereinigen 22,4 Mrd. DM Umsatz auf sich. Die Personengruppe der 11,2 Mio. Erwachsenen mit einer vollständigen oder teilweisen Befreiung von der Zuzahlung verursacht einen Umsatz knapp 11,7 Mrd. DM. Somit vereinigen die zuzahlungsbefreiten Versicherten 34,4% des Umsatzes, auf sich, obwohl sie nur einen Anteil von knapp 20% der erwachsenen Versicherten ausmachen.

Im dritten Jahr nach der „kleinen" Reform der Zuzahlungsregelung aus dem Jahre 1999 zeigt sich, daß die Patienten zwar leicht entlastet wurden, die Probleme des Marktes jedoch nicht gelöst wurden. Es bleibt abzuwarten, ob die zukünftigen Steuerungsinstrumente wie beispielsweise die Positivliste oder medizinische Versorgungsnetze hier weitere Impulse für einen rationalen Umgang mit Arzneimitteln geben können. Angesichts der Finanzierungsprobleme im deutschen Gesundheitssystem und der Diskussionen um Leistungseinschränkungen bzw. Eigenbeteiligungsanhebungen sollten alle Möglichkeiten geprüft werden, die vorhandenen Wirtschaftlichkeitspotentiale auszuschöpfen.

### Literatur

arznei-telegramm (2001): Nachzulassung – Aufarbeitung der Altlasten, 32/7: 75–76.
Becker J. (2001). Interview mit Bruno Müller-Oerlinghausen. Die Positivliste muss kommen – und zwar bald! Gesundheit und Gesellschaft 4/01: 36–39.
Bauer E. (2001): Pharma-Länder-Dossiers. Die Arzneimittelversorgung in Europa. Govi-Verlag Pharmazeutischer Verlag, Eschborn.
Bundesministerium für Gesundheit (2001): Pressemitteilung Nr. 44/2001: Gesetzentwurf zur Sicherung der Einsparungen durch Festbeträge in der gesetzlichen Krankenversicherung vom Kabinett beschlossen. Bonn.
Clement W., Kolb W. (2000): Die Entwicklung des Arzneimittelsektors am Apothekenmarkt Österreichs im internationalen Vergleich 1989–1998. Industriewissenschaftliches Institut, Wien.
Fricke U., Klaus W. (1986–1996): Neue Arzneimittel. Wissenschaftliche Verlagsgesellschaft, Stuttgart.

Fricke U. (2000): Arzneimittelinnovationen – Neue Wirkstoffe: 1978–1999. Eine Bestandsaufnahme. In: Klauber J., Schröder H., Selke G.W. (Hrsg.): Innovationen im Arzneimittelmarkt. Springer, Berlin, S. 85–97.

Fricke U. (2001): ATC-Code. Anatomisch-therapeutisch-chemische Klassifikation für den deutschen Arzneimittelmarkt. Wissenschaftliches Institut der AOK, Bonn.

Geisler I. (2000): Bewertung von Arzneimitteln – Die Situation in Deutschland. In: AOK-Bundesverband (Hrsg.): Bewertung von Arzneimitteln. Workshop des AOK-Bundesverbandes, Juni 2000, Bonn

Klauber J., Niemeyer M. (2001): Auswertungen zum AOK-Arzneimittelmarkt 2000. Wissenschaftliches Institut der AOK, Bonn.

Österreichisches Bundesinstitut für Gesundheitswesen (1998): Arzneimittel. Steuerung der Arzneimittelmärkte in neun europäischen Ländern, Wien.

Österreichisches Bundesinstitut für Gesundheitswesen (2000): E-Pharma. Arzneimittelvertrieb im Internet, Wien.

Paltnoi M. (1994): European Drug Patent Status Review (Germany), London.

Petersen K.U. (2000): Pressekonferenz in München am 31.05.2000. In: Gastro Management 1/2000, Beilage zur Münch. Med. Wschr. Nr. 30, 2000.

Pfaff M., Neldner T. (2001): Einstellungen zum Pharmaversand. Ergebnisse einer repräsentativen CATI-Befragung bei Apothekern, Ärzten und der Bevölkerung. Unveröffentlichtes Manuskript. INIFES, Stadtbergen.

Schneeweiß S. (2001). Pharmaökonomie: Pillen auf dem Prüfstand. Gesundheit und Gesellschaft 6/01: 34–40.

Schröder H., Selke G. W. (2000): Lebenszyklen von Arzneimittelinnovationen. In: Klauber J., Schröder H., Selke G. W. (2000): Innovationen im Arzneimittelmarkt. Springer, Berlin, S. 219–237.

Schweizerischer Apothekerverein (1998): Leistungsorientiertes Abgeltungssystem für Apotheker und Apothekerinnen, Basel.

Thiele A., Beckmann J. (1998): Formalstatus von Arzneimitteln in Deutschland. Pharm. Ztg. 143: 48–50.

## 53. Arzneimittelverordnungen nach Alter und Geschlecht

KATRIN NINK, HELMUT SCHRÖDER UND GISBERT W. SELKE

Zu den wesentlichen Einflußfaktoren auf die Morbidität und damit auch auf den Arzneimittelverbrauch gehört, wie seit langem allgemein akzeptiert und belegt ist, das Alter des Patienten. Dies gilt sowohl für die Art als auch für die Menge der Arzneimittel. Auch der Einfluß des Geschlechts auf die Menge der Medikation ist seit langem gut belegt. Im Rahmen dieses Werkes werden daher für die Analysen des GKV-Arzneimittelmarktes die Arzneiverordnungen unter anderem nach Alter und Geschlecht der Patienten dargestellt.

Die Größen der Altersgruppen wurden mit Hilfe der Erhebungen der Gesetzlichen Krankenversicherung (GKV) zur Struktur von Mitgliedern und mitversicherten Familienangehörigen für das Jahr 2000 (KM6, Stichtag 1. Juli 2000) sowie des Statistischen Jahrbuchs 2000 ermittelt (zu den Einzelheiten vgl. z. B. Arzneiverordnungs-Report 1999). Daraus ergibt sich die in Tabelle 53.1 und Abbildung 53.1 dargestellte Alterspyramide für die GKV-Versicherten, die den folgenden Darstellungen zugrunde liegt. Setzt man die Daten der Arzneimittelverordnungen nach Altersgruppen zu den Versichertenzahlen in Beziehung, dann erhält man die in Tabelle 53.2 angegebenen Werte für die verordneten Tagesdosen der Arzneimittel nach Indikationsgruppen je Versicherter der GKV.

Die Aufschlüsselung der verordneten Mengen nach Alter und Indikationsgruppe weist interessante Unterschiede aus. Auch Arzneimittelgruppen, die im Gesamtmarkt keine große Rolle spielen, treten mitunter in einzelnen Altersgruppen deutlich hervor. Nicht immer haben diese Differenzen jedoch ihren Grund in Morbiditätsunterschieden. Vielmehr können sie auch durch die Regelungen zur Erstattung von Arzneimitteln durch die GKV begründet sein, wie etwa bei der Verordnung oraler Kontrazeptiva, bei denen eine Kostenübernahme durch die GKV bis zur Vollendung des 20. Lebensjahres erfolgt (§ 24 a SGB V), ältere Versicherte jedoch selbst für die Kosten der Empfängnisverhütung

**Tabelle 53.1:** Alters- und Geschlechtsstruktur der GKV-Versicherten 2000

| Altersgruppe | Männer(Tsd.) | Frauen(Tsd.) | Zusammen (Tsd.) |
|---|---|---|---|
| 0 bis unter 5 | 1761,2 | 1675,6 | 3436,8 |
| 5 bis unter 10 | 1857,2 | 1767,8 | 3625,0 |
| 10 bis unter 15 | 1935,5 | 1856,2 | 3791,6 |
| 15 bis unter 20 | 2077,5 | 1981,4 | 4059,0 |
| 20 bis unter 25 | 1970,6 | 2033,5 | 4004,1 |
| 25 bis unter 30 | 2073,0 | 2127,8 | 4200,8 |
| 30 bis unter 35 | 2778,2 | 2899,9 | 5678,1 |
| 35 bis unter 40 | 2981,3 | 3134,1 | 6115,4 |
| 40 bis unter 45 | 2580,2 | 2768,6 | 5348,8 |
| 45 bis unter 50 | 2246,1 | 2477,0 | 4723,1 |
| 50 bis unter 55 | 1961,5 | 2185,7 | 4147,2 |
| 55 bis unter 60 | 1989,9 | 2200,9 | 4190,7 |
| 60 bis unter 65 | 2439,7 | 2702,8 | 5142,5 |
| 65 bis unter 70 | 1783,2 | 2075,1 | 3858,3 |
| 70 bis unter 75 | 1409,6 | 1934,3 | 3343,9 |
| 75 bis unter 80 | 860,5 | 1785,9 | 2646,6 |
| 80 bis unter 85 | 392,6 | 989,9 | 1382,6 |
| 85 bis unter 90 | 249,5 | 805,4 | 1054,9 |
| 90 und älter | 98,0 | 405,8 | 503,8 |
| Summe | 33445,1 | 37807,8 | 71252,9 |

aufkommen müssen. Die hier zugrunde gelegte Stichprobe erfaßt nur die von niedergelassenen Ärzten zu Lasten der GKV ausgestellten und in öffentlichen Apotheken eingelösten Rezepte (siehe Kapitel 55). Der Selbstmedikationsmarkt wird hingegen nicht erfaßt. Dies betrifft einige Indikationsgruppen stärker, die in größerem Umfang rezeptfreie Arzneimittel umfassen – beispielsweise die Analgetika –, andere hingegen gar nicht. Zudem hat die seit 1997 deutlich gestiegene Zuzahlung trotz der leichten Absenkung zum Jahresbeginn 1999 weiterhin zur Folge, daß viele, auch rezeptpflichtige, Arzneimittel vollständig von den Patienten bezahlt werden müssen. Inwieweit diese Verschreibungen abrechnungstechnisch bedingt in der Stichprobe möglicherweise unterrepräsentiert sind, läßt sich nach wie vor nicht exakt quantifizieren. Es gibt jedoch Hinweise darauf, daß anfangs entstandene Lücken mittlerweile zumindest teilweise wieder geschlossen werden konnten.

Andererseits beziehen sich die angegebenen Mengen auf die verschriebenen, nicht aber auf die tatsächlich verbrauchten Arzneimittelmengen. Während man bei chronischen Indikationen davon ausgehen kann, daß diese beiden Mengen gleich sind, werden gerade bei akuten

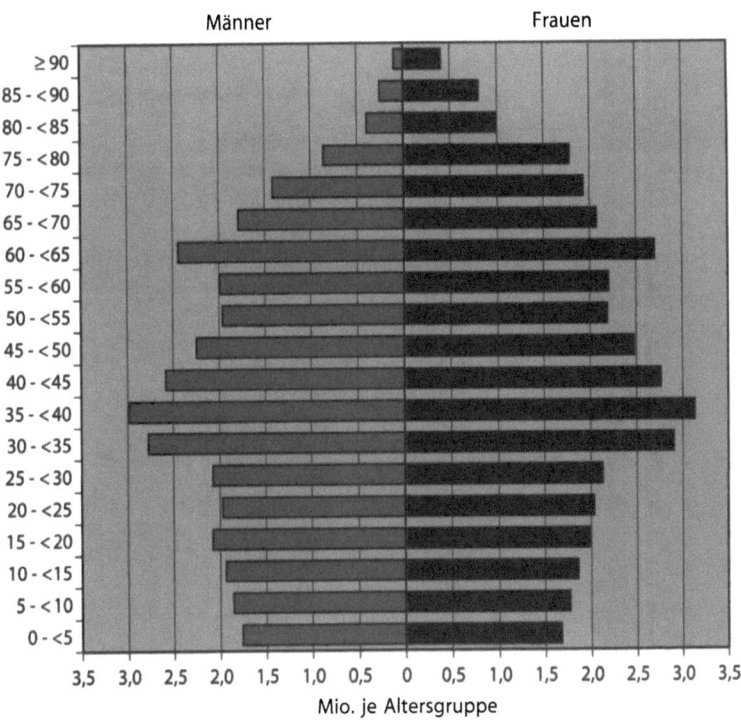

**Abbildung 53.1:** Alters- und Geschlechtsstruktur der GKV-Versicherten 2000

Erkrankungen sicherlich Packungen nicht immer vollständig aufgebraucht, wie Untersuchungen über weggeworfene Arzneimittel belegen (Bronder und Klimpel 2001, Heeke und Günther 1993).

## Altersverteilung der Verschreibungen

Im Jahre 2000 wurden in Deutschland durchschnittlich 10,5 Arzneimittelpackungen mit 390 definierten Tagesdosen (DDD) für jeden Versicherten der Gesetzlichen Krankenversicherung verordnet (Tabelle 53.2). Gegenüber dem Vorjahr ist die Anzahl der Verschreibungen je Versicherter somit wiederum leicht gesunken. Nach heutigem DDD-Klassifikationsstand ist die in DDD gemessene Menge gegenüber dem Vorjahr jedoch fast konstant geblieben, d. h., es wurden etwas häufiger Arzneimit-

**Tabelle 53.2:** Arzneiverbrauch in definierten Tagesdosen (DDD) je Versicherter in der Gesetzlichen Krankenversicherung im Jahre 2000 nach Indikationsgruppen

| | Indikationsgruppe | 0-4 | 5-9 | 10-14 | 15-19 | 20-24 | 25-29 | 30-34 | 35-39 | 40-44 | 45-49 | 50-54 | 55-59 | 60-64 | 65-69 | 70-74 | 75-79 | 80-84 | 85-89 | >=90 | Summe |
|---|---|---|---|---|---|---|---|---|---|---|---|---|---|---|---|---|---|---|---|---|---|
| 5 | Analgetika/Antirheumatika | 5,7 | 3,9 | 4,5 | 6,1 | 5,1 | 5,7 | 7,1 | 9,3 | 12,3 | 17,1 | 23,6 | 30,3 | 33,6 | 40,6 | 48,1 | 57,1 | 69,3 | 74,4 | 74,3 | 20,3 |
| 7 | Antiallergika | 1,4 | 3,6 | 7,8 | 6,4 | 5,1 | 5,2 | 5,0 | 5,0 | 4,5 | 4,7 | 4,4 | 4,0 | 3,2 | 3,0 | 2,5 | 2,6 | 3,3 | 4,1 | 6,2 | 4,4 |
| 8 | Antianämika | 0,4 | 0,3 | 0,4 | 0,9 | 2,0 | 2,9 | 2,7 | 1,8 | 1,3 | 1,3 | 1,2 | 1,2 | 1,2 | 1,6 | 2,4 | 3,0 | 4,5 | 4,4 | 5,9 | 1,7 |
| 9 | Antiarrhythmika | 0,0 | 0,0 | 0,0 | 0,1 | 0,1 | 0,1 | 0,2 | 0,3 | 0,7 | 1,4 | 2,3 | 4,2 | 6,2 | 9,4 | 12,4 | 13,5 | 12,3 | 7,9 | 4,1 | 3,0 |
| 10 | Antibiotika/Antiinfektiva | 7,9 | 7,6 | 5,6 | 6,8 | 5,8 | 5,5 | 5,9 | 6,0 | 5,5 | 4,9 | 5,2 | 5,3 | 4,8 | 4,5 | 4,5 | 4,4 | 5,7 | 4,9 | 6,4 | 5,6 |
| 11 | Antidementiva (Nootropika) | 0,0 | 0,0 | 0,0 | 0,1 | 0,1 | 0,2 | 0,2 | 0,4 | 0,6 | 1,4 | 1,6 | 3,1 | 4,8 | 7,5 | 11,4 | 17,3 | 21,8 | 24,3 | 23,6 | 3,3 |
| 12 | Antidiabetika | 0,2 | 0,3 | 1,3 | 1,8 | 2,0 | 1,9 | 2,6 | 3,4 | 5,5 | 10,0 | 16,9 | 25,8 | 36,4 | 48,9 | 54,7 | 59,2 | 64,2 | 50,3 | 39,0 | 16,8 |
| 14 | Antiemetika/Antivertiginosa | 0,6 | 0,4 | 0,3 | 0,2 | 0,3 | 0,4 | 0,5 | 0,5 | 0,6 | 0,9 | 1,3 | 1,7 | 2,1 | 3,1 | 5,0 | 7,4 | 11,3 | 13,8 | 15,5 | 1,8 |
| 15 | Antiepileptika | 0,3 | 1,0 | 1,6 | 1,9 | 1,9 | 2,1 | 2,6 | 2,9 | 3,0 | 3,0 | 3,1 | 3,0 | 2,9 | 3,1 | 2,9 | 2,9 | 3,4 | 2,7 | 2,1 | 2,5 |
| 17 | Antihypertonika | 0,1 | 0,0 | 0,1 | 0,2 | 0,4 | 1,0 | 2,0 | 4,4 | 9,4 | 20,2 | 34,9 | 51,2 | 66,2 | 83,2 | 92,1 | 97,6 | 101,5 | 76,0 | 60,8 | 28,5 |
| 19 | Antihypotonika | 0,0 | 0,0 | 0,0 | 0,8 | 0,6 | 0,7 | 0,8 | 1,1 | 1,2 | 1,3 | 1,5 | 1,4 | 1,4 | 1,5 | 1,7 | 1,8 | 2,5 | 3,0 | 4,4 | 1,1 |
| 20 | Antikoagulantia | 0,0 | 0,0 | 0,0 | 0,3 | 0,4 | 0,6 | 0,6 | 0,9 | 1,3 | 2,0 | 2,8 | 5,0 | 6,5 | 9,1 | 11,9 | 12,3 | 11,3 | 7,2 | 4,3 | 3,2 |
| 21 | Antimykotika | 5,5 | 0,8 | 1,4 | 1,4 | 1,4 | 1,5 | 1,7 | 1,9 | 2,1 | 2,3 | 2,6 | 3,1 | 3,1 | 3,0 | 3,2 | 3,1 | 4,2 | 4,9 | 6,3 | 2,4 |
| 23 | Antiphlogistika | 0,2 | 0,4 | 0,7 | 0,6 | 0,6 | 0,4 | 0,5 | 0,5 | 0,6 | 0,6 | 0,8 | 1,0 | 0,9 | 3,0 | 1,2 | 1,4 | 1,6 | 1,4 | 1,6 | 0,7 |
| 24 | Antitussiva/Expektorantia | 22,8 | 10,8 | 7,6 | 7,4 | 4,0 | 3,6 | 3,6 | 3,8 | 3,8 | 4,2 | 4,9 | 5,9 | 6,4 | 7,8 | 9,2 | 10,3 | 12,0 | 13,1 | 16,4 | 7,0 |
| 27 | Beta-, Ca-Bl-, Angiotensin-Hemmst. | 0,3 | 0,1 | 0,2 | 0,5 | 1,1 | 1,8 | 3,6 | 7,0 | 14,4 | 28,4 | 44,8 | 65,6 | 84,7 | 110,5 | 129,4 | 144,6 | 151,3 | 132,6 | 111,6 | 39,8 |
| 28 | Broncholytika/Antiasthmatika | 5,7 | 6,7 | 7,5 | 6,6 | 6,6 | 7,7 | 9,4 | 10,8 | 12,2 | 14,2 | 18,9 | 25,1 | 30,7 | 40,8 | 46,3 | 43,3 | 40,5 | 30,3 | 23,9 | 18,0 |
| 31 | Corticoide (Interna) | 2,1 | 0,9 | 0,8 | 1,1 | 1,4 | 1,9 | 2,2 | 2,8 | 3,3 | 4,0 | 4,6 | 5,9 | 6,9 | 7,7 | 9,3 | 9,7 | 10,6 | 8,2 | 7,3 | 4,1 |
| 32 | Dermatika | 17,1 | 14,6 | 14,9 | 18,0 | 11,5 | 9,2 | 8,4 | 8,5 | 8,9 | 8,7 | 9,0 | 10,6 | 10,4 | 11,7 | 12,8 | 13,9 | 17,8 | 19,4 | 24,7 | 11,7 |
| 36 | Diuretika | 0,4 | 0,1 | 0,1 | 0,1 | 0,3 | 0,8 | 1,2 | 2,1 | 4,7 | 8,3 | 14,4 | 22,1 | 31,6 | 48,1 | 65,7 | 87,4 | 121,8 | 137,0 | 161,9 | 20,2 |
| 37 | Durchblutungsfördernde Mittel | 0,0 | 0,0 | 0,0 | 0,1 | 0,1 | 0,1 | 0,1 | 0,2 | 0,3 | 0,5 | 1,1 | 1,6 | 2,7 | 4,2 | 6,7 | 7,9 | 9,8 | 10,5 | 9,8 | 1,7 |
| 44 | Gichtmittel | 0,0 | 0,0 | 0,0 | 0,0 | 0,1 | 0,2 | 0,5 | 1,0 | 1,9 | 3,5 | 5,5 | 7,9 | 10,6 | 12,3 | 13,2 | 13,2 | 13,5 | 11,5 | 10,2 | 4,4 |
| 45 | Grippemittel | 1,0 | 1,2 | 1,2 | 0,8 | 0,4 | 0,3 | 0,3 | 0,2 | 0,3 | 0,2 | 0,2 | 0,2 | 0,2 | 0,2 | 0,1 | 0,1 | 0,2 | 0,1 | 0,2 | 0,4 |
| 46 | Gynäkologika | 1,4 | 0,8 | 0,3 | 1,2 | 2,0 | 2,7 | 2,8 | 3,0 | 3,8 | 5,7 | 7,7 | 8,8 | 8,5 | 8,5 | 8,5 | 8,5 | 9,3 | 7,1 | 7,3 | 4,7 |
| 47 | Hämorrhoidenmittel | 0,0 | 0,0 | 0,1 | 0,2 | 0,2 | 0,1 | 0,4 | 0,4 | 0,5 | 0,6 | 0,7 | 0,9 | 0,9 | 1,0 | 1,1 | 1,3 | 1,4 | 1,4 | 1,4 | 0,5 |
| 48 | Hepatika | 0,4 | 0,2 | 0,1 | 0,2 | 0,2 | 0,1 | 0,2 | 0,2 | 0,3 | 0,5 | 0,8 | 1,0 | 1,2 | 1,5 | 1,9 | 3,0 | 4,9 | 7,2 | 11,7 | 0,9 |
| 49 | Hypnotika/Sedativa | 0,8 | 0,1 | 0,1 | 0,2 | 0,3 | 0,5 | 0,8 | 1,2 | 1,6 | 2,2 | 3,2 | 4,3 | 4,9 | 5,9 | 8,4 | 11,6 | 15,5 | 18,6 | 19,6 | 3,2 |
| 50 | Hypophysen-, Hypothalamushormone | 0,1 | 0,4 | 0,6 | 0,4 | 0,2 | 0,6 | 1,0 | 0,8 | 0,4 | 0,2 | 0,1 | 0,2 | 0,3 | 0,5 | 1,1 | 1,6 | 1,8 | 1,2 | 1,0 | 0,6 |
| 51 | Immunmodulatoren | 1,2 | 0,7 | 0,6 | 0,5 | 0,6 | 0,6 | 0,8 | 0,9 | 0,9 | 1,0 | 0,9 | 1,1 | 0,9 | 0,9 | 0,6 | 0,5 | 0,7 | 0,2 | 0,3 | 0,8 |
| 52 | Infusionslösungen usw. | 1,4 | 0,6 | 0,3 | 0,1 | 0,1 | 0,0 | 0,1 | 0,1 | 0,1 | 0,1 | 0,1 | 0,1 | 0,2 | 0,1 | 0,3 | 0,4 | 0,5 | 0,5 | 0,7 | 0,2 |
| 53 | Kardiaka | 0,3 | 0,1 | 0,1 | 0,3 | 0,2 | 0,2 | 0,2 | 0,3 | 0,5 | 1,0 | 2,0 | 4,0 | 6,9 | 13,5 | 23,0 | 34,2 | 49,2 | 59,8 | 63,3 | 6,4 |
| 54 | Karies- und Parodontosemittel | 42,5 | 55,7 | 32,5 | 9,8 | 0,5 | 0,4 | 0,4 | 0,2 | 0,2 | 0,1 | 0,3 | 0,2 | 0,2 | 0,1 | 0,2 | 0,1 | 8,6 | 0,0 | 1,3 | 7,6 |

**Tabelle 53.2:** Arzneiverbrauch in definierten Tagesdosen (DDD) je Versicherter in der Gesetzlichen Krankenversicherung im Jahre 2000 nach Indikationsgruppen (Fortsetzung).

| | Indikationsgruppe | 0–4 | 5–9 | 10–14 | 15–19 | 20–24 | 25–29 | 30–34 | 35–39 | 40–44 | 45–49 | 50–54 | 55–59 | 60–64 | 65–69 | 70–74 | 75–79 | 80–84 | 85–89 | >=90 | Summe |
|---|---|---|---|---|---|---|---|---|---|---|---|---|---|---|---|---|---|---|---|---|---|
| 55 | Koronarmittel | 0,1 | 0,0 | 0,0 | 0,0 | 0,0 | 0,0 | 0,1 | 0,2 | 0,8 | 2,4 | 5,3 | 10,9 | 20,2 | 36,2 | 56,9 | 78,3 | 103,9 | 108,6 | 106,3 | 14,6 |
| 56 | Laxantia | 1,3 | 0,5 | 0,4 | 0,2 | 0,3 | 0,2 | 0,3 | 0,4 | 0,5 | 0,8 | 1,1 | 1,6 | 2,0 | 2,8 | 4,1 | 6,3 | 10,3 | 16,2 | 23,3 | 1,8 |
| 58 | Lipidsenker | 0,0 | 0,0 | 0,0 | 0,0 | 0,2 | 0,4 | 0,8 | 2,2 | 4,8 | 8,6 | 14,7 | 24,3 | 31,9 | 37,8 | 39,4 | 31,9 | 22,1 | 8,9 | 4,4 | 11,5 |
| 60 | Magen-Darm-Mittel | 3,0 | 1,2 | 1,5 | 0,2 | 3,2 | 3,8 | 4,7 | 5,9 | 7,5 | 9,8 | 12,4 | 15,6 | 21,9 | 20,3 | 23,9 | 26,3 | 31,8 | 32,4 | 37,1 | 10,4 |
| 61 | Migränemittel | 0,0 | 0,0 | 0,0 | 0,2 | 0,2 | 0,4 | 0,3 | 0,5 | 0,7 | 0,8 | 0,9 | 0,9 | 0,8 | 0,6 | 0,5 | 0,4 | 0,5 | 0,2 | 0,2 | 0,5 |
| 62 | Mineralstoffpräparate | 0,2 | 0,3 | 0,5 | 0,8 | 1,7 | 2,7 | 3,0 | 2,2 | 2,0 | 3,0 | 4,5 | 6,6 | 8,2 | 11,1 | 14,2 | 17,3 | 19,3 | 17,9 | 16,5 | 5,0 |
| 63 | Mund- und Rachentherapeutika | 2,5 | 1,7 | 1,8 | 1,3 | 0,8 | 0,8 | 0,7 | 0,7 | 0,7 | 0,8 | 1,0 | 1,1 | 1,1 | 1,1 | 1,2 | 1,2 | 2,5 | 1,3 | 1,3 | 1,1 |
| 64 | Muskelrelaxantien | 0,2 | 0,5 | 0,3 | 0,2 | 0,3 | 0,5 | 0,6 | 0,8 | 1,4 | 1,7 | 1,8 | 2,2 | 1,1 | 2,3 | 2,0 | 2,4 | 2,8 | 2,5 | 2,0 | 1,3 |
| 66 | Neuropathiepräparate usw. | 0,0 | 0,0 | 0,0 | 0,0 | 0,1 | 0,2 | 0,3 | 0,5 | 0,7 | 1,1 | 2,0 | 3,5 | 3,9 | 5,2 | 6,0 | 7,0 | 6,9 | 5,3 | 3,9 | 1,9 |
| 67 | Ophthalmika | 12,4 | 6,8 | 5,0 | 4,5 | 4,1 | 4,5 | 5,0 | 5,7 | 7,1 | 9,5 | 13,3 | 19,2 | 25,0 | 34,2 | 45,2 | 59,1 | 69,4 | 72,3 | 71,8 | 16,8 |
| 68 | Osteoporosemittel/ Ca-Stoffw.reg. | 0,0 | 0,0 | 0,0 | 0,0 | 0,0 | 0,0 | 0,1 | 0,2 | 0,2 | 0,5 | 0,9 | 1,8 | 2,4 | 3,4 | 4,6 | 5,4 | 5,5 | 4,0 | 2,2 | 1,2 |
| 69 | Otologika | 4,9 | 3,0 | 1,7 | 0,9 | 0,5 | 0,5 | 0,4 | 0,4 | 0,4 | 0,4 | 0,4 | 0,4 | 0,4 | 0,4 | 0,4 | 0,4 | 0,8 | 0,7 | 0,8 | 0,9 |
| 70 | Parkinsonmittel usw. | 0,0 | 0,0 | 0,1 | 0,1 | 0,1 | 0,1 | 0,2 | 0,3 | 0,5 | 0,6 | 0,9 | 1,5 | 2,4 | 3,5 | 5,4 | 7,4 | 9,4 | 8,1 | 6,0 | 1,5 |
| 71 | Psychopharmaka | 0,3 | 1,3 | 2,6 | 1,6 | 3,6 | 5,6 | 8,0 | 11,5 | 14,4 | 17,7 | 21,2 | 23,4 | 21,9 | 23,3 | 26,4 | 31,6 | 37,0 | 39,4 | 40,4 | 14,2 |
| 72 | Rhinologika/Sinusitismittel | 36,6 | 19,6 | 11,6 | 6,5 | 3,0 | 2,6 | 2,6 | 2,4 | 2,3 | 2,3 | 2,1 | 2,2 | 2,1 | 1,9 | 1,5 | 1,5 | 1,9 | 1,2 | 2,3 | 5,5 |
| 74 | Schilddrüsentherapeutika | 1,2 | 2,4 | 6,0 | 6,9 | 7,3 | 12,0 | 15,7 | 18,7 | 22,0 | 26,0 | 31,6 | 30,4 | 27,2 | 27,6 | 26,2 | 25,6 | 23,0 | 17,3 | 14,6 | 18,3 |
| 76 | Sexualhormone | 0,1 | 0,0 | 1,7 | 75,4 | 17,9 | 4,7 | 4,3 | 5,1 | 10,1 | 27,2 | 59,8 | 68,9 | 48,9 | 30,2 | 16,6 | 11,9 | 10,8 | 4,7 | 7,2 | 23,3 |
| 77 | Spasmolytika | 0,1 | 0,2 | 0,3 | 0,4 | 0,3 | 0,3 | 0,3 | 0,4 | 0,4 | 0,5 | 0,8 | 0,9 | 1,0 | 1,3 | 1,4 | 1,4 | 1,5 | 1,6 | 1,8 | 0,7 |
| 79 | Thrombozyten- aggregationshemmer | 0,1 | 0,1 | 0,1 | 0,2 | 0,2 | 0,2 | 0,4 | 0,5 | 1,2 | 2,9 | 6,0 | 10,6 | 16,5 | 23,3 | 32,0 | 37,8 | 45,2 | 44,8 | 43,1 | 8,6 |
| 82 | Urologika | 0,1 | 0,4 | 0,3 | 0,3 | 0,6 | 0,6 | 0,6 | 0,8 | 1,1 | 1,6 | 3,3 | 7,1 | 11,8 | 16,7 | 20,7 | 22,5 | 23,9 | 19,5 | 17,6 | 5,5 |
| 83 | Venentherapeutika | 0,1 | 0,3 | 0,8 | 0,8 | 0,5 | 0,6 | 0,7 | 0,7 | 0,9 | 1,3 | 2,2 | 2,8 | 3,4 | 4,7 | 6,3 | 7,9 | 10,1 | 9,5 | 10,2 | 2,2 |
| 84 | Vitamine | 67,0 | 0,9 | 0,9 | 1,0 | 1,1 | 1,2 | 1,6 | 2,2 | 3,1 | 3,6 | 5,9 | 9,5 | 10,2 | 13,8 | 17,1 | 20,2 | 25,1 | 27,2 | 25,6 | 9,3 |
| 85 | Wundbehandlungsmittel | 4,8 | 1,7 | 1,2 | 0,8 | 0,6 | 0,4 | 0,5 | 0,6 | 0,6 | 0,8 | 1,0 | 1,4 | 2,0 | 2,3 | 3,1 | 5,1 | 9,0 | 15,6 | 28,4 | 2,0 |
| 86 | Zytostatika usw. | 0,1 | 0,1 | 0,0 | 0,1 | 0,1 | 0,2 | 0,2 | 0,3 | 0,4 | 0,8 | 1,2 | 2,0 | 1,7 | 2,5 | 3,0 | 2,4 | 2,4 | 1,1 | 0,5 | 0,9 |
| | Gesamter Fertigarzneimittelmarkt | 259,0 | 156,1 | 130,3 | 181,4 | 103,3 | 103,4 | 121,7 | 147,1 | 192,6 | 280,5 | 421,2 | 557,4 | 649,6 | 807,2 | 954,6 | 1090,9 | 1266,9 | 1204,1 | 1203,2 | 389,7 |

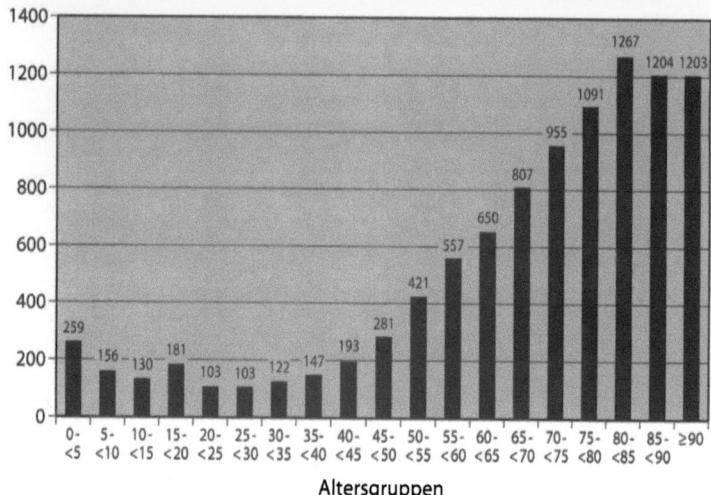

**Abbildung 53.2:** Arzneiverbrauch je Versicherter in der GKV 2000

telpackungen mit einer größeren Reichweite verordnet. Wenn der Mittelwert der Tagesdosen in Fünfjahresschritten nach dem Alter aufgegliedert wird, ergibt sich die in Abbildung 53.2 dargestellte Verteilung. Sie reicht von 103 DDD bei den 20- bis 30-Jährigen bis zu 1267 DDD bei den Versicherten zwischen 80 und 85 Jahren, entsprechend 0,3 bzw. 3,5 Tagesdosen pro Tag. Es gibt Hinweise darauf, daß gerade im Alter häufig eine Multimedikation stattfindet. Die Einnahme zahlreicher verschiedener Arzneimittel ist wegen oft schwer überschaubarer Wechselwirkungen jedoch nicht unproblematisch. „Manchmal wundere ich mich, wenn Patienten ... mir erzählen, daß sie gleichzeitig sechs verschiedene Medikamente einnehmen." (Erdmann 1995).

Im statistischen Mittel wurden 2000 jedem Versicherten Arzneien mit Kosten in Höhe von 531 DM verordnet. All diese Maßzahlen divergieren sehr stark zwischen den einzelnen Altersgruppen. So zeigte schon eine frühere Studie, daß auf 10% der Versicherten bereits 53% der Arzneimittelausgaben entfallen (Berg 1986). Die Versicherten mit einem Lebensalter ab 60 Jahren, die lediglich 25,2% der Gesamtpopulation darstellen, vereinigten im Jahr 2000 54% des gesamten GKV-Fertigarzneimittelumsatzes auf sich, also mehr als das Doppelte des Bevölkerungsanteils. Im Durchschnitt wird jeder Versicherte über 60 Jahre mit etwa zweieinhalb Arzneimitteln täglich als Dauertherapie behandelt. Beispielhaft sei hier das Verordnungsspektrum in der Altersgruppe 70 bis unter 75 Jahre dargestellt (Nink und Schröder 2001). Auf jeden Versicherten in dieser Altersgruppe entfielen 2000 im Mittel 20 Arzneipackungen im Wert von 1222 DM. Besonders relevant sind dabei Erkrankungen des Herz-Kreislauf-Systems, die im Alter vor allem mit Betarezeptorenblockern/Calciumantagonisten/Angiotensin-Hemmstoffen, Antihypertonika, Koronarmitteln und Diuretika behandelt werden. Daneben sind auch Analgetika/Antirheumatika, Antidiabetika, Broncholytika/Antiasthmatika und Ophthalmika bedeutsam. Der Verbrauch nimmt mit steigendem Alter aber nicht gleichförmig zu. Während er bei Analgetika/Antirheumatika, Kardiaka, Koronarmitteln, Diuretika und Ophthalmika in den höheren Altersgruppen weiter stark zunimmt, bleibt er bei den übrigen genannten Gruppen weitgehend konstant oder nimmt in den höchsten Altersgruppen sogar leicht ab.

Allerdings wäre der Schluß voreilig, daß der demographische Wandel die treibende Kraft hinter steigenden Ausgaben ist. Wie bereits früher gezeigt wurde (vgl. Arzneiverordnungs-Report '94), erklärt das Älterwerden unserer Gesellschaft den Kostenanstieg nur zu einem geringen Teil. Vielmehr scheinen Krankheitskosten ganz allgemein nicht per se mit wachsendem Alter zuzunehmen, sondern vielmehr mit der Nähe zum Tod (Braun et al. 1998, Zweifel 2001). Daher können Mehrausgaben für unser Gesundheitssystem nicht pauschal mit einer wachsenden Lebenserwartung in unserer Gesellschaft erklärt werden.

Auffällig ist bei Frauen der Altersverlauf bei den Sexualhormonen. Hier zeigt sich ein deutlicher Gipfel bei den 15- bis 19-Jährigen, der durch die Erstattungsfähigkeit hormonaler Kontrazeptiva in dieser Altersgruppe verursacht wird (vgl. Tabelle 53.2). Ab etwa 45 Jahren steigt die Kurve erneut stark an, um dann bei etwa 65 Jahren wieder deutlich abzusinken. Dieser zweite, breitere Gipfel wird durch die Hormonsubstitution nach der Menopause verursacht. Ob die zur Zeit in Deutschland übliche Praxis der breiten und langjährigen Anwendung der hormonellen Substitutionstherapie bei Frauen über 40 Jahre nach dem aktuellen wissenschaftlichen Erkenntnisstand zu Nutzen und Risiken angemessen ist, bleibt umstritten (Greiser et al. 2000).

## Geschlechtsverteilung der Verschreibungen

In den führenden Wirkstoffen der einzelnen Altersgruppen werden die relevanten Indikationen in den einzelnen Kohorten deutlich, auf-

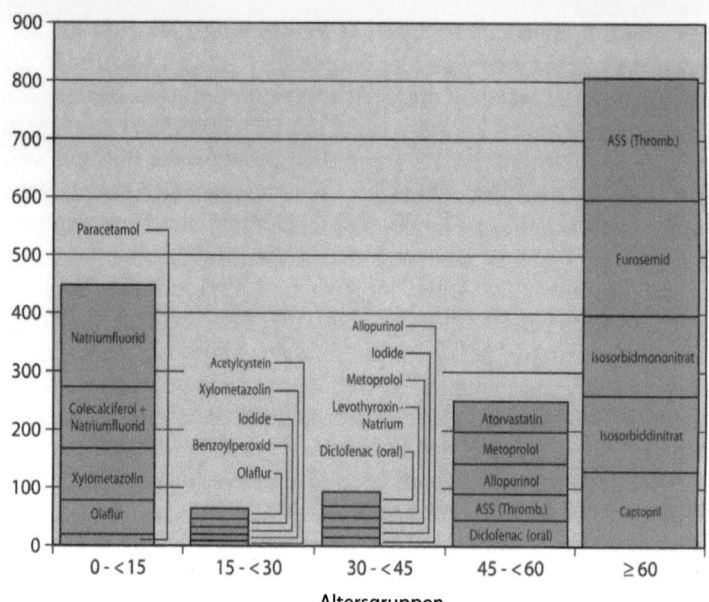

**Abbildung 53.3:** Führende Wirkstoffe nach DDD bei Männern 2000

geschlüsselt nach Männern und Frauen (Abbildungen 53.3 und 53.4). In die hier gewählte DDD-bezogene Betrachtung gehen sowohl die Anzahl verordneter Packungen als auch die Packungsgrößen ein, so daß sich die Arzneimittelmengen gut ablesen lassen. Dadurch sind bevorzugt typische Arzneimittel der Langzeitmedikation zu finden. Bei Kindern sind hier in erster Linie Fluorpräparate zur Kariesprophylaxe und Rhinologika zu finden, während sich bei der Altersmedikation auch hier die überragende Bedeutung von Erkrankungen des Herz-Kreislauf-Systems zeigt. An beiden Enden des Altersspektrums bestehen auch nur geringe Unterschiede im Arzneimittelverbrauch zwischen den Geschlechtern, während in den mittleren Altersgruppen deutliche Abweichungen zu Tage treten. Bei Frauen sind im Alter von 45 bis 60 Jahren überwiegend Sexualhormone, in geringerem Maße auch Schilddrüsenhormone mengenmäßig bedeutsam, während bei Männern Statine, Betarezeptorenblocker und Acetylsalicylsäure als Thrombozytenaggregationshemmer, aber auch Gicht- und Rheumamittel wichtig werden. Dabei führen die Sexualhormone bei den

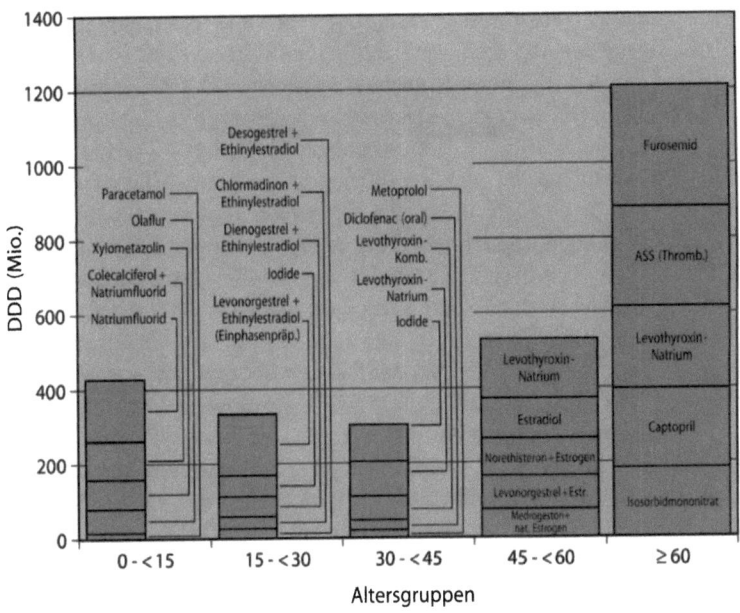

**Abbildung 53.4:** Führende Wirkstoffe nach DDD bei Frauen 2000

Frauen insbesondere in der abgebildeten Altersgruppe 15 bis 30 Jahre zu einer gewissen Verzerrung, da diese Medikamente nur in geringem Umfang zu therapeutischen Zwecken, sondern vielmehr zur Empfängnisverhütung eingesetzt werden. Vernachlässigt man daher diese Arzneimittel, stehen Iodide und Levothyroxinpräparate aus der Gruppe der Schilddrüsenpräparate auf den vorderen Plätzen.

Im Vergleich der Geschlechter zeigt sich auch, daß Herz-Kreislauf-Mittel bei Männern bereits in geringerem Lebensalter als bei Frauen verstärkt eingesetzt werden. Metoprolol hat sich für Männer zwischen 30 und 60 Jahren als der führende Wirkstoff aus der Gruppe der Betarezeptorenblocker etabliert. Bei den Frauen haben die Johanniskrautpräparate, die in ihrer Wirksamkeit kontrovers diskutiert werden (vgl. Kapitel 42), ihre Position unter den führenden fünf Wirkstoffen in der Altersgruppe der 30- bis 45-jährigen Frauen verloren und sind auf Rang 8 mit 15,5 Mio. verordneten Tagesdosen zurückgefallen. Auf Rang 6 findet sich bei Frauen derselben Altersklasse eine weitere Gruppe pflanzlicher Mittel mit dem Wirkstoff Mönchspfefferfrüchteextrakt mit 16,8 Mio. verordneten Tagesdosen. Für die Wirksamkeit dieser Mittel liegen bislang keine überzeugenden wissenschaftlichen Belege vor (vgl. Kapitel 26). Bei Männern und Frauen in der Altersgruppe der Über-60-Jährigen zeigt sich, daß Acetylsalicylsäure zur Thrombozytenaggregationshemmung in den vergangenen Jahren einen deutlichen Aufstieg erlebt hat. So war der Wirkstoff in dieser Altersgruppe bei Frauen 1998 noch nicht unter den führenden Wirkstoffen, 1999 dann bereits auf Rang 4 und im Jahr 2000 auf dem zweiten Rang zu finden. Ein ähnlicher Trend zeigt sich für die über-60-jährigen Männer, bei denen dieser Wirkstoff 1999 auf Rang 2 und im Jahr 2000 auf Rang 1 zu finden ist. Bei der Betrachtung der verordneten Tagesdosen pro Kopf zeigt sich im zeitlichen Verlauf, daß bei den über 60-jährigen Männern noch im Jahr 1996 durchschnittlich 13,7 Tagesdosen Acetylsalicylsäure zur Thrombozytenaggregationshemmung, im Jahr 1999 bereits 23,5 und im Jahr 2000 fast 29 Tagesdosen verordnet wurden. Ähnlich stellt sich die Situation für die über-60-jährigen Frauen dar, wobei die Kurve insgesamt auf einem etwas niedrigeren Niveau verläuft. Gründe hierfür mögen darin liegen, daß sich die eindeutig positive Studienlage für die Wirksamkeit von Acetylsalicylsäure zur Herzinfarkt- und Schlaganfallprophylaxe im Verordnungsverhalten niederschlägt (vgl. Kapitel 14). In den dargestellten Tagesdosen nicht enthalten sind Mittel, deren Hauptindikation im Bereich der Analgetika liegt, die aber wegen ihrer niedrigen Dosierung wohl überwiegend zur Thrombozytenaggregationshemmung eingesetzt werden, so daß die tatsächlichen Werte eher noch etwas höher liegen.

Die Verordnungsunterschiede zwischen Männern und Frauen müssen jedoch vor dem Hintergrund gesehen werden, daß Frauen insgesamt deutlich mehr Arzneimittel erhalten. Abbildung 53.5 stellt einen Vergleich des geschlechtsspezifischen Verbrauchs für den Gesamtmarkt dar. Hier zeigt sich mit 450 Tagesdosen bei Frauen gegenüber 322 Tagesdosen bei Männern ein Mehrverbrauch von knapp 40%, wobei der Unterschied im Vergleich zum Vorjahr mit rund 44% Differenz geringfügig abgenommen hat. Bei der Betrachtung einzelner Indikationsgruppen wird deutlich, daß Frauen fast doppelt so viel Psychopharmaka-Verordnungen erhalten wie Männer. Ähnlich stellt sich die Situation für die Hypnotika/Sedativa dar mit durchschnittlich 4,3 Tagesdosen bei Frauen gegenüber 2 Tagesdosen bei Männern. Hier decken sich die Auswertungen mit den auch aus einer Vielzahl anderer Studien bekannten Befunden, daß Frauen deutlich häufiger psychotrope Substanzen einnehmen (Gmel 1997). Deutlich erhöht ist

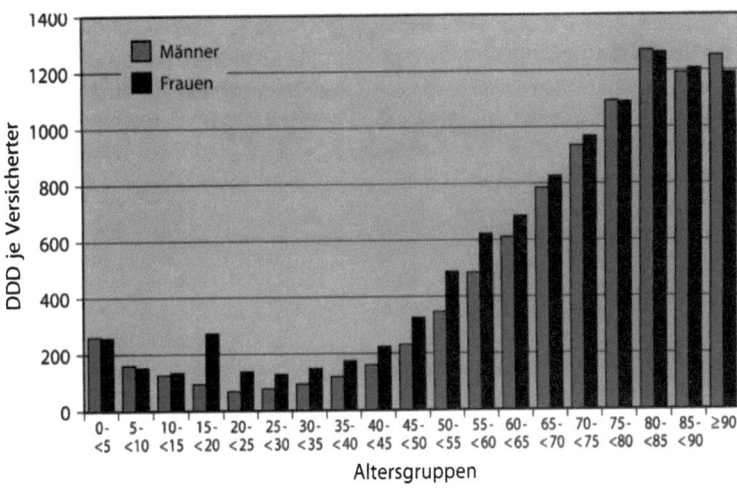

**Abbildung 53.5:** Arzneiverbrauch nach Alter und Geschlecht 2000

auch die Verordnung von Mineralstoffpräparaten und Schilddrüsentherapeutika bei Frauen, während etwa bei den Indikationsgruppen Koronarmittel und Antitussiva/Expektorantien der Geschlechtsunterschied gering ausfällt. Insbesondere findet sich in einigen typischen Indikationsgruppen (Urologika, Gichtmittel, Broncholytika/Antiasthmatika) auch ein Mehrverbrauch der Männer (vgl. Arzneiverordnungs-Report '96).

Es gibt Hinweise darauf, daß die generell hohen Verordnungszahlen bei Frauen zumindest teilweise darauf zurückzuführen sind, daß diese häufiger den Arzt konsultieren. Bezogen auf den einzelnen Arztbesuch sind die Verordnungen zwischen Männern und Frauen annähernd gleich verteilt. Dies bestätigt eine Untersuchung über Verordnungen psychotroper Arzneimittel und oraler Antidiabetika anhand einer Stichprobe von ca. 27.000 Patienten aus 50 allgemeinmedizinischen Praxen (Schoettler 1992). Männer und Frauen erhalten pro Kopf und Arztbesuch in annähernd gleichem Umfang Arzneimittel, 73% aller Arztbesuche werden jedoch durch Frauen absolviert. Die Tatsache, daß in allen westlichen Industrienationen Frauen länger leben als Männer, ihren Gesundheitszustand jedoch subjektiv schlechter bewerten, mehr Medikamente einnehmen und deutlich häufiger zum Arzt gehen, ist heute unter dem Begriff „Geschlechterparadox" in der Gesundheitsforschung bekannt. Eine Vielzahl von Aspekten sollen hierbei eine Rolle spielen, wie biologisch-genetische Unterschiede, unterschiedliche Gesundheitskonzepte und Unterschiede im Gesundheitsverhalten von Männern und Frauen sowie die geschlechtsspezifische Behandlung von Männern und Frauen im Gesundheitssystem. Psychosozialen Einflußfaktoren sowie geschlechtsspezifischen Lebenslagen wird ebenfalls ein bedeutsamer Erklärungswert zugeschrieben (Kuhlmann und Kolip 1997, Maschewsky-Schneider 1997, Macintyre et al. 1996).

## Umstrittene Arzneimittel

Arzneimittel, deren therapeutischer Nutzen nicht hinreichend belegt ist (vgl. Tabelle 50.7), werden bevorzugt an Frauen verschrieben (Abbildung 53.6). Zum generellen Arzneimittelmehrverbrauch bei Frauen tritt ein höherer prozentualer Anteil umstrittener Arzneimittel. Als Folge davon erhalten Frauen pro Kopf 43% mehr definierte Tagesdosen umstrittener Arzneimittel als Männer. Besonders deutlich ist dieser Unterschied im jungen und mittleren Erwachsenenalter, während mit zunehmendem Alter eine Annäherung zwischen den Geschlechtern erfolgt. Auffällig ist weiterhin bei der Betrachtung der Altersgruppen, daß der Anteil umstrittener Arzneimittelgruppen bei Kindern besonders hoch ist und auch im Alter wieder ansteigt (Abbildung 53.6).

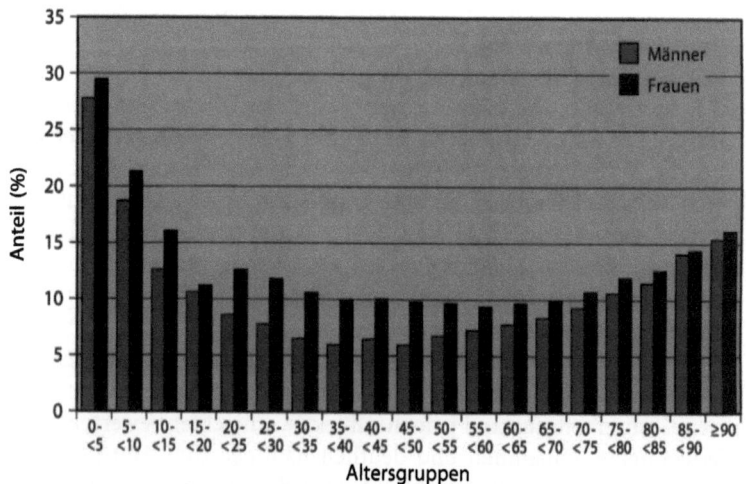

**Abbildung 53.6:** Umsatzanteil umstrittener Wirkstoffe nach Alter und Geschlecht 2000

Bei der Aufschlüsselung nach Arzneimittelgruppen zeigt sich bei den 20 verordnungsstärksten umstrittenen Arzneimittelgruppen mit Ausnahme der Expektorantien und durchblutungsfördernden Mittel ein Mehrverbrauch bei Frauen (Abbildung 53.7). Besonders hoch fällt der Unterschied bei pflanzlichen Psychopharmaka (2,9/1,0 DDD), Venentherapeutika (3,3/1,2 DDD) und Antidementiva (4,2/2,2 DDD) aus.

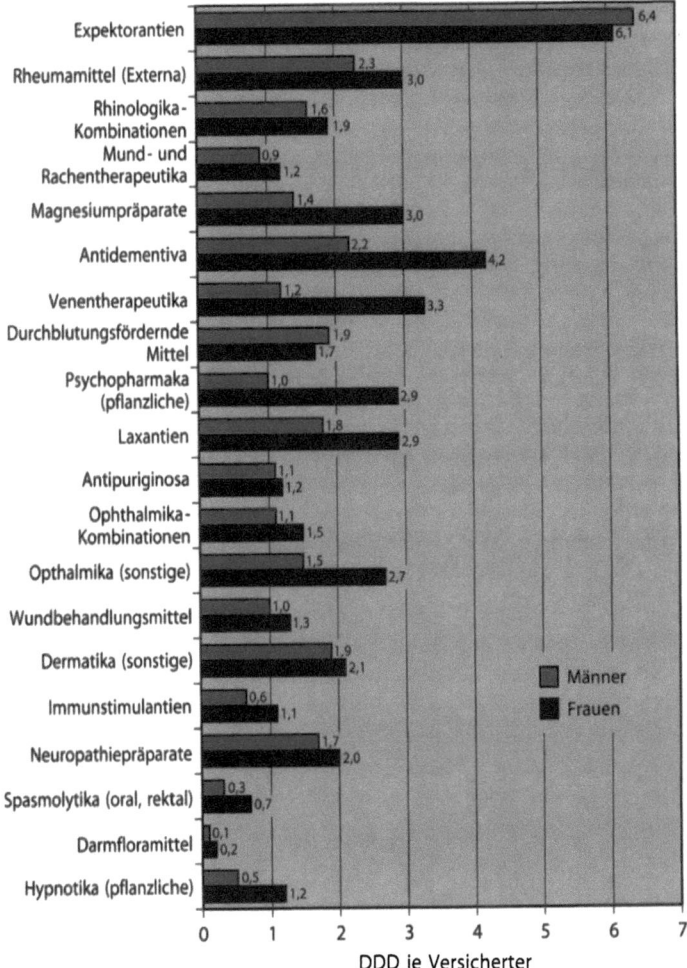

**Abbildung 53.7:** Verbrauch umstrittener Arzneimittelgruppen nach Geschlecht 2000

## Literatur

Berg H. (1986): Bilanz der Kostendämpfungspolitik im Gesundheitswesen 1977–1984. Asgard-Verlag, Sankt Augustin.

Braun B., Kühn H., Reiners H. (1998): Das Märchen von der Kostenexplosion. Fischer, Frankfurt/Main.

Bronder E., Klimpel A. (2001): Unverbrauchte Arzneimittel. DAZ Nr. 6, 141. Jg.: 49–54.

Erdmann E. (1995): Werden in Deutschland zu viele Medikamente verordnet? Münch. Med. Wschr. 137 (Beilage): 11.

Gmel G. (1997): Konsum von Schlaf- und Beruhigungsmitteln in der Schweiz: Nehmen Frauen mehr Medikamente oder sind mehr Männer erwerbstätig? Zeitschrift für Gesundheitswissenschaften 5: 15–31.

Greiser E., Günther J., Niemeyer M., Schmacke N. (2000): Weibliche Hormone – Ein Leben lang. Wissenschaftliches Institut der AOK, Bremer Institut für Präventionsforschung und Sozialmedizin, Bonn, Bremen.

Heeke A., Günther J. (1993): Arzneimittel im Müll, Essen.

Kuhlmann E., Kolip P. (1997): Das Geschlechterparadox in der Gesundheitsforschung. Welche Rolle spielt privilegierte Berufstätigkeit? Jahrbuch für kritische Medizin, Argument-Verlag, Hamburg.

Macintyre S., Hunt K., Sweeting H. (1996): Gender differences in health: are things really as simple as they seem? Soc. Sci. Med., 4 (42): 617–624.

Maschewsky-Schneider U. (1997): Frauen sind anders krank: zur gesundheitlichen Lage der Frauen in Deutschland. Juventa-Verlag, Weinheim, München.

Nink K., Schröder H. (2001): Arzneimittelverordnungen nach Altersgruppen 2000. Wissenschaftliches Institut der AOK, Bonn.

Schoettler P. (1992): Untersuchung der Verordnung von psychotropen Arzneimitteln und oralen Antidiabetika in der allgemeinmedizinischen Praxis (Dissertation). Kiel.

Statistisches Bundesamt (2000): Statistisches Jahrbuch 2000. Wiesbaden.

Zweifel P. (2001): Alter, Gesundheit und Gesundheitsausgaben – eine neue Sicht. GGW Nr.: 1, 1. Jg: 6–12

# 54. Arzneiverordnungen nach Arztgruppen

KATRIN NINK, HELMUT SCHRÖDER UND GISBERT W. SELKE

Das Verordnungsverhalten der Ärzte bestimmt maßgeblich den Arzneimittelverbrauch. Im folgenden wird das Verordnungsverhalten im Vergleich der einzelnen Facharztgruppen analysiert. Aktuelle Auswertungen für das gesamte Bundesgebiet sind hier mit den Daten des GKV-Arzneimittelindex für elf Arztgruppen durchgeführt worden (Nink und Schröder 2001).

## Verschreibungsmengen nach Arztgruppen

Die Darstellung der verordneten Tagesdosen nach Arztgruppen zeigt, daß Allgemeinärzte (einschließlich praktische Ärzte) und Internisten die meisten Arzneimittel verordnen (Abbildung 54.1). Auch die Analyse der Verordnungen nach Arzneimittelpackungen bestätigt, daß von der Gesamtzahl der 749 Mio. Verordnungen der größte Teil auf Allgemeinmediziner (402,2 Mio.) und Internisten (122,8 Mio.) entfällt. Im Jahr 2000 ist der Anteil der Allgemeinmediziner an der Verordnungstätigkeit mit 53,7% (1999: 53,6%) praktisch konstant geblieben, während der Anteil der Internisten mit 16,4% (1999: 17,4%) rückläufig war. Der Umsatzanteil beider Gruppen am Gesamtmarkt ist leicht gesunken. Auf Allgemeinmediziner entfallen 50%, auf Internisten nunmehr 22%. Damit verschreiben Internisten also deutlich teurere Arzneimittel als der Durchschnitt aller Ärzte, wobei sich der Abstand weiter vergrößert hat.

Weiterhin stellen die Allgemeinmediziner und Internisten die meisten Ärzte, so daß die Konzentration des Verordnungsgeschehens auf diese Gruppen größtenteils erklärbar ist. In Tabelle 54.1 sind deshalb zum besseren Vergleich die Verordnungen, Umsätze und definierten Tagesdosen (DDD) je Arzt der entsprechenden Facharztgruppe ausgewiesen.

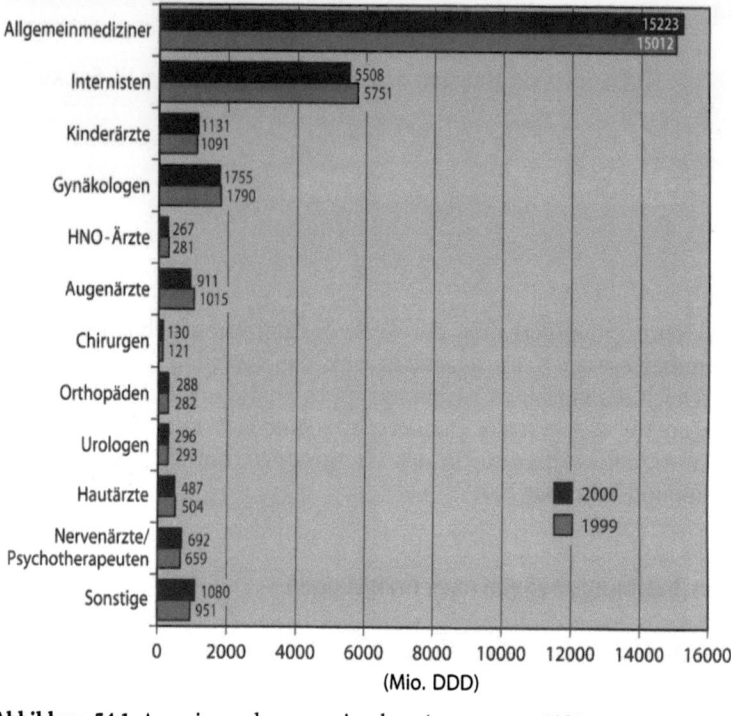

**Abbildung 54.1:** Arzneiverordnungen einzelner Arztgruppen 2000

Im Jahre 2000 hat ein an der kassenärztlichen Versorgung teilnehmender Arzt im Mittel 5.907 Fertigarzneimittel verordnet; das entspricht 219 Tsd. definierten Tagesdosen mit einem Umsatzvolumen von 298 Tsd. DM je Arzt. Erneut verordnete der einzelne Arzt auch im Jahr 2000 weniger Arzneimittelpackungen als im jeweiligen Vorjahr (–5,5%), die allerdings wiederum größer und teurer als zuvor waren. Daher stieg der Umsatz je Arzt um 1,5%. Damit setzt sich ein langjähriger Trend fort. Der im Gesamtmarkt zu beobachtende Verordnungsrückgang verteilt sich ähnlich wie im Vorjahr unterschiedlich auf die einzelnen Arztgruppen. Überdurchschnittliche Abnahmen sind besonders bei Augenärzten (–11,8%), Internisten (–11,4%) und HNO-Ärzten (–9,3%) zu finden, während die Kinderärzte als einzige Arztgruppe einen Anstieg verzeichnen, der mit +0,4% allerdings sehr gering ausfällt. Der Anstieg des Arzneimittelumsatzes je Arzt konzentriert sich in diesem Jahr auf einige Arztgruppen, insbesondere auf die Nervenärzte ein-

**Tabelle 54.1:** Arzneiverordnungen, Umsätze und definierte Tagesdosen je Arzt 2000, aufgeführt nach Facharztgruppen

| Arztgruppe | Zahl der Ärzte | Verordnungen je Arzt | Umsatz je Arzt (Tsd. DM) | DDD je Arzt (Tsd. DDD) |
|---|---|---|---|---|
| Allgemeinmediziner und Praktische Ärzte | 44107 | 9118 | 429 | 345 |
| Internisten | 18962 | 6476 | 443 | 290 |
| Kinderärzte | 6711 | 8923 | 178 | 168 |
| Gynäkologen | 10682 | 3202 | 141 | 164 |
| HNO-Ärzte | 4109 | 3633 | 94 | 65 |
| Augenärzte | 5380 | 3435 | 91 | 169 |
| Chirurgen | 5434 | 1175 | 45 | 24 |
| Orthopäden | 5272 | 2580 | 70 | 55 |
| Urologen | 2776 | 2858 | 306 | 107 |
| Hautärzte | 3477 | 5538 | 208 | 140 |
| Nervenärzte/ Psychotherapeuten | 9610 | 2157 | 206 | 72 |
| Sonstige | 10312 | 2797 | 266 | 105 |
| Alle Ärzte | 126832 | 5907 | 298 | 219 |

schließlich Psychotherapeuten (+10,4%), Chirurgen (+7,6%) und Kinderärzte (+5,7%), die schon im Vorjahr an der Spitze der Steigerungen gelegen hatten.

Bei diesen Kenngrößen werden zwischen den einzelnen Arztgruppen große Unterschiede deutlich. Besonders hoch ist die Verordnungsfrequenz bei Allgemeinmedizinern und Praktischen Ärzten, Internisten sowie Kinderärzten. Beim Umsatz und bei den mittleren Tagesdosen bleiben die Kinderärzte deutlich hinter den Allgemeinmedizinern und Internisten zurück, da sie vor allem akute Krankheiten mit in der Regel kleineren Arzneimittelpackungen behandeln und niedrig dosierte Präparate (Kinderdosen) verordnen.

Gegenüber dem Vorjahr hat sich die Arztzahl um 1.619 (+1,3%) erhöht. Deutlich gewachsen sind die Gruppen der Chirurgen (+2,8%), der Nervenärzte einschließlich der Psychotherapeuten (+2,3%) und der Orthopäden (ebenfalls +2,3%). Keine der Arztgruppen ist kleiner geworden. Allerdings setzt sich die Verschiebung von Praktikern (–3,4%) zu Allgemeinmedizinern (+1,9%) innerhalb der Gruppe der Allgemeinmediziner und Praktischen Ärzte weiter fort. Insgesamt sind seit der deutschen Vereinigung die Arztzahlen jedoch deutlich stärker gewachsen als die Versichertenzahlen (Abbildung 54.2). Wurden 1992

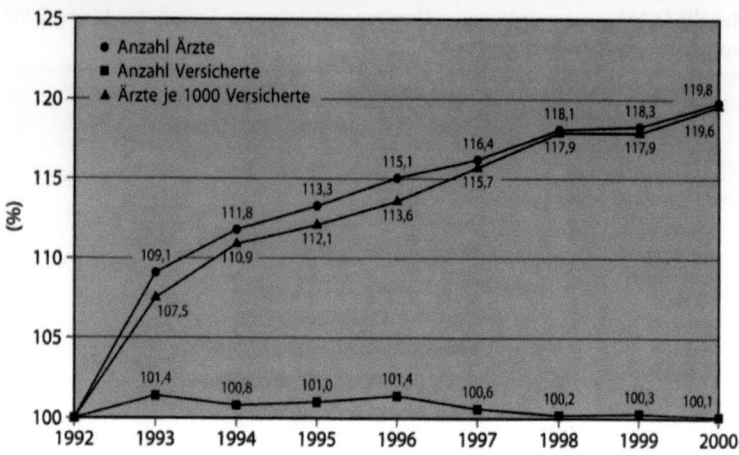

**Abbildung 54.2:** Entwicklung von Arzt- und Versichertenzahlen

je 1000 Versicherte noch von 1,49 Ärzten versorgt, ist dieser Wert bis zum Jahr 2000 auf etwas über 1,78 gestiegen. Damit ist die Versorgungsdichte im statistischen Mittel um fast 20% gestiegen. Dieser Zuwachs hat Auswirkungen darauf, wie die für Arzneimittel zur Verfügung stehenden finanziellen Ressourcen bewirtschaftet werden.

## Komponenten der Verordnungsentwicklung

Ein detaillierteres Bild erhält man, wenn man die Veränderung der Verordnungstätigkeit in die einzelnen Komponenten zerlegt (siehe Kapitel 55). Die Veränderungen setzen sich aus einer Reihe teils gegenläufiger Entwicklungen zusammen (Tabelle 54.2). Große Umsatzzunahmen ergeben sich insbesondere bei Chirurgen (+10,6%), und Kinderärzten (+7,3%). Die Chirurgen weisen zwar auch Zuwächse bei den Arztzahlen auf, jedoch liegen die Umsatzsteigerungen deutlich höher. Kinderärzte sind die einzige Gruppe, die eine absolute Zunahme in der Anzahl der Verordnungen aufweist.

Bei allen Arztgruppen wirkte sich die Strukturkomponente umsatzsteigernd aus, in den einzelnen Arztgruppen jedoch sehr unterschiedlich stark. An der Spitze der Steigerungen liegen die Chirurgen (+10,8%) und die Internisten (+9,7%), wobei letztere diese Verteuerung allerdings durch eine gleich hohe Abnahme der Verordnungszahl

**Tabelle 54.2:** Verordnungsänderung einzelner Komponenten nach Arztgruppen (in %) 1999/2000

| Arztgruppe | Umsatz | Verord- nungen | Struktur- kompo- nente | Intermedika- menteneffekt | Intramedika- menteneffekt |
|---|---|---|---|---|---|
| Allgemein- mediziner | 1,4 | −4,2 | 5,4 | 5,5 | −0,1 |
| Augenärzte | −2,9 | −10,5 | 5,5 | 8,1 | −2,3 |
| Chirurgen | 10,6 | −1,8 | 10,8 | 22,2 | −9,3 |
| Gynäkologen | −2,6 | −4,6 | 1,1 | 2,4 | −1,4 |
| HNO-Ärzte | −2,1 | −8,4 | 5,3 | 10,9 | −5,1 |
| Hautärzte | −3,0 | −4,7 | 0,3 | 2,7 | −2,3 |
| Internisten | −0,4 | −9,7 | 9,7 | 9,7 | 0,0 |
| Kinderärzte | 7,3 | 1,8 | 4,8 | 8,5 | −3,4 |
| Orthopäden | 1,1 | −1,3 | 1,4 | 6,2 | −4,5 |
| Urologen | 1,6 | −5,3 | 5,7 | 6,7 | −0,9 |

zu kompensieren wußten. Gering fällt die Strukturkomponente hingegen bei Hautärzten (+0,3%) und Gynäkologen (+1,1%) aus.

Eine weitere Aufgliederung der Strukturkomponente zeigt durchgängig deutlich entgegengesetzte Entwicklungen im Inter- bzw. Intramedikamenteneffekt. Mit einer starken Verschiebung hin zu anderen Arzneimitteln fallen insbesondere Chirurgen (+22,2%), HNO-Ärzte (+10,9%) und Internisten (+9,7%) auf. Die kostendämpfenden Verschiebungen zugunsten preiswerterer Generika werden durch gleichzeitigen Mehreinsatz teurerer Arzneimittel vollständig überdeckt. Anders hingegen die Verschiebungen innerhalb der einzelnen Arzneimittel, die durchweg kostenmindernd wirkten. Bei einer differenzierten Analyse des Intramedikamenteneffektes ist ein Trend hin zu kleineren Packungen zu beobachten, der den gleichzeitigen durchgängigen Trend zu teureren Darreichungsformen und/oder Dosisstärken überspielt. Die stärksten Pendelausschläge sind auch hier bei den Chirurgen zu verzeichnen.

## Analyse der Verordnungszahlen

Deutliche Unterschiede im Verordnungsverhalten der einzelnen Arztgruppen zeigen sich auch in diesem Jahr bei den Packungsgrößen und den Verordnungskosten (Tabelle 54.3). Die Anzahl der DDD je Verord-

**Tabelle 54.3:** Maßzahlen zur Beschreibung der arztgruppenspezifischen Besonderheiten 2000

| Arztgruppe | DDD je Verordnung | Umsatz je Verordnung in DM | Umsatz je DDD in DM |
|---|---|---|---|
| Allgemeinmediziner und Praktische Ärzte | 37,9 | 47,05 | 1,24 |
| Internisten | 44,9 | 68,42 | 1,53 |
| Kinderärzte | 18,9 | 20,00 | 1,06 |
| Gynäkologen | 51,3 | 43,92 | 0,86 |
| HNO-Ärzte | 17,9 | 25,93 | 1,45 |
| Augenärzte | 49,3 | 26,62 | 0,54 |
| Chirurgen | 20,4 | 38,31 | 1,88 |
| Orthopäden | 21,2 | 27,26 | 1,29 |
| Urologen | 37,3 | 107,07 | 2,87 |
| Hautärzte | 25,3 | 37,60 | 1,49 |
| Nervenärzte/Psychotherapeuten | 33,4 | 95,54 | 2,86 |
| Sonstige | 37,4 | 95,01 | 2,54 |
| Mittelwert | 37,1 | 50,47 | 1,36 |

nung gibt an, wieviele Tage lang die Medikation mit einer Verordnung durchgeführt werden kann. Dies ist somit ein Maß für die Größe der Packung. Im Vergleich der Arztgruppen muß bedacht werden, daß die verschiedenen Krankheitsbilder, die von den jeweiligen Arztgruppen behandelt werden, unterschiedliche Verläufe haben und deshalb auch eine unterschiedlich lange Therapiedauer erfordern. Wie schon mehrfach in den vergangenen Jahren bemerkt, verschreiben Augenärzte durchschnittlich große Arzneimittelmengen pro Verordnung, die für eine Therapiedauer von sieben Wochen ausreichend sind. Die größten Packungen verschreiben jedoch erneut die Gynäkologen, bei denen eine Packung im Mittel für eine Therapiedauer von 51,3 Tagen ausreicht. Gegenüber dem Jahr 1989 (25,7 Tage) ist dieser Wert mittlerweile auf das Doppelte gestiegen. In der Zunahme spiegelt sich einerseits die Abgabe hormonaler Kontrazeptiva an junge Frauen, andererseits aber auch die dauerhafte postmenopausale Hormonsubstitution wider, die jedoch nicht unumstritten ist (Greiser et al. 2000). Bei Hals-Nasen-Ohren-Ärzten dagegen enthält eine Verordnung 17,9 DDD und reicht damit für zweieinhalb Wochen aus.

Bei der Beurteilung dieser Zahlen muß sicherlich auch der Anteil der chronisch Kranken berücksichtigt werden. Hier können hohe

**Tabelle 54.4:** Arzneiverordnungen in definierten Tagesdosen (DDD) je Arzt der Fachgruppe in der Gesetzlichen Krankenversicherung im Jahre 2000 nach Indikationsgruppen

| | Indikationsgruppe | Allgemein-mediziner | Inter-nisten | Kinder-ärzte | Gynäko-logen | HNO-Ärzte | Augen-ärzte | Chirur-gen | Ortho-päden | Uro-logen | Haut-ärzte | Nerven-ärzte | Son-stige | Insge-samt |
|---|---|---|---|---|---|---|---|---|---|---|---|---|---|---|
| 5 | Analgetika/Antirheumatika | 19941,6 | 13900,3 | 4570,6 | 965,7 | 1674,8 | 409,3 | 5503,9 | 25521,4 | 1951,8 | 666,7 | 1702,1 | 6072,0 | 11388,1 |
| 7 | Antiallergika | 3227,6 | 2064,1 | 3350,4 | 115,4 | 8044,3 | 251,3 | 180,9 | 152,8 | 280,6 | 14904,5 | 104,2 | 1660,1 | 2461,0 |
| 8 | Antianämika | 1215,6 | 1335,7 | 401,3 | 3061,7 | 30,0 | 21,0 | 35,8 | 46,9 | 103,3 | 211,5 | 61,9 | 361,7 | 949,0 |
| 9 | Antiarrhythmika | 3041,9 | 3751,4 | 143,5 | 67,9 | 50,9 | 75,0 | 87,4 | 57,1 | 96,5 | 35,1 | 47,0 | 232,6 | 1668,5 |
| 10 | Antibiotika/Antiinfektiva | 4600,4 | 2717,7 | 6138,5 | 896,3 | 6889,9 | 178,6 | 593,1 | 236,0 | 4352,9 | 3570,2 | 100,3 | 3558,6 | 3162,5 |
| 11 | Antidementiva (Nootropika) | 3192,2 | 2290,4 | 126,5 | 86,3 | 2632,4 | 299,6 | 144,1 | 141,3 | 100,4 | 59,0 | 3455,7 | 486,0 | 1881,7 |
| 12 | Antidiabetika | 18424,3 | 18347,9 | 1065,4 | 296,7 | 144,3 | 222,0 | 526,3 | 213,7 | 300,0 | 169,1 | 188,2 | 1827,5 | 9451,2 |
| 14 | Antiemetika/Antivertiginosa | 1819,6 | 1348,1 | 467,5 | 201,9 | 2721,8 | 23,9 | 44,9 | 166,9 | 41,0 | 12,6 | 595,3 | 195,7 | 1036,4 |
| 15 | Antiepileptika | 1624,3 | 752,4 | 1362,5 | 28,6 | 53,4 | 25,6 | 68,1 | 76,8 | 81,8 | 20,9 | 7185,4 | 916,1 | 1382,1 |
| 17 | Antihypertonika | 32133,6 | 29460,7 | 654,6 | 550,9 | 390,7 | 376,7 | 819,7 | 473,8 | 882,6 | 252,2 | 454,9 | 2719,8 | 16025,6 |
| 19 | Antihypotonika | 1265,2 | 872,7 | 161,2 | 125,8 | 39,5 | 3,1 | 72,0 | 12,0 | 129,0 | 69,0 | 152,5 | 83,7 | 617,7 |
| 20 | Antikoagulantia | 3253,6 | 3691,8 | 153,3 | 110,2 | 43,6 | 63,1 | 858,4 | 487,7 | 79,3 | 55,0 | 90,2 | 563,1 | 1817,8 |
| 21 | Antimykotika | 1807,0 | 758,9 | 2192,2 | 532,3 | 303,2 | 77,5 | 184,1 | 45,0 | 679,0 | 14088,1 | 34,4 | 436,1 | 1364,7 |
| 23 | Antiphlogistika | 682,1 | 313,4 | 285,6 | 126,2 | 389,2 | 15,6 | 392,2 | 781,1 | 186,0 | 119,1 | 23,6 | 258,0 | 402,4 |
| 24 | Antitussiva/Expektorantia | 6997,8 | 3581,5 | 12259,7 | 157,2 | 4303,8 | 82,7 | 163,3 | 90,9 | 285,5 | 86,6 | 80,4 | 1408,1 | 3913,9 |
| 27 | Beta-Ca-Bl., Angiotensin-Hemmst. | 44557,2 | 41475,8 | 972,7 | 842,9 | 537,2 | 635,3 | 1102,9 | 648,5 | 963,0 | 299,4 | 1103,9 | 3895,2 | 22366,6 |
| 28 | Broncholytika/Antiasthmatika | 16951,4 | 16585,7 | 7356,5 | 367,3 | 807,8 | 177,5 | 529,3 | 303,1 | 318,6 | 763,2 | 229,9 | 14459,5 | 10084,8 |
| 31 | Corticoide (Interna) | 2933,7 | 4270,9 | 1375,6 | 269,4 | 1040,3 | 376,3 | 661,5 | 2290,8 | 147,5 | 1987,7 | 719,5 | 3195,9 | 2299,5 |
| 32 | Dermatika | 7483,1 | 2937,4 | 11535,0 | 1667,6 | 1443,2 | 365,7 | 1327,9 | 445,4 | 1320,4 | 86355,6 | 162,2 | 2898,8 | 6574,2 |
| 36 | Diuretika | 22118,0 | 21386,3 | 480,1 | 379,9 | 235,9 | 343,6 | 674,0 | 406,2 | 1439,2 | 291,9 | 330,9 | 3282,5 | 11345,9 |
| 37 | Durchblutungsfördernde Mittel | 2812,0 | 1230,2 | 42,9 | 38,1 | 1996,7 | 254,8 | 157,1 | 56,8 | 52,3 | 68,8 | 289,6 | 178,3 | 944,0 |
| 44 | Gichtmittel | 4863,5 | 4129,5 | 106,0 | 91,9 | 65,2 | 222,2 | 222,2 | 437,6 | 2864,0 | 62,4 | 74,2 | 395,7 | 2456,0 |
| 45 | Grippemittel | 415,3 | 120,3 | 883,8 | 4,4 | 154,8 | 45,6 | 8,0 | 2,4 | 8,7 | 11,2 | 3,2 | 24,9 | 218,1 |
| 46 | Gynäkologica | 1555,3 | 659,2 | 940,9 | 21430,5 | 75,1 | 7,2 | 92,1 | 57,3 | 3508,0 | 336,7 | 314,5 | 450,7 | 2651,2 |
| 47 | Hämorrhoidenmittel | 538,2 | 420,4 | 51,8 | 180,4 | 5,2 | 43,9 | 331,3 | 11,2 | 392,3 | 284,6 | 16,0 | 47,0 | 304,3 |
| 48 | Hepatika | 1027,3 | 754,2 | 307,9 | 15,1 | 30,2 | 3,0 | 24,3 | 18,0 | 57,0 | 6,8 | 37,8 | 157,1 | 507,7 |
| 49 | Hypnotika/Sedativa | 3311,2 | 2230,4 | 432,9 | 119,0 | 142,2 | 8,4 | 138,1 | 128,3 | 159,6 | 57,3 | 2687,5 | 600,0 | 1793,8 |
| 50 | Hypophysen-, Hypothalamushormone | 75,2 | 86,8 | 402,2 | 1254,8 | 8,8 | 60,9 | 32,1 | 24,6 | 4946,1 | 38,1 | 14,5 | 461,8 | 317,0 |
| 51 | Immunmodulatoren | 514,4 | 669,6 | 719,9 | 38,5 | 370,3 | 6,5 | 108,2 | 30,0 | 106,9 | 212,6 | 602,4 | 846,2 | 462,1 |
| 52 | Infusionslösungen usw. | 137,0 | 111,5 | 990,3 | 7,4 | 107,4 | 30,1 | 15,0 | 34,4 | 41,0 | 17,1 | 14,7 | 102,3 | 133,9 |

**Tabelle 54.4:** Arzneiverordnungen in definierten Tagesdosen (DDD) je Arzt der Fachgruppe in der Gesetzlichen Krankenversicherung im Jahre 2000 nach Indikationsgruppen (Fortsetzung)

| | Indikationsgruppe | Allgemein-mediziner | Inter-nisten | Kinder-ärzte | Gynäko-logen | HNO-Ärzte | Augen-ärzte | Chirur-gen | Ortho-päden | Uro-logen | Haut-ärzte | Nerven-ärzte | Son-stige | Insge-samt |
|---|---|---|---|---|---|---|---|---|---|---|---|---|---|---|
| 53 | Kardiaka | 7476,1 | 6065,9 | 293,2 | 156,0 | 102,7 | 106,1 | 210,8 | 97,3 | 150,0 | 66,9 | 103,0 | 498,8 | 3609,8 |
| 54 | Karies- und Parodontosemittel | 2442,2 | 293,4 | 29071,5 | 251,8 | 186,4 | 133,6 | 109,2 | 322,0 | 194,5 | 166,6 | 98,4 | 21449,3 | 4242,6 |
| 55 | Koronarmittel | 16385,0 | 15279,7 | 331,4 | 332,1 | 265,3 | 245,0 | 396,0 | 221,8 | 164,1 | 150,4 | 236,7 | 1228,6 | 8198,7 |
| 56 | Laxantia | 1909,9 | 1448,0 | 919,0 | 65,2 | 21,5 | 5,2 | 129,9 | 40,9 | 202,3 | 32,6 | 100,1 | 602,4 | 1004,9 |
| 58 | Lipidsenker | 12080,6 | 13642,1 | 247,9 | 217,4 | 148,3 | 171,5 | 359,6 | 258,4 | 206,3 | 140,9 | 149,5 | 1584,2 | 6458,9 |
| 60 | Magen-Darm-Mittel | 10978,3 | 11066,5 | 1785,3 | 431,0 | 246,4 | 130,3 | 628,7 | 342,7 | 348,7 | 206,7 | 360,4 | 2008,8 | 5861,7 |
| 61 | Migränemittel | 516,1 | 316,4 | 19,8 | 45,0 | 22,6 | 10,0 | 24,3 | 22,8 | 5,3 | 12,5 | 204,1 | 89,2 | 257,9 |
| 62 | Mineralstoffpräparate | 4593,5 | 4409,1 | 354,3 | 3042,1 | 132,1 | 123,4 | 221,8 | 3556,8 | 241,9 | 783,7 | 243,2 | 1136,9 | 2836,1 |
| 63 | Mund- und Rachentherapeutika | 719,3 | 221,7 | 1628,2 | 48,0 | 967,0 | 40,1 | 119,6 | 33,0 | 77,0 | 269,3 | 31,9 | 2625,6 | 638,0 |
| 64 | Muskelrelaxantia | 994,1 | 583,1 | 68,5 | 19,7 | 40,3 | 18,9 | 114,7 | 1313,0 | 86,7 | 43,9 | 1358,9 | 1212,6 | 704,4 |
| 66 | Neuropathiepräparate usw. | 1748,4 | 1516,0 | 45,5 | 35,4 | 164,9 | 63,1 | 148,2 | 482,2 | 36,9 | 50,0 | 1970,4 | 310,5 | 1051,2 |
| 67 | Ophthalmika | 4062,9 | 1882,7 | 6098,2 | 989,0 | 4654,4 | 161709,3 | 618,2 | 545,2 | 1413,9 | 2276,5 | 652,6 | 1914,7 | 9458,2 |
| 68 | Osteoporosemittel/Ca-Stoffw.reg. | 978,8 | 813,4 | 6,4 | 116,8 | 3,3 | 27,3 | 78,8 | 4004,3 | 50,0 | 23,4 | 10,6 | 291,0 | 669,4 |
| 69 | Otologika | 651,6 | 162,1 | 2537,7 | 18,8 | 2711,5 | 19,9 | 27,4 | 22,1 | 13,6 | 14,3 | 13,9 | 132,7 | 490,0 |
| 70 | Parkinsonmittel usw. | 894,0 | 465,2 | 56,6 | 34,7 | 45,1 | 45,5 | 75,2 | 35,5 | 27,6 | 42,2 | 5386,9 | 647,3 | 857,0 |
| 71 | Psychopharmaka | 10578,5 | 6323,1 | 1521,9 | 501,6 | 655,8 | 227,3 | 485,0 | 616,8 | 432,8 | 158,9 | 34660,7 | 6157,4 | 7965,2 |
| 72 | Rhinologika/Sinusitismittel | 3153,0 | 1007,1 | 22787,5 | 71,0 | 16609,8 | 115,8 | 132,2 | 52,7 | 63,3 | 356,4 | 45,1 | 1089,5 | 3112,8 |
| 74 | Schilddrüsentherapeutika | 19598,5 | 17191,1 | 4345,7 | 4688,5 | 1008,6 | 244,7 | 611,6 | 195,5 | 451,8 | 153,4 | 351,9 | 2118,6 | 10300,9 |
| 76 | Sexualhormone | 6960,1 | 3041,2 | 431,9 | 116664,0 | 377,4 | 213,6 | 439,3 | 386,9 | 3582,5 | 2275,1 | 554,7 | 1542,7 | 13088,0 |
| 77 | Spasmolytika | 678,5 | 627,0 | 156,9 | 85,7 | 29,3 | 6,9 | 46,9 | 38,7 | 243,6 | 14,0 | 59,7 | 76,2 | 366,5 |
| 79 | Thrombozyten-aggregationshemmer | 9628,0 | 8340,3 | 239,0 | 248,1 | 170,8 | 342,0 | 312,7 | 204,6 | 101,3 | 187,0 | 1164,9 | 782,8 | 4829,9 |
| 82 | Urologika | 3466,1 | 2156,5 | 375,5 | 602,8 | 114,4 | 251,8 | 261,0 | 176,5 | 63084,9 | 302,7 | 179,5 | 696,0 | 3089,7 |
| 83 | Venentherapeutika | 2458,3 | 1475,4 | 228,3 | 168,7 | 70,4 | 78,8 | 1381,2 | 1199,8 | 200,5 | 691,1 | 47,1 | 226,5 | 1261,7 |
| 84 | Vitamine | 6136,2 | 5810,4 | 30296,1 | 635,0 | 744,4 | 382,9 | 427,8 | 6136,3 | 476,8 | 642,7 | 1178,8 | 1914,2 | 5245,9 |
| 85 | Wundbehandlungsmittel | 1946,5 | 959,5 | 2277,6 | 202,9 | 397,3 | 39,2 | 914,4 | 104,3 | 680,2 | 1960,4 | 37,7 | 505,6 | 1128,6 |
| 86 | Zytostatika usw. | 577,1 | 1023,0 | 76,6 | 379,9 | 13,8 | 4,5 | 44,2 | 218,5 | 2486,0 | 354,5 | 30,3 | 463,7 | 505,4 |
| | Gesamter Fertig-arzneimittelmarkt | 345147,8 | 290467,5 | 168474,6 | 164309,8 | 64957,6 | 169322,1 | 23983,7 | 54576,0 | 106730,8 | 139952,1 | 71999,7 | 104709,4 | 218931,8 |

DDD-Volumina je Verordnung durchaus wirtschaftlich sein, denn größere Packungen haben im allgemeinen die niedrigeren Tagestherapiekosten. Die Umsätze je Verordnung und Tagesdosis zeigen die großen Unterschiede in den einzelnen Fachgebieten (Tabelle 54.3). Bezogen auf die einzelne Verordnung liegen die Verordnungskosten bei den Kinderärzten weiterhin am niedrigsten. Dagegen kosten die urologischen Verordnungen mehr als fünfmal so viel. Die Kosten einer durchschnittlichen Packung sind hier um 7,4% gestiegen, insbesondere durch die hohen Kosten der Alpha$_1$-Rezeptorenblocker (siehe Kapitel 47). Auch Nervenärzte und Psychotherapeuten verordnen relativ teure Packungen, die gegenüber dem Vorjahr um 12,0% teurer geworden sind.

Bezieht man den Behandlungszeitraum der verordneten Packungen in die Berechnung ein (Tagestherapiekosten im Arzneimittelbereich), haben die von Augenärzten verordneten Arzneimittel mit 0,54 DM unverändert die niedrigsten DDD-Kosten. Urologen dagegen verschreiben Medikamente, die mit 2,87 DM je DDD mehr als fünfmal so teuer sind. Die Nervenärzte haben mittlerweile gleichgezogen (2,86 DM je DDD), wenngleich sie weniger Rezepte ausstellen und mit 72 Tsd. DDD deutlich unter dem durchschnittlichen DDD-Aufkommen je Arzt (219 Tsd. DDD) liegen. Die DDD-Kosten der Allgemeinmediziner liegen mittlerweile unter dem Durchschnitt, während die Internisten deutlich darüber liegen. Einen Gesamtüberblick über die Anzahl der verordneten Tagesdosen je Arzt in den wesentlichen Indikationsgruppen gibt Tabelle 54.4.

## Literatur

Greiser E., Günther J., Niemeyer M., Schmacke N. (2000): Weibliche Hormone – Ein Leben lang. Wissenschaftliches Institut der AOK, Bremer Institut für Präventionsforschung und Sozialmedizin, Bonn, Bremen.

Nink K., Schröder H. (2001): Arzneimittelverordnungen nach Arztgruppen 2000. Wissenschaftliches Institut der AOK, Bonn.

# 55. Ergänzende statistische Übersicht

KATRIN NINK UND HELMUT SCHRÖDER

In Ergänzung zu den Verordnungsdaten, die bereits im einleitenden Überblick (Kapitel 1) über die Arzneiverordnungen dargestellt wurden, werden im folgenden zusätzliche Erläuterungen zur Berechnung definierter Tagesdosen und zur Analyse des GKV-Fertigarzneimittelmarktes in der gesamten Bundesrepublik gegeben. In tabellarischen Übersichten werden außerdem die Entwicklung aller Indikationsgebiete, der Arzneimittelverbrauch nach ATC-Gruppen, die DDD-Analyse kleinerer Indikationsgruppen, der Anteil der Zweitanmelderpräparate sowie die 2500 verordnungshäufigsten Arzneimittel dargestellt.

Grundlage der Auswertungen dieses Kapitels sind die etwa 460 Mio. zu Lasten der GKV ausgestellten Rezeptblätter. Daraus wird eine 4-Promille-Stichprobe gezogen, so daß die Analyse letztlich auf rd. 3,5 Mio. einzelnen Verordnungen basiert. Auf das einzelne Rezept entfielen 2000 im Durchschnitt 1,64 Fertigarzneimittelverordnungen.

Die statistische Analyse des Arzneimittelmarktes basiert im GKV-Arzneimittelindex auf dem Konzept der Komponentenzerlegung. Die Umsatzentwicklung wird danach in die Preis-, Mengen- und Strukturkomponenten zerlegt. Einzelheiten zur Methode der statistischen Komponentenzerlegung sind bereits vor geraumer Zeit beschrieben worden (Reichelt 1987, Reichelt 1988).

## Berechnung von definierten Tagesdosen

Als Maß für die verordnete Arzneimittelmenge wird in diesem Buch in erster Linie die definierte Tagesdosis (*defined daily dose*, DDD) verwendet. Gegenüber anderen Meßgrößen wie der Anzahl der abgegebenen Packungen oder dem damit erzielten Umsatz hat die DDD den Vorteil, daß der Verbrauch eines Arzneimittels anhand einer zuvor festgelegten Wirkstoffmenge direkt gemessen wird. Veränderungen anderer

Meßgrößen, die ebenfalls dem Einfluß des Verordnungsverhaltens unterliegen – etwa Änderungen der Packungsgrößen, der Dosisstärken oder der Preise – können den in DDD gemessenen Verbrauch nicht verfälschen. Zudem bietet diese Meßgröße den Vorteil, auch international weithin verwendet zu werden, so daß länderübergreifend vergleichende Untersuchungen des Arzneimittelverbrauchs möglich werden (Merlo et al. 1996).

Die definierte Tagesdosis basiert auf der Menge eines Wirkstoffes bzw. eines Arzneimittels, die typischerweise für die Hauptindikation bei Erwachsenen pro Tag angewendet wird (Nordic Council on Medicines 1985, WHO Collaborating Centre for Drug Statistics Methodology 2001). Für Arzneimittel, die ausschließlich bzw. vornehmlich bei Kindern angewendet werden, werden durchschnittliche Kinderdosen eingesetzt. In beiden Fällen ist zu berücksichtigen, daß die DDD nicht notwendigerweise die empfohlene oder tatsächlich verordnete Tagesdosis eines Arzneimittels wiedergibt, sondern primär eine technische Maß- und Vergleichseinheit darstellt.

In der Regel wird die DDD als in mg gemessene Wirkstoffmenge definiert. Bei einigen Kombinationspräparaten, bei denen die Wirkstoffmenge nicht als Vergleichsbasis geeignet ist, wird die DDD in Form sogenannter *fixer Dosen* angegeben. Hierbei werden keine exakten Dosen für jedes einzelne Präparat festgelegt. Vielmehr wird für die gesamte Präparategruppe die durchschnittliche Dosierungsempfehlung ohne Berücksichtigung der Dosisstärke der einzelnen Kombinationspartner als DDD zugrundegelegt. Die DDD gibt in diesen Fällen die durchschnittlich empfohlene Anzahl der festgelegten Einzeldosen in Form der jeweiligen Arzneizubereitungen (Tabletten, Kapseln, Ampullen, Suppositorien etc.) an.

Die DDD für Arzneimittel aus der gleichen therapeutischen Gruppe sollen entsprechend den Grundregeln für die Festlegung von DDD-Werten in ähnlicher Weise ermittelt werden, um eine gute Vergleichbarkeit zwischen den Dosierungen zu erhalten. Innerhalb einer therapeutischen Gruppe soll nach Möglichkeit eine Äquivalenz der Wirkungsstärke (*equipotency*) angestrebt werden (Nordic Council on Medicines 1985). Wenn für ein Arzneimittel sowohl eine Initialdosierung wie auch eine Erhaltungsdosis angegeben wird, bezieht sich die DDD grundsätzlich auf die Erhaltungsdosis. Wenn Unterschiede zwischen stationärer und ambulanter Behandlung gemacht werden, werden in der Regel die Angaben für die ambulante Dosierung verwendet.

Für die Berechnung definierter Tagesdosen werden die Angaben aus mehreren Quellen herangezogen. Bei Monopräparaten werden, soweit bekannt, die DDD-Angaben der WHO benutzt. Zwischenzeitlich liegt durch eine Kooperation der WHO mit dem Wissenschaftlichen Institut der AOK (WIdO) dieser ATC-Index mit definierten Tagesdosen sowie die Richtlinien für ATC und Tagesdosen auch in deutscher Übersetzung vor (WHO 2001a). Im Rahmen einer systematischen Aktualisierung der DDD-Werte wurden 1997 ca. 50 Wirkstoffe von den älteren Angaben der Preisvergleichsliste auf die aktuellen DDD-Angaben der WHO-Liste umgestellt. In den jeweiligen Kapiteln des Arzneiverordnungs-Reportes 1998 wurde diese Umstellung erwähnt, da die Zahlenwerte nicht mehr direkt mit den früher publizierten Werten vergleichbar sind. In sämtlichen Zeitreihen der Verordnungsanalysen sind die Verordnungen auch für die früheren Jahre mit den aktualisierten DDD-Werten berechnet worden, so daß die jeweiligen Verordnungsentwicklungen korrekt dargestellt sind.

Soweit in der WHO-DDD-Liste keine Angaben enthalten sind, werden für Monopräparate und alle Kombinationspräparate die Dosierungsempfehlungen der Hersteller zugrunde gelegt (Rote Liste 2000). Wird ein Wirkstoff oder eine fixe Zweier-Kombination von mehreren Herstellern für dasselbe Indikationsgebiet in den Handel gebracht, wird der arithmetische Mittelwert der Dosierungsangaben aller Hersteller berechnet und als Basis für die DDD-Berechnung eingesetzt.

Die DDD sind üblicherweise für verschiedene Arzneiformen identisch. Wenn die Bioverfügbarkeit für einzelne Darreichungsformen jedoch unterschiedlich ist, können unterschiedliche DDD-Werte festgelegt werden. Bei topisch angewendeten Arzneimitteln gibt es häufig keine genauen Dosierungsempfehlungen des Herstellers. Hier wurde bei topischen Dermatika eine Standardfläche von 100 cm$^2$ zugrunde gelegt, für die üblicherweise als Einzeldosis 1 g Creme oder Salbe benötigt wird (Arndt und Clark 1979). Bei anderen topisch angewendeten Arzneimitteln wurden Herstellerangaben zur DDD-Berechnung verwendet, sofern keine WHO-DDD vorhanden sind. Falls auch keine exakten Dosierungsempfehlungen erhältlich waren, wurde in Analogie zu den Dermatika ebenfalls eine Standarddosis von 1 g pro Einzeldosis für die DDD-Berechnung zugrunde gelegt. Für Ophthalmika und Arzneimittel, die nur auf einer begrenzten Fläche angewendet werden (z. B. Stomatologika), wurde bei fehlender Dosierungsempfehlung als Standarddosis eine Einzeldosis von 0,1 g bzw. ml (d. h. bei den Ophthalmika je 1 Tropfen pro Auge) festgelegt.

Die in diesem Buch aufgeführten Arzneimittelnamen (Standardaggregatnamen) entsprechen den Bezeichnungen der Fertigarzneimittel und nach Möglichkeit auch den Präparatenamen der Roten Liste. Die Bezeichnungen von Packungsgrößen, Darreichungsformen oder Stärken eines Fertigarzneimittels werden nicht erwähnt, wenn sich keine Unterschiede in den Bestandteilen oder der Indikation nach dem ATC-Code ergeben. Zusätze zum Handelsnamen wie „mite", „forte" oder „semi" werden in den Arzneimittelbezeichnungen des Arzneiverordnungs-Reports üblicherweise nicht erwähnt. Von diesem Grundsatz wird nur dann abgewichen, wenn eine solche Zusatzbezeichnung zur Benennung eines Arzneimittels benötigt wird, das von einem anderen Fertigarzneimittel mit gleicher Hauptbezeichnung wegen anderer Bestandteile oder einer ATC-relevanten abweichenden Indikation getrennt werden muß.

## Arzneimittelausgaben und Fertigarzneimittelumsatz

Der rechnerische Zusammenhang zwischen Arzneimittelausgaben und Fertigarzneimittelumsatz im GKV-Bereich ist in Tabelle 55.1 dargestellt. Vier Positionen machen eine Unterscheidung zwischen Arzneimittelausgaben und Fertigarzneimittelumsatz notwendig:

- Sprechstundenbedarf, der im Rahmen des GKV-Arzneimittelindex nicht berücksichtigt wird (ca. 4%),
- Kassenrabatt (5%),
- Eigenanteil der Versicherten (ab 1.1.1999: 8, 9, 10 DM nach Packungsgröße),
- Verordnungen von Nichtfertigarzneimitteln (Rezepturen, Verbandstoffe, Krankenpflegeartikel etc.)

Letztere werden im Rahmen des GKV-Arzneimittelindex nicht unter Fertigarzneimitteln geführt, sondern auf gesonderten Sammelpositionen erfaßt. Zu berücksichtigen ist dabei, daß auch nicht identifizierbare Verordnungspositionen in dieser Sammelposition summiert werden.

Von den Ausgaben der GKV in Höhe von 37.747 Mio. DM wird zunächst der Sprechstundenbedarf abgezogen, der aufgrund verschiedener Arzneikostenstatistiken mit 4% geschätzt wird. Dieser Sprechstundenbedarf ist im GKV-Arzneimittelindex nicht enthalten.

Im nächsten Schritt wird der Eigenanteil der Versicherten addiert, der im GKV-Arzneimittelindex enthalten ist, in den GKV-Ausgaben dagegen

**Tabelle 55.1:** Zusammenhang zwischen GKV-Ausgaben und Fertigarzneimittelumsatz 1999/2000.

| GKV-Ausgaben | Beträge in Mio. DM 1999 | 2000 | Veränderung Mio. DM | in % |
|---|---|---|---|---|
| GKV-Ausgaben für Arzneimittel nach KV 45 und Schätzung | 36.150 | 37.747 | 1.598 | +4,4 |
| Praxisbedarf (1999: 4%; 2000: 4%) | 1.446 | 1.510 | 64 | +4,4 |
| Zwischensumme | 34.704 | 36.237 | 1.534 | +4,4 |
| Eigenanteil (1999: 9,8%; 2000: 8,7%) | 3.993 | 3.636 | -358 | -9,0 |
| Zwischensumme | 38.697 | 39.873 | 1.176 | +3,0 |
| Kassenrabatt (1999: 5%; 2000: 5%) | 2.037 | 2.099 | 62 | +3,0 |
| Brutto-Apothekenumsatz mit GKV-Rezepten | 40.734 | 41.972 | 1.238 | +3,0 |
| Umsatz für Rezepturen, Verbandsstoffe, Krankenpflegeartikel usw. sowie bei der Erfassung nicht identifizierte Rezepte (1999: 9,7%; 2000: 9,9%) | 3.960 | 4.159 | 200 | +5,0 |
| GKV-Fertigarzneimittelumsatz | 36.774 | 37.812 | 1.038 | +2,8 |

nicht. Die Angabe des Eigenanteils von 8,7% bezieht sich dabei auf den Brutto-Apothekenumsatz. Zu diesem Betrag wird der Kassenrabatt addiert. Das Ergebnis ist der Apothekenumsatz mit GKV-Arzneimittelverordnungen in Höhe von 41.972 Mio. DM. Von diesem Umsatz wird der Umsatz der Nichtfertigarzneimittel (Rezepturen, Verbandstoffe, Krankenpflegeartikel etc.) abgezogen, um schließlich zum GKV-Fertigarzneimittelumsatz zu gelangen, der im Jahre 2000 37.812 Mio. DM beträgt.

## Tabellarische Übersicht zu den Indikationsgruppen

Eine Übersicht der verordnungsstärksten Indikationsgruppen nach der Gliederung der Roten Liste 2000 zeigt die Tabelle 55.2. Im folgenden werden die im Jahre 2000 an Versicherte der gesetzlichen Krankenver-

**Tabelle 55.2:** Die verordnungsstärksten Indikationsgruppen 2000

| Rang 2000 | (1999) | Indikationsgruppe | Verordnungen (Mio.) | % Änd. | Umsatz (Mio. DM) | % Änd. |
|---|---|---|---|---|---|---|
| 1 | (1) | Analgetika/Antirheumatika | 87,5 | -4,4 | 2209,6 | 18,1 |
| 2 | (3) | Beta-, Ca-Bl., Angiotensin-Hemmst. | 48,2 | 2,9 | 2859,8 | 0,0 |
| 3 | (4) | Antibiotika/Antiinfektiva | 46,7 | 0,8 | 2282,5 | 4,8 |
| 4 | (2) | Antitussiva/Expektorantien | 45,6 | -15,5 | 573,5 | -17,0 |
| 5 | (5) | Magen-Darm-Mittel | 40,1 | -3,9 | 2199,2 | -2,5 |
| 6 | (6) | Psychopharmaka | 37,9 | -3,4 | 2039,1 | 6,2 |
| 7 | (7) | Dermatika | 32,1 | -3,9 | 822,0 | -2,9 |
| 8 | (9) | Broncholytika/Antiasthmatika | 28,6 | 0,7 | 2027,8 | 3,4 |
| 9 | (8) | Ophthalmika | 27,2 | -7,9 | 597,7 | -4,8 |
| 10 | (12) | Antihypertonika | 24,8 | 4,5 | 2810,7 | 5,1 |
| 11 | (11) | Sexualhormone | 22,2 | -1,8 | 1197,7 | 0,2 |
| 12 | (10) | Rhinologika/Sinusitismittel | 21,7 | -5,8 | 213,3 | -6,9 |
| 13 | (13) | Antidiabetika | 21,6 | 4,1 | 1975,9 | 11,2 |
| 14 | (15) | Diuretika | 17,1 | 3,4 | 654,8 | 2,5 |
| 15 | (14) | Schilddrüsentherapeutika | 16,9 | 0,1 | 318,0 | 1,1 |
| 16 | (16) | Koronarmittel | 15,1 | -7,6 | 710,8 | -8,6 |
| 17 | (17) | Mineralstoffpräparate | 11,1 | -11,7 | 343,8 | -8,8 |
| 18 | (18) | Hypnotika/Sedativa | 11,0 | -14,0 | 221,9 | -15,0 |
| 19 | (20) | Antiallergika | 10,7 | -0,8 | 649,4 | 3,2 |
| 20 | (19) | Antimykotika | 10,6 | -4,5 | 458,4 | -7,0 |
| 21 | (24) | Lipidsenker | 10,1 | 7,3 | 1882,0 | 10,7 |
| 22 | (22) | Gynäkologika | 9,5 | -7,7 | 207,5 | -8,3 |
| 23 | (21) | Kardiaka | 9,3 | -11,6 | 171,1 | -13,2 |
| 24 | (23) | Urologika | 9,2 | -6,2 | 728,3 | 1,4 |
| 25 | (26) | Corticoide (Interna) | 7,4 | -0,9 | 249,1 | -5,3 |
| 26 | (25) | Mund- und Rachentherapeutika | 7,2 | -6,8 | 93,8 | -3,8 |
| 27 | (32) | Thrombozytenaggregationshemmer | 7,0 | 17,1 | 373,9 | 19,0 |
| 28 | (28) | Wundbehandlungsmittel | 6,2 | -10,3 | 92,0 | -10,2 |
| 29 | (29) | Vitamine | 6,2 | -6,0 | 147,3 | -10,9 |
| 30 | (27) | Antidementiva (Nootropika) | 5,8 | -18,4 | 411,4 | -17,0 |
| 31 | (33) | Gichtmittel | 5,8 | -0,7 | 112,5 | -1,1 |
| 32 | (31) | Antiemetika/Antivertiginosa | 5,7 | -7,0 | 211,4 | 3,2 |
| 33 | (34) | Antiepileptika | 5,0 | 2,3 | 468,9 | 7,8 |
| Summe der Ränge 1 bis 33 | | | 671,2 | -3,7 | 30315,2 | 2,4 |
| Gesamtmarkt GKV-Rezepte mit Fertigarzneimitteln | | | 749,2 | -4,3 | 37811,6 | 2,8 |

Angegeben sind nur Indikationsgruppen mit mindestens 5 Mio. Verordnungen.

sicherung im gesamten Bundesgebiet verordneten Fertigarzneimittel, getrennt nach Indikationsgruppen gemäß der Roten Liste 2000, dargestellt. In Tabelle 55.3 (Nink und Schröder 2001) wird für jede der alphabetisch aufgeführten Indikationsgruppen angegeben:

- Nummer in der Roten Liste und Bezeichnung der Indikationsgruppe,
- Brutto-Durchschnittswert je Verordnung in der Indikationsgruppe (Apothekenverkaufspreise inklusive Mehrwertsteuer),
- Anzahl der Verordnungen in der Indikationsgruppe und stückzahlmäßiger Marktanteil,
- Umsatz in der Indikationsgruppe (nach Apothekenverkaufspreisen inklusive Mehrwertsteuer) und umsatzmäßiger Marktanteil.

Zusätzlich werden folgende Veränderungswerte errechnet:

- Veränderung des Gesamtumsatzes (zu Brutto-Apothekenverkaufspreisen) in der Indikationsgruppe (rechts in der Tabelle),
- Veränderung der Verordnungszahl (Zahl der Packungen),
- Veränderung des durchschnittlichen Wertes je Arzneimittelverordnung,
- Preisveränderungen in der Indikationsgruppe (Preisindex nach Laspeyres als Durchschnitt der zwölf Monate),
- Warenkorbkomponente als statistischer Korrekturfaktor, der die Abweichungen des Laspeyres-Preisindex von derjenigen Preiskomponente angibt, die sich aus effektiven Umsätzen und Verordnungen ergibt (Berücksichtigung von außer Handel genommenen Präparaten und Neueinführungen sowie saisonalen Schwankungen im Warenkorb),
- Strukturkomponente: für jede der ausgewiesenen Indikationsgruppen wird errechnet, in welchem Umfang sich der Durchschnittswert je verkaufter Einheit (Packung) verändert hat aufgrund einer strukturell veränderten Nachfrage nach anderen Packungsgrößen, Darreichungsformen, Stärken oder anderen Arzneimitteln innerhalb der Indikationsgruppe.

Der Struktureffekt wird gegliedert in:

- Intermedikamenteneffekt: Veränderung des Durchschnittswertes je verkaufter Einheit (Packung) aufgrund der Veränderung der Nachfrage nach *anderen Arzneimitteln*,
- Intramedikamenteneffekt: Veränderung des Durchschnittswertes je verkaufter Einheit (Packung) aufgrund Nachfrageveränderung nach *anderen Packungsgrößen, Stärken* und *Darreichungsformen identischer Arzneimittel*.

Der Intramedikamenteneffekt wird seinerseits untergliedert in:
- Darreichungsformen-/Stärken-Effekt: Veränderung des Durchschnittswertes je verkaufter Einheit (Packung) aufgrund Nachfrageveränderung nach anderen Stärken und Darreichungsformen identischer Arzneimittel,
- Packungsgrößeneffekt: Veränderung des Durchschnittswertes je verkaufter Einheit (Packung) aufgrund Nachfrageveränderung nach anderen Packungsgrößen identischer Arzneimittel.

In der ersten Summenzeile ist unter der Bezeichnung „Gesamtmarkt GKV-Rezepte mit Fertigarzneimitteln" die Entwicklung des Gesamtmarktes für Fertigarzneimittel angegeben. Der Intermedikamenteneffekt wird unter der Rubrik „Gliederung des Intermedikamenteneffektes" aufgeschlüsselt in:

- Inter-Indikationsgruppeneffekt: Veränderung des Durchschnittswertes je verkaufter Einheit (Packung) aufgrund Veränderung der Nachfrage nach Arzneimitteln anderer Indikationsgruppen,
- Intra-Indikationsgruppeneffekt: Veränderung des Durchschnittswertes je verkaufter Einheit (Packung) aufgrund Veränderung der Nachfrage nach anderen Arzneimitteln innerhalb der einzelnen Indikationsgruppen.

Unter der ersten Summenzeile werden die Verordnungen der wichtigsten Gruppen von „Nicht-Fertigarzneimitteln", also Rezepturen, Hilfsmittel, Verbandstoffe, Homöopathika und Anthroposophika usw. ausgewiesen, und in der Abschlußzeile schließlich wird zusammenfassend der gesamte Apothekenumsatz mit GKV-Rezepten dargestellt.

## Zur Interpretation der einzelnen Umsatzeffekte

Die Differenzierung der Umsatzsteigerung in einzelne Umsatzeffekte orientiert sich an verschiedenen Methoden der Indexberechnung. Ganz allgemein lautet das Konzept der Berechnung eines bestimmten Umsatzeffektes
  entweder:
  Vergleiche den tatsächlichen Umsatz der Berichtsperiode 2000 mit einem fiktiven Umsatz der Berichtsperiode, der entstanden wäre, wenn sich ausschließlich ein bestimmter Parameter (beispielsweise die Preise bei der Berechnung des Preisindex) so, wie tatsächlich be-

**Erläuterungen zu Tabelle 55.3:** Indikationsgruppenübersicht 2000: Preis-, Mengen- und Strukturentwicklung 2000/1999

|  |  |  |  |  |  | Veränderungswerte: | | | | 1. Zeile: Indexwert in %<br>2. Zeile: Äquivalent in Mio. DM | | | | | |
|---|---|---|---|---|---|---|---|---|---|---|---|---|---|---|---|
| Indikationsgruppe<br>Nr. Bezeichnung | Wert<br>je VO | VO 2000<br>in Mio. | Ant.<br>VO | Umsatz 2000<br>in Mio. DM | Ant.<br>Ums. | Verord-<br>nungen | Wert<br>je VO | Preis-<br>index | Waren-<br>korbk. | Struk-<br>turk. | Inter-<br>med. | Intra-<br>med. | Darr./<br>Strk. | Pack'-<br>größ. | Gesamt-<br>umsatz |
| 5 Analgetika/<br>Antirheumatika | 25,25 | 87,5 | 11,7 | 2209,6 | 5,8 | −4,4<br>−92,0 | 23,6<br>430,7 | 0,3<br>7,0 | 0,1<br>2,9 | 23,0<br>420,8 | 21,2<br>390,7 | 1,5<br>30,1 | −0,8<br>−16,3 | 2,3<br>46,4 | 18,1<br>338,7 |
| 7 Antiallergika | 60,96 | 10,7 | 1,4 | 649,4 | 1,7 | −0,8 | 4,1 | 1,7 | 0,0 | 2,3 | 2,8 | −0,4 | 0,1 | −0,6 | 3,2 |
| ① | ② | ③ | ④ | ⑤ | ⑥ | ⑦ | ⑧ | ⑨ | ⑩ | ⑪ | ⑫ | ⑬ | ⑭ | ⑮ | ⑯ |

① Nummer und Bezeichnung der Indikationsgruppe gemäß Roter Liste
② Durchschnittwert brutto je Verordnung in der Indikationsgruppe
③ Anzahl der Verordnungen (verordneten Arzneimittelpackungen) in der Indikationsgruppe in Mio.
④ Stückzahlmäßiger Marktanteil der Indikationsgruppe in Prozent
⑤ Umsatz in der Indikationsgruppe in Mio. DM
⑥ Umsatzmäßiger Marktanteil der Indikationsgruppe in Prozent
⑦ Veränderung der Verordnungszahl
⑧ Veränderung des durchschnittlichen Wertes je Verordnung
⑨ Preisindex nach Laspeyres (Durchschnitt der 12 Monate)
⑩ Warenkorbkomponente; statistischer Korrekturfaktor, der die Wirkung von saisonalen Schwankungen und Warenkorbveränderungen auf die Preiskomponente beschreibt
⑪ Veränderung des durchschnittlichen Wertes je Verordnung in der Indikationsgruppe aufgrund struktureller Nachfrageveränderung gesamt
⑫ Veränderung des durchschnittlichen Wertes je Verordnung aufgrund veränderter Nachfrage nach den unterschiedlichen Arzneimitteln (Standardaggregate) der Indikationsgruppe
⑬ Veränderung des durchschnittlichen Wertes je Verordnung aufgrund veränderter Nachfrage nach Stärken, Darreichungsformen und Packungsgrößen identischer Arzneimittel
⑭ Veränderung des durchschnittlichen Wertes je Verordnung aufgrund veränderter Nachfrage nach Stärken und Darreichungsformen identischer Arzneimittel
⑮ Veränderung des durchschnittlichen Wertes je Verordnung aufgrund veränderter Nachfrage nach Packungsgrößen identischer Darreichungsformen und Stärken
⑯ Veränderung des Umsatzes

**Tabelle 55.3:** Indikationsgruppenübersicht 2000: Preis-, Mengen- und Strukturentwicklung 2000/1999

Veränderungswerte: 1. Zeile: Indexwert in %
2. Zeile: Äquivalent in Mio. DM

| Indikationsgruppe Nr. Bezeichnung | Wert je VO | VO 2000 in Mio. | Ant. VO | Umsatz 2000 in Mio. DM | Ant. Ums. | Verordnungen | Wert je VO | Preisindex | Warenkorbk. | Strukturk. | Intermed. | Intramed. | Darr./ Strk. | Packgröß. | Gesamtumsatz |
|---|---|---|---|---|---|---|---|---|---|---|---|---|---|---|---|
| 5 Analgetika/ Antirheumatika | 25,25 | 87,5 | 11,7 | 2209,6 | 5,8 | -4,4 -92,0 | 23,6 430,7 | 0,3 7,0 | 0,1 2,9 | 23,0 420,8 | 21,2 390,7 | 1,5 30,1 | -0,8 -16,3 | 2,3 46,4 | 18,1 338,7 |
| 7 Antiallergika | 60,96 | 10,7 | 1,4 | 649,4 | 1,7 | -0,8 -5,3 | 4,1 25,6 | 1,7 10,8 | 0,0 0,2 | 2,3 14,6 | 2,8 17,4 | -0,4 -2,8 | 0,1 0,8 | -0,6 -3,6 | 3,2 20,4 |
| 8 Antianämika | 118,18 | 4,7 | 0,6 | 557,1 | 1,5 | -3,0 -15,7 | 21,4 99,6 | 0,2 0,9 | 0,1 0,6 | 21,0 98,2 | 12,0 58,2 | 8,1 40,0 | 8,6 42,5 | -0,5 -2,5 | 17,7 83,9 |
| 9 Antiarrhythmika | 83,75 | 3,7 | 0,5 | 312,3 | 0,8 | -4,8 -16,2 | -3,8 -12,7 | -0,3 -0,9 | 0,0 0,1 | -3,5 -11,8 | -2,7 -9,0 | -0,8 -2,7 | -0,2 -0,6 | -0,7 -2,2 | -8,5 -28,8 |
| 10 Antibiotika/ Antiinfektiva | 48,84 | 46,7 | 6,2 | 2282,5 | 6,0 | 0,8 17,7 | 3,9 85,9 | 0,8 17,9 | 0,0 0,0 | 3,1 67,9 | 4,0 86,9 | -0,8 -19,0 | 0,5 11,0 | -1,3 -30,0 | 4,8 103,6 |
| 11 Antidementiva | 70,63 | 5,8 | 0,8 | 411,1 | 1,1 | -18,5 -92,6 | 1,8 8,1 | 0,2 0,7 | 0,0 0,0 | 1,6 7,4 | 1,9 8,4 | -0,2 -1,0 | 1,5 6,6 | -1,7 -7,6 | -17,0 -84,5 |
| 12 Antidiabetika | 91,63 | 21,6 | 2,9 | 1975,9 | 5,2 | 4,1 75,8 | 6,8 123,3 | 0,0 -0,9 | 0,3 6,8 | 6,8 123,9 | 6,2 113,2 | 0,6 10,7 | 1,2 21,9 | -0,6 -11,2 | 11,2 199,1 |
| 14 Antiemetika/ Antivertiginosa | 36,78 | 5,7 | 0,8 | 211,4 | 0,6 | -7,0 -15,1 | 10,9 21,6 | 1,1 2,2 | 0,0 -0,1 | 9,8 19,4 | 7,9 15,8 | 1,7 3,6 | 2,1 4,4 | -0,4 -0,8 | 3,2 6,5 |
| 15 Antiepileptika | 93,52 | 5,0 | 0,7 | 468,9 | 1,2 | 2,3 10,4 | 5,4 23,6 | 1,4 6,2 | -0,1 -0,3 | 4,0 17,7 | 6,6 28,8 | -2,4 -11,1 | -2,6 -12,0 | 0,2 0,9 | 7,8 34,0 |
| 17 Antihypertonika | 113,33 | 24,8 | 3,3 | 2810,7 | 7,4 | 4,5 120,1 | 0,6 16,9 | 0,4 11,5 | 0,0 -0,2 | 0,2 5,7 | -1,6 -44,2 | 1,8 49,9 | 0,5 14,6 | 1,3 35,4 | 5,1 137,0 |
| 19 Antihypotonika | 34,30 | 2,6 | 0,3 | 89,0 | 0,2 | -21,3 -24,0 | 0,9 0,9 | 2,3 2,2 | -0,4 -0,4 | -0,9 -0,9 | -0,8 -0,8 | -0,1 -0,1 | -0,7 -0,7 | 0,6 0,6 | -20,6 -23,1 |
| 20 Antikoagulantien | 102,32 | 4,0 | 0,5 | 408,3 | 1,1 | 11,6 41,8 | 3,8 14,1 | 3,2 12,1 | 0,0 0,1 | 0,5 1,9 | 1,1 4,2 | -0,6 -2,2 | 0,2 0,8 | -0,8 -3,0 | 15,9 55,9 |
| 21 Antimykotika | 43,07 | 10,6 | 1,4 | 458,4 | 1,2 | -4,5 -22,1 | -2,6 -12,5 | 1,7 7,8 | -0,1 -0,1 | -4,2 -20,2 | -3,2 -15,4 | -1,0 -4,8 | -0,1 -0,6 | -0,9 -4,2 | -7,0 -34,6 |
| 23 Antiphlogistika | 28,11 | 2,7 | 0,4 | 75,4 | 0,2 | -22,7 -22,3 | -1,7 -1,5 | 0,7 0,6 | 0,0 0,0 | -2,5 -2,2 | -1,0 -0,8 | -1,5 -1,3 | 0,2 0,1 | -1,7 -1,5 | -24,0 -23,8 |
| 24 Antitussiva/ Expektorantien | 12,57 | 45,6 | 6,1 | 573,5 | 1,5 | -15,5 -105,8 | -1,9 -11,9 | 0,2 1,5 | 0,3 1,8 | -2,4 -15,2 | -2,3 -14,5 | -0,1 -0,7 | 0,2 1,5 | -0,4 -2,2 | -17,0 -117,8 |

**Tabelle 55.3:** Indikationsgruppenübersicht 2000: Preis-, Mengen- und Strukturentwicklung 2000/1999 (Fortsetzung)

| | | | | | | Veränderungswerte: | | 1. Zeile: Indexwert in %<br>2. Zeile: Äquivalent in Mio. DM | | | | | | |
|---|---|---|---|---|---|---|---|---|---|---|---|---|---|---|
| Indikationsgruppe<br>Nr. Bezeichnung | | Wert<br>je VO | VO 2000<br>in Mio. | Ant.<br>VO | Umsatz 2000<br>in Mio. DM | Ant.<br>Ums. | Verord-<br>nungen | Wert<br>je VO | Preis-<br>index | Waren-<br>korb. | Struk-<br>turk. | Inter-<br>med. | Intra-<br>med. | Darr./<br>Strk. | Pack'-<br>größ. | Gesamt-<br>umsatz |
| 26 | Balneothera-<br>peutika usw. | 24,07 | 1,0 | 0,1 | 24,4 | 0,1 | -16,0<br>-4,7 | -1,8<br>-0,5 | 1,0<br>0,3 | 0,0<br>0,0 | -2,8<br>-0,8 | -0,2<br>-0,1 | -2,6<br>-0,7 | -0,2<br>0,0 | -2,4<br>-0,7 | -17,5<br>-5,2 |
| 27 | Beta-,Ca-Bl., Renin-<br>Angiot.Hemmer | 59,29 | 48,2 | 6,4 | 2859,8 | 7,6 | 2,9<br>82,4 | -2,8<br>-81,1 | -0,8<br>-23,9 | 0,0<br>-0,1 | -2,0<br>-57,2 | -3,3<br>-95,7 | 1,4<br>38,5 | 1,2<br>35,0 | 0,1<br>3,6 | 0,0<br>1,2 |
| 28 | Broncholytika/<br>Antiasthmatika | 70,97 | 28,6 | 3,8 | 2027,8 | 5,4 | 0,7<br>14,2 | 2,6<br>51,9 | 2,3<br>45,1 | 0,0<br>0,3 | 0,3<br>6,5 | 0,8<br>16,9 | -0,5<br>-10,3 | 0,2<br>3,2 | -0,7<br>-13,5 | 3,4<br>66,1 |
| 29 | Cholagoga und<br>Gallenwegstherap. | 68,60 | 0,9 | 0,1 | 58,4 | 0,2 | -16,7<br>-11,2 | 9,2<br>5,4 | 1,7<br>1,0 | 0,1<br>0,0 | 7,3<br>4,3 | 8,3<br>4,9 | -0,9<br>-0,5 | -0,1<br>-0,1 | -0,8<br>-0,5 | -9,1<br>-5,8 |
| 31 | Corticoide<br>(Interna) | 33,53 | 7,4 | 1,0 | 249,1 | 0,7 | -0,9<br>-2,4 | -4,4<br>-11,4 | -0,2<br>-0,5 | 0,0<br>0,0 | -4,2<br>-11,0 | -3,8<br>-9,8 | -0,4<br>-1,1 | 0,6<br>1,6 | -1,1<br>-2,8 | -5,3<br>-13,9 |
| 32 | Dermatika | 25,60 | 32,1 | 4,3 | 822,0 | 2,2 | -3,9<br>-33,2 | 1,0<br>8,7 | 1,4<br>11,7 | 0,0<br>-0,4 | -0,3<br>-2,6 | 0,6<br>5,2 | -0,9<br>-7,8 | -0,2<br>-1,9 | -0,7<br>-5,8 | -2,9<br>-24,5 |
| 36 | Diuretika | 38,34 | 17,1 | 2,3 | 654,8 | 1,7 | 3,4<br>21,7 | -0,9<br>-5,9 | -0,6<br>-4,0 | -0,1<br>-0,1 | -0,3<br>-1,8 | 0,6<br>3,9 | -0,9<br>-5,7 | -1,1<br>-7,4 | 0,3<br>1,7 | 2,5<br>15,8 |
| 37 | Durchblutungs-<br>fördernde Mittel | 60,14 | 4,1 | 0,5 | 243,9 | 0,6 | -14,0<br>-38,8 | 5,0<br>12,5 | 1,5<br>3,9 | -0,1<br>-0,2 | 3,4<br>8,7 | 5,7<br>14,1 | -2,1<br>-5,4 | -0,5<br>-1,3 | -1,6<br>-4,2 | -9,8<br>-26,4 |
| 44 | Gichtmittel | 19,53 | 5,8 | 0,8 | 112,5 | 0,3 | -0,7<br>-0,8 | -0,4<br>-0,5 | 0,5<br>0,6 | 0,0<br>0,0 | -0,9<br>-1,1 | -1,5<br>-1,7 | 0,6<br>0,7 | 0,3<br>0,3 | 0,3<br>0,3 | -1,1<br>-1,2 |
| 45 | Grippemittel | 13,61 | 2,0 | 0,3 | 27,6 | 0,1 | -21,2<br>-7,4 | 1,4<br>0,4 | 2,8<br>0,9 | -0,1<br>0,0 | -1,0<br>-0,3 | 0,3<br>0,1 | -0,4<br>-0,4 | 0,0<br>0,0 | -1,3<br>-0,4 | -20,1<br>-7,0 |
| 46 | Gynäkologika | 21,74 | 9,5 | 1,3 | 207,5 | 0,5 | -7,7<br>-17,3 | -0,7<br>-1,5 | 1,8<br>3,8 | 0,3<br>0,6 | -2,7<br>-5,9 | -2,2<br>-4,9 | -0,5<br>-1,0 | -0,9<br>-2,0 | 0,5<br>1,0 | -8,3<br>-18,8 |
| 47 | Hämor-<br>rhoidenmittel | 22,64 | 3,2 | 0,4 | 72,1 | 0,2 | -9,4<br>-7,5 | -0,1<br>-0,1 | 2,0<br>1,5 | 0,1<br>0,1 | -2,2<br>-1,7 | -1,2<br>-0,9 | -1,0<br>-0,8 | 0,4<br>0,3 | -1,4<br>-1,1 | -9,5<br>-7,6 |
| 49 | Hypnotika/<br>Sedativa | 20,23 | 11,0 | 1,5 | 221,9 | 0,6 | -14,0<br>-36,3 | -1,2<br>-2,8 | 1,1<br>2,6 | 0,1<br>0,4 | -2,4<br>-5,7 | -1,9<br>-4,5 | -0,5<br>-1,2 | -0,1<br>-0,1 | -1,1<br>-1,1 | -15,0<br>-39,1 |
| 50 | Hypophysen-, Hypo-<br>thalamushormone | 852,59 | 1,0 | 0,1 | 867,2 | 2,3 | -7,5<br>-66,8 | 9,3<br>76,9 | 0,2<br>1,8 | -0,1<br>-0,5 | 9,2<br>75,6 | 12,6<br>102,0 | -3,0<br>-26,4 | 0,0<br>0,0 | -3,0<br>-26,7 | 1,2<br>10,1 |
| 51 | Immuntherapeutika<br>und Zytokine | 513,37 | 3,0 | 0,4 | 1562,3 | 4,1 | -14,4<br>-220,5 | 42,7<br>503,6 | 1,4<br>19,6 | 0,0<br>0,1 | 40,7<br>484,0 | 41,1<br>487,6 | -0,3<br>-3,6 | 7,1<br>97,7 | -6,9<br>-101,3 | 22,1<br>283,1 |

Ergänzende statistische Übersicht 857

**Tabelle 55.3:** Indikationsgruppenübersicht 2000: Preis-, Mengen- und Strukturentwicklung 2000/1999 (Fortsetzung)

| | | | | | | Veränderungswerte: | | | | | | 1. Zeile: Indexwert in % 2. Zeile: Äquivalent in Mio. DM | | |
|---|---|---|---|---|---|---|---|---|---|---|---|---|---|---|
| Indikationsgruppe Nr. Bezeichnung | | Wert je VO | VO 2000 in Mio. | Ant. VO | Umsatz 2000 in Mio. DM | Ant. Ums. | Verordnungen | Wert je VO | Preisindex | Warenkorb | Strukturk. | Intermed. | Intramed. | Darr./ Strk. | Pack.größ. | Gesamtumsatz |
| 52 | Infusionslösungen usw. | 30,42 | 2,7 | 0,4 | 81,0 | 0,2 | 6,4 5,2 | -14,6 -13,5 | 0,3 0,2 | 0,0 0,0 | -14,8 -13,7 | -8,8 -7,8 | -6,6 -5,8 | 3,1 2,6 | -9,5 -8,4 | -9,2 -8,2 |
| 53 | Kardiaka | 18,36 | 9,3 | 1,2 | 171,1 | 0,5 | -11,6 -22,8 | -1,7 -3,2 | 0,6 1,1 | 0,1 0,2 | -2,4 -4,5 | -2,5 -4,7 | 0,1 0,1 | 0,3 0,5 | -0,2 -0,4 | -13,2 -25,9 |
| 54 | Karies- und Parodontosemittel | 12,86 | 2,1 | 0,3 | 26,6 | 0,1 | 5,5 1,4 | 2,0 0,5 | 1,5 0,4 | -0,2 -0,1 | 0,7 0,2 | 0,9 0,2 | -0,1 0,0 | 0,2 0,0 | -0,3 -0,1 | 7,6 1,9 |
| 55 | Koronarmittel | 47,04 | 15,1 | 2,0 | 710,8 | 1,9 | -7,6 -58,7 | -1,1 -8,0 | 0,1 0,7 | 0,0 0,0 | -1,2 -8,8 | -2,0 -14,9 | 0,8 6,2 | 1,0 7,2 | -0,1 -1,1 | -8,6 -66,7 |
| 56 | Laxantien | 24,44 | 3,2 | 0,4 | 77,2 | 0,2 | -11,1 -9,7 | -0,1 -0,1 | 0,6 0,5 | 0,1 0,1 | -0,9 -0,7 | -0,1 -0,1 | -0,7 -0,6 | -0,1 -0,1 | -0,7 -0,6 | -11,3 -9,8 |
| 58 | Lipidsenker | 185,63 | 10,1 | 1,4 | 1882,0 | 5,0 | 7,3 125,8 | 3,2 55,7 | 0,9 16,1 | 0,1 2,0 | 2,3 40,9 | 2,0 36,2 | 0,3 4,7 | 0,9 16,8 | -0,6 -12,1 | 10,7 181,4 |
| 60 | Magen-Darm-Mittel | 54,85 | 40,1 | 5,4 | 2199,2 | 5,8 | -3,9 -89,7 | 1,5 33,3 | -1,0 -21,6 | 0,2 3,5 | 40,9 51,4 | 2,8 61,2 | -0,4 -9,8 | -1,0 -22,7 | -12,1 12,9 | -2,5 -56,4 |
| 61 | Migränemittel | 66,64 | 2,7 | 0,4 | 182,1 | 0,5 | -5,3 -9,6 | 11,8 19,8 | 1,6 2,8 | 0,0 0,1 | 10,0 16,9 | 8,5 14,4 | 1,5 2,6 | 0,5 0,9 | 0,9 1,6 | 5,9 10,2 |
| 62 | Mineralstoffpräparate | 30,96 | 11,1 | 1,5 | 343,8 | 0,9 | -11,7 -44,9 | 3,3 11,7 | 0,2 0,8 | 0,2 0,6 | 2,9 10,2 | 2,5 9,1 | 0,3 1,2 | 0,1 0,2 | 0,3 1,0 | -8,8 -33,2 |
| 63 | Mund- und Rachentherapeutika | 13,11 | 7,2 | 1,0 | 93,8 | 0,2 | -6,8 -6,7 | 3,2 3,0 | 2,6 2,4 | 0,1 0,1 | 0,6 0,6 | 1,6 1,5 | -1,0 -1,0 | -0,2 -0,2 | -0,8 -0,8 | -3,8 -3,7 |
| 64 | Muskelrelaxantien | 45,68 | 4,6 | 0,6 | 208,1 | 0,6 | 0,3 0,6 | 8,6 16,5 | 0,7 1,4 | 0,0 0,0 | 7,8 15,0 | 7,0 13,5 | 0,8 1,5 | 2,0 4,0 | -1,2 -2,5 | 8,9 17,1 |
| 66 | Neuropathiepräparate usw. | 95,16 | 2,8 | 0,4 | 266,6 | 0,7 | -17,2 -53,2 | 7,7 21,0 | -1,3 -3,8 | 0,0 -0,1 | 9,2 24,9 | 8,6 23,3 | 0,6 1,7 | 1,0 2,9 | -0,4 -1,2 | -10,8 -32,2 |
| 67 | Ophthalmika | 21,99 | 27,2 | 3,6 | 597,7 | 1,6 | -7,9 -50,6 | 3,4 20,5 | 2,8 17,0 | -0,1 -0,5 | 0,6 4,0 | 1,0 6,4 | -0,4 -2,4 | -0,4 -2,6 | 0,0 0,2 | -4,8 -30,1 |
| 68 | Osteoporosemittel und Calciumstoffwechselreg. | 181,67 | 2,0 | 0,3 | 368,5 | 1,0 | -10,4 -40,8 | 10,3 36,2 | 0,6 2,3 | 0,0 -0,1 | 9,6 34,0 | 7,4 26,5 | 2,0 7,4 | 1,0 3,8 | 1,0 3,6 | -1,2 -4,6 |
| 69 | Otologika | 15,05 | 2,4 | 0,3 | 36,7 | 0,1 | -6,1 -2,3 | 3,4 1,3 | 5,4 2,0 | 0,2 0,1 | -2,1 -0,8 | -2,0 -0,8 | -0,1 0,0 | -0,1 0,0 | 0,0 0,0 | -2,8 -1,1 |

55

**Tabelle 55.3:** Indikationsgruppenübersicht 2000: Preis-, Mengen- und Strukturentwicklung 2000/1999 (Fortsetzung)

Veränderungswerte: 1. Zeile: Indexwert in %
2. Zeile: Äquivalent in Mio. DM

| Indikationsgruppe Nr. Bezeichnung | Wert je VO | VO 2000 in Mio. | Ant. VO | Umsatz 2000 in Mio. DM | Ant. Ums. | Verordnungen | Wert je VO | Preisindex | Warenkorbk. | Strukturk. | Intermed. | Intramed. | Darr./ Strk. | Pack'größ. | Gesamtumsatz |
|---|---|---|---|---|---|---|---|---|---|---|---|---|---|---|---|
| 70 Parkinsonmittel usw. | 113,92 | 4,5 | 0,6 | 514,2 | 1,4 | 3,4 | 6,1 | 0,7 | -0,1 | 5,5 | 2,3 | 3,2 | 3,2 | 0,0 | 9,7 |
| 71 Psychopharmaka | 53,74 | 37,9 | 5,1 | 2039,1 | 5,4 | 16,5 | 29,0 | 3,2 | -0,7 | 26,5 | 10,9 | 15,5 | 15,7 | -0,1 | 45,5 |
| 72 Rhinologika/ Sinusitismittel | 9,83 | 21,7 | 2,9 | 213,3 | 0,6 | -3,4 | 9,8 | 0,6 | 0,0 | 9,2 | 8,8 | 0,3 | -0,6 | 1,0 | 6,2 |
| 74 Schilddrüsentherapeutika | 18,78 | 16,9 | 2,3 | 318,0 | 0,8 | -67,5 | 185,7 | 12,5 | -0,1 | 173,3 | 166,7 | 6,6 | -12,4 | 19,1 | 118,2 |
| 76 Sexualhormone | 54,01 | 22,2 | 3,0 | 1197,7 | 3,2 | -5,8 | -1,2 | 2,1 | -0,1 | -3,2 | -1,7 | -1,5 | -0,6 | -0,9 | -6,9 |
| 77 Spasmolytika | 27,17 | 4,3 | 0,6 | 116,9 | 0,3 | -13,1 | -2,8 | 4,6 | -0,2 | -7,2 | -3,8 | -3,3 | -1,4 | -1,9 | -15,9 |
|  |  |  |  |  |  | 0,1 | 1,0 | 0,6 | 0,1 | 0,3 | 0,3 | 0,0 | -0,2 | 0,1 | 1,1 |
|  |  |  |  |  |  | 0,5 | 3,1 | 1,9 | 0,1 | 0,8 | 1,0 | -0,1 | -0,5 | 0,4 | 3,6 |
|  |  |  |  |  |  | -1,8 | 2,1 | 1,0 | 0,1 | 1,0 | 0,3 | 0,7 | -0,1 | 0,8 | 0,2 |
|  |  |  |  |  |  | -21,7 | 24,5 | 11,4 | 0,9 | 12,1 | 3,9 | 8,2 | -1,8 | 10,0 | 2,8 |
|  |  |  |  |  |  | -6,1 | 1,2 | 3,1 | 0,1 | -1,8 | -1,8 | 0,0 | -0,3 | 0,2 | -4,9 |
| 79 Thrombozytenaggregationshemmer | 53,12 | 7,0 | 0,9 | 373,9 | 1,0 | -7,5 | 1,5 | 3,6 | 0,1 | -2,2 | -2,2 | 0,0 | -0,3 | 0,3 | -6,0 |
| 82 Urologika | 79,51 | 9,2 | 1,2 | 728,3 | 1,9 | 17,1 | 1,6 | 0,4 | 0,1 | 0,7 | 0,1 | 0,7 | -0,1 | 0,7 | 19,0 |
|  |  |  |  |  |  | 54,3 | 5,4 | 1,4 | 0,4 | 2,5 | 0,2 | 2,3 | -0,3 | 2,5 | 59,7 |
|  |  |  |  |  |  | -6,2 | 8,0 | 2,0 | 0,0 | 5,8 | 5,6 | 0,3 | 0,1 | 0,2 | 1,4 |
| 83 Venentherapeutika | 32,17 | 4,3 | 0,6 | 136,8 | 0,4 | -46,1 | 55,9 | 14,6 | 0,2 | 41,1 | 39,3 | 1,8 | 0,7 | 1,1 | 9,7 |
|  |  |  |  |  |  | -31,8 | -4,3 | 1,0 | 0,0 | -5,3 | -4,3 | -1,0 | 0,4 | -1,3 | -34,7 |
| 84 Vitamine | 23,94 | 6,2 | 0,8 | 147,3 | 0,4 | -65,3 | -7,5 | 1,7 | 0,1 | -9,3 | -7,5 | -1,8 | 0,4 | -2,2 | -72,8 |
|  |  |  |  |  |  | -6,0 | -5,2 | 0,4 | 0,0 | -5,6 | -4,5 | -1,1 | -0,6 | -0,5 | -10,9 |
| 85 Wundbehandlungsmittel | 14,73 | 6,2 | 0,8 | 92,0 | 0,2 | -9,7 | -8,3 | 0,6 | 0,1 | -8,9 | -7,2 | -1,7 | -1,0 | -0,7 | -18,0 |
|  |  |  |  |  |  | -10,3 | 0,1 | 1,3 | -0,2 | -1,1 | 0,8 | -1,8 | -0,2 | -1,6 | -10,2 |
| 86 Zytostatika und Metastasenhemmer | 352,40 | 1,4 | 0,2 | 510,8 | 1,4 | -10,6 | 0,1 | 1,3 | -0,2 | -1,0 | 0,8 | -1,8 | -0,2 | -1,6 | -10,5 |
|  |  |  |  |  |  | -3,6 | 20,3 | 2,1 | -0,1 | 17,8 | 16,2 | 1,4 | 3,4 | -1,9 | 15,9 |
| 99 Nicht in Roter Liste | 35,26 | 0,5 | 0,1 | 18,5 | 0,0 | -17,5 | 87,6 | 10,0 | -0,3 | 77,9 | 71,1 | 6,8 | 15,7 | -8,9 | 70,1 |
|  |  |  |  |  |  | -0,3 | 103,5 | 2,6 | 11,7 | 77,5 | 92,9 | -8,0 | 1,8 | -9,6 | 102,9 |
|  |  |  |  |  |  | 0,0 | 9,4 | 0,3 | 1,5 | 7,6 | 8,7 | -1,1 | 0,2 | -1,3 | 9,4 |
| Gesamtmarkt GKV-Rezepte mit Fertigarzneimitteln | 50,47 | 749,2 | 100,0 | 37811,6 | 100,0 | -4,3 | 7,4 | 0,7 | 0,0 | 6,7 | 6,4 | 0,3 | 0,7 | -0,5 | 2,8 |
|  |  |  |  |  |  | -1627,5 | 2665,4 | 244,2 | -7,1 | 2428,3 | 2328,4 | 99,9 | 276,7 | -176,8 | 1037,8 |

**Tabelle 55.3:** Indikationsgruppenübersicht: Preis-, Mengen- und Strukturentwicklung 2000/1999 (Fortsetzung)

| | | | | | Veränderungswerte: | | 1. Zeile: Indexwert in % | | | | | |
| | | | | | | | 2. Zeile: Äquivalent in Mio. DM | | | | | |

| Indikationsgruppe Nr. Bezeichnung | Wert je VO | VO 2000 in Mio. | Ant. VO | Umsatz 2000 in Mio. DM | Ant. Ums. | Verord-nungen | Wert je VO | Preis-index | Waren-korbk. | Struk-turk. | Inter-med. | Intra-med. | Darr./Strk. | Pack'-größ. | Gesamt-umsatz |
|---|---|---|---|---|---|---|---|---|---|---|---|---|---|---|---|
| Andere Nichtfertigarznei-mittel (einschließlich nicht identifizierter Verordnungs-positionen) | 47,2 | 24,2 | 19,2 | 1140,7 | 27,4 | | | | | | | | | | |
| Rezepturen und Zubereitungen | 52,1 | 23,5 | 18,6 | 1224,3 | 29,4 | | | | | | | | | | |
| Hilfsmittel | 24,4 | 54,1 | 42,9 | 1317,8 | 31,7 | | | | | | | | | | |
| Verbandstoffe | 18,1 | 19,2 | 15,2 | 347,0 | 8,3 | | | | | | | | | | |
| Homöopathika und Anthroposophika | 19,5 | 5,0 | 4,0 | 97,6 | 2,3 | | | | | | | | | | |
| Stückelung nach Ziffer 3 | 226,8 | 0,1 | 0,1 | 32,0 | 0,8 | | | | | | | | | | |
| Summe Nicht-Fertig-arzneimittel | 33,0 | 126,1 | 100,0 | 4159,4 | 100,0 | | | | | | | | | | |
| Gesamtmarkt GKV-Rezepte | 48,0 | 875,3 | 100,0 | 41971,0 | 100,0 | | | | | | | | | | |

Gliederung des Intermedikamenteneffektes bei den Fertigarzneimitteln

| Intermedeffekt gesamt | davon: Inter-Indik. | davon: Intra-Indik. |
|---|---|---|
| 6,4 | 0,0 | 6,4 |
| 2328,4 | 0,0 | 2328,4 |

obachtet, verändert hätte, wenn aber alle anderen Parameter von der Basis- zur Berichtsperiode 2000 hin gleich geblieben wären (Paasche-Konzept);
oder:
Vergleiche einen fiktiven Umsatz der Basisperiode 1999, der entstanden wäre, wenn in der Basisperiode bereits der ins Auge gefaßte Parameter aus dem Jahre 2000 gegolten hätte (für die Berechnung des Preisindex: wenn in der Basisperiode bereits die Preise der Berichtsperiode 2000 gegolten hätten), mit dem tatsächlichen Umsatz der Basisperiode (Laspeyres-Konzept).

Diese konzeptionellen Überlegungen können auf alle ausgewiesenen Umsatzkomponenten angewandt werden. So gibt beispielsweise die Veränderung der Verordnungshäufigkeit (–4,3%) an: Wären die Preise von der Basisperiode 1999 zur Berichtsperiode 2000 hin unverändert geblieben und hätte es in der Struktur der Verordnungen keine Veränderungen gegeben, dann wäre aufgrund der Verordnungsabnahme der Umsatz um 4,3% gesunken. Der Preisindex (+0,7%) gibt entsprechend an: Hätte sich die Zahl der Verordnungen von der Basisperiode 1999 zur Berichtsperiode 2000 hin nicht verändert und wäre auch die Struktur der Verordnungen gleich geblieben, so hätte sich der Umsatz aufgrund der Preissteigerung um 0,7% erhöht.

In gleicher Weise kann mit der Interpretation aller anderen Umsatzeffekte, insbesondere auch aller Struktureffekte, verfahren werden. Es sei im übrigen ausdrücklich darauf hingewiesen, daß es sich bei der Darstellung der Struktureffekte als „Wanderungen" der Verordnungen lediglich um eine bildhafte Umschreibung handelt, die nicht in jedem Falle die Realität treffen muß. Rechnerisch beziehen sich die Struktureffekte auf Veränderungen der Relationen zwischen den Verordnungszahlen einzelner Produkte (Arzneimittel bzw. Packungsgrößen, Darreichungsformen, Stärken). Bei insgesamt rückläufiger Verordnungszahl etwa würden sich die Relationen selbstverständlich auch dann verändern, wenn ein Produkt A in geringer Zahl verordnet würde, Produkt B jedoch eine konstante Verordnungszahl aufweise. In diesem Fall träte ein umsatzsteigernder Effekt ein, wenn das Produkt A das preisgünstigere wäre.

## Weitere Übersichten zum Arzneimittelmarkt

Die verordnungsstärksten Indikationsgruppen der Roten Liste werden zusätzlich nach dem anatomisch-therapeutisch-chemischen Klassifika-

Ergänzende statistische Übersicht 861

**Tabelle 55.4:** Arzneiverbrauch 2000 nach ATC-Gruppen

| ATC | ATC-Gruppenname | Verordnungen in Mio. | Umsatz in Mio. | DDD in Mio. |
|---|---|---|---|---|
| A01 | Stomatologika | 5,4 | 80,0 | 601,7 |
| A02 | Antacida, Ulkusmittel und Flatulenzmittel | 20,7 | 1.508,7 | 536,8 |
| A03 | Spasmolytika, Anticholinergika und Prokinetika | 12,8 | 231,4 | 125,4 |
| A04 | Antiemetika | 3,9 | 145,7 | 69,7 |
| A05 | Gallen- und Lebertherapie | 1,9 | 129,4 | 52,8 |
| A06 | Laxantien | 3,7 | 95,8 | 176,1 |
| A07 | Antidiarrhoika und intestinale Antiphlogistika/Antiinfektiva | 8,8 | 383,5 | 81,3 |
| A09 | Digestiva, inkl. Enzyme | 2,0 | 188,9 | 31,0 |
| A10 | Antidiabetika | 21,5 | 1.975,1 | 1.198,7 |
| A11 | Vitamine | 5,6 | 144,7 | 511,1 |
| A12 | Mineralstoffe | 11,7 | 377,8 | 385,9 |
| A16 | Andere gastrointestinale und Stoffwechselmittel | 0,2 | 82,6 | 4,5 |
| B01 | Antithrombotische Mittel | 11,1 | 775,3 | 843,9 |
| B03 | Antianämika | 5,3 | 571,0 | 284,1 |
| B05 | Blutersatzmittel und Perfusionslösungen | 2,7 | 86,9 | 18,6 |
| B06 | Andere Hämatologika | 0,5 | 17,9 | 7,5 |
| C01 | Kardiaka | 27,4 | 1.110,6 | 1.609,4 |
| C02 | Antihypertonika | 4,8 | 439,1 | 339,5 |
| C03 | Diuretika | 17,4 | 676,3 | 1.459,4 |
| C04 | Periphere Vasodilatatoren | 4,2 | 252,4 | 131,1 |
| C05 | Vasoprotektoren | 7,5 | 212,2 | 202,1 |
| C06 | Andere Herz- und Kreislaufpräparate | 0,8 | 30,3 | 32,3 |
| C07 | Betarezeptorenblocker | 23,4 | 1.461,6 | 1.269,8 |
| C08 | Calciumkanalblocker | 18,9 | 1.237,7 | 1.185,6 |
| C09 | Hemmstoffe des Renin-Angiotensin-Systems | 28,0 | 2.641,5 | 2.199,5 |
| C10 | Lipidsenkende Mittel | 10,1 | 1.880,5 | 819,1 |
| D01 | Antimykotika zur dermatologischen Anwendung | 9,9 | 311,9 | 174,1 |
| D02 | Emollientia und Hautschutzmittel | 4,1 | 80,5 | 153,9 |
| D03 | Wundbehandlungsmittel | 3,2 | 56,7 | 84,9 |
| D04 | Antipruriginosa, inkl. Antihistaminika, Anästhetika etc. | 4,1 | 57,6 | 98,8 |
| D05 | Antipsoriatika | 0,8 | 97,9 | 55,5 |
| D06 | Antibiotika und Chemotherapeutika zur dermatologischen Anwendung | 4,3 | 72,6 | 38,9 |
| D07 | Corticosteroide, dermatologische Zubereitungen | 12,4 | 293,0 | 289,0 |
| D08 | Antiseptika und Desinfektionsmittel | 3,9 | 51,4 | 103,2 |
| D09 | Medizinische Verbände | 0,4 | 11,4 | 5,1 |
| D10 | Aknemittel | 3,7 | 125,3 | 91,6 |

**Tabelle 55.4:** Arzneiverbrauch 2000 nach ATC-Gruppen (Fortsetzung)

| ATC | ATC-Gruppenname | Verordnungen in Mio. | Umsatz in Mio. | DDD in Mio. |
|---|---|---|---|---|
| D11 | Andere Dermatika | 2,9 | 65,6 | 142,4 |
| G01 | Gynäkologische Antiinfektiva und Antiseptika | 4,6 | 76,2 | 27,0 |
| G02 | Andere Gynäkologika | 2,3 | 82,8 | 107,3 |
| G03 | Sexualhormone und Modulatoren des Genitalsystems | 24,1 | 1.206,4 | 1.810,8 |
| G04 | Urologika | 8,0 | 673,6 | 375,2 |
| H01 | Hypophysen- und Hypothalamushormone und Analoga | 0,4 | 369,6 | 9,3 |
| H02 | Corticosteroide zur systemischen Anwendung | 7,5 | 257,4 | 295,7 |
| H03 | Schilddrüsentherapie | 16,9 | 317,6 | 1.306,6 |
| H05 | Calciumhomöostase | 0,2 | 22,1 | 1,9 |
| J01 | Antibiotika zur systemischen Anwendung | 44,9 | 1.601,4 | 366,4 |
| J02 | Antimykotika zur systemischen Anwendung | 0,8 | 150,4 | 7,1 |
| J05 | Antivirale Mittel zur systemischen Anwendung | 1,2 | 656,5 | 20,2 |
| J06 | Immunsera und Immunglobuline | 0,3 | 214,9 | 35,4 |
| J07 | Impfstoffe | 0,4 | 36,3 | 0,5 |
| L01 | Zytostatika | 1,3 | 386,3 | 54,7 |
| L02 | Endokrine Therapie | 1,2 | 623,8 | 89,6 |
| L03 | Immunstimulantien | 2,8 | 1.058,2 | 56,2 |
| L04 | Immunsuppressiva | 1,0 | 579,0 | 27,1 |
| M01 | Antiphlogistika und Antirheumatika | 35,3 | 805,9 | 769,0 |
| M02 | Topische Mittel gegen Gelenk- und Muskelschmerzen | 11,6 | 143,8 | 194,9 |
| M03 | Muskelrelaxantien | 4,2 | 193,2 | 74,6 |
| M04 | Gichtmittel | 5,8 | 112,3 | 311,6 |
| M05 | Mittel zur Behandlung von Knochenerkrankungen | 0,8 | 294,4 | 51,4 |
| M09 | Andere Mittel gegen Störungen des Muskel- und Skelettsystems | 1,4 | 56,9 | 44,7 |
| N01 | Anästhetika | 0,4 | 9,5 | 2,5 |
| N02 | Analgetika | 43,8 | 1.411,7 | 517,2 |
| N03 | Antiepileptika | 5,0 | 468,5 | 175,5 |
| N04 | Antiparkinsonmittel | 4,2 | 474,2 | 102,4 |
| N05 | Psycholeptika | 32,9 | 1.236,7 | 695,8 |
| N06 | Psychoanaleptika | 22,3 | 1.478,6 | 793,2 |
| N07 | Andere Mittel für das Nervensystem | 5,0 | 373,6 | 210,1 |
| P01 | Protozoenmittel | 0,8 | 19,9 | 5,0 |
| P02 | Anthelmintika | 0,5 | 14,1 | 1,1 |
| P03 | Mittel gegen Ektoparasiten, inkl. Antiscabiosa, Insektizide und Repellenzien | 0,9 | 16,7 | 5,9 |
| R01 | Rhinologika | 21,8 | 221,4 | 402,7 |
| R02 | Hals- und Rachentherapeutika | 4,9 | 66,9 | 37,9 |
| R03 | Antiasthmatika | 28,2 | 2.018,0 | 1.272,5 |
| R04 | Brusteinreibungen und andere Inhalate | 1,8 | 24,8 | 52,7 |

**Tabelle 55.4:** Arzneiverbrauch 2000 nach ATC-Gruppen (Fortsetzung)

| ATC | ATC-Gruppenname | Verordnungen in Mio. | Umsatz in Mio. | DDD in Mio. |
|---|---|---|---|---|
| R05 | Husten- und Erkältungspräparate | 45,5 | 574,4 | 471,3 |
| R06 | Antihistaminika zur systemischen Anwendung | 8,5 | 327,6 | 211,1 |
| S01 | Ophthalmika | 26,9 | 604,5 | 1.198,8 |
| S02 | Otologika | 2,3 | 34,9 | 60,2 |
| S03 | Ophthalmologische und otologische Zubereitungen | 0,7 | 9,6 | 11,6 |
| V01 | Allergene | 0,5 | 277,5 | 79,0 |
| V04 | Diagnostika | 0,7 | 13,7 | 5,8 |
|  | Sonstige Gruppen | 0,6 | 158,8 | 14,5 |
|  | Nicht klassifiziert | 3,7 | 95,9 | 2,5 |
|  | Gesamtmarkt GKV-Rezepte mit Fertigarzneimitteln | 749,2 | 37.811,6 | 27.781,0 |

tionssystem (ATC-System) der WHO dargestellt (Tabelle 55.4). Das ATC-System wurde bereits in der Anfangsphase der Projektarbeit für den GKV-Arzneimittelindex als international akzeptiertes Klassifikationssystem für Arzneimittel ausgewählt (Schwabe 1981) und im Laufe der Jahre für die spezifischen Belange des deutschen Arzneimittelmarktes erweitert (Schwabe 1995, Fricke 2001). Dabei wurde die Kompatibilität mit dem vom WHO Collaborating Centre (2001) veröffentlichten Standard gewahrt.

Die Klassifikation des ATC-Systems folgt medizinischen Prinzipien und ist daher unabhängig von Umgruppierungen, die von Herstellern in der Roten Liste vorgenommen werden. Sie erlaubt detaillierte Aussagen über die therapeutische Verwendung eines Arzneimittels. In der Klassifikation des ATC-Systems werden Arzneimittel in Gruppen mit fünf verschiedenen Ebenen klassifiziert. Die erste Ebene besteht aus 14 anatomischen Hauptklassen, die nacheinander in therapeutische und pharmakologische Hauptgruppen untergliedert werden. Darauf folgen chemisch-therapeutische Untergruppen und schließlich die Ebene der einzelnen chemischen Substanzen. In Tabelle 55.4 sind die Verordnungen, Umsätze und Tagesdosen des Jahres 2000 auf der zweiten Gliederungsebene, also der therapeutischen Hauptgruppe, dokumentiert.

Präparate aus kleineren Indikationsgruppen der 2500 verordnungshäufigsten Arzneimittel, die nicht in den indikationsbezogenen Kapiteln erfaßt sind, werden in der Tabelle 55.5 nach Verordnungen und

**Tabelle 55.5:** Verordnungen weiterer häufig verordneter Arzneimittel 2000. Angegeben sind die verordnungshäufigsten Präparate mit Verordnungsrang, Verordnungen und Umsatz 2000 im Vergleich zu 1999.

| Rang | Präparat | Verordnungen in Tsd. | Änd. % | Umsatz Mio. DM | Änd. % |
|---|---|---|---|---|---|
| 77 | Meditonsin Lösung | 1252,9 | −14,7 | 17,2 | −13,2 |
| 94 | Isotone Kochsalzlsg. Braun | 1131,1 | +6,5 | 19,9 | +0,8 |
| 159 | Fluoretten | 812,9 | −1,2 | 10,6 | −0,7 |
| 174 | Elmex Gelee | 755,6 | +24,2 | 10,3 | +29,2 |
| 233 | Isot. Kochsalzlsg. Fresenius | 627,2 | +2,9 | 8,4 | −9,5 |
| 331 | Zymafluor Tabl. | 489,1 | −5,8 | 5,4 | −7,1 |
| 362 | Effortil/Depot | 459,6 | −21,3 | 8,9 | −24,2 |
| 386 | Carnigen/Mono | 443,8 | −20,0 | 16,4 | −13,0 |
| 473 | Betaisodona Lsg.etc. | 380,8 | −2,4 | 5,6 | −5,6 |
| 499 | Goldgeist | 362,0 | −6,0 | 6,8 | −5,0 |
| 553 | Rivanol | 329,9 | +9,7 | 4,5 | +6,0 |
| 659 | Mercuchrom 2% | 275,5 | −10,8 | 1,9 | −12,4 |
| 812 | Novadral | 216,7 | −29,3 | 8,5 | −30,9 |
| 827 | Tempil N | 211,7 | −31,5 | 3,1 | −31,5 |
| 857 | DET MS | 205,3 | −26,9 | 6,8 | −25,3 |
| 888 | Helmex | 197,2 | +12,7 | 4,7 | +25,0 |
| 922 | Kamillen-Bad-Robugen | 188,6 | −13,1 | 3,2 | −14,0 |
| 1013 | Infectopedicul | 169,0 | +176,6 | 3,0 | +233,0 |
| 1023 | Jacutin | 167,4 | −9,9 | 3,1 | −8,0 |
| 1096 | Balneum Hermal F | 155,3 | −9,1 | 4,2 | −10,1 |
| 1138 | Vermox | 149,8 | −6,9 | 3,4 | −20,7 |
| 1172 | Effortil plus | 145,0 | −19,7 | 6,9 | −13,2 |
| 1286 | X-Prep | 128,9 | −15,2 | 2,0 | −11,2 |
| 1351 | HAES-steril | 120,4 | −9,1 | 19,6 | −10,4 |
| 1366 | Isot. Natriumchlorid Delta | 119,0 | +77,6 | 1,6 | +63,1 |
| 1399 | Balneum Hermal | 115,4 | −14,5 | 2,6 | −15,6 |
| 1442 | Dihydergot | 112,2 | −24,6 | 3,5 | −25,4 |
| 1457 | Gutron | 111,3 | −18,6 | 7,0 | −20,0 |
| 1533 | Molevac | 103,8 | +2,5 | 3,8 | +4,2 |
| 1562 | Emla | 101,6 | +9,1 | 3,7 | −7,9 |
| 1672 | Gripp-Heel | 92,1 | −24,3 | 1,0 | −19,9 |
| 1677 | Prepacol | 91,3 | −10,2 | 1,1 | −7,9 |
| 1690 | Mestinon | 90,3 | +7,5 | 13,5 | +42,1 |
| 1725 | Engerix B | 88,1 | −32,1 | 9,1 | −34,2 |
| 1742 | Kochsalzlösung Eifelfango | 86,9 | +15,9 | 1,8 | +12,8 |
| 1758 | Nephrotrans | 85,9 | +6,0 | 4,4 | +6,0 |
| 1824 | Balneum Hermal Plus | 81,6 | −14,1 | 2,1 | −14,5 |
| 1833 | Gen-H-B-Vax | 81,1 | −31,8 | 10,7 | −27,4 |
| 1844 | Glucagen | 80,6 | −10,4 | 5,0 | −11,1 |
| 1870 | Pholedrin liquid. Meuselbach | 78,8 | −18,9 | 1,8 | −21,3 |
| 1885 | Pholedrin-longo-Isis | 77,4 | −26,5 | 3,3 | −23,1 |
| 1928 | Chinosol Tabletten | 74,8 | −19,4 | 0,8 | −14,6 |
| 1935 | Linola-Fett Ölbad | 74,3 | −16,6 | 1,5 | −10,4 |

**Tabelle 55.5:** Verordnungen weiterer häufig verordneter Arzneimittel 2000. Angegeben sind die verordnungshäufigsten Präparate mit Verordnungsrang, Verordnungen und Umsatz 2000 im Vergleich zu 1999 (Fortsetzung).

| Rang | Präparat | Verordnungen in Tsd. | Änd. % | Umsatz Mio. DM | Änd. % |
|---|---|---|---|---|---|
| 2001 | Ubretid | 70,1 | +1,5 | 8,2 | +2,0 |
| 2004 | Kytta Thermopack | 70,0 | −16,3 | 2,6 | −17,0 |
| 2076 | Metavirulent | 65,2 | −24,8 | 1,2 | −26,7 |
| 2081 | Konakion | 64,9 | −50,6 | 1,6 | −54,7 |
| 2101 | Thomasin | 63,9 | −33,0 | 2,1 | −31,9 |
| 2125 | Polysept Lösung | 63,0 | +20,0 | 0,4 | +19,3 |
| 2160 | TicoVac | 61,3 | (neu) | 3,2 | (neu) |
| 2166 | Delicia Delitex | 60,8 | −9,1 | 0,9 | +3,6 |
| 2217 | Natriumhydrogencarbonat Fre. | 58,5 | +30,5 | 3,2 | +30,5 |
| 2238 | Isotonische NaCl-Lsg.Jenaph. | 57,5 | +6,3 | 0,6 | +10,4 |
| 2265 | Octenisept | 56,4 | +14,6 | 1,2 | +16,9 |
| 2281 | DHE-ratiopharm | 55,9 | −10,2 | 1,7 | −10,8 |
| 2350 | Dihydergot plus | 52,7 | −21,2 | 3,0 | −13,1 |
| 2380 | Isotonische NaCl-Lsg.Bernb. | 51,3 | +6,8 | 0,5 | +2,5 |
| 2402 | Ringer Lsg. DAB7 | 50,3 | +16,8 | 1,1 | +1,7 |
| 2407 | Twinrix | 50,2 | −20,5 | 5,6 | −22,4 |
| 2418 | etil von ct | 49,7 | −4,3 | 0,5 | +11,0 |
| 2430 | Antiscabosium | 49,3 | −12,6 | 1,3 | −7,4 |
| 2467 | Lidoject | 48,1 | +8,2 | 0,5 | +11,6 |
| Summe | | 12221,5 | −6,6 | 302,3 | −8,9 |

Umsatz zusammengefaßt. In der Tabelle 55.6 sind diese Präparate den einzelnen Indikationsgruppen mit Angabe von Bestandteilen und definierten Tagesdosen (DDD) zugeordnet.

Des weiteren finden sich in Tabelle 55.7 die Verordnungs- und Umsatzwerte für alle nicht patentgeschützten Wirkstoffe, sofern sie mindestens 50 Tsd. Verordnungen aufweisen, sowie die jeweiligen Anteile der Generika. In den Fällen, in denen kein Patentanmelder ermittelt werden konnte oder der ehemalige Patentanmelder seine Produkte bereits vor längerer Zeit vom Markt zurückgezogen hat, wurden ersatzweise der oder die langjährigen Marktführer als Quasi-Erstanbieter gewertet.

Zum Schluß sind die Verordnungs-, Umsatz- und DDD-Werte der 2500 meistverordneten Präparate des Jahres 2000 geordnet nach ihrer Verordnungshäufigkeit aufgelistet (Tabelle 55.8).

## Literatur

Arndt K.A., Clark R.A.F. (1979): Principles of topical therapy. In: Fitzpatrick T.B. et al. (eds.): Dermatology in general medicine, 2nd ed. McGraw-Hill Book Company, New York, pp. 1753–1758.

Fricke U. (2001): ATC-Code. Anatomisch-therapeutisch-chemische Klassifikation für den deutschen Arzneimittelmarkt, 5. Aufl. (Diskette). Wissenschaftliches Institut der AOK, Bonn.

Merlo J., Wessling A., Melander A. (1996): Comparison of dose standard units for drug utilization studies. Eur. J. Clin. Pharmacol. 50: 27–30.

Nink K., Schröder H. (2001): Der Fertigarzneimittelmarkt nach Indikationsgruppen 2000 im Vergleich zu 1999. Verordnungen, Umsätze und strukturelle Entwicklung. Wissenschaftliches Institut der AOK, Bonn.

Nordic Council on Medicines (1985): Guidelines for DDD, Oslo.

Reichelt H. (1987): Strukturkomponente „Packungsgröße" – Eine Meßzahl ohne Aussagekraft? DOK: 485–488.

Reichelt H. (1988): Eine Methode der statistischen Komponentenzerlegung. WIdO-Materialien 31, Bonn.

Rote Liste Service GmbH (Hrsg.) (2000): Rote Liste 2000. ECV Editio Cantor, Aulendorf.

Schwabe U. (1981): Pharmakologisch-therapeutische Analyse der kassenärztlichen Arzneiverordnungen in der Bundesrepublik Deutschland. Wissenschaftliches Institut der Ortskrankenkassen, Bonn.

Schwabe U. (1995): ATC-Code. Anatomisch-therapeutisch-chemische Klassifikation für den deutschen Arzneimittelmarkt. Wissenschaftliches Institut der AOK, Bonn.

WHO Collaborating Centre for Drug Statistics Methodology (2001): Anatomisch-Therapeutisch-Chemischer (ATC) Klassifikationsindex mit definierten Tagesdosen (DDD). Oslo.

WHO Collaborating Centre for Drug Statistics Methodology (2001): Richtlinien für die ATC-Klassifikation und die DDD-Festlegung. Oslo.

**Tabelle 55.6:** Verordnungen weiterer häufig verordneter Arzneimittel 2000. Angegeben sind die 2000 verordneten Tagesdosen, die Änderungen gegenüber 1999 und die mittleren Kosten je DDD 2000.

| Präparat | Bestandteile | DDD in Mio. | Änderung in % | DDD-Kosten in DM |
|---|---|---|---|---|
| **Alkalose-/Acidosetherapeutika** | | | | |
| Natriumhydrogencarbonat Fre. | Natriumhydrogencarbonat | 1,7 | (+30,5) | 1,94 |
| Nephrotrans | Natriumhydrogencarbonat | 1,1 | (+6,0) | 3,83 |
| | | 2,8 | (+19,3) | 2,71 |
| **Anthelmintika** | | | | |
| Vermox | Mebendazol | 0,7 | (−30,8) | 4,63 |
| Helmex | Pyrantel | 0,2 | (+17,8) | 20,33 |
| Molevac | Pyrvinium | 0,1 | (+6,7) | 37,17 |
| | | 1,1 | (−21,0) | 11,19 |
| **Antihämorrhagika** | | | | |
| Konakion | Phytomenadion | 1,2 | (−25,5) | 1,32 |
| **Antihypoglykämika** | | | | |
| Glucagen | Glucagon | 0,1 | (−10,4) | 62,17 |
| **Antihypotonika** | | | | |
| Novadral | Norfenefrin | 15,0 | (−31,3) | 0,57 |
| Carnigen/Mono | Oxilofrin | 9,2 | (−16,6) | 1,78 |
| DET MS | Dihydroergotamin | 7,6 | (−24,7) | 0,89 |
| Effortil/Depot | Etilefrin | 6,1 | (−19,8) | 1,46 |
| Effortil plus | Dihydroergotamin Etilefrin | 5,7 | (−22,3) | 1,20 |
| Dihydergot | Dihydroergotamin | 3,8 | (−25,6) | 0,94 |
| Pholedrin-longo-Isis | Pholedrin | 2,9 | (−29,8) | 1,13 |
| DHE-ratiopharm | Dihydroergotamin | 2,6 | (−11,1) | 0,66 |
| Dihydergot plus | Dihydroergotamin Etilefrin | 2,5 | (−22,5) | 1,20 |
| Pholedrin liquid. Meuselbach | Pholedrin | 2,2 | (−22,8) | 0,85 |
| Thomasin | Etilefrin | 1,8 | (−29,6) | 1,18 |
| Gutron | Midodrin | 0,7 | (−16,9) | 9,99 |
| etil von ct | Etilefrin | 0,3 | (+3,8) | 1,58 |
| | | 60,3 | (−24,3) | 1,17 |

**Tabelle 55.6:** Verordnungen weiterer häufig verordneter Arzneimittel 2000. Angegeben sind die 2000 verordneten Tagesdosen, die Änderungen gegenüber 1999 und die mittleren Kosten je DDD 2000 (Fortsetzung).

| Präparat | Bestandteile | DDD in Mio. | Änderung in % | DDD-Kosten in DM |
|---|---|---|---|---|
| **Antiparasitäre Mittel (extern)** | | | | |
| Goldgeist | Pyrethrumextrakt Piperonylbutoxid Chlorocresol Diethylenglycol | 2,9 | (−4,4) | 2,33 |
| Infectopedicul | Permethrin | 0,7 | (+223,6) | 4,31 |
| Delicia Delitex | Lindan | 0,6 | (−9,1) | 1,55 |
| Jacutin | Lindan | 0,4 | (−10,7) | 7,06 |
| Antiscabosium | Benzylbenzoat | 0,2 | (−9,6) | 7,86 |
| | | 4,8 | (+4,8) | 3,15 |
| **Balneotherapeutika** | | | | |
| Balneum Hermal F | Erdnußöl Paraffin, dünnflüssig | 14,7 | (−11,5) | 0,29 |
| Balneum Hermal | Sojabohnenöl | 7,6 | (−16,3) | 0,35 |
| Balneum Hermal Plus | Sojabohnenöl Polidocanol | 6,6 | (−14,6) | 0,31 |
| Linola-Fett Ölbad | Paraffin, dickflüssig Hexadecyl(2-ethylhexanoat)-Octadecyl (2-ethylhexanoat)-Isopropylmyristat α-Dodecyl-ω-hydroxypoly(oxyethylen)-2 (Dodecyltetradecyl)-ω-hydroxypoly(oxyethylen)-4,5-poly(oxypropylen)-5 | 3,4 | (−18,4) | 0,45 |
| Kamillen-Bad-Robugen | Kamillenblütenextrakt | 1,5 | (−14,7) | 2,15 |
| Kytta Thermopack | Schweizer Jurahochmoor Fango Hartparaffin | 1,0 | (−16,3) | 2,47 |
| | | 34,8 | (−14,2) | 0,47 |
| **Cholinergika** | | | | |
| Ubretid | Distigminbromid | 3,0 | (+1,7) | 2,71 |
| Mestinon | Pyridostigminbromid | 2,7 | (+19,4) | 5,00 |
| | | 5,8 | (+9,3) | 3,79 |

**Tabelle 55.6:** Verordnungen weiterer häufig verordneter Arzneimittel 2000. Angegeben sind die 2000 verordneten Tagesdosen, die Änderungen gegenüber 1999 und die mittleren Kosten je DDD 2000 (Fortsetzung).

| Präparat | Bestandteile | DDD in Mio. | Änderung in % | DDD-Kosten in DM |
|---|---|---|---|---|
| **Desinfektionsmittel und Antiseptika** | | | | |
| Octenisept | Octenidin Phenoxyethanol | 22,3 | (+17,2) | 0,05 |
| Betaisodona Lsg.etc. | Povidon-Iod | 10,6 | (−8,6) | 0,53 |
| Rivanol | Ethacridin | 4,6 | (+7,4) | 0,97 |
| Mercuchrom 2% | Merbromin | 3,3 | (−16,3) | 0,57 |
| Polysept Lösung | Povidon-Iod | 0,7 | (+14,3) | 0,60 |
| Chinosol Tabletten | Chinolinolsulfat Kaliumsulfat | 0,7 | (−20,1) | 1,16 |
| | | 42,2 | (+4,7) | 0,34 |
| **Diagnostika** | | | | |
| X-Prep | Sennesfruchtextrakt | 0,1 | (−15,2) | 15,28 |
| Prepacol | Bisacodyl Natriummonohydrogenphosphat Natriumdihydrogenphosphat | 0,1 | (−10,2) | 11,60 |
| | | 0,2 | (−13,2) | 13,75 |
| **Grippemittel** | | | | |
| Meditonsin Lösung | Aconitum D5 Atropinum sulf. D5 Mercurius cyanatus D8 | 17,4 | (+22,8) | 0,98 |
| Metavirulent | Influenzinum D30 Acid. sarcolact. D15 Aconitum D4 Ferrum posph. D8 Gelsemium D4 Luffa D12 Veratrum alb. D4 Gentiana lutea ⌀ | 2,4 | (−27,3) | 0,49 |
| Gripp-Heel | Aconitum D4 Bryonia D4 Lachesis D12 Eupatorium D3 Phosphor D5 | 1,5 | (−22,0) | 0,62 |
| Tempil N | Diphenylpyralin Metamfepramon Acetylsalicylsäure | 0,9 | (−31,5) | 3,32 |
| | | 22,3 | (+7,0) | 1,00 |

**Tabelle 55.6:** Verordnungen weiterer häufig verordneter Arzneimittel 2000. Angegeben sind die 2000 verordneten Tagesdosen, die Änderungen gegenüber 1999 und die mittleren Kosten je DDD 2000 (Fortsetzung).

| Präparat | Bestandteile | DDD in Mio. | Änderung in % | DDD-Kosten in DM |
|---|---|---|---|---|
| **Infusions- und Standardinjektionslösungen** | | | | |
| Isotone Kochsalzlsg. Braun | Natriumchlorid | 7,6 | (+6,4) | 2,60 |
| Isot. Kochsalzlsg. Fresenius | Natriumchlorid | 3,7 | (−7,2) | 2,31 |
| Kochsalzlösung Eifelfango | Natriumchlorid | 2,3 | (+19,6) | 0,78 |
| HAES-steril | Polyhydroxyethylstärke Natriumchlorid | 0,8 | (−10,7) | 24,85 |
| Isotonische NaCl-Lsg.Jenaph. | Natriumchlorid | 0,6 | (+6,3) | 1,08 |
| Isot. Natriumchlorid Delta | Natriumchlorid | 0,3 | (+47,3) | 6,31 |
| Ringer Lsg. DAB7 | Natriumchlorid Kaliumchlorid Calciumchlorid Natriumlactat | 0,1 | (+1,1) | 10,09 |
| Isotonische NaCl-Lsg.Bernb. | Natriumchlorid | 0,1 | (−1,4) | 5,50 |
| | | 15,4 | (+3,8) | 3,48 |
| **Karies- und Parodontosemittel** | | | | |
| Fluoretten | Natriumfluorid | 241,1 | (+0,0) | 0,04 |
| Elmex Gelee | Olaflur Dectaflur Natriumfluorid | 171,6 | (+23,5) | 0,06 |
| Zymafluor Tabl. | Natriumfluorid | 118,8 | (−5,4) | 0,05 |
| | | 531,5 | (+5,1) | 0,05 |
| **Lokalanästhetika und Neuraltherapeutika** | | | | |
| Emla | Lidocain Prilocain | 0,8 | (−10,7) | 4,75 |
| Lidoject | Lidocain | 0,2 | (+19,3) | 3,17 |
| | | 0,9 | (−6,5) | 4,46 |
| **Sera, Immunglobuline und Impfstoffe** | | | | |
| Gen-H-B-Vax | Hepatitis-B-Oberflächenantigen | 0,1 | (−29,8) | 116,74 |
| Engerix B | Hepatitis-B-Oberflächenantigen | 0,1 | (−34,0) | 101,73 |
| TicoVac | FSME-Virus | 0,1 | (neu) | 52,85 |
| Twinrix | Hepatitis-A-Virus Hepatitis-B-Oberflächenantigen | 0,1 | (−20,5) | 110,96 |
| | | 0,3 | (−11,2) | 97,79 |
| **Summe** | | 723,7 | (+0,7) | 0,42 |

**Tabelle 55.7:** Anteil der Generikapräparate an Verordnungen und Umsatz 2000

| Wirkstoff | Gesamtverordnungen (Tsd.) | % Generika | Gesamtumsatz (Tsd. DM) | % Generika |
|---|---|---|---|---|
| Acemetacin | 412,7 | 41,0 | 25648,4 | 22,9 |
| Acetazolamid | 79,2 | 38,4 | 4008,4 | 35,4 |
| Acetylcystein | 10734,4 | 100,0 | 141322,5 | 100,0 |
| Acetyldigoxin | 2660,6 | 26,4 | 28752,3 | 23,2 |
| Acetylsalicylsäure | 11295,2 | 89,9 | 75052,7 | 80,1 |
| Aciclovir | 1729,8 | 82,6 | 55499,0 | 77,7 |
| Aescin | 62,8 | 26,8 | 2096,4 | 38,9 |
| Alfacalcidol | 211,8 | 78,7 | 27736,9 | 74,7 |
| Allopurinol | 5192,6 | 92,6 | 92904,1 | 91,5 |
| Almasilat | 84,6 | 100,0 | 1733,6 | 100,0 |
| Aluminium | 234,3 | 100,0 | 10443,0 | 100,0 |
| Aluminiumhydroxid + Magnesiumhydroxid | 1197,8 | 11,7 | 38461,7 | 6,9 |
| Amantadin | 420,2 | 53,1 | 26466,4 | 38,6 |
| Ambroxol | 8643,6 | 56,0 | 76000,7 | 52,3 |
| Amilorid + Hydrochlorothiazid | 650,9 | 68,9 | 13831,4 | 64,9 |
| Amiodaron | 282,3 | 36,5 | 70292,0 | 28,6 |
| Amitriptylin | 2335,5 | 100,0 | 59879,6 | 100,0 |
| Amitriptylinoxid | 246,2 | 40,8 | 9250,3 | 33,1 |
| Amorolfin | 200,5 | 0,0 | 18304,0 | 0,0 |
| Amoxicillin | 5404,4 | 99,7 | 129272,2 | 99,7 |
| Amoxicillin + Clavulansäure | 491,3 | 54,5 | 42924,3 | 42,1 |
| Ampicillin | 95,0 | 96,4 | 2780,7 | 92,5 |
| Arnikaextrakt | 55,0 | 100,0 | 1066,2 | 100,0 |
| Artischockenextrakt | 155,4 | 26,2 | 8144,6 | 19,9 |
| Ascorbinsäure | 173,8 | 88,3 | 2433,3 | 91,6 |
| Atenolol | 2205,1 | 85,9 | 73012,8 | 83,7 |
| Atenolol + Chlortalidon | 282,3 | 75,7 | 24583,6 | 70,1 |
| Atropin | 165,6 | 100,0 | 2981,3 | 100,0 |
| Azathioprin | 320,9 | 38,8 | 69856,6 | 34,5 |
| Azelastin | 254,3 | 32,1 | 7815,9 | 25,7 |
| Baclofen | 519,5 | 36,6 | 35822,5 | 36,4 |
| Baldrianextrakt | 261,1 | 100,0 | 6699,6 | 100,0 |
| Bamipin | 76,2 | 0,0 | 802,9 | 0,0 |
| Bärentraubenextrakt | 179,7 | 100,0 | 3128,5 | 100,0 |
| Beclometason | 1245,8 | 83,5 | 121239,9 | 80,0 |
| Benperidol | 90,0 | 42,5 | 6723,0 | 44,0 |
| Benzbromaron | 112,0 | 100,0 | 2088,1 | 100,0 |
| Benzocain | 226,6 | 24,2 | 4229,7 | 15,0 |
| Benzoylperoxid | 1015,1 | 82,6 | 15732,1 | 80,3 |
| Benzylpenicillin | 59,1 | 100,0 | 2084,6 | 100,0 |
| Betahistin | 1041,9 | 100,0 | 31779,9 | 100,0 |
| Betamethason | 1607,5 | 66,3 | 40551,6 | 46,2 |
| Bezafibrat | 943,1 | 86,2 | 63325,4 | 79,0 |

**Tabelle 55.7:** Anteil der Generikapräparate an Verordnungen und Umsatz 2000 (Fortsetzung)

| Wirkstoff | Gesamtverordnungen (Tsd.) | % Generika | Gesamtumsatz (Tsd. DM) | % Generika |
|---|---|---|---|---|
| Bibrocathol | 209,2 | 50,1 | 2513,1 | 33,2 |
| Biperiden | 598,6 | 42,0 | 18894,4 | 28,5 |
| Bisacodyl | 194,8 | 29,1 | 2140,2 | 17,8 |
| Bisoprolol | 3473,8 | 67,8 | 181949,0 | 65,5 |
| Bituminosulfonate | 299,9 | 100,0 | 6544,4 | 100,0 |
| Brennesselextrakt | 484,0 | 55,8 | 33282,5 | 39,6 |
| Brimonidin | 245,4 | 100,0 | 25296,1 | 100,0 |
| Bromazepam | 1831,0 | 87,3 | 24490,9 | 85,8 |
| Bromelaine | 396,5 | 84,4 | 15518,9 | 69,9 |
| Bromhexin | 413,6 | 91,3 | 3240,7 | 86,3 |
| Bromocriptin | 257,5 | 61,7 | 25539,3 | 55,1 |
| Bromperidol | 54,4 | 35,4 | 3727,1 | 35,9 |
| Budesonid | 2885,2 | 43,3 | 315681,6 | 36,8 |
| Bufexamac | 798,4 | 58,5 | 12147,8 | 52,7 |
| Buflomedil | 257,3 | 63,2 | 17252,1 | 59,3 |
| Butylscopolamin | 1318,9 | 28,1 | 15315,1 | 25,1 |
| Calcitonin | 217,8 | 100,0 | 22093,2 | 100,0 |
| Calciumcarbonat | 578,9 | 99,9 | 19729,0 | 100,0 |
| Calciumdobesilat | 207,1 | 41,3 | 16613,7 | 29,6 |
| Calciumfolinat | 60,1 | 72,9 | 45866,0 | 68,6 |
| Calciumsalze | 840,7 | 100,0 | 28164,7 | 100,0 |
| Captopril | 7327,5 | 92,9 | 240336,0 | 82,4 |
| Captopril + Hydrochlorothiazid | 2254,0 | 89,0 | 109205,0 | 65,8 |
| Carbachol | 71,1 | 35,9 | 2784,8 | 40,7 |
| Carbamazepin | 1956,4 | 64,6 | 155600,8 | 63,1 |
| Carbimazol | 670,7 | 100,0 | 13557,7 | 100,0 |
| Carbocistein | 66,0 | 14,5 | 1245,7 | 12,6 |
| Carbomer | 811,0 | 76,7 | 9910,3 | 72,1 |
| Carteolol | 112,2 | 100,0 | 6119,6 | 100,0 |
| Carvedilol | 1212,5 | 0,0 | 161550,6 | 0,0 |
| Cefaclor | 1395,3 | 93,4 | 57772,4 | 91,7 |
| Cefadroxil | 540,1 | 100,0 | 26044,3 | 100,0 |
| Cefalexin | 142,9 | 96,2 | 7080,1 | 94,2 |
| Cefixim | 681,2 | 0,0 | 47809,4 | 0,0 |
| Cefuroxim | 87,0 | 99,2 | 7955,7 | 98,6 |
| Cefuroximaxetil | 577,4 | 0,0 | 64804,7 | 0,0 |
| Celiprolol | 366,5 | 30,6 | 25306,8 | 26,6 |
| Cetylpyridinium | 294,3 | 2,9 | 2411,2 | 2,9 |
| Chinin | 315,9 | 100,0 | 14630,1 | 100,0 |
| Chloralhydrat | 301,2 | 4,2 | 3996,3 | 6,5 |
| Chloramphenicol | 76,0 | 100,0 | 455,9 | 100,0 |
| Chlordiazepoxid | 133,5 | 65,2 | 3950,2 | 50,7 |
| Chlorhexidin | 1656,4 | 31,0 | 22150,5 | 33,5 |
| Chloroquin | 65,9 | 0,0 | 2575,7 | 0,0 |

**Tabelle 55.7:** Anteil der Generikapräparate an Verordnungen und Umsatz 2000 (Fortsetzung)

| Wirkstoff | Gesamtverordnungen (Tsd.) | % Generika | Gesamtumsatz (Tsd. DM) | % Generika |
|---|---|---|---|---|
| Chlorprothixen | 510,2 | 100,0 | 11733,0 | 100,0 |
| Choriongonadotropin | 133,8 | 74,1 | 9054,1 | 78,3 |
| Cimetidin | 300,9 | 90,7 | 12881,3 | 88,3 |
| Cinnarizin | 272,5 | 100,0 | 4185,9 | 100,0 |
| Clemastin | 454,3 | 14,9 | 8319,6 | 8,1 |
| Clenbuterol | 175,3 | 0,0 | 5841,7 | 0,0 |
| Clindamycin | 1724,7 | 68,0 | 86552,4 | 59,0 |
| Clioquinol | 95,4 | 100,0 | 1039,0 | 100,0 |
| Clobetasol | 647,2 | 49,1 | 17831,0 | 41,4 |
| Clobutinol | 708,4 | 22,9 | 6429,6 | 20,4 |
| Clomifen | 107,5 | 88,1 | 3732,2 | 86,9 |
| Clomipramin | 395,1 | 100,0 | 21544,3 | 100,0 |
| Clonazepam | 241,8 | 19,0 | 8972,6 | 9,3 |
| Clonidin | 1044,9 | 47,9 | 37396,6 | 41,5 |
| Clotrimazol | 4587,4 | 96,4 | 56208,2 | 96,8 |
| Clozapin | 446,5 | 41,6 | 69250,9 | 40,0 |
| Codein | 2200,7 | 91,0 | 23838,1 | 91,1 |
| Codein Paracetamol | 2620,8 | 80,3 | 21609,5 | 79,9 |
| Colecalciferol | 1096,7 | 30,0 | 13412,1 | 30,4 |
| Colecalciferol + Calciumcarbonat | 1724,3 | 96,5 | 80611,8 | 98,6 |
| Colestyramin | 91,6 | 52,9 | 14839,1 | 39,5 |
| Co-trimoxazol | 4226,8 | 97,1 | 26112,0 | 95,9 |
| Cromoglicinsäure | 2386,2 | 94,6 | 70220,0 | 87,9 |
| Crotamiton | 51,5 | 89,1 | 1603,8 | 88,0 |
| Cyanocobalamin | 443,0 | 89,1 | 5525,7 | 85,8 |
| Cyclandelat | 278,1 | 0,0 | 23896,6 | 0,0 |
| Cyproteron | 159,3 | 3,0 | 23154,1 | 5,3 |
| Dalteparin | 286,5 | 0,0 | 54573,9 | 0,0 |
| Dequalinium | 211,9 | 97,1 | 5153,6 | 99,2 |
| Dexamethason | 1654,2 | 91,5 | 47800,2 | 59,1 |
| Dexpanthenol | 4290,2 | 57,7 | 32573,1 | 62,9 |
| Dextromethorphan | 97,5 | 100,0 | 923,8 | 100,0 |
| Diazepam | 2101,7 | 97,1 | 11433,8 | 95,6 |
| Diclofenac | 25016,6 | 63,0 | 277198,8 | 59,8 |
| Digitoxin | 3189,4 | 46,7 | 43305,8 | 45,2 |
| Digoxin | 241,9 | 71,3 | 4417,4 | 71,6 |
| Dihydralazin | 190,4 | 59,5 | 10243,4 | 60,0 |
| Dihydrocodein | 1963,9 | 7,1 | 33902,6 | 45,1 |
| Dihydroergotamin | 610,4 | 81,6 | 19802,5 | 82,1 |
| Dihydroergotoxin | 361,4 | 73,0 | 20003,6 | 72,3 |
| Dihydrotachysterol | 89,5 | 35,9 | 13196,8 | 25,6 |
| Diltiazem | 1208,7 | 59,9 | 70969,0 | 53,3 |

**Tabelle 55.7:** Anteil der Generikapräparate an Verordnungen und Umsatz 2000 (Fortsetzung)

| Wirkstoff | Gesamtverordnungen (Tsd.) | % Generika | Gesamtumsatz (Tsd. DM) | % Generika |
|---|---|---|---|---|
| Dimeticon/Simethicon | 1996,8 | 54,3 | 43079,4 | 59,6 |
| Dimetinden | 2103,6 | 31,1 | 34951,0 | 19,7 |
| Diphenhydramin | 450,9 | 100,0 | 4507,2 | 100,0 |
| Dipyridamol | 63,4 | 38,5 | 2196,1 | 46,9 |
| Doxazosin | 1303,8 | 64,0 | 147717,8 | 54,9 |
| Doxepin | 2413,6 | 57,8 | 81438,8 | 56,1 |
| Doxycyclin | 4732,5 | 99,9 | 38476,7 | 99,1 |
| Doxycyclin + Ambroxol | 2634,3 | 87,8 | 27377,6 | 84,6 |
| Doxylamin | 99,4 | 66,5 | 1365,2 | 61,3 |
| Efeuextrakt | 3520,8 | 36,6 | 41626,6 | 32,7 |
| Eisen(II)-Salze | 2560,3 | 99,8 | 67914,9 | 99,7 |
| Eisen(II)-Sulfat + Folsäure | 677,9 | 81,2 | 17293,3 | 86,9 |
| Eisen(III)-Salze | 237,5 | 100,0 | 10274,5 | 100,0 |
| Enalapril | 3935,7 | 79,1 | 235600,6 | 63,6 |
| Enoxacin | 219,5 | 0,0 | 5266,2 | 0,0 |
| Epinephrin | 65,9 | 100,0 | 3683,3 | 100,0 |
| Ergotamin | 82,2 | 100,0 | 2721,8 | 100,0 |
| Erythromycin | 3129,6 | 94,5 | 65624,4 | 93,7 |
| Estradiol | 3360,1 | 100,0 | 137366,5 | 100,0 |
| Estriol | 1828,8 | 65,3 | 28954,9 | 58,4 |
| Estrogene, konjugierte | 1437,8 | 42,6 | 53520,7 | 35,8 |
| Ethacridin | 381,3 | 13,5 | 5578,8 | 20,0 |
| Ethosuximid | 64,7 | 82,9 | 5419,8 | 82,5 |
| Etilefrin | 706,7 | 35,0 | 13874,9 | 35,8 |
| Etofenamat | 169,4 | 14,4 | 2558,0 | 14,2 |
| Famotidin | 345,5 | 62,5 | 25833,8 | 27,9 |
| Felodipin | 676,9 | 0,0 | 100023,7 | 0,0 |
| Fenofibrat | 746,5 | 96,1 | 72772,3 | 96,0 |
| Fenoterol | 1048,6 | 0,0 | 35665,7 | 0,0 |
| Fentanyl | 682,4 | 0,0 | 250995,1 | 0,0 |
| Fenticonazol | 104,2 | 0,0 | 1353,8 | 0,0 |
| Flavoxat | 54,3 | 0,0 | 3239,4 | 0,0 |
| Flohsamenschalen | 190,2 | 87,2 | 6038,0 | 88,6 |
| Flumetason | 72,3 | 89,1 | 1924,4 | 90,4 |
| Flunarizin | 92,2 | 36,4 | 6233,2 | 31,8 |
| Flunisolid | 204,9 | 61,9 | 25226,0 | 91,4 |
| Flunitrazepam | 930,3 | 51,9 | 11072,9 | 41,2 |
| Fluocortin | 84,3 | 100,0 | 1072,8 | 100,0 |
| Fluocortolon | 285,7 | 0,0 | 14338,1 | 0,0 |
| Fluorometholon | 129,6 | 29,9 | 1888,1 | 28,1 |
| Fluoxetin | 380,5 | 72,6 | 60720,6 | 61,9 |
| Fluphenazin | 231,2 | 20,4 | 22528,9 | 28,4 |
| Flurazepam | 535,4 | 49,4 | 8168,5 | 49,3 |
| Flurbiprofen | 89,4 | 0,0 | 3997,5 | 0,0 |
| Fluspirilen | 627,8 | 59,0 | 25052,9 | 55,0 |

**Tabelle 55.7:** Anteil der Generikapräparate an Verordnungen und Umsatz 2000 (Fortsetzung)

| Wirkstoff | Gesamtverordnungen (Tsd.) | % Generika | Gesamtumsatz (Tsd. DM) | % Generika |
|---|---:|---:|---:|---:|
| Flutamid | 111,1 | 84,8 | 10815,6 | 70,6 |
| Fluvoxamin | 109,5 | 49,6 | 16441,2 | 41,4 |
| Folsäure | 316,7 | 100,0 | 9631,1 | 100,0 |
| Foscarnet | 69,2 | 0,0 | 1963,4 | 0,0 |
| Fosfomycin | 114,6 | 100,0 | 2177,1 | 100,0 |
| Framycetin | 313,0 | 15,9 | 8505,6 | 24,3 |
| Furosemid | 5836,6 | 84,6 | 144373,4 | 80,8 |
| Fusidinsäure | 1508,0 | 17,6 | 23625,9 | 15,5 |
| Gallopamil | 170,1 | 5,6 | 15517,9 | 3,1 |
| Gentamicin | 1710,7 | 39,2 | 16152,0 | 37,8 |
| Ginkgo-biloba-Extrakt | 3174,4 | 71,4 | 188406,1 | 62,4 |
| Glibenclamid | 4996,8 | 75,7 | 89295,2 | 67,8 |
| Glucagon | 80,6 | 100,0 | 5012,2 | 100,0 |
| Glycerol | 154,3 | 55,6 | 1210,4 | 47,3 |
| Glyceroltrinitrat | 1964,6 | 21,1 | 48003,6 | 25,1 |
| Goldrutenkrautextrakt | 165,6 | 100,0 | 7798,8 | 100,0 |
| Goserelin | 110,8 | 0,0 | 114564,6 | 0,0 |
| Haloperidol | 775,5 | 61,3 | 33867,4 | 37,7 |
| Hamamelisextrakt | 265,6 | 100,0 | 3966,7 | 100,0 |
| Harnstoff | 628,2 | 68,2 | 12632,1 | 68,6 |
| Heparin | 2656,8 | 99,6 | 38496,4 | 97,3 |
| Hexamidin | 75,9 | 100,0 | 1580,9 | 100,0 |
| Hexetidin | 477,9 | 58,5 | 6612,5 | 57,8 |
| Hydrochlorothiazid | 1333,1 | 79,7 | 30326,5 | 65,2 |
| Hydrocortison | 1707,9 | 89,5 | 45002,5 | 96,0 |
| Hydromorphon | 62,1 | 62,5 | 15981,8 | 97,5 |
| Hydrotalcit | 440,6 | 13,1 | 9567,5 | 10,3 |
| Hydroxycarbamid | 81,8 | 26,1 | 27123,3 | 24,5 |
| Hydroxyethylrutoside | 318,8 | 0,0 | 27995,3 | 0,0 |
| Hydroxyethylsalicylat | 1023,7 | 100,0 | 6963,6 | 100,0 |
| Hydroxyzin | 229,9 | 33,4 | 7149,0 | 31,8 |
| Hymecromon | 300,6 | 100,0 | 8922,1 | 100,0 |
| Hypromellose | 696,3 | 99,2 | 11359,0 | 98,1 |
| Ibuprofen | 8703,6 | 100,0 | 145991,2 | 100,0 |
| Imipramin | 202,2 | 64,4 | 7126,5 | 66,8 |
| Immunglobulin | 155,5 | 100,0 | 166092,6 | 100,0 |
| Indapamid | 291,9 | 13,3 | 20659,1 | 12,4 |
| Indometacin | 1390,9 | 91,3 | 26781,3 | 89,7 |
| Insulin (human, intermediär wirkend) | 1418,7 | 100,0 | 226631,0 | 100,0 |
| Insulin (human, kurzwirkend) | 1648,1 | 100,0 | 277757,7 | 100,0 |
| Insulin (human, Mischinsuline) | 3749,6 | 100,0 | 636017,9 | 100,0 |

**Tabelle 55.7:** Anteil der Generikapräparate an Verordnungen und Umsatz 2000 (Fortsetzung)

| Wirkstoff | Gesamtverordnungen (Tsd.) | % Generika | Gesamtumsatz (Tsd. DM) | % Generika |
|---|---|---|---|---|
| Ipratropiumbromid | 731,0 | 6,7 | 37626,2 | 24,6 |
| Isosorbiddinitrat | 4573,7 | 47,1 | 169894,3 | 39,4 |
| Isosorbidmononitrat | 3972,3 | 86,4 | 252801,2 | 89,6 |
| Isotretinoin | 237,1 | 15,8 | 54752,4 | 2,1 |
| Isradipin | 190,3 | 0,0 | 25872,6 | 0,0 |
| Itraconazol | 437,9 | 0,0 | 92354,6 | 0,0 |
| Johanniskrautextrakt | 2668,8 | 93,6 | 110064,9 | 97,0 |
| Kaliumiodid | 2724,4 | 75,0 | 36422,8 | 72,4 |
| Kaliumsalze | 749,0 | 68,0 | 21957,3 | 73,1 |
| Kamillenextrakt | 542,1 | 100,0 | 9814,9 | 100,0 |
| Kanamycin | 1039,4 | 100,0 | 9322,7 | 100,0 |
| Kava-Kava-Extrakt | 401,2 | 85,4 | 16408,3 | 84,8 |
| Ketoprofen | 305,1 | 87,4 | 8246,7 | 70,5 |
| Ketorolac | 64,4 | 0,0 | 2765,9 | 0,0 |
| Ketotifen | 247,1 | 72,8 | 7201,3 | 64,6 |
| Kohle, medizinische | 64,8 | 14,9 | 809,2 | 7,1 |
| Kohlenhydrate | 81,3 | 100,0 | 1770,0 | 100,0 |
| Kürbissamenextrakt | 323,5 | 100,0 | 17972,6 | 100,0 |
| Lactobacillus acidophilus | 316,7 | 100,0 | 7864,6 | 100,0 |
| Lactulose | 2230,5 | 78,8 | 61513,8 | 75,0 |
| Lamotrigin | 234,9 | 0,0 | 81808,8 | 0,0 |
| Leuprorelin | 149,8 | 100,0 | 174141,6 | 100,0 |
| Levocarnitin | 62,0 | 100,0 | 5637,9 | 100,0 |
| Levodopa + Benserazid | 1199,4 | 12,4 | 87992,0 | 9,0 |
| Levodopa + Carbidopa | 679,5 | 45,2 | 63877,5 | 35,9 |
| Levomepromazin | 458,2 | 48,8 | 17005,9 | 50,2 |
| Levothyroxin | 9839,1 | 74,2 | 164837,6 | 73,8 |
| Lidocain | 610,2 | 92,3 | 9175,0 | 90,6 |
| Lindan | 262,7 | 36,3 | 4519,6 | 31,3 |
| Liponsäure | 1086,4 | 80,5 | 167568,6 | 76,9 |
| Lisinopril | 1329,4 | 50,1 | 99083,5 | 32,0 |
| Lisurid | 88,6 | 0,0 | 13415,6 | 0,0 |
| Lithiumsalze | 478,9 | 57,6 | 19880,6 | 51,5 |
| Loperamid | 2603,1 | 67,3 | 26322,1 | 61,6 |
| Lorazepam | 1486,3 | 27,6 | 26211,7 | 24,8 |
| Lormetazepam | 1146,1 | 15,0 | 19581,3 | 14,1 |
| Lynestrenol | 94,5 | 0,0 | 3468,6 | 0,0 |
| Lysin-Acetylsalicylat | 195,0 | 28,8 | 7771,2 | 9,6 |
| Magaldrat | 1209,2 | 52,4 | 28294,6 | 38,9 |
| Magnesiumsalze | 3897,3 | 100,0 | 88947,1 | 100,0 |
| Maprotilin | 409,3 | 65,6 | 12480,2 | 57,0 |
| Mariendistelextrakt | 382,1 | 71,0 | 30447,0 | 62,7 |
| Mebeverin | 403,3 | 31,9 | 25867,8 | 23,1 |
| Meclozin | 56,9 | 98,9 | 839,8 | 99,2 |

**Tabelle 55.7:** Anteil der Generikapräparate an Verordnungen und Umsatz 2000 (Fortsetzung)

| Wirkstoff | Gesamtverordnungen (Tsd.) | % Generika | Gesamtumsatz (Tsd. DM) | % Generika |
|---|---|---|---|---|
| Medazepam | 323,3 | 100,0 | 8276,4 | 100,0 |
| Medroxyprogesteron | 220,2 | 63,2 | 19098,6 | 71,8 |
| Melissenblätterextrakt | 154,1 | 100,0 | 2155,8 | 100,0 |
| Melperon | 1725,4 | 62,4 | 47953,5 | 55,6 |
| Mepivacain | 66,6 | 70,8 | 1087,6 | 72,4 |
| Meprobamat | 51,0 | 100,0 | 620,5 | 100,0 |
| Mesalazin | 743,2 | 11,0 | 176745,9 | 13,3 |
| Metamizol | 5596,1 | 72,4 | 55189,1 | 70,2 |
| Metformin | 4316,3 | 76,1 | 153897,9 | 71,2 |
| Methotrexat | 391,4 | 52,5 | 64783,6 | 52,7 |
| Methyldopa | 96,1 | 52,6 | 5453,3 | 49,3 |
| Methylergometrin | 221,4 | 0,7 | 1959,0 | 0,7 |
| Methylprednisolon | 794,9 | 43,6 | 62764,5 | 36,4 |
| Metipranolol | 195,1 | 100,0 | 6031,1 | 100,0 |
| Metixen | 177,8 | 0,0 | 7565,2 | 0,0 |
| Metoclopramid | 7133,3 | 75,4 | 59927,2 | 73,4 |
| Metoprolol | 8079,9 | 56,6 | 429753,5 | 39,9 |
| Metoprolol + Hydrochlorothiazid | 697,4 | 51,6 | 53325,1 | 31,5 |
| Metronidazol | 1040,4 | 88,3 | 21112,1 | 89,1 |
| Mianserin | 191,9 | 100,0 | 11721,0 | 100,0 |
| Miconazol | 649,0 | 59,6 | 11032,9 | 51,8 |
| Milchsäure | 103,5 | 100,0 | 1581,8 | 100,0 |
| Minocyclin | 557,8 | 96,0 | 21785,5 | 93,9 |
| Mistelkrautextrakt | 521,3 | 44,0 | 59789,3 | 52,9 |
| Moclobemid | 160,4 | 0,0 | 28273,1 | 0,0 |
| Molsidomin | 2530,8 | 72,0 | 122790,9 | 61,6 |
| Mönchspfefferextrakt | 433,2 | 78,9 | 13586,0 | 74,2 |
| Morphin | 1136,8 | 81,3 | 196843,3 | 92,7 |
| Moxaverin | 90,3 | 10,9 | 4888,6 | 8,6 |
| Naftidrofuryl | 1370,9 | 29,5 | 64707,8 | 29,0 |
| Naftifin | 64,8 | 0,0 | 1660,3 | 0,0 |
| Naphazolin | 531,9 | 99,2 | 3155,7 | 96,5 |
| Naproxen | 289,7 | 84,2 | 12994,2 | 68,5 |
| Natamycin | 52,9 | 16,4 | 1271,3 | 13,3 |
| Natriumchlorid | 2707,8 | 100,0 | 49142,6 | 100,0 |
| Natriumfluorid | 1546,2 | 68,4 | 19986,9 | 73,1 |
| Natriumhydrogencarbonat | 144,4 | 100,0 | 7625,4 | 100,0 |
| Natriumpicosulfat | 212,3 | 8,5 | 4272,2 | 6,0 |
| Natriumselenit | 82,9 | 100,0 | 7041,4 | 100,0 |
| Neomycin | 150,8 | 100,0 | 11540,1 | 100,0 |
| Nicergolin | 179,0 | 68,5 | 21949,0 | 56,0 |
| Nifedipin | 5106,5 | 86,1 | 215685,6 | 84,6 |
| Nitrazepam | 673,1 | 92,9 | 4714,4 | 92,0 |

**Tabelle 55.7:** Anteil der Generikapräparate an Verordnungen und Umsatz 2000 (Fortsetzung)

| Wirkstoff | Gesamtverordnungen (Tsd.) | % Generika | Gesamtumsatz (Tsd. DM) | % Generika |
|---|---|---|---|---|
| Nitrendipin | 2464,0 | 88,9 | 75476,8 | 56,4 |
| Nitrofurantoin | 342,2 | 59,9 | 5994,9 | 65,0 |
| Nitroxolin | 101,7 | 100,0 | 5817,2 | 100,0 |
| Norethisteron | 414,4 | 66,1 | 4673,9 | 50,0 |
| Norfenefrin | 250,2 | 13,4 | 9469,3 | 10,3 |
| Norfloxacin | 790,2 | 87,1 | 19524,4 | 77,3 |
| Nystatin | 1951,0 | 90,6 | 46745,5 | 87,6 |
| Omeprazol | 5446,6 | 73,7 | 656379,5 | 60,3 |
| Orotsäure | 190,4 | 100,0 | 4835,6 | 100,0 |
| Oxazepam | 2376,7 | 57,6 | 21732,5 | 52,0 |
| Oxybutynin | 435,8 | 81,0 | 28814,8 | 60,0 |
| Oxycodon | 188,4 | 100,0 | 50587,8 | 100,0 |
| Oxyfedrin | 57,4 | 27,7 | 3955,1 | 25,0 |
| Oxymetazolin | 706,7 | 0,4 | 6324,7 | 0,4 |
| Oxytetracyclin | 178,2 | 100,0 | 2064,5 | 100,0 |
| Pankreatin | 1373,0 | 97,5 | 154997,1 | 96,5 |
| Paracetamol | 14336,8 | 83,1 | 50153,8 | 78,6 |
| Paraffin | 88,6 | 100,0 | 1323,6 | 100,0 |
| Paroxetin | 367,5 | 100,0 | 81498,2 | 100,0 |
| Pentaerythrityltetranitrat | 1503,3 | 98,5 | 83283,4 | 98,1 |
| Pentoxifyllin | 1974,6 | 65,0 | 99687,5 | 62,8 |
| Pentoxyverin | 1042,6 | 0,1 | 12340,3 | 0,1 |
| Perazin | 390,4 | 46,0 | 20781,0 | 45,3 |
| Perphenazin | 106,5 | 25,9 | 5561,7 | 27,8 |
| Pethidin | 50,9 | 20,9 | 1989,7 | 11,5 |
| Phenobarbital | 172,2 | 83,9 | 1867,1 | 75,9 |
| Phenoxymethylpenicillin | 6335,2 | 83,1 | 103060,7 | 82,6 |
| Phenprocoumon | 1924,2 | 25,6 | 69864,0 | 25,2 |
| Phenylbutazon | 118,4 | 95,5 | 2791,0 | 96,2 |
| Phenytoin | 437,4 | 64,9 | 8979,4 | 67,4 |
| Phytomenadion | 92,7 | 100,0 | 2211,0 | 100,0 |
| Pilocarpin | 430,6 | 100,0 | 6045,0 | 100,0 |
| Pindolol | 84,3 | 25,7 | 4388,9 | 17,8 |
| Piracetam | 1153,2 | 83,2 | 58743,5 | 79,6 |
| Pirenzepin | 98,8 | 65,1 | 3287,8 | 57,3 |
| Piroxicam | 1198,3 | 88,1 | 27698,5 | 81,9 |
| Povidon | 1669,9 | 88,9 | 22755,6 | 79,9 |
| Povidon-Iod | 2560,9 | 41,9 | 36325,2 | 33,7 |
| Prazosin | 147,1 | 82,4 | 10933,2 | 81,7 |
| Prednicarbat | 1163,3 | 0,0 | 26008,7 | 0,0 |
| Prednisolon | 4323,9 | 70,0 | 73996,2 | 67,8 |
| Prednison | 1325,5 | 13,8 | 34310,7 | 14,9 |
| Pridinol | 222,5 | 100,0 | 5527,4 | 100,0 |
| Primidon | 256,1 | 47,5 | 11921,7 | 41,0 |

**Tabelle 55.7:** Anteil der Generikapräparate an Verordnungen und Umsatz 2000 (Fortsetzung)

| Wirkstoff | Gesamtverordnungen (Tsd.) | % Generika | Gesamtumsatz (Tsd. DM) | % Generika |
|---|---:|---:|---:|---:|
| Procain | 55,2 | 79,4 | 770,3 | 71,4 |
| Promethazin | 1334,7 | 55,1 | 27625,4 | 57,2 |
| Propafenon | 506,2 | 49,5 | 35936,2 | 32,0 |
| Propicillin | 297,7 | 0,0 | 15880,0 | 0,0 |
| Propranolol | 1504,4 | 73,9 | 43375,4 | 75,1 |
| Pyridostigmin | 109,0 | 17,2 | 14493,0 | 6,5 |
| Pyridoxin | 80,9 | 100,0 | 1208,3 | 100,0 |
| Ranitidin | 5104,7 | 95,5 | 221687,4 | 87,7 |
| Retinol | 462,7 | 100,0 | 5998,9 | 100,0 |
| Rifampicin | 52,8 | 63,3 | 11154,7 | 61,8 |
| Roßkastanienextrakt | 652,1 | 100,0 | 40610,6 | 100,0 |
| Roxithromycin | 2869,2 | 40,2 | 138985,7 | 39,4 |
| Saccharomyces boulardii | 2188,7 | 31,3 | 36055,6 | 25,1 |
| Sägepalmenfrüchteextrakt | 714,6 | 100,0 | 46106,0 | 100,0 |
| Salbutamol | 4519,2 | 71,9 | 121939,8 | 67,2 |
| Salicylsäure | 747,8 | 77,3 | 8903,6 | 78,2 |
| Schlangenwurzelextrakt | 399,8 | 43,2 | 8223,3 | 46,8 |
| Schöllkrautextrakt | 86,8 | 100,0 | 4083,8 | 100,0 |
| Selegilin | 121,6 | 77,7 | 17846,8 | 70,3 |
| Selendisulfid | 68,2 | 72,0 | 1472,4 | 73,1 |
| Sertralin | 397,3 | 0,0 | 72515,8 | 0,0 |
| Sitosterin | 583,9 | 100,0 | 33937,2 | 100,0 |
| Sojabohnenöl | 144,3 | 100,0 | 3397,4 | 100,0 |
| Somatropin | 50,5 | 100,0 | 254617,6 | 100,0 |
| Sonnenhutextrakt | 285,0 | 100,0 | 4651,6 | 100,0 |
| Sotalol | 2341,7 | 74,3 | 124062,3 | 67,6 |
| Spiramycin | 50,1 | 100,0 | 3199,5 | 100,0 |
| Spironolacton | 818,9 | 69,8 | 48418,8 | 74,8 |
| Spironolacton + Furosemid | 714,6 | 78,1 | 53364,6 | 75,5 |
| Sucralfat | 126,5 | 13,1 | 5476,2 | 13,9 |
| Sulfasalazin | 313,4 | 72,4 | 48284,8 | 72,4 |
| Sulpirid | 963,0 | 83,2 | 53973,5 | 80,7 |
| Sultamicillin | 153,4 | 0,0 | 9942,6 | 0,0 |
| Sultiam | 73,4 | 0,0 | 5578,8 | 0,0 |
| Tamoxifen | 517,7 | 93,9 | 68296,2 | 89,4 |
| Temazepam | 846,9 | 14,8 | 12177,1 | 14,8 |
| Terbinafin | 76,0 | 0,0 | 1604,4 | 0,0 |
| Terbutalin | 910,4 | 39,3 | 24978,6 | 58,2 |
| Terfenadin | 337,4 | 90,8 | 6554,7 | 89,6 |
| Testosteron | 199,9 | 50,7 | 19841,9 | 57,3 |
| Tetracyclin | 183,7 | 92,9 | 3576,9 | 95,3 |
| Tetrazepam | 2017,8 | 73,3 | 42630,9 | 56,1 |
| Tetryzolin | 570,3 | 62,8 | 4635,9 | 66,7 |
| Teufelskrallenextrakt | 203,9 | 100,0 | 9989,4 | 100,0 |

**Tabelle 55.7:** Anteil der Generikapräparate an Verordnungen und Umsatz 2000 (Fortsetzung)

| Wirkstoff | Gesamtverordnungen (Tsd.) | % Generika | Gesamtumsatz (Tsd. DM) | % Generika |
|---|---|---|---|---|
| Theophyllin | 5202,8 | 100,0 | 232342,1 | 100,0 |
| Thiamazol | 601,2 | 75,4 | 10959,8 | 72,9 |
| Thioridazin | 298,4 | 27,3 | 13900,0 | 28,3 |
| Thymianextrakt | 860,1 | 100,0 | 9293,1 | 100,0 |
| Tiaprofensäure | 73,0 | 0,0 | 4076,5 | 0,0 |
| Ticlopidin | 290,9 | 45,4 | 51472,6 | 38,5 |
| Tilidin und Naloxon | 2429,2 | 50,1 | 210577,8 | 36,2 |
| Timolol | 1857,1 | 100,0 | 45665,9 | 100,0 |
| Tinidazol | 71,4 | 0,0 | 1868,6 | 0,0 |
| Tobramycin | 97,5 | 50,1 | 10138,9 | 9,7 |
| Tocopherol | 216,1 | 100,0 | 12569,8 | 100,0 |
| Tolperison | 673,4 | 0,0 | 28352,7 | 0,0 |
| Tramadol | 4740,4 | 74,4 | 228202,8 | 65,8 |
| Tramazolin | 250,7 | 87,9 | 2172,7 | 89,6 |
| Tretinoin | 92,5 | 0,0 | 1477,4 | 0,0 |
| Triamcinolon | 1914,3 | 99,1 | 38438,6 | 98,0 |
| Triamteren + Hydrochlorothiazid | 3361,1 | 68,0 | 68910,4 | 64,9 |
| Trimethoprim | 157,2 | 100,0 | 2203,8 | 100,0 |
| Trimipramin | 1050,1 | 100,0 | 60862,2 | 100,0 |
| Trospiumchlorid | 817,9 | 52,4 | 63760,8 | 48,7 |
| Troxerutin | 244,8 | 100,0 | 8076,7 | 100,0 |
| Urogonadotropin | 72,6 | 88,4 | 29284,4 | 88,2 |
| Ursodeoxycholsäure | 206,9 | 100,0 | 29982,8 | 100,0 |
| Valproinsäure | 1087,0 | 58,1 | 91167,4 | 54,2 |
| Verapamil | 5254,5 | 71,4 | 189193,8 | 66,7 |
| Weißdornextrakt | 1067,6 | 100,0 | 40477,6 | 100,0 |
| Xantinolnicotinat | 82,4 | 10,6 | 3388,0 | 12,5 |
| Xylometazolin | 10964,2 | 81,3 | 47048,5 | 82,5 |
| Zopiclon | 1365,6 | 52,2 | 36743,4 | 41,6 |
| Zuclopenthixol | 158,4 | 0,0 | 13731,2 | 0,0 |
| Alle 420 Wirkstoffe mit mind. 50 Tsd. Verordnungen | 479049,1 | 71,8 | 17289741,6 | 65,2 |
| Alle generikafähigen Wirkstoffe | 509956,3 | 72,0 | 18742365,3 | 64,0 |
| Gesamtmarkt GKV-Rezepte mit Fertigarzneimitteln | 749224,0 | 49,0 | 37811647,9 | 31,7 |

**Tabelle 55.8:** Führende Arzneimittel 2000 nach Verordnungen

| Rang | Präparat | Verordnung in Tsd. | Umsatz in Tsd. DM | DDD in Tsd. |
|---|---|---|---|---|
| 1 | L-Thyroxin Henning | 5989,2 | 101352,4 | 368549,4 |
| 2 | Paracetamol-ratiopharm | 5386,3 | 19231,2 | 25135,1 |
| 3 | Voltaren | 4699,1 | 57717,0 | 97343,0 |
| 4 | Voltaren Emulgel | 4420,1 | 47800,1 | 39402,7 |
| 5 | Olynth | 4129,3 | 17266,4 | 86901,3 |
| 6 | ACC | 4000,8 | 58753,6 | 75399,7 |
| 7 | Mucosolvan | 3799,3 | 36273,2 | 41566,4 |
| 8 | Diclofenac-ratiopharm | 3594,0 | 38339,8 | 81348,3 |
| 9 | Nasengel/Spray/Tr.-ratioph. | 3555,1 | 15936,1 | 74126,8 |
| 10 | Beloc | 3450,9 | 254993,0 | 147327,8 |
| 11 | HerzASS-ratiopharm | 3219,7 | 21230,7 | 314617,2 |
| 12 | ASS-ratiopharm | 3072,5 | 16638,0 | 105778,3 |
| 13 | Sinupret | 2961,1 | 42546,9 | 30224,9 |
| 14 | Sortis | 2816,6 | 617460,9 | 299733,7 |
| 15 | Norvasc | 2775,1 | 417202,9 | 284449,9 |
| 16 | MCP-ratiopharm | 2691,4 | 20024,9 | 23324,3 |
| 17 | NAC-ratiopharm | 2638,2 | 28833,0 | 36239,3 |
| 18 | Euthyrox | 2538,7 | 43213,5 | 157805,4 |
| 19 | ben-u-ron | 2420,0 | 10753,2 | 10764,2 |
| 20 | Isoket | 2418,1 | 102937,2 | 185685,3 |
| 21 | Gelomyrtol/-forte | 2321,7 | 36458,6 | 33844,7 |
| 22 | Prospan | 2232,4 | 27995,8 | 14816,4 |
| 23 | Zyrtec | 2154,3 | 109558,2 | 69700,1 |
| 24 | Allopurinol-ratiopharm | 2120,0 | 37458,4 | 110881,6 |
| 25 | Zithromax | 2117,1 | 100307,6 | 9842,7 |
| 26 | Spasmo-Mucosolvan | 2092,1 | 38919,8 | 13316,5 |
| 27 | Lisino | 2090,3 | 89055,8 | 56961,7 |
| 28 | Berodual | 2071,5 | 165608,5 | 178034,3 |
| 29 | Diclac | 2068,2 | 20858,1 | 44468,3 |
| 30 | Otriven Lösung etc. | 2004,9 | 7527,0 | 39151,6 |
| 31 | Novodigal Tabl. | 1958,5 | 22088,1 | 68860,7 |
| 32 | Klacid | 1864,1 | 113577,9 | 12995,4 |
| 33 | Amaryl | 1840,0 | 151407,0 | 194772,6 |
| 34 | Presomen comp. Drag. | 1815,1 | 85222,1 | 147909,2 |
| 35 | Paspertin | 1757,9 | 15917,1 | 14473,5 |
| 36 | Furosemid-ratiopharm | 1743,7 | 34698,5 | 163990,7 |
| 37 | Insuman Comb | 1736,8 | 285821,4 | 103613,1 |
| 38 | Paracodin/retard | 1728,6 | 17029,8 | 7392,9 |
| 39 | Rulid | 1714,8 | 84283,2 | 11938,4 |
| 40 | Digimerck | 1699,9 | 23721,4 | 117087,7 |
| 41 | Paracetamol Stada | 1686,7 | 5087,7 | 5943,8 |
| 42 | Captohexal | 1684,8 | 42888,5 | 100230,0 |
| 43 | Jodid Tabletten | 1681,8 | 22330,9 | 190285,0 |
| 44 | Insidon | 1676,1 | 61335,4 | 39103,8 |
| 45 | Fluimucil | 1666,3 | 19977,8 | 16414,4 |
| 46 | Novaminsulfon-ratiopharm | 1641,8 | 19801,2 | 12554,8 |
| 47 | Insulin Actraphane HM | 1602,6 | 283274,3 | 97600,8 |
| 48 | Novalgin | 1545,9 | 16438,2 | 8794,9 |
| 49 | Glucobay | 1533,2 | 122603,9 | 46775,1 |
| 50 | Isoptin | 1503,5 | 62983,3 | 65107,0 |
| | Summe | 125931,1 | 4093138,7 | 4482584,7 |
| | Kumulativer Anteil | 16,81% | 10,83% | 16,14% |

**Tabelle 55.8:** Führende Arzneimittel 2000 nach Verordnungen (Fortsetzung)

| Rang | Präparat | Verordnung in Tsd. | Umsatz in Tsd. DM | DDD in Tsd. |
|---|---|---|---|---|
| 51 | Perenterol | 1503,5 | 27022,0 | 4225,9 |
| 52 | Pulmicort | 1490,9 | 191838,2 | 68859,5 |
| 53 | Pentalong | 1480,7 | 81719,8 | 72304,8 |
| 54 | D-Fluoretten | 1480,5 | 16974,0 | 133574,9 |
| 55 | Ciprobay | 1474,1 | 125619,1 | 5433,4 |
| 56 | Nitrolingual | 1453,4 | 25603,2 | 48919,6 |
| 57 | Fenistil/-retard | 1449,6 | 28049,8 | 15099,7 |
| 58 | Cotrim-ratiopharm | 1442,1 | 8549,3 | 9448,0 |
| 59 | Antra | 1434,4 | 260431,5 | 49368,2 |
| 60 | Marcumar | 1431,4 | 52259,1 | 131617,4 |
| 61 | Vomex A/N | 1410,7 | 19529,2 | 8211,3 |
| 62 | Ranitidin-ratiopharm | 1395,3 | 56169,3 | 52002,3 |
| 63 | Ambroxol-ratiopharm | 1381,6 | 12968,5 | 14273,6 |
| 64 | Digitoxin AWD | 1365,6 | 17942,2 | 88177,6 |
| 65 | Amoxicillin-ratiopharm | 1363,2 | 34419,0 | 17967,4 |
| 66 | Magnesium Verla N Drag. | 1360,8 | 24792,3 | 31343,5 |
| 67 | Aquaphor | 1360,3 | 76843,7 | 104509,0 |
| 68 | Omep | 1349,1 | 128492,6 | 44043,4 |
| 69 | Bronchoretard | 1320,6 | 73217,8 | 91644,6 |
| 70 | Capval | 1313,4 | 13004,1 | 5482,4 |
| 71 | Vioxx | 1297,5 | 125460,5 | 55929,9 |
| 72 | Stilnox | 1292,3 | 41471,3 | 24195,1 |
| 73 | Metoprolol-ratiopharm | 1270,5 | 46876,3 | 64670,2 |
| 74 | Sultanol inhalativ | 1269,8 | 40017,6 | 34108,9 |
| 75 | Diclophlogont | 1264,8 | 14274,8 | 27181,3 |
| 76 | Zocor | 1254,7 | 295538,1 | 104867,6 |
| 77 | Meditonsin Lösung | 1252,9 | 17150,9 | 17443,3 |
| 78 | Fucidine Gel etc. | 1242,0 | 19687,7 | 7519,7 |
| 79 | Viani | 1235,0 | 200222,9 | 37050,9 |
| 80 | ACE-Hemmer-ratiopharm | 1231,6 | 30866,0 | 71395,8 |
| 81 | Tramal | 1215,6 | 77989,3 | 18887,3 |
| 82 | Euglucon | 1215,0 | 28774,0 | 69140,4 |
| 83 | Valoron N | 1212,2 | 134298,7 | 27588,0 |
| 84 | ferro sanol/duodenal | 1205,8 | 35466,3 | 32201,5 |
| 85 | Bepanthen Augen-/Nasensalbe | 1168,1 | 5767,1 | 29473,3 |
| 86 | Batrafen Creme etc. | 1166,1 | 43539,3 | 17216,3 |
| 87 | Dermatop | 1163,3 | 26008,7 | 36381,5 |
| 88 | Diclo KD | 1163,0 | 9630,1 | 20907,2 |
| 89 | Diazepam-ratiopharm | 1162,1 | 4004,2 | 27104,1 |
| 90 | Roxigrün | 1154,4 | 54702,5 | 7868,6 |
| 91 | Thyronajod | 1148,4 | 30963,6 | 117490,4 |
| 92 | Chlorhexamed | 1141,4 | 14727,6 | 7609,7 |
| 93 | Ranitic | 1136,7 | 44207,3 | 40793,2 |
| 94 | Isotone Kochsalzlsg. Braun | 1131,1 | 19880,0 | 7635,0 |
| 95 | Kliogest N | 1129,6 | 65830,3 | 92323,5 |
| 96 | Jodthyrox | 1120,7 | 32611,1 | 108013,7 |
| 97 | Concor | 1118,6 | 62736,3 | 53046,5 |
| 98 | Lipobay | 1113,9 | 214678,7 | 100732,0 |
| 99 | Delix/-protect | 1109,1 | 139665,7 | 129232,1 |
| 100 | Penicillin V-ratiopharm | 1102,6 | 16637,1 | 8091,7 |
| | Summe | 189881,2 | 7262267,6 | 6875190,2 |
| | Kumulativer Anteil | 25,34% | 19,21% | 24,75% |

**Tabelle 55.8:** Führende Arzneimittel 2000 nach Verordnungen (Fortsetzung)

| Rang | Präparat | Verordnung in Tsd. | Umsatz in Tsd. DM | DDD in Tsd. |
|---|---|---|---|---|
| 101 | Aspirin protect | 1100,7 | 14628,2 | 104020,2 |
| 102 | Pantozol | 1089,6 | 160928,9 | 27408,4 |
| 103 | Iberogast | 1087,1 | 21716,8 | 15300,8 |
| 104 | Kadefungin | 1078,9 | 14850,0 | 6110,7 |
| 105 | Tavor | 1076,4 | 19723,6 | 20920,0 |
| 106 | Dytide H | 1075,5 | 24160,3 | 80720,3 |
| 107 | Isocillin | 1073,4 | 17886,7 | 7118,7 |
| 108 | Gelonida Schmerz | 1055,5 | 9590,1 | 3825,2 |
| 109 | Madopar | 1051,1 | 80087,6 | 15277,8 |
| 110 | Tromcardin Amp./Drag./Tabl. | 1046,3 | 33317,9 | 23853,3 |
| 111 | Berlosin | 1046,2 | 5558,5 | 2832,5 |
| 112 | Sedotussin | 1041,3 | 12326,1 | 7949,6 |
| 113 | Glucophage | 1032,0 | 44298,2 | 47731,8 |
| 114 | Benalapril | 1029,3 | 50306,0 | 69570,0 |
| 115 | Adumbran | 1007,0 | 10435,4 | 10614,4 |
| 116 | Saroten | 1005,1 | 30383,9 | 35877,1 |
| 117 | Berotec/N | 996,2 | 33159,5 | 102668,8 |
| 118 | Godamed | 990,3 | 6628,5 | 84655,1 |
| 119 | Noctamid | 974,8 | 16817,5 | 29760,3 |
| 120 | Ritalin | 974,0 | 37535,4 | 12581,2 |
| 121 | Dusodril | 966,0 | 45917,9 | 16832,1 |
| 122 | Arelix | 966,0 | 53419,5 | 64915,5 |
| 123 | Glibenclamid-ratiopharm | 964,2 | 12801,3 | 52674,7 |
| 124 | paracetamol von ct | 962,6 | 2718,8 | 3142,7 |
| 125 | Lanitop | 961,1 | 17441,3 | 45722,0 |
| 126 | Linola | 956,8 | 22536,2 | 28887,2 |
| 127 | Buscopan plus | 954,1 | 15159,1 | 3589,9 |
| 128 | Tramadolor | 953,5 | 43171,7 | 12886,5 |
| 129 | Maaloxan | 949,8 | 31279,4 | 6371,7 |
| 130 | Buscopan | 948,6 | 11477,0 | 3253,2 |
| 131 | Maninil | 942,2 | 20615,1 | 44507,2 |
| 132 | Codipront | 923,0 | 12309,4 | 4463,3 |
| 133 | diclo von ct | 918,1 | 7219,5 | 14341,5 |
| 134 | Tebonin | 907,7 | 70924,9 | 46155,6 |
| 135 | Lefax | 905,7 | 17262,9 | 5478,7 |
| 136 | ASS Hexal | 902,5 | 5001,3 | 26791,2 |
| 137 | Ecural | 900,4 | 21312,7 | 25016,1 |
| 138 | Lasix | 897,1 | 27746,0 | 97327,8 |
| 139 | dolomo TN | 887,4 | 8954,6 | 3935,2 |
| 140 | Betaisodona Salbe etc. | 878,1 | 13421,7 | 11176,0 |
| 141 | Novaminsulfon Lichtenstein | 877,4 | 10595,4 | 6872,3 |
| 142 | Aponal | 856,3 | 30297,2 | 15641,2 |
| 143 | Dexa-Gentamicin | 853,6 | 9597,7 | 15067,7 |
| 144 | Stangyl | 851,4 | 54167,0 | 21451,2 |
| 145 | Imodium | 851,4 | 10117,1 | 3739,9 |
| 146 | Kepinol | 847,7 | 6583,5 | 5791,0 |
| 147 | Zymafluor D | 842,7 | 9668,4 | 75272,9 |
| 148 | ParaCetaMol Lichtenstein | 834,7 | 2609,9 | 3256,6 |
| 149 | Gastrosil | 834,5 | 8347,5 | 8337,5 |
| 150 | Ibuhexal | 834,5 | 15159,4 | 14666,7 |
| | Summe | 237840,9 | 8524439,5 | 8271551,5 |
| | Kumulativer Anteil | 31,74% | 22,54% | 29,77% |

**Tabelle 55.8:** Führende Arzneimittel 2000 nach Verordnungen (Fortsetzung)

| Rang | Präparat | Verordnung in Tsd. | Umsatz in Tsd. DM | DDD in Tsd. |
|---|---|---|---|---|
| 151 | Paracetamol BC | 830,3 | 2241,8 | 2387,3 |
| 152 | Presomen | 825,6 | 34341,8 | 64011,9 |
| 153 | Delix plus | 825,3 | 124275,5 | 65174,1 |
| 154 | Estraderm TTS/MX | 823,6 | 42643,4 | 55500,8 |
| 155 | Eferox | 820,2 | 12265,6 | 48009,2 |
| 156 | Insulin Actrapid HM | 815,5 | 137334,1 | 48231,5 |
| 157 | Bisoprolol-ratiopharm | 813,3 | 42172,4 | 43693,9 |
| 158 | Flutide | 813,3 | 102604,3 | 27018,2 |
| 159 | Fluoretten | 812,9 | 10572,6 | 241130,0 |
| 160 | Enahexal | 811,7 | 40477,1 | 73540,8 |
| 161 | sab simplex | 803,2 | 20973,6 | 6271,0 |
| 162 | Arthotec | 801,8 | 34299,5 | 18802,5 |
| 163 | Advantan | 796,8 | 16050,2 | 20757,3 |
| 164 | Vertigoheel | 783,4 | 15693,5 | 41805,4 |
| 165 | Paracetamol-Al Pharma | 783,3 | 2669,2 | 3708,7 |
| 166 | Foradil | 781,0 | 98231,4 | 33845,2 |
| 167 | Furorese | 780,4 | 30562,5 | 117476,4 |
| 168 | Dilatrend | 775,3 | 102268,8 | 31966,2 |
| 169 | Captohexal comp. | 773,6 | 28186,2 | 68916,8 |
| 170 | Valette | 770,2 | 36210,5 | 62281,0 |
| 171 | Dipiperon | 769,6 | 29604,5 | 6508,7 |
| 172 | Verapamil-ratiopharm | 757,0 | 20574,8 | 28167,0 |
| 173 | Glibenhexal | 756,1 | 9623,7 | 44493,2 |
| 174 | Elmex Gelee | 755,6 | 10343,2 | 171611,4 |
| 175 | Ibuflam Lichtenstein | 749,5 | 9891,2 | 10711,6 |
| 176 | Oxis | 749,1 | 83462,9 | 26991,1 |
| 177 | Euphylong | 747,4 | 38010,4 | 44405,8 |
| 178 | Aarane/ N | 746,3 | 96873,1 | 29869,5 |
| 179 | Acemuc | 745,4 | 8681,2 | 11780,0 |
| 180 | Magnetrans forte | 740,3 | 18456,1 | 27308,5 |
| 181 | Tannosynt | 733,5 | 10970,0 | 35057,6 |
| 182 | Otobacid N | 732,7 | 10283,0 | 7993,4 |
| 183 | ASS von ct | 728,2 | 4003,9 | 21717,5 |
| 184 | Vigantoletten | 728,0 | 8966,2 | 102149,0 |
| 185 | Megacillin oral | 723,1 | 11420,4 | 5246,7 |
| 186 | Ibuprofen Stada | 714,9 | 12983,6 | 11782,7 |
| 187 | Lopedium | 710,1 | 6317,5 | 2415,2 |
| 188 | Corvaton | 709,4 | 47210,1 | 57584,5 |
| 189 | Verahexal | 708,2 | 28092,9 | 33643,3 |
| 190 | Adalat | 707,6 | 33216,5 | 41701,2 |
| 191 | Insulin Protaphan HM | 706,4 | 114347,2 | 40023,4 |
| 192 | Amoxypen | 705,8 | 16486,6 | 7968,0 |
| 193 | Bronchipret Saft/Tropfen | 703,9 | 6036,9 | 7355,1 |
| 194 | Nasivin | 703,9 | 6299,2 | 21459,7 |
| 195 | Apsomol Dosieraerosol | 692,8 | 15295,7 | 19432,2 |
| 196 | Tegretal | 692,8 | 57458,5 | 25501,0 |
| 197 | Corinfar | 691,8 | 34243,2 | 40194,5 |
| 198 | Decortin-H | 691,5 | 14087,7 | 40511,4 |
| 199 | Trental | 690,3 | 37118,0 | 24478,6 |
| 200 | Cynt | 687,7 | 85265,6 | 56500,2 |
| | Summe | 275560,8 | 10344137,2 | 10350641,8 |
| | Kumulativer Anteil | 36,78% | 27,36% | 37,26% |

**Tabelle 55.8:** Führende Arzneimittel 2000 nach Verordnungen (Fortsetzung)

| Rang | Präparat | Verordnung in Tsd. | Umsatz in Tsd. DM | DDD in Tsd. |
|---|---|---|---|---|
| 201 | Tavanic | 686,8 | 45488,1 | 7292,6 |
| 202 | Metohexal | 685,5 | 25011,0 | 33003,7 |
| 203 | Sotahexal | 684,2 | 32669,9 | 39811,8 |
| 204 | Allergospasmin-Aerosol | 684,0 | 88231,0 | 27184,3 |
| 205 | Jodetten | 682,4 | 10039,2 | 116431,6 |
| 206 | Atrovent | 681,7 | 28367,4 | 25991,8 |
| 207 | Avalox | 679,5 | 47433,6 | 4004,6 |
| 208 | Durogesic | 679,4 | 250863,9 | 34044,5 |
| 209 | Katadolon | 679,3 | 28813,3 | 5984,2 |
| 210 | ibuprof von ct | 679,3 | 12451,5 | 11027,5 |
| 211 | Rhinomer | 678,3 | 6879,9 | 5989,5 |
| 212 | Mydocalm | 673,4 | 28352,7 | 7249,6 |
| 213 | Decortin | 672,8 | 20387,3 | 36235,8 |
| 214 | Ambroxol AL | 672,4 | 4145,6 | 4557,0 |
| 215 | Panthenol-ratiopharm | 667,3 | 5043,9 | 19756,9 |
| 216 | Xanef | 666,7 | 68828,7 | 48631,2 |
| 217 | Briserin N | 662,6 | 38755,7 | 60935,1 |
| 218 | Carbimazol Henning | 662,0 | 13338,2 | 28910,5 |
| 219 | Doxy Wolff | 660,4 | 5680,5 | 9270,8 |
| 220 | Tramadol-ratiopharm | 658,8 | 21565,3 | 7991,8 |
| 221 | Ximovan | 652,4 | 21454,3 | 12178,6 |
| 222 | Locabiosol/Locabiotal | 650,4 | 17415,6 | 10840,4 |
| 223 | Sinuc | 649,3 | 6431,0 | 10038,2 |
| 224 | Fenistil Gel | 649,1 | 6833,8 | 5549,6 |
| 225 | Gingium | 648,7 | 31613,1 | 21139,0 |
| 226 | Obsidan | 648,3 | 19885,9 | 14276,0 |
| 227 | Eunerpan | 648,0 | 21282,9 | 3586,8 |
| 228 | Kanamytrex | 641,3 | 6617,6 | 13708,6 |
| 229 | Floxal | 641,1 | 8878,0 | 16157,5 |
| 230 | Mirfulan | 637,7 | 10537,5 | 21411,0 |
| 231 | Lorzaar plus | 636,4 | 108829,3 | 51966,5 |
| 232 | Calcium Sandoz Brausetabl. | 628,0 | 23372,8 | 48828,8 |
| 233 | Isot. Kochsalzlsg. Fresenius | 627,2 | 8443,7 | 3654,3 |
| 234 | Jarsin | 626,9 | 28203,8 | 20382,4 |
| 235 | Faktu | 623,2 | 17484,1 | 7984,5 |
| 236 | Rewodina | 621,3 | 10871,7 | 18854,6 |
| 237 | Refobacin Augensalbe/Tropf. | 619,5 | 4120,9 | 10666,8 |
| 238 | Lorzaar | 619,3 | 102682,4 | 48801,1 |
| 239 | Rifun | 618,3 | 92766,4 | 15503,2 |
| 240 | Fungizid-ratioph. Creme etc. | 616,0 | 5767,4 | 10394,6 |
| 241 | Torem | 612,9 | 60569,1 | 42952,0 |
| 242 | Sotalex | 603,0 | 40233,0 | 35897,1 |
| 243 | Ambrohexal | 603,0 | 4651,9 | 4684,1 |
| 244 | Atosil | 599,7 | 11823,9 | 11616,0 |
| 245 | Corangin | 599,6 | 57426,5 | 56582,1 |
| 246 | Agopton | 599,2 | 91950,5 | 15512,0 |
| 247 | Nifedipin-ratiopharm | 598,2 | 21719,0 | 30981,7 |
| 248 | Telfast | 592,6 | 32165,1 | 22641,3 |
| 249 | OeKolp vaginal | 585,8 | 7315,9 | 40263,0 |
| 250 | Climopax | 582,3 | 27656,2 | 47063,5 |
| | Summe | 307736,1 | 12035487,4 | 11559061,5 |
| | Kumulativer Anteil | 41,07% | 31,83% | 41,61% |

**Tabelle 55.8:** Führende Arzneimittel 2000 nach Verordnungen (Fortsetzung)

| Rang | Präparat | Verordnung in Tsd. | Umsatz in Tsd. DM | DDD in Tsd. |
|---|---|---|---|---|
| 251 | Doxy-ratiopharm | 581,6 | 4478,0 | 8960,9 |
| 252 | Keimax | 581,6 | 40512,0 | 3163,3 |
| 253 | Contramutan D/N | 580,7 | 11417,7 | 3170,0 |
| 254 | Riopan | 575,4 | 17283,3 | 6382,0 |
| 255 | Risperdal | 575,1 | 136784,9 | 9960,8 |
| 256 | Acerbon | 573,7 | 57753,5 | 41000,4 |
| 257 | Bronchospray | 572,1 | 16921,3 | 23806,0 |
| 258 | Crataegutt | 570,5 | 25927,4 | 22241,9 |
| 259 | Corneregel | 570,5 | 5155,6 | 41959,9 |
| 260 | HCT von ct | 570,3 | 8479,5 | 41734,3 |
| 261 | Lemocin | 570,2 | 5138,1 | 2031,0 |
| 262 | Unat | 569,9 | 56432,8 | 45057,5 |
| 263 | Rhinotussal Saft | 568,0 | 7356,3 | 1704,1 |
| 264 | Ginkobil | 566,2 | 30427,2 | 20887,1 |
| 265 | Penhexal | 559,6 | 8907,5 | 4522,3 |
| 266 | Tannolact | 559,4 | 9211,8 | 10259,8 |
| 267 | Captobeta | 558,1 | 12953,4 | 34552,5 |
| 268 | Omeprazol-ratiopharm | 555,2 | 50905,0 | 17676,7 |
| 269 | Theophyllin-ratiopharm | 553,8 | 16464,3 | 36663,0 |
| 270 | Siofor | 553,2 | 19892,3 | 24636,6 |
| 271 | Paracetamol Hexal | 551,9 | 1949,1 | 2644,5 |
| 272 | Nasonex | 551,4 | 14548,4 | 9304,5 |
| 273 | Serevent | 551,2 | 61644,2 | 21207,4 |
| 274 | Oxazepam-ratiopharm | 550,7 | 3603,8 | 5757,2 |
| 275 | Pravasin | 550,5 | 125995,3 | 38081,4 |
| 276 | Nebilet | 547,2 | 66129,1 | 41371,3 |
| 277 | Silomat | 545,5 | 5105,0 | 3093,5 |
| 278 | Nitrendipin-ratiopharm | 545,5 | 9624,6 | 39974,0 |
| 279 | Nasengel/Spray/Tropfen AL | 545,4 | 2209,3 | 8895,8 |
| 280 | Humalog | 544,4 | 127721,6 | 34271,0 |
| 281 | Anaesthesulf | 543,8 | 6932,8 | 14155,9 |
| 282 | Baycuten | 543,5 | 18794,7 | 6738,9 |
| 283 | Indomet-ratiopharm | 543,3 | 12139,4 | 15154,9 |
| 284 | Falicard | 541,0 | 15339,7 | 16308,0 |
| 285 | Tarivid | 540,0 | 39290,3 | 3503,3 |
| 286 | Nifehexal | 539,6 | 22319,3 | 39746,3 |
| 287 | Doxam | 538,5 | 4668,6 | 5759,7 |
| 288 | Accuzide | 538,1 | 76166,0 | 45855,5 |
| 289 | Musaril | 537,8 | 18720,3 | 9792,5 |
| 290 | Panthenol Lichtenstein | 537,3 | 4152,2 | 17933,8 |
| 291 | Ibu KD | 537,0 | 7494,6 | 7841,6 |
| 292 | Amitriptylin-neuraxpharm | 536,1 | 12034,4 | 18291,7 |
| 293 | Molsihexal | 532,6 | 20853,4 | 44901,4 |
| 294 | Amoxihexal | 532,4 | 13449,4 | 6983,0 |
| 295 | Bikalm | 532,4 | 17480,1 | 9920,7 |
| 296 | Omeprazol Stada | 529,7 | 53265,4 | 18377,6 |
| 297 | Atacand | 528,6 | 94924,3 | 64399,1 |
| 298 | Erythromycin-ratiopharm | 528,2 | 10450,6 | 3369,6 |
| 299 | Verrumal | 525,9 | 12079,3 | 27345,9 |
| 300 | Atenolol-ratiopharm | 525,6 | 15984,0 | 29696,8 |
| | Summe | 335296,6 | 13472958,5 | 12570108,4 |
| | Kumulativer Anteil | 44,75% | 35,63% | 45,25% |

**Tabelle 55.8:** Führende Arzneimittel 2000 nach Verordnungen (Fortsetzung)

| Rang | Präparat | Verordnung in Tsd. | Umsatz in Tsd. DM | DDD in Tsd. |
|---|---|---|---|---|
| 301 | Cordanum | 520,7 | 23723,9 | 22011,9 |
| 302 | Diclo-Divido | 520,2 | 7198,7 | 13410,1 |
| 303 | Dexa-Rhinospray N | 518,2 | 13607,8 | 10363,9 |
| 304 | Soledum Kapseln | 517,5 | 7290,2 | 4861,5 |
| 305 | Diclo-ratiopharm Gel | 517,5 | 4782,0 | 4386,2 |
| 306 | talvosilen | 516,5 | 4339,5 | 2144,3 |
| 307 | Denan | 516,3 | 119125,8 | 39238,9 |
| 308 | Grüncef | 516,0 | 24711,2 | 2624,0 |
| 309 | furo von ct | 514,5 | 9117,8 | 42577,8 |
| 310 | Insuman Rapid/ -Infusat | 513,3 | 87337,1 | 31223,1 |
| 311 | Lactulose-ratiopharm | 513,1 | 13284,6 | 34027,5 |
| 312 | Estragest TTS | 511,9 | 27316,6 | 39375,7 |
| 313 | Kalinor-Brausetabl. | 511,8 | 20320,1 | 10513,7 |
| 314 | Livocab Augentropfen | 511,1 | 22649,0 | 8760,1 |
| 315 | Bromazanil | 510,9 | 6144,9 | 10709,5 |
| 316 | Mevinacor | 509,7 | 108973,4 | 31177,5 |
| 317 | Bepanthen Roche Salbe | 507,9 | 4896,9 | 13760,9 |
| 318 | Klimonorm | 506,3 | 22346,8 | 41723,4 |
| 319 | Salbutamol-ratiopharm | 505,7 | 9918,7 | 19685,3 |
| 320 | Codiovan | 505,3 | 85656,5 | 40857,8 |
| 321 | Amoxi-Wolff | 502,8 | 10910,5 | 5606,3 |
| 322 | Korodin Herz-Kreislauf | 501,7 | 10768,8 | 18766,7 |
| 323 | Tramundin | 501,6 | 41534,0 | 9323,7 |
| 324 | Sobelin | 501,1 | 33314,9 | 2162,7 |
| 325 | Kreon | 498,4 | 64443,2 | 6563,6 |
| 326 | Eryhexal | 498,2 | 9498,7 | 3474,4 |
| 327 | Remifemin plus | 497,8 | 17092,6 | 23702,7 |
| 328 | Acercomp | 494,2 | 77021,3 | 41991,3 |
| 329 | Cibadrex | 493,7 | 64245,2 | 39731,7 |
| 330 | allo von ct | 493,6 | 7462,4 | 27502,8 |
| 331 | Zymafluor Tabl. | 489,1 | 5377,2 | 118750,7 |
| 332 | Normoc | 487,6 | 7199,7 | 10495,2 |
| 333 | Zyprexa | 487,3 | 174642,0 | 12585,0 |
| 334 | Ranibeta | 487,1 | 18683,2 | 17978,8 |
| 335 | Doxepin-neuraxpharm | 486,1 | 18552,7 | 14839,8 |
| 336 | Pentoxifyllin-ratiopharm | 485,5 | 21549,6 | 16253,8 |
| 337 | Betagalen | 484,9 | 7849,7 | 9620,2 |
| 338 | Tilidin-ratiopharm plus | 484,5 | 31342,4 | 11154,0 |
| 339 | Dilzem | 484,2 | 33170,1 | 19409,3 |
| 340 | Arlevert | 484,2 | 17067,2 | 11390,3 |
| 341 | Monoflam | 483,3 | 3949,4 | 9172,4 |
| 342 | Blopress | 483,2 | 88558,9 | 61144,8 |
| 343 | Ovestin Creme/Ovula | 483,2 | 7526,4 | 81056,5 |
| 344 | Decoderm tri | 482,7 | 14234,3 | 6530,5 |
| 345 | Gynodian Depot | 482,4 | 28901,0 | 38993,7 |
| 346 | Bricanyl/Duriles | 479,5 | 7972,1 | 4918,3 |
| 347 | Ibuprofen AL | 476,0 | 6343,3 | 7514,0 |
| 348 | Tim Ophthal | 474,0 | 9627,6 | 35042,4 |
| 349 | Vomacur | 473,0 | 3343,2 | 1246,4 |
| 350 | Bifiteral | 472,1 | 15408,1 | 31507,5 |
| | Summe | 360194,4 | 14953289,9 | 13691970,8 |
| | Kumulativer Anteil | 48,08% | 39,55% | 49,29% |

**Tabelle 55.8:** Führende Arzneimittel 2000 nach Verordnungen (Fortsetzung)

| Rang | Präparat | Verordnung in Tsd. | Umsatz in Tsd. DM | DDD in Tsd. |
|---|---|---|---|---|
| 351 | Keltican N | 471,6 | 31326,9 | 10995,0 |
| 352 | Ismo | 470,9 | 20707,3 | 24464,6 |
| 353 | Rectodelt | 469,6 | 8797,0 | 10989,6 |
| 354 | Xalatan | 469,5 | 61615,1 | 29438,1 |
| 355 | Otalgan | 469,5 | 3799,6 | 28146,5 |
| 356 | Prednisolon-ratiopharm Tabl. | 468,5 | 6823,9 | 24450,4 |
| 357 | Fraxiparin | 465,4 | 95864,8 | 8706,2 |
| 358 | Spasmo-Cibalgin comp. S | 462,4 | 27758,5 | 3531,4 |
| 359 | cotrim forte von ct | 462,0 | 1795,1 | 2829,6 |
| 360 | Uniphyllin | 461,6 | 28461,4 | 39198,4 |
| 361 | Lacophtal | 461,4 | 5809,8 | 26880,7 |
| 362 | Effortil/Depot | 459,6 | 8901,8 | 6092,1 |
| 363 | Orfiril | 459,5 | 36215,8 | 14315,3 |
| 364 | Panotile N | 458,8 | 11809,2 | 6795,6 |
| 365 | MST Mundipharma | 458,0 | 108269,3 | 10131,1 |
| 366 | Diovan | 457,3 | 78645,9 | 41072,4 |
| 367 | Molsidomin-ratiopharm | 456,7 | 17799,4 | 40091,6 |
| 368 | Merigest | 455,9 | 23573,8 | 36880,1 |
| 369 | Ergenyl | 455,5 | 41776,1 | 17445,5 |
| 370 | Omeprazol-Azupharma | 455,0 | 48739,3 | 16741,8 |
| 371 | Salofalk | 454,2 | 111430,5 | 21755,9 |
| 372 | MonoStep | 452,4 | 11494,5 | 36500,7 |
| 373 | Aequamen | 452,4 | 15058,5 | 18667,8 |
| 374 | Penicillat | 450,8 | 6989,5 | 3495,3 |
| 375 | Dolo Posterine N | 450,8 | 11290,7 | 5714,5 |
| 376 | Cyclo-Menorette | 450,4 | 22178,0 | 36914,6 |
| 377 | Plavix | 450,4 | 136460,5 | 24315,5 |
| 378 | IS 5 mono-ratiopharm | 448,8 | 20412,5 | 35419,0 |
| 379 | Diane | 448,5 | 21182,6 | 36361,4 |
| 380 | Inflanefran | 448,3 | 6747,8 | 9248,0 |
| 381 | Isopto-Max | 447,9 | 7816,8 | 5354,8 |
| 382 | Suprax | 447,6 | 31072,9 | 2482,5 |
| 383 | Rohypnol | 447,3 | 6508,7 | 8604,1 |
| 384 | Azumetop | 445,1 | 20461,3 | 31460,3 |
| 385 | Cibacen | 444,3 | 47122,0 | 46523,2 |
| 386 | Carnigen/Mono | 443,8 | 16351,4 | 9209,9 |
| 387 | Multilind Heilpaste | 443,4 | 11136,7 | 9373,7 |
| 388 | Ossofortin forte/fortissimo | 442,8 | 26197,9 | 21083,0 |
| 389 | Ambroxol Heumann | 442,7 | 3504,5 | 4260,5 |
| 390 | Effekton Creme | 440,9 | 4825,4 | 4157,9 |
| 391 | Elobact | 438,5 | 48828,7 | 3778,3 |
| 392 | Vertigo-Vomex S | 438,0 | 21002,4 | 11580,6 |
| 393 | Berlthyrox | 437,7 | 7086,9 | 24945,2 |
| 394 | Querto | 437,2 | 59281,9 | 19446,4 |
| 395 | Vetren Gel/Salbe | 437,1 | 5136,0 | 17464,1 |
| 396 | Codipront mono/retard | 436,8 | 4799,2 | 1553,7 |
| 397 | Mobec | 436,1 | 26202,4 | 12187,0 |
| 398 | Modip | 434,5 | 63862,6 | 43139,9 |
| 399 | Fucidine plus | 434,5 | 9656,1 | 2592,7 |
| 400 | Iscover | 433,9 | 133231,1 | 23733,3 |
| | Summe | 382760,0 | 16539109,9 | 14622490,5 |
| | Kumulativer Anteil | 51,09% | 43,74% | 52,63% |

**Tabelle 55.8:** Führende Arzneimittel 2000 nach Verordnungen (Fortsetzung)

| Rang | Präparat | Verordnung in Tsd. | Umsatz in Tsd. DM | DDD in Tsd. |
|---|---|---|---|---|
| 401 | Remestan | 433,4 | 6179,5 | 7634,5 |
| 402 | Diclac-Gel | 433,1 | 4191,3 | 13634,7 |
| 403 | Afonilum | 431,9 | 23541,9 | 28445,4 |
| 404 | Doxyhexal | 431,8 | 3340,7 | 6519,3 |
| 405 | Falithrom | 430,6 | 15454,2 | 40891,9 |
| 406 | ISDN-ratiopharm | 428,7 | 12670,3 | 22055,6 |
| 407 | Solosin | 427,9 | 12143,5 | 11456,3 |
| 408 | Ödemase Tabl./ 30 mg ret. | 426,5 | 10178,8 | 39745,0 |
| 409 | IbuTAD | 424,8 | 10154,1 | 9349,0 |
| 410 | Alfason | 423,1 | 9682,2 | 5560,6 |
| 411 | Allopurinol AL | 422,9 | 6078,3 | 22615,0 |
| 412 | Lactulose Stada | 422,2 | 11291,1 | 28652,2 |
| 413 | Promethazin-neuraxpharm | 422,0 | 8764,4 | 11874,2 |
| 414 | Alna | 420,7 | 71369,3 | 33823,1 |
| 415 | Lendormin | 420,2 | 6189,4 | 8119,8 |
| 416 | Analgin | 416,6 | 2183,4 | 1148,9 |
| 417 | Omnic | 416,5 | 70685,6 | 33502,8 |
| 418 | Sympal | 415,4 | 8211,6 | 2828,7 |
| 419 | Vesdil plus | 413,2 | 65808,3 | 34496,6 |
| 420 | Euphorbium comp. / S Spray | 410,1 | 3779,2 | 4732,1 |
| 421 | Lacrisic | 409,8 | 5878,2 | 24341,7 |
| 422 | Trusopt | 408,5 | 49181,1 | 19631,6 |
| 423 | Belara | 408,2 | 18909,0 | 32802,4 |
| 424 | Doxycyclin-ratiopharm | 407,2 | 2463,3 | 4734,1 |
| 425 | Timonil | 406,0 | 37548,8 | 16816,4 |
| 426 | Gastronerton | 405,4 | 2713,6 | 2432,5 |
| 427 | Orelox | 404,7 | 25761,1 | 1976,5 |
| 428 | Arufil /uno | 404,6 | 4075,7 | 21625,1 |
| 429 | Rhinex | 404,0 | 2167,1 | 6391,8 |
| 430 | Bronchicum Elixir N | 403,2 | 4777,3 | 2548,7 |
| 431 | Heparin-ratiopharm | 402,2 | 5219,6 | 16158,7 |
| 432 | Insuman Basal | 402,0 | 64893,0 | 23335,9 |
| 433 | Paracetamol comp. Stada | 401,4 | 2974,4 | 1708,8 |
| 434 | Mono Mack | 400,8 | 43892,2 | 60878,9 |
| 435 | Mono Embolex | 400,4 | 60188,3 | 5322,2 |
| 436 | Sedariston Konzentrat Kaps. | 400,1 | 13804,4 | 7886,3 |
| 437 | Tonsilgon N | 398,9 | 5269,7 | 3024,3 |
| 438 | Dolobene Gel | 397,6 | 6745,6 | 9972,3 |
| 439 | Mediabet | 397,2 | 13511,9 | 13557,3 |
| 440 | Accupro | 396,6 | 42531,3 | 24540,7 |
| 441 | Imigran | 396,4 | 55313,5 | 3169,9 |
| 442 | Leios | 395,1 | 16113,6 | 31867,6 |
| 443 | Urbason | 392,7 | 35079,9 | 22008,5 |
| 444 | Dociton | 392,3 | 10785,7 | 7333,6 |
| 445 | Neuro-ratiopharm N | 391,5 | 8519,4 | 16137,6 |
| 446 | Allvoran | 391,4 | 5321,9 | 8713,9 |
| 447 | Lotricomb | 391,2 | 15238,2 | 10986,7 |
| 448 | Nitrepress | 391,0 | 7000,4 | 28749,3 |
| 449 | Diabetase | 390,9 | 12748,2 | 17340,8 |
| 450 | Nebacetin | 390,7 | 7971,0 | 2062,6 |
| | Summe | 403214,0 | 17487604,5 | 15437632,9 |
| | Kumulativer Anteil | 53,82% | 46,25% | 55,57% |

**Tabelle 55.8:** Führende Arzneimittel 2000 nach Verordnungen (Fortsetzung)

| Rang | Präparat | Verordnung in Tsd. | Umsatz in Tsd. DM | DDD in Tsd. |
|---|---|---|---|---|
| 451 | Remergil | 390,1 | 84460,1 | 20278,8 |
| 452 | Renacor | 389,1 | 58100,5 | 33111,5 |
| 453 | Spiro comp.-ratiopharm | 389,0 | 27762,6 | 27130,1 |
| 454 | Captogamma | 388,6 | 10283,7 | 24706,6 |
| 455 | Prednisolon Jenapharm | 387,5 | 5580,6 | 18309,5 |
| 456 | Ascotop | 387,1 | 39491,1 | 1929,3 |
| 457 | Activelle | 386,8 | 21380,6 | 30907,1 |
| 458 | Detrusitol | 386,6 | 50304,0 | 12298,9 |
| 459 | Tavegil | 386,4 | 7643,9 | 5363,1 |
| 460 | Sotalol-ratiopharm | 385,8 | 18939,7 | 23976,1 |
| 461 | Beofenac | 384,9 | 11865,0 | 6571,5 |
| 462 | NovoNorm | 384,5 | 35003,1 | 8289,3 |
| 463 | Propulsin | 384,5 | 27446,1 | 5684,1 |
| 464 | Diclofenac AL | 384,2 | 2861,4 | 7237,5 |
| 465 | CEC | 383,1 | 15166,9 | 2234,6 |
| 466 | Talcid | 382,8 | 8580,2 | 3822,3 |
| 467 | Viburcol N | 382,7 | 3197,5 | 1952,4 |
| 468 | Zyloric | 382,4 | 7922,0 | 20854,8 |
| 469 | Hedelix | 382,0 | 4278,9 | 3010,2 |
| 470 | Locol | 381,8 | 60030,3 | 21138,7 |
| 471 | Kytta-Sedativum f | 381,6 | 9991,9 | 11997,3 |
| 472 | Loperamid-ratiopharm | 380,9 | 4085,1 | 1512,5 |
| 473 | Betaisodona Lsg.etc. | 380,8 | 5633,3 | 10621,6 |
| 474 | Sandimmun | 380,6 | 262095,0 | 7646,2 |
| 475 | Fosinorm | 380,4 | 39948,0 | 28954,9 |
| 476 | Miranova | 379,5 | 15530,0 | 30720,9 |
| 477 | Erypo | 377,7 | 268344,3 | 3467,3 |
| 478 | Cipramil | 377,3 | 68541,9 | 23930,8 |
| 479 | Spasmex Tabl. | 375,5 | 32604,2 | 9816,5 |
| 480 | Catapresan | 375,4 | 17036,1 | 13735,3 |
| 481 | Magium K | 373,7 | 9619,0 | 11083,6 |
| 482 | Bactoreduct | 373,6 | 1749,5 | 2509,0 |
| 483 | Cranoc | 373,3 | 59844,4 | 20188,1 |
| 484 | Nacom | 372,0 | 40946,7 | 7067,8 |
| 485 | ISDN Stada | 371,7 | 16840,8 | 33867,2 |
| 486 | Monapax Saft/Supp./Tropfen | 371,6 | 6336,6 | 1250,5 |
| 487 | Amineurin | 370,8 | 8831,2 | 13346,4 |
| 488 | Polyspectran | 369,0 | 3942,3 | 4935,4 |
| 489 | Triampur comp. | 367,9 | 5190,3 | 31689,4 |
| 490 | Lopirin | 367,8 | 29379,6 | 15597,6 |
| 491 | Meglucon | 366,8 | 11492,2 | 16914,0 |
| 492 | Gentamicin-POS | 365,6 | 2181,0 | 5300,9 |
| 493 | Nurofen | 365,6 | 3147,7 | 1462,4 |
| 494 | Truxal | 365,5 | 8326,8 | 4872,6 |
| 495 | Clindahexal | 364,6 | 16350,5 | 1601,8 |
| 496 | Ecolicin | 364,2 | 4217,8 | 4209,4 |
| 497 | Infectocillin | 363,2 | 6828,6 | 2764,5 |
| 498 | Magnesiocard | 362,5 | 6440,6 | 8567,2 |
| 499 | Goldgeist | 362,0 | 6762,1 | 2900,4 |
| 500 | Tetrazepam-ratiopharm | 359,8 | 6417,2 | 4589,6 |
| | Summe | 422065,1 | 18966557,4 | 16053560,3 |
| | Kumulativer Anteil | 56,33% | 50,16% | 57,79% |

**Tabelle 55.8:** Führende Arzneimittel 2000 nach Verordnungen (Fortsetzung)

| Rang | Präparat | Verordnung in Tsd. | Umsatz in Tsd. DM | DDD in Tsd. |
|---|---|---|---|---|
| 501 | Felis | 359,7 | 15223,5 | 19481,1 |
| 502 | Ambrodoxy | 359,6 | 2940,3 | 3887,7 |
| 503 | Calcimagon-D3 | 359,1 | 13879,1 | 16983,7 |
| 504 | Cefaclor-ratiopharm | 358,3 | 13824,0 | 2031,4 |
| 505 | Diutensat | 356,9 | 8263,7 | 28297,3 |
| 506 | Diclofenac Stada | 356,4 | 2646,8 | 5871,5 |
| 507 | Uripurinol | 356,3 | 7450,5 | 19896,2 |
| 508 | Plastulen N | 355,7 | 10873,4 | 20187,3 |
| 509 | Tranxilium | 354,2 | 10157,9 | 8694,3 |
| 510 | Sempera | 353,2 | 87152,8 | 4304,9 |
| 511 | Terzolin | 352,4 | 11062,1 | 14522,6 |
| 512 | Mykundex Heilsalbe | 351,4 | 6498,0 | 5027,7 |
| 513 | duranifin | 350,9 | 15921,6 | 20245,7 |
| 514 | Vesdil | 348,7 | 44760,6 | 40093,0 |
| 515 | Ibuprofen Heumann | 347,6 | 6360,1 | 5210,1 |
| 516 | Akineton | 347,1 | 13508,0 | 8615,1 |
| 517 | Posterisan Salbe/Supp. | 347,1 | 6671,1 | 5008,4 |
| 518 | Artelac | 346,5 | 7338,8 | 22435,2 |
| 519 | Thrombareduct | 345,4 | 5205,1 | 13642,2 |
| 520 | Vividrin Augentropfen | 345,3 | 5620,2 | 5225,7 |
| 521 | Tilidalor | 343,6 | 20789,4 | 7140,8 |
| 522 | Tridin | 343,2 | 19648,9 | 8615,8 |
| 523 | Bromuc | 341,0 | 7446,1 | 7936,5 |
| 524 | Didronel-Kit | 341,0 | 74981,2 | 30686,4 |
| 525 | Dexamytrex | 340,6 | 4207,6 | 5656,9 |
| 526 | Oestrofeminal | 340,3 | 10058,7 | 21178,5 |
| 527 | Climen | 340,3 | 18401,0 | 27703,3 |
| 528 | Enalapril-ratiopharm | 339,8 | 15577,2 | 26357,0 |
| 529 | Clexane | 339,5 | 68886,4 | 6677,1 |
| 530 | Trisequens | 338,9 | 20491,2 | 27789,0 |
| 531 | Dynexan A Gel | 338,3 | 3902,8 | 9829,9 |
| 532 | Tetra-Gelomyrtol | 337,6 | 8407,5 | 1883,0 |
| 533 | Beloc comp | 337,5 | 36515,5 | 29791,7 |
| 534 | Ibubeta | 337,4 | 4949,7 | 5308,1 |
| 535 | Oculotect | 337,3 | 5075,0 | 19158,2 |
| 536 | Oralpädon 240 | 337,0 | 3033,0 | 842,5 |
| 537 | Zolim | 336,9 | 16208,8 | 10150,6 |
| 538 | Diclo Dispers | 336,7 | 2815,2 | 4991,5 |
| 539 | Microgynon | 336,0 | 7713,9 | 27134,7 |
| 540 | Cromohexal-Augentropfen | 335,5 | 5216,4 | 4955,0 |
| 541 | omeprazol von ct | 335,2 | 36245,2 | 12430,7 |
| 542 | Femigoa | 334,9 | 8491,4 | 26958,0 |
| 543 | Allopurinol Heumann | 334,7 | 6020,6 | 16498,5 |
| 544 | Arilin vaginal | 334,6 | 3179,1 | 843,9 |
| 545 | Uro-Tarivid | 334,2 | 8538,2 | 501,3 |
| 546 | Veramex | 333,3 | 14552,1 | 15907,7 |
| 547 | Triamgalen | 333,2 | 4561,0 | 6019,3 |
| 548 | Perocur | 333,0 | 4119,4 | 1221,6 |
| 549 | Lumbinon 10/Softgel | 332,7 | 2031,4 | 6702,8 |
| 550 | Ibu-ratiopharm | 331,4 | 4707,3 | 4365,3 |
| | Summe | 439231,9 | 19708686,3 | 16698456,7 |
| | Kumulativer Anteil | 58,62% | 52,12% | 60,11% |

**Tabelle 55.8:** Führende Arzneimittel 2000 nach Verordnungen (Fortsetzung)

| Rang | Präparat | Verordnung in Tsd. | Umsatz in Tsd. DM | DDD in Tsd. |
|---|---|---|---|---|
| 551 | Parfenac | 331,3 | 5741,1 | 7509,8 |
| 552 | Tryasol Codein | 330,0 | 3419,5 | 1299,1 |
| 553 | Rivanol | 329,9 | 4460,4 | 4604,8 |
| 554 | Canifug Vaginal | 329,4 | 4826,8 | 1557,5 |
| 555 | Dermoxin/Dermoxinale | 329,4 | 10454,1 | 11548,8 |
| 556 | BS-ratiopharm | 329,4 | 3366,7 | 1246,4 |
| 557 | Lioresal | 329,3 | 22767,3 | 7093,3 |
| 558 | Oculotect fluid | 327,6 | 4418,1 | 19754,5 |
| 559 | Acenorm | 325,8 | 21233,3 | 18188,0 |
| 560 | Ibuprofen Klinge | 325,5 | 8363,3 | 6566,6 |
| 561 | Vidisic | 323,5 | 3330,6 | 17497,4 |
| 562 | Nifedipat | 322,2 | 15461,9 | 20842,4 |
| 563 | CycloÖstrogynal | 322,0 | 12543,9 | 26102,2 |
| 564 | Faustan | 321,8 | 1209,8 | 5485,3 |
| 565 | Mucotectan | 320,6 | 4218,6 | 3411,3 |
| 566 | Arelix ACE | 320,4 | 51940,6 | 25406,4 |
| 567 | Diclofenbeta | 320,1 | 3443,0 | 8195,9 |
| 568 | Sic Ophtal | 319,9 | 3301,9 | 17634,8 |
| 569 | Sigamuc | 319,5 | 4077,2 | 3424,5 |
| 570 | Linola-H N | 319,0 | 7236,4 | 6272,1 |
| 571 | Penicillin V Stada | 318,6 | 5387,9 | 2497,4 |
| 572 | Aciclovir-ratiopharm Creme | 318,2 | 3558,7 | 2254,1 |
| 573 | Cilest | 316,1 | 8007,5 | 25338,1 |
| 574 | doxy von ct | 315,9 | 2751,5 | 4470,4 |
| 575 | Baymycard | 315,2 | 35869,8 | 13803,1 |
| 576 | Pidilat | 315,0 | 12266,4 | 15329,5 |
| 577 | Mobloc | 314,6 | 50411,3 | 26375,2 |
| 578 | Optiderm/- F | 313,3 | 9152,0 | 14267,7 |
| 579 | Hepa-Gel/Salbe Lichtenstein | 313,3 | 3021,5 | 12531,4 |
| 580 | Amoxicillin AL | 313,2 | 6901,4 | 4222,4 |
| 581 | Doxycyclin Heumann | 312,7 | 2565,6 | 4981,7 |
| 582 | Tenormin | 310,7 | 11909,9 | 16737,4 |
| 583 | Cyclo-Progynova | 310,3 | 14418,2 | 24939,1 |
| 584 | Lamisil Tabletten | 310,1 | 72315,2 | 7514,4 |
| 585 | Ranitidin Stada | 309,8 | 13495,6 | 12642,6 |
| 586 | Venoruton/-intens Kaps. etc. | 309,8 | 27745,8 | 14055,9 |
| 587 | Tiapridex | 309,6 | 40082,8 | 6660,8 |
| 588 | Amoxibeta | 309,5 | 7037,3 | 3972,8 |
| 589 | Bisobloc | 307,8 | 16097,5 | 16686,5 |
| 590 | Monostenase | 307,7 | 16486,2 | 23020,9 |
| 591 | Predni H Tablinen | 307,6 | 4199,6 | 15076,8 |
| 592 | Kanamycin-POS | 307,5 | 1989,8 | 6175,6 |
| 593 | bisoprolol von ct | 307,1 | 14520,0 | 15187,7 |
| 594 | Refobacin Creme | 307,1 | 3276,6 | 1558,1 |
| 595 | ISDN von ct | 306,4 | 7262,7 | 16108,3 |
| 596 | Arcasin | 306,2 | 4663,0 | 2043,5 |
| 597 | Singulair | 305,7 | 67963,6 | 14944,4 |
| 598 | Physiotens | 305,4 | 39128,3 | 26969,6 |
| 599 | Enzym-Lefax Neu/Forte | 304,1 | 15750,3 | 6191,3 |
| 600 | Freka-cid | 303,5 | 3261,9 | 2763,6 |
| | Summe | 455040,8 | 20425999,1 | 17271418,3 |
| | Kumulativer Anteil | 60,73% | 54,02% | 62,17% |

**Tabelle 55.8:** Führende Arzneimittel 2000 nach Verordnungen (Fortsetzung)

| Rang | Präparat | Verordnung in Tsd. | Umsatz in Tsd. DM | DDD in Tsd. |
|---|---|---|---|---|
| 601 | Budesonid-ratiopharm | 303,0 | 20137,0 | 17267,0 |
| 602 | Magnesium-Diasporal N/orange | 302,1 | 10805,7 | 16352,4 |
| 603 | Furosemid AL | 301,5 | 5060,4 | 28667,1 |
| 604 | Methizol | 301,0 | 5236,8 | 14510,0 |
| 605 | Corsodyl | 300,8 | 4816,5 | 5760,2 |
| 606 | dehydro tri mite/ -sanol tri | 300,7 | 13818,5 | 20314,3 |
| 607 | Herviros Lösung | 300,5 | 3893,5 | 3756,8 |
| 608 | Haldol | 300,3 | 21082,9 | 14111,1 |
| 609 | Diastabol | 299,8 | 22088,9 | 6966,8 |
| 610 | Doxepin-Dura | 299,6 | 6964,8 | 4737,6 |
| 611 | Piracetam-ratiopharm | 298,7 | 11409,3 | 10276,7 |
| 612 | Timomann | 298,5 | 6297,2 | 21598,0 |
| 613 | Baycillin | 297,7 | 15880,0 | 3564,2 |
| 614 | Tafil | 297,2 | 8118,9 | 8637,8 |
| 615 | Akatinol Memantine | 297,1 | 59916,0 | 11815,6 |
| 616 | arthrex | 295,4 | 4338,4 | 8175,6 |
| 617 | Psorcutan | 295,4 | 28449,7 | 9679,8 |
| 618 | MCP von ct | 295,2 | 2263,7 | 2935,8 |
| 619 | Guttaplast | 295,1 | 1707,1 | 12745,4 |
| 620 | Limptar N | 294,2 | 14190,2 | 14300,2 |
| 621 | MCP Hexal | 293,6 | 2120,9 | 2262,0 |
| 622 | Metformin-ratiopharm | 293,2 | 9103,7 | 13325,7 |
| 623 | Mobilat Gel/Salbe | 292,9 | 5604,5 | 10715,1 |
| 624 | Meto Tablinen | 292,9 | 11509,5 | 17340,8 |
| 625 | Bronchicum Tropfen N | 292,7 | 3832,9 | 3644,1 |
| 626 | Antifungol Vaginal | 292,6 | 4000,6 | 1609,8 |
| 627 | triazid von ct | 292,2 | 4812,2 | 23219,1 |
| 628 | Iscador | 292,1 | 28173,5 | 7997,1 |
| 629 | Dolo-Visano M | 292,0 | 7806,8 | 1251,5 |
| 630 | Imbun | 291,6 | 6594,7 | 4561,5 |
| 631 | Halcion | 290,9 | 3051,7 | 3746,6 |
| 632 | Phlogenzym | 290,8 | 20872,8 | 5728,8 |
| 633 | Penbeta Mega | 290,6 | 3777,4 | 2019,8 |
| 634 | Podomexef | 290,4 | 17306,2 | 1301,5 |
| 635 | Gynokadin | 290,1 | 9704,6 | 26069,6 |
| 636 | Furosemid Heumann | 288,7 | 6083,4 | 27233,7 |
| 637 | Chloraldurat Pohl | 288,7 | 3736,6 | 3384,1 |
| 638 | Nitrendepat | 288,5 | 7222,5 | 21834,4 |
| 639 | Planum | 288,4 | 4190,1 | 5281,3 |
| 640 | Seroxat | 288,0 | 63043,2 | 16376,4 |
| 641 | Doxycyclin Stada | 287,5 | 2333,3 | 4425,4 |
| 642 | Traumeel S | 286,6 | 4416,2 | 6286,5 |
| 643 | Fragmin | 286,5 | 54573,9 | 5575,8 |
| 644 | Nedolon P | 286,2 | 2250,5 | 826,6 |
| 645 | ASS Stada | 285,8 | 1126,0 | 4674,7 |
| 646 | Dobendan | 285,6 | 2342,3 | 1516,7 |
| 647 | Mizollen | 284,8 | 14625,2 | 9270,5 |
| 648 | Atehexal | 283,7 | 8514,4 | 15717,5 |
| 649 | Vasomotal | 283,2 | 11831,6 | 17859,5 |
| 650 | Tethexal | 282,3 | 4597,0 | 3253,2 |
| | Summe | 469687,7 | 21021632,7 | 17775899,8 |
| | Kumulativer Anteil | 62,69% | 55,60% | 63,99% |

**Tabelle 55.8:** Führende Arzneimittel 2000 nach Verordnungen (Fortsetzung)

| Rang | Präparat | Verordnung in Tsd. | Umsatz in Tsd. DM | DDD in Tsd. |
|---|---|---|---|---|
| 651 | Umckaloabo | 281,9 | 6723,9 | 3707,1 |
| 652 | Radedorm | 281,0 | 1617,5 | 5464,7 |
| 653 | Concor plus | 280,6 | 28650,6 | 23102,2 |
| 654 | Tri.-Thiazid Stada | 280,4 | 6525,2 | 21943,1 |
| 655 | Kortikoid-ratiopharm/F | 277,2 | 3543,8 | 3830,4 |
| 656 | Progynova | 276,1 | 5509,1 | 12083,4 |
| 657 | Jodid-ratiopharm | 276,0 | 2914,6 | 28367,5 |
| 658 | Dolo-Dobendan | 275,9 | 2681,0 | 1020,2 |
| 659 | Mercuchrom 2% | 275,5 | 1859,5 | 3266,4 |
| 660 | Jellin/Jellisoft | 275,1 | 6500,0 | 5434,9 |
| 661 | Duspatal | 274,6 | 19895,3 | 9390,9 |
| 662 | Prostagutt forte | 273,9 | 21858,2 | 19735,9 |
| 663 | Posterisan forte | 273,5 | 6816,8 | 1816,6 |
| 664 | Emesan | 273,1 | 2371,4 | 1130,6 |
| 665 | Bayotensin | 273,0 | 32935,1 | 18369,2 |
| 666 | Babix-Inhalat N | 273,0 | 2513,0 | 18871,0 |
| 667 | Betnesol-V | 272,9 | 10101,2 | 8764,2 |
| 668 | Zoloft | 272,7 | 50243,0 | 18561,0 |
| 669 | Mericomb | 272,6 | 11105,6 | 21707,7 |
| 670 | Novothyral | 272,4 | 12026,9 | 32348,5 |
| 671 | Natil | 272,2 | 23446,3 | 15923,9 |
| 672 | Cholspasmin forte | 271,8 | 8072,5 | 8035,4 |
| 673 | Aspecton N | 271,4 | 3830,8 | 2299,7 |
| 674 | Dalmadorm | 271,1 | 4144,1 | 5412,6 |
| 675 | Fungata | 270,7 | 8578,8 | 203,1 |
| 676 | Esidrix | 270,6 | 10542,1 | 20403,8 |
| 677 | Rusedal | 270,3 | 7232,5 | 6756,8 |
| 678 | Epi-Pevaryl Creme etc. | 269,0 | 7174,7 | 2486,0 |
| 679 | Minisiston | 268,5 | 6806,9 | 21609,4 |
| 680 | TriamSalbe/Creme Lichtenst. | 267,5 | 2733,0 | 4656,0 |
| 681 | Captopril Heumann | 266,6 | 6386,9 | 13951,5 |
| 682 | Fluspi 1,5 | 265,5 | 10321,2 | 7543,6 |
| 683 | Blocotenol | 265,3 | 9405,8 | 13016,5 |
| 684 | rökan | 265,3 | 20338,4 | 13291,9 |
| 685 | Fucithalmic | 264,9 | 3669,1 | 7947,6 |
| 686 | Anafranil | 264,3 | 17685,2 | 7831,7 |
| 687 | Bisomerck | 263,6 | 13247,1 | 13270,7 |
| 688 | Emser Salz Nase Siemens | 263,2 | 3162,4 | 4469,7 |
| 689 | Sofra-Tüll | 263,2 | 6442,2 | 2767,2 |
| 690 | Penicillin V AL | 262,5 | 3092,7 | 1742,7 |
| 691 | Magnesium Verla Tabl./N Konz | 262,4 | 5334,9 | 8096,1 |
| 692 | Coldastop | 261,1 | 3433,7 | 9400,0 |
| 693 | Leponex | 260,7 | 41534,2 | 5774,6 |
| 694 | Bezafibrat-ratiopharm | 260,6 | 16765,2 | 14306,8 |
| 695 | Azudoxat | 259,3 | 2332,7 | 3495,0 |
| 696 | Neuroplant | 258,4 | 11118,5 | 12288,3 |
| 697 | Anco | 258,3 | 6399,4 | 5233,1 |
| 698 | durazanil | 258,3 | 3617,2 | 5612,4 |
| 699 | Meprolol | 256,5 | 9470,1 | 16411,7 |
| 700 | Ranitidin AL | 256,4 | 8403,1 | 9826,6 |
| | Summe | 483138,4 | 21542745,8 | 18298879,5 |
| | Kumulativer Anteil | 64,49% | 56,97% | 65,87% |

**Tabelle 55.8:** Führende Arzneimittel 2000 nach Verordnungen (Fortsetzung)

| Rang | Präparat | Verordnung in Tsd. | Umsatz in Tsd. DM | DDD in Tsd. |
|---|---|---|---|---|
| 701 | Prothazin | 255,8 | 5944,3 | 5971,9 |
| 702 | Rytmonorm | 255,4 | 24450,1 | 14953,6 |
| 703 | Aprovel | 254,6 | 46401,6 | 26439,9 |
| 704 | Selectol | 254,3 | 18587,2 | 22925,6 |
| 705 | Mucophlogat | 254,1 | 2344,3 | 2531,2 |
| 706 | Lactulose AL | 253,5 | 5934,2 | 16760,7 |
| 707 | Natrilix | 253,2 | 18089,1 | 16400,0 |
| 708 | Mescorit | 253,2 | 11069,7 | 11247,0 |
| 709 | Ventolair | 253,1 | 25285,8 | 4930,5 |
| 710 | Optipect Kodein forte | 252,4 | 2758,9 | 1039,7 |
| 711 | molsidomin von ct | 251,9 | 9395,3 | 19751,0 |
| 712 | Furobeta | 251,4 | 5626,8 | 28061,1 |
| 713 | Molsidomin Heumann | 249,9 | 13854,2 | 20135,5 |
| 714 | Staurodorm Neu | 248,9 | 3811,1 | 4978,5 |
| 715 | Azuprostat M | 248,9 | 15703,1 | 17866,6 |
| 716 | Microklist | 248,8 | 5933,6 | 2175,0 |
| 717 | frenopect | 248,8 | 1646,4 | 1547,1 |
| 718 | Estramon | 248,8 | 9494,6 | 17465,4 |
| 719 | Fluanxol/depot | 248,7 | 27416,1 | 9079,2 |
| 720 | Lorazepam-neuraxpharm | 248,6 | 3388,2 | 5496,0 |
| 721 | Uroxatral | 248,0 | 30061,8 | 12611,2 |
| 722 | Tepilta Suspension | 247,8 | 13782,7 | 3735,6 |
| 723 | Nifedipin Stada | 247,7 | 10996,9 | 14389,6 |
| 724 | Kaban/Kabanimat | 247,6 | 5463,7 | 8656,4 |
| 725 | Aldactone Drag./Kaps. | 247,4 | 12222,1 | 8673,5 |
| 726 | Enalapril Stada | 246,6 | 11340,8 | 19525,5 |
| 727 | Mykoderm Heilsalbe | 246,3 | 2871,2 | 3096,3 |
| 728 | Maxalt | 246,3 | 24978,2 | 1150,2 |
| 729 | Dexa-Polyspectran N | 245,7 | 3944,2 | 4744,4 |
| 730 | Duofilm | 245,4 | 3168,3 | 14724,9 |
| 731 | Alphagan | 245,4 | 25296,1 | 15413,1 |
| 732 | Solupen D | 245,3 | 4330,0 | 6132,8 |
| 733 | Doxycyclin AL | 243,9 | 1611,4 | 3893,5 |
| 734 | Vistagan | 243,8 | 7307,5 | 17579,9 |
| 735 | Rantudil | 243,6 | 19778,5 | 9188,5 |
| 736 | Otovowen | 243,4 | 4286,1 | 6515,0 |
| 737 | Kerlone | 243,2 | 18242,3 | 18030,7 |
| 738 | Claudicat | 243,0 | 12745,8 | 10325,6 |
| 739 | Atemur | 242,1 | 30880,7 | 8179,8 |
| 740 | Infectomox | 242,0 | 3908,7 | 2417,2 |
| 741 | Kompensan Liquid/Tabl. | 242,0 | 5647,5 | 2981,6 |
| 742 | Benzaknen | 241,8 | 4138,6 | 9356,8 |
| 743 | Karvea | 241,8 | 44224,1 | 24441,7 |
| 744 | Metoprolol Stada | 241,1 | 8840,2 | 11288,4 |
| 745 | Isomonit | 240,0 | 10318,2 | 18275,0 |
| 746 | Diblocin | 239,7 | 33824,1 | 20565,0 |
| 747 | Flunitrazepam-ratiopharm | 239,6 | 2247,1 | 4604,2 |
| 748 | Kalinor/retard | 239,4 | 5904,9 | 3977,3 |
| 749 | Flotrin | 239,0 | 25095,8 | 9682,3 |
| 750 | Siccaprotect | 237,8 | 2663,1 | 14685,0 |
| | Summe | 495479,3 | 22190000,5 | 18857475,6 |
| | Kumulativer Anteil | 66,13% | 58,69% | 67,88% |

**Tabelle 55.8:** Führende Arzneimittel 2000 nach Verordnungen (Fortsetzung)

| Rang | Präparat | Verordnung in Tsd. | Umsatz in Tsd. DM | DDD in Tsd. |
|---|---|---|---|---|
| 751 | Migränerton | 237,8 | 5525,3 | 3592,7 |
| 752 | capto von ct | 237,7 | 5195,4 | 11711,8 |
| 753 | Captopril AL | 237,3 | 4742,7 | 13127,7 |
| 754 | Climarest | 236,9 | 7137,9 | 22415,7 |
| 755 | Melperon-ratiopharm | 236,8 | 5303,3 | 1254,6 |
| 756 | Sinuforton | 236,6 | 3639,2 | 2262,6 |
| 757 | Coversum | 236,5 | 24650,7 | 17168,4 |
| 758 | Celebrex | 236,5 | 21733,8 | 7040,3 |
| 759 | Jellin polyvalent | 235,0 | 6297,7 | 2535,5 |
| 760 | Lamictal | 234,9 | 81808,8 | 6793,0 |
| 761 | Harzol | 234,7 | 12729,1 | 12531,0 |
| 762 | arthrex Cellugel | 234,6 | 2303,6 | 2035,3 |
| 763 | Neurocil | 234,6 | 8461,8 | 2102,7 |
| 764 | Acenorm HCT | 234,1 | 8663,6 | 20732,7 |
| 765 | Firin | 233,8 | 5130,6 | 1308,0 |
| 766 | Lexotanil | 233,2 | 3477,2 | 4850,7 |
| 767 | Munobal | 233,1 | 34829,4 | 24569,8 |
| 768 | Decaprednil | 232,9 | 3898,9 | 12464,5 |
| 769 | Coaprovel | 232,4 | 44066,7 | 17560,2 |
| 770 | Trevilor | 232,4 | 48135,6 | 10589,0 |
| 771 | amoxi von ct | 232,3 | 6524,8 | 3442,9 |
| 772 | Codeinsaft/-Tropfen von ct | 232,0 | 1976,3 | 830,7 |
| 773 | Neo-Eunomin | 232,0 | 10808,6 | 18758,7 |
| 774 | Aknemycin Lösung/-2000 Salbe | 231,8 | 3602,6 | 3291,7 |
| 775 | Betadermic | 231,3 | 4005,1 | 4595,0 |
| 776 | Bromhexin-8-Tropfen N | 231,0 | 1796,1 | 1767,2 |
| 777 | Aerodur | 230,5 | 10545,5 | 11525,1 |
| 778 | Doxymono | 230,1 | 1607,3 | 3401,9 |
| 779 | Canifug-Creme etc. | 229,8 | 2478,0 | 3831,6 |
| 780 | Huminsulin Basal | 229,6 | 35437,5 | 12608,8 |
| 781 | Cardular | 229,5 | 32858,3 | 20018,3 |
| 782 | Ditec | 228,9 | 27103,2 | 8676,6 |
| 783 | Amoxicillin Heumann | 228,6 | 6336,7 | 3333,9 |
| 784 | Bromelain-POS | 227,9 | 8846,8 | 5651,8 |
| 785 | Remifemin | 227,2 | 4375,7 | 11363,1 |
| 786 | Piroxicam-ratiopharm | 225,6 | 5517,7 | 5652,8 |
| 787 | Ergo-Lonarid PD | 225,6 | 4634,7 | 2423,4 |
| 788 | Infectomycin | 225,5 | 9085,1 | 1157,7 |
| 789 | Titretta S/T | 224,9 | 4769,7 | 1761,0 |
| 790 | Augmentan | 223,6 | 24854,6 | 2059,3 |
| 791 | ASS-Isis | 222,8 | 1017,7 | 21770,4 |
| 792 | Spasmo-Urgenin TC | 222,7 | 11280,1 | 1289,7 |
| 793 | Venostasin N/-retard/-S | 222,6 | 16470,8 | 9642,2 |
| 794 | Myoson | 222,5 | 5527,4 | 2619,5 |
| 795 | Theophyllin Stada | 221,4 | 4773,8 | 12607,8 |
| 796 | Fibrolan | 221,2 | 14109,0 | 3293,1 |
| 797 | Teveten | 221,2 | 26787,4 | 12410,6 |
| 798 | Rhinotussal Kaps. | 220,6 | 3363,1 | 1389,1 |
| 799 | Verabeta | 220,3 | 7680,8 | 10631,2 |
| 800 | Methergin | 219,8 | 1945,1 | 2749,5 |
| | Summe | 506974,1 | 22827851,4 | 19258676,6 |
| | Kumulativer Anteil | 67,67% | 60,37% | 69,32% |

**Tabelle 55.8:** Führende Arzneimittel 2000 nach Verordnungen (Fortsetzung)

| Rang | Präparat | Verordnung in Tsd. | Umsatz in Tsd. DM | DDD in Tsd. |
|---|---|---|---|---|
| 801 | Praxiten | 219,7 | 3294,1 | 4327,5 |
| 802 | Enoxor | 219,5 | 5266,2 | 707,8 |
| 803 | Karison | 219,5 | 5555,4 | 6979,4 |
| 804 | Tussamag N Saft/Trop. | 219,5 | 2082,4 | 942,3 |
| 805 | β-Acetyldigoxin-ratiopharm | 219,1 | 1801,2 | 7305,9 |
| 806 | Acic Creme | 219,0 | 2311,3 | 1529,6 |
| 807 | Timolol CV | 219,0 | 3341,5 | 15772,9 |
| 808 | Urem/-forte | 218,8 | 2686,8 | 1609,6 |
| 809 | Sirdalud | 218,1 | 10815,4 | 3900,3 |
| 810 | Motilium | 217,8 | 15787,0 | 4382,8 |
| 811 | Diltahexal | 216,9 | 11045,2 | 8243,7 |
| 812 | Novadral | 216,7 | 8496,0 | 14978,8 |
| 813 | Ranitidin von ct | 216,5 | 8318,9 | 7700,8 |
| 814 | Pres plus | 215,4 | 32577,2 | 18594,4 |
| 815 | Neorecormon | 214,6 | 173999,0 | 2259,4 |
| 816 | Trancopal Dolo | 214,2 | 7193,8 | 1391,6 |
| 817 | Bazoton | 213,9 | 20117,4 | 17178,6 |
| 818 | Linoladiol N Creme | 213,6 | 4490,1 | 8229,7 |
| 819 | Bronchicum Mono Codein | 213,5 | 3361,2 | 1536,9 |
| 820 | Cephoral | 213,4 | 15776,6 | 1276,9 |
| 821 | Ultralan Creme etc. | 212,8 | 8123,2 | 10439,9 |
| 822 | Cosopt | 212,3 | 30285,0 | 14536,8 |
| 823 | Fosamax | 212,3 | 53691,4 | 15851,5 |
| 824 | Morphin Merck / -retard | 212,1 | 14377,4 | 1500,5 |
| 825 | Dona 200-S Drag. | 212,1 | 12564,3 | 3534,3 |
| 826 | Neuro-Lichtenstein N | 211,7 | 3838,7 | 7990,6 |
| 827 | Tempil N | 211,7 | 3120,3 | 940,8 |
| 828 | Thioctacid | 211,7 | 38634,8 | 15685,0 |
| 829 | Fungizid-ratiopharm Vaginal | 211,6 | 2950,8 | 1137,0 |
| 830 | Phlogont Salbe/Gel | 211,2 | 1369,0 | 4824,8 |
| 831 | Motens | 211,1 | 25585,1 | 14193,3 |
| 832 | Taxilan | 211,0 | 11372,8 | 10446,5 |
| 833 | Ebrantil | 211,0 | 30822,8 | 9358,6 |
| 834 | Clotrimazol AL Creme etc. | 210,9 | 1448,8 | 3623,4 |
| 835 | Triamteren comp.-ratiopharm | 210,7 | 4469,6 | 16242,1 |
| 836 | Kamistad-Gel | 210,5 | 2041,6 | 7015,9 |
| 837 | Allopurinol Hexal | 210,4 | 3088,0 | 11273,3 |
| 838 | Rocornal | 210,4 | 21389,2 | 7717,0 |
| 839 | PVP Jod-ratiopharm | 209,8 | 2258,2 | 1919,1 |
| 840 | Spironolacton-ratiopharm | 209,7 | 13529,2 | 12708,0 |
| 841 | HCT Hexal | 209,3 | 2888,6 | 11767,5 |
| 842 | ASS-ratiopharm 100 TAH | 209,2 | 1389,5 | 19972,2 |
| 843 | MCP AL | 208,9 | 1603,8 | 1973,0 |
| 844 | Propra-ratiopharm | 208,5 | 5361,3 | 4226,8 |
| 845 | Adocor | 208,4 | 4604,8 | 11909,1 |
| 846 | Metobeta | 208,3 | 6314,4 | 10510,2 |
| 847 | Zovirax Creme | 208,2 | 3580,7 | 1449,9 |
| 848 | Ell-Cranell | 207,7 | 7288,6 | 8326,7 |
| 849 | Tramadol Stada | 207,2 | 7367,1 | 2740,9 |
| 850 | Ferrlecit Amp. | 207,1 | 7722,9 | 613,5 |
| | Summe | 517620,4 | 23499249,8 | 19631953,9 |
| | Kumulativer Anteil | 69,09% | 62,15% | 70,67% |

**Tabelle 55.8:** Führende Arzneimittel 2000 nach Verordnungen (Fortsetzung)

| Rang | Präparat | Verordnung in Tsd. | Umsatz in Tsd. DM | DDD in Tsd. |
|---|---|---|---|---|
| 851 | Claversal | 207,0 | 41847,6 | 8548,7 |
| 852 | Epipevisone | 206,9 | 5436,5 | 3197,8 |
| 853 | Neurotrat S | 206,0 | 6786,7 | 5486,8 |
| 854 | Metoprolol Heumann | 205,6 | 8658,8 | 10787,8 |
| 855 | Gelusil/Lac | 205,6 | 6062,2 | 2313,2 |
| 856 | Diuretikum Verla | 205,6 | 3934,0 | 16003,1 |
| 857 | DET MS | 205,3 | 6809,0 | 7628,3 |
| 858 | Haemo-Exhirud | 205,2 | 5734,9 | 4689,8 |
| 859 | Penicillin V Heumann | 205,0 | 3181,3 | 1636,0 |
| 860 | Naftilong | 204,6 | 9337,3 | 4490,8 |
| 861 | Tantum Verde Lösung | 204,6 | 2663,9 | 818,3 |
| 862 | Procto-Jellin | 203,6 | 3373,4 | 1564,7 |
| 863 | Dolgit Creme/Gel | 203,2 | 3154,9 | 1561,9 |
| 864 | Delmuno | 203,0 | 36087,4 | 15724,8 |
| 865 | Nasicur | 202,8 | 1967,6 | 3688,1 |
| 866 | Quilonum | 202,8 | 9650,0 | 9845,3 |
| 867 | Moduretik | 202,5 | 4852,3 | 16962,7 |
| 868 | Aeromax | 202,1 | 22141,3 | 7597,4 |
| 869 | Pariet | 201,9 | 22223,7 | 4329,7 |
| 870 | Doximucol | 201,7 | 2304,3 | 2198,7 |
| 871 | Luvased | 201,6 | 4491,9 | 5486,0 |
| 872 | Capto-Isis | 201,1 | 14206,9 | 10203,3 |
| 873 | Loceryl | 200,5 | 18304,0 | 4700,2 |
| 874 | Bisoprolol Stada | 200,3 | 9960,5 | 10293,9 |
| 875 | galacordin | 200,0 | 5227,7 | 4117,8 |
| 876 | Budes | 199,8 | 12516,0 | 10485,7 |
| 877 | Roaccutan | 199,7 | 53601,5 | 5701,8 |
| 878 | Basodexan | 199,6 | 3972,3 | 8056,3 |
| 879 | Oxytetracycl.Pred. Jenapharm | 199,5 | 3125,5 | 2850,1 |
| 880 | Acimethin | 199,4 | 13175,1 | 4097,7 |
| 881 | Indometacin Berlin-Ch. | 199,4 | 4366,2 | 4972,9 |
| 882 | Yxin | 198,7 | 1451,5 | 14427,5 |
| 883 | Hexoral | 198,4 | 2789,0 | 1074,4 |
| 884 | Urospasmon Tabl. | 198,2 | 7756,2 | 1607,2 |
| 885 | Thyreotom | 198,1 | 6012,9 | 7071,9 |
| 886 | Doxazosin-ratiopharm | 197,6 | 18377,0 | 13345,3 |
| 887 | Zentropil | 197,3 | 4204,7 | 10531,5 |
| 888 | Helmex | 197,2 | 4705,3 | 231,4 |
| 889 | PK-Merz | 196,9 | 16249,7 | 9682,7 |
| 890 | Spasman | 196,7 | 6577,6 | 3447,9 |
| 891 | Imurek | 196,5 | 45737,7 | 6150,1 |
| 892 | Fluomycin N | 196,4 | 5022,9 | 589,1 |
| 893 | Laif 600 | 196,1 | 12446,6 | 15346,1 |
| 894 | Rivotril | 195,8 | 8135,7 | 3615,3 |
| 895 | Estradiol Jenapharm | 195,7 | 5090,5 | 15399,2 |
| 896 | Conpin | 195,6 | 9029,3 | 15855,5 |
| 897 | Ossofortin | 195,4 | 6703,0 | 4761,9 |
| 898 | Verapamil AL | 195,2 | 5043,5 | 8008,5 |
| 899 | Betamann | 195,1 | 6031,1 | 14431,9 |
| 900 | Berlinsulin H | 195,1 | 32629,1 | 11682,6 |
| | Summe | 527642,7 | 24052398,0 | 19989253,8 |
| | Kumulativer Anteil | 70,43% | 63,61% | 71,95% |

**Tabelle 55.8:** Führende Arzneimittel 2000 nach Verordnungen (Fortsetzung)

| Rang | Präparat | Verordnung in Tsd. | Umsatz in Tsd. DM | DDD in Tsd. |
|---|---|---|---|---|
| 901 | Melrosum Hustensirup N | 194,7 | 2236,5 | 637,5 |
| 902 | Imap 1,5 mg | 194,5 | 7072,5 | 5907,5 |
| 903 | Laxoberal | 194,3 | 4017,9 | 10153,3 |
| 904 | Normabrain | 194,1 | 11996,4 | 7059,1 |
| 905 | Soledum Hustensaft/-Tropfen | 193,9 | 2281,0 | 694,0 |
| 906 | Monoclair | 193,8 | 11133,9 | 17011,4 |
| 907 | Calcium-Dura | 193,7 | 5842,5 | 8576,0 |
| 908 | Symbioflor I | 193,6 | 7050,8 | 2467,2 |
| 909 | Lipidil | 193,6 | 25771,6 | 15803,4 |
| 910 | Melperon neuraxpharm | 193,3 | 5382,7 | 1390,0 |
| 911 | Hypnorex | 191,5 | 7958,1 | 8187,8 |
| 912 | oxa von ct | 191,3 | 1173,2 | 1883,7 |
| 913 | Estriol Jenapharm Ovula | 191,1 | 2240,1 | 7812,2 |
| 914 | Micardis | 190,6 | 32428,1 | 21613,5 |
| 915 | Biso-Puren | 190,5 | 9463,2 | 10009,5 |
| 916 | Metoprolol AL | 190,1 | 5598,3 | 9586,2 |
| 917 | Colchicum-Dispert | 190,0 | 5081,4 | 3359,1 |
| 918 | Clin-Sanorania | 189,9 | 7867,1 | 775,0 |
| 919 | Azubronchin | 189,6 | 2871,3 | 3426,3 |
| 920 | Practo-Clyss | 189,5 | 3374,5 | 1013,6 |
| 921 | Liposic | 189,3 | 2767,5 | 9597,2 |
| 922 | Kamillen-Bad-Robugen | 188,6 | 3204,4 | 1487,2 |
| 923 | Oxygesic | 188,4 | 50587,8 | 7724,6 |
| 924 | Dontisolon D | 188,0 | 2437,1 | 3731,7 |
| 925 | Lipotalon Amp. | 187,9 | 3287,9 | 688,3 |
| 926 | Neurium | 187,5 | 28258,6 | 16453,9 |
| 927 | Nootrop | 187,0 | 12969,2 | 6440,7 |
| 928 | Nif-Ten | 187,0 | 22297,4 | 17691,0 |
| 929 | Esberitox N | 186,8 | 3329,9 | 1672,5 |
| 930 | Femoston | 186,7 | 9705,8 | 14723,6 |
| 931 | Zopiclon-ratiopharm | 186,7 | 3838,4 | 3186,2 |
| 932 | Biperiden-neuraxpharm | 186,5 | 4180,4 | 4038,9 |
| 933 | Migräne-Kranit N Tabletten | 186,5 | 4944,9 | 3129,8 |
| 934 | Skinoren | 186,5 | 7134,3 | 3130,2 |
| 935 | Haloperidol-ratiopharm | 186,4 | 4740,3 | 5081,5 |
| 936 | Protagent | 186,1 | 4565,0 | 10213,0 |
| 937 | Levomepromazin-neuraxpharm | 185,9 | 7258,7 | 2461,1 |
| 938 | Prostess | 185,9 | 11107,5 | 18311,7 |
| 939 | Agnucaston | 185,9 | 5994,3 | 14538,0 |
| 940 | Metoprolol von ct | 185,5 | 6705,4 | 9205,8 |
| 941 | Bromhexin Berlin-Chemie | 185,4 | 1306,9 | 2901,5 |
| 942 | Supracyclin | 185,3 | 2020,1 | 2397,2 |
| 943 | NAC Stada | 185,3 | 2011,0 | 2301,5 |
| 944 | Transpulmin Kinderbalsam S | 184,5 | 2342,6 | 3220,1 |
| 945 | InfectoBicillin | 184,2 | 7666,9 | 1538,5 |
| 946 | Dispatim | 183,7 | 5361,4 | 13339,6 |
| 947 | Lactulose Neda | 183,2 | 5573,0 | 11020,9 |
| 948 | Erythromycin Wolff | 182,8 | 3317,9 | 1083,7 |
| 949 | Diprogenta | 182,6 | 7970,7 | 3636,4 |
| 950 | Volon A/Volonimat antib.frei | 182,2 | 3090,1 | 2861,7 |
| | Summe | 537064,4 | 24453214,6 | 20324428,0 |
| | Kumulativer Anteil | 71,68% | 64,67% | 73,16% |

**Tabelle 55.8:** Führende Arzneimittel 2000 nach Verordnungen (Fortsetzung)

| Rang | Präparat | Verordnung in Tsd. | Umsatz in Tsd. DM | DDD in Tsd. |
|---|---|---|---|---|
| 951 | Quadropril | 182,2 | 18572,9 | 15242,8 |
| 952 | ambroxol von ct | 182,2 | 1394,4 | 1469,3 |
| 953 | Panzytrat | 182,1 | 28410,0 | 2978,9 |
| 954 | Olynth Salin | 182,0 | 1159,0 | 1469,7 |
| 955 | Zentramin Bastian N Tabl. | 180,9 | 8272,7 | 3467,2 |
| 956 | Neurontin | 180,8 | 38688,3 | 3571,8 |
| 957 | Doxepin-ratiopharm | 180,6 | 6293,5 | 5279,2 |
| 958 | Ficortril Augensalbe | 180,1 | 1786,5 | 1801,1 |
| 959 | Differin | 179,6 | 4007,8 | 5495,0 |
| 960 | Ell-Cranell alpha | 179,5 | 6289,7 | 7387,4 |
| 961 | Amciderm | 179,5 | 5606,4 | 4666,9 |
| 962 | Perazin-neuraxpharm | 179,4 | 9408,2 | 10294,6 |
| 963 | Cordarex | 179,4 | 50220,1 | 13872,6 |
| 964 | Zinkorotat | 179,2 | 4566,2 | 6931,0 |
| 965 | Progestogel | 179,1 | 5723,9 | 6473,4 |
| 966 | Dynacil | 179,0 | 17883,0 | 12185,2 |
| 967 | Rheuma-Salbe Lichtenstein | 178,8 | 1546,4 | 7152,3 |
| 968 | Arutimol | 178,4 | 5542,3 | 16052,2 |
| 969 | Azur compositum | 178,3 | 1432,4 | 723,0 |
| 970 | Carbamazepin-ratiopharm | 178,3 | 11173,9 | 6439,3 |
| 971 | Melneurin | 178,2 | 4776,4 | 1274,3 |
| 972 | Ambrobeta | 177,9 | 1099,7 | 1170,6 |
| 973 | Mitosyl | 177,5 | 3410,3 | 7360,1 |
| 974 | Kamillosan Lösung | 176,3 | 3689,5 | 1026,0 |
| 975 | PanOxyl | 176,2 | 3097,7 | 9329,1 |
| 976 | Thymipin N | 175,5 | 2044,4 | 872,1 |
| 977 | Euvegal Entspann.u.Einschl. | 175,5 | 6117,5 | 4626,9 |
| 978 | Karvezide | 175,2 | 33127,8 | 13715,7 |
| 979 | Trigoa | 174,6 | 4421,6 | 14036,4 |
| 980 | ISDN AL | 174,4 | 4173,4 | 9874,8 |
| 981 | Codicaps mono/N | 174,3 | 1951,8 | 937,7 |
| 982 | Kalium-Mag.-Apogepha | 173,8 | 3556,4 | 4190,6 |
| 983 | Triamhexal | 173,7 | 2769,6 | 5374,1 |
| 984 | Melleril | 173,6 | 9545,1 | 2343,2 |
| 985 | Allopurinol 300 Stada | 173,5 | 3930,7 | 11174,8 |
| 986 | Santax S | 173,4 | 2945,5 | 725,9 |
| 987 | Diarrhoesan | 173,3 | 2347,9 | 192,6 |
| 988 | Nitrendipin Stada | 173,3 | 3052,4 | 12712,7 |
| 989 | Chibro-Timoptol | 173,0 | 4986,4 | 12635,8 |
| 990 | Traumeel Salbe | 172,8 | 2372,5 | 5945,9 |
| 991 | Blephamide Augensalbe/Tr. | 172,8 | 3170,5 | 6686,8 |
| 992 | Ibuphlogont | 172,7 | 3708,4 | 3105,4 |
| 993 | Oestronara | 172,6 | 9111,5 | 14216,4 |
| 994 | Espumisan | 172,6 | 2966,7 | 873,4 |
| 995 | Amoxi Lichtenstein | 172,6 | 4236,0 | 2435,2 |
| 996 | Linoladiol-H N Creme | 172,5 | 3885,5 | 2536,3 |
| 997 | Dispatenol | 172,4 | 2027,8 | 11211,4 |
| 998 | NAC AL | 172,3 | 1566,9 | 2139,8 |
| 999 | Aknemycin Plus | 172,2 | 4457,8 | 3109,1 |
| 1000 | Aerobin | 171,5 | 5859,7 | 11331,8 |
| | Summe | 545883,9 | 24825599,9 | 20634546,2 |
| | Kumulativer Anteil | 72,86% | 65,66% | 74,28% |

**Tabelle 55.8:** Führende Arzneimittel 2000 nach Verordnungen (Fortsetzung)

| Rang | Präparat | Verordnung in Tsd. | Umsatz in Tsd. DM | DDD in Tsd. |
|---|---|---|---|---|
| 1001 | Scheriproct | 171,5 | 3698,3 | 1746,8 |
| 1002 | Azuranit | 171,3 | 7384,4 | 6740,7 |
| 1003 | Vobaderm | 171,1 | 2663,4 | 1233,4 |
| 1004 | Clindastad | 171,0 | 7379,4 | 723,0 |
| 1005 | Enelbin-Paste N | 171,0 | 3163,6 | 1026,1 |
| 1006 | Phardol Rheuma-Balsam | 170,8 | 1873,7 | 5694,5 |
| 1007 | Metformin-Basics | 170,7 | 5153,6 | 6290,8 |
| 1008 | Hyperforat | 170,3 | 3267,4 | 3052,9 |
| 1009 | Magaldrat-ratiopharm | 170,3 | 2912,0 | 1151,2 |
| 1010 | Ilon-Abszeß-Salbe | 170,3 | 2042,1 | 4899,2 |
| 1011 | Lymphomyosot | 170,1 | 3282,6 | 3680,5 |
| 1012 | Sophtal-POS N | 169,6 | 1944,9 | 13195,7 |
| 1013 | Infectopedicul | 169,0 | 3028,0 | 701,9 |
| 1014 | Asche Basis | 169,0 | 2410,9 | 7228,2 |
| 1015 | Isoglaucon | 168,8 | 4856,3 | 19330,7 |
| 1016 | Dynorm | 168,7 | 19539,8 | 16474,4 |
| 1017 | Humalog Mix | 168,6 | 36219,6 | 9563,0 |
| 1018 | Bronchoforton Salbe | 167,9 | 3115,0 | 5869,9 |
| 1019 | Vidisept | 167,8 | 2080,6 | 10100,2 |
| 1020 | Distraneurin | 167,6 | 7889,0 | 1704,0 |
| 1021 | Spasmo-lyt/-10 | 167,5 | 16032,7 | 4860,5 |
| 1022 | Combaren | 167,5 | 10476,6 | 1920,6 |
| 1023 | Jacutin | 167,4 | 3103,6 | 439,9 |
| 1024 | Tremarit | 166,9 | 7096,7 | 2035,4 |
| 1025 | Ichtholan | 166,6 | 2900,8 | 14605,5 |
| 1026 | Doxacor | 166,2 | 15507,5 | 11333,9 |
| 1027 | Temgesic | 165,7 | 13953,0 | 1299,8 |
| 1028 | Kaveri | 165,5 | 9730,2 | 6617,7 |
| 1029 | Canesten | 165,3 | 1784,6 | 2483,6 |
| 1030 | Codicaps | 164,9 | 2601,1 | 1105,7 |
| 1031 | Azupamil | 164,8 | 5527,2 | 6498,7 |
| 1032 | Nitrangin-Isis | 164,7 | 2143,6 | 4502,1 |
| 1033 | Zenas | 164,3 | 31018,0 | 15460,1 |
| 1034 | Visc-Ophtal/-sine | 164,3 | 1538,9 | 7844,4 |
| 1035 | Aciclostad Creme | 164,3 | 1861,4 | 1221,8 |
| 1036 | Hylak forte N | 164,3 | 3722,6 | 1903,2 |
| 1037 | Volon A Kristallsusp. | 164,0 | 5851,7 | 5181,0 |
| 1038 | Liprevil | 163,9 | 35819,4 | 10264,3 |
| 1039 | ACE-Hemmer-ratiopharm comp | 163,9 | 5660,7 | 13816,7 |
| 1040 | Lacrimal | 163,5 | 1790,3 | 9513,5 |
| 1041 | Furosemid Stada | 163,1 | 3578,2 | 16418,1 |
| 1042 | MCP-beta | 163,1 | 1023,4 | 1098,1 |
| 1043 | Minirin | 163,0 | 26639,7 | 3076,7 |
| 1044 | Unimax | 162,6 | 27994,5 | 12112,7 |
| 1045 | Dogmatil /-forte | 162,1 | 10400,7 | 1305,1 |
| 1046 | Spiropent | 161,9 | 5415,4 | 4339,6 |
| 1047 | Paediathrocin | 161,6 | 3708,1 | 852,2 |
| 1048 | Hexoraletten N | 161,6 | 1454,3 | 538,5 |
| 1049 | Duraglucon | 161,5 | 3582,3 | 9246,5 |
| 1050 | Heparin AL | 161,5 | 1199,5 | 5072,3 |
| | Summe | 554207,0 | 25212420,8 | 20931921,8 |
| | Kumulativer Anteil | 73,97% | 66,68% | 75,35% |

**Tabelle 55.8:** Führende Arzneimittel 2000 nach Verordnungen (Fortsetzung)

| Rang | Präparat | Verordnung in Tsd. | Umsatz in Tsd. DM | DDD in Tsd. |
|------|----------|--------------------:|-------------------:|-------------:|
| 1151 | Jellin-Neom./Jellisoft Neom. | 148,5 | 3037,3 | 2453,8 |
| 1152 | Cromoglicin-ratioph.Augentr. | 148,5 | 2321,9 | 2202,4 |
| 1153 | Stillacor | 148,4 | 1638,7 | 5074,7 |
| 1154 | Hydrocortison-Wolff | 148,4 | 1772,9 | 1726,7 |
| 1155 | Pangrol | 148,3 | 14895,3 | 1830,8 |
| 1156 | Transpulmin Balsam/ E | 148,3 | 2591,0 | 4194,5 |
| 1157 | Favistan | 148,2 | 2975,5 | 19056,8 |
| 1158 | Hametum Salbe etc. | 147,5 | 2405,8 | 2801,4 |
| 1159 | Vitaferro Kaps. | 147,4 | 3651,1 | 3911,1 |
| 1160 | Zineryt | 147,3 | 5602,5 | 2729,3 |
| 1161 | Tannacomp | 147,0 | 2598,1 | 661,3 |
| 1162 | Remotiv | 146,8 | 5981,9 | 6334,2 |
| 1163 | Triamteren HCT AL | 146,5 | 2363,2 | 11603,4 |
| 1164 | Pulmicort nasal | 146,4 | 7710,1 | 4878,6 |
| 1165 | Nystatin Lederle Filmtab.etc | 146,2 | 5033,4 | 996,4 |
| 1166 | Mictonorm | 146,0 | 17938,4 | 5757,8 |
| 1167 | Sedariston Tropfen | 145,9 | 3737,6 | 4403,8 |
| 1168 | Equilibrin | 145,8 | 6190,0 | 8676,9 |
| 1169 | Verrucid | 145,6 | 2242,0 | 5823,9 |
| 1170 | Dermatop Basis | 145,6 | 2679,6 | 5645,1 |
| 1171 | Capto-ISIS plus | 145,2 | 5285,0 | 12853,9 |
| 1172 | Effortil plus | 145,0 | 6871,3 | 5714,0 |
| 1173 | Azulfidine RA | 144,9 | 23397,6 | 7696,5 |
| 1174 | Topisolon Salbe etc. | 144,8 | 4382,2 | 3630,8 |
| 1175 | Chlorothixen | 144,7 | 3406,2 | 2490,7 |
| 1176 | Tambocor | 144,6 | 26208,7 | 6108,0 |
| 1177 | Vitamin-B-Kompl.N Lichtenst. | 144,5 | 2143,7 | 4392,3 |
| 1178 | Eryfer 100 | 144,2 | 4734,5 | 4456,2 |
| 1179 | NAC AbZ | 143,9 | 1315,2 | 1853,4 |
| 1180 | Mastodynon N | 143,8 | 4073,3 | 7534,2 |
| 1181 | Urion | 143,7 | 17844,7 | 7794,9 |
| 1182 | Penicillin V Wolff | 143,6 | 2171,8 | 822,6 |
| 1183 | Salbutamol Stada | 143,4 | 2695,5 | 5661,5 |
| 1184 | Braunovidon | 143,2 | 2024,0 | 1798,7 |
| 1185 | Aminophyllin OPW | 143,2 | 5010,5 | 2983,3 |
| 1186 | Ospur D3 | 143,0 | 2011,2 | 26666,4 |
| 1187 | Nifical | 143,0 | 5427,6 | 6177,4 |
| 1188 | Ideos | 143,0 | 6993,2 | 6041,2 |
| 1189 | Lisihexal | 142,5 | 6913,3 | 12782,3 |
| 1190 | Nystaderm Creme etc. | 142,5 | 2293,0 | 1733,8 |
| 1191 | Lindoxyl | 142,2 | 1175,8 | 1114,2 |
| 1192 | Marax | 142,1 | 2807,0 | 903,9 |
| 1193 | Hct-Isis | 142,1 | 4305,3 | 8428,8 |
| 1194 | Prostagutt mono | 142,0 | 9300,6 | 14807,2 |
| 1195 | Flutide Nasal | 141,5 | 6554,1 | 5304,7 |
| 1196 | Schmerz-Dolgit | 141,3 | 1724,7 | 1081,4 |
| 1197 | Proscar | 141,1 | 35221,8 | 11415,6 |
| 1198 | Ludiomil | 140,9 | 5364,3 | 4668,9 |
| 1199 | Milgamma NA/100 | 140,8 | 11321,9 | 4255,2 |
| 1200 | Naramig | 140,8 | 15119,8 | 751,2 |
| | Summe | 576907,2 | 26181086,5 | 21742877,0 |
| | Kumulativer Anteil | 77,00% | 69,24% | 78,27% |

**Tabelle 55.8:** Führende Arzneimittel 2000 nach Verordnungen (Fortsetzung)

| Rang | Präparat | Verordnung in Tsd. | Umsatz in Tsd. DM | DDD in Tsd. |
|---|---|---|---|---|
| 1201 | Novoprotect | 140,8 | 2856,4 | 4368,6 |
| 1202 | Fortecortin | 140,7 | 19570,7 | 14383,2 |
| 1203 | MCP Stada | 140,5 | 1189,4 | 1266,2 |
| 1204 | Primolut-Nor | 140,5 | 2335,2 | 4581,9 |
| 1205 | Tramagetic | 140,4 | 4019,4 | 1430,0 |
| 1206 | Clonidin-ratiopharm | 140,1 | 5096,4 | 4598,3 |
| 1207 | Zeel Tabl./Amp. | 139,6 | 4095,0 | 4363,7 |
| 1208 | Ampho-Moronal Suspension | 139,5 | 7275,9 | 1424,5 |
| 1209 | Mykosert | 139,5 | 2963,2 | 2084,4 |
| 1210 | Alerid | 139,3 | 4644,0 | 2850,1 |
| 1211 | Berlocombin | 139,0 | 1303,6 | 942,6 |
| 1212 | Zinnat | 139,0 | 15976,0 | 1283,8 |
| 1213 | Aspisol | 138,9 | 7022,4 | 733,4 |
| 1214 | Nitrangin compositum | 138,9 | 3107,0 | 2123,7 |
| 1215 | Mar plus | 138,8 | 1249,2 | 2159,2 |
| 1216 | Mutaflor | 138,8 | 11549,7 | 2903,5 |
| 1217 | Betahistin-ratiopharm | 138,3 | 2431,9 | 4102,2 |
| 1218 | Collomack | 138,2 | 1156,5 | 5527,4 |
| 1219 | Doneurin | 138,2 | 3951,6 | 3100,5 |
| 1220 | Dulcolax | 138,1 | 1759,5 | 2037,4 |
| 1221 | Nephral | 138,1 | 3203,7 | 10739,8 |
| 1222 | Betaisodona Mundantiseptikum | 138,1 | 2220,9 | 920,5 |
| 1223 | Ozym | 137,7 | 9878,2 | 1287,1 |
| 1224 | Imidin N/S | 137,4 | 738,6 | 1760,5 |
| 1225 | Allobeta | 137,2 | 2145,7 | 8064,0 |
| 1226 | Furadantin | 137,1 | 2099,6 | 2027,2 |
| 1227 | Erythromycin Stada | 137,0 | 2563,8 | 1087,7 |
| 1228 | MCP-Isis | 137,0 | 919,4 | 955,9 |
| 1229 | Antifungol Creme etc. | 137,0 | 1364,0 | 2277,2 |
| 1230 | Freka Drainjet NaCl | 137,0 | 6344,0 | 1372,3 |
| 1231 | Lantarel | 136,7 | 25152,1 | 15724,9 |
| 1232 | Remid | 136,6 | 2914,4 | 7755,5 |
| 1233 | Monomycin | 136,6 | 2543,4 | 574,5 |
| 1234 | Lorafem | 136,3 | 10834,5 | 650,2 |
| 1235 | Sanasthmax | 136,2 | 19697,9 | 10221,8 |
| 1236 | Digotab | 136,2 | 1503,9 | 4611,3 |
| 1237 | Andante | 135,9 | 18206,1 | 9840,5 |
| 1238 | Cloderm | 135,7 | 2625,9 | 4513,0 |
| 1239 | Sanoxit/MT | 135,7 | 2039,3 | 4298,9 |
| 1240 | Gynoflor | 135,6 | 2595,9 | 652,4 |
| 1241 | Fucicort | 135,5 | 2804,4 | 629,6 |
| 1242 | Contractubex | 135,5 | 4482,2 | 1266,9 |
| 1243 | Isodinit | 135,1 | 3514,3 | 9551,1 |
| 1244 | Parkotil | 134,9 | 46540,2 | 1995,9 |
| 1245 | Junik | 134,7 | 15516,3 | 3089,1 |
| 1246 | Flunitrazepam-neuraxpharm | 134,5 | 1302,5 | 2613,7 |
| 1247 | Thombran | 134,5 | 8014,5 | 1968,5 |
| 1248 | Talso | 134,5 | 9712,1 | 14187,5 |
| 1249 | Mylepsinum | 134,4 | 7037,1 | 4068,1 |
| 1250 | Lactulose-saar | 134,2 | 3300,6 | 8665,4 |
| | Summe | 583777,3 | 26506454,8 | 21946512,2 |
| | Kumulativer Anteil | 77,92% | 70,10% | 79,00% |

**Tabelle 55.8:** Führende Arzneimittel 2000 nach Verordnungen (Fortsetzung)

| Rang | Präparat | Verordnung in Tsd. | Umsatz in Tsd. DM | DDD in Tsd. |
|---|---|---|---|---|
| 1251 | Chlormadinon Jenapharm | 134,1 | 3738,6 | 3748,4 |
| 1252 | Sulmycin mit Celestan-V | 134,1 | 5459,4 | 1576,1 |
| 1253 | Voltaren ophtha | 133,9 | 6025,6 | 3879,5 |
| 1254 | Cotrim Hexal | 133,9 | 608,2 | 829,1 |
| 1255 | TRI-Normin | 133,7 | 20988,7 | 11812,6 |
| 1256 | Zofran | 133,5 | 52008,8 | 502,3 |
| 1257 | Diclofenac Heumann | 133,3 | 1321,2 | 2551,4 |
| 1258 | Solu-Decortin H | 133,2 | 6311,9 | 2915,4 |
| 1259 | Tranquase | 133,0 | 499,9 | 4280,5 |
| 1260 | Daktar Mundgel | 132,9 | 2235,9 | 303,7 |
| 1261 | Thilo-Tears | 132,9 | 2251,0 | 7082,6 |
| 1262 | Dominal | 132,4 | 4978,9 | 1558,0 |
| 1263 | Leioderm P | 132,2 | 2300,2 | 1278,1 |
| 1264 | Monolong | 132,0 | 10854,1 | 11795,9 |
| 1265 | Phlogont Thermalsalbe | 131,8 | 1901,2 | 2794,6 |
| 1266 | duradermal | 131,8 | 2012,2 | 3005,9 |
| 1267 | Piroxicam Stada | 131,7 | 2608,9 | 2321,3 |
| 1268 | Tramadura | 131,4 | 4227,5 | 1573,8 |
| 1269 | Halicar | 131,2 | 2728,0 | 3082,4 |
| 1270 | Monobeta | 131,1 | 5447,5 | 10794,8 |
| 1271 | Doxy-1A Pharma | 131,0 | 742,1 | 1948,2 |
| 1272 | Vitamin A-POS | 130,9 | 1025,7 | 2181,8 |
| 1273 | Spiro von ct | 130,9 | 8337,9 | 8283,0 |
| 1274 | Tarka | 130,8 | 20938,7 | 10892,6 |
| 1275 | Isotrexin Gel | 130,7 | 2868,9 | 2551,1 |
| 1276 | Lyogen/Depot | 130,5 | 11433,2 | 6220,9 |
| 1277 | tetrazep von ct | 130,5 | 1736,4 | 1182,6 |
| 1278 | Cedur | 130,4 | 13305,5 | 8119,5 |
| 1279 | clotrimazol v. ct Creme etc. | 130,3 | 1223,7 | 2288,0 |
| 1280 | Texx | 130,3 | 3993,0 | 5629,9 |
| 1281 | Oleo-Tüll | 130,1 | 3817,8 | 2131,5 |
| 1282 | L-Polamidon | 129,8 | 8330,5 | 3865,3 |
| 1283 | Loperamid Heumann | 129,5 | 1083,9 | 330,7 |
| 1284 | Sovel | 129,1 | 629,2 | 4675,0 |
| 1285 | Finlepsin | 129,0 | 10088,9 | 4417,3 |
| 1286 | X-Prep | 128,9 | 1969,6 | 128,9 |
| 1287 | Mebemerck | 128,7 | 5972,4 | 3555,2 |
| 1288 | Haemoprotect | 128,6 | 2572,7 | 2976,1 |
| 1289 | Rhinopront Saft | 128,2 | 1216,8 | 384,5 |
| 1290 | Molsicor | 128,1 | 5032,1 | 11163,9 |
| 1291 | Aescusan/retard | 128,1 | 6822,5 | 4256,0 |
| 1292 | Bronchipret TP | 128,1 | 1875,3 | 1316,4 |
| 1293 | Captopril Pfleger | 128,0 | 3227,9 | 6982,0 |
| 1294 | Jenacard | 128,0 | 3766,2 | 5876,1 |
| 1295 | Metohexal comp. | 127,9 | 6030,4 | 11154,6 |
| 1296 | Liviella | 127,7 | 19661,6 | 9742,1 |
| 1297 | Helixor | 127,5 | 11460,5 | 3329,7 |
| 1298 | Desitin Salbe/Salbenspray | 127,4 | 1417,5 | 3534,3 |
| 1299 | Corotrend | 127,4 | 5407,5 | 6150,3 |
| 1300 | Diltiazem-ratiopharm | 127,4 | 6516,1 | 4854,5 |
| | Summe | 590305,4 | 26817467,4 | 22164320,6 |
| | Kumulativer Anteil | 78,79% | 70,92% | 79,78% |

**Tabelle 55.8:** Führende Arzneimittel 2000 nach Verordnungen (Fortsetzung)

| Rang | Präparat | Verordnung in Tsd. | Umsatz in Tsd. DM | DDD in Tsd. |
|---|---|---|---|---|
| 1301 | Ingelan Puder | 127,3 | 1714,5 | 3935,5 |
| 1302 | Ferro-Folsan Drag. | 127,2 | 2263,8 | 2789,4 |
| 1303 | Doxy Komb | 127,2 | 1082,6 | 1182,9 |
| 1304 | Bepanthen Roche Tabletten | 127,1 | 1305,2 | 1512,0 |
| 1305 | Norfloxacin Stada | 127,0 | 2984,9 | 697,8 |
| 1306 | Neotri | 126,9 | 8989,9 | 10372,1 |
| 1307 | Inhacort | 126,7 | 23052,8 | 9178,6 |
| 1308 | Cerucal | 126,5 | 3071,4 | 3606,0 |
| 1309 | Dexa-Phlogont L | 126,5 | 1996,9 | 505,9 |
| 1310 | Tramadol AL | 126,4 | 3589,2 | 1570,0 |
| 1311 | Diazepam Desitin Rectiole | 126,2 | 3883,2 | 509,0 |
| 1312 | Zantic | 126,0 | 14984,7 | 4894,3 |
| 1313 | Miniasal | 125,9 | 575,3 | 12588,2 |
| 1314 | Omeprazol Heumann | 125,9 | 11944,7 | 4078,1 |
| 1315 | Digostada | 125,6 | 1079,7 | 4337,1 |
| 1316 | Rheuma-Hek | 125,6 | 4692,8 | 2915,8 |
| 1317 | Atenolol-Heumann | 125,6 | 4488,8 | 6499,9 |
| 1318 | NovoRapid | 125,5 | 27699,7 | 7349,4 |
| 1319 | NAC von ct | 125,4 | 1528,1 | 1695,7 |
| 1320 | Clivarin | 125,3 | 13233,9 | 1650,5 |
| 1321 | Otodolor | 125,2 | 766,0 | 265,7 |
| 1322 | Vascal | 125,2 | 16952,6 | 9731,0 |
| 1323 | Cysto Fink | 125,1 | 5319,1 | 3045,3 |
| 1324 | Pento-Puren | 125,1 | 6287,3 | 4986,9 |
| 1325 | Nomon mono | 125,0 | 5140,2 | 4867,7 |
| 1326 | Captopril Stada | 124,9 | 3247,3 | 6730,6 |
| 1327 | NAC-1A Pharma | 124,8 | 1280,6 | 1839,4 |
| 1328 | Gladem | 124,6 | 22272,9 | 8105,9 |
| 1329 | Glibenclamid Heumann | 124,5 | 1875,6 | 7377,2 |
| 1330 | Magnesium Jenapharm | 124,2 | 2782,5 | 3232,7 |
| 1331 | Solan M | 123,7 | 2101,2 | 19187,9 |
| 1332 | Ome-Puren | 123,7 | 12391,7 | 4205,0 |
| 1333 | Prednihexal | 123,5 | 980,1 | 857,4 |
| 1334 | gliben von ct | 123,5 | 1267,2 | 6384,3 |
| 1335 | Cefa Wolff | 123,4 | 4348,4 | 661,1 |
| 1336 | Cordes BPO | 123,3 | 1616,2 | 2899,7 |
| 1337 | Fluor-Vigantoletten | 123,2 | 1393,5 | 11072,7 |
| 1338 | Tensiomin | 123,0 | 4245,1 | 7151,4 |
| 1339 | Tussoret | 122,9 | 1454,8 | 676,1 |
| 1340 | Loperamid Stada | 122,6 | 1301,7 | 460,1 |
| 1341 | Emser Inh.-Lsg. Siemens | 122,5 | 3783,9 | 1303,4 |
| 1342 | Somnosan | 122,5 | 2772,4 | 2153,5 |
| 1343 | Budecort | 122,2 | 9611,2 | 6426,1 |
| 1344 | Aerobec | 122,1 | 15642,4 | 7823,4 |
| 1345 | Mareen 50 | 121,8 | 4463,2 | 3491,1 |
| 1346 | Dexium | 121,5 | 11693,9 | 11701,0 |
| 1347 | Spersadexolin | 121,1 | 2531,7 | 3028,6 |
| 1348 | Pirorheum | 121,0 | 2362,7 | 2432,6 |
| 1349 | Aquaretic | 120,9 | 2746,4 | 9863,2 |
| 1350 | Livocab Nasenspray | 120,5 | 3768,4 | 1168,5 |
| | Summe | 596528,6 | 27108029,9 | 22399318,7 |
| | Kumulativer Anteil | 79,62% | 71,69% | 80,63% |

**Tabelle 55.8:** Führende Arzneimittel 2000 nach Verordnungen (Fortsetzung)

| Rang | Präparat | Verordnung in Tsd. | Umsatz in Tsd. DM | DDD in Tsd. |
|---|---|---|---|---|
| 1351 | HAES-steril | 120,4 | 19641,9 | 790,4 |
| 1352 | Orthangin N | 120,4 | 3149,0 | 4773,4 |
| 1353 | ZUK Rheuma/Schmerz | 120,3 | 978,8 | 3006,4 |
| 1354 | Pepdul | 120,0 | 17177,2 | 5763,1 |
| 1355 | nife von ct | 119,9 | 3577,7 | 5829,8 |
| 1356 | Glibenclamid AL | 119,9 | 1216,1 | 7029,9 |
| 1357 | Codeinum phosph. Compr. | 119,7 | 1275,2 | 538,5 |
| 1358 | Sinfrontal | 119,7 | 1976,5 | 1605,1 |
| 1359 | Sandocal D | 119,6 | 9062,7 | 7692,3 |
| 1360 | Mykohaug C vaginal | 119,6 | 1386,1 | 639,5 |
| 1361 | Nasacort | 119,5 | 5258,7 | 3586,3 |
| 1362 | Primosiston Tabl. | 119,4 | 2210,9 | 1193,8 |
| 1363 | Biaxin HP | 119,4 | 17778,4 | 1708,1 |
| 1364 | Cystinol | 119,4 | 1782,1 | 998,1 |
| 1365 | Tramabeta | 119,0 | 3364,6 | 1229,8 |
| 1366 | Isot. Natriumchlorid Delta | 119,0 | 1591,9 | 252,1 |
| 1367 | Lösferron | 118,9 | 2690,7 | 2239,4 |
| 1368 | Ovestin Tabl. | 118,9 | 3620,7 | 3861,7 |
| 1369 | Hyperesa | 118,7 | 4189,8 | 5545,3 |
| 1370 | Doxysolvat | 118,6 | 945,2 | 1237,2 |
| 1371 | Pankreon | 118,5 | 13733,1 | 1699,8 |
| 1372 | Corvo | 118,1 | 5772,9 | 10406,8 |
| 1373 | Omniflora N | 118,1 | 3898,3 | 1786,7 |
| 1374 | Isicom | 118,1 | 8936,7 | 2418,7 |
| 1375 | Vitamin-B12-ratiopharm | 118,0 | 1006,4 | 5508,9 |
| 1376 | durasoptin | 117,9 | 3951,3 | 4258,4 |
| 1377 | Spasmo Gallo Sanol | 117,9 | 6043,3 | 1508,3 |
| 1378 | Neuro-ratiopharm | 117,7 | 1780,2 | 1042,4 |
| 1379 | Ranidura T | 117,7 | 4412,2 | 4183,2 |
| 1380 | Movicol Pulver | 117,7 | 5404,3 | 1739,1 |
| 1381 | P-Mega-Tablinen | 117,5 | 1320,9 | 769,0 |
| 1382 | Micotar Mundgel | 117,4 | 1513,8 | 266,8 |
| 1383 | Ranitidin Heumann | 117,2 | 5101,4 | 4769,5 |
| 1384 | Ichthoseptal | 117,2 | 3223,7 | 2572,6 |
| 1385 | Salbulair / -N Dosieraerosol | 117,1 | 4039,9 | 3666,8 |
| 1386 | Normalip | 116,9 | 16676,2 | 10615,8 |
| 1387 | Elmetacin | 116,7 | 1200,3 | 673,2 |
| 1388 | Solcoseryl | 116,6 | 1322,4 | 1457,7 |
| 1389 | Nifedipin AL | 116,5 | 2873,2 | 6014,0 |
| 1390 | H-Tronin | 116,5 | 19308,7 | 4658,6 |
| 1391 | Dexa-sine | 116,4 | 2050,3 | 2378,3 |
| 1392 | Cotrimstada | 116,4 | 825,4 | 779,5 |
| 1393 | Bromazep | 116,3 | 1265,0 | 2411,7 |
| 1394 | Amuno/Retard | 116,2 | 2694,3 | 3386,9 |
| 1395 | Vertigo-Neogama | 116,2 | 5499,5 | 2326,2 |
| 1396 | Ibu-AbZ | 116,1 | 1347,8 | 1630,9 |
| 1397 | Normoglaucon | 116,0 | 7830,9 | 8569,6 |
| 1398 | Ferrum Hausmann Sirup/Tr. | 115,5 | 2120,2 | 2364,5 |
| 1399 | Balneum Hermal | 115,4 | 2635,1 | 7573,7 |
| 1400 | Estrafemol | 115,4 | 5477,6 | 9305,3 |
| | Summe | 602428,0 | 27354169,6 | 22569581,9 |
| | Kumulativer Anteil | 80,41% | 72,34% | 81,24% |

**Tabelle 55.8:** Führende Arzneimittel 2000 nach Verordnungen (Fortsetzung)

| Rang | Präparat | Verordnung in Tsd. | Umsatz in Tsd. DM | DDD in Tsd. |
|---|---|---|---|---|
| 1401 | Nasic | 115,0 | 911,0 | 2874,3 |
| 1402 | Elotrans Neu | 114,8 | 1243,5 | 359,0 |
| 1403 | vera von ct | 114,8 | 2461,1 | 3836,0 |
| 1404 | Sotabeta | 114,8 | 4853,3 | 7010,9 |
| 1405 | Lactocur | 114,8 | 2870,2 | 6374,6 |
| 1406 | Inderm | 114,7 | 1879,9 | 2618,3 |
| 1407 | Hepar SL | 114,6 | 6519,8 | 2404,8 |
| 1408 | Monuril | 114,6 | 2177,1 | 114,6 |
| 1409 | Dolo-Puren | 114,6 | 2129,5 | 1749,2 |
| 1410 | Captobeta comp. | 114,5 | 3965,6 | 9884,4 |
| 1411 | Antikataraktikum N | 114,5 | 2549,1 | 21132,8 |
| 1412 | Thrombocutan N/ -Ultra | 114,4 | 753,1 | 4577,6 |
| 1413 | DNCG Stada | 114,3 | 5797,5 | 1591,7 |
| 1414 | Venalot-Depot | 114,3 | 7728,5 | 2318,2 |
| 1415 | Volmac | 114,3 | 5215,9 | 4471,4 |
| 1416 | Prograf | 114,2 | 102174,9 | 2278,4 |
| 1417 | Fluoxetin-ratiopharm | 114,1 | 15033,7 | 6025,0 |
| 1418 | Tachmalcor | 114,0 | 12343,8 | 2038,5 |
| 1419 | Hexetidin-ratiopharm | 114,0 | 901,4 | 759,7 |
| 1420 | Hot Thermo | 113,8 | 857,1 | 4550,8 |
| 1421 | Nitregamma | 113,7 | 2037,1 | 8515,6 |
| 1422 | Ranitidin-1A Pharma | 113,7 | 3593,3 | 4211,9 |
| 1423 | Turfa-BASF | 113,7 | 2657,4 | 8917,4 |
| 1424 | Lido Posterine | 113,6 | 2856,1 | 1713,3 |
| 1425 | Gyno-Pevaryl | 113,5 | 2299,5 | 424,5 |
| 1426 | Betahistin Stada | 113,4 | 1880,8 | 3047,1 |
| 1427 | Amoxillat | 113,2 | 2919,0 | 1594,8 |
| 1428 | Hepathromb | 113,1 | 1183,8 | 3817,8 |
| 1429 | Captoflux | 112,8 | 3322,2 | 8430,7 |
| 1430 | Clotrimazol AL vaginal | 112,8 | 1182,0 | 591,5 |
| 1431 | Azudoxat comp. | 112,8 | 1267,8 | 1196,2 |
| 1432 | Zinkoxidemulsion/-salbe LAW | 112,7 | 1127,8 | 2899,0 |
| 1433 | loperamid von ct | 112,7 | 1037,4 | 459,2 |
| 1434 | Amadol | 112,6 | 4034,8 | 1333,4 |
| 1435 | Fenofibrat-ratiopharm | 112,6 | 8080,2 | 8811,9 |
| 1436 | Gelonida NA Saft | 112,5 | 1580,9 | 379,3 |
| 1437 | Nitrosorbon | 112,5 | 4363,3 | 10499,1 |
| 1438 | Merimono | 112,4 | 2571,5 | 6570,3 |
| 1439 | Haloperidol-neuraxpharm | 112,4 | 3596,3 | 3880,0 |
| 1440 | Vit.B-Komplex forte-ratioph. | 112,3 | 2870,4 | 2496,5 |
| 1441 | Captin | 112,3 | 401,6 | 411,7 |
| 1442 | Dihydergot | 112,2 | 3542,2 | 3765,3 |
| 1443 | Pyolysin | 112,2 | 1617,3 | 3287,3 |
| 1444 | Diclo AbZ | 112,2 | 712,0 | 1764,5 |
| 1445 | Totocortin | 112,1 | 1105,0 | 4656,0 |
| 1446 | Sedotussin Efeu | 112,0 | 1215,5 | 1654,8 |
| 1447 | Beta-Lichtenstein | 111,9 | 1729,6 | 3053,2 |
| 1448 | Lindofluid N | 111,9 | 1898,9 | 5785,5 |
| 1449 | Iso Mack/Retard | 111,8 | 4415,5 | 7612,3 |
| 1450 | Celipro Lich | 111,8 | 6690,5 | 9611,6 |
| | Summe | 608096,3 | 27614325,2 | 22777943,9 |
| | Kumulativer Anteil | 81,16% | 73,03% | 81,99% |

**Tabelle 55.8:** Führende Arzneimittel 2000 nach Verordnungen (Fortsetzung)

| Rang | Präparat | Verordnung in Tsd. | Umsatz in Tsd. DM | DDD in Tsd. |
|---|---|---|---|---|
| 1451 | ParacetaCod-ratiopharm | 111,7 | 580,8 | 304,0 |
| 1452 | Cinnarizin-ratiopharm | 111,5 | 2002,4 | 4924,9 |
| 1453 | Ambene | 111,5 | 2657,2 | 875,6 |
| 1454 | Kaoprompt-H | 111,4 | 2048,9 | 59,9 |
| 1455 | Rentylin | 111,4 | 6250,1 | 3729,9 |
| 1456 | TMS Tabletten/Kindersaft | 111,3 | 822,6 | 706,6 |
| 1457 | Gutron | 111,3 | 7008,8 | 701,8 |
| 1458 | Dexaflam Amp./ Tabl. | 110,9 | 733,1 | 800,3 |
| 1459 | Lacrimal O.K. | 110,9 | 4335,0 | 6833,6 |
| 1460 | Legalon | 110,9 | 11356,7 | 1754,1 |
| 1461 | Anaesthesin Creme etc. | 110,9 | 1551,3 | 4807,9 |
| 1462 | Zoladex | 110,8 | 114564,6 | 7142,7 |
| 1463 | Zopiclon Stada | 110,8 | 2556,0 | 2030,9 |
| 1464 | Pantederm | 110,7 | 1171,0 | 2638,0 |
| 1465 | Thyreocomb N | 110,6 | 2904,3 | 10480,1 |
| 1466 | Lantus | 110,4 | 21095,1 | 5537,5 |
| 1467 | Amoxi-Diolan | 110,3 | 2387,5 | 1185,8 |
| 1468 | Bronchocort/-mite | 110,2 | 15867,6 | 8229,0 |
| 1469 | Ranicux | 110,2 | 4002,0 | 3812,4 |
| 1470 | Ulcogant | 110,0 | 4713,5 | 1439,9 |
| 1471 | Irtan | 109,8 | 3996,9 | 1491,4 |
| 1472 | Gentamycin medphano Slb.etc. | 109,8 | 1717,9 | 1216,6 |
| 1473 | Hepathrombin | 109,6 | 1490,1 | 4988,1 |
| 1474 | Nimotop | 109,6 | 13727,6 | 1021,4 |
| 1475 | Mycinopred | 109,5 | 1554,4 | 3129,3 |
| 1476 | Captopril HCT comp. Stada | 109,4 | 4055,0 | 9752,2 |
| 1477 | Allergodil | 109,4 | 4004,3 | 2443,5 |
| 1478 | Tussed Hustenstiller | 109,3 | 869,9 | 572,7 |
| 1479 | Estrifam | 109,3 | 4149,5 | 9617,0 |
| 1480 | Biofanal Drag. etc. | 109,1 | 4822,9 | 1171,5 |
| 1481 | Predni-POS | 109,0 | 1534,7 | 8719,9 |
| 1482 | Hydrocortison-POS N | 109,0 | 1062,8 | 681,1 |
| 1483 | Prednisolon Salbe LAW | 108,9 | 1881,2 | 3671,3 |
| 1484 | Systral Gel/Creme | 108,9 | 1048,9 | 826,3 |
| 1485 | Petadolex | 108,8 | 5514,9 | 2039,4 |
| 1486 | Benadryl Infant N | 108,8 | 1315,9 | 435,1 |
| 1487 | Tensostad | 108,7 | 3058,9 | 6787,7 |
| 1488 | Climopax Cyclo | 108,7 | 4972,8 | 8768,3 |
| 1489 | dysto-loges | 108,5 | 2095,1 | 3427,3 |
| 1490 | Meresa / -forte | 108,5 | 7400,4 | 934,3 |
| 1491 | Makatussin Tropfen forte | 108,4 | 1812,8 | 926,6 |
| 1492 | Staphylex | 108,4 | 7959,8 | 501,5 |
| 1493 | Sedacur | 108,4 | 2279,9 | 3006,6 |
| 1494 | Nystaderm / -S | 108,1 | 3625,6 | 985,3 |
| 1495 | Erybeta | 108,1 | 1943,4 | 755,3 |
| 1496 | Sormodren | 107,9 | 5476,1 | 3502,7 |
| 1497 | Maalox | 107,9 | 4533,7 | 1002,2 |
| 1498 | Kytta-Cor | 107,8 | 3084,9 | 3995,8 |
| 1499 | Aknefug-EL | 107,5 | 1550,4 | 2183,6 |
| 1500 | Sulmycin | 107,5 | 2302,8 | 1206,1 |
| | Summe | 613576,3 | 279277777,6 | 22935699,1 |
| | Kumulativer Anteil | 81,89% | 73,86% | 82,56% |

**Tabelle 55.8:** Führende Arzneimittel 2000 nach Verordnungen (Fortsetzung)

| Rang | Präparat | Verordnung in Tsd. | Umsatz in Tsd. DM | DDD in Tsd. |
|---|---|---|---|---|
| 1501 | Sinuselect | 107,5 | 1502,5 | 2227,4 |
| 1502 | Ginkgo biloba comp. | 107,1 | 3235,1 | 4546,9 |
| 1503 | Mevalotin | 106,9 | 23130,7 | 7547,6 |
| 1504 | Azopt | 106,9 | 9691,9 | 5987,1 |
| 1505 | Ossiplex retard | 106,9 | 3323,5 | 2828,9 |
| 1506 | Proculin | 106,8 | 753,8 | 7117,5 |
| 1507 | Aquapred/ -N Augentropfen | 106,8 | 1128,7 | 4744,7 |
| 1508 | Eryaknen | 106,7 | 1820,6 | 1626,2 |
| 1509 | Terfenadin-ratiopharm | 106,6 | 2012,3 | 2267,8 |
| 1510 | Ciloxan | 106,5 | 1381,4 | 2662,7 |
| 1511 | Heparin-POS | 106,4 | 1074,6 | 3178,2 |
| 1512 | Moronal Suspension | 106,3 | 2282,1 | 270,5 |
| 1513 | Nortrilen | 106,2 | 3457,6 | 2142,3 |
| 1514 | Rinofluimucil-S | 106,0 | 2078,3 | 1177,4 |
| 1515 | Dilanacin | 105,8 | 2083,9 | 10583,4 |
| 1516 | diucomb | 105,8 | 7013,4 | 8811,9 |
| 1517 | Maliasin | 105,5 | 6085,3 | 2362,3 |
| 1518 | Ortoton | 105,4 | 5474,1 | 889,4 |
| 1519 | Vagi C | 105,3 | 1425,8 | 763,8 |
| 1520 | Sostril | 105,2 | 12316,5 | 3952,0 |
| 1521 | ISMN Stada | 105,1 | 5275,8 | 8184,3 |
| 1522 | Enalapril AZU | 105,1 | 4633,0 | 7575,9 |
| 1523 | Posiformin | 104,9 | 834,9 | 1310,9 |
| 1524 | Sisare Gel mono | 104,8 | 5676,8 | 7910,5 |
| 1525 | Sedonium | 104,6 | 3985,0 | 4329,8 |
| 1526 | Optalidon spezial NOC | 104,6 | 4226,8 | 2485,5 |
| 1527 | Esbericum | 104,6 | 3834,7 | 4387,9 |
| 1528 | Noviform Augensalbe | 104,3 | 1678,2 | 1304,1 |
| 1529 | Polysept Salbe | 104,3 | 1027,0 | 1046,7 |
| 1530 | AHP 200 | 104,3 | 7438,9 | 3476,1 |
| 1531 | Clomipramin-neuraxpharm | 104,0 | 3129,5 | 1725,6 |
| 1532 | Recessan | 103,9 | 1203,5 | 3464,2 |
| 1533 | Molevac | 103,8 | 3818,0 | 102,7 |
| 1534 | Demetrin/Mono Demetrin | 103,7 | 2634,0 | 1746,1 |
| 1535 | Medivitan N | 103,6 | 6186,4 | 1361,2 |
| 1536 | Sinusitis Hevert N | 103,5 | 1820,3 | 981,0 |
| 1537 | Atenolol AL | 103,4 | 3033,1 | 6110,7 |
| 1538 | Oculotect Gel/sine Tropfen | 103,2 | 1796,1 | 5988,0 |
| 1539 | Carminativum-Hetterich N | 103,2 | 1269,1 | 2534,7 |
| 1540 | xylo von ct | 103,1 | 448,9 | 1527,5 |
| 1541 | Parkinsan | 103,1 | 25025,8 | 4340,1 |
| 1542 | Mucofalk | 103,1 | 3265,1 | 3054,2 |
| 1543 | Fluctin | 103,1 | 23041,6 | 5767,2 |
| 1544 | Loperhoe | 103,0 | 727,9 | 308,2 |
| 1545 | sulpirid von ct | 103,0 | 4720,0 | 822,5 |
| 1546 | Expit | 102,9 | 723,0 | 620,2 |
| 1547 | Bufexamac-ratiopharm/- F | 102,8 | 1354,8 | 1830,1 |
| 1548 | Infectosoor Zinksalbe | 102,7 | 1894,3 | 532,0 |
| 1549 | DHC Mundipharma | 102,7 | 14953,5 | 2302,0 |
| 1550 | Echinacin | 102,6 | 2438,2 | 988,2 |
| | Summe | 618813,6 | 28161143,8 | 23099505,6 |
| | Kumulativer Anteil | 82,59% | 74,48% | 83,15% |

**Tabelle 55.8:** Führende Arzneimittel 2000 nach Verordnungen (Fortsetzung)

| Rang | Präparat | Verordnung in Tsd. | Umsatz in Tsd. DM | DDD in Tsd. |
|---|---|---|---|---|
| 1551 | ISMN von ct | 102,5 | 4745,5 | 8145,9 |
| 1552 | Iruxol | 102,4 | 5669,0 | 5041,1 |
| 1553 | Nasan | 102,4 | 460,4 | 1741,4 |
| 1554 | Rekawan | 102,2 | 1616,6 | 1757,6 |
| 1555 | Cystinol akut | 102,1 | 2117,0 | 1112,8 |
| 1556 | Pyralvex | 102,0 | 1415,5 | 3264,7 |
| 1557 | Barazan | 102,0 | 4432,7 | 633,5 |
| 1558 | Treloc | 101,7 | 15676,3 | 9508,8 |
| 1559 | Nitroxolin Chephasaar | 101,7 | 5817,2 | 875,9 |
| 1560 | Fosinorm comp | 101,7 | 13358,0 | 7755,8 |
| 1561 | Cotrim Heumann | 101,6 | 686,9 | 612,1 |
| 1562 | Emla | 101,6 | 3693,6 | 777,9 |
| 1563 | Gityl | 101,1 | 1430,2 | 2110,8 |
| 1564 | Calcium Hexal | 101,1 | 3417,3 | 3675,3 |
| 1565 | Huminsulin Normal | 101,0 | 17113,9 | 6204,1 |
| 1566 | Dexapos | 100,8 | 858,4 | 1652,6 |
| 1567 | Theo von ct | 100,8 | 2050,3 | 4288,9 |
| 1568 | Sepram | 100,7 | 18534,8 | 6397,6 |
| 1569 | piracetam von ct | 100,7 | 3977,6 | 3910,2 |
| 1570 | Prednison Dorsch | 100,7 | 2854,5 | 5716,7 |
| 1571 | Nubral | 100,6 | 2518,6 | 5541,2 |
| 1572 | Berberil N | 100,6 | 746,8 | 6293,4 |
| 1573 | Amioxid-neuraxpharm | 100,4 | 3060,3 | 5509,7 |
| 1574 | Kelofibrase | 100,3 | 2501,7 | 787,7 |
| 1575 | Valocordin-Diazepam | 100,2 | 392,9 | 2506,1 |
| 1576 | CORIC plus | 99,9 | 15338,1 | 8296,8 |
| 1577 | Amitriptylin beta | 99,9 | 1617,4 | 2423,1 |
| 1578 | Hämatopan F | 99,7 | 1538,3 | 1692,8 |
| 1579 | Alpicort | 99,6 | 2035,4 | 1991,1 |
| 1580 | Cordichin | 99,5 | 14482,9 | 4774,2 |
| 1581 | Aciclovir-ratioph.Tabl./p.i. | 99,4 | 7748,0 | 496,1 |
| 1582 | Ila-Med M | 99,4 | 1365,9 | 465,7 |
| 1583 | Menorest | 99,3 | 4934,9 | 6308,8 |
| 1584 | Comtess | 99,1 | 23883,8 | 1858,9 |
| 1585 | Biofanal Vaginal | 99,1 | 1686,4 | 706,4 |
| 1586 | Eusaprim | 99,1 | 830,0 | 701,7 |
| 1587 | Bronchobest | 98,9 | 1070,6 | 1217,2 |
| 1588 | Fumaderm | 98,9 | 34826,3 | 2545,8 |
| 1589 | Norflosal | 98,8 | 2102,7 | 536,3 |
| 1590 | Nipolept | 98,7 | 7042,8 | 1877,3 |
| 1591 | Thiamazol Henning | 98,7 | 1765,8 | 6134,9 |
| 1592 | Predni-M-Tablinen | 98,7 | 5939,5 | 4564,0 |
| 1593 | Testoviron | 98,6 | 8466,7 | 3680,9 |
| 1594 | Neogama | 98,6 | 7606,4 | 1013,7 |
| 1595 | Paedisup K/S | 98,6 | 706,6 | 492,8 |
| 1596 | Vagi-Hex | 98,5 | 2076,1 | 591,2 |
| 1597 | Gelonasal | 98,5 | 494,3 | 1508,8 |
| 1598 | Windol | 98,0 | 1358,9 | 1893,6 |
| 1599 | Atenolol Stada | 98,0 | 3534,3 | 5066,3 |
| 1600 | Pilomann | 97,9 | 1443,9 | 6184,7 |
| | Summe | 623819,8 | 28434185,7 | 23262350,6 |
| | Kumulativer Anteil | 83,26% | 75,20% | 83,73% |

**Tabelle 55.8:** Führende Arzneimittel 2000 nach Verordnungen (Fortsetzung)

| Rang | Präparat | Verordnung in Tsd. | Umsatz in Tsd. DM | DDD in Tsd. |
|---|---|---|---|---|
| 1601 | Cutanum | 97,8 | 6096,0 | 8528,4 |
| 1602 | Hydergin | 97,7 | 5543,6 | 5385,1 |
| 1603 | Enalagamma | 97,5 | 5159,9 | 9826,1 |
| 1604 | Metoprolol-ratiopharm comp. | 97,5 | 4463,7 | 8209,4 |
| 1605 | Biviol | 97,4 | 3056,2 | 7789,4 |
| 1606 | Rocaltrol | 97,4 | 17145,7 | 2582,6 |
| 1607 | Cabaseril | 97,3 | 53652,1 | 3255,2 |
| 1608 | Diazepam Stada | 97,2 | 577,0 | 4305,0 |
| 1609 | Betoptima | 97,0 | 2764,0 | 6873,5 |
| 1610 | Antares | 97,0 | 5231,6 | 6885,5 |
| 1611 | Polyspectran HC Salbe | 96,9 | 1669,8 | 1950,9 |
| 1612 | Norflox-AZU | 96,8 | 2026,1 | 481,9 |
| 1613 | Tetra-saar | 96,8 | 1726,7 | 1084,8 |
| 1614 | Tamoxifen Hexal | 96,6 | 11710,3 | 9541,6 |
| 1615 | Liskantin | 96,4 | 3990,9 | 1870,1 |
| 1616 | Beclomet-Nasal Orion | 96,3 | 3592,4 | 2731,4 |
| 1617 | Dacrin | 96,3 | 933,8 | 4813,3 |
| 1618 | Dysmenalgit N | 96,0 | 2266,3 | 959,9 |
| 1619 | Triarese Hexal | 96,0 | 1498,1 | 7083,4 |
| 1620 | Tromphyllin | 95,9 | 3907,7 | 7450,6 |
| 1621 | tensobon comp | 95,8 | 14654,3 | 8660,8 |
| 1622 | doxy comp. von ct | 95,6 | 809,1 | 1020,7 |
| 1623 | Cromohexal Nasenspray | 95,6 | 1257,1 | 781,4 |
| 1624 | Oestro Gynaedron M | 95,5 | 1201,3 | 15283,4 |
| 1625 | Remedacen | 95,4 | 1584,6 | 1356,5 |
| 1626 | Linola-sept | 95,4 | 1039,0 | 1198,3 |
| 1627 | Chol-Kugeletten Neu | 95,3 | 2395,0 | 1854,7 |
| 1628 | Clinda-saar | 95,1 | 6071,0 | 566,8 |
| 1629 | Verasal | 95,1 | 3293,3 | 4863,3 |
| 1630 | Vidirakt S mit PVP | 94,8 | 1141,5 | 6554,3 |
| 1631 | Panthogenat | 94,8 | 789,3 | 2887,5 |
| 1632 | Bufedil | 94,8 | 7023,4 | 2532,7 |
| 1633 | Diclofenac Heumann Gel | 94,8 | 930,7 | 812,3 |
| 1634 | Doss | 94,6 | 13524,8 | 5949,5 |
| 1635 | Befibrat | 94,5 | 5663,7 | 4803,2 |
| 1636 | Elcrit | 94,3 | 12743,7 | 2293,4 |
| 1637 | Flui-DNCG | 94,0 | 5185,5 | 1586,6 |
| 1638 | Cefallone | 93,9 | 4087,3 | 582,2 |
| 1639 | Belnif | 93,9 | 10463,3 | 9046,6 |
| 1640 | Spilan | 93,7 | 4614,3 | 5270,5 |
| 1641 | Prednisolon Augens.Jenapharm | 93,7 | 1371,5 | 1336,3 |
| 1642 | Avamigran N | 93,6 | 2875,6 | 1243,7 |
| 1643 | Tamoxifen-ratiopharm | 93,6 | 11733,7 | 9490,9 |
| 1644 | Terracortril Creme etc. | 93,6 | 2253,9 | 775,9 |
| 1645 | Ossin | 93,6 | 1981,4 | 3984,9 |
| 1646 | Doxazosin-Azupharma | 93,4 | 8813,2 | 6376,5 |
| 1647 | Depressan | 93,4 | 5086,7 | 3112,9 |
| 1648 | temazep von ct | 93,3 | 1344,5 | 1767,4 |
| 1649 | Estriol LAW | 93,3 | 1328,3 | 17738,3 |
| 1650 | Nifuran | 93,3 | 1292,5 | 307,2 |
| | Summe | 628589,1 | 28707751,3 | 23487997,2 |
| | Kumulativer Anteil | 83,90% | 75,92% | 84,55% |

**Tabelle 55.8:** Führende Arzneimittel 2000 nach Verordnungen (Fortsetzung)

| Rang | Präparat | Verordnung in Tsd. | Umsatz in Tsd. DM | DDD in Tsd. |
|---|---|---|---|---|
| 1651 | Effekton | 93,2 | 1790,1 | 3575,4 |
| 1652 | Clont oral | 93,2 | 2068,0 | 299,4 |
| 1653 | Capto AbZ | 93,2 | 2013,4 | 5852,2 |
| 1654 | Orgametril | 93,1 | 3420,9 | 4528,6 |
| 1655 | atenolol von ct | 93,0 | 2736,2 | 5097,3 |
| 1656 | Loftan | 92,9 | 4339,1 | 3823,5 |
| 1657 | Nifedipin Heumann | 92,9 | 3346,2 | 4698,9 |
| 1658 | Lymphozil K/E | 92,9 | 1198,7 | 1609,3 |
| 1659 | Nitrendipin beta | 92,8 | 1561,9 | 6787,7 |
| 1660 | inimur Vaginal | 92,8 | 2874,2 | 553,7 |
| 1661 | Asthma-Spray von ct | 92,8 | 1890,3 | 4651,9 |
| 1662 | Salbupur | 92,8 | 2358,6 | 3289,6 |
| 1663 | Doxy-Tablinen | 92,8 | 569,0 | 1223,6 |
| 1664 | Convulex | 92,7 | 7388,5 | 3646,3 |
| 1665 | Zerit | 92,7 | 57180,1 | 2492,1 |
| 1666 | Aricept | 92,7 | 46638,4 | 4860,1 |
| 1667 | Panoral | 92,4 | 4811,7 | 557,8 |
| 1668 | ISMN AL | 92,4 | 3483,7 | 8065,6 |
| 1669 | Nafti-ratiopharm | 92,4 | 4017,0 | 1876,4 |
| 1670 | Nitrendipin Heumann | 92,4 | 1620,2 | 6776,1 |
| 1671 | Insulin Novo Semilente | 92,2 | 12033,7 | 4609,9 |
| 1672 | Gripp-Heel | 92,1 | 951,2 | 1537,8 |
| 1673 | Haemiton Tabl. | 92,0 | 3607,8 | 2422,1 |
| 1674 | Unizink | 91,6 | 2436,1 | 4403,9 |
| 1675 | Lisinopril Stada | 91,6 | 4542,8 | 8500,3 |
| 1676 | Clozapin-neuraxpharm | 91,5 | 14973,1 | 2841,5 |
| 1677 | Prepacol | 91,3 | 1059,1 | 91,3 |
| 1678 | Imipramin-neuraxpharm | 91,2 | 3505,6 | 2328,6 |
| 1679 | Lederlind Heilpaste | 91,2 | 1994,9 | 1461,3 |
| 1680 | Agnolyt | 91,2 | 3509,9 | 7185,6 |
| 1681 | Finalgon-Salbe | 91,1 | 1207,1 | 3872,4 |
| 1682 | Entocort | 91,1 | 25195,8 | 1913,8 |
| 1683 | Alomide | 91,1 | 1693,3 | 1516,1 |
| 1684 | Diurapid | 90,9 | 2537,0 | 12434,3 |
| 1685 | Efflumidex | 90,8 | 1357,4 | 1816,0 |
| 1686 | Gynamon | 90,8 | 3536,4 | 7365,0 |
| 1687 | Pilocarpin Ankerpharm | 90,5 | 1252,9 | 5593,0 |
| 1688 | Timo Comod | 90,4 | 2053,7 | 4773,7 |
| 1689 | Obsilazin | 90,3 | 2329,6 | 2961,2 |
| 1690 | Mestinon | 90,3 | 13549,0 | 2712,1 |
| 1691 | Ventilat | 90,3 | 6642,6 | 2809,9 |
| 1692 | Metodura | 90,3 | 2742,1 | 4299,3 |
| 1693 | Capto Puren | 90,0 | 3570,5 | 5089,5 |
| 1694 | Beclorhinol | 90,0 | 2800,5 | 2372,5 |
| 1695 | CORIC | 90,0 | 9622,3 | 6874,9 |
| 1696 | Innohep | 90,0 | 17135,3 | 1647,2 |
| 1697 | Enabeta | 89,8 | 4295,8 | 7735,5 |
| 1698 | Aredia | 89,7 | 77134,5 | 153,7 |
| 1699 | Udramil | 89,7 | 14125,6 | 7335,3 |
| 1700 | Allergopos N | 89,7 | 876,2 | 5124,6 |
| | Summe | 633167,8 | 29105329,6 | 23686045,0 |
| | Kumulativer Anteil | 84,51% | 76,97% | 85,26% |

**Tabelle 55.8:** Führende Arzneimittel 2000 nach Verordnungen (Fortsetzung)

| Rang | Präparat | Verordnung in Tsd. | Umsatz in Tsd. DM | DDD in Tsd. |
|---|---|---|---|---|
| 1701 | B12-Steigerwald | 89,7 | 1248,8 | 42273,2 |
| 1702 | Lanzor | 89,6 | 14851,1 | 2499,2 |
| 1703 | Betaferon | 89,3 | 212432,1 | 2679,9 |
| 1704 | Helarium | 89,3 | 3263,9 | 3008,3 |
| 1705 | Pan Ophtal | 89,3 | 649,7 | 6155,2 |
| 1706 | Diacard Liquidum | 89,3 | 2682,7 | 6896,9 |
| 1707 | Dexamethason Jenapharm | 89,3 | 3898,1 | 3909,7 |
| 1708 | Lonarid | 89,2 | 751,7 | 282,6 |
| 1709 | Pandel | 89,2 | 1510,5 | 812,9 |
| 1710 | Ambril | 89,1 | 828,8 | 853,7 |
| 1711 | Gevilon | 89,1 | 8534,4 | 4656,6 |
| 1712 | Faros | 89,0 | 3370,9 | 2833,9 |
| 1713 | Acesal | 88,7 | 539,2 | 2368,4 |
| 1714 | Aprical | 88,6 | 4445,9 | 7158,7 |
| 1715 | Obstinol mild/M | 88,6 | 1323,6 | 490,4 |
| 1716 | Intal | 88,6 | 6597,9 | 1617,3 |
| 1717 | capto comp. von ct | 88,4 | 2974,9 | 7315,5 |
| 1718 | Anti-Phosphat | 88,4 | 4581,6 | 819,1 |
| 1719 | Oxazepam AL | 88,3 | 457,4 | 741,1 |
| 1720 | Fluninoc | 88,2 | 823,3 | 1685,3 |
| 1721 | Enadura | 88,2 | 3981,2 | 6776,3 |
| 1722 | Sulpirid-ratiopharm | 88,2 | 4493,0 | 790,2 |
| 1723 | Bambec | 88,2 | 11480,9 | 3316,7 |
| 1724 | Combivir | 88,1 | 120688,5 | 2642,7 |
| 1725 | Engerix B | 88,1 | 9123,9 | 89,7 |
| 1726 | Ambroxol AL comp. | 88,0 | 747,3 | 961,1 |
| 1727 | Protaxon | 88,0 | 7084,1 | 2982,0 |
| 1728 | Doxazomerck | 88,0 | 8359,2 | 6053,6 |
| 1729 | Volon A Tinktur N | 88,0 | 2456,9 | 1343,9 |
| 1730 | Rhinopront Kaps. | 87,8 | 1050,1 | 558,5 |
| 1731 | Fenizolan | 87,8 | 989,4 | 526,9 |
| 1732 | Lisinopril-Azu | 87,7 | 4303,3 | 7917,5 |
| 1733 | Solian | 87,6 | 27953,9 | 2987,5 |
| 1734 | Pro-Symbioflor | 87,4 | 2613,3 | 1427,0 |
| 1735 | TMP-ratiopharm | 87,4 | 888,8 | 583,5 |
| 1736 | Tardyferon-Fol Drag. | 87,2 | 2432,6 | 4176,5 |
| 1737 | Piracetam-neuraxpharm | 87,2 | 5475,7 | 3284,5 |
| 1738 | Dolo Arthrosenex N | 87,2 | 711,3 | 2483,4 |
| 1739 | duraprednisolon | 87,1 | 1155,2 | 3691,7 |
| 1740 | OME-nerton | 87,0 | 7584,9 | 2586,2 |
| 1741 | Prosiston | 87,0 | 1864,5 | 1739,1 |
| 1742 | Kochsalzlösung Eifelfango | 86,9 | 1754,4 | 2258,2 |
| 1743 | M-Dolor | 86,8 | 16913,7 | 2109,8 |
| 1744 | Nitroderm TTS | 86,8 | 8942,9 | 5763,3 |
| 1745 | Gingopret | 86,7 | 3393,2 | 2085,6 |
| 1746 | Azuglucon | 86,6 | 1374,8 | 4890,0 |
| 1747 | Azulfidine | 86,5 | 13306,0 | 4177,7 |
| 1748 | Pulmotin-N-Salbe | 86,4 | 554,1 | 540,7 |
| 1749 | Kivat | 86,4 | 2771,0 | 2779,0 |
| 1750 | Arteoptic | 86,3 | 2591,8 | 6329,9 |
| | Summe | 637567,0 | 29658135,3 | 23872955,0 |
| | Kumulativer Anteil | 85,10% | 78,44% | 85,93% |

**Tabelle 55.8:** Führende Arzneimittel 2000 nach Verordnungen (Fortsetzung)

| Rang | Präparat | Verordnung in Tsd. | Umsatz in Tsd. DM | DDD in Tsd. |
|---|---|---|---|---|
| 1751 | Trama KD | 86,2 | 1581,4 | 611,7 |
| 1752 | Ocuflur | 86,2 | 3746,2 | 2578,9 |
| 1753 | MTX Hexal | 86,1 | 10046,2 | 14285,6 |
| 1754 | Felden | 86,1 | 4114,0 | 3094,4 |
| 1755 | Diursan | 86,1 | 1957,0 | 6843,6 |
| 1756 | cinna von ct | 86,0 | 1174,8 | 3737,7 |
| 1757 | Ambrolös | 85,9 | 785,2 | 840,5 |
| 1758 | Nephrotrans | 85,9 | 4380,3 | 1145,0 |
| 1759 | Amoxi Hefa | 85,8 | 2147,1 | 1244,8 |
| 1760 | Toxi-Loges N | 85,7 | 914,9 | 1308,4 |
| 1761 | Harntee 400 | 85,7 | 1330,2 | 1074,5 |
| 1762 | Doxy-Wolff Mucolyt. | 85,6 | 1057,1 | 907,6 |
| 1763 | Dobica | 85,5 | 4919,7 | 4276,5 |
| 1764 | Uro-Vaxom | 85,5 | 10160,7 | 4125,0 |
| 1765 | Lemocin CX Gurgellösung | 85,3 | 984,1 | 580,3 |
| 1766 | Thomapyrin | 85,3 | 602,7 | 444,0 |
| 1767 | Nitre Puren | 85,2 | 2119,8 | 6414,6 |
| 1768 | Cromohexal | 85,2 | 3940,9 | 1022,1 |
| 1769 | Sweatosan N | 85,1 | 3163,4 | 3057,3 |
| 1770 | Beclomet Orion | 85,1 | 11036,0 | 5322,1 |
| 1771 | Urol mono | 85,1 | 4739,8 | 1270,9 |
| 1772 | Spasyt | 85,0 | 4166,7 | 2055,3 |
| 1773 | Neo Tussan | 84,8 | 817,3 | 104,6 |
| 1774 | gyno Canesten | 84,8 | 1491,6 | 441,3 |
| 1775 | Berlinsulin H-Normal | 84,8 | 14385,5 | 5163,3 |
| 1776 | Alpicort F | 84,7 | 2452,9 | 1694,6 |
| 1777 | Gonal | 84,6 | 87655,2 | 930,8 |
| 1778 | Kan Ophtal | 84,4 | 647,7 | 1948,3 |
| 1779 | Hydrodexan/- S | 84,4 | 3029,6 | 1922,1 |
| 1780 | Mykofungin Vaginal | 84,4 | 1652,1 | 451,4 |
| 1781 | Canephron N | 84,3 | 2200,0 | 1351,4 |
| 1782 | Vaspit | 84,3 | 1072,8 | 1919,7 |
| 1783 | Diligan | 84,2 | 4176,7 | 1671,7 |
| 1784 | Sevredol | 84,1 | 8022,1 | 517,3 |
| 1785 | Ginkgo Stada | 84,0 | 3797,2 | 2519,1 |
| 1786 | Pravidel Tabl. | 84,0 | 7147,5 | 2159,6 |
| 1787 | Salbutamol Trom | 83,8 | 1393,3 | 675,6 |
| 1788 | Mycospor Nagelset | 83,7 | 4628,9 | 837,5 |
| 1789 | Cordicant | 83,6 | 4179,5 | 5542,6 |
| 1790 | Prosta Fink forte | 83,5 | 6017,7 | 6319,9 |
| 1791 | Pinimenthol S mild | 83,5 | 779,5 | 780,3 |
| 1792 | Met | 83,3 | 2613,8 | 3843,0 |
| 1793 | Phenytoin AWD | 83,3 | 1784,0 | 4476,4 |
| 1794 | Kava-ratiopharm | 83,3 | 2879,5 | 4100,1 |
| 1795 | Metypred | 83,2 | 7512,1 | 4617,5 |
| 1796 | Provas comp. | 83,2 | 12810,4 | 6040,2 |
| 1797 | Gastrovegetalin | 83,1 | 1130,8 | 961,4 |
| 1798 | Flui-Amoxicillin | 83,0 | 1297,1 | 714,4 |
| 1799 | Methotrexat medac | 83,0 | 20358,7 | 9338,3 |
| 1800 | Blemaren N | 83,0 | 6136,5 | 2073,9 |
| | Summe | 641799,1 | 29949283,5 | 24012312,0 |
| | Kumulativer Anteil | 85,66% | 79,21% | 86,43% |

**Tabelle 55.8:** Führende Arzneimittel 2000 nach Verordnungen (Fortsetzung)

| Rang | Präparat | Verordnung in Tsd. | Umsatz in Tsd. DM | DDD in Tsd. |
|---|---|---|---|---|
| 1801 | Cafergot N | 82,7 | 6235,6 | 1798,1 |
| 1802 | pirox von ct | 82,7 | 1303,5 | 1453,5 |
| 1803 | Dopergin | 82,6 | 13156,0 | 1209,3 |
| 1804 | Dridase | 82,6 | 11535,8 | 2164,1 |
| 1805 | Carbamazepin-neuraxpharm | 82,5 | 5240,7 | 3032,1 |
| 1806 | Duphaston | 82,5 | 2914,1 | 3878,5 |
| 1807 | Tilidin comp. Stada | 82,5 | 5106,8 | 1817,3 |
| 1808 | Dexagel | 82,4 | 1033,8 | 1561,6 |
| 1809 | Kompensan-S Liquid/Tabl. | 82,4 | 2092,4 | 879,8 |
| 1810 | Ginkgo Syxyl | 82,4 | 1786,3 | 1557,7 |
| 1811 | Calciumacetat-Nefro | 82,4 | 2509,2 | 2640,7 |
| 1812 | Sedalipid | 82,3 | 5752,6 | 2743,3 |
| 1813 | Psychotonin M/N/300 | 82,3 | 4359,0 | 4746,1 |
| 1814 | Corangin Nitro | 82,2 | 1408,0 | 3730,8 |
| 1815 | Clobegalen | 82,2 | 1407,0 | 2569,0 |
| 1816 | Lacrigel | 82,1 | 829,8 | 4525,6 |
| 1817 | Delagil | 82,1 | 886,6 | 763,2 |
| 1818 | Timohexal | 82,0 | 2056,5 | 6029,5 |
| 1819 | Aknefug simplex | 82,0 | 1445,4 | 1445,0 |
| 1820 | Crom Ophtal | 81,9 | 921,7 | 2193,8 |
| 1821 | Kalitrans-Brausetabletten | 81,9 | 2263,2 | 2400,1 |
| 1822 | Metfogamma | 81,8 | 2427,6 | 3316,2 |
| 1823 | Ibutop Creme/Gel | 81,8 | 1563,7 | 802,2 |
| 1824 | Balneum Hermal Plus | 81,6 | 2069,2 | 6584,0 |
| 1825 | Dexa-Siozwo N | 81,6 | 1149,8 | 1165,8 |
| 1826 | Terramycin Augensalbe | 81,6 | 354,4 | 408,0 |
| 1827 | Meteozym | 81,5 | 4153,3 | 1891,8 |
| 1828 | Tradelia | 81,5 | 4586,2 | 6223,1 |
| 1829 | Thioridazin-neuraxpharm | 81,3 | 3931,1 | 1754,0 |
| 1830 | Sinophenin | 81,3 | 1639,1 | 397,6 |
| 1831 | Triamcinolon Wolff | 81,3 | 1076,2 | 1084,6 |
| 1832 | Nystalocal | 81,3 | 2582,6 | 744,6 |
| 1833 | Gen-H-B-Vax | 81,1 | 10739,4 | 92,0 |
| 1834 | Optipect N/Neo | 81,1 | 809,2 | 777,0 |
| 1835 | Pilocarpol | 81,1 | 1062,4 | 5097,9 |
| 1836 | Sonata | 81,0 | 1695,3 | 912,4 |
| 1837 | Broncho-Vaxom | 80,9 | 6198,1 | 5213,4 |
| 1838 | Requip | 80,8 | 22280,0 | 1515,0 |
| 1839 | Methylprednisolon Jenapharm | 80,8 | 4534,0 | 3422,1 |
| 1840 | Diclophlogont Gel | 80,8 | 756,0 | 660,2 |
| 1841 | Magnerot N | 80,8 | 1412,1 | 1943,2 |
| 1842 | Indo Top-ratiopharm | 80,8 | 732,4 | 432,5 |
| 1843 | Nizoral Creme | 80,7 | 1210,4 | 1042,4 |
| 1844 | Glucagen | 80,6 | 5012,2 | 80,6 |
| 1845 | Kollateral | 80,4 | 4466,8 | 2707,5 |
| 1846 | Lektinol | 80,3 | 17963,5 | 4006,5 |
| 1847 | Modenol | 80,3 | 4848,3 | 7575,7 |
| 1848 | Esprenit | 80,0 | 2228,4 | 1820,6 |
| 1849 | Radepur | 80,0 | 1855,4 | 1137,9 |
| 1850 | ISDN Heumann | 79,9 | 1585,4 | 3268,3 |
| | Summe | 645875,9 | 30138449,8 | 24131527,9 |
| | Kumulativer Anteil | 86,21% | 79,71% | 86,86% |

**Tabelle 55.8:** Führende Arzneimittel 2000 nach Verordnungen (Fortsetzung)

| Rang | Präparat | Verordnung in Tsd. | Umsatz in Tsd. DM | DDD in Tsd. |
|---|---|---|---|---|
| 1851 | Linola urea | 79,8 | 1351,7 | 3591,5 |
| 1852 | Rani AbZ | 79,8 | 2504,7 | 2923,8 |
| 1853 | Depo-Clinovir | 79,7 | 4332,9 | 7162,8 |
| 1854 | enalapril von ct | 79,7 | 3460,1 | 5570,8 |
| 1855 | Capto Dura M | 79,6 | 2262,9 | 4016,5 |
| 1856 | Salbutamol AL | 79,6 | 1135,0 | 1436,3 |
| 1857 | Tagonis | 79,6 | 18455,0 | 4588,0 |
| 1858 | Rhinoguttae pro infantibus | 79,4 | 753,6 | 496,5 |
| 1859 | Enantone | 79,4 | 63725,1 | 3632,3 |
| 1860 | Diflucan/-Derm | 79,3 | 44513,8 | 1773,3 |
| 1861 | Travocort | 79,3 | 2062,3 | 803,1 |
| 1862 | Instillagel | 79,2 | 4417,1 | 1698,3 |
| 1863 | Optalidon N | 79,2 | 724,2 | 648,7 |
| 1864 | Uvirgan mono | 79,1 | 4584,2 | 2600,3 |
| 1865 | Doxyderma | 79,0 | 896,7 | 1513,6 |
| 1866 | Decentan | 78,9 | 4013,0 | 1157,1 |
| 1867 | Clinofem | 78,9 | 2663,0 | 3816,7 |
| 1868 | Furosal | 78,9 | 2267,5 | 11623,2 |
| 1869 | Regepithel | 78,8 | 786,8 | 1576,8 |
| 1870 | Pholedrin liquid. Meuselbach | 78,8 | 1828,6 | 2155,3 |
| 1871 | Supracombin | 78,6 | 630,5 | 641,5 |
| 1872 | Acic Hexal Tbl. | 78,5 | 5815,2 | 374,2 |
| 1873 | Parkopan | 78,3 | 2284,6 | 2537,1 |
| 1874 | Arilin oral | 78,2 | 1353,2 | 208,3 |
| 1875 | Syntaris | 78,1 | 2173,2 | 2726,4 |
| 1876 | Cil 200 | 78,0 | 4919,2 | 5389,3 |
| 1877 | Troxerutin-ratiopharm | 77,9 | 3077,6 | 2097,7 |
| 1878 | metformin von ct | 77,9 | 2429,4 | 3536,4 |
| 1879 | Provas | 77,7 | 12235,0 | 6660,6 |
| 1880 | Gentamytrex | 77,7 | 517,9 | 1413,8 |
| 1881 | Propafenon-ratiopharm | 77,5 | 3420,9 | 4730,0 |
| 1882 | Codicompren | 77,4 | 858,0 | 387,5 |
| 1883 | Pentofuryl | 77,4 | 1419,2 | 339,1 |
| 1884 | Harmosin | 77,4 | 2035,7 | 442,9 |
| 1885 | Pholedrin-longo-Isis | 77,4 | 3313,2 | 2926,2 |
| 1886 | Tromlipon | 77,4 | 12746,1 | 6594,8 |
| 1887 | Jomax | 77,3 | 944,0 | 1250,3 |
| 1888 | duravolten | 77,3 | 1455,8 | 2585,6 |
| 1889 | Spersallerg | 77,3 | 1544,1 | 6182,7 |
| 1890 | cromo pur von ct Nasenspray | 77,2 | 1298,5 | 601,0 |
| 1891 | Bifon | 77,2 | 1042,7 | 1728,9 |
| 1892 | Nepresol | 77,2 | 4100,1 | 2596,2 |
| 1893 | Natriumfluorid 25 Baer | 77,2 | 1059,7 | 2090,5 |
| 1894 | Psychotonin-sed. | 77,2 | 2596,4 | 4241,5 |
| 1895 | Nitrazepam-neuraxpharm | 77,2 | 526,5 | 2332,0 |
| 1896 | Soventol Hydrocortison | 77,1 | 1095,2 | 887,2 |
| 1897 | Sigacalm | 77,1 | 819,5 | 853,2 |
| 1898 | biomo-lipon | 76,9 | 12427,8 | 6778,4 |
| 1899 | Arava | 76,8 | 28735,5 | 4748,0 |
| 1900 | Theophyllin Heumann | 76,8 | 1965,7 | 4278,9 |
| | Summe | 649787,1 | 30424028,7 | 24276473,0 |
| | Kumulativer Anteil | 86,73% | 80,46% | 87,39% |

**Tabelle 55.8:** Führende Arzneimittel 2000 nach Verordnungen (Fortsetzung)

| Rang | Präparat | Verordnung in Tsd. | Umsatz in Tsd. DM | DDD in Tsd. |
|---|---|---|---|---|
| 1901 | Dreisafer | 76,7 | 2117,4 | 2322,0 |
| 1902 | Furacin-Sol | 76,6 | 1365,8 | 538,5 |
| 1903 | Kamillan plus | 76,3 | 961,4 | 352,5 |
| 1904 | Cystium wern | 76,1 | 1313,0 | 903,5 |
| 1905 | Cernilton N | 76,1 | 4596,1 | 3785,4 |
| 1906 | Phardol mono | 76,0 | 542,0 | 1900,6 |
| 1907 | Lamisil Creme | 76,0 | 1604,2 | 760,2 |
| 1908 | Cephalexin-ratiopharm | 76,0 | 3390,6 | 422,1 |
| 1909 | Paedialgon | 76,0 | 239,0 | 252,7 |
| 1910 | Dentinox N | 75,9 | 684,8 | 1877,5 |
| 1911 | Cefavora | 75,9 | 2886,1 | 3247,8 |
| 1912 | Prothyrid | 75,8 | 2406,4 | 7281,9 |
| 1913 | Orphol | 75,8 | 3930,2 | 3677,9 |
| 1914 | Traumasept | 75,6 | 660,3 | 475,7 |
| 1915 | Piracebral | 75,5 | 3550,4 | 3442,9 |
| 1916 | Siros | 75,5 | 3124,9 | 151,0 |
| 1917 | Solugastril | 75,4 | 2905,2 | 938,9 |
| 1918 | Dermestril | 75,2 | 4094,0 | 5763,1 |
| 1919 | Neuralgin | 75,2 | 554,9 | 429,6 |
| 1920 | Tolvin | 75,1 | 4962,0 | 1842,4 |
| 1921 | Aknefug-oxid | 75,1 | 902,7 | 1281,7 |
| 1922 | Bronchoforton Saft/Tropfen | 75,1 | 1021,1 | 452,2 |
| 1923 | Dorithricin | 75,1 | 717,9 | 274,5 |
| 1924 | Colina | 75,0 | 1692,6 | 475,5 |
| 1925 | Lipox | 75,0 | 4443,3 | 4220,4 |
| 1926 | Colchysat Bürger | 74,9 | 1269,1 | 1347,5 |
| 1927 | Gestakadin | 74,8 | 790,7 | 6561,9 |
| 1928 | Chinosol Tabletten | 74,8 | 771,1 | 665,8 |
| 1929 | Spondyvit | 74,7 | 6304,0 | 18031,0 |
| 1930 | Daivonex | 74,7 | 7136,2 | 2369,0 |
| 1931 | Venoplant retard S | 74,5 | 5064,3 | 3434,6 |
| 1932 | Diclo-Puren Gel | 74,5 | 768,8 | 678,0 |
| 1933 | Zeel comp./ comp. N | 74,4 | 2187,9 | 2817,2 |
| 1934 | Prostamed | 74,4 | 1633,2 | 1415,5 |
| 1935 | Linola-Fett Ölbad | 74,3 | 1547,5 | 3432,3 |
| 1936 | Cotrimox-Wolff | 74,3 | 735,4 | 527,3 |
| 1937 | Respicort | 74,0 | 6443,0 | 4709,0 |
| 1938 | Hirudoid/-forte | 74,0 | 1736,4 | 2765,0 |
| 1939 | Epivir | 73,9 | 42773,6 | 2179,5 |
| 1940 | Nifeclair | 73,9 | 2544,9 | 3999,4 |
| 1941 | Fluanxol 0,5 mg | 73,8 | 1252,3 | 1229,3 |
| 1942 | panthenol von ct | 73,8 | 423,3 | 1954,6 |
| 1943 | Maprotilin Neurax | 73,7 | 2082,5 | 2305,0 |
| 1944 | Karil | 73,7 | 11392,6 | 602,8 |
| 1945 | Myko Cordes Creme etc. | 73,7 | 962,4 | 1526,9 |
| 1946 | ASS-light | 73,6 | 427,4 | 7151,9 |
| 1947 | Fusid | 73,6 | 2763,1 | 12782,5 |
| 1948 | Aciclostad | 73,6 | 5627,7 | 369,4 |
| 1949 | DCCK | 73,6 | 4129,6 | 4045,4 |
| 1950 | Ospolot | 73,4 | 5578,8 | 1504,4 |
| | Summe | 653531,9 | 30595041,0 | 24411948,6 |
| | Kumulativer Anteil | 87,23% | 80,91% | 87,87% |

**Tabelle 55.8:** Führende Arzneimittel 2000 nach Verordnungen (Fortsetzung)

| Rang | Präparat | Verordnung in Tsd. | Umsatz in Tsd. DM | DDD in Tsd. |
|---|---|---:|---:|---:|
| 1951 | Carbabeta retard | 73,4 | 5695,9 | 3336,6 |
| 1952 | Mg 5-Longoral/Granulat | 73,4 | 1745,1 | 2789,0 |
| 1953 | Bricanyl Aerosol | 73,3 | 2469,3 | 2982,3 |
| 1954 | Dolgit Diclo | 73,1 | 685,1 | 1583,7 |
| 1955 | Surgam | 73,0 | 4076,5 | 1985,7 |
| 1956 | Ultralan-oral | 72,9 | 6214,9 | 3643,3 |
| 1957 | Diprosalic | 72,8 | 4778,7 | 1928,3 |
| 1958 | Neobac | 72,7 | 692,3 | 164,6 |
| 1959 | Kytta Balsam f | 72,6 | 1344,8 | 2106,9 |
| 1960 | Sandrena | 72,6 | 3996,9 | 5586,7 |
| 1961 | Atacand plus | 72,4 | 13952,1 | 4969,0 |
| 1962 | Acetabs | 72,3 | 680,9 | 848,4 |
| 1963 | Kavacur | 72,3 | 1806,8 | 2185,6 |
| 1964 | Udrik | 72,3 | 7490,1 | 5186,2 |
| 1965 | Methiotrans | 72,3 | 4524,9 | 1417,1 |
| 1966 | Cholagogum F | 72,3 | 4548,1 | 2032,3 |
| 1967 | Tofranil | 72,1 | 2363,8 | 1146,9 |
| 1968 | Bondiol | 72,0 | 7184,8 | 2865,9 |
| 1969 | Bronchicum plus | 72,0 | 1687,3 | 352,9 |
| 1970 | Siccapos | 72,0 | 628,9 | 3228,0 |
| 1971 | Timolol-POS | 71,8 | 1710,5 | 5131,2 |
| 1972 | Azufibrat | 71,7 | 4515,9 | 3693,4 |
| 1973 | Osanit | 71,7 | 777,8 | 336,0 |
| 1974 | Cellidrin | 71,6 | 1606,7 | 4397,1 |
| 1975 | Simplotan Tabl. | 71,4 | 1868,6 | 100,2 |
| 1976 | sotalol von ct | 71,4 | 3406,1 | 4257,9 |
| 1977 | Nystatin Stada | 71,3 | 3573,0 | 1591,1 |
| 1978 | Molsiket | 71,3 | 3494,0 | 6243,4 |
| 1979 | Protactyl | 71,3 | 1234,7 | 366,0 |
| 1980 | Molsidomin Stada | 71,3 | 2716,7 | 6263,6 |
| 1981 | Flexase | 71,0 | 1347,8 | 1142,4 |
| 1982 | Complamin | 71,0 | 2660,0 | 1564,7 |
| 1983 | Acemetacin Stada | 71,0 | 2570,7 | 1819,4 |
| 1984 | Lomaherpan | 70,9 | 1025,0 | 1182,2 |
| 1985 | Sanasepton | 70,9 | 1804,8 | 512,5 |
| 1986 | Atebeta | 70,8 | 2070,6 | 4088,1 |
| 1987 | stas Hustenlöser | 70,8 | 504,2 | 430,4 |
| 1988 | Nitrensal | 70,7 | 1197,9 | 5410,7 |
| 1989 | Tetrilin | 70,6 | 606,2 | 865,6 |
| 1990 | Gingobeta | 70,5 | 3055,3 | 2039,2 |
| 1991 | Maprolu | 70,5 | 1582,3 | 1674,1 |
| 1992 | AH3 N | 70,4 | 2105,5 | 1049,4 |
| 1993 | Isoptin RR plus | 70,4 | 8399,7 | 6355,2 |
| 1994 | pentox von ct | 70,3 | 3303,7 | 2524,5 |
| 1995 | Disalunil | 70,2 | 2877,7 | 5590,8 |
| 1996 | Dexa Loscon mono | 70,2 | 2779,6 | 1575,6 |
| 1997 | Magnesium-Diasporal 150 | 70,1 | 1693,0 | 2770,9 |
| 1998 | Viburcol | 70,1 | 572,0 | 351,3 |
| 1999 | Kollateral A+E Drag. | 70,1 | 4331,1 | 2116,2 |
| 2000 | Zinksalbe von ct | 70,1 | 616,2 | 1467,4 |
| | Summe | 657109,0 | 30741615,5 | 24539198,6 |
| | Kumulativer Anteil | 87,71% | 81,30% | 88,33% |

**Tabelle 55.8:** Führende Arzneimittel 2000 nach Verordnungen (Fortsetzung)

| Rang | Präparat | Verordnung in Tsd. | Umsatz in Tsd. DM | DDD in Tsd. |
|---|---|---|---|---|
| 2001 | Ubretid | 70,1 | 8244,2 | 3044,6 |
| 2002 | toxi-loges Tropfen | 70,0 | 1459,1 | 1762,8 |
| 2003 | Espa Tussin | 70,0 | 684,3 | 664,5 |
| 2004 | Kytta Thermopack | 70,0 | 2591,3 | 1049,8 |
| 2005 | Myxofat | 70,0 | 1139,6 | 1296,5 |
| 2006 | Sifrol | 69,9 | 25155,6 | 1387,2 |
| 2007 | Remederm Widmer | 69,9 | 1941,9 | 6051,8 |
| 2008 | Dispadex comp. | 69,9 | 744,1 | 1398,5 |
| 2009 | Benzbromaron-ratiopharm | 69,9 | 1285,4 | 6014,0 |
| 2010 | Infectotrimet | 69,8 | 1315,0 | 424,0 |
| 2011 | Azathioprin-ratiopharm | 69,7 | 13307,6 | 2127,3 |
| 2012 | Hepa-Merz Amp./Gran./Kautbl. | 69,6 | 15578,6 | 1830,5 |
| 2013 | Panchelidon | 69,5 | 3487,7 | 1470,9 |
| 2014 | Juvental | 69,3 | 2455,2 | 3538,0 |
| 2015 | Lanicor | 69,3 | 1256,4 | 6324,6 |
| 2016 | Triapten | 69,2 | 1963,4 | 297,1 |
| 2017 | Sanasthmyl | 69,2 | 4509,5 | 1736,6 |
| 2018 | Pentasa | 69,1 | 20668,2 | 4499,1 |
| 2019 | Aureomycin Salbe | 69,1 | 1520,9 | 1151,6 |
| 2020 | Daktar Creme etc. | 69,1 | 1663,3 | 1155,6 |
| 2021 | Optidorm | 69,1 | 1450,0 | 1126,3 |
| 2022 | Elantan | 69,0 | 5546,6 | 6182,3 |
| 2023 | Homviotensin | 69,0 | 2622,2 | 6550,4 |
| 2024 | Ivel | 68,9 | 2178,2 | 2738,1 |
| 2025 | Calcium D3 Stada | 68,9 | 2752,0 | 3444,4 |
| 2026 | Miroton | 68,8 | 2187,2 | 1610,8 |
| 2027 | Hydrocortison Jenapharm | 68,6 | 7036,8 | 2100,2 |
| 2028 | Amantadin-ratiopharm | 68,5 | 3044,8 | 3700,2 |
| 2029 | Teneretic | 68,5 | 7359,9 | 6270,4 |
| 2030 | Babylax | 68,5 | 637,8 | 223,1 |
| 2031 | Tetramdura | 68,4 | 1337,5 | 851,5 |
| 2032 | Magnesium 500 von ct | 68,4 | 824,7 | 951,9 |
| 2033 | Calcilac KT | 68,4 | 2626,5 | 3223,2 |
| 2034 | Rheumon | 68,4 | 1239,3 | 690,2 |
| 2035 | Hydrocortison Hoechst | 68,4 | 8674,7 | 2206,0 |
| 2036 | Bezafibrat Heumann | 68,3 | 3828,1 | 2975,7 |
| 2037 | CellCept | 67,9 | 76843,1 | 2221,8 |
| 2038 | Rani-Puren | 67,9 | 3331,6 | 2597,1 |
| 2039 | Trenantone | 67,9 | 109540,7 | 6913,2 |
| 2040 | Tavegil Gel | 67,8 | 675,8 | 539,7 |
| 2041 | Uro-Nebacetin N | 67,8 | 6148,1 | 678,0 |
| 2042 | Echinacea-ratioph. Tbl./Tr. | 67,8 | 436,1 | 789,7 |
| 2043 | Symbioflor II | 67,7 | 2071,2 | 1835,6 |
| 2044 | Dexa-Allvoran Amp. | 67,7 | 556,3 | 445,6 |
| 2045 | Norethisteron Jenapharm | 67,6 | 806,2 | 3134,9 |
| 2046 | Soventol Gel | 67,6 | 640,0 | 507,1 |
| 2047 | Milupa GES | 67,6 | 503,5 | 135,2 |
| 2048 | Ampicillin-ratiopharm | 67,6 | 1888,6 | 529,6 |
| 2049 | Zopidorm | 67,5 | 1491,1 | 1226,5 |
| 2050 | Heuschnupfenmittel DHU | 67,4 | 1811,3 | 4009,4 |
| | Summe | 660547,8 | 31112676,7 | 24656831,9 |
| | Kumulativer Anteil | 88,16% | 82,28% | 88,75% |

**Tabelle 55.8:** Führende Arzneimittel 2000 nach Verordnungen (Fortsetzung)

| Rang | Präparat | Verordnung in Tsd. | Umsatz in Tsd. DM | DDD in Tsd. |
|---|---|---|---|---|
| 2051 | Neuro-Lichtenstein | 67,4 | 817,4 | 1367,9 |
| 2052 | Berniter | 67,4 | 2115,0 | 7403,9 |
| 2053 | Zaditen | 67,3 | 2551,3 | 2130,3 |
| 2054 | Enzynorm forte | 67,2 | 4147,2 | 2113,6 |
| 2055 | Haematopan | 67,2 | 1832,8 | 1597,7 |
| 2056 | amitriptylin von ct | 67,1 | 1289,3 | 1964,4 |
| 2057 | Ticlopidin-ratiopharm | 67,1 | 9769,4 | 2748,7 |
| 2058 | Melperon beta | 67,0 | 1851,0 | 523,1 |
| 2059 | LentoNit | 67,0 | 1193,0 | 7872,1 |
| 2060 | M Long | 66,9 | 15299,7 | 1654,6 |
| 2061 | Doreperol N | 66,9 | 846,0 | 282,1 |
| 2062 | Lösnesium | 66,9 | 2241,1 | 2014,2 |
| 2063 | Borocarpin S | 66,4 | 1019,3 | 4719,4 |
| 2064 | Furanthril | 66,4 | 1363,1 | 6876,1 |
| 2065 | Quensyl | 66,2 | 3286,0 | 1749,7 |
| 2066 | Biciron | 66,1 | 493,1 | 6609,0 |
| 2067 | Indo-Phlogont | 66,0 | 1339,5 | 1631,8 |
| 2068 | Schnupfen Endrine | 65,8 | 345,2 | 1039,4 |
| 2069 | Amoclav/ -forte | 65,8 | 4012,0 | 409,6 |
| 2070 | Amilorid comp.-ratiopharm | 65,7 | 1049,2 | 5534,8 |
| 2071 | Levopar | 65,6 | 3047,8 | 709,5 |
| 2072 | Glucobon | 65,6 | 1965,4 | 2879,0 |
| 2073 | Noctazepam | 65,5 | 410,8 | 529,2 |
| 2074 | ISMN Heumann | 65,3 | 3148,6 | 4692,8 |
| 2075 | Uro-Tablinen | 65,3 | 1393,4 | 1120,5 |
| 2076 | Metavirulent | 65,2 | 1189,3 | 2416,1 |
| 2077 | Syntestan | 65,2 | 7018,8 | 2606,5 |
| 2078 | Döderlein Med | 65,2 | 1261,0 | 651,8 |
| 2079 | Lomir | 65,1 | 8920,0 | 5200,5 |
| 2080 | Siozwo N | 65,1 | 516,1 | 930,1 |
| 2081 | Konakion | 64,9 | 1600,7 | 1213,4 |
| 2082 | Pankreatin-ratiopharm | 64,9 | 5843,0 | 716,1 |
| 2083 | Exoderil | 64,8 | 1660,3 | 1934,4 |
| 2084 | Alpha-Lipon Stada | 64,8 | 7085,4 | 3490,4 |
| 2085 | Rebetol | 64,8 | 103951,7 | 1413,0 |
| 2086 | Calcivit D | 64,8 | 2847,2 | 2480,2 |
| 2087 | Ginkodilat | 64,7 | 3063,3 | 2039,7 |
| 2088 | Metysolon | 64,7 | 3581,7 | 2769,9 |
| 2089 | Topamax | 64,7 | 18792,1 | 1261,3 |
| 2090 | Asasantin | 64,6 | 5246,3 | 1748,5 |
| 2091 | Betasemid | 64,6 | 9763,0 | 5880,7 |
| 2092 | Procto-Kaban | 64,6 | 1436,4 | 679,6 |
| 2093 | Magnesium-Optopan | 64,6 | 711,3 | 1615,1 |
| 2094 | Acular | 64,4 | 2765,9 | 2075,5 |
| 2095 | Cerson | 64,4 | 1739,3 | 2459,3 |
| 2096 | Tramadol-Lichtenstein | 64,4 | 1632,3 | 627,8 |
| 2097 | Doxepin Holsten | 64,0 | 2317,6 | 1876,7 |
| 2098 | Gabrilen Gel | 64,0 | 754,7 | 581,9 |
| 2099 | Pregnesin | 64,0 | 4575,1 | 3839,3 |
| 2100 | Phlebodril Kaps. | 63,9 | 2553,1 | 1510,7 |
| | Summe | 663825,4 | 31380328,9 | 24779023,7 |
| | Kumulativer Anteil | 88,60% | 82,99% | 89,19% |

**Tabelle 55.8:** Führende Arzneimittel 2000 nach Verordnungen (Fortsetzung)

| Rang | Präparat | Verordnung in Tsd. | Umsatz in Tsd. DM | DDD in Tsd. |
|---|---|---|---|---|
| 2101 | Thomasin | 63,9 | 2118,3 | 1789,7 |
| 2102 | Diltiuc | 63,9 | 4406,6 | 2688,9 |
| 2103 | Allergocrom Augentropfen | 63,9 | 941,6 | 1175,7 |
| 2104 | Cholecysmon-Dragees | 63,8 | 1498,5 | 2571,6 |
| 2105 | Capto-1A Pharma | 63,8 | 1327,6 | 3793,8 |
| 2106 | Euphrasia Augentropfen | 63,7 | 946,3 | 694,3 |
| 2107 | Ostochont Gel/Salbe | 63,6 | 1558,5 | 1590,3 |
| 2108 | Mono Praecimed | 63,6 | 243,6 | 274,4 |
| 2109 | Eatan N | 63,6 | 761,8 | 2496,0 |
| 2110 | MSI Mundipharma | 63,5 | 6121,5 | 776,8 |
| 2111 | Isomol Pulver | 63,5 | 2616,0 | 831,6 |
| 2112 | zopiclon von ct | 63,5 | 1239,6 | 1014,7 |
| 2113 | Azulon | 63,5 | 1130,3 | 1099,1 |
| 2114 | Allergodil Tabs | 63,4 | 1800,8 | 1172,1 |
| 2115 | Tridin forte | 63,4 | 5384,2 | 3169,0 |
| 2116 | Stiemycine | 63,4 | 974,5 | 888,7 |
| 2117 | Psyquil | 63,3 | 1811,1 | 1002,8 |
| 2118 | Tardyferon | 63,3 | 1775,2 | 1527,7 |
| 2119 | Magaldrat Heumann | 63,3 | 982,0 | 390,3 |
| 2120 | Polybion N | 63,2 | 792,2 | 580,1 |
| 2121 | Baldrian-Dispert/-Stark | 63,1 | 1069,1 | 997,3 |
| 2122 | Nystatin Lederle Creme etc. | 63,1 | 1311,8 | 930,7 |
| 2123 | Candio-Hermal Drag. etc. | 63,0 | 1554,2 | 239,1 |
| 2124 | Imap | 63,0 | 4210,5 | 1400,5 |
| 2125 | Polysept Lösung | 63,0 | 422,8 | 705,5 |
| 2126 | Procyclo | 63,0 | 3303,3 | 5174,1 |
| 2127 | Nivadil | 63,0 | 10034,5 | 6812,5 |
| 2128 | Doxy Lindoxyl | 63,0 | 520,0 | 653,5 |
| 2129 | Sulp | 63,0 | 3018,7 | 526,3 |
| 2130 | Valdispert | 62,9 | 1046,0 | 1019,8 |
| 2131 | Pinimenthol | 62,9 | 892,0 | 1309,0 |
| 2132 | Visken | 62,7 | 3609,3 | 2020,4 |
| 2133 | Corto-Tavegil Gel | 62,7 | 1423,3 | 816,4 |
| 2134 | Megalac Almasilat | 62,5 | 1340,1 | 436,3 |
| 2135 | Allomaron | 62,5 | 3934,1 | 5702,7 |
| 2136 | Mictonetten | 62,5 | 3676,4 | 731,1 |
| 2137 | Timpilo | 62,5 | 6435,7 | 4632,0 |
| 2138 | Verapamil-Hennig | 62,5 | 2839,7 | 3804,5 |
| 2139 | Dexpanthenol Heumann | 62,4 | 473,1 | 1348,0 |
| 2140 | Locacorten-Vioform | 62,4 | 2115,6 | 595,1 |
| 2141 | Cotrim Diolan | 62,4 | 414,6 | 535,5 |
| 2142 | Campral | 62,4 | 8056,4 | 1221,7 |
| 2143 | Rentibloc | 62,4 | 3282,6 | 3292,1 |
| 2144 | Frubilurgyl | 62,4 | 708,7 | 244,6 |
| 2145 | Climarest plus | 62,2 | 2914,3 | 4967,8 |
| 2146 | Dexabene Amp. | 62,1 | 914,7 | 808,1 |
| 2147 | Paracetamol 1A-Pharma | 62,1 | 212,3 | 310,3 |
| 2148 | Vagisan | 62,0 | 927,0 | 434,1 |
| 2149 | Traumon | 61,9 | 875,9 | 607,7 |
| 2150 | Imeson | 61,9 | 457,3 | 1201,5 |
| | Summe | 666974,1 | 31490753,2 | 24862029,5 |
| | Kumulativer Anteil | 89,02% | 83,28% | 89,49% |

**Tabelle 55.8:** Führende Arzneimittel 2000 nach Verordnungen (Fortsetzung)

| Rang | Präparat | Verordnung in Tsd. | Umsatz in Tsd. DM | DDD in Tsd. |
|---|---|---|---|---|
| 2151 | Dipidolor | 61,8 | 1301,8 | 103,0 |
| 2152 | Coleb | 61,7 | 7462,6 | 8352,7 |
| 2153 | Medikinet | 61,7 | 2435,1 | 874,4 |
| 2154 | traumanase/-forte Drag. | 61,7 | 4671,4 | 451,4 |
| 2155 | Glycilax | 61,7 | 398,7 | 303,6 |
| 2156 | Klysma-Salinisch | 61,6 | 555,6 | 61,6 |
| 2157 | Migralave N | 61,5 | 1858,4 | 1186,2 |
| 2158 | Aniflazym | 61,4 | 2349,1 | 441,1 |
| 2159 | Metformin-Lich | 61,4 | 1869,8 | 2715,6 |
| 2160 | TicoVac | 61,3 | 3242,2 | 61,3 |
| 2161 | Mundisal | 61,3 | 607,7 | 1222,2 |
| 2162 | Biomagnesin | 61,3 | 1267,6 | 1239,1 |
| 2163 | Johanniskraut-ratiopharm | 61,3 | 1847,2 | 2513,7 |
| 2164 | Reparil-Gel N | 61,2 | 1153,1 | 1881,9 |
| 2165 | Aknichthol N/-soft N | 61,0 | 1971,3 | 1354,2 |
| 2166 | Delicia Delitex | 60,8 | 941,5 | 607,6 |
| 2167 | Mirfulan Spray N | 60,7 | 1009,9 | 3036,6 |
| 2168 | Pentohexal | 60,7 | 3010,3 | 2405,0 |
| 2169 | PVP-Jod Lichtenstein | 60,7 | 765,4 | 786,5 |
| 2170 | Tyrosur Gel | 60,7 | 607,7 | 146,4 |
| 2171 | DNCG Mundipharma | 60,7 | 3871,5 | 917,7 |
| 2172 | Spasmo-Cibalgin S | 60,7 | 1757,8 | 316,3 |
| 2173 | Doxy plus Stada | 60,6 | 742,7 | 636,2 |
| 2174 | Cassadan | 60,6 | 1191,3 | 1082,8 |
| 2175 | Litalir | 60,5 | 20478,3 | 1727,7 |
| 2176 | Cisday | 60,4 | 4287,1 | 7396,3 |
| 2177 | Defluina peri | 60,3 | 4251,1 | 1226,4 |
| 2178 | Timosine | 60,2 | 3799,1 | 6198,8 |
| 2179 | Clarityne | 60,2 | 2919,7 | 2060,8 |
| 2180 | Epaq Dosieraerosol | 60,2 | 1581,8 | 2172,4 |
| 2181 | NovaStep | 60,2 | 1564,9 | 4977,9 |
| 2182 | Nystaderm-comp. | 60,0 | 1373,4 | 577,0 |
| 2183 | DNCG Trom | 59,9 | 3422,6 | 1040,9 |
| 2184 | Septacord | 59,9 | 1726,7 | 1249,5 |
| 2185 | Evista | 59,9 | 13627,0 | 4139,5 |
| 2186 | Curatoderm | 59,8 | 6130,1 | 2910,9 |
| 2187 | Osspulvit S | 59,7 | 1119,4 | 808,4 |
| 2188 | Berlinsulin H Basal | 59,7 | 9059,2 | 3208,3 |
| 2189 | Nifedipin Verla | 59,7 | 1789,8 | 2572,1 |
| 2190 | Metformin AL | 59,6 | 1827,8 | 2684,5 |
| 2191 | Allo. comp.-ratiopharm | 59,5 | 2969,1 | 5634,6 |
| 2192 | Avonex | 59,5 | 132606,4 | 1661,1 |
| 2193 | Cef Diolan | 59,5 | 2114,3 | 317,3 |
| 2194 | Nitrendipin AL | 59,4 | 867,5 | 4117,7 |
| 2195 | budesonid von ct Dosier. | 59,3 | 2598,6 | 2296,2 |
| 2196 | Lafol | 59,3 | 1083,4 | 4435,9 |
| 2197 | Hypericum Stada | 59,3 | 2123,6 | 3752,2 |
| 2198 | Veno SL | 59,2 | 2388,7 | 1524,2 |
| 2199 | Ferrum Verla | 59,2 | 866,7 | 699,4 |
| 2200 | Avandia | 59,1 | 12930,2 | 2891,9 |
| | Summe | 669995,6 | 31777149,3 | 24967008,2 |
| | Kumulativer Anteil | 89,43% | 84,04% | 89,87% |

**Tabelle 55.8:** Führende Arzneimittel 2000 nach Verordnungen (Fortsetzung)

| Rang | Präparat | Verordnung in Tsd. | Umsatz in Tsd. DM | DDD in Tsd. |
|---|---|---|---|---|
| 2201 | Dexahexal | 59,1 | 730,7 | 802,7 |
| 2202 | Zopiclon-neuraxpharm | 59,1 | 1215,4 | 1007,3 |
| 2203 | Kaliumiodid BC | 59,0 | 850,2 | 7419,0 |
| 2204 | Metoprolol-1A Pharma | 59,0 | 1759,3 | 3007,9 |
| 2205 | Eryfer comp. | 59,0 | 1845,4 | 1762,1 |
| 2206 | Gyno-Daktar | 58,9 | 1258,4 | 412,6 |
| 2207 | Lopresor | 58,9 | 3377,1 | 2440,2 |
| 2208 | Nitro Mack | 58,9 | 2216,3 | 3326,5 |
| 2209 | UTK | 58,9 | 4160,4 | 5866,4 |
| 2210 | Antagonil | 58,8 | 5848,8 | 1510,2 |
| 2211 | Kavosporal Forte | 58,8 | 2497,8 | 1707,5 |
| 2212 | Infectosoor Mundgel | 58,7 | 952,3 | 128,3 |
| 2213 | Sibelium | 58,7 | 4251,8 | 2154,9 |
| 2214 | Klimadynon | 58,7 | 1300,9 | 2773,1 |
| 2215 | HCT-Beta | 58,6 | 809,3 | 3399,5 |
| 2216 | Proteozym | 58,6 | 851,4 | 266,5 |
| 2217 | Natriumhydrogencarbonat Fre. | 58,5 | 3245,0 | 1672,4 |
| 2218 | Zovirax oral/i.v. | 58,5 | 7237,9 | 159,5 |
| 2219 | Globocef | 58,4 | 4050,4 | 398,5 |
| 2220 | Coronorm | 58,3 | 1482,5 | 2935,1 |
| 2221 | Mobiforton | 58,3 | 1099,6 | 657,9 |
| 2222 | Osmil | 58,3 | 2545,7 | 4708,9 |
| 2223 | Plastufer | 58,2 | 1925,4 | 1807,8 |
| 2224 | Uvalysat | 58,2 | 719,8 | 337,3 |
| 2225 | Posorutin Augentropfen | 58,2 | 554,2 | 3881,2 |
| 2226 | Trama AbZ | 58,2 | 1667,1 | 726,6 |
| 2227 | Zalain | 58,0 | 1280,8 | 908,6 |
| 2228 | Klimaktoplant H | 58,0 | 1976,5 | 3090,0 |
| 2229 | Vitamin D3- Hevert | 58,0 | 702,7 | 11021,2 |
| 2230 | Ergocalm | 58,0 | 1088,1 | 2077,1 |
| 2231 | PulmiDur | 57,9 | 3075,9 | 3512,3 |
| 2232 | Serenoa-ratiopharm | 57,8 | 2990,3 | 5095,1 |
| 2233 | Dysurgal N | 57,7 | 2045,6 | 1786,3 |
| 2234 | Laubeel | 57,6 | 1224,1 | 1350,0 |
| 2235 | Lygal Kopftinktur | 57,5 | 1139,2 | 767,1 |
| 2236 | Bifomyk | 57,5 | 840,4 | 1311,3 |
| 2237 | Tilade | 57,5 | 5420,6 | 1937,1 |
| 2238 | Isotonische NaCl-Lsg.Jenaph. | 57,5 | 620,5 | 574,8 |
| 2239 | Metronidazol-ratiopharm | 57,5 | 1035,4 | 178,8 |
| 2240 | Vividrin Nasenspray | 57,4 | 803,3 | 430,3 |
| 2241 | A.T. 10 | 57,4 | 9819,1 | 3431,0 |
| 2242 | Anusol | 57,3 | 1008,0 | 673,4 |
| 2243 | Diclofenac Atid | 57,3 | 438,6 | 1037,7 |
| 2244 | Navoban | 57,2 | 17127,7 | 260,5 |
| 2245 | Tampositorien H | 57,2 | 822,7 | 258,3 |
| 2246 | Glysan | 57,2 | 990,8 | 399,3 |
| 2247 | Amoxicillin-ratiopharm comp. | 57,2 | 4026,1 | 405,8 |
| 2248 | Glandosane | 57,2 | 1547,2 | 412,2 |
| 2249 | Östro-Primolut | 57,1 | 548,5 | 685,3 |
| 2250 | Neurobion N | 57,0 | 1406,2 | 1054,9 |
| | Summe | 672900,5 | 31897580,7 | 25064936,3 |
| | Kumulativer Anteil | 89,81% | 84,36% | 90,22% |

**Tabelle 55.8:** Führende Arzneimittel 2000 nach Verordnungen (Fortsetzung)

| Rang | Präparat | Verordnung in Tsd. | Umsatz in Tsd. DM | DDD in Tsd. |
|---|---|---|---|---|
| 2251 | ferro sanol gyn | 57,0 | 1437,1 | 2427,1 |
| 2252 | Vitamin B12 Jenapharm | 57,0 | 785,7 | 26487,5 |
| 2253 | Monopur | 56,8 | 2619,3 | 4776,3 |
| 2254 | Fadul | 56,8 | 2001,8 | 1828,7 |
| 2255 | Frubiase Calcium forte | 56,8 | 3182,0 | 1202,5 |
| 2256 | silymarin von ct | 56,8 | 3634,9 | 686,7 |
| 2257 | Oxazepam Stada | 56,8 | 477,1 | 448,8 |
| 2258 | Erysec | 56,7 | 3067,7 | 401,5 |
| 2259 | Ortho-Gynest | 56,7 | 801,4 | 2220,0 |
| 2260 | Roferon | 56,6 | 115514,1 | 2093,6 |
| 2261 | Leptilan | 56,6 | 4325,0 | 1830,2 |
| 2262 | ibudolor | 56,5 | 567,0 | 329,5 |
| 2263 | Clabin N/plus | 56,5 | 597,9 | 2554,3 |
| 2264 | Dequonal | 56,5 | 696,5 | 621,4 |
| 2265 | Octenisept | 56,4 | 1223,3 | 22308,5 |
| 2266 | Syneudon | 56,4 | 1460,7 | 2039,1 |
| 2267 | Transbronchin | 56,4 | 1088,7 | 501,4 |
| 2268 | Sermion | 56,3 | 9646,8 | 4881,2 |
| 2269 | Spiro-D-Tablinen | 56,3 | 3839,3 | 3977,7 |
| 2270 | Hisfedin | 56,2 | 1096,3 | 887,0 |
| 2271 | Felden Top | 56,2 | 897,4 | 1373,7 |
| 2272 | Aclinda | 56,2 | 2297,0 | 222,8 |
| 2273 | Cordes Beta | 56,1 | 1291,4 | 1365,1 |
| 2274 | Arbid N | 56,1 | 451,2 | 75,1 |
| 2275 | Delgesic | 56,1 | 748,7 | 428,0 |
| 2276 | Nitrazepam AL | 56,0 | 331,6 | 1346,2 |
| 2277 | Dexa Biciron | 56,0 | 1040,0 | 1867,7 |
| 2278 | Corsotalol | 56,0 | 3412,1 | 3652,8 |
| 2279 | Urbason solubile | 56,0 | 4822,5 | 1638,2 |
| 2280 | Celestan-V | 55,9 | 2251,6 | 975,3 |
| 2281 | DHE-ratiopharm | 55,9 | 1693,0 | 2570,7 |
| 2282 | Famotidin-ratiopharm | 55,9 | 1917,0 | 1743,7 |
| 2283 | Betavert | 55,9 | 1233,3 | 1433,0 |
| 2284 | Loperamid AL | 55,8 | 384,5 | 174,7 |
| 2285 | Sabril | 55,7 | 16352,4 | 1817,3 |
| 2286 | Diclofenac-Wolff | 55,6 | 801,3 | 1444,3 |
| 2287 | Colina spezial | 55,5 | 1510,2 | 413,3 |
| 2288 | Dexamethason LAW | 55,5 | 1441,7 | 2011,9 |
| 2289 | Aciclovir AL Creme | 55,4 | 395,9 | 221,5 |
| 2290 | IntronA | 55,4 | 109983,4 | 1885,6 |
| 2291 | Brasivil | 55,4 | 1151,3 | 2767,6 |
| 2292 | Nora-ratiopharm | 55,3 | 1011,2 | 4456,2 |
| 2293 | Diprosis | 55,3 | 2034,9 | 1739,5 |
| 2294 | Exelon | 55,2 | 15320,9 | 1267,3 |
| 2295 | Fevarin | 55,2 | 9635,8 | 2509,8 |
| 2296 | Kohle-Compretten/Granulat | 55,2 | 751,8 | 99,4 |
| 2297 | Lepinal/Lepinaletten | 55,1 | 449,9 | 1258,7 |
| 2298 | Pankreaplex Neu | 55,0 | 937,0 | 566,8 |
| 2299 | Virzin | 55,0 | 3094,6 | 251,2 |
| 2300 | Ginkgo Duopharm | 55,0 | 1871,5 | 1718,1 |
| | Summe | 675701,9 | 32245158,5 | 25190734,3 |
| | Kumulativer Anteil | 90,19% | 85,28% | 90,68% |

**Tabelle 55.8:** Führende Arzneimittel 2000 nach Verordnungen (Fortsetzung)

| Rang | Präparat | Verordnung in Tsd. | Umsatz in Tsd. DM | DDD in Tsd. |
|---|---|---|---|---|
| 2301 | Fluoril | 54,9 | 2529,4 | 2183,9 |
| 2302 | Paediamuc | 54,9 | 292,8 | 498,5 |
| 2303 | Cuxanorm | 54,9 | 1559,4 | 3034,9 |
| 2304 | Betaisodona Vaginal | 54,8 | 2131,3 | 960,9 |
| 2305 | Candio-Hermal Plus | 54,8 | 2056,6 | 622,1 |
| 2306 | Menogon | 54,7 | 21911,1 | 2632,0 |
| 2307 | Tetrazepam Stada | 54,7 | 733,9 | 498,6 |
| 2308 | Frubienzym | 54,6 | 516,3 | 197,6 |
| 2309 | Otosporin | 54,5 | 788,0 | 622,3 |
| 2310 | Perivar/ -Forte | 54,4 | 3626,2 | 2402,3 |
| 2311 | Corti-Dynexan Gel | 54,4 | 751,4 | 1091,5 |
| 2312 | Spasuret | 54,3 | 3239,4 | 846,8 |
| 2313 | paracet comp. von ct | 54,3 | 284,7 | 157,0 |
| 2314 | Gastrotranquil | 54,3 | 446,3 | 539,1 |
| 2315 | Allo AbZ | 54,2 | 768,9 | 2904,6 |
| 2316 | Anaesthesin/ -N forte | 54,2 | 1953,5 | 1707,8 |
| 2317 | almag von ct Suspension | 54,0 | 1264,8 | 553,8 |
| 2318 | Nystaderm Mundgel | 53,9 | 765,8 | 318,9 |
| 2319 | Omeprazol AL | 53,9 | 5577,3 | 1924,4 |
| 2320 | Clomhexal | 53,9 | 1841,7 | 2991,7 |
| 2321 | Venopyronum N forte/retard | 53,7 | 4240,2 | 2173,1 |
| 2322 | Glibenbeta | 53,6 | 579,4 | 3160,6 |
| 2323 | doxazosin von ct | 53,6 | 4780,1 | 3395,3 |
| 2324 | Sustiva | 53,6 | 50780,4 | 1590,7 |
| 2325 | Xapro | 53,5 | 828,9 | 11305,0 |
| 2326 | Progastrit | 53,5 | 955,1 | 519,7 |
| 2327 | Erythromycin Heumann | 53,5 | 1233,0 | 467,3 |
| 2328 | Azutrimazol Creme | 53,5 | 538,5 | 1016,3 |
| 2329 | Actonel 5 | 53,5 | 8520,6 | 2602,5 |
| 2330 | Nifelat | 53,4 | 2113,7 | 2713,3 |
| 2331 | OeKolp Tabl. | 53,4 | 1514,1 | 3168,1 |
| 2332 | Thyrozol | 53,4 | 981,7 | 3440,8 |
| 2333 | Aknemycin Emulsion | 53,4 | 1116,0 | 445,0 |
| 2334 | Raniprotect | 53,4 | 2466,5 | 2191,9 |
| 2335 | Atenolol-ratiopharm comp. | 53,3 | 4472,2 | 4502,3 |
| 2336 | Indomet-m-ratiopharm | 53,3 | 611,5 | 771,6 |
| 2337 | Neuro Stada | 53,3 | 854,5 | 1733,9 |
| 2338 | Thevier | 53,2 | 919,2 | 2037,2 |
| 2339 | Stas Nasenspray/Tropfen | 53,0 | 258,9 | 735,7 |
| 2340 | Tetragynon | 53,0 | 800,5 | 53,0 |
| 2341 | Minakne | 52,9 | 2147,1 | 814,1 |
| 2342 | Minocyclin-ratiopharm | 52,9 | 2224,3 | 803,1 |
| 2343 | Ulnor | 52,9 | 5087,5 | 1753,0 |
| 2344 | Betagentam | 52,9 | 527,7 | 1057,4 |
| 2345 | Mino-Wolff | 52,9 | 2224,5 | 713,9 |
| 2346 | Tamokadin | 52,8 | 6390,6 | 5319,7 |
| 2347 | Isotrex Gel/ -Creme | 52,8 | 1430,0 | 1206,1 |
| 2348 | Gent Ophtal | 52,8 | 388,0 | 1107,8 |
| 2349 | Lipo-Merz | 52,8 | 6645,2 | 4643,5 |
| 2350 | Dihydergot plus | 52,7 | 2956,3 | 2455,1 |
| | Summe | 678386,5 | 32416783,4 | 25285320,4 |
| | Kumulativer Anteil | 90,55% | 85,73% | 91,02% |

**Tabelle 55.8:** Führende Arzneimittel 2000 nach Verordnungen (Fortsetzung)

| Rang | Präparat | Verordnung in Tsd. | Umsatz in Tsd. DM | DDD in Tsd. |
|---|---|---|---|---|
| 2351 | Resochin | 52,7 | 2114,7 | 1175,0 |
| 2352 | Amiohexal | 52,7 | 10039,5 | 3952,2 |
| 2353 | diazep von ct | 52,6 | 162,9 | 1063,3 |
| 2354 | Arubendol Salbutamol | 52,6 | 1471,4 | 1972,7 |
| 2355 | Nifurantin B6 | 52,5 | 1763,2 | 432,4 |
| 2356 | Topsym/-F | 52,5 | 1512,2 | 1248,1 |
| 2357 | Nitrendimerck | 52,4 | 1239,6 | 3679,5 |
| 2358 | Partusisten | 52,3 | 2506,1 | 545,9 |
| 2359 | Angocin Anti-Infect N | 52,3 | 1129,6 | 364,4 |
| 2360 | Sedotussin plus Kaps. | 52,3 | 1013,9 | 336,0 |
| 2361 | Rhefluin | 52,2 | 1220,5 | 4354,5 |
| 2362 | Amiloretik | 52,2 | 820,5 | 4400,0 |
| 2363 | Rebif | 52,2 | 134202,3 | 1718,1 |
| 2364 | Doxazosin Stada | 52,1 | 4889,9 | 3660,2 |
| 2365 | Triam-Injekt | 52,1 | 997,2 | 1677,3 |
| 2366 | Infectocef | 52,0 | 2272,1 | 347,1 |
| 2367 | Neupogen | 52,0 | 110569,9 | 265,2 |
| 2368 | Cysto-Myacyne N | 52,0 | 3811,4 | 516,5 |
| 2369 | Bezacur | 51,8 | 3482,6 | 2955,8 |
| 2370 | Glianimon | 51,8 | 3768,0 | 6685,0 |
| 2371 | melperon von ct | 51,8 | 1268,6 | 345,4 |
| 2372 | Sogoon | 51,8 | 2463,2 | 2005,1 |
| 2373 | Crino-Kaban N | 51,7 | 2033,8 | 1723,2 |
| 2374 | Penanyst | 51,7 | 630,9 | 656,1 |
| 2375 | Bezafibrat AL | 51,7 | 2554,0 | 2481,4 |
| 2376 | Uralyt-U Granulat | 51,6 | 3483,3 | 1524,1 |
| 2377 | Stalmed | 51,5 | 27490,1 | 4272,4 |
| 2378 | Verapamil-Wolff | 51,5 | 2114,8 | 2617,5 |
| 2379 | Broncho Spray | 51,4 | 1892,8 | 901,2 |
| 2380 | Isotonische NaCl-Lsg.Bernb. | 51,3 | 471,9 | 85,7 |
| 2381 | KCl-retard Zyma | 51,3 | 1323,4 | 896,5 |
| 2382 | Alprazolam-ratiopharm | 51,3 | 766,1 | 832,3 |
| 2383 | Amoxi Clavulan Stada | 51,3 | 3630,4 | 367,4 |
| 2384 | Spironolacton Heumann | 51,2 | 3422,1 | 3218,6 |
| 2385 | Meto-BASF | 51,2 | 1577,1 | 2453,2 |
| 2386 | acemetacin von ct | 51,2 | 1825,1 | 1297,8 |
| 2387 | Nubral Forte/ -4 | 51,1 | 880,7 | 1843,0 |
| 2388 | Folicombin | 51,0 | 1362,2 | 2040,8 |
| 2389 | Dolormin | 51,0 | 421,7 | 188,3 |
| 2390 | Novanox | 50,9 | 441,2 | 1463,3 |
| 2391 | Captopril Verla | 50,8 | 1565,6 | 2654,9 |
| 2392 | Sobelin Vaginal | 50,8 | 2159,1 | 406,6 |
| 2393 | Munitren H | 50,7 | 313,4 | 231,2 |
| 2394 | Thiogamma | 50,6 | 7485,2 | 3735,2 |
| 2395 | Benadryl N | 50,6 | 670,9 | 72,7 |
| 2396 | Doxy-AbZ | 50,6 | 170,7 | 505,5 |
| 2397 | Vagimid oral | 50,5 | 865,8 | 137,8 |
| 2398 | espa-lipon | 50,5 | 9554,0 | 4996,3 |
| 2399 | Budefat | 50,4 | 3528,5 | 3024,5 |
| 2400 | Lederderm | 50,4 | 2605,9 | 798,8 |
| | Summe | 680965,2 | 32794743,1 | 25374446,3 |
| | Kumulativer Anteil | 90,89% | 86,73% | 91,34% |

**Tabelle 55.8:** Führende Arzneimittel 2000 nach Verordnungen (Fortsetzung)

| Rang | Präparat | Verordnung in Tsd. | Umsatz in Tsd. DM | DDD in Tsd. |
|---|---|---|---|---|
| 2401 | duracoron | 50,3 | 2063,0 | 4278,9 |
| 2402 | Ringer Lsg. DAB7 | 50,3 | 1085,9 | 107,6 |
| 2403 | Nifecor | 50,3 | 1577,5 | 2826,4 |
| 2404 | Foligan | 50,3 | 1083,3 | 2882,1 |
| 2405 | Verapamil Riker | 50,3 | 1372,2 | 1625,3 |
| 2406 | Zincum valerianicum-Hevert | 50,2 | 1759,2 | 958,4 |
| 2407 | Twinrix | 50,2 | 5566,4 | 50,2 |
| 2408 | Budepur | 50,1 | 4052,5 | 2794,2 |
| 2409 | Sulpivert | 50,1 | 2303,6 | 361,4 |
| 2410 | Tilidin AL comp. | 50,1 | 2907,0 | 1185,1 |
| 2411 | Fondril | 50,1 | 3184,7 | 2811,0 |
| 2412 | Penicillin-Heyl oral | 50,0 | 590,5 | 260,5 |
| 2413 | Deprilept | 50,0 | 1334,9 | 1464,0 |
| 2414 | Mel-Puren | 50,0 | 1048,3 | 242,0 |
| 2415 | Leukase N Puder ect. | 49,8 | 2063,4 | 1383,6 |
| 2416 | Erydermec | 49,8 | 659,5 | 763,0 |
| 2417 | Ophtopur N | 49,7 | 521,9 | 4648,9 |
| 2418 | etil von ct | 49,7 | 535,5 | 338,2 |
| 2419 | Konjunktival | 49,7 | 704,9 | 2120,9 |
| 2420 | Herphonal | 49,7 | 2210,2 | 718,4 |
| 2421 | Sedinfant N | 49,6 | 1042,3 | 442,9 |
| 2422 | Diclo SchmerzGel | 49,6 | 458,0 | 417,3 |
| 2423 | duracroman Nasenspray | 49,5 | 945,0 | 371,5 |
| 2424 | Iruxol N | 49,5 | 2156,9 | 1761,1 |
| 2425 | tramadol von ct | 49,5 | 1543,1 | 596,4 |
| 2426 | Tussamag Hustensaft N | 49,4 | 438,1 | 192,1 |
| 2427 | Spasmo-Nervogastrol | 49,4 | 1248,2 | 859,5 |
| 2428 | Dicodid | 49,4 | 487,9 | 321,9 |
| 2429 | Kytta Femin | 49,3 | 1083,9 | 2771,0 |
| 2430 | Antiscabosium | 49,3 | 1335,7 | 169,9 |
| 2431 | Itrop | 49,3 | 9258,7 | 1205,2 |
| 2432 | digox mite von ct | 49,3 | 390,2 | 1586,6 |
| 2433 | Cromoglicin-ratioph.Nasensp. | 49,2 | 661,3 | 402,2 |
| 2434 | Prothil | 49,2 | 2144,4 | 1547,0 |
| 2435 | Ellsurex | 49,2 | 1076,1 | 4745,3 |
| 2436 | Methotrexat Lederle | 49,1 | 5477,3 | 5467,0 |
| 2437 | Zinksalbe Lichtenstein | 49,0 | 664,8 | 1863,4 |
| 2438 | Piroflam | 49,0 | 956,7 | 1225,7 |
| 2439 | Luminaletten | 49,0 | 361,6 | 667,3 |
| 2440 | Panthenol-Augensalbe | 49,0 | 239,2 | 980,2 |
| 2441 | Budesonid Stada | 49,0 | 3417,9 | 2936,9 |
| 2442 | Benzoyt | 49,0 | 651,6 | 1597,7 |
| 2443 | Sotalol AL | 48,9 | 1848,6 | 2796,8 |
| 2444 | Dexa-ratiopharm | 48,9 | 821,6 | 789,5 |
| 2445 | Nebacetin Augensalbe | 48,9 | 341,5 | 305,3 |
| 2446 | Diamox | 48,8 | 2590,8 | 854,7 |
| 2447 | Duratenol | 48,8 | 1996,9 | 2881,8 |
| 2448 | Migräflux (orange/grün)/-N | 48,8 | 1197,5 | 824,4 |
| 2449 | Colistin | 48,7 | 4772,6 | 159,0 |
| 2450 | Digacin | 48,7 | 797,3 | 3829,9 |
| | Summe | 683439,7 | 32881773,3 | 25450835,7 |
| | Kumulativer Anteil | 91,22% | 86,96% | 91,61% |

**Tabelle 55.8:** Führende Arzneimittel 2000 nach Verordnungen (Fortsetzung)

| Rang | Präparat | Verordnung in Tsd. | Umsatz in Tsd. DM | DDD in Tsd. |
|---|---|---|---|---|
| 2451 | Piro KD | 48,7 | 805,9 | 982,0 |
| 2452 | Kavosporal comp. | 48,7 | 1157,2 | 915,6 |
| 2453 | Gernebcin | 48,7 | 9153,4 | 146,7 |
| 2454 | Furo AbZ | 48,7 | 777,1 | 4030,3 |
| 2455 | Calcimagon | 48,6 | 2113,0 | 1792,9 |
| 2456 | Thymiverlan | 48,6 | 371,3 | 289,6 |
| 2457 | Prectal | 48,6 | 837,6 | 145,7 |
| 2458 | Eve | 48,5 | 1904,8 | 3840,3 |
| 2459 | Faktu akut | 48,5 | 853,8 | 606,8 |
| 2460 | Tetracyclin Wolff | 48,4 | 916,9 | 606,5 |
| 2461 | Rivoltan | 48,4 | 2462,7 | 1741,1 |
| 2462 | Haloper | 48,3 | 1002,4 | 1051,3 |
| 2463 | Mucozym | 48,3 | 1149,5 | 675,1 |
| 2464 | Cytobion | 48,2 | 786,8 | 16771,5 |
| 2465 | Optalidon 200 | 48,2 | 349,6 | 153,1 |
| 2466 | Solidagoren N | 48,1 | 894,9 | 1028,2 |
| 2467 | Lidoject | 48,1 | 543,1 | 171,4 |
| 2468 | Cefuhexal | 48,0 | 4132,9 | 365,6 |
| 2469 | Micotar Creme | 48,0 | 674,2 | 717,7 |
| 2470 | Berlocid | 48,0 | 351,6 | 286,4 |
| 2471 | Digimed | 47,8 | 613,5 | 3590,3 |
| 2472 | Dreisavit | 47,7 | 1811,2 | 2974,3 |
| 2473 | Dapotum | 47,7 | 4538,5 | 2871,3 |
| 2474 | Mogadan | 47,7 | 379,1 | 943,1 |
| 2475 | Profact | 47,6 | 58763,2 | 4056,9 |
| 2476 | Ticlopidin Stada | 47,5 | 7446,2 | 1956,6 |
| 2477 | Levocarb Gry | 47,5 | 2893,4 | 966,1 |
| 2478 | Aciclovir Heumann Creme | 47,5 | 524,7 | 248,2 |
| 2479 | Inconturina SR | 47,4 | 1760,3 | 2147,1 |
| 2480 | Selenase | 47,2 | 5085,9 | 1225,4 |
| 2481 | Morphin-ratiopharm | 47,2 | 7428,0 | 914,2 |
| 2482 | Vergentan | 47,2 | 1940,0 | 417,8 |
| 2483 | Oxymedin | 47,2 | 2256,6 | 836,6 |
| 2484 | Tranxilium N | 47,2 | 813,5 | 471,6 |
| 2485 | Naproxen von ct | 47,1 | 1945,3 | 1354,1 |
| 2486 | Emadine | 47,1 | 1407,5 | 1176,8 |
| 2487 | Tobramaxin | 47,0 | 643,9 | 1344,5 |
| 2488 | Cerumenex N | 47,0 | 883,9 | 2351,4 |
| 2489 | Paracetamol Saar | 47,0 | 108,5 | 105,9 |
| 2490 | Diblocin Uro | 47,0 | 6390,1 | 3537,1 |
| 2491 | ergo sanol spezial N | 46,9 | 1974,2 | 294,8 |
| 2492 | Glimidstada | 46,9 | 1076,7 | 2655,5 |
| 2493 | Hylak N | 46,9 | 756,0 | 483,4 |
| 2494 | Kamillosan Mundspray N | 46,9 | 607,2 | 3349,1 |
| 2495 | Captopril Basics | 46,9 | 1123,7 | 2253,8 |
| 2496 | Bromocriptin-ratiopharm 2,5 | 46,8 | 2647,2 | 1288,4 |
| 2497 | ZUK Thermocreme | 46,8 | 583,0 | 2339,3 |
| 2498 | Cibaflam | 46,8 | 598,5 | 4199,3 |
| 2499 | Turimycin | 46,8 | 2519,5 | 213,9 |
| 2500 | Brevoxyl | 46,7 | 593,7 | 748,0 |
| | Summe | 685822,1 | 33033125,2 | 25538468,7 |
| | Kumulativer Anteil | 91,54% | 87,36% | 91,93% |

# Sachverzeichnis

Die Zahlen, denen ein R vorangestellt ist, geben den Verordnungsrang des betreffenden Präparates an. Damit besteht eine schnelle Zugriffsmöglichkeit zu den wichtigsten Verordnungsdaten über die Tabelle 55.8 (S. 881 ff), in der die Präparate nach ihrer Verordnungshäufigkeit sortiert abgedruckt sind. Alle übrigen Zahlen beziehen sich auf die Seiten des Arzneiverordnungs-Reports 2001.

A

$\alpha_2$-Antagonisten  609
Aarane/N  300, 303, 304, R 178
Abacavir  63
Abciximab  217
Acamprosat  12, 61, 620, 621
Acarbose  172, 173
ACC  266, 274, 759, 785, 880, R 6
Accupro  58, 75, 79, R 440
Accuzide  75, 81, R 288
Aceclofenac  62, 246, 247
ACE-Hemmer  7, 15, 72, 73, 74, 75, 76, 77, 78, 79, 81, 84, 85, 198, 739, 740
ACE-Hemmer-ratiopharm comp  76, 80, R 1039
ACE-Hemmer-ratiopharm  75, 78, R 80
Acemetacin  247, 870
Acemetacin Stada  241, 247, R 1983
acemetacin von ct  241, 247, R 2386
Acemuc  266, 274, 786, R 179
Acenorm  75, 78, R 559
Acenorm HCT  75, 80, R 764
Acerbon  75, 79, R 256
Acercomp  75, 81, R 328
Acesal  91, 99, R 1713
Acetabs  268, 274, R 1962
Acetazolamid  579, 580, 870
Acetylcholinesterasehemmstoffe  21
Acetylcystein  273, 274, 275, 870
β-Acetyldigoxin  461, 870
β-Acetyldigoxin-ratiopharm  459, 461, R 805

Acetylsalicylsäure  97, 99, 100, 101, 214, 215, 870
Acic Creme  337, 349, R 806
Acic Hexal Tbl.  131, 146, R 1872
Aciclostad  131, 146, R 1948
Aciclostad Creme  338, 349, R 1035
Aciclovir  145, 146, 348, 349, 870
Aciclovir AL Creme  339, 349, R 2289
Aciclovir Heumann Creme  340, 349, R 2478
Aciclovir-ratioph. Tabl./p.i.  131, 146, R 1581
Aciclovir-ratiopharm Creme  337, R 572
Aciclovir-ratiopharm  349
Acimethin  683, 696, R 880
Acitretin  59
Aclinda  131, 140, R 2272
Activelle  656, 664, R 457
Actonel 30  63
Actonel 5, 25, 31, 531, 535, R 2329
Actos  25, 49
Actrapid-AOK  775
Acular  59, 565, 574, R 2094
Adalat  318, 322, R 190
Adaptalen  61
Adiuretin  442
Adocomp  76, 80, R 1080
Adocor  75, 78, R 845
ADP-Rezeptorantagonisten  14, 215, 216
Adrenogenitales Syndrom  327
Adsorbentien  512

Adstringentien 418, 568, 570
Adumbran 600, 605, R 115
Advantan 60, 337, 344, 345, R 163
Aequamen 179, 180, R 373
Aerobec 300, 308, R 1344
Aerobin 300, 310, R 1000
Aerodur 300, 303, R 777
Aeromax 60, 300, 302, 304, R 868
Aescin 707, 870
Aescusan/retard 704, 706, R 1291
Afonilum 300, 310, R 403
Agenerase 25, 27
Agnolyt 407, 414, R 1680
Agnucaston 407, 414, R 939
Agopton 59, 495, 503, R 246
AH3 N 105, R 1992
AHP 200 240, 249, 250, R 1530
Akatinol Memantine 153, 155, R 615
Akineton 591, 595, R 516
Aknefug simplex 339, 356, R 1819
Aknefug-EL 338, 356, R 1499
Aknefug-oxid 339, 356, R 1921
Aknemittel 355, 356
Aknemycin Emulsion 339, 357, R 2333
Aknemycin Lösung/-2000 Salbe 337, 356, R 774
Aknemycin Plus 338, 356, R 999
Aknichthol N/-soft N 339, 356, R 2165
Aktionsprogramm 2, 730, 784, 791, 807
Aldactone Drag./Kaps. 380, 385, R 725
Aldosteronantagonisten 384, 385, 388
Alendronsäure 61, 535, 536
Alerid 105, 106, R 1210
Alfacalcidol 718, 721, 870
Alfason 337, 344, R 410
Alfuzosin 60, 684, 686
Alimix 64
Alizaprid 180
Alkalose-/Acidosetherapeutika 866
Alk-depot 108
Alkoholfolgekrankheiten 620, 621
Alkoholhepatitis 473

Alkoholzirrhose 473
Allergenextrakte 108
Allergocrom Augentropfen 565, 576, R 2103
Allergodil Tabs 59, 105, 106, R 2114
Allergodil 59, 105, 106, R 1477
Allergopos N 565, 573, R 1700
Allergospasmin-Aerosol 300, 303, 304, R 204
Allergovit 108
Allgemeinmediziner 837, 838, 839
Allo AbZ 403, 404, R 2315
allo von ct 403, 404, R 330
Allo. comp.-ratiopharm 403, 404, R 2191
Allobeta 403, 404, R 1225
Allomaron 403, 404, R 2135
Allopurinol 402, 403, 404, 870
Allopurinol 300 Stada 403, 404, R 985
Allopurinol AL 403, 404, R 411
Allopurinol Heumann 403, 404, R 543
Allopurinol Hexal 403, 404, R 837
Allopurinol-ratiopharm 403, 404, 785, 880, R 24
Allvoran 239, 243, R 446
almag von ct Suspension 497, 500, R 2317
Almasilat 500, 870
Almirid 60
Alna 61, 683, 684, 686, R 414
Aloeextrakt 517
Alomide 62, 564, 575, 576, R 1683
Alpha- und Betarezeptorenblocker 294, 295
Alpha$_1$-Rezeptorenblocker 198, 202, 684, 685, 686
Alpha$_2$-Agonisten 204, 608
Alpha$_2$-Antagonisten 609
Alpha$_2$-Sympathomiketika 578, 579
Alphagan 62, 563, 579, 758, R 731
Alpha-Lipon Stada 719, 724, R 2084
Alpharezeptorenblocker 740, 745
Alphasympathomimetika 572, 634, 635
Alpicort 338, 348, R 1579
Alpicort F 339, 348, R 1776

Alprazolam 605
Alprazolam-ratiopharm 603, 605, R 2382
Alprostadil 12
Altersgruppe 823, 829
Altersverteilung 825
Aluminium 870
Aluminiumhydroxid 500, 542, 870
Alzheimerdemenz 20, 151
Amadol 91, 93, R 1434
Amantadin 595, 595, 870
Amantadin-ratiopharm 591, 595, R 2028
Amaryl 57, 61, 165, 169, 170, 754, 785, 880, R 33
Ambene 240, 346, 247, R 1453
Ambril 267, 274, R 1710
Ambrobeta 267, 274, R 972
Ambrodoxy 266, 278, R 502
Ambrohexal 266, 274, R 243
Ambrolös 267, 274, R 1757
Ambroxol 273, 274, 275, 276, 278, 870, 873
Ambroxol AL comp. 267, 278, R 1726
Ambroxol AL 266, 274, R 214
Ambroxol comp.-ratiopharm 267, 278, R 1098
Ambroxol Heumann 266, 274, R 389
ambroxol von ct 267, 274, R 952
Ambroxol-ratiopharm 266, 274, 760, 787, R 63
Amciderm 338, 344, R 961
Amcinonid 344
Amfebutamon 25, 26, 27
Amfepramon 64
Amidotrizoesäure 64
Amiloretik 381, 386, R 2362
Amilorid 386, 870
Amilorid comp.-ratiopharm 381, 386, R 2070
Amineurin 600, 608, R 487
Aminkolpitis 408
Aminoglykoside 147, 148
Aminopenicilline 127, 133, 135
Aminophyllin OPW 300, 310, R 1185
Amiodaron 120, 122, 123, 870

Amiohexal 121, 122, 123, R 2352
Amioxid-neuraxpharm 602, 608, R 1573
Amisulprid 63, 614, 616
Amitriptylin beta 602, 608, R 1577
amitriptylin von ct 602, 608, R 2056
Amitriptylin 608, 870
Amitriptylin-neuraxpharm 600, 608, R 292
Amitriptylinoxid 608, 870
Amlodipin 56, 57, 60, 316, 317, 320, 321, 323, 754
Ammonaps 25, 47
Ammoniumbituminosulfonat 354
Amoclav/-forte 131, R 2069
Amorolfin 59, 229, 230, 870
Amoxi Clavulan Stada 132, 135, R 2383
Amoxi Hefa 131, 135, R 1759
Amoxi Lichtenstein 130, 135, R 995
amoxi von ct 130, 135, R 771
Amoxibeta 129, 135, R 588
Amoxicillin 133, 135, 135, 870
Amoxicillin AL 129, 135, R 580
Amoxicillin Heumann 130, 135, R 783
Amoxicillin Stada 130, 135, R 1129
Amoxicillin-ratiopharm comp. 131, 135, R 2247
Amoxicillin-ratiopharm 129, 135, 786, R 65
Amoxi-Diolan 131, 135, R 1467
Amoxihexal 129, 135, R 294
Amoxillat 131, 135, R 1427
Amoxi-Wolff 129, 135, R 321
Amoxypen 129, 135, R 192
Ampho-Moronal Lutschtabl. 546, 548, R 1121
Ampho-Moronal Suspension 546, 548, R 1208
Amphotericin B 549
Ampicillin 133, 135, 870
Ampicillin-ratiopharm 131, 133, 135, R 2048
Amprenavir 25, 27
Amuno/Retard 240, 247, R 1394
Anabolika 757

Anaerobier-Fluorchinolone 144
Anaesthesin Creme etc. 338, 354,
  R 1461
Anaesthesin/-N forte 546, 548, R 2316
Anaesthesulf 354, 337, R 281
Anafranil 600, 608, R 686
Analgetika 89, 90, 91, 92, 101
Analgetika/Antirheumatika 6, 7, 8
Analgetika-Komb. mit anderen Stoffen
  757
Analgin 90, 99, R 416
Analogpräparate 2, 4, 5, 729, 734, 736,
  737, 739, 740, 741, 742, 743, 744, 752,
  753, 780, 782, 788
Anastrozol 61
Anco 239, 245, R 697
Andante 60, 199, 202, 203, R 1237
Androcur 656, 658, R 1102
Androgene 658
Angiotensinhemmstoffe 7
Angiotensinrezeptorantagonisten 72,
  73, 75, 76, 77, 82, 198
Angocin Anti-Infect N 684, 697,
  R 2359
Aniflazym 242, R 2158
Antacida-Kombinationen 757
Antagonil 319, 322, R 2210
Antares 602, 622, R 1610
Anthelmintika 866
Anthroposophika 858
Antiallergika 6, 103, 104, 105, 106,
  107, 311, 312, 575, 636
Antianämika 8, 111, 112, 113, 114
Antianämika-Kombinationen 757
Antiandrogene 658
Antiarrhythmika 120, 121, 122, 123
Antiarrythmika-Kombinationen 757
Antiarthrotika 249, 250, 757
Antiasthmatika 297, 299, 300, 301
Antibiogramm 126
Antibiotika 6, 7, 126, 127, 128, 129,
  130, 131, 132, 349, 350, 358, 409, 568
Anticholinergika 310, 311, 595, 596,
  674, 693, 695
Antidementiva 8, 20, 21, 151, 152, 153,
  154, 756, 757, 763

Antidepressiva 19, 607, 608, 609, 610,
  612, 622, 740, 741, 745
Antidiabetika 6, 8, 18, 31, 163, 164,
  165, 166, 169, 173,
Antidiarrhoika 510, 511, 512, 757
Antidysmenorrhoika 757
Antiemetika 178, 179, 180
Antiemetika-Kombinationen 757
Antiepileptika 20, 44, 45, 47, 185, 186,
  187, 188
Antifibrillantien 120
Antiflazym 250
Antifungol Creme etc. 223, 229,
  R 1229
Antifungol Vaginal 407, 409, R 626
Antihämorrhagika 866
Antihidrotika 372
Antihistaminika 103, 107, 639
Antihypertonika 6, 7, 8, 193, 199, 198,
  200
Antihypoglykämia 866
Antihypotonika 757, 866
Antiinfektiva 126, 408, 409, 567
Antikataraktika 566, 584, 585, 757
Antikataraktikum N 564, 585, R 1411
Antikoagulantien 209, 210, 211, 212
Antimetabolite 453
Antimykotika 6, 220, 221, 222, 223,
  229, 232, 548, 549
Antiöstrogen 665, 666
Antiparasitäre Mittel 867
Antiphlogistika 237, 239, 240, 241,
  242, 250, 251, 353, 548, 549
Anti-Phosphat 529, 542, R 1718
Antipruriginosa 353, 757
Antipsoriatika 361
Antiretrovirale Therapeutika 12, 146
Antirheumatika 31, 237, 239, 240, 241
Antiscabosium 867, R 2430
Antiseptika 349, 351, 545, 548, 868
Antisymphatotonika 206
Antitussiva 45, 264, 265, 266, 267, 268,
  269, 270, 284
Antitussiva/Expektorantien 6, 7, 8
Antitussiva-Kombinationen 271, 757
Antivertiginosa 178, 180

Antra 495, 503, 787, 808, 809, R59
Anusol 418, 419, R 2242
Aponal 600, 608, R 142
Apotheken 801, 802
Aprical 319, 322, R 1714
Aprovel 62, 75, 82, R 703
Apsomol Dosieraerosol 300, 303, R 195
Aquaphor 380, 381, 382, 787, R 67
Aquapred/-N Augentropfen 564, 569, R 1507
Aquaretic 380, 386, R 1349
Arava 63, 241, 248, R 1899
Arbid N 632, 639, R 2274
Arcasin 130, 134, R 596
Aredia 59, 531, 535, 536, R 1698
Arelix 380, 382, R 122
Arelix ACE 75, 81, R 566
Aricept 62, 153, 155, 158, 763, R 1666
Arilin oral 131, 147, R 1874
Arilin vaginal 407, 409, R 544
Arimidex 61
Arlevert 179, 180, 181, 760, R 340
Arnikaextrakt 870
Aromasin 25, 39
Aromatasehemmer 39
Artelac 563, 583, R 518
Arteoptic 565, 579, R 1750
Arteparon 64
Arthotec 239, 243, R 162
arthrex 239, 243, R 616
arthrex Cellugel 239, 257, R 762
Artischockenextrakt 478, 480, 870
Arubendol Salbutamol 301, 303, R 2354
Arufil/uno 563, 583, R 428
Arutimol 563, 579, R 968
Arzneibudget-Ablösungsgesetz (ABAG) 2, 774
Arzneimittelausgaben 849
Arzneimittelbudget 2, 771, 773, 774
Arzneimitteldistribution 796
Arzneimittelinnovationen 16
Arzneimittelmarkt 791
Arzneimittelpreise 794
Arzneimittelpreisverordnung 801

Arzneimittelrichtlinien 2
Arzneimittelverbrauch 770, 771, 775, 776, 777, 779
Arzneimittelversand 798
Arzneimittelversorgung 15
Arztgruppen 837, 838, 840
Asasantin 210, 215, 216, R 2090
Asche Basis 338, 367, R 1014
Ascorbinsäure 409, 870
Ascotop 62, 521, 523, R 456
Aspecton N 266, 282, R 673
Aspirin protect 100, 210, 215, 787, R 101
Aspirin 100
Aspisol 91, 99, R 1213
ASS Stada 90, 99, 214, R 645
ASS von ct 90, 99, 100, 214, R 183
ASS-Hexal 90, 99, 100, 214, R 136
ASS-Isis 210, 215, R 791
ASS-light 210, 215, R 1946
ASS-ratiopharm 100 TAH 210, 215, R 842
ASS-ratiopharm 90, 99, 100, 214, 785, 880, R 12
Astemizol 64
Asthma 46, 297
Asthma-Spray von ct 301, 303, R 1661
A.T. 10 531, 534, R 2241
$AT_1$-Rezeptorantagonisten 7, 14, 15, 78
Atacand 62, 75, 82, R 297
Atacand plus 77, 82, R 1961
Atarax 105, 106, R 1115
ATC-Gruppen 861, 862, 863
Atebeta 290, 292, R 1986
Atehexal 290, 292, R 648
Atemur 60, 300, 308, R 739
Atenolol 200, 288, 292, 870
Atenolol AL 290, 292, R 1537
Atenolol Stada 290, 292, R 1599
atenolol von ct 290, 292, R 1655
Atenolol-Heumann 290, 292, R 1317
Atenolol-ratiopharm comp. 199, 201, R 2335
Atenolol-ratiopharm 290, 292, R 300
Atorvastatin 56, 57, 61, 488, 489
Atosiban 25, 28, 29

Atosil 600, 618, R 244
Atropin 674, 693, 695, 870
Atrovent 300, 311, R 206
Atypische Neuroleptika 14, 49, 615, 616
Augenärzte 838, 839
Augentropfen 59, 60
Augmentan 130, 133, 135, R 790
Aureomycin Salbe 339, 349, R 2019
Aurorix 58, 601, 610, 611, R 1057
Avalox 63, 129, 144, R 207
Avamigran N 521, 525, 526, R 1642
Avandia 25, 31, 52, 53, 63, 166, 173, 174, R 2200
Avonex 57, 62, 446, 447, R 2192
Azapropazon 238
Azathioprin 447, 870
Azathioprin-ratiopharm 446, 447, R 2011
Azelainsäure 58, 358
Azelastin 59, 106, 870
Azithromycin 57, 59, 139, 140
Azolantimykotika 221, 224, 225, 228
Azopt 25, 30, 31, 63, 564, 579, R 1504
Azubronchin 267, 274, R 919
Azudoxat 130, 138, R 695
Azudoxat comp. 267, 278, R 1431
Azufibrat 485, 490, R 1972
Azuglucon 165, 170, R 1746
Azulfidine 497, 509, R 1747
Azulfidine RA 240, 248, R 1173
Azulon 339, 370, 371, R 2113
Azumetop 290, 292, R 384
Azupamil 318, 321, R 1031
Azuprostat M 683, 687, 688, 760, R 715
Azur compositum 90, 98, R 969
Azuranit 496, 502, R 1002
Azutrimazol Creme 223, 229, R 2328

B

B12-Steigerwald 718, 721, R 1701
Babix-Inhalat N 283, 266, R 666
Babylax 514, 515, R 2030

Bacitracin 571
Baclofen 558, 559, 870
Baclofen-ratiopharm 557, 558, R 1142
Bactoreduct 129, 142, R 482
Bagatellarzneimittel 7, 814
Bakterienlysate 450
Baldrian-Dispert/-Stark 424, 432, R 2121
Baldrianextrakt 430, 432, 870
Balneotherapeutika 867
Balneum Hermal 867, R 1399
Balneum Hermal F 867, R 1096
Balneum Hermal Plus 867, R 1824
Bambec 59, 301, 306, R 1723
Bambuterol 59, 306
Bamipin 107, 870
Barazan 131, 143, 144, R 1557
Barbexaclon 188, 189
Barbiturate 188, 189
Bärentraubenblätterextrakt 690, 691, 870
Basistherapeutika 366
Basocin 338, 356, R 1143
Basodexan 337, 367, R 878
Batrafen 231
Batrafen Creme etc. 222, 229, 787, R 86
Baycillin 130, 133, 134, R 613
Baycuten 222, 232, R 282
Baymycard 318, 323, R 575
Bayotensin 318, 323, R 665
Bazoton 683, 688, 759, R 817
Becaplermin 25, 29, 30
Beclomet Orion 301, 308, R 1770
Beclometason 308, 637, 637, 870
Beclomet-Nasal Orion 631, 637, R 1616
Beclorhinol 631, 637, R 1694
Befibrat 485, 490, R 1635
Beinwellwurzelextrakt 257
Belara 656, 670, R 423
Belastungsinkontinenz 692
Belnif 318, 322, R 1639
Beloc 289, 290, 292, 785, 880, R 10
Beloc comp 199, 201, R 533
Benadryl Infant N 267, 270, R 1486

Benadryl N 268, 270, R 2395
Benalapril 75, 79, R 114
Benazepril 59, 79, 81
Bencard 108
Benperidol 870
Benserazid 591, 875
ben-u-ron 90, 99, 785, 880, R 19
Benzaknen 337, 356, R 742
Benzaron 64
Benzbromaron 403, 404, 405, 870
Benzbromaron-ratiopharm 403, 404, R 2009
Benzocain 354, 548, 550, 870
Benzodiazepine 188, 190, 423, 425, 427, 434, 604, 606
Benzodiazepinhypnotika 741, 746
Benzodiazepinrezeptorantagonisten 423, 426, 427
Benzoylperoxid 356, 357, 870
Benzoyt 340, 356, R 2442
Benzydamin 548, 549
Benzylpenicillin 870
Beofenac 62, 239, 246, 247, R 461
Bepanthen Augen-/Nasensalbe 563, 585, 786, R 85
Bepanthen Roche Salbe 341, 369, R 317
Bepanthen Roche Tabletten 718, 721, R 1304
Berberil N 564, 573, R 1572
Berlinsulin H 165, 168, R 900
Berlinsulin H Basal 166, 168, R 2188
Berlinsulin H-Normal 165, 168, R 1775
Berlocid 132, 142, R 2470
Berlocombin 130, 142, R 1211
Berlosin 90, 99, R 111
Berlthyrox 648, 649, R 393
Berniter 339, 354, R 2052
Berodual 300, 303, 304, 786, 880, R 28
Berotec/N 300, 303, R 117
Beta$_2$-Sympathomimetika 298, 302, 305, 306
Betadermic 337, 348, R 775
Betaferon 57, 61, 446, 447, R 1703
Betagalen 337, 344, R 337
Betagentam 565, 569, R 2344

Betahistin 180, 181, 870
Betahistin Stada 179, 180, R 1426
Betahistin-ratiopharm 179, 180, R 1217
Betaisodona 548
Betaisodona Lsg.etc. 868, R 473
Betaisodona Mundantiseptikum 546, R 1222
Betaisodona Salbe etc. 341, 349, R 140
Betaisodona Vaginal 407, 409, R 2304
Beta-Lactamantibiotika 127
Beta-Lichtenstein 338, 344, R 1447
Betamann 563, 579, R 899
Betamethason 332, 333, 344, 870
Betarezeptorenblocker 7, 120, 197, 198, 200, 201, 204, 287, 288, 289, 290, 291, 292, 293, 294, 295, 579, 580, 741, 747
Betasemid 199, 201, R 2091
Betäubungsmittel-Verschreibungsverordnung (BtmVV) 96
Betavert 179, 180, R 2283
Betaxolol 293, 579
Betnesol-V 337, 344, R 667
Betoptima 564, 579, R 1609
Bezacur 485, 490, R 2369
Bezafibrat 489, 490, 870
Bezafibrat AL 485, 490, R 2375
Bezafibrat Heumann 485, 490, R 2036
Bezafibrat-ratiopharm 485, 490, R 694
Biaxin HP 58, 130, 140, R 1363
Bibrocathol 568, 570, 871
Bicalutamid 61
Biciron 565, 573, R 2066
Bifiteral 514, 515, 760, R 350
Bifomyk 223, 229, R 2236
Bifon 223, 229, R 1891
Bifonazol 229, 230, 231, 233
Biguanide 171, 173
Bikalm 58, 424, 425, 426, R 295
Biofanal Drag. etc. 223, 224, R 1480
Biofanal Vaginal 407, 409, R 1585
Biomagnesin 529, 541, R 2162
biomo-lipon 719, 724, 760, R 1898
Biperiden 595, 595, 871

Biperiden-neuraxpharm 591, 595, R 932
Bisacodyl 515, 871
Bismutverbindungen 418
Bisobloc 290, 292, R 589
Bisomerck 290, 292, R 687
Bisoprolol 200, 292, 738, 871
Bisoprolol Heumann 290, 292, R 1058
Bisoprolol Stada 290, 292, R 874
bisoprolol von ct 292, R 593
Bisoprolol-ratiopharm 290, 292, R 157
bisopropol von ct 290
Biso-Puren 290, 292, R 915
Bisphosphonate 51, 535, 536
Bituminosulfonate 871
Biviol 657, 671, R 1605
Blemaren N 683, 695, 696, R 1800
Blephamide Augensalbe/Tr. 563, 569, R 991
Blocotenol 290, 292, R 683
Blopress 62, 75, 82, R 342
Blutegelextrakt 711
Bondiol 718, 721, R 1968
Bornaprin 595
Borocarpin S 565, 579, R 2063
Botox 60
Botulismustoxin 60
Brasivil 339, 356, R 2291
Braunovidon 341, 349, R 1184
Brennesselblätterextrakt 250, 251, 688, 871
Brevoxyl 340, 356, R 2500
Bricanyl Aerosol 301, 303, R 1953
Bricanyl/Duriles 300, 306, R 346
Brimonidin 62, 578, 579, 871
Brinzolamid 25, 30, 31, 63, 579
Briserin N 199, 206, R 217
Bromazanil 600, 605, R 315
Bromazep 601, 605, R 1393
Bromazepam 605, 871
Bromelaine 250, 251, 871
Bromelain-POS 242, 250, R 784
Bromhexin 273, 274, 276, 871
Bromhexin Berlin-Chemie 267, 274, R 941

Bromhexin Meuselbach 267, 274, R 1140
Bromhexin-8-Tropfen N 266, 282, R 776
Bromocriptin 412
Bromocriptin-ratiopharm 2,5 408, 412, R 2496
Bromperidol 871
Bromuc 266, 274, R 523
Bronchiale Hyperreaktivität 46
Bronchicum Elixir N 266, 282, R 430
Bronchicum Mono Codein 266, 270, R 819
Bronchicum plus 268, 282, R 1969
Bronchicum Tropfen N 266, 282, R 625
Bronchipret Saft/Tropfen 266, 282, R 193
Bronchipret TP 267, 282, R 1292
Bronchitis 126, 264
Broncho Spray 301, 303, R 2379
Bronchobest 267, 279, R 1587
Bronchocort/-mite 301, 308, R 1468
Bronchoforton Saft/Tropfen 268, 279, R 1922
Bronchoforton Salbe 267, 283, R 1018
Broncholytika/Antiasthmatika 6, 7
Bronchoretard 300, 310, 787, R 69
Bronchospasmolytika 297, 299, 300, 301
Bronchospray 300, 303, R 257
Broncho-Vaxom 446, 450, R 1837
Brotizolam 426
Brutto-Apothekenumsatz 850
BS-ratiopharm 675, 676, 677, R 556
Budecort 300, 308, R 1343
Budefat 301, 308, R 2399
Budepur 301, 308, R 2408
Budes 300, 308, R 876
Budesonid 308, 509, 510, 637, 871
Budesonid Stada 301, 308, R 2441
budesonid von ct Dosier. 301, 308, R 2195
Budesonid-ratiopharm 300, 308, R 601
Budgetüberschreitungen 772, 788, 790

Budipin 62, 595, 596
Bufedil 392, 393, R 1632
Bufexamac 354, 355, 871
Bufexamac-ratiopharm/-F 338, 354, R 1547
Buflomedil 393, 396, 871
Bunazosin 60, 202, 203
BU-Pangramin 108
Buprenorphin 93
Buscopan 675, 676, 677, R 130
Buscopan plus 675, 676, 679, 760, R 127
Buserelin 439, 440
Butylscopolamin 676, 677, 679, 871
B-Vitamin-Kombinationen 722, 723


C

Cabaseril 591, 593, R 1607
Cabergolin 61, 592, 593
Cafergot N 521, 525, 526, R 1801
Calcilac KT 529, 534, R 2033
Calcimagon 534, R 2455
Calcimagon-D3 529, 534, R 503
Calcipotriol 59, 360, 361, 362
Calcitonin 535, 536, 871
Calcitriol 718, 721
Calcium D3 Stada 529, 534, R 2025
Calcium Hexal 529, 534, R 1564
Calcium Sandoz Brausetabl. 529, 534, R 232
Calciumacetat 542
Calciumacetat-Nefro 529, 542, R 1811
Calciumagon 530
Calciumantagonist 7, 43, 44, 81, 120, 159, 197, 198, 204, 316, 317, 318, 319, 320, 321, 324, 325, 741, 747
Calciumcarbonat 500, 532, 534, 585, 586, 871, 872,
Calcium-Dura 529, 534, R 907
Calciumfolinat 871
Calciumlactogluconat 534
Calciumpräparate 530, 531, 532, 534
Calciumsalze 871
Calcivit D 529, 534, R 2086

Campher 281
Campral 61, 603, 621, R 2142
Candesartan 62, 82
Candida-Kolpitis 408
Candio-Hermal Creme etc. 222, 229, R 1053
Candio-Hermal Drag. etc. 223, 224, R 2123
Candio-Hermal Plus 223, 232, R 2305
Canephron N 683, 697, R 1781
Canesten 222, 229, R 1029
Canifug Vaginal 407, 409, R 554
Canifug-Creme etc. 222, 229, R 779
Capozide 76, 80, R 1117
Captin 91, 99, R 1441
Capto AbZ 76, 78, R 1653
capto comp. von ct 76, 80, R 1717
Capto Dura M 77, 78, R 1855
Capto Puren 76, 78, R 1693
capto von ct 75, 78, R 752
Capto-1A Pharma 77, 78, R 2105
Captobeta 75, 78, R 267
Captobeta comp. 76, 80, R 1410
Captoflux 76, 78, R 1429
Captogamma 75, 78, R 454
Captohexal 75, 78, 787, 880, R 42
Captohexal comp. 75, 80, R 169
Capto-ISIS plus 76, 80, R 1171
Capto-Isis 76, 78, R 872
Captopril 74, 78, 80, 83, 871
Captopril AL 75, 78, R 753
Captopril Basics 77, 78, R 2495
Captopril HCT comp. Stada 76, 80, R 1476
Captopril Heumann 75, 78, R 681
Captopril Pfleger 76, 78, R 1293
Captopril Stada 76, 78, R 1326
Captopril Verla 77, 78, R 2391
Capval 266, 269, 270, 786, R 70
Carbabeta retard 187, 188, R 1951
Carbachol 871
Carbamazepin 185, 186, 188, 871
Carbamazepin-neuraxpharm 187, 188, R 1805
Carbamazepin-ratiopharm 187, 188, R 970

Carbidopa 591, 875
Carbimazol 650, 651, 871
Carbimazol Henning 648, 651, R 218
Carbium 187, 188, R 1064
Carboanhydrasehemmer 579, 580
Carbocistein 273, 274, 871
Carbomer 583, 871
Cardiospermum 354, 355
Cardular 199, 202, 203, R 781
Carmen 25, 43, 44, 63
Carminativa 506, 757, 763
Carminativum-Hetterich N 496, 507, R 1539
Carnigen/Mono 760, 866, R 386
Carnivora 64
Carteolol 579, 871
Carvedilol 57, 58, 288, 294, 295, 871
Casodex 61
Cassadan 603, 605, R 2174
Catapresan 199, 206, R 480
Catechol-O-Methyltransferase 594
CEC 129, 136, R 465
Cedur 485, 490, R 1278
Cef Diolan 131, 136
Cefa Wolff 130, 136, R 1335
Cefaclor 136, 871
Cefaclor-ratiopharm 129, 136, R 504
Cefadroxil 136, 871
Cefalexin 136, 871
Cefallone 131, 136, R 1638
Cefavora 392, 393, R 1911
Cefdiolan R 2193
Cefetamet 60, 136,
Cefixim 58, 136, 871
Cefpodoxim 58, 136
Ceftibuten 59, 136
Cefuhexal 132, 136, R 2468
Cefuroxim 871
Cefuroximaxetil 136, 871
Celebrex 25, 31, 63, 239, 244, 245, 247, R 758
Celecoxib 25, 31, 32, 33, 63, 244, 245, 247
Celestamine N 329, 333, R 1137
Celestan-V 339, 344, R 2280
Celipro Lich 290, 294, R 1450

Celiprolol 294, 871
CellCept 61, 446, 447, R 2037
Cellidrin 403, 404, R 1974
Centoxin 64
Cephalexin-ratiopharm 131, 136, R 1908
Cephalosporine 127, 133
Cephoral 58, 130, 136, R 820
Cerate 64
Cerivastatin 57, 61, 62, 488
Cernilton N 683, 688, R 1905
Cerson 339, 344, R 2095
Certoparin 212
Cerucal 496, 505, R 1308
Cerumenex N 632, 643, 644, R 2488
Cerumenolytika 643, 644
Cetirizin 103, 104, 106, 106
Cetylpyridinium 871
Cetylpyridiniumchlorid 547
Chelidonium major 678
Chemotherapeutika 126, 128, 129, 130, 131, 132, 690
Chibro-Timoptol 563, 579, R 989
Chinidin 124
Chinin 559, 871
Chininsulfat 558
Chinolone 126, 141
Chinosol Tabletten 868, R 1928
Chirurgen 838, 839
Chloraldurat 430
Chloraldurat Pohl 424, 426, R 637
Chloralhydrat 423, 426, 430, 871
Chloramphenicol 350, 567, 871
Chlordiazepoxid 606, 871
Chlorhexamed 546, 548, 760, 786, R 92
Chlorhexidin 871
Chlorhexidindigluconat 545
Chlormadinon Jenapharm 657, 667, R 1251
Chlormadinonacetat 667, 669
Chloroquin 248, 871
Chlorothixen 601, 616, R 1175
Chlorphenoxamin 107
Chlorprothixen 616, 618, 872
Chlortetracyclin 349

Chlorthalidon 198, 870
Cholagoga 477, 757, 764
Cholagogum F 477, 478, 480, R 1966
Cholecysmon-Dragees 477, 479, 480, R 2104
Cholesterinsynthesehemmer 14, 16
Cholinergika 578, 579, 867
Cholinesterasehemmer 155, 157
Cholinsalicylat 548, 549
Chol-Kugeletten Neu 514, 516, R 1627
Cholspasmin forte 675, 676, 677, R 672
Choragon 440, 441
Choriongonadotropin 440, 441, 872
Chronische Bronchitis 276
Chronisch-venöse Insuffizienz 707
Ciatyl-Z 601, 616, R 1068
Cibacen 59, 75, 79, R 385
Cibadrex 75, 81, R 329
Cibaflam 565, 569, R 2498
Ciclopirox 229, 230, 231
Ciclosporin 447
Cil 200 485, 490, R 1876
Cilazapril 59, 79, 81
Cilest 656, 670, R 573
Ciloxan 564, 568, R 1510
Cimetidin 501, 738, 872
Cimicifuga racemosa 413
Cimicifuga-Wurzelstockextrakt 414
Cinchocain 417
Cineol 279
cinna von ct 153, 155, R 1756
Cinnarizin 155, 159, 872
Cinnarizin-ratiopharm 153, 155, R 1452
Cinoxacin 143
Cipramil 61, 600, 610, R 478
Ciprobay 129, 143, 144, 787, R 55
Ciprofloxacin 143, 144, 568
Cisaprid 64, 504, 505, 506
Cisday 319, 322, R 2176
Citalopram 61, 610, 611
Clabin N/plus 339, 360, R 2263
Clarithromycin 57, 58, 139, 140
Clarityne 105, 106, R 2179
Claudicat 392, 393, 760, R 738
Claversal 495, 509, R 851
Clavulansäure 133, 135, 870
Clemastin 106, 107, 872
Clenbuterol 306, 872
Clexane 210, 212, R 529
Climarest 656, 661, R 754
Climarest plus 657, 665, R 2145
Climen 656, 665, R 527
Climopax 656, 665, R 250
Climopax Cyclo 657, 665, R 1488
Clindahexal 129, 140, R 495
Clindamycin 140, 141, 356, 408, 409, 872
Clinda-saar 131, 140, R 1628
Clindastad 130, 140, R 1004
Clinofem 657, 667, R 1867
Clin-Sanorania 130, 140, R 918
Clioquinol 348, 349, 351, 872
Clivarin 59, 210, 212, R 1320
Clobazam 606
Clobegalen 339, 345, R 1815
Clobetasol 345, 872
Clobutinol 270, 872
Clocortolon 344
Cloderm 223, 229, R 1238
Clofibrat 489
Clofibrinsäurederivate 489, 757
Clomethiazol 620, 621
Clomhexal 407, 411, 412, R 2320
Clomifen 411, 412, 872
Clomipramin 608, 872
Clomipramin-neuraxpharm 602, 608, R 1531
Clonazepam 188, 190, 872
Clonid Ophtal 564, 578, 579, R 1095
Clonidin 205, 206, 578, 579, 872
Clonidin-ratiopharm 199, 206, R 1206
Clont oral 131, 147, R 1652
Clopidogrel 57, 62, 215, 216
Cloprednol 330, 331
Clostridiopeptidase 370
Clotrimazol 228, 229, 230, 409, 872
Clotrimazol AL Creme etc. 222, 229, R 834
Clotrimazol AL vaginal 407, 409, R 1430

clotrimazol v. ct Creme etc. 223, 229, R 1279
Clozapin 615, 616, 617, 872
Clozapin-neuraxpharm 602, 615, R 1676
CoAprovel 75, 82, R 769
Codein 96, 269, 270, 271, 872
Codein mit Paracetamol 98, 872
Codeinkombinationen 98
Codeinsaft/-Tropfen von ct 266, 270, R 772
Codeinum phosph. Berlin-Chemie 267, 270, R 1051
Codeinum phosph. Compr. 267, 270, R 1357
Codicaps 267, 271, R 1030
Codicaps mono/N 267, 270, R 981
Codicompren 268, 270, R 1882
Codiovan 75, 82, R 320
Codipront 266, 270, 271, 761, 786, R 132
Codipront mono/retard 266, 270, R 396
Coffein 101, 526
Colchicin 403, 404
Colchicum-Dispert 403, 404, R 917
Colchysat Bürger 403, 404, R 1926
Coldastop 631, 639, R 692
Coleb 466, 469, R 2152
Colecalciferol 534, 717, 721, 872
Colestyramin 484, 872
Colina 497, 512, R 1924
Colina spezial 497, 512, R 2287
Colistin 132, 147, 149, R 2449
Colitis ulcerosa 509
Collomack 338, 360, R 1218
Combaren 90, 98, R 1022
Combivir 131, 145, 146, R 1724
Complamin 153, 155, R 1982
Comtess 62, 591, 593, 594, R 1584
COMT-Hemmer 593, 594
Concor 290, 292, 738, 786, R 97
Concor plus 199, 201, R 653
Conpin 466, 469, R 896
Conray 64
Contractubex 338, 372, R 1242

Contramutan D/N 446, 452, 761, 787, R 253
Convulex 187, 188, R 1664
Corangin 466, 469, R 245
Corangin Nitro 466, 468, R 1814
Cordanum 290, 293, R 301
Cordarex 121, 122, 123, R 963
Cordes Beta 339, 344, R 2273
Cordes BPO 338, 356, R 1336
Cordicant 319, 322, R 1789
Cordichin 122, 123, 124, 760, R 1580
CORIC 76, 79, R 1695
CORIC plus 76, 81, R 1576
Corifeo 43, 44
Corinfar 318, 322, 778, 779, R 197
Corneregel 563, 585, R 259
Coronorm 77, 78, R 2220
Corotrend 318, 322, R 1299
Corsodyl 546, 548, R 605
Corsotalol 291, 294, R 2278
Corticosteroide 327, 329, 342, 343, 344, 345, 348
Corticosteroidexterna 342
Corticosteroid-Kombinationen 757
Corti-Dynexan Gel 546, 551, 552, R 2311
Cortisol 327
Corto-Tavegil Gel 105, R 2133
Corvaton 466, 470, R 188
Corvo 76, 79, R 1372
Cosopt 563, 579, R 822
Cotrim Diolan 131, 142, R 2141
cotrim forte von ct 129, 142, R 359
Cotrim Heumann 131, 142, R 1561
Cotrim Hexal 130, 142, R 1254
Co-trimoxazol 872
Cotrimoxazol AL 130, 142, R 1103
Cotrimox-Wolff 131, 142, R 1936
Cotrim-ratiopharm 129, 142, 786, R 58
Cotrimstada 130, 142, R 1392
Coversum 75, 79, R 757
COX-2-Inhibitoren 14, 32, 33, 244, 245, 247
Cranoc 60, 485, 488, R 483
Crataegusextrakt 463

Crataegutt 459, 462, 759, R 258
Crino-Kaban N 340, 348, R 2373
Crixivan 61
Croconazol 59
Crom Ophtal 565, 576, R 1820
cromo pur von ct Nasenspray 631, 636, R 1890
Cromoglicin-ratioph. Augentr. 564, 576, R 1152
Cromoglicin-ratioph. Nasensp. 632, 636, R 2433
Cromoglicinsäure 304, 311, 312, 575, 576, 636, 636, 872
Cromohexal 301, 311, R 1768
Cromohexal-Augentropfen 563, 576, R 540
Cromohexal Nasenspray 631, 636, R 1623
Cronassial 64
Crotamiton 872
curacroman Nasenspray 636
Curatoderm 61, 339, 360, 361, 362, R 2186
Cutanum 657, 661, R 1601
Cuxanorm 291, 292, R 2303
Cyanocobalamin 720, 721, 872
Cyclandelat 155, 159, 872
Cyclo-Menorette 656, 665, R 376
CycloÖstrogynal 656, 665, R 563
Cyclooxygenase-2 (COX-2) 31
Cyclo-Progynova 656, 664, R 583
Cynt 58, 199, 204, 206, R 200
Cyproteronacetat 658, 872
Cystinol 683, 697, R 1364
Cystinol akut 683, 690, R 1555
Cystium wern 683, 697, R 1904
Cysto Fink 683, 688, R 1323
Cysto-Myacyne N 684, 690, 691, R 2368
Cytobion 718, 721, R 2464

**D**

$D_2$-Rezeptoragonist 592
Dacrin 564, 573, R 1617
Daivonex 59, 339, 360, 362, R 1930
Daktar 226
Daktar Creme etc. 223, 229, R 2020
Daktar Mundgel 223, 224, R 1260
Dalfopristin 25, 50
Dalmadorm 424, 428, R 674
Dalteparin 212, 213, 872
Dapotum 603, 615, R 2473
Darmfloramittel 757
Darreichungsformen/Stärken-Effekt 859
Datron 64
DCCK 153, 155, R 1949
Deblaston 143
Decaprednil 329, 330, R 768
Decentan 602, 618, R 1866
Decoderm tri 222, 232, R 344
Decortin 329, 330, R 213
Decortin-H 329, 330, R 198
Definierte Tagesdosen 846, 847, 848
Defluina peri 392, 393, R 2177
Degranulationshemmer 575, 576, 636
dehydro tri mite/-sanol tri 380, 387, R 606
Delagil 339, 354, R 1817
Delgesic 91, 99, R 2275
Delicia Delitex 867, R 2166
Delix plus 75, 81, 787, R 153
Delix/-protect 75, 79, 787, R 99
Delmuno 76, 81, R 864
Demelverin 679
Demenz 20, 21
Demetrin/Mono Demetrin 602, 606, R 1534
Denan 485, 488, R 307
Dentinox N 546, 553, R 1910
Depo-Clinovir 657, 671, R 1853
Depotcorticosteroide 332, 334
Depotgestagene 38, 671
Depotpräparate 333
Depressan 199, 203, R 1647
Depression 19
Deprilept 603, 610, R 2413
Dequalinium 409, 872
Dequonal 546, 551, R 2264
Dermatika 6, 336, 337, 338, 339, 340, 344, 345, 349, 350, 757

Dermatop 344, R 87
Dermatop Basis 337, 338, 367, R 1170
Dermestril 657, 661, R 1918
Dermoxin/Dermoxinale 337, 345, R 555
Desinfektionsmittel 868
Desitin Salbe/Salbenspray 341, 369, R 1298
Desmin 656, 670, R 1055
Desmopressin 440, 442
Desogestrel 668
Desoximetason 344
DET MS 866, R 857
Detajmiumbitartrat 121, 122
Detrusitol 62, 683, 693, 694, 759, R 458
Detrusorinstabilität 694
Dexa Biciron 565, 574, R 2277
Dexa Loscon mono 339, 344, R 1996
Dexa-Allviran Amp. 329, 333, R 2044
Dexabene Amp. 329, 333, R 2146
Dexaflam Amp./Tabl. 329, 333, R 1458
Dexagel 565, 574, R 1808
Dexa-Gentamicin 563, 569, 761, R 143
Dexahexal 329, 333, R 2201
Dexamethason 332, 333, 344, 574, 872
Dexamethason Jenapharm 329, 333, R 1707
Dexamethason LAW 339, 344, R 2288
Dexamytrex 563, 569, R 525
Dexa-Phlogont L 329, 333, R 1309
Dexa-Polyspectran N 563, 569, R 729
Dexapos 564, 574, R 1566
Dexa-ratiopharm 329, 333, R 2444
Dexa-Rhinospray N 631, 637, 760, R 303
Dexa-sine 564, 574, R 1391
Dexa-Siozwo N 631, 637, R 1825
Dexfenfluramin 64
Dexium 564, 585, 761, R 1346
Dexketoprofen 63, 246, 247
Dexpanthenol 369, 585, 720, 721, 872
Dexpanthenol Heumann 341, 369, R 2139
Dextromethorphan 270, 872
D-Fluoretten 718, R 54

D-Glucosaminsulfat 249, 250
DHC Mundipharma 91, 93, 95, R 1549
DHE-ratiopharm 866, R 2281
Diabesin 165, 173, R 1150
Diabetase 165, 173, R 449
Diabetes 18, 19, 49, 52, 53, 84, 163
Diabetische Nephropathie 83, 725
Diacard Liquidum 459, 462, R 1706
Diagnostika 868
Dialysepatienten 53
Diamox 565, 579, R 2446
Diane 656, 658, R 379
Diarrhö 510
Diarrhoesan 496, 512, R 987
Diastabol 62, 165, 173, 174, R 609
Diazepam 559, 606, 872
diazep von ct 603, 606, R 2353
Diazepam Desitin Rectiole 601, 606, R 1311
Diazepam Stada 602, 606, R 1608
Diazepam-ratiopharm 600, 606, R 89
Dibenzyran 686
Diblocin 199, 202, 203, R 746
Diblocin Uro 684, 686, R 2490
Diclac 239, 243, 785, 880, R 29
Diclac-Gel 239, 257, R 402
Diclo AbZ 240, 243, R 1444
Diclo Dispers 239, 243, R 538
Diclo KD 239, 243, R 88
Diclo Schmerz Gel 257, 241, R 2422
diclo von ct 239, 243, R 133
Diclo-1A Pharma 240, 243, R 1119
Diclo-Divido 239, 243, R 302
Diclofenac 238, 243, 254, 255, 257, 574, 872
Diclofenac AL 239, 243, R 464
Diclofenac Atid 241, 243, R 2243
Diclofenac Heumann Gel 240, 257, R 1633
Diclofenac Heumann 240, 243, R 1257
Diclofenac Stada 239, 243, R 506
Diclofenacgel 255
Diclofenac-ratiopharm 239, 243, 785, 880, R 8
Diclofenac-Wolff 241, 243, R 2286
Diclofenbeta 239, 243, R 567

Diclophlogont 239, 243, R 75
Diclophlogont Gel 257, 241, R 1840
Diclo-Puren 240, 243, R 1086
Diclo-Puren Gel 241, 257, R 1932
Diclo-ratiopharm Gel 239, 257, R 305
Dicodid 268, 270, R 2428
Didanosin 59
Didronel 531, 535, 536, R 524
Dienogest 669
Differin 61, 337, 356, R 959
Diflucan/-Derm 223, 224, R 1860
Digacin 459, 461, R 2450
Digimed 459, 461, R 2471
Digimerck 459, 461, 786, 880, R 40
Digitalisglykoside 459
Digitoxin 459, 460, 461, 872
Digitoxin AWD 459, 461, R 64
Digostada 459, 461, R 1315
Digotab 459, 461, R 1236
digox mite von ct 459, 461, R 2432
Digoxin 459, 460, 461, 872
Digoxinderivate 742, 748
Dihydergot 866, R 1442
Dihydergot plus 866, R 2350
Dihydralazin 203, 872
Dihydrocodein 93, 95, 269, 270, 872
Dihydroergocryptinmesilat 60
Dihydroergotamin 524, 872
Dihydroergotoxin 155, 872
Dihydropyridine 316, 319, 320, 323, 324
Dihydrotachysterol 533, 534, 872
Dihydroxyaluminiumnatriumcarbonat 500
Dikaliumclorazepat 606
Dilanacin 459, 461, R 1515
Dilatrend 57, 58, 290, 294, 295, R 168
Diligan 179, 180, 181, R 1783
Diltahexal 318, 321, R 811
Diltiazem 316, 317, 320, 321, 872
Diltiazem-ratiopharm 318, 321, R 1300
Diltiuc 319, 321, R 2102
Dilzem 318, 321, R 339
Dimenhydrinat 178, 180
Dimeticon 506, 873

Dimetinden 106, 107, 873
Diovan 61, 75, 82, R 366
Diphenhydramin 178, 180, 270, 873
Diphenylpyralin 639
Dipidolor 91, 93, R 2151
Dipiperon 600, 616, R 171
Diprogenta 337, 346, 347, R 949
Diprosalic 339, 348, R 1957
Diprosis 339, 344, R 2293
Dipyridamol 215, 873
Disalunil 380, 382, R 1995
Dispadex comp. 565, 569, R 2008
Dispatenol 564, 583, R 997
Dispatim 563, 579, R 946
Distraneurin 601, 621, R 1020
Distributionskosten 796
Ditec 300, 303, 304, R 782
Diu Venostasin 710
diucomb 380, 387, R 1516
Diurapid 380, 382, R 1684
Diuretika 6, 7, 74, 80, 81, 197, 204, 378, 380, 381, 382, 710
Diuretikakombinationen 387
Diuretikum Verla 380, 386, R 856
Diursan 380, 386, R 1755
Diutensat 380, 386, R 505
DNCG Mundipharma 301, 311, R 2171
DNCG Stada 301, 311, R 1413
DNCG Trom 301, 311, R 2183
Dobendan 546, 548, R 646
Dobica 565, 585, R 1763
Dociton 290, 294, R 444
Döderlein Med 407, 409, R 2078
Dogmatil/-forte 601, 615, R 1045
Dolgit Creme/Gel 240, 257, R 863
Dolgit Diclo 241, 243, R 1954
Dolgit Drag./-akut Caps 240, 245, R 1063
Dolo Arthrosenex N 240, 257, R 1738
Dolo Posterine N 418, 419, R 375
Dolobene Gel 242, 258, R 438
Dolo-Dobendan 546, 551, R 658
dolomo TN 90, 98, 786, R 139
Dolo-Puren 240, 245, R 1409
Doloreduct 90, 99, R 1071

Dolormin 241, 245, R 2389
Dolo-Visano M 557, 558, 560, R 629
Dolviran N 91, 98, R 1128
Dominal 601, 618, R 1262
Domperidon 505
Dona 200-S Dragees 240, 249, 250, 760, R 825
Donepezil 21, 62, 155, 158, 763
Doneurin 601, 608, R 1219
Dontisolon D 546, 548, 550, R 924
Dopadecarboxylase 591
Dopamin 590, 591
Dopaminrezeptorantagonisten 180, 592, 593, 594
Dopergin 591, 592, 593, R 1803
Doreperol N 546, 548, R 2061
Dorithricin 546, 551, R 1923
Dornase alfa 12
Dorzolamid 30, 60, 579, 580
Doss 718, 721, R 1634
Dostinex 61
doxa comp. von ct 278
Doxacor 199, 203, R 1026
Doxam 266, 278, R 287
Doxazomerck 199, 203, R 1728
Doxazosin Stada 199, 203, R 2364
doxazosin von ct 199, 203, R 2323
Doxazosin 198, 202, 203, 684, 686, 873
Doxazosin-Azupharma 199, 203, R 1646
Doxazosin-ratiopharm 199, 203, R 886
Doxepin 608, 873
Doxepin Holsten 603, 608, R 2097
Doxepin-Dura 600, 608, R 610
Doxepin-neuraxpharm 600, 608, R 335
Doxepin-ratiopharm 601, 608, R 957
Doximucol 266, 278, R 870
doxy comp. von ct 267, R 1622
Doxy Komb 138, 203, R 1303
Doxy Lindoxyl 268, 278, R 2128
Doxy plus Stada 268, 278, R 2173
doxy von ct 129, 138, R 574
Doxy Wolff 129, 138, R 219
Doxy-1A Pharma 130, 138, R 1271

Doxy-AbZ 132, 138, R 2396
Doxycyclin 137, 138, 278, 873
Doxycyclin AL 130, 138, R 733
Doxycyclin Heumann 129, R 581
Doxycyclin Stada 130, 138, R 641
Doxycyclin-Heumann 138
Doxycyclin-ratiopharm 129, 138, R 424
Doxyderma 131, 138, R 1865
Doxyhexal 129, 138, R 404
Doxylamin 873
Doxymono 130, 138, R 778
Doxy-ratiopharm 129, 138, R 251
Doxysolvat 267, 278, R 1370
Doxy-Tablinen 131, 138, R 1663
Doxy-Wolff Mucolyt. 267, 278, R 1762
Dranginkontinenz 692
Dreiphasenpräparate 671
Dreisafer 112, 114, R 1901
Dreisavit 718, 723, R 2472
Dridase 683, 693, 761, R 1804
Drofenin 679
Drospirenon 25, 33, 34
Dulcolax 514, 515, R 1220
Duodenalulkus 35
Duofilm 337, 360, R 730
Duphaston 657, 667, R 1806
duracoron 467, 470, R 2401
duracroman Nasenspray 632, R 2423
duradermal 338, 354, R 1266
durafenat 485, 490, R 1113
Duraglucon 165, 170, R 1049
duranifin 318, 322, R 513
duraprednisolon 329, 330, R 1739
durasoptin 318, 321, R 1376
Duratenol 291, 292, R 2447
duravolten 241, 243, R 1888
durazanil 600, 605, R 698
Durchblutungsfördernde Mittel 8, 390, 392, 393, 394, 756, 757, 764
Durchblutungsstörungen 391
Durogesic 90, 93, 94, R 208
Dusodril 392, 393, 759, R 121
Duspatal 674, 675, 676, 760, R 661
Dydrogesteron 667

Dynacil 59, 76, 79, R 966
Dynexan A Gel 546, 548, R 531
Dynorm 59, 76, 79, R 1016
Dynorm Plus 76, 81, R 1100
Dysmenalgit N 240, 247, R 1618
Dysport 60
dysto-loges 424, 433, R 1489
Dysurgal N 684, 693, 695, R 2233
Dytide H 380, 386, R 106

E

E. coli-Fraktionen 697
Eatan N 424, 428, R 2109
Ebrantil 199, 202, 203, R 833
Echinaceaextrakte 449
Echinacea-ratioph. Tbl./Tr. 446, 449, R 2042
Echinacin 446, 449, R 1550
Ecolicin 563, 568, R 496
Econazol 229, 230, 409
Ecural 59, 337, 344, R 137
Edrecolomab 64
Edronax 63
Edrul 64
Efavirenz 63, 145, 146
Eferox 648, 649, R 155
Efeublätterextrakt 279, 280, 873
Effekton 240, 243, R 1651
Effekton Creme 239, 257, R 390
Efflumidex 564, 574, R 1685
Effortil/Depot 866, R 362
Effortil plus 866, R 1172
Eigenbeteiligung 819, 820, 849, 850
Einphasenpräparate 670
Einsparpotentiale 5, 729, 730, 734, 739, 740, 743, 744, 751, 752, 753, 766, 778, 785, 786, 787, 789
Eisen(II)-Salze 873
Eisen(II)-Sulfat + Folsäure 873
Eisen(II)-sulfat 113, 114
Eisen(III)-Salze 873
Eisendragees-ratiopharm 112, 114, R 1092
Eisenpräparate 112, 114

Elacutan 338, 367, R 1130
Elantan 466, 469, R 2022
Elcrit 602, 615, R 1636
Elektrolyt-Glucose-Lösungen 538
Ellatun/N 631, 635, R 1104
Ell-Cranell 337, 348, R 848
Ell-Cranell alpha 338, 372, R 960
Ellsurex 223, 229, R 2435
Elmetacin 240, 257, R 1387
Elmex Gelee 869, R 174
Elobact 129, 136, R 391
Elotrans 537
Elotrans Neu 529, 538, R 1402
Emadine 63, 565, 576, R 2486
Emedastin 63, 576
Emesan 179, 180, R 664
Emla 869, R 1562
Emser Inh.-Lsg. Siemens 267, 274, R 1341
Emser Salz Nase Siemens 631, 639, R 688
Enabeta 76, 79, R 1697
Enadura 76, 79, R 1721
Enahexal 75, 79, R 160
Enalagamma 76, 79, R 1603
Enalapril 74, 79, 81, 738, 739, 873
Enalapril AZU 76, 79, R 1522
Enalapril Stada 75, 79, R 726
enalapril von ct 77, 79, R 1854
Enalapril-ratiopharm 75, 79, R 528
Enantone 439, 440, R 1859
Enbrel 25, 35, 37
Enelbin-Paste N 242, 258, R 1005
Engerix B 869, R 1725
Enoxacin 143, 144, 873
Enoxaparin 212
Enoxor 130, 143, 144, R 802
Entacapon 62, 593, 594
Entocort 496, 509, R 1682
Enzym Lefax 760
Enzym-Kombinationen (oral) 757
Enzym-Lefax Neu forte 495, 508, R 599
Enzynorm forte 497, 508, R 2054
Epaq Dosieraerosol 301, 303, R 2180
Epilepsie 20, 185

Epinephrin 873
Epi-Pevaryl Creme etc. 222, 229, R 678
Epipevisone 222, 232, R 852
Epivir 61, 131, 145, 146, R 1939
Epoetin 117
Epoetin alfa 114
Epoetin beta 114
Eprosartan 62, 82
Equilibrin 601, 608, R 1168
Eradikationstherapie 498
Ergenyl 187, 188, R 369
ergo sanol spezial N 521, 523, R 2491
Ergocalm 424, 428, R 2230
Ergo-Lonarid PD 521, 525, R 787
Ergotamin 524, 526, 873
Erkältungskrankheiten 762
Eryaknen 338, 356, R 1508
Erybeta 131, 140, R 1495
Erydermec 340, 356, R 2416
Eryfer 100 112, 114, R 1178
Eryfer comp. 112, 114, 116, R 2205
Eryhexal 129, 140, R 326
Erypo 111, 112, 114, 117, R 477
Erysec 60, 31, 140, R 2258
Erythromycin 139, 140, 355, 356, 358, 567, 873
Erythromycin Heumann 132, 140, R 2327
Erythromycin Stada 130, 140, R 1227
Erythromycin Wolff 130, 140, R 948
Erythromycin-ratiopharm 129, 140, R 298
Erythromycinstinoprat 60, 61
Erythropoetin 12, 13, 111, 114, 117
Esbericum 602, 622, R 1527
Esberitox N 446, 449, R 929
Escherichia coli 512
Escor 59
Esidrix 380, 382, R 676
Esomeprazol 25, 31, 34, 35, 63
Espa Tussin 268, 279, R 2003
espa-lipon 719, 724, 761, R 2398
Esprenit 241, 245, R 1848
Espumisan 496, 507, R 994
Estracomb TTS 656, 664, R 1075

Estraderm TTS/MX 656, 661, R 154
Estradiol 372, 410, 411, 661, 662, 664, 873
Estradiol Jenapharm 656, 661, R 895
Estradiolvalerat 662
Estrafemol 657, 664, R 1400
Estragest TTS 656, 664, R 312
Estramon 656, 661, R 718
Estrifam 657, 661, R 1479
Estriol 410, 411, 661, 873
Estriol Jenapharm Ovula 407, 411, R 913
Estriol LAW 407, 411, R 1649
Estrogene, konjugierte 873
Etanercept 25, 35, 36, 37
Ethacridin 567, 873
Ethinylestradiol 668, 669
Ethosuximid 873
Etidronsäure 535, 536
Etilefrin 873
etil von ct 866, R 2418
Etofenamat 257, 873
Etofibrat 490
Etonogestrel 25, 37, 38
Eucabal Balsam S 267, 283, R 1069
Euglucon 165, 170, 787, R 82
Eukodal 94
Eunerpan 499, 600, 618, R 227
Euphorbium comp. SN 631, 640, R 1108
Euphorbium comp./S Spray 631, 640, R 420
Euphrasia Augentropfen 565, 585, R 2106
Euphylong 300, 310, R 177
Eusaprim 131, 142, R 1586
Euthyrox 648, 649, 785, 880, R 18
Euvegal 424, 432, R 977
Eve 657, 670, R 2458
Evista 62, 657, 661, 662, R 2185
Exelon 63, 153, 155, 158, 763, R 2294
Exemestan 25, 39
Exhirud-Gel etc. 704, 711, R 1089
Exoderil 223, 229, R 2083
Expektorantien 264, 266, 267, 268, 272, 273, 274, 284, 756, 757, 762, 764

Expit 267, 274, R 1546
Extr. Chelidonii 676

**F**

Fadul 497, 502, R 2254
Faktu 418, 419, 760, R 235
Faktu akut 418, 419, R 2459
Falicard 318, 321, R 284
Falithrom 210, 211, 212, R 405
Famotidin 501, 502, 873
Famotidin-ratiopharm 497, 502, R 2282
Faros 459, 462, R 1712
Faustan 600, 606, R 564
Favistan 648, 651, R 1157
Felden 240, 247, R 1754
Felden Top 241, 257, R 2271
Felis 600, 622, 760, R 501
Felodipin 58, 81, 316, 317, 321, 323, 873
Fem7 656, 661, R 1090
Femara 62
Femigoa 656, 670, R 542
Femoston 656, 664, R 930
Fempress 62
Fenfluramin 64
Fenistil Gel 105, 107, R 224
Fenistil/-retard 105, 106, 786, R 57
Fenizolan 58, 407, 409, R 1731
Fenofibrat 489, 490, 873
Fenofibrat-ratiopharm 485, 490, R 1435
Fenoterol 303, 412, 873
Fentanyl 18, 93, 94, 873
Fenticonazol 58, 409, 873
Ferrlecit Amp. 112, 114, 115, R 850
ferro sanol gyn 112, 114, R 2251
ferro sanol/duodenal 112, 113, 114, 115, R 84
Ferro-Folsan Drag. 112, 114, R 1302
Ferrum Hausmann Sirup/Tr. 112, 114, 115, R 1398
Ferrum Verla 112, 114, 115, R 2199
Fertigarzneimittelumsatz 849

Fertinorm 440
Festbeträge 2
Festbetrags-Anpassungsgesetz (FBAG) 2
Festbetragsgruppe 794
Fevarin 603, 610, R 2295
Fexofenadin 61, 104, 106
Fibrate 490
Fibrolan 341, 369, 371, 760, R 796
Ficortril Augensalbe 563, 574, R 958
Filgrastim 57, 58, 446, 447
Filmbildner 566, 582, 583
Finalgon-Salbe 240, 259, R 1681
Finasterid 60, 684, 686
Finlepsin 187, 188, R 1285
Firin 130, 144, R 765
Flammazine 338, 349, 353, R 1127
Flavoxat 693, 695, 873
Flecainid 120, 122, 123
Fleroxacin 61
Flexase 241, 247, R 1981
Flohsamenschalen 873
Flotrin 683, 684, 686, R 749
Floxal 563, 568, R 229
Fluanxol 0,5 mg 602, 618, R 1941
Fluanxol/depot R 719
Flucloxacillin 133, 134
Fluconazol 221, 224, 225, 226
Fluctin 602, 610, R 1543
Flui-Amoxicillin 131, 135, R 1798
Flui-DNCG 301, 311, R 1637
Fluimucil 266, 274, 759, 785, 880, R 45
Flumetason 344, 873
Flunarizin 179, 180, 873
Fluninoc 424, 428, R 1720
Flunisolid 307, 308, 637, 873
Flunitrazepam 428, 873
Flunitrazepam-neuraxpharm 424, 428, R 1246
Flunitrazepam-ratiopharm 424, 428, R 747
Fluocinolonacetonid 344
Fluocinonid 344
Fluocortin 344, 873
Fluocortolon 333, 344, 873
Fluomycin N 407, 409, R 892

Fluorchinolon 45, 143, 567
Fluoretten 869, R 159
Fluoridpräparate 533, 535
Fluoril 531, 535, R 2301
Fluorometholon 574, 873
Fluor-Vigantoletten 718, 721, R 1337
Fluoxetin 610, 611, 873
Fluoxetin-ratiopharm 601, 610, R 1417
Flupentixol 618
Fluphenazin 615, 873
Flupirtin 99, 100
Flurazepam 428, 873
Flurbiprofen 574, 873
Fluspi 1,5 600, 618, R 682
Fluspirilen 616, 618, 873
Flutamid 874
Fluticason 57, 60, 307, 308, 637
Flutide 57, 60, 300, 308, 637, R 158
Flutide Nasal 60, 631, 637, R 1195
Fluvastatin 60, 488
Fluvoxamin 610, 874
Folicombin 112, 114, R 2388
Foligan 403, 404, R 2404
Follitropin alfa 441
Follitropin alpha 61, 440
Follitropin beta 61, 440, 441
Folsan 112, 114, 115, R 1088
Folsäure 114, 115, 874
Fondril 291, 292, R 2411
Foradil 61, 300, 302, 304, R 166
Formestan 39
Formoterol 61, 302, 304
Fortecortin 329, 333, R 1202
Fosamax 61, 531, 535, 536, R 823
Foscarnet 352, 874
Fosfomycin 147, 149, 874
Fosinopril 59, 79, 81
Fosinorm 58, 75, 79, R 475
Fosinorm comp 76, 81, R 1560
Fragivix 64
Fragmin 210, 212, 213, R 643
Framycetin 349, 874
Frauen 829, 831, 832, 833, 834
Fraxiparin 210, 212, R 357
Freka-cid 341, 349, R 600

Freka Drainjet NaCl 683, 696, R 1230
frenopect 266, 274, R 717
Frisium 601, 606, R 1105
Frubiase Calcium forte 530, 534, R 2255
Frubienzym 546, 551, 552, R 2308
Frubilurgyl 546, 548, R 2144
Fuchsin 351
Fucicort 338, 346, R 1241
Fucidine Gel etc. 337, 349, 786, R 78
Fucidine plus 337, 346, R 399
Fucithalmic 563, 568, R 685
Fumaderm 60, 339, 362, 363, 364, 365, R 1588
Fumarsäurealkylester 60, 363
Fungata 222, 224, R 675
Fungizid-ratioph. Creme etc. 222, 229, R 240
Fungizid-ratiopharm Vaginal 407, 409, R 829
Furacin-Sol 341, 349, 351, R 1902
Furadantin 683, 689, 690, R 1226
Furanthril 381, 382, R 2064
Furazolidin 409
Furo AbZ 381, 382, R 2454
furo von ct 380, 382, R 309
Furobeta 380, 382, R 712
Furorese 380, 382, R 167
Furosal 380, 382, R 1868
Furosemid 382, 754, 874, 878
Furosemid AL 380, 382, R 603
Furosemid Heumann 380, 382, R 636
Furosemid Stada 380, 382, R 1041
Furosemid-ratiopharm 380, 382, 786, 880, R 36
Fusafungin 147, 148
Fusid 380, 382, R 1947
Fusidinsäure 349, 350, 568, 874


## G

Gabapentin 60, 188, 190
Gabrilen 240, 247, R 1059
Gabrilen Gel 241, 257, R 2098
Gadobutrol 25, 39, 40

Gadovist 25, 39, 40
galacordin 529, 541, R 875
Gallensäuren 477, 480
Gallenwegstherapeutika 472, 477, 480
Gallopamil 316, 321, 874
Ganciclovir 12
Ganirelix 25, 40, 41
Gastronerton 495, 505, R 426
Gastrosil 495, 787, R 149
Gastrotranquil 497, 505, R 2314
Gastrovegetalin 497, 505, R 1797
Gehtraining 395
Gelomyrtol/-forte 266, 279, 759, 785, 880, R 21
Gelonasal 631, 635, R 1597
Gelonida NA Saft 91, 98, R 1436
Gelonida Schmerz 90, 98, 786, R 108
Gelusil/Lac 495, 500, R 855
Gemcitabin 61
Gemfibrozil 484, 490
Gemzar 61
Generika 2, 4, 5, 729, 730, 731, 732, 734, 737, 738, 778
Generikamarkt 812
Generikapräparate 870, 871, 872, 873, 874, 875, 876, 877, 878, 879
Gen-H-B-Vax 869, R 1833
Genotropin 440
Gent Ophtal 565, 568, R 2348
Gentamicin 349, 350, 568, 570, 874
Gentamicin-POS 563, 568, R 492
Gentamycin medphano Slb. etc. 338, 349, R 1472
Gentamytrex 565, 568, R 1880
Gentianaviolett 351
Gerbstoff 354
Geringfügige Gesundheitsstörungen 762
Gernebcin 132, 147, 148, R 2453
Geschlecht 823, 833
Geschlechtsverteilung 829
Gestagene 666, 667
Gestakadin 657, 667, R 1927
Gestoden 668
Gevilon 485, 490, R 1711
Gichtmittel 402, 403, 404

Gingium 153, 155, 759, R 225
Gingko Syxyl 153
Gingobeta 153, 155, R 1990
Gingopret 153, 155, R 1745
Ginkgo biloba comp. 392, 393, R 1502
Ginkgo Duopharm 392, 393, R 2300
Ginkgo Stada 153, 155, R 1785
Ginkgo Syxyl 155, R 1810
Ginkgoextrakt 154, 155, 393, 874
Ginkobil 153, 155, 759, R 264
Ginkodilat 153, 155, R 2087
Gityl 602, 605, R 1563
GKV-Gesundheitsreform 791
GKV-Solidaritätsstärkungsgesetz 772
Gladem 62, 601, 610, R 1328
Glandosane 546, 553, R 2248
Glaukom 30, 577, 581
Glaukommittel 577, 578, 579
Gleitmittel 515
Glianimon 603, R 2370
gliben von ct 165, 170, R 1334
Glibenbeta 166, 170, R 2322
Glibenclamid 169, 170, 754, 874
Glibenclamid AL 165, 170, R 1356
Glibenclamid Heumann 165, 170, R 1329
Glibenclamid-ratiopharm 165, 170, R 123
Glibenhexal 165, 170, R 173
Glimepirid 57, 61, 169, 170, 754
Glimidstada 166, 170, R 2492
Glitazone 52, 173, 174
Globocef 60, 131, 136, R 2219
Glucagon 866, 874, R 1844
Glucobay 165, 173, 174, 786, 880, R 49
Glucobon 166, 173, R 2072
Glucocorticoide 306, 327, 328, 330, 333, 334, 342, 343, 345, 347, 418, 548, 550, 572, 574, 636, 644, 742, 749
Glucophage 165, 173, R 113
Glukovital 165, 170, R 1145
α-Glukosidasehemmer 172, 173
Glycerol 515, 874
Glyceroltrinitrat 465, 467, 468, 874
Glycilax 514, 515, R 2155
Glykoproteinrezeptorantagonisten 217

Glysan 497, 500, R 2246
Godamed 210, 215, 787, R 118
Goldgeist 867, R 499
Goldrutenkrautextrakt 874
Gonadorelin 438, 439, 440
Gonadorelinanaloga 438, 440
Gonadorelinantagonist 40
Gonadotropine 12, 13, 440, 441
Gonal 61, 439, 440, 441, R 1777
Gopten 59
Goserelin 439, 440, 874
Grepafloxacin 64, 143
Grippale Infekte 762
Grippemittel 757, 762, 868
Gripp-Heel 868, R 1672
Griseofulvin 225
Grüncef 129, 136, R 308
Gutron 866, R 1457
Guttaplast 337, 360, R 619
Gynäkologen 838, 839
Gynäkologika 406, 407, 408, 757
Gynäkologische Infektionen 126
Gynamon 657, 664, R 1686
gyno Canesten 407, 409, R 1774
Gyno-Daktar 407, 409, R 2206
Gynodian Depot 656, 663, 665, R 345
Gynoflor 407, 411, R 1240
Gynokadin 656, 661, R 635
Gyno-Pevaryl 407, 409, R 1425
Gyrasehemmer 126, 141, 144, 568

# H

$H_1$-Antihistaminika 103, 104, 106, 178, 180, 576, 636
$H_2$-Rezeptorantagonisten 500, 501, 502, 742, 749
Haarwuchsmittel 372
Haematopan 112, 114, R 2055
Haemiton Tabl. 199, 206, R 1673
Haemo-Exhirud 418, 419, R 858
Haemoprotect 112, 114, R 1288
HAES-steril 869, R 1351
Halcion 424, 426, R 631
Haldol 600, 615, R 608
Halicar 338, 354, 355, R 1269
Haloper 603, 615, R 2462
Haloperidol 615, 617, 874
Haloperidol-neuraxpharm 601, 615, R 1439
Haloperidol-ratiopharm 601, 615, R 935
Hamadin 496, 512, R 1106
Hamamelis 418
Hamamelisextrakt 370, 874
Hämatopan F 112, 114, R 1578
Hametum 371
Hametum Salbe etc. 341, 370, R 1158
Hämorrhoidenmittel 416, 417, 419, 420, 757
Harmosin 602, 618, R 1884
Harninkontinenz 692
Harnstoff 233, 366, 367, 874
Harnstoffzyklus 47
Harntee 400 683, R 1761
Harnwegs-Fluorchinolione 143, 144
Harnwegsinfektionen 126, 689, 696
Harzol 683, 687, 688, 760, R 761
Hautärzte 838, 839
Hautschutzmittel 367
HCT-Beta 381, 382, R 2215
HCT Hexal 380, 382, R 841
HCT von ct 380, 382, R 260
Hct-Isis 380, 382, R 1193
Hedelix 266, 279, R 469
Hefepräparate 512
Heimlieferservice 802
Helarium 602, 622, R 1704
Helixor 453, 453, 761, R 1297
Helmex 866, R 888
Hepa-Gel/Salbe Lichtenstein 704, 711, R 579
Hepa-Merz 476, 760
Hepa-Merz Amp./Gran./Kautbl 475, R 2012
Hepar SL 477, 478, 480, R 1407
Heparin 13, 213, 712, 874
Heparin AL 704, 711, R 1050
Heparinoide 711, 712
Heparin-POS 564, 585, R 1511

Heparin-ratiopharm 704, 711, R 431
Hepathromb 704, 711, R 1428
Hepathrombin 704, 711, R 1473
Hepatitis C 48, 49
Herbstzeitlosenblütenextrakt 404
Herceptin 25, 54, 55
Herphonal 603, 608, R 2420
Herviros Lösung 546, 551, R 607
HerzASS-ratiopharm 210, 215, 785, 880, R 11
Herzglykoside 121, 458, 459, 460, 461, 463
Herzinfarkt 17
Herzinsuffizienz 83, 458, 463
Heuschnupfenmittel DHU 105, 106, R 2050
Hexachlorophen 358
Hexamidin 874
Hexetidin 409, 547, 874
Hexetidin-ratiopharm 546, 548, R 1419
Hexoral 546, 548, R 883
Hexoraletten N 546, 551, R 1048
Hilfsmittel 858
Hirnganglioside 64
Hirudin 711
Hirudoid/-forte 704, 711, R 1938
Hisfedin 105, 106, R 2270
Hismanal 64
Histaminanaloga 180, 181
HIV-Proteasehemmer 27
HMG-CoA-Reduktasehemmer 484, 485, 487, 488, 489
HNO-Ärzte 838, 839
Homöopathika 106, 180, 183, 448, 449, 623, 640, 858
Homviotensin 199, 205, 206, R 2023
Hopfenpräparate 431
Hot Thermo 240, 258, R 1420
H-Tronin 165, 168, R 1390
Humalog 57, 61, 165, 167, 168, R 280
Humalog Mix 165, 168, R 1017
Humaninsulin 166, 168
Humaninsulinanaloga 42
Humatrope 440
Humegon 440, 441

Huminsulin Basal 165, 168, R 780
Huminsulin Normal 165, 168, R 1565
Huminsulin Profil 165, 168, R 1124
Hydergin 153, 155, 157, R 1602
Hydrochlorothiazid 80, 81, 82, 381, 382, 383, 870, 871, 874, 876, 879
Hydrochlorothiazidkombinationen 386
Hydrocodon 270
Hydrocortison 327, 330, 344, 574, 874
Hydrocortison Hoechst 329, 330, R 2035
Hydrocortison Jenapharm 329, 330, R 2027
Hydrocortisonbutyrat 344
Hydrocortison-POS N 564, 574, R 1482
Hydrocortison-Wolff 338, 344, R 1154
Hydrodexan/-S 339, 348, R 1779
Hydrogalen 338, 344, R 1139
Hydromorphon 874
Hydrotalcit 500, 874
Hydroxycarbamid 453, 874
Hydroxychloroquin 248
Hydroxyethylcellulose 583
Hydroxyethylrutoside 706, 708, 709, 874
Hydroxyethylsalicylat 257, 874
Hydroxyzin 106, 874
Hylak forte N 496, 512, R 1036
Hylak N 497, 512, R 2493
Hymecromon 676, 677, 874
Hypercholesterinämie 483
Hyperesa 601, 623, R 1369
Hyperforat 601, 622, R 1008
Hypericum Stada 603, 622, R 2197
Hyperkeratosen 359
Hyperkinetische Verhaltensstörung 619, 620
Hyperlipoproteinämie 483
Hyperphosphatämie 53
Hypertonie 84, 193
Hypnorex 601, 610, R 911
Hypnotika 6, 8, 422, 423, 424, 425, 426, 433, 434, 757

Hypogonadismus 658
Hypomagnesiämie 539
Hypoparathyreoidismus 532
Hypophyse 437, 438, 439, 440
Hypophysenhormone 12, 13
Hyposensibilisierungsmittel 12, 107, 108
Hypothalamushormone 437, 438, 439, 440
Hypromellose 583, 874

I

Iberogast 495, 505, 506, 759, 787, R 103
Ibu KD 239, 245, R 291
IBU-1A Pharma 240, 245, R 1066
Ibu-AbZ 240, 245, R 1396
Ibubeta 239, 245, R 534
ibudolor 241, 245, R 2262
Ibuflam Lichtenstein 239, 245, R 175
Ibuhexal 239, 245, R 150
Ibuphlogont 240, 245, R 992
ibuprof von ct 239, 245, R 210
Ibuprofen 238, 245, 257, 874
Ibuprofen AL 239, 245, R 347
Ibuprofen Heumann 239, 245, R 515
Ibuprofen Klinge 239, 245, R 560
Ibuprofen Stada 239, 245, R 186
Ibu-ratiopharm 239, 245, R 550
IbuTAD 239, 245, R 409
Ibutop Creme/Gel 240, 257, R 1823
Ichtholan 338, 353, 354, R 1025
Ichthoseptal 338, 349, R 1384
Ideos 529, 534, R 1188
Ila-Med M 675, 676, 677, R 1582
Ilon-Abszeß-Salbe 338, 349, 351, R 1010
Imap 603, 616, R 2124
Imap 1,5 mg 601, 618, R 902
Imbun 239, 245, R 630
Imeson 424, 428, R 2150
Imidapril 63
Imidazolderivate 409
Imidin N/S 631, 635, R 1224

Imigran 59, 520, 521, 523, R 441
Imipramin 610, 874
Imipramin-neuraxpharm 602, 610, R 1678
Immunglobuline 12, 874
Immunstimulantien 444, 448, 452, 757, 764
Immunsuppressiva 11, 12, 444, 447
Immuntherapeutika 11, 12, 14, 444, 446, 447
Immuntherapie 109
Imodium 495, 511, R 145
Impfstoffe 869
Implanon 25, 37, 38
Imurek 446, 447, R 891
Inconturina SR 684, 697, R 2479
Indapamid 381, 874
Inderm 338, 356, R 1406
Indikationsgruppe 851, 854
Indinavir 61
Indo Top-ratiopharm 241, 257, R 1842
Indometacin 238, 246, 247, 257, 874
Indometacin Berlin-Ch. 240, 247, R 881
Indomet-m-ratiopharm 247, R 2336
Indomet-ratiopharm 239, 241, 247, R 283
Indo-Phlogont 241, 247, R 2067
InfectoBicillin 130, 133, 134, R 945
Infectocef 132, 136, R 2366
Infectocillin 129, 134, R 497
Infectomox 130, 135, R 740
Infectomycin 130, 140, R 788
Infectopedicul 867, R 1013
Infectosoor 226
Infectosoor Mundgel 223, 224, R 2212
Infectosoor Zinksalbe 223, 232, R 1548
Infectotrimet 131, 147, 148, R 2010
Inflanefran 563, 574, R 380
Infliximab 35, 37
Infusions- und Standardinjektionslösung 869
Ingelan Puder 338, 354, R 1301
Inhacort 300, 307, 308, R 1307

Inhalative Glucocorticoide 308
inimur Vaginal 407, 409, R 1660
Innohep 59, 210, 212, R 1696
Innovative Arzneimittel 14, 804, 806
Inosinmonophosphat 585
Insidon 599, 600, 608, 612, 786, 880, R 44
Instillagel 683, 695, 696, R 1862
Insulin 19, 164, 166, 168, 874
Insulin Actraphane HM 165, 168, 880, R 47
Insulin Actrapid HM 165, 168, R 156
Insulin Aspart 63, 168
Insulin glargin 25, 31, 41, 42, 63, 167
Insulin lispro 57, 61, 168
Insulin Novo Semilente 165, 168, R 1671
Insulin Protaphan HM 165, 168, R 191
Insulinanaloga 14, 167
Insulinotrope Antidiabetika 14, 169, 170, 746
Insulinsensitizer 52
Insuman Basal 165, 168, R 432
Insuman Comb 165, 168, 786, 880, R 37
Insuman Rapid/-Infusat 165, 168, R 310
Intal 301, 311, R 1716
Interferon alfacon-1 445
Interferon beta-1a 57, 62
Interferon beta-1b 57, 61, 447
Interferon-alfa-2a 447, 474
Interferon-alfa-2b 445, 474
Interferone 12, 445, 447
Inter-Indikationsgruppeneffekt 859
Intermedikamenteneffekt 852
Internetapotheken 802
Internisten 837, 838, 839
Intra-Indikationsgruppeneffekt 859
Intramedikamenteneffekt 3, 4, 852
Intrinsische Aktivität (ISA) 294
Intron A 445, 474, 447, 453, R 2290
Iodid 647
Iodmangel 651
Iodmangelkropf 646, 651

Iosarcol 25, 42, 43
Iotalaminsäure 64
Ioxitalaminsäure 64
Ipratropiumbromid 311, 875
Irbesartan 62, 82
Irtan 564, 575, 576, R 1471
Iruxol 338, 369, R 1552
Iruxol N 340, 370, R 2424
IS 5 mono-ratiopharm 466, 469, R 378
Iscador 453, 759, R 628
Iscover 57, 62, 210, 215, 216, R 400
ISDN AL 466, 469, R 980
ISDN Heumann 466, 469, R 1850
ISDN Stada 466, 469, R 485
ISDN von ct 466, 469, R 595
ISDN-ratiopharm 466, 469, R 406
Isicom 591, 593, R 1374
ISMN AL 466, 469, R 1668
ISMN Heumann 466, 469, R 2074
ISMN Stada 466, 469, R 1521
ISMN von ct 466, 469, R 1551
Ismo 466, 469, R 352
Iso Mack/Retard 466, 469, R 1449
Isocillin 129, 134, 786, R 107
Isodinit 466, 469, R 1243
Isoglaucon 564, 578, 579, R 1015
Isoket 466, 469, 786, 880, R 20
Isomeride 64
Isomol Pulver 514, 516, R 2111
Isomonit 466, 469, R 745
Isoprenalin 355
Isoptin 318, 321, 787, 880, R 50
Isoptin RR plus 199, 204, R 1993
Isopto-Max 563, 569, R 381
Isosorbiddinitrat 467, 469, 875
Isosorbidmononitrat 469, 875
Isostenase 466, 469, R 1107
Isot. Kochsalzlsg. Fresenius 869, R 233
Isot. Natriumchlorid Delta 869, R 1366
Isotone Kochsalzlsg. Braun 869, R 94
Isotonische NaCl-Lsg. Bernb. 869, R 2380
Isotonische NaCl-Lsg. Jenaph. 869, R 2238

Isotretinoin 356, 357, 875
Isotrex Gel/-Creme 339, 356, R 2347
Isotrexin Gel 338, 356, R 1275
Isoxicam 64
Isoxazolylpenicilline 132
Isradipin 323, 875
Itraconazol 58, 221, 224, 225, 226, 875
Itrop 122, R 2431
Ivel 424, 432, R 2024

## J

Jacutin 867, R 1023
Jarsin 599, 600, 622, 759, R 234
Jellin polyvalent 337, 346, 347, R 759
Jellin/Jellisoft 337, 344, R 660
Jellin-Neom./Jellisoft Neom. 338, 346 R 1151
Jenacard 466, 469, R 1294
Jodetten 648, 649, R 205
Jodid Tabletten 648, 649, 785, 880, R 43
Jodid-ratiopharm 648, 649, R 657
Jodthyrox 648, 649, 786, R 96
Johanniskrautextrakt 621, 622, 875
Johanniskraut-ratiopharm 603, 622, R 2163
Jomax 339, 354, R 1887
Junik 300, 308, R 1245
Juvental 291, 292, R 2014

## K

Kaban/Kabanimat 337, 344, R 724
Kadefungin 407, 409, 787, R 104
Kälberblutextrakt 552
Kalinor/retard 529, 538, R 748
Kalinor-Brausetabl. 529, 538, R 313
Kalitrans-Brausetabletten 529, 538, R 1821
Kaliumchlorid 537, 538
Kalium-Duriles 529, 538, R 1091
Kaliumhydrogencarbonat 538

Kaliumiodid 649, 650, 875
Kaliumiodid BC 648, 649, R 2203
Kalium-Mag.-Apogepha 529, 541, R 982
Kaliumpräparate 537, 538
Kaliumsalze 875
Kamillan plus 242, R 1903
Kamillen-Bad-Robugen 867, R 922
Kamillenblütenextrakt 250, 370, 875
Kamillosan 553
Kamillosan Lösung 242, 250, R 974
Kamillosan Mundspray N 546, R 2494
Kamistad-Gel 546, 551, R 836
Kan Ophtal 568, 565, R 1778
Kanamycin 568, 570, 875
Kanamycin-POS 563, 568, R 592
Kanamytrex 563, 568, R 228
Kaoprompt-H 496, 512, R 1454
Kardiaka 458, 459, 463, 757
Karex Wolff 61
Karies- und Parodontosemittel 869
Karil 531, 535, R 1944
Karison 337, 345, R 803
Karvea 62, 75, 82, R 743
Karvezide 76, 82, R 978
Kassenärztliche Vereinigung Bayern 784, 785, 786, 787
Kassenrabatt 849, 850
Katadolon 90, 99, 100, R 209
Kathetermittel 695, 696
Kavacur 602, 622, R 1963
Kava-Kava-Wurzelstock 622, 875
Kava-ratiopharm 602, 622, R 1794
Kaveri 153, 155, 761, R 1028
Kavosporal comp. 425, 432, R 2452
Kavosporal Forte 603, 622, R 2211
KCl-retard Zyma 530, 538, R 2381
Keimax 59, 129, 136, R 252
Kelofibrase 338, 372, R 1574
Keltican N 719, 724, 727, 759, R 351
Kepinol 129, 142, R 146
Keppra 25, 44, 45
Keratoplastika 360
Kerlone 290, 293, R 737
Ketoconazol 229, 230
Ketoprofen 247, 257, 875

Ketorolac 59, 64, 574, 875
Ketotifen 311, 875
Kinderärzte 838, 839
Kivat 602, 618, R 1749
Klacid 57, 58, 129, 139, 140, 785, 880, R 32
Klimadynon 407, 414, R 2214
Klimakteriumstherapeutika 757
Klimaktoplant H 407, 414, R 2228
Klimonorm 656, 664, R 318
Kliogest N 656, 664, R 95
Klysma-Salinisch 514, 516, R 2156
Knorpelextrakt 64
Kochsalzlösung Eifelfango 869, R 1742
Kohle, medizinische 875
Kohle-Compretten/Granulat 497, 512, R 2296
Kohlenhydrate 875
Kollateral 392, 393, 396, R 1845
Kollateral A+E Drag. 565, 585, R 1999
Koloniestimulierende Faktoren 445, 446, 447
Kompensan Liquid/Tabl. 495, 500, R 741
Kompensan-S Liquid/Tabl. 497, 501, R 1809
Komponentenanalyse 3
Kompressionstherapie 702, 703, 708, 709
Konakion 866, R 2081
Konjugierte Östrogene 661, 662, 665
Konjunktival 565, 573, R 2419
Konjunktivitis 572, 575
Kontrazeptiva 33, 34, 38, 654, 667, 669, 670, 671
Korodin Herz-Kreislauf 459, 462, 761, R 322
Koronardilatatoren 757
Koronare Herzkrankheit 16
Koronarmittel 6, 7, 465, 466, 467, 470
Kortikoid-ratiopharm/F 337, 344, R 655
Krankenpflegeartikel 849
Kreon 495, 508, R 325
Kryptocur 439, 440

Kürbissamenextrakt 688, 697, 875
Kytta Balsam f 241, 259, R 1959
Kytta Femin 408, 414, R 2429
Kytta Plasma F/Salbe F 242, 257, R 1111
Kytta Thermopack 867, R 2004
Kytta-Cor 459, 462, R 1498
Kytta-Gel 240, 257
Kytta-Sedativum f 424, 432, 761, R 471

L

Lacidipin 62, 323
Lacophtal 563, 583, R 361
Lacrigel 565, 583, R 1816
Lacrimal 564, 583, R 1040
Lacrimal O.K. 564, 583, R 1459
Lacrisic 563, 583, R 421
Lactobacillus acidophilus 875
Lactobacillus gasseri 409
Lactocur 514, 515, R 1405
Lactulose 515, 875
Lactulose AL 514, 515, R 706
Lactulose Neda 514, 515, R 947
Lactulose Stada 514, 515, 761, R 412
Lactulose-ratiopharm 514, 515, 760, R 311
Lactulose-saar 514, 515, R 1250
Lafol 112, 114, 115, R 2196
Laif 600 601, 622, 760, R 893
Lamictal 59, 187, 188, 190, R 760
Lamisil Creme 59, 223, 229, R 1907
Lamisil Tabletten 58, 222, 224, 227, R 584
Lamivudin 61, 145, 146
Lamotrigin 59, 188, 190, 875
Langzeitnitrate 469
Lanicor 459, 461, R 2015
Lanitop 459, 461, R 125
Lansoprazol 59, 501, 503
Lantarel 240, 248, R 1231
Lantus 25, 31, 63, 165, 167, 168, R 1466
Lanzor 59, 496, 503, R 1702

Lasix 380, 382, R 138
Latanoprost 62, 579, 581
Laubeel 603, 605, R 2234
Laxantien 514, 515, 516, 757, 762, 765
Laxenta 64
Laxoberal 514, 515, R 903
Lebertherapeutika 472, 473, 474, 475, 757, 765
Lederderm 132, 138, R 2400
Lederlind Heilpaste 223, 229, R 1679
Lefax 495, 507, 760, 787, R 135
Leflunomid 63, 248, 249
Legalon 474, 475, 761, R 1460
Leioderm P 338, 346, R 1263
Leios 656, 670, R 442
Lektinol 453, 760, R 1846
Lemocin 546, 551, R 261
Lemocin CX Gurgellösung 546, 548, R 1765
Lendormin 424, 426, R 415
Lentaron 39
LentoNit 565, 585, R 2059
Lepinal/Lepinaletten 187, 188, 189, R 2297
Leponex 600, 615, R 693
Leptilan 187, 188, R 2261
Lercanidipin 25, 43, 44, 63
Letrozol 62
Leukase N Puder etc. 349, 340, R 2415
Leukotrienantagonisten 311, 313
Leuprorelin 439, 440, 875
Levacetylmethadol 64
Levetiracetam 25, 44, 45
Levobunolol 579
Levocabastin 60, 576, 636
Levocarb Gry 591, 593, R 2477
Levocarnitin 875
Levodopa 591, 593, 875
Levodropropizin 25, 45
Levofloxacin 62, 143, 144
Levomepromazin 615, 875
Levomepromazin-neuraxpharm 601, 615, R 937
Levomethadon 93, 94
Levonorgestrel 669, 670
Levopar 591, 593, R 2071

Levophta 60
Levopront 25, 45
Levothyroxin 648, 649, 650, 875
Lexotanil 601, 605, R 766
Lido Posterine 418, 419, R 1424
Lidocain 417, 548, 550, 695, 875
Lidocaintyp 120
Lidoject 869, R 2467
Limptar N 557, 558, 559, R 620
Lindan 875
Lindofluid N 240, 259, R 1448
Lindoxyl 267, 274, R 1191
Linola 337, 367, R 126
Linola urea 339, 367, R 1851
Linoladiol N Creme 407, 411, R 818
Linoladiol-H N Creme 407, 411, R 996
Linola-Fett Ölbad 867, R 1935
Linola-H N 337, 344, R 570
Linola-sept 339, 349, R 1626
Lioresal 557, 558, R 557
Liothyronin 648
Lipidil 485, 490, R 909
Lipidsenkende Mittel 8, 17, 485, 486, 757
Lipobay 57, 61, 485, 488, R 98
Lipo-Merz 485, 490, R 2349
Liponsäure 722, 724, 725, 875
Liponsäure-ratiopharm 719, 724, 760, R 1146
Liposic 563, 583, R 921
Lipotalon Amp. 333, 329, R 925
Lipox 485, 490, R 1925
Liprevil 58, 485, 488, R 1038
Liquifilm 564, 583, R 1109
Liserdol 59
Lisihexal 76, 79, R 1189
Lisino 103, 104, 105, 106, 785, 880, R 27
Lisinopril Stada 76, 79, R 1675
Lisinopril 74, 79, 81, 875
Lisinopril-Azu 76, 79, R 1732
Lisinopril-ratiopharm 76, 79, R 1120
Liskantin 187, 188, R 1615
Lisurid 592, 593, 875
Litalir 453, R 2175
Lithiumsalze 610, 612, 875

Liviella 63, 657, 661, 662, R 1296
Livocab 60
Livocab Augentopfen 563, 576, R 314
Livocab Nasenspray 631, 636, R 1350
L-Methionin 696
Locabiosol 129, 147, 148, 760, R 222
Locacorten-Vioform 339, 346, R 2140
Loceryl 59, 222, 229, 230, R 873
Locol 60, 485, 488, R 470
Lodoxamid 62, 575, 576
Loftan 301, 306, R 1656
Lokalanästhetika 417, 548, 550, 869
Lokalantibiotika 351
Lokalantimykotika 228, 230
Lokalantiseptika 351
Lomaherpan 339, 349, 352, R 1984
Lomefloxacin 25, 45, 46
Lomir 319, 323, R 2079
Lonarid 91, 98, R 1708
Lopedium 495, 511, R 187
Loperamid 510, 511, 875
Loperamid AL 497, 511, R 2284
Loperamid Heumann 496, 511, R 1283
Loperamid Stada 496, 511, R 1340
loperamid von ct 496, 511, R 1433
Loperamid-ratiopharm 495, 511, R 472
Loperhoe 496, 511, R 1544
Lopirin 75, 78, R 490
Lopresor 291, 292, R 2207
Loracarbef 59, 136
Lorafem 59, 130, 136, R 1234
Loratadin 103, 104, 106
Lorazepam 605, 875
Lorazepam-neuraxpharm 600, 605, R 720
Lormetazepam 425, 428, 875
Lornoxicam 63, 246, 247
Lorzaar 57, 60, 75, 82, R 238
Lorzaar plus 75, 82, R 231
Losartan 57, 60, 82, 83
Lösferron 112, 114, 115, R 1367
Lösnesium 529, 541, R 2062
Lotricomb 222, 232, R 447
Lovastatin 488

Lovelle 656, 670, R 1136
Loxin 59
L-Polamidon 91, 93, 94, R 1282
L-Thyroxin Henning 648, 649, 785, 880, R 1
Ludiomil 601, 610, R 1198
Lumbinon 10/Softgel 239, 257, R 549
Luminaletten 187, 188, 189, R 2439
Luvased 424, 432, R 871
Lygal Kopftinktur 339, 348, R 2235
Lymphomyosot 446, 452, R 1011
Lymphozil K/E 446, 452, R 1658
Lynestrenol 667, 875
Lyogen/Depot 601, 615, R 1276
Lysin-Acetylsalicylat 99, 875

**M**

M Long 91, 93, R 2060
Maalox 496, 500, R 1497
Maaloxan 495, 500, R 129
Madopar 591, 593, R 109
Magaldrat 500, 875
Magaldrat Heumann 497, 500, R 2119
Magaldrat-ratiopharm 496, 500, R 1009
Magen-Darm-Mittel 6, 7, 31, 494, 495, 496, 497, 757
Magium K 529, 541, 761, R 481
Magnerot N 529, 541, R 1841
Magnesiocard 529, 540, R 498
Magnesium 500 von ct 529, 540, R 2032
Magnesium Jenapharm 529, 540, R 1330
Magnesium Verla N Drag. 529, 541, 786, R 66
Magnesium Verla N 759
Magnesium Verla Tabl./N Konz 529, 540, R 691
Magnesiumcarbonat 540
Magnesiumcitrat 540
Magnesium-Diasporal 150 529, 540, R 1997

Magnesium-Diasporal N/orange 529, 540, 761, R 602
Magnesiumhydroxid 500, 870
Magnesium-Optopan 529, 540, R 2093
Magnesiumoxid 540
Magnesiumpräparate 539, 540, 757, 765, 875
Magnetrans forte 529, 540, 760, 787, R 180
Makatussin Tropfen forte 267, 271, R 1491
Makrolidantibiotika 127, 139, 140
Makuladegeneration 55
Malachitgrün 351
Maliasin 187, 188, 189, R 1517
Mammakarzinom 39, 54, 55
Manimil 165, 170, R 131
Männer 830, 832, 834
MAO-Inhibitoren 610
Maprolu 602, 610, R 1991
Maprotilin 610, 875
Maprotilin Neurax 602, 610, R 1943
Mar plus 631, 639, R 1215
Marax 496, 500, R 1192
Marcumar 210, 211, 212, 786, R 60
Mareen 50 601, 608, R 1345
Mariendistelextrakt 875
Marktkomponenten 792
Marktrücknahmen 64
Mastodynon N 407, 414, R 1180
Maxalt 62, 521, 523, R 728
MCP AL 495, 505, R 843
MCP Hexal 495, 505, R 621
MCP Stada 496, 505, R 1203
MCP von ct 495, 505, R 618
MCP-beta 496, 505, R 1042
MCP-Isis 496, 505, R 1228
MCP-ratiopharm 495, 505, 785, 880, R 16
M-Dolor 91, 93, R 1743
Mebemerck 674, 675, 676, R 1287
Mebeverin 674, 676, 875
Meclozin 875
Med. Kohle 512
Medazepam 606, 876

Mediabet 165, 173, R 439
Medikinet 603, 621, R 2153
Meditonsin Lösung 760, 785, 868, R 77
Medivitan N 718, 722, 723, R 1535
Medrogeston 667
Medroxyprogesteron 664, 667, 876
Meerwasser 639
Mefenorex 64
Megacillin oral 129, 134, R 185
Megalac Almasilat 497, 500, R 2134
Meglucon 165, 173, R 491
Mehrwertsteuersatz 798
Melissenblätterextrakt 349, 352, 506, 876
Melitrast 25, 42, 43
Melleril 601, 615, R 984
Melneurin 601, 618, R 971
Meloxicam 61, 242, 247
Melperon 618, 876
Melperon beta 602, 618, R 2058
Melperon-neuraxpharm 601, 618, R 910
Melperon Stada 601, 618, R 1073
melperon von ct 603, 618, R 2371
Melperon-ratiopharm 600, 618, 755
Mel-Puren 603, R 2414
Melrosum Hustensirup N 267, 282, R 901
Memantin 21, 155, 159
Menogon 439, 440, 441, R 2306
Menorest 657, 661, R 1583
Menotropin 440, 441
Menthol 281
Mephenesin 558, 560
Mepivacain 876
Meprobamat 876
Meprolol 290, 292, R 699
Mercuchrom 2% 868, R 659
Meresa/-forte 602, 615, R 1490
Mericomb 656, 664, R 669
Merigest 656, 664, R 368
Merimono 657, 661, R 1438
Mesalazin 509, 876
Mescorit 165, 173, R 708
Mestinon 867, R 1690

Met 165, 173, R 1792
Metamizol 97, 99, 876
Metavirulent 868, R 2076
Meteozym 497, 508, R 1827
Metergolin 59
Metfogamma 165, 173, R 1822
Metformin 172, 173, 876
Metformin AL 166, 173, R 2190
Metformin Stada 165, 173, R 1131
metformin von ct 165, 173, R 1878
Metformin-Basics 165, 173, R 1007
Metformin-Lich 166, 173, R 2159
Metformin-ratiopharm 165, 173, R 622
Methacholin 25, 46
Methadon 95
Methergin 407, 412, R 800
Methicillin-resistente Staphylococcus aureus (MRSA) 50
Methiotrans 683, R 1965
Methizol 648, 651, R 604
Methocarbamol 558, 560
Methohexal 290
Methotrexat 248, 249, 451, 453, 876
Methotrexat Lederle 453, R 2436
Methotrexat medac 453, R 1799
Methyldopa 876
Methylergometrin 412, 876
Methylphenidat 619, 620, 621
Methylprednisolon 330, 331, 876
Methylprednisolonaceponat 60, 344, 345
Methylprednisolon Jenapharm 329, 330, R 1839
Methylviolett 351
Methylxanthinkombinationen 757
Metildigoxin 461
Metipranolol 579, 876
Metixen 595, 876
Meto Tablinen 290, 292, R 624
Meto-BASF 291, 292, R 2385
Metobeta 290, 292, R 846
Metoclopramid 504, 505, 525, 876
Metodura 290, 292, R 1692
Metohexal 292, R 202
Metohexal comp. 199, 201, R 1295

Me-too-Präparate 735, 805
Metoprolol 200, 288, 289, 292, 876
Metoprolol AL 290, 292, R 916
Metoprolol Heumann 290, 292, R 854
Metoprolol Stada 290, 292, R 744
Metoprolol von ct 290, 292, R 940
Metoprolol-1A Pharma 291, 292, R 2204
Metoprolol-ratiopharm comp. 199, 201, R 1604
Metoprolol-ratiopharm 290, 292, 787, R 73
Metronidazol 147, 408, 409, 498, 876
Metronidazol-ratiopharm 131, 147, R 2239
Metypred 329, 330, R 1795
Metysolon 329, 330, R 2088
Mevalotin 58, 485, 488, R 1503
Mevinacor 485, 488, R 316
Mg 5-Longoral/Granulat 529, 540, R 1952
Mianserin 608, 876
Mibefradil 64
Micardis 63, 76, 82, R 914
Miconazol 224, 226, 229, 230, 409, 876
Micotar 226
Micotar Creme 223, 229, R 2469
Micotar Mundgel 223, 224, R 1382
Microgynon 656, 670, R 539
Microklist 514, 516, R 716
Mictonetten 683, 693, R 2136
Mictonorm 683, 693, 760, R 1166
Mictrol 64
Miglitol 62, 172, 173, 174
Migräflux (orange/grün)/-N 521, 525, R 2448
Migralave N 521, 525, R 2157
Migräneanfall 520, 521
Migräne-Kranit 525
Migräne-Kranit N Tabletten 521, 525, R 933
Migränemittel 520, 521, 526
Migränemittel-Kombinationen 757
Migräneprophylaxe 520
Migränerton 521, 524, 525, R 751
Migrätan S 521, 525, 526, R 1077

Milchsäure 359, 409, 876
Milchsäurebakterien 409
Milgamma NA/100 719, 724, 761, R 1199
Milupa GES 529, 537, 538, R 2047
Minakne 132, 138, R 2341
Mineralocorticoide 327
Mineralstoffpräparate 6, 7, 8, 528, 529, 530
Miniasal 210, 215, R 1313
Minirin 439, 440, 442, R 1043
Minisiston 656, 670, R 679
Minocyclin 137, 138, 876
Minocyclin-ratiopharm 132, 138, R 2342
Mino-Wolff 132, 138, R 2345
Miranova 656, 670, R 476
Mirapront N 64
Mirfulan 341, 369, R 230
Mirfulan Spray N 341, 369, R 2167
Miroton 459, 462, R 2026
Miroton N forte 459, 462, 761, R 1116
Mirtazapin 61, 608, 611
Mischinsuline 168
Misoprostol 504
Mistelextrakte 451, 453, 454, 455, 876
Mitosyl 341, 369, R 973
Mittelohrentzündung 642
Mizolastin 62, 105, 106
Mizollen 62, 105, 106, R 647
Mobec 61, 239, 242, 247, R 397
Mobiforton 557, 558, R 2221
Mobilat Gel/Salbe 239, 258, R 623
Mobilitätssteigernde Mittel 504, 505
Mobloc 199, 204, R 577
Moclobemid 58, 610, 611, 876
Modenol 199, 206, R 1847
Modip 58, 318, 323, R 398
Moduretik 380, 386, R 867
Moexipril 62
Mogadan 425, 428, R 2474
Mohnpflanzenextrakt 676
Molevac 866, R 1533
Molsicor 466, 470, R 1290
Molsidomin 465, 470, 876
Molsidomin Heumann 466, 470, R 713

Molsidomin Stada 466, 470, R 1980
molsidomin von ct 466, 470, R 711
Molsidomin-ratiopharm 466, 470, R 367
Molsihexal 466, 470, R 293
Molsiket 466, 470, R 1978
Mometason 59, 344, 637
Monapax Saft/Supp./Tropfen 266, 282, R 486
Mönchspfefferextrakt 413, 414, 876
Mono Embolex 210, 212, R 435
Mono Mack 466, 469, R 434
Mono Praecimed 91, 99, R 2108
Monobeta 466, 469, R 1270
Monoclair 466, 469, R 906
Monoflam 239, 243, R 341
Monolong 466, 469, R 1264
Monomycin 130, 140, R 1233
Monopur 467, 469, R 2253
Monostenase 466, 469, R 590
MonoStep 656, 670, R 372
Montelukast 62, 311, 313
Monuril 131, 147, 149, R 1408
Morbus Addison 327
Morbus Crohn 509
Moronal Suspension 546, 548, R 1512
Morphin 17, 18, 93, 876
Morphin Merck/-retard 90, 93, R 824
Morphin-ratiopharm 91, 93, R 2481
Motens 62, 318, 323, R 831
Motilium 495, 505, R 810
Movicol Pulver 514, 516, R 1380
Moxaverin 393, 396, 876
Moxifloxacin 63, 144
Moxonidin 58, 204, 205, 206
MSI Mundipharma 91, 93, R 2110
MST Mundipharma 90, 93, R 365
MTX Hexal 453, R 1753
Mucofalk 496, 515, 517, R 1542
Mucophlogat 266, 274, R 705
Mucopolysaccharidpolyschwefelsäureester 711
Mucosolvan 266, 274, 759, 785, 880, R 7
Mucotectan 266, 278, R 565
Mucozym 242, 250, R 2463

Mukolytikum 273
Multilind Heilpaste 222, 232, R 387
Mund- und Rachentherapeutika 544, 545, 546, 548, 553, 757, 762
Mundantiseptikum 548,
Mundisal 546, 548, R 2161
Mundspray N 553
Munitren H 340, 344, R 2393
Munobal 58, 318, 323, R 767
Musaril 557, 558, R 289
Muskelrelaxantien 556, 557, 757
Mutaflor 496, 512, 513, 761, R 1216
Muzolimin 64
Mycinopred 564, 569, R 1475
Mycophenolsäure 61, 447
Mycospor Creme etc. 223, 229, R 1070
Mycospor Nagelset 223, 231, 232, 233, R 1788
Mycospor 230, 231
Mydocalm 557, 558, 559, R 212
Myko Cordes Creme etc. 223, 229, R 1945
Mykoderm Heilsalbe 222, 229, R 727
Mykofungin Vaginal 407, 409, R 1780
Mykohaug C Creme 223, 229, R 1148
Mykohaug C vaginal 407, 409, R 1360
Mykontral 230
Mykosen 220
Mykosert 60, 223, 229, R 1209
Mykundex Drag. etc. 223, 224, R 1087
Mykundex Heilsalbe 222, 232, R 512
Mylepsinum 187, 188, R 1249
Myoson 557, 558, 560, R 794
Myospasmal 557, 558, R 1147
Myotonolytika 556
Myrtol 279
Myxofat 268, 274, R 2005


N

NAC AbZ 267, 274, R 1179
NAC AL 267, 274, R 998
NAC Stada 267, 274, R 943
NAC von ct 267, 274, R 1319
NAC-1A Pharma 267, 274, R 1327

Nacom 591, 593, R 484
NAC-ratiopharm 266, 274, 759, 785, 880, R 17
Nadolol 289
Nadroparin 212
Nafarelin 440
Naftidrofuryl 391, 393, 396, 876
Naftifin 229, 230, 876
Naftilong 392, 393, 761, R 860
Nafti-ratiopharm 392, 393, R 1669
Naloxon 97, 879
Naphazolin 573, 634, 635, 876
Naproxen 247, 876
Naproxen von ct 241, 247, R 2485
Naramig 62, 521, 523, R 1200
Naratriptan 62, 522, 523
Narbenbehandlungsmittel 372
Nasacort 631, 637, R 1361
Nasan 631, 635, R 1553
Nasengel/Spray/Tr.-ratioph. 631, 635, 785, 880, R 9
Nasengel/Spray/Tropfen AL 631, 635, R 279
Nasic 631, 635, R 1401
Nasicur 631, 639, R 865
Nasivin 631, 635, R 194
Nasonex 59, 631, 637, R 272
Natamycin 876
Natil 153, 155, 159, 759, R 671
Natrilix 380, 381, 382, R 707
Natriumchlorid 639, 696, 876
Natriumfluorid 535, 876
Natriumfluorid 25 Baer 531, 535, R 1893
Natriumhydrogencarbonat 876
Natriumhydrogencarbonat Fre. 866, R 2217
Natriumkanalblocker 121
Natriumphenylbutyrat 25, 47
Natriumpicosulfat 515, 876
Natriumselenit 542, 876
Natürl. Emser Salz 274
Navoban 59, 179, 180, R 2244
Nebacetin 337, 350, R 450
Nebacetin Augensalbe 565, 568, R 2445

Nebacumac 64
Nebilet 61, 290, 293, R 276
Nebivolol 61, 293
Nedocromil 311, 312, 575, 576
Nedolon P 90, 98, R 644
Nefadar 62
Nefazodon 62
Nelfinavir 63
Neo Tussan 267, 270, R 1773
Neobac 339, 350, R 1958
Neo-Eunomin 656, 671, R 773
Neogama 602, 615, R 1594
Neomycin 350, 571, 690, 691, 876
Neorecormon 111, 112, 114, 117, R 815
Neotigason 59
Neotri 380, 387, R 1306
Nephral 380, 386, R 1221
Nephrotrans 866, R 1758
Nepresol 199, 203, R 1892
Nervenärzte/Psychotherapeuten 838, 839
Neue Arzneimittel 23, 24, 31, 57, 803
Neupogen 57, 58, 446, 447, R 2367
Neuralgin 64, 91, 101, R 1919
Neuraltherapeutika 869
Neurium 719, 724, 759, R 926
Neuro Stada 719, 724, R 2337
Neurobion N 719, 724, R 2250
Neurocil 601, 615, R 763
Neuroleptika 182, 613, 614, 615, 618
Neuro-Lichtenstein R 2051
Neuro-Lichtenstein N 718, 723, 718, 723, R 826
Neurontin 60, 187, 188, 190, R 956
Neuropathiepräparate 719, 722, 724, 726, 756, 757
Neuroplant 600, 622, 761, R 696
Neuro-ratiopharm 719, 724, R 1378
Neuro-ratiopharm N 719, 724, R 445
Neurotrat S 719, 724, R 853
Nevirapin 63
Nexium mups 25, 31, 34, 35, 63, 496, 503, R 1078
Nicardipin 322
Nicergolin 155, 157, 876
Nichtfertigarzneimittel 849, 858

Nichtnukleosidische Reserve-Transkriptase-Inhibitoren (NNRTI) 145
Nichtopioide Analgetika 92, 96, 99
Nichtsteroidale Antiphlogistika 238, 247, 503, 574, 743, 749
Nicotin 26
Niedermolekulare Heparine 213
Niereninsuffizienz 84
nife von ct 318, 322, R 1355
Nifeclair 319, 322, R 1940
Nifecor 319, 322, R 2403
Nifedipat 318, 322, R 562
Nifedipin 316, 319, 320, 322, 779, 876
Nifedipin AL 318, 322, R 1389
Nifedipin Heumann 318, 322, R 1657
Nifedipin Stada 318, 322, R 723
Nifedipin Verla 319, 322, R 2189
Nifedipin-ratiopharm 318, 322, R 247
Nifehexal 318, 322, R 286
Nifelat 319, 322, R 2330
Nifical 318, 322, R 1187
Nif-Ten 199, 204, R 928
Nifuran 407, 409, R 1650
Nifurantin B6 684, 690, R 2355
Nifuratel 409
Nifuroxazid 511
Nilvadipin 59, 323
Nimodipin 322
Nimotop 318, 322, R 1474
Nipolept 602, 615, R 1590
Nisoldipin 317, 321, 323
Nitrangin compositum 466, 468, R 1214
Nitrangin-Isis 466, 468, R 1032
Nitrate 465, 743, 749
Nitratpflaster 468
Nitrazepam 428, 876
Nitrazepam AL 424, 428, R 2276
Nitrazepam-neuraxpharm 424, 428, R 1895
Nitregamma 318, 323, R 1421
Nitrendepat 318, 323, R 638
Nitrendimerck 319, 323, R 2357
Nitrendipin 316, 322, 323, 324, 877
Nitrendipin AL 319, 323, R 2194
Nitrendipin beta 318, 323, R 1659

Nitrendipin Heumann 318, 323, R 1670
Nitrendipin Stada 318, 323, R 988
Nitrendipin-ratiopharm 318, 323, R 278
Nitrensal 319, 323, R 1988
Nitrepress 318, 323, R 448
Nitre-Puren 319, 323, R 1767
Nitro Mack 467, 468, R 2208
Nitroderm TTS 466, 468, R 1744
Nitrofural 349, 351
Nitrofurantoin 689, 690, 877
Nitroimidazole 126, 147, 409
Nitrolingual 466, 468, R 56
Nitrosorbon 466, 469, R 1437
Nitroxolin 690, 877
Nitroxolin Chephasaar 683, 690, R 1559
Nivadil 59, 319, 323, R 2127
Nizoral Creme 223, 229, R 1843
N-Methyl-D-Aspartat (NMDA) 159
Noctamid 424, 425, 428, R 119
Noctazepam 602, 605, R 2073
Nomon mono 683, 697, R 1325
Nootrop 153, 155, 760, R 927
Nora-ratiopharm 657, 670, R 2292
Nordazepam 606
Norditropin 440
Norethisteron 877
Norethisteronacetat 664, 667
Norethisteron Jenapharm 657, 667, R 2045
Norfenefrin 877
Norflosal 131, 144, R 1589
Norfloxacin 143, 144, 877
Norfloxacin Stada 130, 144, R 1305
Norflox-AZU 131, 144, R 1612
Normabrain 153, 155, 761, R 904
Normalip 485, 490, R 1386
Normoc 600, 605, R 332
Normoglaucon 564, 579, R 1397
Norpseudoephedrin 64
Nortrilen 602, 608, R 1513
Nortriptylin 608
Norvasc 56, 57, 60, 318, 323, 754, 785, 880, R 15

Noscapin 269, 270
Notprogramm 791
Novadral 866, R 812
Novalgin 90, 99, 786, 880, R 48
Novaminsulfon Lichtenstein 90, 99, R 141
Novaminsulfon-ratiopharm 90, 99, 786, 880, R 46
Novanox 424, 428, R 2390
NovaStep 657, 671, R 2181
Noviform Augensalbe 564, 568, R 1528
Novodigal Tabl. 459, 461, 786, 880, R 31
Novo-Helisen 108
NovoNorm 62, 165, 170, 171, R 462
Novoprotect 601, 608, R 1201
NovoRapid 63, 165, 167, 168, R 1318
Novothyral 648, 649, R 670
Nubral 338, 367, R 1571
Nubral Forte/-4 340, 367, R 2387
Nukleosidanaloga 145
Nurofen Fiebersaft 239, 245, R 493
Nystaderm Creme etc. 223, 229, R 1190
Nystaderm Mundgel 223, 224, R 2318
Nystaderm/-S 223, 224, R 1494
Nystaderm-comp. 223, R 2182
Nystalocal 223, 232, R 1832
Nystatin 224, 227, 229, 230, 409, 549, 877
Nystatin Lederle Creme etc. 223, 229, R 2122
Nystatin Lederle Filmtab. etc. 223, 224, R 1165
Nystatin Stada 223, 224, R 1977

# O

Obsidan 290, 294, R 226
Obsilazin 199, 201, R 1689
Obstinol mild/M 514, 515, R 1715
Octenisept R 2265
Octreotid 440, 443
Ocuflur 565, 574, R 1752

Oculotect 563, 583, R 535
Oculotect fluid 563, 583, R 558
Oculotect Gel/sine Tropfen 564, 585, R 1538
Ödemase Tabl./30 mg ret. 380, 382, R 408
Ödemprotektiva 705
OeKolp Tabl. 657, 661, R 2331
OeKolp vaginal 407, 411, R 249
Oestro Gynaedron M 407, 411, R 1624
Oestrofeminal 656, 661, R 526
Oestronara 656, 664, R 993
Offenwinkelglaukom 30
Ofloxacin 143, 144, 568
Okacin 25, 45, 46
Ol. spicae 279
Olanzapin 57, 61, 615, 616, 617
Oleo-Tüll 341, 369, R 1281
Olynth 631, 635, 785, 880, R 5
Olynth Salin 631, 639, R 954
Omebeta 496, 503, R 1074
OME-nerton 496, 503, R 1740
Omep 495, 503, 787, R 68
Omeprazol 34, 35, 498, 501, 503, 504, 780, 781, 807, 808, 877
Omeprazol AL 497, 503, R 2319
Omeprazol dura 496, 503, R 1062
Omeprazol Heumann 496, 503, R 1314
Omeprazol Stada 495, 503, R 296
omeprazol von ct 495, 503, R 541
Omeprazol-Azupharma 495, 503, R 370
Omeprazol-ratiopharm 495, 503, R 268
Ome-Puren 496, 503, R 1332
Omnic 61, 683, 684, 686, R 417
Omniflora N 496, 512, R 1373
Ondansetron 58, 180, 182
Onkologische Präparate 12
Ophtalmin N/sine 564, 573, R 1135
Ophthalmika 6, 7, 31, 562, 563, 564, 565, 566, 567, 568, 574, 576, 585, 757
Ophthalmikakombinationen 569, 757
Ophtopur N 565, 573, 2417
Opioidanalgetika 14, 17, 18, 92, 93

Opioide 18, 89, 511
Opipramol 608, 612
Optalidon 200 241, 245, R 2465
Optalidon N 91, 101, R 1863
Optalidon spezial NOC 521, 525, 526, R 1526
Optiderm/-F 337, 367, R 578
Optidorm 58, 424, 426, R 2021
Optipect Kodein forte 266, 270, R 710
Optipect N/Neo 268, 282, R 1834
Oralcephalosporine 133
Oralpädon 240 529, 537, 538, R 536
Oralpenicilline 132, 134, 743, 749
Orelox 58, 129, 136, R 427
Orfiril 187, 188, R 363
Orgalutran 25
Orgametril 657, 667, R 1654
Orgotein 64
Originalpräparate 729, 788
Orlaam 64
Ornithinaspartat 475, 476
Orotsäure 877
Orphol 153, 155, R 1913
Orthangin N 459, 462, R 1352
Ortho-Gynest 407, 411, R 2259
Orthopäden 838, 839
Ortoton 557, 558, 560, R 1518
Osanit 546, 553, R 1973
Osmil 657, 664, R 2222
Ospolot 187, 188, 191, R 1950
Ospur D3 718, 721, R 1186
Ossin 531, 535, R 1645
Ossiplex retard 531, 535, R 1505
Ossofortin 529, 534, R 897
Ossofortin forte/fortissimo 529, 534, R 388
Osspulvit S 529, 534, R 2187
Osteoporose 51, 528, 532, 533
Osteoporosemittel 31, 528, 530, 531
Ostochont Gel/Salbe 241, 258, R 2107
Östrogene 654, 659, 660, 661
Östrogenpflaster 662
Östrogenrezeptormodulator (SERM) 662
Östrogensubstitution 659, 660
Östro-Primolut 657, 667, R 2249

Ost-West-Vergleich 816
Osyrol-Lasix Kaps. 380, 385, R 1081
Otalgan 632, 642, 643, R 355
Otobacid N 632, 643, R 182
Otodolor 632, 642, 643, R 1321
Otologika 630, 632, 641, 643
Otosporin 632, 643, R 2309
Otovowen 632, 643, 644, R 736
Otriven Lösung etc. 631, 635, 785, 880, R 30
Ovestin Creme/Ovula 407, 411, R 343
Ovestin Tabl. 657, 661, R 1368
Ovulationsauslöser 406, 411, 412
oxa von ct 601, 605, R 912
Oxaceprol 250
Oxazepam 605, 877
Oxazepam AL 602, 605, R 1719
Oxazepam Stada 603, 605, R 2257
Oxazepam-ratiopharm 600, 605, R 274
Oxcarbazepin 25, 47, 48, 63
Oxis 61, 300, 302, 304, R 176
Oxitropiumbromid 311
Oxybutynin 693, 694, 877
Oxycodon 93, 94, 877
Oxyfedrin 877
Oxygesic 90, 93, 94, R 923
Oxymedin 684, 693, R 2483
Oxymetazolin 635, 877
Oxytetracyclin 568, 877
Oxytetracyclin Pred. Jenapharm 563, 569, R 879
Oxytetracyclin Augensalbe 564, 568, R 1082
Oxytocinrezeptorantagonist 28
Ozym 496, 508, R 1223

P

Packungsgrößeneffekt 3, 4, 859
Pacyl 64
Pädiamol 301, 303, R 2501
Paedialgon 91, 99, R 1909
Paediamuc 268, 274, R 2302
Paediathrocin 130, 140, R 1047
Paedisup K/S 91, 101, R 1595

Pamidronsäure 59, 535, 536
Pan Ophtal 565, 585, R 1705
Panchelidon 675, 676, 678, R 2013
Pandel 339, 344, R 1709
Pangrol 496, 508, R 1155
Pankreaplex Neu 497, 507, R 2298
Pankreasenzympräparate 508
Pankreasinsuffizienz 509
Pankreatin 508, 877
Pankreatin-ratiopharm 497, 508, R 2082
Pankreatitis 508
Pankreon 496, 508, R 1371
Panoral 131, 136, R 1667
Panorex 64
Panotile N 632, 643, R 364
PanOxyl 338, 356, R 975
Pantederm 341, 369, R 1464
Panthenol Lichtenstein 341, 369, R 290
panthenol von ct 341, 369, R 1942
Panthenol-Augensalbe 565, 585, R 2440
Panthenol-ratiopharm 341, 369, R 215
Panthogenat 341, 369, R 1631
Pantoprazol 57, 60, 501, 503, 754
Pantothensäure 720
Pantothensäurederivate 721
Pantozol 57, 60, 495, 503, 754, R 102
Panzytrat 495, 508, R 953
paracet comp. von ct 91, 98, R 2313
ParacetaCod-ratiopharm 91, 98, R 1451
Paracetamol 97, 99, 100, 101, 525, 877
Paracetamol 500 1A-Pharma 91, 99
Paracetamol BC 90, 99, R 151
Paracetamol comp. Stada 90, 98, R 433
Paracetamol Heumann 90, 99, R 1085
Paracetamol Hexal 90, 99, R 271
ParaCetaMol Lichtenstein 90, 99, R 148
Paracetamol Saar 91, 99, R 2489
Paracetamol Stada 90, 99, 787, 880, R 41

paracetamol von ct 90, 99, R 124
Paracetamol-A1 Pharma 90, 99, R 165, R 2147
Paracetamol-ratiopharm 90, 99, 785, 880, R 2
Paracodin/retard 266, 269, 270, 785, 880, R 38
Paraffin, dickflüssig 515, 877
Parfenac 337, 354, R 551
Pariet 62, 495, 503, R 869
Parkinsan 62, 591, 595, 596, R 1541
Parkinsonmittel 590, 591, 593
Parkinsontherapie 590
Parkopan 591, 595, R 1873
Parkotil 59, 591, 593, R 1244
Paroxetin 59, 610, 611, 877
Partusisten 408, 412, R 2358
Paspertin 495, 505, 785, 880, R 35
Patentmarkt 807
Paveriwern 675, 676, 678, R 1079
Peginterferon alfa-2b 25, 48, 49
Pegintron 25, 48, 49
Pelargonium reniforme/sidoides 147
Pelarogiumwurzelextrakt 148
Penanyst 223, 232, R 2374
Penbeta Mega 130, 134, R 633
Penciclovir 62
Penhexal 129, 134, R 265
Penicillat 129, 134, R 374
Penicillin V AL 130, 134, R 690
Penicillin V Heumann 130, 134, R 859
Penicillin V Stada 129, 134, R 571
Penicillin V Wolff 130, 134, R 1182
Penicillin V-ratiopharm 129, 134, 787, R 100
Penicilline 127
Penicillin-Heyl oral 132, 134, R 2412
Pentaerythrityltetranitrat 467, 469, 877
Pentalong 466, 469, R 53
Pentasa 497, 509, R 2018
Pentofuryl 497, 511, R 1883
Pentohexal 392, 393, R 2168
Pento-Puren 392, 393, R 1324
pentox von ct 392, 393, R 1994
Pentoxifyllin 391, 393, 395, 396, 877

Pentoxifyllin-ratiopharm 392, 393, 759, R 336
Pentoxyverin 270, 271, 877
Pepdul 496, 502, R 1354
Perazin 615, 877
Perazin-neuraxpharm 601, 615, R 962
Perenterol 495, 512, 759, 785, R 51
Pergolid 59, 592, 593
Pergonal 440, 441
Perindopril 79
Peritrast 64
Perivar/-Forte 704, 706, R 2310
Perocur 495, 512, R 548
Peroxinorm 64
Peroxisomenproliferator-aktivierter Rezeptor (PPAR) 52, 174
Perphenazin 618, 877
Pestwurzextrakt 676
Petadolex 675, 676, R 1485
Pethidin 877
Petibelle 25, 33, 34
Pflanzliche Cholagoga 478, 480
Pflanzliche Gynäkologika 413, 414
Pflanzliche Hypnotika 431
Pflanzliche Kardiaka 459, 462
Pflanzliche Prostatamittel 687, 688
Pflanzliche Psychopharmaka 621, 622
Pflanzliche Rhinologika 638
Phardol mono 241, 257, R 1906
Phardol Rheuma-Balsam 240, 258, R 1006
Phasenprophylaxe 612
Phenacetin 64
Phenhydan 187, 188, R 1110
Phenobarbital 188, 189, 877
Phenothiazine 615, 618
Phenoxybenzamin 686
Phenoxymethylpenicillin 134, 877
Phenprocoumon 211, 877
Phenylbutazon 246, 247, 877
Phenyltoloxamin 270
Phenytoin 185, 188, 189, 877
Phenytoin AWD 187, 188, R 1793
Phlebodril Kaps. 704, 706, R 2100
Phlogenzym 242, 252, 759, R 632

Phlogont Salbe/Gel 240, 257, R 830
Phlogont Thermalsalbe 240, 258, R 1265
Pholedrin liquid. 866
Pholedrin liquid. Meuselbach R 1870
Pholedrin-longo-Isis 866, R 1885
Phosphatbinder 53, 542
Physiotens 58, 199, 204, 206, R 598
Phytodolor/N 242, R 1099
Phytomenadion 877
Phytosterine 687
Pidilat 318, 322, R 576
Pilocarpin 578, 579, 877
Pilocarpin Ankerpharm 565, 579, R 1687
Pilocarpol 565, 579, R 1835
Pilomann 564, 579, R 1600
Pilzcin 59
Pilzinfektionen 220
Pindolol 294, 877
Pinimenthol 268, 283, R 2131
Pinimenthol S mild 268, 283, R 1791
Pioglitazon 25, 49
Pipamperon 616
Pipemidsäure 143
Pipenzolat 676, 677
Piracebral 153, 155, R 1915
Piracetam 155, 156, 877
piracetam von ct 153, 155, R 1569
Piracetam-neuraxpharm 153, 155, R 1737
Piracetam-ratiopharm 153, 155, 761, R 611
Pirenzepin 877
Piretanid 81, 382, 383
Piritramid 93
Piro KD 241, 247, R 2451
Piroflam 241, 247, R 2438
Pirorheum 240, 247, R 1348
pirox von ct 240, 247, R 1802
Piroxicam 238, 246, 247, 257, 877
Piroxicam Stada 240, 247, R 1267
Piroxicam-ratiopharm 240, 247, R 786
PK-Merz 591, 595, R 889
Plantago-ovata-Samenschalen 515

Planum 424, 428, R 639
Plastufer 112, 114, R 2223
Plastulen N 112, 114, R 508
Plavix 57, 62, 210, 215, 216, R 377
P-Mega-Tablinen 130, 134, R 1381
Podomexef 58, 130, 136, R 634
Policresulen 418
Polidocanol 354, 417, 548, 550
Pollenextrakt 688
Polybion N 718, 723, R 2120
Polysept Lösung 868, R 2125
Polysept Salbe 341, 349, R 1529
Polyspectran 563, 568, R 488
Polyspectran HC Salbe 632, 643, R 1611
Polyvinylalkohol 583
Ponderax 64
Posicor 64
Posiformin 564, 568, R 1523
Positivliste 2, 814, 815
Posorutin Augentropfen 565, 585, R 2225
Posterisan forte 418, 419, R 663
Posterisan Salbe/Supp. 418, 419, R 517
Postkoitale Kontrazeption 671
Postthrombotisches Syndrom 703
Povidon 583, 877
Povidon-Iod 348, 349, 351, 409, 547, 877
Practo-Clyss 514, 516, R 920
Pramipexol 62, 592, 593
Pravasin 57, 58, 485, 488, R 275
Pravastatin 57, 58, 487, 488
Pravidel Tabl. 407, 412, R 1786
Praxisbedarf 850
Praxiten 601, 605, R 801
Prazepam 606
Prazosin 877
Prectal 329, 330, R 2457
Predalon 440, 441
Predni H Tablinen 329, 330, R 591
Predni Lichtenstein Amp. 329, 330, R 1072
Predni. POS 564
Prednicarbat 344, 345, 877

Prednihexal 329, 330, R 1333
Predni-M-Tablinen 329, 330, R 1592
Predni-POS 574, R 1481
Prednisolon 328, 330, 331, 344, 548, 574, 877
Prednisolon Augens. Jenapharm 564, 574, R 1641
Prednisolon Jenapharm 329, 330, R 455
Prednisolon Salbe LAW 338, 344, R 1483
Prednisolon-ratiopharm Tabl. 329, 330, R 356
Prednison 330, 331, 877
Prednison Dorsch 329, 330, R 1570
Pregnesin 439, 440, 441, R 2099
Preise 3
Preisindex 795, 852
Preismoratorium 794
Preisveränderungen 852
Preiswettbewerb 737
Prepacol 868, R 1677
Pres 76, 79, 738, R 1084
Pres plus 75, 81, R 814
Presomen 656, 661, R 152
Presomen comp. Drag. 656, 665, 786, 880, R 34
Pridinol 558, 560, 877
Primidon 188, 188, 189, 877
Primogonyl 440, 441
Primolut-Nor 656, 667, R 1204
Primosiston Tabl. 657, 667, R 1362
Procain 878
Procorum 318, R 1056
Procto-Jellin 418, 419, R 862
Procto-Kaban 418, 419, R 2092
Proculin 564, 573, R 1506
Procyclo 657, 664, R 2126
Profact 439, 440, R 2475
Progastrit 497, 500, R 2326
Progesteron 411, 667
Progestogel 407, 410, 411, R 965
Proglumetacin 247
Prograf 57, 60, 446, 447, R 1416
Progynova 656, 661, R 656
Prokinetika 505

Prolaktinhemmer 406, 412, 438
Promazin 615, 618
Promethazin 878
Promethazin-neuraxpharm 600, 618, R 413
Propafenon 120, 122, 878
Propafenon-ratiopharm 122, R 1881
Propicillin 133, 134, 878
Propiverin 693, 695
Propranolol 289, 294, 878
Propra-ratiopharm 290, 294, R 844
Propulsin 64, 495, 504, 505, R 463
Propyphenazon 526
Proscar 60, 683, 684, 686, R 1197
Prosiston 657, 667, R 1741
Prospan 266, 277, 279, 759, 785, 880, R 22
Prosta Fink forte 683, 688, R 1790
Prostaglandinderivate 579, 581
Prostagutt forte 683, 688, 759, R 662
Prostagutt mono 683, 688, 761, R 1194
Prostamed 683, 688, R 1934
Prostatahyperplasie 682, 686, 687
Prostatamittel 682, 684, 757
Prostess 683, 688, 761, R 938
Pro-Symbioflor 496, 512, R 1734
Protactyl 602, 615, R 1979
Protagent 563, 583, R 936
Protaxon 240, 247, R 1727
Proteaseinhibitoren 145
Proteozym 242, 250, R 2216
Prothazin 600, 618, R 701
Prothil 657, 667, R 2434
Prothipendyl 618
Prothyrid 648, 649, R 1912
Protonenpumpenhemmer 34, 499, 501, 503, 743, 749
Provas 61, 77, 82, R 1879
Provas comp. 76, 82, R 1796
Provokit 25, 46
Psorcutan 59, 337, 360, 362, R 617
Psoriasis 365
Psoriasismittel 360, 362
Psychopharmaka 6, 8, 597, 598, 599, 600, 601, 602, 603, 621, 757

Psychostimulantien 619, 621
Psychotonin M/N/300 602, 622, R 1813
Psychotonin-sed. 424, 432, R 1894
Psyquil 179, 180, 182, R 2117
Pulmicort 300, 308, 787, R 52
Pulmicort nasal 631, 637, R 1164
PulmiDur 301, 310, R 2231
Pulmotin-N-Salbe 267, 283, R 1748
Puregon 61, 440, 441
Purethal 108
PVP Jod-ratiopharm 341, 349, R 839
PVP-Jod Lichtenstein 341, 349, R 2169
Pyoktanin 351
Pyolysin 341, 369, 371, R 1443
Pyralvex 546, 553, 554, R 1556
Pyrazolderivate 99
Pyridostigmin 878
Pyridoxin 878

## Q

Quadropril 62, 76, 79, R 951
Quellstoffe 515, 517
Quensyl 241, 248, R 2065
Querto 58, 290, 295, R 394
Quetiapin 25, 49, 50, 63
Quilonum 601, 610, R 866
Quinapril 58, 79, 81
Quinodis 61
Quinupristin 25, 50, 51

## R

Rabeprazol 62, 503
Radedorm 424, 428, R 652
Radepur 602, 606, R 1849
Raloxifen 62, 661, 662
Ramipril 79, 81
Rani AbZ 497, 502, R 1852
Ranibeta 495, 502, R 334
Ranicux 502, R 1469

Ranidura T 496, 502, R 1379
Raniprotect 497, 502, R 2334
Rani-Puren 497, 502, R 2038
Ranitic 495, 502, R 93
Ranitidin 501, 502, 738, 878
Ranitidin AL 495, 502, R 700
Ranitidin Heumann 496, 502, R 1383
Ranitidin Stada 495, 502, R 585
Ranitidin von ct 495, 502, R 813
Ranitidin-1A Pharma 496, 502, R 1422
Ranitidin-ratiopharm 495, 502, 786, R 62
Ranocux 496
Rantudil 239, 247, R 735
Rebetol 57, 59, 131, 146, R 2085
Rebif 57, 62, 446, 447, R 2363
Reboxetin 63
Recessan 546, 548, R 1532
Rectodelt 329, 330, R 353
Refluxösophagitis 35, 502, 504
Refobacin Augensalbe/Tropf. 563, 568, R 237
Refobacin Creme 337, 349, R 594
Regenon 64
Regepithel 565, 585, R 1869
Regranex 25, 29, 30
Reimportmarkt 797
Reisediarrhö 513
Rekawan 529, 538, R 1554
Relenza 63
Remedacen 95, 267, 269, 270, R 1625
Remederm Widmer 339, 367, R 2007
Remergil 61, 600, 608, R 451
Remestan 424, 428, R 401
Remicade 35, 37
Remid 403, 404, R 1232
Remifemin 407, 414, R 785
Remifemin plus 407, 414, 760, R 327
Remissionsinduzierende Mittel 248
Remotiv 601, 622, R 1162
Remoxiprid 64
Renacor 75, 81, R 452
Renagel 25, 53
Rentibloc 291, 294, R 2143
Rentylin 392, 393, R 1455

Reo-Pro 217
Repaglinid 62, 170, 171
Reparil-Gel N 242, 258, R 2164
Repolarisationshemmende Substanzen 120
Requip 62, 591, 592, 593, R 1838
Reserpinkombination 205, 206
Resochin 241, 248, R 2351
Respicort 301, 308, R 1937
Retinol 878
Retinolpalmitat 585
Reviparin 59, 212
Rewodina 239, 243, R 236
Rezepturen 849, 858
Rezidivprophylaxe 613
Rhabarberwurzelextrakt 554
Rhefluin 381, 386, R 2361
Rheuma-Hek 240, 250, 251, R 1316
Rheumamittel (Externa) 758
Rheumasalbe 237, 254
Rheuma-Salbe Lichtenstein 240, 258, R 967
Rheumatoide Arthritis 36
Rheumon 241, 257, R 2034
Rhinex 631, 635, R 429
Rhinitis 633
Rhinoguttae pro infantibus 631, 635, R 1858
Rhinologika 6, 7, 630, 631, 632, 633, 637, 639, 640
Rhinologika-Kombinationen 758
Rhinomer 631, 639, R 211
Rhinopront Kaps. 631, 639, R 1730
Rhinopront Saft 631, 639, R 1289
Rhinotussal Kaps. 266, 271, R 798
Rhinotussal Saft 266, 271, R 263
rHuEPO 117
Ribavirin 57, 59, 146
Ribonukleotidreduktasehemmer 453
Riesengoldrutenextrakt 697
Rifampicin 878
Rifun 60, 495, 503, 754, R 239
Rilutek 61
Riluzol 12, 61
Rimexolon 63
Rindergallenblasenextrakt 480

Ringer Lsg. DAB 7 869, R 2402
Rinofluimucil-S 631, 635, R 1514
Riopan 495, 500, R 254
Risedronsäure 25, 31, 51, 63, 535
Risperdal 57, 60, 600, 615, R 255
Risperidon 57, 60, 615, 616, 617
Ritalin 600, 621, 619, 621, R 120
Rivanol 868, R 553
Rivastigmin 21, 63, 155, 158, 763
Rivoltan 241, 250, 251, R 2461
Rivotril 187, 188, 190, R 894
Rizatriptan 62, 522, 523
Roaccutan 337, 356, R 877
Rocaltrol 718, 721, R 1606
Rocornal 466, 468, 470, R 838
Rofecoxib 31, 57, 63, 244, 247
Roferon 447, 453, 474, R 2260
Rohypnol 424, 428, R 383
Rökan 153, 155, 759, R 684
Rondimen 64
Röntgenkontrastmittel 42
Ropinirol 62, 592, 593
Rosiglitazon 25, 31, 52, 53, 63, 173, 174
Roßkastaniensamenextrakt 705, 706, 707, 709, 878
Roxiam 64
Roxigrün 129, 139, 140, 787, R 90
Roxithromycin 139, 140, 809, 878
Rulid 129, 140, 785, 809, 880, R 39
Rusedal 600, 606, R 677
Rytmonorm 122, R 702

S

sab simplex 495, 507, 759, R 161
Sabal serrulatum fructus 687
Sabalfruchtextrakt 687, 688
Sabril 59, 187, 188, 191, R 2285
Saccharomyces boulardii 512, 878
Sägepalmenfrüchteextrakt 687, 878
Saizen 440
Salbeiextrakt 372
Salbuhexal 300, 303, R 1067
Salbulair/-N Dosieraerosol 300, 303, R 1385

Salbupur 301, 303, R 1662
Salbutamol 303, 306, 878
Salbutamol AL 301, 303, R 1856
Salbutamol Stada 300, 303, R 1183
Salbutamol Trom 301, 303, R 1787
Salbutamol-ratiopharm 300, 303, R 319
Salicylate 99
Salicylsäure 348, 359, 360, 585, 878
Salmeterol 60, 302, 304
Salofalk 495, 509, R 371
Salzlösungen 639
Sanasepton 131, 140, R 1985
Sanasthmax 300, 308, R 1235
Sanasthmyl 301, 308, R 2017
Sandimmun 446, 447, R 474
Sandocal D 529, 534, R 1359
Sandostatin 440, 443
Sandrena 657, 661, R 1960
Sanoxit/MT 338, 356, R 1239
Santax S 496, 512, R 986
Saroten 600, 608, 787, R 116
Scheriproct 418, 419, R 1001
Schieferöl 353
Schilddrüsenhormon 647, 648, 649, 650
Schilddrüsentherapeutika 6, 646, 647, 648, 650, 651, 652
Schlafmohnextrakt 678
Schlangenwurzelextrakt 878
Schleifendiuretika 378, 379, 382, 383, 387, 744, 750
Schmerz-Dolgit 240, 245, R 1196
Schmerzpatienten 17, 18
Schnupfen Endrine 631, 635, R 2068
Schnupfenmittel 762
Schöllkrautextrakt 678, 878
Sedacur 424, 432, R 1493
Sedalipid 485, 490, R 1812
Sedariston 760
Sedariston Konzentrat Kaps. 600, 623, R 436
Sedariston Tropfen 424, 432, R 1167
Sedativa 422, 423, 424, 425, 427
Sedinfant N 425, 432, R 2421
Sedonium 424, 432, R 1525

Sedotussin 266, 270, 787, R 112
Sedotussin Efeu 267, 279, R 1446
Sedotussin plus Kaps. 268, 271, R 2360
Sekalealkaloide 155, 157, 523
Selectol 290, 294, R 704
Selegilin 878
Selektive Serotonin-Rückaufnahme-Inhibitoren (SSRI) 14, 609, 610
Selenase 530, 542, R 2480
Selendisulfid 229, 878
Sempera 58, 222, 224, R 510
Sepram 61, 602, 610, R 1568
Septacord 459, 462, R 2184
Sera 869
Serdolect 64
Serenoa repens fructus 687
Serenoa-ratiopharm 684, 688, R 2232
Serevent 60, 300, 302, 304, R 273
Sermion 153, 155, 157, 761, R 2268
Seroquel 25, 63
Seroxat 59, 600, 610, R 640
Serrapeptase 250
Sertaconazol 60, 229, 230
Sertindol 64
Sertralin 62, 610, 611, 878
Sevelamer 25, 53
Sevredol 91, 93, R 1784
Sexualhormone 6, 441, 654, 656, 657
Sibelium 179, 180, R 2213
Sic Ophtal 563, 583, R 568
Siccapos 565, 583, R 1970
Siccaprotect 563, 583, R 750
Sifrol 62, 591, 592, 593, R 2006
Sigacalm 602, 605, R 1897
Sigamuc 266, 278, R 569
Silomat 266, 270, R 277
Silymarin 474, 475, 476
silymarin von ct 475, R 2256
Simeticon 506, 507
Simplotan Tabl. 407, 409, R 1975
Simvastatin 487, 488
Sinfrontal 631, 640, R 1358
Singulair 62, 300, 311, 313, R 597
Sinophenin 602, 618, R 1830
Sinquan 601, 608, R 1052

Sinuc 266, 279, R 223
Sinuforton 266, 282, R 756
Sinuforton Saft 267, 282, R 1097
Sinupret 631, 638, 640, 759, 785, 880, R 13
Sinuselect 631, 640, R 1501
Sinusitis Hevert N 631, 640, R 1536
Siofor 165, 173, R 270
Siozwo N 632, 635, R 2080
Sirdalud 557, 558, 560, R 809
Siros 58, 223, 224, R 1916
Sisare 656, 664, R 1114
Sisare Gel mono 657, 661, R 1524
Sitosterin 687, 688, 878
Skid 130, 138, R 1132
Skinoren 58, 337, 356, R 934
Smektit 512
Sobelin 129, 140, R 324
Sobelin Vaginal 408, 409, R 2392
Soderm 338, 344, R 1061
Sofra-Tüll 337, 349, R 689
Sogoon 241, 250, 251, R 2372
Sojabohnenöl 878
Solan M 564, 585, R 1331
Solcoseryl 546, 553, R 1388
Soledum Balsam Lösung 267, R 1122
Soledum Hustensaft/-Tropfen 267, 279, R 905
Soledum Kapseln 266, 279, R 304
Solian 63, 602, 616, R 1733
Solidagoren N 381, 387, R 2466
Solosin 300, 310, R 407
Solu-Decortin H 329, 330, R 1258
Solugastril 497, 500, R 1917
Solupen D 631, 637, R 732
Somatoforme Störung 599
Somatostatin 443
Somatostatinanaloga 440
Somatropin 878
Somnosan 58, 424, 426, R 1342
Sonata 63, 424, 426, R 1836
Sonnenhutextrakt 878
Sophtal-POS N 585, 564, R 1012
Sormodren 591, 595, R 1496
Sortis 56, 57, 61, 485, 488, 489, 785, 880, R 14

Sostril 496, 502, 738, R 1520
Sotabeta 290, 294, R 1404
Sotahexal 290, 293, 294, R 203
Sotalex 290, 293, 294, R 242
Sotalol 120, 293, 294, 878
Sotalol AL 291, 294, R 2443
sotalol von ct 290, 294, R 1976
Sotalol-ratiopharm 290, 294, R 460
Sovel 657, 667, R 1284
Soventol Gel 105, 107, R 2046
Soventol Hydrocortison 339, 344, R 1896
Spasman 675, 676, 679, R 890
Spasmex Tabl. 683, 693, 759, R 479
Spasmo Gallo Sanol 478, 477, 480, R 1377
Spasmo-Cibalgin comp. S 675, 676, 679, 759, R 358
Spasmo-Cibalgin S 675, 676, 679, R 2172
Spasmo-lyt/-10 683, 693, 760, R 1021
Spasmolytika 674, 675, 676, 692, 693, 758
Spasmo-Mucosolvan 300, 306, 785, 880, R 26
Spasmo-Nervogastrol 497, 501, R 2427
Spasmo-Urgenin TC 683, 693, 761, R 792
Spasuret 684, 693, R 2312
Spasyt 5 683, 693, R 1771
Spersadexolin 564, 569, R 1347
Spersallerg 565, 573, R 1889
Spezialpräparate 10, 11, 12, 789
Spilan 602, 622, R 1640
Spiramycin 878
Spirapril 62, 79
Spiro comp.-ratiopharm 380, 385, R 453
Spiro von ct 380, 385, R 1273
Spiro-D-Tablinen 381, 385, R 2269
Spironolacton 378, 384, 385, 388, 878
Spironolacton Heumann 381, 385, R 2384
Spironolacton-ratiopharm 380, 385, R 840

Spiropent 300, 306, R 1046
Spondyvit 718, 721, R 1929
Sprechstundenbedarf 849
SSRI 611
Stallergenes 108
Stalmed 105, 107, 108, R 2377
Standard-Fluorchinoline 144
Stangyl 600, 608, R 144
Staphylex 131, 133, 134, R 1492
stas Hustenlöser 268, 274, R 1987
Stas Nasenspray/Tropfen 632, 635, R 2339
Statine 16, 484, 485
Statistische Übersicht 846
Staurodorm Neu 424, 428, R 714
Stavudin 61, 145, 146
Steinkohlenteer 354
Stiemycine 339, 356, R 2116
Stillacor 459, 461, R 1153
Stilnox 58, 424, 425, 426, 786, R 72
Streptograminantibiotikum 50
Struktureffekt 852, 860
Strukturkomponente 3, 841, 852
Strumaprophylaxe 651
Substitution 739, 752, 788
Substitutionsvorschläge 760, 761
Sucralfat 502, 878
Sulfasalazin 248, 509, 878
Sulfadiazin-Silber 349, 353
Sulfonamide 141, 142, 349, 353, 571
Sulfonamidkombinationen 141, 569
Sulmycin 338, 349, R 1500
Sulmycin mit Celestan-V 338, 346, 347, R 1252
Sulp 603, 615, R 2129
Sulpirid 180, 614, 615, 878
sulpirid von ct 602, 615, R 1545
Sulpirid-ratiopharm 602, 615, R 1722
Sulpivert 603, 615, R 2409
Sultamicillin 133, 135, 878
Sultanol inhalativ 300, 303, 787, R 74
Sultiam 188, 191, 878
Sumatriptan 59, 520, 522, 523, R 1126
Supertendin-Depot/N 329, 333
Supracombin 131, 142, R 1871
Supracyclin 130, 138, R 942

Suprax 58, 129, 136, R 382
Surgam 241, 247, R 1955
Sustiva 63, 132, 145, 146, R 2324
Sweatosan N 339, 372, R 1769
Symbioflor I 446, 450, R 908
Symbioflor II 497, 512, R 2043
Sympal 63, 239, 246, 247, R 418
Sympathomimetika 571
Synarela 440
Synercid 25, 50
Syneudon 603, 608, R 2266
Syntaris 631, 637, R 1875
Syntestan 329, 330, 331, R 2077
Systral Gel/Creme 105, 107, R 1484


T


Tacalcitol 61, 360, 361, 362
Tachmalcor 121, 122, R 1418
Tacrolimus 57, 60, 447
Tafil 600, 605, R 614
Tagamet 738
Tagonis 59, 602, 610, R 1857
Talcid 495, 500, R 466
Talinolol 293
Talso 683, 688, 761, R 1248
Talvosilen 90, 98, R 306
Tambocor 122, 123, R 1176
Tamokadin 657, 666, R 2346
Tamoxifen 665, 666, 878
Tamoxifen Hexal 657, 666, R 1614
Tamoxifen-ratiopharm 657, 666, R 1643
Tampositorien H 418, 419, R 2245
Tamsulosin 61, 684, 686
Tanatril 63
Tannacomp 496, 511, R 1161
Tannolact 337, 354, R 266
Tannosynt 337, 354, 761, R 181
Tantum Verde Lösung 546, 548, R 861
Tardyferon 112, 114, R 2118
Tardyferon-Fol Drag. 112, 114, R 1736
Tarivid 129, 143, 144, R 285
Tarka 76, 81, R 1274

Tasmar 64, 594
Tavanic 62, 129, 143, 144, R 201
Tavegil 105, 106, R 459
Tavegil Gel 105, 107, R 2040
Tavor 600, 605, 787, R 105
Taxilan 601, 615, R 832
Tebonin 153, 155, 759, R 134
Teflox 64
Tegretal 187, 188, R 196
Telebrix 64
Telfast 61, 104, 105, 106, R 248
Telmisartan 63, 82
Telos 63, 240, 247, R 1060
temazep von ct 424, 428, R 1648
Temazepam 428, 878
Temgesic 90, 93, R 1027
Temofloxacin 64
Tempil N 868, R 827
Teneretic 199, 201, R 2029
Tenormin 290, 292, R 582
Tensiomin 76, 78, R 1338
tensobon 76, 78, R 1093
tensobon comp. 76, 80, R 1621
Tensostad 76, 78, R 1487
Tepilta Suspension 495, 501, 760, R 722
Terazosin 684, 686
Terbinafin 58, 59, 224, 227, 229, 230, 878
Terbutalin 303, 306, 878
Terconazol 64
Tercospor 64
Terfenadin 105, 106, 878
Terfenadin-ratiopharm 105, 106, R 1509
Terolidin 64
Terracortril Augensalbe/-Tr. 564, 569, R 1118
Terracortril Creme etc. 339, 346, 347, R 1644
Terramycin Augensalbe 565, 568, R 1826
Terzolin 222, 229, R 511
Testosteron 658, 878
Testosteronpropionat 658
Testoviron 657, 658, R 1593

Tethexal 557, 558, R 650
Tetracain 550
Tetracyclin 137, 138, 358, 878
Tetracycline 137, 350, 351
Tetracyclin Wolff 132, 137, 138, R 2460
Tetra-Gelomyrtol 266, 278, R 532
Tetragynon 657, 671, R 2340
Tetramdura 557, 558, R 2031
Tetra-saar 557, 558, R 1613
tetrazep von ct 557, 558, R 1277
Tetrazepam 558, 559, 878
Tetrazepam Stada 557, 558, R 2307
Tetrazepam-ratiopharm 557, 558, R 500
Tetrilin 631, 635, R 1989
Tetryzolin 573, 635, 878
Teufelskrallenwurzelextrakt 250, 251, 878
Teveten 62, 75, 82, R 797
Texx 601, 622, R 1280
Theo von ct 301, 310, R 1567
Theophyllin 309, 310, 879
Theophyllin Heumann 301, 310, R 1900
Theophyllin Stada 300, 310, R 795
Theophyllin-Ethylendiamin 310
Theophyllin-ratiopharm 300, 310, R 269
Therapeutische Äquivalenz 736
Thevier 648, 649, R 2338
Thiamazol Henning 648, 651, R 1591
Thiamazol 651, 879
Thiazidanaloga 379, 382, 383, 387
Thiaziddiuretika 378, 379, 381, 383, 387, 744, 750
Thiazolidindione 49, 52, 174
Thilo-Tears 564, 583, R 1261
Thioctacid 719, 724, 759, R 828
Thiogamma 719, 724, R 2394
Thioridazin 615, 879
Thioridazin-neuraxpharm 602, 615, R 1829
Thomapyrin 91, 101, R 1766
Thomasin 866, R 2101
Thombran 601, 608, R 1247

Thrombareduct 704, 711, R 519
Thrombocutan N/-Ultra 704, 711, R 1412
Thrombozytenaggregationshemmer 8, 13, 209, 210, 211, 214, 215
Thromphyllin 301
Thymianextrakt 279, 280, 879
Thymipin N 267, 279, R 976
Thymiverlan 268, 279, R 2456
Thyreocomb N 648, 649, R 1465
Thyreostatika 647, 650, 651, 744, 750
Thyreotom 648, 649, R 885
Thyronajod 648, 649, 786, R 91
Thyrozol 648, 651, R 2332
Tiaprid 593, 594
Tiapridex 591, 593, 594, 587
Tiaprofensäure 247, 879
Tibolon 63, 661, 662
Ticlopidin 215, 216, 879
Ticlopidin Stada 210, 215, R 2476
Ticlopidin-ratiopharm 210, 215, R 2057
TicoVac 869, R 2160
Tiklyd 210, 215, 216, R 1065
Tilade 301, 311, 312, R 2237
Tilidalor Hexal 90, 97, R 521
Tilidin 97, 879
Tilidin AL comp. 91, 97, R 2410
Tilidin comp. Stada 91, 97, R 1807
Tilidin-ratiopharm plus 90, 97, R 338
Tim Ophthal 563, 579, R 348
Timo Comod 565, 579, R 1688
Timohexal 565, 579, R 1818
Timolol 579, 580, 879
Timolol CV 563, 579, R 807
Timolol-POS 565, 579, R 1971
Timomann 563, 579, R 612
Timonil 187, 188, R 425
Timosine 565, 579, R 2178
Timpilo 565, 579, R 2137
Tinidazol 409, 879
Tinzaparin 59, 212
Tioconazol 230
Titretta S/T 90, 98, R 789
Tizanidin 558, 560
TMP-ratiopharm 131, 147, 148, R 1735

TMS Tabletten/Kindersaft 131, 142, R 1456
TNF-Antagonisten 35, 37
Tobramaxin 147, 565, 568, R 2487
Tobramycin 148, 568, 879
Tocopherol 719, 721, 879
Tofranil 602, 610, R 1967
Tolcapon 64, 594
Tolperison 558, 559, 879
Tolterodin 62, 693, 694
Tolvin 602, 608, R 1920
Tonsilgon 552
Tonsilgon N 546, 553, R 437
Tonsiotren 546, 553, R 1101
Topamax 62, 187, 188, 191, R 2089
Topiramat 62, 188, 191
Topisolon Salbe etc. 338, 344, R 1174
Topsym/-F 340, 344, R 2356
Torasemid 58, 382, 383, 754
Toratex 64
Torem 58, 380, 382, 754, R 241
Totocortin 564, 574, R 1445
Toxi-Loges N 446, 452, R 1760
toxi-loges Tropfen 446, 452, R 2002
Tractocile 25, 28
Tradelia 657, 661, R 1828
Trama AbZ 91, 93, R 2226
Trama KD 91, 93, R 1751
Tramabeta 91, 93, R 1365
Tramadol 89, 93, 879
Tramadol AL 91, 93, R 1310
Tramadol Stada 90, 93, R 849
tramadol von ct 91, 93, R 2425
Tramadol-Lichtenstein 91, 93, R 2096
Tramadolor 90, 93, R 128
Tramadol-ratiopharm 90, 93, R 220
Tramadura 91, 93, R 1268
Tramagetic 91, 93, R 1205
Tramagit 90, 93, R 1076
Tramal 89, 90, 93, R 81
Tramazolin 573, 635, 879
Tramundin 90, 93, R 323
Trancopal Dolo 90, 99, R 816
Trandolapril 59, 79, 81
Tranquase 601, 606, R 1259

Tranquillantien 598, 604, 605, 606, 617, 744, 750
Transbronchin 268, 274, R 2267
Transpulmin Balsam/E 267, 283, R 1156
Transpulmin Kinderbalsam S 267, 283, R 944
Tranxilium 600, 606, R 509
Tranxilium N 603, 606, R 2484
Trapidil 465, 468, 470
Trastuzumab 25, 54, 55
traumanase/-forte Drag. 242, 250, R 2154
Traumasept 341, 349, R 1914
Traumeel S 242, 252, R 642
Traumeel Salbe 242, 258, R 990
Traumon 241, 257, R 2149
Travocort 223, 232, R 1861
Trazodon 608
Treloc 199, 201, R 1558
Tremarit 591, 595, R 1024
Trenantone 439, 440, R 2039
Trental 392, 393, 759, R 199
Tretinoin 357, 879
Trevilor 61, 601, 610, R 770
Tri.-Thiazid Stada 380, 386, R 654
Triam Lichtenstein Amp. 329, 333, R 1133
Triamcinolon 637, 879
Triamcinolon Wolff 339, 344, R 1831
Triamcinolonacetonid 333, 344
Triamgalen 337, 344, R 547
Triamhexal 329, 333, R 983
Triam-Injekt 329, 333, R 2365
Triampur comp. 380, 386, R 489
TriamSalbe/Creme Lichtenst. 337, 344, R 680
Triamteren comp.-ratiopharm 380, 386, R 835
Triamteren 386, 879
Triamteren HCT AL 380, 386, R 1163
Triapten 339, 349, 352, 874, R 2016
Triarese Hexal 380, 386, R 1619
triazid von ct 380, 386, R 627
Triazolam 426
Trichomoniasis 408

Tridin 531, 535, R 522
Tridin forte 531, 535, R 2115
Triflupromazin 180, 182
Trigoa 656, 671, R 979
Trihexyphenidyl 595, 679
Trileptal 25, 47, 48, 63
Trimethoprim 141, 142, 147, 148, 879
Trimipramin 608, 879
Trimipramin-neuraxpharm 601, 608, R 1141
Triniton 199, 206, R 1125
TRI-Normin 199, 201, R 1255
Triptane 520, 521, 522, 523, 526
Trisequens 656, 664, R 530
Tromcardin Amp./Drag./Tabl. 529, 541, 759, R 110
Tromlipon 719, 724, 760, R 1886
Tromphyllin 310, R 1620
Tropisetron 59, 180
Trospiumchlorid 692, 693, 879
Trovafloxacin 64, 143
Trovan 64, 143
Troxerutin 585, 708, 879
Troxerutin-ratiopharm 704, 706, R 1877
Trusopt 30, 60, 563, 579, 580, R 422
Truxal 600, 618, R 494
Tryasol Codein 266, 270, R 552
Tumorschmerzen 13
Turfa-BASF 380, 386, R 1423
Turimycin 132, 140, R 2499
Tussamag Hustensaft N 268, 279, R 2426
Tussamag N Saft/Tropf. 266, 279, R 804
Tussed Hustenstiller 267, 270, R 1478
Tussoret 267, 270, R 1339
Twinrix 869, R 2407
Tyrosur Gel 339, 350, R 2170
Tyrothricin 552


U

Überlaufinkontinenz 692
Ubretid 867, R 2001

Udramil 76, 81, R 1699
Udrik 59, 77, 79, R 1964
Ulcogant 496, 502, R 1470
Ulkustherapeutika 494, 499
Ulnor 497, 503, R 2343
Ultracortenol 564, 574, R 1083
Ultralan Creme etc. 337, 344, R 821
Ultralan-oral 329, 333, R 1956
Umckaloabo 130, 147, 148, R 651
Umsatzkomponente 860
Umstrittene Arzneimittel 2, 4, 5, 8, 16, 754, 756, 758, 759, 760, 761, 762, 781, 783, 788, 813, 834
Unacid PD oral 130, 133, 135, R 1112
Unat 58, 380, 382, 754, R 262
Unilair 300, 310, R 1054
Unimax 76, 81, R 1044
Uniphyllin 300, 310, R 360
Unizink 529, 542, R 1674
Uralyt-U Granulat 684, 695, 696, R 2376
Urapidil 202, 203
Urbason 329, 330, R 443
Urbason solubile 329, 330, R 2279
Urem/-forte 240, 245, R 808
Urikostatika 402
Urikosurika 402
Urion 60, 683, 684, 686, R 1181
Uripurinol 403, 404, R 507
Uro-Cephoral 58
Urofollitropin 440
Urogonadotropin 879
Urol mono 683, 697, R 1771
Urolithiasismittel 695, 696
Urologen 838, 839
Urologika 682, 683, 684, 697, 758
Urologische Antiinfektiva 690, 758
Urologische Spasmolytika 692, 693, 694, 758, 765
Uro-Nebacetin N 683, 690, 691, R 2041
Urospasmon Tabl. 683, 690, R 884
Uro-Tablinen 683, 690, R 2075
Uro-Tarivid 129, 143, 144, R 545
Uro-Vaxom 683, 697, 761, R 1764
Uroxatral 60, 683, 684, 686, R 721

Ursodeoxycholsäure 477, 480, 879
Ursofalk 477, 480, R 1094
Uterusmittel 406, 412
UTK 684, 688, R 2209
Utrogest 656, 667, R 1144
Uvalysat 684, 690, R 2224
Uvirgan mono 683, 697, R 1864
Uzara 496, 512, R 1134
Uzarawurzelextrakt 512


V

Vagi C 407, 409, R 1519
Vagiflor 407, 409, R 1149
Vagi-Hex 407, 409, R 1596
Vagimid oral 132, 147, R 2397
Vagisan 407, 409, R 2148
Valdispert 424, 432, R 2130
Valette 656, 670, R 170
Valocordin-Diazepam 602, 606, R 1575
Valoron N 90, 97, R 83
Valproinsäure 185, 187, 188, 879
Valsartan 61, 82
Vancomycin-resistente Enterococcus faecium (VREF) 50
Vascal 318, 323, R 1322
Vaselin 369
Vasodilatatoren 203
Vasomotal 179, 180, R 649
Vasopressin 442
Vasopressinanaloga 440
Vaspit 339, 344, R 1782
Vaxar 64, 143
Vectavir 62
Venalot-Depot 704, 706, R 1414
Venenmittel 702, 704, 705, 706, 709, 711, 756, 758, 766
Venlafaxin 61, 610
Veno SL 704, 706, R 2198
Venoplant retard S 704, 706, R 1931
Venopyronum N forte/retard 704, 706, R 2321
Venoruton/-intens Kaps. etc. 704, 706, 759, R 586

Venostasin N/-retard/-S 704, 706, 760, R 793
Ventilat 301, 311, R 1691
Ventolair 300, 308, R 709
Venusfliegenfallenpresssaft 64
vera von ct 318, 321, R 1403
Verabeta 318, 321, R 799
Verahexal 318, 321, R 189
Veramex 318, 321, R 546
Verapamil 81, 124, 316, 317, 320, 321, 879
Verapamil AL 318, 321, R 898
Verapamil Riker 319, 321, R 2405
Verapamil-Hennig 319, 321, R 2138
Verapamil-ratiopharm 318, 321, R 172
Verapamil-Wolff 319, 321, R 2378
Verasal 318, 321, R 1629
Verbandstoffe 849, 858
Vergentan 179, 180, R 2482
Vermox 866, R 1138
Verrucid 338, 360, R 1169
Verrumal 337, 360, 761, R 299
Versandapotheken 799
Versandapothekenfähiger Markt 800
Versandhandel 801
Versandhandelsverbot 799
Versandhändler 802
Verteporfin 25, 55, 56
Vertigoheel 179, 180, 183, 760, R 164
Vertigo-Neogama 179, 180, R 1395
Vertigo-Vomex S 179, 180, R 392
Verzögerungsinsuline 168
Vesdil plus 75, 81, R 419
Vesdil 75, 79, R 514
Vetren Gel/Salbe 704, 711, R 395
Vexol 63
Viani 300, 304, 787, R 79
Viburcol 424, 433, R 1998
Viburcol N 600, 623, R 467
Videx 59
Vidirakt S mit PVP 564, 583, R 1630
Vidisept 564, 583, R 1019
Vidisic 563, 583, R 561
Vigabatrin 59, 188, 191
Vigantoletten 717, 718, 721, R 184

Vioxx 31, 57, 63, 239, 244, 247, 787, R 71
Viracept 63
Viramune 63
Virazole 146
Virostatika 126, 145, 146, 349, 352
Virzin 131, 146, R 2299
Visc-Ophtal/-sine 564, 583, R 1034
Visken 291, 294, R 2132
Vistagan 563, 579, R 734
Visudyne 25, 55, 56
Vit.B-Komplex forte-ratioph. 718, 723, R 1440
Vitaferro Kaps. 112, 114, R 1159
Vitamin A-POS 564, 585, R 1272
Vitamin $B_{12}$ 111, 720, 721
Vitamin B12 Jenapharm 718, 721, R 2252
Vitamin-B12-ratiopharm 718, 721, R 1375
Vitamin-B-Kompl. N Lichtenst. 718, 723, R 1177
Vitamin D 717, 721
Vitamin D3-Hevert 718, 721, R 2229
Vitamin E 719, 721
Vitamin-$D_3$-Analoga 361, 362
Vitamine 639, 716, 718, 721
Vitamin-K-Antagonisten 211, 212
Vitamin-Kombinationen 758
Vitaminmangelzustände 716
Vitex agnus castus 413
Vividrin Augentropfen 563, 576, R 520
Vividrin Nasenspray 632, 636, R 2240
Vobaderm 222, 232, R 1003
Volmac 301, 306, R 1415
Volon A Kristallsusp. 329, 333, R 1037
Volon A Tinktur N 339, 348, R 1729
Volon A/Volonimat antibiotikafrei 337, 344, R 950
Voltaren Emulgel 239, 257, 759, 785, 880, R 4
Voltaren 239, 243, 785, 880, R 3
Voltaren ophtha 564, 574, R 1253
Vomacur 179, 180, R 349
Vomex A/N 179, 180, 786, R 61

## W

Wachstumshormon 12, 13, 440, 442
Warenkorbkomponente 3, 852
Wehenhemmung 28
Weißdornextrakt 461, 879
Windol 339, 354, R 1598
Wirkstofffreie Dermatika 367
Wobe-Mugos E 761
Wundbehandlung 29
Wundbehandlungsmittel 336, 341, 368, 369, 758

## X

Xalatan 62, 563, 579, 581, R 354
Xanef 75, 79, 738, R 216
Xanthinderivate 309, 310
Xanthinoxidasehemmstoffe 402
Xantinolnicotinat 155, 879
Xapro 407, 411, R 2325
Ximovan 58, 424, 425, 426, R 221
Xipamid 381
X-Prep 868, R 1286
xylo von ct 631, 635, R 1540
Xylometazolin 634, 635, 879

## Y

Yasmin 25, 33, 34
Yxin 563, 573, R 882

## Z

Zaditen 301, 311, R 2053
Zalain 60, 223, 229, R 2227
Zaleplon 63, 423, 426, 427, 429
Zanamivir 63
Zantic 496, 502, 738, R 1312
Zeel comp./comp. N 242, R 1933
Zeel Tabl./Amp. 240, 252, R 1207
Zenas 62, 485, 488, R 1033
Zentramin Bastian N Tabl. 529, 541, R 955
Zentropil 187, 188, R 887
Zerit 61, 131, 145, 146, R 1665
Ziagen 63
Zidovudin 146
Zincum valerianicum-Hevert 603, 623, R 2406
Zineryt 338, 356, R 1160
Zinkhydrogenaspartat 542
Zinkmangel 542
Zinkorotat 529, 542, R 964
Zinkoxidemulsion/-salbe LAW 369, 341, R 1432
Zinkoxidpräparate 369
Zinksalbe Lichtenstein 340, 369, R 2437
Zinksalbe von ct 341, 369, R 2000
Zinnat 130, 136, R 1212
Zithromax 57, 59, 129, 139, 140, 785, 880, R 25
Zocor 485, 488, 787, R 76
Zofran 58, 179, 180, 182, R 1256
Zoladex 439, 440, R 1462
Zolim 62, 105, 106, R 537
Zolmitriptan 62, 522, 523
Zoloft 62, 600, 610, R 668
Zolpidem 58, 423, 425, 426, 427, 429
Zopiclon 58, 423, 425, 426, 429, 879
Zopiclon Stada 58, 424, 426, R 1463
zopiclon von ct 58, 424, 426, R 2112
Zopiclon-neuraxpharm 424, 426, R 2202
Zopiclon-ratiopharm 58, 424, 426, R 931
Zopidorm 58, 424, 426, R 2049
Zotepin 615
Zovirax Creme 337, 349, R 847
Zovirax oral/i.v. 131, 146, R 2218
Zuclopenthixol 616, 879
ZUK Rheuma/Schmerz 240, 257, R 1353
ZUK Thermocreme 241, 258, R 2497
Zuzahlung 819, 820, 821
Zweiphasenpräparate 671
Zweitanmelderpräparat 731
Zyban 25, 26, 27
Zyloric 403, 404, R 468

Zymafluor D  718, 721, R 147
Zymafluor Tabl.  869, R 331
Zyprexa  57, 61, 600, 615, 616, 617, R 333

Zyrtec  103, 104, 105, 106, 786, 880, R 23
Zytokine  444
Zytostatika  13, 444, 451, 453, 454

MIX
Papier aus verantwortungsvollen Quellen
Paper from responsible sources
FSC® C105338

If you have any concerns about our products,
you can contact us on
**ProductSafety@springernature.com**

In case Publisher is established outside the EU,
the EU authorized representative is:
**Springer Nature Customer Service Center GmbH
Europaplatz 3, 69115 Heidelberg, Germany**

Printed by Libri Plureos GmbH
in Hamburg, Germany